U0310283

少见病的麻醉
Anesthesia for Uncommon Diseases

—— 第 **2** 版 ——

主　　编　郑利民

副 主 编　肖　军　王明玲　罗　涛　邓唯杰

编　　者（以姓氏笔画为序）

丁　芳	万　帆	马星钢	王　珂	王立昌
王明玲	王晓庆	文亚杰	邓唯杰	邢大军
吕　波	任从才	刘友坦	刘民强	刘淑娟
池信锦	许天华	许学兵	孙　莉	孙海涛
苏　昊	李　莹	李元涛	李安学	李国才
肖　军	吴　宁	吴立新	吴新海	何仁亮
汪忠玉	汪赵立	张　英	张　燕	张广华
张金珍	张雪萍	张锦枝	陈　芳	陈　敏
陈　琛	陈冬玲	陈泳花	陈培伟	罗　涛
周纳武	郑利民	孟利刚	赵丽霞	赵姣姣
胡　一	姜　东	洪俊朋	胥　亮	姚翠翠
贺文丽	唐　磊	唐晓婷	黄绍农	黄增平
董　雪	韩亚坤	游志坚	谢越涛	熊　莉
熊佳玲	黎建金	颜学滔	戴中亮	

编写秘书　熊佳玲

人民卫生出版社

图书在版编目（CIP）数据

少见病的麻醉/郑利民主编.—2版.—北京：
人民卫生出版社,2020
ISBN 978-7-117-30152-7

Ⅰ.①少… Ⅱ.①郑… Ⅲ.①疑难病-麻醉-基本知
识 Ⅳ.①R614

中国版本图书馆CIP数据核字(2020)第108860号

人卫智网	www.ipmph.com	医学教育、学术、考试、健康，
		购书智慧智能综合服务平台
人卫官网	www.pmph.com	人卫官方资讯发布平台

少见病的麻醉
第 2 版

主　　编：郑利民
出版发行：人民卫生出版社(中继线 010-59780011)
地　　址：北京市朝阳区潘家园南里 19 号
邮　　编：100021
E - mail：pmph @ pmph. com
购书热线：010-59787592　010-59787584　010-65264830
印　　刷：廊坊一二〇六印刷厂
经　　销：新华书店
开　　本：787×1092　1/16　印张：60
字　　数：1536 千字
版　　次：2004 年 5 月第 1 版　　2020 年 9 月第 2 版
　　　　　2020 年 9 月第 2 版第 1 次印刷(总第 2 次印刷)
标准书号：ISBN 978-7-117-30152-7
定　　价：298.00 元
打击盗版举报电话：010-59787491　E - mail：WQ @ pmph.com
质量问题联系电话：010-59787234　E - mail：zhiliang @ pmph.com

第 2 版序一

值此庆祝中国改革开放 40 周年之际,北京大学深圳医院郑利民教授主编的《少见病的麻醉》第 2 版完稿。该书结合最新临床研究与病例报道,对临床中有代表性的 370 多个罕少见疾病与特殊疾病的麻醉与围术期处理进行详细的介绍,弥补了我国罕少见病麻醉学专著的空缺,这是我国临床麻醉学的一件盛事,也是深圳麻醉界作出的贡献。作为一个从事了 60 年临床麻醉工作的老兵,对他们能坚持临床实践,在实践中能坚持以问题为导向,面对问题能坚持认真总结,汇集升华为专著,供广大麻醉学人参阅与借鉴,心中深感钦佩与欣慰。

自 2018 年 5 月国家卫生健康委员会等五部门发布《第一批罕见病目录》以来,罕少见病的临床诊疗问题目前受到重视。但现实与患者及社会的期望值仍有差距,特别是罕少见病的麻醉管理至今依然是临床麻醉医师所面临的棘手问题,目前国内关于这方面的报道很少,偶有报道也是零星散布在各种教科书或专业杂志,既不全面、又不系统,不能满足临床上日益增长的"精细麻醉"的需要。环顾国外,少见病麻醉相关专著亦不多见,目前比较权威的是美国宾夕法尼亚大学 Lee A. Fleisher 教授主编的 *Anesthesia and Uncommon Diseases*。虽然其英文书名与本专著极为相似,但两者各有特点,Lee A. Fleisher 教授的专著以器官系统为主要内涵,侧重于阐述疾病的病理生理改变,对具体疾病围术期麻醉管理阐述较少,给人以意犹未尽之感。而本书不仅纳入的病例更多、内容更新、介绍得更为全面细致,而且以具体疾病麻醉管理为导向,因此具有很强的实用性。这是本书不可取代的一大特点,也是它可以作为麻醉科医师日常工作的案头必备参考书的重要依据。

期望广大读者关注此类病例的麻醉管理,更期望本书主编及作者在继续保持文笔流畅、内容新颖、重点突出、实用性强的基础上,吸取全国同道实践的经验,与时俱进,使本书能不断更新与完臻。

徐州医科大学麻醉学院名誉院长　曾因明
2019 年 12 月

第2版序二

2018年5月，国家卫生健康委员会等五部门联合发布了《第一批罕见病目录》，罕少见病问题受到各级医师、专家与学者们的关注。但在国内外，罕少见病的诊疗依然是临床医学中的难点，甚至是盲点。我院建院20年来，在常见、多发病的防治方面取得了较大的成就，同时我们亦非常重视罕少见病的诊疗与研究，我国第一本相关专业杂志《罕少见疾病杂志》编辑部即落户在我院。

麻醉科作为医院重要的枢纽性科室，担负着全院患者围术期管理的重任，在舒适医疗及保障围术期患者安全等方面起着举足轻重的作用，其中罕少见病患者的麻醉管理问题显得更为突出而紧迫。在国内首部关于罕少见病麻醉管理的专著《少见病的麻醉》（第1版）出版16年后，我院麻醉科主任、深圳市医学会麻醉专业委员会主任委员郑利民教授带领其团队，在进一步总结临床经验的基础上，参考最新的文献资料，修订出版《少见病的麻醉》第2版。我为麻醉科取得的一系列成绩感到骄傲与自豪。

第2版沿续了第1版的写作风格，并对病例作了适当的增减，总数达370余个，涉及约600个相关疾病，全部病例均结合近几年的研究与临床报道重新编著。相信本书的出版能为临床麻醉医师实施"精准麻醉"提供良好的指导与借鉴作用，亦有助于推动我国罕少见病的临床研究。

本书的完稿恰逢我国改革开放40周年之际，这也是一份来自深圳特区医院的献礼。目前，罕少见病的防治才刚起步，本书也仅在七千余种罕少见病种中撷取了很小的一部分。期冀作者及其团队继续秉承北京大学深圳医院"仁心仁术，博学博爱"的院训，百尺竿头更进一步。

北京大学深圳医院院长　陈芸
2019年12月

第2版前言

光阴荏苒,岁月如梭,2004 年由我主编的、深受业内好评的《少见病的麻醉》第 1 版出版至今已逾 16 年。在这 16 年中,人类社会已发生了翻天覆地的变化,信息技术、生物基因工程、精准医疗理念的提出与践行等,极大地促进了医学的发展。过去不被人们认识的一些少见与罕见疾病逐渐为人们所了解、患者长期生存并接受手术麻醉治疗的机会增加。虽然这些疾病的发病率低,但由于我国人口基数大,患者数量惊人。据估计,我国罕见病患者总人数超过 2 000 万,且每年以超过 20 万人的速度增加。如果加上少见病,则患者数量更多。但罕少见疾病在临床上并未受到应有的重视。一项调查显示,我国约 30% 医师表示不了解罕见病。这种情况对麻醉医师来讲更为突出而重要,因为他们面对的是所有临床科室的患者,涉及范围之广、无任何临床学科所能及,且常面临着病情重笃、手术麻醉的影响、需立即作出正确判断与处理等诸多的挑战。虽然目前我国有关麻醉学方面的出版物达数百种之多,但涉及罕少见病麻醉的专著依然"少见",据我们所知,比较系统的仍然是 16 年前出版、现已成"绝版"的拙著。在临床工作中,不少麻醉医师面对着一个个陌生的病名而束手无策、更遑论"精准麻醉"。在此背景下,我们结合最新文献报道与研究成果,编写了《少见病的麻醉》第 2 版。

第 2 版编写结构与写作风格与第 1 版相似,每个疾病分为"麻醉管理所面临的主要问题""病名""病理与临床""麻醉管理"四部分叙述,内容采用条目式的书写风格,力求条理清楚、重点突出,这是本书的重要特点。

与第 1 版比,第 2 版有以下特点:

首先,将原来 260 多个疾病进行了仔细筛选,剔除了一些非少见疾病,同时增加了 100 多个临床报道较多、麻醉管理有代表性的疾病,总数达 370 多个,涉及了约 600 个相关疾病,基本网罗了国内外主要麻醉学杂志近年来报道的临床麻醉病例。其中包括了国家卫生健康委员会等五部门公布的《第一批罕见病目录》中绝大部分与麻醉有关的疾病。除少见病与罕见病外,本书还选取了少量发病率较高,但麻醉管理非常重要,而一般专著较少介绍的"常见病"与"基础性"疾病。因此,本书的书名依然采用《少见病的麻醉》(*Anesthesia for Uncommon Diseases*)。我们对上述所有疾病全部进行了重新编写与仔细修订,尤其注意引用国内外有关围术期处理的最新临床报道。

其次,将全部疾病仍按主要病变涉及的系统重新划分,全书分为 12 章,新增"自身免疫、感染、早老及癌易感疾病"。但由于一些疾病的病变涉及多器官或多系统,要将其准确地分类几乎是不可能的,对此部分读者只能作为参考。我们亦充实了全书最后部分"相关问题"的内容,将原先 5 个专题扩展为 12 个,这些内容或对理解前面疾病的麻醉管理非常重要,或其本身就是一些罕少见疾病或病理现象。此外,针对部分罕少见病命名不规范、一个病可能有多个命名的问题,我们仔细核对了每个病的名称并尽量列出其同义名,书后附有中英文名词对照索引,便于快速查阅。

　　本书主要由本人及北京大学深圳医院麻醉科团队编写。但为保证质量,我们还邀请了深圳市其他医院的部分麻醉医师参与了一些章节的编写,他们都是相关领域的专家,故本书亦可称为深圳市麻醉学科集体智慧的结晶。尽管如此,我们在编写工作中依然面临着学识水平有限的问题。又由于疾病的罕少见性及一些罕少见病其本身病理生理机制等尚有诸多不明之处,大多疾病麻醉管理仅有个案报道、缺乏大样本或高质量的前瞻性研究。因此,错漏之处在所难免,恳请各位同道不吝指正。同时,也借此机会呼吁有更多的人参与到罕少见病的麻醉研究中来。

　　本书在编写过程中得到了深圳市各医院麻醉科同仁及北京大学深圳医院麻醉科全体工作人员的无私帮助,得到了家人的支持与鼓励,尤其是得到了人民卫生出版社的大力支持,编写秘书熊佳玲医师付出了大量的辛勤劳动,在此表示衷心感谢!在这里还要特别感谢著名麻醉学家曾因明教授及北京大学深圳医院院长陈芸教授的鼓励。本书的出版,若能为中国临床麻醉学的发展与罕少见病的研究尽微薄之力,则幸甚矣!

北京大学深圳医院麻醉科主任　郑利民

2019 年 12 月于深圳

第1版前言

  "少见病"是相对于常见病而言的,它是指临床上发生概率较低的一类疾病。正是由于其发病率低,它们在临床上并未受到应有的重视。近年来,随着医学的进步与生活水平的提高,过去不被认识的一些少见病得到了准确的诊断与治疗,患者预期寿命得到了很大的提高,他们接受原发疾病或并发症手术治疗的机会不断增多。但遗憾的是,目前国内尚无一本系统而全面介绍少见疾病麻醉的参考书。为弥补这一遗憾,我们不揣浅陋,参考了大量国内外文献,精选了260多个与麻醉关系较大,且有独特病理生理改变的少见疾病,编写了本书。

  本书在编写上有以下特点:首先,针对目前一些少见疾病的命名不规范、同一疾病有数个中英文名的现状,为读者阅读方便,本书将260多个少见疾病按主要病变所归属的解剖及生理学类别进行分类。全书共分为10章,分别为:皮肤与结缔组织疾病,内分泌疾病,代谢性疾病,血液系统疾病,循环系统疾病,呼吸系统疾病,消化、泌尿及生殖系统疾病,颅脑及头面部疾病,脊柱、四肢及周围神经系统疾病,肌肉疾病。由于一些少见疾病(尤其是综合征)常表现为多系统或器官的病变,临床上难以将其准确分类,为弥补这一缺点,本书除尽量列出这些疾病的中、英文名外,还附有中、英文索引,便于查阅。此外,对于少见病麻醉处理的一些共性问题,本书在"相关问题"部分进行了重点介绍。其次,每个疾病分为四部分叙述:麻醉管理所面临的主要问题、病名、病理与临床、麻醉管理。其中,"麻醉管理所面临的主要问题"概括了该病的麻醉管理注意事项;"病名"则介绍了中、英文原名与同义名;"病理与临床"简要介绍该病的发病机制、病理改变、临床表现及诊断与治疗,重点放在与麻醉有关的部分。在"病理与临床"及"麻醉管理"部分,借鉴了美国麻省总医院《临床麻醉手册》的写作风格,采用条目式叙述方法。

  少见病所涉及的范围极其广泛,临床麻醉新技术、新理论日新月异,但由于作者学识水平有限,时间仓促,错漏之处在所难免,恳请各位同道不吝指正。

  本书在编写过程中得到了著名罕少见病专家、北京大学深圳医院院长蔡志明博士及人民卫生出版社李向东编辑的大力支持。本院麻醉科、手术室全体工作人员提供了大量的无私帮助。在此表示衷心感谢。

郑利民

于北京大学深圳医院麻醉科

2003 年 2 月

目　录

第一章　皮肤与结缔组织疾病 ……………………………………………………………… 1

第一节　白化病 …………………………………………………………………………… 1

第二节　豹综合征 ………………………………………………………………………… 2

第三节　多形性红斑 ……………………………………………………………………… 4

第四节　Ehlers-Danlos 综合征 ………………………………………………………… 5

第五节　Goltz-Gorlin 综合征 …………………………………………………………… 11

第六节　僵硬皮肤综合征 ………………………………………………………………… 12

第七节　结节性硬化症 …………………………………………………………………… 14

第八节　口腔黏膜下纤维化症 …………………………………………………………… 17

第九节　蓝色橡皮样球形斑综合征 ……………………………………………………… 18

第十节　类脂蛋白沉积症 ………………………………………………………………… 20

第十一节　毛囊角化病 …………………………………………………………………… 21

第十二节　Naxos 病与 Carvajal 综合征 ……………………………………………… 23

第十三节　皮肤松弛综合征 ……………………………………………………………… 26

第十四节　Sjögren-Larsson 综合征 …………………………………………………… 28

第十五节　色素失禁症 …………………………………………………………………… 30

第十六节　色素性干皮病 ………………………………………………………………… 32

第十七节　Weber-Christian 病 ………………………………………………………… 35

第十八节　无汗性外胚叶发育不良症 …………………………………………………… 37

第十九节　先天性无痛无汗症 …………………………………………………………… 38

第二十节　象人综合征 …………………………………………………………………… 42

第二十一节　遗传性大疱性表皮松解症 ………………………………………………… 45

第二十二节　婴幼儿全身性透明样变性症 ……………………………………………… 49

第二章　中枢神经系统与头面部疾病 …………………………………………………… 51

第一节　3M 综合征 ……………………………………………………………………… 51

第二节　Alzheimer 病 …………………………………………………………………… 52

第三节　Apert 综合征 …………………………………………………………………… 54

第四节　Bannayan-Riley-Ruvalcaba 综合征 ………………………………………… 58

第五节　不安腿综合征 …………………………………………………………………… 60

第六节　CHARGE 综合征 ……………………………………………………………… 62

第七节　Chiari 畸形 …………………………………………………………………… 64

第八节　抽动秽语综合征 ……………………………………………………………… 67

第九节　Coffin-Lowry 综合征 ………………………………………………………… 69

第十节　Coffin-Siris 综合征 …………………………………………………………… 72

第十一节　Cornelia de Lange 综合征 ………………………………………………… 73

第十二节　Costello 综合征 …………………………………………………………… 76

第十三节　Crouzon 综合征 …………………………………………………………… 79

第十四节　脆性 X 综合征 ……………………………………………………………… 80

第十五节　Dandy-Walker 畸形 ……………………………………………………… 82

第十六节　DOOR 综合征 ……………………………………………………………… 84

第十七节　Down 综合征 ……………………………………………………………… 85

第十八节　Duane 综合征 ……………………………………………………………… 89

第十九节　大田原综合征 ……………………………………………………………… 90

第二十节　多发性硬化症 ……………………………………………………………… 91

第二十一节　多系统萎缩症 …………………………………………………………… 94

第二十二节　鳄鱼泪综合征 …………………………………………………………… 99

第二十三节　泛酸盐激酶相关神经变性 ……………………………………………… 99

第二十四节　Galen 大脑大静脉动脉瘤样畸形 ……………………………………… 102

第二十五节　歌舞伎综合征 …………………………………………………………… 104

第二十六节　Hallermann-Steriff 综合征 …………………………………………… 106

第二十七节　Hanhart 综合征 ………………………………………………………… 108

第二十八节　亨廷顿舞蹈病 …………………………………………………………… 109

第二十九节　Joubert 综合征 ………………………………………………………… 112

第三十节　精神分裂症 ………………………………………………………………… 115

第三十一节　间脑综合征 ……………………………………………………………… 118

第三十二节　进行性核上性麻痹 ……………………………………………………… 119

第三十三节　痉挛性斜颈 ……………………………………………………………… 122

第三十四节　Kinsbourne 综合征 …………………………………………………… 124

第三十五节　Larsen 综合征 ………………………………………………………… 126

第三十六节　Lennox-Gastaut 综合征 ……………………………………………… 128

第三十七节　酪氨酸羟化酶缺乏症 …………………………………………………… 130

第三十八节　颅裂与脊膜膨出 ………………………………………………………… 131

第三十九节　Marcus Gann 综合征 ………………………………………………… 133

第四十节　Marshall-Smith 综合征 ………………………………………………… 134

第四十一节　Marshall 综合征 ……………………………………………………… 136

第四十二节　Meige 综合征 ………………………………………………………… 137

第四十三节　Moebius 综合征 ……………………………………………………… 139

第四十四节　Mowat-Wilson 综合征 ………………………………………………… 141

第四十五节　猫叫综合征 ……………………………………………………………… 143

第四十六节　Nager 综合征 ……………………………………………………………… 145

第四十七节　脑白质营养不良 ……………………………………………………………… 147

第四十八节　扭转痉挛 ……………………………………………………………………… 150

第四十九节　Opitz-Kaveggia 综合征 …………………………………………………… 152

第五十节　　Opitz 三角头畸形综合征 …………………………………………………… 154

第五十一节　Pallister-Hall 综合征 ……………………………………………………… 155

第五十二节　帕金森病 ……………………………………………………………………… 157

第五十三节　Parry-Romberg 综合征 …………………………………………………… 160

第五十四节　Pelizaeus-Merzbacher 病 ………………………………………………… 162

第五十五节　Pfeiffer 综合征 ……………………………………………………………… 164

第五十六节　PHACE 综合征 ……………………………………………………………… 166

第五十七节　Pierre Robin 系列征 ……………………………………………………… 169

第五十八节　前脑无裂畸形 ………………………………………………………………… 172

第五十九节　Rett 综合征 ………………………………………………………………… 174

第六十节　　Riley-Day 综合征 ………………………………………………………… 179

第六十一节　Robinow 综合征 …………………………………………………………… 182

第六十二节　Seckel 综合征 ……………………………………………………………… 183

第六十三节　Shapiro 综合征 ……………………………………………………………… 185

第六十四节　Silver-Russel 综合征 ……………………………………………………… 187

第六十五节　Smith-Magenis 综合征 …………………………………………………… 189

第六十六节　Sotos 综合征 ………………………………………………………………… 190

第六十七节　Stürge-Weber 综合征 …………………………………………………… 192

第六十八节　舌咽神经痛 …………………………………………………………………… 195

第六十九节　神经元蜡样脂褐质储积症 …………………………………………………… 197

第七十节　　手足徐动症 …………………………………………………………………… 200

第七十一节　天使综合征 …………………………………………………………………… 201

第七十二节　Treacher Collins 综合征 ………………………………………………… 203

第七十三节　von Hippel-Lindau 病 …………………………………………………… 205

第七十四节　Weill-Marchesani 综合征 ………………………………………………… 207

第七十五节　West 综合征 ………………………………………………………………… 209

第七十六节　先天性非对称性哭泣面容综合征 …………………………………………… 211

第七十七节　烟雾病 ………………………………………………………………………… 212

第七十八节　遗传性共济失调 ……………………………………………………………… 215

第七十九节　自闭症谱系障碍 ……………………………………………………………… 218

第三章　脊柱、四肢、骨骼及周围神经系统疾病 ………………………………………… 221

第一节　成骨不全症 ………………………………………………………………………… 221

第二节　Charcot-Marie-Tooth 病 ……………………………………………………… 224

第三节　Conradi-Hünermann-Happle 综合征 ………………………………………… 226

第四节　低磷酸酶血症 ……………………………………………………………………… 227

第五节　低磷性佝偻病 ………………………………………………………………………… 229

第六节　耳-腭-指（趾）综合征 …………………………………………………………… 230

第七节　Escobar 综合征 ……………………………………………………………………… 231

第八节　Goldenhar 综合征 …………………………………………………………………… 233

第九节　Gordon 综合征 ……………………………………………………………………… 235

第十节　Grisel 综合征 ………………………………………………………………………… 236

第十一节　Guillain-Barre 综合征 …………………………………………………………… 238

第十二节　肌萎缩侧索硬化症 ……………………………………………………………… 241

第十三节　脊髓空洞症 ……………………………………………………………………… 243

第十四节　脊髓纵裂 ………………………………………………………………………… 245

第十五节　家族性淀粉样多发性神经病变 ……………………………………………… 247

第十六节　假性软骨发育不全 ……………………………………………………………… 249

第十七节　Kasch-Beck 病 …………………………………………………………………… 250

第十八节　肯尼迪病 ………………………………………………………………………… 251

第十九节　Klippel Feil 综合征 ……………………………………………………………… 253

第二十节　McCune-Albrigh 综合征 ………………………………………………………… 256

第二十一节　Rubinsten-Taybi 综合征 ……………………………………………………… 257

第二十二节　软骨发育不全 ………………………………………………………………… 259

第二十三节　SAPHO 综合征 ………………………………………………………………… 261

第二十四节　神经纤维瘤病 ………………………………………………………………… 262

第二十五节　先天性多发性关节挛缩症 ………………………………………………… 265

第二十六节　指（趾）甲髌骨综合征 ……………………………………………………… 267

第四章　肌肉疾病 ……………………………………………………………………………… 269

第一节　杆状体肌病 ………………………………………………………………………… 269

第二节　肌小管肌病 ………………………………………………………………………… 270

第三节　僵人综合征 ………………………………………………………………………… 272

第四节　进行性骨化性肌炎 ………………………………………………………………… 276

第五节　进行性肌营养不良 ………………………………………………………………… 278

第六节　King-Denborough 综合征 …………………………………………………………… 283

第七节　Lambert-Eaton 肌无力综合征 …………………………………………………… 285

第八节　Maffucci 综合征 …………………………………………………………………… 288

第九节　神经性肌强直 ……………………………………………………………………… 289

第十节　先天性终板乙酰胆碱酯酶缺乏症 ……………………………………………… 291

第十一节　线粒体肌病 ……………………………………………………………………… 292

第十二节　中央轴空病 ……………………………………………………………………… 295

第十三节　重症肌无力 ……………………………………………………………………… 297

第十四节　周期性瘫痪 ……………………………………………………………………… 301

第五章　循环系统疾病 ………………………………………………………………………… 305

第一节　Andersen-Tawil 综合征 ·································· 305

第二节　Brugada 综合征 ·· 307

第三节　Buerger 病 ··· 315

第四节　Bier 斑 ·· 316

第五节　病态窦房结综合征 ······································ 317

第六节　长 QT 综合征 ·· 320

第七节　川崎病 ·· 324

第八节　大动脉炎综合征 ·· 326

第九节　单心室 ·· 330

第十节　短 QT 综合征 ·· 333

第十一节　Di George 综合征 ···································· 335

第十二节　Ebstein 畸形 ··· 338

第十三节　Eisenmenger 综合征 ·································· 340

第十四节　儿茶酚胺敏感性多形性室速 ···························· 342

第十五节　法洛四联症 ·· 346

第十六节　肥厚型心肌病 ·· 349

第十七节　肺动脉吊带 ·· 352

第十八节　肺静脉异位引流 ······································ 354

第十九节　Holt-Oram 综合征 ···································· 357

第二十节　结节性多动脉炎 ······································ 358

第二十一节　颈动脉窦综合征 ···································· 360

第二十二节　颈动脉过长综合征 ·································· 361

第二十三节　颈动脉体瘤 ·· 363

第二十四节　Kearns-Sayre 综合征 ······························ 365

第二十五节　Klippel-Trénaunay 综合征与 Parkes Weber 综合征 ······ 367

第二十六节　扩张型心肌病 ······································ 370

第二十七节　Loeys-Dietz 综合征 ································ 373

第二十八节　Lutembacher 综合征 ································ 375

第二十九节　马方综合征 ·· 377

第三十节　肉芽肿性多血管炎 ···································· 380

第三十一节　Shy-Drager 综合征 ································· 382

第三十二节　三房心 ·· 383

第三十三节　锁骨下动脉窃血综合征 ······························ 385

第三十四节　特发性肺动脉高压 ·································· 387

第三十五节　Williams 综合征 ··································· 393

第三十六节　弯刀综合征 ·· 396

第三十七节　心脏综合征 X ······································ 397

第三十八节　先天性 Valsalva 窦瘤 ······························ 398

第三十九节　心脏肿瘤 ·· 400

第四十节　永存动脉干 ·· 402

第四十一节　右心室双出口 ……………………………………………………………… 404

第四十二节　预激综合征 …………………………………………………………………… 406

第四十三节　致心律失常性右心室发育不良/心肌病 …………………………………… 408

第四十四节　主动脉弓离断 ………………………………………………………………… 412

第四十五节　左心发育不良综合征 ………………………………………………………… 414

第六章　呼吸系统疾病 …………………………………………………………………… 417

第一节　α₁-抗胰蛋白酶缺乏症 …………………………………………………………… 417

第二节　肺泡微石症 ………………………………………………………………………… 419

第三节　肺中叶综合征 ……………………………………………………………………… 420

第四节　肺泡蛋白沉积症 …………………………………………………………………… 421

第五节　Goodpasture 综合征 …………………………………………………………… 424

第六节　膈肌膨升症 ………………………………………………………………………… 426

第七节　骨质沉着性气管病 ………………………………………………………………… 427

第八节　Kartagener 综合征 ……………………………………………………………… 429

第九节　淋巴管肌瘤病 ……………………………………………………………………… 430

第十节　Poland 综合征 …………………………………………………………………… 432

第十一节　Swyer-James 综合征 ………………………………………………………… 434

第十二节　特发性肺含铁血黄素沉积症 …………………………………………………… 436

第十三节　Williams Campbell 综合征 ………………………………………………… 437

第十四节　先天性肺囊性疾病 ……………………………………………………………… 439

第十五节　先天性喉软化症 ………………………………………………………………… 444

第十六节　窒息性胸腔失养症 ……………………………………………………………… 446

第七章　消化、泌尿及生殖系统疾病 …………………………………………………… 448

第一节　Alagille 综合征 …………………………………………………………………… 448

第二节　Alport 综合征 …………………………………………………………………… 449

第三节　Bartter 综合征 …………………………………………………………………… 452

第四节　Beckwith-Wiedemann 综合征 ………………………………………………… 454

第五节　贲门失弛缓症 ……………………………………………………………………… 457

第六节　Cronkhite-Canada 综合征 …………………………………………………… 458

第七节　肠系膜上动脉综合征 ……………………………………………………………… 459

第八节　Denys-Drash 综合征 …………………………………………………………… 461

第九节　短肠综合征 ………………………………………………………………………… 462

第十节　Fanconi 综合征 …………………………………………………………………… 464

第十一节　HELLP 综合征 ………………………………………………………………… 466

第十二节　静脉内平滑肌瘤病 ……………………………………………………………… 469

第十三节　卡尔曼综合征 …………………………………………………………………… 471

第十四节　Klinefelter 综合征 …………………………………………………………… 472

第十五节　Gitelman 综合征 ……………………………………………………………… 474

第十六节　Mayer-Rokitansky-Küster-Hauser 综合征 ······ 475

第十七节　Meigs 综合征 ······ 476

第十八节　梅干腹综合征 ······ 478

第十九节　努南综合征 ······ 480

第二十节　Opitz 眼-生殖器-喉综合征 ······ 483

第二十一节　Turner 综合征 ······ 485

第二十二节　WAGR 综合征 ······ 487

第二十三节　胃泌素瘤 ······ 489

第二十四节　XYY 综合征 ······ 491

第二十五节　先天性食管闭锁与先天性气管食管瘘 ······ 492

第二十六节　遗传性高胆红素血症 ······ 496

第八章　代谢性疾病 ······ 498

第一节　1α-羟化酶缺乏综合征 ······ 498

第二节　Alström 综合征 ······ 500

第三节　β-酮硫解酶缺乏症 ······ 502

第四节　半乳糖血症 ······ 504

第五节　丙酸血症 ······ 506

第六节　丙酮酸脱氢酶复合体缺乏症 ······ 508

第七节　Citrin 缺乏症 ······ 510

第八节　长链 3-羟酰基辅酶 A 脱氢酶缺乏症 ······ 513

第九节　臭鱼味综合征 ······ 516

第十节　淀粉样变性症 ······ 517

第十一节　短链脂肪酸去氢酶缺乏症 ······ 520

第十二节　多种酰基辅酶 A 脱氢酶缺乏症 ······ 523

第十三节　法布雷病 ······ 526

第十四节　芳香族 L-氨基酸脱羧酶缺乏症 ······ 528

第十五节　枫糖尿症 ······ 531

第十六节　戈谢病 ······ 534

第十七节　肝豆状核变性 ······ 537

第十八节　高苯丙氨酸血症 ······ 539

第十九节　瓜氨酸血症 I 型 ······ 542

第二十节　胱硫醚 β 合成酶缺乏症 ······ 544

第二十一节　果糖-1,6 二磷酸酯酶缺乏症 ······ 548

第二十二节　HHH 综合征 ······ 550

第二十三节　I-细胞病 ······ 551

第二十四节　极长链酰基辅酶 A 脱氢酶缺乏症 ······ 554

第二十五节　甲基丙二酸血症 ······ 556

第二十六节　精氨酸酶缺乏症 ······ 559

第二十七节　赖氨酸尿蛋白不耐受症 ······ 561

第二十八节　Lesch-Nyhan 综合征 …………………………………………………………… 563

第二十九节　酪氨酸血症Ⅰ型……………………………………………………………………… 565

第三十节　Madelung 综合征 ……………………………………………………………………… 568

第三十一节　尼曼匹克病…………………………………………………………………………… 570

第三十二节　脑腱黄瘤病…………………………………………………………………………… 572

第三十三节　鸟氨酸氨甲酰基转移酶缺乏症……………………………………………………… 574

第三十四节　尿黑酸尿症…………………………………………………………………………… 578

第三十五节　黏多糖贮积症………………………………………………………………………… 580

第三十六节　Prader-Willi 综合征 ………………………………………………………………… 585

第三十七节　卟啉病………………………………………………………………………………… 587

第三十八节　葡萄糖转运体 1 型缺乏综合征……………………………………………………… 592

第三十九节　全羧化酶合成酶缺乏症……………………………………………………………… 594

第四十节　Refsum 病 ……………………………………………………………………………… 596

第四十一节　肉碱棕榈酰转移酶Ⅱ缺乏症………………………………………………………… 598

第四十二节　SHORT 综合征 ……………………………………………………………………… 602

第四十三节　四氢生物蝶呤缺乏症………………………………………………………………… 603

第四十四节　生物素酶缺乏症……………………………………………………………………… 605

第四十五节　弹力纤维性假黄瘤…………………………………………………………………… 606

第四十六节　糖原累积病…………………………………………………………………………… 609

第四十七节　痛风…………………………………………………………………………………… 614

第四十八节　唾液酸沉积症………………………………………………………………………… 615

第四十九节　Wernicke-Korsakoff 综合征 ………………………………………………………… 617

第五十节　戊二酸血症Ⅰ型 ……………………………………………………………………… 620

第五十一节　先天性全身性脂肪营养不良症……………………………………………………… 623

第五十二节　线粒体 DNA 缺失综合征…………………………………………………………… 625

第五十三节　遗传性血红蛋白沉着病……………………………………………………………… 628

第五十四节　原发性高草酸尿症…………………………………………………………………… 630

第五十五节　原发性肉碱缺乏症…………………………………………………………………… 632

第五十六节　溶酶体酸性脂肪酶缺乏症…………………………………………………………… 634

第五十七节　中链酰基辅酶 A 脱氢酶缺乏症……………………………………………………… 636

第九章　内分泌系统疾病 ………………………………………………………………………… 638

第一节　21-羟化酶缺乏症 ………………………………………………………………………… 638

第二节　艾迪生病…………………………………………………………………………………… 640

第三节　Ascher 综合征 …………………………………………………………………………… 644

第四节　贲门失弛缓-肾上腺皮质功能不全-少泪综合征 ………………………………………… 645

第五节　Carney 综合征 …………………………………………………………………………… 647

第六节　Cushing 综合征 …………………………………………………………………………… 649

第七节　多发性内分泌腺瘤病……………………………………………………………………… 651

第八节　甲状旁腺功能减退症……………………………………………………………………… 654

第九节　甲状旁腺功能亢进症··656

第十节　甲状腺功能减退症··661

第十一节　甲状腺功能亢进症··665

第十二节　假性醛固酮减少症 2 型··669

第十三节　抗利尿激素分泌异常综合征······································670

第十四节　莱伦综合征··672

第十五节　Liddle 综合征··674

第十六节　类癌··675

第十七节　脑性耗盐综合征··679

第十八节　尿崩症··680

第十九节　Sheehan 综合征··683

第二十节　神经母细胞瘤、神经节细胞瘤及神经节神经母细胞瘤···········685

第二十一节　生长抑素瘤··687

第二十二节　嗜铬细胞瘤与副神经节瘤······································689

第二十三节　血管活性肠肽瘤··696

第二十四节　原发性醛固酮增多症··699

第二十五节　自身免疫性多内分泌腺综合征····································701

第十章　血液系统疾病··704

第一节　Chédiak-Higashi 综合征··704

第二节　传染性单核细胞增多症··706

第三节　多发性骨髓瘤··708

第四节　地中海贫血··710

第五节　Erdheim-Chester 病··714

第六节　Griscelli 综合征··715

第七节　肥大细胞增多症··717

第八节　Hermansky-Pudlak 综合征··720

第九节　Kasabach-Merritt 综合征··722

第十节　冷凝集素病··724

第十一节　镰刀型细胞贫血病··726

第十二节　Osler-Rendu-Weber 病··729

第十三节　POEMS 综合征··732

第十四节　葡萄糖-6-磷酸脱氢酶缺乏症······································734

第十五节　桡骨发育不全-血小板减少综合征··································738

第十六节　Shwachman-Diamond 综合征··739

第十七节　von Willebrand 病··740

第十八节　先天性纯红细胞再生障碍性贫血····································742

第十九节　先天性角化不全症··744

第二十节　纤溶酶原异常症··747

第二十一节　纤维蛋白原缺乏症··749

第二十二节 血小板减少症 ···································· 752

第二十三节 血小板无力症 ···································· 755

第二十四节 血友病 ·· 757

第二十五节 遗传性蛋白 C 缺陷症 ···························· 761

第二十六节 遗传性球形红细胞增多症 ························ 763

第二十七节 遗传性血管性水肿 ······························ 764

第二十八节 因子 V 缺乏症 ·································· 767

第二十九节 因子 XIII 缺乏症 ································ 769

第三十节 原发性血小板增多症 ······························ 771

第三十一节 再生障碍性贫血 ································ 773

第三十二节 真性红细胞增多症 ······························ 776

第三十三节 阵发性睡眠性血红蛋白尿症 ······················ 778

第三十四节 重症先天性中性粒细胞缺乏症 ···················· 780

第十一章 自身免疫、感染、早老及癌易感疾病 ························ 783

第一节 Behcet 病 ·· 783

第二节 Bloom 综合征 ······································ 785

第三节 棘球蚴病 ·· 787

第四节 Cockayne 综合征 ···································· 789

第五节 Cowden 综合征 ······································ 792

第六节 多发性肌炎与皮肌炎 ································ 794

第七节 Felty 综合征 ·· 798

第八节 Gorlin 综合征 ······································ 800

第九节 干燥综合征 ·· 802

第十节 Hutchinson-Gilford 综合征 ·························· 804

第十一节 混合性结缔组织病 ································ 806

第十二节 获得性免疫缺陷综合征 ···························· 808

第十三节 IPEX 综合征 ······································ 811

第十四节 抗磷脂抗体综合征 ································ 813

第十五节 类风湿关节炎 ···································· 815

第十六节 Li-Fraumeni 综合征 ······························ 819

第十七节 Rothmund Thomson 综合征 ························ 821

第十八节 朊病毒病与 Creutzfeldt-Jakob 病 ·················· 822

第十九节 Vogt-Koyonagi-Harada 综合征 ···················· 824

第二十节 Werner 综合征 ···································· 826

第二十一节 系统性红斑狼疮 ································ 827

第二十二节 系统性硬化病 ·································· 832

第二十三节 严重急性呼吸综合征 ···························· 837

第二十四节 寨卡病毒病 ···································· 842

第十二章 相关问题 ……………………………………………………………………… 845

第一节 麻醉方法的选择 ……………………………………………………………… 845

第二节 困难气道的处理 ……………………………………………………………… 852

第三节 饱胃患者的麻醉处理 ………………………………………………………… 860

第四节 恶性高热 ……………………………………………………………………… 866

第五节 麻醉期间过敏反应的处理 …………………………………………………… 875

第六节 药物滥用与麻醉 ……………………………………………………………… 882

第七节 心脏病患者非心脏手术的麻醉 ……………………………………………… 887

第八节 安装心脏植入式电子设备患者的围手术期管理 …………………………… 895

第九节 癫痫患者的麻醉 ……………………………………………………………… 903

第十节 恶性肿瘤患者的麻醉 ………………………………………………………… 912

第十一节 器官移植术后患者非移植手术的麻醉 …………………………………… 917

第十二节 胎儿手术的麻醉 …………………………………………………………… 922

中英文名词对照索引 ……………………………………………………………………… 928

第一章

皮肤与结缔组织疾病

第一节 白 化 病
（albinism）

麻醉管理所面临的主要问题

本病可能是其它综合征的临床表现之一

一些特殊类型可能合并危及生命的全身性病变

【病名】

白化病（albinism），又称先天性色素缺乏症等。

【病理与临床】

1. 黑色素在黑色素细胞内由酪氨酸合成而来，酪氨酸合成黑色素的相关酶缺陷可导致皮肤、毛发与眼睛黑色素减少。因此，白化病与酪氨酸血症（tyrosinemia）、尿黑酸尿症（alcaptonuria）等同属酪氨酸代谢障碍性疾病（tyrosinosis）。本病包括眼皮肤白化病（oculocutaneous albinism，OCA）、眼白化病（ocular albinism，OA）及其他一些特殊类型。其中，OCA 又称泛化性白化病，为常染色体隐性遗传，它分为 OCA1~7 型，与不同的基因突变有关，如：OCA1 与酪氨酸酶基因（*TYR*）突变有关、OCA2 与 *OCA2* 基因突变有关、OCA3 与酪氨酸相关蛋白基因 1（*TRP1*）突变有关等；OA 为局限性白化病，又称 X 连锁遗传白化病（XLOA），1 型 OA 与 *GPR143* 基因突变有关。本病已被国家卫健委等五部门列入《第一批罕见病目录》，患病率约为 1/20 000，在有色人种中患病率更高。

2. OCA 临床表现为体表黑色素减少（白发、白皮肤），淡色的虹膜，眼球震颤，对光过敏，视力障碍等。临床上分为酪氨酸酶反应阴性及阳性白化病。OA 病变局限于眼部，男性多见，皮肤外观正常。此外，还有一些称为"银发综合征（silvery hair syndrome）"特殊类型白化病：

（1）Hermansky-Pudlack 综合征：表现为眼皮肤白化病伴出血倾向，常合并肺、心脏、肾功能障碍及血小板功能异常。

（2）Chediak-Hagashi 综合征：表现为眼皮肤白化伴全血细胞减少、易感染、出血倾向及进行性神经系统症状等。

（3）Griscelli 综合征：常染色体隐性遗传性疾病。表现为部分白化病（出生后色素与毛发色素减退、皮肤苍白和浅银灰色头发）、免疫缺陷和/或严重的神经功能障碍。

（4）Elejalde 病：现认为它是 Griscelli 综合征 1 型。

【麻醉管理】

1. 通常本病患者的麻醉管理与正常人无异,但亦有作者认为部分患者智力及体力发育较差,对麻醉药的耐受性下降。患者对光敏感增加,其视力所及之处应尽量采用暗淡光源,尤其要避免术中灯光直接照射其眼睛。要特别注意本病可能是其他综合征的临床表现之一(如:Prader-Willi 综合征、Angelman 综合征等),一些特殊类型可能合并危及生命的全身性病变,如:Hermansky-Pudlack 综合征及 Chediak-Hagashi 综合征可合并心、肺、肾功能障碍及免疫功能低下、血小板功能障碍等全身性病变,术前应进行详细的检查与评估,并制订相应的管理计划。有出血倾向者禁止行椎管内阻滞。

2. Hermansky-Pudlack 综合征、Chediak-Hagashi 综合征、Griscelli 综合征等的麻醉管理请见本书相关内容。

(赵姣姣   郑利民)

参考文献

[1] MÁRTINEZ-GARCÍA M,MONTOLIU L. Albinismin Europe[J]. J Dermatol,2013,40:319-324.

第二节   豹 综 合 征
(LEOPARD syndrome)

麻醉管理所面临的主要问题

进行性心脏病变

困难气道

智力障碍及其他畸形

【病名】

豹综合征(LEOPARD syndrome),又称为大量着色斑综合征、心脏-皮肤综合征(cardio-cutaneous syndrome)、进行性心肌病性着色斑(黑子)病(progressive cardiomyopathic lentiginosis)、多发性着色斑综合征或多发性黑子综合征(multiple lentigines syndrome)、多痣的努南综合征(Noonan syndrome with multiple lentigines)、Moynahan 综合征等。

【病理与临床】

1. 本病是一种罕见的常染色体显性遗传性疾病,1936 年由 Zeisler 与 Becker 首先报道。患病率不清楚,目前全世界已报道了 200 余例,日本报道了数例,中国发病数不详。致病原因尚不完全清楚,目前认为可能与细胞内信号转导通路 RAS/MAPK 相关基因突变、神经脊细胞分化异常有关。其中,约 75% 患者与 11 型无受体蛋白质酪氨酸磷酸酶(protein-tyrosine phosphatase,non-receptor-type 11。*PTPN11*)基因突变有关,10% 患者与 *RAF1* 基因突变有关。此外,部分患者可能与 *BRAF* 和 *MAP2K1* 基因突变有关。交感神经与肾上腺髓质均由神经脊分化而来,它将多巴转化为黑色素与儿茶酚胺,异常时可产生过量的黑色素与儿茶酚胺,分别引起色素斑与心肌肥大。本病与 Noonan 综合征有相似的基因变异,除皮肤病变外,它们的临床表现相似。

2. 临床表现   本病的病名源自它七个主要临床表现英文的第一个字母(1969 年 Gor-

lin)——LEOPARD(豹):雀斑样痣或黑子(lentigines)、心电图异常(electrocardiographic abnor-malities)、眼距增宽(ocular hypertelorism)、肺动脉狭窄(pulmonary stenosis),生殖器异常(abnormalities of genitaria)、发育障碍(retention of growth)、耳聋(deafness)。但并非全部病例都同时出现这些病变。

（1）皮肤着色斑(黑子,亦称雀斑样痣):是主要表现。无着色斑者属 Noonan 综合征(特点为多关节色素绒毛结节滑膜炎与口角炎)。着色斑遍布全身皮肤,但多发于躯干上部及颈部,黏膜不受影响。

（2）心脏病变:心电图异常,多为传导障碍,肺动脉狭窄、肥厚型心肌病及主动脉狭窄等心脏畸形。部分患者合并有高儿茶酚胺血症。

（3）面部畸形:除眼距增宽外,常伴有下颌突出畸形。部分患者合并脊柱畸形及漏斗胸。

（4）耳聋:多为感觉神经性。此外,部分患者可有轻度智力障碍及异常脑电图。

【麻醉管理】

1. 患者有可能进行多次手术,术前应作详细的全身检查,明确主要病变与程度,据此制订相应的麻醉管理计划。麻醉前评估管理尤其要注意心脏合并症,其中最常见的是肺动脉狭窄(20%)、肥厚型心肌病(80%)、传导阻滞、心电图异常(75%),而且心脏病变并非固定不变,它呈进行性发展。随着患者的年龄增加,其患病率与程度增加。Rodrigo、Torres 及 Yeoh 的报道均指出了麻醉管理重点是心脏。Yeoh 回顾了 9 例患者、共计 49 次手术麻醉,其中全身麻醉40 例、监护麻醉 9 例,20 例手术与心脏异常矫正有关。他发现大部分患者都合并室间隔肥厚,随年龄增长而增加。因此,在每次手术前均应对心血管在内的全身器官功能再一次重新评估。合并肥厚梗阻型心肌病者猝死的风险很高,钙通道拮抗剂、β 受体阻滞剂等应持续服用至术前。

2. 因耳聋与轻度智力障碍,术前沟通困难,可通过适当的手势与术前用药,保持患者的精神安定。麻醉选择应根据手术类型及患者病情而定,凡高度精神紧张、智力障碍或无法沟通、合并脊柱畸形者,原则上均应采用全麻,而不宜采用椎管内麻醉。

3. 因颌面部畸形及颈椎畸形,有可能出现气管插管困难。可采用视频喉镜或在纤维支气管镜引导下插管。

4. 术中应维持血流动力学平稳,应加强血流动力学监护,严重者还应行经食管心脏超声监测。在心脏病变中,最为严重的是肺动脉狭窄与肥厚型心肌病,尤其是后者,有时呈肥厚梗阻型,关于其麻醉管理请参考本书"肥厚型心肌病",在麻醉诱导或应激时可出现急性主动脉瓣下狭窄、左心室流出道梗阻,甚至引起急性左心衰。此类患者麻醉管理时应适当增加心脏前、后负荷,降低心肌收缩力,尽量避免用正性肌力药。一旦发生左心室流出道梗阻,可加深挥发性吸入麻醉剂的浓度、抑制心肌收缩、降低左心流出道的压力差,必要时可用小剂量 β 受体阻滞剂。

（郑利民）

参考文献

[1] GORLIN RJ. Multiple lentigines syndrome:complex comprising multiple lentigines,electrocardiographic conduction abnormalities,ocular hypertelorism,pulmonary stenosis,abnormalities of genitalia,retardation of growth,sensorineural deafness,and autosomal dominant hereditary pattern[J]. Am J Dis Child,1969,117:652-662.

[2] RODRIGO MR,CHENG CH,TAI YT,et al. Leopard syndrome[J]. Anaesthesia. 1990;45:30-33.

［3］ YEOH TY,WITTWER ED,WEINGARTEN TN,et al. Anesthesia and LEOPARD syndrome：a review of forty-nine anesthetic exposures［J］. J Cardiothorac Vasc Anesth,2014,28：1243-1250.

［4］ TORRES J,RUSSO P,TOBIAS JD,et al. Anaesthetic implications of LEOPARD syndrome［J］. Paediatr Anaesth,2004,14：352-356.

第三节   多形性红斑
（erythema multiforme）

> **麻醉管理所面临的主要问题**
>
> 全身皮肤黏膜广泛受损,皮肤黏膜保护
> 严重者体液与电解质丧失、毒血症、多器官损害及休克
> 避免用致病药物,禁用巴比妥类
> 体温调节障碍
> 可能长期用皮质激素

【病名】

多形性红斑（erythema multiforme）,又称多形渗出性红斑（erythema multiforme exudativum）、Baader 皮肤口腔炎、Neumann 口疮病。

【病理与临床】

1. 本病为皮肤急性炎症性疾病,常合并黏膜损害,严重者还合并内脏损害。其病因不明,目前认为可能与抗原抗体变态反应有关,变应原种类很多,包括细菌、病毒和药物等。

2. 临床表现分为轻症型和重症型

（1） 轻症型:手、足背,四肢伸面等全身出现对称性多发性红斑与丘疹。

（2） 重症型:又称 Stevans-Johnson 综合征、黏膜皮肤眼综合征、多腔口外胚叶糜烂症（ectodemosis erosive pluriorificialis）。与轻症型同样出现全身皮疹,但更为严重,常为大疱、血疱及水肿性红斑,黏膜损害广泛而严重,口腔、鼻、咽、食管、呼吸道、尿道、肛门黏膜及眼广泛累及,发生大片糜烂与坏死,出现严重毒血症症状,患者全身情况严重,短期内进入休克状态。可合并支气管肺炎、消化道出血、关节炎、心肌炎、心包炎、脑水肿及肝肾衰竭。此型最为严重的状态又称中毒性表皮坏死症（toxic epidermal necrolysis）,死亡率 Stevans-Johnson 综合征为 5%~15%,中毒性表皮坏死症为 20%~70%。

3. 治疗   轻症型用抗组胺药、非甾体抗炎药及皮质激素等,重症型还应行输液、抗休克等全身支持治疗。

【麻醉管理】

1. 本病可损伤全身各重要组织器官,尤其是重症型,病情凶险,死亡率极高。部分患者因消化道出血或穿孔需急诊手术。术前应对各重要器官的功能及损害情况进行评估,纠正休克与低蛋白血症。尽量明确致病药物,同时要注意治疗用药的副作用并采取相应对策。本病约 3~4 周后可自然缓解,择期手术应在缓解期进行。术前长期用皮质激素治疗者应行皮质激素替代疗法。

2. 关于麻醉用药目前尚无特别禁忌的报道。目前还没有苯二氮类、丙泊酚、吸入麻醉药、麻醉性镇痛药、氯胺酮引起 Stevans-Johnson 综合征或中毒性表皮坏死症的报道。但有文献报

道巴比妥类、苯妥英钠、氯丙嗪、卡马西平、青霉素、四环素、红霉素、阿司匹林等可引起本病,在没有明确具体的致病药之前应避免用上述药物。今村等主张对有本病病史的患者术前应进行药物皮试,其方法是:将拟用的麻醉药稀释 1 000 倍,前臂内侧皮下注射 0.1ml,分别于 15 分钟、48 小时后观察结果,出现直径大于 1cm 的丘疹为阳性。

3. 保护皮肤黏膜非常重要,尽量减少各种有创性操作与插入导管,具体方法见"大疱性表皮松解症"。但与大疱性表皮松解症不同的是,喉罩可用于本病患者。

4. 穿刺点部位皮肤病变、有中枢神经症状、休克患者均禁忌椎管内麻醉。而无上述禁忌者椎管内麻醉是安全的,Ahiskalioglu 等报道了一例 Stevens-Johnson 综合征产科患者在腰麻-硬膜外麻醉下剖宫产术。

5. 本病患者脏侧胸膜易发生水疱,要注意在全身麻醉或面罩正压通气时有引起气胸的风险。

6. 病变部位的皮肤黏膜可丧失大量的水分与电解质,术中要充分输液,维持血流动力学稳定。此外,皮肤病变可致体温调节功能受损,术中应注意维持患者的体温。

(郑利民)

参考文献

[1] KOHLI PS,KAUR J. Erythema Multiforme-Oral Variant:case report and review of literature[J]. Indian J Otolaryngol Head Neck Surg,2011,63:9-12.

[2] SHREYAS N S,GIRISH R C,B. S MANJUNATHA,et al. Drug induced erythema multiforme:two case series with review of literature[J]. J Clin Diagn Res,2014,8:ZH01-ZH04.

[3] AHISKALIOGLU A,YAYIK AM,ERGUNEY OD,et al. Combined spinal-epidural anaesthesia for urgent caesarean section in a parturient with Stevens-Johnson syndrome. Int J Obstet Anesth,2017,30:78-79.

第四节　Ehlers-Danlos 综合征
(Ehlers-Danlos syndrome)

麻醉管理所面临的主要问题

全身结缔组织病

分型复杂,部分病型病情危重

麻醉管理重点应因病型而异

全身血管、皮肤、组织脆弱,易受损及出血

可能合并动脉瘤、二尖瓣脱垂

可发生自发性气胸、胃肠道破裂、动脉破裂

慎行各种有创或微创操作(椎管穿刺、神经阻滞、动静脉穿刺、TEE 等)

颈椎不稳

眼球破裂或损伤

预防体位性损伤

自主神经功能障碍,易发生血流动力学波动

慎用肌松药

预防术后恶心呕吐

【病名】

Ehlers-Danlos 综合征（Ehlers-Danlos syndrome，EDS），译名埃勒斯-当洛综合征。又称 Meekeren-Ehlers-Danlos 综合征、Van Meekeren 综合征 I 型、Chernogubov 综合征、Sack 综合征、Sack-Barabas 综合征、关节松弛-皮肤毛细管破裂-皮肤松弛综合征、皮肤弹性过度综合征、皮肤毛细血管破裂、皮肤下垂、皮肤发育不良、先天性中胚层营养不良、全身性弹力纤维发育异常、橡皮人综合征等。

【病理与临床】

1. 1682 年 Van Meekeren 首先报告本病，此后 Ehlers（1901 年）与 Danlos（1908 年）又分别补充报道了其他临床特征，现多称 Ehlers-Danlos 综合征。本病是一种病变主要涉及皮肤、关节、胃肠和心脑血管系统等多系统的全身性遗传结缔组织疾病。EDS 总体患病率为 1∶10 000 到 1∶25 000，无种族倾向，在北美至少有 2 万~5 万 EDS 患者。有作者认为其真正患病率有可能被低估，尤其是不典型病例。中国患病率尚无报道。其遗传方式多样，可为常染色体显性、常染色体隐性或性联隐性遗传。其病因不明，可能与中胚层发育不全、胶原蛋白合成障碍有关。组织学改变为胶原纤维、弹力纤维的大小、形状与排列方向均有改变，部分纤维破碎，基质与酸溶性胶原纤维增加，其中，胶原纤维的缺陷比弹力纤维更为突出。

2. 临床表现有三大特征　皮肤与血管脆性增加、皮肤弹性过度、关节过度伸展。病变可累及全身组织与器官，表现为全身器官脆弱、易受损伤。其病情程度不等，从轻型到致死型。主要表现为：

（1）皮肤过度伸展而菲薄，弹性过度，脆弱，容易受损，轻微外伤可引起大的创口，在创伤后留下类似的瘢痕。

（2）组织与血管脆弱。由于血管壁异常薄弱，加上可能合并血小板功能异常，可引起严重的出血。

（3）关节松弛、关节过度运动。可引起关节脱位及脊柱侧弯等。

（4）循环系统：主动脉、颅内动脉及其他部位的大血管可发生单发性或多发性动脉瘤，破裂后可引起大出血或其他致命的并发症。其他：还常合并二尖瓣与三尖瓣脱垂及关闭不全、心脏传导阻滞及其他先天性心脏病（如：肺动脉狭窄，室间隔缺损，房间隔缺损等）。

（5）自主神经功能障碍，可能合并体位性直立性心动过速综合征。

（6）呼吸系统：肺大疱、肺气肿、自发性气胸，支气管扩张等。

（7）其他：消化道扩张，甚至破裂；各种疝（如：脐疝、膈疝、腹股沟疝等）。眼部常有血肿形成，巩膜蓝色等。部分患者面部有一些特征性改变，如：眼距增宽、鼻宽而平、眼内眦皮赘等。

3. 根据临床表现、遗传类型及生化缺陷将其分为六个亚型（Villefranche 分类）：

（1）古典型（classical type），相当于旧分类的 I、II 型。常染色体显性遗传，与 1 型及 5 型胶原蛋白基因（*COL5A1*、*COL5A2*）变异有关。

（2）关节活动过度型（hypermobility type），相当于旧分类 III 型。最常见，以关节活动过度为主，自主神经功能障碍多见（起立性低血压）。常染色体显性遗传。

（3）血管型（vascular type），相当于旧分类的 IV 型。常染色体显性遗传，与 III 型胶原蛋白基因（*COL3A1*）变异有关。此型最为凶险，临床上要高度注意。表现为动脉瘤、动脉夹层，甚至破裂。可出现消化道破裂（乙状结肠多见）、妊娠子宫破裂。

（4）脊柱侧弯型（kyphoscoliosis type），相当于旧分类 VI 型。与胶原蛋白修饰酶（lysyl hydroxylase，PLOD）相关基因变异有关。常染色体隐性遗传。出生后进行性脊柱侧弯，可出现眼球破裂、视网膜剥离等,亦可出现动脉破裂。

(5) 多关节松弛型(arthrochalasia type),相当于旧分类的ⅦA、ⅦB型。常染色体显性遗传,与Ⅰ型胶原蛋白基因(*COL1A1*、*COL1A2*)变异有关。全身关节过度活动,反复脱臼,脊柱侧弯,肌张力低下。

(6) 皮肤松弛型(dermatosparaxis type),相当于旧分类的Ⅶ型。常染色体隐性遗传,与胶原蛋白修饰酶procollagen Ⅰ N-terminal peptidase相关基因变异有关。以皮肤松弛与脆性增加、易出血为主。

(7) 其他罕见的变异型,如:硫酸基转移酶(D4ST-1)缺损型,为常染色体显性遗传。表现为皮肤过度伸展,手掌纹深(末端早老症),全身关节松弛、慢性脱臼、变形,先天性多关节挛缩,易出血。

【麻醉管理】

1. 麻醉前管理 Ehlers-danlos综合征患者因其病型不同,从极轻微的表型到危及生命的血管型,其临床表现的严重程度亦大不相同,临床上应高度重视。本病与手术的关系相当密切,许多EDS亚型,尤其是脊柱侧弯型和关节活动过度型可能需要骨科手术,而胃肠道或动脉破裂,需要急诊手术。麻醉前应充分了解病情及病型,尤其要注意血管型及有无瓣膜功能不全(二尖瓣脱垂)、主动脉根扩张(动脉瘤)及肺大疱、肺气肿等呼吸循环系统严重并发症,必要时应借助于超声心动图及MRI等辅助检查,据此制订详细的麻醉管理方案。同时麻醉医师应与手术医师共同探讨麻醉手术的风险与必要性,血管型者不建议行非急诊手术。

2. 预防继发性损伤 由于全身组织脆弱,轻微外力即可引起严重的损伤及出血,故对患者应十分爱护,各项操作应十分轻柔,进行有创操作与治疗时应权衡利弊,慎之又慎。

(1) 术前用药应禁忌肌内注射,可口服或进入手术室后静脉注射。

(2) 由于血管壁脆弱,周围静脉穿刺困难,必须使用套管针,应尽量选择粗大的静脉穿刺。关于本病行中心静脉穿刺置管的安全性尚有争议。尤其是对血管脆弱的血管型者,中心静脉置管引起血管破裂的风险很大,应尽量避免中心静脉穿刺和动脉穿刺。如果因病情需要,不得不进行中心静脉置管时,有作者主张应强制性地采用超声引导,并避免使用血管扩张器。穿刺部位应尽量选颈内静脉与股静脉,最好通过是外周静脉或颈外静脉建立中心静脉通道。锁骨下静脉穿刺可引起严重并发症(如:气胸和严重出血),应禁忌。其他一些微创监测,如:经食管超声监测,可引起食管破裂,亦应慎重。

(3) 监测:应尽量采用无创监测,袖带血压监测在一些患者中容易出现皮肤淤青和皮下血肿形成,应尽量减少测量次数。但相对而言,它比动脉穿刺置管对患者的风险小。因为有创血压监测在血管脆弱的EDS亚型有血管壁剥离、进而造成血管堵塞或肢体坏死的危险,如果必须穿刺,建议在超声波引导下实施。同样,禁忌经动脉采血标本。体温监测禁忌肛温及鼻咽温,可用红外线法测定。

(4) 体位:术中体位对预防患者损伤非常重要! 要使用恰当的体位垫,以减少对皮肤与组织的压力与损伤。由于患者关节可过度伸展,因而易致神经损伤。Ohashi等报道了一例26岁女性患者在脊柱手术时可能因为体位原因而引起臂丛神经损伤。应尽量避免俯卧位等容易引起损伤的体位。

(5) 眼睛保护:与其他器官一样,其眼球组织极脆弱,轻微的外力直接作用就有可能引起视网膜剥离和眼球破裂。Wiesmann在他的文章中介绍了一例外科医师的肘部造成患者视网膜脱离的病例。尤其是俯卧位脊柱手术患者更应注意,其视力损伤的风险并不仅限于俯卧位时眼内压升高、视神经缺血引起的失明。Wiesmann 建议在术前和术后都应详细书面记录其视力状况,有利于治疗及避免日后的法律纠纷。

(6)皮肤保护:因皮肤脆弱,皮肤保护非常重要。固定胶带和伤口敷料应使用黏性不强、很容易撕掉的。要特别注意固定胶带对患者皮肤不要产生拉扯力。要特别注意各个细节:气管导管固定不用胶布而用绑带固定,血压计袖带内衬以薄棉垫,心电图电极片应采用粘贴面积最小的,脉搏氧探头夹不可过紧、最好用一次性探头做成一个内面无黏性的环形指套。

(7)止血带的使用:麻醉医师必须与外科医师讨论止血带的好处和缺点,权衡利弊。此类患者使用止血带后发生血肿和骨筋膜室综合征的风险很高。临床亦有报道一些 EDS 亚型在肢体手术中使用止血带后出现无法治疗的弥漫性出血和出血性休克。

3. 呼吸管理与气管插管

(1)短小手术、无误吸危险性、用面罩可维持呼吸道通畅的患者应优先采用面罩麻醉法。面罩通气时应避免下颌关节脱臼。此类患者舌及咽喉部软组织松弛,易发生舌根后坠而造成上呼吸道梗阻,严重时甚至难以用面罩保持呼吸道通畅。面罩不行时,可考虑用喉罩,最后才考虑用气管插管。

(2)气管插管容易引起口腔及呼吸道组织损伤及下颌关节脱位,应由熟练操作者实施。进行气道操作时应注意保护气道组织,尤其要避免重复插管导致严重出血,建议气管导管常规涂以水溶性胶浆润滑剂,并选用较小号的导管,以减少黏膜损伤。在气管插管时应保证充分的肌松。插管时循环系统不良反应及躁动可引起动脉血管及胃肠道破裂、组织损伤等严重并发症,应极力避免之。此外,由于颈椎软组织松弛、颈椎不稳,气管插管时过度颈部活动可造成颈椎脱位及颈髓损伤。对颈椎不稳的患者建议在充分局麻下采用纤维支气管镜引导下清醒插管,在插管时应有助手在一旁协助固定头部。环甲膜穿刺局麻可致难以预测的气道内出血及剧烈咳呛,不建议用于此类患者。

(3)防止气胸:此病气胸风险高,文献报道了一例手术患者,曾四次发生自发性气胸。由于肺组织脆弱,无论机械控制呼吸或面罩控制呼吸均可致气胸。故本病患者应尽量保留自主呼吸,需要控制呼吸时,可采用压力控制性肺通气(PCV)等低气道压通气模式,同时还应使用足量的肌松剂、增加胸廓顺应性,防止患者挣扎,气管导管套囊应保持较低压力。合并肺大疱者禁用氧化亚氮,以免肺大疱膨胀破裂而引起气胸。

(4)腹腔镜手术时气腹、腹腔膨胀过程中产生较高的吸入气压力可会增加气胸的风险。Wiesmann 建议术前应对气胸风险高及易出血 EDS 亚型患者进行评估,权衡开放手术与腹腔镜手术的利弊,并将相关风险告诉外科医师。

4. 循环管理

(1)血管脆弱。血压剧烈波动可造成血管瘤破裂或形成主动脉夹层。尤其在气管插管与拔管时应防止心血管系统应激反应。术中可维持血压在正常或偏低的水平,英国罕见病机构 Orphanet 建议血管型者收缩压应不超过 120mmHg。

(2)此外,还应针对不同的心脏主要病变制订血流动力学管理计划。如:合并有重度二尖瓣脱垂应维持较高的前负荷与外周血管阻力,避免高动力状态(心肌收缩力、心率、心输出量增加),升血压药可选不增加心肌收缩力、且有减慢心率作用的去氧肾上腺素等。

(3)直立性心动过速综合征(postural orthostatic tachycardia syndrome,POTS)是 1993 年由 Schondorf 和 Low 提出的一种与体位相关的窦性心动过速,属直立不耐受(orthostatic intolerance,OI)的一种。美国自主神经学会和美国神经病学学会自主神经紊乱组 2011 年主要诊断标准是:成人抬头站立 10 分钟内心率每分钟增加 30 次或以上(20 岁以下者增加 40 次或以上)。POTS 与本病的关系非常密切,Emmanouil 报道了两例 EDS 合并 POTS 的患者(分别为 13 岁男孩、17 岁的女孩)。Gazit 报道,80%的关节过度运动综合征患者有体位性低血压或 POTS 表现。目前有关 POTS 的原因尚不完全清楚,现根据原因将其分为以下七类:自主神经受损型(neuropathic POTS)、低血容量型(hypovolemic POTS)、高肾上腺素型(hyperadrenargic POTS)、去甲肾上腺素转运蛋白缺损型(norepinephrine transporter, NET)、肥大细胞活化型、机体功能低下型、自身免疫型(autoimmune POTS)。EDS 者自主神经损伤很常见,常合并恶心、腹胀、腹泻、便秘、胃饱胀感,甚至胃轻瘫等胃肠道症状及疲劳、失眠、纤维肌痛、睡眠障碍等自主神经功能障碍。Emmanouil 认为 EDS 的 POTS 主要与自主神经受损有关,部分患者可能还掺有静脉回流减少及低血容量等因素。麻醉管理要注意患者可能出现严重的血流动力学波动,麻醉前应充分补充禁食造成的水分丧失,适当应用血管活性药物调节血管舒缩功能。此外,部分患者术前可能服用糖皮质激素,应按相关指南进行激素替代治疗。

5. 椎管内麻醉阻滞 关于 Ehlers-Danlos 综合征患者是否可行椎管内麻醉? 目前尚有不同意见。英国罕见病组织 Orphanet 于 2009 年发布的"2009 血管型 EDS 的紧急指南"建议血管型者禁止椎管内麻醉。其风险主要有四个方面:①出血、硬膜外血肿;②可能会出现更严重的硬脊膜穿刺后头痛(PDPH);文献报道,组织脆性增加的 EDS 亚型自发硬膜破裂的发生率高,可导致与 PDPH 相似的头痛;③合并脊柱病变(脊柱侧弯、脊柱后凸、脊柱狭窄等)时穿刺及损伤更加严重,而麻醉效果也难以保证;④一些亚型(如:经典、超活动型等)EDS 者常合并孤立或多发性 Tarlov 囊肿。Tarlov 囊肿是 1938 年 Tarlov 报道的一种神经周围囊肿,它又称神经周围囊肿、神经根憩室、脊膜囊肿、骶管囊肿、蛛网膜囊肿和蛛网膜憩室等,这是一种与蛛网膜下腔相通的、由脑脊液填充的神经胶质囊肿。位于后根与神经节连接处或其远侧,它大多位于脊髓 $S_1 \sim S_4$ 区域,腰部椎管麻醉应注意,但亦有在胸段观察到 Tarlov 囊肿。目前一致意见认为,在血管型 EDS 患者椎管内麻醉与全身麻醉相比,缺乏明显的益处和潜在着巨大的风险,应禁忌。但为避免全身麻醉及气管插管的上述副作用,近年来有不少轻症或出血倾向较轻的患者在椎管内阻滞下成功实施手术的报道。如:Fedoruk 对一例 26 岁、临床诊断为关节过度活动型的 EDS 产妇(实际为 *COL3A1* 基因杂合子变异血管型患者)安全实施了连续硬膜阻滞分娩镇痛。因此,应根据患者的病情、病型、手术方式、脊柱病变、穿刺难易程度、患者的潜在利益和风险等综合讨论决定。此类患者,无论症状怎样轻微,均应强调硬膜外穿刺后头痛(PDPH)或硬膜外血肿的风险。

6. 区域神经阻滞 血管型 EDS 患者禁止行各种区域神经阻滞,所有的 EDS 患者禁止实施较深层的神经阻滞(如:椎旁、腰丛、骶丛等)。近年来有一些浅层区域神经阻滞应用于轻症类型 EDS 者的报道。如:Patzkowski MS 报道了二例关节过度活动型患者在超声引导下安全实施下肢神经阻滞。Neice 回顾了过去 3 年内该医疗中心确诊或疑似诊断的 16 例 EDS 患者,共计进行了 21 次区域神经阻滞麻醉,全部患者均无出血及神经损伤并发症。我们认为,基于本病的穿刺损伤相关风险,临床应权衡病情及手术需要后慎重选择。为减少穿刺损伤,有作者建议区域神经阻滞必须在超声引导下实施。

7. 减少出血 除血管脆性增加外,此类患者还常合并血小板及凝血因子异常。Anstey 报道了一组病例,其中 8%有血小板释放缺陷、4%有因子Ⅷ缺乏症、26%有血小板聚集异常。术中有可能出现大量出血,术前应备血。建议大手术应考虑自体血贮存与自体血回输。近年来,术前去氨加压素(desmopressin, DDAVP)用于 EDS 受到重视,Mast 的观察发现,去氨加压素可使 EDS 儿童出血时间正常化。其具体机制尚不清楚,可能与因子Ⅷ和 von-willebrand-Factor (vWF)血浆水平增加有关。此外,亦有用重组 FⅦa2 治疗大出血的个案报告。

8. 产科麻醉   EDS 妊娠产妇死亡率高达 11.5%,主要与分娩期间和产后子宫或动脉破裂有关,由于自然分娩的风险大,高危患者择期剖宫产是最佳选择。剖宫产时椎管内麻醉的风险前已述及,应慎重选择,血管型应禁忌。另外,要特别注意可能发生大出血。关于分娩镇痛:建议避免椎管内镇痛,Wiesmann 建议采用瑞芬太尼患者静脉自控镇痛,也可以吸入 50%氧化亚氮,但要注意肺大疱患者吸入氧化亚氮有使肺大疱增大的风险。

9. 本病无特殊禁忌的麻醉药,临床常用麻醉药的药代与药效学无异常。但要注意其并发疾病,尤其要注意其是否合并肌肉疾病。Ohshita 认为遗传性结缔组织疾病与先天性肌病之间可能有重叠,在一些 EDS 类型中肌痛症也很常见。他报道了一例以夜间肌肉疼痛为主要症状的 EDS 患者,认为这些症状可能与肌鞘中的胶原蛋白异常有关。对此类患者应避免用去极化剂肌松剂(琥珀胆碱),同时进行对神经肌肉阻滞监测。

10. 术后管理   无论手术大小,所有 EDS 患者术后均应严密监护至少 24 小时。要充分镇痛、镇静、镇吐,防止躁动及血压波动。肠道、子宫、食管或阴道等在轻微创伤后很容易自发性破裂,尤其在手术后风险更大。尤其要注意出血、动脉瘤破裂或主动脉夹层、胃肠道及实质性器官破裂等。临床上已有术后恶心和呕吐(PONV)引起食管破裂的个案报道,围手术期应强化镇吐预防与管理,Ohshita 建议术中用小剂量丙泊酚预防 PONV。

（郑利民）

参考文献

［1］OHASHI N,FURUTANI K,ISHII H,et al. Perioperative brachial plexus injury caused by hyperabduction of the upper extremity in a patient with Ehlers-Danlos syndrome in the prone position［J］. Masui,2012,61:626-628.

［2］ANSTEY A,MAYNE K,WINTER M,et al. Platelet and coagulation studies in Ehlers-Danlos syndrome［J］. Br J Dermatol,1991,125:155-163.

［3］MAST KJ,NUNES ME,RUYMANN FB,et al. Desmopressin responsiveness in children with Ehlers-Danlos syndrome associated bleeding symptoms［J］. Br J Haematol,2009,144:230-233.

［4］BEIGHTON P,DE PAEPE A,STEINMANN B,et al. Ehlers-Danlos syndromes:revised nosology,Villefranche,1997. Ehlers-Danlos National Foundation (USA) and Ehlers-Danlos Support Group (UK)［J］. Am J Med Genet,1998,77:31-37.

［5］NEICE AE,STUBBLEFIELD EE,WOODWORTH GE,et al. Peripheral nerve block in patients with Ehlers-Danlos syndrome,hypermobility type:a case series［J］. J Clin Anesth,2016,33:26-30.

［6］WIESMANN T,CASTORI M,MALFAIT F,et al. Recommendations for anesthesia and perioperative management in patients with Ehlers-Danlos syndrome(s) ［J］. Orphanet J Rare Dis,2014,23:9:109.

［7］PATZKOWSKI MS. Peripheral nerve blocks in patients with Ehlers-Danlos syndrome,hypermobility type:a report of 2 cases［J］. J Clin Anesth,2016,29:50-53.

［8］FEDORUK K,CHONG K,SERMER M,et al. Anesthetic management of a parturient with hypermobility phenotype but possible vascular genotype Ehlers-Danlos syndrome［J］. Can J Anaesth,2015,62:1308-1312.

［9］EMMANOUIL G,JEFFREY RB,JOHN PD,et al. Postural orthostatic tachycardia syndrome (POTS):Association with Ehlers-Danlos syndrome and Orthopaedic considerations［J］. Clin Orthop Relat Res,2015,473:722-728.

［10］GAZIT Y,NAHIR AM,GRAHAME R,et al. Dysautonomia in the joint hypermobility syndrome［J］. Am J Med,2003,115:33-40.

［11］ FREEMAN R，WIELING W，AXELROD FB，et al. Consensus statement on the definition of orthostatic hypoten-
sion，neurally mediated syncope and the postural tachycardia syndrome［J］. Clin Auton Res，2011，21：69-72.

［12］ OHSHITA N，KANAZUMI M，TSUJI K，et al. Anesthetic management of a patient with Ehlers-Danlos syndrome
［J］. Anesth Prog，2016，63：204-207.

第五节 Goltz-Gorlin 综合征
（Goltz-Gorlin syndrome）

麻醉管理所面临的主要问题

困难气道及咽喉乳头状瘤

合并多器官畸形

排汗障碍，体温管理

皮肤保护

【病名】

Goltz-Gorlin 综合征（Goltz-Gorlin syndrome，GS），又称 Goltz 综合征、局限性皮肤发育不全症（focal dermal hypolasia）。

【病理与临床】

1. 本病是一种以局限性真皮发育不全、伴多发性疣状乳头状瘤与多种先天性畸形为主要临床特征的罕见先天性疾病。1962 年由 Goltz 等首次报道。本病的病名特别容易与 Gorlin-Goltz 综合征（Gorlin-Goltz syndrome）相混淆，后者又称基底细胞痣综合征（basal cell nevus syndrome，BCNS）或痣样基底细胞癌综合征（nevoid basal cell carcinoma syndrome，NBCCS）。Gorlin-Goltz 综合征是一种以痣样基底细胞癌为主要临床特征的先天性疾病。

2. Goltz 综合征是由于中、外胚层分化异常所致，为 X 连锁显性遗传，由 PORCN 基因突变引起的，其中涉及 80 多个基因突变。PORCN 蛋白是一种具有 O-酰基转移酶（O-acyltransferase）活性的内质网蛋白，该蛋白参与了真皮组织的分化与发育。畸形涉及范围很广，但通常以皮肤、骨骼、眼部、口腔、牙齿和听觉缺陷为特征。目前尚无疾病患病率等流行病学资料，迄今为止约有 600 余报道，其中 90% 的患者是女性，可能与男性胎儿多在子宫内死亡有关，男性胎儿通常与受精卵突变有关，存活者可能是嵌合体或在 Klinefelter 综合征背景下生存。家族性病例很少见，动物模型中发现 PORCN 的突变在胎儿期是致命的，子宫内死亡的动物中存在严重的脑神经管缺陷。人类患者通常智力正常，没有脑神经管缺陷的表现。由于生育能力减弱，家族性发病较少，多为散发。

3. 临床表现

（1）皮肤发育不全表现为局限性菲薄而带条纹的皮肤（皮肤发育不全）、皮肤下黄粉红色的脂肪结节、皮肤表层局部缺损（真皮发育不全）、异常色素沉着、毛细血管扩张等常伴瘙痒、感染。疣状乳头状瘤多见于鼻孔、嘴唇、肛门和女性生殖器周围，喉头与食管乳头状瘤可导致吞咽、呼吸或睡眠问题，随着年龄的增长而发展。

（2）颜面畸形：面部不对称、萎缩，下颌前突，小眼、无眼、视力障碍。

（3）躯干及四肢骨骼：身材短小及不对称，指甲异常，指（趾）畸形及脊柱畸形多见。80%

的患者有骨纹病(osteopathia striata)。

（4）口腔：牙齿发育不全或少牙,部分患者合并唇、腭裂、牙源性囊肿。

（5）其他：常合并眼、泌尿生殖、中枢神经及循环系统畸形等。听力障碍常见,为神经性和/或传导性听力障碍。部分患者表现为排汗异常,无汗或多汗。

【麻醉管理】

1. 畸形可涉及全身器官,畸形与病变的矫正术是唯一治疗手段,而且可能需要频繁的手术与麻醉,应加强精神保护及术后镇痛。术前应仔细检查并对各重要器官的功能进行评估,制订相应的麻醉管理计划。对此类多次手术患者,了解既往的麻醉史固然十分重要,但每次手术前均应对上呼吸道及全身状况进行全面仔细评估。既往麻醉安全,不代表本次麻醉就一定安全,既往气管插管顺利,不代表本次插管就会顺利。因为除了生长发育等因素外,患者合并的病变(如：咽喉部乳头状瘤、牙源性囊肿、口腔颌面部畸形)在切除或矫正术后可能复发,或黏膜纤维化、感染等,使上呼吸道解剖结构变得更为复杂,插管难度及面罩通气难度可能增加。

2. 麻醉管理重点是包括气管插管在内的上呼吸道管理。颌面部畸形、牙齿异常及口腔内乳头状瘤,可能出现气管插管及面罩通气困难。Rhee 及 Holzman 分别报告了一病例,麻醉后面罩通气困难,喉镜检查发现咽喉部乳头状瘤增生。Dale 建议对此类患者麻醉管理要十分谨慎,最好采用清醒纤支镜下气管插管。

3. 其他   脊柱畸形致胸廓变形者可出现呼吸贮备功能下降,术中、术后应加强呼吸管理。可能合并排汗异常,应加强体温监测与管理,少汗者术前不用抗胆碱类药物(见"先天性无痛无汗症")。此外要注意保护缺损部位的皮肤。

（郑利民）

参考文献

[1] SMITH S,GADHOK K,GUVAKOV D,et al. An unexpected airway complication in a male patient with Goltz syndrome[J]. Case Rep Anesthesiol,2016:4659891.

[2] DALE SD,BENJAMIN SO,JOSHUA IW,et al. Pharyngeal presentation of Goltz syndrome：a case report with review of the literature[J]. Head Neck Pathol,2016,10:188-191.

[3] MAAS SM,LOMBARDI MP,VAN ESSEN AJ,et al. Phenotype and genotype in 17 patients with Goltz-Gorlin syndrome[J]. J Med Genet,2009,46:716-720.

第六节   僵硬皮肤综合征
(stiff skin syndrome)

麻醉管理所面临的主要问题

困难气道

限制性肺通气功能障碍

四肢关节与挛缩畸形

脊柱畸形

肌肉病变

【病名】

僵硬皮肤综合征(stiff skin syndrome,SSS),无别名。

【病理与临床】

1. 本病是 1971 年由 Esterly 与 McKusick 首先报道并命名的一种以皮肤硬化为特征的罕见常染色体显性遗传性疾病。其患病率不详,2011 年 Amorim 等检索文献有 43 例报道,其中巴西报道 6 例,近年来国内亦有个案报道,无种族及性别差异。其病因不明,Eckes 等认为它是筋膜与皮肤上细胞外基质沉积过多性疾病(ECM)。现已证实,其致病基因为 15q21 染色体上的 *FBN1* 基因,可能与原纤维蛋白-1(fibrillin-1)等纤维蛋白结构异常及在筋膜与皮肤上沉积有关。

2. 临床表现　出生时或婴幼儿期出现全身皮肤硬而厚,通常在 6 岁之前体征即很明显。与硬皮病相似,但其免疫学检查自身抗体为阴性,病理学检查筋膜肥厚。其他体征和症状可能包括:多毛症、肌无力、眼肌无力或瘫痪、生长缓慢和身材矮小。厚硬的皮肤可导致四肢关节挛缩、屈曲变形、活动受限,脊柱亦可受影响而挛缩变形,头颈活动受限。胸廓皮肤与筋膜受累,可引起胸廓顺应性下降,约 28% 的患者合并限制性肺通气障碍。

3. 诊断标准　家族史、硬而厚的皮肤(尤其多见于筋膜丰富的部位,如:臀部、大腿、肩背部)、继发于覆盖皮肤增厚的关节活动受限、多毛症,尿液检查无黏多糖。

【麻醉管理】

1. 目前,有关本病麻醉管理的报道仅见富田报道(1997 年)的 1 例 35 岁在全麻下行子宫切除患者,麻醉中气管插管困难及术后气管拔管困难。因此,本病的麻醉管理比较棘手,麻醉前应对其呼吸功能、颈椎活动度、张口度等进行详细检查,制订相应的麻醉管理方案。凡颈椎固定、张口困难者,肯定会出现气管插管困难,应按困难气道处理,如:在纤维支气管镜引导下插管。富田报道的病例采用普通喉镜声门不能显露,插管困难,改特殊喉镜后插管成功。合并脊柱畸形者应避免椎管内麻醉。此外,还应注意患儿可能有周围静脉穿刺困难。

2. 此类患者常合并不同程度的呼吸功能障碍,其原因与脊柱畸形与胸廓顺应性下降、限制性肺通气功能下降及肺发育不良有关,其肺组织结构及弥散功能多属正常。肺容量及功能残气量下降使呼吸贮备功能减少,在麻醉中可引起严重低氧血症。椎管内麻醉时,应注意阻滞平面不可过高,避免用可抑制呼吸功能的镇静药物。全身麻醉时,应待完全清醒、肺通气功能恢复后方可拔除气管导管。此类患者术前应做好呼吸机治疗的准备。

3. 本病通常不累及内脏器官,部分患者可能合并肌无力,甚至眼肌麻痹,亦有文献报道患者常合并体脂增多、脂质代谢障碍。其肌松剂的安全性及与恶性高热的关系尚无文献报道,但参考 Benumof 的观点,临床对此应予重视(请见"Sjögren-Larsson 综合征")。

4. 四肢关节挛缩、变形,在摆放体位及搬动时注意损伤。在骨关节突出处用软垫保护防止意外压伤。

(郑利民)

参考文献

[1] AMORIM AG,AIDÉ MK,DURÃES SM,et al. Stiff skin syndrome—case report[J]. An Bras Dermatol,2011,86:S178-181.

[2] ECKES B,WANG F,MOINZADEH P,et al. Pathophysiological mechanisms in sclerosing skin diseases[J].

Front Med（Lausanne），2017，4：120.

［3］富田早苗，管原かおり，玉川進，他.高度の拘束性換気障害を合併したStiff Skin Syndrome 患者の麻酔経験［J］.臨床麻酔，1997，20：1393.

第七节　结节性硬化症
（tuberous sclerosis complex）

麻醉管理所面临的主要问题

神经-皮肤综合征

病变涉及多个器官（皮肤、脑、心、肺、肾、内分泌等）

智力障碍

癫痫，抗癫痫药、肾上腺皮质激素治疗

心脏横纹肌瘤

合并肺淋巴管肌瘤病等呼吸系统病变

肾脏病变

可能合并口腔内肿瘤

【病名】

结节性硬化症（tuberous sclerosis complex，TSC），又称 Bourneville 病（综合征）、Pringle 病（综合征）、Bourneville-Pringle 综合征、Epiloia 病、遗传性多发性全身错构瘤病等。

【病理与临床】

1. TSC 是以皮肤及全身多个器官多发性错构瘤样病变为特征的常染色体显性遗传性疾病，它与色素性干皮病同属先天性神经-皮肤综合征的一种（见"色素性干皮病"）。1835 年由 Rayer 首先报道，此后 Recklinghausen（1862 年）及 Bourneville（1880 年）相继报道并完善了相关概念。本病患病率约为万分之一。其发病机制尚不完全清楚，但有近 60% 的患者为孤发病例，可能与基因突变有关。现已查明它与 *TSC1*（9q34）及 *TSC2*（16p13.3）基因变异有关。*TSC1* 与 *TSC2* 是一种与细胞分裂与增殖有关的肿瘤抑制基因，其变异可致组织分化异常，不同部位或器官的组织学病变结构不同。

2. 临床表现　传统专著均指出本病有三大症状：皮损、智力障碍、癫痫，但完全满足三大症状者仅占 30%。要注意，本病是一种多器官病变的全身性疾病，其临床表现并不仅限于此。

（1）皮肤：约 60%~70% 的患者有皮损，有四种特征性损害：面部血管纤维瘤、甲周纤维瘤、腰骶部的鲛鱼皮斑、条状白斑。

（2）中枢神经系统：大脑皮质、室管膜下结节、室管膜下巨细胞性星形细胞瘤，常合并脑积水等。大部分患者合并癫痫发作、精神运动发育迟滞（智力障碍、自闭症或多动症）。

（3）循环系统：50% 的患者合并心脏横纹肌瘤。

（4）呼吸系统：合并 2 型肺细胞多发性微结节增生（multifocal micronodular type 2 pneumocyte hyperplasia，MMPH）及肺淋巴管肌瘤病（pulmonary lymphangiomyomatosis，LAM），多见于中青年女性。

（5）肾脏：50%~80% 的患者合并有肾囊肿、血管肌脂肪瘤（错构瘤），部分合并肾癌。

（6）其他：可能合并有脑垂体、甲状腺及肾上腺肿瘤、胰岛细胞瘤等内分泌异常。血管病变有：动脉瘤，肾、肺、肝动脉中层增厚、硬化。50%患者合并眼部视网膜及视神经错构瘤。

3. 诊断 依据皮肤病变、合并神经病变、心脏横纹肌瘤、肺淋巴管肌瘤病、肾血管肌脂肪瘤及眼部病变等，关于其诊断标准请见相关专著或 Hinton 及金田的文献。主要为对症治疗。

【麻醉管理】

1. 麻醉前管理 TSC 是一个表型高度变异的遗传综合征，病变涉及全身多系统、多器官。临床表现程度差异相当大，既有仅表现为皮肤病变、轻度神经精神功能障碍者，亦有表现为严重而难以控制的癫痫、严重的呼吸循环及肾衰竭，甚至猝死。患者常因本病或合并其他疾病而进行手术。目前有关本病的麻醉管理已有多篇临床报道，如：Lee 等报道了一例 13 岁女孩在全身麻醉下二次进行脊柱畸形矫治手术，这是本病麻醉管理的第一篇报道；Septe 等报道了一例 10 岁女孩面部手术的麻醉；Bowditch 与 Cho 等各报道了一例全身麻醉下剖宫产手术，而Shenkman 报道了 24 例小儿患者的麻醉处理，均强调了麻醉前对全身重要器官病变与功能进行仔细评估的重要性。临床上应根据其主要病变及其程度制订相应的麻醉管理方案。此外，由于 TSC 患者多合并精神运动发育迟滞，围手术期与患者沟通及取得其合作困难，为避免患者紧张、应激而诱发癫痫发作或其他异常行为，术前应充分镇静。合并糖尿病等内分泌疾病者应作相应治疗。

2. 防止癫痫发作 84% TSC 患者合并癫痫，很多患者初发症状是癫痫，初发年龄常在出生后 4~6 个月。癫痫发作类型多样，其中癫痫大发作及持续状态是重要死亡原因。Northrup等建议治疗方案包括：抗癫痫药（卡马西平、苯妥英钠、苯巴比妥等）、mTOR 抑制剂、促肾上腺皮质激素（ACTH）及肾上腺皮质激素等。抗癫痫药应持续服用至手术当日早晨，术后应尽早用药。长期服用上述癫痫治疗用药者应注意它们的副作用，如抗癫痫药的中枢神经抑制、循环抑制、心律失常、血细胞减少、贫血、肝功能损害等。文献报道，卡马西平、苯妥英钠可减弱芬太尼等麻醉性镇痛药作用，同时它们还可减弱维库溴铵的作用，术中应行肌松监测。应用促肾上腺皮质激素（ACTH）及肾上腺皮质激素者，应给予适当的糖皮质激素替代治疗。mTOR（哺乳动物西罗莫司靶蛋白）是细胞内多种重要信号转导通路的枢纽，具有调节细胞的生存、增殖和细胞凋亡等细胞重要生理功能。mTOR 抑制剂对 TSC 癫痫控制有一定作用，但它有引起血细胞减少等副作用，它与麻醉药的相互作用尚未见报道。关于癫痫患者的麻醉管理，请见"West综合征"及"Rett综合征"。目前临床所用的全身麻醉药如：异氟烷、地氟烷、氧化亚氮、异丙酚及低浓度七氟烷是安全的，但要注意它们与抗癫痫药的联合作用，适当减少麻醉药用量。同时，术中要避免过度肺通气，维持动脉血二氧化碳分压在正常范围。

3. 气道管理 大部分文献报道，此类患者多无上呼吸道异常及气管插管困难。但部分患者可能合并口腔内纤维瘤（颊黏膜下、牙龈、舌底、会厌等），可致插管困难。部分患者还可能合并有上咽部及鼻腔肿瘤，严重者可阻塞鼻咽腔，在经鼻插管时可引起严重的出血。对此类患者术前应常规对上呼吸道进行检查评估，必要时应行纤维咽喉镜及鼻腔镜检。鼻腔肿瘤者禁止经患侧鼻插管，口咽部肿瘤、可能妨碍插管者应按困难气道处理。此外患者常合并牙釉质发育缺陷，在进行气道操作时应注意避免牙齿损伤。

4. 循环管理 50%的 TSC 患者合并心脏横纹肌瘤，多在胎儿期或出生早期出现，通常呈多发性，左室多见，它是本病 10 岁以内婴幼儿的主要死亡原因。TSC 者麻醉前应常规进行心脏超声检查，明确横纹肌瘤的部位与大小：位于心室流出道附近者，有引起流出道梗阻的危险；

位于心室壁内者,易发生心衰;此外,肿瘤刺激传导系统可引起各种心律失常。据此,制订相应的麻醉管理方案。位于流出道附近的肿瘤梗阻可致猝死,要特别注意;建议此类患者术中常规经食管超声监测,麻醉管理时应尽量维持较高的心脏前后负荷、维持窦性心律、适当降低心肌收缩力,可选择有抑制心肌收缩力作用的挥发性吸入麻醉药;当术中出现不明原因的血压下降、呼气末二氧化碳下降或左心功能不全症状时应警惕,可适当改变体位,同时增加吸入麻醉药浓度、降低心肌收缩力,必要时应考虑紧急心脏手术。肿瘤位于心室壁有心衰危险性的患者,应尽量维持较低的心脏前后负荷、不抑制心肌收缩力,可选择麻醉性镇痛药等。此外,还应注意部分患者可能合并高血压及动脉瘤,应加强血流动力学监测,维持血流动力学稳定。

5. 呼吸管理   TSC 呼吸系统病变中,以肺淋巴管肌瘤病(LAM)更为重要。LAM 已被国家卫健委等五部门列入《第一批罕见病目录》。它是一种弥漫性肺部疾病,主要病理改变为肺组织内(肺间质、支气管、血管和淋巴管)未成熟的平滑肌弥漫性异常增生。它分为散发性(S-LAM)及与 TSC 相关性(LAM-TSC),其中后者最为多见。LAM-TSC 见于 20 岁以上女性患者,尤其是年龄在 30~35 岁者,临床表现为反复发作的气胸、咯血、乳糜胸、进行性呼吸困难、肺动脉高压,它是 40 岁以上 TSC 患者的主要死亡原因之一。尤其是中青年女性患者一定要注意其呼吸问题。因此,麻醉前应进行胸部 X 线检查并对呼吸功能进行评估。其中气胸最为重要,Wendt 报道有一半的肺 TSC 患者死于可避免的自发性气胸,故麻醉期间应尽量避免正压通气。如果不得不采用正压通气时,应采用压力限制肺通气(PCV)模式。Schweiger 等建议采用尽量低的最高气道压,Vinayagam 建议最高气道内压不超过 15cmH$_2$O。合并肺大疱者应避免用氧化亚氮。此外,由于 TSC 者肺部感染风险较高或常合并肺部感染,在进行气道操作时应注意无菌原则,择期手术应控制感染后实施,术后应做好呼吸支持的准备。

6. 维护肾脏功能   TSC 肾脏病变呈进行性,它是患者 10 岁以后死亡的重要原因。术中要注意肾脏保护。

7. 麻醉方法的选择   Vinayagam 认为椎管内麻醉的优点是可避免机械通气肺损伤,但患者常合并智力障碍,不能配合穿刺,部分患者可能合并中枢神经系统病变,因而限制了其应用。临床可根据患者具体情况选择应用。

(郑利民)

参考文献

[1] BOWDITCH J,RUSSELL R,MCCREADY S. General anaesthesia for caesarean section in a woman with tuberous sclerosis[J]. Int J Obstet Anesth,2017,31:110-111.

[2] CHO SY,KIM KH,JEON WJ. Caesarean delivery under general anaesthesia for a woman with undiagnosed tuberous sclerosis complex and lymphangioleiomyomatosis[J]. Anaesth Intensive Care,2009,37:142-143.

[3] VINAYAGAM S,DHANGER S,RAMACHANDRAN S. Anaesthetic management of a patient with tuberous sclerosis for partial nephrectomy[J]. Indian J Anaesth,2015,59:746-748.

[4] SCHWEIGER JH,SCHWARTZ RE,STAYER SA. The anaesthetic management of the patient with tuberous sclerosis complex[J]. Paediatr Anaesth,1994,4:339-342.

[5] CURATOLO P,BOMBARDIERI R,JOZWIAK S. Tuberous sclerosis[J]. Lancet,2008,372:657-668.

[6] HINTON RB,PRAKASH A,ROMP RL,et al. International Tuberous Sclerosis Consensus Group. Cardiovascular manifestations of tuberous sclerosis complex and summary of the revised diagnostic criteria and surveillance and management recommendations from the International Tuberous Sclerosis Consensus Group[J]. J Am Heart Assoc,2014,3:e001493.

第八节　口腔黏膜下纤维化症
（oral submucous fibrosis）

> **麻醉管理所面临的主要问题**
>
> 张口受限,困难气道
>
> 可能长期使用肾上腺皮质激素
>
> 可能合并抑郁症等精神障碍
>
> 可能合并营养不良

【病名】

口腔黏膜下纤维化症（oral submucous fibrosis）,无别名。

【病理与临床】

1. 本病是一种后天获得性的、慢性、渐进性、不可逆转但可预防的口腔黏膜及黏膜下组织纤维硬化样改变的疾病。其病变与硬皮病相似,但仅限于口腔局部,病变仅发生于咽腭部者又称腭部黏膜下纤维化（submucous fibrosis of the palate）。本病多见于南亚次大陆、东南亚和西太平洋地区,其中以印度最为多见,我国亦有不少报道。其原因尚不十分清楚,现认为它可能是由于长期嚼食槟榔或其他替代物引起。由于不同地区种植的槟榔果化学成分或嚼食槟榔配方习惯不同,对不同人群口腔黏膜下纤维化发生率有影响。一般而言,它可见于除小儿外的任何年龄组,但多见于 20~40 岁者。在某些地区,人们可能在幼年时即有咀嚼槟榔类似物 gut-kha 习惯,它可在较短的时间内发病,文献报道最低发病年龄为 11 岁。此外,迄今文献报道其他易感性因素还包括香料和辣椒等刺激性食物、内分泌改变、铁缺乏、营养不良及遗传因素等,此外还可能与自身免疫有关。

2. 临床表现为口腔（包括颊部）、咽腭部黏膜下纤维组织增生。首发症状为口腔灼烧感、口腔水疱、溃疡、干燥、口腔黏膜变薄变白。后期出现黏膜下纤维增生并引起不同程度的功能障碍:嘴唇似橡胶样增厚,咽及颊部广泛纤维化,颊部僵硬,不能鼓腮;下颌活动受限,张口困难,严重者可表现为牙关紧闭,影响进食、吞咽、说话和口腔卫生;舌头光滑,发白,不容易移动、伸舌受限,但牙龈多正常;由于吞咽的槟榔多集中于软腭、咽喉和食管这些口腔后部的区域,故病变更易影响口腔后部,严重时纤维化扩展到软腭、咽喉和食管,同时合并肌肉退化,咽部及软腭组织僵硬,吞咽困难;病变致耳咽管阻塞,可影响听力。患者发生鳞状细胞癌的风险显著增加。

3. 病理学改变　早期为急性炎症,后期黏膜萎缩、慢性炎症改变,黏膜下弹力纤维增厚形成纤维带,它如同坚韧的皮革质地。本病无特殊治疗方法,停止嚼食槟榔可延缓病程进展,但不能使纤维化恢复。纤维带内局部注射肾上腺皮质激素及透明质酸酶有一定效果。

【麻醉管理】

1. 本病患者除其他外科手术外,还常因张口受限或口腔癌而行手术治疗。严重者由于张口受限及进食、吞咽困难,可能合并营养不良,术前应改善其营养状况。长期用糖皮质激素治疗者,应注意其副作用并对肾上腺功能进行评估,必要时应进行恰当的替代治疗。此外,Kano-dia 发现,本病常合并有焦虑、抑郁状态,应加强围手术期心理治疗。

2. 麻醉管理   主要问题是可能合并气管插管困难,其中,张口受限是主要原因。而咽部及软腭组织僵硬、喉镜无法显露声门,也是插管困难的重要原因,而此种情况在临床上容易忽视。对有嚼食槟榔嗜好者术前应详细评估患者的上呼吸道情况,如:有无张口困难、伸舌受限等。术前纤维喉镜及鼻咽镜检查与 MRI 或 CT 检查有助于评估咽喉及鼻腔状况。临床上应根据病变程度及手术需要选择恰当的气道管理方案,张口度大于 15mm 者可尝试用纤维支气管镜引导下经口清醒插管或用可视喉镜清醒插管,但严重张口受限者应首选纤维支气管镜引导下经鼻清醒插管,必要时应行气管切开或在局麻下经口底切开、纤维支气管镜引导下插管。

（郑利民）

参考文献

[1] ARAKERI G,RAI KK,HUNASGI S,et al. Oral submucous fibrosis:an update on current theories of pathogenesis[J]. J Oral Pathol Med,2017,46:406-412.

[2] KANODIA S,GIRI VP,GIRI OP,et al. Assessment of anxiety,depression,and serum cortisol level in oral submucous fibrosis patients:a controlled clinical trial[J]. Eur J Dent,2017,11:293-298.

[3] YANG SF,WANG YH,SU NY,et al. Changes in prevalence of precancerous oral submucous fibrosis from 1996 to 2013 in Taiwan:a nationwide population-based retrospective study[J]. J Formos Med Assoc,2017,S0929-6646:30447-30448.

[4] PUNJ J,PANDEY R,DARLONG V. Oral submucous fibrosisand restricted mouth opening[J]. Anaesthesia,2008,63:1148.

[5] SHAH N,SHAH J,MAHAJAN A. Evaluation of inter incisal mouth opening for airway maintenance in oral submucous fibrosis[J]. J Maxillofac Oral Surg,2012,11:300-303.

第九节   蓝色橡皮样球形斑综合征
（blue rubber bleb nevus syndrome）

麻醉管理所面临的主要问题

血管瘤遍布全身(皮肤、消化道、脑、肺、气管、口腔、咽部等)

出血,贫血

上呼吸道血管瘤,气管插管困难

Kasabach-Merritt 现象

有栓塞的风险

【病名】

蓝色橡皮样球形斑综合征(blue rubber bleb nevus syndrome,BRBN 综合征),又称 Bean 综合征、蓝色硬血管痣综合征、蓝色橡皮-大疱性痣综合征等。

【病理与临床】

1. 本病 1958 年由 William Bean 首先报道并命名,故又称 Bean 综合征。它是一种以皮肤及胃肠道静脉性血管瘤表现为主的全身性多发性血管瘤病。其病因不明,可能与胚胎期发育障碍有关。大部分报道为散发性,但有两个家系提示为常染色体显性遗传,可能在男性中外显率增加,基因变异存在于第 9 号染色体短臂,其部位与静脉血管畸形(venous malformation)相同。患病率 1/14 000,迄今国内已十余例报道。男女患病率相似。

2. 基本病理改变为海绵状血管瘤,好发部位依次为:皮肤,小肠,大肠,舌,口腔,咽喉,食管,肝,脑,肺等。其中,皮肤血管瘤 100%,胃肠道(食管、小肠、结肠)血管瘤为 74%,中枢神经血管瘤为 17%,关节和肝血管瘤各为 5%,眼内、肾、脾血管瘤各为 2%。血管瘤组织学表现为毛细血管或海绵状血管瘤,血管瘤内常有较大的充血间隙。

3. 临床表现因受累器官而异

(1) 皮肤损害表现为皮下单个或多达数百个蓝色橡皮样硬结。

(2) 胃肠道血管瘤,从口腔到肛门均可出现,但以小肠为多。与皮肤病变不同的是,常合并出血,引起血便及贫血、低蛋白血症,严重时可出现失血性休克。胃肠道出血多见于成人,但亦可见于婴儿。为静脉性出血,动脉栓塞无效。

(3) 肺血管瘤可引起肺内分流增加与低氧血症,破裂可咯血,严重者引起窒息。

(4) 脑血管瘤可出现癫痫、精神与意识异常及脑出血。

(5) 出血:其原因除血管瘤破溃外,还可能与 Kasabach-Merritt 现象(后述)有关。

(6) 血栓:血管瘤可形成血栓,它们脱落后可引起栓塞。

4. 本病根据临床表现容易诊断,但有时需与 Klippel-Trenauney syndrome 或 Klippel-Weber syndrome 等鉴别。患者常因皮肤美容及出血等来院治疗,其预后与受累器官及其程度有关,消化道出血及中枢神经系统出血可能致命。

【麻醉管理】

1. 术前要进行详细的全身检查,了解受累器官及其程度。术前应尽量纠正贫血与低蛋白血症。由于本病较为少见,而且麻醉手术中可出现危及生命的严重并发症,因此对皮肤多个血管瘤患者应高度怀疑为本病,并慎重处理。

2. 气管插管　舌及口腔、咽喉血管瘤时,可出现气管插管困难及严重出血,引起窒息而危及生命,在插管前应做好气管切开的准备。对此类患者麻醉前必须行纤维咽喉镜检查与评估,明确血管瘤的部位与范围,尤其是咽后壁血管瘤的患者,应在备有强力吸引器的条件下清醒插管或用纤维支气管镜引导下插管,必要时应行气管切开。本病患者在没有排除口腔及咽部血管瘤前不可盲目地插入口咽或鼻咽通气道。视频喉镜用于本病患者有一定的优势。

3. 部分患者可出现 Kasabach-Merritt 样现象。Kasabach-Merritt 现象(Kasabach-Merritt Phenomenon)或 Kasabach-Merritt 综合征(Kasabach-Merritt Syndrome),又称血管瘤伴血小板减少或伴血小板减少性紫斑的毛细血管瘤综合征,它是 1940 年由放射科医师 Kasabach MM 与儿科医师 Merritt KK 报道的综合征(现象)。特征是巨大血管肿瘤伴发血小板减少和全身出血倾向,其病理生理基础是血小板减少、低纤维蛋白原和弥散性血管内凝血(DIC)。

4. 麻醉方法的选择　由于 Kasabach-Merritt 现象及可能合并椎管内血管瘤,除非有明确的证据(如:MRI)排除椎管内病变及凝血功能正常,本病患者应避免盲目进行椎管内穿刺及麻醉。全身麻醉时,除气管插管外,本病没有特殊禁忌的麻醉药。日本人 Ochiai 等报道了一例家族性 BRBN 综合征、MRI 示颈 3(C_3)部位血管瘤产妇,Ueno 报道了一例 2 岁的女孩小肠肠套叠,Ogasawara 报道了一例 63 岁女性患者行右股骨骨折的切开复位,均安全地实施了全身麻醉。

5. 尽管本病血管瘤为静脉瘤,但手术中仍应维持血流动力学平稳,避免血压急剧升高致血管瘤破裂。术中应维持血压在正常或偏低的水平。同时应注意手术中损伤血管瘤可引起大出血。

6. 术中、术后应保持恰当的体位,尽量避免压迫血管瘤。血管瘤受压可增加血管瘤内血栓形成与脱落的危险性,最常见的为肺梗死。临床上表现为剧烈胸痛、咯血及呼吸困难等,但在麻醉中这些症状很难发现,当出现不明原因的血流动力学变改变或缺氧时(如:血压下降、心率增快、脉搏氧饱和度下降等),要考虑肺梗死的可能性,此时多合并呼气末二氧化碳分压（$P_{ET}CO_2$）下降及中心静脉压急剧升高。血气检查表现为 PaO_2 下降、$PaCO_2$ 升高,动脉血与呼气末二氧化碳分压差（$Pa_{-ET}CO_2$）显著升高。X 线示肺血管影消失,心电图示右心高负荷,心脏超声示右心室扩大。当出现肺栓塞时,要立即吸纯氧,必要时行气管插管控制呼吸,同时适当补液给予容量负荷及用去甲肾上腺素等血管活性药物维持血流动力学的稳定。目前主张在呼吸、循环支持的基础上,早期用尿激酶等行溶栓治疗(静脉用药或经肺动脉导管用药),必要时可在体外循环下行肺动脉血栓取出术。

（郑利民）

参考文献

[1] UENO T,KOMASAWA N,MATSUNAMI S,et al. Anesthetic management of a pediatric case of blue rubber bleb nevi syndrome combined with small-intestinal intussusception[J]. Masui,2016,65:384-386.

[2] GONZÁLEZ-PIZARRO P,GARCÍA-FERNÁNDEZ J. Blue rubber bleb nevus syndrome:airway management[J]. Paediatr Anaesth,2010,20:285-287.

[3] OCHIAI D,MIYAKOSHI K,YAKUBO K,et al. Familial blue rubber bleb nevus syndrome in pregnancy with spinal epidural involvement[J]. Case Rep Obstet Gynecol,2013,2013:141506.

第十节   类脂蛋白沉积症
(lipoid proteinosis)

麻醉管理所面临的主要问题

皮肤黏膜病变、易损

与卟啉病有一定的关系

气管插管困难

可能合并气管内疣状物

癫痫

【病名】

类脂蛋白沉积症（lipoid proteinosis）,又称皮肤黏膜玻璃样变（hyalinosis cutis et mucosae）、Urbach-Wieth 综合征。

【病理与临床】

1. 本病是一种极为少见的常染色体隐性遗传性皮肤病,它是由于 1q21 染色体的细胞外基质蛋白 1（*ECM1*）基因变引起的。1929 年 Camillo Wiethe 和 Erich Urbach 首先描述症状。*ECM1* 基因的确切功能尚不清楚,但它在表皮分化、皮肤胶原蛋白与蛋白聚糖的结合等方面有重要作用。*ECM1* 基因突变导致糖脂或鞘脂降解途径异常,纤维胶原蛋白生产不足,类脂蛋白透明物质生成过量,它们渗入皮肤、口腔、喉和内脏。目前已有 300 余例报道,中国亦有报道。

2. 病理学特征为皮肤黏膜或内脏黄色结节沉积、眼睑增厚、声音嘶哑及颅内钙化,全身皮肤、黏膜均可受累。黄色结节为无定型嗜伊红玻璃样物质,有关玻璃样物质的性质及其来源目前尚不清楚,有人认为它主要为糖蛋白,由成纤维细胞分泌而来。显微镜下可见表皮角化过度,真皮增厚,嗜伊红透明样物质沉积。

3. 临床表现分为原发性与继发性 原发性又称非感光型,发生于婴儿期,至成人期自然静止。继发性又称光感型,它实际上是红细胞生成性原卟啉病,临床表现为对光过敏、皮肤病变位于暴露部位,治疗为避免日光照射(见"卟啉病")。

(1)皮肤:皮肤黄色结节,部分患者在此基础上出现脓疱样改变,愈后色素沉着及瘢痕,最终可致全身皮肤增厚。

(2)黏膜:全身黏膜均可受累,如:口腔、喉、食管、气管及胃肠道。口腔黏膜及口唇广泛病变,尤其是舌头变厚、变大、质硬、运动受限。咽喉部病变极为常见,表现为声音嘶哑,严重时出现吞咽及呼吸困难。部分患者可出现气管内疣状物。

(3)大部分患者有眼部病变,表现为上下睑缘珠样皮疹。严重者可致失明。

(4)中枢神经系统:表现为颅内钙化及精神行为异常,部分患者有癫痫发作。

【麻醉管理】

1. 本病麻醉管理的报道较少。Giandomenico 指出,本病是一种累及全身多系统的疾病,其中一些病变可能危及生命,如:喉部浸润导致呼吸道梗阻、急性呼吸窘迫及癫痫发作。Kelly 等报道了一例全麻下牙科手术的患者,认为麻醉前评估及麻醉管理重点应放在呼吸道方面,尤其应注意有无呼吸道梗阻及气管内疣状物,必要时应行纤维支气管镜及喉镜检查。对声门上病变(口腔、舌头、咽喉部与声门黏膜病变)、可致气管插管困难者,应采用清醒插管或纤支镜引导下插管,必要时应行气管切开。气管内疣状物麻醉管理较为棘手,在麻醉前应通过纤维支气管镜等措施切除。

2. 其他 应注意保护皮肤、黏膜及眼睛,尽量减少不必要的有创操作(见"大疱性表皮松解症"),术前用药避免肌内注射。由于本病临床报道较少,临床常用麻醉药的安全性尚不清楚,但推测通常是安全的。有作者认为本病与卟啉病有一定的关系,应避免用巴比妥类等药物(见"卟啉病")。此外部分患者合并有广泛性肌张力障碍,肌松剂,尤其是去极化肌松剂应用应谨慎。合并癫痫者术前应持续服用抗癫痫药并注意其副作用。

(郑利民)

参考文献

[1] HITESH C M,SUNIL Y,SUNITA M,et al. Lipoid proteinosis[J]. Int J Clin Pediatr Dent,2016,9:149-151.

[2] BAKRY OA,SAMAKA RM,HOULA NS,et al. Two Egyptian cases of lipoid proteinosis successfully treated with acitretin[J]. J Dermatol Case Rep,2014,8:29-34.

第十一节 毛囊角化病
(keratosis follicularis)

麻醉管理所面临的主要问题

皮肤病变,部分合并口腔黏膜病变

可能合并神经精神障碍

肺病变

【病名】

毛囊角化病（keratosis follicularis），又称 Darier-White 病、Darier 病、假性毛囊角化不良病（dyskeratosis pseudofolliculsris）、增殖性毛囊角化病（keratosis follicularis vegetans）、增殖性毛囊角化不良病（dyskeratosis follicularis vegetans）、鱼子酱样皮病等。

【病理与临床】

1. 本病是一种以表皮细胞角化不良为基本病变的慢性遗传性疾病，呈常染色体不规则显性遗传，它是由于 *ATP2A2* 基因突变（12q23-24.1）引起，该基因编码肌浆/内质网 ATP 依赖性钙泵（SERCA2）。该基因的功能缺失导致功能受损，尤其是外胚层组织易受影响。本病患病率为 2.7∶100 000，男女患病率相似，起病年龄多为 8~16 岁。

2. 临床表现

（1）皮肤：疣状、色黄，顶端有鳞屑的丘疹，多发于皮脂溢出的部位、屈侧皮肤、耳后、颈部、肢端。根据主要受累部位分为皮脂溢出型、屈侧皮肤型、肢端型和混合型。文献报道出汗、日晒、心理压力、月经期、妊娠、药物等因素可以诱发病情加重，部分患者可累及黏膜，如：口腔及食管，引起局部肿胀、溃疡及吞咽困难。瘙痒、恶臭体味、疼痛是常见症状。

（2）其他：肺部受累表现为肺结节状阴影与弥漫性肺纤维化。部分患者合并发育障碍及神经精神疾病、智力障碍、精神分裂症等。亦有合并囊性骨病的报道。主要病理特征是局限性棘层松解性角化不良（focal acantholytic dyskeratosis，FAD）。

【麻醉管理】

1. 目前本病麻醉报道较少，应根据临床症状、病理改变、并发症制订恰当的麻醉方案。目前尚无报道临床常用麻醉药可诱发或加重本病。

2. 患者可能合并神经精神疾病、精神分裂症、智力障碍，加之皮肤感染可出现恶臭体味，患者有强烈的自卑感。术前应加强包括精神抚慰在内的精神管理。对合并智力障碍、不合作者应选择全麻。穿刺点及周围皮疹或感染时禁行椎管阻滞及神经阻滞。Sharma 报道了一例 26 岁在蛛网膜下腔阻滞下行剖宫产术的产妇，这是迄今检索到的唯一一篇本病麻醉报道。患者背部穿刺点虽然有皮疹，但没有发现继发感染的证据，皮肤消毒用溴化十六烷基三甲铵、氯己定和异丙醇，避开皮损用 27G 腰麻穿刺针穿刺（穿刺点 $L_{3~4}$），注入 0.5% 布比卡因高比重液，感觉平面达 T_6 水平，术中平稳，术后无椎管内感染迹象，作者认为由于患者病灶是非感染性的，在排除穿刺点附近继发细菌或病毒感染后，可以实施椎管麻醉。但因为椎管内感染的后果十分严重，我们认为除非有特别临床需要，椎管穿刺要慎重。

3. 本病不仅仅累及皮肤，而且常合并呼吸系统病变，术前应常规行肺功能检测，术后应作好呼吸机治疗的准备。

4. 气管插管时应轻柔，避免损伤口唇及口腔黏膜。合并发育障碍者应选较小型号的气管导管。注意保护受损的皮肤黏膜，有关内容可参考本书"大疱性表皮松解症"。口面部易发丘疹的部位避免用胶布粘贴，可用绳带固定气管导管。

5. 文献报道，出汗可加重本病。术中应保持适当的室温，患者应衣着宽松，避免衣着过多及手术铺单过厚。同时要适当镇静，避免精神紧张致出汗增加。合并囊性骨病者在摆体位或搬动时应轻柔、小心，避免引起骨折。

（郑利民）

参考文献

[1] MEERA R, MICHAEL J G, CHRIS P, et al. Recurrent presumed herpes simplex keratitis and episcleritis in kera-

tosis follicularis(Darier's disease)[J]. BMJ Case Rep,2015,2015:bcr2015210772.

[2] MYBERA F,ANTIGONA B-G,BOSTJAN L,et al. A rare clinical presentation of Darier's disease[J]. Case Rep Dermatol Med,2013,2013:419797.

第十二节　Naxos 病与 Carvajal 综合征
(Naxos disease and Carvajal syndrome)

麻醉管理所面临的主要问题

可能合并全身多系统病变

合并心脏病变,猝死风险大

可能合并致心律失常性右心室发育不全/心肌病

可能合并左心室病变

恶性高热高危者?

皮肤保护

掌跖角化病的麻醉

【病名】

Naxos 病(Naxos disease,Malde Naxos),又称掌跖角化-致心律失常性心肌病(keratosis palmo-plantaris with arrythmogenic cardiomyopathy)、羊毛样卷发-掌跖角化-心脏病变(wooly hair,palmo-plantar keratoderma,and cardiac abnormalities)、掌跖角化-致心律失常性心肌病-羊毛样卷发(pal-moplantar keratoderma with arrhythmogenic right ventricular cardiomyopathy and woolly hair)、心脏-皮肤综合征(cardiocutaneous syndrome)等。Carvajal 综合征(Carvajal syndrome)是 Naxos 病的亚型。

【病理与临床】

1. Naxos 病是一种罕见的常染色体隐性遗传性疾病,其基本病变包括三方面:掌跖角化病、其他外胚层异常、致心律失常性右心室发育不良/心肌病(arrhythmogenic right ventricular cardiomyopathy/dysplasia,ARVC/D)。1986 年 Protonotarios 报道了希腊纳索斯(Naxos)岛 4 个家系、共 9 例患者,故以此来命名。在该岛,患病率为 1:10 000;此外,在土耳其、以色列、沙特阿拉伯、印度和阿根廷、孟加拉国等均的报道,目前我国及东亚尚未见报道。其病因尚不清楚,目前认为它是一种"桥粒疾病"。桥粒(desmosome)是细胞之间的一种锚定连接结构,存在于皮肤、口腔、食管等复层鳞状上皮和心肌等承受强拉力的组织中,使相邻细胞间形成纽扣状结构。细胞膜之间的间隙约 30nm,质膜下方有细胞质附着蛋白质,如:斑珠蛋白(plakoglobin)、桥粒斑蛋白(desmoplakin)等,形成一厚约 15~20nm 的致密斑。斑上有中间纤维相连,其性质因细胞类型而异,上皮细胞中为角蛋白丝(keratin filaments),心肌细胞中则为结蛋白丝(desmin fila-ments)。桥粒中间为钙黏素(desmoglein 及 desmocollin)。相邻细胞中的中间纤维通过细胞质斑和钙黏素构成了穿胞细胞骨架网络。本病与编码桥粒的连接斑珠蛋白基因 JUP(Junction plako-globin)变异有关,其基因定位为染色体 17q21.2。因此,桥粒疾病可同时出现皮肤与心脏病变。

2. 临床表现

(1) 皮肤:出生后不久即出现手、足掌弥漫性皮肤角化过度或异常角化。皮肤病变可累及全身,表现为皮肤脆弱易损,如:Pigors 等(2011 年)报道一例合并全身性红斑及表皮融解女婴,伴有体液大量丢失;Winik 等(2009 年)报道二例男婴合并四肢外伤诱发性水疱。

(2)头发:出生时即表现为羊毛样卷发,毛发稀疏、粗而硬,眉毛及体毛少。

(3)心脏病变:是患者主要死亡原因,青春期左右症状很明显,20~40 岁左右约 30% 死于心脏病变。表现为心肌病(扩张型心肌病)、心电图异常、致心律失常性右心室发育不良/心肌病(ARVC/D)、猝死,部分患者可能合并 Ebstein 畸形。ARVC/D 是主要影响右心室的一种遗传性疾病,它以源于右心室的致命室性心律失常为特征,主要病理改变是右室心肌细胞被脂肪和纤维组织细胞代替,但近年来的研究结果提示左心室也可受累(见"致心律失常性右心室心肌病")。ARVC 主要为常染色体显性遗传,Naxos 病及后述的 Carvajal 综合征是 ARVC 染色体隐性遗传形式。

(4)本病无特殊有效治疗方法,皮肤病损为对症治疗。而目前的治疗主要治疗是防止心脏性猝死,早期诊断,父母知晓其风险并预防十分重要。如:安装自动复律除颤器、服用抗心律失常药物预防室性心动过速,终末期者可行心脏移植。

【麻醉管理】

1. 本病属先天性掌跖角化病(palmoplantar keratosis,PPK),其临床特点是手足掌皮肤过度角化,常在新生儿期或出生后不久出现。据作者初步统计,先天性掌跖角化病的病变所涉及的综合征至少有 23 种(表 1-1),其分类十分复杂,命名繁多且未完全统一,作者在书写本病时亦感到要弄清楚这些疾病十分地困难。作为非皮肤病专科的麻醉医师,不可能、也没有必要掌握这些综合征,但应该记住以下三点:第一,它们常合并皮肤病变以外的其他全身性病变,如:心脏病变、痉挛性麻痹、肌肉病变、斜视、强直性脊柱炎、耳聋、身材矮小、神经精神发育迟滞等。第二,在这些病变中,心脏病变最为危险,其特征是由脂肪组织和纤维化的渐进性替代心肌细

表 1-1　先天性掌跖角化病的病变所涉及的疾病或综合征

1. 基底细胞痣综合征(basal cell nevus syndrome)
2. 先天性大疱性鱼鳞病样红皮病(bullous congential ichthyosiform erythroderma)
3. Cantu 综合征(Cantu syndrome;过度角化-色素沉着综合征——hyperkeratosis-hyperpigmentation syndrome)
4. CEDNIK 综合征(脑发育障碍-神经病变-鱼鳞癣-皮肤角化综合征——cerebral,dysgenesis,neuropathy,ich-thyosis,and keratoderma syndrome)
5. Cole 病(Cole disease;点状色素减退及点状掌跖角化病——guttate hypopigmentation and punctate PPK)
6. 先天性大疱性鱼鳞病样红皮病(congenital nonbullous ichthyosiform erythroderma)
7. Darier 病(Darier disease)
8. 外胚层发育不良及皮肤脆弱(ectodermal dysplasia with skin fragility)
9. 疣状表皮发育不良(epidermodysplasia verruciformis)
10. 大疱性表皮松解症(Dowling-Meara 型)(epidermolysis bullosa herpetiformis Dowling-Meara type)
11. 变异性红斑角化病(erythrokeratoderma variabilis)
12. 家族性毛发红糠疹(familial pityriasis rubra pilaris)
13. 豪猪样鱼鳞癣-耳聋综合征(hystrix like ichthyosis-deafness syndrome)
14. Curth-Macklin 豪猪样鱼鳞癣病(ichthyosis hystrix of Curth-Macklin)
15. 寻常型鱼鳞癣病(ichthyosis vulgaris)
16. 色素失禁症(incontinentia pigmenti)
17. 角膜炎-鱼鳞癣-耳聋综合征(keratitis,ichthyosis,and deafness syndrome)
18. 层板状鱼鳞病(lamellar ichthyosis)
19. 进行性对称性红斑角化病(progressive symmetric erythrokeratoderma)
20. Schopf-Schulz-Passarge 综合征(Schopf-Schulz-Passarge syndrome)
21. Sjögren-Larsson 综合征(Sjögren-Larsson syndrome)
22. Carvajal 综合征(Carvajal syndrome)

胞,其结果造成心室扩张及严重室性心律失常而猝死。第三,早期发现心脏病变及诊断可降低其意外死亡率。而在心脏病变中,以 Nexos 病最为典型,患儿在出生后表现为十分明显的皮肤与毛发体征,其心脏病变为渐进性的,早期并不突出,常被忽视而猝死,其麻醉风险更大。因此,将它归类于"心血管疾病"更为合理。本书在"致心律失常性右心室发育不全/心肌病"中详细介绍了本病及相关病变的麻醉管理。Srinivas 建议对所有出生时呈羊毛样卷发的新生儿及从婴幼儿期起病的、以手足掌皮肤过度角化为主要特征的患者要高度警惕,并重点对心血管系统作详细的术前检查与评估。

2. Carvajal 综合征 是 1998 年由 Carvajal 在厄瓜多尔首次描述的一个临床表现酷似 Naxos 病的疾病,现认为它是 Naxos 病的亚型。其特点是心脏病变中增加了左心室病变,它是由于编码桥粒斑蛋白(desmoplakin, DSP)基因纯合子突变引起的,基因定位在染色体 6p24.3。它与 Naxos 病的区别请见下表(表 1-2)。本病左室扩张通常在早期无症状,仅见于心电图和超声心动图检查中。心脏衰竭或猝死比 Naxos 病出现早,常发生在青春期。作者将它归类为 ARVC/D 亚型 ARVC/D8,将 Naxos 病归类为 ARVC/D12(见"致心律失常性右心室发育不良/心肌病")。

表 1-2 Naxos 病与 Carvajal 综合征的鉴别

鉴别要点	Naxos 病	Carvajal 综合征
病变部位	右心室	右心室,合并左心室
相关基因	桥粒斑珠蛋白(plakoglobin)基因变异	桥粒斑蛋白(desmoplakin)基因变异
临床表现	临床症状出现较晚(青春期)。可能发展为包括右心室或两心室病变的渐进性心脏病。右心衰竭症状出现晚	临床症状出现早(青春期前)。50%的患者出现心力衰竭,其中大多数死于青春期
心电图	$V_1 \sim V_3$ T 波倒置、QRS 延长、完全或不完 RBBB	V_1 至 V_5 出现低电压和室内传导阻滞、T 波倒置
病理特征	纤维与脂肪组织替代右心室心肌	广泛的心肌丧失与纤维化,但没有脂肪成分

3. 麻醉管理 心肌病变常致心功能不全(右心、左心或全心),心脏性猝死的发生率较高。麻醉管理原则主要是防止并处理恶性室性心律失常、维护心脏功能。

(1)择期手术患者术前应控制心衰及心律失常。抗心律失常药及 β 受体阻滞剂应持续服用至术前。与 Brugada 综合征等易致恶性心律失常心脏病一样,在麻醉前应准备好除颤设备,置入了埋藏式心律转复除颤器(ICD)者应将其关闭(见"Brugada 综合征")。由于心肌(尤其是右心室)薄弱,潜在有心脏穿孔及诱发心律失常的风险,多不主张置入肺动脉导管。同样,应慎行中心静脉置管。

(2)与 Brugada 综合征不同的是,合并 ARVC 者交感神经兴奋可诱发严重心律失常,甚至猝死,应极力避免之。麻醉前应根据患者心功能情况给予适当的镇静剂,术前可不用抗胆碱药。应极力维持麻醉期间血流动力学平稳,尤其要防止气管插管、躁动、疼痛及缺氧、二氧化碳蓄积等各种因素诱发的交感神经兴奋。

(3)本病无特殊禁忌的麻醉药。Alexoudis 认为丙泊酚较为适合于本病患者,但对心功能不全者可引起严重的循环抑制。其他,如依托咪酯或氯胺酮等均可应用,尤其是用于心功能差的患者有一定的优势,但要注意氯胺酮的交感神经刺激作用,因为过度刺激可能招致严重的心律失常,可分次小剂量用药。利多卡因、罗哌卡因等局麻药是安全性的,临床报道可静脉注射普鲁卡因胺、利多卡因纠正室性心动过速,但应慎用布比卡因,尤其要避免在局麻药内添加肾上腺素。肌松药除绊库溴铵外,其他临床常用非去极化肌松剂均可应用。

（4）关于本病与恶性高热的关系:文献报道,骨骼肌肌浆网Ⅰ型钙通道受体(ryanodinereceptor,RyR1)基因变异是恶性高热的重要原因(见"King-Denborough综合征"),而一些"致心律失常性右心室心肌病"患者存在心肌RyR异构体RyR2基因突变,Alexoudis认为本病患者为恶性高热高危人群,应禁用氯琥珀胆碱或氟化醚类挥发性麻醉药。但Yildiz从循环管理的角度认为氟化醚类挥发性麻醉药是安全的。由于临床报道的麻醉手术病例较少,目前尚无发生恶性高热的报道。我们建议按恶性高热高危人群处理。

（5）合并皮损者要注意皮肤保护。

（郑利民）

参考文献

［1］ YILDIZ H,SILAY E,COSKUNER I,et al. Anaesthesia in Naxos disease:first case report[J]. Bosn J Basic Med Sci,2013,13:63-65.

［2］ ISLAM AKM M,RAHMAN T,CHOWDHURY AH. Cardiocutaneous syndrome(Naxos disease)in a Bangladeshi boy[J]. Cardiovasc Diagn Ther,2016,6:462-465.

［3］ ALEXOUDIS AK,SPYRIDONIDOU AG,VOGIATZAKI TD,et al. Anaesthetic implications of arrhythmogenic right ventricular dysplasia/cardiomyopathy[J]. Anaesthesia,2009,64:73-78.

［4］ ANOUAR J,MOHAMED S,KAMEL K,et al. Management of a rare case of arrhythmogenic right ventricular dysplasia in pregnancy:a case report[J]. Pan Afr Med J,2014,19:246.

［5］ MADHU KJ,VIJYALAKSHMI IB,NARSIMHAN C,et al. Carvajal syndrome:a rare variant of Naxos disease[J]. Cardiovasc Ther,2016,1:1.

［6］ KATO Y. Anesthetic management of patients with arrhythmogenic right ventricular cardiomyopathy[J]. Masui,2014,63:39-48.

第十三节　皮肤松弛综合征
（cutis laxa syndrome）

麻醉管理所面临的主要问题

全身性结缔组织疾病

可能合并肺气肿、肺心病及肺动脉狭窄、主动脉扩张等呼吸循环系统疾病

可能为困难气道

易发生体温升高

颈椎不稳定

【病名】

皮肤松弛综合征(cutis laxa syndrome),又称全身性皮肤松弛症(generalized dermatochalasis)、原发性弹力纤维病(primary elastosis)、皮肤松解症(dermatolysis)。

【病理与临床】

1. 皮肤松弛性疾病分为全身性与局限性,而前者又分为先天性与后天性。本病是先天性全身性皮肤松弛性疾病,它是一种遗传性皮肤先天发育缺陷为主的全身性疾病。其发病机制

不明,可能与弹性蛋白分解增加或弹性蛋白合成障碍及铜代谢障碍有关。组织学改变为弹力纤维数量减少,纤维断裂、颗粒化等。

2. 其遗传方式分为常染色体显性遗传、常染色体隐性遗传及性连锁隐性遗传。常染色体显性遗传者可能与弹性蛋白基因(*ELN*)突变有关,*ELN* 编码弹性纤维的主要成分弹力蛋白;部分常染色体隐性遗传者与 fibulin-5(*FBLN5*)基因突变有关,*FBLN5* 基因突变可影响弹性蛋白的结构;大部分性联遗传者与 *ATP7A* 基因突变有关,*ATP7A* 基因编码 ATP7A 蛋白,是铜离子进行跨膜转运的离子泵,其突变致 ATP7A 蛋白表达减少或功能障碍,可导致细胞铜转运障碍。

3. 根据遗传方式及遗传与病理缺陷,本病分为以下几型:

(1) 常染色体显性遗传型:表现为胎儿子宫内发育迟缓,囟门闭合延迟,韧带松弛,通常不合并严重内脏器官异常。

(2) 常染色体隐性遗传型:最为严重,常在出生后早期死于肺部并发症。它又分为三型:

Ⅰ型:又称肺气肿型,最常见。特殊面容:眼睑及两颊皮肤下垂,鼻梁宽而低。腹、腿显著皮肤皱襞;常合并肺气肿、肺心病、主动脉瘤、纤维肌性动脉发育不良和狭窄等心血管异常,预后差。

Ⅱ型:又称发育迟缓型。特殊面容:宽囟门、额部隆起、尖颅、"V"型眉、下斜眼。合并生长发育迟缓,智力缺陷,骨骼异常(囟门闭合延迟,运动障碍,韧带松弛,关节脱位,鸡胸,脊柱侧弯,扁平足),腹股沟疝等。

Ⅲ型:又称 De Barsy 综合征。精神运动迟滞与角膜混浊,文献报道与弹力纤维 mRNA 低下有关。

(3) 性连锁遗传型(枕骨角综合征):皮肤松弛,骨骼异常,下颌角及锁骨变形,轻度精神发育迟滞,特殊面容(长人中、鹰钩鼻、高前额、瘦脸和宽大的囟门),心血管系统症状包括体位性低血压、颈动脉迂曲及皮肤淤血。其特征性体征是枕骨大孔两侧角状外生骨疣。

4. 临床表现 特点为除皮肤松弛外,还可能合并、多发性疝、憩室及肺气肿。临床上要与后述 Ehlers-danlos 综合征相鉴别。

(1) 皮肤:皮肤松弛,乃至形成大的下垂性皱襞。眼睑、面颊颈部松弛和下垂酷似英国寻猎犬 Bloodhound(猎犬脸),严重者上睑必须用胶布上提方可视物,下腹部皮肤下垂甚至可将外阴遮盖。它与 Ehlers danlos 综合征的区别是,皮肤过度伸展、无弹性,牵拉后松开不易还原,且无皮肤脆弱易出血受损等。与弹力纤维假黄瘤的区别是,后者皮肤松弛以颈两侧与皱褶处明显,且有典型的黄疹。

(2) 呼吸系统:最主要为肺气肿、肺心病,它是由于肺组织弹性下降所致,是主要死亡原因。它与皮肤病变程度一致。此类患者还易发生气胸、纵隔气肿。咽喉软组织松弛可致呼吸道梗阻、声音低沉、呼吸暂停等。部分患者合并膈疝。

(3) 心血管系统:主动脉瘤,颈总动脉与脑动脉屈曲蛇行,肺动脉狭窄,心脏肥大,心功能不全,传导阻滞,大动脉破裂等。肺动脉狭窄为纤维肌性。

(4) 消化及泌尿生殖系统:内脏下垂,慢性腹泻、吸收不良,多发性憩室,脐疝,膀胱扩张,先天性肾积水,尿道膀胱憩室,子宫脱垂等。

(5) 其他:骨骼异常包括关节亚脱位、囟门宽大和晚闭、鸡胸、髋外翻、管状骨过短、骨盆外生骨疣、脊柱后凸及扁平椎。

【麻醉管理】

1. 术前管理 要充分认识到本病病变不仅仅限于皮肤,而是一种全身性疾病,全身结缔组织均可受累。在麻醉前应进行详细的全身检查,尤其应对呼吸及循环功能进行详细的评估。

尽管手术是本病的主要治疗手段,很多患者常经过多次整形治疗,但目前有关本病麻醉的临床报道较少。足立与 Pandey 分别报道了一例在全麻下行疝修补术病例,其中 Pandey 报道的病例还合并肺动脉狭窄。

2. 麻醉管理

(1)气道管理:患者可能合并颌面部畸形及口腔黏膜松弛、妨碍气管插管视野,可能气管插管困难。同时麻醉诱导时咽喉软组织松弛可致上呼吸道梗阻,面罩麻醉时(非气管插管)更应注意,必要时可插入口咽通气道。此外,要特别注意颈椎韧带松弛可致颈椎不稳,在插管或维持气道时引起颈椎损伤。Aponte 推荐用视频喉镜。

(2)呼吸管理:肺组织弹性下降、脆性增加,为防止人工呼吸时肺气压伤或肺泡破裂而引起气胸,应避免机械通气,尽量保留自主呼吸。需要控制呼吸时,应采用低气道压通气模式。

(3)血流动力学管理:麻醉中应维持血流动力学平稳,应根据术前检查心血管病变制订相应的循环管理目标,尤其要防止血压急剧变化而造成动脉瘤破裂。如无特殊禁忌,术中应尽量维持血压在正常偏低的水平。

(4)本病无特殊禁忌的麻醉药。Aponte 回顾了 1968 年到 2007 年梅奥诊所 De Barsy 综合征医疗记录,认为临床常用麻醉药对本病是安全的。约 10% 的患者在麻醉过程中体温升高超过 38℃,但并非恶性高热,其体温升高不伴肌肉僵硬、酸中毒或呼气末二氧化碳升高。其原因可能与使用空气加温装置对患者过度加温及体温调节障碍有关,应密切监测体温。

(5)其他:由于关节韧带和肌腱松弛、皮下脂肪填充减少,增加了周围神经及肌肉骨骼机械性损伤的风险。在摆放体位时,最好保持在麻醉诱导前患者清醒时最舒适、又不影响手术及麻醉的位置。

(郑利民)

参考文献

[1] HBIBI M, ABOURAZZAK S, IDRISSI M, et al. Cutis laxa syndrome: a case report[J]. Pan Afr Med J, 2015, 20:3.

[2] MORAVA E, GUILLARD M, LEFEBER DJ, et al. Autosomal recessive cutis laxa syndrome revisited[J]. Eur J Hum Genet, 2009, 17:1099-1110.

[3] APONTE EP, SMITH HM, WANEK BJ, et al. Anesthesia considerations for patients with de Barsy syndrome [J]. J Clin Anesth, 2010, 22:499-504.

第十四节　Sjögren-Larsson 综合征
(Sjögren-Larsson syndrome)

麻醉管理所面临的主要问题

智力障碍、癫痫、痉挛性四肢麻痹

呼吸管理

体温管理,恶性高热高危者?

丙泊酚脂肪乳剂的应用问题

肌松药的应用问题

皮肤保护

【病名】

Sjögren-Larsson 综合征（Sjögren-Larsson syndrome，SLS），又称鱼鳞癣-智力障碍-痉挛综合征（congenital icthyosis mental retardation spasticity syndrome）、脂肪醛脱氢酶缺乏（fatty aldehyde dehydrogenase deficiency，FALDH deficiency）、鱼鳞癣-脑发育不全综合征（ichtyosis oligophrenia syndrome）等。

【病理与临床】

1. 本病是一种以先天性鱼鳞病、智力残疾、痉挛性麻痹及独特黄斑病变等临床四联症为特点的少见常染色体隐性遗传性皮肤-神经疾病，1957 年 Sjogren 和 Larsson 报道并率先总结了发生于瑞典北部的 28 个病例，故以此来命名。患病率约为每万人 0.4。其病因是由于编码脂肪醛脱氢酶（fatty aldehyde dehydrogenase：FALDH）的基因 *ALDH3A2* 变异、组织内脂肪醇与脂肪醛蓄积所致。*ALDH3A2* 基因位于染色体 17p11.2，大小为 31kb。该基因由 11 个外显子组成。FALDH 是脂肪醇烟酰胺腺嘌呤二核苷酸氧化还原酶复合物（fatty alcohol nicotinamide adenine dinucleotide oxidoreductase complex）的重要组成部分，其作用是将脂肪醛、脂肪醇氧化为脂肪酸。脂肪醇与脂肪醛蓄积可破坏细胞膜结构，干扰细胞信号转导和/或改变基因表达。

2. 临床表现

（1）鱼鳞癣样皮肤异常最先出现。婴儿出生时皮肤红斑、角化，随着时间变化而转变为鱼鳞样，呈红色或黑色表皮肿样皮疹，皮疹在颈部、腹部、四肢等明显，面部较轻。

（2）患儿运动（爬行）和/或行走延迟。出现痉挛性的双侧瘫，或四肢瘫痪。MRI 检查示脑白质中有异常的脂质峰，约 40% 的患者有癫痫发作。

（3）多有智力缺陷及语言、认知功能障碍。

（4）视网膜异常。黄斑变性、黄斑色素异常缺乏、视网膜层变薄，黄斑水晶内容物或"闪光点"是其特点。

（5）其他：部分患者还合并脊柱畸形。除面部与手背外，全身出汗减少。部分患者可能有牙齿缺失。

3. 根据上述四大临床表现及检测皮肤成纤维细胞的 FALDH 活性和/或 *ALDH3A2* 基因检测可做诊断。主要为对症治疗，无有效治疗。

【麻醉管理】

1. 目前有关本病的麻醉管理临床报道较少，如果患者神经病变轻微，其寿命可能接近正常人，因此可能需要多次手术与麻醉，小儿可能需要在麻醉下行头部 MRI 检查。由于患者多合并智力障碍，术前适当的镇静及安抚非常重要。合并癫痫者，抗癫痫药应服用至术前并注意其副作用。

2. 呼吸管理：本病患者多无气管插管困难。但可能合并声门下狭窄，插管时应准备较细的气管导管。由于 FALDH 亦是促炎介质白三烯（LTB$_4$）代谢酶，Tavasoli 认为他们是支气管哮喘及肺炎的高危人群；加上患者可能合并痉挛性四肢麻痹，甚至截瘫，呼吸功能严重受损，易发生呼吸道感染；此外，西田等报道了一例 5 岁女孩还合并喉头软化，表现为吸气性呼吸困难及喘鸣。在气道操作时应严格遵守无菌原则，术后应作呼吸支持治疗的准备。

3. 体温管理

（1）体温管理十分重要。注意排汗障碍引起的"良"性体温升高。由于全身过度角化及鱼鳞癣样病变，体温调节功能受损，在高温环境下易出现中暑及脱水，严重时甚至可危及生命。西田报道的病例由于排汗障碍体温经常高达 39℃。又因皮肤的保护层受损、低温环境下容易出现低体温,术中必须常规监测体温。

（2）关于本病与恶性高热的关系:Benumof 认为其他脂肪酸代谢酶缺陷的患者用氟烷及琥珀胆碱后可引起恶性高热。但本病与恶性高热的关系证据不足,临床上亦无发生恶性高热的报道。为慎重起见,应按恶性高热高危人群处理。既往有作者推荐麻醉前预防性应用丹曲洛林(dantrolene),但近年来并不主张,因为其效果有限且可引起肌无力。最好的方法是密切监测,同时避免用氟化醚类挥发性吸入麻醉药及去极化肌松药琥珀胆碱等触发剂。目前的报道多采用丙泊酚等全凭静脉麻醉。

4. 本病无特殊禁忌的麻醉药。近期 Rizzo 的综述指出,适当的脂肪改良饮食有助于改善鱼鳞病症状,应限制易产生脂肪醛、脂肪醇的脂类,建议饮食为:限制脂肪,仅补充中链脂肪酸与必需脂肪酸。从这一角度来看,应限制应用脂肪乳剂剂型的麻醉药及相关药,如:丙泊酚、依托咪酯、非甾体抗炎药氟比洛芬酯等。Sakurai 等在 2017 年报道了一例 11 岁女孩在丙泊酚麻醉下安全实施了手术,临床常用量的丙泊酚是安全的,尤其是中长链配方。此外,要注意肌松剂应用,从恶性高热高危及神经肌肉症状来看,应禁用去极化肌松剂,必要时可在肌松监测下用小剂量非去极化肌松剂。

5. 保护皮肤(见"大疱性表皮松解症")。

（郑利民）

参考文献

[1] RIZZO WB. Genetics and prospective therapeutic targets for Sjögren-Larsson syndrome. Expert Opin Orphan Drugs[J]. 2016,4:395-406.

[2] TAVASOLI A,SAYYAHFAR S,BEHNAM B. A rare case of Sjogren-Larsson syndrome with recurrent pneumonia and asthma[J]. Korean J Pediatr,2016,59:276-279.

[3] SAKURAI Y, UCHIDA M. Anesthesia for an eleven year old girl with Sjögren-Larsson syndrome[J]. Masui, 2017,66:177-179.

第十五节　色素失禁症
(incontinentia pigmenti)

麻醉管理所面临的主要问题

> 皮肤保护
> 牙齿脱落
> 中枢神经系统病变(智力障碍、癫痫等)
> 脑血管病变
> 易发生视网膜剥离,眼睛保护
> 易感染

【病名】

色素失禁症(incontinentia pigmenti),又称 Bloch-Sulzberger 综合征、Bloch-Siemens 综合征、色素皮肤病 Siemens-Bloch 型(pigmenteddermatosis-Siemens-Bloch type)、Bloch-Siemens 色素失禁皮肤黑色素母细胞线性增多症(Bloch-Siemens incontinentia pigmenti melanoblastosis cutis linearis)等。

【病理与临床】

1. 本病是一种以皮肤、毛发、眼睛、牙齿和中枢神经系统(中枢神经系统)等病变为临床特征的罕见 X 连锁遗传性疾病,由于常合并特征性皮肤色素沉积,故以此来命名。现证实其病因是由于 *IKBKG/NEMO* 基因(Xq28)突变引起,但具体发病机制尚不十分清楚。迄今文献仅有 900 至 1 200 例报道,多数是女性,但亦有数十例男性病例报道。由于大部分男性在胎儿期死亡,能侥幸活着出生的男婴呈 *IKBKG* 基因丢失的 47,XXY 核型或体细胞嵌合型,而女婴则继承了源自母亲的 *IKBKG* 基因突变。*IKBKG* 基因与核因子-kb 调节蛋白(nuclear factor-KB essential modulator protein,NEMO 或 NF-kappa B)有关,而后者又参与了细胞的分裂和凋亡调控。皮肤细胞异常凋亡出现皮疹,*KBKG* 基因变异还可致微小血管系统异常及免疫功能缺陷。脑血管壁内皮细胞凋亡导致血管发育异常、蛋白质从血液异常渗漏至大脑组织,是导致癫痫发作原因之一。

2. 临床特点为从新生儿期开始即出现皮肤疱状、疣状及色素沉着斑。除皮肤外,还合并头发、牙齿、指甲、眼及中枢神经等全身病变。

(1) 皮肤病变分为四期:第一期(水疱期)在出生后不久到四个月四肢出现线性或成组的疱状病变。第二期(疣样发疹期)特点是过度角化,出现线状疣样损害,约数月。第三期(网状色素沉着期),出生后 6 个月至成人;皮肤色素斑分布不规则,形状奇特,呈线状、网状或螺纹状,颜色多样,多为棕色及淡灰色。第四期为网状色素消退期,遗留全身性异常(脱发、牙齿异常、眼、神经及指甲变化等)。

(2) 30%~40%的患者合并中枢神经病变,表现为智力低下、认知功能障碍及小头畸形、脑积水、癫痫等。缺血性脑血管意外(CVA)是新生儿神经系统症状的基础。

(3) 牙齿异常,牙齿缺损或形态异常、锥形牙、脱落等。

(4) 25%~35%的患者合并眼部病变,表现为视网膜血管增生、易发生视网膜剥离。此外还常合并白内障、斜视、视神经萎缩等。

【麻醉管理】

1. 麻醉管理重点应根据病期而异。婴儿期病儿可能合并皮疹、水疱,要注意皮肤保护。但年长儿者或成年患者皮损仅遗留色素沉着,皮肤完整性良好,皮肤保护方面无特殊,麻醉管理重点是可能合并的全身多器官病变。对合并眼部病变、智力障碍、术前沟通困难者,术前应给予足量的镇静药,麻醉应尽量采用全麻。合并癫痫者,术前应控制,抗癫痫药应服用至术前,同时应注意其副作用。

2. 有关本病临床报道较少。日本人大山等报道了一例在全身麻醉下手术的患者,经过顺利。本病似无特殊禁忌的麻醉药,若不合并其他先天畸形,多无气管插管困难,但要注意牙齿脱落或松动可能妨碍气管插管时声门显露,在麻醉诱导前应将松动的牙齿固定或拔除。

3. 微小血管病变是眼睛及脑部病变的重要基础,部分患儿可能合并高血压、肺动脉高压、脑缺血或脑出血。应加强血流动力学管理与监测,避免血压波动。同时应注意维持动脉血二氧化碳分压正常,避免过度通气或二氧化碳蓄积。

4. 患儿易发生视网膜剥离及眼内出血,要特别注意眼睛保护。除避免外力作用于眼球外,应注意眼压的管理,缺氧、二氧化碳积、疼痛、躁动、咳呛、血压波动、腹内压及气道压过高、俯卧位、某些麻醉药(如:琥珀胆碱、氯胺酮、苯二氮䓬类)等诸多因素均可增加眼内压,应避免之。

5. 患者常合并免疫缺陷,对各种感染的抵抗力降低,尤其是男性患者,应注意预防感染。在进行气管插管、气道吸引等麻醉操作时应严格遵守无菌操作常规。

（郑利民）

参考文献

[1] CLÁUDIA S P,JÚLIA K R,LUANA B,et al. Incontinentia pigmenti[J]. An Bras Dermatol,2014,89:26-36.

[2] G. MÁRQUEZ BALBÁS,M. A. GONZÁLEZ-ENSEÑAT,A. VICENTE,et al. Incontinentia pigmenti and bipolar aphthosis:an unusual combination[J]. ISRN Dermatol,2011,2011:814186.

[3] HUANG SY,CHEN LJ,CHIU SC. A 7-year-old female child of incontinentia pigmenti presenting with vitreous hemorrhage[J]. Indian J Ophthalmol,2017,65:533-535.

第十六节　色素性干皮病
（xeroderma pigmentosum）

麻醉管理所面临的主要问题

避免紫外线照射

可能合并困难气道

慎用氟化醚类挥发性吸入麻醉药

神经肌肉病变,慎用肌松药

全身麻醉苏醒延迟

眼保护

智力障碍

呼吸管理

可能合并骨质疏松,注意骨折

【病名】

色素性干皮病(xeroderma pigmentosum,XP),又称着色性干皮病、干皮病性痴呆、色素性干皮病伴神经系统综合征、色素性干皮病伴恶性肿瘤综合征等。

【病理与临床】

1. 本病是一种罕见的常染色体隐性遗传性光高敏性皮肤病,其特征是皮肤对紫外线(UV)的 DNA 破坏性影响高度敏感,同时合并有眼及神经系统病变。它于 1870 年由奥地利医师 Kaposi 首次描述,并命名为"羊皮纸皮肤(parchment skin)"。1968 年美国学者 Cleaver 发现其发病机制与 DNA 损伤修复异常有关。患病率:美国和欧洲 1/1 000 000,日本 1/22 000。国内亦有不少文献报道,但确切患病率尚不清楚。现已发现本病至少与 9 个基因突变有关,其中 8 个基因与核苷酸切除修复通路(nucleotide excision repair pathway,NER)核酸内切酶有关,它可识别和修复紫外线诱导的 DNA 损伤,上述基因突变导致不能修复紫外线损伤的 DNA。

2. 临床表现

(1) 皮肤:从幼儿期开始皮肤对日晒非常敏感,暴露部位反复发生晒伤样红肿甚至大疱性损害,久之出现雀斑样皮肤斑点及红豆、皮肤干燥、皮肤萎缩、毛细血管扩张、色素沉着及癌变。部分患者可累及非暴露部位皮肤及口腔、舌头。皮肤癌变多为基底细胞癌及鳞癌,且为多发性。

（2）眼:80%的患者合并眼损害,多为眼球前区日光照射部位损害。眼睑皮肤萎缩,睫毛脱落,眼睛不受保护,出现干眼症、角膜炎、角膜乳化和血管化,严重者可导致失明。

（3）神经:约25%患者出现渐进性退化性神经症状,包括中枢与外周神经异常,小头畸形、脑室扩张、大脑萎缩,智力障碍与认知障碍,锥体系及锥体外系症状、肌肉痉挛及共济失调、癫痫、关节挛缩与肌肉萎缩等。脑神经症状包括听力障碍、吞咽困难和/或声带麻痹等。色素性干皮病伴小头、严重智力障碍、侏儒症及生殖腺发育差者称为 De Sanctis-Cacchhione 综合征。

（4）癌症高危者:患者患非黑素瘤皮肤癌的风险是一般人群的1万倍。此外,内脏肿瘤,包括脑胶质母细胞瘤、脊髓星形细胞瘤、肺癌、白血病及甲状腺、子宫、乳腺、胰腺、胃、肾、睾丸癌等患病率高于正常人群。

3. 根据基因变异将本病分为8型　A-G 型(遗传互补型)及 V 型。其中,V 型为变异型,其细胞修复紫外线诱导的 DNA 损伤(核苷酸切除修复)功能正常或接近正常,但在细胞分裂过程中复制紫外线损伤的 DNA 方面存在缺陷。各型的临床特征见表1-3。其中 XP-A 型临床表现最重,XP-V 型最轻。

4. 主要为对症治疗。避免紫外线照射及其他可能损伤 DNA 的因素是唯一预防方法。

表 1-3　色素性干皮病的分型与临床症状

分型	相关基因及其位置	皮肤症状		神经症状
		光敏感性	皮肤癌平均初发年龄(岁)	
A	XPA 9q34.1	+++	9.7	++
B	XPB/ERCC3 2q21	++	+	-~++
C	XPC 3q25	++	14.0	-
D	XPD/ERCC2 19q13.2	++	38.0	-~++
E	DDB2 11q12-p11.2	+	38.3	
F	XPF 16p13.13	+	43.7	-~+
G	ERCC5 13q33	++	32	-~++
V	POLH 6p21.1-6p12	+	41.5	-

【麻醉管理】

1. 术前管理　据森胁等介绍,临床常见的皮肤-神经综合征主要有四种,它们是:神经纤维瘤病1型与2型、结节性硬化症及本病。要注意本病除皮肤病变外,还合并有包括神经肌肉病变在内的全身多系统的病变,术前应对患者全身状况进行全面检查与评估。其重点是:皮损情况、气道、神经肌肉病变及其程度、精神活动障碍及其程度、呼吸循环功能、是否合并其他畸形等。由于患者多合并智力障碍,听力障碍,可能术前沟通十分困难,加之眼部病变致弱视或失明及因皮肤肿瘤而多次手术,术前应给加强精神安抚,对循环呼吸功能稳定的患者应充分镇静。

2. 避免紫外线(日光)照射　可视光的波长为400~700nm,波长较其长的为红外线,较其短的为紫外线。紫外线是用眼观看不见的波长小于400nm的光波,它又分为 A 波(波长320~

400nm)、B 波(波长 280~320nm)、C 波(波长小于 280nm)。太阳光中波长低于 300nm 以下者有时被臭氧阻挡不能到达地表。文献报道,对 XP 患者有影响的只是紫外线中的一部分,其中波长在 300~340nm 的区域最为危险,但近年认为 A 波也危险。由于 XP 患者对紫外线对 DNA 的破坏性影响特别敏感,应尽量避免紫外线照射。尤其要注意在麻醉手术及转运期间各个环节、特别是一些细节的管理。在转运患者前应将其身体暴露部位用遮光布遮盖。在进入有窗手术室前,应拉上遮光帘。除太阳外,无屏蔽的荧光灯、汞蒸气灯和卤素灯泡也是紫外线的重要来源,应绝对禁止使用。由于紫外线可以穿透玻璃,手术室内应使用紫外线屏蔽膜屏蔽的灯具照明。Soen 等的做法是,对患者暴露部位及手术室内全部灯具都用紫外线屏蔽膜加以屏蔽,尽量减少有害光对患者的影响。紫外线检测仪可检测紫外线水平及紫外线的来源,患者所处环境及使用的灯具最好先用紫外线检测仪来测试,确认安全后方可用于患者。

3. 麻醉管理　Shrestha 等认为本病麻醉管理要点有三:避免用氟化醚类挥发性吸入麻醉剂(防止它们导致 DNA 损伤和延长肌松剂作用时间)、患者对全麻药(苯二氮䓬类和阿片类)敏感、困难气道。

(1)气管插管:轻度 XP 患者的病变常不致引起插管困难。但反复口周皮肤病变致面部皮肤僵硬、张口受限,加之下颌突出等颌面部畸形、舌与口腔内肿瘤、颈部皮肤僵硬及神经肌肉病变与颈椎自身病变致颈椎活动障碍等,目前已有多篇临床报道提示本病可能为困难气道者(如:Hajijafari、Soen、Oliveira 等的报道)。Hajijafari 报道的一例 23 岁女性患者面部皮肤病变十分令人恐怖,她张口度小于 20mm,颈部和下颚僵硬。对此类患者麻醉前应对气道进行充分评估,并采取相应对策(关于困难气道的处理请见本书相关章节)。

(2)氟化醚类挥发性吸入麻醉剂应用的有关问题:由于本病与 DNA 受损有关,故应避免使用损害 DNA 的药物。1993 年 Reitz 报道,氟烷可诱导两名 XP 患者淋巴细胞 DNA 链断裂,而在健康志愿者中淋巴细胞未发现这一现象,结果提示在 DNA 修复机制缺乏时氟烷可能会产生基因毒性。此后,氟化醚类挥发性吸入麻醉剂用于本病的安全性问题受到重视。恩氟烷亦有与氟烷相同的作用,现大部分文献均不主张应用恩氟醚亦与氟烷。关于七氟烷的应用,目前有争议:临床报道既有安全应用者(如:Oliveira、Hajijafari 等的报道),亦有应用后出现神经症状恶化者(如:Miyazaki、Fjouji 等的报道)。Miyazaki 报道了一名 23 岁男子先后接受二次手术,第一次手术采用七氟烷麻醉,术后神经症状短暂恶化;第二次采用全凭静脉麻醉(TIVA),术后顺利。而 Fjouji 报告了一名 24 岁非洲妇女,在脊髓麻醉失败后,采用七氟烷全身麻醉下股骨颈骨折手术,术后出现剧烈躁动及神经症状恶化。总之,目前倾向性意见是避免用包括七氟烷在内的氟化醚类挥发性吸入麻醉剂,而主张全凭静脉麻醉(丙泊酚、苯二氮䓬类、右美托咪定、阿片类等)。

(3)肌松剂的应用:Miyazaki 报道本病对肌松剂敏感,其作用时限延长,尤其是合并有明显的神经肌肉症状者,应慎用肌松剂。确需使用者,应在严密监测下用小剂量肌松药。禁用去极化肌松剂(Oliveira 报道的病例在麻醉诱导时使用了琥珀胆碱,但我们不作推荐)。

(4)麻醉方法:有神经肌肉并发症及精神症状的患者,应禁忌椎管内麻醉。Soen 报道告一例 15 岁的女孩,在异丙酚和芬太尼全身麻醉下进行了两次手术治疗,但麻醉后苏醒延迟,森脇等甚至推荐如有皮肤病变应早期治疗以避免全身麻醉时苏醒延迟。麻醉用药应个体化、小剂量实施,同时应做好术后复苏的准备。

4. 其他

(1)眼保护:由于眼睑萎缩而不能闭合,多合并干眼症及角膜炎,要特别注意眼保护。应常规滴人工泪液并用遮光眼罩保护。

（2）防止骨折：维生素 D 是由皮肤与紫外线的相互作用而制造，它有助于保持骨骼健康。当患者长期避免紫外线、而外源性维生素 D 又补充不足时，可引起骨质疏松而容易骨折。

（3）呼吸管理：神经肌肉病变，部分患者免疫功能低下，尤其是吞咽障碍、声带麻痹及呼吸相关肌肉受累时，可出现严重呼吸并发症。择期手术时术前应控制呼吸道感染，术后应作好呼吸支持治疗的准备。

5. 临床上还有一些综合征与本病有着相似的基因变异与临床表现，它们对紫外线诱导的 DNA 损伤缺乏修复能力。包括：紫外线高敏综合征（UV-sensitive syndrome）、Cockayne 综合征（Cockayne syndrome，CS）、脑-眼-面-骨骼综合征（cerebro-oculo-facio-skeletal syndrome，COFS）、毛发硫营养障碍（trichothiodystrophy，TTD）等。CS 及 COFS 请见本书"Cockayne 综合征"。TTD 特征是毛发短脆，症状包括光敏感、智障、身材矮小和小头畸形，在 10 岁之前易因感染死亡，但其癌症风险不增加。它们的麻醉管理基本原则可参照本病。

（郑利民）

参考文献

［1］BRADFORD PT，GOLDSTEIN AM，TAMURA D，et al. Cancer and neurologic degeneration in xeroderma pigmentosum：long term follow-up characterises the role of DNA repair［J］. J Med Genet，2011，48：168-176.

［2］森脇真一，苅田典生，林雅晴，他（色素性乾皮症診療ガイドライン改定委員会）. 色素性乾皮症診療ガイドライン［J］. 日皮会誌，2012，125：2013-2022.

［3］松田外志朗. 太陽光過敏症の分子メカニズム：DNA 損傷に対する修復機構と損傷乗り越え複製機構［J］. 物性研究，2004，82：65-76.

［4］HAJIJAFARI M，ZILOOCHI MH，FAZEL MR. Inhalation anesthesia in a patient with xeroderma pigmentosum：a case report［J］. Anesth Pain Med，2014，18：e17880.

［5］FJOUJI S，BENSGHIR M，YAFAT B，et al. Postoperative neurological aggravation after anesthesia with sevoflurane in a patient with xeroderma pigmentosum：a case report［J］. J Med Case Rep，2013，14：73.

［6］SHRESTHA GS，SAH RP，AMATYA AG，et al. Anaesthetic management of patients with xeroderma pigmentosum. a series of three cases［J］. Nepal Med Coll J，2011，13：231-232.

第十七节　Weber-Christian 病
（Weber-Christian disease）

麻醉管理所面临的主要问题

> 病变累及全身各重要器官，有时病情危重
> 含卤素麻醉药的应用问题
> 寒冷刺激等多因素可诱发或加重本病

【病名】

Weber-Christian 病（Weber-Christian disease，WCD），又称 Pfeifer-Weber-Christian 病（综合征）、结节性发热性非化脓性脂膜炎（nodular febrile nonsuppurative panniculitis）、全身性结节性

脂膜炎(systemic nodular panniculitis)。

【病理与临床】

1. WCD 在 1892 年由 Pfeifer 首先报道,1925 年 Weber 以"复发性非化脓性结节性脂膜炎(relapsing nonsuppurative nodular panniculitis)"为题报道,1928 年 Christian 在其标题内加入"发热性(febrile)"一词,故以此来命名。本病为原发于全身(皮下、内脏、腹膜、大网膜等)脂肪层的罕见的炎症性疾病,其病因不明,可能与脂肪代谢障碍、自身免疫或其他因素等有关。目前认为它不是一个独立的疾病,而是多种因素引起的综合征。在日本已临床报道近 400 例,我国亦有报道。多见于女性,各年龄均可发病,但青壮年多发。

2. 临床表现

(1)反复发作皮疹与皮下结节,结节有压痛。病程呈急性或亚急性经过,伴发热及全身无力、关节与肌肉痛。

(2)除皮下组织外,全身脂肪组织均可受累,出现相应器官受损的表现:肠系膜、大网膜、腹膜后脂肪组织受累可出现腹膜炎症状及肠穿孔;肝受累可出现肝脾肿大、肝功异常;骨髓受损可出现骨髓抑制、贫血与血小板减少;心外脂肪组织受累可引起心肌炎及缩窄性心包炎表现;其他:还有肺炎、胸膜炎、糖尿病及脑、神经受损症状。严重者死于循环衰竭、出血、败血症及肾衰竭等。

3. 治疗   主要对症治疗,部分患者免疫抑制剂与肾上腺皮质激素有效。

【麻醉管理】

1. 本病是一个可能合并全身器官损伤的、预后不良的全身性疾病,患者可能胃肠道穿孔等而行急诊手术。术前应对循环、呼吸、肠道、肝肾及血液系统功能进行详细评估,并采取相应对策。正在用糖皮质激素治疗者应注意其副作用并进行适当的替代治疗,未用糖皮质激素治疗者围手术期可给予突击剂量,用量相当于泼尼松龙 30mg/d,连用 4 天。本病急性期麻醉危险性极大,应积极抗休克、全身综合治疗。除急救手术外,择期手术应选在疾病的缓解期。文献报道,扁桃体炎、感冒、妊娠等均可诱发或加重本病,推测手术麻醉亦有可能使本病加重。而 WCD 复发者约有 30% 死亡。

2. 麻醉选择同其他麻醉,休克或出血倾向患者禁行椎管内麻醉。麻醉药的应用要特别注意卤素化合物的应用问题。有作者认为它们有可能加重病情,因为 Weber 等最初怀疑本病为梅毒而用碘化钾治疗,结果症状恶化,停药后症状减轻。此后的报道均证实碘、溴、氟等卤化物可诱发或加重本病。因此,从理论上来讲氟化醚类吸入麻醉药及含溴的非去极化肌松剂(如:绊库溴铵、维库溴铵等),都有诱发或加重本病的可能性。但临床证据不足,亦有 WCD 患者碘造影未发生异常的报道,河合等报道的病例亦采用异氟烷-氧化亚氮-维库溴铵全身麻醉,未发生异常。尽管如此,我们认为由于目前临床上可供选择使用的麻醉药较多,麻醉中应尽量避免用上述药物。此外,对合并肌痛者应避免用去极化肌松剂。

3. 药物、寒冷刺激可诱发或加重本病,手术中除要保证良好的镇痛镇静外,还应避免寒冷刺激及压迫对皮下脂肪组织的损伤。

(郑利民)

参考文献

[1] OLIVEIRA A,RODRIGUES S,JORGE R,et al. Weber-Christian disease:unknown etiology systemic panniculitis[J]. Acta Med Port,2010,23:1113-1118.

［2］HIRASAKI S,MURAKAMI K,KANAMORI T. Weber-Christian disease developing into mediastinitis and pleuritis with massive pleural effusion［J］. Intern Med,2012,51:943-947.

第十八节　无汗性外胚叶发育不良症
（anhidrotic ectodermal dysplasia）

麻醉管理所面临的主要问题

无汗或少汗,体温调节功能障碍

牙齿异常、颌骨发育不良,可能气管插管困难

气道腺体分泌减少,呼吸道干燥,肺部感染

咽喉功能障碍,误吸风险高

【病名】

无汗性外胚叶发育不良症（anhidrotic ectodermal dysplasia,AHED。或 hypohidrotic ectodermal dysplasia）,又称遗传性外胚叶发育不全症、Christ-sieman 综合征、Sieman-Wedderbum 综合征、Sieman 综合征等。

【病理与临床】

1. 外胚叶发育不良是一种源自于外胚叶的组织（如:牙齿,指甲,皮肤附属器官汗腺、毛发等）分化、发育不全而引起的全身性疾病。其病变多种多样,文献报道它甚至涉及超过 150 个综合征。AHED 是一种主要表现为毛发、牙齿、汗腺发育不良的遗传性疾病。根据遗传方式分为四类:表现为典型症状的性连锁隐性遗传男性型、表现典型症状或部分症状（相当于基因携带者的）女性型、常染色体显性遗传型、近亲结婚中出现的常染色体隐性遗传型。其中,性连锁隐性遗传最多见。90%为男性,患病率 1/100 000。

2. 临床表现有三大特征　无牙或少牙、无汗或少汗、无毛或少毛。

（1）汗腺完全或部分缺如,少汗或无汗,容易出现体温升高。

（2）口、鼻、呼吸道及胃肠道腺体发育不良,口干、口腔炎、吞咽困难及腹泻。此类患者极易发生支气管哮喘、呼吸道感染及过敏性皮炎。

（3）牙齿完全或部分缺如,牙齿呈锥形。毛发稀少。部分患者表现为"特殊面容":马鞍鼻,颧骨高且宽,颌骨发育不良,下颌小,厚口唇。

（4）其他:部分患者有智力障碍或神经精神障碍,性腺发育不良等。

3. 有汗性外胚叶发育不良症（hidrotic ectodermal dysplasia）是一种常染色体显性遗传性疾病,与无汗性外胚叶发育不良症区别是其汗腺发育基本正常,无特殊面容。

【麻醉管理】

1. 麻醉前管理　呼吸道腺体分泌减少及无汗,麻醉前禁用抗胆碱药。

2. 体温管理　经排汗体温调节的能力减弱,耐热差,容易出现体温升高,它是小儿的主要死亡原因。麻醉管理重点是体温,术中应常规监测体温,维持室温在标准范围（23℃）,尽量少覆盖手术铺巾,输注液体可不用加温。本病的体温升高与皮肤散热障碍有关,用解热镇痛药无效,应采用冰毯等物理降温法。关于本病与恶性高热的关系,目前尚无定论。Gordon 等报道了一例无汗性外胚叶发育不良症合并多核肌病及脊柱侧弯患者,诸多综合因素提示这是一位

恶性高热的高危患者,但由于准备充分,该病例安全实施了手术麻醉,未出现体温变化。我们认为,尽管临床上尚无发生恶性高热的报道,但仍应小心。本病无特殊禁忌的麻醉药与方法,由于此类患者常合并肌肉疾病,肌松药的应用要格外小心,应常规监测肌松,慎用非去极化肌松药琥珀胆碱。为预防恶性高热,Ahiskalioglu 建议避免用氟化醚类吸入麻醉药和去极化肌松药。

3. 气管插管及呼吸管理   由于特殊面容,下颌小,厚口唇及牙齿完全或部分缺如等,可能出现气管插管困难。又因口腔干燥,在气管插管时应轻柔操作,避免损伤,咽喉镜片及气管导管上应涂以水溶性胶浆润滑。呼吸道管理重点是气道湿化及防止呼吸道感染。由于呼吸道腺体分泌减少,呼吸道干燥,易发生呼吸道感染,部分患者甚至合并支气管哮喘。择期手术应待感染控制后施行。为避免全身麻醉引起或加重气道损伤或感染,应尽量选择包括椎管内麻醉在内的区域神经阻滞等局部麻醉方法。Docquier、Ahiskalioglu 等报道,硬膜外麻醉或镇痛是安全的。气管插管全身麻醉时,除应注意无菌操作外,呼吸回路必须使用人工鼻。麻醉管理重点是呼吸道加湿,首先应防止呼吸道水分丢失,尽量采用循环紧闭式回路。近年来,由于现代麻醉设备的进步,目前国内小儿麻醉已极少使用 Mapleson D 回路等半开放回路。如需使用,则吸入气体必须通过加温加湿器充分加湿。必要时可间断向气管内滴入少量生理盐水(每次 2~3ml)。同时适当保持体液正平衡,防止脱水而加重呼吸道干燥。

4. 防止误吸   此病患者常合并外胚层发育不良相关性咽喉部功能障碍,容易发生反流误吸,尤其是术后使用大量镇静、镇痛药时。Gordon 报道的上述手术患者,于手术三周后在病房发生了胃内容物反流误吸,最后死亡。因此,此类患者应加强围手术期呼吸道管理,慎用镇痛、镇静药。

(郑利民)

参考文献

[1] AHISKALIOGLU EO,AHISKALIOGLU A,FIRINCI B,et al. Anesthetic management of a pediatric patient with hypohidrotic ectodermal dysplasia under going emergency surgery[J]. Rev Bras Anestesiol,2015,65:522-524.

第十九节   先天性无痛无汗症
(congenital insensitivity to pain with anhydrosis)

麻醉管理所面临的主要问题

智力障碍,易受伤,可能合并其他畸形
体温调节功能障碍
有关麻醉必要性的问题
自主神经功能障碍,血流动力学不稳定
反流误吸风险大

【病名】

先天性无痛无汗症(congenital insensitivity to pain with anhydrosis,CIPA),又称遗传性感觉

神经病Ⅳ型（hereditary sensory neuropathy type Ⅳ，HSN-Ⅳ）、遗传性感觉和自主神经病Ⅳ型（hereditary sensory and autonomic neuropathy type Ⅳ）。

【病理与临床】

1. 先天性无痛无汗症属先天性痛觉不全症。先天性痛觉不全症分为先天性痛觉减退症（congenital indifference to pain，CIP）及遗传性感觉神经病（hereditary sensory neuropathy，HSN）两大类。HSN 是以感觉及自主神经功能障碍为主要临床表现的遗传性神经性疾病，Dyck 将其分为四型：HSN-Ⅰ型为常染色体显性遗传，HSN-Ⅱ型为常染色体隐性遗传，HSN-Ⅲ型为家族性自主神经异常症（familial dysautonomia，又称 Riley-day 综合征），HSN-Ⅳ型为先天性无痛无汗症。

2. 先天性无痛无汗症（CIPA）与先天性痛觉减退症（CIP）为常染色体隐性遗传性疾病，具体发病机制尚不清楚。其中，CIPA 可能与神经性酪氨酸激酶受体 1 型（neuropathic tyrosine kinase receptor Type 1，*NTRK1*）基因变异有关，CIP 可能与神经生长因子 Beta 亚单位（nerve growth factor，beta subunit，*NGFB*）基因变异有关，在以色列贝都因部落发现 *CIPA* 与 *TRkA* 基因（*NTRK1*）突变有关，它位于染色体 1q21-q22。*NTRK1* 突变阻碍了神经生长因子与酪氨酸激酶受体结合的能力，造成神经纤维缺失，同时在汗腺周围神经纤维的小髓神经纤维数量减少，无髓神经轴突丢失，CIPA 患者的皮肤活检显示汗腺结构正常，但缺乏神经支配，因而无汗。本病在日本及以色列报道较多，日本迄今已临床报道 100 余例，国内亦有报道。先天性无痛无汗症比先天性痛觉减退症多见。

3. 临床表现　CIP 以四肢痛觉消失为主。而 CIPA 全身痛觉消失、出汗少或无汗，常合并自主神经功能障碍及精神发育迟滞。由于痛觉缺失，常出现自伤行为，口唇、牙齿及角膜损伤、全身瘢痕、无痛性骨折、骨关节异常活动而形成 Charcot 关节等，患者活动能力因此低下，常需借助轮椅。由于无汗，体温调节功能障碍，常出现不明原因的发热或低体温。

4. 无特殊治疗　主要对症治疗及日常看护，尤其要注意环境温度，防止体温升高。

【麻醉管理】

1. 术前镇静与评估　由于本病患者对痛觉不敏感，经常受伤而毫不知晓，他们对麻醉手术较正常人更为紧张，加之常合并智能障碍，而术前兴奋与精神紧张可引起体温升高，故麻醉前镇静非常重要，应给予足量的镇静药及适度的精神安抚。此外，还应注意本病患者可能还合并有其他先天性疾病，如：伊东等报道了一例本病合并 Larsen 综合征的患儿，在 1~3 岁的二年中在全身麻醉下共计进行了 12 次手术。

2. 术前抗胆碱药的应用　有争议。有作者认为阿托品有可引起体温升高的风险，应禁用。但亦有作者认为术前用阿托品并未观察到体温升高，而它还可能对术中因自主神经功能障碍引起的心动过缓有一定的预防作用，临床上可根据需要酌情选用。但要注意此类患者自主神经功能障碍，小剂量阿托品可引起显著心率加快。

3. 全身麻醉管理　全身麻醉三要素是：镇静（意识消失及逆行性遗忘）、镇痛、肌松。目前对本病全身麻醉所必要的镇静深度及是否用镇痛药尚有不同的意见。有作者认为，由于此类患者无痛觉，故全身麻醉时可不用镇痛药，而仅使患者意识消失、肌松即可。上村裕平等报道了一例 13 岁（35kg）女孩在丙泊酚麻醉下（静注 30mg 后，以 3mg/（kg·h）r 维持）行第一足趾切除术，术中血流动力学平稳，血儿茶酚胺浓度无明显改变。Fujita 等亦认为此类患者可仅在丙泊酚麻醉下手术。但大多数报道认为虽然本病的病名曰"无痛症",但并非真的完全无痛觉,部分患者仅为痛觉减退,其他的感觉如触觉、温觉等均正常。日本东邦大学大桥医院麻醉科富冈等分析了 34 例 CIPA 患者的问卷调查,结果显示全部患者痛、温、触觉均存在不同程度的异常,但部分患者表现为痛觉减退。其中除 25 例完全无痛觉外,8 例痛觉减退。关于头痛与腹痛感觉,除 24 例完全无头痛感觉、约一半(14/30)患者完全无腹痛感觉外,其他为痛觉减退。尤其要注意的是,一半(16/34)患者存在对触觉过度敏感现象。Oliveira 等认为尽管患者对疼痛不敏感,但有些患者在手术操作过程中会产生触觉过敏,从而引起不愉快的体验,继而可造成精神伤害。故麻醉前应对患者感觉功能进行详细的检查与评估,不能一概而论。临床已有多篇报道已发现,本病患者不用镇痛药或浅麻醉下切皮等操作时出现躁动或血压升高、心率增快等应激反应。因此,大部分作者建议维持通常的镇静与镇痛深度。全身麻醉时适当应用阿片类镇痛药是有好处的,因为除镇痛外,还有利于抑制气管插管不良反应并有利于患者耐受气管导管。此外,要注意患者常合并交感神经功能障碍、血儿茶酚胺浓度变化迟钝、心血管应激能力下降,仅依靠交感神经反应或血流动力学变化判断麻醉深度有可能出现假象,建议脑电麻醉(镇静)深度监测。

4. 局部麻醉及椎管内麻醉　本病全麻下手术临床报道较多,而局麻较少。由于缺乏痛觉,与全身麻醉一样,局麻的必要性也有争议。文献报道,虽然无痛觉,但仍存在触觉、压觉,在日常生活中他们对强烈的外力有着类似"疼痛"样的精神表现,尤其对手术的恐惧感更超过常人。有文献报道,不用局麻药下肌肉活检,虽然患者无痛感,但触觉过敏却使患者感觉十分难受。腹部或下肢手术时,良好的局麻效果不仅可减少患者的不适,而且还可提供较好的肌松效果,有利于手术操作,故笔者认为此类患者局麻的适应证应与正常人相同。目前有关椎管内麻醉的报道较少。Pirani 等报道了一例在腰麻下剖宫产患者(穿刺点 $L_{4\sim5}$,注入 0.75% 高比重布比卡因 10.5mg,穿刺时未用局麻药,采用温度和触觉测试阻滞平面 T_4,去氧肾上腺素维持血压,术后不行镇痛),患者经过顺利,血流动力学平稳。由于自主神经系统异常,椎管内麻醉时要特别注意患者可能出现严重的血流动力学波动,尤其是心动过缓及低血压,严密血流动力学监测很重要。此外,从精神安抚与人道的角度来看,无论采用何种麻醉方法都应该用镇静药物,不建议在无麻醉下手术。

5. 饱胃与误吸　自主神经功能障碍可致胃肠道功能紊乱、胃排空延迟。Zlotnik 报道了三例在全身麻醉下行骨科手术的患者,其中二例插入喉罩(LMA),一例插入气管导管(ETT)。尽管均在术前至少禁食 8 小时,但术中均发生反流。其中插喉罩二例患者有胃内容的吸入、随后出现缺氧心搏停止,而插气管导管患者尽管出现反流,但由于气管导管的存在防止了误吸。由于喉罩增加了呕吐或反流后误吸的风险,作者建议此类患者应避免使用喉罩,同时对 CIPA 的患者,无论其禁食时间多长,均应按"饱胃"处理(见"饱胃患者的麻醉")。

6. 自主神经功能障碍　除胃排空障碍外,可引起体位性低血压、心动过缓及异常神经反射。以色列 Soroka 大学医学中心 Rozentsveig 等(2004 年)回顾了该中心 20 例 CIPA 患者,共计 40 次麻醉记录。结果:16 例患者在围手术期出现并发症。其中 1 例患者发生轻度低体温,15 例发生心血管事件(其中,一例心跳停止),这些并发症与所用麻醉药物无关,无高体温或术后恶心。其结论是:CIPA 心血管并发症很常见,是麻醉管理重点。此后,该中心 Zlotnik 等扩大病例,回顾性分析了 1990—2013 年 35 例患者、共计进行了 358 次全身麻醉,这是本病迄今病例数最多的一组分析报道。结果：术中有 3 例发热（>37.5℃），但无高热（>40℃）；一例患者在麻醉期间有大量的反流，但由于早期发现与及时吸引，没有误吸；一名儿童在诱导时出现了支气管痉挛；循环方面，术中心动过缓 10 例，术后心动过缓 11 例，一例心搏骤停（这是一个在丙泊酚加自主呼吸下吸入 N_2O/O_2 全身麻醉下行脚趾手术的 19 个月男孩，手术开始 30 分钟后发生心搏骤停，经抢救后心跳恢复和血压的恢复，但患儿 6 天后死亡）。总之，由于这种疾病的罕见性，各种并发症的风险难以预测，对麻醉医师来说仍然是一个挑战。

7. 体温管理　无汗及自主神经功能障碍致皮肤血管舒缩功能障碍、热放射量减少，不仅在高温环境下容易引起体温升高，而且因体温调节障碍，在低温环境下易出现低体温。亦有文献（Rozentsveig 等）认为实际上体温相关并发症并不是本病患者的主要问题，大部分患者均能维持体温正常。但临床上并不能因此而松懈，在围手术期应常规监测体温，体温升高时用解热药无效，应采用物理降温，必要时可大量输液。关于本病与恶性高热的关系，目前认为本病与恶性高热无关，因为体温升高是不同的机制，临床亦无发生恶性高热的报道。新仓等报道了一例术前 CK 值异常升高的患者二次全麻下手术均无异常体温升高。

8. 肌松药应用的有关问题　由于本病仅累及感觉神经，运动神经较少受累，文献报道包括琥珀胆碱在内的肌松药均可安全用于本病患者。但由于本病多合并有其他神经肌肉疾病，亦有用琥珀胆碱后血骨骼肌酶与肌红蛋白显著升高的报道，故琥珀胆碱应慎用。

9. 术后管理可不考虑镇痛问题，但同样要注意呕吐误吸及心动过缓等循环变化。由于无痛，苏醒后兴奋与躁动可引起伤口裂开、骨关节损伤及发热。术前应告知患者，术后要时常提醒，必要时对其可能造成二次损伤的肢体要进行适当的约束或采用护具。同时应适当镇静。

（郑利民）

参考文献

[1] 高嶋博.遺伝性運動性・感覚性・自律神経性ニューロパチーの臨床[J].臨床神経,2014,54:957-959.

[2] 上村裕平,小杉寿文,緒方理恵,他.先天性無痛無汗症患者のプロポフォール単独による麻酔経験─術中の血中カテコラミン値の変化[J].日本臨床麻酔学会誌,2010,30:480-484.

[3] FUJITA Y,NAKAMOTO A,INOUE M,et al. Anesthetic management with propofol alone in a patient with hereditary sensory and autonomic neuropathy[J]. Masui,2016,65:352-355.

[4] ZLOTNIK A,NATANEL D,KUTZ R,et al. Anesthetic management of patients with congenital insensitivity to pain with anhidrosis:a retrospective analysis of 358 procedures performed under general anesthesia[J]. Anesth Analg,2015,121:1316-1320.

[5] OLIVEIRA CR,PARIS VC,PEREIRA RA,et al. Anesthesia in a patient with congenital insensitivity to pain and anhidrosis[J]. Rev Bras Anestesiol. 2009;59:602-609.

[6] ZLOTNIK A,GRUENBAUM SE,ROZET I,et al. Risk of aspiration during anesthesia in patients with congenital insensitivity to pain with anhidrosis:case reports and review of the literature[J]. J Anesth,2010,24:778-782.

[7] PIRANI Z,QASEM F,KATSIRIS S. Anesthetic considerations in a parturient with congenital insensitivity to pain with anhidrosis[J]. Int J Obstet Anesth,2017,29:70-72.

[8] PARROTT LM. Anesthetic management of a patient with congenital insensitivity to pain:a case report[J]. AANA J,2013,81:376-378.

第二十节 象人综合征
(elephant man syndrome)

麻醉管理所面临的主要问题

心理障碍

胃排空障碍,幽门梗阻

肾功能障碍,尿崩症

深静脉血栓、肺栓塞

困难气道,面罩通气及气管插管困难

颈椎不稳

脊柱畸形

肺部病变

病变涉及全身多组织器官

【病名】

象人综合征(elephant man syndrome),又称 Proteus 综合征(Proteus syndrome,译名普罗特斯综合征)、Elatto Proteus 综合征(Elatto Proteus syndrome)、变形综合征等。

【病理与临床】

1. 本病是 1983 年由 Wiedemann 命名的一种罕见的先天性赘生性疾病。其临床特征是所有胚层的组织呈进行性、节段样或斑点状过度生长。患病率约十万或百万分之一,迄今已有 200 余例临床报道,国内及东亚地区(日本和韩国)均有个案报道。其中男性较多,呈散发,无家族史。最著名的病例是 1884 年 Frederick Treves 爵士向伦敦皇家病理学会报道的"象人(elephant man)"——英国人约瑟夫·凯里·梅理克(Joseph Carey Merrick),其头面部与全身畸变酷似大象。其病因尚不清楚,可能与 *AKT1* 基因(14q32.32-q32.33)致体细胞活化变异有关。*AKT1* 基因属 PTEN 基因调节系统一部分,PTEN 基因是具有双重特异性磷酸酶功能的抑癌基因,其脂质磷酸酶活性降调 PKB/AKT 信号转导,而 *AKT1* 基因参与编码与细胞增殖相关的信号传递通路的磷酸激酶,负责调节细胞增殖和凋亡等过程,它也是一种癌相关基因。本病与 Cowden 综合征、Bannayan-Riley-Ruvalcab 综合征(BRRS)、Proteus 样综合征(Proteus-like syndrome)同属 PTEN 错构瘤样肿瘤综合征(PTEN hamartoma tumor syndrome)。研究发现,与正常细胞相比,源自于患者异常增殖组织的培养细胞内 AKT 蛋白磷酸化酶活性增加,可导致组织过度生长与肿瘤易感性。

2. Proteus 是希腊神话中的一位善于自由变化身形、以逃避抓捕的海神——"海之老人",本病多变的临床表现特点宛如 Proteus。它以细胞的过度镶嵌式生长为特征,表现为全身各部位多样性、非对称性及不均衡性的过度生长。具体表现为:骨化过剩,出现巨大四肢及手足指(趾),颅骨及颜面骨变形,巨大椎体、脊椎畸形,同时合并巨大脊髓及脑组织异常发育等;皮肤过度生长,形成结缔组织痣与表皮痣;结缔组织过度生长,出现血管与淋巴管畸形、瘤样病变,血管过长易出现静脉血栓及继发性肺栓塞,还可出现脂肪瘤样病变及脂肪缺损等。通常畸形在出生时即存在,但不明显,此后持续性进行性发展,并一发而不可收拾,但青春期后逐渐稳定。患者常合并多系统病变,如:肺囊肿、双侧卵巢囊胞腺瘤、颌下腺单形性腺瘤、肾脏畸形、眼球畸形、肌肉病变及神经精神发育障碍。因多种组织、多系统病变的程度不同,其临床表现千差万别,有的表现四肢异常,有的还合并头面部异常,甚至脊柱畸形等。此外,因面容丑陋,合并严重心理障碍。

3. 诊断标准　本病的罕见性与多变性使其诊断极为困难,既往认为它是神经纤维瘤病。目前多采用 Biesecker(2006)的诊断标准,该标准是将临床表现分为 A、B、C 三类:A 类(一项):脑回状结缔组织痣。B 类:(三项):线状表皮痣,非对称性过度生长,双侧卵巢囊胞腺瘤或颌下腺单位形性腺瘤。C 类(四项):脂肪瘤或局部脂肪组织缺损,血管畸形,肺囊肿,颜面部畸形。其中,满足 A 类,或 B 类满足 2 项,或 C 类满足 3 项,即可诊断。

【麻醉管理】

1. 术前管理　本病无特殊治疗,患者常因各种畸形或合并其他外科疾病而多次手术治疗。术前评估时要充分认识到本病是一种复杂的疾病,因为它的罕见、多变及多系统、多种组织参与病变,不同的表现和程度使麻醉管理极具挑战性,应全面、仔细检查与评估。

(1) 要注意其病变不仅限于患者外貌,还可累及几乎所有的内脏器官,尤其是可能合并血管畸形、深静脉血栓及肺囊肿、肺大疱等危及生命的病变。

(2) Pennant 以"惊人的速度"来形容其病变进行性发展过程,患者会变得越来越畸形。因此,对多次手术者,上一次的手术麻醉经历只能作为重要的参考,但不能依赖! 在每一次麻醉前必须重新进行检查评估,尤其是气道、血栓、肺功能等。

(3) 患者常合并神经精神发育迟缓或因身体畸形而无有效治疗而出现的严重心理障碍。"象人"梅理克饱受歧视,靠展示自己谋生。在 20 世纪 70~80 年代他的故事成了很多戏剧与电影的素材,1980 年由大卫．林奇导演、约翰．赫特主演的电影《象人》获得了 8 项奥斯卡提名。一首"Proteus 综合征之歌"道不尽患者的绝望与心酸! 歌中唱道:"我是如此的空虚,仿佛在天空中的黑洞里。我看到了月亮,我看到了你的眼睛,你的一部分在这里死去。黑洞般的太阳,挂在天上"。要以科学、同情与怜悯之心对待患者。研究表明,术前良好的心理治疗与精神安抚,不仅可舒缓患者的紧张情绪,还有利于维持麻醉期间血流动力学平稳,并促进术后康复。

2. 麻醉管理　目前已有多篇麻醉管理的病例报道,其麻醉管理应注意以下几点:

(1) 气道管理:患者可能面部及牙齿畸形、上腭高拱、淋巴管瘤及颈部活动受限,会厌因过度生长而细长或宽而厚,大部分文献认为本病为困难气道者,可能出现面罩通气困难及气管插管困难。术前应仔细评估,做好充分的准备,Sinha、Pennant 及 Jung 等均推荐用纤维支气管镜引导下经口插管。因鼻腔组织过度增生可造成鼻腔狭窄,经鼻插管应慎重。此外,巨大的头部可能造成颈椎不稳,甚至寰枢关节半脱位,梅理克 27 岁在床上死亡,其死亡原因尚不清楚,多认为其死于窒息或颈椎脱位。在气管插管与颈静脉穿刺等头颈部操作时应防止继发性颈髓损伤。

(2) 深静脉血栓及继发性肺栓塞:2000 年 Slavotinek 等报道了三例因肺栓塞而猝死的本病患者,患者年龄分别为 9、12、17 岁。2001 年 Cohen 综述了 17 例早期死亡的病例,强调了深部静脉血栓与肺栓塞是本病最常见的死亡原因之一。几乎所有在美国国家卫生研究院(NIH)治疗过的患者的都经历过血栓形成的困扰。深静脉血栓形成的主要原因是肢体与血管过度生长、血管变长,此外还可能与血管异常及下肢病变使运动与肌肉活动减少有关,其脱落可引起继发性肺栓塞。Biesecker 认为它也是围手术期死亡重要原因,强烈建议所有的患者在手术后用低分子肝素进行抗凝治疗。但要注意抗凝治疗可增加术后出血的风险,应合理使用抗凝剂并密切监测患者的血栓。Biesecker 不建议对非手术患者预防性抗凝,因为没有数据来评估这种方法的风险和好处。

(3)呼吸管理:肺部病变最常见的是肺囊肿、肺大疱、肺气肿、肺不张和纤维化。此外,扁桃体及咽部淋巴组织等增生肥大可发生阻塞性睡眠呼吸暂停综合征(OSAS),Pennant 报道了一例患儿术后间歇性上呼吸道阻塞。文献报道,呼吸及相关并发症是本病另一重要死亡原因。因此,加强围手术期呼吸管理十分重要。

(4)椎管内麻醉与区域神经阻滞。因椎体融合、巨大椎体、脊柱畸形及脊髓过度生长,椎管内穿刺时定位不清、穿刺困难,甚至有损伤脊髓的风险。加上术后常需抗凝治疗,故多不主张行椎管内麻醉。Özgür 报道了一例腰麻下安全实施泌尿系结石手术病例,他认为椎管内麻醉血栓栓塞的风险较低,肺部并发症少,对术前影像学检查排除脊柱与脊髓畸形的患者有一定的优势。由于本病临床表现差异极大,临床上应根据患者实际情况选择性实施。同样,由于穿刺部位神经血管解剖学异常的高发生率,应避免区域神经阻滞。但近年来随着超声技术的应用,已使临床麻醉医师能够较熟练地区分血管、神经及其他组织,有助于减少或避免神经及其他组织损伤,提高穿刺成功率。Kingwill 报道了一例超声引导下臂丛神经阻滞,成功地用于因右前臂过度生长而行软组织切除术的 4 岁男孩。

(5)麻醉药的应用:迄今尚无文献报道本病禁忌的麻醉药及其相关药物。关于它与恶性高热的关系,Pennant 等认为它是一种主要由骨骼组织、而非肌肉引起的疾病,因此无发生恶性高热的风险,其他文献均未观察到患者的体温波动。但对合并肌肉疾病者应慎用肌松剂,避免用去极化肌松剂。

(6)全身管理:前已述及,本病是一个累及全身多器官组织的疾病。除上述之外,患者还可能合并各种血管畸形,其中,尤其是要注意脑动静脉畸形,严重者可引起脑出血。幽门梗阻可致胃排空障碍,麻醉中出现反流误吸,部分患者可能合并肾功能不全、肾性尿崩症等。

(郑利民)

参考文献

[1] LINDHURST MJ,SAPP JC,TEER JK,et al. A mosaic activating mutation in AKT1 associated with the Proteus syndrome[J]. N Engl J Med,2011,365:611-619.

[2] SETHI D. Proteus syndrome:what the Anesthetist should know[J]. J Clin Anesthe,2015,27:419-422.

[3] ÖZGÜR M,CEYLAN FB,ÖZLE F. Spinal anesthesia for a rare case of Proteus syndrome[J]. Gaziantep Med J, 2014,20:274-276.

[4] CANTONE E,CAVALIERE M,CASTAGNA G,et al. Operative management of OSAS in a complex case of Proteus syndrome[J]. Case Rep Otolaryngol,2015,2015:137589.

[5] SINHA C,GUPTA B,KAUR M,et al. Proteus syndrome:a medical rarity[J]. Saudi J Anaesth,2011,5: 233-234.

[6] PUGELY AJ,MARTIN CT,GAO Y,et al. Differences in short-term complications between spinal and general anesthesia for primary total knee arthroplasty[J]. J Bone Joint Surg Am,2013,95:193-199.

[7] JUNG M H,HYEON J L,EUN S K,et al. Bronchoscopic concerns in Proteus syndrome:a case report[J]. Korean J Anesthe,2016,69:523-526.

[8] ANASTASIA A,PANAGIOTA F,CHRYSANTI B,et al. Anaesthesia and orphan diseases:airway management in Proteus disease[J]. Eur J Anaesthe,2017,34:180-181.

[9] KINGWILL AC,LAMACRAFT G. Ultrasound-guided neural blockade in Proteus syndrome[J]. South African J Anaesthe Analge,2015,21:6.

第二十一节　遗传性大疱性表皮松解症
(hereditary epidermolysis bullosa)

麻醉管理所面临的主要问题

皮肤黏膜广泛病变、容易受损
全身状况差,营养障碍、水电解质平衡失调
性格异常
肾上腺皮质激素治疗
气管插管与拔管困难
易反流、误吸
术后疼痛管理

【病名】

遗传性大疱性表皮松解症(hereditary epidermolysis bullosa,EB),又称表皮水疱症。

【病理与临床】

1. EB 是一种皮肤和黏膜对机械损伤特别敏感的遗传性皮肤病,其基本病变为表皮与真皮交界部的结构蛋白先天异常。临床特点是轻微的机械刺激即可引起全身皮肤黏膜水疱,水疱亦可无任何刺激自发性出现。破溃后可感染,如此反复发生,全身各部位均可形成瘢痕,引起关节挛缩与张口障碍。口腔、咽喉、气管、食管、角膜均可受累,全身水疱、体液渗出、蛋白质丢失及食管瘢痕不能进食,可引起营养障碍及低蛋白、贫血及水电解质平衡失调。患病率约 5 万~50 万分之一,日本推测患者人数约 500~640 人,无种族区别,男女性发病数相同,发病年龄小于 1 岁者约占 90%。我国发病数不详。

2. EB 分型非常复杂,自 1999 年以来,已作 4 次修改,详细可查阅相关文献。目前根据水疱形成的部位、临床症状、遗传方式,EB 分为四(或五)型(单纯型、交界型、显性与隐性营养障碍型、Kindler 综合征)及若干亚型。各病型分布比例是:单纯型占 32%,交界型占 7%,显性与隐性营养障碍型各占 21% 与 33%,其他为 7%。

(1) 单纯型 (epidermolysis bullosa simplex,EBS):表皮基底细胞张力微丝(tonofilament)附着板(attachment plaque)异常致表皮基底细胞内水疱形成。相关基团/蛋白为:张力微丝相关基因 *KRT5/keratin5*(角蛋白 5)、KRT14/keratin14 及附着板相关基因 *PLEC/plectin*(网蛋白)。EBS 因其裂隙在表皮内形成,故皮疹常不留瘢痕与粟粒疹。它又分为五个亚型:

A. localized 型:最轻,水疱仅限掌、足底。

B. Dowling-Meara 型:全身性水疱,呈环形疱疹状排列。

C. generalized other 型:症状介于上述二者之间,上述三型相关基因/蛋白质为 *KRT5/*(*keratin5?*)、*KRT14/*(*keratin14*),常染色体显性遗传。

D. 合并迟发性营养不良性肌病(muscular Dystrophy)型。

E. 合并幽门梗阻型:上述二型相关基因为 *PLEC1*(*plectin*),常染色体隐性遗传。

（2）交界部型（junctional epidermolysis bullosa，JEB），是基底细胞与基底板间透明层（lamina lucida）水疱形成。为常染色体隐性遗传，此型水疱治愈后皮肤萎缩，但不留瘢痕。它分为三个亚型：

A. Herlitz 型：相关基因（蛋白质）为 *LAMA3*，*LAMB3*，*LAMC2*（层粘连蛋白 332），层粘连蛋白 332 完全缺失。从出生时开始全身难治性水疱或烂，此后不缓解。

B. non-Herlitz 型：相关基因为 *LAMA3*，*LAMB3*，*LAMC2* 及 *COL17A1*，层粘连蛋白 332 表达减少或 type XVII 胶原蛋白缺损。表现为水疱及糜烂、头部萎缩性脱发、指甲及牙齿发育不良。

C. 合并幽门梗阻型：与 α6β4 整合蛋白异常有关，出生时开始广范围的皮肤溃疡并伴先天性幽门梗阻症状。Herlitz 型与合并幽门梗阻型预后不良。

（3）营养障碍型（dystrophic epidermolysis bullosa，DEB）：DEB 是由于组成锚原纤维（anchoring fibri）的胶原蛋白（type VII collagen）异常所致，相关基因均为 COL7A1。水疱形成部位在致密层下的真皮，愈合后留下瘢痕。反复发生的水疱、糜烂可使手足指趾愈合后呈棍棒状、关节挛缩。这些病变可见于口腔及食管黏膜等。严重时可致食管狭窄与吞咽困难，出现营养不良、慢性贫血及生长发育障害，瘢痕部可能癌变（棘细胞癌）。角膜反复发生糜烂、瘢痕可致失明。它分为二型：

A. 常染色体显性遗传型：出生后婴儿期全身（主要在四肢伸侧）水疱，伴手指变形，随年龄的增长多有改善。

B. 常染色体隐性遗传型：出生时乃至生后不久四肢躯干水疱与糜烂反复出现，不随年龄的增长而改善。根据 type VII collagen 是否完全缺损或减少及临床症状，它又分为二型：隐性重症型（severe generalized 型，RDEB-sev gen），旧称 Hallopeau-Siemens 型；隐性其他型（generalized other 型，RDEB-O），旧称非 Hallopeau-Siemens 型（RDEB-non-HS）。

（4）Kindler 综合征：为多个水疱形成面（尤其是表皮、透明带、致密层下）。多个水疱形成面的存在是机械刺激致水疱性疾患（mechanobullous disorder）的特点。有时出生时表现为重症，但可随着年龄的增长而缓解，可合并皮肤萎缩及光过敏。

3. 本病无有效治疗方法，仅对症治疗。日常生活护理及并发症的防治十分重要。近年有文献报道骨髓移植可改善隐性重症营养障碍型者皮损。患者常用糖皮质激素治疗。苯妥英钠可抑制皮肤胶原酶，对部分患者有一定疗效。

【麻醉管理】

1. 术前管理   大疱性表皮松解症的麻醉处理非常棘手，即使对一个经验丰富的麻醉医师，EB 患者的麻醉管理也是一个重大挑战。由于患者皮损程度从轻症到重症的临床表现跨度相当大，麻醉前首先应了解病变的类型及皮肤、黏膜损害程度的与范围，尤其要高度重视营养障碍型。对重症者由于体液渗出与食管狭窄，可出现营养障碍、贫血、低蛋白血症、水及电解质平衡失调，术前应尽量纠正。患者长期受病痛的折磨，常合并易激惹、烦躁、抑郁等性格异常，精神抚慰及适度镇静非常重要。为避免肌内注射加重患者的损伤，术前用药禁止肌内注射，应口服或待进入手术室后静脉给药。口服药应尽量选水剂或散剂，禁用片剂，以免损伤口腔与食管黏膜。为了避免搬动患者加重其皮肤损伤，最好让患者自己向病床或手术台上移动，因此镇静药用量不可过大。部分患者可能合并扩张型心肌病、肾功能损害及其他先天性代谢性疾病，如：Narejo 报道的病例合并 G6PD 缺乏症。术前应作仔细评估并制订详细麻醉管理方案。此外，有人认为本病与卟啉症有一定的关系，应避免用巴比妥类。对不合作的小儿，术前可口服咪达唑仑糖浆。不少患者因疼痛而长期服用阿片类药及长期用肾上腺皮质激素、苯妥英钠等药物治疗,其麻醉管理注意事项见相关章节。患者常合并食管狭窄、吞咽困难、幽门梗阻,胃食管反流的风险高。

2. 麻醉管理的重点是避免机械刺激与损伤、保护皮肤黏膜免受进一步损害。细节管理非常重要。

(1) 建立静脉通道:因皮肤瘢痕与大疱创面,有时建立静脉通道非常困难,而常规周围静脉穿刺(用止血带充盈周围静脉)及黏性胶带固定都有可能造成患者损伤,应采用非粘胶带固定。必要时在超声引导下进行中心静脉穿刺。因水疱多位于表皮、真皮或结合部,在进行各种穿操作时(如:动脉与静脉穿刺、椎管内穿刺、区域神经阻滞等)禁止进行皮内浸润麻醉。

(2) 保护眼睛:患者眼角膜特别容易受伤,应注意保护眼睛。用眼膏润滑并用柔软的纱布覆盖。

(3) 麻醉选择原则是尽量减少对患者的机械损伤,包括穿刺损伤。因此,文献报道选用全身麻醉较多,如有可能,全麻应尽量采用不气管插管、保留自主呼吸的"面罩麻醉",但应注意面罩压迫面部可引起皮肤损伤。由于患者常合并上呼吸道梗阻与气管插管困难,应避免深度镇静,以免造成严重气道管理困难。而且一旦发生,紧急气道处理可能给患者带来更大的创伤,故应根据患者包括气道在内的全身状况、手术方式等慎重选择麻醉方式。若穿刺点及其附近皮肤无大疱及感染灶时,也可用椎管内麻醉及区域神经阻滞。但要注意,穿刺时禁止行皮内浸润麻醉,可仅行肌肉、韧带、软组织内局麻。另外,应尽量避免置入导管行连续法。有报道少数患者椎管内穿刺点可产生水疱,但不会引起严重后果。神经阻滞应在超声引导下实施,尽量减少穿刺损伤,提高成功率,在移动超声探头时应使用大量凝胶,尽量减少皮肤摩擦。尤其要注意的是,防止患者兴奋、躁动及术后恶心呕吐等意外受伤是预防机械性损伤的最重要措施。良好的镇痛镇静、恰当的肌松、平稳的麻醉诱导期与苏醒期,是本病麻醉管理的最基本要求。本病无特殊禁忌的麻醉药,迟发性营养不良性肌病者应避免用去极化肌松药。有作者认为因丙泊酚有预防术后恶心呕吐作用,较吸入麻醉药好。

(4) 气管插管的有关问题

A. 严重症型患者常常合并面部、颈部、口腔、咽部瘢痕、红肿、水疱、溃烂,瘢痕挛缩致头颈活动及张口受限、口咽腔狭窄,甚至舌头与上腭粘连,这些均可导致气管插管困难。另一方面,气管插管操作可引起严重的口腔与咽部水疱、出血及继发瘢痕形成,应尽量避免气管插管。但James 报道,对 33 例患者共计 131 次气管插管统计分析,未发生咽喉部及气道水疱。

B. 喉罩应用的问题:因病变常累及会厌,故应选用 Macintosh 镜片,尽量避免触及会厌。Frost 认为咽喉部为扁平上皮,而气管黏膜为柱状上皮,与咽部及会厌相比,本病气管黏膜较少受累,而喉罩对咽喉部压迫不可避免,增加了机械损伤的风险,故本病患者不推荐用喉罩。James 等认为需要用器械维持呼吸道通畅的患者气管插管仍是首选。

C. 经鼻插管与经口插管:对一些口腔或插管困难的患者,经鼻插管可能更有优势。鼻黏膜上皮细胞为有分泌黏液功能的杯状细胞,与口腔黏膜的分层鳞状上皮细胞相比不易起水疱。有作者认为,困难插管患者纤支镜引导下清醒经鼻插管可能更好操作。此外,没有胶带的情况下,与经口导管相比,经鼻导管更容易固定。无论何种途径,损伤最小是唯一的标准。应用各种视频插管工具可减少损伤。

D. 气管导管的选择:为防止气管导管致气管黏膜的损伤,插管时要轻柔操作,尽量选用较细的、不带套囊、质地柔软的气管导管。有作者推荐将普通导管用温水浸软后再用。咳呛、躁动、吞咽活动致导管与气管壁摩擦可带来气管损伤,应避免之。

E. 导管固定与固定胶带与敷料:粘贴式胶布可造成皮肤损伤甚至撕脱,应尽量不用或少用,必须用时应选用柔软的无黏着力的敷料,如果对使用敷料的安全性有任何疑问,应先在一小块皮肤区域进行测试。气管导管固定可用绳带绑扎,或用导管支架固定,甚至有专人用手固定。

F. 尽量减少口腔与气管内吸引的次数。需要吸引时,吸引负压不可过大。插管前用凡士林保护口唇。吸氧面罩、气管导管与喉镜片等器械涂倍他米松等皮质激素软膏。

(5) 气管拔管:因插管困难与插管损伤,患者可能拔管困难。在拔管前应充分评估、慎重决定。

(6) 监测:原则是尽量减少不必要的监测项目,各种电极、探头、袖带均应尽量不直接接触患者皮肤。

A. 心电监测:尽量不用粘贴式电极。如果不得不使用,应选用黏度与面积最小者,在取下时应特别小心。或用针式电极。

B. 脉搏氧饱和度:指夹式探头的钳夹力过大可造成的损伤,建议用一次性探头(不要直接粘贴皮肤)。重症型患者指(趾)常形成大量瘢痕以致脉搏氧饱和度监测困难,Esfahanizade 等建议测量耳垂等部位。

C. 血压监测:袖带与皮肤接触处应垫弹性绷带,尽量减少测压次数。必要时可行有创血压监测。

D. 体温监测可用红外线鼓膜温度计测定。

E. 食管、直肠黏膜容易受累,有在拔胃管时将食管黏膜剥脱的报道。此外尿道的远心端黏膜为扁平上皮细胞、拔除尿管后有尿道内形成水疱而引起尿潴留的危险,故应尽量避免插胃管、尿管等。

(7) 全身溃烂易致体温丢失,术中要注意保温。

(8) 其他:皮肤保护、体位管理等请见“Ehlers-Danlos 综合征”。

A. 在搬动患者时要轻柔。手术床单要柔软、平整,以免皮肤受压。

B. 电刀电极板不可使用粘贴式,与患者皮肤接触可隔以盐水纱布。

C. 皮肤消毒时应避免擦拭法消毒,而应采用浸泡法,自然晾干。

3. 术后镇痛　术后镇痛对患者特别重要,无特殊禁忌镇痛药,镇痛方式可选口服或静脉。椎管内或神经阻滞只能实行单次注射,不建议置入导管。椎管内镇痛可用吗啡或长效阿片类药物(DepoDur®)。鼻内阿片类药物对短期治疗有效。必要时口腔医师可以使用利多卡因浸润,但在注射时要小心,避免黏膜起泡。文献报道,局部表面伤口用 2%利多卡因胶(浓度)有效。要特别注意预防阿片类药物引起的瘙痒,可用抗组胺药、加巴喷丁、普瑞巴林,甚至小剂量纳洛酮。

(郑利民)

参考文献

[1] AL-ABADI A,AL-AZRI SA,BAKATHIR A,et al. Dental and anaesthetic challenges in a patient with dystrophic epidermolysis bullosa[J]. Sultan Qaboos Univ Med J,2016,16:e495-e499.

[2] THOMPSON JW,AHMET AR,DUBLEY JP. Epidermolysis bullosa dystrofica of the larynx and trachea. acute airway obstruction[J]. Ann Otol,1980,89:428-429.

[3] ÖZKAN AS,KAYHAN GE,AKBAŞ S,et al. Emergency difficult airway management in a patient with severe epidermolysis bullosa[J]. Turk J Anaesthesiol Reanim,2016,44:270-272.

［4］ NAREJO AS,KHAN MU,ALOTAIBI W,et al. Anesthetic consideration in dystrophic epidermolysis bullosa［J］. Saudi J Anaesth,2016,10:110-112.

［5］ ESFAHANIZADE K,MAHDAVI AR,ANSARI G,et al. Epidermolysis bullosa,dental and anesthetic management:a case report［J］. J Dent (Shiraz),2014,15:147-152.

［6］ 阿部浩,中村耕一郎,石井俊二,他. 先天性表皮水疱症に対する硬膜外麻酔の経験［J］. 臨床麻酔,1991, 14:675-676.

［7］ 東佳世,西田朋代,大橋陽子,他. 先天性表皮水疱症患者の麻酔経験［J］. 臨床麻酔,1993,16:1239-1240.

［8］ JAMES I,WARK H. Airway management during anesthesia in patients with epidermolysis bullosa dystrophica ［J］. Anesthesiology,1982,56:323-326.

［9］ FROST PM. Epidermolysis bullosa dystrophica［J］. Anaesthesia,1981,36:79.

［10］ PRABHU VR,REKKA P,RAMESH,et al. Dental and anesthetic management of a child with epidermolysis bullosa［J］. J Indian Soc Pedod Prev Dent,2011,29:155-160.

［11］ JESUS LE,RANGEL M,MOURA-FILHO RS,et al. Urological surgery in epidermolysis bullosa:tactical planning for surgery and anesthesia［J］. Int Braz J Urol,2014,40:702-707.

［12］ GOLDSCHNEIDER KR,GOOD J,HARROP E,et al. Dystrophic epidermolysis bullosa research association international (DEBRA international). pain care for patients with epidermolysis bullosa:best care practice guidelines［J］. BMC Med,2014,12:178.

第二十二节　婴幼儿全身性透明样变性症
（infantile systemic hyalinosis）

麻醉管理所面临的主要问题

全身性疾病

病情危重,营养不良,多早期死亡

困难气道

易感染

骨质疏松症,易骨折

【病名】

婴幼儿全身性透明样变性症(infantile systemic hyalinosis,ISH),又称婴儿型全身性玻璃样变性、先天性透明物质沉积症、纤维软疣(molluscum fibrosum)、幼年性透明性纤维瘤病(juvenile hyaline fibromatosis)等。

【病理与临床】

1. ISH 是一种罕见的、死亡率相当高的常染色体隐性遗传性结缔组织疾病。1873 年由 Murray 首先报道,1986 年由 Landing 与 Nadorra 正式命名。迄今已临床报道近 200 例,无明显种族或地域差异,但沙特阿拉伯报道较多,且多为近亲结婚的后果。其病因不明,现认为它与位于染色体 4q21. 21 上的毛细管形态发生基因 2(capillary morphogenesis gene 2,*CMG2*)/炭疽毒素受体 2(anthrax toxin receptor 2,*ANTXR2*)基因突变有关。组织学特点是纤维透明状物质在皮肤、肺、口腔、关节、骨骼、骨骼肌、心肌、胃肠道、淋巴结、脾脏、甲状腺和肾上腺等全身器官与组织中广泛沉积,从而引起相关器官组织的病变与功能障碍。这种透明状物质为糖蛋白玻璃半透明物质(glassy translucent substance of glycolprotein)。

2. 临床表现与纤维透明状物质沉积部位及其程度有关。出生后数月开始出现全身多发性结节、牙龈增生、皮肤增生变厚及脸、头皮和颈部的丘疹。结节多见于头枕部、四肢关节伸侧，使脊柱与关节挛缩、活动障碍。透明物质沉积于肺部可致呼吸功能障碍及频繁的严重肺部感染，沉积于口周致张口困难、咀嚼吸吮困难，沉积于肠壁致蛋白质丧失肠病、反复感染及顽固性腹泻。患儿智力常正常，常合并骨质疏松，易骨折。

3. 对症治疗，无特殊有效治疗。

【麻醉管理】

1. 本病是一种可能累及全身各重要器官组织的全身性疾病，患儿常合并严重营养不良及心肺并发症而早期死亡，死亡年龄多小于 2 岁。但轻症患者亦可成活至成年，如 Qasem 报道的病例为 27 岁。但要注意的是，此类患者不仅可能合并重度营养不良及发育障碍（如上述 27 岁患者体重 21kg，身高 98cm），而且由于岁月的积累，其进行性关节挛缩及全身结节样病变更加明显。对重症、预计存活时间短的患者，应尽量避免各种择期手术。术前应对患者包括气道在内的全身状况进行全面仔细检查与评估，尽量改善其营养状况、控制全身感染。由于病变可能累及肾上腺，建议术前对肾上腺皮质功能进行评估（见"Addison 病"），常规给予适量糖皮质激素。由于皮肤增厚，可能面临周围静脉穿刺困难。

2. 气道管理 由于牙龈增生、口鼻咽喉部及声带结节、进行性张口障碍、颈椎挛缩与活动受限等多种因素，本病属于困难气道者。严重的颈椎挛缩甚至难以进行气管切开，而张口受限亦无法使用喉罩，鼻腔结节使经鼻插管困难。Norman 等报道了一对姐妹的麻醉管理，重点强调了气道管理的重要性。而 Qasem 报道的病例，第一次在全麻下放置喉罩失败，患者出现缺氧症状而不得不终止麻醉；第二次（次日）在纤维支气管镜下插管，但由于声带结节及设备问题而插管失败，最后不得不终止气管插管、在七氟烷及氯胺酮面罩麻醉下手术。因此，术前应对气道进行详细的评估，并制定详细的气道管理计划。

3. 本病无特殊禁忌的麻醉药。氟化醚类挥发性麻醉药已安全用于此类患者，尽管患者常合并脊柱畸形，但并非恶性高热高危者。由于患者可能合并肌肉病变，故应慎用非去极化肌松药，禁用去极化肌松药。

4. 防止感染 本病有很高的感染风险，其机制尚不清楚。文献报道显示，ISH 患者免疫力下降、加之病变可能累及肺部，极易发生肺部感染。Klebanova 等报道了一例合并免疫缺陷的患者，其特点是低免疫球蛋白 G 及细胞免疫功能受损。因此，在进行各项操作时（尤其是气道操作及静脉注射时）应坚守无菌原则。

5. 患者常合并骨质疏松及四肢关节挛缩，在摆放体位或搬动时注意避免压迫损伤及骨折。

（郑利民）

参考文献

[1] MOHAMED S, AHMED W, AL-JURAYYAN N, et al. Infantile systemic hyalinosis complicated with right atrial thrombus and pericardial effusion in an infant[J]. Pediatrics and Neonatology, 2017, 5877-5880.

[2] QASEM F, ABOTAIBAN A, AHMAD H. Airway management in a patient with infantile systemic hyalinosis[J]. J Anesth Clin Res, 2012, 3:263.

[3] KLEBANOVA Y, SCHWINDT C. Infantile systemic hyalinosis: a case report of compromised cellular and humoral branches of the immune system leading to infections[J]. Pediatr Asthma Allergy Immunol, 2009, 22:127-130.

第二章

中枢神经系统与头面部疾病

第一节　3M 综合征
（3M syndrome）

麻醉管理所面临的主要问题

可能合并全身多器官畸形

困难气道

生长发育迟缓、营养不良

【病名】

3M 综合征（3M Syndrome，three M Syndrome），又称 3M 侏儒症（3M dwarfism）、3-M 细长骨骼侏儒症（three-M slender-boned nanism，3-MSBN）、Le Merrer 综合征（Le Merrer syndrome）、沮丧面容综合征（gloomy face syndrome）、雅库特矮小综合征（Yakut short stature syndrome）等。

【病理与临床】

1. 本病是一种以出生前（子宫内）及出生后生长发育障碍为临床特征的常染色体隐性遗传性疾病，1972 年由 Miller、McKusick、Malvaux 首先报道，故以他们三人名字的首位字母 M 命名。其病因不明，可能与 *CUL7*、*OBSL1*、*CCDC8* 三种基因中的一种突变有关，其中 *CUL7* 基因变异占 77.5%，*OBSL1* 占 16%。目前还不清楚这些基因突变是如何导致本病的具体征状，而且这三种基因的突变并不能完全解释其症状，故可能还有其他基因突变参与其中。本病极为罕见，自 1972 年首次描述该病以来，迄今医学文献报道了大约 25~50 个病例，无性别差异。

2. 临床表现　胎儿宫内发育迟缓，出生后生长迟滞和骨成熟延迟，身材矮小。头面部异常，颅骨矢状缝过早闭合可能会限制头部侧向生长，而表现异常狭长，前额突出，头较大，但头围正常；尖下巴，面中部可能异常扁平，饱满的眉毛，肥厚的鼻尖，耳朵，嘴唇突出，上颌骨发育不全。牙齿异常拥挤、前突。颈部短而宽，肩颈部肌肉（斜方肌等）大而突出，肩膀高宽、肩胛骨高耸，方肩。其他骨骼畸形包括：手臂和腿部的长骨异常纤细；肋骨狭窄、肋缘薄的凹槽；胸骨短或可能出现凹陷或异常突出；可能合并脊柱畸形、椎体高大脊柱裂；手指弯曲，第五指短，脚后跟（距骨）突出，关节松弛。可能合并男性性腺功能减退和尿道下裂。智力似乎正常。

3. 诊断根据临床表现及基因检测。

【麻醉管理】

1. 本病基本病理改变与 Russel-Silver 综合征相似,但由于它极为罕见,目前对其尚知之甚少。一般而言,本病的预期寿命基本是正常的,但部分患者可能合并严重的全身病变,如个别病例可能合并脑动脉瘤,在西伯利亚雅库特人群中发现了一种 3M 综合征的变种(雅库特矮小身材综合征),患者通常在出生后早期合并严重的可能危及生命的呼吸系统病变。因此与其他先天性疾病同样,麻醉前应对全身状况进行仔细检查与评估。麻醉前应尽量改善患者的营养状况及控制肺部感染。与 Russel-Silver 综合征一样,患者可能进行生长激素治疗,但要注意它可加重甲状腺功能减退的症状并可引起糖耐量异常与高血糖。

2. 关于本病麻醉管理的报道较少,目前仅检索到两篇。Tsiotou 报道了一例 6 岁男童安全地在全身麻醉下进行了腹股沟疝修补术,而 Galea 报道了一例妊娠妇女在全身麻醉下剖宫产手术,麻醉诱导后气管插管困难,其原因与本病解剖学特征及妊娠或两者相结合造成,本病应按困难气道处理。

3. 本病无特殊禁忌麻醉药,但由于生长发育障碍、低体重,应根据不同个体选择恰当的用药量。此外,由于多合并脊柱畸形,在影像学检查确认之前,不建议行椎管内麻醉。

4. 其他   由于合并关节松弛,体位安放时应避免肢体损伤,尤其在气道与头颈部操作时应注意避免颈髓损伤。关于其体温与血糖管理,请见"Russel-Silver 综合征"。

(郑利民)

参考文献

[1] TSIOTOU AG,MALISIOVA A,KALLIARDOU E. Anaesthesia and orphan disease:the child with 3M syndrome [J]. Eur J Anaesthe,2012,29:598-600.

[2] GALEA M,COMARA S. Anaesthesia for emergency caesarean section in a woman with 3M syndrome[J]. Intern J Obstetr Anaesth,2008,17:197-198.

第二节   Alzheimer 病
(Alzheimer disease)

麻醉管理所面临的主要问题

高龄
痴呆、认知功能障碍、精神障碍
可能合并心血管、呼吸、神经等多系统疾病

【病名】

Alzheimer 病(Alzheimer disease,AD),译名阿尔茨海默病。又称 Alzheimer 综合征(Alzheimer syndrome)、Alzheimer 痴呆(Alzheimer dementia,AD)、Alzheimer 硬化(Alzheimer sclerosis)、Alzheimer 型痴呆(Alzheimer-type dementia,ATD)、原发性老年性退行性痴呆(primary senile degenerative dementia)、老年性痴呆等。

【病理与临床】

1. 阿尔茨海默病是老年人常见的神经系统变性疾病。其临床特征为隐袭起病,通常先出现短期记忆损害,病情缓慢进展,进行性认知功能障碍和行为损害,多伴有人格改变。本病最早在 1906 年由 Alois Alzheimer(德国)描述。65 岁及以上人群中,6%~8%患有阿尔茨海默病,女性多于男性。AD 的病因至今仍不清楚,可能与遗传因素、病毒感染、环境因素等有关。目前有多种学说,如 β-淀粉样蛋白瀑布理论、tau 蛋白学说等。

2. AD 的大体病理表现为弥漫性脑萎缩和脑重量减轻。组织病理学上的典型改变为细胞外 β-淀粉样蛋白沉积,细胞内神经纤维缠绕,老年斑形成及神经元减少等。

3. 诊断 AD 临床诊断的一般依据是隐袭性起病,进行性智能衰退,记忆障碍、认知障碍与精神症状明显,神经功能缺失症状和影像学改变轻微。临床常用的诊断标准包括美国国立神经病语言障碍卒中研究所和阿尔茨海默病及相关疾病协会标准、中国精神疾病诊断标准等。85%的 AD 患者可通过完整的病史、标准的神经科检查和排除其他疾病所致精神障碍而做出正确诊断。

【麻醉管理】

1. 目前麻醉和手术对 AD 的影响尚不明确,每位 AD 患者的情况也不同,应根据具体情况确定个体化的麻醉方案。术前评估除要注意除神经精神障碍外,患者还常合并一些老年性疾病。术中应加强监测,保持血流动力学平稳,尽可能缩短麻醉和手术的时间,术后应尽快使患者恢复至术前状态,减轻其神经精神系统的应激反应及并发症。

2. 术前管理 术前应由麻醉科、外科、神经内科医师等多学科会诊,共同制订个体化的诊疗方案。与患者及家属交流,全面细致地评估患者生理、心理状态,重点在于重要脏器功能储备和合并疾病情况。术前应认真询问患者用药史,掌握常见不良反应及与麻醉药之间可能的相互作用。麻醉前用药应谨慎,以避免加重意识障碍和防止呼吸抑制,避免用抗胆碱药东莨菪碱等。

3. 麻醉管理

(1) 麻醉方法的选择:阿尔茨海默病患者实施麻醉较为困难,若选择椎管内麻醉及神经阻滞麻醉,患者在麻醉操作期间往往不配合,易发生意外。研究表明,对 AD 患者,区域麻醉与全身麻醉相比并无显著优势。以镇痛完善且结合安置喉罩维持通气、实施最低且有效的全凭静脉全身麻醉为合理,全身麻醉后可辅以局部浸润麻醉或神经阻滞麻醉,可减少全身麻醉药的用量,并提供完善的术后镇痛。应尽量降低气管插管和手术创伤对神经系统与内分泌系统的应激反应,因术毕清醒期患者对拔气管插管耐受性差,容易加重其症状,喉罩用于 AD 患者有一定的优势。

(2) 麻醉药物的选择:一些研究报道认为,异氟烷、七氟烷增加 β-淀粉样蛋白沉积,增加 tau 蛋白聚集,可能与 AD 的病理变化有关。与异氟烷和七氟烷相比,地氟烷对 β-淀粉样蛋白沉积和 tau 蛋白聚集影响不明显。但也有研究认为地氟烷直接或间接地对 tau 蛋白聚集产生影响。还有一些文献指出七氟烷和地氟烷可使患者更快的恢复至术前状态,有可能是有利的选择。这些矛盾的现象令人困惑,需要更多更深入的研究来证实吸入麻醉药对 AD 患者的影响。而静脉全身麻醉药是否有类似作用尚不明确。应根据老年人的药代学药效学特点选择麻醉药物,以短效、速效静脉全身麻醉药为宜,如丙泊酚、瑞芬太尼、阿曲库铵等。依托咪酯对呼吸、循环系统影响较小,可用于 AD 患者的全身麻醉诱导。氯胺酮可诱发精神症状,应尽量避免使用。保证良好的麻醉效果、维持患者正常的内环境与生命体征平稳、使患者手术后尽快在最短时间内恢复至术前生理状态更为重要。

4. 术中和术后管理 麻醉管理的重点在于保障心、脑血管功能稳定与呼吸道通畅,防止重要脏器低灌注,避免低氧、低二氧化碳、高二氧化碳及低体温的发生。全身麻醉术毕应在呼吸功能恢复满意时及早拔出喉罩或气管插管,无气道管理困难者可适当在"深麻醉"下拔管,避免完全清醒后拔出气管插管所致恐惧而加重其精神症状。AD 患者术后易出现高凝状态、呼吸道感染等并发症。因此,早期下床活动和有效的肺部护理可以防止深静脉血栓和肺炎等术后并发症。患者术后务必进行安全、完善的镇痛,避免疼痛刺激而突发精神症状与行为异常。此外,由于本病早期临床诊断较为困难,而其早期症状主要为近期记忆力减退,有些老年患者术前已经是隐匿性或早期阿尔茨海默病,由于缺乏早期诊断的依据而容易误诊、漏诊,故使得该患者术后可因药物作用和手术创伤刺激而导致症状加重,从而被误诊为麻醉引起的术后认知功能障碍,因此需引起注意。

(王立昌)

参考文献

[1] FERNANDEZ CR,FIELDS A,RICHARDS T,et al. Anesthetic con-siderations in patients with Alzheimer's disease[J]. J Clin Anesth,2003,15:52-58.

[2] 姚允泰,李立环. 阿尔茨海默病与麻醉[J]. 临床麻醉学,2010,26:86-88.

[3] MIAO H,DONG Y,ZHANG Y,et al. Anesthetic isoflurane or desflurane plus surgery differently affects cognitive function in Alzheimer's disease transgenic mice[J]. Mol Neurobiol,2018,55:5623-5638.

[4] PLANEL E,RICHTER KE,NOLAN CE,et al. Anesthesia leads to tau hyperphosphorylation through inhibition of phosphatase activity by hypothermia[J]. J Neurosci,2007,27:3090-3097.

[5] JIA Z,GENG L,XIE G,et al. Sevoflurane impairs acquisition learning and memory function in transgenic mice model of Alzheimer's disease by induction of hippocampal neuron apoptosis. Int J Clin Exp Med[J]. 2015,8:15490-15497.

[6] MARQUES AFVDSF,LAPA TASC. Anesthesia and Alzheimer disease-current perceptions[J]. Bras Anestesiol,2018,68:174-182.

[7] JIANG J,JIANGH. Effect of the inhaled anesthetics isoflurane,sevoflurane and desflurane on the neuropathogenesis of Alzheimer's disease (review)[J]. Mol Med Rep,2015,12:3-12.

第三节　Apert 综合征
(Apert syndrome)

麻醉管理所面临的主要问题

颅内压高,中枢神经受损,神经精神发育障碍

可能合并多种先天畸形

困难气道,鼻咽腔狭窄

可能合并喉、气管支气管异常

易发生呼吸合并症

常需多次手术治疗,矫治手术创伤大、出血多

可能建立外周静脉通道困难

【病名】

Apert 综合征(Apert syndrome),译名阿佩尔综合征。又称 I 型尖头并指畸形(Acrocephalosyndactyly type Ⅰ）。

【病理与临床】

1. 本病是以颅缝早闭、面中部畸形及对称性手足并指（趾）等为基本特征的先天性畸形，1894 年由 Wheaton 首先报道，1906 年法国儿科医师 Eugene Apert 总结报道了 9 例。它与 Crouzon 综合征、Pfeiffer 综合征、Antley-Bixler 综合征等同属颅缝早闭综合征（syndromic craniosynostosis）。颅缝早闭综合征，又称狭颅症（craniostenosis）、颅骨闭锁症。正常人颅缝骨化闭合从 6 岁开始，至 30 岁完成，而本病出生时或出生后不久颅缝即开始骨化闭合，从而限制了脑体积增长，患者颅内压增高，最终可造成脑发育停止。本病为常染色体显性遗传性疾病，但多以散发病例形式出现。其病因尚不十分清楚，目前认为与位于 10 号染色体的成纤维细胞生长因子受体（fibroblast growth factor receptor，*FGFR*）基因变异有关，最常见原因可能是男性配子突变，父亲高龄者风险较高。它可引起细胞外基质成分异常和过早骨钙化。文献报道，*FGFR* 分为 *FGFR1 ~ FGFR4* 四种，其中 *FGFR1 ~ 3* 与长干骨及颅骨生长有关，而 *FGFR3* 还与软骨发育异常有关。颅缝早闭综合征与 *FGFR1* 及 *FGFR2* 异常有关。基因分析发现，本病高达 98% 以上为 *FGFR2 Ser252Trp*（占 66%）或 *Pro253Arg*（占 33%）基因变异。流行病学：据日本神奈川县的一项大规模调查，本病患病率为 15 万分之一，我国不明，但亦有临床个案报道。

2. 临床表现

（1）颅缝早闭形成"塔颅"，枕部扁平，前额陡峭。颅缝过早闭合不仅造成头部畸形，最为重要的是颅内容积不能适合儿童期脑的生长发育，造成脑组织受压。随着生长发育，出现颅内压增高及脑神经受压的症状，智力迟钝，嗅觉、听觉及视力下降。

（2）面中 1/3 发育不全而后缩。眼间距过宽，眼眶浅而平，眼球突出，上睑下垂，因上直肌缺失及眼外肌结构改变而出现斜视。上颌骨发育不全，下颌相对前突，腭盖高而狭窄，硬腭短，常合并腭裂。上颌牙弓呈 V 型，严重的牙齿拥挤。鼻咽腔体积及后鼻孔开口缩小。

（3）手足对称性并指。脊柱四肢发育不全，脊柱裂，颈椎融合及可伴有短颈畸形，部分患者四肢关节骨性结合与固定。它与 Pfeiffer 综合征、Crouzon 综合征等的区别是呈对称性并指。

（4）常有合并心血管、肺、消化道等多种器官的畸形。

3. 治疗　主要为外科矫治手术，包括颅骨减压成形术及颅骨颌面部成形术。

【麻醉管理】

1. 麻醉前评估　患儿可能合并全身其他重要器官的畸形，术前应进行系统的全身检查与评估，除心肺畸形外，还应特别注意以下两点：①部分患儿可能合并幽门梗阻，麻醉前必须对胃内容进行评估，并按饱胃处理，必要时应上胃管排空胃内容物。②Cinalli 报道，颅缝早闭综合征者常合并 Chiari 畸形。尽管与 Crouzon 综合征相比本病合并 Chiari 畸形较少，但由于 Chiari 畸形可造成颈髓与延髓意外损伤的严重后果（见"Chiari 畸形"），这对经常在头颈部进行操作的麻醉医师而言十分重要。

2. 常需多次手术。如：对颅缝早闭及颅前窝与眼窝变形者分阶段多次进行颅骨减压成形术或颅盖骨延长器装着术。此外，还有面中部整形术、并指（趾）及腭裂等其他先天畸形矫治术。小林等报道的一例患儿出生后 4 个月到 7 岁时共进行了 8 次各种矫形手术。由于本病的复杂性，其治疗必须全面关注心理、美学和功能问题，常需呼吸、脑、口腔、眼、骨科、整形外科等多学科的协作。Cinalli 建议，应针对每一病例制订一个长期的具体手术治疗方案，以达到最佳治疗效果及尽量减少手术与麻醉次数。

（1）为减少脑组织压迫、预防视乳头水肿、角膜溃疡、严重呼吸窘迫和颅内高压，颅骨减压成形术常在婴儿期,甚至新生儿期实施,有时需紧急开颅手术。而面中部整形术常在学龄期以后实施。这些手术创伤大、出血多、多存在体液平衡失调及长时间麻醉问题。如:Nargozian 强调了颅面重建手术面临着大量失血问题(如:有文献报道颅骨减压成形术围手术期平均出血量可高达体循环血容量的 62%)、而 Hochhold 报道了一例患儿在颅骨成形术中出现低血糖和电解质失衡。手术损伤硬脑膜引起的脑脊液漏,可引起严重的脱水与电解质失调(主要为低钠),松木等报道了一例术后因脑脊液外漏而引起心跳停止的患者。应针对不同的术式及患者情况制订详细的麻醉管理计划。关于各种手术的麻醉管理要点,请参考相关专著。

(2)多次手术及神经精神发育障碍,加之对前次手术的疼痛、恐惧等的不良记忆,患儿可能不能配合麻醉诊疗。麻醉前耐心的精神抚慰与充分的镇静、术后良好的镇痛十分重要。颅内压增高而剧烈呕吐及术前用脱水药者应注意水电解质平衡失调,抗癫痫药应服用至术前。

3. 由于肢体畸形和多次手术或内科治疗等,建立外周静脉通道可能十分困难。因此,对一些短小手术或操作(如:更换敷料或 CT 扫描),不一定要求建立静脉通道,Patel 主张在紧急情况下可以使用骨髓或肌肉路径。在重症或大手术时必须建立中心静脉通道。

4. 气道管理

(1)因面中部发育不全、口腔颌面畸形、巨舌、扁桃体与腺样体肥大及可能合并有颈椎融合(C5/C6)与短颈畸形等,故本病患儿可能为困难气道者。术前应对上呼吸道进行详细的检查与评估,对可能属困难气道者应尽量采用清醒插管,对不合作的年幼儿可采用吸入麻醉慢诱导、保留自主呼吸的条件下气管插管。只有在确认用手法面罩可确保呼吸道通畅的条件下,方可使用肌松剂插管。要注意可能合并咽喉部解剖学异常而出现喉罩插入或固定困难。Patel 报道了一例患儿插入喉罩顺利,建议准备几个不同尺寸的喉罩备用。

(2)要注意随着生长发育而出现的因上呼吸道解剖学变化而引起的插管困难。这是由于下颌及咽喉不均衡发育造成,既往无气管插管困难的患者,再次手术时可能会出现插管困难。小林等报道的患儿,出生 4 个月后至 4 岁时在气管插管全身麻醉下共进行了 7 次各种矫形手术,均无气管插管困难,但 6 岁时在全身麻醉下进行第 8 次手术时气管插管声门显露困难。因此,在每一次手术及气管插管前均应对上呼吸道进行充分的评估。

(3)患儿常合并鼻咽腔狭窄及后鼻孔缩窄,这对婴幼儿非常危险。这是因为婴儿、尤其是新生儿是强制性经鼻呼吸者,其克服鼻腔阻力所消耗的做功量约占整个呼吸做功量的 25%,鼻咽腔狭小不仅使呼吸道阻力升高、呼吸做功量增加,严重者可造成窒息。为代偿,此类患儿常采取张口呼吸,若麻醉中舌根后坠或唇齿闭合,可引起窒息。对此类患者麻醉中应严密观察,必要时可插入口咽通气道。同样道理,有作者建议本病患儿应尽量避免经鼻气管插管或插胃管。但在颌面部矫正手术中,常需经鼻气管插管以达到最佳的手术入路及手术效果。文献报道,鼻气管导管通过狭窄的鼻腔通道可损伤鼻腔组织,甚至将导管插入颅腔等其他组织内,或因鼻咽出血而不得不取消手术。目前临床有多篇报道采用各种方法以减少经鼻插管时鼻腔损伤,如:Ray 报道在气管导管的远端放置红色橡胶套,Wong 采用导尿管引导,而 Tsuka-moto 在本病患儿采用胃管引导等。实施鼻插管前,应对鼻咽腔情况进行充分的检查与评估,最好进行纤维鼻咽腔镜检查后决定,亦可在纤维支气管镜引导下实施。必要时可经颏下切口插管。

5. 呼吸管理   目前有关本病麻醉管理的报道均指出呼吸管理的重要性。如:Barnett 回顾了61例14岁以上本病患儿麻醉经过,结果呼吸系统并发症最多,其中声门上气道梗阻最多;安中等报道了5例患儿、共计进行21次全身麻醉,认为在围麻醉期最主要问题是呼吸系统并发症,包括气道分泌物过多、误吸、肺炎、声门下水肿、喉痉挛、呼吸抑制等。Cohen等认为本病呼吸并发症频发的原因包括上、下呼吸道病变两个部分,上呼吸道病变包括前述解剖学改变及患儿常合并阻塞性睡眠呼吸暂停及严重的呼吸窘迫,部分患儿可能合并中枢性呼吸暂停综合征。Cinalli认为,新生儿期经鼻呼吸困难时大多需要包括气管切开术在内的气道干预。Sculerati回顾了251名1990年至1994年五年间在纽约大学重建和整形外科医院至少接受过一次全身麻醉的颅骨颌面异常患者的气管切开率。结果:近20%的患儿需要气管切开(47/251),其中颅缝早闭综合征者(Crouzon、Pfeiffer及Apert综合征者)的气管切开术发生率最高,为48%(28/59);面骨发育不全综合征(Nager综合征或Treacher Collins)紧随其后,为41%(28/59)。下呼吸道病变包括气道分泌物增加、气道分泌物排出障碍、气道敏感性增加,易反复发生肺部感染及气管与喉痉挛。此外,患者可能合并气管套筒样软骨(tracheal cartilaginous sleeve,TCS)。Hockstein报道,颅缝早闭综合征常合并TCS,它与*FGFR3*基因异常有关。TCS多见于Pfeiffer综合征。中野等报道,在9例需要气管切开的颅缝早闭综合征患儿中,5例为TCS,其中4例为Pfeiffer综合征。而Cohen报道了2例并回顾了6例Apert综合征合并TCS的患儿,故TCS在Apert综合征中并不少见。TCS的解剖学特点是气管缺乏膜部,它可使气道扩张性消失、免疫功能下降。文献报道90%TCS合并颅缝早闭综合征患儿在2岁内死亡,其中58%为气道原因。围麻醉期应加强呼吸管理,严守无菌操作规程、充分气道吸引,术后应准备呼吸机治疗。此类患者术后同样面临着气管拔管困难的问题,在拔管前应充分评估。为防止拔管后气道梗阻及再次插管困难,Tsukamoto报道的一例患儿在第二次麻醉拔管前置入气管导管交换导管,确认患儿呼吸平稳后再拔出。另外,由于TCS多在进行气管切开时确诊,Apert综合征行气管切开时要注意选用较细的导管。

6. 其他　眼球突出及不能闭眼,在面罩通气及麻醉中注意保护眼睛避免受压与损伤,应用胶布将眼睑粘贴闭合并滴人工泪液。本病无特殊禁忌的麻醉药,Barnett回顾了71例手术麻醉患儿共计使用了509种(次)各类麻醉药,无异常反应。但由于患儿常合并声门上梗阻及阻塞性睡眠呼吸暂停,应避免过度使用阿片类药物,尽可能使用区域神经阻滞技术来减少麻醉与阿片类药物的使用。大量临床报道均提示本病不属于恶性高热高危者。

(郑利民)

参考文献

[1] HOCHHOLD C,LUCKNER G,STROHMENGER U,et al. Intra-operative hypoglycemia and electrolyte imbalance in a child with Apert syndrome during craniosynostosis surgery[J]. Paediatr Anaesth,2014,24:352-354.

[2] PATEL K,CHAVAN D,SAWANT P. Anesthesia management in a patient of Apert syndrome[J]. Anesth Essays Res,2013,7:133-135.

[3] WONG A,SUBAR P,WITHERELL H,et al. Reducing nasopharyngeal trauma:the urethral catheter-assisted nasotracheal intubation technique[J]. Anesth Prog,2011,58:26-30.

[4] TSUKAMOTO M,YOKOYAMA T. Alternative methods for nasotracheal intubation and extubation in a patient with Apert syndrome[J]. Anesth Prog,2015,62:122-124.

[5] BARNETT S,MOLONEY C,BINGHAM R. Perioperative complications in children with Apert syndrome:a review of 509 anesthetics[J]. Paediatr Anaesth,2011,21:72-77.

第四节　Bannayan-Riley-Ruvalcaba 综合征
（Bannayan-Riley-Ruvalcaba syndrome）

> **麻醉管理所面临的主要问题**
>
> 中枢神经病变、神经精神功能障碍
> 可能合并甲状腺功能异常
> 口咽腔乳头状瘤，可能致气管插管困难
> 可能合并椎管内血管瘤
> 肌张力低下、肌病

【病名】

Bannayan-Riley-Ruvalcaba 综合征（Bannayan-Riley-Ruvalcaba Syndrome，BRRS），又称 Ruvalcaba-Myhre-Smith 综合征、Bannayan 综合征、Ruvalcaba-Myhre 综合征，Riley-Smith 综合征、Bannayan-Zonana 综合征、Cowden/Bannayan-Ruvalcaba-Riley 重叠综合征等。

【病理与临床】

1. 本病与 Cowden 综合征一样，是一种由于 *PTEN* 基因突变所致的常染色体显性遗传性错构瘤样肿瘤综合征。因为早先各研究小组都认为他们报道的是不同的病例，故命名较为杂乱。直到 1986 年人们才意识到所有这些报道都是描述一同种疾病的不同方面，遂统一命名为 BRRS。其病因尚不完全清楚，约 60% 的病例是 *PTEN* 基因突变所致，另外 10% 的病例是由于基因材料大量缺失造成的，其中包括部分或全部基因。*PTEN* 基因产生的蛋白质是一种肿瘤抑制因子，可阻止细胞过快或不受控制生长和分裂（增殖）。其缺失或有缺陷可使细胞增殖不能得到有效的调节，不受控制的细胞分裂会导致错构瘤和其他癌性和非癌性肿瘤的形成。BRRS 与 Cowden 综合征都是由同一基因突变引起的，与 Cowden 综合征、Proteus 综合征、Proteus 样综合征（Proteus-like syndrome），同属 PTEN 错构瘤样肿瘤综合征（PTEN hamartoma tumor syndrome，PHTS），因此其临床表现有相似之处（见"Cowden 综合征"）。但目前尚不清楚 *PTEN* 基因的突变是如何导致 BRRS 的巨头畸形、发育迟缓、肌肉和骨骼畸形等其他特征，提示 BRRS 可能还有其他病因或 *PTEN* 基因可能还有其他重要功能。本病流行病学资料尚不清楚，目前已有数十例报道，但与 Cowden 综合征相似，由于人们对它的了解不足，其患病率有可能被低估。

2. 临床表现　肠道多发性（小肠和大肠）息肉（错构瘤）、巨头畸形、皮下多发性脂肪瘤、血管瘤、肌张力低下和其他肌肉异常、癫痫、甲状腺疾病、阴茎色素斑。其临床特征通常在儿童时期就开始显现，婴儿通常在出生时呈巨大儿，出生后儿童期与成人期的身高体重正常。约半数儿童智力发育迟缓和学习障碍；血管瘤既可见于皮肤，亦可见于内脏器官；骨骼畸形包括关节过度伸展、脊柱畸形、漏斗胸等。

3. 诊断　目前尚无本病的诊断标准，临床根据上述症状及 *PTEN* 基因检测。它与 Cowden 综合征的临床表现有重叠，但 BRRS 的特点是肠道多发性息肉、巨头畸形、阴茎色素斑、包括多发性脂肪瘤与血管瘤在内的非癌性增生，其他还有肌张力低下与及骨骼病变，而少有 Cowden 综合征的皮肤病变(包括面部丘疹、毛根鞘瘤及掌跖角化等),其癌症发生风险亦较低。

【麻醉管理】

1. 本病的麻醉管理同 Cowden 综合征。患者常合并中枢神经系统病变及甲状腺功能异常,甚至个别患者还合并先天性心脏病(如:Jenny 等的报道)等全身性多器官畸形,麻醉前应仔细检查与评估。对合并智力障碍、自闭症者,麻醉前应适当安抚与镇静。合并癫痫者抗癫痫药应服至术前。

2. 目前有关本病麻醉管理的报道较少。Pancaro 报道了一例 7 岁女孩在全身麻醉下硬化剂治疗血管瘤,采用七氟烷麻醉诱导并静脉丙泊酚,经过顺利。尽管本例患者无气管插管困难,但作者强调要注意咽喉部乳头状瘤及淋巴组织增生可引起上呼吸道梗阻及气管插管困难。Sharma 报道了一对患 BRRS 的父子,父亲因咽喉部乳头状瘤致呼吸困难行气管切开术超过 10 年,而儿子合并阻塞性睡眠呼吸暂停、在行扁桃体切除术后得以改善。Omote 报道了一例 55 岁 Cowden 综合征妇女在全身下行乳癌切除术患者,麻醉诱导后因口腔与咽喉部乳头状瘤导致气管插管困难,最后不得不进行紧急气管切开。因此,麻醉前对口咽腔与上呼吸道进行仔细检查与评估十分重要,而不能被体表外观所迷惑,疑有气道阻塞时,在麻醉前应请喉科医师会诊,必要时应行纤维喉镜检查,同时根据患者呼吸道情况制订术后呼吸管理计划。对不合作的患儿,Pancaro 推荐吸入麻醉诱导,他认为其优点是可以在保留自主呼吸的同时进行喉镜检查,以排除上呼吸道病变,当然这需要比较娴熟的技巧。

3. 本病无特殊禁忌的麻醉药。但由于常合并肌张力下降及其他肌病,要注意肌松药的应用,避免用去极化肌松剂。Shiraishi 报道了一例 56 岁 Cowden 综合征男性患者全身麻醉中用维库溴铵肌松监测无异常。但本病肌肉病变常较 Cowden 综合征严重而复杂,因此,非去极化肌松剂应在肌松监测下慎用。由于本病的肌肉病变加上合并脊柱畸形,故它与恶性高热的关联值得重视。但目前临床资料较少,迄今为止,本病的一例报道用七氟烷及其他 PHTS 病例用挥发性麻醉药均是安全的,麻醉中应常规监测体温。

4. 关于椎管内麻醉的安全性,同 Cowden 综合征。但本病血管瘤与血管畸形发生率更高,且可能合并脊柱畸形而增加穿刺难度,因此更应慎重,必须在影像学检查除外椎管血管瘤后实施。

5. 其他　可能合并脑血管畸形或血管瘤,应加强血流动力学管理,避免血压大幅波动;关节松弛,应防止其体位性损伤;巨头可妨碍气道管理操作,应准备适当的头部固定枕垫等。

(郑利民)

参考文献

[1] SHARMA MR,PETTY EM,LESPERANCE MM. Airway obstruction caused by PTEN hamartoma (Bannayan-Riley-Ruvalcaba) syndrome[J]. Arch Otolaryngol Head Neck Surg,2007,133:1157-1160.

[2] OMOTE K,KAWAMATA T,IMAIZUMI H,et al. Case of Cowden's disease that caused airway obstruction during induction of anesthesia[J]. Anesthesiology,1999,91:1537-1538[3]BHARGAVA R,YONG K. J. A,LEONARD N. Bannayan-Riley-Ruvalcaba syndrome:MRI neuroimaging features in a series of 7 patients[J]. AJNR Am J Neuroradiol,2014,35:402-406.

第五节　不安腿综合征
（restless legs syndrome）

麻醉管理所面临的主要问题

可能合并其他全身性疾病或服用抗精神病药物

蛛网膜下腔阻滞可能诱发本病或加重症状

避免应用可能诱发或加重本病症状的药物

可能在全身麻醉手术后睡眠障碍恶化

【病名】

不安腿综合征（restless legs syndrome, RLS），又称多动腿综合征、不宁腿综合征、Willis-Ek-bom 病（Willis-Ekbom disease, WED）等。

【病理与临床】

1. 本病的特点是由于腿部异常不舒服感，而不可抗拒地产生活动双腿的冲动。它通常发生在夜间睡眠时或坐卧休息时，双腿活动可暂时缓解不愉快感觉。这些异常不舒服的感觉包括：受影响区域内异物爬行感或抽筋、疼痛、灼烧、瘙痒、刺痛感等，多出现在腿部，但有时也会出现在手臂或身体的其他部位，以致患者不自主地移动受影响的区域（如：伸展、弯曲或摇晃）。反复发生可致睡眠障碍，继而导致疲惫和日间困倦，严重影响患者情绪、注意力、工作和学校表现及人际关系。据估计，有多达 7% ~ 10% 的美国人可能患有 RLS，女性是男性的二倍。RLS 可见于任何年龄，但许多受严重影响的人都是中老年人，而且随着年龄的增长，其症状会变得更加频繁和持久。超过 80% 的 RLS 患者合并睡眠阵发性肢体运动（periodic limb movement of sleep, PLMS）。PLMS 的特点是腿（有时是手臂）在睡眠时不自主抽搐，通常每 15 ~ 40 秒一次，严重者可整夜出现。

2. RLS 的病因尚不清楚，现认为它可能与中枢神经系统内多巴胺等神经递质活性下降有关。部分原发性者有家族病史，可能为常染色体显性遗传，但相关的异常基因尚未被明确识别。部分患者可能与缺铁、贫血、肾衰或周围神经病变、妊娠等有关。此外，一些药物可能会引起或加重 RLS 症状（如：某些抗精神病药、抗抑郁药等）。

3. 诊断　RLS 的诊断主要依据临床表现，它有以下特点：强烈需要移动双腿的冲动、通常与不舒服的感觉有关、在休息或不活动时腿部移动的冲动加剧、移动双腿的冲动是暂时的且可部分或完全缓解不适。

4. 治疗　治疗潜在疾病（如：补铁治疗）、调整生活方式、适度锻炼、避免使用咖啡因或某些可能加重 RLS 症状的药物（如：抗精神药物等）。药物治疗包括多巴胺前体或激动剂左旋多巴、卡比多巴等，美国 FDA 已批准 ropinirole，pramipexole 和 rotigotine 治疗中度至重度 RLS。抗癫痫药物加巴喷丁和普瑞巴林、阿片类药物和苯二氮䓬类等可改善其症状。

【麻醉管理】

1. 麻醉前管理　重点要注意患者是否合并其他中枢神经系统性疾病或全身性疾病，如：我国 Yang 医师在近期的一篇 Meta 分析中指出帕金森病者合并 RLS 的发生率为 14%；此外，患者还可能服用某些抗精神病药及抗抑郁药等，麻醉前应仔细检查与评估。另一方面，患者可能可能长期服用多巴胺前体或激动剂、苯二氮䓬类药物和阿片类药物等治疗，要注意其副作用及与麻醉药的相互作用（见"帕金森病"）。Smith 建议术前鼓励患者继续服用这些药物，同时应尽量将手术安排在上午。

2. 麻醉管理　目前有关本病麻醉管理的临床报道较少，目前仅有的几篇报道均集中在麻醉是否引起或加重 RLS 的症状。

（1）临床常用的静脉麻醉药（丙泊酚、氯胺酮等）、氟化醚类挥发性吸入麻醉药、阿片类药物和苯二氮䓬类不仅用于患者是安全的，而且可能改善其症状。静脉注射镁剂及中枢抗胆碱药毒扁豆碱亦有助于控制患者症状。但要注意某些药物可能使病情恶化，应避免应用，它们包括：中枢性多巴胺受体拮抗剂类，如丁酰苯类抗精神病药氟哌啶醇、中枢性镇吐药甲氧氯普胺（胃复安）、阿片拮抗剂（纳洛酮）等。中枢性血清素（5 羟色胺）拮抗剂亦可使病情恶化，但文献报道 5-HT$_3$ 受体拮抗剂类镇吐药是安全的。

（2）蛛网膜下腔阻滞与 RLS 的关系目前尚有争论。这一话题的起因源自于 Högl 等于 2002 年发表的一篇研究报道。作者观察了 202 例蛛网膜下腔阻滞后患者新发 RLS 的发生率及其时间，结果 161 例无 RLS 病史的患者中，8.7%在蛛网膜下腔阻滞后首次出现 RLS，但其症状维持时间较短，平均持续时间为 33 天。其结论是蛛网膜下腔阻滞可诱发短暂 RLS，其机制不明，可能与敏感个体脊髓感觉运动整合调节机制缺陷有关。但 2008 年 Crozier 等在《新英格兰医学杂志》发表研究论文不支持 Högl 的研究结论，认为 Högl 对 RLS 有误诊，而且存在研究人群的差异，例如：有 36%的患者为剖宫产，它与术后恶心呕吐的高发生率有关，而术后恶心和呕吐通常使用甲氧氯普胺、氟哌利多等多巴胺受体拮抗剂治疗。虽然随后 Högl 对 Crozier 的质疑进行回应与解释，但至今尚无结论，可能需要设计更为严谨的多中心大样本量的前瞻性临床研究。2013 年 Bartelke 在一篇综述中认为，到目前为止还没有足够的证据表明任何形式的麻醉对 RLS 有负面影响。但基于上述原因我们还是建议对本病患者尽量避免蛛网膜下腔阻滞。

（3）全身麻醉后睡眠障碍：本病与嗜睡症（hypersomnolence）同属睡眠障碍性疾病，LaBarbera 等观察了 45 例 RLS 与 57 例嗜睡症患者全身麻醉对其睡眠障碍的影响。结果发现 11% RLS 患者认为其睡眠障碍在全身麻醉手术后恶化，虽然其发生率较嗜睡症的 40%低，但要注意本病患者术后睡眠管理。

（郑利民）

参考文献

[1] SMITH P,WHITE SM. Anaesthesia and restless legs syndrome[J]. Eur J Anaesthesiol,2009,26:89-90.
[2] HÖGL B,OERTEL WH,SCHOLLMAYER E,et al. Transdermal rotigotine for the perioperative management of restless legs syndrome[J]. BMC Neurol,2012,12:106.
[3] HÖGL B,FRAUSCHER B,SEPPI K,et al. Transient restless legs syndrome after spinal anesthesia:a prospective study[J]. Neurology,2002,59:1705-1707.
[4] CROZIER TA,KARIMDADIAN D,HAPPE S. Restless legs syndrome and spinal anesthesia[J]. N Engl J Med,2008,359:2294-2296.
[5] HÖGL B,TRENKWALDER C,POEWE W. More on the restless legs syndrome and spinal anesthesia[J]. N Engl J Med,2009,360:1155.
[6] BARTELKE F,PFISTER R,KÄMMERER W. Perioperative approach to restless legs syndrome[J]. Anaesthesist,2013,62:1023-1033.

［7］LABARBERA V，GARCÍA PS，BLIWISE DL，et al. Central disorders of hypersomnolence，restless legs syndrome，and surgery with general anesthesia：patient perceptions［J］. Front Hum Neurosci，2018，12：99.

第六节　CHARGE 综合征
（CHARGE syndrome）

麻醉管理所面临的主要问题

合并多种先天性畸形

困难气道

后鼻孔闭锁

心血管畸形、喉及气管支气管畸形、食管气管瘘等

耳聋、智力发育障碍

【病名】

CHARGE 综合征（CHARGE syndrome），又称 CHARGE 联合征（CHARGE association）、Hall-Hittner 综合征（Hall-Hittner syndrome）、Pagon 综合征（Pagon syndrom）。

【病理与临床】

1. 本病是一种极为少见的先天性畸形。1979 年由 Hall 与 Hittner 等分别报道了 17 例及 10 例。1981 年 Pagon 对其进行了总结并以本病常见畸形的英文字头来命名本病，称为 CHARGE 畸形：C（coloboma，眼缺陷）、H（heart defects，心脏缺陷），A（atresia choanae，后鼻孔闭锁），R（retarded growth and development and/or CNS anomalies，生长发育迟缓和/或中枢神经系统异常），G（genital hypoplasia，生殖器发育不全）和 E（ear anomalies and/or deafness，耳畸形和/或耳聋）。其病因不明，目前认为可能与编码 DNA 螺旋酶蛋白的家族成员 *CHD7*（chromo-domain-helicase-DNA-binding protein 7）基因（位于 8q12）变异、胚胎期神经嵴细胞分化异常有关。本病多呈散发，部分患者为常染色体遗传，患病率约为每万名活产婴中 0.1~1.2 例，但有报道认为本病患病率可能被低估。

2. 临床表现　主要为以下六个方面：

（1）眼缺陷：包括眼残缺、视网膜与神经病变等。见于 80% 的患者。

（2）心血管畸形：包括法洛四联症、动脉导管未闭、心内膜垫缺损、右室双出口、房或室间隔缺损、右位主动脉弓、主动脉离断、锁骨下动脉异常、左室发育不良等。见于 60%~80% 的患者。

（3）后鼻孔狭窄或闭锁：包括双侧或单侧。见于 51%~100% 的患者。

（4）神经精神障碍：智力发育障碍、癫痫、生长发育障碍、部分患儿合并低钙性抽搐。

（5）性腺发育不良与生殖器发育不良。见于 68%~75% 的患者。

（6）耳畸形：耳低位、耳聋（多为神经性耳聋）。见于 80% 以上患者。

（7）其他：小颌、唇裂、腭裂、面瘫、吞咽困难、食管气管瘘、肛门狭窄或闭锁、肾畸形、小头、小口、短人中及指（趾）异常等。

3. 诊断标准　根据 Blake 等（1998 年）提出的诊断标准，有四个主要特征或三个主要特征加三个小特征应考虑本病。

（1）四个主要特征（4C）：后鼻孔闭锁（choanal atresia），眼缺陷（coloboma），特征的耳畸形（characteristic ear）、脑神经异常（cranial nerve anomalies）。

（2）小特征包括：心血管畸形、生殖器发育及性腺发育不良、裂/腭裂、食管气管瘘、明显的生长发育迟缓。

【麻醉管理】

1. 麻醉前管理　本病是一种可能合并全身各重要器官畸形的"联合征"，约三分之一患者于一岁前死于心脏畸形、呼吸道感染及呼吸功能不全。死亡率最高的三种畸形是：后鼻孔闭锁、心脏畸形、食管气管瘘。术前应对患儿全身状态进行充分的评估并制订详细的麻醉管理方案，注意是否合并心脏畸形及呼吸系统情况。尤其要注意潜在的先天畸形，许多多器官畸形的患儿在儿童期可能诊断不足，如：Komatsuzaki 报道一例 40 岁患者死亡后尸检发现气管支气管狭窄，这是日本存活时间最长的一例 CHARGE 综合征患者。麻醉前应仔细询问既往手术麻醉史，并对矫治情况进行评估。约 70% 患者可能存活超过 5 岁，因多种畸形需进行多次手术及麻醉。同其他先天性畸形一样，由于疾病的进展、患儿生长发育、手术残留并发症或功能与解剖异常等，既往手术麻醉史只能作为参考而不能完全依赖。如：小林等报道了一例 Apert 综合征的患儿，出生 4 个月后至 4 岁时在气管插管全身麻醉下共进行了 7 次各种矫形手术，均无气管插管困难，但 6 岁时在全身麻醉下进行第 8 次手术时气管插管声门显露困难（见"Apert 综合征"）。因多次手术及患儿多合并不同程度的智力障碍、聋哑及眼部病变，医患之间交流困难，他们常对手术抱有强烈的恐惧感，术前应加强精神安抚，并给予适量的镇静药。但要注意术前过度镇静有可能引起严重的呼吸抑制，在麻醉诱导过程中最好有父母的协助。择期手术应在呼吸道感染控制后实施。

2. 气道管理

（1）困难气道：Morgan 等报道，86% 的患者有上气道异常，38% 有喉气管异常及声门下狭窄。其中声门下狭窄可能是先天性的，也可能在重复的插管之后发展。除后鼻孔闭锁外，患者常合并小下颌及相对巨舌、唇裂、腭裂等口腔颌面部畸形及颈短等，可致气管插管困难，应按困难气道处理。气管导管应选稍细型号。由于患者不能合作及胃内容物反流误吸风险较高，其气道管理颇为棘手，术前仔细评估极为重要，应尽量采用轻度镇静、保留自主呼吸下插管，视频喉镜技术有助于此类患者的插管，Shimizu 报道了一例使用视频喉镜插管成功的病例。要特别注意潜在的气道问题，赤间等报道了一例外观无插管困难的患儿在麻醉诱导后声门无法显露，插管困难。应避免快速顺序诱导。喉罩用于本病的临床报道较少，Hara 等报道将喉罩成功地用在一例 Cormack Lehane 分级Ⅳ级的患儿。

（2）后鼻孔闭锁：是本病的基本病变之一，其中约三分之二为双侧性，大部分为骨性闭锁。欲行经鼻气管插管者，术前应行双侧鼻腔纤维内镜检查。鼻腔狭小或鼻孔闭锁者禁忌经鼻插管。此类患儿麻醉管理面临着诸多困难：婴儿、尤其是新生儿是强制性经鼻呼吸者，主要靠经鼻呼吸。鼻腔阻塞后，张口呼吸是唯一的呼吸方式。由于小儿相对巨舌，且常合并口腔颌面部畸形、口腔分泌物增多、喉返神经麻痹、舌根后坠等，在安静时即可引起严重的呼吸道梗阻，甚至窒息。在不进行气管插管的所谓"面罩麻醉"时应严密监测，必要时可插入口咽通气道。

（3）食管气管瘘：是常见病变。合并食管气管瘘者其麻醉管理较为棘手，面罩通气压力过大或气管导管位于瘘口的远心端时人工呼吸大量气体可进入胃内引起胃膨胀，甚至胃破裂，同时胃内容物亦可经过瘘口反流至气管而引起肺部感染，甚至窒息。术前应作包括气管镜在内的详细的检查，明确瘘管及其部位。关于食管气管瘘的麻醉处理请见"先天性食管闭锁"。

3. 术后呼吸管理　患者常合并肺部感染及呼吸功能不全,它是影响本病预后的重要因素。Blake 报道,术后呼吸道事件发生率高达 35%,其中多见于心脏(65%)及胃肠道(39%)手术后。其原因有:口咽分泌物多、吞咽障碍、唾液潴留;喉返神经麻痹、食管气管瘘、胃食管反流等引起慢性误吸;后鼻腔闭锁而张口呼吸时,鼻腔对呼吸气体的加温加湿功能丧失、气道干燥;心脏畸形、心功能不全等。围手术期应加强呼吸管理,并作好呼吸机治疗的准备。赤间等报道一例四个月患儿行动脉导管结扎术,因肺部感染手术后二周才脱离呼吸机并拔除气管导管。由于部分患者可能还合并喉返神经麻痹,甚至喉头软化,患者还可能存在气管拔管困难,在拔管前应仔细评估,作好再次插管及气管切开的准备。

4. 本病无特殊禁忌的麻醉药,Blake 总结了 9 例接受各种检查或手术患者,共计进行了 215 例次麻醉,累计使用了 147 种(次)麻醉药,未见异常反应。目前无恶性高热的文献报道。

5. 1991 年日本人谷上报道了一例本病的麻醉管理,他特别指出由于眼组织缺损,在术中与术后难以通过眼部体征与反射(如:对光反射与瞳孔)进行神经功能的评估与麻醉深度的判断。尽管在四分之一个世纪后的今天已有多种设备与指标应用于临床(如:肌松监测、脑电监测及可反映自主神经反应的脉搏波灌注指数等),建议麻醉期间适当选用的同时,密切的临床观察仍十分重要。

6. 患儿抽搐发生率高,其中多为低钙性抽搐,麻醉前应适当补充钙剂纠正低钙血症。抽搐用钙剂治疗无效时应考虑中枢神经系统问题(如:颅内出血、中枢神经病变等)。

（郑利民）

参考文献

[1] KOMATSUZAKI KM,SHIMOMURA S,TOMISHIMA Y,et al. Progressing subglottic and tracheobronchial stenosis in a patient with CHARGE syndrome diagnosed in adulthood[J]. Respir Med Case Rep,2014,12:24-26.

[2] SHIMIZU SI,KOYAMA T,MIZOTA T,et al. Successful tracheal intubation with the GlideScope® in a patient with CHARGE syndrome[J]. J Anesth,2013,27:965-966.

[3] HARA Y,HIROTA K,FUKUDA K. Successful airway management with the use of a laryngeal mask airway in a patient with CHARGE syndrome[J]. J Anesth,2009,23:630-632.

[4] 赤間保之,亀上隆,小川秀道. 挿管困難を伴ったCHARGE 症候群綜合征の麻酔経験[J]. 臨床麻酔,1991,15:939.

第七节　Chiari 畸形
（Chiari malformation）

麻醉管理所面临的主要问题

小脑、延髓、颈髓受压及脑神经受损

寰枢椎不稳

避免头颈部过度活动

困难气道

可能合并声带麻痹

可能合并脊髓病变、脊髓空洞

自主神经功能障碍

【病名】

Chiari 畸形（Chiari malformation），又称 Arnold-chiari 畸形、Celand-Arnold-Chiari 综合征、先天性小脑扁桃体和延髓下疝综合征、小脑扁桃体下疝畸形、小脑扁桃体畸形、小脑扁桃体延髓联合畸形、颅底扁平症、先天性寰枕部畸形等。

【病理与临床】

1. 本病是一种以小脑与延髓等脑组织向椎管内疝入为基本病变的先天性颅后窝畸形，包括脑干、小脑、颈椎、脊髓神经等颅颈交界处的一系列缺陷。病理改变包括：颅底扁平、小脑与延髓向下移位、小脑幕低、颅后窝小等，常合并脑（脊）膜膨出与脊髓空洞等。1891 年由奥地利病理学家 Hans Chiari 首先描述。其病因不明，目前有诸多的理论，如：Goel 的短小颅后窝理论、Gardner 的水流动力学理论、William 的颅脊柱腔内压力分离理论、近轴中胚层发育不足理论、寰枢椎不稳定理论等。可能与胚胎期脑、脊髓及椎管发育障碍、原始神经组织过度生长或脊髓脊膜膨出、脊髓下端牵拉脑组织下移等有关。部分患者有家族倾向。

2. 临床上分为四型，其中Ⅰ、Ⅱ型最为常见，Ⅲ、Ⅳ型少见。

（1）Ⅰ型：小脑扁桃体及其下叶向椎管内疝入，有轻度延髓变形，无脑积水与脊柱裂，可合并脊髓空洞症，年长儿或成人发病。

（2）Ⅱ型：又称 Arnold-Chiari 畸形，常见。小脑扁桃体和蚓部、延髓、第Ⅳ脑室向下疝入椎管内，延髓与第Ⅳ脑室折叠受压。中脑导水管梗阻及第Ⅳ脑室受压可引起脑积水。常合并脊柱裂，多于婴儿期发病。

（3）Ⅲ型：除Ⅱ型特点还有颈椎裂，小脑出枕大孔，形成小脑脑膜膨出。新生儿期发病。

（4）Ⅳ型：小脑无移位，但小脑发育不全。婴儿期发病。

3. 临床表现　起源于延髓的脑神经（Ⅷ、Ⅸ、Ⅹ、Ⅺ、Ⅻ）向下受牵拉及颈部脊神经向上受牵拉、延髓及上颈髓受压、小脑症状、颅内高压及脊髓空洞症等。其中，后组脑神经受累表现为吞咽困难、声嘶、听力下降、舌肌萎缩。颈神经受累表现枕部疼痛、肢体麻木、颈强直等。延髓及上段颈髓受压表现为吞咽呼吸困难、四肢无力等。小脑受累表现为共济失调、眼球震颤等。还有颈椎基底动脉供血不足、颅内高压及脊髓皮质束、脊髓丘脑束等损伤症状。

4. 诊断与影像学检查　Chiari 畸形的诊断主要依靠 MRI 检查，正常小脑扁桃体是位于枕骨大孔上方 2.9mm±3.4mm 至枕骨大孔下方 3mm 范围内。Ⅰ型 Chiari 畸形是小脑扁桃体疝入枕骨大孔下方大于 5mm。小脑扁桃体位于枕骨大孔下方 3~5mm 范围时具有 Chiari Ⅰ型样临床表现，被定义为低位小脑扁桃体综合征。Chiari Ⅱ型在 MRI 检查中表现为小颅后窝伴有颅窦、脑干和第四脑室向下移位到枕骨大孔和上颈椎管内及脑水肿，产生复杂和多形的图像。Ⅲ、Ⅳ型相对罕见，Ⅲ型除Ⅱ型特点还有颈椎裂，小脑出枕大孔，形成小脑脑膜膨出，Ⅳ型小脑发育不全。

5. 手术治疗　包括颅后窝减压术、脑室腹腔分流术、硬脊膜膨出修补术以及寰枢椎固定术。

【麻醉管理】

1. 麻醉前管理　麻醉前应对神经功能及全身状态进行仔细评估，尤其要注意后组脑神经及延髓、上段颈髓受压引起的呼吸功能障碍，如：中枢性或阻塞性睡眠呼吸暂停、吞咽障碍、声带麻痹等。此外，要注意本病颅后窝畸形可能是其他先天性疾病的一部分，患者可能合并其他多系统与器官畸形。合并脑积水术前可能使用利尿药治疗，注意容量状态和电解质异常。

2. 麻醉管理

（1）本病治疗主要为颅后窝减压术，麻醉注意点同颅后窝手术麻醉，多为俯卧位或坐位手术,要注意改换体位时气管导管脱落、血流动力学变化及大血管破裂出血等,术中防止空气栓塞。

(2)气道管理:本病气道管理面临诸多困难,由于脑积水、头围增大与颈部活动障碍(后述)、潜在的口腔颌面部异常等,患者可能属于困难气道者、面临着气管插管困难与面罩通气困难,如:Vagyannavar 报道了一个 9 个月 Ⅱ 型 Chiari 畸形患儿麻醉诱导后出现插管困难。因此术前应进行充分的气道评估并应做好困难气道处理的准备。

(3)保护颈椎,避免头颈部过度活动而引起或加重神经损伤。寰枢椎不稳及小脑与延髓等脑组织向椎管内疝入是本病的基本病变,颈部无论屈曲、伸展或旋转都有可能直接造成颈髓及疝入椎管内脑组织的损伤,因此始终保持头部处于中立位、减少颈部活动是本病麻醉管理的重点与难点。这亦可能是导致困难气道的重要因素,必要时应采用纤维支气管镜引导插管。要特别注意部分患者术前症状不明显、术前未诊断的患者,如:Ⅰ 型 Chiari 畸形患者 5% ~ 30% 无症状,这些患者麻醉管理时潜伏着极大的风险。术前检查时应注意颈部活动度及其有无神经学症状,疑似者应进行颈椎 CT 检查。

(4)声带麻痹是本病常见并发症。Gentile 等观察了 22 例 1 岁以下声带麻痹患者,合并 Chiari 畸形的患者超过 20%;Holinger 等观察了 149 例双侧声带麻痹患儿,16% 合并 Chiari 畸形。声带麻痹是喉返神经受损的结果,它对麻醉医师而言面临着三个问题:首先,预示着患者合并较严重的延髓与脑神经损伤,大多需要进行椎管与颅后窝减压术;其二,它易导致误吸及声门梗阻。这二者均可能导致气管拔管困难及术后呼吸管理困难,此类患者术后可能需要长时间呼吸支持治疗,必要时应行气管切开术。Jang 回顾性分析了 Chiari 畸形合并声带麻痹患者,结果是:80% 的患者需要椎管与颅后窝减压术与气管切开术,所有声带麻痹恢复的患者均进行了减压术,而气管切开后能够成功拔管一般只发生在减压术后和声带麻痹恢复后,Ⅰ 型 Chiari 畸形的患者早期减压可能能避免气切,但对 Ⅱ 型 Chiari 畸形患者无效。其三,声带麻痹也是气管插管的并发症,婴幼儿或单侧声带麻痹者可能术前无症状,作为麻醉医师如不知晓本病这一病理改变,则有可能落入医疗纠纷的陷阱。术前喉镜检查十分必要。

(5)循环管理:脊髓空洞及延髓受压,患者可能合并自主神经功能障碍,术中可能出现严重的血流动力学波动。如:Anand 等报道了一例 Ⅰ 型 Chiari 畸形合并脊髓空洞症的 29 岁女性患者,全身麻醉下颅后窝减压术,术中出现严重的血压下降,需泵注血管活性药才能维持血流动力学平稳。术中应加强血流动力学监测(包括 CVP 监测、IBP 监测)。同样要加强体温管理与监测。

(6)本病无特殊禁忌的麻醉药。但要注意患者对麻醉药及肌松药异常敏感,可能出现苏醒延迟及长时间呼吸抑制。如:Sahu 报道了 2 例 Ⅱ 型患儿常规全身麻醉后 6~8 小时后才恢复自主呼吸;2000 年 Williams 等报道一例 Ⅰ 型 22 岁男性患者,进行颅后窝减压术后出现呼吸抑制,最终送 ICU 机械通气 72 小时后好转。由于神经肌肉病变,应禁用琥珀胆碱,应在肌松监测下慎用非去极化肌松药。

3. 产科麻醉 产妇合并 Chiari 畸形者多为 Ⅰ 型。关于其分娩方式及麻醉方式目前存在争议。由于文献报道少,尚无相关指南或共识,需要多学科合作与评估。椎管内麻醉用于本病有争议,因为它可能加重小脑扁桃体、脑干等下疝及患者可能合并脊髓空洞等脊髓病变,大多文献报道不主张用于本病患者。但 Teo 等报道了一例颅后窝减压术后的 Ⅰ 型 Chiari 畸形产妇成功地在腰麻下实施了择期剖宫产手术。提示腰麻对手术矫正后的 Chiari 畸形产妇可能也是一种安全有效的麻醉方法。Waters 等观察了 63 名未手术治疗的 Chiari 畸形产妇、共计 95 次分娩（剖宫产分娩 44 例、经阴道分娩 51 例），其中 62 次分娩采用了椎管内麻醉，均未发生神经功能恶化、也无神经系统并发症，所有患者均无颅内压增高的迹象。由于上述潜在的风险，我们建议临床上应根据患者病变程度、神经学症状及脊髓影像学检查慎重选择实施椎管内麻醉。

（唐晓婷　郑利民）

参考文献

［1］ VAGYANNAVAR R，BHARTI V，HASHIM M. Difficult airway in a case of gross hydrocephalus for shunt surgery ［J］. Anesth Essays Res，2017，11：1109-1111.

［2］ JANG M，BIGGS P，NORTH L. Management and outcomes of pediatric vocal cord paresis in Chiari malformation ［J］. Int J Pediatr Otorhinolaryngol，2018，115：49-53.

［3］ GOEL A. Is atlantoaxial instability the cause of Chiari malformation? outcome analysis of 65 patients treated by atlantoaxial fixation［J］. J Neurosurg Spine，2015，22：116-127.

［4］ SHAH AH，DHAR A，ELSANAFIRY MSM. Chiari malformation：has the dilemma ended？［J］. J Craniovertebr Junction Spine，2017，8：297-304.

［5］ SAHU S，LATA I，SRIVASTAVA V. Respiratory depression during VP shunting in Arnold Chiari malformation Type-Ⅱ，a rare complication（case reports and review of literature）［J］. J Pediatr Neurosci，2009，4：44-46.

［6］ WILLIAMS DL，UMEDALY H，MARTIN IL. Chiari type Ⅰ malformation and postoperative respiratory failure ［J］. Can J Anaesth，2000，47：1220-1223.

［7］ WATERS JFR，O' NEAL MA，PILATO M. Management of anesthesia and delivery in w-Women with Chiari Ⅰ malformations［J］. Obstet Gynecol，2018，132：1180-1184.

第八节　抽动秽语综合征
（multiple tics-coprolalia syndrome）

麻醉管理所面临的主要问题

> 神经行为异常及心理障碍
> 治疗用药的副作用
> 不自主运动及自残行为
> 应排除其他可能导致抽搐的中枢神经系统疾病

【病名】

抽动秽语综合征（multiple tics-coprolalia syndrome），又称 Tourette 综合征（Tourette Syndrome，TS。中文译名妥瑞综合征）、Gilles de la Tourette 综合征（Gilles de la Tourette syndrome）、慢性抽搐障碍（运动或发声型）［chronic tic disorder（motor or vocal type）］、暂时性抽搐障碍（provisional tic disorder）等。

【病理与临床】

1. 本病是一种以重复、刻板、无意识运动与异常发声（抽搐）为主要临床特征的中枢神经系统疾病，1885 年法国神经病学家 Georges Gilles de la Tourette 首次描述了一例 86 岁女性患者。本病的病因尚不清楚，早期研究认为它是一种常染色体显性遗传性疾病，最近的研究表明其遗传模式可能比较复杂，其风险基因似乎涉及多巴胺和 5-羟色胺系统，一些基因组研究发现,可能在 9q32 号染色体上 *COL27A1* 基因存在异常,该基因突变导致组氨酸脱羧酶缺乏,但其意义尚不清楚。环境因素在 TS 的发生过程中亦发挥重要作用,近年来 TS 与 A 组溶血性链球菌感染或其他感染致自身免疫性脑损伤的关系受到重视,目前认为本病可能是由遗传和环境因素共同造成。病理改变包括:大脑部分区域(包括基底神经节、额叶和皮质)、连接这些区域的回路及神经递质(多巴胺、5-羟色胺、去甲肾上腺素)异常,这些异常可能导致皮质内抑制回路及 GABA 受体系统受损。本病在学龄儿童中的患病率估计为 0.30%~0.77%,据估计约有 20 万美国人患有严重的 TS,但 100 人中就有 1 人表现出轻微症状,男性约为女性的 3 到 4 倍,无种族差异。

2. 临床表现

(1) 症状通常在儿童期出现,平均发病年龄在 3 至 9 岁之间。TS 是一种慢性疾病,症状可能会持续终生,但大多数患者在青少年早期抽搐症状最重,此后可能改善、并持续到成年。

(2) 抽搐分为运动抽搐、发声抽搐及简单抽搐、复杂抽搐。简单运动抽搐为突然的、短暂的、重复运动,涉及有限的肌肉群,包括:眨眼和其他眼部运动、做鬼脸、耸肩、摇头等。简单发声抽搐包括重复的清嗓子、咕噜声、吠叫。复杂抽搐为不协调的运动模式,涉及多个肌肉群。复杂运动抽搐除做鬼脸、扭头和耸肩外,还有嗅探或触摸物体、跳跃、自我伤害动作等;复杂发声抽搐包括单词或短语、口齿不清、骂人或脏话、模仿他人语言。抽搐通常因兴奋或焦虑而恶化,在睡眠中不会消失,但通常会显著减少。抽搐发作前,受影响的肌肉群可能产生冲动或感觉(先兆冲动),它很难受主观意志的抑制与掩饰。抽搐最初症状常发生在头部和颈部,并可发展至躯干和四肢肌肉。运动抽搐常先于发声抽搐、简单运动抽搐常先于复杂运动抽搐出现,它们会随着时间的推移而出现和消失,其类型、频率、部位和严重程度各不相同。

(3) 患者可能合并其他神经行为学问题,包括:注意力缺陷、多动症、强迫症、自闭症谱系障碍、学习障碍、睡眠障碍、抑郁症、焦虑症、易冲动等。

3. 诊断与治疗　诊断根据 DSM-5,多种运动和发声抽搐出现在 18 岁之前、持续一年以上,抽搐不是继发于其他神经系统疾病。由于抽搐症状通常不会造成损害,大多数 TS 患者不需药物抑制抽搐。对症状严重者可适当应用抗精神病药如:氟哌啶醇、氟苯那嗪(prolixin)和吡莫嗪(orap),此外还可用中枢性肾上腺素 α 受体激动剂可乐定(clonidine)和胍法辛(guan-facine)控制抽搐及用抗抑郁药氟西汀(百忧解)、帕罗西汀(帕罗西汀)、舍曲林(左洛复)等缓解焦虑与强迫症状,大麻素似乎对控制抽搐有效。非药物治疗包括行为治疗(如:意识训练和竞争反应训练等)。其他治疗无效、症状非常严重的成年的患者,可考虑使用深部脑刺激(DBS)治疗(丘脑内侧、苍白球、伏核、内囊前肢和丘脑下核)。

【麻醉管理】

1. 麻醉前管理　本病较为常见,2008 年上映的好莱坞励志电影《叫我第一名》中讲述了一个名叫 Brad Cohen 的 TS 患者与疾病斗争、并成为老师的真实故事。作为麻醉医师应对患者的临床表现应有所了解,由于患者常合并神经行为学异常,而异常行为招致歧视及耻辱感,可进一步加重其心理异常,在麻醉前访视时应加强心理安抚,要特别宽容其可能包含的攻击性语言与脏话。对症状严重、不合作的患者术前应恰当的镇静。应了解其术前服用的药物及其副作用,这些副作用包括:过度镇静、体重增加、肝肾功能损害、异常循环反应、抗精神病药物恶性综合征等(见精神分裂症、Parkinson 病)。麻醉前还应排除其他可能导致抽搐的中枢神经系统疾病。

2. 目前有关本病麻醉管理的临床报道较少。要注意运动性抽搐及患者不合作可能导致局部麻醉和手术操作困难,故通常应首选全身麻醉,以防止躁动或不自主的运动。Sener EB 等报道了一例 21 岁妊娠妇女在全身麻醉下剖宫产术,Yoshikawa 等报道了一例在全身麻醉下牙科治疗的患者,均经过顺利。但 Sener 亦指出,如果患者抽搐与躁动可通过镇静来控制,亦可尝试区域神经阻滞。本病无特殊禁忌的麻醉药,昂丹司琼、咪达唑仑、右美托咪定和阿片类药物可安全用于本病患者,但要注意术前服用的抗精神病药与麻醉药的相互作用。

3. 要加强术后护理,注意恶性 TS(malignant Tourette syndrome)患者可能有自伤自残行为,Akgül 报道了一例成年 TS 患者,由于严重的眼部自残而导致视力丧失。同时要防止其躁动及不自主运动而坠床。

(郑利民)

参考文献

[1] HALLETT M. Tourette syndrome [J]. Brain Dev,2015,37:651-655.

[2] SINGER HS. Tics and tourette syndrome[J]. Continuum (Minneap Minn),2019,25:936-958.

[3] SENER EB,KOCAMANOGLU S,USTUN E,et al. Anesthetic management for cesarean delivery in a woman with Gilles de la Tourette's syndrome[J]. Int J Obstet Anesth,2006,15:163-165.

[4] YOSHIKAWA F,TAKAGI T,FUKAYAMA H,et al. Intravenous sedation and general anesthesia for a patient with Gilles de la Tourette's syndrome undergoing dental treatment[J]. Acta Anaesthesiol Scand,2002,46:1279-1280.

[5] AKGÜL İ F,KARAŞ H,SAYĞILI İ,et al. Loss of sight caused by ocular self-mutilative behaviour:a case of malignant Tourette syndrome[J]. Noro Psikiyatr Ars. 2019,6;56:162-164.

第九节　Coffin-Lowry 综合征
(Coffin-Lowry syndrome)

麻醉管理所面临的主要问题

> 病变涉及多器官系统
> 智力障碍,不合作
> 困难气道
> 脊柱畸形进行性发展
> 呼吸管理
> 防止刺激诱发性摔倒发作

【病名】

Coffin-Lowry 综合征(Coffin-Lowry syndrome),又称 Coffin 综合征、软手综合征(soft hands syndrome)、智障与骨软骨畸形(mental retardation with osteocartilaginous abnormalities)、智障、骨软骨畸形合并特殊容貌综合征(syndrome of mental retardation and osteocartilaginous abnormalities with peculiar facies)、Coffin-Siris-Wegienka 综合征等。

【病理与临床】

1. 本病是一种罕见的以神经精神发育障碍、特征面容、身材矮小、骨骼畸形及心脏病变等为临床特征的 X 连锁遗传性疾病。它分别于 1966 年及 1971 年由 Coffin 与 Lowry 独立报道,

Siris 和 Wegienka 于 1966 年也对它进行了描述，故又称 Coffin-Siris-Wegienka 综合征。几篇早期的论文或教科书亦将本病称为 Coffin-Siris 综合征，现认为它们是两个不同的疾病，为避免本病与"Coffin-Siris 综合征"混淆，现统一将其命名为"Coffin Lowry 综合征"。患病率尚不清楚，一般认为约为四万至五万分之一。现已证实，本病的发病机制与位于 X 染色体上的 *RSK2*（*RPS6KA3*）基因（Xp22. 2-p22. 1）变异、RPS6KA3 蛋白合成障碍有关。RPS6KA3 蛋白参与神经细胞内信号的传导并有调控其他基因的作用，但目前尚不清楚 RPS6KA3 蛋白合成减少是如何导致了本病的症状和体征。少数患者无 *RPS6KA3* 基因变异，其病因不明。由于男性（染色体 46，XY）只有一条 X 染色体，故患者多为男性且症状较重。女性（染色体 46，XX）基因携带者由于有二条 X 染色体，多无症状或症状较轻。

2. 临床表现

（1）神经精神与身体发育迟缓，智力中至重度低下，智商仅约 20 左右。身材矮小，常低于正常人三个百分位，无生长激素异常。"刺激诱发性摔倒发作（stimulus-induced drop episodes，SIDEs）"是本病的重要特点（后述）。约 5%患者合并癫痫。头部 MRI 可能合并脑室扩大、颅骨增厚等改变。

（2）面部特征：前额及眉突出，眼睑下斜，眶距宽，低鼻梁，圆鼻头，厚鼻翼及中隔，小鼻孔，小下颌，口微张，唇厚且噘起，耸立耳。患者在幼年时呈憨厚样，但随年龄增长而变得面容粗野。

（3）四肢骨骼：手大而软，末节指骨呈锥形，前臂多肉。常合并不同程度的胸廓与脊柱畸形，表现为漏斗胸、脊柱侧弯、黄韧带钙化。脊柱畸形呈进行加重，可累及整个脊柱。

（4）心血管病变：14%男性患者与 5%女性患者合并心血管疾病，包括二尖瓣、三尖瓣、主动脉瓣病变，心肌病及主动脉与肺动脉扩张等。它是患者的重要死亡原因之一。

（5）其他：牙齿及口腔颌面异常、耳聋、眼科异常及甲状腺功能减退等内分泌功能异常。

3. 诊断　根据临床表现及基因检测。

【麻醉管理】

1. 麻醉前管理

（1）本病是一种病变涉及多系统器官的全身性疾病，其平均寿命较正常人显著缩短，据 Hunter 报道，13. 5%的男性及 4. 5%的女性平均死亡年龄为 20. 5 岁（13～34 岁）。其主要死亡原因包括：心脏病变，弥漫性肺气肿、食物误吸、阻塞性睡眠呼吸暂停等呼吸系统并发症，进行性脊柱侧弯症，与癫痫及痉挛相关的并发症等。其中，特别要注意的是脊柱与心脏病变，患者脊柱畸形呈进行性发展，它可引起严重的呼吸循环障碍，据 Rogers 介绍，至少 2 例患者在脊柱侧弯矫正术期间死亡。麻醉前应对患者循环、呼吸（包括气道）、脊柱、神经精神，甚至内分泌功能进行仔细检查与评估，并制订详细麻醉管理方案。要注意由于患者常合并严重的智力障碍，甚至还有自伤与伤人行为，术前检查与评估难以取得患者的合作，Singh 建议在其父母或照料者配合下完成。同样，在麻醉前应加强精神安抚并给予适当的镇静药，最好在其父母或照料者配合下完成麻醉诱导。

（2）防止"刺激诱发性摔倒发作（SIDEs）"。SIDAs 是本病独有的临床表现，其特点是：突然的听觉或触觉等兴奋刺激诱发患者下肢出现 60 至 80ms 的无肌电活动、下肢无力而虚脱摔倒。它与癫痫发作不同，患者的意识是清楚的。其发病年龄 4 至 17 岁，平均年龄 8. 6 岁，患病率约 20%（34/170）。其原因不明。要避免惊吓。手术前后转运时要注意防止 SIDAs，以防摔伤。所有的患者必须用轮椅等工具运送，不可步行。

（3）抗精神病及抗癫痫药可服用至术前，但要注意其副作用。

2. 气道管理

（1）气管插管：口腔颌面畸形、颈椎病变及可能合并的继发性肥胖等，患者属困难气道者。Hirakawa 复习了 2 篇英文文献与 4 篇日文文献，共计 6 例报道，其中三例 Cormack 直接喉镜声门显露分级为Ⅲ~Ⅳ级，二例 Mallampati 舌咽结构评分为 3~4 分。对此类患者最好采用清醒插管或纤维支气管镜引导下插管。但本病患者合并智力障碍，患者不合作，清醒插管几乎不可能。故其气道管理较为困难，需要较高的技巧，临床上应根据患者的具体情况采取恰当措施。Hirakawa 报道一例了重度肥胖患者，因智力障碍无法进行气道评估，在丙泊酚镇静、纤支镜引导下经鼻插管。Singh 给一例合并严重扩张性心肌病及脊柱与肺部病变、Mallampati 舌咽结构评分为 3 分的 14 岁男孩采用七氟烷吸入麻醉下插入喉罩，他认为因该病大多数有记录的异常都局限于面部解剖学，而无喉部解剖异常，喉罩插入失败的可能性小。

（2）气管拔管：同样要注意可能术后拔管困难，在拔管前应仔细评估。Hirakawa 报道的病例术后第二天拔管，因考虑到插管困难，在拔管前置入换管器，拔管后因上呼吸道分泌物多而出现呼吸道梗阻，遂经换管器重新插入气管导管。该患者在术后第 8 天进行了气管切开，术后 11 天停止呼吸机治疗。

3. 呼吸管理　诸多因素可使患者呼吸功能受损，需要对患者进行仔细的呼吸管理并做好术后长时间呼吸支持治疗的准备。这些因素包括：进行性脊柱侧弯及胸廓变形导致限制性肺通气障碍及功能残气量降低、呼吸贮备功能减退，可能合并肺部感染与心脏病变，可能合并吞咽功能障碍、易发生误吸，可能合并中枢性或阻塞性睡眠呼吸暂停等。Coffin 报道了二例 18 岁的患者，一例因心脏病变及肺部感染、一例急性食物误吸而死亡；Manouvrier-Hanu 报道了一例有睡眠呼吸暂停病史的患者在下颌整形术后因气道原因而死亡。西内等特别指出，精神发育迟滞的患儿其口腔内常有大量的分泌物潴留，其原因可能与吞咽功能障碍有关。Hirakawa 报道的病例术后因大量分泌物造成气道梗阻而不得不再次插管。口咽与呼吸道分泌物多似乎是先天性头部与口腔颌面病变患者的共性问题，麻醉中应勤吸引，并根据患者的心脏情况选用恰当的抗胆碱药。

4. 本病无特殊禁忌的麻醉药，目前文献均未提及它属恶性高热高危者。Singh、西内等将氟化醚类挥发性麻醉剂七氟烷等用于患者未发生异常反应。但由于可能合并神经肌肉病变，应禁用琥珀胆碱。因脊柱畸形，可能合并黄韧带钙化与先天性椎管狭窄、智力障碍及不合作，不主张行椎管内麻醉。

（郑利民）

参考文献

［1］COFFIN GS. Postmortem findings in the Coffin-Lowry syndrome［J］. Genet Med,2003,5:187-193.

［2］HIRAKAWA M,NISHIHARA T,NAKANISHI K,et al. Perioperative management of a patient with Coffin-Lowry syndrome complicated by severe obesity:a case report and literature review［J］. Medicine（Baltimore）,2017,96:e9026.

［3］HASHIGUCHI K,O'HIGASHI T,SASAI S,et al. Anesthetic management of a patient with Coffin-Lowry syndrome［J］. Masui,1999,48:1027-1029.

［4］SINGH PM,BAIDYA DK,GOVINDARAJAN S,et al. Ocular surgery in a child with Coffin Lowry syndrome:anesthetic concerns［J］. J Anaesthesiol Clin Pharmacol,2013,29:114-116.

第十节 Coffin-Siris 综合征
（Coffin-Siris syndrome）

麻醉管理所面临的主要问题

病变涉及全身多器官系统

困难气道

【病名】

Coffin-Siris 综合征（Coffin-Siris syndrome），又称第五指（趾）综合征（fifth digit syndrome）。

【病理与临床】

1. 本病是一种以精神发育迟滞、颅面部畸形、第五指（趾）发育不全及低肌张力等为临床特征的罕见先天性疾病。1970 年由 Coffin 和 Siris 首次报道，有些早期文献将其与 Coffin-Lowry 综合征混淆（见"Coffin-Lowry 综合征"），现认为它们是两各个不相干的独立疾病。本病为常染色体显性遗传，但亦有不少病例为散发。目前已发现了 5 个相关基因突变：*ARID1A*，*ARID1B*，*SMARCA4*，*SMARCB1*，*SMARCE1*。这些基因与 SWI/SN 蛋白复合物的表达有关，SWI/SN 蛋白复合物通过染色质重塑过程调节基因表达，修复受损的 DNA，并控制细胞的生长、分裂和分化，有肝母细胞瘤的个案报道，本病与肿瘤风险之间的联系受到重视。目前尚不清楚异常的染色质重塑为什么会导致本病不同症状和体征。自 1970 年 Coffin 报道本病以来，至少有 140 个病例报道，无种族倾向，女性是男性的四倍。

2. 临床表现

（1）宫内发育迟缓，出生低体重；出生后喂养困难，身材矮小，生长发育不良，频繁的呼吸道感染。

（2）轻度到严重的智力障碍；脑异常除癫痫外，可能合并第四脑室囊肿，而引起第四脑室孔闭塞综合征及脑室扩大、脑积水（Dandy-Walker 畸形）。

（3）小头畸形；特征面部：面部粗糙，宽而扁平的鼻梁，可能合并鼻孔闭锁，嘴唇厚，眉毛和睫毛浓密，面部和身体的其他部位多毛，但头发稀疏。

（4）手指或脚趾尖的发育不全，表现为手指缺如、指短、无指甲等，尤其在第五个指（趾）上最为常见。肌肉张力低下，异常松弛的关节。

（5）其他：可能合并眼（上眼睑下垂、白内障、斜视等）、心脏、肾脏、膈疝等。

【麻醉管理】

1. 与其他颅脑部先天性疾病一样，本病是一种影响多器官系统的疾病。文献报道，约 30% 的患者合并心脏病，麻醉前应对全身情况进行全面、仔细的检查与评估并制订相应的麻醉管理方案。合并呼吸道感染者，择期手术应待感染控制后实施。

2. 气道管理 小颌畸形、巨舌、不规则和突出的牙齿、面部畸形等，患者可能气管插管困难及面罩控制呼吸困难。Shirakami 报道一例 3 岁患儿，吸入七氟烷麻醉诱导后出现上呼吸梗阻和低氧血症。由于智力障碍与沟通不畅，常规困难气道处理措施（如：清醒纤支镜引导下插管）难以用于患者。而且此类患者可能随着年龄的增长，其气道管理变得更加困难。如：Dimaculangan 报道的一例 47 岁患者，先是尝试清醒纤支镜引导下插管，因不合作而改为麻醉后直接喉镜插管,但反复多次均无法显露声门,后改插入喉罩又失败,最后只得取消手术。视频喉镜用于本病可能有一定的优势,Ozkan 报道了一例 Mallampati 评级 3 级的 9 岁患儿,采用视频喉镜很轻松地经鼻成功插管。此类患者有可能合并后鼻孔闭锁,在经鼻插管前应对鼻腔情况评估。此外,Shirakami 报道的病例在麻醉期间有大量的气管分泌物。由于关节松弛,在头部操作时应防止颈椎脱位。

3. 本病不属恶性高热高危者。Altun 给一例合并先天性心脏病患儿采用异氟烷维持麻醉,Shirakami 将七氟烷用于麻醉诱导,均无异常反应。排除脊柱与脊髓病变者可审慎地进行椎管内麻醉,Fornet 报道了一例 22 岁妊娠妇女在蛛网膜下腔麻醉下安全实施紧急剖宫产手术。由于可能合并喉头软化与气道梗阻,要避免长效镇静药及阿片类药对呼吸的抑制作用,术后应严密监测 24 小时。

（邓唯杰　郑利民）

参考文献

［1］OZKAN AS,AKBAS S,YALIN MR,et al. Successful difficult airway management of a child with Coffin-Siris syndrome［J］. Clin Case Rep,2017,29:1312-1314.

［2］ALTUN D,DEMIR G,AYHAN A,et al. Successful anesthetic and airway management in Coffin-Siris syndrome with congenital heart disease:case report［J］. Egyp J Anaesth,2016,32:593-596.

第十一节　Cornelia de Lange 综合征
（Cornelia de Lange syndrome）

麻醉管理所面临的主要问题

合并多个重要器官畸形(心脏、肝肾、胃肠道、气管等)

生长发育障碍

智力低下、自毁、不合作、抗拒

可能需抗精神病药治疗、抗精神病药物恶性综合征

困难气道

呼吸系统合并症、反流误吸、肺部感染

体温调节障碍

苏醒延迟

【病名】

Cornelia de Lange 综合征(Cornelia de Lange syndrome,CdLS),译名科妮莉亚德兰格综合征。又称 de Lange 综合征、Branchmann-de Lange 综合征、阿姆斯特丹型侏儒综合征(types degeneratiaus amstelodamensis syndrome)、Amsterdam 综合征、PELLRR 综合征、浓眉-小头-短肢综合征等。

【病理与临床】

1. 本病是以颅面部特征性畸形、原始性生长发育不良、智力障碍、四肢畸形及多毛症等为临床特征的先天性疾病。1849 年由 Vrolik 最早记载,1916 年 Brachmann 详细报道了一例患者,1933 年荷兰儿科医师 Cornelia de Lange 详细记载了两个无血缘关系少女的临床特征,并将

其命名为阿姆斯特丹型侏儒(typus degenerativus amstelodamensis)。本病多为散发,亦有家族性的报道,为常染色体显性或 X 连锁性遗传,其致病基因为 *NIPBL* 及 *SMC1A*。患病率约为每1 至 10 万活产 1 例。病理检查有脑发育异常、小头、脑回变形、胃肠道异常及心脏畸形。约半数于一岁内死亡,平均寿命约为九岁一个月,但亦有长期生存者。早期死亡的主要原因为肺部感染、肠梗阻及心血管畸形。

2. 临床表现

(1) 头面部及四肢:头短而小;眉毛浓而长,弯曲,连眉;长而浓的睫毛;耳低位,耳廓向后翻转或耳廓肥厚多毛;鼻梁宽而广,鼻孔上翻;人中长而平,口角向下;小牙齿,齿隙宽;30%者腭裂,80%者小下颌;颈短。

(2) 四肢:上肢异常多见,从前臂缺如到少指、并指、小肢、短肢畸形及肘关节屈曲挛缩。下肢第 2~3 趾并趾多见。

(3) 生长发育障碍:出生时即低体重,生长发育迟缓,身高体重显著低于同龄人。

(4) 神经精神障碍:常合并精神运动发育障碍、部分智力低下,IQ30 到 86(平均 53)。患者常有自毁行为及自闭倾向,约 25%患者有痉挛发作,部分有体温调节障碍及痛觉减退。

(5) 胃肠道:80%合并胃食管反流(GER),导致误吸及肺炎。幽门狭窄(4%)及隔疝(1%)。

(6) 心血管:25%合并先天性心脏病,包括:室缺、房缺、肺动脉狭窄、法洛四联症、左心发育不全等。

(7) 其他:80%合并感音性耳聋、50%合并眼科异常(包括近视、眼球颤动、眼睑下垂、鼻泪管狭窄、视神经萎缩、斜视及眼球突出等)、幼儿特征性低音域哭泣、血小板减少症、大理石纹样皮肤、乳头与脐发育不良等。

【麻醉管理】

1. 术前管理

(1) 本病常合并多个重要器官的畸形,术前应进行详细的全身检查,尤其是要注意有无心脏畸形、上呼吸道与气管发育不良、幽门狭窄及膈疝等,部分患者还可能合并中枢性甲状腺或肾上腺皮质功能低下(Mora-Bautista 等)。本病合并的畸形有时非常严重,如果术前未能发现或麻醉管理中疏忽,可到致严重后果。但患者神经精神障碍使术前正确评估十分困难。Veall 报道了一例 24 岁女性,在全身麻醉下剖腹探查术,术后反复发生低氧血症及心衰,不能拔除气管导管,患者最后死亡,尸检发现房间隔缺损合并慢性心包炎。Gaur 报道了一例 14 岁男性儿童全身麻醉下成功手术的病例,作者认为其成功的关键是麻醉前详细的评估及准备。

(2) 患者常合并视力及智力障碍,部分患者有自毁行为及自闭倾向,表现为极度不合作、抗拒,甚至攻击性行为,麻醉前精神安抚及充分镇静极为重要。Vestergaard 报道了一例 49 岁患者,强调了其日常生活照料者在整个麻醉期间陪护的重要性。

(3) 患者生长发育不良的原因,除先天性外,还与合并胃肠病变及喂养困难有关。术前应尽量纠正营养不良。胃食管反流(GER)、幽门狭窄是常见病变,可导致误吸及肺炎。麻醉前评估的重点之一是饱胃情况,最好采用超声检查。麻醉诱导应按饱胃处理,以防止反流误吸,其措施有:适当延长禁食时间、给与抗酸剂,麻醉诱导前可插入胃管,必要时应考虑清醒插管。压迫环状软骨、快速顺序诱导适用于无困难插管风险者。

(4) 合并癫痫者,抗癫痫药应服用至术前。部分还长期服用抗精神病药物,应注意它们的副作用及与麻醉药的相互作用(见"癫痫"及"精神病患者的麻醉")。合并甲状腺功能低下或肾上腺皮质功能减退者,术前应进行充分的替代治疗。

2. 气管插管　由于小下颌、腭裂、牙齿拥挤、颈短而僵硬等,可导致气管插管及面罩通气困难,属困难气道者。困难气道、患者不合作、潜在的反流误吸风险等诸多因素,其气道管理有时十分困难,Torres 认为成年患者可能气道管理更加困难。Vestergaard 形象地描述了本病麻醉管理体会:麻醉医师面对的是一个未知的气道解剖及不合作和激动的患者。这要求麻醉医师有丰富的经验及随机应变的能力。Vestergaard 认为,在充分准备多种插管工具的条件下,七氟烷诱导加利多卡因喷雾剂局麻、保留自主呼吸下插管是最安全的方式。要充分利用视频工具。Torres 报道了一例 34 岁骨科手术患者,经历三次插管失败后,在轻度镇静下用纤维支气管镜插管成功,Furuya 借助视频喉镜(airway scope)为一例 22 个月腭裂患儿成功插管。此外,患者可能合并喉头与气管发育异常、喉头狭小,应多准备几根稍细气管导管。小林等报道了一例 11 岁患儿,从年龄与胸部 X 线推测,应该可插内径 6.5mm 的气管导管,结果声门狭窄、仅能插内径 5.5mm 导管。

3. 呼吸管理　呼吸并发症是本病的重要死亡原因。患者呼吸道特点是易激惹、易感染。Takeshita 等报道了一例患儿,在氟烷麻醉期间出现支气管痉挛发作。Naito 认为患者气道分泌异常亢进、吞咽运动及咽喉反射减弱、口腔分泌物潴留于咽喉部并易造成误吸,是引起反复肺部感染的重要原因。若合并胃食管反流、幽门狭窄及膈疝,则更是雪上加霜。择期手术时,术前应控制呼吸道感染,术中应加强无菌操作及口咽腔与呼吸道的吸引。必要时可适当增加抗胆碱药的用量,但要注意抗胆碱药过量可引起体温升高(后述)。患者术后常需呼吸机支持治疗。

4. 体温管理

(1) 由于体温调节中枢发育障碍,术中易出现体温升高与低体温。中村等认为,此病患者应象新生儿一样加强体温管理,术中应常规行体温监测,注意保温与散热。

(2) 关于本病与恶性高热的关系受到重视。Papadimos 等报道了一例有趣的病例,这是一个合并严重精神障碍、十分不合作的 37 岁男性患者,拟在全身麻醉下行 MRI 检查,病历记载在 15 年前有"恶性高热"史。作者仔细复习了患者 15 年前的旧病历后发现,患者体温升高是在增量服用抗精神病药克塞平(loxapine)后出现的,除体温升高至 42.1℃外,患者还合并心动过速、全身僵直、高血压、躁动及肌酸磷酸激酶(CPK)水平升高。据此,Papadimos 认为不是恶性高热,而是抗精神病药物的一种不良反应——抗精神病药恶性综合征(Neuroleptic malignant syndrome,NMS)。NMS 是 Delay 等在 1960 年报道的一种抗精神病药物的少见并发症,多发生于抗精神病药物治疗开始后一周以内。临床表现为用抗精神病药物后出现持续高热、全身肌张力增高或肌强直、血中肌酸磷酸激酶升高、心动过速、血压异常、呼吸增快、意识障碍及血中白细胞增多,严重者可迅速发生心力衰竭而死亡,死亡率高达 25%。几乎所有的抗精神病药物均可引起 NMS,但以丁酰苯类氟哌啶醇最为常见。其原因不明,有脑器质性损害者较易发生,可能是一种特殊的变态反应或遗传性神经肌肉缺陷。近年来认为可能与抗精神病药使神经中枢下丘脑及中脑边缘系统等部位多巴胺耗竭、多巴胺与 5-羟色胺平衡失调、γ 氨酪酸受抑有关。长效中枢性多巴胺受体激动剂溴可汀(bromocriptine)有效,部分患者用丹曲洛林有效。临床上有时容易将 NMS 与恶性高热混淆(如:Damier 等的文章),近期著名的 JAMA Neurol 发表了 Litman 一篇质疑 Damier 等的文章,特别指出了二者的区别。关于 NMS 与恶性高热的关系有不同意见,有人认为 NMS 是恶性高热的变异型,有 NMS 病史的患者有可能发生恶性高热。但大部分文献报道认为 NMS 与恶性高热无关,因为仅从临床表现来看,二者确有一定的相似之处,但发病机制是不同的。Friedman 等认为

NMS 是由于中枢神经多巴胺受体阻滞所致、而恶性高热与骨骼肌的钙通道异常有关。Tollefson 等在肌肉活检中发现,NMS 者咖啡因与氟烷的用量反应曲线与恶性高热不同,NMS 肌肉组织学改变与失神经支配相似;但 Caroff 等在离体肌肉试验中观察了正常人、NMS 及恶性高热对氟烷的反应,结果 NMS 与正常人有明显的不同,在 7 例中有 5 例表现为与恶性高热相同的收缩反应,提示 NMS 与恶性高热有较强相关性。Denborough 等在氟烷与咖啡因试验中亦发现 NMS 与恶性高热有一定的关系。但"NMS 与恶性高热有关"的推测目前无临床支持,Litman 指出尚无有 NMS 既往史的患者发生恶性高热的临床报道。总之,关于本病与恶性高热的关系目前尚无定论,临床上有多篇报道给本病患者安全应用包括氟烷及七氟烷在内的氟化醚类挥发性吸入麻醉药,Papadimos 给患者用琥珀胆碱未见体温改变。但由于恶性高热后果严重、死亡率高,故应高度重视。术中应加强体温监测,避免使用琥珀胆碱、氟化醚挥发性吸入麻醉药等触发剂。

5. 本病无特殊禁忌的麻醉药,大部分文献报道对肌松剂的反应与正常人无异。但 Vestergaard 及 Gaur 分别报道了一例病例,在全身麻醉后恢复延迟,这可能与肌肉和神经系统发育不成熟有关。患者常合并脊柱畸形及抗拒与不合作,椎管内麻醉时应慎重。

(郑利民)

参考文献

[1] VEALL GR. An unusual complication of Cornelia de Lange syndrome[J]. Anaesthesia,1994,49:409-410.

[2] VESTERGAARD L,DEY N,WINDING R,et al. Anesthetic considerations in a patient with Cornelia de-Lange syndrome[J]. J Anaesthesiol Clin Pharmacol,2015,31:419-420.

[3] TORRES MD,CALVO E,FERNÁNDEZ ESPLÁ F,et al. Anesthetic management of an adult patient with Cornelia de Lange syndrome[J]. Minerva Anestesiol,2010,76:229-231.

[4] FURUYA A,SUZUKI S,KONDO S,et al. The use of dexmedetomidine and Airwayscope in airway management of a child with Cornelia de Lange syndrome[J]. Masui,2014,63:810-813.

[5] LITMAN RS. Confusing terminology-neuroleptic malignant syndrome vs malignant hyperthermia[J]. JAMA Neurol. 2017,74:1012-1013.

[6] GAUR P,UBALE P,BALDWA N,et al. Anesthetic management of a patient with Cornelia de Lange syndrome[J]. Anaesth Pain & Intensive Care,2016,20:62-64.

第十二节　Costello 综合征
(Costello syndrome)

麻醉管理所面临的主要问题

合并全身多系统、多器官病变

心脏病变,下丘脑及垂体功能障碍

新生儿低血糖,癫痫,智力障碍

困难气道

呼吸管理

禁用去极化肌松药琥珀胆碱

【病名】

Costello 综合征(Costello syndrome),又称面部皮肤骨骼综合征(faciocutaneoskeletal syndrome,FCS syndrome)。

【病理与临床】

1. 本病是一种以头面部、皮肤、骨骼等外胚层组织及心脏病变与癌易感性等为主要临床特征的 RAS 通路病(Rasopathy disorders)。1977 年由新西兰儿科医师 Costello 首先报道并描述。它非常罕见,据估计其患病率约为 125 万分之一到 30 万分之一,迄今全世界仅有 300 余例临床报道。无性别差异,多为散发,部分呈常染色体显性遗传方式。目前已证实其发病机制与 RSA/MAPK 通路上的 HRAS 基因突变有关,HRAS 基因是一种原癌基因,其突变产生异常的 HRAS 蛋白,导致细胞持续生长分裂及肿瘤易感性。RSA 通路病还包括"心脏面部皮肤综合征(cardiofaciocutaneous syndrome,CFC)"、"Noonan 综合征"及"豹综合征(LEOPARD syndrome)"等,它们之间临床表现有相似之处。与 CFC 和 Noonan 综合征的受多基因影响不同,Costello 综合征是由单个基因的突变引起的,一些症状是由于细胞过度生长和异常细胞分裂引起。但目前尚不清楚 HRAS 基因的突变如何导致了 Costello 综合征的其他临床特征。

2. 临床表现

(1) 胎儿期羊水过多,出生时因水肿,体重高于平均水平。但出生后婴儿期喂养困难,发育迟缓,身材矮小。中度智力低下,性格常较友善,给人以怡人的表情。

(2) 面部、皮肤及肌肉骨骼:面部粗糙、眼睑裂陷、内眦赘皮、上睑下垂、斜视;饱满的鼻尖、耳低位、丰满的耳垂、厚嘴唇、巨舌和短颈;嘴、鼻周围有乳头状瘤。头发卷曲、稀疏、纤细。颈部皮肤柔软松弛下垂而缺乏弹性,手及足掌皮肤松弛形成深褶折,某些区域皮肤色素沉着、角化。

(3) 骨骼畸形表现为关节松弛、髋关节脱臼及手指关节异常灵活、脊柱畸形、骨质疏松、跟腱短缩等。

(4) 心血管表现包括心室肥大、肺动脉瓣狭窄、肥厚性心肌病、心律失常(多灶性房性心动过速)等。

(5) 患恶性肿瘤的风险增加 10%~15%。多为横纹肌肉瘤、儿童期神经母细胞瘤及老年人膀胱癌。

(6) 其他:神经症状有脑积水、癫痫、Chiari 畸形、脊髓空洞症、脊髓栓系症,肌张力减退等。低血糖在新生儿幽门狭窄比一般人群更常见。幽门狭窄比一般人群更常见。

3. 诊断依据临床表现及基因检测。它与心脏面部皮肤综合征及 Noonan 综合征的鉴别主要依据基因检测。

【麻醉管理】

1. 本病是一个极为罕见的先天性疾病,作为麻醉医师有时可能穷尽一生都难以遇到一例。Williams 形容道:作为医师能遇到此病的概率犹如一生被雷电击中 30 次或被鲨鱼攻击一次。但中国作为一个人口大国,我们的年均工作量远超国外同行,在职业生涯中接触患者的概率较高。虽然迄今本病全世界仅有 300 余例临床报道,但据 Williams 等在 2014 年的统计,已有 6 例手术麻醉报道。由于本病与"心脏面部皮肤综合征"及"Noonan 综合征"有相似的发病机制与临床表现,其麻醉管理原则相似。

2. 麻醉前管理要重点注意以下几点:

(1) 本病是一种合并多系统、多器官病变的全身性疾病,其中 87% 的患者合并心血管异常。主要表现为肥厚型心肌病、肺动脉瓣狭窄及多源性房性心动过速,它们是新生儿与儿童早期死亡的重要原因,一组报道指出有3例患者死于多源性房性心动过速。麻醉前必须常规对心血管情况进行充分的检查与评估。关于各种心脏病变的麻醉管理请见本书的相关章节。

(2)新生儿期喂养困难,患儿可能合并营养不良。患者特别容易发生低血糖,其原因除营养不良外,还可能与高胰岛素血症的或类似胰岛素样作用有关。术前应加强营养管理,必要时可上胃管或胃造瘘。围麻醉期应频繁进行血糖监测。

(3)部分患者可能合并幽门梗阻,麻醉诱导前应对胃内容进行评估,必要时应上胃管排空胃部。

(4)中枢神经异常表现为下丘脑与垂体功能障碍和癫痫发作与智力低下。下丘脑与垂体功能障碍可导致垂体、甲状腺及肾上腺功能减退等,麻醉前应对内分泌功能进行评估并酌情给与糖皮质激素等替代治疗。部分患者可能需生长激素替代治疗,要注意它可能会导致左心室肥大,并使原有的肥厚型心肌病恶化。20%~50%的患者合并癫痫,抗癫痫药应服用至术前。

3. 气道管理 迄今所有的文献均指出患者可能为困难气道者。其危险因素除颌面部畸形、牙齿畸形、短颈、巨舌、喉部畸形外,较为特殊的是还可能合并包括扁桃体肥大及喉乳头状瘤等。在气管插管前,应准备好包括纤维支气管镜、视频喉镜、喉罩等各种工具在内的插管箱,甚至耳鼻喉科医师在诱导期间应进入待命区域。Katcher 认为由于患者可能合并后鼻孔闭锁,经鼻插管前应检查与评估。此外,部分患者可能合并 Chiari 畸形及颈关节松弛,在进行气道与头颈部操作时防止颈椎脱位与脑干压迫。

4. 呼吸管理 患者有气道分泌物过度增多的倾向,而使用抗胆碱类分泌抑制药物前必须权衡其心脏副作用。与心脏面部皮肤综合征相似,患者肌张力下降。Tidyman 研究发现二者肌肉的组织学结构相似。此外,常合并阻塞性睡眠呼吸暂停、吞咽功能障碍与喉头软化,可能合并反复肺部感染。Della Marca 观察了 10 例 3~29 岁的患者,有 7 人合并阻塞性睡眠呼吸暂停。术后应加强呼吸管理,必要时可能需要呼吸机支持治疗。

5. 麻醉管理 本病无特殊禁忌的麻醉药,氟化醚类挥发性吸入麻醉药(如:七氟烷)及去极化肌松药琥珀胆碱均用于本病患者,目前尚无临床证据支持它属恶性高热高危者(关于它与恶性高热的关系请参考"Noonan 综合征")。但 Shukry 报道了一例 4 个月患儿在麻醉后出现缺氧而心跳停止,Williams 认为可能与琥珀胆碱有关。由于本病的肌肉病变,临床上应避免用琥珀胆碱。此外,Katcher 报道了一例 2 岁患儿,Williams 报道一例 3 岁患儿,麻醉经过顺利。而 Dearlove 及 Benni 报道的病例(分别为 2 岁 6 个月及 1 岁 8 个月)在麻醉中出现一过性氧饱和度下降。Tsutsui 报道了一例 4 个月门静脉病变的患儿,术中大量出血,其原因与手术及病变有关,与 Noonan 综合征不同,此类患者常不合并凝血功能障碍。由于可能合并脊柱畸形及脊髓病变(脊髓空洞症、脊髓栓系症等),应尽量避免椎管内麻醉。

6. 其他 可能合并骨质疏松与关节松弛,在安放体位时要防止损伤。

(郑利民)

参考文献

[1] GRIPP KW,LIN AE. Costello syndrome:a Ras/mitogen activated protein kinase pathway syndrome(rasopathy) resulting from HRAS germline mutations[J]. Genet Med,2012,14:285-292.

[2] WILLIAMS C. Anesthetic management of Costello syndrome:a case report[J]. AANA J,2014,82:108-113.

[3] TSUTSUI M,SUGAHARA S,MOTOSUYEYA T,et al. Anesthestic management of a child with Costello syndrome complicated by the congenital absence of the portal vein:a case report[J]. Paediatr Anaesth,2009,19:714-715.

第十三节　Crouzon 综合征
（Crouzon syndrome）

> **麻醉管理所面临的主要问题**
>
> 困难气道
> 避免颅内压增高
> 眼球保护
> 术后气道管理
> 颅骨成形术时大量出血

【病名】

Crouzon 综合征（Crouzon syndrome），译名克鲁宗综合征。又称颅面骨发育不全（craniofacial dysostosis）、颅面骨发育不全 Crouzon 型（craniostenosis，Crouzon type）、Crouzon 颅面骨发育不全（Crouzon craniofacial dysostosis）等。

【病理与临床】

1. 本病是一种以颅缝及面部骨缝早闭为特征的常染色体显性遗传性颅面部复合畸形，常伴颅内压增高。1921 年由 Crouzon 首先报道。本病与 Apert 综合征、Pfeifer 综合征同属颅缝早闭综合征。其原因与成纤维细胞生长因子受体（Fibroblast growth factor receptor，FGFR）基因（10q25-q26）变异有关。文献报道，FGFR 分为 FGFR1-FGFR4 四种，其中 FGFR1-3 与长干骨及颅骨生长有关，而 FGFR3 还与软骨发育异常有关。颅缝早闭综合征与 FGFR1 及 FGFR2 异常有关，本病与 FGFR2 基因变异有关，它可引起细胞外基质成分异常和过早骨钙化。某一颅缝过早闭合，未受累颅缝则使颅骨在另外方向过度扩张而得以代偿，因受累颅缝部位及其数目的不同，而形成不同头部畸形。同时因颅骨的生长速度不能适合儿童期脑的发育和生长，出现颅内压增高、颅骨变薄、脑组织及脑神经受压。据估计，其患病率约为每 10 万人中 1.6 例，无性别差异，但亦有文献报道认为男性患病率较高。

2. 临床表现　颅骨畸形、眼眶浅和眼球突出、上颌骨发育不全。

（1）颅骨畸形取决于颅缝闭合的顺序和速度，颅缝早闭常在生后第一年开始，在 2~3 岁时完成，以冠状缝或人字缝早闭多见。尖颅最常见，也见狭颅、三角形颅、苜蓿叶状颅。病变呈进行性加重，因颅骨的生长速度不能适合儿童期脑的发育和生长，产生颅内压增高、颅骨变薄、脑组织及脑神经受压。29% 的病例存在频发性头痛，12% 的患者出现癫痫及智力缺陷。

（2）面部畸形：面中部扁平、凹陷，上颌骨后缩，牙齿咬合关系不良，鼻尖弓状隆起等。

（3）眼部异常：眼眶变浅致眼球外凸，眼距变宽，视力减退等，严重突眼可致不能闭目、角膜溃疡，甚至失明。

（4）其他：传导性听力缺陷、外耳道闭锁；鼻中隔偏曲、后鼻腔狭窄，甚至闭锁。约 50% 的患者合并颈椎异常。本病与 Apert 综合征的区别是无并指。

【麻醉管理】

1. 本病的麻醉管理同"Apert 综合征"、"Pfeifer 综合征"。重点是困难气道及颅骨成形术时大出血与颅内压的控制与管理。要注意本病可能合并全身多器官与系统的病变，如 Chen 等最近报道了一例合并先天性心脏病的患儿。麻醉前应进行详细的全身检查与评估,根据患者具体情况及手术式式制订相应的麻醉管理方案。

2. 气道管理

(1) 面中部畸形及颈椎异常,患者可能为面临气管插管困难及面罩通气困难,Fernandes建议应按困难气道处理。值得注意的是,本病患者常需进行多次整形手术,随着患儿的生长发育,其口腔及上呼吸道解剖学结构亦随之发生改变。梶山等报道了一例出生 6 个月的患儿,脑积水全身麻醉下行脑室腹腔分流术,患儿曾经历了 3 次手术,在第一手术时并无气管插管困难,但在 74 天后进行第二次手术时出现插管困难。因此,在进行每次手术前均应进行详细的呼吸道评估并按困难气道准备。

(2) 患儿常合并后鼻孔狭窄或闭锁,在经鼻气管插管前应仔细检查评估。婴儿是强制性经鼻呼吸者,后鼻孔狭窄可致严重的上呼吸道阻塞,严重者可致窒息。梶山等报道的患儿在手术后不能拔除口咽通气道,经检查确认为鼻孔狭窄所致。此类患儿必要时可插入口咽通气道。

(3) 患者可能合并颈椎半脱位,在进行气道管理或头颈部操作时要保护颈椎。

3. 术中应保持血流动力学稳定,避免缺氧与二氧化碳蓄积,注意脑保护,避免加重颅内压进一步升高的各种因素。由于术后上呼吸道狭窄等异常并不能解除,术后应加强呼吸管理,必要时应准备呼吸机以便于呼吸支持治疗。

4. 注意眼保护,尤其在面罩通气时注意不可压迫眼球。同时应用胶布使眼睑保持在闭合状态,并滴人工泪液保护角膜。

(吴宁　刘友坦　郑利民)

参考文献

[1] HELMAN SN,BADHEY A,KADAKIA S,et al. Revisiting Crouzon syndrome:reviewing the background and management of a multifaceted disease[J]. Oral Maxillofac Surg,2014,18:373-379.

[2] CHEN QR,DAI QQ,ZOU J,et al. Crouzon syndrome coupled with OSAHS and congenital heart disease:a case report[J]. Lin Chung Er Bi Yan Hou Tou Jing Wai Ke Za Zhi,2018,32:787-788.

[3] FERNANDES M,EUFRÁSIO A,BONIFÁCIO J,et al. Airway management in a patient with Crouzon syndrome proposed to orthognathic surgery[J]. BMJ Case Rep,2018,30;2018. pii:bcr-2017-219371.

第十四节　脆性 X 综合征
(fragile X syndrome)

麻醉管理所面临的主要问题

智力障碍,不合作

可能合并心脏病变

关节过度伸展

【病名】

脆性 X 综合征(fragile X syndrome,fra(X) syndrome,FXS),又称 Martin-Bell 综合征(Martin-Bell syndrome)、X 连锁智力缺陷合并大睾丸(X-linked mental retardation and macroorchidism)、X 标记综合征(marker X syndrome)、FRAXA 综合征(FRAXA syndrome)等。

【病理与临床】

1. FXS 是一种与 X 染色体上 *FMR1* 基因变异有关的显性遗传性疾病,它是男性孤独症谱系障碍(autism spectrum disorders,ASD)中最常见的遗传原因。现已证实,FXS 与 *FMR1* 基因变异有关,*FMR1* 基因提供了制造脆性 X 智力迟钝蛋白(fragile X mental retardation 1 protein,FMRP)的指令,FMRP 是一种与神经可塑性有关的调节蛋白,*FMR1* 基因变异可致 X 染色体在结构上变得不稳定,故以此为名。*FMR1* 基因变异表现为三核苷酸重复扩增 *FMR1*、消除 FMRP 的表达,导致 ERK 和 mTOR 信号在 mRNA 翻译上游的过度激活,但具体机制不明。流行病学:最初估计的患病率为每 10 万男性中有 80 人患有 FXS,但自 1991 年发现 *FMR1* 以来,对本病男性患病率进行了调整。据在中国台湾的一项调查,其患病率为 1:11 674,但一般认为本病男性患病率为 1:4 000,由于女性有二条 X 染色体,其患病率约为男性的一半(1:8 000),且病情较轻。

2. 临床表现　生长发育迟缓,语言、运动、行走、学习能力延迟、社会交往障碍;异常行为、易发脾气、多动症、自闭症表现;智力障碍是突出表现,智商常在 30~50;特征性面容,表现为长脸、额头突出、大耳、下颌突出、斜视;巨大睾丸;关节超伸展活动,皮肤柔软光滑。心脏可能表现为二尖瓣脱垂、主动脉根部扩张等。

3. 诊断　本病的临床表现并不具备特异性,除临床表现外,其诊断主要根据基因检测。

【麻醉管理】

1. 在麻醉前我们要清楚地知道,我们面临的可能是一个智力障碍、不合作甚至有一定攻击性患者,Prottengeier 认为患者的不合作是麻醉管理所面临的最大挑战。对此类患者麻醉前管理要有高度的耐心,尽量使之保持正常的生活规律并避免不必要的激惹,手术应安排晨间第一台。术前应口服适量的镇静药(如:咪达唑仑等)或提前开放静脉通路。术后应使患者尽早返回其熟悉的环境。此外,要注意患者可能合并心脏病变或其他先天性畸形,麻醉前应仔细检查评估。

2. 经检索,目前仅有二篇有关本病麻醉管理的临床报道,这些报道均无困难气道。但有作者认为,患者合并的下颌异常有可能是困难气道的危险因素。本病无特殊禁忌的麻醉药。但由于患者可能合并二尖瓣脱垂,Casamassimo 等强调了心电监测及预防性应用抗生素、防止感染性心内膜炎的重要性,他报道了一例在全身麻醉下手术 11 岁男孩,麻醉期间出现房性游走心律。

3. 由于关节可过度伸展活动,要注意术中保护关节。同样,在气道与头颈部操作时要防止颈椎损伤。

4. 除本病外,*FMR1* 基因相关性疾病(FMR1-Related Disorders)还包括"脆性 X 相关震颤/共济失调综合征(Fragile X-associated tremor/ataxia syndrome,FXTAS)"以及"与 *FMR1* 相关的原发性卵巢功能不全(FMR1-related primary ovarian insufficiency,POI)"。他们有 *FMR1* 突变。其中,FXTAS 发生在男性(和一些女性)中,其特征是迟发性的小脑性共济失调和意向震颤,其他神经系统症状包括短期记忆丧失、认知功能下降、痴呆、帕金森症、周围神经病变、下肢近端肌肉无力等。POI 的特征是女性月经停止的年龄<40 岁。POI 的麻醉管理无特殊,FXTAS 麻醉管理可参考本病,同时要注意其脑部病变及周围神经病变与肌无力,禁用去极化肌松剂。

(郑利民)

参考文献

[1] RAJAN-BABU IS,CHONG SS. Molecular correlates and recent advancements in the diagnosis and screening of

FMR1-related disorders［J］. Genes（Basel），2016，14：7.

［2］ PROTTENGEIER J，MÜNSTER T，POHMER S，et al. Anaesthesia and orphan disease：fragile X syndrome（Martin-Bell syndrome）［J］. Eur J Anaesth，2015，32：215-217.

第十五节　Dandy-Walker 畸形
（Dandy-Walker malformation）

> **麻醉管理所面临的主要问题**
>
> 可能合并全身多器官畸形
>
> 可能是困难气道
>
> 可能合并枕部脑膨出，避免挤压
>
> 避免颅内压升高
>
> 可能需要长时间的呼吸支持治疗
>
> 可能苏醒延迟

【病名】

Dandy-Walker 畸形（Dandy-Walker malformation，DWM），又称 Dandy-Walker 综合征（Dandy-Walker syndrome）、Dandy-Walker 囊肿（Dandy-Walker cyst）、Dandy-Walker 缺陷（Dandy-Walker deformity）、脑积水 Dandy-Walker 型（hydrocephalus，internal，Dandy-Walker type）、阻塞性脑积水 Dandy-Walker 型（hydrocephalus，noncommunicating，Dandy-Walker type）、Luschka-Magendie 孔梗阻（Luschka-Magendie foramina atresia）、第四脑室中侧孔先天性梗阻或闭锁等。

【病理与临床】

1. DWM 是一种少见的小脑与颅后窝及其相邻结构先天性畸形，它以第四脑室出口 Magendie 孔与 Luschka 孔阻塞或闭锁导致第四脑室扩张、脑积水、颅内压升高为基本特征。1914 年美国 Dandy 和 Blackfan 医师首先描述了这种病例并推测可能与 Luschka 和 Magendie 孔阻塞有关，这一理论在 1942 年得到 Taggart 与 Walker 医师的支持，1954 年 Benda 对本病进行了系统的总结并将其命名。本病的解剖学特点是小脑尤其是小脑中部（蚓部）发育不良，甚至不发育，第四脑室与颅后窝囊状扩张、小脑幕与窦汇抬高。其畸形程度有轻有重，严重者小脑蚓部完全缺失，轻者小脑蚓部较完整，第四脑室及小脑幕上结构基本正常，仅单纯颅后窝池增宽。本病病因不明，目前认为可能与胚胎期菱脑顶部斜形唇细胞分化异常有关（胚胎期菱脑顶部分化异常学说）。部分患者有染色体异常，包括 3q24.3、6p25、3q332-q33.2、9p。除遗传因素外，环境因素（如：母亲糖尿病、饮酒、服用华法林或胎儿病毒感染）可能更为重要。在美国，本病患病率约为 25 000 至 35 000 个活产婴儿中一例，女性多于男性，我国亦有报道。

2. 临床表现

（1）约 90% 的患者合并头痛、呕吐、头围增大等脑积水与颅内压升高的症状，其中 15% 发生在刚出生时，75% 在出生后 3 个月内出现症状。半数患者合并神经精神运动发育迟缓或障碍，少数患者可出现共济失调及眼球震颤等小脑症状。部分患者表现枕部脑膨出及光透亮征。

（2）可能合并中枢神经系统及颌面、脊柱四肢、心血管、泌尿系统及皮肤等多系统器官畸形。

（3）影像学检查：MRI 示颅后窝与第四脑室交通的巨大囊肿，小脑蚓部小、回旋上抬与小脑幕连接，小脑下蚓部缺如，中脑导水管、第三脑室与侧脑室扩大，小脑幕与横窦上方移位，颅后窝扩大。这些表现可在胎儿期的 24 至 28 周出现，这有利于产前诊断。

3. 诊断与治疗　诊断依据临床表现，尤其是脑部 MRI 检查。治疗为脑室或囊肿腹腔分流术、脑室镜下第三脑室底部开窗术等。

【麻醉管理】

1. 麻醉前管理　与其他先天性畸形一样，48% 的患者可能合并其他多系统与器官畸形，麻醉前应仔细检查与评估。癫痫是常见症状，抗癫痫药应服用至术前。

2. 气道管理　颌面异常（如：唇腭裂、小颌畸形）及巨大的头部等，患者可能面临困难气道的问题，麻醉前应仔细评估，必要时应借助视频声门工具协助气管插管。关于困难气道的麻醉管理请参考本书相关内容。要特别注意枕部脑膨出患儿，Yıldırım 等报道了 17 例枕部脑膨出患儿，其中一例为本病。Singh 报道了一例 8 个月（体重 5kg）枕部巨大脑膨出的本病患儿在全身麻醉下行脑室引流术。枕部巨大脑膨出不仅致颈部屈曲固定、增加气管插管难度，而且其气道操作时如果直接采取仰卧位则可能使膨出的脑组织受压并升高颅内压。Singh 在麻醉诱导时将患儿采取侧卧位、头部超出手术台边缘，由助手托住其头部气管插管。Yıldırım 介绍了两种方法，一种是采用圆形硅胶枕，将突出的脑组织放入凹陷的枕心部位；另一种方法是用硅胶垫使患儿的躯体部位整体抬高，将头颈部相对放低，加上适当的头枕使脑膨出部位悬空，在进行气道操作时由助手协助扶持头部。无论采取何种方法，麻醉前精心准备与评估十分重要。

3. 颅内压管理　颅内压可加重脑损伤，甚至引起呼吸心跳停止，避免颅内压进一步升高是本病麻醉管理重点之一。关于颅脑手术中颅内压的管理请见相关专著，在影响颅内压的诸多因素（如：缺氧、二氧化碳蓄积、疼痛、躁动等）中，避免气管插管引起的应激反应十分重要。由于患儿可能为困难气道而需要清醒气管插管，如何在这之间掌握平衡，需要麻醉医师有高超的技巧。Ewart 建议对新生儿脑积水患儿必须权衡清醒插管的好处与对颅内压的有害影响，如果预测无气管插管困难，应在全身麻醉下进行插管。Singh 指出气管插管应尽可能轻柔，吸入麻醉剂有可能导致颅内压增高，最好避免应用。但较深的麻醉深度可抑制插管应激反应，而且过度通气可部分抵消吸入麻醉药增加颅内压的作用，亦可适当应用超短效阿片类药物。

4. 呼吸管理　部分患者病变可能会影响其脑干呼吸中枢、呼吸功能脆弱，并可能导致反复发作的呼吸暂停，甚至呼吸衰竭，在麻醉手术结束时自主呼吸恢复可能延迟。此外，部分患者咽喉功能障碍，可能导致吸入性肺炎。本病对呼吸的影响明显，以至于 Ewart 主张要将它与 Joubert 综合征相鉴别。因此，其麻醉管理与 Joubert 综合征有相似之处，术后可能需要长时间的呼吸监护管理，必要时应做好呼吸机支持治疗的准备。因为呼吸抑制可升高颅内压，而颅内压升高又可抑制呼吸，它们之间形成恶性循环，Ewart 建议对需要在镇静或麻醉下进行 CT 或超声波检查的患儿应首选有控制通气的全身麻醉。另一方面，与呼吸恢复延迟相似，患者可能在全身麻醉后苏醒延迟。De Santis 报道了一例 73 岁成人男子在冠脉搭桥术后苏醒延迟，头部 MRI 检查发现本病。

5. 本病无特殊禁忌的麻醉药。琥珀胆碱与异氟烷、七氟烷均已安全用于本病患者(如：Ewart、Singh、Sukumar 等)。但我们不建议用琥珀胆碱,因为它可升高颅内压,并有引起高钾血症的风险。

(郑利民)

参考文献

[1] EWART MC, OH TE. The Dandy-Walker syndrome. relevance to anaesthesia and intensive care[J]. Anaesthesia, 1990, 45:646-648.

[2] SUKUMAR M, NAIR S. Scoliosis correction in an adolescent patient with Dandy-Walker syndrome：A case report [J]. Saudi J Anaesth, 2017, 11:354-355.

[3] SINGH R, DOGRA N, JAIN P, et al. Dandy Walker syndrome with giant occipital meningocele with craniovertebral anomalies：challenges faced during anaesthesia[J]. Indian J Anaesth, 2016, 60:71-73.

[4] YILDIRIM ZB, AVCI E, TORUN F, et al. Airway management for occipital encephalocele in neonatal patients：a review of 17 cases[J]. J Neurosci Rural Pract, 2011, 2:159-161.

[5] DE SANTIS V, VITALE D, DI BONAVENTURA C, et al. An unusual cause of delayed awakening following coronary artery surgery[J]. Minerva Anestesiol, 2011, 77:1228-1231.

第十六节   DOOR 综合征
(DOOR syndrome)

麻醉管理所面临的主要问题

合并全身多器官与系统病变

困难气道

智力障碍、耳聋、不合作

可能合并癫痫

【病名】

DOOR 综合征(DOOR syndrome, D. O. O. R syndrome),又称"门"综合征、耳聋-指甲营养不良-骨发育不全-智力障碍(deafness, onychodystrophy, osteodystrophy, and mental retardation)。

【病理与临床】

1. 本病是一种以耳聋、指甲与骨骼发育不全、智力障碍等为主要临床表现的常染色体隐性遗传性疾病。1961 年 Feinmesser 首次描述了相关症状,1975 年 Cantwell 对其进行了总结并命名。"DOOR"源自于其四个主要临床表现的首位英文字母：耳聋 D(Deafness)、指甲营养不良 O(Onychodystrophy)、骨发育不全 O(Osteodystrophy)、智力障碍 R(mental Retardation)。其病因不明,部分患者可能与 *TBC1D24* 基因或 *SMARCB1* 基因突变有关。本病较为罕见,迄今仅有不到 50 例临床报道。

2. 临床表现

(1) 先天性感觉神经性耳聋：由内耳或听觉神经的缺陷而引起,耳聋可能会导致言语延迟。

(2) 指(趾)甲缺如、畸形、变色、发育不全。

（3）骨骼畸形：手指和/或脚趾畸形，远端指（趾）骨肥大，拇指和/或大脚趾中可能存在额外的第三根小骨（"三趾骨"），可能合并手指异常皮纹。

（4）不同程度的智力缺陷。颅骨异常包括小头畸形及狭窄的双前顶径狭窄，部分患者可能合并癫痫。

（5）颌面畸形，大的球形鼻，部分患者可能合并先天性心脏病、肾脏畸形、周围及中枢神经病变、视神经萎缩导致失明等。此外，部分患者血浆与尿液酮戊二酸（2-oxoglutarate）水平升高，其临床意义不清楚，可能与症状更为严重有关。

【麻醉管理】

1. 本病极为罕见，目前临床报道不足 50 例病例，而与麻醉相关的报道仅见 Michalek 报道的一例牙科治疗患者。与其他先天性畸形一样，本病是一种涉及全身多器官与系统的全身性疾病。其中，尤其重要的是可能合并先天性心脏疾病、中枢与周围神经病变及肌肉病变，在麻醉前应仔细检查与评估，并制订详细的管理计划。由于智力与听力障碍，麻醉前可能难以取得患者的合作，应适当的镇静。合并癫痫者抗癫痫药应服用至术前。

2. 困难气道　粗糙面部特征、高弓腭、颈短及运动减少引起的肥胖等，提示患者为困难气道者。Michalek 报道的病例为 47 岁男性，体重 107kg，颌胸距 7.5cm，直接喉镜声门显露困难。由于患者合并耳聋和智力障碍，难以采用清醒纤支镜引导下气管插管等常规方法，其气道管理需要更高超的技巧（关于本病的气道管理，请见本书相关内容）。

3. 本病无特殊禁忌的麻醉药。Michalek 报道的病例实施了二次麻醉，第一次采用咪达唑仑和芬太尼面罩麻醉，第二次采用咪达唑仑、丙泊酚、芬太尼、阿曲库铵诱导，气管插管后用七氟烷维持，均经过顺利。虽然本病可能不属于恶性高热高危者，但由于可能合并神经肌肉病变，应禁用去极化肌松剂。此外，对合并癫痫者要注意麻醉药的致惊厥作用。

（郑利民）

参考文献

［1］CAMPEAU PM，KASPERAVICIUTE D，LU JT，et al. The genetic basis of DOORS syndrome：an exome-sequencing study［J］. Lancet Neurol，2014，13：44-58.

［2］MICHALEK P，DONALDSON W，ABRAHAM A. Anaesthetic management of an adult patient with DOOR syndrome：a case report［J］. Cases J，2009，2：7593.

第十七节　Down 综合征
（Down syndrome）

麻醉管理所面临的主要问题

智力障碍及行为异常

可能合并多种先天与后天病变

困难气道

可能合并多种呼吸系统病变

颈椎不稳定，易发生颈髓损伤

易发生低体温

【病名】

Down 综合征(Down syndrome,DS),译名唐氏综合征。又称 21 三体综合征(trisomy 21)、G 三体综合征(trisomy G)、先天愚型等。

【病理与临床】

1. 本病是一种与智力缺陷、面部特征和婴儿期肌肉张力减退有关的染色体疾病,1866 年英国内科医师 John Langdon Down 首先对其进行了详细的描述及报道,但 Down 犯了一个致命的错误,他将这种情况归因于"蒙古人种(mongoloid race)"的"逆转(reversion)",认为从"高等级"的高加索种族到"低等级"的东方种族是一种进化倒退,这种种族歧视观点应受到唾弃。本病是由于精子或卵细胞发育过程中细胞分裂异常所致。典型病例占大多数(95%),其病因是由于 21 三体染色体引起,正常人有 23 对常染色体,每对常染色体只有二条,而本病所有的细胞中有三条 21 号染色体,染色体核型表现为(47,XX,+21)或(47,XY,+21)。但除上述典型病例外,还有二种核型表现:①嵌合体型 DS(mosaic Down syndrome):患者体内有 2 种或者 2 种以上细胞,一种为正常核型细胞,而另一种为 21 三体细胞;②易位型 DS(translocation Down syndrome):患者细胞核型正常,但有 21 号染色体上额外的遗传物质部分附着在其他染色体上。21 号染色体上过多的基因拷贝会扰乱正常的发育过程,导致 DS 临床表现,但目前尚不清楚其详细机制。本病患病率约为每 800 个新生儿中一例,在美国每年大约有 5 300 名 DS 婴儿出生,约有 20 万人患有本病。高龄妊娠妇女者风险增加。

2. 临床表现

(1) 头小而扁,头发细软而较少,扁平脸,眼距宽,鼻根低平,睑裂外斜,内眦赘皮,虹膜小白色斑点(brushfield 点),外耳小及形状异常,大舌,舌常外伸而流涎,颈短,颈部皮肤宽松,身材矮小,肥胖,骨龄常落后于年龄,出牙迟。四肢短,小手小脚,韧带松弛,关节可过度弯曲,小指内弯,贯掌纹,草鞋足,踇趾球部弓形皮纹等。

(2) 智力障碍,智商低于 50。认知障碍,语言延迟、语言令人费解,短期记忆和长期记忆差。行为问题包括:注意力障碍、强迫行为、固执或脾气暴躁等。

(3) 可能有多种先天缺陷及后天性疾病。约一半合并先天性心脏病,约 15% 的患者合并甲状腺功能减退,易患各种感染及白血病,约一半的患者在五六十岁时患上阿尔茨海默病。此外,还可能合并胃食管反流、乳糜泻等消化系统病变。男性患者多无生育能力,而女性患者有可能生育。

3. 诊断　根据临床表现及染色体核型分析和荧光原位杂交技术(FISH)。

【麻醉管理】

1. 麻醉前管理　据估计目前全世界有数百万例 DS 患者,在过去的几十年中由于医疗条件改善,DS 患者的平均预期寿命显著增加,其寿命可达 50 岁、60 岁或以上。因此,对这些患者的麻醉管理不仅面临着其 DS 及合并的先天性畸形等问题,还可能面临白血病、阿尔茨海默病及老年人麻醉等诸多问题。术前评估还应重点注意气道情况及是否合并先天性心脏病、甲状腺等内分泌功能等全身疾病,据此制订相应的麻醉管理计划。由于患者智力障碍,术前应进行适当的心理干预(tell-show-do),了解其兴趣点并配以适当的奖赏机制,尝试与患者建立良好的信任关系。必要时术前可适当给予镇静剂,但要注意其气道的脆弱性(后述),镇静期间应严密监测。择期手术前应控制肺部感染。要特别注意此类患者易发生胃食管反流,而且可能没有遵守术前禁食医嘱,麻醉诱导前应对饱胃情况进行评估。

2. 麻醉管理

（1）麻醉方法：目前有关本病麻醉管理已有较多的临床报道，由于穿刺时不合作及术中可能出现不可预测的体动，区域神经阻滞及椎管内阻滞不建议单独用于本病患者，但它们可与全身麻醉联合应用，在全身麻醉后再进行穿刺。本病原则上应选择全身麻醉，但近年来有文献报道对依从性良好的病例可通过行为管理，试行在局麻下进行一些短小手术，如：Soeters 报道了 7 例角膜圆锥患者在局麻下进行了角膜交联术（CXL）。Fakhruddin 对 22 名儿童（平均年龄7.1 岁）牙科治疗时采用视像眼镜（AV）放映患儿感兴趣的影像，成功干扰了患儿的注意力，从而避免了常规的全身麻醉。

（2）气道管理与呼吸管理

A. 由于颈短、颈椎活动受限、大舌、牙齿异常、继发性肥胖、咽喉部狭窄与阻塞性睡眠呼吸暂停等诸多因素，大多文献均指出本病属困难气道者，应按困难气道处理。最为安全的是在纤维支气管镜引导下清醒插管。但常难以取得患者的合作，而且还可能面临饱胃的问题，其气道管理需要更高的技巧。Moldoveanu 报道了一例成年患者，在充分准备困难气道处理的基础上采用异丙酚、琥珀胆碱及 Sellick 手法下快速顺序麻醉诱导，成功插管。由于本病患者常合并气管狭窄，气管导管应选择较细尺寸。

B. 呼吸管理：DS 常合并严重的呼吸系统病变，其喉、气管、支气管病变发生率较高。Hamilton 回顾了 1993 年到 2013 年 20 年间苏格兰大格拉斯哥地区 239 例 DS 患儿。其中39 例（16.3%）在麻醉下接受了喉镜-支气管镜检查。结果：有 33 例患儿至少合并一种气道病变（占 13.8%），包括：气管支气管软化（17 例）、喉裂（2 例）、喉软化（2 例）、气管压迫（2 例）、声带麻痹（1 例）、获得性气管狭窄（2 例）和声门下狭窄（14 例）。不仅如此，DS 患者还因相对大舌和动态气道塌陷而容易出现明显的上呼吸道阻塞，而麻醉状态时更加重其病变。如：右美托咪定被认为是对呼吸抑制较小的药物，Subramanyam 在 MRI 下观察了一组右美托咪定镇静下 DS 患者鼻咽气道和舌后气道前后径与截面积的变化，结果与正常气道相比，无论用低剂量［1mcg/（kg·h）］、还是高剂量［3mcg/（kg·h）］右美托咪定，DS 组鼻咽部和舌后气道的最小前后径和最小截面积均显著降低。因此，在围手术期应加强呼吸管理。

（3）预防颈髓损伤：寰枢或寰枕关节不稳是 DS 常见并发症，它可招致严重的神经损伤、截瘫、甚至死亡。Kishi 等报道了一例 10 岁女孩在术后第 8 天突然出现颈部疼痛和颈部运动受限，影像学检查为寰枢关节旋转固定（AARF），寰枢关节固定在旋转畸形、并伴有疼痛的位置，经镇痛和康复治疗，症状逐渐好转，但未完全康复。Husnudinov 最近（2018 年）回顾了 DS 者有关麻醉中医源性神经损伤的文献报道。结果：在 348 篇文献中，有 16 例医源性神经损伤的报道（年龄 0.7~18 岁），多数与麻醉或手术时移动头部有关。诊断为寰枢关节不稳（atlanto-axial instability，AAI）或寰枕关节不稳（atlantooccipital instability，AOI），仅 3 例患者在出现症状后立即诊断，多数在 30 天后诊断（11.5~912.5 天）。所有的病例均未自愈，2 例死亡，12 例需要手术固定（其中 7 人好转，1 人死亡）。作者认为目前有关 DS 患者颈椎神经损伤的临床报道不足，有可能被低估。由于其后果严重，所有手术 DS 患者都应考虑 AAI 或 AOI 造成颈髓神经损伤的风险，并采取相应的措施。尽管目前对常规术前颈椎稳定性影像学筛查的作用有争议，无颈椎半脱位等异常表现者不能排除颈椎的不稳定，但明显颈椎半脱位患者术前应行外科手术固定。无论有无影像学异常，DS 患者均应按不稳定颈椎处理，在进行气道管理、颈静脉穿刺及体位变换等头颈部操作时应始终保持其头部处于中立位。同时亦要避免患者躁动、身体扭曲致头颈部被动活动。Kishi 报道的患者术前没有任何症状,在麻醉诱导和手术过程中其头颈部亦无过度活动,但拔管过程中有剧烈的身体运动。

（4）麻醉药:本病无特殊禁忌的麻醉药,Valkenburg 观察了 21 例 DS 患儿心脏手术后静脉吗啡的药效学和药动学变化、并与 17 例非 DS 患儿比较,结果吗啡的药代动力学及药效学无统计学上显著性差异。但由于前述呼吸与气道问题,应慎用有明显呼吸抑制的长效阿片类药物,并适当减少麻醉药用量。

（5）体温管理:由于体温调节功能障碍,本病患儿容易出现低体温。术中应加强血流动力学管理与体温监测与管理,注意保温。皮肤网状青斑(livedo renetaris,LR)与低体温有关,它是由于低体温时皮肤动脉血管痉挛致皮肤缺血及组织缺氧或自主神经功能障碍致局部静脉扩张充血所致。文献报道 DS 患者 LR 发生率为 8%～12%,Penna 报道了一例 5 岁女孩,七氟烷、芬太尼、阿曲库铵麻醉 30 分钟后腋窝温度降至 34.5℃,同时右前臂内侧出现 LR。

3. 术后管理　术后应加强呼吸、循环监测,同时加强术后疼痛管理。应尽早让患者回到其熟悉的环境,并由其亲近的看护者照料。

（郑利民）

参考文献

［1］SOETERS N,BENNEN E,WISSE RPL. Performing corneal crosslinking under local anaesthesia in patients with Down syndrome［J］. Int Ophthalmol,2018,38:917-922.

［2］FAKHRUDDIN KS,EL BATAWI H,GORDUYSUS MO. Effectiveness of audiovisual distraction with computerized delivery of anesthesia during the placement of stainless steel crowns in children with Down syndrome［J］. Eur J Dent,2017,11:1-5.

［3］MOLDOVEANU GG,SEVERIN E,PAUN A. Anesthetic management of a Down syndrome patient with subocclusive syndrome［J］. Maedica（Buchar）,2018,13:159-164.

［4］HAMILTON J,YANEZA MM,CLEMENT WA,et al. The prevalence of airway problems in children with Down's syndrome［J］. Int J Pediatr Otorhinolaryngol,2016,81:1-4.

［5］SUBRAMANYAM R,FLECK R,MCAULIFFE J,et al. Upper airway morphology in Down syndrome patients under dexmedetomidine sedation［J］. Braz J Anesthesiol,2016,66:388-394.

［6］KISHI M,TAMASHIRO K,SATO M. Perioperative management for atlantoaxial rotatory fixation in a child with Down syndrome［J］. Masui,2016,65:961-964.

［7］HUSNUDINOV RE,IBRAHIM GM,PROPST EJ,et al. Iatrogenic neurological injury in children with trisomy 21［J］. Int J Pediatr Otorhinolaryngol,2018,114:36-43.

［8］MOLDOVEANU GG,SEVERIN E,PAUN A. Endotracheal intubation in a Down syndrome adult undergoing cataract surgery-a multidisciplinary approach［J］. Maedica（Buchar）,2017,12:127-132.

［9］LEWANDA AF,MATISOFF A,REVENIS M,et al. Preoperative evaluation and comprehensive risk assessment for children with Down syndrome［J］. Paediatr Anaesth,2016,26:356-362.

［10］VALKENBURG AJ,CALVIER EA,VAN DIJK M,et al. Pharmacodynamics and pharmacokinetics of morphine after cardiac surgery in children with and without Down syndrome［J］. Pediatr Crit Care,2016,17:930-938.

［11］PENNA HM,MODOLO NSP,PAIVA DH. Livedo reticularis by hypothermia during anesthesia for dental treatment in Down's syndrome patient［J］. Rev Bras Anestesiol,2018,17:S0034-7094（17）30664-30665.

第十八节　Duane 综合征
（Duane syndrome）

麻醉管理所面临的主要问题

可能合并多器官畸形

注意异常眼心反射

注意恶性高热

【病名】

Duane 综合征（Duane syndrome，DS），译名杜安综合征。又称 Duane 异常（Duane anomaly）、Duane 眼球后退综合征（Duane retraction syndrome）、眼球后退综合征（eye retraction syndrome、retraction syndrome）、Stilling-Turk-Duane 综合征（Stilling-Turk-Duane syndrome）等。

【病理与临床】

1. DS 是一种眼水平直肌运动障碍性疾病，同时可能合并其他先天性异常。1879 年 Heuck 首次报道了一例眼球运动异常和眼球收缩的患者，此后 Stilling 和 Bergmann（1887 年）、Sinclair5（1895 年）、Bahr（1896 年）、Turk（1899 年）等相继报道了相似病例；1905 年，Alexander Duane 报告了 54 例病例，并对其临床特征进行了详细描述、总结其可能发病机制与治疗。其病因可能与先天性眼外直肌由第Ⅲ对脑神经（动眼神经）异常神经支配、而第Ⅵ对脑神经（展神经）缺如有关。本病多为散发，无种族差别。约 10% 的患者有家族史，呈常染色体显性或隐性遗传，可能与 *PHOX2A*、*25HOXA126* 和 *ROB0327* 等基因突变有关。DS 约占先天性眼动障碍（斜视）的 1%~5%，因为症状明显，大多病例在 10 岁之前就被诊断出来，女性与男性患者的比例约为 60∶40，女性略高。

2. 临床表现　单侧或双侧水平眼动障碍，其特点是眼球内转时伴有眼球收缩后退，同时睑裂向内上或内下偏斜并缩小。根据临床表现，它分为三型，详细请见相关专著。患者可能合并其他先天性畸形（如：肾脏、心血管、骨骼畸形，骨骼肌病变等），亦可能是其他一些综合的一部分。

【麻醉管理】

1. 目前尚无本病相关麻醉管理报道。麻醉前评估要特别注意患者是否合并其他器官或系统的先天性病变，据此制订相应的麻醉管理计划。

2. 本病曾被称为眼外肌纤维化综合征（extraocular fibrosis syndromes），现在认为它属于先天性脑神经张力障碍（congenital cranial dysinnervation disorder，CCDD）。CCDDs 是一组先天性神经肌肉疾病，由神经支配发育错误造成，除本病外，还包括 Marcus Gunn 综合征、Mobius 综合征等。因此，本病麻醉管理与它们有相似之处（见"Marcus Gunn 综合征"、"Mobius 综合征"），应注意其异常眼心反射。

3. 斜视患者原则上要注意其恶性高热的风险。本病患者眼动障碍是由于眼部肌肉神经支配错误造成，其肌肉并不存在病变。但亦有个案报道患者肌肉有变性性病变，而且本病患者还可能合并有其他先天性异常而不能被我们识别。与 Noonan 综合征相似，为慎重起见，我们建议对此类患者按恶性高热易感人群处理（见"Noonan 综合征"）。

（郑利民）

参考文献

[1] KEKUNNAYA R,NEGALUR M. Duane retraction syndrome:causes,effects and management strategies[J]. Clin Ophthalmol,2017,11:1917-1930.

第十九节　大田原综合征
（Ohtahara syndrome）

麻醉管理所面临的主要问题

　　恶性癫痫综合征

　　可能合并多种脑的结构与功能异常

　　可能合并其他先天性畸形

　　注意抗癫痫药物的副作用

　　避免致惊厥药物

　　呼吸管理

【病名】

大田原综合征（Ohtahara syndrome），又称婴儿早期癫痫性脑病（合并爆发-抑制）（early infantile epileptic encephalopathy with suppression burst,EIEE）。

【病理与临床】

1. 本病是一种婴儿期发病的难治性、恶性癫痫综合征,1974年由日本人大田原俊辅首先报道,它约占13岁以下小儿癫痫的0.54%~0.92%,无性别差异。其病因不明,可能原因包括:脑结构先天性畸形、代谢紊乱和某些基因突变,目前发现可能与本病相关的基因有:*ARX*、*CDKL5*、*SLC25A22*、*STXBP1*、*SPTAN1*、*KCNQ2*、*ARHGEF9*、*PCDH19*、*PNKP*、*SCN2A*、*PLCB1*、*SCN8A*、*ST3GAL3*、*TBC1D24*、*BRAT1*等。

2. 临床表现

（1）发病年龄早,多在出生后2~3个月内发病,甚至妊娠晚期有时在母亲子宫里即有发作,母亲多有异常感觉。癫痫发作可见于清醒与睡眠时,多为颌面性癫痫全身强直痉挛性发作,持续数秒,四肢僵硬,严重者身体紧绷、躯干前曲并伴发绀,可以为单个或成群发作。亦可表现为局灶性发作,局部抽搐或痉挛。全面性发作与局灶性发作可交替出现。常同时合并严重的认知与运动功能障碍。本病预后不良,部分患儿于2岁前死亡,部分患者衍变为其他类型癫痫,包括Lennox-Gastaut综合征和West综合征。

（2）脑电图特征为周期性出现"暴发-抑制"波形,"暴发波"为高振幅慢波并混有棘波,持续1~4秒,继而出现波幅几乎平坦的"抑制波",如此见周而复始出现。

（3）CT或MRI等影像学检查多合并脑结构异常。

3. 诊断与治疗　诊断根据临床表现及脑电图。本病癫痫药物极难控制,除常规抗癫痫药外,糖皮质激素与促肾上腺皮质激素（ACTH）、生酮饮食对一些患儿有一定效果。有时需手术治疗,包括:病灶切除术、胼胝体切断术或大脑半球切除术（hemispherectomy）、迷走神经刺激术、脑深部电刺激术等。

【麻醉管理】

1. 本病的麻醉管理同其他癫痫综合征及 Pelizaeus-Merzbacher 病等广泛中枢神经系统疾病。此外,麻醉前管理要重点注意以下两方面:①癫痫治疗用药的副作用及其与麻醉药的相互作用;与 West 综合征相似,部分患者可能用糖皮质激素与促肾上腺皮质激素(ACTH)治疗,应对肾上腺功能进行评估并做好替代治疗。②患儿全身状况差、可能合并多种脑结构与功能异常或其他全身性先天性畸形、可能合并吞咽与胃排空障碍、误吸及肺部感染等。麻醉前应仔细评估并采取相应对策,患儿可能术后需要长时间的呼吸支持治疗。

2. 目前有关本病麻醉管理的临床报道较少,我们迄今仅检索到三篇。其中,Boyce 于 2003 年报道了首例麻醉患者,这是一个 15 岁男孩,因急性睾丸扭转而在全身麻醉下手术;2008 年 Bruton 报道了一例 10 岁男孩在全身麻醉加区域神经阻滞下行股骨骨折内固定手术;2011 年 Choi 等报道了一例出生 59 天患儿,因为用药物无法控制癫痫,在全身麻醉下行大脑半球切除术。这些患者的麻醉方法均采用硫喷妥钠、阿曲库铵或琥珀胆碱诱导,七氟烷加阿曲库铵维持,经过顺利。关于癫痫患者麻醉用药的选择请见"Rett 综合征"及"Sotos 综合征",大量临床研究报道,低浓度七氟烷及常规用量的阿片类药物与丙泊酚是安全的。而 Choi 更强调了硫喷妥钠用于麻醉诱导的优点,它可有效防止术中和术后癫痫发作。关于肌松药的选择,尽管 Boyce 等为了预防误吸而用琥珀胆碱进行"快速顺序诱导",但由于本病患者可能合并神经肌肉病变而有引起高钾血症的风险,我们建议避免应用,可在肌松监测下慎用非去极化肌松剂。

(郑利民)

参考文献

[1] BOYCE H,SAT YA-KRIS HNA R. Anaest hesia in an adolescent with Ohtahara syndrome[J]. Anaesthesia,2003,58:1029.

[2] BRUTON J,CROWE S. Combined general and regional anesthesia in a child with Ohtahara syndrome[J]. Paediatr Anaesth,2008,18:1111-1112[3]CHOI EM,MIN KT,CHO JS,et al. Anesthetic experience of a patient with ohtahara syndrome-A case report-[J]. Korean J Anesthesiol,2011,60:124-127.

第二十节 多发性硬化症
(multiple sclerosis)

麻醉管理所面临的主要问题

中枢神经系统病变致多系统病变(呼吸、肌肉、自主神经等)
注意术前治疗的副作用(糖皮质激素等)
防止术后神经症状复发
椎管内麻醉的安全性问题
注意体温管理

【病名】

多发性硬化症(multiple sclerosis,MS),无别名。

【病理与临床】

1. MS 是一种中枢神经系统炎性脱髓鞘性疾病。神经轴突脱髓鞘后,结构完整性破坏,从而引起相应的临床症状。世界范围内的 MS 患者约有 200 多万人，与欧洲和美洲相比，亚洲的患病率较低。该病好发于女性，男女比例约为 1:3~1:2。在过去的几十年里，对 MS 的认识取得了很大的进步，但 MS 的病因仍然不明确。目前认为 MS 的发病机制是一种以自身免疫性疾病，遗传易感人群在接触某种环境因素（如：某种病毒）后引起机体自身免疫性 T 淋巴细胞的激活和炎症因子的释放，血-脑屏障受到破坏，引起中枢神经系统脱髓鞘、神经胶质硬化等病变。MS 病理学特征包括血-脑脊液屏障损伤、多发性炎性病灶、脱髓鞘、少突胶质细胞减少、胶质细胞增生以及轴突变性等，后期以小胶质细胞激活和慢性神经变性为主。虽然免疫介导的中枢神经系统脱髓鞘及少突胶质细胞的破坏是 MS 病理改变的主要特征，但轴突崩解是导致永久性神经功能缺失的主要原因。

2. 临床表现　　感觉障碍、视力障碍、脑神经麻痹、四肢无力、心律失常、自主神经功能障碍，通气障碍引起的低氧和呼吸衰竭。其核心表型为复发型和进展型。又可以分为以下四种临床亚型：

（1）临床孤立综合征（CIS）：MS 疾病首次发作、具有炎性脱髓鞘特征，但尚不满足 MS 的诊断标准。如果不进行治疗，很多 CIS 患者最终会被诊断为 MS。

（2）复发缓解型（RRMS）：其特征是出现明确定义的复发，伴完全恢复，或恢复后存在后遗症或残留缺陷。在复发间期，病情不会进展或仅轻微进展。85%~90% 的 MS 病例起病时为 RRMS。然而，大多数 RRMS 患者最终将进入继发进展阶段。

（3）继发进展型（SPMS）：其特征为初始是 RRMS 病程，随后进展，伴或不伴偶尔复发、轻微缓解及平台期。一些研究指出，大多数 RRMS 患者最终都会发展为 SPMS，并且在 SPMS 时期，患者会累积出现最大限度的神经系统残疾。

（4）原发进展型（PPMS）：其特征是从发病起疾病持续进展，伴偶尔平台期和短暂轻微改善，还可能急性发作。约 10% 的成人病例在起病时为 PPMS，但儿童 MS 患者中罕见 PPMS。

3. 治疗　　包括干扰素免疫调节治疗，可减少发作的频率、延长复发间期。急性发作的治疗主要包括糖皮质激素、免疫抑制剂，其他还有血浆置换或免疫球蛋白注射治疗方法。其他还有对症治疗等。

【麻醉管理】

1. 麻醉前准备　　由于麻醉手术等创伤与应激因素可诱发加重本病，故应尽量避免一些不必要的手术，尤其避免在急性期或疾病进展期实施择期手术。在急诊手术前可应用大剂量干扰素与糖皮质激素、免疫球蛋白缓解症状，必要时应考虑血浆置换。术前应重点评估中枢神经系统引起的呼吸功能改变，主要是呼吸肌无力和残气量减少以及对 $PaCO_2$ 升高的反应降低。另外应注意由于高位胸髓受累引起的自主神经系统紊乱，它们可导致围手术期血流动力学波动。对长时间服用糖皮质激素治疗者，应注意引发高血糖、电解质紊乱、皮肤易损和感染等副作用，术前应对皮质功能进行评估并给予应急保护剂量。部分患者可出现血小板凝聚功能增加，围手术期应预防深静脉血栓。术前应用抗焦虑药解除情绪波动引起的症状加重、抗生素预防术后感染。

2. 麻醉管理

（1）全身麻醉：适合于绝大多数的患者，目前还没有研究证明静脉麻醉和吸入麻醉哪种更优。全身麻醉药可以选择丙泊酚、七氟烷和氧化亚氮，在脑电双频指数（BIS）等麻醉深度监测下调整全身麻醉药的用量，以避免手术应激引起患者症状的加重。芬太尼易引起术后呼吸抑制，因此术中应减少其用量，可以选择短时效的瑞芬太尼，以减少镇痛药的蓄积。去极化肌松药琥珀胆碱可使细胞内钾释放而引起高钾血症,对有肌肉去神经病变的患者可能引起心脏停搏。研究发现,MS 患者发病的第 4 天即出现乙酰胆碱受体的数量上调、对琥珀胆碱敏感性增强。这些患者发生高钾血症的风险可以存在几个月甚至几年,因此,应避免用琥珀胆碱。关于非去极化肌松药的应用问题是,其药效学作用不确定,去神经引起的乙酰胆碱受体数量上调可增加对非去极化肌松药的抵抗作用,这种作用可能较对琥珀胆碱的敏感作用的时间更为长久,肌肉无力和肌肉萎缩的患者可能对非去极化肌松药更加敏感。因此,应在肌松连续监测下使用最低剂量非去极化肌松药。近年来由于新型氨基甾类肌松药特异性拮抗剂舒更葡糖(sugammadex)的临床应用,提高了罗库溴铵或维库溴铵使用安全性。但舒更葡糖价格昂贵、临床尚未普及。在肌松要求不高的手术中,也可考虑不用肌松药。采用吸入麻醉维持有一定的肌松作用,且不会导致血流动力学不稳定或疾病恶化。

(2) 椎管内阻滞用于本病的安全性问题有争议。文献报道认为 MS 患者的神经脱髓鞘病变使其血-脑屏障受损,对局麻药物的敏感性增高,更容易发生神经毒性,容易引起抽搐、惊厥等局麻药中毒症状。如果合并呼吸肌麻痹及自主神经功能障碍、血流动力学不平稳等,椎管内麻醉时可引起严重的循环呼吸抑制。此外,有研究表明蛛网膜下腔阻滞可使术后患者症状加重,因此蛛网膜下腔阻滞应避免应用于此类患者,或者是采用低浓度局麻药的硬膜外阻滞。但亦有报道认为在术前详细评估、排除其他椎管内麻醉的禁忌证后实施椎管内麻醉是安全的。目前有关 MS 患者的椎管内镇痛指南含糊不清,不能为临床医师提供充分的安全依据。Helmar Bornemann-Cimenti 等回顾了过去 65 年间,37 篇、共计 231 名 MS 患者椎管内麻醉或镇痛的临床报道,发现有 10 例多发性硬化症者症状恶化,其中 9 例是在接受镇痛的情况下首次作出多发性硬化或视神经脊髓炎的诊断。由于 MS 与椎管内麻醉的关系尚不清楚,我们建议慎行。

(3) 良好的麻醉管理比麻醉方法的选择更为重要。应保证良好的麻醉镇痛与镇静作用、避免一切不良应激反应、维持内环境与血流动力学稳定。应加强体温监测与管理,文献报道,体温升高可以使脱髓鞘的神经纤维传导减慢、降低多发性硬化症患者神经传导速度从而加重其神经功能损伤。同时应加强血流动力学监测与管理,自主神经受损不仅可引起排汗障碍与发热,还可使循环功能调节障碍、引起体位性低血压及血流动力学剧烈改变。由于常合并呼吸肌肌力下降及肺部感染,应加强呼吸管理。

3. 产科麻醉　MS 主要累及女性,育龄期妇女患病率最高。妊娠似乎有防止 MS 复发作用,但在产后早期其恶化的风险升高,有作者认为,其净效应可能为不升高恶化的风险。但临床上并非"一减一等于零"这样简单。产科麻醉管理原则同上,但考虑到麻醉药物对胎儿的影响,椎管内麻醉与镇痛对 MS 剖宫产者的安全性问题显得更为重要而突出。目前有关这方面报道较少,Harazim 在最近意大利的一项前瞻性研究中发现,硬膜外镇痛或椎管内麻醉下剖宫产者,与一年随访期内产后 MS 病情复发和致残率无相关性。由于产后 MS 复发会增加致残的风险,因此研究者认为硬膜外镇痛和椎管内麻醉虽然可以安全用于剖宫产患者,但同时在产后也需要积极的进行预防性治疗。在另一项关于 10 年内产科麻醉/镇痛是否影响 MS 的病程的回顾性队列研究中,观察了 70 例患者,其中 45 例经阴道分娩和 25 例剖宫产分娩(16 例采用全身麻醉,8 例采用硬膜外麻醉,1 名采用蛛网膜下腔阻滞麻醉),硬膜外镇痛 11 例。结果:阴道分娩组(15 例)与剖宫产(10 例)之间 MS 复发率无统计学差异。作者认为生产方式(顺产与剖宫产)或产科麻醉/镇痛类型均未对产后 6 个月的 MS 病程有影响,但更长时间影响如何?尚无相关报道。如前所述,我们仍然建议此类患者应十分谨慎地实施椎管内麻醉。

(陈冬玲　郑利民)

参考文献

[1] LEE KH,PARK JS,LEE SI,et al. Anesthetic management of the emergency laparotomy for a patient with multiple sclerosis_a case report[J]. Korean J Anesthesiol,2010,59:359-362.

[2] ULKARNI LM,SANIKOP C,SHILPA H,et al. Anaesthetic management in a patient with multiple sclerosis[J]. Indian J Anaesth,2011,55:64-67.

[3] ZUCCOLOTTO,E. B. NUNES,G. C. NOCITI,J. R. et al. Anesthetic management of a patient with multiple sclerosis-case report[J]. Braz J Anesthesiol,2016,6:414-417.

[4] MAKRIS,A. PIPEROPOULOS,A. KARMANIOLOU,I. Multiple sclerosis:basic knowledge and new insights in perioperative management[J]. J Anesth,2014,28:267-278.

[5] BORNEMANN-CIMENTI,H. SIVRO,N. SANDNER-KIESLING,A. et al. Neuraxial anesthesia in patients with multiple sclerosis-a systematic review[J]. Rev Bras Anestesiol,2017,67:404-410.

[6] HARAZIM,H. STOURAC,P. STOURAC,P. et al. Obstetric anesthesia/analgesia does not affect disease course in multiple sclerosis:10-year retrospective cohort study[J]. Brain Behav,2018,8:e01082.

[7] BORNEMANN-CIMENTI,H. HALB,L. SANDNER-KIESLING,A. et al. Neuraxial anesthesia in patients with multiple sclerosis-a systematic review[J]. Rev Bras Anestesiol,2017,67:404-410.

[8] SINIKOGLU,N. TOTOZ,T. KARAGULLE,O. et al. Repeated sugammadex usage in a patient with multiple sclerosis:a case report[J]. Wien Klin Wochenschr,2016,128:71-73.

[9] CARRON,M. AND G. IEPPARIELLO. Benefit of sugammadex in a morbidly obese patient with multiple sclerosis and severe respiratory dysfunction[J]. J Clin Anesth,2019,52:119-120.

第二十一节 多系统萎缩症
(multiple system atrophy)

麻醉管理所面临的主要问题

中枢神经系统广泛退行性病变
注意术前治疗用药的副作用
声带外展性麻痹,上呼吸道梗阻
阻塞性睡眠呼吸暂停,夜间猝死
自主神经功能障碍,血流动力学异常
体温管理

【病名】

多系统萎缩症(multiple system atrophy,MSA),又称橄榄体脑桥小脑萎缩症(olivopontocerebellar atrophy,OPCA)、Shy-Drager 综合征(Shy-Drager syndrome,SDS)、Shy-McGee-Drager 综合征、纹状体黑质变性(striatonigral degeneration,SND)、加强型帕金森综合征(Parkinson plus syndrome)等。

【病理与临床】

1. 本病是一种广泛性中枢神经系统退行性疾病,表现为中枢神经系统多核团或多部位"萎缩"。由于中枢神经系统主要受累部位的不同,历史上曾有多个命名。如:1900 年 Dejerine 和 Thomas 首次提出"橄榄体脑桥小脑萎缩(OPCA)"的概念,临床特点为小脑性共济失调;

1925 年 Bradbury 与 Eggleston 发现其神经源性体位性低血压(neurologic orthostatic hypotension, NOH)的病理特点;1960 年 Shy 和 Drager 提出"Shy-Drager 综合征(SDS)"的概念,临床特点是以泌尿生殖系统功能障碍及体位性低血压等自主神经系统障碍为主要表现;1961 年 Adams 提出"纹状体黑质变性(SND)"的概念,临床特点为进行性肌强直、震颤、运动迟缓且对左旋多巴的治疗反应欠佳,后期伴有自主神经损害及锥体束受累。1969 年 Graham 和 Oppenheimer 首次提出了"多系统萎缩症"概念,认为 OPCA、SDS、SND 等实际上是同一疾病的不同临床表现。2007 年第 2 版美国自主神经协会及美国神经病学学会 MSA 专家共识中,进一步明确了 MSA 的病名,并将 MSA 分为二型:MSA-P 型(自主神经症状伴有突出的帕金森症状)和 MSA-C 型(自主神经症状伴有突出的小脑性共济失调症状),取消了 OPCA、SDS、SND 等称谓。但这些病名还经常在一些医学文献中出现。

2. MSA 的神经病理学机制是少突胶质细胞的胞质中出现以异常折叠的 α-突触核蛋白为主要成分的包涵体(GCIs)聚集。GCIs 分布于整个大脑,免疫染色在基底神经节、额叶和初级运动皮质、网状结构和小脑中均有发现。GCIs 密度与神经元缺失变性的程度密切相关。MSA-P 亚型中,神经元缺失变性主要在纹状体系统,MSA-C 亚型中,橄榄体脑桥小脑投射受影响最明显。此外,MSA 中参与调节心血管、呼吸和神经内分泌功能的脑干区域内退行性改变引起自主神经功能障碍。少突胶质细胞 α-突触核蛋白聚集和线粒体功能障碍似乎是 MSA 相关病理生理学的关键因素。MSA 的患病率取决于统计年龄和地区。例如在美国明尼苏达州奥姆斯特德县进行的大规模研究中,患病率估计为每年 0.6/10 万,老年人(≥50 岁)患病率为每年 3/10 万。冰岛的一项全国性研究与上述数据相似。而来自瑞典北部和俄罗斯的研究报告显示患病率分别为每年 2.4/10 万和 0.1/10 万。我国目前还没有确切的流行病学资料。

3. 临床表现　　MSA 是一种成年后发病(>30 岁)、散发性、快速进展的神经系统退行性疾病,疾病发展过程中多个神经元通路发生退化,因此导致临床上帕金森综合征、小脑共济失调和自主神经障碍等临床症状经常重叠,许多患者表现出混合表型。早期出现严重的进展性自主神经功能障碍是 MSA 的主要特征。MSA 患者的平均发病年龄是 53 岁,而发病年龄早于 49 岁的患者早期对左旋多巴的效果好。MSA 患者的运动和非运动症状呈进行性加重,特别是在发病初期,MSA 患者的病程进展较帕金森病患者更快,故约 50% 的患者在运动症状出现后的 3 年内行走需要帮助,60% 的患者 5 年后需要借助轮椅,6~8 年后患者通常完全卧床,患者的平均生存年限约为 8~10 年。

(1) 运动症状

A. MSA-P 亚型以帕金森症状为突出表现,主要表现为运动迟缓,伴肌强直、震颤或姿势不稳;50% 患者出现不规则的姿势性或动作性震颤。大部分 MSA 患者对左旋多巴反应较差,但约 40% 患者对左旋多巴短暂有效。

B. MSA-C 亚型以小脑性共济失调症状为突出表现,主要表现为步态共济失调,伴小脑性构音障碍、肢体共济失调或小脑性眼动障碍,晚期可出现自发性诱发性眼震。16%~42% 患者可伴有姿势异常,如脊柱弯曲、严重的颈部前屈、手足肌张力障碍等,流涎以及吞咽障碍等。

(2) 自主神经功能障碍:MSA-P 和 MSA-C 亚型患者均有不同程度的自主神经功能障碍,最常累及泌尿生殖系统和心血管系统。泌尿生殖系统受累主要表现为尿频、尿急、尿失禁、夜尿频多、膀胱排空障碍和性功能障碍等,男性患者出现的勃起功能障碍可能是最早的症状;有高达 43% 的 MSA 患者进行了无效的前列腺或膀胱颈手术。心血管系统受累主要表现为体位性低血压,是由于去甲肾上腺素能神经传递不足使得去甲肾上腺素从交感神经血管运动神经元释放减少引起,除了反复发作的晕厥外,体位性低血压的其他特征性症状还包括头晕、恶心、乏力、颤抖及头痛与颈部区域的疼痛("挂衣架痛 coat hanger pain")。上述症状只发生在直立体位。由于左旋多巴治疗的降血压作用,以及体液丢失、感染或身体发生去适应性改变等,可能使患者对体位性低血压的耐受进一步下降。50%患者可伴有餐后低血压、仰卧位或夜间高血压。其他自主神经功能症状还包括便秘、瞳孔运动异常、汗液分泌及皮肤调节功能异常等。

(3)其他症状:睡眠障碍是 MSA 患者早期出现的特征性症状,主要包括快动眼期睡眠行为障碍(RBD)、睡眠呼吸暂停、嗜睡及不宁腿综合征。呼吸系统功能障碍也是 MSA 特征性症状之一,有50%患者出现白天或夜间吸气性喘鸣,尤其是在晚期患者中更多见,目前认为是不良预后的一个因素。

4. 诊断标准

(1)显著的自主神经功能障碍,主要影响泌尿生殖器和心血管自主神经系统。确诊需组织学检查脑组织包涵体(GCIs)。

(2)支持诊断的临床特征:口面肌张力障碍、不同程度的颈部前屈、严重躯干前曲可伴 Pisa 综合征(躯干肌张力障碍的一种类型,躯干向身体一侧强直性弯曲,伴轻度后旋,缺乏其他伴随的肌张力障碍症状)、手或足挛缩、吸气性叹息、严重的发声困难(发声延迟或发声错误)、严重的构音障碍(咬字不清、说话含糊,音调、速度、节律异常和鼻音过重等)、新发或加重的打鼾、手足冰冷、强哭强笑、肌阵挛样姿势性或动作性震颤。

(3)不支持诊断的临床特征:"搓丸样"静止性震颤、显著的周围神经病变、发病年龄大于75岁、共济失调或帕金森综合征家庭史、痴呆、白质损害提示多发性硬化、非药源性幻觉。

【麻醉管理】

1. 本病的麻醉管理非常棘手,术前应对患者的全身状况进行详细的检查与评估。这类患者常会有不同程度的自主神经功能障碍,易漏诊,特点是卧位休息时心血管功能正常,遇到非常微小的生理和药物刺激,血压可升高或降低,和/或心排量减少至危险水平。即使在表面看起来身体健壮患者,麻醉对心血管系统的干扰也很大,其麻醉存在较大风险。术前自主神经功能障碍的评估是其重点。

(1)自主神经功能障碍是描述自主神经系统疾病和功能障碍的广义的概念,它可能涉及心血管系统,在这种情况下,被称为心血管自主神经病变。心血管自主神经病变的存在往往预示着围手术期血流动力学稳定性差,并会有术后并发症。由于麻醉对围手术期自主神经功能具有重要影响,因此手术期间心血管自主神经病变与麻醉之间的相互作用可能会导致意想不到的血流动力学波动。在麻醉诱导期更容易发生心血管事件,包括心动过缓、低血压和心脏停搏。

(2)心率变异性异常可能提示心血管自主神经病变的早期阶段,在运动中,自主神经功能障碍的特征是运动耐量受损,心率和血压反应性降低,心输出量增加缓慢。静息时测量心率变异性是识别自主神经功能障碍的简单方法,可以在5分钟(短期)或24小时监测期间(长期)进行测量。为了评估心血管自主神经功能,须确定不同的心率变异性频带。把一定时间内常规心电图记录的连续 R-R 间期值经自动回归分析即可得到以频率(Hz)为横坐标,功率谱能量为纵坐标(HR/Hz)的心率功率谱(HRPS),典型的 HRPS 有三个分离的谱峰,大致集中在0.04Hz,0.1Hz 和大于0.15Hz 频段。交感神经功能主要表现在极低频段(<0.04Hz),与血管紧张性的波动以及体温调节有关;而高频段(0.12~0.40Hz)可能代表迷走神经活动,与呼吸活动有关;低频段(0.04~0.12Hz)则包含交感和副交感两者共同作用,与压力感受器反射率有

关。有研究表明术前心率变异性下降是预测术后远期死亡率的一项独立因素。

（3）其他的副交感神经功能试验包括深呼吸时的心率反应、Valsalva 动作和快速站立等，交感神经功能试验包括持续握力试验时的血压反应和快速站立。深呼吸时的心率反应：在深呼吸过程中，测量每次呼吸循环期间心电图上的最大 R-R 间隔和最小 R-R 间隔，1 分钟 6 个呼吸循环，吸气 5 秒，呼气 5 秒，吸气和呼气期间的 R-R 比值在健康个体平均 >1.17。Valsalva 动作：对压力计吹气 15 秒确定 Valsalva 比值，即最长的 R-R 间隔和最短 R-R 间隔的比率，在 Valsalva 动作后立即测量，三次测量的平均值应大于 1.21。快速站立试验：迅速站立后，测量第 15 次心跳到第 30 次心跳之间的 R-R 间期，在健康受试者，最长和最短 R-R 间期比率应 >1.04。

（4）对于交感神经，持续握力试验（使用手柄测力计保持最大收缩 30%，维持 5 分钟）应使健康受试者对侧上肢的舒张压升高超过 16mmHg。快速站立试验期间，先仰卧位静息状态下测量收缩压，快速起立后 2 分钟再次测量收缩压。在健康受试者收缩压下降 <10mmHg，如果收缩压下降 ≥20mmHg 提示心血管自主神经功能受损。

（5）自主神经功能检查与评估还包括瞳孔反应、发汗反应、皮肤温度、轴索反应等。

2. 呼吸管理

（1）声带外展性麻痹（vocal cord abductor paralysis，VCAP）、声门开放障碍是本病的特异性病理改变。Isono 在丙泊酚喉罩麻醉中观察了 10 例 MSA 患者，发现喉内收肌收缩使喉部变窄是导致吸气流动受阻并出现喘鸣的重要原因。Shiba 认为 MSA 相关的呼吸中枢受损及声带内收肌吸气性激活引起的反常（矛盾）声带运动是造成 VCAP 的原因，气管切开可消除这一异常反射。此外，Nishizawa 观察了 21 例 MSA 患者，异丙酚麻醉下纤维喉镜检查显示其上气道梗阻的原因是多因素的，除 VCAP 外，还包括会厌炎和吸气时杓状软骨狭窄，而持续气道正压（CPAP）可加重上气道阻塞。VCAP 可致睡眠呼吸障碍，甚至夜间猝死。而夜间猝死是本病最常见的死亡原因。术前应详细检查与评估，其中睡眠呼吸窘迫病史及吸气喘鸣音最为重要。要注意在麻醉诱导时、气管拔管后及局麻镇静时可出现严重的上呼吸道梗阻，应严密监测，必要时应行气管切开。

（2）由于本病起病隐匿，在早期无特异症状，要特别注意一些麻醉前没能诊断的病例。Lim 等报道了一例有趣的病例，这是一位 40 岁的男性患者，因进行性喘鸣与吞咽困难 3 天而在全身麻醉下进行显微喉镜检查，麻醉前评估无血流动力学异常与困难气道。采用七氟烷吸入麻醉诱导，在麻醉诱导后不久患者立即出现严重的上呼吸道梗阻的表现，经处理后缓解。麻醉下硬质喉镜检查除声带内收外，咽喉及声门、气管均无异常，亦无困难气道表现。麻醉结束、气管拔管后患者情况稳定，但数小时后病情恶化，出现呼吸困难及呼衰，立即气管插管机械通气支持，次日行气管切开术。此后神经病学专家证实并诊断患者为本病。

3. 循环管理　此类患者除围手术期容易发生严重的血流动力学波动外，还可因迷走神经背核等中枢神经系统损害而引起心搏骤停。术中应加强血流动力学监测与管理，既要预防低血压，又要防止高血压。

（1）节后自主神经功能障碍致超敏反应，患者可能对血管活性药物出现异常反应，如：去甲肾上腺素静注试验可出现异常血压升高，异丙肾上腺素静注试验可出现异常的心率增加及血压下降。另一方面，患者对间接作用型（如麻黄碱）升压药敏感性下降，常需使用去甲肾上腺素、肾上腺素、去氧肾上腺素等强效直接作用型升压药。术前应充分了解患者对常用升压药的反应，用药应个体化，从小剂量开始。

（2）由于体位改变及麻醉药的影响，容易发生低血压。术前管理应适当补充肾上腺皮质激素及适当输液、增加血容量,麻醉前应用弹力绷带加压包扎下肢,减少静脉血潴留于外周血管;麻醉开始可根据血压情况持续静注小剂量输注去甲肾上腺素或肾上腺素[起始量 0.01μg/(kg·min)]。对迷走张力过高、心动过缓的患者,应维持偏快的心率,可用阿托品、异丙肾上腺素,严重者应安置心脏起搏器。

4. 麻醉方法

(1) 文献报道多选择全身麻醉。本病无特殊禁忌的麻醉药,丙泊酚、七氟烷等均有大量安全临床应用的报道,但应避免长效阿片类药物,因为它们可引起严重的呼吸抑制。要慎用肌松剂,大部分文献报道认为本病患者对非去极化肌松剂敏感,可引起长时间的呼吸抑制,但 Hashimoto 报道了一例患者麻醉诱导时维库溴铵起效缓慢,其效果难以预测,应在肌松监测下使用。由于神经肌肉病变,去极化肌松剂可引起严重的高钾血症,应禁用。全身麻醉的缺点是可能引起呼吸抑制,尤其是在麻醉诱导时如果过度加压呼吸可引起上呼吸道梗阻,可采取保留自主呼吸辅助呼吸或低气道压通气。此外,要注意患者可能有瞳孔异常,可给麻醉深度的判断及神经功能的评估带来困难。

(2) 关于椎管内麻醉临床报道较少。有作者认为本病属于脊髓小脑变性疾病,椎管内麻醉可使其症状恶化,且自主神经功能受损,麻醉后可能出现严重的血压与心率下降,应属禁忌。但亦有作者认为本病的主要病变并不在脊髓,临床上不能一概而论,应根据患者具体情况选择。目前已有数篇在蛛网膜下腔阻滞下手术的报道(如:Malinovsky 的报道),并无证据表明它可使本病的神经学症状恶化。相反,有作者认为本病患者在椎管内麻醉时较少出现严重的血压下降,血流动力学较全身麻醉平稳,其原因可能与本病交感神经已经受损、椎管内麻醉时并不会引起交感神经进一步阻滞有关。

(3) 区域神经阻滞对全身影响小,且有较好的镇痛作用,对有适应证的患者可能是一个较好的选择。La Colla 最近报道了一例 69 岁的患者成功地在腰方肌阻滞(quadratus Lumborum block)下进行了斜疝修补术。

5. 体温管理　自主神经功能障碍可致周围血管收缩性体温调节与排汗障碍,严重患者可能合并体温调节中枢障碍,术中容易出现低体温或体温升高,术中应常规行体温监测。

6. 术后管理　术后至少应在重症监测治疗条件下监测 24 小时。

(陈　敏)

参考文献

[1] ZHANG L,CAO B,ZOU Y,et al. Causes of death in chinese patients with multiple system atrophy[J]. Aging Dis,2018,9:102-108.

[2] Videnovic A. Management of sleep disorders in Parkinson's disease and multiple system atrophy[J]. Mov Disord,2017,32:659-668.

[3] Lankhorst S,Keet SWM,Bulte CSE,et al. The impact of autonomic dysfunction on peri-operative cardiovascular complications. Anaesthesia,2015,70:336-343.

[4] KRISMER F,WENNING GK. Multiple system atrophy:insights into a rare and debilitating movement disorder[J]. Nat Rev Neurol,2017,13:232-243.

[5] KIM H-J,LEE HJ,LEE DW,et al. Anesthetic experience of frontotemporal dementia patient with severe autonomic dysfunction:a case report[J]. Korean J Anesthesiol,2017,70:356.

[6] Cochen De Cock V:Sleep abnormalities in multiple system atrophy. Curr Treat Options Neurol,2018,20:670.

第二十二节　鳄鱼泪综合征
（crocodile tears syndrome）

可能合并头面部与全身性疾病

【病名】

鳄鱼泪综合征（crocodile tears syndrome），又称味觉泪反射（gustolacrimal reflex），阵发性流泪（paroxysmal lacrimation）、Bogorad综合征（Bogorad syndrome）。

【病理与临床】

1. 本病是一种以进食时流泪为主要临床特征的后天性疾病，因为传说中鳄鱼会在杀死猎物后哭泣，故称之为"鳄鱼泪综合征"。1913年俄国神经病理学家Bogorad首次对其进行了描述。本病多见于Bell麻痹或特发性外周性面瘫（peripheral facial paralysis，PFP）后的患者，文献报道，约3.3%~6.5%的PFP患者约6~9个月后会出现本病。其病理机制可能与受损面神经与舌咽神经恢复、再生过程中副交感神经纤维生长方向错误地支配泪腺有关，亦有认为与受伤后产生人工突触或与先天性有关。主要临床表现为在进食或饮水时同侧眼睛流泪，可能伴有味觉丧失和面部疼挛。本病亦可见于听神经瘤术后及颌面部外伤、麻风、Paget病、血管疾病和颈椎病等头面部与全身性疾病。

2. 治疗　包括抗组胺药、抗胆碱能药、胍乙啶溶液阻断泪腺肾上腺素能受体等。手术包括泪腺部分切除、鼓室脊索神经切断、酒精或可卡因阻滞蝶腭神经节等，目前认为肉毒毒素泪腺注射是一种安全有效的治疗方法。

【麻醉管理】

目前尚未见有关本病麻醉管理的报道，其进食时流泪症状对手术麻醉也不会产生不良影响。但要注意患者可能合并一些头面部与全身性疾病。

（郑利民）

参考文献

[1]　MODI P，ARSIWALLA T. Crocodile tears syndrome. StatPearls［Internet］. Treasure Island（FL）：StatPearls Publishing，2018，19.

第二十三节　泛酸盐激酶相关神经变性
（pantothenate kinase associated neurodegeneration）

中枢神经系统变性性疾病，肌张力与运动障碍
注意术前治疗药的副作用及与麻醉药的相互作用
可能合并下颌关节痉挛与张口受限
呼吸管理

【病名】

泛酸盐激酶相关神经变性(pantothenate kinase associated neurodegeneration,PKAN),又称 Hallervorden-Spatz 综合征(Hallervorden-Spatz syndrome,HSS)、脑铁沉积性神经变性病 1 型(neurodegeneration with brain iron accumulation type 1,NBIA1)、苍白球-黑质-红核色素变性(pigmentary degeneration of globus pallidus,substantia nigra,red nucleus)、幼儿神经轴索性营养不良(infantile neuroaxonal dystrophy)等。

【病理与临床】

1. PKAN 是一种罕见的铁沉积性中枢神经系统变性性疾病(eurodegeneration with brain iron accumulation,NBIA),为常染色体隐性遗传。1922 年 Julius Hallervorden 与 Hugo Spatz 等报道了一个 12 人的家庭,其中 5 个姐妹表现渐进性痴呆和发声障碍,故本病又称为 Hallervorden-Spatz 综合征。但由于 Hallervorden 与 Spatz 与纳粹政权的关系密切、并且不道德地获得了许多尸检标本,这一名称遭到了学术界的唾弃。本病的病理学特征是在大脑的某些区域、尤其是基底神经节区域的苍白球和黑质有异常的铁沉积。现已证实,本病是由于位于 20 号染色体上的 *PANK2* 基因突变所致。*PANK2* 基因是目前已知的唯一与 PKAN 相关的基因,该基因编码泛酸盐激酶,其突变导致泛酸(别名:维生素 B_5,一种水溶性维生素)代谢障碍。泛酸是细胞生产辅酶 A 所必需的,泛酸盐激酶受破坏可影响能量和脂质代谢,并可能导致包括铁在内的潜在有害化合物在大脑沉积,造成相应脑组织变性及功能障碍,但铁的沉积与 PKAN 症状之间的确切关系尚不完全清楚。关于本病的流行病学资料尚不完全清楚,据估计其患病率约为每百万人中有 1 至 3 例,无性别差异。

2. 临床表现   通常在儿童期出现症状,亦有青春期后期与成年期或婴儿期发病的报道。不同病例的症状可能有很大差异,部分患者病情迅速恶化在 1~2 年内死亡,而部分病例进展缓慢可成活至三十岁甚至更长。临床表现为渐进性运动功能障碍,异常不自主运动、肌肉张力障碍、肌肉僵硬、肌肉痉挛,可致舌头运动、发声、咀嚼、吞咽困难;还可致眼睑痉挛与斜颈。部分患者可出现锥体外系症状,木僵、震颤。患者对跌倒的自身保护能力差,面部可能造成多次摔伤。大部分患者在出现症状后 10~15 年内失去独立行走的能力。患者常合并各种精神异常(包括冲动行为、暴力、自伤、抑郁及严重情绪波动等)及不同程度的智力障碍。言语障碍包括词汇或短语的重复、语言急速和构音障碍。约三分之二的患者有视网膜变性及视力障碍。可能合并癫痫。头部 MRI 示"虎眼征(eye-of-the-tiger)"。

3. 诊断与治疗   诊断根据临床表现、头部 MRI 检查及基因检测。本病无有效治疗方法,主要对症治疗,药物治疗可口服巴氯芬(或巴氯芬泵)、氯硝西泮等改善肌肉张力,肌内注射肉毒杆菌毒素。左旋多巴等多无效。降铁药铁螯合物多无效,且会导致贫血。泛酸口服的效果尚需评估。外科治疗包括大脑皮层部分切除及丘脑切开术等,但远期改善肌张力障碍效果不佳。脑深部电刺激近年来受到重视。

【麻醉管理】

1. 由于疾病的罕见性,目前有关 PKAN 患者麻醉管理的临床报道非常有限。正如 Hinkelbein 等介绍的那样,与其他中枢神经变性性疾病患者一样,PKAN 患者合并许多与麻醉相关的症状与并发症,有时其麻醉管理十分棘手。麻醉前管理要注意的是,我们可能面临的是一个视力障碍、语言障碍、肌张力障碍、不合作甚至有暴力倾向患者,仔细而耐心的全身检查与评估十分重要。要注意术前治疗用药、尤其是巴氯芬的副作用及与麻醉药的相互作用(见"僵人综合征")。对不合作患者术前应在严密监测下给与适当的镇静剂。择期手术应在控制肺部感染后实施。

2. 呼吸管理

(1) 气道管理:本病多不属困难气道者,但要注意其下颌关节痉挛、僵直可致麻醉诱导时面罩通气困难。在疾病的早期,患者下颌关节的痉挛僵直多为肌肉收缩造成,用麻醉药或肌松药后可缓解,常不致张口受限而影响气管插管。但要注意长时间的下颌关节痉挛僵直可造成关节周围组织纤维化而致张口困难。同样,颈部肌肉僵直及痉挛致口唇与舌头损伤亦可影响患者的气道管理。

(2) 呼吸管理是麻醉管理的重点。患者吞咽困难、咽喉防御反射减退、胃排空障碍,易发生反流误吸及肺部感染,加之呼吸肌受损、呼吸贮备功能下降,术后可能需要长时间的呼吸管理及支持治疗。

3. 本病麻醉管理原则同其他中枢神经系统变性性疾病,麻醉药应尽量选择对呼吸循环影响小者。本病无特殊禁忌的全身麻醉药。Madhusudhana 等报道,将右美托咪定安全用于一例 MRI 检查患儿镇静,Bujok 主张用全凭静脉麻醉,Hurtado 等用异丙酚、罗库溴铵和瑞芬太尼为一例本病患者脑深部刺激电极植入术患者安全地实施了全身麻醉。但要注意肌松剂的应用:由于神经肌肉病变,为避免高钾血症,应禁用琥珀胆碱,可在严密肌松监测下慎用非去极化肌松剂。此外,还要注意术前治疗药与麻醉药的相互作用,其中尤其要注意巴氯芬与吸入麻醉药的相互作用。巴氯芬(Baclofen)是一种作用于脊髓的肌肉松弛剂,Bouw报道了一例"僵人综合征"患者用挥发性吸入麻醉剂后出现长时间肌张力低下。动物研究表明,巴氯芬可增强挥发性麻醉剂的中枢抑制作用;在临床上,吸入麻醉剂地氟烷或异氟烷与巴氯芬合用时可观察到肌无力。其机制可能与全身麻醉时 GABA-B 突触传递作用增强有关。

4. 其他　四肢痉挛要注意肢体与关节的保护。

(郑利民)

参考文献

[1] HINKELBEIN J,KALENKA A,ALB M. Anesthesia for patients with pantothenate-kinase-associated neurodegeneration (Hallervorden-Spatz disease)-a literature review[J]. Acta Neuropsychiatr,2006,18:168-172.

[2] BUJOK G,MISIOŁEK H. The choice of anesthesia in Hallervorden-Spatz disease[J]. Wiad Lek,2005,58:682-684.

[3] MADHUSUDHANA RAO B,RADHAKRISHNAN M. Dexmedetomidine for a patient with Hallervorden-Spatz syndrome during magnetic resonance imaging:a case report[J]. J Anesth,2013,27:963-964.

[4] HURTADO P1,SALVADOR L,CARRERO E,et al. Anesthesia considerations for deep-brain stimulation in a patient with type-2 pantothenate kinase deficiency (Hallervorden-Spatz disease). Rev Esp Anestesiol Reanim,2009,56:180-184.

[5] BOUW J,LEENDERTSE K,TIJSSEN MA. Stiff person syndrome and anesthesia:case report[J]. Anesth Analg,2003,97:486-487.

第二十四节   Galen 大脑大静脉动脉瘤样畸形
(Vein of Galen Aneurysmal Malformation)

麻醉管理所面临的主要问题

动静脉分流,充血性心力衰竭

脑积水,颅内压升高

可能合并其他先天性疾病

栓塞后"正常脑灌注压突破现象"

【病名】

Galen 大脑大静脉动脉瘤样畸形(vein of Galen aneurysmal malformation,VGAM),又称前脑中线动静脉瘘(median prosencephalic arteriovenous fistulas)、大脑大静脉瘤、Galen 大静脉瘤、Galen 动静脉畸形等。

【病理与临床】

1. VGAM 是一种罕见的先天性脑血管疾病,与胚胎期脑血管异常发育有关。大脑大静脉又称 Galen 静脉(vein of Galen),它以公元 129—199 年的一位罗马医师与哲学家 Galen(又称 Aelius Galenus 或 Claudius Galenus)命名。大脑大静脉位于松果体后方,由双侧大脑内静脉联合形成,是连接和汇入直窦的最大脑静脉,主要引流大脑深部的静脉血流。本病的基本病变是:位于中间帆池的、在胚胎期 6~11 周脑发育过程中残留下来的、引流至 Galen 静脉的血管——原始脉络膜血管及前脑内侧静脉(Markowski 静脉),与动脉发生直接交通。动静脉瘘口可为单个或多个,高压动脉血流通过动静脉之间的瘘道造成动静脉分流,同时冲击大脑大静脉、使其呈瘤样扩张改变。动静脉短路分流的血液通过大脑镰窦直接向上矢状窦回流。此外,中脑或脑膜动静脉畸形(AVM)与大脑大静脉相连或静脉流出道狭窄或闭塞亦可导致 Galen 大脑大静脉瘤样扩张,但此种情况常称为假性 Galen 大脑大静脉动脉瘤样扩张。本病在所有颅内血管畸形中所占比例不到 1%~2%,但在 1~3 岁的儿科人群中 30% 的脑血管畸形是由本病所致。男性略多。

2. **主要病理生理改变**   动静脉分流可致心脏负荷显著增加、严重者可引起充血性心衰;大脑大静脉扩张可压迫中脑导水管等结构导致梗阻性脑积水,它与颅内血流量增加一起,引起颅内压增加、脑发育障碍;脑动静脉分流还造成动脉"盗血"现象,动脉血更易向低压的静脉系统注入,而使其正常应该灌注的脑组织缺血,甚至脑梗死。此外,患者可能合并其他中枢神经系统与心脏等先天性畸形,如:室间隔缺损、动脉导管未闭、全身多发性血管瘤病等。

3. **临床表现**   Lasjaunias 据瘘口的位置将 VGAM 分为脉络膜型(choroidal type)和壁型(mural type),Yasargil 将其分为四型,Mortazavi 等在 2013 年提出了新分型系统,包括了年龄与心衰。本病多见于小儿患者,尤其是新生儿及婴儿占 90%,成人约占 10%。新生儿多为脉络膜型,颅骨杂音,高心输出量、心力衰竭;婴儿多为壁型,颅骨杂音,脑积水,轻度心衰,颅骨增大;儿童及成人组多为壁型,发育迟缓型脑积水,头痛、嗜睡、抽搐、智力下降等。

4. 诊断　根据临床表现、CT 或 MRI 及脑血管造影。

【麻醉管理】

1. 麻醉前管理　新生儿出现心衰与心脏扩大应考虑本病可能，并做进一步检查，同时应注意是否合并其他先天性畸形。合并充血性心力衰竭者术前应进行强心、利尿、扩管等治疗，改善心脏功能后再行择期手术。但早期积极的脑血管介入栓塞治疗对控制心衰、改善患者的预后十分重要，有时手术是唯一有效手段，可能需要多次栓塞手术。对重症患儿常需边控制心衰、边进行手术。Frawley 回顾了 1996~2001 年 9 例新生儿患者，其中有 8 例在出生后第一周出现顽固性高心输出量性心力衰竭而需血管内治疗，结果：6 例患者在接受一系列血管内手术后心衰和神经功能改善，1 例死于顽固性心衰，2 例死于晚期严重缺血缺氧性神经损伤。存活的 6 例患儿在 4 年后临床随访，5 名患儿无神经系统异常或心力衰竭、1 例有轻度发育迟缓。由于脑"窃血"现象及脑积水等，患儿多伴有脑神经功能障碍，麻醉前应适当安抚，并在严密监护下给与适量的镇静剂，避免激惹哭闹引起血压骤升造成瘤体破裂出血及颅内压升高与加重心脏负荷。

2. 麻醉管理　约 2.5% 的本病患儿可因自发性血栓形成而痊愈，但大部分需要手术。既往需开颅手术治疗，近年血管内栓塞治疗已成为首选治疗方法。

（1）无论何种术式，麻醉诱导宜平稳，避免血压波动导致瘤体破裂，新生儿及婴儿可采用吸入诱导，年长儿及成人可常规诱导。术中应行有创动脉压力与中心静脉压力监测，应注意保持血流动力学稳定。

（2）开颅手术治疗麻醉管理同其他脑动静脉畸形者，要注意术中可能大量出血。血管内栓塞治疗创伤小，血流动力学更平稳，患儿可能需要分期多次栓塞治疗。通常采用气管插管全身麻醉，要注意新生儿与婴儿易发生心力衰竭，避免躁动、缺氧与二氧化碳蓄积、避免高容量负荷、避免高血压与低血压、避免气道压过高、避免心功能抑制及颅内压升高；同时为及时评估神经功能，术后应尽快苏醒。麻醉诱导与维持可用七氟烷、短效阿片类药瑞芬太尼及肌松剂，合并肺动脉高压者可吸入一氧化氮（NO）。Frawley 认为适当应用动脉血管扩张药可改善 VGAM 继发心力衰竭新生儿的预后，也可适当应用米力农等磷酸二酯酶抑制剂增加心肌收缩力，但要注意避免过度使用 β 肾上腺素能刺激剂，因为它们可能会加剧全身组织灌注不足。

（3）瘘口栓塞或结扎成功后，脑血流"窃血"现象迅速改善，但周围缺血脑组织因血管麻痹而丧失自动调节能力而出现正常脑灌注压突破现象，发生血管源性水肿及小血管出血。此时应避免血压过高，可用硝普钠控制血压。

（胡一　胥亮　郑利民）

参考文献

［1］ ASHIDA Y,MIYAHARA H,SAWADA H,et al. Anesthetic management of a neonate with vein of Galen aneurysmal malformations and severe pulmonary hypertension[J]. Pediatr Anesth,2005,15:525-528.

［2］ Carapiet DA,Stevens JE. Pulmonary embolism following embolization of an arteriovenous malformation[J]. Pediatr Anesth,1996,6:491-494.

［3］ FRAWLEY GP,DARGAVILLE PA,MITCHELL PJ,et al. Clinical course and medical management of neonates with severe cardiac failure related to vein of Galen malformation[J]. Arch Dis Child Fetal Neonatal Ed,2002,87:F144-F149.

第二十五节   歌舞伎综合征
（kabuki syndrome）

麻醉管理所面临的主要问题

　　多器官多系统病变

　　困难气道

　　呼吸管理

　　恶性高热高危者？

　　肌松剂的应用

　　可能苏醒延迟

　　关节松弛和脱位

　　乳胶过敏个案报道

【病名】

　　歌舞伎综合征（kabuki syndrome），又称歌舞伎化妆综合征、歌舞伎面谱综合征（kabuki make-up syndrome）、Niikawa-Kuroki 综合征（新川-黑木综合征）。

【病理与临床】

　　1. 本病是一种罕见的以日本歌舞伎中的化妆面容为主要特征、伴神经精神发育障碍及多器官畸形为特征的先天性疾病。1981 年由日本人新川（Niikawa）及黑木（Kuroki）分别报道，新川将其命名为"歌舞伎面谱综合征（kabuki make-up syndrome）"，因有人指责该名对患者不尊重，遂改为"歌舞伎综合征（kabuki syndrome）"。流行病学：在日本其患病率约为每 32 000 名新生儿中 1 例，澳大利亚及新西兰较低，推测约为每 86 000 名新生儿中 1 例。迄今全世界已有400 余例临床报道，多为日本人，欧美亦有报道，我国北京协和医院 Liu 于 2015 年回顾报道了二家医院的 8 例患者。约半数患者有家族倾向，为常染色体显性遗传，无性别倾向。其病因不明，目前认为它与位于染色体 12q12-q14 的 MLL2 基因变异有关，MLL2 可调控组蛋白 3 赖氨酸 4 甲基转移酶（histone 3 lysine 4 methyltransferase）活性，而后者对染色体的遗传控制有重要作用。

　　2. 临床表现

　　（1）Niikawa（新川）等描述五个主要表现如下：①特征容貌：睑裂向外侧延长、下眼睑外侧三分之一轻度外翻；外侧三分之一稀疏的弓形眉；鼻尖扁平及短鼻柱；大而突出的招风耳。②骨骼畸形：椎体畸形（矢状裂、蝶形椎、椎间隙狭窄及脊柱侧弯等）；第 5 指短缩；手指中节骨短缩及内弯。③皮肤纹理异常、指尖突起的肉球。④轻至中度智力障碍。⑤出生后开始生长发育障碍。

　　（2）患者可能合并以下畸形或功能障碍：先天性心脏病、男性泌尿生殖系统异常、唇颚裂、小颌、肛门闭锁等消化系统异常、眼睑下垂与斜视等眼异常、牙间隙大、耳瘘孔、免疫功能低下易感染、癫痫、女性乳房早期发育及内分泌的异常、喂食困难等。

　　3. 诊断　根据临床表现及基因检测。

【麻醉管理】

　　1. 麻醉前管理　要认识到本病是一种累及多系统、多器官的全身性疾病，术前应详细检查与评估并制订相应的管理措施。其中要特别注意以下病变:约40%~50%患儿合并各种先天性心脏病(尤其是主动脉缩窄、肥厚性心肌病等左心室流出道梗阻型先天性心脏病)、反复肺部感染及气管与支气管异常(狭窄、软化)、先天性膈疝、低血糖、先天性甲状腺功能低下等内分泌异常、血小板减少性紫癜等。患者可能还合并自身免疫疾病,如Teixeira报道了一例有过敏史的11岁女孩,在麻醉前评估及皮肤测试后发现有乳胶过敏。由于生长激素分泌减少及喂食困难,部分患儿吞咽困难甚至需要胃造瘘术,可致生长发育障碍及营养不良。麻醉前应尽量改善患者营养及全身状态。常合并智力障碍,难以进行医患之间的沟通及取得患者的合作,麻醉前应加强精神安慰并给予适当的镇静药。

2. 气道管理 由于颌面部畸形(唇腭裂、小下颌等)、牙齿发育不良及咽腔狭窄、年长儿肥胖倾向等,可能为困难气道者;又因婴儿喂食困难、吞咽及胃排空障碍,麻醉诱导时应注意可能出现反流误吸。总之,这是一个不合作、潜在困难气道且有反流风险的患者,对麻醉医师是一个巨大的挑战,若合并先天性膈疝,则更增加麻醉的难度。在麻醉诱导前应进行仔细的评估,并准备好包括纤支镜在内的各种视频工具及功能良好的吸引装置。此外,要注意可能合并声门下狭窄。

3. 呼吸管理 气道分泌增多、吞咽功能障碍、易发生反流误吸,免疫功能低下,合并阻塞性睡眠呼吸暂停(OSA),喉头软化,脊柱畸形、气管树异常及气管支气管狭窄等多因素综合作用,患者的呼吸管理难度较大。麻醉中要注意气道的无菌操作,术后应做好长时间呼吸支持治疗的准备。

4. 麻醉方法及麻醉用药 合并脊柱畸形、血小板减少性紫癜及智力障碍不合作者,禁行椎管内麻醉。在麻醉用药方面,主要顾虑是它与恶性高热的关系及肌松剂的应用。从脊柱畸形、斜视、肌张力减退等临床表现来看,本病不能除外恶性高热的风险。Roy、Atalay、Johnson等报道的病例均采用静脉麻醉,而不主张用氟化醚类挥发性吸入麻醉药。但对此亦有不同意见,因为大多数本病患儿肌肉活检是正常的,三户于1988年报道了一例6岁患儿,采用氟烷-琥珀胆碱诱导、氟烷-氧化亚氮维持麻醉,除术后苏醒延迟外,无体温改变。但由于恶性高热后果严重,且临床上已有丙泊酚、瑞芬太尼等安全有效的静脉麻醉药可供应用,我们建议本病患者尽量避免使用琥珀胆碱及挥发性氟化醚类吸入麻醉剂等。Johnson认为瑞芬太尼是吸入麻醉的有效替代方法,此外,要注意不用挥发性吸入麻醉药及术前使用抗惊厥药物治疗的患者在手术中可能需要增加非去极化肌松剂用量。

5. 患者常合并关节松弛和脱位,在体位摆放时应特别慎重,以防继发损伤。同样在气管插管及颈内静脉穿刺等头颈操作时要注意防止颈椎损伤。

(郑利民)

参考文献

[1] LIU S,HONG X,SHEN C,et al. Kabuki syndrome:a chinese case series and systematic review of the spectrum of mutations[J]. BMC Med Genet,2015,16:26.

[2] ARNAUD M,BARAT-HOUARI M,GATINOIS V,et al. Kabuki syndrome:update and review[J]. Arch Pediatr,2015,22:653-660.

[3] TEIXEIRA VC,NEVES MA,DE CASTRO RA. Latex allergy in a patient with Kabuki syndrome[J]. Case report. Rev Bras Anestesiol,2010,60:544-550.

[4] ATALAY YO,KAYA C,USTUNYB,et al. Anesthesia management in a patient with Kabuki syndrome[J]. Med Arch,2014,68:359-360.

[5] ROY D,DAS T,AHMED A,et al. Kabuki syndrome and its anaesthetic management[J]. Indian J Anaesth, 2011,55:431-433.

[6] JOHNSON G,MAYHEW JF. Anesthesia for a child with Kabuki syndrome[J]. Pediatr Anesth,2007,17: 900-912.

第二十六节　Hallermann-Steriff 综合征
（Hallermann-Steriff syndrome）

麻醉管理所面临的主要问题

困难气道

呼吸管理

可能合并多器官与系统异常

【病名】

Hallermann-Steriff 综合征（Hallermann-Steriff syndrome，HSS），译名哈勒曼-斯特雷夫综合征。又称 Hallermann-Streiff-Francois 综合征（Hallermann-Streiff-Francois syndrome）、Francois 综合征（Francois syndrome）、Francois 下颌骨眼面畸形综合征（Francois dyscephaly syndrome）、眼颌骨发育不全并毛发稀少综合征（oculomandibulodyscephaly with hypotrichosis）、眼下颌颅面综合征（oculomandibulofacial syndrome）。

【病理与临床】

1. 本病是一种以身材矮小、头面部与眼部畸形、毛发稀少为主要临床特征的先天性疾病。1893 年首先由眼科医师 Hallermann 与 Streiff 报道。本病病因不明,其遗传模式尚不清楚,几乎所有的病例都是随机发生的,可能是一种新发的突变。文献报道,此病患者成功生殖了多个正常的孩子。HSS 的临床表现与属于核纤层蛋白病(laminopathies)的早衰综合征有些相似之处,如:与 *LMNA* 基因突变有关的 Hutchinson-Gilford 综合征及由 *LMNA* 和 *ZMPSTE24* 基因突变引起发育不良。但还没有证据表明 HSS 是一种核纤层蛋白病。本病较为罕见,迄今文献已报道 150 余例患者。

2. 临床表现　主要表现为颅面畸形、头发稀疏、眼睛异常、牙齿缺陷、身材矮小等。其临床表现程度与范围因人而异。

（1）颅面畸形:呈"鸟样面容"。短头或小头畸形、颅骨外形异常、前额和/或颅骨两侧突出、颧骨发育不全、颅缝延迟闭合;小脸、小下颌、下颌后缩、上颚狭窄、腭顶狭窄而高拱。鼻梁狭窄且尖、鼻孔小、鼻骨发育不全,随着年龄的增长,鼻子呈凸出喙状。颌面骨和鼻部发育不全可能导致幼儿上呼吸道梗阻和呼吸困难。

（2）眼睛异常:晶状体与角膜混浊、异常的小眼睛、眼睛深陷、上睑下垂,眼睑边缘内转,睫毛摩擦角膜导致角膜混浊;其他还有:斜视、眼球震颤、蓝色巩膜、青光眼、视网膜脱落、睑裂及眶骨畸形,严重者失明。

（3）牙齿缺陷:新生儿牙齿、出牙延迟、乳牙持续存在、牙釉质发育不全、缺牙、牙齿发育异常致短根和早期脱落、牙齿排列异常。

（4）皮肤与毛发:皮肤萎缩主要局限于头皮和鼻子,皮肤表现异常紧绷和菲薄,血管床明显。头发、睫毛、眉毛、胡须、阴毛和腋毛毛发稀疏。

（5）约三分之一病例为早产或出生时体重不足，约三分之二患者出生后发育不全呈均称性身材矮小。

（6）可能合并其他异常。如：泌尿生殖系统异常、骨骼异常（翼状肩胛骨、脊柱畸形、胸骨凹陷、手指和/或脚趾并合指等）、白癜风、先天性心脏病（包括：室缺、房缺、肺动脉狭窄、动脉导管未闭、法洛四联症）。大多患儿智力正常，但约15%有智力缺陷。神经异常包括：多动症、癫痫、扭转痉挛、舞蹈病等，个案报道有胼胝体发育不全或缺失、体液免疫缺陷和甲状旁腺功能低下等。

3. 诊断 目前有关本病的诊断尚无一致标准，主要根据临床表现并除外 Hutchinson-Gilford 早衰综合征（Hutchinson-Gilford progeria syndrome）、Wiedemann-Rautenstrauch 综合征（Wiedemann-Rautenstrauch syndrome）或新生儿早衰综合征（neonatal progeroid syndrome）、Seckel 综合征（Seckel syndrome）等，关于它们的临床特征与麻醉管理请见本书相关章节。

【麻醉管理】

1. 麻醉前管理 麻醉前应进行系统的全身检查与评估，其重点是气道情况及是否合并其他重要病变与畸形（如：心血管畸形、内分泌异常等），据此制订相应的麻醉管理计划。颅面畸形、鼻孔狭窄和舌根后坠导致上呼吸道阻塞、呼吸道感染及进食、吞咽困难，是本病新生儿期和婴儿期的主要死亡原因。呼吸功能障碍还可导致肺心病及右心室负荷过大、心衰。麻醉前应控制肺部感染、改善呼吸与心功能、改善营养状况，必要时应考虑气管切开。由于患儿气道与呼吸管理难度较大，术前应慎用镇静药。

2. 麻醉管理 目前有数篇关于本病麻醉管理的临床报道。其重点均集中在气道管理与呼吸管理二方面。

（1）气道管理：由于前述颌面部与口咽腔畸形，本病属于困难气道者，可能面临着面罩通气与气管插管困难的问题，Srinivasan 强调本病气道困难的程度与复杂性随着年龄的增长而增加，而且随着生长发育，即使既往麻醉时无插管困难也不能保证本次无插管困难。每次麻醉前均应对气道进行仔细评估并应按困难气道处理，在麻醉诱导、气管插管前应做好包括气管切开在内的各项准备。Wong 在 2009 年报道了一例采用类似光棒样引导导管在静脉全身麻醉快速诱导后成功插管。近年来由于视频技术的进步，各种视频喉镜在困难气道的管理方面发挥着重要作用，但对本病而言最为安全的仍是清醒插管或纤维支气管镜引导下清醒插管。关于困难气道的麻醉处理请见本书相关内容，但要注意二点：一是由于可能合并声门下狭窄，应选较细气管导管；二是鼻孔狭窄是本病的重要病变特征，部分患儿可能合并后鼻孔闭锁，经鼻气管插管前应对鼻孔通畅情况进行评估。

（2）呼吸管理：婴儿及新生儿是"强制性"经鼻呼吸者，鼻孔狭窄如果合并舌根后坠对患儿来讲是致命的，用口咽通气道可解决舌根后坠的问题。由于患者还可能合并肺部感染及气管软化等呼吸道系统病变，在气道操作时应注意无菌操作。术后可能需要长时间呼吸机支持治疗。

（3）本病无特殊禁忌的麻醉药，由于生长发育障碍，应适当减少麻醉药用量。为避免术后长时间呼吸抑制，应限制使用长效阿片类药物。

3. 术后管理 术后应在重症监测治疗室内严密观察，应待患者完全清醒后方可拔管。

（邓唯杰 郑利民）

参考文献

［1］ SRINIVASAN LP,VISWANATHAN J. Hallermann-Streiff syndrome:difficulty in airway increases with increasing age［J］. J Clin Anesth. 2018,50:1.

［2］ WONG DT,WOO JA,ARORA G. Lighted stylet-guided intubation via the intubating laryngeal airway in a patient with Hallermann-Streiff syndrome［J］. Can J Anaesth,2009,56:147-150.

第二十七节　Hanhart 综合征
（Hanhart syndrome）

麻醉管理所面临的主要问题

　　全身多器官畸形
　　困难气道
　　注意围手术期呼吸管理

【病名】

Hanhart 综合征（Hanhart syndrome）、又称无舌缺指畸形（aglossia-adactylia）、短舌缺指综合征（hypoglossia-hypodactylia syndrome）、四肢畸形并小下颌（peromelia with micrognathia）等。

【病理与临床】

1. 本病是一种口腔下颌-肢体发育不良综合征（oromandibular-limb hypogenesis syndromes，OLHS），最先于 1930 年报道,1950 年 Hanhart 医师描述了三个病例。其病因尚不清楚,病例多是随机发生的,可能与感染、药物或其他未知因素有关,但在一些病例中可能为常染色体隐性遗传。目前血流中断学说较为令人接受,它是指在胚胎期最终可分化四肢及口腔舌头与下颌的部分血液供应中断造成,但具体机制不明。本病极为少见,患病率低于二万分之一,从 1932—1991 年医学文献约报道了 30 例本病,无性别差异。

2. 临床表现

（1）颜面异常:小口、小下颌、无舌头或舌头短小,可能合并腭裂;鼻宽,面部不对称,下眼睑缺损。

（2）四肢畸形:手(脚)指(趾)部分或完全缺失,四肢手臂和/或腿的远端可能畸形、部分完全缺失。

（3）先天性脑神经麻痹:多见于展神经、面神经,其他还包括动眼神经、三叉神经、舌咽神经、舌下神经。

（4）其他:可能合并肾发育不全、脑囊肿、肛门空肠闭锁、隐睾等多器官畸形,部分患者可能合并智障。

3. 诊断　依据舌头及四肢畸形等临床表现。

【麻醉管理】

1. 经检索,目前有二篇有关本病麻醉管理的临床报道。麻醉前管理要注意可能合并全身多器官畸形,此外由于口舌与脑神经病变,常致患儿喂养困难而出现营养不良,择期手术麻醉前应尽量改善患儿的营养状况。

2. 气道管理　本病属困难气道者。Karakaya 报道了一例整形手术患儿的麻醉管理,重点强调了困难气道的问题。Girshin 等报道了一例出生 4 周患儿行气管切开术以避免吸入性肺炎,在该患儿的病史中,出生第三周在全身麻醉下行胃造瘘,当时一位有经验的麻醉医师经过四次才成功插入气管导管。此外,由于部分患儿可能合并唾液腺缺如而致口腔干燥,在进行气道操作时应润滑气道工具、并注意轻柔操作。

3. 呼吸管理　口腔与脑神经麻痹病变与 Moebius 综合征相似。吞咽与咽喉功能障碍,患儿易发生吸入性肺炎(见"Moebius 综合征")。麻醉前应控制肺部感染,同时应注意胃内容物反流误吸。围手术期应加强呼吸管理,必要时术后应做好呼吸机治疗的准备。本病不属恶性高热高危者。

(郑利民)

参考文献

[1] KARAKAYA D,BARIŞ S,BELET N,et al. Anaesthetic and airway management in a child with Hanhart's syndrome[J]. Paediatr Anaesth,2003,13:263-266.

[2] GIRSHIN M,PARIKH SR,LEYVI G,et al. Intraoperative oxygen desaturation and electrocardiographic changes in a patient with Hanhart syndrome[J]. J Cardiothorac Vasc Anesth,2005,19:546-547.

第二十八节　亨廷顿舞蹈病
(Huntington Disease)

麻醉管理所面临的主要问题

中枢神经系统退行性病变

运动、认知、精神障碍

吞咽困难,反流误吸,肺部感染,营养不良

注意术前治疗用药的副作用及与麻醉药的相互作用

【病名】

亨廷顿舞蹈病(Huntington disease,Huntington chorea),又称亨廷顿病(Huntington disease,HD)、慢性进行性舞蹈病(chronic progressive chorea)、退行性舞蹈病(degenerative chorea)、遗传性舞蹈病(hereditary chorea)等。

【病理与临床】

1. HD 是一种以基底核区和大脑皮质变性为特征的常染色体显性遗传性疾病,临床上以隐匿起病、缓慢进展的舞蹈样运动、精神问题和痴呆为特征。它由 4 号染色体短臂(4p16.3)上亨廷顿蛋白(Huntingtin,*HTT*)基因的胞嘧啶-腺嘌呤-鸟嘌呤(CAG)三核苷酸重复扩增引起,该基因编码亨廷顿蛋白(HTT),以常染色体显性方式遗传。突变的亨廷顿蛋白聚集是该病的病理学特征,但尚不清楚它在本病发病机制中的确切作用。HD 的主要病理改变是基底神经节的新纹状体弥漫性萎缩(包括壳核和尾状核),其中壳核比尾状核萎缩更为严重。纹状体是构成锥体外系主要组成部分。Rhes 是一种小分子鸟嘌呤核苷酸结合蛋白,选择性分布于纹状体区,纹状体内丰富的 Ras 同源物(Rhes)与突变亨廷顿蛋白的相互作用可能是本病病理改变主要位于纹状体的原因。本病的生化改变主要是纹状体传导神经元中 γ-氨基丁酸、乙酰胆碱及其合成酶明显减少、多巴胺浓度正常或略增加,而与 γ-氨基丁酸共存的神经调质脑啡肽、P 物质亦减少,生长抑素和神经肽 Y 增加。

2. 本病在我国少见,患病率在不同人群中变异很大,西方人中患病率为每 10 万人中 4~8 例,中国与日本患病率约为其十分之一,每 10 万人中 0.4 例。

3. 临床表现　本病多发生于中老年人,偶见于儿童和青少年,男女均可患病,发病隐匿,呈缓慢进行性加重。其症状复杂多变,常累及运动、认知和精神三个方面,主要表现为舞蹈样不自主动作、精神障碍和进行性痴呆,称为“三联症”。中老年期发病者主要以舞蹈样动作为主,逐渐出现吞咽障碍、痴呆和精神障碍;儿童和青少年期发病者多以肌张力障碍为主,常伴癫痫和共济失调。患者病情呈进行性恶化,通常在发病 15~20 年后死亡。

(1) 运动方面:不自主运动及自主运动障碍、舞蹈样症状,还常见肌张力障碍(斜颈、角弓反张、弓足等)、姿势反射消失、运动迟缓和肌强直。自主运动障碍表现为手灵巧度降低、言语不清、吞咽困难、平衡障碍和跌倒。在疾病晚期,随着自主运动障碍的加重和肌强直的出现,舞蹈样症状逐渐减轻。

(2) 认知方面:思维缓慢、执行功能退化,短时记忆受损、知觉歪曲、智力迟钝、认知减退、痴呆。

(3) 精神方面:最常见者为抑郁,它是本病主要症状之一,并非仅是对患病的心理反应。其他精神异常包括:躁狂、强迫症状、焦虑、冲动、社会退缩,较少见的有性欲亢进和精神分裂症状。疾病晚期,患者面部表情和声音的变化将增加上述症状的识别难度。

(4) 其他:睡眠紊乱,癫痫发作,自律神经系统障碍,体重减轻,营养不良。

4. 诊断与鉴别　依据典型临床表现、家族史、基因检测致病性三核苷酸 CAG 重复扩增可诊断。本病需与一些遗传性舞蹈病及获得性舞蹈病鉴别(如:中枢神经系统血管性损害、自身免疫性/炎症性疾病、代谢性和内分泌疾病、感染性疾病、毒素、药物等)。

5. 治疗　主要为对症治疗及改善生活质量。要注意这些治疗可能会诱发出现帕金森综合征的症状及导致认知与精神障碍。如:中度舞蹈病患者常推荐使用非典型抗精神病药丁苯那嗪治疗,但该药可使抑郁恶化,使用时必须权衡自杀风险与舞蹈病治疗的必要性。对丁苯那嗪治疗无效的患者可用其他非典型抗精神病药治疗(包括:奥氮平、利培酮、阿立哌唑等);无效者可考虑选择典型抗精神病药(包括:氟哌啶醇、氟奋乃静等);也可丁苯那嗪联用典型抗精神病药。其强直和运动徐缓症状一般不需要治疗,因为左旋多巴效果有限,而且多巴胺治疗可能加重其精神症状。抑郁者常用三环类抗抑郁药或选择性 5-羟色胺再摄取抑制剂进行治疗。目前尚无针对本病痴呆的有效治疗。

【麻醉管理】

1. 麻醉前管理

(1) 麻醉前评估:麻醉前应多学科会诊,术前评估应重点关注以下方面:神经精神病变的程度及对机体功能的影响、呼吸与循环功能、是否合并肺部感染及营养不良等,同时应排除继发性舞蹈病及患者是否合并其他遗传或获得性疾病。

(2) 注意术前治疗用药的种类、用量、副作用:要特别注意长期服用抗精神失常药可起猝死、麻痹性肠梗阻、恶性综合征、肝功能受损、血液、造血系统等副作用,而且它们可影响循环、内分泌、自主神经系统功能,使患者对麻醉手术的耐受力及围手术期应激反应的调节能力降低。表现为起立性低血压、血压升高、血栓形成与静脉炎,心电图改变表现为传导阻滞、QT 间期延长,甚至猝死等。关于此类药物的术前应用问题请见本书"精神分裂症"及"帕金森病"。

(3) 控制精神症状的用药,包括三环类抗抑郁药等可继续服用至术前,但单胺氧化酶(MAO)抑制剂应在手术前三周停药,抗胆碱药有引起或加重术后谵妄及认知功能障碍的风险,术前应停用。术前应避免使用抗胆碱药如阿托品和甲氧氯普胺,必要时可给予不透血-脑屏障的格隆溴铵。

(4) 防止围手术期自杀:抑郁是本病的常见症状,HD 患者常有自杀倾向,应密切看护。

(5) 加强营养管理,改善全身状况,控制肺部感染。

2. 麻醉管理　目前有关本病麻醉管理的临床报道较少,尚有诸多不明之处。

(1) 麻醉方法:区域神经阻滞与椎管内麻醉对呼吸循环影响小、有良好的术后镇痛作用,对有适应证、且依从性良好的患者是一个良好的选择。但患者常合并精神障碍与痴呆,对不合作的患者应考虑全身麻醉。

(2) 呼吸管理:由于吞咽障碍、咽喉功能失调、胃排空障碍,易发生反流误吸,加之运动障碍、肌张力障碍与肌肉萎缩,患者易反复发生肺部感染,甚至呼吸衰竭而死亡。麻醉中应加强呼吸管理,麻醉诱导时应注意预防反流误吸、保障气道通畅,术前应对饱胃情况进行评估并给予非颗粒状抑酸药,必要时应考虑清醒下气管插管。

(3) 循环管理及全身管理:本病循环方面的风险有三方面:首先,患者多为老年,可能合并各种老年性疾病;第二,其中枢神经系统病变本身可能造成自主神经功能障碍,术中可能出现剧烈的血流动力学波动;第三,围手术期治疗用药的副作用及与麻醉药的相互作用。应加强血流动力学监测与管理。

(4) 麻醉药物的选择与应用:要特别注意麻醉药与术前治疗药的相互作用。但遗憾的是,目前对此尚知之甚少,现有的报道多为个案。根据现有的报道,患者可能出现各种异常反应,包括:异常血流动力学与心电图改变、增加麻醉药的敏感性、持续性呼吸暂停、剧烈寒战、体温升高或低体温、全身性肌肉强直痉挛、认知功能障碍等。患者对巴比妥类、咪达唑仑的敏感性增加;抗精神病药可能加强麻醉剂和阿片类镇痛药的镇静和降压作用,引起锥体外系症状及罕见的抗精神病药恶性综合征;三环类抗抑郁药可增加去甲肾上腺素和肾上腺素的升压效应;抗胆碱药阿托品或东莨菪碱可能会加重术后的意识障碍与谵妄;曲马多与哌替啶可引起 5-羟色胺综合征等。除药物相互作用外,本病由于自身的病变也可使患者对麻醉药的敏感性增加或出现异常反应,如:Kivela 等报道地西泮、硫喷妥钠用于 HD 患者可引起明显的呼吸抑制、并延长术后呼吸功能恢复时间;亦有报道认为氟烷可增加本病患者苏醒期全身性强直痉挛、寒战等的风险。但目前多数文献报道认为七氟烷、丙泊酚及瑞芬太尼等阿片类药物用于 HD 患者是安全的。由于患者存在肌张力障碍及血浆胆碱酯酶水平降低,应避免用去极化肌松剂琥珀胆碱,以免引起血钾异常升高或肌松效果异常延长。应在肌松监测下使用非去极化肌松剂。

3. 术后管理　由于 HD 患者有反流误吸、呼吸抑制等风险,术后拔管要慎重,应制订相应的拔管策略,包括完备的吸引装置及必要时重新插管准备。严格把握拔管指征,应待患者意识完全清醒、气道保护反射与肌松完全恢复后拔管。患者术后可能需要长时间呼吸支持治疗。

(咸云淑)

参考文献

[1] KANG J M,JUN-YOUNG C,HAN J H,et al. Anesthetic management of a patient with Huntington's chorea:a case report[J]. Korean J Anesth,2013,64:262-264.

[2] MITRA S,SHARMA K,ARORA S,et al. Repeat anesthetic management of a patient with Huntington's chorea [J]. Can J Anesth,2001,48:933-934.

[3] BATRA A,SAHNI N,METE UK. Anaesthetic management of a patient with Huntington's chorea undergoing robot-assisted nephron-sparing surgery[J]. Indian J Anaesth,2016,60:866-867.

[4] GILLI E,BARTOLONI A,FIOCCA F,et al. Anaesthetic management in a case of Huntington's chorea[J]. Minerva Anestesiologica,2006,72:757-762.

[5] KIVELA JE,SPRUNG J,SOUTHORN PA,et al. Anesthetic management of patients with Huntington disease [J]. Anesth Analg,2010,110:515-523.

第二十九节　Joubert 综合征
（Joubert Syndrome）

麻醉管理所面临的主要问题

可能合并肾、肝、中枢神经等全身病变,预后差

可能合并困难气道

呼吸节律异常,呼吸暂停,低肌张力

对麻醉药敏感性高(尤其是阿片类与肌松药)

"Joubert 综合征相关疾病"的麻醉管理

【病名】

Joubert 综合征（Joubert syndrome,JS）,又称 Joubert-Bolthauser 综合征（Joubert-Bolthauser syndrome）、小脑-眼-肾综合征 1 型（cerebellooculorenal syndrome 1,CORS1）、小脑蚓部发育不全 （vermian aplasia）、脑中部与后部臼齿样畸形（molar tooth midbrain-hindbrain malformation）等。

【病理与临床】

1. JS 是一种以低肌张力与共济失调、异常呼吸运动、眼动异常、精神运动发育迟滞及其他多种全身先天性异常为主要临床特征的神经系统疾病,它是由于控制平衡和协调功能的小脑蚓部与脑干病变所致。1968 年蒙特利尔儿科神经学家 Marie Joubert 等首先报道了 4 例兄弟姐妹患者,1977 年由 Bolthauser 命名。一份报道认为其患病率约为每 25.8 万个新生儿中 1 例,但此数据是将后述"臼齿征（molar tooth sign,MTS）"列入诊断标准之前得出的。由于 JS 及后述的 JS 相关疾病（Joubert syndrome and related disorders,JSRD）涉及的范围较广,因此真正患病率有可能被低估。现一般认为其患病率为每 8~10 万个新生儿中 1 例。本病见于各种族者,我国亦有报道,但在某些族群中更为常见,如德系犹太人、法裔加拿大人、哈特人等。其病因不明,除极少数为 X 连锁遗传外,多为常染色体隐性遗传,且具有遗传异质性。迄今为止已经确定了 10 个致病基因与本病相关,包括:*JBTS1/INPP5E*、*JBTS2/TMEM216*、*JBTS3/AHI1*、*JBTS4/NPHP1*、*JBTS5/CEP290*、*JBTS6/TMEM67*、*JBTS7/RPGRIP1L*、*JBTS8/ARL13B*、*JBTS9/CC2D2A*、*JBTS10/OFD1* 等,这些基因编码"原纤毛"蛋白（proteins of the primary cilium）,"原纤毛"在神经元、视网膜光感受器、肾小管和胆管等细胞发育与分化过程中起着重要作用,因此本病及 JSRD 属"原纤毛病（ciliopathies）"。JS 患者并非上述所有的基因都有变异,可能为一个或数个基因异常,亦可能无上述基因异常,不同基因变异者其表型亦有差异。临床上目前可对 *AHI1* （6q23）、*NPHP1*（2q13）、*CEP290*（12q21）、*TMEM67*（8q22）四种基因进行检测。其中 *AHI1* 变

异检出率最高,约为11%。

2. 临床表现

(1) 主要临床表现

A. 肌张力低下、共济失调与平衡障碍、舌头运动异常。语言、运动及协调能力较同龄儿发育迟缓、常合并智力障碍。

B. 呼吸节律异常、阵发性呼吸急促或呼吸暂停。常在出生后不久发生,并随着情绪压力的增加而加剧,随着年龄的增长而逐渐改善。长时间的呼吸暂停发作甚至需呼吸兴奋剂治疗。

C. 眼球运动异常,眼动性失用,以至无法用视觉代偿头部活动。眼球震颤。可能合并视网膜发育不良或缺失等致先天性失明及斜视、眼睑下垂等。

(2) 可能合并全身多器官、多系统异常。肾脏异常表现为多发性肾囊肿、肾单位肾痨样病变(nephronophthisis,NPH),严重的进行性肾间质纤维化可致肾功能不全。先天性肝纤维化(congenital hepatic fibrosis,CHF)可致肝功能异常,甚至肝硬化、门静脉高压症与食管静脉曲张。可能合并口腔与颌面畸形、舌头肿瘤、多指(趾)、先天性心脏缺陷及脊柱侧弯。颅脑病变包括脑膨出、脑积水、颅后窝囊肿、胼胝体异常、下丘脑错构瘤、脑垂体缺失、皮质组织缺损、癫痫等。

(3) 磁共振(MRI):小脑蚓部与脑干的平面"臼齿征",是本病的典型表现与重要诊断依据。

3. 诊断　依据临床表现、MRI"臼齿征"。基因检测可供参考。

【麻醉管理】

1. 麻醉前管理

(1) 前已述及,本病可能合并全身多器官、多系统异常,Matthews 在早期(1989 年)的一篇报道中指出患者常存活不过 4 岁,预后不良。其中尤其要注意肝肾功能受损,严重者需要肝肾移植,目前有几篇关于肾移植或肾移植术后患者麻醉管理的报道(如:Jeng 等)。麻醉前应仔细检查与评估,并制订相应的麻醉管理计划。近年来发现一些基本病理改变为先天性小脑与脑干发育障碍的综合征,其临床表现与 JS 相似,现将其称之为"JS 相关疾病(JSRD)"。除经典型 JS 外,迄今至少已发现 8 个 JSRD。但 Brancati 认为 JSRD 按综合征分类太过繁杂,他根据主要病变器官与突变基因等将 JSRD 分为 6 型,详细可参考相关文献与专著。由于这些综合征的名称历史沿用已久,文献报道较多,本书仍按旧的分类。此外,JSRD 基本病理生理改变相似,只是参与器官及其程度不同,其麻醉管理原则也基本相同,故本书将它们一并叙述。

A. Dekaban-Arima 综合征:1969 年由 Dekaban 报道,其特点是与 Leber 先天性黑蒙相似的视网膜病变及多发肾囊肿。其表现与有马综合征相似,但无颌面异常。

B. COACH 综合征:1989 年由 Verloes 及 Lambotte 首先报道,以小蚓部发育不全、智力障碍、肝纤维化为特点。

C. Senior-Loken 综合征:1961 年分别由 Loken 与 Senior 报道,以视网膜病变及少年期肾单位肾痨样病变为特点。少年期肾单位肾痨是一种慢性肾单位肾小管间质病变,通常在 10 至 20 岁内发病(平均年龄 13 岁)并进展为末期肾病(ESRD)。

D. 有马综合征:1971 年由日本人有马正高报道,表现为婴幼儿早期重度神经精神发育迟滞、先天性视力障碍、肾单位肾痨样病变、眼睑下垂,多在出生后早期死亡。

E. Varadi-Papp 综合征:以小脑蚓部发育不全、口腔内系带、舌头肿瘤、唇裂等及多指为特点,亦有报道合并肾脏与心脏病变。

（2）由于合并智力及视力障碍，麻醉前应给予适当的镇静与精神安抚。但患者对镇静药的呼吸抑制作用非常敏感，应在严密监测下谨慎使用，文献报道静注（Baki 等）或口服（Matsuura 等）小剂量咪达唑仑。此外，运动障碍、共济失调而摔伤是本病常见并发症，Baki 等报道了一例 6 岁患儿上肢摔伤骨折，围麻醉期应采用轮椅等工具转送。

2. 气道管理　由于可能合并小下颌、唇腭裂等口腔颌面部畸形、舌头肿瘤、喉头畸形，患者可能面临气管插管与面罩通气困难，麻醉前应对上呼吸道进行仔细评估。尽管目前尚无气管插管困难的临床报道，但应提高警惕，做好困难气道处理的准备。此外，还应注意患者可能合并胃排空障碍及反复发生肺部感染。

3. 麻醉管理　目前有关本病麻醉管理已有数篇报道，其焦点均集中在麻醉后呼吸抑制。由于肌张力下降及 JS 独特的小脑与脑干病变可影响呼吸中枢，不仅可造成呼吸节律异常与呼吸暂停，而且对中枢神经系统抑制剂的呼吸抑制作用敏感性增加，尤其是要慎用阿片类药物与肌松剂。应根据患者情况与手术内容选择适当的麻醉药与方法。

（1）麻醉药：Matthews 于 1989 年最先报道了一例本病麻醉管理。这是一例在全身麻醉加髂腹股沟/髂腹下神经阻滞下行腹股沟疝手术的婴儿，在手术后出现长达数小时的频发性呼吸抑制与窒息，因该患儿既往有在用阿片类药物后出现长时间严重呼吸抑制的病史，作者特别强调了阿片类药物的呼吸抑制作用。为避免阿片类药物的这一作用，Atalay 等在静脉透析导管置入术中、Baki 等在上肢骨折内固定术中用氯胺酮代替阿片类药物术中镇痛。一些作者主张用丙泊酚、瑞芬太尼、七氟烷等短效或可控性较好的麻醉药，术后镇痛采用区域神经阻滞或氟比洛芬酯等（Matsuura 等）NSAIDs 类药物。α_2 受体激动剂可乐定与右美托咪定呼吸抑制作用小，对 MRI 检查或清醒镇静麻醉（MAC）患者有一定的优势。Sriganesh 回顾了 10 例 MRI 检查患者，认为 α_2 受体激动剂镇静效果最好，患者依从性高、无异常体动及呼吸抑制作用。Bhaskar 将右美托咪定与瑞芬太尼用于一例心脏手术患儿术后管理，效果良好。

（2）肌松药：其呼吸抑制作用亦受到重视，一些作者甚至主张在七氟烷吸入诱导下不用肌松药插管。但近年来随着非去极化肌松剂拮抗药舒更葡糖（sugammadex）的临床应用，肌松药临床应用的安全性有了大幅提高，可根据手术需要在肌松监测下应用。

（3）要注意的是，上述短效药物用于 JS 患者并不一定安全。如：Vodopich 等报道了一例丙泊酚镇静下椎管内麻醉的婴儿术后出现短暂呼吸暂停；而 Habre 等报道了两例全身麻醉后出现呼吸节律异常的患儿，认为患者对包括一氧化二氮在内的所有麻醉药的呼吸抑制作用均极为敏感。因此，严密的术后监护极为重要。为防止窒息，有作者建议术后早期预防性应用咖啡因等呼吸兴奋剂。

（郑利民）

参考文献

[1] BAKI ED,BEZEN BA,YÜKSEK A. Anesthesia management in Joubert syndrome：a case report[J]. Surg Case Rep Rev,2017,1:1-2.

[2] MATSUURA K,TAKEUCHI M,TACHIBANA K,et al. General anesthesia for a girl with Joubert syndrome[J]. Masui,2010,59:383-385.

[3] JENG C,JENG SNCC,NEUSTEIN S. Anesthesia for a patient with Joubert syndrome presenting for mri of a transplanted kidney[J]. Int J Anesthe,2006,14:1.

[4] ATALAY YO,SOYLU AI,TEKCAN D. Anaesthesia and orphan disease：sedation with ketofol in two patients with Joubert syndrome[J]. Eur J Anaesthesiol,2016,33:868-869.

[5] SRIGANESH K,VINAY B,JENA S,et al. Anesthetic management of patients with Joubert syndrome:a retrospective analysis of a single-institutional case series[J]. Paediatr Anaesth,2014,24:1180-1184.

[6] BHASKAR P,JOHN J,SIVAMURTHY SK,et al. Anesthetic management of an infant with Joubert syndrome for cardiac surgery[J]. J Clin Anesth,2013,25:488-490.

第三十节 精神分裂症
(schizophrenia)

麻醉管理所面临的主要问题

> 不合作
>
> 抗精神失常药的副作用
>
> 抗精神病药恶性综合征

【病名】

精神分裂症(schizophrenia),曾用名早发性痴呆(dementia praecox)。

【病理与临床】

1. 本病是一种具有特殊思维、知觉、情感、行为等多方面障碍和精神活动不协调的精神性疾病。其病因不明,目前认为可能与遗传因素、社会心理因素及神经生物学因素等有关。患者脑内的 5-羟色胺、多巴胺等神经递质功能发生异常,导致患者容易出现异常行为。

2. 症状标准 凡具有以下症状中的至少两项:①联想障碍,②妄想,③情感障碍,④幻听,⑤行为障碍,⑥意志减退,⑦被动体验,⑧思维被插入被撤走或强制性思维;且无意识障碍、智能障碍以及情感高涨或低落,即可确诊。

3. 临床上分为五型:单纯型、青春型、紧张型、偏执型及未定型。治疗为抗精神病药及心理治疗。

【麻醉管理】

1. 术前管理的重点是对患者神经精神状况进行评估,同时详细了解所服用的抗精神失常药物种类、用量等,尤其是长期服用抗精神失常药可起猝死、麻痹性肠梗阻、恶性综合征、肝功能受损、血液、造血系统副作用及循环、内分泌、自主神经系统功能障碍,患者对麻醉手术的耐受力及围手术期应激反应的调节能力降低。其中,抗精神病药物对循环系统的影响与麻醉的关系较为密切,主要表现为起立性低血压,血压升高,血栓形成与静脉炎,心律失常,传导阻滞,猝死等。约70%的患者有心电图改变,表现为 ST-T 的改变与传导阻滞,它与抗精神病药抑制心肌细胞线粒体内细胞呼吸酶及对心肌直接毒性作用有关。心血管抑制是猝死的主要原因,它与心血管中枢受抑制、末梢交感神经 α 受体阻滞、药物对心肌的直接抑制及对血管的直接作用有关。术前应对全身状况进行详细的检查与评估。

2. 术前药物控制良好的患者多能协助麻醉医师完成麻醉诱导,但对不合作的患者,尤其是严重躁狂、行为冲动的患者术前应采用药物控制后再行择期手术,必要时可请求精神科医师的协助。抗精神病药物应服用至手术当日早晨。非胃肠道手术者,术后早期可通过胃管给药。

3. 术中应加强体温与血流动力学监测,合并肝、肾功能受损者应适当减少麻醉药用量,避免加重其损害。由于患者不合作,为避免椎管穿刺时发生意外及便于术中管理,原则上均不主张行椎管内麻醉。

4. 抗精神病药与麻醉药的相互作用　抗精神失常药包括抗精神病药（神经安定药）、抗抑郁症药、抗躁狂症药等。其中，抗精神病药包括 5-羟色胺和多巴胺受体阻滞剂，主要用于精神分裂症的治疗，而后二者分别用于抑郁症与躁狂症的治疗，本文在此一并叙述。临床上应注意它们的副作用及与麻醉用药的相互作用：

（1）抗精神病药物吩噻嗪类（氯丙嗪、奋乃静、氟奋乃静、硫利达嗪、三氟拉嗪等）、硫杂蒽类、丁酰苯类（氟哌啶醇）及苯甲酰胺类等均有镇静、安定作用及不同程度的肾上腺能 α 受体与胆碱能 M 受体阻断作用。其中吩噻嗪类和丁酰苯类对 DA_2 受体有阻滞作用，同时对 α-肾上腺能受体、5-羟色胺受体，DA_1 多巴胺受体，M-型乙酰胆碱受体也有阻滞作用，由于有抗 α-肾上腺能受体作用和抗 5-羟色胺作用，故对自主神经系统的影响较为严重，如抑制心血管运动调节中枢和抑制末梢血管反应。

A. 与麻醉药合用时不仅可增加麻醉剂的麻醉效能，使 MAC 下降，而且还增加其对呼吸循环的抑制作用，因此全身麻醉剂应当减量。

B. 由于此类药物均有不同程度的 α 受体阻滞作用，椎管内麻醉（硬膜外阻滞、蛛网膜下腔阻滞）时可引起显著的血压下降。另一方面，临床上使用肾上腺素类具有 α、β 受体兴奋作用的升压药时，由于 α 受体被阻滞，反而因 β 作用增强引起血管扩张与低血压。故麻醉中血压下降最好用单纯 α 受体兴奋剂去氧肾上腺素或去甲肾上腺素。

C. 丁酰苯类氟哌啶醇等可引起锥体外系症状，出现强直及不自主运动，妨碍呼吸道管理及麻醉手术操作。

D. 氯丙嗪与甲硫哒嗪均有较强的抗胆碱能作用，单独或与抗帕金森病药物合用时，术前用阿托品或东莨菪碱可引起中枢性或周围性抗胆碱能作用，对此类患者术前可不用抗胆碱药物。

（2）三环类抗抑郁药（丙米嗪，阿米替林等）主要抑制突触前膜再摄取单胺，单胺氧化酶抑制剂（MAOI，如异羧肼等），则抑制单胺氧化酶，使单胺降解减少。它们不属于抗精神病药，主要用于抑郁症的治疗。单胺是化学上称为一元胺的一类物质的总称，它们含有共同"芳环—CH_2—CH_2—NH_2"结构；在自然界和人体内分布广泛，许多单胺类物质具有很强的生物活性，人体内广泛存在的神经递质就属于此类，包括儿茶酚胺类（多巴胺、去甲肾上腺素、肾上腺素）、5-羟色胺、组胺等。这些单胺类递质在人体内发挥非常重要的作用，且偏向兴奋性递质，如升高血压、增加神经兴奋性等。长期使用 MAOI 可能会对内源性（5-羟色胺、多巴胺和去甲肾上腺素）和外源性（酪胺）单胺的代谢产生显著影响。其主要的作用是减少去甲肾上腺素和 5-羟色胺的重新摄取，阻断 M 受体和组胺受体，主要不良反应是阿托品样作用及对心肌的影响，服用者在接受吸入麻醉时可引起惊厥（尤其在吸入恩氟烷最易出现）和心律失常（主要表现为心动过速），尤其是用氟烷和泮库溴铵时明显。此类药物的副作用比较多，与麻醉药物的相互作用比较明显，麻醉期间使用危险性较大。它们均可增加麻醉药物的麻醉效能，使 MAC 下降，苏醒延迟，同时呼吸循环抑制作用相应增加。由于生理活性单胺的再吸收与代谢受阻，对儿茶酚胺的反应性增加，与麻醉用药、尤其是儿酚胺类药物的相互作用甚为显著。它们可使升压药，尤其是直接作用型的肾上腺素、去甲肾上腺素、去氧肾上腺素、多巴胺升压效应增强，甚至发生高血压危象。不仅如此，临床上使用具有明显交感神经兴奋的麻醉药，如泮库溴铵、氯胺酮等可引起显著的高血压及心律失常。它们还可降低氟烷、恩氟烷麻醉时肾上腺素致室性心律失常的阈值，但异氟烷与七氟烷是安全的。另一方面，在麻醉中低血压致反射性交感神经兴奋可引起剧烈、过度的循环系统反应。因此麻醉中应极力维持血流动力学平稳,椎管内麻醉时尤应注意。MAOI 可阻碍哌替啶的 N-甲基化和水解,延长哌替啶的作用时限,所有哌啶类阿片类药物(哌替啶、美沙酮、曲马多)都是弱 5-羟色胺再摄取抑制剂,MAOI 与哌替啶相互作用可导致 5-羟色胺综合征,表现为意识混乱、高热、出汗、颤抖、共济失调、肌阵挛、反射亢进及导致死亡。此外,哌替啶与吗啡的组胺释放作用引起的低血压,使神经末梢儿茶酚胺反射性释放增加,可导致高血压危象和心律失常。故服用 MAOI 的患者应避免用吗啡或哌替啶,芬太尼无上述作用,可供选用。同时 MAOI 可抑制肝诱导酶活性,使阿片类药物代谢明显减慢、作用时间延长。它们与吩噻嗪类药物相似,有较强的抗胆碱能作用,术前用药应选用无中枢作用的抗胆碱药物,如:格隆溴铵。中枢性抗胆碱能作用可用毒扁豆碱处理之。虽然三环类抗抑郁药、MAOI 麻醉药物的相互作用可能引起较剧烈的反应,但研究发现,术前不停用 MAOI 并不增加发生术中严重不良血流动力学事件的发生率,停药反而可能增加原来控制的症状复发的风险,一些教科书(如:米勒麻醉学)推荐不停用 MAOI,但需要对麻醉计划作出调整。总的来说,对此类患者应减少相关麻醉药的使用剂量,血管活性药物应从最小剂量开始,同时备好抢救药和拮抗药。抗躁狂药碳酸锂可引起肌无力、房室传导阻滞、低血压等,可使肌松剂作用时间延长。

5. 抗精神病药恶性综合征(neuroleptic malignant syndrome, NMS) NMS 是 Delay 等在 1960 年报道的一种抗精神病药物的少见并发症(发生率 0.02% ~ 2.4%)。它是由于长期服用抗精神病药物的患者,突然改变抗精神病药物的种类(服用可阻断多巴胺受体的神经抑制剂)或改变剂量(服用多巴胺能药物的患者突然撤药)、导致中枢神经系统多巴胺能物质突然减少而引起的一组症状和体征:

(1) 临床表现:持续高热、全身肌张力增高或肌强直、心动过速、血压异常、呼吸增快、意识障碍及血白细胞增多,横纹肌溶解致血肌红蛋白与肌酸磷酸激酶(CPK)升高。严重者可迅速发生心力衰竭而死亡,死亡率高达 25%。几乎所有的抗精神病药物均可引起恶性综合征,但以丁酰苯类氟哌啶醇(氟哌啶醇、氟哌利多)最为常见。

(2) 其原因不明。可能是一类特殊的变态反应或可能是一种遗传性的神经肌肉缺陷,有脑器质性损害者较易发生。近年来认为可能与抗精神病药使神经中枢下丘脑及中脑边缘系统等部位多巴胺耗竭、多巴胺与 5-羟色胺平衡失调、γ 氨酪酸受抑有关。临床上用长效中枢性多巴胺受体激动剂溴隐亭(bromocriptine)有效。部分患者用丹曲洛林有效。

(3) NMS 与恶性高热的关系:尚有不同的意见。有人认为它是恶性高热的变异型,有本病病史的患者是恶性高热敏感人群,因为:①两者都有高热、肌肉僵硬及横纹肌溶解的症状,且病死率相似(均为 10% ~ 30%);②两者用丹曲林治疗均有效;③两者体外肌收缩试验均可出现异常结果。但大多文献报道二者是各自独立的疾病,NMS 属自限性疾病,亚急性起病,药物剂量改变后 24 小时至一周内逐渐出现症状并加重,体温一般低于 41℃;而恶性高热则多为暴发性起病,于触发药物应用后数分钟内体温急骤升高,短期内即可导致循环衰竭。对 NMS 者体外肌收缩试验的研究结果亦不相同。Adnet 等观察了 14 例 NMS 者中,其中 13 例无恶性高热易感性。但 Caroff 等观察了 7 例 NMS 者,5 例有恶性高热易感性。一种可能的解释是 NMS 者与恶性高热可能具有不同的遗传异质性。目前尚无有 NMS 既往史的患者手术中发生恶性高热的报道,但由于恶性高热死亡率高、且它与 NMS 的关系尚不完全清楚,从安全的角度来讲,应予重视。应加强体温监测,避免使用琥珀胆碱、氟化醚类挥发性吸入麻醉药等恶性高热触发剂。

6. 服用抗精神病药物者还可出现以下异常反应

（1）抗精神病药物的急性特异质反应：多发生于用药后 2 天内，表现为肢体、四肢、颈部与舌头抽动或不适体位，可静注抗组胺药（如：苯海拉明）或抗胆碱药（如：苯扎托品甲硫酸盐）、地西泮而控制。

（2）抗精神病药物的迟发性特异质反应：包括迟发性运动障碍、迟发性运动不能及迟发性肌张力障碍等，部分患者表现为口咽肌肉障碍，可引起吞咽困难与误吸。目前认为它与多巴胺受体超敏有关，多巴胺耗竭剂利血平可减轻症状。此类患者由于儿茶酚胺耗竭，不仅可引起体位性低血压，而且用间接作用型升压药（如：麻黄碱）无效。

7. 术后应加强疼痛与全身管理。由于 N-甲基 D-天冬氨酸受体功能低下和 C 类神经纤维的传导减少，精神分裂症患者的疼痛阈值较高。但术后疼痛可引起意识混乱，围手术期应保证良好的麻醉镇痛效果、维持血流动力学与内环境稳定。精神分裂症患者躁动性谵妄与猝死有关，Chute 等推测其原因可能是躁动导致交感神经和副交感神经放电失衡。由于突然停药可能导致精神症状复发、并增加术后意识混乱发生率，围手术期应继续使用抗精神病药物。

（李元涛   郑利民）

参考文献

[1] HUYSE FJ,TOUW DJ,VAN SCHIJNDEL RS,et al. Psychotropic drugs and the perioperative period：a proposal for a guideline in elective surgery[J]. Psychosomatics,2006,47：8-22.

[2] KUDOH A. Preoperative assessment,preparation and prospect of prognosis in schizophrenic patients[J]. Masui,2010,59：1105-1115.

[3] BERMAN BD. Neuroleptic malignant syndrome：a review for neurohospitalists[J]. Neurohospitalist,2011,1：41-7.

[4] SIMON LV,CALLAHAN AL. Neuroleptic malignant syndrome[M]. StatPearls. Treasure Island（FL）：StatPearls Publishing LLC. 2018.

第三十一节   间脑综合征
（diencephalic syndrome）

麻醉管理所面临的主要问题

消瘦、甚至处于恶病质状态
脑肿瘤手术的麻醉管理

【病名】

间脑综合征（diencephalic syndrome,DS），又称童年期间脑综合征（diencephalic syndrome of childhood）、恶病质间脑综合征（diencephalic syndrome of emaciation）、旁正中间脑综合征（paramedian diencephalic syndrome）、Russell 间脑恶病质（Russell diencephalic cachexia）、Russell 综合征（Russell syndrome）等。

【病理与临床】

1. 本病是一种由于间脑部位肿瘤引起的以渐进性消瘦，甚至恶病质为临床特征少见病，多发生于儿童。1951 年 Russell 医师首次描述了 5 例下丘脑星形细胞瘤的小儿患者。本病出现严重消瘦的机制不明,可能与生长激素水平、或能量消耗增加、或肿瘤细胞诱导某种因子促进全身脂肪代谢亢进有关。间脑(diencephalon)位于中脑的前上方、两个大脑半球之间,连接大脑半球和中脑,其上为胼胝体,除腹侧外全为大脑所覆盖。间脑分为 5 或 6 个部分,包括:丘脑、上丘脑、后丘脑、底丘脑、下丘脑和第三脑室,此处病变可影响相应脑结构的功能。其中,丘脑是除嗅觉外所有感觉冲动向大脑皮层传导的转换站及重要的感觉整合中枢;下丘脑是内脏调节及内分泌调节中枢,它可控制脑垂体激素的释放,参与调节机体的基本功能,包括睡眠、饥饿、口渴和体温。间脑病变亦可影响脑室系统,致脑积水及颅内压升高。本病肿瘤通常位于下丘脑或视交叉上,多为胶质瘤或星形细胞瘤,下丘脑或视交叉上的胶质瘤有时与神经纤维瘤病Ⅰ型有关,其他较少见肿瘤包括室管膜瘤、无性细胞瘤或神经节瘤等。

2. 临床表现　其特点是生长发育不良、严重消瘦,甚至处于恶病质状态。多在婴儿期或幼儿期发病,亦有成人病例报道。在发病前常有一段时间的正常发育和体重增加,尽管卡路里摄取量正常或接近正常,体重不但不增,反而下降,但线性增长正常。早期神经学检查多正常,部分患儿过度活跃和烦躁不安、极度兴奋或欣快,多动症表现。眼球震颤是本病的重要特点,其他还有虚弱、皮肤苍白、呕吐、腹泻、头痛等非特异症状。此外,还可出现视力丧失或视野缺损、脑积水与颅内压增高症状及低血糖、多汗、高血压、肢端肥大等症状。其症状与严重程度因人而异,严重者可因颅内肿瘤进行性发展或恶病质而危及生命。

3. 诊断与治疗　诊断根据临床表现及头部 MRI 等影像学检查。治疗包括手术、化疗、放疗等,近年来对胶质瘤开展靶向治疗。

【麻醉管理】

1. 目前尚未见本病相关的临床麻醉管理报道。术前管理要注意以下几方面:一是对严重消瘦的患儿要考虑是否合并本病;二是术前应尽量改善其营养状况及全身状况、尤其是要纠正其低血糖及控制其继发性肺部与全身感染;三是要注意术前肿瘤放、化疗治疗的副作用。

2. 本病麻醉管理重点同开颅肿瘤切除术的麻醉。要注意控制颅内压、防止脑水肿、及时补充血容量并维持内环境的稳定,详细请参考相关专著。

(郑利民)

参考文献

[1] KIM A,MOON JS,YANG HR,et al. Diencephalic syndrome:a frequently neglected cause of failure to thrive in infants[J]. Korean J Pediatr,2015,58:28-32.

第三十二节　进行性核上性麻痹
(progressive supranuclear palsy)

麻醉管理所面临的主要问题

广泛的中枢神经系统病变

易发生吸入性肺炎及肺部并发症

可能合并震颤麻痹

颈部肌张力障碍,可能存在困难气道

注意术前治疗用药的副作用

【病名】

进行性核上性麻痹（progressive supranuclear palsy，PSP），又称 Steele-Richardson-Olzewski 综合征、眼颈肌张力障碍等。

【病理与临床】

1. PSP 是一种罕见的以核上性眼肌麻痹为主要临床特征的中枢神经系统渐进性退行性疾病。国外文献报道每 10 万人中患病率为 5.8~6.5，发病年龄一般在 50~70 岁之间，平均病程 5~9 年，男性患者多于女性，是最常见的原发性 tau 蛋白病，由 4 个重复区的 tau 蛋白（4R tau）异常聚集所致。其发病机制是 tau 蛋白过度磷酸化，损害 tau 蛋白与微管的结合能力，限制微管的组合，从而使 tau 蛋白聚集成为螺旋状或束状纤丝状，聚集成神经原纤维缠结（NFTs）和/或神经毡细丝（NTs），并出现胶质细胞增生、葱状星形细胞和线团样少突胶质细胞变性。PSP 病变不仅累及大脑皮层，还累及皮层下结构，如丘脑底核、黑质、苍白球、上丘、顶盖前区、导水管中央灰质、脑桥核等。

2. 临床表现　核上性眼肌麻痹、姿势不稳、运动不能和认知功能障碍。核上性眼肌麻痹表现为眼球运动障碍，垂直凝视受限，尤其向下凝视麻痹更明显，不能看清自己的双足，但头部被动运动眼球仍有反应性运动，晚期出现水平凝视障碍。中、老年前期发病，隐袭发病，进展缓慢。近年来越来越多的变异型 PSP 被报道，各表型主要区别在于 tau 蛋白病理分布的不同，临床表现也各不相同。PSP-Richardson 综合征（PSP-RS）最常见（表 2-1）。

表 2-1　PSP 的临床表型及主要特征

表型（缩写）	主要特征
PSP-理查森综合征（PSP-RS）	垂直眼运动功能障碍，早发性姿势不稳和跌倒
PSP-眼运动 （PSP-OM）	显著性的眼动障碍
PSP-姿势不稳定（PSP-PI）	显著性的姿势不稳
PSP-帕金森（PSP-P）	与帕金森病类似的临床表型（后期发展为 PSP-RS 症状）
PSP-额叶 （PSP-F）	行为异常或认知功能障碍（与行为变异型额叶痴呆类似）
PSP-渐进性冻结步态（PSP-PGF）	单纯步态障碍，主要表现为起步踌躇，进行性冻结步态
PSP-皮质基底核综合征（PSP-CBS）	皮质基底核综合征（1 个运动障碍征和 1 个皮质征）
PSP-言语/语言障碍（PSP-SL）	进行性语音障碍和/或言辞不流畅/原发性进行性失语症
PSP-原发性侧索硬化（PSP-PLS）	原发性侧索硬化
PSP-小脑共济失调（PSP-C）	小脑共济失调为首发和主要症状

3. 诊断标准

（1）国际帕金森病和运动障碍协会（MDS）PSP 研究小组在 2017 年发布了 PSP 诊断标准。PSP 诊断应考虑散发、40 岁以后起病、神经病学症状逐渐进展的人群（表 2-2. PSP 的主要临床特征及诊断），并除外其他疾病。最后需要评估诊断核心临床特征（表 2-2）。根据诊断可靠程度每个表型都分为三个层级（level 1、2、3），数字越小越可靠，程度也越来越重）。

（2）MDS-PSP 诊断标准分确诊、很有可能、可能三个层级。"确诊"需病理检查。"很有可能"及"可能"层级多为 O1 与 O2。详见相关专著。

表 2-2　PSP 的主要临床特征及诊断

临床表型	Level 3	Level 2	Level 1
眼运动功能障碍	O3：频繁巨大方波眼跳（眼动电图）、不能睁眼	O2：上、下视扫视慢	O1：上、下视受限
姿势不稳（3 年内）	P3：Pull-test 中患者后退两步	P2：Pull-test 中有摔倒倾向	P1：反复无缘无故摔倒
运动不能	A3：震颤、不对称、左旋多巴敏感	A2：左旋多巴抵抗、运动不能-僵直	A1：起病 3 年内出现进行性加重的冻结步态
认知障碍	C3：皮质基底核综合征	C2：认知和行为异常	C1：发声、语言障碍

【麻醉管理】

1. 麻醉前管理　　重点是对中枢神经系统病变的程度及对机体功能的影响进行评估。同时要注意患者多为中老年，可能合并多种老年性疾病（如：心脑血管疾病、糖尿病等）及抑郁、焦虑、幻觉、认知障碍或痴呆等精神障碍，加上患者运动功能减退，甚至可能长期卧床及吞咽与进食困难，全身状况差，易误吸及合并肺部感染，甚至深静脉血栓，术前要加强全身管理及营养支持。文献报道，吸入性肺炎与肺部感染是 PSP 患者的主要死亡原因，围手术期应加强呼吸管理，择期手术应在肺部感染控制后实施。要注意术前治疗用药的副作用及与麻醉药的相互作用。其中，最常用的是帕金森综合征治疗药物，如：左旋多巴等，它可增加血中多巴胺浓度及促进去甲肾上腺素的释放，既可兴奋肾上腺素 α 与 β 受体、使血压升高、心率增快，又可因多巴胺受体兴奋而扩张内脏血管，在麻醉中可引起剧烈的血压改变，尤其是氟烷麻醉时可引起严重的心律失常。关于这些药物的术前应用问题，请见本书"帕金森病"。抗胆碱药有引起术后谵妄及认知功能障碍的风险，尤其东莨菪碱可通过血-脑屏障，术前应禁用。但术中用阿托品治疗心动过缓通常不受限制。

2. 麻醉管理

（1）因 PSP 患者多合并认知功能障碍及精神症状，医患沟通可能面临困难，文献报道多选择全身麻醉。其麻醉管理同"帕金森综合征"。要特别注意的是 PSP 患者颈部肌张力障碍可能会导致气道管理困难。这种肌张力障碍是不自主、持续性肌肉收缩引起的。Sakai 等报道，由于颈椎向后倾斜和颈部肌肉挛缩，可引起 PSP 患者明显的气道狭窄，很难进行清醒经口气管插管。另有报道，PSP 患者面罩通气正常，但插入喉罩后通气困难，解剖因素可能是导致失败的原因，在下咽部狭窄处 LMA 可能会压迫不能伸展的喉头结构，而导致声门塌陷。因此，对颈部肌张力障碍的 PSP 患者，术前应行颈部 MRI 评估气道状况，并按困难气道准备，如：纤维支气管镜引导下清醒插管等。

（2）对有适应证的患者亦可选择区域麻醉，在实施区域麻醉的过程中，应尽量避免用镇静药和长效阿片类药物，及时吸引口腔分泌物，预防吸入性肺炎。椎管内麻醉的安全性有争议，Lirk 等认为腰麻有可能引起脊髓神经元缺血，包括神经内膜小血管变化、脱髓鞘区钠通道阻滞、局麻醉药与髓磷脂相互作用、神经创伤，从而使神经症状加重。但 Hebl 等报道椎管内麻醉并不会使 PSP 患者神经系统并发症进一步加重。由于 PSP 患者腰麻安全性尚不清楚，我们建议有神经灶症状的患者应避免之。

3. 术后管理　　术后应加强呼吸管理，尤其应警惕反流、误吸。此外，由于患者情感异常及共济失调，围手术期应有专人看护，防止患者损伤。

（陈　敏）

参考文献

[1] SHIMIZU S,KAWASHIMA S,SEO K. Anesthetic management of above-knee amputation in a patient with progressive supranuclear palsy[J]. Acta Anaesthesiologica Taiwanica,2013,51:49.

[2] RESPONDEK G,KURZ C,ARZBERGER T,et al. Which ante mortem clinical features predict progressive supranuclear palsy pathology? [J]. Mov Disord,2017,32:995-1005.

[3] MARRAS C,CUNNINGHAM CR,HOU J,et al. Anti-inflammatory drug use and progressive supranuclear palsy [J]. Parkinsonism & Related Disorders,2018,48:89-92.

[4] MAGGI G,SCHIRALDI R,BROGLY N,et al. Successful airway management of a patient with progressive supranuclear palsy during the induction of anesthesia[J]. Acta Anaesthesiologica Taiwanica,2012,50:87-88.

[5] ARMSTRONG MJ. Progressive supranuclear palsy:an Update[J]. Curr Neurol Neurosci Rep,2018,18:333.

第三十三节　痉挛性斜颈
（spasmodis torticollis）

麻醉管理所面临的主要问题

颈椎关节僵硬,可能导致气管插管困难

可能合并其他神经系统疾病

注意与 Grisel 综合征等不稳定颈椎相鉴别

注意治疗用药的副作用

【病名】

痉挛性斜颈(spasmodic torticollis,ST),又称颈肌张力障碍(cervical dystonia)、锥体外系斜颈(extrapyramidal system torticollis)。

【病理与临床】

1. 本病是一种由于持续或间断性颈部肌肉收缩导致颈部扭曲、重复运动或头部异常姿势的局限性肌张力障碍疾病,Wepter 于 1792 年首先报道。主要累及的是颈部肌肉,多累及胸锁乳突肌、斜方肌、颈夹肌。颈部肌肉不自主收缩,继而使头、颈部多动并呈各种倾斜或旋转姿势。

2. 本症的病因尚不明确,多种因素均可导致其发病,如遗传、外伤、精神心理、神经递质紊乱、感觉系统功能异常及某些药物等。少数继发于脑炎、多发性硬化、一氧化碳中毒后,但大多数无明显病因。对其致病原因,目前主要有中枢性及周围性两种猜测。中枢性病因可能是额顶部皮质萎缩、中脑被盖部损害或由间质核到丘脑系统或基底核等处病变所引起,也可能为与神经递质变化有关,其中 5-羟色胺浓度减少可引起头颈部旋转,儿茶酚胺浓度降低则引起头颈强直性偏瘫等。周围性病变可能与微血管对副神经的压迫所致,副神经受压迫产生局部脱髓鞘变,继而使离心和向心纤维之间产生电短路,导致异常冲动积累从而产生头部肌肉收缩。本病在欧洲人群中患病率约为 5.7/10 万,美国约为 40/10 万,全球患病率大约为 8.9/10 万。本病多在 30~40 岁起病,无男女差别。少数患者有自愈可能。

3. 临床表现为斜颈并伴痉挛。轻度者肌痉挛范围较小、仅有单侧发作、无肌痛,重度者不仅双侧颈肌受连累,并有向邻近肌群如肩部、颜面、胸肌及背部肌群蔓延的趋势,且有严重肌痛。它分为四种临床类型：①旋转型：最常见，头绕身体纵轴向一侧痉挛性或阵挛性旋转。它又分为水平旋转、后仰旋转和前屈旋转及痉挛、阵挛和震颤三种。其中，痉挛型者头部持久强直旋向一侧，阵挛者呈频频来回旋转，震颤者呈有规律的频频来回旋动。②后仰型：头部痉挛性或阵挛性后仰，面部朝天。③前屈型：头部向胸前做阵挛性或痉挛性前屈。④侧挛型：头颈偏离纵轴向左或右侧转，重症患者的耳、颞部可与肩膀逼近或贴紧，并常伴同侧肩膀上抬。

4. 诊断　根据临床表现。

【麻醉管理】

1. 术前检查时要注意其是否合并原发性肌张力障碍性疾病。要特别注意与 Grisel 综合征（GS）鉴别，GS 又称非创伤性寰枢关节半脱位，它是一种由于上颈部炎症或手术引起的非创伤性寰枢关节半脱位，患者亦表现为斜颈。Gupta 报道了一例 16 岁男孩诊断为斜颈而计划行胸锁乳突肌远端切断术，但由于呼吸道感染而延期手术，经仔细检查为 GS。将 GS 误诊为本病潜伏着颈髓损伤的风险，如：Agarwal 报道了一例在麻醉中发生意外颈髓损伤的病例。这是一例 7 岁男孩，因睡眠呼吸障碍和反复发生扁桃体炎而在气管插管全身麻醉下行扁桃切除术。术前检查患儿有轻微颈部疼痛病史，但未引起麻醉医师的重视，将其归因于扁桃体炎。常规气管插管全身麻醉，术后麻醉恢复过程中发现患儿出现颈髓损伤表现，颈椎 X 线及 MRI 检查示寰枢关节半脱位并颈髓压迫，急行后入路颈椎固定术，该患儿遗留严重神经后遗症。此外，还要注意术前患者常服用多种药物，应注意到其副作用。精神紧张可加重本病，麻醉前应加强精神安慰并给予足量的镇静药，常用苯二氮䓬类。

2. 除合并疾病的手术外，本病的手术治疗方法目前主要有：选择性周围神经切断术、Foerster-Dandy 手术、副神经微血管减压术、立体定向脑深部结构（苍白球内侧、丘脑腹外侧）毁损术等应在全身麻醉下实施，脑深部结构（苍白球内侧）慢性电刺激术可用局麻。对药物治疗无效以及过去手术治疗无效的患者，可采用斜方肌局部切开或切断术，但要注意防止术中损伤斜方肌与副神经导致术后上臂抬高功能障碍，麻醉可采用颈丛神经阻滞，全身麻醉时需术中唤醒精准定位。

3. 局麻时斜颈并伴痉挛症状在给与镇静药常可缓解。必要量可考虑副神经阻滞或径直改为全身麻醉。本病无特殊禁忌的麻醉药。但要注意一些麻醉药包括丙泊酚、七氟烷、硫喷妥钠、依托咪酯等有时可引起类似锥体外系症状，但通常不致引起临床问题。可用抗胆碱药及苯二氮䓬类药物治疗，Sherer 报道了一例患者用苯海拉明有效。

4. 本病头颈扭曲多为肌性，入睡或给与麻醉诱导药后症状消失，多不会引起气管插管困难。但部分患者可能因长期颈部扭转而使颈椎僵直，有气管插管困难的风险，这类患者应按困难气道处理。麻醉前应对上呼吸道及颈椎活动度进行详细评估。

（丁芳　郑利民）

参考文献

［1］JINNAH HA，TELLER JK，GALPERN WR. Recent developments in dystonia［J］. Curr Opin Neurol，2015，28：400-405.

［2］SHERER J，SALAZAR T，SCHESING KB. Diphenhydramine for acute extrapyramidal symptoms after propofol administration［J］. Pediatrics，2017，139. pii：e20161135.

［3］GUPTA A，PRAKASH J，KUMAR P，et al. Anesthetic issues and difficult airway management in a case of Grisel's syndrome［J］. Anesth Essays Res，2017，11：1094-1096.

[4] AGARWAL J,TANDON MS,SINGH D,et al. Quadriplegia in a child following adenotonsillectomy. Anaesthesia,2013,68:523-526.

第三十四节　Kinsbourne 综合征
（Kinsbourne syndrome）

麻醉管理所面临的主要问题

> 多种病因所致,副肿瘤综合征
> 神经母细胞瘤,可能分泌儿茶酚胺
> 注意术前治疗用药(糖皮质激素、免疫抑制剂等)的毒副作用及与麻醉药的相互作用
> 行为障碍,易怒,睡眠障碍
> 禁用氯胺酮及依托咪酯

【病名】

Kinsbourne 综合征(Kinsbourne syndrome),又称眼阵挛-肌阵挛综合征(opsoclonus-myoclonus syndrome,OMS)、舞蹈眼-舞蹈脚综合征(dancing eyes-dancing feet syndrome)、Kinsbourne 型肌阵挛性脑病(myoclonic encephalopathy,Kinsbourne type)、眼阵挛脑病(opsoclonic encephalopathy)等。

【病理与临床】

1. 本病是一种以眼阵挛及肌阵挛为主要临床表现的综合征,1962 年 Marcel Kinsbourne 首次报道并系统地描述了 6 例儿童患者。其病因多为肿瘤,是一种副肿瘤综合征(paraneoplastic syndrome,PNS),约 50% 以上的小儿患者合并胚胎神经细胞瘤——神经母细胞瘤,成年患者最常见的是肺癌和乳腺癌。其他原因还有:Coxsackie B_3 病毒或 St. Louis encephalitis 等各种病毒感染,苯妥英钠过量、可卡因中毒等药物中毒,糖尿病高渗性昏迷等代谢障碍等。部分患者为特发性的,查不出任何原因,或肿瘤自发消退。许多患者体内可检测出抗神经元抗体和抗普肯耶纤维抗体。其机制可能与肿瘤或感染触发了针对中枢神经系统组织的自身免疫反应、动眼神经与运动神经抑制系统受损有关。本病极为罕见,其患病率约为 100 万分之一,年患病率约为 500 万分之一,无性别或种族差异,无明显的遗传或家族史。儿童患者发病年龄多在 1~3 岁,成人患者根据病因年龄可能有很大差异,文献报道从青春期到 80 岁。

2. 临床表现　儿童患者常首先出现急性或亚急性共济失调,伴肌阵挛性抽搐,以致不能正常行走或坐立。成年患者症状相似,亦可表现为头晕、恶心和呕吐。眼阵挛(opsoclonus)通常发生在共济失调后的几天或数周。肌阵挛表现为头颈部、躯干、四肢的肌肉短暂、反复、类似电击样的收缩。眼阵挛表现为水平和垂直方向重复、随机、快速眼部运动。常伴眼球震颤、极度易怒、睡眠障碍、行为异常、发声困难、肌张力减退及呕吐等。

3. 诊断　2004 年在意大利召开的国际神经母细胞瘤研究进展会议上提出了诊断标准。满足以下四项特征中三项可诊断本病:眼阵挛、共济失调和/或肌阵挛、行为改变或睡眠障碍、神经母细胞瘤。

4. 治疗　包括免疫调节治疗(糖皮质激素、促肾上腺皮质激素、静脉注射免疫球蛋白、利妥昔单抗、环磷酰胺、硫唑嘌呤、或血浆置换等)及原因治疗(肿瘤切除等)。但肿瘤切除不一

定能改善神经系统症状,一项包括 41 名儿童的系列研究报道,只有 37% 的患儿在肿瘤切除后神经系统症状得到改善,32% 的人没有变化,其他患儿症状反而恶化。

【麻醉管理】

1. 麻醉前管理

(1)首先要认识到本病是由于肿瘤、感染、代谢障碍等多种因素所引起的临床综合征,麻醉前应明确其病因并作相应处理。其中最为重要的是患儿可能合并神经母细胞瘤,这是一种来源于原始交感神经元细胞或神经母细胞的肿瘤,是小儿最常见的恶性肿瘤之一,在儿童腹部肿瘤中约占第二位。要注意大部分神经母细胞瘤可分泌儿茶酚胺,表现为高血压、心动过速、多汗等与肾上腺外嗜铬细胞瘤或副神经节瘤相似的临床症状,其血液或尿液儿茶酚胺及其代谢产物浓度显著升高。此类患者应按嗜铬细胞瘤进行麻醉前准备与麻醉处理(见"嗜铬细胞瘤与副神经节瘤")。

(2)注意术前治疗用药的副作用与麻醉药的相互作用。术前用糖皮质激素或促肾上腺皮质激素治疗者,要注意其高血糖、高胆固醇血症、骨质疏松症和高血压等副作用,应按皮质功能不全处理,应做好充分的糖皮质激素替代治疗,围手术期给与应激保护剂量。用环磷酰胺、硫唑嘌呤等免疫抑制剂治疗者不仅要注意其骨髓抑制、心肌与肺损伤等副作用,还应注意麻醉药与它们之间的相互作用,如:硫唑嘌呤可能与肌肉松弛剂相互作用,Gramstad 在肾移植手术期间观察到输注硫唑嘌呤后,维库溴铵、泮库溴铵 ED_{50} 所需用量分别比正常患者增加 20% 和 45%,提示可能对肌松剂作用有轻度拮抗;而环磷酰胺作为一种假性胆碱酯酶抑制剂,可延长琥珀胆碱的作用时间。利妥昔单抗治疗者由于在用药早期或急性期可能发生肿瘤溶解综合征、细胞因子释放综合征及过敏反应,出现发热、寒战、荨麻疹、心动过速或心律失常、低血压甚至休克、喉头水肿、支气管痉挛/呼吸困难、肾功能不全等,应尽量避免在围手术期应用。利妥昔单抗治疗的非早期或急性期副作用还有:血小板减少、免疫功能低下易感染、血糖升高、低钙血症、尿酸升高、肌痛等。

(3)患儿神经精神发育障碍,行为异常,尤其是表现为一种无法慰藉的极度易怒,麻醉前管理应请其信任的照料者协助,应给予充足的镇静剂,如:口服咪达唑仑。由于患者还常合并睡眠障碍,文献报道 5-HT 受体拮抗/再摄取抑制抗抑郁药曲唑酮(Trazodone)对治疗本病相关睡眠障碍及暴怒具有良好的效果,亦可在术前应用。目前的报道多服用咪达唑仑,曲唑酮作为术前用药少有报道,要注意它可能延迟麻醉苏醒。

2. 麻醉管理 目前有关本病麻醉管理的临床报道较少。Burrows、Maranhão、Nisa 等分别报道了一例 1 至 2 岁后腹膜或胸椎旁神经母细胞瘤小儿麻醉的经验,而 Lee 报道了一例 22 岁成年女性患者在全身麻醉腹腔镜下右卵巢畸胎瘤摘除术。其病例分布较广,尤其是神经母细胞瘤切除术患儿全身状况差、创伤大,应注意加强全身管理与监测。关于麻醉用药,这些报道均不主张用氯胺酮及依托咪酯,因为它们可加重眼震颤和/或肌阵挛的症状。此外,由于患者可能合并神经肌肉病变与肌张力障碍,我们建议禁用琥珀胆碱。其他麻醉用药,如:吸入麻醉药(七氟烷、氧化亚氮)、静脉麻醉药(丙泊酚)阿片类药物(吗啡、瑞芬太尼、芬太尼)、非去极化肌松剂(维库溴铵、罗库溴铵、阿曲库铵)、非甾体抗炎药、抗胆碱能药和抗胆碱酯酶等用于本病是安全的。

3. 术后应加强镇痛及睡眠管理。

(郑利民)

参考文献

[1] NISA N,TALAWAR P,VASUDEVAN B. Anesthesia in a child with Kinsbourne syndrome:does anesthesia technique matters? [J] Saudi J Anaesth,2016,10:468-470.

[2] MARANHÃO MV,DE HOLANDA AC,TAVARES FL. Kinsbourne syndrome:case report[J]. Braz J Anesthesiol,2013,63:287-289.

[3] Lee J,Kim D,Jeon B,et al. Anesthesia in a young adult with opsoclonus-myoclonus syndrome[J]. Korean J Anesthesiol,2014,67:S5-S6.

第三十五节 Larsen 综合征
(Larsen syndrome)

麻醉管理所面临的主要问题

气管插管困难

喉与气管软化

颈椎不稳定

可能发生恶性高热

【病名】

Larsen 综合征(Larsen syndrome,LS),译名拉森综合征。又称腭裂-平脸-先天性脱位综合征、平脸-短甲-多关节脱位综合征等。

【病理与临床】

1. 典型的 Larsen 综合征是一种罕见的常染色体显性遗传性疾病,Larsen 于 1950 年首次以先天性多发性关节脱位并特征性颅面部异常描述本病。患病率约为 1/100 000。其病因与细丝蛋白 B(filamin B,*FLNB*)基因(3p14)的突变有关。细丝蛋白 B 与肌动蛋白结合,组成细胞骨架的丝状分支网络并将肌动蛋白与许多其他蛋白质连接起来,在细胞信号转导方面起着重要作用。细丝蛋白 B 它活跃在软骨细胞的细胞膜中,尤其在出生前骨骼中,总之,该基因在脊柱发育、关节形成和包括气管支气管在内的软骨成骨与发育中过程十分重要。典型 Larsen 综合征的特点是手、足、脊柱骨骼异常及关节脱臼、独特的面部特征。此外,还有一种以多关节脱位和骨骼异常为特点的常染色体隐性遗传性 Larsen 综合征,其放射学表现与典型的 Larsen 综合征不同,它与碳水化合物磺基转移酶 3(carbohydrate sulfotransferase 3,*CHST3*)基因突变有关。在南印度洋留尼汪岛的患者中还发现了一种变异型 Larsen 综合征,其特征是侏儒症、超松弛症、多重脱位及独特的面部特征,它以常染色体隐性方式遗传,与 *B4GALT7* 变异有关。由于已知这些疾病是由不同的基因引起的,而不是典型的常染色体显性 Larsen 综合征,故大多数文献建议应避免使用常染色体隐性遗传 Larsen 综合征这个术语,以避免与 *FLNB* 突变引起 Larsen 综合征混淆。但由于它们有相似的临床表现及麻醉管理原则,本书将它们并为一起叙述。

2. 临床表现　病变可累及全身,但临床表现程度的差异很大,甚至可能在同一家庭成员之间有很大差异。

(1) 面部特征:大头及突兀的额头,面部扁平,鼻梁塌陷,眼距宽,短颈等。

(2) 手足畸形:手腕和脚踝多余小骨,骨关节联合不全,畸形足,髋关节、膝关节和肘关节脱臼,匙形拇指。脊柱胸廓畸形,脊柱接合不良(脊柱后/侧弯、脱位),颈椎发育不良(颈椎后/侧突、颈椎脱位等),常表现为肌无力、步伐不稳等。

(3) 呼吸系统:腭裂,声门下狭窄,新生儿肺发育不全,喉、气管及支气管软化。

(4) 其他:类似 Manfan 综合征心血管畸形、先天性心脏病等。智力多正常,部分患儿可合并发泌尿系统等其他畸形。

【麻醉管理】

1. 麻醉前应对患者呼吸、心血管、神经及骨骼肌肉系统的病变做充分的评估。麻醉前评估的重点是了解气道、合并心血管畸形及颈椎有无异常及其稳定性,据此制订相应的麻醉管理方案。

2. 气道管理 由于颌面部畸形及颈椎病变、颈短等患者应按困难气道处理。要特别注意患者可能合并颈椎不稳。此类患者的气道管理十分棘手,麻醉诱导或摆放体位时不慎可引起颈椎脱位及截瘫。为避免气管插管引起颈髓损伤,此类患者最好在头部固定良好的状态下在纤维气管镜引导下清醒插管,气管插管成功、确认无四肢活动障碍后给予诱导剂量的麻醉药。为避免清醒插管带来的不适,应进行充分的口咽、喉头及声门部局麻。对非困难气道的患者亦可在麻醉诱导后由于手术医师固定头部,采用视可尼喉镜等视频喉镜插管。

3. 呼吸管理 患者气管与支气管上段黏膜由无纤毛的扁平上皮覆盖,呼吸道自净功能丧失,容易发生呼吸道感染与呼吸功能障碍。患者还可能合并胸廓畸形、脊柱侧弯、肺发育不全、喉及气管软化。其呼吸管理十分重要。Larsen 报道了一例麻醉后因呼吸道并发症而死亡的病例。有作者认为,由于局部麻醉较气管插管全身麻醉发生呼吸道感染等并发症的危险性小,应尽量选择局麻。但 Latta 等报道了一例患者在二次麻醉下(第一次为气管插管,第二次为骶管阻滞)均发生呼吸道并发症而不得不终止手术。因此,无论选择何种麻醉方法,加强呼吸道管理极为重要。除气道操作时要严格遵守无菌操作外,术后应鼓励患者咳嗽及早期下床活动。术后应做好长时间呼吸支持治疗的准备。

4. 关于本病与恶性高热的关系 文献报道认为本病与 Freeman-Shelden 综合征有一定的关联,而 Freeman-Shelden 综合征已被证实属恶性高热高危者。Freeman-Shelden 综合征,又称"吹哨样面容综合征(whistling face syndrome)",是一种常染色体显性或隐性遗传性疾病。它是由于由 *MYH3* 基因突变引起的,*MYH3* 基因编码胚胎骨骼肌肌球蛋白重链 3(embryonic skeletal muscle myosin heavy chain3),肌球蛋白和肌动蛋白(actin)是肌肉纤维的主要成分,是肌肉收缩的主要成分。而 Larsen 综合征的细丝蛋白 B 基因变异与肌动蛋白可能存在一些目前结合尚不为人知的内在联系。因而本病也有可能是恶性高热高危者。Kulkarni 报道了一例疑似恶性高热的本病患者,这是一名 4 岁男孩,在七氟烷、维库溴铵全身麻醉后出现体温升高(鼻咽温最高 39.1℃)、合并心率增快及 EtCO2 升高,但该患儿未用丹曲林,仅输注冷盐水及体表物理降温,体温恢复正常。由于患者未进行肌肉活检测试,因此,尚不能确诊。关于本病与恶性高热的关系尚无定论,临床上亦有较多安全应用氟化醚类麻醉药的报道。但临床上应充分重视,尽量避免使用触发剂并严密监测体温。

5. 除前述氟化醚类挥发性麻醉剂及琥珀胆碱外本病无特殊禁忌的麻醉药,但要注意长效阿片类对呼吸的抑制作用。无脊柱畸形有患者亦可采用椎管内麻醉。

6. 其他 术中应加强血流动力学监测,类 Manfan 综合征心血管畸形者应避免血压剧烈波动。此外,由于关节脱位及过度活动,在摆放体位时注意避免肢体损伤。

(吴宁 刘友坦 郑利民)

参考文献

[1] STEVENSON GW,HALL SC,PALMIERI J. Anesthetic considerations for patients with Larsen's syndrome[J]. Anesthesiology,1991,75:142-144.

[2] GHAFFARIPOUR S,GHAHRAMANINEJAD F,SHAHBAZI SH. Malignant hyperthermia in Larsen syndrome [J]. Paediatr Anaesth,2009,19:927-928.

[3] KULKARNI M,NATARAJ MS,SARAH C. Malignant hyperthermia-like episode in a child with Larsen syndrome [J]. Saudi J Anaesth,2012,6:86-87.

[4] VIEHMEYER S,GABRIEL P,BAUER K,et al. Anesthetic considerations for an adult patient with Freeman-Sheldon syndrome undergoing open heart surgery[J]. Case Rep Anesthesiol,2018,2018:7862327.

第三十六节　Lennox-Gastaut 综合征
（Lennox-Gastaut syndrome）

麻醉管理所面临的主要问题

> 恶性癫痫综合征
> 可能合并脑器质性疾病及其他全身先天性疾病
> 注意抗癫痫治疗的副作用
> 避免致惊厥药物

【病名】

Lennox-Gastaut 综合征（Lennox-Gastaut syndrome），又称儿童期广泛性慢棘-慢波癫痫性脑病（小发作变异型）。

【病理与临床】

1. 本病是一种在儿童期发病的、以多种癫痫发作形式为临床特征的恶性癫痫综合征。1950 年 WG. Lennox 首先对本病进行了描述,1966 年 H. Gastaut 对其进行了总结并以"Lennox 综合征"命名。其病因不明,部分为特发性或隐源性;但部分患者可能为症状性,包括:大脑皮层发育异常、中枢神经系统感染或损伤、围生期脑缺氧及结节性硬化症等先天性疾病等,约 17%~30% 的患者有 West 综合征病史。但无论何种原因,最终导致各种癫痫症状的确切机制尚不清楚,目前没有发现任何与 Lennox-Gastaut 综合征相关的基因变异。流行病学:本病约占所有儿童癫痫病例的 1%~4%,其患病率估计为每 10 万儿童中 2 人,男性略高于女性。发病年龄通常为 2~7 岁,发病高峰在约为 3~5 岁。

2. 临床表现为以下"三联症":

（1）多种类型的癫痫发作并存。主要包括:强直发作（约 74%~95%,尤其是短阵强直发作）、失张力发作（14%~36%）、非典型失神发作（75%~100%）等,有时伴肌阵挛发作（4%~28%）、全身性强直间断发作（15%）及部分发作（5%）。其中,睡眠时强直发作很常见。部分强直发作、失张力发作、肌阵挛失张力发作与肌阵挛发作均可致跌倒,被称之为跌倒发作（drop attack）,有时仅靠临床表现难以区别。约 50%~75% 的病例有痉挛性或非痉挛性癫痫持续状态病史,如:反复发生的短阵强直性发作、非典型失神持续状态及棘波昏睡（spike-wave stupor）等。

（2）神经精神运动减退,90%~100%合并智能障碍。

（3）脑电图:清醒时低于3Hz(多为1.5~2.5Hz)的广泛性慢棘-慢波(slow spike-wave)及睡眠时10~20Hz的泛化性快节律(rapid rhythm)。其中,90%的广泛性的慢棘-慢波在额部占优势,有时通过治疗可消失,而泛化性快节律几乎不能消失;但泛化性快节律并非本病所特有的,亦可见于额部癫痫等其他类型癫痫。

3. 诊断与治疗　诊断根据出现二种以上类型的癫痫发作、脑电图表现及智力障碍。治疗请见相关专著,本病相当难治,常需合并应用多种抗癫痫药物、ACTH、生酮食疗或手术治疗（胼胝体切断术、迷走神经刺激术等）等。本病预后不良,经治疗约10%~20%癫痫消失,约90%~98%合并智力障碍,死亡率为3%~7%,死亡原因为癫痫强直发作持续状态。

【麻醉管理】

1. 本病的麻醉管理同"West综合征"等恶性癫痫综合征及"Rett综合征"、"神经元蜡样脂褐质储积症"等中枢神经病变。要注意它有可能是某种全身性疾病的一个症状,因此良好的麻醉前管理与评估非常重要。抗癫痫药物应持续服用至术前,应注意它们的副作用及与麻醉药物的相互作用。服用ACTH及糖皮质激素者,应对肾上腺皮质功能进行评估并进行恰当的替代治疗。由于智障,麻醉前应适当镇静并请其熟悉的照料者协助。为防止癫痫跌倒发作,应采用转运车转送并有专人看护。

2. 目前有关本病麻醉管理的临床报道较少。Park报道了一例在全身麻醉下行眼睑手术的34个月女孩,该患儿从出生40天起发作癫痫并被诊断为本病,服用多种抗癫痫药物（AEDs）治疗,但癫痫不能完全控制。患儿还曾经接受了两个月的生酮饮食治疗,但无效。麻醉前用药:静注咪达唑仑0.1mg/kg;麻醉诱导:先静注硫喷妥钠(5mg/kg),待患儿入睡后吸入5%异氟烷,静注罗库溴铵气管插管;麻醉维持:1%~2%异氟烷吸入;术中经过顺利,无癫痫发作。作者认为咪达唑仑、硫喷妥钠、异氟烷的这种组合方式,不仅有抗惊厥作用,而且还避免了丙泊酚、七氟烷及阿片类药物的致惊厥作用,用于癫痫患者的麻醉管理有其优越性。文献报道,吸入麻醉剂异氟烷和地氟烷有较好的抗惊厥作用,Fugate等甚至将异氟烷用于难治性癫痫状态的治疗。Rantala对包括Lennox-Gastaut综合征在内的54例顽固性癫痫患儿进行了长达4~5天的巴比妥麻醉治疗,发现尽管麻醉不会改变其远期的结果,但在麻醉期间可有效控制其癫痫发作次数与程度。关于七氟烷的应用问题:Rey报道了一例Lennox-Gastaut综合征合并颈椎关节脱位与骨折的21岁男性患者,成功采用七氟烷吸入诱导与维持,并用Airtraq视频喉镜插管;Edanaga报道了包括一例患有Lennox-Gastaut综合征11岁男孩在内的4例年轻癫痫患者在七氟烷和一氧化二氮气管插管全身麻醉下行尿石症体外冲击波碎石(ESWL),均经过顺利。临床已有较多文献报道证实,常用量的芬太尼、丙泊酚及低浓度七氟烷用于癫痫患者是安全的。

（郑利民）

参考文献

[1] REFERENCES L. CAMFIELD PR. Definition and natural history of Lennox-Gastaut syndrome[J]. Epilepsia, 2011,5:3-9.

[2] CRUMRINE PK. Management of seizures in Lennox-Gastaut syndrome[J]. Paediatr Drugs,2011,13:107-118.

[3] PARK MN,KIM JY. Anesthetic management of a patient with Lennox-Gastaut syndrome with intractable epilepsy-a case report[J]. Korean J Anesthesiol,2013,65:353-356.

［4］Fugate JE,Burns JD,Wijdicks EF,et al. Prolonged high-dose isoflurane for refractory status epilepticus：is it safe？［J］. Anesth Analg,2010,111：1520-1524.

［5］REY J,ENCABO CM,PIZARRO NE,et al. Management of difficult airway with inhalation induction in a patient with Lennox-Gastaut syndrome and neck injury［J］. Rev Esp Anestesiol Reanim,2015,62：536-539.

［6］EDANAGA M,AZUMAGUCHI R,OHSUDA M,et al. Anesthetic management of extracorporeal shock wave litho-tripsy：case reports of four young patients with epilepsy［J］. Masui,2012,61：617-620.

［7］SHIBAYAMA A,HARA K,SATA T. Anesthetic management of a child with Lennox-Gastaut syndrome［J］. Ma-sui,2010,59：246-248.

第三十七节　酪氨酸羟化酶缺乏症
（tyrosine hydroxylase deficiency）

麻醉管理所面临的主要问题

运动及肌张力障碍

围手术期肺部并发症

注意术前治疗药物的副作用

自主神经功能障碍

【病名】

酪氨酸羟化酶缺乏症（tyrosine hydroxylase deficiency,TH deficiency,THD），又称为隐性多巴反应性肌张力障碍（recessive dopa-responsive dystonia）、常染色体隐性婴儿帕金森症（autosomal recessive infantile parkinsonism）、常染色体隐性遗传性 Segawa 综合征（Segawa syndrome,autosomal recessive）、酪氨酸羟化酶缺乏性多巴反应性肌张力障碍（TH-deficient DRD）。

【病理与临床】

1. 多巴反应性肌张力障碍（DRD）包括一组临床和遗传异质性疾病，表现为多动和运动功能减退，左旋多巴显著改善症状。如果 DRD 是由于多巴胺生物合成中涉及的酪氨酸羟化酶（tyrosine hydroxylase,TH）缺乏所致，称为隐性多巴反应性肌张力障碍，这是一种常染色体隐性遗传病，由 TH 基因（11p15.5）突变引起。TH 是催化中枢神经系统多巴胺、肾上腺素和去甲肾上腺素等儿茶酚胺类神经递质合成的限速酶,TH 缺乏导致上述神经递质合成障碍，造成运动功能及自主神经功能障碍。

2. 临床表现　THD 的临床表现很复杂，表现型差异很大，从经典的 DRD 表型，到伴有运动发育迟缓的婴儿帕金森病，或者严重的进行性脑病。最大一项 THD（n=36）病例报道确定了两种主要类型：进行性运动低下-强直伴震颤综合征伴肌张力障碍（A 型）和复杂脑病型（B型）。

（1）A 型 THD：通常在 1 岁以内发病。在前 2~5 年精神运动发育正常或轻度延迟。典型的表现是肌张力障碍，从一侧下肢开始，逐渐累及另一侧下肢、手臂、躯干、面部和口咽部肌肉，患者通常在发病后几年内坐轮椅。在婴儿中，运动功能减退、运动迟缓和僵硬可能是主要表现。肌张力障碍表现为昼夜波动。

（2）B 型 THD：出生时或出生后几周内症状明显，并迅速发展。这些症状可包括运动功能减退、运动迟缓、张力减退，伴有局灶性或全身性肌张力障碍、震颤和肌阵挛。也可发生双上睑下垂和眼动危象。肌张力障碍无昼夜波动。通常表现出智力障碍和自主神经功能障碍。

3. 诊断与治疗　诊断根据临床表征、基因检测。治疗:A 型 TH 缺乏症患者对低剂量左旋多巴治疗表现出极好的反应。一般情况下,症状都能得到完全控制,包括眼动危象,但有些患者仍有轻微的残余运动或认知障碍。B 型 TH 缺乏症患者对左旋多巴治疗的反应差,可能需要数月的治疗才能观察到完全治疗效应。

【麻醉管理】

1. 本病麻醉管理的临床报道较少,据 Hasan 的报道在 PubMed 只检索到三例,其中二例为剖宫产手术麻醉,一篇为电休克疗麻醉。Hasan 报道了二例全身麻醉下脊柱侧弯手术患者。其麻醉管理原则同帕金森病,应注意不要加重肌张力障碍症状。围手术期应尽量避免中断口服左旋多巴治疗(见"帕金森病")。吩噻嗪类、丁酰苯类和甲氧氯普胺等对多巴胺受体有拮抗作用,可能会诱发或加重肌张力障碍,围手术期最好避免之。术前应改善患者营养状况,控制肺部感染。

2. 麻醉药的选择　丙泊酚可致异常神经兴奋,包括角弓反张、肌张力障碍和肌阵挛,它是通过 γ-氨基丁酸介导的。此外,昂丹司琼也与肌张力障碍有关,两者合用时应谨慎。临床常用浓度的吸入麻醉药能抑制多巴胺的突触再摄取、增加细胞外多巴胺浓度。而左旋多巴在外周循环中可转化为多巴胺,左旋多巴可增加吸入麻醉期间肾上腺素诱发心律失常风险,建议避免使用氟烷。可用七氟烷和异氟烷等的致心律失常风险较小药物。由于神经肌肉病变,应慎用肌松剂,避免其肌松残余作用而抑制呼吸功能。

3. 由于自主神经功能障碍及左旋多巴对心血管系统的潜在影响,术中可能出现明显的血流动力学波动与心律失常。应加强血流动力学的监测与管理。

(陈　敏)

参考文献

[1] WIJEMANNE S,JANKOVIC J. Dopa-responsive dystonia—clinical and genetic heterogeneity Nature reviews [J]. Nat Rev Neurol,2015,11:414-424.

[2] HASAN MS,LEONG KW,CHAN CYW,et al. Anesthetic considerations in scoliosis patient with dopa-responsive dystonia or Segawa's syndrome[J]. J Orthop Surg (Hong Kong). 2017,25:2309499016684743.

第三十八节　颅裂与脊膜膨出
(cranium bifidum and meningocele)

麻醉管理所面临的主要问题

可能合并其他重要器官畸形

保护膨出的脊髓或脑组织

困难气道

新生儿麻醉

【病名】

颅裂(cranium bifidum)与脊膜膨出(meningocele),无别名。

【病理与临床】

1. 颅裂（cranium bifidum）是先天性颅骨缺损，脊膜膨出（meningocele）是脊柱椎管闭合不全使脊膜或脊髓从裂隙中膨出而形成囊状物。它们均是由于胚胎时期神经管闭合不良、中胚叶发育停滞所致。很多因素可影响神经管闭合，除部分与家族性有关外，大部分患者与胚胎早期妊娠妇女受外伤、感染、中毒等有关。本病的治疗为早期手术。

2. 颅裂的发生率较脊膜膨出低，根据有无膨出物而分为隐性颅裂与显性颅裂。而后者又根据膨出囊内容物分为：脑膜膨出、脑膨出、脑膜脑膨出、脑囊状膨出、脑膜脑囊状膨出等。它可发生于颅盖部的枕部、顶部、额部，及颅底的眉间囟部、筛骨蝶骨部、眶骨部。颅裂好发于中线部位，除膨出物外，临床表现因膨出物内容不同而异，膨出物大或伴脑积水者则常有脑发育不全、智力低下、癫痫及瘫痪等。

3. 脊膜膨出的发生率约为1/1 000～5 000。它分为四型：隐性脊柱裂、脊膜膨出、脊髓脊膜膨出、脊髓外翻。除后背正中部位囊性肿物外，临床表现因膨出物内容不同而异，脊髓脊膜膨出者多合并神经症状，如：下肢麻痹、大小便失禁等。

4. 常合并口腔与颌面部、骨骼四肢、心脏及其他重要器官的畸形。

【麻醉管理】

1. 患者常合并多种重要器官的畸形，术前应对包括上呼吸道在内的全身重要器官进行详细的评估。由于常需在出生后立即行手术治疗，其麻醉管理同新生儿麻醉。注意新生儿保温，最好保持室温在27～30℃，或放入恒温床。尽量在麻醉诱导前开放静脉通道。

2. 保护膨出的脊髓与脑组织。出生后至麻醉诱导前，用消毒敷料包盖保护膨出的脊髓与脑组织，切忌用手压迫膨出组织。要特别注意枕部脑膨出患儿，Yıldırım 等报道了17例枕部脑膨出患儿，Singh 报道了一例8个月（体重5kg）枕部巨大脑膨出的本病患儿在全身麻醉下行脑室引流术。枕部巨大脑膨出不仅致颈部屈曲固定，增加气道管理难度，而且其气道操作时如果直接采取仰卧位则可能使膨出的脑组织受压并升高颅内压。为避免压迫膨出的脑组织或脊髓，通常可将患儿置于侧卧位状态下气管插管，或用圆枕将膨出物加以保护后仰卧位气管插管。Singh 在麻醉诱导时将患儿采取侧卧位、头部超出手术台边缘，由助手托住其头部气管插管。Yıldırım 介绍了二种方法，一种是采用圆形硅胶枕，将突出的脑组织放入凹陷的枕心部位；另一种方法是用硅胶垫使患儿的躯体部位整体抬高，将头颈部相对放低，加上适当的头枕使脑膨出部位悬空，在进行气道操作时由助手协助扶持头部。无论采取何种方法，麻醉前精心准备与评估十分重要。

3. 气道管理　要注意此类患儿可能合并有上呼吸道畸形，加上前述膨出的脑组织的妨碍，气道管理时体位受到限制，可能属于困难气道者。关于此类患儿是在麻醉后气管插管，还是清醒插管，尚有不同的意见。从气道管理的角度来看清醒插管最为安全，但有作者认为清醒气管插管可加重脑组织或脊髓组织的膨出及损伤，建议在麻醉下气管插管。临床上应根据患儿的上呼吸道情况，选择适当的气道管理方式，凡估计可能气管插管困难者应采取纤维支气管镜引导下清醒插管或在准备各种气道工具及有应急处理措施的基础上七氟烷诱导后插管。此外还应注意由于患儿常采取侧卧位或俯卧位，体位改变可致插管过深及导管脱出或打折。

4. 早产儿，尤其是低体重早产儿吸入高浓度的氧可引起未成熟网膜血管病变，造成晶状体后纤维增生、失明。低体重新生儿麻醉时应尽量吸低浓度的氧，术中调节吸入气氧浓度，维持 SpO_2 在90%～95%或动脉血氧分压（PaO_2）60～80mmHg。

5. 新生儿与早产儿易发生低血糖，术中输液应以含糖液为主。足月儿输液量为5%葡萄糖 5~7ml/（kg·h），早产儿为 10% 葡萄糖 4~5ml/（kg·h）。

6. 脊髓脊膜膨出修复术时可能需要使用神经刺激装置以检查确认囊内的索状物是否为脊髓、神经根及神经纤维，此时应避免使用肌松剂。

（胡一　胥亮　郑利民）

参考文献

［1］VEDAJALLAM S，CHACKO A，ANDRONIKOU S，et al. Cranium bifidum occultum［J］. Pediatr Neurosurg，2012，48：261-263.

［2］SINGH R，DOGRA N，JAIN P，et al. Dandy Walker syndrome with giant occipital meningocele with craniovertebral anomalies：challenges faced during anaesthesia［J］. Indian J Anaesth，2016，60：71-73.

第三十九节　Marcus Gann 综合征
（Marcus Gann syndrome）

麻醉管理所面临的主要问题

可能合并中枢神经系统病变

异常眼心反射

可能是恶性高热高危者

【病名】

Marcus Gann 综合征（Marcus Gann syndrome），又称 Marcus Gunn 颌动瞬目综合征（Marcus Gunn jaw-winking syndrome）、下颌眼睑异常运动综合征等。

【病理与临床】

1. 本病是一种以下颌与上睑联合运动为特征的常染色体显性遗传性疾病，1883 年 Marcus Gunn 首次报道并描述了这种综合征，故以此来命名。本病病因不明，目前认为它属于一种神经误导综合征（neural misdirection syndrome），可能与三叉神经运动支和动眼神经间存在异常连接、其神经纤维先天地误导到咬肌和上睑提肌有关。但亦有作者认为上睑提肌与咬肌本来就存在联系，正常时它们受中枢神经的控制而单独活动，当中枢神经受损时出现联合运动。故 Marcus Gann 综合征也被认为是脑神经核上病损的表现之一。由于其不完全的外显率，多为散发。本病在先天性眼睑下垂患者中的患病率约为 5%。

2. 临床表现　先天性眼睑下垂，多为单侧，亦有双侧。约半数合并斜视，四分之一患者合并眼直肌麻痹。通常在出生时症状就很明显，表现为婴儿进食时眨眼（瞬目）现象。当下颌（左右、上下、前后）活动时，下垂的上睑提起，睑裂开大，停止活动时上睑又恢复下垂位置。咀嚼时，眼睑随下颌运动不停瞬目。若瞬目时出现下颌活动，则称反 Marcus Gann 综合征（inverse Marcus Gann syndrome）、瞬目颌动综合征。

【麻醉管理】

1. 本病至成人后有逐步缓解的倾向，但不尽然。要注意颌动瞬目是脑神经核上病损的临床表现之一，它可能是中枢神经病变的一个症状。尤其对后天出现上述症状者要注意是否合并有中枢神经系统病变，麻醉前应对神经系统功能进行详细的检查与评估。为预防异常眼心反射,麻醉诱导前应给予足量的抗胆碱药。

2. 患儿常需进行眼睑下垂及斜视的矫治术,在麻醉中患者易发生异常眼心反射。眼心反射(oculocardiac reflex,OCR)的传入神经为三叉神经,传出神经为迷走神经。典型的临床表现多在牵拉眼外肌或压迫眼球等眼内操作时出现,表现为心率减慢、房室传导阻滞等各种心律失常,甚至心跳停止等。而本病患者由于提上睑肌受三叉神经运动支的异常支配,表现为一种异常眼心反射(atypical oculocardiac reflex),在眼睑操作时即可出现严重的心律失常。Pandey 报道了二例在上睑下垂矫治手术中出现眼心反射的病例,表现为眼睑操作时,出现多源性室性期前收缩(PVC)及心动过缓(心率<45/min)。在较早的文献中,Kwik 亦报道了一例左上眼睑手术患者出现异常眼心反射的病例。Pandey 指出,心律失常既可发生在眼睑手术操作时,也可发生在恢复室,他报道的一例患者术后在恢复室仍频发室性期前收缩。其原因可能与心肌应激性增高或下颌运动时通过异常的中枢连接回路而引起异常的眼心反射有关。围麻醉期必须常规心电图监护,术中应维持偏快的心率,及时识别并对症处理各种心律失常,心率减慢时用阿托品有效。缺氧与二氧化碳蓄积可加重眼心反射,应避免之。

3. 由于合并眼睑下垂及眼肌麻痹,有作者将其列入恶性高热高危者。但 Lyness 等对 12 例本病患者提上睑肌组织学检查显示为正常的横纹肌,认为其肌肉病变继发于中枢神经系统。目前临床上尚无发生恶性高热的报道,亦有安全使用挥发性氟化醚类吸入麻醉药者(如:Pandey 等)。但 Kaçar 报道了一例有本病症状合并眼外肌先天性纤维化(CFEOM1)患儿,这是一种常染色体显性遗传性疾病,由 *KIF21A* 基因突变引起。由于本病颌动瞬目症状可能涉及较为复杂的神经肌肉病变,且临床上已有很多麻醉药物可供选择,我们认为仍应按恶性高热高危者处理。Pandey 认为了解既往麻醉史及其患者的反应十分重要。

(郑利民)

参考文献

[1] SUNDARESWARAN S,NIPUN CA,KUMAR V. Jaw-winking phenomenon:report of a case with review of literature[J]. Indian J Dent Res,2015,26:320-233.

[2] PANDEY M,BADUNI N,JAIN A,et al. Abnormal oculocardiac reflex in two patients with Marcus Gunn syndrome[J]. J Anaesthesiol Clin Pharmacol,2011,27:398-399.

[3] Kwik RS. Marcus Gunn syndrome associated with an unusual oculocardiac reflex[J]. Anaesthesia,1980,35:46-49.

[4] KAÇAR BAYRAM A,PER H,QUON J,et al. A rare case of congenital fibrosis of extraocular muscle type 1A due to KIF21A mutation with Marcus Gunn jaw-winking phenomenon[J]. Eur J Paediatr Neurol,2015,19:743-746.

第四十节　Marshall-Smith 综合征
(Marshall-Smith syndrome)

麻醉管理所面临的主要问题

合并多器官与系统畸形

困难气道

呼吸道畸形,上呼吸道梗阻,呼吸困难

寰枢椎不稳定

【病名】

Marshall-Smith 综合征(Marshall-Smith syndrome,MRSHSS),无别名。

【病理与临床】

1. 本病是一种以骨龄成熟早、低体重及面部畸形等多器官系统畸形为主要特征的先天性疾病。1971 年由 Marshall 与 Smith 等首先报道并描述了二例患者。其病因尚不清楚,文献报道它可能与 *NFIX* 基因突变有关,但没有证据表明它是遗传性疾病,大多数 MRSHSS 患者是他们家族中第一例本病患者。本病较为罕见,其流行病学资料尚不清楚,无性别差异。

2. 临床表现 身体发育早,骨龄早期成熟,其表现可在出生前即存在。生长发育差,低体重、身高与体重不匹配。肌肉张力减退,肌肉无力。神经精神运动迟钝,智力障碍。独特的面部特征:多毛,前额及眼睛突出,鼻尖上翘,鼻梁低,巩膜可能呈蓝色,小下颌。远端指骨窄,其余部分的指骨宽。呼吸道畸形,呼吸困难,呼吸喘鸣及伸脖呼吸。患者常合并多系统与器官畸形,如:大脑异常(脑萎缩、巨脑回,或胼胝体缺如等)、先天性心脏病、免疫缺陷、脐疝与脐膨出、脊柱畸形等。

3. 诊断 主要依据临床表现及骨龄检测。要注意本病与 Marshall 综合征并非同一疾病(见"Marshall 综合征")。

【麻醉管理】

1. 麻醉前管理 患者常合并多器官系统畸形。合并严重病变的患者其死亡率相当高,一组病例报道,14 例患者有 11 例死亡。主要死亡原因是喉部发育畸形致上呼吸道梗阻及反复发生的肺部感染及肺动脉高压。麻醉前应仔细检查与评估。择期手术者应控制肺部感染后实施。

2. 气道管理 本病患者气道管理非常棘手,应引起充分的重视。患者小下颌、高颚弓、会厌发育不良而狭小及咽喉部解剖结构异常,可能面临面罩通气及气管插管困难。患者上呼吸道病变可能是非常复杂的,其主要病变因人而异。Dernedde 报道了一例出生后因为窒息急救插管的患儿,该患儿此后又多次在全身麻醉下手术,每次拔气管导管或麻醉诱导均出现面罩通气困难,但插入鼻咽气道(NPA)后可有效改善其通气。作者认为它与上呼吸道的咽峡部之上梗阻有关。Mandim 报道了一例在全身麻醉下行肛门闭锁修复术的 28 天男婴,在七氟烷麻醉诱导后气管插管"成功",但给与肌肉松剂后立即出现肺通气困难并出现缺氧征象,进行气管切开并经气管造口插管通气后方化险为夷。虽然作者未指出其原因,但我们认为此例患儿先前的气管插管可能是失败的,其气管导管并未进入气管。Dernedde 认为此类患者最安全的方法是在保留自主呼吸条件下清醒插管,而 Fernández 主张在七氟烷和瑞芬太尼诱导下无肌松剂插管,并将其成功用于一例 6 岁女孩。我们认为无论采取何种方式插管,都要充分认识到本病患者上呼吸道病变的复杂性,切不可盲目自信,在未确认插管成功之前不可轻易用肌松剂与麻醉药。此外,经鼻插管者还应注意患者可能合并鼻孔狭窄与闭塞。部分患者可能合并寰枢椎不稳定,甚至脱位,头颈部操作不慎可造成脊髓神经损伤,Dernedde 建议如有可能术前应对颈椎进行影像学评估。

3. 呼吸管理 前已述及,呼吸道梗阻及肺部感染是本病重要死亡原因,其解剖学基础包括口腔咽喉部畸形、喉头与气管软化、咽喉功能障碍、气道分泌物异常增多、反流误吸、脊柱与胸廓畸形、免疫功能障碍等。术后可能需要进行长时间的呼吸支持治疗。

4. 本病无特殊禁忌的麻醉药,但要避免长效阿片类及慎用肌松药。本病不是恶性高热高危者,氟烷、七氟烷等氟化醚类挥发性吸入麻醉药均已安全用于本病患者。

(郑利民)

参考文献

［1］ AGGARWAL A,NGUYEN J,RIVERA-DAVILA M,et al. Marshall-Smith syndrome：novel pathogenic variant and previously unreported associations with precocious puberty and aortic root dilatation［J］. EurJ Med Genet,2017,60：391-394.

［2］ DERNEDDE G,PENDEVILLE P,VEYCKEMANS F,et al. Anaesthetic management of a child with Marshall-Smith syndrome［J］. Can J Anaesth,1998,45：660-663.

［3］ FERNÁNDEZ AB,QUESADA C,CALVO R. Anesthesia out of surgical area in a child with Marshall-Smith Syndrome［J］. Minerva Anestesiol,2011,77：97-98.

［4］ MANDIM BL,FONSECA NM,RUZI RA,et al. Anesthesia in a patient with Marshall-Smith syndrome：case report ［J］. Rev Bras Anestesiol,2007,57：401-405.

第四十一节 Marshall 综合征
（Marshall Syndrome）

麻醉管理所面临的主要问题

合并多器官畸形

困难气道

注意眼部病变（青光眼,视网膜剥离）

【病名】

Marshall 综合征（Marshall syndrome）,又称耳聋-近视-白内障-鞍鼻 Marshall 型（deafness-myopia-cataract-saddle nose,Marshall type）。

【病理与临床】

1. 本病是一种以特征面貌、眼部异常、听力丧失及早发性关节炎为特征的罕见常染色体显性遗传性疾病。1958 年 Marshall 首先报道。它是由于位于染色体 1p21.1 上的胶原蛋白 XI-1 多肽（COL11A1）基因突变引起,一些研究人员认为它是另一种形式的 Stickler 综合征,但有不同意见。流行病学资料尚不清楚,其患病率无性别差异。

2. 临床表现 身材矮小;面中部颧骨扁平凹陷,眼距宽,眉毛与睫毛稀疏,鼻梁扁平（鞍鼻）、短鼻、鼻孔向上;上颌骨发育不全,高腭弓,厚下唇,唇腭裂,牙齿异常,门齿突出;短头,厚颅盖,可能无额窦;眼部缺陷包括近视、白内障、斜视、视网膜脱离、青光眼等;神经性听力障碍;常合并骨关节炎及其疼痛;脑及脑膜钙化。

3. 诊断 根据临床表现及基因检测。

【麻醉管理】

1. 本病的命名比较混乱。据作者所知,目前有两个"Marshall 综合征",除本病外,其中一个为回归热综合征（recurrent fever syndrome）,这是 1987 年 Gary Marshall 医师首次提出的、1989 年被定义为与咽炎、口疮炎相关的复发性发热。此外,还有一个以所有格形式命名的"Marshall's 综合征",这是一种获得性皮肤松弛症。本病为先天性畸形,足以可与它们相鉴别。

2. 目前尚未见本病麻醉管理的相关报道。与其他先天性畸形一样,本病可能合并全身多器官与系统病变。此外,由于颌面与口腔畸形,可推测患者为困难气道者。麻醉前应仔细检查评估并制订相应的管理方案。

3. 眼部病变是本病重要特点,其中与麻醉关系最为密切的是青光眼及眼视网膜剥离,要避免各种增加眼压的因素并避免外力压迫眼球。关于青光眼患者的麻醉管理,请见相关专著及"Weill-Marchesani 综合征"与"SHORT 综合征"。

参考文献

[1] KHALIFA O,IMTIAZ F,RAMZAN K,et al. Marshall syndrome:further evidence of a distinct phenotypic entity and report of new findings[J]. Am J Med Genet A,2014,164A:2601-2606.

[2] SAKKA R,KERKENI E,CHAABOUNI M,et al. Marshall syndrome:clinical,radiological and genetical features of a Tunisian family[J]. Tunis Med,2015,93:170-174.

（郑利民）

第四十二节　Meige 综合征
（Meige syndrome）

麻醉管理所面临的主要问题

可能合并其他中枢神经与全身性疾病

可能合并下颌关节脱位

注意治疗用药的副作用

大脑半球深部刺激电极植入术的麻醉管理

【病名】

Meige 综合征(Meige syndrome),又称 Brueghel 综合征(Brueghel syndrome)、特发性眼睑痉挛-口及下颌肌张力障碍综合征(idiopathic blepharospasm-oromandibular dystonia syndrome)、部分颅肌张力障碍(segmental cranial dystonia)、口腔面肌张力障碍(oral facial dystonia)等。

【病理与临床】

1. 本病是一种以颅面肌(眼睑与口、舌或颚肌)张力障碍为主要临床特征的后天性中枢神经系统肌张力障碍性疾病。1887 年费城神经学家 Horatio Wood 首次描述了本病症状,1910 年法国神经学家 Henry Meige 系统介绍了 10 例患者,1976 年英国神经学家 David Marsden 在一篇关于眼睑痉挛和下颌肌张力障碍的文章中介绍了德国北方十六世纪文艺复兴画家 Pieter Brueg(h)el 的一幅画作主人公,其形象酷似本病。实际上这幅画画的是一个打哈欠的人,与肌张力障碍无关,但此后亦有文献将本病称为 Brueghel 综合征。此段故事在 LeDoux 的综述中有详细介绍。此外,不主张以所有格形式(Meige's 综合征)命名本病,因为它容易与"Meigs 综合征"(见本书)混淆。

2. 本病属于神经肌张力障碍性疾病,以颅面肌非随意肌收缩为特征,有时伴疼痛、动作和姿势异常。其原因尚不清楚,原发性者可能与多种因素有关,如:遗传和环境因素、基底神经节病变(如:黑质-纹状体 γ-氨基丁酸能神经元功能低下、多巴胺能受体超敏或多巴胺递质失衡、胆碱能作用失衡)等。继发性者可能与服用抗精神病药、抗组胺药、抗帕金森病药等有关。多于 40~70 岁起病,患病率约为万分之五,女性似乎比男性更常见。

3. 临床表现

(1) 眼睑痉挛及舌和下颌肌强力不自主收缩,其症状和严重程度不一。

A. 眼睑痉挛:特点是经常或强迫性眨眼,可能有特定刺激因素(包括:明亮的灯光、疲劳、情绪紧张及风或空气污染等环境因素)。随着症状加重,肌肉痉挛的频率增加,导致不能睁眼。眼睑痉挛最初仅影响单侧,但通常会变成双侧。患者可能合并眼睛干燥。

B. 下颌肌张力障碍:特点是下颌和舌不自主有力收缩,常致难以张口或闭合。常合并磨牙、下颌移位、面部扭曲或反重复撅嘴唇。眼睑和面部肌肉张力可能逐渐下降。部分患者可能有舌头和喉头痉挛,致舌头从口腔中反复伸出,吞咽困难。呼吸道肌肉痉挛可致呼吸困难。

C. 颈部、手臂、腿部或其他肌群可能会受到影响。部分患者合并基底神经节或脑血管疾病,如:威尔逊病(Wilson disease)和帕金森病(Parkinson disease)等。

(2) 分型:眼睑痉挛型、下颌肌张力障碍型、眼睑痉挛合并下颌肌张力障碍型

4. 治疗 氯硝西泮、抗胆碱药、GABA 增强药、抗癫痫药、抗精神病药等对本病有一定缓解作用。此外,还可局部注射 A 型肉毒素、立体定向脑内核团(丘脑腹外侧核、苍白球腹后内侧核)毁损术、大脑半球深部刺激电极植入术等。

【麻醉管理】

1. 患者可能合并中枢神经系统疾病,本病甚至可能是某些中枢神经系统疾病临床表现之一,一些经典的神经内科学专著将它列入"基底神经节疾病"。另一方面,本病多在中老年起病,可能合并心、脑、肾及内分泌等老年性疾病,如:寺内等报道了一例老年男性患者,在脑出血后的恢复期发生本病。要注意这些合并疾病可能较本病自身的麻醉风险更大,在麻醉前应作仔细的全身检查与评估。此外,本病常需氯硝西泮、抗胆碱药、抗癫痫药、抗精神病药等药物治疗,要注意这些治疗用药的副作用(见"精神分裂症")。

2. 目前有关本病麻醉管理的报道较少,患者眼睑痉挛和下颌肌张力障碍的症状通常不致影响其麻醉管理,麻醉方法的选择无特殊,但症状严重、影响手术操作者应采用全身麻醉。但要注意下颌肌长时间反复收缩可致下颌关节脱位,严重者可由于肌肉痉挛和关节周围纤维化而致张口困难,Arzul 报道了一例双侧下颌关节脱位一年多的 79 岁妇女在全身麻醉下手术切开复位。麻醉前应对下颌关节、张口度等进行评估。文献报道,环境因素(如:喧嚣的环境与明亮的光照)可诱发或加重其症状,保持手术室环境的安静及患者的舒适很重要,适当应用镇静剂或麻醉药可减轻其症状。本病无特殊禁忌的麻醉药,但氟哌利多可致锥体外系症状,可诱发或加重本病症状,禁用。

3. 近年来,大脑半球深部刺激(Deep brain stimulation of the globus pallidus internus, GPi DBS)在本病症状的控制方面受到重视。Reese 等(2011 年)通过多中心、长达 78 个月的随访表明 GPi DBS 是治疗 Meige 综合征的安全有效的方法。在刺激电极植入术时需患者的合作,其麻醉管理受到重视。而清醒开颅术是较好选择。Bhoyar 报道了一例患者,其方法是在头皮区域神经阻滞后,持续输注右美托咪定镇静[用量:0.2~0.7mcg/(kg·h)]。在 DBS 电极测试和植入完成、立体定向架移除后,采用气管插管全身麻醉进行后续手术(皮下隧道穿刺引线、将脉冲发生器植入胸壁皮下)。术中患者保持了较好的舒适性和镇静,外科医师对患者在测试期间的合作感到满意,而且呼吸循环稳定。

(张锦枝 郑利民)

参考文献

［1］ LEDOUX MS. Meige syndrome：what's in a name？［J］. Parkinsonism Relat Disord,2009,15：483-489.

［2］ 寺内昭子,黒岩靖,泉従道,他.脳出血後の療養中に発症し診療中のMeige症候群の男性例.日農医誌, 2015,64：705-710.

［3］ ARZUL L,HENOUX M,MARION F,et al. Bilateral chronic dislocation of the temporomandibular joints and Meige syndrome［J］. Rev Stomatol Chir Maxillofac Chir Orale,2015,116：106-110.

［4］ BHOYAR KV,GUJJAR P,SHINDE S,et al. Anesthetic management of deep brain stimulator implantation in Meige's syndrome［J］. J Anaesthesiol Clin Pharmacol,2012,28：111-113.

［5］ REESE R,GRUBER D,SCHOENECKER T,et al. Long-term clinical outcome in meige syndrome treated with internal pallidum deep brain stimulation［J］. Mov Disord,2011,26：691-698.

第四十三节　Moebius 综合征
（Moebius syndrome）

麻醉管理所面临的主要问题

可能合并多器官畸形

智力障碍,沟通困难

困难气道

呼吸道防御反射减弱、分泌物多、误吸

呼吸管理

恶性高热高危者

眼球保护

【病名】

Moebius 综合征（Moebius syndrome）,又称 Mobius 综合征（Mobius syndrome）、Moebius 序列征（Moebius sequence）、Graefe 综合征（Graefe syndrome）、先天性眼肌-面肌麻痹（congenital oculofacial paralysis）、先天性双侧面瘫综合征（congenital facial diplegia syndrome）等。

【病理与临床】

1. 本病是一种罕见的以多个脑神经非渐进性麻痹（主要为面神经及展神经）为特点的先天性疾病,患者还可能合并其他先天畸形。1880 年由 Von Graefe 首先报道,1888 年 Moebius 对其进一步进行了总结。关于本病的流行病学资料尚不清楚,据 2003 年荷兰的一项调查,在 189 000 名新生儿中有 4 人,与推测美国约每 5 万新生儿中 1 例基本相符。无性别差异,多为散发,但也有一些家族病例报道,其遗传模式有常染色体隐性、显性,甚至性连锁等,一些文献报道其致病基因位于 3q21-q22 和 13q12. 2-q13,但未被证实。其病因不明,可能是在胚胎早期外界致病因素（如:创伤、血栓、栓塞、出血及米索前列醇等各种药物等）使脑神经分化发育不良或基底与椎动脉病变致脑干缺血所致,米索前列醇用于早期终止妊娠失败被认为与近年来本病发生率增加有关。

2. 临床表现

（1）既往关于本病的定义比较混乱,目前多采用 2003 年 Verzijl 等的定义,主要病变为至少一侧面神经和展神经障碍,可能同时合并三叉神经、听神经、副神经、舌咽神经、舌下神经障碍。临床表现为出生后一侧或双侧面瘫,面无表情(面具脸),眼内斜而不能外展,眼睑闭合不全;同时咬合无力,舌及咽部麻痹,舌活动受限,吸吮、吞咽、咀嚼及言语困难,听力障碍,咳嗽、呕吐等呼吸道防御反射减弱。

(2)颌面部及口腔畸形包括:下颌骨发育不全,口裂小,硬腭高拱,腭裂,牙齿畸形等。

(3)其他:生长发育迟缓,约10%的患者合并轻度智力低下及其他神经精神异常;50%患者合并肢体缺陷,15%患者合并胸大肌缺损短指并指综合征(Poland综合征)。后者又称为Poland-Moebius综合征,它是一种极为少见的先天性畸形。可能与胚胎期锁骨下动脉末梢支血行障碍有关,亦即:上臂与胸廓内动脉血流障碍时表现为Poland综合征,而椎动脉与脑底动脉血行障碍时表现为Moebius综合征。Poland-Moebius综合征时提示锁骨下动脉末梢支广泛性血行障碍,部分患者可能合并呼吸中枢的损害。还可能合并心脏及脊柱畸形。关于其麻醉管理,请见"Poland综合征"。

【麻醉管理】

1. 麻醉前管理

(1)患者常需经历颌面畸形、面瘫、脊柱、四肢畸形矫正等多种或多次手术。除脑神经病变外,本病患者生长发育迟缓,常合并多种先天性畸形,其中尤其要注意心脏畸形及肌肉骨骼病变,在Ames报道的一组病例中,13%患者合并心脏畸形。麻醉前应仔细进行检查与评估。

(2)围麻醉期与患者的沟通有时十分困难。其原因有二:其一,因为患者面神经与眼展神经受损致面无表情、听神经受损致听力障碍、舌咽神经受损致语言障碍,容易被误认为精神障碍。麻醉医师应充分了解其病变特点,耐心细致的麻醉前解释与安抚常能得到此类患者的合作。其二,部分患者还可能合并智力缺陷和自闭症等神经精神障碍,存在限制患者合作、沟通和使用术后自控镇痛(PCA)设备的能力。Ha报道了一例合并有智力缺陷和暴力行为的18岁男性患者在全身麻醉下接受牙科治疗。此类患者除术前精神安抚外,还应适当的镇静。

(3)注意肢体异常或短肢畸形可致周围静脉穿刺困难。

(4)文献报道,患者口腔呼吸道分泌物异常增多,它可致误吸及气道梗阻、诱发喉痉挛等。Ferguson强烈建议并推荐术前使用抗胆碱药。

2. 困难气道　本病多无面罩通气困难,Ames报道的一组病例面罩通气记录为"容易",但颌面及口腔畸形、先天性颈椎融合等多因素提示患者为困难气道者。McClure调查了96例患者,有25例被认为存在有麻醉问题(占26.04%),其中最为重要的是气管插管困难和气道问题。Ferguson回顾了19例患儿的麻醉,认为气管插管困难或失败是主要麻醉问题。Budić报道了一例患儿,麻醉诱导后在助手的协助下三次插管成功。Ames等回顾了46例Moebius综合征患者进行的111例次麻醉记录,106例需气管插管,76例(71.6%)插管顺利,17例(16%)需压迫喉头来改善喉镜检查条件,10例(9.4%)需要采取综合措施(包括压迫环状软骨、用导丝、增加助手、改变喉镜片等),3例采用纤支气管镜插管(1例有气管插管困难病史患者插管失败而取消手术)。Ames进一步分析发现,46例患者中,有7例(15%)插管困难,其中下颌骨发育不良和张口受限是插管困难的重要因素(p<0.05)。而最令人注目的是,作者得出了四对脑神经Ⅸ(舌咽)、Ⅹ(迷走神经)、Ⅺ(副神经)和Ⅻ(舌下神经)异常也是预测本病气管插管困难的独立因子(p<0.005)的结论。作者认为无论从胚胎发育、还是这些神经的缺失导致的解剖学上的差异均无法解释这一现象,其可能原因与上述多对脑神经病变预示着其病损涉及范

围广有关。关于"困难气道的处理"请见本书相关章节。

3. 呼吸管理 Gondipalli 等报道了一例 10 个月婴儿麻醉管理,强调了呼吸管理的重要性。由于面神经、舌咽神经、舌下神经、迷走神经等多对脑神经受损,颜面、舌及上呼吸道肌肉无力,咳嗽、吞咽、呕吐等呼吸道防御反射减弱;加上口腔与气道分泌物增多、可能出现胃食管反流等多种因素,常反复误吸而引起反复肺部感染及慢性呼吸功能不全,部分患者还可能合并中枢性呼吸功能障碍,对麻醉药、尤其是阿片类药的敏感性增加。在 Ames 报道的一组病例中,一例患者拔气管导管后因呼吸暂停而重新插管、两例患者拔管后出现哮喘、两例出现术后肺炎。Budić 报道的病例在拔除气管导管后因口腔内的分泌物过多引起喉痉挛,出现短暂氧饱和度下降。因此,术前应对呼吸功能进行详细的评估,术后应待完全清醒后拔除气管导管。对合并慢性肺部病变者,应做好呼吸机治疗的准备。

4. 本病无特殊禁忌麻醉药,脊柱畸形者应避免椎管内麻醉。有一篇文献提醒要注意恶性高热,但目前临床上已有多例报道患者用氟化醚类挥发性吸入麻醉药及琥珀胆碱未发生恶性高热,如:Ames 等报道的 46 例 Moebius 综合征患者、共计进行的 111 例次麻醉中,使用氟烷 39 例、七氟烷与琥珀胆碱各 26 例;Budić 报道的病例采用七氟烷吸入麻醉。尽管如此,我们建议应慎用氟化醚类挥发性吸入麻醉药,由于合并肌肉病变,应禁用琥珀胆碱。这是因为:①恶性高热后果十分严重;②先天性神经肌肉疾病十分复杂、在诊断时可能遗漏其他重要病变;③目前已被证实安全有效的静脉麻醉药完全可满足临床需要。

5. 面神经受损引起眼球突出、眼睑不能闭合,可致继发性角膜炎及角膜损伤,术中应注意保护眼球。

参考文献

[1] FERGUSON S. Moebius syndrome:a review of the anaesthetic implications[J]. Paediatr Anaesth,1996,6:51-56.

[2] BUDIĆ I,ŠURDILOVIĆ D,SLAVKOVIĆ A,et al. Moebius syndrome:challenges of airway management[J]. Acta Clin Croat(Suppl 1),2016,55:94-97.

[3] AMES WA,SHICHOR TM,SPEAKMAN M,et al. Anesthetic management of children with Moebius sequence[J]. Can J Anesth,2005,52:837-844.

[4] GONDIPALLI P,TOBIAS JD. Anesthetic implications of Möbius syndrome[J]. J Clin Anesth,2006,18:55-59.

[5] MCCLURE P,BOOY D,KATARINCIC J,et al. Orthopedic manifestations of mobius syndrome:case series and survey study[J]. Int J Pediatr,2016,2016:9736723.

（郑利民）

第四十四节　Mowat-Wilson 综合征
（Mowat-Wilson syndrome）

麻醉管理所面临的主要问题

困难气道

智力障碍

合并心脏等多器官畸形

【病名】

Mowat-Wilson 综合征(Mowat-Wilson syndrome,MWS),又称先天性巨结肠并智力障碍综合征(hirschsprung disease-mental retardation syndrome)、小头-弱智-特殊面容和/或合并巨结肠病(microcephaly, mental retardation, and distinct facial features, with or without hirschsprung disease)。

【病理与临床】

1. 本病是一种以小头畸形、智力障碍、特殊面容及巨结肠等为临床特征的常染色体显性遗传性疾病,1998 年由 Mowat 等首次描述。MWS 是由位于染色体 2q22.3 上的 *ZEB2* 基因(过去曾被称为 *ZFHX1B* 或 *SIP1* 基因)突变所致,*ZEB2* 基因编码 ZEB2 蛋白。ZEB2 蛋白参与调节早期生长发育的化学信号通路,在神经系统、消化道、头面部、心脏和其他组织器官的胚胎形成与发育过程中起着关键作用,其中它对神经嵴的发育似乎特别重要,神经嵴是早期胚胎中产生许多组织和器官的一组细胞,与之相关的包括:部分神经系统、内分泌腺、色素细胞、平滑肌、心脏、头面组织等。ZEB2 蛋白在非神经嵴细胞衍生的组织中也很活跃,它还参与消化道、骨骼肌、肾脏等器官的分化与发育。因此本病涉及多组织器官畸形。关于本病的流行病学资料尚不清楚,据估计,患病率约 5 万至 10 万分之一人,迄今已有超过 200 例临床报道,主要来自北欧、澳大利亚、意大利和美国,无种族及性别差异。

2. 临床表现　面部特征包括小头畸形,方形脸,眼睛深陷,眼距宽,宽鼻梁,圆鼻尖,鼻孔之间小柱突出,狭窄而突出的尖下巴。随着年龄的增长,这些面部特征变得更加独特,成年人面部拉长,眉毛浓密,下巴突出,张大嘴巴,微笑面容,表现出友好和快乐的个性。智力障碍,发育迟缓,言语缺失或严重受损,运动技能的发展延迟。超过半数患者合并巨结肠及便秘。其他:身材矮小,癫痫,心脏缺陷,泌尿和生殖器畸形,眼、牙齿、皮肤色素沉着等。

3. 诊断　根据临床表现及基因检测,一些轻度 MWS 者面部特征及智力缺陷较轻。

【麻醉管理】

1. 本病是一种涉及多器官组织先天性畸形,患者常需多次手术或检查的麻醉。麻醉医师应对本病有所了解,最近意大利 Verbania 市 Castelli 医院的 Spunton 医师等采取向患者家人发放问卷的形式调查了一组(11 例)实施过全身麻醉的 MWS 患者,这 11 例患者共进行了 37 次手术或检查的麻醉,包括:胃肠道手术、诊断性检查(主要为 MRI)、心脏手术、睾丸及尿道手术等。结果有 75.7%家庭报告说麻醉医师不知道这种综合征,只有 43.2%的家长表示他们对医师的能力感到足够放心;78.4%的病例没有出现麻醉并发症,两例患者报告了与麻醉相关的问题:一例在手术中有心脏并发症,另一例在两个不同的手术过程中有呼吸并发症。因此,麻醉医师熟知这些少见疾病不仅有助于安全的麻醉管理,而且有助于建立良好的医患关系。麻醉前检查与评估时尤其要注意是否合并心脏畸形,以制订相应的麻醉管理方案。合并癫痫者,抗癫痫药应服用至术前。由于智力障碍,麻醉前应对患者进行适当精神安抚与镇静。合并心脏畸形者,应预防性应用抗生素以预防细菌性心内膜炎。

2. 气道管理　由于小下颌等颌面部畸形,患者可能面临面罩通气困难及气管插管困难,本病属困难气道者。Packiasabapathy 与 Deshmukt 分别报道了一例病例在麻醉诱导后无法显露声门。麻醉前应对气道情况进行充分评估,并按困难气道处理。Kiernan 报道喉罩可安全用于本病患者。

3. 目前有关本病麻醉管理的报道较少。Deshmukt 指出其麻醉管理重点除困难气道外,患者还容易发生肺部感染,而合并的胼胝体发育不全可致患者体温调节障碍(见"Shapiro 综合征"),甚至发生恶性高热。因此,要注意气道无菌操作、呼吸管理及体温监测与管理。但现有的报道并不支持本病患者是恶性高热易感人群,Deshmukt 报道的病例用七氟烷等诱导与维持并未发生异常反应。但为慎重起见及患者可能合并神经肌肉病变,应禁用琥珀胆碱。

（郑利民）

参考文献

[1] SPUNTON M,GARAVELLI L,MAINARDI PC,et al. Anesthesia in Mowat-Wilson syndrome:information on 11 Italian patients[J]. Pediatr Rep,2018,10:7514.

[2] PACKIASABAPATHY S,CHANDIRAN R,BATRA RK,et al. Difficult airwayin Mowat-Wilson syndrome[J]. J Clin Anesth,2016,34:151-153.

[3] KIERNAN F,CROWE S. Safe use of the classic laryngeal mask airway and endotracheal intubation in general anaesthesia for a patient with Mowat-Wilson syndrome[J]. Paediatr Anaesth,2009,19:174-175.

[4] DESHMUKT AS,KELKAR KV,KHEDKAR SM,et al. Anaesthetic management of Mowat-Wilson syndrome[J]. Ind J Anaesthesia,2016,40:292-293.

第四十五节　猫叫综合征
（cri du chat syndrome）

麻醉管理所面临的主要问题

> 神经精神发育障碍,癫痫,智力低下
> 可能合并心血管等多器官畸形
> 困难气道
> 容易发生肺部感染及呼吸抑制

【病名】

猫叫综合征(cri du chat syndrome,CdCS)或 cat cry syndrome,又称 5 号染色体短臂缺失综合征(5p-syndrome,chromosome 5p-syndrome,5p deletion syndrome)、5p 单体综合征(5p monosomy syndrome)、Lejeune 综合征(Lejeune syndrome)等。

【病理与临床】

1. 本病是一种以猫叫样哭声为主要临床特征的染色体疾病,伴智力障碍、发育迟缓及其他畸形。1963 年由 Lejeune 首先报道并命名,"cri du chat"是法语"猫叫"的意思。本病是由于由 5 号染色体短臂(p)部分缺失(monosomy)引起,其临床表现程度取决于 5p 染色体删除部分的长度与位置,其症状与 5p 上的特定区域有关,如:5p13.33 上的端粒酶反转录酶基因和 5p15.2 上的轴突导向因子 F(semaphorin F)基因与其多样性临床特征有关,而 5p15.2 位点上 d-连环蛋白(d-catenin)基因与严重的智力障碍有关。绝大多数患者似乎是自发发生的,患者无家族史,它与产前事件或父母年龄相关的特定风险因素尚未确定,偶有父母接触辐射或母亲妊娠期呕吐、厌食症、毒血症的报道。多为生殖细胞形成或胎儿早期发育过程中的随机事件,大多数缺失(80%~90%)是父系的。约有 10%的患者可能遗传了父母的异常染色体,通过平衡易位通常不会引起临床问题。但这种染色体重排可增加携带者后代发病的风险。虽然本病被认为是一种罕见的疾病,但它却是最常见的染色体异常疾病之一,患病率约为每 2 万至 5 万个新生儿一例,女性的患病率略高于男性,无种族差别。

2. 临床表现

(1)最显著的特征为高音调、类似猫叫样的哭声。其机制不明,可能与会厌软骨软弱、喉软化及声带功能不全有关。典型哭声常多出现在出生后早期,在幼儿期逐渐消失,但有些年长儿或成人患者仍可残留。

(2)出生时身高体重低于正常儿,生长发育迟缓,智力低下,癫痫。肌张力低,随年龄增长张力增高,反射增强,出现痉挛性步态。

(3)头部畸形及特殊面容,颅面部发育不良,小头,眼距宽,小下颌,高腭弓,喉头窄小、软化,会厌松弛,易致声门阻塞。

(4)50%的患者合并先天性心脏病,以室间隔缺损、动脉导管未闭多见。还常合并泌尿系统及骨骼畸形,如:尿道下裂、隐睾、脊柱侧弯、肋骨畸形等。患者易合并呼吸道感染。

3. 诊断　根据临床表现、染色体核型分析或荧光原位杂交技术(FISH)、比较基因组杂交(CGH)及定量 PCR 等。

【麻醉管理】

1. 麻醉前管理　了解其病理生理是成功麻醉的基础,但意大利 Guala 医师回顾了一组病例,只有约35%的麻醉医师熟悉本病。本病75%的死亡病例发生在出生后第一个月,约90%死亡病例发生在出生后第一年,死亡原因主要为呼吸系统并发症及合并其他严重畸形。其死亡率在出生后几年逐步下降,多数病儿可存活到成人。因此,患者合并其他外科疾病而需要治疗的机会较多。麻醉前应多学科会诊,对患者的全身状态进行详细的评估,尤其是要注意气道情况、是否合并癫痫、心血管畸形及类型等,为每例患者制订详细的麻醉管理方案。由于智力障碍,患者常不能合作,可根据患者情况在严密监测下适当应用镇静剂,但要注意本病患者常合并咽喉肌张低下,易引起气道梗阻,dos Santos 建议麻醉前避免使用镇静药物。择期手术前应控制肺部感染者后实施。抗癫痫药应持续服用至术前,但应注意其副作用及与麻醉药的相互作用。

2. 麻醉管理　目前有关本病麻醉管理已有数篇临床报道,Brislin 等指出其麻醉计划的重点要注意气道解剖异常、先天性心脏病、肌张力减退、智力迟钝和体温维持等方面。

(1)气道管理:颌面部发育不良、小下颌、高腭弓、喉头窄小、会厌长等,个别患者可能合并颈椎僵硬,大部分文献报道指出本病属于困难气道者。术前应进行详细的上呼吸道检查与评估,麻醉前应做好困难气道处理的准备,亦可用喉罩。文献报道了一例本病患者,常规气管插管失败后,采用喉罩成功进行肺通气。必要时应考虑在纤维支气管镜引导下清醒气管插管。面罩麻醉(不行气管插管保留自主呼吸的全身麻醉)时,要注意患者咽喉肌松弛、喉头狭小、会厌长的特点,它可造成声门堵塞,术中应加强呼吸监测,随时作好气管插管的准备。

(2)本病无特殊禁忌的麻醉药。目前无证据显示本病与恶性高热有关。但由于肌张力低下及可能合并神经肌肉病变,应慎用非去极化肌松肌,避免用去极化肌松剂。文献报道,本病患者对麻醉药的耐受性低,小剂量麻醉药即有可能引起术后苏醒延迟,应个体化用药,适当减少麻醉药用量,尤其避免用长效阿片类药物及肌松药。

(3)呼吸管理:由于肌张力减退、吞咽困难和误吸,本病患者易合并肺部感染,而反复肺部感染可引起肺组织纤维化、肺功能减退、肺动脉高压与肺心病。近年来发现本病与原发性纤毛运动障碍(primary ciliary dyskinesia,PCD)有关,它们有着相同的遗传基础,是由于染色体 5p 上一个共同位点缺陷所致,Sanders 认为与 PCD 相关的慢性呼吸道症状可发生在本病中。呼吸管理是本病麻醉管理重点,应尽量避免包括气管插管在内的气管内操作,尤其禁止在气管导管上涂抹液体石蜡等非水溶性润滑剂,严格遵守无菌操作,术中应加强呼吸道吸引。术后应待完全清醒后方可拔除气管导管,同时做好呼吸机治疗的准备。

3. 术后管理 术后应加强监测。由于肌张力不足、咽喉解剖异常及苏醒延迟等,要特别注意呼吸抑制。

(唐磊 胥亮 郑利民)

参考文献

[1] SANDERS CD, LEIGH MW, CHAO KC. The prevalence of the defining features of primary ciliary dyskinesia within a cri du chat syndrome cohort[J]. Pediatr Pulmonol, 2018, 53: 1565-1573.

[2] GUALA A, SPUNTON M, MAINARDI PC. Anesthesia in cri du chat syndrome: information on 51 Italian patients[J]. Am J Med Genet A, 2015, 167A: 1168-1170.

[3] DOS SANTOS KM, DE REZENDE DC, BORGES ZD. Anesthetic management of a patient with cri du chat syndrome case report[J]. Rev Bras Anestesiol, 2010, 60: 630-633.

[4] BRISLIN RP, STAYER SA, SCHWARTZ RE. Anaesthetic considerations for the patient with cri du chat syndrome[J]. Paediatr Anaesth, 1995, 5: 139-141.

第四十六节 Nager 综合征
(Nager syndrome)

麻醉管理所面临的主要问题

先天性面骨发育不全综合征
可能合并心脏等其他器官畸形
困难气道
呼吸管理

【病名】

Nager 综合征(Nager syndrome),又称 Nager 面骨发育不全(Nager acrofacial dysostosis, NAFD)、面骨发育不全 Nager 型(acrofacial dysostosis, Nager type)、轴前性肢端-面骨发育不全(preaxial acrofacial dysostosis)、Treacher Collins 型下颌面骨发育不全伴肢体异常(mandibulofacial dysostosis, Treacher Collins type, with limb anomalies)等。

【病理与临床】

1. 本病是一种以面骨发育不全和轴前性肢体畸形为特征的先天性疾病。1908 年由 Slingenberg 首先报道,1948 年 Nager 和 De Reynier 对其进行了系统的总结。本病极为罕见,目前仅有 100 余例临床报道,多为散发。其病因不明,大多家系为常染色体显性遗传性,少数为常染色体隐性遗传。有作者认为它是由于胚胎期第一、二鳃弓发育异常所致,可能与药物、感染、环境等多种因素使胚胎期外胚叶端嵴受损有关。近年来发现有超过半数患者与位于 1 号染色体(1q12-q21)的 *SF3B4* 基因突变有关。*SF3B4* 基因编码剪接体相关蛋白 49(SAP49),其异常可致颅面及肢体骨骼分化及发育异常。其诊断主要根据临床表现,基因(*SF3B4*)检测可供参考。

2. 本病属面骨发育不全综合征(acrofacial dysostosis, AFDs),它们是由于胚胎期鳃弓分化与发育异常所致。根据其合并的肢体病变，AFDs 分为轴前性和轴后性。"轴前性"是大拇指（趾）指及其直接相连的桡骨病变，"轴后性"是指尺骨与腓骨病变。Nager 综合征是一种轴前病变，是 AFDs 中最具代表性的一种先天性畸形。临床常见的 AFDs 还包括：Miller 综合征［又称轴后性肢端面骨发育不全综合征（postaxial acrofacial dysostosis）］、Treacher Collins 综合征、Rodriguez 综合征［又称 Rodriguez 面骨发育不全综合征（acrofacial dysostosis syndrome of Rodriguez）］、18 三体综合征（trisomy 18 syndrome，Edwards 综合征）等。其中，Miller 综合征、18 三体综合征合并轴后性肢体病变，而 Treacher Collins 综合征常不合并肢体病变。Rodriguez 综合征可能是一种更严重的 Nager 综合征，除 Nager 综合征表现外，常合并腓骨发育不全及肋骨、肩骨、骨盆带发育不全及心脏、中枢神经系统和泌尿生殖异常，通常是死胎或因严重呼吸问题而在新生儿期死亡。由于存在面部、肢体及其他器官畸形，AFDs 患者可能需要进行多次手术，其麻醉管理原则有相似之处。关于其麻醉管理请见本书相关内容。

3. 临床表现

（1）下颌颜面异常。呈特殊面容。颧骨发育不全，高鼻梁，睑裂向下倾斜，下睑残缺；下颌短小，严重者可致呼吸困难及进食困难。外耳缺如或微小，可能合并听力障碍；口咽腔畸形，包括唇、腭裂及软腭缺失，可能合并下颌关节僵直。

（2）双手拇指发育不全或缺失。可导致不能抓握和做精细动作。约 50% 的病例伴有桡骨发育不全或缺失（包括桡侧所有结构，如：骨骼和肌肉、肌腱、关节、神经和血管等软组织），肢体短小，手指与肘关节异常弯曲僵硬。多指。患者身材矮小，可能髋关节脱臼及脊柱畸形。

（3）部分患者合并神经精神发育障碍及心脏、泌尿生殖系统畸形。

【麻醉管理】

1. 麻醉前管理　　麻醉前检查与评估时要注意患者可能合并多个重要器官畸形、尤其要注意是否合并心脏畸形。患者常需多次手术麻醉，且可能合并智力与听力障碍、沟通困难，应加强精神安抚与镇静。一些严重下颌颜面畸形的患儿可能进食困难，术前应尽量改善其全身营养状况。肢体短小、缺如或关节畸形僵直，可能面临周围静脉穿刺困难。

2. 困难气道及气道管理

（1）由于下颌、颜面、口咽腔畸形及下颌关节僵直等，本病作为一个典型的困难气道常被教科书引用。Danzinger 指出，在非麻醉状态下，口腔颌面部的严重病变甚至可造成患者窒息，甚至死亡，有时需紧急气管切开造瘘以维持生命并促进其生长发育。熊谷报道了一例患儿在出生后第二天即行气管切开。Sculerati 回顾了 251 名 1990 年至 1994 年五年间在纽约大学重建和整形外科医院至少接受过一次全身麻醉的颅骨颌面异常患者的气管切开率。结果：近 20% 的患儿需要气管切开（47/251），其中颅缝早闭综合征者（Crouzon、Pfeiffer 及 Apert 综合征者）的气管切开术发生率最高，为 48%（28/59）；面骨发育不全综合征（Nager 综合征或 Treacher Collins）紧随其后，为 41%（28/59）。对已行气管切开的患者，在麻醉时固然不存在困难气道的问题，但要注意造瘘口肉芽组织增生可致气道梗阻及预防气道感染。既往有气管切开史的患者，要注意其声门下狭窄。

（2）患者可能面临面罩通气及气管插管困难，应按困难气道处理。Ethemoglu 报道了一例四岁男孩，多次尝试气管插管失败、并曾因麻醉时插管困难而取消手术，作者建议做好随时进行气管切开的准备。Lean 等推荐使用美国 Karl Storz 公司的 C-MAC® 成人 D 喉镜片，他通过分析患者颈部 CT 扫描发现其模拟气管插管的气道曲线与 C-MAC® 成人 D 喉镜片的曲度相似,他将之用于分别为 2 岁及 3 岁的二例患儿,获得了良好的插管视野。

（3）部分患者可能合并鼻腔狭窄,在经鼻插管前应进行评估。

3. 目前有关本病临床麻醉病例报道较少。从现有报道来看,本病无特殊禁忌的麻醉药。熊谷及 Ethemoglu 报道的病例采用七氟烷麻醉诱导与维持无异常反应,本病可能不是恶性高热高危者。但由于呼吸与气道的脆弱性,应慎用长效镇静及阿片类药物。Ethemoglu 主张术后送监护室监护治疗。

（郑利民）

参考文献

［1］张晔,潘博. Nager 综合征的研究现状［J］. 医学综述,2015,10:1839-1842.

［2］ETHEMOGLU F B,AKCA B,YILBAS AA,et al. Anesthetic management of a patient with Nager syndrome［J］. Acta Medica,2016,5:34-36.

［3］熊谷亜矢,藤田智,岩崎寛,他. Nager Syndrome の麻酔経験［J］. 臨床麻酔,1995,19:1521-1522.

［4］LEAN LL,KING C. Use of the C-MAC® adult D blade in paediatric patients with Nager syndrome［J］. Anaesth Intensive Care,2016,44:647-648.

第四十七节　脑白质营养不良
（leukodystrophy）

麻醉管理所面临的主要问题

中枢神经系统进行性、退行性病变

精神行为异常,认知功能障碍

可能合并肾上腺皮质功能不全

胃排空障碍,易发生反流、误吸

自主神经功能障碍

可能术后苏醒延迟

【病名】

脑白质营养不良(leukodystrophy,LD),又称遗传性脑白质病(hereditary white matter disorders,inherited leukoencephalopathies)。此外,不同的类型有相应的别名(见后述)。

【病理与临床】

1. 本病是一组罕见的由于鞘磷脂代谢相关基因突变所引起的遗传性脑、脊髓及周围神经鞘磷脂代谢障碍性疾病。鞘磷脂是构成髓鞘的主要成分,神经系统病变以中央白质区病变为主要临床特征,呈进行性、弥漫性、退化性病变,如:脑白质脱髓鞘、脊髓轴突病变等。本病包含的病种极其繁杂,据初步统计,达 52 种之多,且可能还会增加。这与不同的基因突变并影响髓鞘的不同成分有关(表 2-3)。目前的焦点主要集中在 X-连锁肾上腺脑白质营养不良(X-ALD)、Alexanders 病、Cananvans 病、异染性脑白质营养不良(MLD)、Pelizaeus-Merzbacher 病、常染色体显性遗传(CADASIL)及隐性遗传(CARASIL)性脑动脉病伴皮层下梗死和脑白质病等。

表 2-3   几种脑白质营养不良病

18q 删除综合征	常染色体隐性遗传性脑动脉病及动脉硬化伴皮层下梗死和白质脑病（CARASIL）
Aicardi-Goutieres 综合征	
Alexander 病	成人多聚糖病
Canavan 病	成人发病的常染色体显性白质营养不良
Fabry 病（disease）	带有钙化和囊肿的脑视网膜微血管病（CRMCC）
GM1 神经节苷脂贮积症	低髓鞘化伴基底神经节和小脑萎缩（H-ABC）
Krabbe 病	多硫酸酯酶缺乏症
L-2-羟基戊二酸尿症	儿童共济失调和大脑脱髓鞘/脑白质消失病
Pelizaeus-Merzbacher 病	过氧化物酶体脂肪酸 β 氧化的单酶缺陷
Pol Ⅲ-Related 脑白质营养不良	核糖核酸酶 T2 缺乏性脑白质病
PSAP-相关性异染性脑白质营养不良	脑白质病并脑干和脊髓受累及乳酸升高
Refsum 病	脑白质病并脑干和丘脑受累及乳酸升高
Sjogren-Larsson 综合征	脑腱黄瘤病
SOX10-相关疾病	髓鞘减少与先天性白内障（HCC）
X-连锁肾上腺脑白质营养不良	唾液酸贮积病
Zellweger 综合征谱系障碍	岩藻糖苷贮积症
伴有皮层下囊肿的巨头脑白质病	异染性脑白质病
常染色体显性遗传性脑动脉病伴皮层下梗死和脑白质病（CADASIL）	

（1）X-连锁肾上腺脑白质营养不良（X-ALD）：ALD 是最常见的脑白质营养不良症，除新生儿发病者为常染色体遗传外（少见），儿童期以后发病者均为 X 连锁隐性遗传（X-ALD）。X-ALD 已列入国家卫健委等五部门公布的《第一批罕见病目录》。X-ALD 与 ABCD1 基因（Xq28）突变、过氧化物酶功能缺失、链长 26 个碳原子极长链脂肪酸（VLCFA）不能氧化而沉积于脑白质与肾上腺有关，导致神经功能障碍与肾上腺皮质功能不全。95% 的患者为男性，女性多为杂合子。根据发病年龄与病程，分为 7 种表型，包括：儿童脑型（CCER，4～8 岁起病）、青少年型（10～20 岁起病）、成人脑型（20 岁以后起病）、肾上腺脊髓神经病变型（AMN）、艾迪生型、无症状型及杂合子型。其中 CCER 最常见，表现为进行性认知功能下降与神经系统缺陷，约三年内出现运动障碍、失明、听力障碍、癫痫、植物状态，甚至死亡，患者常有肾上腺功能功能不全症状；AMN 主要累及脊髓白质，表现为下肢进行性痉挛性瘫痪及括约肌功能障碍；艾迪生型早期多以肾上腺皮质功能不全为主，成年后出现神经症状。辅助检查：头部 MRI 表现为典型的脱髓鞘改变、肾上腺皮质功能减退、极长链脂肪酸水平升高，ABCD1 基因检测可确诊。治疗包括：对症治疗、限制 VLCFA 饮食摄入、罗伦佐油饮食治疗、口服他汀类药物、肾上腺皮质激素替代治疗，必要性时可考虑造血干细胞移植。

（2）Alexander 病：与胶质纤维酸性蛋白（glial fibrillary acidic protein，GFAP）基因（17q21）突变、脑和脊髓小血管和星形胶质细胞中 Rosenthal 纤维（Rosenthal fibers）异常沉积有关，为常染色体显性遗传。通常在婴儿期或儿童早期发病，亦有青少年和成人发病的报道。

（3）Cananvans 病：以大脑和脊髓海绵状变性为特征，与 ASPA 基因（17p13-ter 0）异常、天冬氨酸酶（aspartoacylase）缺失有关，为常染色体隐性遗传。在婴儿期早期即出现症状，进展迅速。症状包括：进行性智力下降、肌张力丧失、大头畸形和/或易怒。德系犹太人多见。

（4）异染性脑白质营养不良（MLD）：与 ARSA 基因突变、芳基硫酸酯酶 A（arylsulphatase

A,ASA)缺乏有关,ASA 的作用是在溶酶体中分解硫化物。少数患者与 *PSAP* 基因突变有关,*PSAP* 基因编码 saposin B 蛋白,它与 ASA 共同分解硫化物。*ARSA* 或 *PSAP* 基因的突变导致硫化物降解障碍并在细胞中积累、破坏髓鞘并导致神经细胞损伤。所谓"异染"的意思是指细胞中累积的硫化物颗粒,在显微镜下看其染色与其他细胞结构颜色不同。本病分为婴儿、青少年、成人发病型,其中晚期婴儿型最常见,语言能力丧失、肌肉无力、肌肉僵硬、行走障碍,通常早期死亡;青少年型首先表现行为问题和学习困难,病情进展较缓慢可能存活 20 年左右;成人型症状在青少年时期后出现,首先出现行为问题(如:酗酒、滥用药物、或学习与工作困难等)、可能出现幻觉等精神症状。成人型在确诊后可存活 20~30 年,可能会有一个相对稳定期。

(5) 常染色体显性(CADASIL)及隐性(CARASIL)遗传性脑动脉病伴皮层下梗死和脑白质病:CADASIL 由 *NOTCH3* 受体基因突变所致,CARASIL 由 *HTRA1* 基因突变所致,小血管、尤其大脑小血管病变。患者常无心血管危险因素,成年人,甚至年轻人偏头痛和多次卒中,常发展成认知障碍和痴呆。患者常有脑白质病变及相应症状。

2. 临床表现　病变累及脑、脊髓及周围神经系统,可能还同时合并其他器官病变,如:肾上腺皮质功能减退等。一般 3~10 岁发病,表现为行为问题、记忆及语言缺陷、步态不稳,随着病情进展,出现视力下降及听觉障碍,亦有可能发生轻度偏瘫和痉挛。到后期,患者可能发展为卧床、致盲,与外界无法交流。多在出现症状后 2~4 年死亡。

3. 诊断　学龄期儿童皮质盲、耳聋、智力及运动能力倒退、肌无力、癫痫等神经及精神行为异常要考虑本病。辅助诊断包括影像学(MRI)、实验室检查及基因检测。一些类型合并有特殊临床表现,有助于病情的诊断与分类。如:肾上腺皮质功能减退表现(X-连锁肾上腺脑白质营养不良)、先天性白内障(脱髓鞘和先天性白内障)、缺牙和/或性腺功能减退(POLR3-相关性脑白质营养不良)、严重癫痫(唾液酸贮积病)、反复呕吐(Alexanders 病)、早发性自主神经功能障碍(成人型脑白质营养不良)、慢性脑脊液淋巴细胞增多症或复发性"无菌性脑膜炎"(Aicardi-Goutières 综合征)、发热或跌倒后功能突然丧失(儿童共济失调和大脑脱髓鞘/脑白质消失病)等。

【麻醉管理】

1. 前已述及,本病是一种涉及面广泛的中枢神经系统疾病,麻醉前应进行详细的全身检查与评估,应根据每个患者的情况制订具体麻醉方案。麻醉管理重点是尽量保护残存的神经功能、预防及处理各种并发症,尤其要注意预防癫痫发作并使患者早日恢复到术前状态,抗癫痫药应持续服用至手术当天,但要注意其副作用及与麻醉药的相互作用(见"West 综合征")。X-连锁肾上腺脑白质营养不良者,应对肾上腺皮质功能进行充分评估,并进行恰当的糖皮质激素替代治疗。术前应控制肺感染,择期手术应选在疾病的缓解期。认知功能障碍是本病的重要临床表现,重症患者还可能合并视力与听力障碍,对此类患者在麻醉前应与患者进行充分的沟通与精神安抚,同时应进行必要的镇静,可在监护下口服小剂量咪达唑仑,但要注意其呼吸抑制作用,亦可用右美托咪定。麻醉诱导时可请其照料者协助(见"Pelizaeus-Merzbacher病")。

2. 由于胃排空障碍,患者胃食管反流的风险增加,麻醉前应对饱胃情况进行评估,必要时可考虑硫喷妥钠或异丙酚加非去极化肌松剂、环状软骨加压快速序贯诱导。由于长时间神经肌肉病变,部分患者可能存在张口受限的问题,麻醉前应仔细检查评估。

3. 目前尚无文献报道证实临床常用的麻醉药物对鞘磷脂代谢有任何影响,麻醉管理原则同广泛性中枢神经病变性疾病。Mattioli 等报道一组患儿全身麻醉下 MRI 时,用硫喷妥钠或丙泊酚诱导和维持,剂量与正常儿童并无差异。N_2O、七氟烷、异氟烷均可安全用于此类患者。由于神经肌肉病变,对非去极化肌松剂敏感增加,尽量避免使用肌松剂,需要使用时可选用维库溴铵、罗库溴铵等非去极化肌松剂,在肌松监测下采用最小有效剂量的原则,禁用去极化肌松剂。

4. 椎管内麻醉   由于病变可能影响脊髓与周围神经,故一些文献报道对椎管内麻醉的安全性存在疑虑,如果合并认知功能障碍,则更加增加了穿刺的难度。Hernández-Palazón 等对一例患儿采用全身麻醉联合硬膜外麻醉,经过顺利。我们建议除非特殊需要,不建议椎管内麻醉,尤其是蛛网膜下腔麻醉。同样应慎行区域神经阻滞。

5. 部分患者合并自主神经功能障碍,可能出现严重的血流动力学波动,术中应加强血流动力学的监测与管理。这对一些特殊类型的疾病有时是至关重要的,如:常染色体显性(CA-DASIL)及隐性(CARASIL)遗传性脑动脉病伴皮层下梗死和脑白质病,常合并脑内小血管病变及自发性出血。同样,由于神经肌肉与中枢神经系统病变,可能影响术中肌松监测、脑电麻醉深度监测结果的判读。

6. 术后应加强呼吸与全身管理。

（李国才   郑利民）

参考文献

[1] ENGELEN M,KEMP S,DE VISSER M,et al. X-linked adreno leukodystrophy（X-ALD）:clinical presentation and guidelines for diagnosis,follow-up and management[J]. Orphanet J Rare Dis,2012,13:7-51.

[2] HAMDIYE CT,YAVUZ G,KAMIL T,et al. Anesthesia management of a child with adrenoleucodystrophy[J]. Paediatr Anaesth,2006,16:221-222.

[3] DOBSON G,LYONS J. Anaesthesia for life-limited child with adrenoleucodystrophy[J]. Eur J Anaesthesiol,2004,21:78-79.

[4] MATTIOLI C,GEMMA M,BALDOLI C,et al. Sedation for children with metachromatic leukodystrophy undergoing MRI[J]. Paediatr Anaesth,2007,17:64-69.

[5] HERNÁNDEZ-PALAZÓN J. Anaesthetic management in children with metachromatic leukodystrophy[J]. Paediatr Anaesth,2003,13:733-734.

[6] LAMAS A,LOPEZ-HERCE J. Monitoring sedation in the critically ill child[J]. Anaesthesia,2010,5:516-524.

[7] YANG HJ,KIM JE,SUNG TY,et al. Anesthesia in a child with adrenoleukodystrophy[J]. Korean J Anesthesiol,2014,67:S106-S107.

第四十八节 扭转痉挛
(torsion spasm)

麻醉管理所面临的主要问题

可能存在原发疾病

肌张力障碍与异常运动

体位维持困难,防止坠床

可能存在困难气道

注意术前治疗药物的副作用

加强呼吸管理

【病名】

扭转痉挛（torsion spasm），又称扭转性肌张力障碍（torsiondystonia）、变形性肌张力障碍（dystoniamusculorumdeformans）、豆状核性肌张力障碍（dystonialenticu-laris）等。

【病理与临床】

1. 本病是一种以肌张力障碍及颈、躯干、四肢甚至全身肌肉剧烈、不随意的扭转为特征少见的锥体外系疾病。根据起病年龄，分为早发型和晚发型，早发型出现于生命早期（1～28岁，平均13岁），症状通常始于下肢，并在5年时间内逐渐发展到身体多个部位，并导致严重残疾；晚发型则在成年期开始表现为局灶性肌张力障碍，常始于颈部、面部肌肉或一侧上肢，病变局限且仅累及邻近肌肉。根据病因，本病又分为原发性（特发性）与继发性（症状性）。原发性扭转痉挛（PTD）又称变形性肌张力障碍，它是一种以肌张力障碍为唯一临床表现的综合征（手部震颤除外），其病因不明，病理解剖无神经元变性或后天因素的证据；多为散发，少数病例有家族史，呈常染色体隐性或显性遗传，目前已有7个基因被定位（包括 *DYT 1,2,4,6,7,13* 和 *17*）。继发性扭转痉挛见于中枢神经系统感染、变性疾病、产伤、新生儿缺氧、核黄疸、基底核肿瘤、颅脑外伤、代谢障碍、中毒和药物反应等。本病发病机制尚不完全清楚，可能与基底核的尾核、壳核、丘脑底核、黑质、小脑齿状核、下橄榄核等病变有关。

2. 临床表现　本病呈慢性进行性，各病例之间症状的轻重差别很大。表现为主动肌与拮抗肌不自主、反复发生的异常同步收缩，导致受累部位肢体出现扭转运动或异常姿势，这种动作形状又各不相同。肢体近端症状重于远端，紧张时加重，休息时减轻。扭转痉挛的症状可局限于身体某一局部，也可累及多个部位或半侧躯体，甚至波及全身。颈肌受侵犯出现痉挛性斜颈；面肌受累时则出现挤眉弄眼、歪嘴、伸舌等；咽喉肌受累时出现吞咽和构音障碍；躯体肌及脊旁肌的受累则引起全身的扭转或作螺旋形运动，是本病的特征性表现，可引起脊柱侧弯、后凸、前凸和骨盆倾斜。肌张力在扭转运动时增高，扭转运动停止后则转为正常或减低。扭转运动于随意运动时出现，情绪激动时加重，入睡后消失，但随着病情进展，静止时亦可出现，最终肢体和躯干呈固定的扭转姿势，可因骨骼畸形、肌肉挛缩而致残。常有肌力、反射、感觉及智力改变。

3. 诊断　主要是根据临床特点进行诊断和PTD者基因诊断。

【麻醉管理】

1. 麻醉前管理

（1）术前评估的重点是明确患者是否合并原发性中枢神经系统疾病及其病变对机体功能的影响。应着重了解有无吞咽、构音障碍、脊柱后凸、肌肉运动失衡等，术前应常规行颈和腰椎 X 线检查。颈部肌肉长期扭转可能造成颈椎畸形，患者可能出现气管插管困难，应常规进行气道评估。脊柱后凸畸形可导致心脏和呼吸系统生理功能改变、咽喉受累出现吞咽困难时易发生误吸及肺部感染，围手术期应加强呼吸管理。

（2）术前控制症状、改善肌张力药物（如：左旋多巴、抗胆碱药物苯海索及中枢性肌松剂巴氯芬）是否停用请参考本书"帕金森病"及相关章节。苯海索可能引起术后谵妄，建议术前停药。巴氯芬（baclofen）的应用，请见"僵人综合征"，它是一种作用于脊髓的肌肉松弛剂，其机制是通过刺激 GABA-β 受体、抑制谷氨酸与天门冬氨酸等兴奋性氨基酸的释放、抑制脊髓内的单或多突触反射、抑制脊髓后根与后根间的反射电位。巴氯芬本身不影响神经肌肉间的冲动传递，其主要作用是缓解反射性肌肉痉挛。其副作用是有可能导致惊厥，尤其是癫痫患者要注意。此外,还可引起血糖升高及胃酸增多。长期服用者术前不应突然停药,应持续服用至术前,否则可导致意识错乱、幻觉、躁狂等精神症状与癫痫发作,而且还可加重肌肉痉挛。对不能口服患者可经胃管注入。但要特别注意巴氯芬与麻醉药、尤其是与吸入麻醉药的相互作用关于本病用挥发性吸入麻醉剂后出现长时间肌张力低下,动物研究表明,巴氯芬可增强挥发性麻醉剂的中枢抑制作用;在临床上可观察到巴氯芬与吸入麻醉剂地氟烷或异氟烷合用时出现肌无力。其机制可能与全身麻醉时 GABA-B 突触传递作用增强有关。Bouw 强调,对术前服用了多种药物的患者要特别注意巴氯芬与挥发性麻醉剂合用的潜在危险,他报道了一例在全身麻醉下行结肠癌根治术的 62 岁女性"僵人综合征"患者。麻醉诱导用丙泊酚、舒芬太尼、阿曲库铵,气管插管后用异氟烷、阿曲库铵、舒芬太尼、吗啡维持。在手术结束时,患者无法睁眼及握手,潮气量低,TOF 神经肌肉监测显示无肌松药残留,用肌松药拮抗剂后肌无力亦无改善,丙泊酚镇静下机械通气两小时后拔除气管导管。作者认为患者术后肌无力可能是挥发性麻醉剂引起的,且与术前服用巴氯芬有关。

（3）为避免精神紧张加重痉挛症状,麻醉前可给予适量的镇静药,常口服咪达唑仑。

2. 麻醉管理　目前有关本病麻醉管理的临床报道较少。由于患者肌张力障碍与异常运动,体位维持困难,此类患者原则上应选择全身麻醉,其麻醉管理基本原则与用药选择应同"帕金森病"。如:氯胺酮可引起精神症状并增加肌肉张力、恩氟烷或高浓度七氟烷可诱发癫痫或肌颤、氟哌啶可加重锥体系症状等,应禁用。应禁用去极化肌松药,琥珀胆碱给药后数天会产生严重的术后肌痛。慎用非去极化肌松剂,美维松(mivacurium)起效和失效快,残留效应极少,可安全地用于麻醉诱导。局麻或区域麻醉有许多优点,如:可规避气道风险,并提供良好的术后镇痛,可复合全身麻醉应用,但要注意防止穿刺时的意外损伤。尽管大部分患者在强力镇静、入睡后肌痉挛症状改善、不自主活动消失,但镇静深度难以掌握,要注意镇静过深或过浅分别可引起呼吸抑制及患者突然出现不随意活动。

3. 术后管理　术后应加强循环、呼吸及全身管理,要特别防止坠床事故发生。

（陈　敏）

参考文献

[1] LAURIE JO,SUSAN BB. Genetic and clinical features of primary torsion dystonia[J]. Neurobiol Dis,2011,42:127-135.

[2] Olufolabi AJ,Wee MYK. Caesarean section in a patient with torsion dystonia[J]. Br J Anaesth,2006,96:611-613.

[3] Bouw J,Leendertse K,Tijssen MA,et al. Stiff person syndrome and anesthesia:case report[J]. Anesth Analg,2003,97:486-487.

第四十九节　Opitz-Kaveggia 综合征
(Opitz-Kaveggia syndrome)

麻醉管理所面临的主要问题

合并全身多器官畸形

可能合并困难气道

【病名】

Opitz-Kaveggia 综合征（Opitz-Kaveggia syndrome，OKS），又称 FG 综合征（FG syndrome，FGS）、FG 综合征 1 型（FG syndrome type 1，FGS1）、Keller 综合征（Keller syndrome）、智力障碍-大头-肛门闭锁-肌张力低下-胼胝体部分发育不全综合征（mental retardation，large head，imperforate anus，congenital hypotonia，and partial agenesis of the corpus callosum）等。

【病理与临床】

1. 本病是一种与 *MED12* 基因相关的先天性胼胝体发育不全性疾病，1974 由 Opitz 与 Kaveggia 首先报道。本病亦称"FG 综合征"，"FG"是最初被发现的患者家族两个姓的首位字母，在国外文献中采用"FG 综合征"的病名者更多。本书收录了多个由于 Opitz 发现的综合征，多以患者家族姓氏的首位字母命名。本病为 X 连锁隐性遗传性疾病，由于男性只有一条 X 染色体，而女性有两条 X 染色体，由于女性不太可能出现二条 X 染色体基因突变，男性比女性更容易受到 X 染色体基因突变的影响，故本病仅见于男性，女性基因携带者多无症状。本病与 X 染色体上的 *MED12* 基因 p. R961W 突变有关。*MED12* 基因在出生前后的生长发育过程中起着重要作用，其突变可引起多种先天性疾病。但还不清楚它们是如何导致智力缺陷、行为改变以及与此相关的临床特征的。关于本病的流行病学情况尚不清楚，全世界已经报告了数百个病例，但有人认为本病可能被过度诊断，因为其许多症状和体征与其他疾病有关。

2. 临床表现　面部特征包括：绝对或相对巨头，长头，前额头发弯曲上拢，高额头，睑裂下斜，眼距宽，眼睑水肿，小耳朵，嘴巴张开，长窄脸；拇指和大踇趾宽；先天性畸形包括：肛门闭锁、先天性心脏病、骨骼畸形（关节过度活动、关节挛缩、脊椎畸形等）等；低肌张力、便秘及喂养困难；神经精神发育延迟，可能合并癫痫及一定程度的智力障碍，行为特征多为和蔼可亲性格，但亦有脾气暴躁易怒、有攻击性或自我虐待行为者。常有与 X 连锁遗传一致的家族史。脑 MRI 示胼胝体部分或完全发育不全。

3. 诊断　根据临床表现及 *MED12* 基因 p. R961W 检测。

【麻醉管理】

1. 与其他先天性畸形一样，本病可能合并多器官系统病变或畸形，其中约 60% 的患者合并先天性心脏病，麻醉前应仔细评估检查并制订相应的麻醉管理方案。术前抗癫痫及精神治疗药应持续服用至术前，同时注意其副作用。

2. 气道管理　大部分文献均未对患者口腔颌面部进行描述，但 Clark 在其论著中详细描述了合并小下颌及高腭弓的病例，要注意可能潜在的困难气道问题。

3. 目前尚无本病麻醉管理的临床报道。氟化醚类挥发性吸入麻醉药的安全性尚不完全清楚，但我们推测本病并非恶性高热高危者。由于胼胝体部分或完全发育不全，患者肌张力下降，要注意麻醉药对呼吸肌的抑制作用，尤其是肌松剂的应用应慎重，可在严密肌松监测条件下应用小剂量非去极化肌松剂。此外，Myers 报道了一例 21 岁本病合并精神分裂症患者在电休克（ECT）治疗后出现负压性肺水肿（negative-pressure pulmonary edema）的病例，患者出现急性低氧血症。其原因可能与电击致喉痉挛有关，经正压通气治疗后康复，作者强调了预防上呼吸道梗阻的重要性。但出现这一并发症并非本病所独有的，任何致喉痉挛或上呼吸道梗阻的患者均可能引起肺水肿。

4. *MED12* 基因相关疾病（MED12-Related Disorders）是一组表型谱较广的疾病，它与基因突变位点不同有关。除本病外，它还包括：Lujan 综合征、X 连锁 Ohdo 综合征（X-Linked Ohdo Syndrome，XLOS）等。Lujan 综合征，又称（Lujan-Fryns syndrome）或智力障碍-X 连锁并马方体型（intellectual disability，X-linked，with Marfanoid habitus）。X 连锁 Ohdo 综合征，又称睑裂狭窄并智力障碍综合征 Maat-Kievit-Brunner 型（blepharophimosis and mental retardation syndrome，Maat-Kievit-Brunner type）它们既有相似的临床表现，但又各具特征，其麻醉管理可参考本病。

参考文献

［1］ GRAHAM JM JR，SCHWARTZ CE. MED12 related disorders［J］. Am J Med Genet A，2013，161A：2734-2740.

［2］ CLARK RD，GRAHAM JM JR，FRIEZ MJ，et al. FG syndrome，an X-linked multiple congenital anomaly syndrome：the clinical phenotype and an algorithm for diagnostic testing［J］. Genet Med，2009，11：769-775.

［3］ GHOFAILY LA，SIMMONS C，CHEN L，et al. Negative pressure pulmonary edema after laryngospasm：a revisit with a case report［J］. J Anesth Clin Res，2013，3：252.

（郑利民）

第五十节　Opitz 三角头畸形综合征
（Opitz trigonocephaly syndrome）

麻醉管理所面临的主要问题

合并全身多器官与系统畸形

困难气道

术中可能发生不明原因的死亡

【病名】

Opitz 三角头畸形综合征（Opitz trigonocephaly syndrome，OTS），又称三角头畸形综合征（trigonocephaly syndrome）、三角头畸形"C"综合征（trigonocephaly "C" syndrome）、C 综合征（C syndrome）等。

【病理与临床】

1. 本病是一种以三角头畸形为主要临床特征，伴随颅面部畸形、智力迟钝及多器官畸形的先天性疾病，在 1969 年由 Opitz 首次描述。其病因不明，多为散发，部分患者有家族倾向。目前认为它是一种偶然发生的异质性遗传性疾病，可能为常染色体隐性遗传或常染色体显性遗传，部分可能与 CD96 基因变异有关。本病极为罕见，目前全球只有 70 余例报道，无性别差异。我国仅有一例病例报告。

2. 临床表现

（1）特殊面容：头颅呈三角形，前额增宽、两颞侧凹陷、中央突出呈船头样；眼间距宽、睑裂上斜、斜视、内眦赘皮；鼻根发育不全、鼻梁宽而短；外耳畸形，耳位低；小下颌、高腭弓、唇腭裂、颈短、面瘫等。

（2）常合并多个内脏器官的畸形。心血管畸形如：动脉导管未闭、房间隔缺损、室间隔缺损、肺动脉狭窄、永存动脉干、法洛四联症等；肾发育异常甚至缺损、尿道下裂、外阴发育异常；支气管发育不良、喉软化、反复呼吸道感染；食管裂孔疝等。

（3）中枢神经系统表现为肌张力过低、吸吮反射低下、轻至中度的智力障碍及合并癫痫；颅缝早闭，大脑发育异常如脑室扩大、部分脑组织缺如等。

（4）骨骼四肢异常。多指畸形、指骨欠缺、手（趾）蹼；四肢短、关节异常（如：关节挛缩、脱臼等）；皮肤松弛、肌力减退、胸骨畸形等。

【麻醉管理】

1. 麻醉前管理　本病先天性病变可能累及几乎全身所有组织器官，死亡率很高，近50%的患者在出生后一年内死亡。但亦有长期存活者，如：Lalatta报道了一例患者多次接受颅骨成形术并顺利地考上大学。术前应进行详细的检查与评估并制订相应的麻醉管理方案。

2. 目前有关本病麻醉管理的临床报道较少，麻醉管理方面尚有许多不明之处。

（1）首先要注意由于口腔与颌面部畸形，患者可能为困难气道者，应按困难气道准备与处理。

（2）在手术中患者可能会面临不明原因的突然死亡问题。Travan报道了一例年龄五个月的男婴儿，在进行颅面畸形矫治疗手术时意外死亡，而且尸检无任何阳性结果提示。这是继Opitz报告后的第二例死于颅缝早闭修复术的病例。Opitz报道的患者在颅骨成形术后出现不明原因的血尿、心律失常、严重酸中毒及严重的血管内凝血，遗传学、免疫学和风湿学专家根据尸检结果认为，患者死亡原因可能与结缔组织异常和血管脆弱增加致灾难性连锁反应有关。但这些报道均未提及麻醉管理的问题。由于OTS是一种复杂的异质性疾病，目前尚不完全清楚其病理改变，麻醉管理应充分认识到其挑战性，加强监测、细心管理。

（3）颅骨成形术的麻醉管理请见"Apert综合征"等颅缝早闭综合征。麻醉中应避免各种引起颅内压升高的因素，维持血流动力学与呼吸功能的平稳，同时应及时补充血容量。

（唐磊　胥亮　郑利民）

参考文献

［1］TRAVAN L，PECILE V，FERTZ M，et al. Opitz trigonocephaly syndrome presenting with sudden unexplained death in the operating room：a case report［J］. J Med Case Rep，2011，5：222.

第五十一节　Pallister-Hall 综合征
（Pallister-Hall syndrome）

麻醉管理所面临的主要问题

> 可能合并垂体功能不全
> 易误吸
> 困难气道
> 气管拔管困难
> 可能合并其他畸形

【病名】

Pallister-Hall 综合征（Pallister-Hall syndrome，PHS），又称先天性下丘脑错构瘤综合征（congenital hypothalamic hamartoblastoma syndrome）、Hall-Pallister 综合征（Hall-Pallister syndrome）等。

【病理与临床】

1. 本病是一种以多指、会厌裂、下丘脑错构瘤为主要临床表现的常染色体显性遗传性疾病。1980 年由 Judith Hall 与 Philip Pallister 首先报道。Hall-Pallister 综合征不能简写为 HPS，因为"HPS"是 Hermansky-Pudlak 综合征的简写。PHS 的病因与 *GLI3* 基因（7p13）突变有关，*GLI3* 是已知的唯一与 PHS 相关的基因，超过 95% 的受影响个体有可识别的基因突变。*GLI3* 基因编码的 GLI3 蛋白在胎儿早期器官形成与生长发育过程中起着重要作用，但目前尚不清楚其突变如何导致这些畸形或病变的。本病极为罕见，其流行病学资料尚不清楚，根据美国国立卫生研究院（National Institutes of Health）的数据，迄今仅有 100 余例已知病例，无种族差异。

2. 临床表现　轴中或轴后性多指（趾），会厌裂，喉裂，MRI 显示第三脑室底部视交叉后方下丘脑错构瘤。患者可能合并垂体功能不全等内分泌功能障碍。其他还有：肛门闭锁、肾囊肿、泌尿生殖系统畸形、肺分叶畸形及心脏畸形等。部分患者有智力障碍、生长发育延迟、癫痫等。

3. 诊断根据临床表现及基因检测。

【麻醉管理】

1. 麻醉前评估时要注意本病是一种可能累及多器官系统的先天性畸形。尽管大部分患者病情较轻，但部分患者病情严重，这也可以从它的曾用名"脑中枢-内脏早死复合征"（cerebro-acro-visceral early lethalitycomplex，CAVE 复合征）中可见一斑。麻醉前应对患者进行全面仔细的全身检查，据此制订相应的麻醉管理方案。合并垂体功能不全等内分泌功能障碍者，由于促肾上腺皮质激素缺乏，可能出现危及生命的肾上腺皮质功能减退危象，术前应做好充分的皮质激素或其他激素替代治疗。围手术期应给予应激剂量的皮质激素。抗癫痫物应服用至术前，但要注意它们的副作用及与麻醉药的相互作用。文献报道，会厌裂及喉裂者常合并咽喉及吞咽功能障碍，在吞咽时其气道分隔作用受损，易发生误吸及肺部感染。部分患者还可能合并食管气管瘘。术前应严格禁食并控制肺部感染，Riutort 建议麻醉前给与 H_2 受体拮抗剂及非微粒抗酸剂。

2. 气道管理

（1）由于面中部畸形、小下颌及会厌裂、喉裂、腭裂等咽喉部畸形，患者可能为困难气道者。Nogami 报道了一例在全身麻醉下进行下颌骨囊肿摘除手术的 5.5 岁患儿，气管插管顺利。但该患儿分别于 2 个月、10 个月、1 岁、3 岁在不同医院接受全身麻醉，在第一次及第二次麻醉过程中出现插管困难和缺氧。Riutort 报道了一例成人患者，采用纤维支气管镜引导下插管，经过顺利。但如我们多次指出的那样，这些困难气道的患者、尤其是处于生长发育过程的患儿，其气道情况是多变的，前次插管经过只能作为参考，即使前次气道管理顺利，在每次麻醉时都应按困难气道处理。

（2）应注意患者可能有拔管困难。Oe 报道了在全身麻醉下行内镜治疗膀胱输尿管反流的一例 15 岁女性患者，患者有多次麻醉手术史：新生儿期下丘脑肿瘤切除术、8 个月时肛门闭锁手术、11 岁时伽马刀治疗下丘脑复发肿瘤，在第一次和第二次手术后由于气管拔管困难，气管插管时间长达 2~4 周。此次采用全身麻醉下插入喉罩，经喉罩纤维支气管镜检查，发现患者合并声门下狭窄。声门下狭窄是本病的重要并发症之一，在气管插管时应选略细的导管。同时，它也是拔管困难的重要原因。此外，胸壁和肺部畸形（如：发育不全、肺分叶异常）及反复肺部感染亦是拔管困难的重要原因。

3. 目前有关本病麻醉管理的临床报道较少。从现有报道来看，本病无特殊禁忌的麻醉药，但垂体功能不全者应避免用依托咪酯，由于肾脏畸形较为常见，应注意肾功能的保护。本病不属恶性高热高危人群。七氟烷(Nogami,Oe 等)、异氟烷(Riutort 等)已安全用于本病患者。

（郑利民）

参考文献

［1］　RIUTORT KT,FEINGLASS NG,BRULL SJ. Anesthetic implications of Pallister-Hall Syndrome in patients with a bifid epiglottis[J]. Jurnalul Român de Anestezie Terapie intensivã,2009,16:71-74.

［2］　NOGAMI K,TOMINAGA S,SETO M,et al. Anesthetic management of a patient with Pallister-Hall syndrome [J]. J Jap Den Soc Anesth,2003,31:181-185.

［3］　OE Y,GODAI K,MASUDA M,et al. Difficult airway associated with bifid glottis and coexistent subglottic stenosis in a patient with Pallister-Hall syndrome:a case report[J]. JA Clinical Reports,2018,4:20.

第五十二节　帕 金 森 病
（Parkinson disease）

麻醉管理所面临的主要问题

　　多见于高龄,常合并心脑血管、呼吸、代谢等全身性疾病

　　吞咽困难,误吸,肺部感染

　　治疗用药的副作用及与麻醉药的相互作用

【病名】

帕金森病(Parkinson disease,PD),又称震颤麻痹(paralysis agitans)。

【病理与临床】

1. PD 是继阿尔茨海默病之后第二常见的中枢神经系统退行性疾病,65 岁以上人群患病率为 1/10 万,男性稍多于女性。常呈隐袭性发病,病程呈慢性进展,震颤、肌肉强直、运动不能、姿势和平衡障碍为其主要表现,5~8 年后约半数患者需要帮助。根据发病年龄,PD 分为晚发型、早发型,后者又分为青年型、少年型。其中,晚发型发病年龄大于 50 岁,发病年龄小于 50 岁者为早发型(early-onset Parkinson disease,EOPD),EOPD 约占 PD 总数的 5%~10%。发病年龄在 21~50 岁为青年型(young-onset Parkinson disease,YOPD),发病年龄小于 21 岁者为少年型(juvenile Parkinson disease,JP)。其中,EOPD 与 YOPD 已列入国家卫健委等五部门《第一批罕见病目录》。

2. PD 的病变在锥体外系,其病因尚不完全清楚,可能与神经系统老化、环境因素、遗传易感性因素有关。而 EOPD 多有明显的阳性家族史,遗传因素在其中起着重要作用,它有常染色体显性与隐性遗传二种方式,目前已有 20 多基因被明确地定位。其中,常染色体显性遗传相关基因包括:*SNCA*、*LRRK2*、*UCH-L1*、*VPS35* 等,常染色体隐性遗传相关基因包括:*Parkin*、*PINK1*、*DJ-1*、*ATP13A2* 等,其他还有一些易感基因。不同基因突变可能还会出现一些相关基因特有的临床特征,详细请参考相关专著。本病的主要病变在黑质、苍白球及纹状体,其中黑质受累最严重。正常时黑质纹状体通路的多巴胺与乙酰胆碱处于动态平衡。黑质-纹状体中多巴胺神经元细胞变性造成多巴胺含量减少,使多巴胺与乙酰胆碱平衡失调、乙酰胆碱兴奋性相对占优势是本病的主要原因。近年来发现一些其他神经递质也在本病中起作用,如:去甲肾上腺素与体位性低血压症状有关,乙酰胆碱与认知行为有关,谷氨酸与运动障碍有关,血清素

与抑郁、焦虑和睡眠异常有关。因此本病可能是一种涉及广泛中枢神经系统病变的疾病。中枢神经系统的其他病变影响到锥体外系时也有相同的临床表现,称帕金森综合征(Parkinson syndrome)。

3. 临床表现　震颤、肌强直或动作缓慢、步态障碍、疼痛性肌痉挛、面具脸,常合并精神障碍及语言障碍等。晚发型通常从发病至诊断时间平均 2.5 年。EOPD 认知功能损害出现较晚,容易发生情绪障碍及行为障碍,治疗后容易出现左旋多巴诱导的运动并发症。

(1) 震颤:多自一侧上肢远端开始,逐渐扩展到同侧下肢及对侧上下肢。疾病早期震颤仅于肢体处于静止状态时出现,随意运动时可减轻或暂时停止,情绪激动使之加重,睡眠时完全停止。

(2) 肌强直:肌张力增高,以颈肌、肘、腕、肩和膝、踝关节活动时肌强直更显著。关节被动运动或伸屈肢体时出现"铅管样强直"或"齿轮样强直"现象。常合并步态异常。严重者腰部前弯几乎可成为直角,肌强直严重者可引起肢体的疼痛。

(3) 运动障碍:是本病的主要致残原因。由于肌肉强直加上姿势、平衡反射障碍可引起一系列的运动减少现象,表现为运动启动困难和速度减慢。表情缺乏、瞬目少、"面具脸"及写字过小征。后期生活不能自理,长期卧床,严重者构音、咀嚼、吞咽困难及大量流涎。

(4) 自主神经功能障碍:便秘、性功能障碍、尿失禁、多汗、体位性低血压,体温调节障碍等,疾病早期体位性低血压约为 36%,进展期为 47%。

4. 诊断　主要依据临床表现,基因检测可明确基因类型。

5. 治疗

(1) 药物治疗

A. 多巴胺替代药:左旋多巴及其复方制剂苄丝肼左旋多巴、卡比多巴-左旋多巴(carbidopa-levodopa)等。

B. 多巴胺受体激动剂:麦角类包括:溴隐亭、培高利特、d-二氢麦角隐亭、卡麦角林和利舒脲等;非麦角类包括:普拉克索、罗匹尼罗、吡贝地尔、罗替戈汀、阿朴吗啡等。

C. 抗胆碱药:苯海索等。

D. 金刚烷胺。

E. 单胺氧化酶 B 型(MAO-B)抑制剂:司来吉兰、雷沙吉兰等。

F. 儿茶酚-O-甲基转移酶(COMT)抑制剂:恩托卡朋、托卡朋等。

(2) 手术治疗包括:脑深部电刺激及苍白球内侧部、丘脑腹中间核、丘脑底核等神经核毁损术。手术治疗的效果有限,仅作为药物治疗的一个补充手段。

【麻醉管理】

1. 麻醉前管理　随着药物治疗的进步,患者的预期寿命大大提高,接受其他外科手术的机会增多。此外,本病特殊的手术治疗(脑深部电刺激及相关神经核毁损术)近年来亦较为广泛开展,应加强术前管理:

(1) 多为老年,可能合并多种老年性疾病(如:心脑血管疾病、糖尿病等)及抑郁、焦虑、幻觉、认知障碍或痴呆等精神障碍,加上患者运动功能减退,甚至可能长期卧床及吞咽与进食困难,全身状况差,易误吸及合并肺部感染,甚至深静脉血栓,术前要加强全身管理及营养支持。呼吸系统并发症是本病患者最常见的死亡原因,择期手术应在肺部感染控制、全身状态改善后进行。

(2) 自主神经系统功能障碍是本病重要临床特点。除表现为便秘、性功能障碍、多汗外,还容易发生体位性低血压,其原因与心血管交感神经分布减少和压力反射衰竭有关,而左旋多巴等治疗更加重其病变。患者术中容易发生严重低血压,麻醉前应充分补充血容量,α-肾上腺素激动剂米多君及选择性外周多巴胺受体拮抗剂多潘立酮应持续服用至术前。术中应加强血流动力学监测与管理。

(3) 注意术前治疗用药的副作用及与麻醉药的相互作用。药物治疗是控制本病症状的重要治疗手段,在这数多的药物中,左旋多巴(L-Dopa)依然是无可替代的治疗用药。左旋多巴是多巴胺前体,通过血-脑屏障进入脑、脱羧成为多巴胺而起治疗作用。要注意左旋多巴可增加血中多巴胺浓度及促进去甲肾上腺素的释放,既可兴奋肾上腺素 α 与 β 受体、使血压升高、心率增快,又可因多巴胺受体兴奋而扩张内脏血管,在麻醉中可引起剧烈的血压改变,加之自主神经功能障碍,在麻醉诱导及改变体位时可出现体位性低血压。尤其是氟烷麻醉时可引起严重的心律失常。关于术前是否停用左旋多巴的问题,目前有争议。有文献报道认为麻醉前停药可减少术中血流动力学的波动。同样,亦有作者认为术后早期给与左旋多巴不仅不能阻止"开关现象",相反可增加心血管不良反应,故不主张早期急于重新用药。但长期用药者突然停药,可引起帕金森高热综合征(parkinsonism-hyperpyrexia syndrome)与多巴胺激动剂戒断综合征(表现为焦虑、抑郁、紧张和心悸),其中,帕金森高热综合征与抗精神病药物的恶性综合征(neuroleptic malignant syndrome,NMS)有相似的临床表现(发热、肌强直、无汗、血 CPK升高等)(见"精神分裂症")。近年大部分作者(如:Wüllne 等)不主张术前停药,不仅如此,如果长时间手术,术中亦应按其用药习惯继续给药,不能口服者,可通过胃管给药,在术后尽快恢复给药,但要注意,过大剂量应用这些药物可引起严重的运动障碍,甚至危及患者的生命,麻醉前最好有神经内科专家指导其应用。MAO-B 抑制剂应该在手术前三周停药,抗胆碱药有引起术后谵妄及认知功能障碍的风险,术前应停药。其他药物是否停用? 可参考神经内科医师的意见。此外,要注意这些治疗药物的毒副作用,多数药物都有肝肾功能损害作用,如:金刚烷胺、COMT 抑制剂、MAO-B 抑制剂等,而麦角类多巴胺受体激动剂可致心脏瓣膜病变和肺胸膜纤维化,而某些药物(如:哌替啶)与 MAO-B 抑制剂合用可引起肌肉强直、躁动和高热等严重的异常反应。MAO-B 抑制剂亦禁与 5-羟色胺再摄取抑制剂(SSRI)合用。

(4) 由于神经精神异常及运动障碍,容易发生跌跤及坠床事故,围手术期应加强护理,并有专人守护。

2. 麻醉方法的选择 由于 PD 患者震颤、强直、运动障碍,原则上应选择全身麻醉。脑深部刺激电极埋置术及神经核毁损术最好在清醒镇静加局部麻醉下进行,其优点是有助于准确定位并避免伤及其他脑部位。但由于震颤,实际上在临床上较难实施,有文献报道可给予小剂量中枢性肌松药地西泮或咪达唑仑,但部分患者无效。必要时应考虑在全身麻醉下施行。由于自主神经功能障碍及术前治疗用药的影响,可出现严重血流动力学改变,加之震颤可妨碍麻醉穿刺及手术操作,本病不推荐椎管内麻醉。

3. 麻醉药物的选择

(1) 静脉全身麻醉药:曾文献报道硫喷妥钠可诱发 PD 样症状,在动物实验中亦观察到硫喷妥钠可减少多巴胺释放,但硫喷妥钠这一作用对正在用左旋多巴治疗的患者有何影响尚不得而知。尽管丙泊酚用于本病患者有导致运动障碍的个案报道,但通常认为它是本病理想静脉麻醉药物。亦有文献报道推荐用右美托咪定(如:Deogaonkar 等),脑深部刺激电极置入术中它甚至可控制异丙酚诱导的运动障碍。

(2) 吸入麻醉药:吸入麻醉药对大脑的多巴胺浓度有多重作用。一方面,阻止多巴胺突触的再摄取,因此增加其细胞外浓度;另一方面它还影响多巴胺自发性释放。对正服用左旋多巴的患者,应避免用氟烷,因其可增加心肌对儿茶酚胺的敏感性。异氟烷和七氟烷致心律失常作用较小,但要注意可能引起严重的低血压,麻醉开始前应该补足血容量。

（3）阿片类镇痛药:芬太尼、苏芬太尼、瑞芬太尼等是安全的。但有报道阿片类药物引起的肌肉强直可以使原有症状恶化,应注意给药速度及用药剂量。前已述及,单胺氧化酶 B 抑制剂要避免与哌替啶合用。

（4）其他:禁止使用可能引起或加重本病症状的药物,特别是甲氧氯普胺、氟哌利多、吩噻嗪类的药物。由于本病患者多合并有运动神经元病变,故肌松剂使用应慎重,避免使用琥珀胆碱,必要时可用非去极化肌松剂。此类患者对麻黄碱及其他间接作用型升压药的敏感性下降,可用去甲肾上腺素、去氧肾上腺素等直接作用型药物。

（吴宁　刘友坦　郑利民）

参考文献

［1］ FERNANDEZ HH. 2015 Update on Parkinson disease［J］. Cleve Clin J Med,2015,82:563-568.

［2］ WÜLLNER U,STANDOP J,KAUT O,et al. Parkinson's disease. perioperative management and anesthesia［J］. Anaesthesist,2012,61:97-105.

［3］ HERTEL F,ZÜCHNER M,WEIMAR I,et al. Implantation of electrodes for deep brain stimulation of the subthalamic nucleus in advanced Parkinson's disease with the aid of intraoperative microrecording under general anesthesia［J］. Neurosurgery,2006,59:E1138.

［4］ DEOGAONKAR A,DEOGAONKAR M,LEE J Y,et al. Propofol-induced dyskinesias controlled with dexmedetomidine during deep brain stimulation surgery［J］. Anesthesiology,2006,104:1337-1339

第五十三节   Parry-Romberg 综合征
（Parry-Romberg syndrome）

麻醉管理所面临的主要问题

> 困难气道
> 牙齿保护
> 可能合并中枢神经系统病变
> 可能合并其他自身免疫性疾病

【病名】

Parry-Romberg 综合征(Parry-Romberg syndrome),又称面部偏侧萎缩症(hemiatrophia facialis)、进行性面部偏侧萎缩症(progressive facial hemiatrophy,progressive hemifacial atrophy)、Romberg 综合征(Romberg syndrome)。

【病理与临床】

1. 本病是一种以单侧面部皮肤、皮下组织、肌肉甚至骨骼进行性萎缩性为临床特点的少见疾病。1825 年由 Parry 首先报道,1846 年 Romberg 对其进行了详细的描述。由于疾病经常未被诊断或误诊,其真实患病率尚不清楚,估计约为 1/250 000,女性多见。其病因不明,可能与病毒感染、血管或神经系统炎症、面部或头部创伤、血管形成异常、遗传因素及自身免疫等多因素有关。近年自身免疫在本病的发病机制中受到重视,患者体内可能检出抗核抗体(ANA)

等多种抗体。一些指南将其归类于局限性硬皮病（localized scleroderma，LS）。与系统性硬化症的局限性皮肤型（limited cutaneous systemic sclerosis，lcSSc）不同（见"系统性硬化症"），LS（又称硬斑病）是一种是以局部皮肤及其皮下组织病变、继而纤维化为特征的独立的萎缩性结缔组织疾病，少有血管病变及内脏损害。但 Parry-Romberg 综合征与 LS 的关系有争议，因为后者对药物治疗有反应，而前者是渐进性的。

2. 临床表现

（1）大多数在 20 岁之前出现症状。一侧面部皮肤、皮下组织、肌肉甚至骨骼进行性萎缩，萎缩的程度与进展有很大的不同，从病变轻微，到明显的面部不对称。皮肤变薄、皮脂与汗液分泌减少、有时呈瘢痕样与皮下组织粘连。肌肉萎缩，但收缩功能存在。严重者一侧面部出现凹陷，病变可局限于一侧面部，或可累及同侧或对侧躯体，少数患者可累及双侧面部。

（2）神经症状：偏头痛、三叉神经痛、面部感觉异常（如：刺痛感或灼烧感）及癫痫发作（通常为局限性癫痫）。眼部异常：凹陷、上睑下垂、异色症、虹膜炎等。

【麻醉管理】

1. 麻醉前管理　患者可能合并有包括自身免疫性疾病及神经系统异常在内的多种全身性病变，麻醉前应仔细检查评估。Karkar 强调全身管理的重要性及麻醉管理的重点是潜在的困难气道、结缔组织疾病、神经和心血管与呼吸系统并发症。其中，神经系统并发症很常见，包括癫痫发作、偏头痛、脑萎缩、脑神经病、颅内动脉瘤和其他颅内血管异常、脑囊肿等，MRI 示脑内钙化和白质病变。其中，特别值得注意的是可能合并颅内动脉瘤，de Lange 等报道了一个合并巨大颅内动脉瘤的病例。由于本病多呈缓慢进行性发展，在每次手术麻醉前均应仔细评估。由于面容畸形，患者常合并焦虑和抑郁等心理障碍，术前应加强精神安慰并适当镇静。抗癫痫及三叉神经痛治疗药可服用至术前，但应注意其副作用。

2. 气管插管　面部畸形、下颌关节及咬肌受累致张口困难、颌骨畸形致上下颌咬合不良、颈部活动障碍等颌面与口腔异常，可能出现面罩通气及气管插管困难。此类患者麻醉前应仔细评估气道情况，并做好相应准备，必要时应采用纤支镜引导清醒插管。对仅因面部畸形造成面罩通气困难、而无插管困难者，可采用纱布等辅助封堵。Jayaram 等报道了三例本病患者的麻醉经验，麻醉前检查时均有面罩通气困难，其中二例通过预先准备好的纱布海绵包填塞面部凹陷部位，有效地防止了面罩漏气；但另一例既往有面部手术史、面部严重变形的患者，在麻醉前检查时发现用纱布海绵包堵塞无效、改用橡皮泥填塞。由于患者多合并牙根外露及牙齿松动，在进行气道操作时要注意保护牙齿。

3. 目前有关本病麻醉管理的报道较少，Karkar 与 Jayaram 报道的病例采用静脉全身麻醉，但未介绍具体药物，据推测临床常用的静脉全身麻醉药是安全的。由于病变常累及肌肉，应慎用肌松剂。确需使用者，应在肌松监测下用小剂量非去极化肌松药，不建议用琥珀胆碱。肌松监测应选择在正常一侧的肢体。目前无本病与恶性高热有关联的报道，但有作者认为不能除外此风险。由于自主神经功能受损，麻醉中应注意加强循环管理、维持血流动力学的稳定。

（郑利民）

参考文献

[1] DUYMAZ A，KARABEKMEZ FE，KESKIN M，et al. Parry-Romberg syndrome：facial atrophy and its relationship with other regions of the body[J]. Ann Plast Surg，2009，63：457-461.

[2] DESHINGKAR SA，BARPANDE SR，BHAVTHANKAR JD，et al. Progressive hemifacial atrophy（Parry-Rom-

berg Syndrome)[J]. Contemp Clin Dent,2012,3(Suppl1):S78-S81.

[3] 浅野善英,藤本学,石川治,他(限局性強皮症診断基準,重症度分類,診療ガイドライン委員会).限局性強皮症診断基準,重症度分類,診療ガイドライン[J].日皮会誌,2016,126:2039-2067.

[4] AYD NH,YOLOGLU Z,SARG NH,et al. Parry-Romberg syndrome physical,clinical,and imaging features. Neurosciences(Riyadh),2015,20:368-371.

[5] DE LANGE IH,VAN OPLOO AM,HALBERTSMA FJ,et al. Parry Romberg syndrome presenting with a giant intracranial aneurysm:a case report[J]. Oxf Med Case Reports,2017,2017:omx017.

[6] KARKAR AM,TAO H. Anesthesia management of a patient with Parry Romberg syndrome:A case report[J]. J Anesth Clin Res,2014,5:397-399.

[7] AYARAM K,GURAJALA I,RAMACHANDRAN G. Difficult mask ventilation made easy:three cases of Parry Romberg syndrome[J]. Indian J Anaesth,2016,60:280-283.

第五十四节　Pelizaeus-Merzbacher 病
(Pelizaeus-Merzbacher Disease)

麻醉管理所面临的主要问题

中枢神经系统广泛性病变
预防呼吸系统合并症
预防痉挛(癫痫)发作
注意脑电麻醉深度监测的准确性

【病名】

Pelizaeus-Merzbacher 病(Pelizaeus-Merzbacher disease,PMD)、又称 Hypomyelinating 脑白质营养不良 1 型(hypomyelinatingleukodystrophy 1,HLD1)、家族性大脑弥漫性硬化(sclerosis,diffuse familial brain)等。

【病理与临床】

1. 本病是一种先天性广泛性脑白质脱髓鞘性疾病,归属于"脑白质营养不良"。1885 年 Palizaeus 首次报道,1910 年 Merzbacher 发现它为 X-连锁隐性遗传。病理学特征为脑白质髓鞘减少。它极为罕见,据估计在美国患病率约为 20 至 50 万分之一,德国每 10 万例活产中 0.13 例,而在日本 10 万例活产中为 1.45 例。PMD 为 X-连锁隐性遗传,主要影响男孩,女性杂合子基因携带者亦可发病,但症状轻微且出现较晚。现已证实,本病是由于 X 染色体长臂上(Xq13-q22)的蛋白脂蛋白基因(Proteolipid protein 1,*PLP1*)突变所致。*PLP1* 基因编码 PLP1 与 DM20 二种蛋白脂蛋白,它们是构成脑白质的主要成分——髓鞘的重要物质。PMD 的病变为弥漫性的,大脑、小脑、脑干和脊髓等均可受累,致相应脑组织结构与功能异常。X-连锁隐性遗传 PMD 中约 80%~95%有 *PLP1* 基因异常,但亦有约 5%~20%的男性无 PLP1 基因突变,提示可能还有其他基因异常的参与。本病与痉挛性麻痹 2 型(spastic paraplegia 2,SPG2)同属 *PLP1* 相关性疾病(PLP1-related disorders),SPG2 是一个独立的疾病,但亦有作者半其划归于 PDM 的一型。此外,还有一种"类 Pelizaeus-Merzbache 病(Pelizaeus-Merzbacher-like disease,PMLD)",临床上与 PMD 难以区分。这是一种常染色体隐性或显性遗传性疾病,它可能与 *GJC2/GJA12*、*HSP60*、*Hyccin* 基因突变有关。因 PMLD 及前述的 SPG2 在病理与临床及麻醉管理方面相似,本文一并叙述。

2. 临床表现

（1）新生儿期或幼儿期起病,眼球震颤,肌张力低下,常伴精神运动、语言、运动、认知功能障碍及进食与喂养困难、生长发育缓慢。病情持续发展,出现头部和颈部震颤、肌肉僵硬与痉挛、严重的共济失调、癫痫发作、关节挛缩畸形等及吞咽困难、气道梗阻与喘鸣,患者寿命缩短。

（2）MRI 示 T2 增强,中枢神经系统白质弥漫性高信号脱髓鞘样改变。

（3）分型（表 2-4）。

表 2-4　PLP1 相关性疾病及 Pelizaeus-Merzbacher 病的分型

表现型	发病年龄	神经学症状	运动障碍	语言障碍	死亡年龄
新生儿型（connatal PMD）	新生儿	眼颤,吞咽肌力低下,喘鸣,肌张力下降,严重痉挛,认知障碍	不能行走	不能会话。但有时能理解语言	新生儿期至20 岁
经典型（classic PMD）	5 岁内	出生后 2 个月眼震颤,肌张力下降,痉挛性四肢不完全性麻痹,认知障碍	要扶持。年长后不能行走	通常可以会话	20 至 40 岁
过渡型（transition PMD）	介于新生儿型与经典型之间	介于新生儿型与经典型之间	介于新生儿型与经典型之间	介于新生儿型与经典型之间	介于新生儿型与经典型之间
功能丧失型 PLP1 null 综合征	5 岁内	无眼震颤。轻度痉挛性四肢不完全性麻痹,轻微末梢感觉丧失,共济失调,轻至中度认知功能障碍	可步行	可会话。但青春期后恶化	40 至 50 岁
复合型痉挛性瘫痪 2 型	5 岁内	眼震颤,共济失调,自主神经功能障碍（神经源性膀胱）,痉挛性步行,轻度自主神经功能障碍（神经源性膀胱）,痉挛性步行,或无	可步行	可会话	30 至 60 岁
单纯型痉挛性瘫痪 2 型	5 岁内,亦有20 至 30 岁者	自主神经功能障碍（神经源性膀胱）,痉挛性步行,无认知功能障碍	可步行	可会话	正常

3. 诊断　依据临床表现、MRI 检查,*PLP1* 基因检测可确诊。

【麻醉管理】

1. 本病是一种弥漫性中枢神经系统病变,患者可以出现所有神经功能受损的症状与体征;其病情亦有轻有重,严重者在出生后不久死亡,轻症者可存活多年,因而有较多的手术麻醉机会。麻醉前应对患者神经功能受损的范围、程度及全身状况进行全面而仔细的评估。尽量改善其营养状况,控制肺部感染,合并癫痫者抗癫痫药应服用至术前。由于智力障碍,麻醉前评估与麻醉诱导常不合作,甚至抗拒,应适当地镇静并请其信任的照料者协助。

2. 呼吸系统并发症是患者最主要的死亡原因,围手术期呼吸管理是本病的麻醉管理重点。目前有关本病麻醉管理的文献较少,我们检索到的三篇文献均强调了呼吸管理的重要性。患者呼吸肌受累、呼吸贮备功能下降;咽喉部神经肌肉病变致吞咽、咳嗽等咽喉部防御反射受损;胃排空障碍、胃食管反流及大量口咽部分泌物等;这些不仅容易导致吸入性肺炎,在麻醉恢复期还可引起严重的呼吸抑制。麻醉前最好行胃部超声检查,以排除饱胃;对胃排空障碍者,应延长禁食时间;要注意尽管胃管吸引可排空潴留的胃液,但它无法排空胃内食物残渣;麻醉可采取清醒或快诱导下插管。麻醉后应待呼吸功能完全恢复后拔管,必要时应做好呼吸机治疗的准备。

3. 本病无特殊禁忌的麻醉药。由于神经肌肉病变,应禁用去极化肌松药,可在肌松监测下慎用非去极化肌松药。要特别注意防止痉挛或癫痫发作,麻醉药应尽量选用具有抗惊厥作用的药物(见"Rett 综合征"、"Sotos 综合征"、"神经元蜡样脂褐质储积症"),同时要注意避免过度通气造成低二氧化碳血症。其中,高浓度七氟烷有明确的致惊厥作用,应避免之。文献报道(Walder 等)丙泊酚可致癫痫样现象(SLP),但由于它有 GABA 激动与钠电流和钙电流阻滞作用,临床证实它亦有良好的抗惊厥作用,与低浓度七氟烷一样用于临床被认为是安全的全身麻醉药。Kamekura 认为地氟烷起效与苏醒迅速,且无致惊厥作用,最为安全。为保证恰当的麻醉深度,Kamekura 强烈推荐麻醉中进行 BIS 监测。但要注意,重症脑病患者采用 BIS 等从脑电监测数据推导而来的麻醉深度监测指标可能出现偏差。Wang 等报道,在 PMD 晚期可能出现脑电图异常,表现为 α 波变慢,并出现 δ 波和 θ 波。因此,对严重 PMD 患者,其 BIS 值的可靠性降低。Kamekura 建议在进行 BIS 监测前行脑电图检查,术前脑电图正常的患者,BIS 监测值通常是可靠的。本病肌肉结构未见异常构象,不属恶性高热高危者。Kawaai 报道一例 4 岁患儿三次用七氟烷麻醉、Kamekura 报道一例 20 岁患者用地氟烷麻醉、Tobias 报道一例 4 岁患儿用异氟烷麻醉,均无异常反应。

(郑利民)

参考文献

[1] KAMEKURA N,NITTA Y,TAKUMA S,et al. General anesthesia for a patient with Pelizaeus-Merzbacher disease[J]. Anesth Prog,2016,63:91-94.

[2] KAWAAI H,MISHINA Y,TANAKAI K. A case of dental treatment under general aAnesthesia for a pediatric patient with Pelizaeus-Merzbacher disease[J]. OHDM,2015,14:460-463.

[3] TOBIAS JD. Anaesthetic considerations for the child with leukodystrophy[J]. Can J Anaesth. 1992;39:394-397.

[4] WALDER B,TRAMÈR MR,SEECK M. Seizure-like phenomena and propofol:a systematic review[J]. Neurology. 2002;58:1327-1332.

第五十五节　Pfeiffer 综合征
(Pfeiffer syndrome)

麻醉管理所面临的主要问题

颅内压高,中枢神经受损,神经精神发育障碍

可能合并多种先天畸形

可能合并喉及气管异常

困难气道

易发生呼吸合并症

矫治手术创伤大、出血多

外周静脉穿刺困难

【病名】

Pfeiffer 综合征(Pfeiffer syndrome),译名斐弗综合征。又称尖头并指(趾)畸形 V 型(acrocephalosyndacty type V;ACS5,ACSV)、Noack 综合征(Noack syndrome)、颅骨-骨骼-皮肤发育不良(craniofacial-skeletal-dermatologic dysplasia)。

【病理与临床】

1. 本病是一种以颅缝早闭、宽拇指(趾)为临床特征的罕见常染色体显性遗传性疾病,1964 年由 Pfeiffer 最先报道,在活产儿中患病率约为 10 万分之一,欧美报道较多,亚州较少,但在日本已有数十例临床报道。其原因与成纤维细胞生长因子受体(FGFR)基因 *FGFR1*(染色体 8p11.2-p11)和 *FGFR2*(染色体 10q26)突变引起。*FGFR1* 与 *FGFR2* 基因在细胞分裂与成熟的相关细胞信息传导过程中起着重要的作用,基因的突变可促进发育中的骨细胞成熟,导致颅骨缝(冠状缝、人字缝、矢状缝)及拇指(趾)过早融合。

2. 临床表现　短、宽拇指和大脚趾。颅缝过早融合,头颅尖短,前额高度突出如苜宿叶状头颅畸形(cloverleaf 状头颅);面部中部发育不全,颅面不对称,上颌骨发育不良和相对下颌前突,低鼻梁,眼球突出,外斜视;耳位低,外耳道狭窄及耳部感染。常伴智力发育迟缓,中脑导水管梗阻及脑积水,颅内压增加出现视觉异常,严重者出现小脑和脑干疝。可能合并内脏畸形如肾积水等。1993 年 Cohen 将本病分为 3 型,其中 2 型与 3 型由于严重的神经系统损害和呼吸系统问题,早期死亡风险增加。1 型是由 *FGFR1* 或 *FGFR2* 基因突变引起的,2 型和 3 型是由 *FGFR2* 基因突变引起。

1 型:"经典型",包括短头、面中部发育不全及手指与脚趾异常,神经精神发育正常,预后较好。

2 型:苜宿叶状头颅畸形、颅内压升高、手指和脚趾异常、肘关节僵硬、神经精神发育迟缓和神经并发症。

3 型:与 2 型类似,但无苜宿叶状头颅畸形,其诊断困难。

3. 主要治疗方法是手术重建,通常需要一系列的分期手术。包括婴儿期颅骨减压成形术及年长儿或成年后面中部整形手术等。

【麻醉管理】

1. 临床上以颅缝早闭为主要特征的综合征很多,其中与 FGFR 基因相关颅缝早闭综合征有 8 个:Pfeiffer 综合征、Apert 综合征、Crouzon 综合征、Beare-Stevenson 综合征、Jackson-Weiss 综合征、合并黑色表皮症的 Crouzon 综合征、Muenke 综合征(与 *FGFR3* 相关的非综合征性冠状缝早闭症)、与 *FGFR2* 相关的非综合征性冠状缝早闭。此外,还有 Opitz 三角头畸形综合征、Saethre-Chotzen 综合征、Carpenter 综合征、Antley-Bixler 综合征、Baller-Gerold 综合征等。由于颅缝过早闭合,它们的共同表现为头颅及颌面部畸形、颅内高压与脑组织受损,其麻醉管理原则有共同之处(见"Apert 综合征")。

2. 麻醉前管理的重点是对合并的全身畸形进行充分评估,尤其要注意气道、呼吸功能及可能合并先天性心脏畸形。由于外耳道闭锁可能会导致传导性听力丧失、沟通困难,加上可能合并神经精神发育迟缓,患者常不能合作,麻醉前常需要适当的镇静,但要注意患者对镇静药极为敏感,可引起严重的呼吸抑制,应尽量避免应用。在父母亲协助下进行麻醉诱导及麻醉苏醒后的管理,有时比镇静剂更为安全有效。抗癫痫药应服用至术前。

3. 气管插管　要重点注意以下几点:①由于面中部(口咽腔及颌面部)畸形及可能合并颈椎融合,患者为困难气道者,应按困难气道处理;②与 Apert 综合征相似,患者可能合并后鼻孔闭塞或狭窄,拟经鼻气管插管者麻醉前应仔细检查评估;③部分患者可能合并 Chiari 畸形,应注意气管插管及头颈部操作可能导致颈髓与脑干损伤;④声门下气道狭窄较为常见,应准备稍细气管导管。

4. 呼吸管理　呼吸道感染等并发症是患者主要死亡原因。Erten 报道了一例 1 岁患儿行颅骨成形术麻醉管理经验,重点强调了呼吸管理的重要性。其主要原因包括:①上颌发育不全导致后鼻孔狭窄或闭锁,咽喉腔狭窄致阻塞性睡眠呼吸暂停(OSA)。②胃排空障碍可导致反流及反复发生误吸。③可能合并气管套筒样软骨(tracheal cartilaginous sleeve,TCS),TCS 可使气管扩张性消失并减弱其自净能力;中野报道了 23 例颅缝早闭(包括 Pfeiffer 综合征、Apert 综合征、Crouzon 综合征及冠状缝早闭综合征)行颅骨成形术患儿,有 9 例需要气管切开。其中,5 例合并 TCS。在 5 例中又有 4 例为 Pfeiffer 综合征(2 例 2 岁左右患儿因气道出血或肺部感染死亡)。④可能合并喉头、气管、支气管软化及喉返神经麻痹等。总之,此类患者呼吸功能非常脆弱,容易发生感染、呼吸抑制,甚至窒息等并发症。围麻醉期应加强呼吸监测与管理,术后应作好呼吸机治疗的准备。有作者主张避免使用苯二氮䓬类药物和长效阿片类药物,以预防它对呼吸的抑制及增加 OSA 的风险。可使用七氟烷、丙泊酚和瑞芬太尼等短效药物,以便在手术结束时能可靠地恢复气道反射和自然通气。在可能的情况下,用区域神经阻滞等局麻技术来补充全身麻醉,以减少阿片类药物的需求。

5. 其他　注意眼保护、患者可能长期治疗及上肢关节挛缩屈曲致周围静脉穿刺困难、要避免增加颅内压升高的各种因素等。此外,患儿多次手术,颅骨及颌面部成形术创伤大、时间长、出血多等,其麻醉管理见相关专著及"Apert 综合征"。

（郑利民）

参考文献

[1] COHEN MM JR. Pfeiffer syndrome update,clinical subtypes,and guidelines for differential diagnosis[J]. Am J Med Genet,1993,45:300-307.

[2] ERTEN E,ÇEKMEN N,BILGIN F,et al. Respiratory and cranial complications during anaesthesia in Pfeiffer Syndrome[J]. Brain Disord Ther,2015,4:175.

[3] HOCKSTEIN NG,MC GINN DM,ZACKAI E,et al. Tracheal anomalies in Pfeiffer syndrome[J]. Arch Otolaryngol Head Neck Surg,2004,130:1298-1302.

[4] 中野友明,愛場庸雅,久保武志,他. 頭蓋縫合早期癒合症に認めた気管形態異常[J]. 日耳鼻,2008,111:623-627.

第五十六节　PHACE 综合征
(PHACE syndrome)

麻醉管理所面临的主要问题

合并脑血管病变与脑畸形

合并心血管畸形

可能合并内分泌异常及其他先天畸形

注意气道内血管瘤

注意术前治疗药的副作用

【病名】

PHACE 综合征（PHACE syndrome），又称 PHACE 联合征（PHACE association）、PHACES 联合征（PHACES association）。

【病理与临床】

1. 本病是一种与眼、心脏、大动脉和大脑畸形间有一定关联的先天性头颈面部血管瘤畸形，1978 年由 Pascual-Castroviejo 首先描述，1996 年 Ilona Freidan 综述了 43 例面部血管瘤病例，并将其命名为 PHACE 综合征。它的病名源于其五种主要病变的英文首位字母：颅后窝畸形 P（Posterior fossa malformations）、血管瘤 H（Hemangiomas），动脉异常 A（Arterial anomalies）、主动脉缩窄与心脏缺陷 C（Coarctation of the aorta and cardiac defects）、眼睛畸形 E（Eye abnormalities）。由于本病还可能合并其他异常（如：内分泌异常和胸骨缺损等），故又在 PHACE 后加上"S"，亦称为 PHACES 综合征。本病病因不明，可能与妊娠 3~12 周胚胎期血管分化异常有关。其患病率尚不清楚，在普通人群中可能被低估。其中，白人和西班牙裔患者占大多数病例，女多于男（9∶1），一项报道认为本病可能与 Sturge-Weber 综合征一样常见，甚至患病率更高。

2. 临床表现

（1）头面颈部及手臂或躯干部节段性血管瘤。血管瘤可溃破及出血。眼球血管瘤可导致失明，耳内血管瘤或脑听觉通路血管瘤可导致听力丧失。头颈部血管瘤呈节段样分布：第一节段（额颞部）：包括前额和颞部，多合并相关脑畸形；第二节段（上颌部）：包括脸颊部；第三节段（下颌部），与心脏异常和气道血管瘤相关；第四节段（鼻额部）：包括前额和面中部。腰骶背部或肛门和生殖器周围血管瘤不属于 PHACE 综合征病谱。脑血管瘤及脑动静脉畸形，可导致卒中、癫痫。脑先天性畸形包括 Dandy-Walker 畸形、小头畸形、胼胝体发育不全、小脑发育不全、皮质脑组织的幕上畸形，导致肌肉张力减退、瘫痪、癫痫发作等。Dandy-Walker 畸形，又称 Dandy-Walker 梗阻性脑积水（hydrocephalus，noncommunicating，Dandy-Walker type）或 Luschka-Magendie 孔闭锁；它是一种先天性小脑发育畸形，主要病理改变为小脑蚓部小或缺失及第四脑室扩张、脑积水。症状多在出生后一年内出现，表现为脑积水及大头畸形，协调运动、智力、情绪和其他神经功能障碍，半数有智力障碍，运动发育迟缓、肌肉僵硬和下肢瘫痪（痉挛性截瘫）、癫痫，亦可能有听力和视力障碍。患者常合并其他脑部结构异常，包括：胼胝体发育不全、枕叶脑膨出等；其他系统问题可能包括：心脏缺陷、泌尿生殖道畸形、多指（趾）、面部异常；10% 至 20% 的患者直到童年晚期或成年后出现症状和体征；与婴儿期发病者相比，通常表现为头痛、步态不稳、面瘫、肌张力增加、肌肉痉挛及精神和行为变化；脑积水相关并发症是主要死亡原因。

（2）心脏与血管病变：主动脉狭窄、复杂的主动脉弓畸形、锁骨下动脉异常起源、主动脉瘤、颈内动脉分支异常等；先天性心脏病包括：动脉导管未闭、室缺、法洛四联症等。

（3）眼部病变：眼血管瘤、视神经发育不全、弱视、青光眼、小眼球、虹膜缺损、猫眼、斜视、先天性白内障、眼睑下垂等。

（4）其他：甲状腺功能减退、中枢性尿崩症等内分泌异常、胸骨异常、内脏血管瘤、等。

3. 诊断　　诊断标准包括确诊 PHACE 综合征（Definite PHACE syndrome）者，或疑似 PHACE 综合征（Possible PHACE syndrome）者。主要和次要诊断标准包括脑血管畸形、脑结构异常、心血管异常、眼睛异常及腹侧或中线异常。主要诊断标准为：脑：主要脑动脉异常，颅后窝异常；心血管：主动脉弓异常，锁骨下动脉异常起源；眼：后段眼异常；腹侧或中线：胸骨缺陷。

次要诊断标准包括:轻度脑结构与脑血管异常,室缺等非主动脉弓异常、前段眼异常及垂体功能减退。确诊标准为:面部或头皮出现特征性节段性血管瘤或血管瘤大于 $5cm^2$、加上 1 个主要标准或 2 个次要标准;疑似标准为:面部或头皮上血管瘤大于 $5cm^2$、加上 1 个次要标准者。

【麻醉管理】

1. 麻醉前管理   本病是一种非常复杂、涉及中枢神经系统、心血管系统、内分泌系统等多个重要器官与系统的先天性疾病,其麻醉管理潜伏着极大的风险。临床上对头面部节段性血管瘤患儿应考虑本病的可能性。麻醉前应重点对心脑血管畸形、中枢神经病变、气道情况等进行详细的检查与评估。颅内病变常发生于皮肤血管瘤的同侧,所有大面积性面部血管瘤的患者都应进行脑成像,以排除脑结构异常与血管畸形。同时应注意一些治疗用药的情况,如:常服用阿司匹林等抗血小板药,以预防脑动脉狭窄闭塞性疾病者缺血性卒中与烟雾样血管病变,这可增加术中出血的风险。文献报道,通常预防剂量的阿司匹林不增加椎管穿刺血肿的风险,但亦有一些文献建议术前三天停药,术前应多学科会诊,评估停药的风险;椎管穿刺前应对血小板功能及凝血功能进行评估。非选择性 β 受体阻滞剂普萘洛尔通过下调 RAF-促分裂原活化蛋白激酶通路(RAF-mitogen-activated protein kinase pathway)、降低血管内皮生长因子和碱性成纤维细胞生长因子表达、触发毛细血管内皮细胞凋亡及诱导血管收缩,常用于治疗婴儿毛细血管瘤,可持续服用至术前;但要注意它对循环的抑制作用,引起低血压、心动过缓;此外,要注意普萘洛尔治疗的患儿容易发生低血糖,尤其是能量摄入不足时;Bonifazi 等报道了一例普萘洛尔[$2mg/(kg \cdot d)$]治疗血管瘤的 5 个月婴儿,出现严重低血糖和癫痫发作。此类患儿应尽量缩短禁食时间,围手术期应严密监测血糖。合并癫痫者,抗癫痫药应持续服用至术前。甲状腺功能减退或垂体功能低下者,应纠正其代谢异常并进行适当的替代治疗。

2. 麻醉管理

(1) 气道管理:PHACE 综合征患儿口咽部和气道血管瘤发生率高达 52%,尤其是下颌或胡须分布区血管瘤患者更多见。在进行气管插管等气道管理时,可能面临气管插管困难及出血,甚至窒息的风险。颌面部血管瘤与气道血管瘤还可致面罩通气困难。麻醉前必须行 MRI 血管造影或纤维支气管镜等检查,对上呼吸道进行详细检查与评估,气管插管前应排除血管瘤。气道血管瘤常采用二氧化碳激光消融等治疗,许多需要患者多次手术,Martel 报道的一例患者进行了 27 次此类手术,这可能造成气道狭窄。严重气道血管瘤者应考虑行气管造口术。

(2) 防止脑出血或脑缺血是本病的难点与重点。高达 84% 的 PHACE 综合征患者合并脑血管异常,其病理学改变包括:管腔狭窄、原始胚胎动脉持续存在、动脉异常起源、血管扩张和动脉瘤形成、烟雾现象和血栓形成、脑血管畸形等,烟雾现象是由于颅内动脉进行性狭窄而形成侧支血管网,其血管造影的影像宛如一阵烟雾,多达 20% 的 PHACE 综合征患者有此表现。它们可导致缺血或出血性卒中。术前应常规进行 MRI 血管造影检查与评估,了解每个患者独特的脑血管病理改变,据此制订相应的麻醉管理重点。由于脆弱的侧支循环血管可能不能很好地耐受高血压、导致颅内出血,而低血压与低二氧化碳血症可能导致侧支血流减少与脑缺血,麻醉中应保证充足的脑灌注与脑氧供,维持血流动力学与呼吸的稳定、避免低二氧化碳血症或二氧化碳蓄积。Imada 认为近红外线局部脑氧饱和度(rSO_2)监测有助于预防脑灌注不足,此外,Fernandes 认为 BIS、经颅多普勒也是反映脑灌注的可靠指标,BIS 的减少有时可能与脑血流量减少有关。

(3) 循环管理:42% 的患者合并心脏异常,应根据其病变制订相应的麻醉管理计划。维持血流动力学稳定是脑血管与心脏保护最好的手段,建议麻醉中持续有创动脉压监测。由于常合并锁骨下血管异常走向,应避免锁骨下静脉穿刺。必要时应在超声引导下行颈内静脉穿刺。

(4) 椎管内麻醉:优点是患者处于清醒状态下,有助于持续神经功能评估。目前有几篇文献报道安全用于本病患者,但要注意患者可能合并椎管内血管瘤,在实施前应进行影像学检查排除之。无论何种麻醉方法,保证良好的麻醉效果、维持血压与内环境稳定始终是第一位的。

3. 术后应在重症监测治疗室内严密监测。为进行神经功能评估,术后尽快苏醒。要保证良好的术后镇痛,避免疼痛引起过度通气与低二氧化碳血症等带来的不良影响。

(郑利民)

参考文献

[1] METRY D,HEYER G,HESS C,et al. Consensus statement on diagnostic criteria for PHACE syndrome[J]. Pediatrics,2009,124:1447-1456.

[2] CHUN RH,MCCORMICK ME,MARTIN T,et al. Office-based subglottic evaluation in children with risk of subglottic hemangioma[J]. Ann Otol Rhinol Laryngol,2016,125:273-276.

[3] MARTEL C,ROBERTSON R,WILLIAMS FB,et al. Anesthetic management of a parturient with PHACE syndrome for cesarean delivery[J]. A A Case Rep,2015,5:176-178.

[4] IMADA T,OKUTANI R,ODA Y. Anesthesia for aortic reconstruction in a child with PHACE syndrome[J]. J Anesth,2014,28:919-923.

[5] BONIFAZI E,ACQUAFREDDA A,MILANO A,et al. Severe hypoglycemia during successful treatment of diffuse hemangiomatosis with propranolol[J]. Pediatr Dermatol,2010,27:195-196.

[6] FERNANDES S,KAKADE A,JETPURWALA AM,et al. Dental management of PHACE syndrome under general anesthesia[J]. J Indian Soc Pedod Prev Dent,2011,29:S66-69.

第五十七节　Pierre Robin 系列征
(Pierre Robin sequence)

麻醉管理所面临的主要问题

困难气道

上呼吸道梗阻死亡率高

合并全身多器官与系统病变(如:心血管、中枢神经)

【病名】

Pierre Robin 系列征(Pierre Robin sequence),又称 Pierre Robin 综合征、Robin 综合征、腭裂-小颌-舌下坠综合征、小颌-舌根下沉-吸气性气道阻塞综合征、Robin 畸形、先天性小颌畸形、鸟嘴样畸形、小颌畸形综合征、小颌畸形-舌下垂综合征、下颌退缩征、吸气性气道阻塞综合征、第一鳃弓综合征、下颌发育不全综合征、Pierre Robin 复合征(Pierre Robin complex)等。

【病理与临床】

1. 本病是一种以小下颌、腭裂、舌根后坠、呼吸困难为临床特征的先天性下颌颜面畸形,1891 年 Lannelongue 和 Menard 在一份报告中首次报道了 2 例小下颌的患者,1923 年法国牙医

Pierre Robin 详细描述了一例婴儿。本病曾被命名为 Pierre Robin 综合征,但后因本畸形既可单独出现,亦可是其他综合征的临床表现之一。其中,单独发生者约占 20% 至 40%,因其基本病变是继发于小下颌的一系列改变,故称之为 Pierre Robin 系列征。本病的病因不明,可能与遗传(常染色体隐性遗传)、孕期营养不良、环境因素或病毒感染等因素造成胚胎期下颌发育不良所致。目前有三种学说,其中,机械学说被广泛接受,它是指在妊娠第 7~11 周之间下颌发育不全,过小的下颌使舌头受挤压而阻碍腭盖的闭合,从而发生腭裂;羊水过少学说是指羊水过少导致下颌变形;而神经成熟学说是源于在舌肌肌电图、咽柱和上颚的肌电图上发现神经成熟延迟、舌下神经传导延迟。近年来发现可能与 SOX9 等基因变异有关。过小的下颌将舌头挤在口腔的后方,阻碍呼吸而造成呼吸困难。在美国,本病在新生儿中的发生率约为 5 000~85 000 个活产儿中 1 例,男女比例是 1:1。由本病所引起的呼吸道梗阻死亡率高达 30%~50%。

2. 临床表现

(1) 出生时小颌畸形,常伴腭裂。舌大、舌肌无力、舌根后坠,后坠的舌根与咽后壁相贴或口咽峡缩小,引起上呼吸道梗阻。临床上将小下颌、舌根后坠、呼吸困难称为 Pierre Robin "三主征",亦有将小下颌、舌根后坠、腭裂称为"三主征"者,但并非所有患儿合并腭裂。呼吸困难主要表现为吸气困难,患儿可出现代偿性吸气加强与吸吮加强,使下咽部与胸腔负压增加,更加重舌根后坠。同时有大量空气吞入胃内引起胃扩张与呕吐、误吸,反复发生肺部感染。

(2) 喂养困难、营养不良,患儿多发育迟缓、身材矮小。约 13% 的病例语言发育障碍,主要是口舌畸形和呼吸障碍所致,真正的智力低下者仅为少数。

(3) 5%~58% 的患者合并有心血管畸形,包括:肺动脉狭窄、动脉导管未闭、房间隔缺损、主动脉缩窄、右位心等。70%~80% 合并骨骼与肌肉异常,包括脊柱畸形、肋骨缺损、漏斗胸、等。50% 合并中枢神经系统缺陷。10%~30% 合并眼部异常。其他,还有肾畸形、尿道下裂等。

3. 诊断根据临床表现及影像学检查。TCOF1、COL2A1、COL11A1、COL11A2 等基因检测可协助诊断,同时排除合并 Treacher Collins 综合征、Stickler 综合征等。治疗可采取俯卧位或插入鼻咽通气道等。手术治疗可采用舌前方牵引术、舌唇粘连术、下颌骨牵张成形术及气管造口术等。

【麻醉管理】

1. 麻醉前管理 本病是一个教科书式的典型上呼吸道梗阻性疾病,在一些麻醉学专著中常将其作为上呼吸道管理困难的典型病例,麻醉医师应对本病有所了解。

(1) 其病变不仅限于气道,它是一个涉及多器官系统的全身性疾病。如上所述,约半数患者合并心血管病变或畸形,高达 60% 的患者合并相关综合征。最常见的有:Stickler 综合征、Treacher Collins 综合征、腭心面综合征(velocardiofacial syndrome)、酒精性胎儿畸形综合征(fetal alcohol syndrome)、胎儿乙内酰脲综合征(fetal hydantoin syndrome)、Mobius 综合征、CHARGE 联合征等,麻醉前应对患者全身状况进行详细的检查与评估,并制订相应的麻醉管理计划。

(2) 术前不用镇静药物:合并肺部感染者,应控制后再行择期手术。合并胃扩张者在麻醉前应插胃管抽空胃内积液、积气。

2. 呼吸管理

(1) 气道管理:毫无疑问,本病患者属困难气道者,其气道管理十分困难。术前应进行包括头颈部正侧位 X 线影像学检查在内的详细的上呼吸道评估。要注意患者气道梗阻不仅仅出现于麻醉时,在静息状态时即可因舌根后坠而出现呼吸困难,在实施其他合并疾病手术时,首先应解决其呼吸道梗阻的问题。本病的病理改变与全身麻醉后咽喉肌松弛、舌根后坠相似,但二者有本质的区别,由麻醉引起者,通过托下颌等措施可有效解决其梗阻问题。而本病托下颌通常无效,必须直接舌牵引(俯卧位可起到舌牵引的作用)或置入声门上通气道(口咽与鼻咽通气道、喉罩等)。在确保上呼吸道通畅之前,不得使用任何有可能造成呼吸抑制的药物,大多数患者需在清醒状况下采取确保气道通畅的措施。Cladis 等在其综述中详细介绍了紧急情况下建立安全气道的各种方法,包括纤维支气管镜与各种视频喉镜的应用、无麻醉下插入喉罩、紧急情况时在清醒下插入硬质气管镜、气管切开,甚至体外膜式肺氧合等。其中最值得注意的是,清醒喉罩用于此病可能有一定的优势,由于长时间的呼吸困难和疲劳,在无麻醉下插入喉罩,患儿易于耐受而少有抗拒,而且还可经喉罩插入气管导管。Markakis 等于 1992 年最先报道将清醒喉罩安全用于一例本病婴儿;Asai 等于 2008 年报道了 5 例在清醒下放置喉罩的新生儿,在气道阻塞解除后,所有患儿均处于安静状态;Stricker et 报道了一例患者,在麻醉诱导前清醒置入喉罩,然后经其插入纤支镜并引导气管插管;Templeton 近期报道了二例患儿,认为与普通喉罩相比,Air-Q® 喉罩更有利于引导气管插管。

　　(2) 患者气道异常是多因素的,而不仅限于小下颌与舌根后坠。如:Baudon 报道本病患者常合并食管运动障碍及胃食管反流,其结果不仅导致误吸与肺部感染,还可引起咽喉部水肿及口咽腔大量分泌物。而腭裂患儿更易合并阻塞性睡眠呼吸暂停(OSA),Robison 报道了一组腭裂病例,其 OSA 发生率为 8.5%,约为正常儿童的 3 倍。Khayat 回顾了 2007 年 5 月至 2016 年 3 月多伦多儿童医院 46 例 Pierre Robin 系列征患儿(平均年龄 0.8 岁)的睡眠监测数据,结果约半数(22 例,47%)合并 OSA。手术因素亦不可忽视,口咽腔手术后解剖结构的改变与水肿可进一步加重术后气道梗阻与气管插管困难。Dell Oste 认为腭裂修复后的上颚、舌头和咽部水肿可能与口腔牵开器有关,建议每 1 至 2 小时定期释放口腔牵开器,以减轻水肿的风险。此外,部分患者还可能合并声门下狭窄及喉头软化等。因此,患者术后可能需要较长时间的呼吸支持治疗。总之,无论实施何种手术与麻醉,气道与呼吸管理始终是最重要的,麻醉前首先要控制气道,手术后在没有有效措施解除上呼吸道梗阻之前,不可轻易撤除维持气道通畅的措施。

　　3. 麻醉药物的应用　　应注意其呼吸抑制作用及可能合并其他综合征或心血管病变,尽量避免长效阿片类药物。Cladis 认为氟化醚类挥发性吸入麻醉药七氟烷用于本病有一定的优势,因地氟烷有增加气道应激反应的风险,不建议使用。本系列征自身非恶性高热高危者,但由于 70%~80% 患者合并骨骼与肌肉异常,临床仍应慎重。

(郑利民)

参考文献

[1] CLADIS F, KUMAR A, GRUNWALDT L, et al. Pierre Robin sequence: a perioperative review[J]. Anesth Analg, 2014, 119:400-412.

[2] BAUDON JJ, RENAULT F, GOUTET JM, et al. Motor dysfunction of the upper digestive tract in Pierre Robin sequence as assessed by sucking-swallowing electromyography and esophageal manometry[J]. J Pediatr, 2002, 140:719-723.

[3] ROBISON JG, OTTESON TD. Increased prevalence of obstructive sleep apnea in patients with cleft palate[J]. Arch Otolaryngol Head Neck Surg, 2011, 137:269-74.

[4] DELL' OSTE C, SAVRON F, PELIZZO G, et al. Acute airway obstruction in an infant with Pierre Robin syn-

drome after palatoplasty[J]. Acta Anaesthesiol Scand,2004,48:787-789.

[5] MARKAKIS DA,SAYSON SC,SCHREINER MS. Insertion of the laryngeal mask airway in awake infants with the Robin sequence[J]. Anesth Analg,1992,75:822-824.

[6] ASAI T,NAGATA A,SHINGU K. Awake tracheal intubation through the laryngeal mask airway in neonates with upper airway obstruction[J]. Pediatr Anesth,2008,18:77-80.

[7] STRICKER PA,BUDAC S,FIADJOE JE,et al. Awake laryngeal mask insertion followed by induction of anesthesia in infants with the Pierre Robin sequence[J]. Acta Anaesthesiol Scand,2008,52:1307-1308.

[8] KHAYAT A,BIN-HASSAN S,AL-SALEH S. Polysomnographic findings in infants with Pierre Robin sequence [J]. Ann Thorac Med,2017,12:25-29.

[9] TEMPLETON TW,BRYAN YF. A two-stage approach to induction and intubation of two infants with Pierre Robin sequence using a LMA Classic™ and Air-Q®:two cases report[J]. Korean J Anesthesiol,2016,69:390-394.

第五十八节　前脑无裂畸形
（holoprosencephaly）

麻醉管理所面临的主要问题

可能合并其他先天性畸形

困难气道

自主神经功能失调

易发生血流动力学波动及低血压

体温调节障碍,易出现低体温或高体温

痉挛(癫痫、高钠血症、低钙血症)

呼吸管理

脑电麻醉深度监测相关问题

【病名】

前脑无裂畸形(holoprosencephaly),又称全前脑畸形、无嗅脑畸形、全终脑畸形等。

【病理与临床】

1. 本病是一种胚胎早期(第二至三周前)神经管分化障碍、前脑分裂失败而引起的一种先天性脑畸形。其发生率很高,在胚胎期约为 1:250,但大多流产,实际患病率估计约为每万例活产中 1 例。其病因不明,可能与感染、药物、环境因素及与神经管分化有关的腹侧化诱导因子(SHH、SIX3、TGIF、PTCH 等)或背侧化因子(ZIC2)基因变异有关。多为散发,部分患者为常染色体显性遗传。

2. 基本病理改变　前脑矢状轴不能分裂成脑半球,横向不能分裂成端脑与间脑,水平向不能分裂成嗅球与视球等,其结果是形成一个"单瓣"的大脑结构和严重的颅骨和面部缺陷。临床上根据大脑分裂的程度分成三型:无分叶(alobar)型:左右大脑半球完全未分裂,呈单脑室。半分叶(semilobar)型:在大脑的后部可见大脑半球痕迹,大脑前部左右无分裂。分叶(lobar)型:大脑前部可见大脑裂,但左右脑室分裂不完全,有明显的连接带。

3. 临床表现　本病是一种病谱性疾病,临床表现差异极大。位于表型谱系末端者临床表现较轻,常能与正常人一样成活。位于前端者,在出生后很快死亡,无手术治疗的机会。主要表现为：

（1）面部畸形与头发育不全：如独眼畸形、正中唇裂或正中裂、小头、三角头、猴头畸形、脑积水及其他各种严重的少见面部畸形等。

（2）智力及生长发育障碍、癫痫、体温调节障碍、自主神经功能障碍、听力与嗅觉障碍等各种神经精神障碍。

【麻醉管理】

1. 麻醉前管理　本病是大脑畸形中相对常见的先天性缺陷，患儿常合并 13 体综合征（25%～50%）等染色体异常或 Pallister-Hall 综合征（18%～25%）、Smith-Lemli-Opitz 综合征等其他先天性畸形，术前应仔细检查评估，尤其要注意是否合并严重的心脏病等可危及生命的先天畸形。本病的自身病变可能造成多系统、多器官障碍（包括脑垂体功能不全、尿崩症及水电解质异常、下丘脑功能障碍、摄食障碍与营养不良、运动障碍、呼吸问题，约 50%合并癫痫等），围手术期应精心管理（如：Galante 报道的患者术前肾上腺、甲状腺功能低下的替代治疗等），并制订详细麻醉计划。此外，本病患儿多合并不同程度的智力发育障碍，出生后能够存活、长大成人者，常进行过多次矫形手术治疗，对麻醉手术抱着强烈的恐惧感，术前应做好精神安慰，并适当镇静。麻醉诱导时请患儿父母协助有时可起到镇静剂达不到的良好效果。

2. 麻醉管理　Baba 回顾了过去 13 年中 7 例患者、12 次麻醉经验，认为其麻醉管理难度与其分类有关，麻醉管理重点是气道管理、控制痉挛及体温不稳定等。

（1）气道及呼吸管理：头面部畸形（如：唇裂、颚裂、正中裂等），可能会出现面罩通气困难和/或气管插管困难。由于可能合并鼻咽腔畸形，经鼻插管前应仔细评估。在呼吸管理方面，患儿呼吸中枢发育障碍，易出现呼吸暂停及对镇静剂敏感性增加，此外患儿常表现为气道分泌物增多，易发生肺部感染，术后可能需要进行长时间的呼吸支持治疗。

（2）血流动力学管理：由于端脑与间脑分化障碍，患儿常合并自主神经功能障碍及水电解质平衡失调，在麻醉手术中易发生严重的血流动力学改变。小仓及辻田分别报道了一例患儿对吸入麻醉药非常敏感，术中出现严重低血压。应加强血流动力学监护。

（3）体温管理：患者体温管理十分困难，尤其是无分叶及半分叶型等相对重型患儿。其体温不稳定，易受外界因素的影响而发生体温过低或过高，其原因与体温调节中枢发育障碍及自主神经功能障碍有关。术中应常规行体温监测，注意保温与散热。

（4）痉挛：其原因除癫痫外，还可能与水电解质平衡失调有关，其中最为重要的是原发性高钠血症，部分患儿可能合并低钙血症。高钠血症的原因可能与下丘脑及神经垂体功能异常有关，它可造成细胞外高渗及全身细胞、尤其是脑细胞脱水。围手术期应常规监测血电解质，慎用含钠液。

（5）本病无特殊禁忌的麻醉药。但要注意由于先天性中枢神经系统病变，临床常用的脑电麻醉深度监测手段可能不能真实地反映其麻醉深度。Galante 报道了一例 13 岁的分叶型患者，术中脑电双频谱指数（BIS）监测数字显示出异常下降反应，作者认为可能与七氟烷引起的重复性癫痫性电活动有关。此类患者麻醉深度应结合患者体征及自主神经反应等多指标判定。

（郑利民）

参考文献

[1] RAAM MS，SOLOMON BD，MUENKE M，et al. Holoprosencephaly：A guide to diagnosis and clinical manage-

ment[J]. Indian Pediatr,2011,48:457-466.

[2] BABA Y,NAKAMURA T,TAKIZAWA K,et al. Perioperative considerations for a holoprosencephaly patient [J]. Masui,1999,48:997-1002.

[3] 辻田俊也,園口雄正,中村治正,他. Holoprosencephaly(全前脑胞症)の麻酔経験[J]. 臨床麻酔,1992,16:621-623.

[4] GALANTE D,FORTAREZZA D,CAGGIANO M,et al. Correlation of bispectral index（BIS）monitoring and end-tidal sevoflurane concentration in a patient with lobar holoprosencephaly[J]. Braz J Anesthesiol,2015,65:379-383.

第五十九节　Rett 综合征
（Rett syndrome）

麻醉管理所面临的主要问题

病变涉及全身多个器官与系统

神经精神障碍

可能合并癫痫,癫痫的麻醉管理

困难气道

长 QT 间期、T 波改变、血管舒缩功能障碍

呼吸模式混乱,易发生呼吸抑制、肺部感染

骨骼与肌肉病变、脊柱畸形

对麻醉药敏感性增加

易发生低体温

恶性高热高危者

MeCP2 基因相关性疾病

【病名】

Rett 综合征(Rett syndrome,RTT,RTS),中文译名瑞特综合征。又称 Rett 混乱(Rett disorder)、自闭-痴呆-共济失调-目的性手功能丧失综合征(autism-dementia-ataxia-loss of purposeful hand use syndrome)等。

【病理与临床】

1. 本病是一种起病于婴幼儿期的中枢神经系统先天性、进行性、变性性疾病,1966 年由奥地利儿科医师 Andreas Rett 首先报道,但一直被人们忽视。1983 年 Hagberg 报道了 35 例,并将其命名为 Rett 综合征。因为 Rett 在其原始论文中报告了患者血氨浓度升高,故本病曾经被称为"大脑萎缩性高血氨综合征",但随后的研究发现这不是本病的特征性改变,现已不用此名。现已证实,其病因与位于 X 染色体长臂上(Xq28)的甲基 CpG 结合蛋白-2(methyl-CpG-binding protein 2,*MeCP2*)基因突变有关。在 *MeCP2* 基因的 3 个编码区中已经发现了多达 200 种的突变类型。有文献认它是 X 连锁显性遗传,但由于 99% 病例的突变是偶发的,因此大部分文献认为在多数情况下本病不是一种遗传性疾病。*MeCP2* 是一种染色质结合蛋白,它作为一种转录抑制因子或激活因子对调节神经系统的生长发育起着重要作用,但具体机制尚不清楚。本病的症状和严重程度可能取决于激活缺陷基因的百分比和突变的类型。本病患病率约为 1 万

至 1.5 万分之一,多见于女性。但由于本病常被误诊或未诊断,实际患病率很难确定。由于男性只一条 X 染色体(46,XY),多在胚胎早期死亡,只有极少数带有 *MeCP2* 基因改变的男性出现类似于本病的表现。

2. 临床表现

(1) 患儿在出生后 6 到 18 个月通常发育正常,然后逐渐失去先前获得的技能(如:有目的手部运动和交流能力),并出现以下症状,这种恶化可以是迅速的,也可以是渐进的。

A. 神经精神运动发育倒退:患儿行为突然变化,对人和物的兴趣减弱,逐渐出现痴呆、失语、失用症。

B. 典型的手部运动:出现拍手、搓、洗、或手到嘴的动作,所谓"绞拧手-拍手-洗手"征。

C. 神经精神异常:表现为共济失调、类似儿童孤独症(自闭症)行为(如:惊恐发作、无故尖叫和伤心哭泣、易怒、言语发育障碍、人际交往障碍、兴趣狭窄、行为方式刻板、磨牙征等)、类似帕金森病症状(如:面部表情减少、僵硬、震颤)、癫痫发作等。其中大部分患者都有癫痫发作史。患儿头部发育迟缓,呈小头畸形。

D. 骨骼与肌肉病变:肌肉无力、肌肉痉挛、肌肉萎缩、关节挛缩。一些患者可能永远不能行走而在轮椅上度过余生。脊柱畸形很常见,通常在 8~11 岁之间开始,随着年龄的增长而加重,严重者需手术治疗。

E. 呼吸紊乱:出现低通气、过度通气,甚至呼吸暂停等多种紊乱的呼吸模式。患者可能强制吐痰或吞咽大量空气。

F. 部分患者出现 QT 间期延长、T 波改变及各种心律失常,它是患者猝死的重要原因之一。

G. 其他:咀嚼和吞咽困难致营养不良与生长发育迟缓,另一方面,一些较轻的患者可能会摄入过多的食物,变得肥胖。此外,还可能合并胃食管反流、结肠异常扩张、斜视等。血管运动异常表现为手足冰冷。

(2) 本病属 *MeCP2* 基因相关性疾病(MeCP2 related disorders),此类疾病包括:经典型 Rett 综合征(classic Rett syndorme)、非经典型 Rett 综合征[variant(atypical)Rett syndrome]。经典型多见于女性,非经典型包括女性轻症及男性核型为 47,XXY 者。*MeCP2* 相关严重新生儿脑病与 PPM-X 综合征见于男性,其中,前者多于 2 岁前死亡;而 PPM-X 综合征属 X 连锁神经精神障碍的一种,表现为精神错乱 P(psychosis)、锥体系症状 P(pyramidal signs)、帕金森症状 P(pakisonian features)、巨睾丸 M(macroorchidism)。

(3) 根据病情发展常将其分为四个阶段:第一阶段为发育停止阶段(developmental arrest,出生后 6~18 个月),第二阶段为迅速恶化或衰退阶段(rapid deterioration or regression,1~4岁),第三阶段为伪稳定阶段(pseudostationary)(2~10 岁),第四阶段为晚期运动恶化阶段(late motor deterioration)(>10 岁)。各期的临床特征请参考相关专著。

3. 诊断　根据病史、临床表现及基因检测。可参考 Neul 的诊断标准及相关专著。

【麻醉管理】

1. 麻醉前管理

(1) Maguire 等早在 1989 年就指出本病不是一个罕见疾病。据估计,在严重发育不良的女性中其患病率可能高达 25%,是仅次于唐氏综合征造成严重智力缺陷的第二大先天性疾病。Campos 于 2007 年在一本医学期刊上发表了"Rett 综合征:50 年至今仍不为人所知"的述评,反映了当时的实际情况。但十多年后的今天,现实情况仍差强人意。据推测,在美国约有

1万例12岁以下女孩患有本病,我国作为人口大国,实际患病人数应数倍于美国。近年来由于医学的进步,本病很多患者能活到成年(40岁左右),有较多的手术麻醉机会,作为麻醉医师对此病应有所了解,但目前在我国尚未见本病麻醉管理的报道。

(2)本病是一种以神经精神及骨骼肌肉为基本病变、可能涉及全身多个器官与系统的全身性疾病,麻醉前应对患者全身情况进行仔细检查与评估,但要注意由于精神运动发育障碍、医患之间沟通困难,术前检查与评估难以取得患者的合作。Nho等报道了一例患者,术前检查不合作,麻醉诱导后发现患者张口受限,气管插管时无法置入喉镜。因此,麻醉前检查需要有足够的耐心,必要时应请照料者协助。此外,在麻醉前应加强精神安慰,必要时可给予适量的镇静剂,但要注意镇静剂对呼吸的抑制作用。文献报道,音乐对Rett综合征患者有镇静作用,并能暂时停止刻板动作,围麻醉期播放熟悉的音乐可能对患儿有益。

(3)由于合并多个关节挛缩及长期慢性病变的影响,可能动脉插管和静脉穿刺困难,Kako认为此类患者还可能存在血管的解剖学变异,必要时应采用超声引导血管穿刺。对术前不能开放周围静脉者目前多采取七氟烷吸入麻醉诱导。合并癫痫者抗癫痫药应继续服用至术前。

(4)控制肺部感染并尽量改善术前营养状况。Hammett回顾了11例脊柱侧弯矫正手术患者的记录,其中8名患者出现了一个或多个严重并发症,包括肺部感染、伤口感染及泌尿系统感染,作者认为这些并发症与术前营养不良有关。一些文献报道,早期胃造瘘有助于逆转患者的体重下降。

2. 呼吸管理

(1)气道管理

A. 大部分报道指出本病属困难气道者,患者可能出现气管插管困难,其原因与张口受限、小颌畸形及颈部活动障碍有关。与其他智障患者一样,要取得患者的合作、在清醒状态下插管几乎是不可能的。在插管前应准备好包括纤支镜在内的多种气道管理工具,Kawasaki报道的患者合并小下颌与张口受限,诱导后经口纤支镜引导下插管成功。

B. 尤其要注意术前未能发现的困难气道。如:前述Nho报道的病例,术前检查未发现张口受限,待麻醉诱导后发现张口受限、准备经鼻纤支镜引导插管时又发现鼻孔狭窄而无法插管,虽然最后经口纤支镜引导插管成功,但整个过程颇让人提心吊胆。Kako及Kawasaki报道的病例均声门显露困难(Cormack Ⅲ级),但Kako报道的病例并无小下颌与张口受限。

C. 部分患者可能合并胃食管反流及胃排空障碍,诱导时可能增加误吸风险。麻醉前应对胃容量进行评估。Kako建议对无插管困难者可考虑压迫环状软骨下快速顺序诱导,要避免用琥珀胆碱,可用大剂量罗库溴铵(1mg/kg),但应注意可能会出现长时间的阻滞效果。

(2)呼吸管理:除气道外,此类患者的呼吸管理颇为棘手,其原因是:①患者可能合并呼吸模式的紊乱,表现为呼吸暂停与过度通气,呼吸暂停与大脑皮质活动有关,精神紧张与应激可诱发,其反复发作是引起脑缺氧的重要原因之一,亦是猝死的重要原因之一。②脊柱畸形导致肺功能受损,还可能合并支气管软化和阻塞性睡眠呼吸暂停及呼吸道分泌物增多、吞咽功能障碍、反流误吸、气道软化等,易发生肺部感染。③可能强制性吞咽大量的空气而引起胃肠积气与腹部膨隆(吞气征),压迫膈肌造成呼吸抑制,尤其是年幼儿更应注意,麻醉前或气管插管后应置入胃管抽空胃内积气。④患者对麻醉药及呼吸抑制剂的敏感性增加,小剂量的麻醉药即可引起长时间的呼吸抑制。麻醉后应做好长时间呼吸支持治疗的准备。

3. 循环管理   长QT间期及T波异常是本病的重要临床表现,Sekul等观察了34例患者,发现其修正 QT 间期(QTc)较对照者明显延长(p<0.001),同时合并较多的 T 波异常,而且 QT 间期延长及 T 波变化的比例随着症状的加重而增加。文献报道,约四分之一的患者可能猝死,其部分原因可能与长 QT 间期及 T 波异常有关。麻醉前检查应包括标准 12 导心电图,并详细了解其有无晕厥病史。关于其麻醉管理可参考"长 QT 间期综合征",避免延长 QT 间期的各种因素,包括:过度的交感神经兴奋,低体温,低钾血症、低镁血症和低钙血症等电解质异常及围手术期使用的相关药物等。文献报道,七氟烷、异氟烷和恩氟烷等挥发性麻醉药可延长 QTc,但临床应用通常是安全的。此外,50%的患者可能合并四肢冰冷等血管舒缩功能障碍,因此在麻醉中可能出现较大的血流动力学波动。严密的血流动力学监测与管理十分重要。

4. 体温管理 体温监测与管理十分重要。本病患者特别容易出现低体温,Maguire 报道了一例 14 岁脊柱手术患者,尽管采取了多种预防体温下降的措施,但在麻醉后其体温在两小时内下降至 33.5℃,其原因可能与神经功能受损、血管舒缩功能障碍有关。关于它与恶性高热的关系亦受到重视。Önal 引用一篇文献指出,个别患者中可观察高代谢状态及合并脊柱侧弯、肌营养不良性病变,因而是恶性高热高危者。但目前有大量文献报道安全地将氟化醚类挥发性吸入麻醉剂用于本病,如:Pierson、Kawasaki、Nho 及 Kim 报道采用七氟烷诱导或维持,Khalil 与 Maguire 报道采用氟烷诱导、异氟烷维持。总之,现有报道既不支持本病属恶性高热高危者,但也不能除外其属恶性高热高危者。尽管临床上还没有发生恶性高热的报道,但仍应保持一定的警觉。

5. 麻醉方法与麻醉药

(1) 对神经肌肉病变、脊柱畸形及智力障碍与不合作者,不建议椎管内麻醉。区域神经阻滞可作为全身麻醉的补充部分适当选用,但要注意关节挛缩、穿刺困难及神经损伤,建议在超声引导下实施。

(2) 根据本病的病理特点,其麻醉药的选用应遵循以下原则:不引起长时间呼吸抑制、无致惊厥作用、不延长 QT 间期、无明显的其他副作用。

A. 文献报道,本病患者对镇静剂、阿片类药物和挥发性麻醉药非常敏感,可导致包括呼吸暂停在内的严重围手术期并发症和苏醒延迟。Tofil 等观察了 21 例在异丙酚深度镇静下进行腰椎穿刺的本病患者,发现其用药剂量显著低于对照组,此外在 21 例患者中有 7 例发生长时间的呼吸抑制等严重并发症。大部分作者建议在脑电麻醉深度监测下使用短效药物,如:瑞芬太尼、地氟烷、七氟烷及丙泊酚等,还可根据手术要求复合局部麻醉作为辅助镇痛手段。总之,无论使用何种药物,考虑到本病的呼吸病变特点,术后必须对呼吸功能进行严密的监测。

B. 癫痫发作是本病的常见并发症。Karmaniolou 回顾了 24 例脊柱手术患儿,发现术前主要并发症是频繁的肺部感染与控制不良的癫痫。预防术中及术后癫痫发作亦是麻醉管理重点。关于癫痫的麻醉管理请见本书相关章节及"Sotos 综合征"、"West 综合征"等,其麻醉药的选择仍然存在争议。不仅要注意抗癫痫药(AEDs)的镇静、嗜睡等副作用,而且要注意它们与麻醉药物的相互作用,如:苯妥英钠、卡马西平、苯巴比妥有细胞色素 P450 酶诱导作用,可影响麻醉药的代谢。苯妥英钠还可使神经肌肉接头乙酰胆碱受体上调、削弱非去极化肌松弛剂的作用。Tempelhoff 报道,接受 AEDs 治疗的癫痫患者需要更高剂量的芬太尼来维持相当的镇痛深度。因此,在麻醉中应根据患者情况随时调整丙泊酚、肌肉松弛剂和阿片类等麻醉用药的剂量。此外,还要注意麻醉药本身的致惊厥作用。文献报道,咪达唑仑、硫喷妥钠有良好的抗惊厥作用,而所有的阿片类药物、丙泊酚、高浓度(6%~8%)的七氟烷都有致惊厥作用或引起肌阵挛。氯胺酮对脑电图有多种影响,而且似乎具有抗惊厥作用,Borris 将它用于终止强直性阵挛性惊厥和对传统抗癫痫治疗无反应的发热性惊厥。阿片类药物通常对脑电图活动的影响较小。丙泊酚在部分人群虽然有肌阵挛反应,但临床上有较多的有效抑制惊厥发作的报道。关于吸入麻醉药对癫痫的影响:一氧化二氮的致惊厥作用有争议,单独使用时可产生高频脑电活动,但当与氟化醚类吸入剂合用时可能有抑制作用。异氟烷与地氟烷是有效的抗惊厥药物,Fugate 等甚至用异氟烷治疗难治性癫痫。关于七氟烷用于癫痫者的安全性问题请见"Sotos 综合征",低浓度应用是安全的。总之,包括丙泊酚与七氟烷在内的许多麻醉药物已经成功地用于治疗难治性癫痫持续状态,通常认为临床常用浓度或剂量的吸入和静脉麻醉药、阿片类药物用于癫痫患者是安全的。

C. 其他:麻醉药对 QT 间期的影响前已述及。目前有关本病患者肌松剂应用尚有诸多不明之处,高地等认为肌肉活检可见轻度的神经源性变化及广泛的继发性肌萎缩与关节强直。文献报道,琥珀胆碱不仅可使神经肌肉病变患者血钾升高,还可延长 QTc 间期、引起致命性心律失常及诱发恶性高热,应禁用于本病。同样,肌肉病变的患者对非去极化肌松剂敏感性增加,临床上应在肌松监测的条件下慎用。此外,Katz 认为,NMDAR 拮抗剂氯胺酮可改善 *MeCP2* 基因敲除小鼠神经精神功能状况,在本病的临床治疗方面的一定前景。一些临床报道提示小剂量氯胺酮麻醉可改善普通患者的"心境",但目前尚无将氯胺酮用于本病临床麻醉的报道。要注意氯胺酮本身可引起一些精神症状,甚至有引起癫痫发作的风险。

6. 其他　长期神经肌肉病变可造成骨质疏松、骨骼脆弱易折,加之关节挛缩,在安放体位时要注意避免损伤。

（郑利民）

参考文献

［1］NHO JS,SHIN DS,MOON JY,et al. Anesthetic management of an adult patient with Rett syndrome and limited mouth opening-a case report［J］. Korean J Anesthesiol,2011,61:428-430.

［2］KAKO H,MARTIN DP,CARTABUKE R,et al. Perioperative management of a patient with Rett syndrome［J］. Int J Clin Exp Med,2013,6:393-403.

［3］HAMMETT T,HARRIS A,BOREHAM B,et al. Surgical correction of scoliosis in Rett syndrome:cord monitoring and complications［J］. Eur Spine J,2014,1:72-75.

［4］Kawasaki E,Mishima Y,Ito T,et al. Anesthetic management of a patient with Rett syndrome associated with trismus and apnea attacks［J］. Masui,2012,61:96-99.

［5］SEKUL EA,MOAK JP,SCHULTZ RJ,et al. Electrocardiographic findings in Rett syndrome:An explanation for sudden death?［J］. J Pediatr,1994,125:80-82.

［6］ÖNAL Ö,KAPLAN A. Anaesthetic approach to a patient with Rett syndrome during tooth extraction［J］. OA Dentistry,2013,1:6.

［7］Kim JT,Muntyan I,Bashkirov IL,et al. The use of bispectral index monitoring in the anesthetic management of a patient with Rett syndrome undergoing scoliosis surgery［J］. J Clin Anesth,2006,18:161-162.

［8］KARMANIOLOU I,KRISHNAN R,GALTREY E,et al. Perioperative management and outcome of patients with Rett syndrome undergoing scoliosis surgery:a retrospective review［J］. J Anesth,2015,29:492-498.

［9］KATZ DM,MENNITI FS,MATHER RJ. N-methyl-D-aspartate receptors, ketamine, and Rett syndrome:something special on the road to treatments?［J］. Biol Psychiatry,2016,79:710-712.

［10］FUGATE JE,BURNS JD,WIJDICKS EF,et al. Prolonged high-dose isoflurane for refractory status epilepticus:is it safe?［J］ Anesth Analg,2010,111:1520-1524.

第六十节　Riley-Day 综合征
（Riley-Day syndrome）

麻醉管理所面临的主要问题

吞咽困难,胃排空障碍,返流误吸

自主神经功能障碍,血流动力学不稳定、甚至心跳骤停

体温调节障碍

痛觉减退

术后可能需要长时间呼吸支持治疗

预防自主神经危象

眼睛保护

【病名】

Riley-Day 综合征(Riley-Day syndrome),译名赖利-戴综合征。又称家族性自主神经异常症(familial dysautonomia,FD)、遗传性感觉和自主神经病Ⅲ型(hereditary sensory and autonomic Neuropathy Type Ⅲ,HSAN-Ⅲ)、遗传性感觉神经病Ⅲ型(hereditary sensory neuropathy Type Ⅲ,HSN-Ⅲ)。

【病理与临床】

1. 本病是一种以自主神经系统广泛性病变及痛觉减退为主要临床特征的常染色体隐性遗传性疾病,1949 年由美国儿科医师 Riley 与 Day 首先报道。本病属遗传性感觉神经病和自主神经病Ⅲ型(HSAN-Ⅲ),而先天性无痛无汗症为 HSAN-Ⅳ型(见"先天性无痛无汗症"),因此二者有相似的病理改变与临床表现。现已证实本病与位于第 9 号染色体 IKBKAP 基因突变有关,但具体机制尚不清楚,可能与体内儿茶酚胺代谢异常、去甲肾上腺素及其衍生物形成障碍及乙酰胆碱代谢异常等有关。其病变广泛,主要侵犯自主神经与感觉神经,尤其是丘脑背内侧核、脊髓侧角及颈胸部交感神经节与后根神经节等。本病几乎完全发生于德系犹太人家族(Ashkenazi 部族),据估计每 30 个德系犹太人中有一个是 IKBKAP 基因携带者,这意味着在德系犹太人家庭中大约每 3 600 名儿童中就有一个患有这种疾病。迄今已有 600 例临床报道,其中 30%居住在纽约地区,30%居住在以色列,其余的分布在世界各国。

2. 临床表现

(1) 起病于婴儿期,随年龄的增加而加重,有家族史。患儿摄食障碍,舌头异常光滑,味觉迟钝,生长发育障碍,智力基本正常或智力障碍。

(2) 自主神经受损症状:少泪或无泪,多汗,手足发凉,进食或情绪激动时皮肤红斑,不明原因高热,吞咽困难,胃肠扩张,易呕吐。血压、心率不稳定,表现为体位性低血压或发作性高血压。心电图可有 QT 间期延长,甚至心跳停止。

(3) 躯体神经症状:广泛性痛、温觉减退,瞳孔对光调节减弱,角膜反射迟钝,构音障碍,肌张力下降,腱反射减低或消失,共济失调,癫痫等。

(4) 较年长儿出现脊柱侧弯及肾功能障碍等。

(5) 组胺试验阴性,肾上腺素试验阳性(交感神经失神经超敏性血压升高与心动过速),

醋甲胆碱滴眼试验阳性(副交感神经失神经超敏性缩瞳)。

3. 本病预后不良,无特殊治疗方法,主要对症治疗,常在 20 岁左右死亡,但一项报告预测 2006 年出生的婴儿有 50% 的机会活到 40 岁。

【麻醉管理】

1. 麻醉前管理

(1) 麻醉前应对患者的心、肺、肾、肝、脑及脊柱骨骼等全身状态进行全面、综合评估,本病最主要的死亡原因是肺部感染及自主神经障碍致循环并发症,麻醉前应控制肺部感染并尽量改善其全身状况。

(2) 胃排空障碍、胃肠扩张是本病的重要病理改变,它引起的反流、误吸是造成反复肺部感染的重要原因,部分患者甚至需行胃或空肠造瘘术。常规禁食时间对本病患者而言可能并不安全,麻醉前必须对胃内容进行评估,有胃内容物淤积者应按饱胃处理,必要时应考虑清醒气管插管或快速顺序诱导。已行胃或空肠造瘘术者在麻醉前及麻醉后 8~12 小时应开放造瘘管引流。由于多汗与呕吐,患者常合并脱水与电解质失衡,其中尤以低钠血症较为多见,它可加重循环不稳定及恶心呕吐,术前应尽量纠正。

(3) 麻醉前用药:尽管患者痛觉减退,但他们对手术麻醉的恐惧比常人更甚,严重者可引起自主神经功能危象(autonomic crises),麻醉前充分的说明与精神安抚十分重要,必要时应适当应用镇静剂。但要注意本病患者对镇静剂十分敏感,过度镇静不仅可引起严重的呼吸循环抑制,还可能引起反流、误吸。

2. 呼吸管理　目前尚无气管插管困难的报道,但个案报道合并颈椎活动障碍。由于患者对麻醉药的敏感性高、化学感受器功能障碍、反复发生肺部感染及合并睡眠呼吸暂停、脊柱侧弯等呼吸贮备功能下降,术后恢复时间延长,部分患者可能需要长时间的呼吸支持治疗。

3. 本病的麻醉管理同"先天性无痛无汗症"。

(1) 疼痛管理:文献报道虽然患者体表痛感降低,但并非痛觉完全消失,而且他们有完整的内脏痛觉,而术后疼痛亦是诱发自主神经危象的重要因素,多主张麻醉中维持与正常人相似的镇静与镇痛深度,对痛觉减退者可适当减少镇痛药用量。

(2) 血流动力学管理:患者血流动力学极不稳定,可出现剧烈的血压与心率波动,术中应加强血流动力学监测。本病在麻醉诱导时的低血容量性低血压发生率相当高,这曾经是围手术期死亡的重要原因。麻醉诱导前强制性静脉输液扩容制可增加术中血流动力学的稳定性。但要注意过度输液可引起肺水肿,根据体重成人患者应在术前 8 小时内输液 1 000~1 500ml。此外,本病患者对外源性去甲肾上腺素等儿茶酚胺的反应极为敏感,呈过度升血压反应,极微量的去甲肾上腺素即可引起剧烈的血压升高,严重者可因此而致死。术中应慎用升血压药,遇血压下降时,首先应纠正血容量,必要时可在严密监测下用小剂量作用较为温和的升压药(如:麻黄碱等)。

(3) 体温管理:不明原因的发热是本病的主要临床表现之一,其原因可能与自主神经功能障碍、体温调中枢障碍或感染等有关,围手术期应加强体温的监测与管理,既要防止体温升高,又要预防低体温。目前尚无本病发生恶性高热的报道,氟化醚类挥发性吸入麻醉药(如:氟烷、异氟烷、七氟烷等)均已安全用于本病,无证据认为本病属恶性高热高危人群。麻醉方法的选择因人与手术而异,对不合作或合并神经精神障碍者以选择全身麻醉为宜。本病无特殊禁忌的麻醉药,丙泊酚、氯胺酮、右美托咪定、苯二氮䓬类、非去极化肌肉松弛剂、芬太尼及瑞芬太尼、挥发性氟化醚类吸入麻醉剂(如:七氟烷等)等均已安全使用,但其用量应个体化,最好采用滴定法。由于潜在的肌肉病变,应禁用去极化肌肉松弛剂。椎管内麻醉的临床报道较少,Ahmed 与 Challands 已将其安全应用于临床,但要注意它有可能引起严重的低血压与心动过缓,此外禁用于脊柱畸形的患者。

4. 预防自主神经危象　自主神经危象(autonomic crises),又称"交感风暴(sympathetic storms)"或"下丘脑-中脑失调综合征(hypothalamic-midbrain dysregulation syndrome)"、"间脑性癫痫(diencephalic epilepsy)"等。其原因不明,可能与自主神经受损、交感或副交感神经反馈性调节抑制回路的功能丧失所致,此现象亦可见于脑部损伤的患者。患者血浆去甲肾上腺素(NE)和多巴胺水平增加,心血管对儿茶酚胺表现出夸大的反应,交感神经系统过度呈激活状态。主要表现为症状突然加重,出现严重的呕吐,同时合并心动过速、高血压、大汗、皮肤斑点、流涎、吞咽困难、腹胀、腹部疼痛、呼吸困难、呼吸频率增加缺氧等、颤抖及性格改变、易怒、哭泣、尖叫等。患者可每天数次发作,持续数十分钟。此外,患者亦可出现副交感神经过度激活症状,如:低血压、心率缓慢、体温过低等,或交感与副交感神经混合症状,但以交感神经过度激活为主。诸多因素可诱发自主神经危象,常见诱因包括:精神紧张、疼痛、膀胱膨胀、感染、发热、睡眠不足等。麻醉管理首先应避免这些诱发因素,保证良好的镇静与镇痛效果,维持体温、呼吸循环及内环境的稳定,避免交感应激反应及内源性儿茶酚胺的释放。治疗多采取对症治疗,包括地西泮等镇静药及 α 与 β 受体阻滞剂等。近年来可乐定、右美托咪定及普瑞巴林、加巴喷丁等在预防及治疗其发作方面受到重视。尤其是中枢性 α_2 肾上腺素能受体激动剂右美托咪定,不仅有中枢性镇静镇痛作用,而且还可减少去甲肾上腺素的释放,它与可乐定比受体特异性高、半衰期较短,且可用于静脉注射,可有效治疗及预防自主神经危象,Abulhasan 与 DiGiusto 建议右美托咪定复合用于本病的麻醉管理或发生危象时的治疗。

5. 保护眼睛　由于泪液分泌减少、结膜干燥、角膜反射减退甚至消失,容易出现角膜溃疡和穿孔。要特别注意保护眼睛。围手术期应使用人工泪液(而不是用生理盐水滴眼液)充分润滑眼睛并使眼睑闭合。要注意各种细节,如:术后吸氧应尽量通过鼻导管,以避免面罩吸氧引起的眼睛干燥。

(郑利民)

参考文献

[1] NGAI J,KREYNIN I,KIM JT,et al. Anesthesia management of familial dysautonomia[J]. Paediatr Anaesth,2006,16:611-620.

[2] KOSHIBE G,LEE HT. Anesthetic management of renal transplantation in a patient with familial dysautonomia[J]. J Anesth,2009,23:579-582.

[3] CHALLANDS JF,FACER EK. Epidural anaesthesia and familial dysautonomia (the Riley Day syndrome). three case reports[J]. Paediatr Anaesth,1998,8:83-88.

[4] DIGIUSTO M,MARTIN D,TOBIAS JD. Dexmedetomidine and the perioperative care in Riley-Day syndrome:a case report and literature review[J]. Anaesth Pain & Intensive Care,2013,17:83-87.

[5] AHMED N,WATVE MM,AHMED M. Spinal anesthesia in Riley-Day syndrome (familial dysautonomia) [J]. Paediatr Anaesth,2008,18:1136-1137.

[6] ABULHASAN Y,BUU N,FRIGON C. Perioperative use of dexmedetomidine in an infant with familial dysautonomia[J]. Br J Anaesth,2009,103:413-415.

第六十一节　Robinow 综合征
（Robinow syndrome）

麻醉管理所面临的主要问题

困难气道
脊柱畸形

【病名】

Robinow 综合征（Robinow syndrome），译名罗氏综合征。又称胎儿面综合征（fetal face syndrome）、Robinow 侏儒症（Robinow dwarfism）、Robinow-Silverman-Smith 综合征（Robinow-Silverman-Smith syndrome）、Robinow-Silverman 综合征（Robinow-Silverman syndrome）、肢端发育障碍伴面部及生殖器畸形（acral dysostosis with facial and genital abnormalities）、中段矮小并小生殖器综合征（mesomelic dwarfism-small genitalia syndrome）等。

【病理与临床】

1. 本病是一种罕见的以肢体中段短小、半椎体、特征性面部畸形和生殖系统发育不良为主要临床特征的矮小综合征。1969 年 Robinow、Silverman、Smith 等首先报道了 4 例患者。本病分为常染色体隐性遗传及常染色体显性遗传二种类型。常染色体隐性遗传是 *ROR2*（Receptor tyrosine kinase-like orphan receptor 2）基因（9q22）突变所致，*ROR2* 基因编码的 ROR2 蛋白功能尚不完全清楚，它可能在骨骼、心脏和生殖器的胚胎形成过程中起着关键性作用。常染色体显性遗传性 Robinow 综合征是由多种基因突变引起的，包括：*FZD2*、*WNT5A*、*DVL1* 和 *DVL3* 等，其中骨骼病变可能是由 *DVL1* 基因突变引起的，这些基因产生的蛋白似乎与 ROR2 蛋白参与的化学信号通路相同。但有些有 Robinow 综合征体征和症状的患者无上述基因突变，其原因不明。本病较为罕见，常染色体隐性 Robinow 综合征迄今文献报道不足 200 人，主要分布在土耳其、阿曼、巴基斯坦和巴西几个家庭；常染色体显性 Robinow 综合征在约不超过 50 个家庭中被诊断，其中约有 10 个家庭患有骨硬化症。

2. 临床表现　与常染色体显性遗传相比，隐性遗传临床表现更为严重，致死率为 10%。

（1）颅颌面部：大头畸形，额部膨隆；鼻短小、朝天鼻；腭盖高拱、嘴宽而阔大或呈三角形，上唇成帐篷形，人中长、呈倒 V 形，类似于发育中的胎儿面部结构。口腔畸形还有：切牙与牙龈暴露，牙龈增生，小牙征或牙列拥挤；可合并上唇裂伴或腭裂；舌系带短小或舌固连。面中部发育不良，小颌畸形；眼球突出；耳位低或耳廓畸形。

（2）骨骼系统：肢体中段发育不良；手指远端指骨短缩、分裂或指骨和腕骨融合；小手畸形伴宽拇指；第 4 或第 5 指先天性弯曲；拇指发育不良、并指（趾）畸形。肋骨畸形；脊柱侧弯；胸椎骨发育不良（半椎体畸形）等。

（3）生殖系统：男性阴茎短小畸形或隐睾症等，女性阴蒂和大阴唇发育不足，但生育能力正常。其他：肾脏畸形、先天性心脏病（包括：房间隔缺损、室间隔缺损、主动脉狭窄、法鲁四联症或严重的二尖瓣和三尖瓣狭窄等）。身材矮小，智力正常或略低。

【麻醉管理】

1. 与其他先天性畸形一样，患者常合并全身多器官、多系统病变，尤其要注意是否合并脊柱、胸廓、心脏畸形及气管软化畸形等,麻醉前应仔细评估并制订相应管理方案。

2. 经检索,目前有四篇有关本病麻醉管理的临床报道。由于口腔、颌面部畸形,所有的报道均强调了困难气道的问题。Cassinello Ogea 报道了一例 10 岁小儿,Mallampati 及 Cormack-Lehane 分级均为Ⅳ级,该患儿在喉罩麻醉下安全实施了手术。关于困难气道的处理请见本书相关章节,必要时应考虑在清醒纤维支气管镜引导下插管,同时应做好包括气管切开在内的各种急救准备。

3. 本病无特殊禁忌的麻醉药。七氟烷、异氟烷等已安全用于本病患者。对无脊柱畸形的患者亦可采用椎管内麻醉,其适应证与禁忌证同其他患者。Macdonald 报道了一例患者术后采用硬膜外镇痛,经过顺利。

(吴宁　刘友坦)

参考文献

[1] LIRK P,RIEDER J,SCHUERHOLZ A,et al. Anaesthetic implications of Robinow syndrome[J]. Paediatr Anaesth,2003,13:725-727.

[2] SLEESMAN JB,TOBIAS JD. Anaesthetic implications of the child with Robinow syndrome[J]. Paediatr Anaesth,2003,13:629-632.

[3] CASSINELLO OGEA C,GIL BERDUQUE L,OLIVA PERALES P,et al. Anesthesia and fibrobronchoscopy for the study of chronic stridor in a boy with Robinow syndrome[J]. Rev Esp Anestesiol Reanim,2003,50:101-105.

第六十二节　Seckel 综合征
(Seckel syndrome)

麻醉管理所面临的主要问题

可能合并全身多器官与多系统病变

智力低下,身材矮小,侏儒

困难气道

气管导管内径的选择

【病名】

Seckel 综合征(Seckel syndrome,SCKL),译名塞克尔综合征。又称鸟头-侏儒症 Seckel 型(bird-headed dwarfism,Seckel type)、小头原发性侏儒症(microcephalic primordial dwarfism)、小头侏儒症(nanocephalic dwarfism)、Seckel 型侏儒症(Seckel type dwarfism)、Seckel 型原发性侏儒症(Seckel type primordial dwarfism)等。

【病理与临床】

1. 本病是一种以出生时因宫内发育迟缓导致出生时体重过低、出生后发育迟缓导致身材矮小(侏儒症)为临床特征的常染色体隐性遗传性疾病。其病因不明,目前已发现可能与三个不同染色体上的基因突变有关,据此,将本病分为三型。其中,基因变异位于第 3 号染色体(3q22-q24)者为 Seckel 综合征 1 型,位于 14 号染色体(14q21-q22)者为 Seckel 综合征 2 型,位于第 18 号染色体(18p11.31-q11)为 Seckel 综合征 3 型。现已证实,Seckel 综合征 1 型相关基因为毛细血管扩张失调（ataxia-telangiectasia）及 Rad3 相关蛋白（Rad3-related protein, *ATR*）基因。但 Seckel 综合征 2 和 3 型的相关基因尚不清楚。本病极为罕见，确切患病率尚不清楚，自 1960 年 Seckel 报道以来，迄今已有 100 多例文献报道，似乎无性别差异。

2. 临床表现

（1）出生时低体重，出生后生长发育障碍，身材矮小，侏儒样体型，但其四肢与躯体成比例。中度至重度精神发育迟滞，半数患儿智商低于 50。

（2）头面部畸形：小头，前额后缩，鼻大而突出、呈钩状（"喙状"突出），小下颌，大眼睛，睑裂下斜，窄脸，耳朵畸形，部分患者面部不对称，呈鸟头状容貌；牙釉质发育不全，牙齿拥挤，可能合并腭裂。

（3）骨骼异常：脊柱畸形，桡骨脱位、肘关节脱位、髋关节脱位等，或不能充分伸展膝关节。第五指弯曲固定，足畸形，11 对肋骨等。

（4）常合并心血管、胃肠道、中枢神经系统、肾脏、血液学（全血细胞减少）、内分泌异常，易发生肺部感染。部分患者合并喉头软化症。

【麻醉管理】

1. 麻醉前管理　与其他先天性畸形一样，本病是一种涉及全身多器官与多系统的全身性疾病。此类患者的术前评估有时非常困难，其原因大致有三方面：其一，极为罕见，目前对其病变知之甚少。其二，患者常合并智力障碍，不合作。其三，病变可能涉及全身器官，一些病变通过普通的检查很容易发现（如：超声检查可发现大部分心脏畸形），但有些病变较为隐匿，术前常规检查难以发现，如：D'Angelo 报道了一例 17 岁女孩，因脑出血入院检查发现合并有多发性脑动脉瘤。术前应进行仔细的全身检查并制订相应的麻醉管理计划。智力障碍不合作的患者，应请其信任的照料者协助，在麻醉诱导前可适当给予镇静剂。

2. 气道管理

（1）目前有关本病麻醉管理的报道较少。由于口腔颌面部异常，大部分报道均指出本病属困难气道者。气管插管时声门显露困难，小下颌及大鼻头可致面罩通气困难，Shiraishi 与 Arora 均建议按困难气道处理。

（2）选择适当内径的气管导管非常重要。Shiraishi 报道了一例 24 岁男性患者，术前喉部 CT、纤维镜检查发现声门下狭窄；Arora 报道了一例 5 岁男孩，体重 5kg，身高 75cm，正好插入内径 4mm 不带套囊导管。侏儒症患者喉腔与气管的发育并不一定与其年龄、身高及体重相匹配，其气管导管尺寸的选择应因人而异。类似如本病的所谓"均称型"侏儒症者不能以年龄作为选择气管导管尺寸的依据，应参照其体重与身高，否则有导管过粗的倾向。而四肢缩短型侏儒症者（如：软骨及骨发育不全者），虽然身材矮小，但躯干的发育是正常的，按身高选择导管常有偏细的倾向。临床上最好参照喉头及气管 CT 结果，在实际操作时应多准备几根不同内径的气管导管。小儿患者气管导管的最佳尺寸是：气道压在 $15\sim20cmH_2O$ 时有少许泄漏，若气道压低于 $10cmH_2O$ 出现泄漏，应更换大一号的导管。

（3）在进行气管插管等操作时，应注意无菌原则。麻醉中应加强呼吸道吸引，防止肺部感染。合并喉头软化者应待患者完全清醒、呼吸道防御反射完全恢复、肌松剂作用完全消退后方可拔除气管导管，术后应严密监测，应随时作好再次气管插管或气管切开的准备。

3. 从现有的临床报道来看，似乎本病无特殊禁忌的麻醉药。由于低体重、皮下组织与肌肉量少，其麻醉药用量应个体化。Rajamani 报道了一例 5 岁女孩在全身麻醉下行唇裂修补术，用维库溴铵后出现长时间肌松阻滞效果。Arora 推荐"滴定"法，并使用短效药物。由于皮下组织少、外周静脉穿刺有时十分困难,大部分文献报道采用挥发性麻醉药七氟烷吸入诱导,如:Shiraishi 采用七氟烷与维库溴铵诱导与维持,Arora 采用七氟烷与琥珀胆碱诱导、七氟烷维持。上述患者均无体温改变,迄今亦无恶性高热的报道,本病可能不属恶性高热高危者。

(郑利民)

参考文献

[1] RAJAMANI A,KAMAT V,MURTHY J,et al. Anesthesia for cleft lip surgery in a child with Seckel syndrome:a case report[J]. Pediatr Anesth,2005,15:338-341.

[2] ARORA S,GHAI B,RATTAN V. Anesthetic management of a child with Seckel syndrome for multiple extractions and restoration of teeth[J]. J Anaesthesiol Clin Pharmacol,2012,28:398-399.

第六十三节　Shapiro 综合征
(Shapiro syndrome)

麻醉管理所面临的主要问题

体温调节障碍,反复发作低体温

可能合并癫痫等中枢神经病变及内分泌异常

易发生严重呕吐

可能合并"反 Shapiro 综合征",注意高体温

【病名】

Shapiro 综合征(Shapiro syndrome),又称胼胝体发育不全的周期性自发性低体温症(recurrent spontaneous hypothermia with hypoplasia of the corpus callosum)、自发性周期性低体温综合征(pontaneous periodic hypothermia syndrome)等。

【病理与临床】

1. 本病是一种以自发性周期性低体温、多汗、胼胝体发育不良(corpus callosum agenesis,ACC)为临床特征的先天性疾病,1969 年由 Shapiro 与 Williams 等首先报道。本病较为罕见,Tambasco 等在 2014 年的一份报道中介绍,仅检索到 52 例临床报道,无性别差异。其病因不明,部分患者有家族史,提示为常染色体隐性遗传,但不能排除新发突变。本病的发病机制尚不完全清楚,Shapiro 认为周期性低体温与胼胝体发育不全有关。但大部分文献认为主要是由于下丘脑体温调节中枢病变所致,下丘脑损伤致体温调节功能障碍可致持续的低体温或周期性的低体温,Noël 等报道了一例尸检患者,发现下丘脑核团神经元严重丢失和纤维增生。从解剖与功能来看,下丘脑体温调节中枢分为两个部分,它们相互作用以维持机体体温的恒定。其中,下丘脑后部体温调节中枢通过诱导血管收缩来保存热量,其损伤可致低体温;而下丘脑前部体温调节中枢控制热量散失,从而诱导血管舒张和出汗,其损伤可致体温升高。此外,亦有报道认为神经化学递质传导异常可能是主要原因,其中主要与多巴胺相关的体温调节回路失调有关。Pineda 报道,除了胼胝体发育不全外,尸检结果显示脑白质有严重的海绵状病变。

2. 临床表现　特征性"三联症"包括反复发作的低体温、发冷、多汗;MRI 示胼胝体发育不良。低体温与多汗持续时间和频率因人而异,每次可能持续数小时至数周,周期性发作表现在

数小时或数年间反复发作。其他症状可能包括：恶心、呕吐、步态无力、共济失调、眼球震颤、疲劳感、嗜睡及失眠等睡眠障碍、腹泻、癫痫发作等。可能合并异常的心脏调节反应，包括阵发性高血压、低血压、心动过缓、心动过速、心电图异常等。

3. 治疗   目前本病无有效治疗，最重要的是注意在发作期间保暖。目前已经尝试了以下几种方法，但其效果尚不能确定：卡马西平、可乐定、赛庚啶、格隆溴铵、溴隐亭、氯丙嗪、beta 受体阻滞剂或交感神经切除术。

【麻醉管理】

1. 麻醉前管理要注意本病是一种先天性脑部器质性病变，患者还可能合并癫痫及小脑病变等症状。要注意本病治疗用药与癫痫用药的副作用及与麻醉药的相互作用。由于本病有周期性反复发作的特点，择期手术应尽量选在疾病的缓解期实施。

2. 经检索，目前仅有 Owen 的一篇关于本病麻醉管理的临床报道。众所周知，麻醉手术可影响术中体温调节、引起术中体温下降，其机制包括：抑制调节体温中枢、扩张外周血管、抑制寒战、降低低体温性血管收缩阈值及通过辐射、对流、传导而使热损失增加等。Owen 报道的患者 49 岁，因胆石症而在全身麻醉下行腹腔镜胆囊切除术，麻醉诱导用咪达唑仑、丙泊酚、芬太尼及罗库溴铵，麻醉维持用氧-地氟烷-氧化亚氮及芬太尼，术中体温有轻度下降，但仍在正常范围。作者强调，此类患者术中应严密监测体温，最好是中心温（食管温）的监测，并做好保温与复温的措施。此外，要注意患者低体温时可能导致异常心脏调节反应、出现血压改变及心律失常等。关于麻醉手术期间的体温管理请见相关专著。

3. 要注意两种不同形式的 Shapiro 综合征。其中，一种被称之为"反 Shapiro 综合征（reverse Shapiro's syndrome）"，Topcu 等报道了一例胼胝体完全发育不全的 3.5 岁女孩，表现为反复发生不明原因的体温升高与反复呕吐，同时伴有低体温发生。迄今胼胝体发育不良合并体温升高者临床已有三例报道，其他二例分别为 Hirayama 等报道（1994 年）的一例 14 岁女孩及 Lin 和 Wang 报道（2005 年）的一例出生后 9 个月的女孩。提示胼胝体发育不全患者其体温调节功能受损，既易出现低体温，又可能出现体温升高，因此对此类患者应加体温的监护与管理。此外，还有一种是变异型 Shapiro 综合征（variant Shapiro's syndrome），Tambasco 报道一例 4 岁男孩，有典型 Shapiro 综合征临床表现，但无胼胝体发育不全。

4. 严重的反复呕吐有时可能是其主要临床特征（Topcu 等），它可能与胼胝体发育不全、神经递质传递失调有关，此类患者术前应注意其水电解质及酸碱失衡，术后要加强预防恶心呕吐。

5. 关于本病与内分泌异常的关系受到重视。Lewitt 等报道一些本病患者血浆中儿茶酚胺含量高，但尿中儿茶酚胺代谢物正常。虽然目前无证据证明本病与内分泌有关，但由于本病脑畸形可能致下丘脑-垂体轴异常，而且其临床表现有时可能与甲状腺、肾上腺等内分泌疾病重叠，在麻醉管理时要注意。

（郑利民）

参考文献

[1] TAMBASCO N, BELCASTRO V, PRONTERA P, et al. Shapiro's syndrome：defining the clinical spectrum of the spontaneous paroxysmal hypothermia syndrome[J]. Eur J Paediatr Neurol, 2014, 18：453-457.

[2] TOPCU Y, BAYRAM E, KARAOGLU P, et al. The combination of thermal dysregulation and agenesis of corpus callosum：Shapiro's or/and reverse Shapiro's syndrome[J]. Ann Indian Acad Neurol, 2013, 16：716-719.

[3] OWEN AJ,BACKMAN SB. Perioperative temperature changes in a patient with Shapiro syndrome[J]. Anesthesiology,2001,95:268-270.

第六十四节　Silver-Russel 综合征
(Silver-Russel syndrome)

麻醉管理所面临的主要问题

可能合并全身多器官与系统病变
困难气道
易发生低血糖
易发生低体温

【病名】

Silver-Russel 综合征(Silver-Russel syndrome),又称 Russel-Silver 综合征(Russel-Silver syndrome,RSS)、Silver 综合征、Russell 综合征、Russel-Silver 矮小症(Russell-Silver dwarfism)、Silver-Russell 矮小症等。

【病理与临床】

1. RSS 是一种以出生前后生长发育障碍为特点的罕见先天性疾病,1953 年及 1954 年由 Silver 与 Russell 分别报道。最初人们认为他们描述的是两个不同的疾病,但此后发现它们实际上是同一疾病,只是 Silver 与 Russell 看到的是相同病变的不同临床表现。通常本病在美国被称为 Russell-Silver 综合征,而在欧洲称为 Silver-Russell 综合征。因为过去有许多有宫内生长缓慢和有较大头围的婴儿被错误地诊断为 RSS,或由于诊断困难而未诊断,故 RSS 患病率尚不清楚。一般认为其患病率为每 1 万至 3 万出生人口中 1 例,在日本约有 500~1 000 例患者,无性别差异。RSS 病因不明,多为散发,少数病例有家族史,其遗传异质性较大,可能与多个基因突变有关。60% 的 RSS 患者中发现 7 或 11 号染色体异常,其中 35%~50% 的患者源自于父亲的位于 11 号染色体(11p15.5)IC1 区域低甲基化,其影响 *H19* 及 *IGF2* 基因表达,约 10% 患者有源自于母亲的 7 号染色体的 *UPD7*。但约 40% 临床诊断为 RSS 的患者其潜在原因仍然未知。本病已列入国家卫健委等 5 部门《第一批罕见病目录》。

2. 临床表现

(1) 胎儿子宫内及出生后生长发育迟缓,身材矮小,体重低。RSS 婴儿足月出生时体重显著低于正常者,出生后体重仍低于正常儿童。

(2) 肢体不对称:部分或所有的身体一侧小于另一侧,双侧不对称,其部位与程度多变,大多影响腿部或手臂长度,下肢长短差可致脊柱侧弯。

(3) 颅面部特征:颅骨及颜面骨发育异常,前额突出,由于躯干发育迟缓而呈现相对大头畸形,小脸、小下颌而呈三角脸,口角下垂,腭弓高而窄。牙齿畸形包括牙齿脱落、小牙畸形、牙齿拥挤。

(4) 喂养困难,胃食管反流,胃排空延迟,无饥饿感或对食物产生厌恶感,患儿易发生低血糖。其原因可能与缺乏皮下脂肪和食欲缺乏有关。表现为虚弱、饥饿、头晕、出汗和/或头痛。

（5）骨骼与肌肉：身体不对称、脊柱畸形，偶尔髋关节脱位。手和/或脚畸形包括短而弯曲的第五指和第二与第三脚趾趾蹼，肌肉张力低。

（6）其他：可能合并其他先天性异常：如10%~20%患者合并各种心脏畸形、腭裂、肾脏畸形等。大多智力正常，但部分患者合并神经系统发育迟缓与弱智等。先天性异常在染色体11p15上的甲基化缺失的儿童中更为常见。

3. 诊断　根据Netchine等（2007年）与Wakeling等（2010年）的标准，如有3项主要项目或2项主要项目加2项次要项目，应考虑本病并进行基因检测。

（1）主要项目：子宫内发育迟缓；出生后生长发育迟缓；同龄人的正常头围；肢体不对称。

（2）次要项目：手指短（上臂与前臂正常）；第5指弯曲；三角脸；前额突出。

（3）辅助项目：皮肤色素变化；泌尿生殖系统异常；运动、语言、智力发育迟缓；进食障碍；低血糖。

【麻醉管理】

1. 麻醉前管理　与其他先天性畸形一样，本病是一种涉及全身多器官与系统的全身性疾病。其中尤其重要的是可能合并先天性心脏病与肾脏畸形，部分患儿合并肾上腺及甲状腺功能减退。麻醉前应进行详细的检查与评估并采取相应的对策。由于严重的喂养困难及胃肠道问题，患者可能合并严重的营养不良、低血糖及肺部感染，麻醉前应尽量改善其营养状况、控制肺部感染。此外，Wakeling指出有RSS的儿童常合并严重心理障碍或智力缺陷，麻醉前应给予适当的精神安抚与镇静。生长激素治疗可改善患者躯体与运动的发育、增加食欲并降低低血糖的风险，但要注意它可加重甲状腺功能减退症状并可引起糖耐量异常与高血糖。

2. 气道管理　Hara报道了的一例2岁患儿，麻醉诱导后声门显露困难；Scarlett报道的病例虽然未进行气管插管，但其舌咽结构Mallampati分级为Ⅱ级。由于颌面部与口腔畸形，迄今所有的临床报道均指出本病属于困难气道者，可能同时出现气管插管困难与面罩通气困难，应按困难气道处理。患者还可能合并声门下狭窄，建议根据患儿的年龄准备较小内径的气管导管。此外，还应注意患者容易发生胃食管反流。

3. 血糖管理　低血糖是本病的重要病理生理改变，亦是麻醉管理重点。其中，尤其是新生儿特别容易发生低血糖，4岁以后发生率有所下降。其原因可能与肝糖原储存少、容易快速消耗有关，而巨大的头颅与躯体比导致葡萄糖过度消耗亦可能是原因之一。围麻醉期应持续输注葡萄糖液并常规监测血糖，术前应尽量缩短禁食时间。低血糖的临床表现为多汗、心率增快、抽搐等，但有研究发现RSS婴儿在夜间血糖过低的情况下几乎没有任何身体征状，而有些儿童在没有低血糖的情况下也会出汗过多；而麻醉下可能不会出现多汗、心率增快、抽搐这些低血糖症状。当出现原因不明的心率增快或麻醉后苏醒延迟时应考虑低血糖。

4. 体温管理　由于患者缺乏皮下脂肪和肌肉、而头颅较大，非常容易通过热辐射损失热量，尤其是婴幼儿容易出现体温过低。围麻醉期应特别注意保温。本病不属恶性高热高危者，Hara采用七氟烷麻醉，Scarlett采用静脉丙泊酚诱导后用氟烷"面罩麻醉"，均无异常反应。

5. 本病无特殊禁忌麻醉药，但由于皮下脂肪与肌肉量少，麻醉药与肌松药应减量。脊柱畸形者应避免行椎管内麻醉。区域神经阻滞并不是禁忌，但由于肢体畸形可能合并有解剖结构的改变，应在超声指引下实施。

（郑利民）

参考文献

［1］WAKELING EL, BRIOUDE F, LOKULO-SODIPE O, et al. Diagnosis and management of Silver-Russell syndrome:first international consensus statement[J]. Nat Rev Endocrinol,2017,13:105-124.

[2] HARA H,MATSUNAGA M. Anesthetic management of a child with Russell-Silver syndrome[J]. Masui,2006, 55:904-906.

[3] SCARLETT MD,THA MW. Russell-Silver syndrome anaesthetic implications and management[J]. West Indian med J,2006,55:127-129.

第六十五节　Smith-Magenis 综合征
（Smith-Magenis syndrome）

麻醉管理所面临的主要问题

可能合并多器官与系统畸形

可能是困难气道

呼吸管理

可能痛觉减退

睡眠障碍

【病名】

Smith-Magenis 综合征（Smith-Magenis syndrome,SMS），又称 17p 综合征（17p syndrome）、17p 缺失综合征（17p deletion syndrome）、17p11.2 染色体缺失综合征（cromosome 17p11.2 deletion syndrome）等。

【病理与临床】

1. SMS 是由于 17 号染色体短臂异常而导致的多器官系统的先天性疾病,但主要影响中枢神经系统。1982 年由 Ann Smith 及其同事首先报道并描述,1986 年他与 Ellen Magenis 确诊了 9 例患者并进一步描述了本病。本病的患病率尚不清楚,据估计在美国约为总人口的 1/15 000~25 000。迄今全世界已报道了 100 多例患者,无性别及种族差异,我国亦有报道。现已发现在大约 90% 的受影响个体中,17 号染色体（17q11.2）的短臂部分有"删除（deleted）"或"单染色体（monosomic）",它造成基因删除与相应蛋白质合成障碍,其中包括了维 A 酸诱导 1 基因（retinoic acid induced 1 gene,*RAI1*）,它被认为在疾病的发生与发展过程中起着重要作用,但目前尚不清楚 *RAI1* 基因所产生的蛋白质的具体功能,也不清楚基因缺失与临床表现之间的内在关系。

2. 临床表现

（1）出生后婴儿肌肉张力低下,反射及吮吸能力差,生长发育迟缓,身材矮小。但在青春期可出现过度肥胖,约 90% 儿童可能在 14 岁时超重或肥胖;约 50% 的儿童有高胆固醇血症。特征性面容:眉毛宽阔、连眉,眼睛深陷,上唇厚而外翻,阔鼻梁,短头畸形,部分患儿合并小颌畸形或下颌外突、唇裂、腭裂;牙龈异常与巨舌亦常见。神经精神障碍表现为轻到中度智力障碍,多动症、自闭和注意力缺陷,易冲动及伤人,言语和运动迟缓;常有自伤行为。常合并视力障碍及传导或感音性听力障碍。独特的睡眠障碍,表现为反向昼夜节律,它与褪黑激素的反向昼夜节律有关。其特点是睡眠困难,睡眠周期缩短,不能进入眼快动睡眠期,睡眠时间比预期的要少。由于夜间睡眠周期的中断,出现白天嗜睡。

（2）患者可能合并其他多器官与系统病变或畸形，如：免疫系统功能障碍、甲状腺功能减退、先天性心脏病、肾或泌尿系畸形、癫痫发作等。

3. 诊断　根据临床表现及分析患儿及父母染色体核型、检测染色体微缺失及基因分析。

【麻醉管理】

1. 本病极为少见，目前尚未检索到与麻醉管理相关的临床报道。麻醉前管理要注意患者可能合并其他多器官与系统病变或畸形，如：沈理笑报道了一例 2 岁患儿，合并复杂先天性心脏病。麻醉前应仔细检查评估并制订相关的管理方案。要注意患者智力障碍及可能合并视力与听力障碍，并有伤人倾向，麻醉前管理与评估应请其熟悉的照料者协助。

2. 气道管理　颌面部畸形提示患者可能属困难气道者。此外，患者可能合并咽喉部解剖与功能异常、声带麻痹及口腔感觉运动功能障碍与腭咽功能不全，口咽腔常贮留大量的口水，并容易发生胃食管反流。麻醉前应控制肺部感染，麻醉诱导时要注意防止误吸。Nijim 报道了一例合并气管软化婴儿。此类患者术后可能需要做好长时间呼吸支持治疗的准备。

3. 患者对疼痛的敏感性降低，甚至出现自伤行为。但与先天性无痛无汗症不同的是，它与周围神经病变有关，因此椎管或区域神经阻滞的安全性尚不清楚，我们建议在充分评估后慎重实施。此类患者在全身麻醉时应维持足够的麻醉深度，术后应防止患者躁动并注意保护手术伤口。

4. 与不安腿综合征相似（见"不安腿综合征"），本病亦属睡眠障碍性疾病，全身麻醉手术可能加重其睡眠障碍（LaBarbera 等），术后应注意其睡眠管理，在夜间可适当补充褪黑素，但其效果存疑。

（郑利民）

参考文献

［1］沈理笑，张劲松，季星，等. Smith-Magenis 综合征一例临床及遗传学研究［J］. 中华儿科杂志，2012，50：227-230.

［2］NIJIM Y，ADAWI A，BISHARAT B，et al. First case report of Smith-Magenis syndrome（SMS）among the Arab community in nazareth：view and overview［J］. Medicine（Baltimore），2016，95：e2362.

［3］CHEN L，MULLEGAMA SV，ALAIMO JT，et al. Smith-Magenis syndrome and its circadian influence on development，behavior，and obesity-own experience［J］. Dev Period Med，2015，19：149-156.

［4］LABARBERA V，GARCÍA PS，BLIWISE DL，et al. Central disorders of hypersomnolence，restless legs syndrome，and surgery with general anesthesia：patient perceptions［J］. Front Hum Neurosci，2018，12：99.

第六十六节　Sotos 综合征
（Sotos syndrome）

麻醉管理所面临的主要问题

合并全身多器官多系统病变

神经、精神障碍，智力低下、癫痫

困难气道

巨人症，注意气管导管内径、插管深度及麻醉药用量

肌张力下降，肌松药减量

【病名】

Sotos 综合征(Sotos syndrome)，又称脑性巨人症(cerebral gigantism)。

【病理与临床】

1. 本病是一种以独特的面部特征、儿童过度生长与学习障碍为临床特点的先天性疾病，1964 年由 Juan Sotos 率先报道。目前已经证实本病与位于染色体 5q35.2-q35.3 上的 *NSD1* 基因突变有关。*NSD1* 基因编码组蛋白甲基转移酶，它可通过调节某些基因的活动，控制机体的生长发育，但具体机制不详。近年发现部分患者有 19 号染色体 *NFIX* 基因异常。部分患者有家族性，呈常染色体显性遗传，但 95% 以上患者的 *NSD1* 基因异常为突变。本病患病率约为 1 万到 1 万 4 千名新生儿中 1 例，但由于本病的许多特征都可以归因于其他疾病，很多患者没有得到正确的诊断，故其真正患病率可能接近于 1/5 000，无性别与种族差异。

2. 临床表现

(1) 出生后体重大于正常儿，出生后过度生长，骨成熟加快，尤其以出生后 4 岁~5 岁生长迅速，此后逐年增长，直到 15 岁。

(2) 面部特征：头大而长，脸长而窄，前额突出，前额发际退缩，眼距宽，睑裂下斜，腭弓高拱，下颌骨长度增加，尖下巴等。

(3) 神经精神功能障碍：85% 患儿有不同程度的弱智，平均智商约为 72。患儿语言、运动发育延迟，动作笨拙或共济失调。精神障碍表现为多动症、恐惧症、强迫症、易怒和冲动行为。常合并语言障碍，口吃，语音单调。

(4) 8%~35% 的患儿合并先天性心脏病，部分患者合并脊柱畸形、肾脏异常、糖耐量异常、传导性听力丧失、斜视、上呼吸道感染频率增加。约 2.2%~3.9% 的患者合并骶尾畸胎瘤、神经母细胞瘤、骶神经节瘤和急性淋巴细胞白血病等肿瘤。其他，脑室扩张、脑积水脑部畸形，部分患者可有癫痫、肌张力减退、关节松弛。

3. 诊断　根据临床表现及 *NSD1* 基因检测。

【麻醉管理】

1. 麻醉前管理　与其他先天性畸形一样，本病是一种涉及全身多器官与多系统的全身性疾病，术前评估尤其要注意是否合并心血管畸形。此类患儿精神发育迟缓、不合作，甚至有攻击行为，术前评估十分困难，耐心加细心是唯一办法。Chung 的做法是在麻醉诱导与麻醉恢复期应请其父母协助安抚，亦可请患者信任的照料者协助。同时根据患者情况给与适当的镇静药。

2. 气道管理　巨头、腭弓高拱、上颌突出、下颌骨长等头面部异常与牙齿异常……，这些均提示患者可能属于困难气道者。但现有的报道(如 Adhami、Chung、Varvinski、佐藤等的报道)均无气管插管及面罩通气困难。尽管如此，大部分作者都建议应按困难气道准备与处理，以防不测。由于肌张力减退、关节松弛，在插管时应防止颈椎脱位与损伤，尤其是合并的巨头可给插管时头部的固定造成困难，Chung 的做法是去除枕头并请助手协助固定头部，保持头部在中线位置。此外，尽管其病理改变与 Seckel 综合征等侏儒症相反，但他们的喉腔与气管发育并不一定与其身高和体重匹配，在气管插管时应准备稍细的导管(见"Seckel 综合征")，插管深度亦应根据身高较同龄儿童略深。

3. 麻醉用药

(1) 本病无特殊禁忌的麻醉药。文献报道，七氟烷、氟烷等挥发性麻醉药及琥珀胆碱(Varvinski 等)均已安全用于本病患者，无异常反应。本病不属恶性高热高危者。

(2) 由于可能合并癫痫，要注意麻醉药的致惊厥作用。佐藤报道了一例 5 岁患儿，采用

6%七氟烷吸入诱导时出现四肢抽搐及心电图 ST 段下降,停止吸入七氟烷后抽搐停止、心电图 ST 段亦恢复正常。作者认为其原因与吸入高浓度七氟烷及过度通气有关。挥发性吸入麻醉药有一定的抗惊厥作用,但高浓度却有一定的致惊厥作用。文献报道小儿吸入七氟烷后发生抽搐的病例,其吸入浓度多为 6%~8%高浓度(见"Rett 综合征")。七氟烷起效与苏醒迅速,用于本病的麻醉诱导与维持有一定的优势,但应避免吸入高浓度。诱导前已开放静脉通道者,可适当使用静脉麻醉药与阿片类药。硫喷妥钠用于此类患者可能是有益的,Chung 报道的患者及佐藤报道的患者在第二次麻醉时均采取硫喷妥钠和七氟烷诱导,经过顺利。

(3)用药量的计算:虽然患儿身高、体重显著大于同龄儿,但因可能合并各种畸形及内脏器官不成熟,若仅根据体重来计算其用药量,常会出现过量。较好的方法是先根据患儿年龄计算用药量,然后根据患儿的反应逐渐增减用量。

(4)肌松药的应用:肌张力低下是本病的特征之一,因此一些作者对肌松药的使用有所顾忌。尽管目前尚无常规剂量的非去极化肌松剂导致肌松阻滞作用延长的临床报道,但仍应慎用。必要时应在肌松监测下从小剂量开始应用。

4. 区域神经阻滞　Chierichini 报道了一例 7 岁患儿在区域神经阻滞下行足部手术的病例,但术中仍需辅以七氟烷吸入镇静。由于常合并脊柱畸形及智力障碍与不合作,多数作者不主张单独实施椎管内麻醉,必要时可作为全身麻醉与术后镇痛的辅助手段。此外,Suresh 建议在进行脊柱畸形矫治术时不要尝试进行"唤醒"试验,以免因为不合作而造成难以预测的后果,作者推荐神经电生理监测。

(郑利民)

参考文献

[1] 佐藤德子,高田浩太郎,谷口美づき,他. 麻酔導入時に痙攣と心電図異常をきたしたSotos 症候群疑いの1 症例[J]. 日本臨床麻酔学会誌,2015,35:585-588.

[2] CHUNG JY,KIM G,PARK JH,et al. Anesthetic considerations in a child with Sotos syndrome:a case report[J]. Anesth Pain,2017,12:240-242.

[3] CHIERICHINI A,MESSINA A,VERGARI A,et al. Regional anesthesia in a child with sotos syndrome[J]. Int J Immunopathol Pharmacol,2011,24:21-23.

第六十七节　Stürge-Weber 综合征
(Stürge-Weber syndrome)

麻醉管理所面临的主要问题

　　中枢神经系统病变
　　癫痫及其治疗药物的副作用
　　血管瘤可累及上呼吸道
　　困难气道
　　可能合并凝血功能障碍
　　防止(脑)血管瘤破裂出血
　　防止眼压升高
　　注意椎管穿刺出血

【病名】

Stürge-Weber 综合征（Stürge-Weber syndrome，SWS），又称 Stürge-Kalischer-Weber 综合征（Sturge-Kalischer-Weber syndrome）、Stürge-Weber-Dimitri 综合征、Dimitri 病、Sturge-Weber 斑痣性错构瘤病（Sturge-Weber phakomatosis）、Sturge-Weber-Krabbe 综合征、脑颜面血管瘤病（encephalofacial angiomatosis）、脑三叉神经血管瘤病（encephalo trigeminal angiomatosis）、软脑膜血管瘤病（leptomeningeal angiomatosis）、神经皮肤血管瘤综合征等。

【病理与临床】

1. 本病是一种以面部、眼球和脑膜血管瘤为基本病理改变的先天性神经皮肤综合征，它也是继"神经纤维瘤病"和"结节性硬化症"之后第三常见的神经皮肤综合征。其患病率约为每2至5万活产婴儿中1例，无性别与种族差异。统计学显示，每1000名新生儿中约有3名出生时带有葡萄酒胎记，但其中只有约6%的婴儿发生在面部，尤其是当葡萄酒样胎记出现在面部上方或额头、颞部时，患本病的风险增加到26%。本病不是遗传性疾病，它是由于体细胞 *GNAQ* 基因突变所致。*GNAQ* 基因产物为 Gaq 蛋白，它对血管调节与血管内皮细胞生长起着重要作用，但具体机制不详。病理学表现：面部皮肤葡萄酒样胎记实际为血管瘤，它是由许多类似毛细血管的薄壁血管组成；脑膜血管瘤由多个毛细血管与小静脉组成，通常局限于软脑膜，它可损害脑组织血运，导致脑组织淤血和缺血，出现皮质萎缩与钙化等。

2. 临床表现

（1）血管瘤：主要累及同一侧面部的皮肤、中枢神经系统及眼球。

A. 先天性面部胎记：是最早、最明显的症状。胎记呈葡萄酒色样，沿三叉神经分布，以眼枝分布区最明显，严重者累及半侧面部，甚至对侧面部。

B. 口、咽及鼻腔均可受累。部分患者血管瘤还可侵犯气管。

C. 神经系统：80%以上的患者合并癫痫，多为局限性运动性发作。约半数的患者合并对侧偏瘫，多为轻瘫。部分患者合并精神障碍与弱智。严重者可出现脑出血。

D. 近半数患者合并同侧眼脉络膜血管瘤，严重者可引起青光眼及失明。血管瘤及眼压增高可形成"牛眼"。

E. 其他：血管瘤还累及其他内脏器官引起相应的症状，如：胃肠道或泌尿系血管瘤者可引起出血。

（2）本病临床表现高度可变，一些患者可能不会同时出现上述三种体征。有作者将它分为三型：1 型有皮肤和神经症状，可能有或无青光眼；2 型有皮肤症状和青光眼，但无神经系统病变的证据；3 型有神经系统病变，但无皮肤异常，通常无青光眼。

3. 诊断　根据临床表现、脑的影像学检查（MRI 或 CT）示血管瘤及青光眼等。

4. 治疗　包括皮肤血管瘤的多次激光治疗、抗癫痫药物及手术治疗、青光眼的药物与手术治疗、偏头痛或头痛对症治疗等。

【麻醉管理】

1. 麻醉前管理　有关本病的麻醉管理目前有较多报道，由于其临床表现高度可变，其病变范围从轻到重，程度不一。轻症患者其麻醉风险与正常人无异，但重症患者常合并癫痫等严重中枢神经系统病变、困难气道、青光眼、颅内出血等重大风险，部分患者还可能合并甲状腺功能减退等内分泌异常及先天性心脏病，麻醉前应仔细检查评估。本病癫痫发生率很高，且用药物常难以控制，部分患者需要外科手术治疗，此类患者还要注意其手术后神经系统并发症，如：Aziz 报道了一例在婴儿期接受了左半球切除术、合并有脑瘫的 31 岁女性患者，在硬膜外麻醉镇痛下顺利阴道分娩。抗癫痫药应继续服用至术前,并注意其副作用及与麻醉药的相互作用(见"West 综合征"及"Rett 综合征")。智力障碍者麻醉前评估及麻醉诱导常需其熟悉的照料者协助,麻醉前应给予适当的镇静剂。为避免升高眼压,术前禁用抗胆碱药阿托品等。

2. 气道管理　本病属困难气道者。因血管瘤还可能发生于口、咽、鼻腔,甚至气管内,加上牙齿异常、服用苯妥英钠后出现牙龈增生,有时其声门显露与气管插管有较大的难度与风险。Wong 等报道了一例行眼科手术的 18 岁女孩,在麻醉诱导后发现咽喉部血管瘤样的软组织肿胀、声门显露困难,二次插管后出现接触性出血,后改用经口纤维支气管镜引导插管成功。另外,患者可能还有面罩通气困难,Fujii 等报道了一例成年患者,尽管无气管插管困难,但因面部巨大血管瘤造成的面部畸形无法用普通面罩通气。Khanna 回顾了 40 例全身麻醉下手术患者,32 例插入喉罩、5 例气管插管,其中 1 例出现插管困难。文献报道一例患者在气管插管后行纤维支气管镜检查时发现气管内血管瘤,建议在气管插管后用纤维支气管镜对气管内进行检查,应慎行气管内吸引。经鼻插管前应进行鼻腔纤维镜检查。总之,此类患者既要考虑面罩通气、气管插管的难度,又要防止盲目插管致血管瘤破裂出血。术前充分的上呼吸道检查与评估十分重要,除常规上呼吸道、气管 CT 检查外,必要时应行纤维喉镜或纤维支气管镜检查。气管插管应在直视下进行,遇有阻力时不可粗暴用力,并备有强力吸引器。困难插管时可采用纤维支气管镜引导,血管瘤累及范围广者可考虑气管切开。

3. 防止血管瘤破裂出血,尤其是颅内出血可危及生命。

(1) 本病患者常合并凝血功能障碍。其原因是血管瘤可引起 Kasabach-Merritt 样现象,出现血小板减少等消耗性凝血功能障碍,严重者可引起慢性 DIC(见"蓝色橡皮样球形斑综合征")。此外,部分患者可能长期服用小剂量阿司匹林以防止脑缺血、改善脑循环、降低癫痫发作率。术前应常规行凝血功能检查,血小板减少时,应输新鲜血或血小板。择期手术前建议停用阿司匹林 3 天至一周。

(2) 颅内出血是本病最危急状况,其发生率尚不清楚。软脑膜血管瘤是本病的重要特征,它由多个毛细血管与小静脉组成,血管壁薄,且可能存在异常的血管与神经支配,其血管自身调节能力受损,严重的高血压可导致颅内出血。Batra 与 Aziz 等建议在麻醉过程中要注意避免各种增加颅内压与高血压的因素。

4. 眼压管理　防止眼压升高亦是麻醉管理的重点,作为麻醉医师有时可能对此忽视,严重者可造成失明。Wong 等建议对面部有葡萄酒样胎记者一定要关注其眼压问题。关于眼压的管理请参考相关专著,由于其眼压升高与脉络膜血管瘤有关,因此,防止眼压升高最主要措施是避免各种升高眼压的因素,如:兴奋、挣扎、缺氧与二氧化碳蓄积、氯胺酮与琥珀胆碱等药物等。此外,抗胆碱药阿托品及苯二氮䓬类地西泮等影响眼睫状肌的调节功能的药物、腹腔镜手术时肌松不足致腹内压过高、头低位或俯卧位等均可升高眼压,应避免之。

5. 术中应加强监护,麻醉药的用量应个体化。文献报道,此类患者麻醉手术中易出现低血压与低体温,在开放止血带时甚至可引起休克。其原因包括:患者常合并有交感神经功能障碍,血管瘤损伤血管运动中枢,血-脑屏障受损、麻醉药通过血-脑屏障增多,血管瘤使血管床扩大、血容量相对不足等。

6. 本病无特殊禁忌的麻醉药,七氟烷用于麻醉诱导与维持有较多的报道,Yamashiro 等推荐丙泊酚静脉麻醉用于门诊检查与治疗。由于神经肌肉病变致潜在的高钾血症风险与眼压问题,应禁用琥珀胆碱。关于椎管内麻醉的安全性问题有争议,主要顾虑是椎管内血管瘤穿刺可引起椎管内出血。但临床上有较多安全用于本病的报道,Tadrous 甚至给一位 MRI 示左侧脑水肿和右侧枕部血管瘤样病变的剖宫产妊娠妇女安全实施蛛网膜下腔麻醉。除脑部病变可能造成脑疝及前述凝血功能障碍等风险外,文献报道本病与 Klippel-Trenaunay 综合征有相似的病理改变,有作者认为二者可能是有重叠的相关疾病,在实施前应行影像学检查排除椎管内血管瘤(见"Klippel-Trenaunay 综合征")。总之,在进行本病麻醉时我们可能面对的是一个可能合并有困难气道、智力障碍而不合作的患者,而麻醉要求必须控制血压与眼压,同时要关注出血问题。

(郑利民)

参考文献

[1] AZIZ AS, HUI D, CHINNAPPA V, et al. Successful pregnancy, epidural anaesthesia, labour, and delivery in a woman with Sturge-Weber syndrome and previous hemispherectomy[J]. J Obstet Gynaecol Can, 2013, 35: 917-919.

[2] WONG HS, ABDUL RAHMAN R, CHOO SY, et al. Sturge-Weber syndrome with extreme ocular manifestation and rare association of upper airway angioma with anticipated difficult airway[J]. Med J Malaysia, 2012, 67: 435-437.

[3] FUJII N, USUDA I, HIKAWA Y. Anesthetic management of a patient with Sturge-Weber syndrome associated with a giant facial hemangioma[J]. Masui, 2014, 63: 689-691.

[4] KHANNA P, RAY BR, GOVINDRAJAN SR, et al. Anesthetic management of pediatric patients with Sturge-Weber syndrome: our experience and a review of the literature[J]. J Anesth, 2015, 29: 857-861.

[5] TADROUS R, NI MHUIRCHTEAGH R, MCCAUL C. Anaesthesia for caesarean section in a patient with Sturge-Weber syndrome following acute neurological deterioration[J]. Int J Obstet Anesth, 2011, 20: 259-262.

第六十八节　舌咽神经痛
(glossopharyngeal neuralgia)

麻醉管理所面临的主要问题

迷走神经反射致心动过缓、喉痉挛

避免清醒下口咽部操作

注意治疗药的副作用及与麻醉药的相互作用

【病名】

舌咽神经痛(glossopharyngeal neuralgia),无别名。

【病理与临床】

1. 舌咽神经痛最先由 Weisenburg(1910 年)描述,特点为沿该神经分布区的短暂发作性剧痛。舌咽神经痛可分为原发型及继发性。前者病因不明,可能由于舌咽、迷走神经的脱髓鞘性改变,引起舌咽神经的传入冲动与迷走神经之间发生短路结果,与牙齿、喉、鼻窦的感染并无明显关系。后者可由小脑脑桥角及附近的肿瘤、炎症、异位动脉压迫、鼻咽部及附近的肿瘤、慢性扁桃体炎、茎突过长、舌咽神经纤维瘤等引起。有研究发现 NMDA 受体在该病的发病机制中起一定作用。本病比较少见,其患病率约为三叉神经痛的1%。据Rushton(1981年)的统计,43%发病在18~50岁,以男性居多。国内报道患者多为50岁左右,男女比例无差异。

2. 临床表现　典型症状为发作性一侧咽部、扁桃体区及舌根部剧烈疼痛,如刀割、电击、针刺般,难以忍受。反射到同侧舌面或外耳深部,可伴有唾液分泌增多。其发作常由以下动作诱发:如说话、反复吞咽、舌部运动、触摸患侧咽壁、舌根及下颌角等。持续时间短暂,数秒至数分钟,间歇期为数分钟到数月不等,甚至长达2~3年。一般发作期愈来愈短,痛的时间则愈来愈长。严重时可放射到头顶和枕背部。个别患者可伴有耳鸣、耳聋、心率过缓或发生虚脱。按照疼痛部位不同可以分为两型:①口咽型:痛区通常始于咽侧壁、扁桃体、软腭及舌后1/3,而后放射到耳区,此型最为多见;②耳型:痛区通常始于外耳、外耳道及乳突,或介于下颌角与乳突之间,很少放射到咽侧,此型少见。

【麻醉管理】

1. 麻醉前管理　麻醉前评估应注意其是否合并原发性病因及了解疼痛触发点的位置,为避免诱发疼痛,此类患者应尽量避免清醒气管插管,麻醉苏醒期间尽量减少口腔吸引等口咽操作。同时,要注意术前治疗药的副作用。卡马西平、苯妥英钠为该病最常用药物,应持续服用至术前,但要注意其嗜睡、粒细胞减少及肝功能损害等副作用。有研究表明卡马西平、苯妥英钠可通过诱导肝酶P450增强咪达唑仑与非去极化肌松药等麻醉用药的代谢,同时,它们还影响肌松药与受体结合,减弱肌松药的肌松作用。因此术前服用该药物者术中应适当增加肌松药的用量,或者在肌松监测下合理使用肌松药。

2. 麻醉管理重点是预防异常舌咽-迷走神经反射。

(1) 一些舌咽神经痛患者疼痛发作时伴随有心动过缓和心搏暂停,可能引起昏厥或抽搐。其机制可能与产生了舌咽-迷走反射弧有关,舌咽神经受到刺激或缺血损伤产生的传入神经冲动可到达中脑孤束核,通过网状结构到达迷走神经背侧运动核,从而产生反射性心动过缓或心搏暂停。有舌咽神经痛病史的患者术前应给予阿托品,术中应常规行心电监护,维持偏快的心率,心率减慢时可用阿托品。

(2) 舌咽神经痛的患者亦可通过舌咽-迷走神经反射而引起喉痉挛。喉痉挛常发生于浅麻醉时咽部直接刺激及缺氧时,是一种极为严重的麻醉并发症,声门反射性关闭可引起上呼吸道梗阻及严重的缺氧与二氧化碳蓄积。表现为喘鸣样呼吸音,可见明显腹式呼吸,吸气动作延长,腹壁持续收缩,胸壁下陷,用面罩无法进行通气等。轻度喉痉挛时,可以解除局部刺激原因、面罩加压吸氧而改善,严重喉痉挛、正压无法通气时,可在丙泊酚静脉全身麻醉下,注入琥珀胆碱1mg/kg面罩通气或气管插管。

3. 除合并其他疾病的手术外,本病患者常采用颅内舌咽神经切断术及微血管减压术,其麻醉管理同开颅手术麻醉。

(丁芳　郑利民)

参考文献

[1] HAYASHI T,HIGUCHI H,TOMOYASU Y,et al. Effect of carbamazepine or phenytoin therapy on blood level of intravenously administered midazolam:a prospective cohort study[J]. J Anesth. 2016,30:166-169.

[2] KANNAUJIA A,RASTOGI A,DUTTA D,et al. Sub dural hematoma due to long term carbamazepine therapy[J]. J Anaesthesiol Clin Pharmacol,2016,32:404-405.

第六十九节 神经元蜡样脂褐质储积症
（neuronal ceroid lipofuscinosis）

麻醉管理所面临的主要问题

广泛的中枢神经系统病变，预后差

严重的癫痫发作及肌痉挛

术前多种治疗药物及与麻醉药的相互作用

体温调节障碍，易发生低体温

心肌病变，易发生心动过缓

呼吸管理，可能有困难气道

慎用肌松药

可影响脑电麻醉深度监测值

【病名】

神经元蜡样脂褐质储积症（neuronal ceroid lipofuscinosis，NCLs），又称 Batten 病（Batten disease）。

【病理与临床】

1. 本病是一组常染色体隐性遗传性进行性神经系统退行性疾病，其共同特征为神经元内蜡样脂褐质过度堆积。从病理上看，细胞堆积的蜡样脂褐质为颗粒状的嗜锇性沉积物（granular osmophilic deposits，GRODs），它属溶酶体储积病（lysosomal storage disorders，LSDs）。根据突变基因的不同，可影响从婴儿到成人。其总体患病率约为每 10 万例活产中 1 例，在美国大约有 25 000 个家庭受到 NCL 的影响。本病有一定的种族倾向，在某些种群并不是一个罕见疾病，在盎格鲁-撒克逊人中患病率为每 12 500 例活产婴儿 1 例。斯堪的纳维亚国家芬兰 NCLs 患病率最高。不同的种族及不同的分型，其患病率亦不同，如：CLN1 型 NCLs 在芬兰患病率为 1/20 000；CLN2 型每 10 万活产中有 0.46 例；CLN3 型在冰岛每 10 万活产中有 7 例。其病因尚不清楚，可能与 *CLN1* 至 *CLN14* 十四个不同基因中的一个或几个突变有关，基因突变致相关酶缺陷或跨膜蛋白缺乏、中枢神经系统中脂质体（脂褐素）的积累，继而造成其功能受损。

2. 临床表现与分型 临床表现为中枢神经系统广泛性、渐进性功能障碍，如：进行性视力障碍与失明、神经精神障碍、肌张力及运动障碍、癫痫发作、吞咽困难等，并且可以在不同的年龄发病。本病遗传异质性导致了大约 9 种不同形式的 NCLs，临床上将它分为 9 型，其中前 4 型最常见。

（1）CLN1 型：经典婴儿型（classic Infantile Neuronal Ceroid Lipofuscinosis，INCL），又称 Santavuorid-Haltia 病（综合征）。它是由于 *CLN1* 基因变异、棕榈酰蛋白硫酯酶（palmitoyl protein thioesterase 1，PPT1）溶酶体酶缺陷所致。出生后可能发育正常，大约 6 个月时开始出现肌张力下降、神经精神障碍、肌阵挛、癫痫发作、视力障碍，至两岁时失明，甚至植物人状态。

（2）CLN2 型：经典晚期婴儿型（classic Late Infantile Neuronal Ceroid Lipofuscinosis，LINCL），又称 Jansky-Bielschowsky 病（综合征）。它是由于 *CLN2* 突变、三肽氨基肽酶（tripeptidyl peptidase 1，TTP1）缺陷所致。儿童最初看起来正常，2~5 岁发病，表现为肌肉萎缩、共济失调、言语障碍

及癫痫,约75%患者癫痫发作是首发症状,常合并非癫痫性肌阵挛,运动功能与语言丧失,磁共振示渐进性脑萎缩,视力减退、失明,肢体痉挛,躯干肌张力减退,失去吞咽能力,通常在10~15岁死亡。

(3) CLN3型:青少年型(juvenile Neuronal Ceroid Lipofuscinosis,JNCL),又称青少年型Batten-Spielmeyer-Vogt病(juvenile Batten-Spielmeyer-Vogt病)。青少年期发病(5~15岁),主要由于 CLN3 突变引或其他基因突变引起的。最早症状为视力下降并持续多年,进而出现智力与认知功能下降和行为问题(易怒、暴力倾向、抑郁等)、癫痫发作、帕金森病、言语障碍、吞咽困难,可能合并心脏传导异常,约在30岁死亡。

(4) CLN4型:成人型(classic Adult-Onset Neuronal Ceroid Lipofuscinosis,ANCL),又称Kufs病(综合征)。可能是 CLN4 基因变异或由多种基因突变引起,目前对 CLN4 基因尚不清楚。通常在30岁左右发病,临床特征包括共济失调、痴呆、渐进性肌阵挛性癫痫,但与其他型NCLs相比,通常视力影响较小。

(5) 其他:CLN5-9包括芬兰晚期婴儿型(fLINCL)、捷克或印度变异型、土耳其LINCL(tLINCL)变异形等,关于本病的临床分型与基因变异等尚有诸多不明之处,详细请参考相关文献及专著。

3. 诊断   诊断根据临床表现、基因检测及一些溶酶体酶的活性(如:PPT1、TPP1、CLN3、CLN5、CLN6、MFSD8、CLN8、CTSD、DNAJC5、CTSF、ATP13A2、GRN、KCTD7),一些患者则需组织活检行病理学检查。本病目前无特殊治疗方法,多为对症治疗,包括:控制癫痫发作、痉挛、帕金森症状、肌张力障碍及改善营养不良等。

【麻醉管理】

1. 麻醉前管理   本病是一种广泛性的中枢神经受损性疾病,其预后极为不良,常直面死亡,有作者甚至将其称为毁灭性疾病。为控制其症状,患者可能需服用多种药物,包括抗癫痫药、中枢性肌松药、抗帕金森病药及抗精神病药等,要注意这些药物的副作用及其与麻醉用药的相互作用。为维持其治疗水平,这些药物应持续服用至术前,尤其是不要轻易停用控制肌肉痉挛与癫痫的药物,以免给术中及术后管理带来困难。同时应控制肺部感染并尽量改善患者营养状况。与其他视力障碍及认知功能障碍患者同样,其麻醉前管理与评估极为困难,术前应适当镇静并请其熟悉的照料者协助。

2. 目前有关本病临床麻醉管理的报道较少。因其预后不良、较少行择期手术,麻醉多为诊断性检查或营养治疗而行胃造瘘术或为控制癫痫而行迷走神经刺激器(VNS)置入术,其麻醉管理基本原则同脑白质营养不良、Pelizaeus-Merzbacher病等广泛性中枢神经系统疾病。

(1) 体温管理:文献报道,NCLs患者术中易发生低体温。Miao等观察了在全身麻醉下行MRI检查的8名INCL患儿(累计接受了31次麻醉),并与25例患有其他中枢神经系统疾病(Niemanni-Pick病、Smith-Lemlioptiz综合征、戈谢病、脑瘤、神经纤维瘤病I型)的患儿相比。结果:INCL患儿基础体温较低,而且麻醉期间易发生低体温(体温低于35.6℃)与心动过缓。低体温不仅出现于INCL形者,亦可见于在其他型NCLs患者。如:Kako报道了一例18岁男性在全身麻醉下行迷走神经刺激器(VNS)更换术时,尽管采取了常规的保温措施,但术中体温最低仍降至到34.9℃。Yamada报道了一例14岁患者亦如此。Miao的研究还发现,INCL患儿体温节律明显紊乱,其原因可能与包括自主神经功能在内的中枢神经受损、体温调节功能障碍有关。因此,对NCLs患者应监测体温,并采取措施避免在麻醉期间发生热损失。

（2）循环管理：Miao 在同一篇报道中还发现 INCL 患儿在麻醉中容易出现心动过缓。其中，一些心动过缓的发作与体温过低有关，而另一些与体温无关。其原因可能与自主神经受损有关，但可能还有器质性原因。Hofman 等报道了三例 NCLs 患者的尸检结果（其中一例 INCL，二例 JNCL），发现其心脏组织中有颗粒状嗜锇性沉积物（GRODs）沉积、心室肥厚和扩张、心肌退行性改变、间质纤维化和脂肪变性，其中传导系统的病变更为突出，说明心脏亦参与了 NCL 的病理改变，而且心脏传导系统更易受累。幸运的是，Miao 等报道的病例心动过缓并无明显的血流动力学恶化，而且所有的心动过缓都对抗胆碱治疗有良好的反应。除心动过缓外，患者还可能出现各种室性心律失常或传导阻滞，麻醉前应对心脏进行仔细评估，常规进行心电图检查，麻醉中加强循环管理与监测。

（3）防止痉挛及癫痫发作：请见"Rett 综合征"及"Sotos 综合征"。但本病痉挛与癫痫的发作更难控制，患者常服用多种药物或同时合并迷走神经刺激器（VNS）置入。Hiramori 报道了一对分别为 31 岁和 29 岁的姐妹，尽管术前进行了有效的抗癫痫药物治疗，在全身麻醉后仍出现肌阵挛发作。对置入了 VNS 的患者，在手术前应将其关闭以避免电刀干扰，术后应尽早重新激活。

（4）呼吸管理：由于吞咽障碍、胃排空障碍与胃食管反流，容易发生误吸及呼吸道感染，应采取相应对策。咽喉及呼吸肌麻痹者术后可能需要呼吸支持治疗。此外，Pereira 报道了二例患者，其中一例 20 岁女孩合并张口受限、气管插管困难。置入 VNS 患者可能出现喉返神经麻痹，甚至上呼吸道梗阻，麻醉前应对上呼吸道进行评估。

（5）肌松药的应用同其他中枢神经系统疾病，禁用琥珀胆碱。非去极化肌松药的应用亦有争议，为避免长时间的肌松作用对呼吸的抑制，有作者甚至采用不用肌松药插管全身麻醉（如：Yamada），但大部分作者认为在肌松监测、备有拮抗剂舒更葡糖条件下，应用小剂量维库溴铵或罗库溴铵是安全的。

3.其他　Pelizaeus-Merzbacher 病相似，由于中枢神经系统广泛性病变，其脑电麻醉深度监测可信度下降。Hiramori 报道的二例患者术中 BIS 值大幅波动，这给麻醉深度的判断带来困惑。此类患者麻醉深度应结合其他指标综合判断。

（郑利民）

参考文献

［1］MIAO N，LEVIN SW，BAKER EH，et al. Children with infantile neuronal ceroid lipofuscinosis have an increased risk of hypothermia and bradycardia during anesthesia［J］. Anesth Analg，2009，109：372-378.

［2］Kako H，Martin DP，Tobias JD. Perioperative care of a patient with neuronal ceroid lipofuscinoses［J］. Saudi J Anaesth，2013，7：336-340.

［3］YAMADA Y，DOI K，SAKURA S，et al. Anesthetic management for a patient with Jansky-Bielschowsky disease［J］. Can J Anaesth，2002，49：81-83.

［4］HIRAMORI T，GOTO S，KUROIWA K，et al. Anesthetic management of patients with neuronal ceroid lipofusucinosis［J］. Masui，2011，60：1207-1210.

［5］PEREIRA D，PEREIRA M，CALDAS F. Anesthesia management in neuronal ceroid lipofuscinoses［J］. Paediatr Anaesth，2006，16：356-358.

［6］HATTON KW，MCLARNEY JT，PITTMAN T，et al. Vagal nerve stimulation：overview and implications for Anesthesiologists［J］. Anesth Analg，2006，103：1241-1249.

第七十节　手足徐动症

（athetosis）

> **麻醉管理所面临的主要问题**
>
> 可能合并其他中枢神经系统疾病
> 注意术前治疗用药的副作用及与麻醉药的相互作用
> 肌张力障碍及手足不自主活动,术中体位维持困难

【病名】

手足徐动症(athetosis),又称指划运动、易变性痉挛(mobilespasm)。

【病理与临床】

1. 手足徐动症是一种以手足发生缓慢性、不规则性扭转运动及肌僵硬为特征的临床综合征。它不是一个独立的疾病,可能是多种中枢神经系统疾病的一种临床表现。常见病因有:遗传、脑血管病变、感染、药物、代谢性疾病等。病变主要位于基底神经节,主要为尾状核、纹状体及丘脑底部等;病理改变为神经细胞变性、坏死、消失、胶质细胞及有髓纤维束增加等。

2. 临床表现　手、足或身体其他部位缓慢的、无目的、连续不自主运动。常合并腱反射活跃。病变常累及一侧或双侧肢体,上肢较下肢重,表现为手足不断地做缓慢的蚯蚓爬行怪状的强制运动。面部受累时表现为弄眉挤眼,扮成各种“鬼脸”。咽喉肌和舌肌受累时,出现构音困难与吞咽障碍。肌肉不自主运动可因情绪紧张和随意运动时加重,安静时减轻,入睡时停止。

【麻醉管理】

1. 术前管理　前已述及,本病常是其他中枢神经系统疾病的临床表现之一,术前应对神经系统功能进行详细评估并制订相应的麻醉管理方案。咽喉肌受累出现吞咽困难时,易发生误吸及肺部感染,麻醉前应严格禁食并对饱胃情况进行评估。围手术期应加强呼吸管理,术前应控制肺部感染。术前治疗用药(如:苯二氮䓬类、抗癫痫药苯妥英、扑米酮、卡马西平、氟哌啶醇、抗胆碱药等)可服至术前,但要注意它们的副作用以及与全身麻醉药物的相互作用。苯二氮䓬类咪达唑仑的应用有争议,Vorsanger 报道了二例患者,硬膜外麻醉时用咪达唑仑辅助镇静,出现手部不自主活动症状。因为咪达唑仑可引起躁动、谵妄及强直性阵挛性运动、肌肉震颤和手足徐动等锥体外紊乱反应,最好不用于本病患者。

2. 术中管理　患者肌张力障碍及手足不自主活动,术中体位维持困难,从这一角度来看,此类患者选择全身麻醉较为合理。但由于患者常合并中枢神经系统病变,全身麻醉可给神经功能的评估带来困难。包括椎管内麻醉在内的区域神经阻滞有良好的镇痛作用,对有适应证的患者可能是一种较好的选择。但常需合并应用强效镇静剂减轻或消除其手足活动症状,常用丙泊酚,但要注意丙泊酚亦可引起手足徐动症状,Borgeat 报道了一例用药后出现急性手足徐动症状的患者。用全身麻醉药或镇静剂后出现四肢不自主运动的原因不明,可能与药物对兴奋中枢及抑制中枢的抑制不平衡有关,加深麻醉后常可消失。此外,要注意在椎管麻醉时亦可出现下肢不自主运动,Tsujimoto 报道了一例 33 岁妊娠妇女,蛛网膜下腔麻醉下剖宫产后,麻醉恢复期出现小腿不自主运动异常。作者认为其原因与深部感觉阻滞持续时间长于运动阻滞时间、小腿位置感觉丧失、协调运动障碍所致,但通常不致遗留严重后果。多种围手术期用药

可引起肢体的不自主活动症状,尽管这些多不会对患者疾病的转归产生决定性影响,但仍会对患者围手术期管理带来困难,应尽量避免之。

3. 麻醉药物的选择与其他中枢神经系统疾病相同,如:氯胺酮可引起精神症状并增加肌张力、高浓度七氟烷可诱发癫痫、氟哌啶可加重锥体系症状等,应慎用。应避免使用去极化肌松药,可在肌松监测下用小剂量非去极化肌松药。

(吴宁 刘友坦 郑利民)

参考文献

[1] TSUJIMOTO S,TAKEMINE K,SASAKI K,et al. Recurrent abnormal motion of the lower legs during the recovery from spinal anesthesia[J]. Masui,2000,49:1158-1160.

第七十一节 天使综合征
(Angelman syndrome)

麻醉管理所面临的主要问题

> 神经精神发育障碍,癫痫,智力障碍
> 可能合并其他器官畸形
> 困难气道
> GABA 受体缺陷,可能导致麻醉药物的异常反应
> 迷走神经张力高,心动过缓
> 睡眠障碍

【病名】

天使综合征(Angelman syndrome,AS),又称快乐木偶综合征(happy puppet syndrome)。

【病理与临床】

1. 本病是一种以行为及运动异常为主要临床特征的中枢神经系统疾病。1965 年英国儿科医师 Harold Angelman 首次描述了这种疾病。由于患者通常表现出一种快乐的行为,Angelman 联想起在意大利维罗纳的维奇奥博物馆看到的 Caroto 的一幅名为"木偶男孩"(boy with a puppet)画作,遂命名为"快乐木偶综合征"。有意思的是,Angelman 的名字恰好是"天使"的意思,将本病命名为"Angelman 综合征",既包括了发现者的名字,又包含有"天使"样临床表现的特点。本病多为散发,无性别差异,部分为常染色体隐性遗传。其发病机制尚不完全清楚,大部分患者与母源 UBE3A 基因功能缺陷有关,包括母源 15q11-13 缺失、父源 15 号染色体有单亲二体(UPD)、母源 15q11.2-13 印迹缺陷(ID)、母源 UBE3A 基因突变等,母源 15q11-13 微缺失最常见。UBE3A 基因编码泛素蛋白连接酶 E3A,参与泛素化途径,UBE3A 基因失功能时可影响功能性泛素-蛋白酶体系统,继而导致黑质、纹状体、海马及小脑普肯耶细胞蛋白泛素化异常等,但不清楚染色体的这些微缺失是如何导致本病具体临床特征的。文献报道本病患病率为 1 万到 4 万分之一,但有时它并不显得那么少见,据作者所知,美国目前至少有四位著名的影视或体育明星的儿子患有本病。本病已列入国家卫健委等五部门公布的《第一批罕见病目录》。

2. 临床表现

（1）出生时可正常，出生后早期喂养困难，通常在3到7岁时出现明显症状。平头、头小而短，严重的智能障碍与行为异常，多合并严重的癫痫及睡眠障碍；语言及运动能力低下，共济失调，肢体震颤与抖动，缺乏恒定有活力的运动，定向力差。发少、下颌前突、面中部后缩、牙齿间距大。难以控制的精力充沛，不易被激惹，舌常伸出而流涎，通常表现出一种快乐的行为，频繁大笑或微笑，其拍手方式仿佛木偶。患者可能合并眼部脉络膜色素减少、脊柱畸形、心脏与泌尿系统畸形等。

（2）脑电图：δ、θ波及后头部高幅棘波-慢波。

（3）根据染色体15q11-13区域微缺失的多少及临床表现，本病分为五型，其中第一型表型最为严重，第五型最温和。

3. 诊断　根据临床表现及遗传学检测（DNA甲基化分析、15号染色体微缺失、*UBE3A*基因检测）。

【麻醉管理】

1. 麻醉前管理

（1）本病是一种具有较高遗传与临床表现异质性的疾病，据文献报道，严重的患者其寿命不超过15岁，但大部分患者的预期寿命同正常人相似，他们面临着麻醉手术问题。由于合并严重的神经精神发育障碍，围手术期医患沟通困难，麻醉前评估必须在其父母或照料者的协助下进行。麻醉前评估还应注意其是否合并其他先天畸形。由于不合作，为防止麻醉诱导时兴奋，麻醉前应适当镇静，但应注意过量镇静可引起严重的呼吸抑制。

（2）由于患儿常合并睡眠障碍，术前晚可服用褪黑素帮助睡眠。

（3）癫痫治疗及相关问题：

1）文献报道，超过80%的本病患者合并癫痫，通常在1~3岁左右开始发作，可观察到各种癫痫发作：从强直性阵挛性发作、非典型性发作、复杂的部分发作、肌阵挛性发作、无张力性发作等，到癫痫持续状态，最常见的癫痫类型是大发作，其中高达77%的患者药物治疗效果欠佳。

2）抗癫痫药应继续服用至术前，但要注意其副作用及与麻醉药的相互作用，术后应尽早服用抗癫痫药。

3）部分患者可能正在进行生酮饮食或低血糖指数治疗（low-glycemic-indextreatment），关于生酮饮食治疗的麻醉管理请见本书"West综合征"及"大田原综合征"。Campero报道了一例本病患儿采用低血糖指数治疗。文献报道，接受这种治疗的患儿在4个月内癫痫发作频率下降超过80%，在1年后癫痫发作频率下降超过90%。虽然这种饮食抗癫痫治疗的机制尚不清楚，但维持低而稳定的血糖和胰岛素水平可能起主要作用。在围手术期应保持适当的血糖水平，不要轻易输注葡萄糖液，以免破坏脑能量代谢状况、导致与高血糖有关的癫痫发作。术前应请小儿神经内科医师与代谢科医师多学科会诊，共同制订围手术期癫痫控制代谢管理方案。

2. 麻醉管理　尽管目前有关本病麻醉管理有数篇报道，但仍有诸多不明之处。

（1）气道管理：由于高颚弓、舌突出伴有推挤、巨舌、小下颌、可能合并唇颚裂及年长儿的肥胖等问题，患者可能属于困难气道。麻醉前应对气道情况进行充分的评估，麻醉诱导前应做好困难气道管理的准备，必要时应考虑在纤维支气管镜引导下清醒插管。此外，由于吞咽障碍与胃排空障碍，要注意可能合并肺部感染及反流误吸。

（2）麻醉方法与麻醉药

1）由于神经精神障碍及可能合并脊柱畸形，椎管内麻醉极少用于本病患者，原则上应选择全身麻醉。

2）麻醉药的选择应注意避免可能诱发癫痫发作的麻醉药（见"West 综合征"）。此外，还应考虑麻醉药对 γ 氨基丁酸受体（GABA 受体）的影响。文献报道，本病的染色体缺陷可致 γ 氨基丁酸受体基因缺陷、继而影响 γ 氨基丁酸的合成与分泌，而 GABA 受体是许多全身麻醉的药物共同作用的通道。从理论上来讲，本病患者对抗焦虑药、镇静催眠药、全身麻醉药和抗癫痫药物等有不可预测的反应，一些研究建议尽量减少吸入麻醉剂的用量，因为氟化醚类作用于 $GABA_A$ 亚基，另有一些研究指出应减少苯二氮䓬类药物的剂量，因为它们作用于 $GABA_{A\beta}$ 亚基，但也有文献报道认为常规吸入或全凭静脉麻醉是安全的。临床上应根据患者的病变程度，慎重、从低剂量开始应用麻醉药，并根据其反应适时调整用量。

3）本病不属恶性高热高危者。Campero 及 Ohshita 等已将七氟烷等氟化醚类挥发性吸入麻醉药安全用于本病患者。

4）由于患者常合并肌张力障碍与神经系统病变，应慎用肌松剂，避免用去极化肌松剂。

（3）围手术期应加强循环与呼吸管理。注意脊柱畸形可能致胸廓畸形与呼吸功能障碍。本病患者常合并迷走神经张力增加，Campero 认为难治性心动过缓是麻醉患者最重要的危及生命的并发症，有时甚至需要心肺复苏和肾上腺素治疗。麻醉中应加强循环监测，维持偏快的心率，慎用可能诱发心率减慢的药物，如：右美托咪定和新斯的明等。

3. 术后管理　尽量让患者早期回到熟悉的环境，并让其父母或熟悉的照料者协助照料与术后疼痛的评估与管理。术后应密切监测其呼吸、循环功能，预防癫痫发作。同时应加强睡眠管理，可适当应用催眠药物，能够口服者可服褪黑素。

（郑利民）

参考文献

[1] TAN WH，BIRD LM. Angelman syndrome：current and emerging therapies in 2016[J]. Am J Med Genet C Semin Med Genet，2016，172：384-401.

[2] BUITING K，WILLIAMS C，HORSTHEMKE B. Angelman syndrome-insights into a rare neurogenetic disorder [J]. Nat Rev Neurol，2016，12：584-593.

[3] MARGOLIS SS，SELL GL，ZBINDEN MA，et al. Angelman syndrome[J]. Neurotherapeutics，2015，12：641-650.

[4] CAMPERO L. Happy puppet syndrome：a case report of anesthetic management[J]. AANAJ，2018，86：67-71.

[5] OHSHITA N，TOMIYAMA Y，ISEKI A，et al. Anesthetic management of a child with Angelman's syndrome[J]. Masui，2010，59：484-486.

第七十二节　Treacher Collins 综合征
（Treacher Collins syndrome）

麻醉管理所面临的主要问题

困难气道，可能有鼻孔狭窄或后鼻孔闭锁
可能合并多系统器官畸形，尤其是心血管畸形
呼吸管理
眼保护

【病名】

Treacher Collins 综合征(Treacher Collins syndrome),译名特雷彻-科林综合征。又称下颌骨-面骨发育不全(mandibulofacial dysostosis)、Treacher Collins-Franceschetti 综合征、Franeschett-Zwahlen-Klein 综合征。

【病理与临床】

1. 本综合征是以颌面部对称性异常为特征的常染色体显性或隐性遗传性疾病,1900 年伦敦眼科医师 Edward Treacher Collins 首先对本病进行了描述。它与 Nager 综合征、Miller 综合征、Rodriguez 综合征、18 三体综合征等均属面骨发育不全综合征(acrofacial dysostosis,AFDs),但 Treacher Collins 综合征常不合并肢体畸形(见"Nager 综合征")。现已证明,本病是由于 TCOF1、POLR1C、POLR1D 基因变异、胚胎期第一、二鳃弓分化与发育异常所致,但具体机制不明。TCOF1 基因变异者为常染色体显性遗传,POLR1C 基因变异者为常染色体隐性遗传,而 POLR1D 基因变异者可是常染色体显性或常染色体隐性遗传,其中 TCOF1 变异者占 78% ～ 93%,POLR1C 与 POLR1D 变异者占 8%。患病率约为每 1 至 5 万个出生人口中 1 例,但部分轻症患者可能被遗漏或被诊断,真实患病率尚不明确,无性别与种族差异。

2. 临床表现   面部表现为双侧对称性形态异常。颧骨低或无颧骨,面部平坦或凹陷。下颌发育不全,小下颌,颏部后缩。口裂大而向下方倾斜,唇腭裂,高腭弓。睑裂或下眼睑缺损、斜视、下眼睑睫毛部分缺失,内眼畸形,甚至视力丧失,眼睑异常可导致眼睛干燥。毛发位异常,出现于耳前方面颊部。耳廓畸形,部分患者外耳道闭锁及传导性耳聋。鼻大、鼻背高,常合并单侧或双侧鼻孔狭窄与后鼻孔闭锁等。通常智力正常,但部分患者有轻度智力障碍。部分患者合并先天性心脏病、肾脏畸形等内脏器官畸形、脊柱畸形等。

3. 诊断根据临床表现,X 线示颧骨低平或发育不全、下颌骨退缩及基因检测等。

【麻醉管理】

1. 本病患病率在少见病中较高,临床上已有较多的麻醉管理报道,其麻醉管理原则同"Nager 综合征"。与其他先天性畸形相同的是,本病可能合并多器官与多系统畸形,尤其是心脏畸形,麻醉前应仔细检查与评估。由于可能合并听力与智力障碍,医患沟通十分困难,应请其熟悉的照料者协助。麻醉前应加强精神安抚,但由于其存在困难气道等问题,应慎用镇静药。

2. 气道管理是麻醉管理的重点。

(1)口咽颌面部畸形可致面罩通气困难及气管插管困难,本病是典型困难气道者。Hosking 等回顾了 1971 年至 2011 年澳大利亚一个妇女儿童医疗中心 35 名患儿、共接受 240 次麻醉的经验,结果是大部分患儿有喉镜声门显露困难,实施气管插管的 97 例次麻醉中,有 6 例插管失败,其中 2 例不得不取消手术,而且随着年龄的增长其直接喉镜声门显露变得更加困难。因此,必须采取一些辅助插管技术,甚至做好气管切开的准备。如:Sethi 采用 C-MAC 视频喉镜,Fuentes 采用纤维支气管镜引导,而在 Hosking 报道的病例中 41% 的患者采用了常规直接喉镜以外的其他插管技术。其中,喉罩用于此类患者可能有一定的优点,在 Hosking 报道的病例中所有使用喉罩的患者都能提供满意的气道管理,而且还可通过喉罩气管插管。

(2)因为可能合并单侧或双侧鼻孔狭窄与后鼻孔闭锁,经鼻气管插管前应行纤维鼻咽镜检查与评估。由于患儿不合作,清醒气管插管难以实施,通常采用面罩吸入七氟烷麻醉诱导下插管,但要注意其反流误吸。

(3)面罩麻醉诱导时,如果合并气道梗阻或肌松不足等,面罩正压通气可致大量气体通过食管而进入胃内,引起急性胃扩张,甚至胃穿孔。Wołoszczuk-Gębicka 报道了这样一例患儿。防止气道梗阻、控制气道压不可过高是预防这一危象重要措施,笔者对有胃扩张风险的患儿常经口或鼻插入胃管。对肌松不足引起的面罩通气困难者,Wołoszczuk-Gębicka 主张适量应用维库溴铵或罗库溴铵,因为它们有特异拮抗剂 sugammadex,他在同一篇文章中介绍了另一例不是本病的患儿,用维库溴铵麻醉诱导后插管困难,立即用 sugammadex 拮抗,从用药到维库溴铵肌松作用完全拮抗,用时约 6 分钟内。但我们认为这样仍然具有相当大的风险。Bajwa 等用琥珀胆碱诱导,因为它起效快、作用时间短。对困难气道患者,麻醉诱导时最好不用肌松药。

3. 呼吸管理　　约 30%~40% 的患者合并咽喉部发育不全,导致患儿吞咽障碍、呼吸困难、误吸及肺部感染,而阻塞性睡眠呼吸暂停很常见,严重者需气管切开。术后应做长时间呼吸支持治疗的准备。

4. 其他　　与 Nager 综合征一样,本病无特殊禁忌的麻醉药,氟化醚类吸入麻醉剂与琥珀胆碱用于本病患者已有较多的临床报道,本病不是恶性高热高危者。由于眼睑裂或下眼睑缺损,术中要注意眼睛保护。

(郑利民)

参考文献

[1] HOSKING JL,ZOANETTI D,CARLYLE A. Anesthesia for Treacher Collins syndrome:a review of airway management in 240 pediatric cases[J]. Paediatr Anaesth,2012,22:752-758.

[2] SETHI D. Airway management in a child with Treacher Collins syndrome using C-MAC videolaryngoscope[J]. Anaesth Crit Care Pain Med,2016,35:67-68.

[3] FUENTES R,DE LA CUADRA JC,LACASSIE H,et al. Difficult fiberoptic tracheal intubation in 1 month-old infant with Treacher Collins syndrome[J]. Rev Bras Anestesiol,2018,68:87-90.

[4] WOŁOSZCZUK-GĘBICKA B,ZAWADZKA-GŁOS L,LENARCZYK J,et al. Two cases of the "cannot ventilate,cannot intubate" scenario in children in view of recent recommendations[J]. Anaesthesiol Intensive Ther,2014,46:88-91.

[5] BAJWA SJ,BAJWA SK,SINGH A,et al. Anesthetic challenges and difficulties in the management of Treacher Collins syndrome[J]. Anesth Essays Res,2011,5:111-113.

第七十三节　von Hippel-Lindau 病
(von Hippel-Lindau disease)

麻醉管理所面临的主要问题

全身多组织器官多发性肿瘤

脑、脊髓及视网膜血管母细胞瘤

可能合并嗜铬细胞瘤

椎管内麻醉的安全性问题

【病名】

von Hippel-Lindau 病(von Hippel-Lindau disease,VHLD),又称 von Hippel 病、Hippel 病、Hippel-Lindau 病、Lindau 病、先天性家族性小脑视网膜血管瘤病(familial cerebello-retinal angiomatosis)、视网膜小脑血管瘤病(retinocerebellar angiomatosis)、小脑视网膜血管网状细胞瘤病(cerebelloretinal hemangioblastomatosis)等。

【病理与临床】

1. VHLD 是一种以全身多个组织器官多发性肿瘤为基本特征的先天性疾病。1904 年 von Hippel 首先描述了视网膜病变,随后 Lindau 对它进行了补充。患病率为每 36 000 例新生儿一例。其病因与 *VHL* 基因(3p26-p25)变异有关,*VHL* 基因为肿瘤抑制基因,其突变致细胞不正常地增生而形成肿瘤,它为常染色体显性遗传,但约有 20% 为新发突变。

2. VHLD 特征性肿瘤包括脑、脊髓、视网膜多发性血管网状细胞瘤,肾囊肿与肾癌,嗜铬细胞瘤及内耳内淋巴囊腺瘤等,出现相应临床表现。脑血管网状细胞瘤多位于幕下一侧小脑半球,少数位于小脑蚓部,可为多发性,临床表现为头痛、眼球震颤、共济失调、智力下降或癫痫等。脊髓血管网状细胞瘤可致肌无力。视网膜血管网状细胞瘤可累及双眼,引起失明。内耳内淋巴囊腺瘤可致听力障碍。约 60% 的患者合并各种内脏肿瘤,尤其以肾、肝、胰腺囊肿为多见。约 40% 发生肾癌,它与脑瘤是本病最主要的死亡原因。合并嗜铬细胞瘤者出现血压升高。根据嗜铬细胞瘤与肾癌发生的风险,临床上分为二型:1 型嗜铬细胞瘤发生风险低,2 型嗜铬细胞瘤发生风险高。2 型又分为三型:2A 型肾癌发生风险低,2B 肾癌发生风险高,2C 发生嗜铬细胞瘤。

3. 诊断　根据特征性肿瘤(脑脊髓及视网膜血管网状细胞瘤、肾囊肿与肾癌、嗜铬细胞瘤、内耳内淋巴囊腺瘤、附睾囊肿)及 *VHL* 基因检测。患者平均预期寿命为 49 岁。早期的治疗干预可延长寿命,主要治疗为手术切除早期发现的各种肿瘤。近年来靶向治疗、特别是抗血管生成治疗(如:sunitinib)受到重视。

【麻醉管理】

1. 本病病变可累及全身多个组织器官并引起相应器官功能障碍,患者可能因各种肿瘤而多次外科手术治疗,麻醉前应仔细检查与评估。Boker 提醒尤其要注意一些无症状的病变,因为它们会增加麻醉风险。其中,约 10%~19% 的患者合并有嗜铬细胞瘤,其病情凶险,术前检查如有遗漏,则可招致严重后果(见"嗜铬细胞瘤与副神经节瘤")。脑脊髓肿瘤致神经功能受损、肝肾脏肿瘤致器官功能损害、眼肿瘤致眼压升高等亦是重点评估内容。此外,患者可能合并一些全身症状,如:红细胞增多症等。

2. 合并多个肿瘤者手术先后次序的问题　合并嗜铬细胞瘤者,原则上应优先处理嗜铬细胞瘤,再进行其他择期手术。但 Mugawar 报道了一例嗜铬细胞瘤合并小脑肿瘤患者,由于患者的神经系统症状恶化,首先进行了紧急小脑肿瘤切除术,术后经过二周的充分准备再进行嗜铬细胞瘤切除术。Tempelhoff 等报道了一例多发性颅后窝肿瘤与嗜铬细胞瘤的麻醉处理,酚苄明、普萘洛尔术前准备后拟行小脑血管网状细胞瘤切除,在麻醉诱导后插入肺动脉导管时出现心搏骤停;成功复苏后,手术被推迟至第二天实施,术中用酚妥拉明、柳胺苄心定控制血压与心率;患者在两周后又安全实施了嗜铬细胞瘤手术。对合并其他肿瘤者,如病情允许,可在一次麻醉下一并切除,此时也要考虑病情的轻重缓急,如:Boker 报道了一例合并小脑肿瘤的 30 岁妊娠妇女,于妊娠 37 周在全身麻醉下先行剖宫产术,然后行开颅手术切除脑肿瘤。但此类患者要注意其手术时间延长与生理搅乱加大等问题。

3. 本病无特殊禁忌的麻醉药,合并神经肌肉损伤者应禁用去极化肌松剂琥珀胆碱。本病脑脊髓及视网膜肿瘤主要为血管网状细胞瘤(hemangioblastomatosis),这是一种由血管基质细胞组成的良性肿瘤,它表现为实质性或囊性肿块,与通常由于血管扩张形成的血管瘤不同,血压波动对它们的影响较小。但部分患者眼球及脑、脊髓亦可出现由毛细血管团或小血管扩张形成的血管瘤,因此应维持血流动力学稳定,避免血压波动致血管瘤破裂出血。

4. 有关椎管内麻醉的安全性问题,目前有争议。主要问题有两方面:一是穿刺可能致脊髓血管瘤损伤出血;二是脑部多发性肿瘤、尤其幕下小脑肿瘤引起颅内压升高时,椎管穿刺可打破颅内与椎管在枕骨大孔处脆弱的压力平衡,有引起脑疝之虞。因此,Monge 等不主张实施。但临床有多例安全实施椎管内麻醉的报道,如:Demiraran、Castillo 等报道的病例。尤其是剖宫产手术临床报道较多,McCarthy 甚至为一例 33 岁剖宫产妊娠妇女实施蛛网膜下腔麻醉。脊髓血管瘤可能存在于脊髓的任何水平,但最常发生在颈胸或胸腰段,Matthews 认为低位腰段穿刺是安全的。我们建议在椎管穿刺前必须有影像学检查排除血管瘤,对有颅内高压表现或症状者禁用椎内麻醉,尤其是蛛网膜下腔麻醉。

(郑利民)

参考文献

[1] CASTILLO CG,CORREA OC,AGUILAR FA,et al. Epidural anesthesia for cesarean section in a patient with von Hippel-Lindau disease[J]. Rev Esp Anestesiol Reanim,2010,57:381-384.

[2] MCCARTHY T,LEIGHTON R,MUSHAMBI M. Spinal anaesthesia for caesarean section for a woman with von Hippel Lindau disease[J]. Int J Obstet Anesth,2010,19:461-462.

第七十四节　Weill-Marchesani 综合征
(Weill-Marchesani syndrome)

麻醉管理所面临的主要问题

可能合并心血管畸形

困难气道

可能合并青光眼,眼压管理

【病名】

Weill-Marchesani 综合征(Weill-Marchesani syndrome),又称 Marchesani 综合征(Marchesani syndrome)、反 Marfan 综合征、短指-晶状体半脱位综合征、球形晶状体-短指畸形综合征、球形晶状体-短矮综合征(spherophakia-brachymorphia syndrome)、先天性中胚层营养不良综合征二型、增生型中胚层营养不良(drstrophia mesodermalis congenitalhyperplastica)等。

【病理与临床】

1. 本病是一种由于中胚层组织异常增生性发育所致的先天性结缔组织疾病,其主要临床特征为眼部病变、短指、身材矮小。1932 年由 Weill 首先报道,1939 年 Marchesani 详细描述了一组患者,故以此来命名。其患病率约为 10 万分之一,我国有临床报道。本病的病因不明,多以常染色体显性(AD,占 39%)或隐性(AR,占 45%)方式遗传,目前发现有三个基因变异与本病有关。其中,*ADAMST10*(19p13.3-p13.2)及 *LTBP2* 基因与 AR 有关,*FBN1* 基因(15q21.1)与 AD 有关。*ADAMTS10* 是细胞外基质蛋白酶家族的成员,在皮肤、胎儿软骨细胞、胎儿和成人心脏中表达。而 *FBN1*(原纤蛋白 fibrillin 基因)突变还与 Marfan 综合征有关(见"Marfan 综合征")。本病一些临床症状与 Marfan 综合征相反,这些表现可同时发生于同一个家族,甚至同一个人。有作者认为本病为中胚层增生型营养不良,而 Marfan 综合征为中胚层发育低下型营养不良。

2. 临床表现

(1) 眼部症状多为首发症状,严重者可致失明。表现为双侧球形晶状体、晶状体脱位或半脱位,常伴高度近视、青光眼、白内障和视神经萎缩等。

(2) 身材矮小,手指短,头部宽而短,关节僵硬,这些恰与 Marfan 综合征身材高大、关节松弛的临床表现相反。

(3) 约15%的患者合并心血管畸形,常见者有动脉导管未闭、室间隔缺损、主动肺及肺动脉狭窄。

【麻醉管理】

1. 本病是一种可能累及多器官的结缔组织疾病,其中,心脏畸形最为重要,严重者可以致命,在术前应重点检查与评估。患者智力多正常,但由于肢体畸形且视力受损,可能合并心理障碍并对手术有较强的恐惧感,术前应加强精神安抚并适当镇静。

2. 气道管理 本病的临床特点之一是关节渐进性僵硬,它主要累及手关节,但亦可累及下颌关节及颈关节,致张口受限及颈椎活动受限。此外,患者常合并上颌发育不全等颌面部畸形及牙齿排列不齐。目前所有的文献报道均指出本病患者可能为困难气道者,Riad 总结报道了 5 例患者,均在用麻醉药及肌松剂麻醉诱导后插管,其中 3 例插管顺利,2 例直接喉镜无法显露声门,多次(5 次)插管后才成功;这些患者均无面罩通气困难。由于患者常合并青光眼,其气道管理较为棘手,清醒下插管可招致严重的眼压升高,常规困难气道处理措施可能不完全适用于本病患者,需要更高的技巧。喉罩是一个较好的选择,Dal 报道了一例患儿不用肌松剂插入喉罩;Bhakta 报道了一例颈部伸展受限、上颌畸形、改良 Mallampati 评分为 2、张口度为 2.5cm 的 8 岁患儿,麻醉与肌松后成功插入喉罩;Karabiyik 报道了一例下颌关节僵硬、嘴巴张开、常规喉镜下插管困难的病例,成功采用喉罩引导气管插管,该患者术后磁共振成像示喉部亦有狭窄。

3. 眼压管理 文献报道,约60%~85%的患者合并闭角型青光眼。其原因可能与晶状体半脱位、球形晶状体前部与虹膜接触面积增加、瞳孔收缩时虹膜-晶状体接触致瞳孔阻滞有关。常在用缩瞳药后眼压升高,用散瞳药后眼压反而下降,而表现为所谓的"反常性青光眼(或逆药型青光眼)"。此外,还可能与房角异常有关。麻醉管理重点是避免眼压升高:

(1) 避免升眼压药物。氧化亚氮、氯胺酮、琥珀胆碱、苯二氮䓬类等均可使眼压升高,应禁用于本病。关于阿托品的应用有不同的意见,有作者认为因呈反常性青光眼现象,与麻醉相关用量的阿托品不会升高眼压,但临床上有患儿使用阿托品后诱发青光眼急性发作的文献报道。由于预测患者是否会出现反常性青光眼现象及目前麻醉中眼压监测困难,在麻醉中应禁用阿托品类药物。

(2) 避免非药物因素引起的眼压升高。如:缺氧、二氧化碳蓄积及躁动、咳嗽、挣扎、血压急剧波动等。其中,尤其要注意腹腔镜手术时腹内压过度增加及控制呼吸时胸内压的增加,此类患者应给予足量的肌松剂。尽量避免俯卧位手术。

4. 其他 除前述眼压问题之外,本病无特殊禁忌麻醉药,亦不属恶性高热高危者,临床上各种挥发性吸入麻醉药均已安全用于患者。此外,脊柱畸形者应避免行椎管穿刺,关节僵硬者要注意体位安放,注意保护眼球,等。

(郑利民)

参考文献

[1] DAL D,SAHIN A,AYPAR U. Anesthetic management of a patient with Weill-Marchesani syndrome[J]. Acta Anaesthesiol Scand,2003,47:369-370.

[2] RIAD W,ABOUAMMOH M,FATHY M. Anesthetic characteristics and airway evaluation of patients with Weill-Marchesani syndrome[J]. Middle East J Anesthesiol,2006,18:725-731.

[3] BHAKTA P,MADY HA,BURAD J,et al. Anaesthetic management of a patient with Weill-Marchesani syndrome complicated with mitral regurgitation[J]. Indian J Anaesth,2011,55:428-430.

[4] KARABIYIK L. Airway management of a patient with Weill-Marchesani syndrome[J]. J Clin Anesth,2003,15:214-216.

第七十五节　West 综合征
（West syndrome）

麻醉管理所面临的主要问题

　　恶性癫痫综合征

　　可能合并脑器质性疾病及其他全身先天性疾病

　　注意抗癫痫药物的副作用

　　注意促肾上腺皮质激素（ACTH）与糖皮质激素治疗的副作用

　　生酮饮食治疗的麻醉

　　避免致惊厥药物

　　呼吸管理

【病名】

West 综合征（West syndrome），又称婴儿痉挛症（infantile spasms）、点头癫痫等。

【病理与临床】

1. 本病与大田原综合征相似,是一种婴儿期发病的恶性癫痫综合征,1841 年 WJ West 博士给《柳叶刀》杂志写信首次描述了发生于自己年仅四个月儿子身上的症状,这是一个悲哀的故事！本病多在出生 3 个月以后发病,发病较大田原综合征略晚或由大田原综合征发展而来。其病因不明,中枢神经系统的任何损伤或病变亦可能与本病有关;不明原因者占 9%～14%,可能与中枢神经系统发育不成熟、大脑皮层和脑干结构之间的异常相互作用等有关;部分患者可能有基因缺陷。此外,脑-肾上腺轴也可能参与其中,有作者认为本病与大脑产生异常过量的促肾上腺皮质激素释放激素（CRH）有关,促肾上腺皮质激素（ACTH）和糖皮质激素可通过抑制 CRH 释放来控制癫痫症状。本病约占小儿癫痫的 2%,占婴儿期癫痫的 25%,据估计其患病率约每万例活产婴儿 2.5～6.0 例,在英国每年有 350～400 个新发病例。男性略多于女性,90% 在 1 岁以内发病,发病高峰为出生后 4～6 个月,2 岁以上少见。17% 患者可能有癫痫家族史。本病远期预后较差,婴儿早期死亡率为 5%～31%,61% 在 10 岁之前死亡,10% 在 20 岁后死亡。

2. 临床表现　痉挛发作、特征性脑电图（EEG）改变、精神发育迟滞及智力障碍"三联症"。痉挛发作可在睡眠或觉醒出现,表现为躯干和肢体肌肉突然、快速收缩,可以持续数秒。痉挛的强度从轻微的点头到整个身体强烈收缩,严重时整个身体弯曲成两半呈"折刀"样。每次发作通常由几十个痉挛组成,每一个间隔 5~30 秒,持续时间从少于 1 分钟到 10~15 分钟,甚至更长。痉挛可以是屈肌、伸肌、或屈肌与伸肌的混合。屈肌痉挛致颈部、躯干四肢收缩屈曲,伸肌痉挛致颈部、躯干突然延伸及四肢伸展和外展,混合性痉挛最常见,致颈部和手臂屈曲或伸展、下肢伸展或弯曲。脑电图(EEG)示发作时节律紊乱的高振幅慢波合并棘波,无大田原综合征的"暴发-抑制"波形。

3. 诊断与治疗　诊断根据发病年龄、临床表现及 EEG 表现。其治疗除与其他癫痫相同外,目前最为有效的是 ACTH 疗法,文献报道其有效率达 42%~87%。此外,还有生酮饮食治疗等。

【麻醉管理】

1. 麻醉前管理

(1) 注意本病可能不是一个独立的疾病,它可能是某些全身性疾病的临床表现之一,麻醉前应仔细检查与评估。

(2) 注意服用抗癫痫药物的副作用及其与麻醉药的相互作用。其中,促肾上腺皮质激素(ACTH)被认为是本病最有效的治疗药物,其机制不明。目前 ACTH 在国内尚未上市,但国外应用较多。其副作用有:高血压、电解质异常、易感染、肥胖、易激惹、垂体功能不全、肾上腺皮质功能不全、肥厚型心肌病、消化道溃疡、脑萎缩、硬膜下血肿等。糖皮质激素亦有一定疗效。麻醉前应对肾上腺皮质功能进行评估并给予恰当的糖皮质激素替代治疗。

(3) 生酮饮食(ketogenicdiet,KD)治疗:是通过食用专门配制的所谓"KetoCal 食物",模拟空腹饥饿状态时脂肪酸分解产生酮体。"KetoCal 食物"配方中含少量(约 1/20)碳水化合物,主要为脂肪并加适量蛋白质,其中脂肪和蛋白质按 4:1 或 5:1 比例配制(如:Nutricia),通常在进食数天后产生酮体。它用于部分癫痫患者的治疗有一定效果。其机制不明,可能与脑的能源供应由葡萄糖变为酮体有关。目前有关此类患者麻醉管理的文献报道很少,波士顿儿童医院 Valencia 的一项研究表明,对正在进行 KD 治疗的患儿实施全身麻醉有较高的安全性。其麻醉管理要注意以下几方面:

A. 术前是否停止 KD 治疗存在争议。既有术前一周或术前一天停止 KD 者,亦有继续 KD 者。Valencia 主张术前可不停止 KD,尤其是对术前 KD 饮食有良好反应的患儿,不要轻易减少或突然停止 KD。

B. 维持与术前相同的血浆酮体浓度水平。氨基酸和葡萄糖输液可减少血酮体的产生、从而降低 KD 效果及癫痫发生阈值,围手术期应避免输入氨基酸和葡萄糖液。患儿亦应避免摄入含有糖浆的镇静剂。

C. 酮体可能导致代谢性酸中毒,应对酸碱平衡进行仔细的监测和治疗。因为醋酸在肝脏中代谢会消耗氢离子并有利于碳酸氢盐缓冲对的生成,它对酸中毒有一定的缓冲作用,Ichikawa 主张在此类患者术中输注醋酸盐溶液;而 Valencia 建议如果出现严重酸中毒应无保留地静脉注射碳酸氢钠。

D. 血糖管理:处于酮症状态下的儿童其葡萄糖代谢调节方式与正常不同,动物研究亦发现 KD 的酮症状态可防止胰岛素引起的低血糖;Valencia 的回顾性研究表明,术中患儿均保持了血葡萄糖水平稳定。但 KD 期间低血糖是常见并发症,术中血糖管理与监测也很重要。

2. 目前有关本病麻醉管理的临床报道很少,其麻醉管理原则是不降低围手术期癫痫发生阈值(见"大田原综合征")。关于癫痫患者麻醉用药的选择请见"Rett 综合征"、"Sotos 综合征"及"神经元蜡样脂褐质储积症",尽管一些目前临床常用的麻醉药(如:丙泊酚、七氟烷、阿片类等)有致惊厥作用,但适当应用对癫痫患者仍是安全的。如:Şahin 等报道了一例 11 岁、18kg 男孩行股骨骨折内固定术的全身麻醉管理,术前用药口服咪达唑仑 0.5mg,丙泊酚、芬太尼、绊库溴铵麻醉诱导,七氟烷、维库溴铵麻醉维持,麻醉经过顺利。作者认为术前口服咪达唑仑有利于预防丙泊酚、芬太尼、七氟烷致惊厥作用;尽管此例患者无插管困难,但由于合并小下颌与颈部肌群挛缩,要注意困难气道的问题;此外,患者还面临四肢挛缩、周围静脉穿刺困难的问题。Yamaguchi 报道了一例 21 岁女性患者在全身麻醉下行睑腺炎手术,患者长期服用苯妥英、氯硝西泮和丙戊酸钠,但仍每周两次癫痫发作。采用丙泊酚、维库溴铵麻醉诱导,麻醉维持采用持续静注丙泊酚及利多卡因局部浸润,经过顺利。

（郑利民）

参考文献

[1] ŞAHIN SH,ÇOPUROĞLU E,UĞUR H,et al. Anaesthesia management of a child with West syndrome[J]. Turk J Anaesthesiol Reanim,2014,42:362-364.

[2] YAMAGUCHI S,MISHIO M,OKUDA Y,et al. Anesthetic management of a patient with West syndrome[J]. Masui,2000,94:69-71.

[3] VALENCIA I,PFEIFER H,THIELE EA. General anesthesia and the ketogenic diet:clinical experience in nine patients[J]. Epilepsia,2002,43:525-529.

[4] ICHIKAWA J,NISHIYAMA K,OZAKI K,et al. Anesthetic management of a pediatric patient on a ketogenic diet [J]. J Anesth,2006,20:135-137.

第七十六节　先天性非对称性哭泣面容综合征
(congenital asymmetric crying facies syndrome)

麻醉管理所面临的主要问题

困难气道
合并心血管畸形
可能合并其他多器官、多系统的畸形

【病名】

先天性非对称性哭泣面容综合征(congenital asymmetric crying facies syndrome,CACFS),又称先天性单侧下唇麻痹(congenital unilateral lower lip palsy,CULLP)、先天性嘴角降肌发育不良综合征(congenital dysplasia of depressor anguli oris muscle syndrome)、心面综合征(cardiofacial syndrome)等。

【病理与临床】

1. 本病是一种以单侧嘴角降肌(depressor anguli oris muscle,DAOM)发育不良或缺失、同时合并心血管畸形等多种畸形为主要临床特征的先天性疾病。其病变只影响下唇,约 80% 发生在左侧。其病因尚不清楚,可能系单纯的先天性肌肉发育不良抑或与支配这些肌肉的面神经分支先天性缺失有关,或与分娩时面神经受压损伤有关。先天性者多合并严重的其他畸形,约 44% 合并心血管畸形。与心脏缺陷相关的 CACFS 被称为"Cayler 综合征(Cayler syn-

drome)"。Cayler 综合征又称"22q11.2 缺失综合征(22q11.2 deletion syndrome)",它是由于 22 号染色体部分缺失所致。由于本病常合并心脏畸形,故又被称为"心面综合征(cardiofacial syndrome)"。实际上,心面综合征并不专指本病,它还包括其他合并心脏与面部畸形的先天性疾病,如:DiGeorge 综合征等。本病流行病学资料尚不清楚,据 Perlman 在 1973 年的报道,新生儿患病率为 1/155。我国亦有报道。无性别差异。

2. 临床表现

(1) 面部畸形:哭泣面容是其特点。哭泣时下嘴唇不能向下运动,致使下唇不对称地被牵拉到健侧。吮吸动作正常,无异常流涎。不哭泣时两侧下唇对称,面容正常。20% 以上的病例伴口腔及颌面畸形如软腭闭锁、唇裂、下颌、耳发育不良、小头、小眼等。

(2) 心血管畸形:以室间隔缺损为常见,此外可见法洛四联症、房间隔缺损、大动脉转位、三尖瓣闭锁、心室发育不良和毛细血管瘤等。

(3) 其他:智力障碍、四肢骨骼畸形或缺失、气管食管瘘、肺叶缺失,泌尿系畸形(如:积水、肾发育不良、肾缺失、尿道下裂)等。

【麻醉管理】

1. 目前有关本病麻醉管理的临床报道较少,麻醉前评估要注意本病是一个可能合并多器官系统畸形的全身性先天疾病。其中尤其要注意合并心血管系统畸形,应根据患者的具体情况制订相应的麻醉管理方案。

2. 口腔颌面部畸形,患者可能为困难气道者,可能面临面罩通气及气管插管困难的问题。

(吴宁   刘友坦)

参考文献

[1] PAWAR S J,SHARMA D K,SRILAKSHMI S,et al. Cayler cardio-facial syndrome:an uncommon condition in newborns[J]. Iranian Journal of Pediatrics,2015,25:e502.

[2] LIANG X,HE B. Congenital asymmetric crying facies syndrome:a case report[J]. Medicine (Baltimore),2018, 97:e11403.

第七十七节   烟 雾 病
(moyamoya disease)

麻醉管理所面临的主要问题

防止脑出血及脑缺血

维持血流动力学稳定

避免过度通气

警惕罕见的烟雾病综合征

妊娠合并 MMD 的麻醉管理

【病名】

烟雾病(moyamoya disease,MMD),又称脑底异常血管网病、moyamoya 火焰状血管瘤、脑血管 moyamoya 病(cerebrovascular moyamoya disease)、日本人脑血管病变、进行性颅内动脉

阻塞（progressive intracranial arterial occlusion）、自发性脑底动脉环闭塞（spontaneous occlusion of the circle of Willis）、脑底异常血管网综合征（abnormal cerebrovascular netwook syndrome）、西本-竹内综合征（Nishimoto-Takeuchi syndrome）、西本-竹内-工藤病（Nishimoto-Takeuchi-Kudo disease）等。

【病理与临床】

1. MMD 是一种慢性、进行性脑血管疾病，其特征为 Willis 环周围双侧动脉狭窄或闭塞，伴明显的动脉侧支循环形成脑底异常血管网。"烟雾"一词源自日语单词"もやもや"的发声"moyamoya"，意思是蓬松的、模糊的或蒙眬的影像，有如空中的一缕烟雾。它用来形容血管造影时侧支血管网的烟雾状表现。本病由日本神经外科医师西本等在 1957 年首先报道。在日本，患病率约每 10 万人 5 例，在其他亚洲人群中也较多见，约为欧洲人的十倍。女性患病率约为男性的两倍。

2. MMD 的病因尚不清楚。由于日本和亚洲人群的患病率较高、且约 10% 的病例为家族性发病，提示该病有遗传学病因。现已证实，*RNF213* 基因（17q25.3）突变是本病的重要易感因素，RNF213 蛋白参与了血管的正常发育，其他尚未被确认的基因亦可能与本病有关。目前多倾向认为本病可能是遗传因素与其他因素（如感染或炎症）共同作用的结果。

3. 随着疾病的进展，受累脑血管进行性狭窄，导致如下病理生理学改变：

（1）脑血流异常分布。烟雾血管是由于双侧颈内动脉前床突段进行性狭窄、闭塞（可并存大脑前、中动脉等主要侧支的狭窄或闭塞，少数患者也存在大脑后动脉及基底动脉的狭窄或闭塞）、并在颅底形成异常纤细扩张的血管网。以上血管结构的改变导致大脑前循环脑血流量（cerebral blood flow，CBF）的减少、额叶血流分布下降，是烟雾血管形成的主要原因。随着病情进展，前循环的缺血区域可通过基底烟雾血管、筛骨烟雾血管、颅顶烟雾血管及脉络膜前动脉等扩张，形成侧支循环代偿性供血。因此，闭塞的血管易引起脑缺血，而代偿扩张的血管易引起脑出血。

（2）脑血流动力学受损。MMD 的 CBF 呈压力依赖型改变，即受累血管进行性狭窄闭塞，区域性脑灌注压（cerebral perfusion pressure，CPP）进行性降低并超出脑自身调节范围时，CBF 下降，脑氧代谢率（cerebral metabolic rate for oxygen，$CMRO_2$）下降、氧摄取分数（oxygen extraction fraction，OEF）升高、脑血容量（cerebral blood volum，CBV）增加、平均通过时间（mean transit time MTT）和达峰时间（time to peak，TP）均延长，而 OEF 的升高仅能够暂时地维持 $CMRO_2$ 和脑功能，当 CPP 进一步下降时，OEF 将不能进一步的代偿性升高而导致不可逆的脑缺血。

（3）受累区域脑血管反应性（cerebrovascular reactivity，CVR）减弱或缺失。CVR 是指在各种影响血管舒缩因素的作用下脑微血管代偿性扩张的能力。正常人群中，二氧化碳（CO_2）是脑血管的有效舒缩调节因子。烟雾血管长期处于代偿性扩张状态，脑血管储备能力减弱，因此其对高二氧化碳分压（$PaCO_2$）的 CVR 表现为减弱或消失，但其对降低 $PaCO_2$ 的反应性依然存在。研究显示：$PaCO_2 < 39mmHg$ 时，烟雾血管随着 $PaCO_2$ 的降低而收缩，导致受累区域的局部皮层脑血流量（1ocal cotical cerebral blood flow，L-CoBF）较正常 $PaCO_2$ 时降低；而当 $PaCO_2 > 43mmHg$ 时，受累血管不再随着 $PaCO_2$ 的升高而扩张，烟雾血管 CVR 减弱或消失，L-CoBF 也会降低。未受累区域，即颞叶后部及枕叶区域，脑血管对 CO_2 反应性完好，因此，当 $PaCO_2$ 高于正常时，可能发生区域性脑充血，导致额叶区域脑血流转移至颞叶后部及枕叶区域转移，发生颅内窃血。

（4）脑血流自身调节能力受损。一项关于 MMD 患者脑血流自身调节能力的研究显示：

控制性高血压时,脑血流自身调节能力保存相对完整,特别是椎动脉(vertebral artery,VA)供血区域,而颈内动脉(internal carotid artery,ICA)供血区域脑血流自身调节能力高血压性受损并不少见,即当平均动脉压升高 30~40mmHg 并持续 5 分钟,青少年及成年人中额叶的脑血流自身调节能力轻度受损,而枕叶及小脑,即 VA 供血区域脑血流自身调节能力保存相对良好;控制性低血压时,脑血流自身调节能力受损更为严重,即当平均动脉压降低 15~20mmHg 并持续 6min 时,青少年的脑血流自动调节能力在 ICA 和 VA 供血区域均受损严重,而成年人的脑血流自动调节能力受损较轻。脑血流自身调节能力受损,可能与其脑血管狭窄及管壁成分改变有关:管腔内沉积血栓,管壁平滑肌细胞畸形增生等。

4. 临床表现　脑缺血和脑出血为主要临床表现。采用连续脑血管造影法将其分为 6 期:Ⅰ期仅见颈内动脉末端和大脑前、中动脉起始部狭窄;Ⅱ期颅底部大血管狭窄进一步发展,烟雾血管开始出现;Ⅲ期颅底部烟雾血管发展,管腔增粗,大脑前、中动脉充盈不良;Ⅳ期烟雾血管变细、减少,同时发现大脑后动脉充盈不良;Ⅴ期烟雾血管进一步减少,所有的脑血管均不显影;Ⅵ期烟雾血管消失,脑供血仅来自颈外或椎动脉系统。

【麻醉管理】

1. 麻醉前管理　慢性脑缺血患者,应警惕围手术期脑缺血加重,抗凝及抗血小板治疗应持续至术前,术前三天停用阿司匹林,改用低分子肝素。对急性期脑出血患者,术前应积极对症处理,降低颅内压、改善脑血流和控制癫痫发作。脑血管扩张剂尼莫地平及抗癫痫药应持续服用至术前。麻醉诱导前应适当补充血容量。为避免精神紧张而引起血流动力学波动,术前应适当应用镇静剂。红细胞增多症致血液黏滞度增加,是 MMD 患者发生脑梗死的危险因素,术前可进行等容量血液稀释,维持血细胞比容在正常范围。

2. 麻醉管理　重点是防止围手术期脑出血与脑缺血。除颅脑手术常规监测外,本病必须监测直接动脉压、中心静脉压、呼气末二氧化碳分压。颈静脉氧饱和度($SjvO_2$)及近红外线局部脑氧饱和度(rSO_2)监测能反映脑氧供需平衡状况。

(1) 麻醉诱导与维持:脑血管手术麻醉采用吸入麻醉好,还静脉麻醉好? 尚无定论。一些研究认为吸入麻醉可能引起脑内区域性血流转移、皮层局部 CBF 减少及脑内窃血,存在围手术期脑缺血的风险;而丙泊酚 TIVA 则无此现象。亦有报道认为丙泊酚麻醉时额叶皮层 CBF 显著高于七氟烷麻醉、而 ICP 明显低于七氟烷麻醉。但两种麻醉方法对 MMD 术后并发症的发生率并无统计学差异,良好的麻醉管理比药物选择更为重要。

(2) 预防脑出血:关键是血压的管理,避免血压与颅内压的急剧升高,尤其是在麻醉诱导与拔除气管导管时要防止咳嗽、挣扎及躁动。

(3) 预防脑缺血:为预防脑缺血,有作者主张在进行其他手术之前应先行颞浅动脉-大脑中动脉吻合术等,术前亦可行双侧星状神经节阻滞,以增加脑血流量。麻醉中预防脑缺血首先要维持血流动力学的稳定,避免血压下降;同时应保持适当的高容量状态、维持体温正常、防止脑血管痉挛。要特别注意维持动脉血压二氧化碳分压($PaCO_2$)在正常偏高的水平,避免过度通气。文献报道,MMD 患者脑内脆弱的侧支循环对 $PaCO_2$ 降低十分敏感,$PaCO_2$ 下降,很容易引起脑血流量下降,从而加重脑缺血损害。

3. 烟雾病综合征　一些全身性疾病如:自身免疫系统疾病、镰刀型细胞贫血病、Ⅰ型神经纤维瘤病等可能合并颅内烟雾状血管表现,称之为烟雾病综合征(moyamoya syndrome,MMS)。其麻醉管理原则既要考虑 MMD,又要考虑相关全身性疾病。

4. 妊娠合并 MMD 患者的麻醉管理:妊娠合并 MMD 的病例并不多见。有研究报道,欧洲人群中,合并 MMD 的妊娠妇女 94% 以脑缺血为主要症状,而在亚洲人群中则大多是以脑出血为主要症状。临床上对其治疗方案和围手术期管理方案有争议。其围手术期管理需产科、麻醉科和神经外科密切协作。手术时机及麻醉方法的选择需要综合考虑患者神经系统症状、颅内病变类型(血肿大小、部位)、孕龄、胎儿成熟度以及妊娠意愿,适时终止妊娠并进行神经外科手术处理。剖宫产时椎管内麻醉是良好选择,麻醉管理应保证血流动力学与内环境的稳定、保证良好的麻醉效果、避免缺氧与低二氧化碳或二氧化碳蓄积等。

（陈冬玲　郑利民）

参考文献

[1] PARRAY T,MARTIN TW,SIDDIQUI S,et al. Moyamoya disease:a review of the disease and anesthetic management[J]. J Neurosurg Anesthesia,2011,23:100-109.

[2] ACKER G,CZABANKA M,SCHMIEDEK P,et al. Pregnancy and delivery in moyamoya vasculopathy:experience of a single European institution[J]. Neurosurg Rev,2018,41:615-619.

[3] AHN IM,PARK DH,AHN HS. Incidence,prevalence,and survival of moyamoya disease in Korea:a nationwide,population-based study[J]. Stroke,2014,45:1090-1095.

第七十八节　遗传性共济失调
（hereditary ataxia）

麻醉管理所面临的主要问题

小脑、脊髓广泛病变

肌张力障碍

可能合并心脏病、代谢性疾病、贫血、肌病、呼吸功能障碍等多系统、多器官病变

自主神经损害

注意术前治疗用药的副作用

麻醉方法与麻醉药的选择

【病名】

遗传性共济失调(hereditary ataxia),无别名。不同类型有相应的名称。

【病理与临床】

1. 本病是一组以渐进性共济失调为主要表现的遗传性中枢神经系统变性性疾病,常合并语言障碍及眼球协调运动障碍。主要病变部位在小脑及脊髓与脑干,亦可累及脊神经、脑神经、交感神经、基底神经节、丘脑、下丘脑、大脑皮质等,部分类型还可伴骨骼畸形及眼、心脏、内分泌、代谢、肌肉、血液、皮肤等多系统或器官病变。主要病理改变为中枢神经系统脱髓鞘、变性、细胞减少等。

2. 分类　本病是一组庞大而复杂的疾病,类型繁多,迄今临床报道有 100 余种。其病因极其复杂,发病机制亦不清楚,不同类型间有症状和病变部位的重叠交叉。其分类尚未统一,既往根据主要病变的解剖学部位分为脊髓型、脊髓小脑型及小脑型,其中脊髓小脑性共济失调(spinocerebellar ataxia)已被国家卫健委五部门列入《第一批罕见病目录》。但现主张按遗传模式和致病基因(或致病基因在染色体上的位置)分类,本书采用此分类方法:

（1）常染色体显性遗传性小脑共济失调（autosomal dominant cerebellar ataxias，ADCA）：既往称之为 Marie 共济失调、遗传性橄榄体脑桥小脑萎缩症（inherited olivopontocerebellar atrophy）、小脑橄榄萎缩症（cerebello-olivary atrophy）或脊髓小脑变性症（spinocerebellar degeneration）。迄今已发现约有 70 多个类型，主要包括：1 至 40 型脊髓小脑性共济失调（spinocerebellar ataxias，SCA）、齿状核红核苍白球纹状体萎缩症（dentatorubral-pallidoluysian atrophy，DRPLA）、髓鞘形成不足性脑白质病（hypomyelinating leukoencephalopathy）、GRID2 相关的脊髓小脑共济失调（GRID2-related spinocerebellar ataxia）、单纯性小脑共济失调（pure cerebellar ataxia）、小脑性萎缩伴癫痫性脑病（cerebellar atrophy with epileptic encephalopathy）、急性发作性共济失调（rapid-onset ataxia）等。此外，它还包括间断性共济失调（episodic ataxias，EA），表现为间断性发生步态不稳、眼球震颤或构音障碍；EA 有超过 7 个亚型，在某些亚型中可能会出现肌无力、眩晕或听力丧失。ADCA 致病基因包括：*ATXN*、*KCNC3*、*SPTBN2*、*CACNA1A*、*TTBK2*、*PPP2R2B*、*PRKCG*、*ITPR1*、*TBP*、*KCND3*、*PDYN*、*EEF2*、*CACNA1A/CACNB4* 等。

（2）常染色体隐性遗传性小脑共济失调（autosomal recessive cerebellar ataxias，ARCA）：包括常染色体隐性遗传性脊髓小脑共济失调（ARSCA，或 SCAR）、1 型共济失调并眼动障碍（ataxia with oculomotor apraxia type 1，AOA1）、共济失调-毛细血管扩张（ataxia-telangiectasia）、婴儿起病 SCA（infantile-onset SCA，IOSCA）、脑腱黄瘤病（cerebrotendinous xanthomatosis，CTX）、Friedreich 共济失调（FRDA）、Refsum 病、Boucher-Neuhäuser 综合征、常染色体隐性遗传性 Charlevoix-Saguenay 痉挛型共济失调（AR spastic ataxia of Charlevoix-Saguenay，ARSACS）、共济失调并动眼神经麻痹 2 型（ataxia with oculomotor apraxia type 2，AOA2）、Marinesco-Sjögren 综合征、Brown-Vialetto-Van Laere 综合征、共济失调并维生素 E 缺乏（ataxia with vitamin E deficiency，AVED）等约 60 余种。相关致病基因包括：*ATM*、*C10orf2*、*CYP27A1*、*FXN*、*PHYH*、*PEX7*、*PNPLA6*、*SACS*、*SETX*、*SIL1*、*SLC52A2* 等。其中，Freidreich 共济失调最为常见，它又称少年脊髓型遗传性共济失调；多在 5~18 岁起病，表现为步态蹒跚、下肢肌张力下降、深感觉缺失、浅感觉正常或轻度下降，累及脊髓侧索出现椎体征，累及小脑与脊髓小脑束而出现小脑性共济失调征，常合并足弓与脊柱畸形，90%的患者合并心肌病、心电图异常，可因心律失常而猝死。共济失调-毛细血管扩张，又称 Louis-Bar 综合征，表现为共济失调和并毛细血管扩张及免疫功能缺陷、易感染。Wolfram 综合征常合并青少年糖尿病，9 型常染色体隐性遗传性脊髓小脑共济失调（SCAR9）常合并代谢障碍及高乳酸血症。

（3）X 连锁小脑共济失调（X-linked cerebellar ataxias）：包括 X 连锁铁粒幼细胞性贫血（X-linked sideroblastic anemia and ataxia，XLSA/A）、X 连锁共济失调（X-linked ataxia）、CASK 相关性异常（CASK-related disorders）、脆性 X 相关性震颤与共济失调综合征（fragile X-associated tremor/ataxia syndrome，FXTAS）、X 连锁智力障碍并小脑发育不全及独特面容（X-linked mental retardation with cerebellar hypoplasia and distinctive facial appearance）等 7 种。相关致病基因包括：*ABCB7*、*ATP2B3*、*CASK*、*FMR1*、*SLC9A6*、*OPHN1* 等。

（4）此外，目前还发现有几种痉挛性共济失调（spastic ataxias，SPAX），出现痉挛与小脑性共济失调组合的症状，其临床表现常以一方为主，它可为常染色体显性或隐性遗传。

（5）线粒体病相关性共济失调：与线粒体 DNA 突变有关，包括肌阵挛型癫痫并破碎红色纤维（myoclonic epilepsy with ragged red fibers，MERRF）、神经病病变-共济失调和色素性视网膜炎（neuropathy，ataxia，and retinitis pigmentosa NARP）及 Kearns-Sayre 综合征等。此类患者临床表现复杂多样，如：癫痫、耳聋、糖尿病、心肌病、视网膜病和发育不良等。

3. 临床表现　主要临床表现为小脑功能障碍(共济失调)、脊髓病变、周围神经感觉障碍。患者还可能合并眼球震颤、癫痫、肌痉挛、强直、舞蹈病、帕金森病、耳聋、视网膜病、视力障碍等多种多样的神经系统受损表现。同时还可能合并头面部畸形、代谢与内分泌疾病(糖尿病等)、心肌病、贫血、免疫功能低下、发育不良等全身多器官系统的病变。

4. 诊断与治疗　本病诊断主要根据家族史、临床表现并排除继发性原因,基因检测有助于诊断。除共济失调并维生素 E 缺乏(AVED)外,本病无特殊有效治疗,主要对症治疗。

【麻醉管理】

1. 麻醉前管理　本病是一种临床表现多样、复杂的疾病,麻醉前应进行包括有神经内科医师在内的多学科会诊,对其病变及可能合并的多器官或系统病变进行全面检查与评估。除神经系统损害外,尤其应注意是否合并心脏病变、呼吸并发症、困难气道、血液系统疾病、内分泌与代谢功能(如:糖尿病)等。同时对自主神经功能进行详细的评估,了解治疗用药、不良反应及其与麻醉药的相互作用。抗癫痫药应持续服用至术前。由于部分患者智力障碍及合并视力与听力障碍,术前适当的精神安抚与良好的镇静十分必要。

2. 麻醉管理

(1) 麻醉方法的选择:应根据手术方式及病变类型选择适当的麻醉方法。由于本病常合并脊髓病变,椎管内麻醉用于本病可引起或加重脊髓神经损伤,而且患者常合并脊柱畸形或肌肉痉挛,可致穿刺困难,故一些作者不建议用于本病患者。但临床上亦有报道成功用于 Friedreich 共济失调者,如:Hanusch 与 Barbary 的报道,一些作者认为硬膜外麻醉用于无穿刺困难、且无周围神经病变症状者是安全的。为避免脊髓神经的意外损伤及医疗纠纷,我们建议麻醉前应对脊髓病变情况进行包括影像学检查在内的详细评估,根据手术需要(如:剖宫产)及患者情况慎重选择。

(2) 麻醉药的选择:由于患者合并肌张力障碍,甚至可能合并肌病,应慎用肌松剂,非去极化肌松剂应在肌松监测下应用,禁用去极化肌松剂琥珀胆碱,因为它可引起高钾血症并可能诱发恶性高热。文献报道,全身麻醉有可能使小脑症状恶化,其全身麻醉药的选择较为棘手。由于部分线粒体相关性共济失调者可能合并肌病,要注意恶性高热的风险问题,尽管目前对线粒体肌病与恶性高热的关系有不同的意见,但为安全起见,应尽量避免使用氟化醚类吸入麻醉剂。丙泊酚苏醒快而完全,用于本病有一定的优势,大部分文献报道丙泊酚用于本病是安全的。但有作者认为丙泊酚对线粒体代谢有一定的抑制作用,可能发生丙泊酚输注综合征,不主张在这些患者中采用基于丙泊酚的全凭静脉麻醉(TIVA)。

(3) 麻醉管理重点应因人而异。麻醉诱导时应考虑困难气道与反流误的风险。麻醉中应加强血流动力学监测与管理,尤其是合并肥厚型或扩张型心肌病者可出现严重心律失常或心衰,同时要注意其自主神经受损而出现严重血流动力学波动。术中应常规监测血糖。

(4) 呼吸管理:本病患者常合并延髓麻痹、吸入性肺炎及围手术期呼吸并发症,而脊柱畸形与肌肉病变更进一步增加了其风险。围手术期应加强呼吸管理,术后应做好呼吸支持治疗的准备。

(郑利民)

参考文献

[1] HANUSCH P,HEYN J,WELL H,et al. Peridural anaesthesia with ropivacaine for a patient with Friedrich's ataxia. Caesarean section after dorsal stabilisation of the spinal column (Th5-L1)[J]. Anaesthesist,2009,58:

691-694.

[2] BARBARY JB, REMÉRAND F, BRILHAULT J, et al. Ultrasound-guided nerve blocks in the Charcot-Marie-Tooth disease and Friedreich's ataxia. Br J Anaesth,2012,108:1042-1043.

第七十九节　自闭症谱系障碍
(autism spectrum disorder)

> **麻醉管理所面临的主要问题**
>
> 精神行为障碍,不合作
> 可能合并器质性疾病
> 注意术前治疗用药的副作用及与麻醉药的相互作用

【病名】

自闭症谱系障碍(autism spectrum disorder,ASD),又称孤独症。

【病理与临床】

1. 自闭症谱系障碍(ASD)是一种以认知、社交、行为模式障碍为主要临床特征的与大脑发育异常有关的疾病。自闭症谱系障碍这一术语中的"谱系(spectrum)"指的是一组程度不同、而症状相似的疾病,它包括了一些过去被单独诊断的疾病:自闭症障碍(autistic disorder)、无特指的广泛性发育障碍(pervasive developmental disorder not otherwise specified,PDD-NOS)、Asperger 综合征(Asperger syndrome,阿斯伯格综合征)、儿童期崩解症(childhood disintegrative disorder)等。它们有相似的临床症状与麻醉管理原则。过去称自闭症(autistic)的概念现由ASD 替代,但在一些专业文献中仍有使用 Asperger 综合征者,通常认为它是自闭症谱系障碍的轻症型。本病病因不明,可能与遗传和环境因素等有关,约 90% 为特发性,10% 为继发性(如:可能合并 Rett 综合征或脆性 X 染色体综合征等)症,目前至少已发现有 25 个以上的基因突变与本病有关(如:*ARX*、*NLGN4X*、*GABRB3*、*SLC25A12* 等),其他可能与孕期病毒感染、药物治疗、空气污染等有关。ASD 一度被认为是罕见疾病,但据一项统计,在 2010 年美国每 68 名儿童中就有 1 名患有 ASD,而且患病率有呈持续上升趋势。在全世界范围内 ASD 患病率约为 1%,男性约为女性的 5 倍。

2. 临床表现　社交障碍、语言障碍、狭隘兴趣、刻板重复行为等,严重影响患者的社交能力和对周围环境的感知方式,最终在社会、学校及工作与生活中出现问题。通常在婴幼儿早期就表现出在信息处理、应对压力和认知等方面缺陷,如眼神交流减少、对自己的名字无反应或对护理人员漠不关心等。部分在出生后的第一年表现为精神行为发育正常,然后在 1 至 2 岁时出现退化,孤僻、好斗或失去他们已经掌握的语言技能等。部分患儿学习困难、智力低于正常水平,但亦有智力正常或高智商者,虽然学习速度快,但在日常交流及应用知识与适应社会环境方面困难。

3. 诊断与治疗　诊断标准参照 DSM-V 及相关专著,其要点是通过采集全面详细的生长发育史、病史和精神检查,若发现患者在 3 岁以前逐渐出现语言发育与社会交往障碍、兴趣范围狭窄和刻板重复的行为方式等典型临床表现,排除其他疾病,可做出 ASD 的诊断。目前还没有治愈自闭症谱系障碍的方法,但早期强化治疗可对许多儿童的生活产生重大积极影响。

【麻醉管理】

1. 术前准备 ADS 是一组具有广泛行为和交流异常的病人群体,良好的围手术期管理对患者、双亲和医务工作者都是一项挑战,了解其临床特点是安全麻醉的基础。但目前尚不清楚其最佳麻醉管理策略。术前应针对每个患儿制订个性化的围手术期管理计划,Swartz 近期报道了加拿大 Manitoba 大学医院 2012—2014 年 224 例患儿,共计进行了 251 次手术,其中根据自闭症谱系的严重程度分级为 246 例患儿制订了术前镇静计划,取得了满意的效果。

(1) 可通过其父母(或照顾者)收集患儿相关信息并试图尽量与患儿建立良好的关系,尤其要注意一些奖励措施的效应、患儿最喜欢的活动、负面行为的扳机点及应对方法等。

(2) 注意患者可能合并一些器质性疾病,如:先天性脑病、肌肉疾病及癫痫等。其中癫痫最常见,平均患病率为 12%,青春期则高达 26%,智力残疾和年龄>12 岁的人群中,癫痫的患病率最高,为 23.7%。

(3) 为保证全身麻醉诱导安全进行,许多自闭症儿童需要术前用药,无困难气道等禁忌证的患儿在麻醉前应充分镇静。常口服咪达唑仑。

(4) 注意术前治疗用药的副作用及与麻醉药的相互作用。术前是否停用长效抗精神病药物应咨询精神科医师。要注意大部分抗精神病药物可能引起全身麻醉时低血压且可能促进心律失常发生。Whinney 等认为除了氯氮平以外,其他的药物可以持续使用。在麻醉过程中,氯氮平会导致粒细胞缺乏,体温过高,心脏传导问题和低血压。停药之前应当咨询精神科医师,因为停药会导致肌张力障碍,运动障碍,谵妄和精神症状。精神兴奋剂可能会增加麻醉期间的镇静剂的剂量需求,可能增加高血压和心律失常的风险,降低癫痫的阈值,与血管加压素发生相互作用。当甲苯酸甲酯和卤化剂同时使用时,明显增加突发性高血压发生的风险,建议术前一天停用。选择性血清素再吸收抑制剂可以继续使用,但中枢神经系统大手术时除外,因此类药物增加输血相关性血小板聚集下降的风险,与非甾体抗炎药(NSAIDs)一起使用时风险更高(见"精神分裂症")。

2. 术中管理 原则上应在全身麻醉下实施各种手术。手术室环境应保持安静,在诱导过程中应减少噪声及与患者直接接触的人数,对不合作的患儿在诱导时可请其父母协助。部分 ASD 者其神经发育异常可能与 GABA 能信号缺陷有关,而多种麻醉药通过激动 GABA 而发挥作用,但迄今还不清楚这些麻醉药用于本病患者有何异常反应或不利影响。Matton 报道了二例患者全身麻醉下牙科治疗后症状短期恶化,但大多文献报道是安全的。Ma 等通过对比发现,全身麻醉下接受骨髓移植术 ADS 儿童中,七氟烷诱导后分别使用丙泊酚和依托咪酯维持,两种药物提供相似程度的镇静、恢复时间,但是依托咪酯组血流动力学更稳定,更易于保持自主呼吸;在两组患者中都没有明显的恶性事件出现。Okur 将脑电双频谱指数监测用于自闭症儿童术中,发现可指导麻醉药物的使用剂量,提供稳定的血流动力学,促进早期恢复,使恶性事件最小化。但麻省总医院 Walsh 近期报道了一组 ADS 患者用 GABA 激动剂丙泊酚后脑电图(EEG)的反应,发现 ADS 患者 EEG 变化与正常人不同,主要表现为 alpha 波(8~13Hz)和慢波(0.1~1Hz)的变化,这一变化又受年龄的影响;且在 ASD 患者中,尽管丙泊酚总剂量减少,但爆发抑制发生率明显高于正常者;作者认为可能与 ASD 患者青春期神经元老化加速有关。这一研究结果临床意义尚不清楚,但提示脑电麻醉深度监测时其结果解释可能与正常人不同。

3. 术后管理 Ely 等建议自闭症儿童麻醉恢复期应当在单独的伴有暗灯光的房间,尽量使用其家族的语言和简单的语言,早期让父母参与有助于更好地评估疼痛和提供安慰。应注意预防苏醒期躁动:有效的镇痛、术后恶心呕吐的预防、充分静脉补液及术中使用右美托咪定、可乐定或用丙泊酚可防止苏醒期躁动的发生。术后镇痛可用乙酰氨基酚及区域神经阻滞镇痛，术中优化补液可提前拔除静脉穿刺针，防止患者在恢复室消极情绪爆发。

（李国才　郑利民）

参考文献

［1］ LAI MC，LOMBARDO MV，BARON-COHEN S. Autism［J］. Lancet，2014，383：896-910.

［2］ BAGSHAW M. Anaesthesia and the autistic child［J］. J Perioper Pract，2011，21：313-317.

［3］ VLASSAKOVA BG，EMMANOUIL DE. Perioperative considerations in children with autism spectrum disorder［J］. Curr Opin Anaesthesiol，2016，29：359-366.

［4］ MA YH，LI YW，MA L，et al. Anesthesia for stem cell transplantation in autistic children：a prospective，randomized，double-blindcomparison of propofol and etomidate following sevoflurane inhalation［J］. Exp Ther Med，2015，9：1035-1039.

［5］ OKUR S，ARIKAN M，TEMEL G，et al. BIS-guided total intravenous anesthesia for orchiopexy and circumcision in a child with severe autism：a case report［J］. Case Rep Anesthesiol，2012，2012：718594.

［6］ ELY E，CHEN-LIM ML，CARPENTER KM，et al. Pain assessment of children with autism spectrum disorders［J］. J Dev Behav Pediatr，2016，37：53-61.

［7］ SWARTZ JS，AMOS KE，BRINDAS M，et al. Benefits of an individualized perioperative plan for children with autism spectrum disorder［J］. Paediatr Anaesth，2017，27：856-862.

［8］ MATTON S，ROMEO GP. Behavioral regression in 2 patients with autism spectrum disorder and attention-deficit/hyperactivity disorder after oral surgery performed with a general anesthetic［J］. J Am Dent Assoc，2017，148：519-524.

［9］ WALSH EC，LEE JM，TERZAKIS K，et al. Age-dependent changes in the propofol-induced electroencephalogram in children with autism spectrum disorder［J］. Front Syst Neurosci，2018，12：23.

第三章

脊柱、四肢、骨骼及周围神经系统疾病

第一节　成骨不全症
(osteogenesis imperfecta)

麻醉管理所面临的主要问题

胸廓畸形,心肺功能受损,可能合并其他先天性疾病

困难气道,颈椎、下颌骨折,牙齿折断

易骨折

易出血,血流动力学不稳定

恶性高热高危者

椎管内麻醉的安全性问题

静脉穿刺置管困难

【病名】

成骨不全症(osteogenesis imperfecta,OI),又称脆骨病(brittle bone disease,fragilitas ossium)、Vrolik 病(Vrolik disease)。民间昵称"瓷娃娃"。

【病理与临床】

1. 本病是一种由于构成人体骨骼的最重要有机质——Ⅰ型胶原蛋白(type Ⅰ collagen)合成或加工异常所引起的罕见遗传性骨骼(结缔组织)疾病。其特征是骨密度低下、骨脆性增加及容易反复发生骨折,常合并其他先天性异常与代谢障碍。本病已列入国家卫健委等五部门公布的《第一批罕见病目录》,其发病率因分型而不同,约为每 1.5 万到 2 万名新生儿中 1 例。

2. 本病的病因尚不完全清楚。Ⅰ型胶原蛋白由 2 个 α_1 链和 1 个 α_2 链组成,并形成刚性三螺旋结构,是构成骨骼、皮肤、肌腱、瓣膜等组织的主要蛋白。本病遗传模式包括:常染色体显性(AD)、常染色体隐性(AR)、X 连锁遗传,其中以 AD 最为多见。目前发现多个基因突变与本病有关,其中编码Ⅰ型胶原蛋白的 *COL1A1* 和 *COL1A2* 基因突变最常见。本病的分型尚未统一,详见相关专著。目前较多采用的是国际骨骼发育异常学会的分型(Ⅰ~Ⅳ或Ⅰ~Ⅴ型),各型的遗传方式与相关致病基因如下:

(1) Ⅰ型[不变形型(nondeforming OI)]:最轻、最常见。常染色体显性遗传者相关基因为

COL1A1,*COL1A2*;X 连锁(X-linked)遗传者相关基因为 *PLS3*。

（2）Ⅱ型［围产型（perinatal）］：最严重。常染色体显性或隐性遗传。相关基因为 *COL1A1*,*COL1A2*,*CRTAP*,*LEPRE1*,*PPIB*,*BMP1*。

（3）Ⅲ型［逐步变形型（progressively deforming）］：严重程度介于上二型之间。常染色体显性或隐性遗传。相关基因为 *COL1A1*,*COL1A2*,*CRTAP*,*LEPRE1*,*PPIB*,*FKBP10*,*SERPINH1*,*SERINF1*,*WNT1*。

（4）Ⅳ型［温和型（moderate）］：常染色体显性或隐性遗传。相关基因为 *COL1A1*,*COL1A2*,*CRTAP*,*FKBP10*,*SP7*,*SERPINF1*,*WNT1*,*TMEM38B*。

（5）Ⅴ型［骨间膜钙化或肥厚性骨痂型（calcification of interosseous membrane or hypertrophic callus）］：常染色体显性遗传。相关基因为 *IFITM5*。亦有文献将此型归类于Ⅳ型。

3. 临床表现　从轻微的几乎无症状，到婴儿期出现肋骨骨折与畸形、头颅脆弱及无法正常生活的长骨骨折，甚至早期死亡的重症型——围产型。主要表现为在轻微外力下容易反复发生骨折，并继发骨骼畸形、身材矮小、胸廓畸形等；其他：蓝巩膜，牙本质发育不全，成年后耳聋，心脏瓣膜关闭不全与主动脉根部扩张，全身韧带松弛，容易擦伤，疝及过度出汗等。骨骼影像学表现为骨质稀疏。

4. 诊断根据临床表现、骨骼影像学、基因检测等。本病无特异有效治疗方法，主要为补充维生素 D、钙剂、双磷酸盐等，骨科手术、康复治疗等对症治疗。

【麻醉管理】

1. 本病患者由于反复发生骨折，常需多次外科手术治疗，如 Gupta 等报道的一例患者曾先后四次在全麻下进行了骨科手术。对重症患者，其麻醉管理十分棘手。麻醉前评估要重点注意以下几方面：①反复骨折造成的身材矮小、脊柱畸形、胸廓畸形等及其对重要器官功能、尤其是对呼吸循环功能的影响。②是否合并其他全身性疾病，如：心脏瓣膜关闭不全（尤其是主动脉瓣关闭不全）、主动脉根部扩张、肺心病、神经系统异常、多汗症、代谢异常、泌尿系结石致肾功能损害、血小板功能障碍等。③麻醉的风险（骨折、出血等）与其分型有关，应熟知疾病的分型，本病Ⅰ型最轻、最常见，Ⅱ型最重，Ⅲ型介于Ⅰ、Ⅱ型之间。Rothschild 报道了一组患者（205 例），Ⅲ型的麻醉并发症发生率是Ⅰ型的 5.6 倍。此外，但要注意一些症状似乎并不十分严重的隐蔽形式的本病，麻醉手术医师对此可能并未引起足够重视，在"不经意间"可能对患者造成医源性损害。如：Chin 报道了一例 Sillence 改良分型为Ⅷ型的脊柱侧弯矫治手术患儿，这是一种致死表型，作者强调要特别注意隐性成骨不全可能与严重的致死表型有关。麻醉前必须进行全面的术前检查，包括心电图、超声心动图、肺功能及凝血功能检查。

2. 目前有关本病有较多麻醉管理的报道，要注意以下几方面：

（1）气道管理：由于包括颈椎在内的脊柱畸形、可能合并颌面部骨折及继发畸形、牙本质发育不全而易折断，部分患者还可能合并腭裂等先天畸形等，要注意困难气道的可能。Rothschild 报道的一组患者中，有 1.5%（3/205 例）为困难气道。Tripković 回顾了 26 例 OI 患者，共实施了 103 例手术与麻醉，其中术中并发症 14 例，多为气管插管困难。在进行气道管理时应特别注意防止下颌骨、颈椎骨折及牙齿折断。目前有多篇声门上气道工具（喉罩）安全用于本病的报道，视频气道管理工具用于本病亦有一定的优势。

（2）麻醉方法的选择：全身麻醉是本病最主要的麻醉方法，由于有恶性高热的风险（后述），目前多主张采取全凭静脉麻醉（TIVA）。椎管内麻醉用于本病颇有顾虑，有作者建议避免用于 OI 者,其原因是:潜在的出血风险、脊柱畸形致穿刺困难及局麻药的扩散范围与阻滞平面难以预测等。但亦有较多安全应用的报道(如:Gupta 与 Onal 的报道);应根据患者的凝血功能与脊柱畸形情况慎重决定。应尽量避免蛛网膜下腔阻滞,局麻药应缓慢、小剂量试探性使用,避免阻滞平面过高。对有适应证的患者,超声引导下区域神经阻滞也是较好的选择。

(3)恶性高热:OI 患者麻醉期间容易出现体温升高,但本病是否是恶性高热易感者尚有争议。大多文献建议麻醉管理时要注意其恶性高热的问题,避免氟化醚类吸入麻醉药及琥珀胆碱等触发剂,全身麻醉时采取全凭静脉麻醉。但近年来有较多文献不认为本病与恶性高热有关,其体温升高可能与代谢增高或感染等其他因素有关。也有报道七氟烷等安全用于本病麻醉诱导。由于患者常合并脊柱畸形、作为麻醉医师常难以与其他重叠综合征相鉴别,我们建议临床上应按恶性高热易感者处理。麻醉期间应加强体温监测与管理。

(4)出血与血流动力学管理:Ⅰ型胶原蛋白也是构成血管壁的重要成分,部分患者还合并有血小板功能障碍,OI 患者术中容易发生严重出血。Rothschild 报道的一组病例中,17% 的患者失血量超过预计失血量的 10%,而且其发生率与病型有关:Ⅲ型为 23.7%(18/76 例),Ⅳ型为 16.9%(11/65 例),而轻度Ⅰ型只有 8.5%(4/47 例)。患者还容易出现血流动力学波动,Tripković 报道的一组病例中,有 6 例术后心血管不稳;围手术期应加强循环监测与管理。值得注意的是,本病患者还可能有静脉穿刺与静脉导管置入困难。

(5)预防骨折:骨质脆弱、关节韧带过度松弛,除搬运、摆放体位(尤其是俯卧位)、气道管理时避免各种外力损伤外,还应注意各种细节的管理,如:自动血压计袖带测压时过度充气可能是危险的,它可导致骨折,应使用有创测压或可控制充气压力的手动测血压计。要特别注意不要出现压力点,应充分填补与保护。

(郑利民)

参考文献

[1] ROTHSCHILD L,GOELLER JK,VORONOV P,et al. Anesthesia in children with osteogenesis imperfecta:retrospective chart review of 83 patients and 205 anesthetics over 7 years[J]. Paediatr Anaesth,2018,28:1050-1058.

[2] TRIPKOVIĆB,ANTIČEVIĆD,BULJAN M,et al. Characteristics of anesthesia in patients with osteogenesis imperfecta undergoing orthopedic surgical procedures[J]. Lijec Vjesn,2014,136:291-295.

[3] CHIN JWE,STUART GM. Anesthetic considerations for scoliosis surgery in a patient with recessive severe/lethal form of osteogenesis imperfecta[J]. Paediatr Anaesth,2018,28:817-818.

[4] SUTTON CD,CARVALHO B. Supraglottic airway rescue after failed fiberoptic intubation in a patient with osteogenesis imperfecta:a case report[J]. A A Pract,2019,13:7-9.

[5] GUPTA D,PUROHIT A. Anesthetic management in a patient with osteogenesis imperfecta for rush nail removal in femur[J]. Anesth Essays Res,2016,10:677-679.

[6] GUPTA A,KAMAL G,GUPTA N,et al. Combined spinal-epidural anesthesia with dexmedetomidine-based sedation for multiple corrective osteotomies in a child with osteogenesis imperfecta type Ⅲ:a case report[J]. A A Case Rep,2017,9:60-63.

[7] ONAL O,EMIN ZORA M,ASLANLAR E,et al. Spinal anesthesia in an infant with osteogenesis imperfecta[J]. Anesth Pain Med,2018,8:e65917.

第二节   Charcot-Marie-Tooth 病
（Charcot-Marie-Tooth disease）

麻醉管理所面临的主要问题

周围神经病变，避免区域神经阻滞与椎管内麻醉

呼吸肌麻痹

脊柱畸形

可能合并心肌病变、自主神经功能障碍，猝死

可能合并其他器官病变

【病名】

Charcot-Marie-Tooth 病（Charcot-Marie-Tooth disease，CMT），又称腓骨肌萎缩症（peronial myoatrophy）、遗传性运动感觉神经病（hereditary motor and sensory neuropathy，HMSN）。

【病理与临床】

1. CMT 是一组遗传性周围神经病，约占全部遗传性周围神经病的 90%，总体患病率约为 40/100 000，患病率在人种间无明显差别。本病于 1886 年由 Charcot、Marie 和 Tooth 首先报道，由于以腓骨肌萎缩为主要临床特征，故又称腓骨肌萎缩症。尽管 Dyck 提出采用遗传性运动感觉神经病（HMSN）作为本组疾病的正式名称，但多数文献仍习惯使用 CMT。其共同特点为儿童或青少年期发病、慢性进行性腓骨肌萎缩、症状和体征比较对称，多数患者有家族史。本病的遗传方式包括：常染色体显性遗传、常染色体隐性遗传和 X 连锁隐性遗传等。目前认为 CMT 是一组由不同基因突变导致的周围神经病，相关基因包括 *PMP22*、*MPZ*、*GJB1*、*MFN2* 等，它们编码的蛋白表达于周围神经的髓鞘或轴索，基因突变导致周围神经髓鞘形成缺陷或轴索功能异常。本病已被国家卫健委等五部门列入《第一批罕见病目录》。

2. 根据上肢运动神经传导速度，本病主要分为髓鞘型和轴索型。根据遗传方式、临床表现以及电生理，CMT 主要亚型包括 CMT 1~4 型及 CMTX，此外还有 CMT5~7、dHMN（远端型遗传性运动神经病）、HNPP（遗传压迫易感周围神经病）等。常见的亚型有：CMT1、CMT2、CMTX。CMT1 为常染色体显性遗传的脱髓鞘性 CMT。其中，CMT1A 为最常见的 CMT 亚型（占 40%~50%），其突变基因为 *PMP22*；CMT1B 占 CMT1 的 3%~5%，其突变基因为 *MPZ*；X 连锁隐性遗传的 CMTX1 为第 2 常见的 CMT 亚型（占 10%），其突变基因为 *GJB1*。CMT2 为轴索性 CMT，其中常见的突变基因包括 *MFN2*（占 CMT2 的 20%）、*MPZ*（占 CMT2 的 5%）、*NEFL* 和 *GDAP1* 等。CMT4 为常染色体隐性遗传的脱髓鞘性 CMT，其最常见的突变基因为 *GDAP1*。

3. 临床表现

（1）常于儿童或青春期隐袭起病。男性多于女性，进展缓慢。多数患者肌萎缩和肌无力，从下肢远端肌肉（腓骨肌、伸趾总肌和足部小肌肉）开始，逐渐向上发展，且对称。少数患者也可从手部开始。肌萎缩常有明显界限，下肢不超过大腿的下 1/3 部位，酷似"倒置的酒瓶"（称"鹤腿"）。由于肌萎缩可出现弓形足、足下垂及马蹄内翻畸形等，但肌力相对仍较好，与肌萎缩不成比例。上肢肌萎缩多从手部小肌肉开始，但通常不超过前臂下 1/3 部位。四肢腱反射减弱或消失，跟腱反射消失多见。可有四肢套式感觉障碍，同时伴有皮肤粗糙、肢端发

凉、少汗或发绀等自主神经功能障碍,偶见有视神经萎缩、视网膜变性和眼球震颤等改变。以上临床表现常为典型 CMT1 型患者。常染色体隐性遗传患者可伴有共济失调、脊柱侧弯等改变。

(2) CMT2 型与 CMT1 型的遗传特征和临床表现十分相似,但常染色体显性遗传的 CMT2 型发病年龄较晚,平均为 25 岁。与 CMT1 型相比较,CMT2 型的患病率低(约为 CMT1 型的 1/3),感觉症状较轻,上肢很少受累,无周围神经粗大,弓形足少见,病情进展相对缓慢,且可有平台期。电生理检查示运动传导速度正常或仅有轻度减慢,多不低于 $38 \sim 40 \mathrm{m/s}$。

(3) Roussy-Lévy 综合征:1926 年由 Roussy 和 Lévy 首先报道,婴儿期或出生后发病,首先累及下肢,表现为轻度远端无力,以后逐渐影响上肢。感觉障碍以位置觉和振动觉损害较重,常伴明显的感觉性共济失调,而无小脑体征。四肢远端肌萎缩,高足弓,脊柱后侧凸畸形,腱反射消失。电生理检查示神经传导速度减慢。神经活检病理符合脱髓鞘周围神经病改变。本病呈良性发展,70 岁仍可行走。长期以来多将 Roussy-Lévy 综合征归类于脊髓小脑变性疾病,但近年来研究显示本病与 CMT1 型的基因缺陷完全相同,结合电生理改变和周围神经活检病理特点,现已明确,Roussy-Lévy 综合征应归类于 CMT1 型。

4. 诊断 CMT 的诊断依靠临床表现和体格检查、电生理检查及基因检测。对于缓慢进展的肢体远端肌肉无力萎缩、弓形足、伴或不伴有轻度感觉异常,电生理提示感觉运动性周围神经病的患者,无论有无阳性家族史,需考虑到遗传性周围神经病,特别是 CMT。基因检测可确诊及分型。

5. 治疗 目前尚无特殊治疗方法,主要为对症处理,包括:神经营养代谢药(如:B 族维生素、维生素 E、胞磷胆碱、ATP、辅酶 A 以及神经生长因子等)、足下垂或马蹄内翻畸形矫形手术与肢体功能训练等。文献报道,一些药物可能加重本病的临床症状,应尽量避免之,包括:长春新碱、胺碘酮、硼替佐米、铂类、氨苯砜、来氟米特、呋喃妥因、甲硝唑、司他夫定、他克莫司、沙利度胺、扎西他滨等。

【麻醉管理】

1. 术前评估 术前详细检查各重要脏器和系统功能,除神经系统病变与肌肉受累的程度和范围外,还应关注该病的相关并发症。如:CMT3 型可出现弓形足和脊柱侧弯等骨骼畸形;CMT4 型视觉受累表现为视力减退、夜盲、视网膜色素变性、视野缩小、瞳孔异常和白内障;而多数患者有心肌损害,围手术期可因心脏损害引起急性心衰而导致猝死;还可有神经性耳聋、嗅觉丧失、小脑共济失调、骨骼畸形、皮肤角化或鱼鳞癣;婴儿型还可有抽搐和肌张力低下等。

2. 麻醉方式的选择 椎管内神经阻滞用于本病的安全性问题存在争议,有作者认为局麻药对神经纤维的毒性作用可能会加速 CMT 病患的周围神经病变进展,应尽量避免之;但亦有文献报道硬膜外麻醉用于本病是安全有效的。临床上应根据患者的具体情况选择适当的麻醉方法,凡病变呈进行性加重、合并脊柱畸形穿刺困难者及耳聋、智力障碍等不合作的患者应采用全身麻醉。同样应避免区域神经阻滞。

3. 麻醉药物的使用 目前无报道提示临床常用的麻醉药物可加重本病的症状。但有文献报道本病患者对硫喷妥钠的敏感性增加,小剂量应用(100mg)即可引起严重的呼吸循环抑制及苏醒延迟,其他静脉麻醉药(氯胺酮、异丙酚和依托咪酯等)和吸入麻醉剂用于本病是安全的。本病患者对非去极化肌松药敏感,应减量使用;去极化肌松药琥珀胆碱可导致严重高钾血症,应避免使用。

4. 除周围神经受损外,还可能合并中枢神经与自主神经功能障碍,患者除出现吞咽障碍、声带麻痹、易发生误吸和吸入性肺炎外,还要注意可能容易出现严重的低血压或心律失常。

(吴新海　郑利民)

参考文献

[1] PAREYSON D,MARCHESI C. Diagnosis,natural history,and management of Charcot-Marie-Tooth disease[J]. L ancet eurol,2009,8:654-667.

[2] ROSSOR AM,POLKE JM,HOULDEN H,et al. Clinical implications of genetic advances in Charcot-Marie-Tooth disease[J]. Nat Rev Neurol,2013,9:562-571.

[3] SAPORTA AS,SOTTILE SL,MILLER LJ,et al. Charcot-Marie-Tooth disease subtypes and genetic testing strategies[J]. Ann Neurol,2011,69:22-33.

[4] SAPORTA MA. Charcot-Marie-Tooth disease and other inherited neuropathies[J]. Continuum (Minneap Minn),2014,20:1208.

[5] CORRADO B,CIARDI G,BARGIGLI C. Rehabilitation management of the Charcot-Marie-Tooth syndrome:a systematic review of the literature[J]. Medicine (Baltimore),2016,95:e3278.

[6] OHSHITA N,OKA S,TSUJI K. Anesthetic management of a patient with Charcot-Marie-Tooth disease[J]. Anesth Prog,2016,63:80-83.

[7] BROCK M,GUINN C,JONES M. Anesthetic management of an obstetric patient with Charcot-Marie-Tooth disease:a case study[J]. AANA J,2009,77:335-337.

第三节　Conradi-Hünermann-Happle 综合征
(Conradi-Hünermann-Happle syndrome)

麻醉管理所面临的主要问题

气道管理

身材矮小畸形所带来的麻醉风险

【病名】

Conradi-Hünermann-Happle 综合征(Conradi-Hünermann-Happle syndrome),又称 Conradi-Hünermann 综合征、Happle 综合征、X 连锁的软骨发育不全 2 型(chondrodysplasia punctata,X-linked dominant,CDPXD2)、X 连锁显性斑点软骨发育不全症等。

【病理与临床】

1. 本病是一种以骨骼畸形、皮肤异常、白内障和矮小为主要临床特征的罕见 X 连锁显性遗传性疾病。1931 年由 Conradi 与 Hünermann 报道,20 世纪 70 年代 Happle 对它进行了完整的描述。"Conradii-Hunermann"曾被普遍用于描述斑点软骨发育不全,但现专指"X 连锁显性的斑点软骨发育不全"。目前研究认为它是由于 emopamil-binding protein(EBP,Xp11.23-p11.22)基因突变引起的,在许多情况下,这种突变是随机发生的。本病几乎只影响女性,它在普通人群中的确切患病率不明,有人估计约为 10 万分之一。

2. 临床表现　患者中至少有 95% 的活胎个体是女性,其表现差别很大,从胎儿多发性畸形、严重生长迟缓到表现轻微,甚至是没有可识别的身体异常。临床表现为生长发育不足、身材矮小、独特的颅面外观;在完成正常骨骺骨化之后,X 线显示长骨、椎骨、肋骨、气管远端有点状软骨发育不全,近端呈现不对称缩短,脊柱侧弯。皮肤异常为新生儿线性或斑点性鱼鳞病,通常在出生的头几个月内消退,留下线状或轮状的萎缩斑块,其他还有毛囊萎缩、瘢痕性脱发、粗毛、偶尔扁平或分裂的指甲。眼异常表现为白内障、小眼或者微角膜等。男性偶有发病,临床表现包括中度至重度的发育迟缓、发作性癫痫、胼胝体发育不全和小脑(主要是蚓部)发育不全等。小于 10% 的患者可能伴有偶尔的畸形:包括感觉神经或传导性听力损失、腭裂、先天性心脏病、肾脏畸形、中枢神经系统畸形(如:Dandy-Walker 畸形、颅后窝缺陷等)。

3. 诊断 主要根据临床表现。由于 X 染色体的随机失活,患者临床表现变化很大。患者在新生儿期和婴儿期通常伴有更严重的表现,而在长大后或在成年期包括身材矮小等变得轻微。

【麻醉管理】

1. 对待此类患者及家属时要给予尊重、抚慰疏导和人文关怀,重视术前访视,追问病史、成长经历,常规检查和评估重要器官功能,特别是脊椎形态及功能有无异常,据此制订相应的麻醉管理计划。

2. 气道管理是麻醉所面临的主要问题。有些患者的特殊面容如短上颌骨、大下颌骨、大舌头及头部后仰受限可导致喉镜置入、显露声门和气管插管困难,增加困难气道的风险。

3. 全身麻醉患者可因全麻药的残余作用、麻醉过深、体表面积小引起药物代谢和排泄时间延长,导致呼吸抑制、缺氧和二氧化碳潴留,故要重视围手术期麻醉管理和监测,力求生命体征平稳。胼胝体发育不全者易出现低体温,要注意其体温管理。

4. 椎管内麻醉的难点在于患者常合并脊柱侧弯、胸椎后凸、腰椎前凸、体表骨性标志不明显、椎管狭窄,区域阻滞的实施困难加大;因术前难以评估脊柱畸形的内部情况,可能导致椎管内麻醉穿刺困难和置管失败;由于蛛网膜下腔和硬膜外腔体积变化,药物在椎管内扩散可能变得难以控制,椎管内麻醉时应注意控制局麻药的浓度、用量与阻滞平面;术后随访应注意肢体感觉及运动功能恢复情况,及时发现处理麻醉并发症。

(罗 涛)

参考文献

[1] VENTOSA FERNÁNDEZ G, FREIRE VILA E, DE LA IGLESIA LÓPEZ A, et al. Conradi-Hünermann chondro-dysplasia punctata: anaesthetic implications[J]. Rev Esp Anestesiol Reanim, 2012, 59: 98-101.

第四节 低磷酸酶血症
(hypophosphatasia)

麻醉管理所面临的主要问题

骨软化,胸廓畸形,呼吸系统并发症,预后差

癫痫,慢性疼痛

易骨折

【病名】

低磷酸酯酶症(hypophosphatasia, HPP),又称低碱性磷酸酶血症。

【病理与临床】

1. 本病是一种罕见的骨骼系统疾病。它是由于碱性磷酸酶（alkaline phosphatasia，ALP）组织非特异性同工酶（TNSALP）基因（*ALPL*）突变引起。ALP 主要作用是水解无机焦磷酸盐（PPi）释放无机磷酸盐（Pi），促进羟基磷灰石（HA）晶体的生成，是骨矿物化的必要条件。ALP 有四种同工酶，由四个独立的基因编码。有三种同工酶是组织特异性的（肠、胎盘和生殖细胞 ALP），第四种是组织非特异性 ALP，存在于所有细胞类型中，肝脏、骨骼和肾脏富含。迄今已发现超过 300 种 *ALPL* 突变，导致 TNSALP 活性降低。ALP 功能的丧失或降低导致三种磷化合物增加，无机焦磷酸盐（PPi）、磷酸吡哆醛（PLP）和磷酸乙醇胺（PEA）。这些磷化合物，特别是 PPi 的细胞外积聚导致 HA 晶体形成受到抑制，导致骨骼、牙齿等硬组织矿化迟缓，在儿童和成人中分别产生佝偻病和骨软化，以及多种其他症状。本病的确切患病率尚不清楚，围生期和婴儿期严重 HPP 患病率约为 1/10 万 ~1/90 万。由于临床表现的异质性和较低的诊断率，较轻微 HPP 患者很难确定。本病已被国家卫健委等五部门列入《第一批罕见病目录》。

2. HPP 的典型症状为骨骼和牙齿矿化不全、血清低浓度或低活性的 TNSALP。临床表现多样，根据最早出现症状的年龄和严重程度分为 6 型：围生期致死型、围生期良性型、婴幼儿型、儿童型、成人型和牙齿型。婴儿 HPP 可有高钙血症、癫痫和呼吸系统并发症；成人典型的发作症状是复发性跖骨应力性骨折引起的疼痛，随病情发展，可能发生双侧股骨假性骨折，愈合不良，出现大腿严重疼痛和压痛，此外，还可有慢性肌肉疼痛、肌肉力量减弱、无骨折骨痛等表现。

3. 诊断 依据临床表现、体格检查、实验室检查以及 X 线检查等。基因型分析以及 *ALPL* 基因检测对于疑似病例具有确诊价值。血清 ALP 活性下降应高度怀疑 HPP。

4. 治疗 目前尚无可以治愈 HPP 的方法，临床大多针对骨折、疼痛、肾脏功能受损等对症治疗。应避免用双磷酸盐或者大剂量维生素 D。

【麻醉管理】

1. 约 50% HPP 患儿在婴儿期死于呼吸系统并发症。由于患儿骨骼矿物化不足、严重佝偻病、胸廓畸形，可致呼吸功能不全。尤其是重症婴儿，由于胸廓畸形、肌无力、骨折和气管软化，其机械通气极具挑战性，如果患儿合并肺发育不全，则预后更差。麻醉前应尽量改善其呼吸功能，控制肺部感染。抗癫痫药可持续服用至术前。术前应控制高钙血症，纠正水电解质紊乱。高钙血症者可通过减少饮食中钙的摄入而改善，必要时可通过补液及用袢利尿剂。

2. 成人患者的麻醉难度与骨软化的程度相关。重度骨软化症患者常卧床不起，伴有疼痛和肌病。术前疼痛控制可以减轻焦虑。长时间卧床的患者应注意并防止深静脉血栓形成。目前尚无本病临床麻醉管理的报道。临床常用麻醉药物对钙磷代谢无明显影响，本病尤特殊禁忌的麻醉药物，但合并肌肉病变者应慎用肌松剂。

3. 易发生骨折，应谨慎搬动及转移患者。

（陈 敏）

参考文献

[1] SHAPIRO JR, LEWIECKI EM. Hypophosphatasia in adults：clinical assessment and treatment considerations [J]. J Bone Miner Res, 2017, 32：1977-1980.

[2] MORNET E. Hypophosphatasia[J]. Metabolism, 2018, 82：142-155.

[3] CONTI F, CIULLINI L, PUGLIESE G. Hypophosphatasia：clinical manifestation and burden of disease in adult patients[J]. Clin Cases Miner Bone Metab, 2017, 14：230-234.

第五节　低磷性佝偻病
（hypophosphatemic rickets）

麻醉管理所面临的主要问题

　　低磷酸盐血症

　　高钙血症

　　继发性甲状旁腺功能亢进

　　获得性原因者注意其原发性疾病及可能合并的全身其他病变

【病名】

低磷性佝偻病（hypophosphatemic rickets），又称低磷抗维生素 D 性佝偻病。

【病理与临床】

1. 本病是一组以肾脏磷排泄增多、血磷降低为主要特征的代谢性骨病,肾磷酸盐排泄紊乱是其重要病因。其病因与体内调磷因子成纤维生长因子 23（FGF23）产生过多或降解减少、血 FGF23 水平增加有关,FGF23 可促进肾脏排磷并减少肠道钙、磷吸收。本病是儿童常见的代谢性骨病,主要与遗传有关,包括常染色体显性遗传性低磷性佝偻病（ADHR）、常染色体隐性遗传性低磷性佝偻病（ARHR）、X 连锁低磷性佝偻病（XLH）、遗传性低磷性佝偻病合并高钙尿症（HHRH）。相关致病基因有:*PHEX*、*FGF23*、*DMP1*、*ENPP1*、*GNAS*、*OGD* 等,此外还有获得性的原因,如肿瘤性骨软化症（TIO）、Fanconi 综合征等。患病率约为 1:25 000。本病已被国家卫健委等五部门列入《第一批罕见病目录》。

2. 临床共同特征为佝偻病的骨骼异常表现,如身材矮小、骨骼畸形、牙齿异常、骨痛等,低磷血症,高碱性磷酸酶,尿磷排泄增加。

3. 诊断　基于临床表现及体征（骨痛、弯腰和蹒跚步态是经典诊断三联症）、实验室检查、影像学检查,并结合基因检测对其发病原因进行鉴别。

4. 治疗　补充磷酸盐混合制剂 1,25-$(OH)_2D_3$,部分患者的骨畸形可有明显改善。在足够的药物治疗疗程后,可考虑骨整形治疗。部分无症状成年患者可能不需要药物治疗。

【麻醉管理】

1. 围手术期管理重点与严重的低血磷有直接关系（见"1α-羟化酶缺乏症"）。要注意为使血磷及碱性磷酸酶正常化,患者常需大量服用磷酸盐及活性维生素 D 制剂,这可导致继发性甲状旁腺功能亢进、高钙血症及肾脏钙化。术前应评估并控制总钙和游离钙的浓度,将总钙浓度降至 14mg/dl 以下,游离钙浓度降至 12mg/dl 以下;要判断血容量状态,纠正低血容量,避免在麻醉诱导时发生严重低血压;同时治疗并改善肾功能不全、心律失常、心力衰竭等因甲状旁腺功能亢进引起的并发症。此外,术前评估时要特别注意本病可能是其他综合征的一种临床表现（获得性原因）,对此类患者要注意其原发性病变及可能合并的全身其他病变。

2. 麻醉方法和药物选择无特殊。麻醉药用量可适当减少。高钙血症可能导致去极化肌松药敏感性增高,对非去极化肌松药敏感性减弱。

3. 摆体位时、气管内插管放置喉镜时应避免发生病理性骨折。

4. 术中补液应充足。应注意防范高钙血症引起的心律失常。

（陈　敏）

参考文献

［1］ LAMBERT AS,LINGLART A. Hypocalcaemic and hypophosphatemic rickets［J］. Best Pract Res Clin Endocrinol Metab,2018,32:455-476.

［2］ BERGWITZ C,MIYAMOTO KI. Hereditary hypophosphatemic rickets with hypercalciuria:pathophysiology,clinical presentation,diagnosis and therapy［J］. Pflugers Arch,2018.

第六节　耳-腭-指（趾）综合征
（otopalatodigital syndrome）

麻醉管理所面临的主要问题

建立静脉通路及区域神经阻滞困难

困难气道

颈椎不稳定

【病名】

耳-腭-指（趾）综合征（oto-palato-digital syndrome，OPD syndrome），又称面-腭-指综合征（cranio-oro-digital syndrome）、faciopalatoosseous syndrome（FPO）、Taybi 综合征等。

【病理与临床】

1. 本病于 1962 年由 Taybi 首次报道。它是由于 X 染色体上 filamin 蛋白基因 *FLNA* 突变导致的 X 连锁遗传性疾病。完整的疾病表现只发生在男性患者，女性患者可有部分症状。

2. 分为Ⅰ和Ⅱ型，Ⅰ型病变较轻微，特征表现为腭裂、听力缺失、头颅和四肢骨骼异常。Ⅱ型除包括这些异常外还伴有生长缺陷及少数大脑发育异常。在婴儿期，耳-腭-指（趾）综合征Ⅰ型和Ⅱ型可能有呼吸困难，需要长期呼吸道护理。

（1）耳-腭-指（趾）综合征Ⅰ型（OPD syndrome，type Ⅰ）：通常表现为身材矮小、腭裂、上下眼睑向下倾斜、听力缺失、异常缩短的手指和脚趾。其他可见异常包括：①小颅，小嘴，宽鼻底，面中部发育不全，面部扁平，腭裂，额部微隆起，在头状骨和钩状骨间有额外骨；②第3、4指屈曲、重叠伴并指，第2、5脚趾并趾，腭垂裂，第三指末节指骨轻微偏斜，右第四手指末端指骨辐射状偏斜，大踇趾短和第二趾长，第一掌骨短小，弓形下肢，腓骨缺失；③锁骨和肋骨呈波浪状不规则；④轻度传导性听力减退。

（2）耳-腭-指（趾）综合征Ⅱ型（OPD syndrome，type Ⅱ）：患者受累更加严重。男性主要特征包括小颅，宽额，鼻梁扁平，眼裂增宽，上下眼睑向下倾斜，小嘴巴，腭裂，小下颌，手指弯曲和重叠，短指和脚趾，手臂和腿的长骨弯曲，胸部狭小，心脏缺陷以及偶尔智力障碍。不太常见的症状可能包括舌尖分裂，双眼混浊和 Dandy-Walker 畸形。男性患者通常导致死胎或早期夭折；女性通常不会有疾病的完整表现型，因而症状较轻，如拱形的上颚，面部增宽，耳朵位置下移，腭垂裂，手指弯曲到一边和身材矮小等。

【麻醉管理】

1. 麻醉的挑战包括术前用药、建立静脉通路，安全建立气道、区域阻滞和并存的神经专科情况。由于上肢的变形可能会导致建立静脉通路困难;锁骨的异常改变也会导致锁骨下静脉置管困难。

2. 由于小口及严重小下颌畸形会导致喉镜置入、显露声门和气管插管困难;同时,腭裂也会增加困难气道的风险。在合并有颈椎不稳的患者应注意保持合适的体位和头部的相对稳定,必要时采用纤支镜引导下气管插管。

3. 由于存在脊柱和其他部位骨骼变形,区域阻滞的实施困难加大,但仍有成功的案例。

4. Clark 等报道了 1 例患者术后 5 小时发生呼吸抑制,与先天性头骨颅底和颈椎畸形导致脑干受压有关。因此在气管插管和体位安置过程中要注意维持头颈的相对稳定,术后严密监测生命体征变化。

（罗　涛）

参考文献

[1] ZACHARIAH SK,RAI E,NINAN S. Anesthesia in a child with otopalatodigital syndrome[J]. Paediatr Anaesth, 2010,20:367-368.

第七节　Escobar 综合征
（Escobar syndrome）

麻醉管理所面临的主要问题

困难气道

可能是恶性高热高危者

肺发育不良,肺合并症

注意肌松剂的应用

椎管穿刺困难

【病名】

Escobar 综合征(Escobar syndrome),又称多发性翼状胬肉综合征(multiple pterygium syndrom)、蹼颈(颈翼状胬肉)综合征(pterygium colli syndrome),翼状胬肉综合征(pterygium syndrome)。

【病理与临床】

1. 本病是一种以先天性多关节挛缩及多发性翼状胬肉为特征的常染色体隐性遗传性疾病。1902 年由 Bussiere 首次报道,1968 年 Gorlin 阐述了它与腘翼状胬肉综合征(popliteal pterygium syndrome)不同,1978 年 Escobar 等总结了既往的报道,确立了独立疾病的概念。其病因不明,本病多为常染色体隐性遗传,但也可能包括其他遗传方式,如 McKeown 与 Haris 报道三个孩子源自于其母亲的常染色体显性遗传,Carnevale 等报道了 X 连锁显性遗传病例。

2. 临床表现　从指间到腘窝、股间、腋窝、颈部等多发性翼状胬肉。多关节挛缩,低头状弯腰姿态,手指弯曲,并指,摇椅状外翻马蹄足。脊柱畸形、侧弯,颈椎融合,身材矮小。小头症,面部畸形,眼睑下垂,眼距宽,长人中,小下颌,腭裂。外生殖器发育不良或畸形。常合并神经性耳聋、肌肉发育不良,患者智力正常或略低下。

3. 诊断根据多关节挛缩、多发性翼状胬肉及脊柱畸形等临床表现。

【麻醉管理】

1. 患者常因脊柱畸形及关节挛缩而行矫治术，及其他非畸形矫正相关手术。目前有关本病麻醉管理的临床报道较多，其关注点主要集中在气管插管、恶性高热及呼吸管理等三方面。要注意不同的患者，其病情或畸形程度相差极大：既有在出生前死胎的 LMPS 型，也有极为轻症型的 EVMPS 型，同时还可能合并其他先天畸形。严重病例，即使对有相当临床经验的麻醉医师来讲也面临着挑战。因此麻醉前要作仔细的术前检查与评估。与其他先天畸形相似的是麻醉手术患者多为小儿患者，但由于翼状胬肉的畸形随着年龄的增长会更进一步加重，使气管插管与呼吸道管理在 Escobar 综合征中变得更加困难，脊柱畸形加重使得心肺功能进一步受损。这种变化在 Escobar 综合征中显得更为突出，而其他的一些先天性综合征可能随着小儿的生长发育、其气道管理变得相对简单。因此，在每次手术前都应对患者包括气道在内的全身状况重新检查评估。此外，由于多关节挛缩，除要注意术中肢体与关节的保护外，小儿患者可能有外周静脉穿刺困难。

2. 气管插管　由于腭裂、小颌畸形、开口受限、颈椎融合、颈部屈曲挛缩畸形及舌系带缩短或舌与上颚粘连，所有的文献报道均显示患者为困难气道者。如：Daga 与 Mathew 报道的病例均面临着常规气管插管失败的窘况。因此，本病应按困难气道处理，而且在每次气管插管前都要重点对患者进行气道评估。迄今文献报道的应对本病插管困难有效的一些措施包括：准备困难气道插管车、清醒插管或在纤维支气管镜引导下插管、喉罩或经喉罩插管、视频喉镜的应用、张口受限者采用视可尼喉镜插管……，等。关于困难气道的处理，请见本书"困难气道的麻醉处理"。

3. 本病由于脊柱畸形及肺发育不全，常合并发作性呼吸暂停及呼吸困难。文献报道 50% 的患者死于肺部并发症，它是早期死亡的重要原因。随着年龄的增长有逐渐加重的趋势。要加强气道及呼吸管理。术后应做好长时间呼吸支持治疗的准备。

4. 恶性高热　1987 年 Robinson 等报道了一例出生 33 周的男性患儿，认为它是恶性高热（MH）易感者，Gericke 也试图证明这种关联，但现有的信息并不能证明 MPS 和 MH 的关系。由于本病具备恶性高热的各种危险因素（如：脊柱畸形、肌肉病变等），麻醉应按恶性高热的高危人群处理，除常规监测体温外，避免用可能诱发恶性高热的麻醉及相关药物（请见本书"恶性高热"部分）。

5. 关于肌松剂的应用有争议。文献报道，在一些患者中肌肉活检显示肌肉变性和肌纤维组织结构紊乱。而本病最常见的突变基因是 *CHRNG*，它编码乙酰胆碱受体（AChR）γ 亚基，AChR 突变是导致胎儿翼状胬肉、多关节挛缩的重要原因。此外，AChR 也是神经-肌肉信号传递的重要结构。Sethi 认为本病使用肌肉松弛剂的安全性尚不明确，建议避免使用肌松剂。但根据现有的临床报道来看，应用阿曲库铵、维库溴铵等非去极化肌松药后并未发生肌松作用时间意外延长等不良反应。由于可能合并肌肉变性，故我们认为应避免用去极化肌松剂，在肌松监测下慎用非去极化肌松剂。

6. 轻度脊柱畸形、X 线证实不影响穿刺者也可采用椎管麻醉，但不适用于严重脊柱畸形者，因为不仅穿刺困难，而且容易造成意外神经损伤。Daga 报道了一例剖宫产患者椎管穿刺失败、不得不更改全身麻醉、后又面临气管插管困难的病例。同样，关节挛缩可影响区域神经阻滞时穿刺，应在超声定位下实施。

参考文献

［1］MAYHEW JF，MYCHASKIW G. Escobar syndrome：is this child prone to malignant hyperthermia？［J］. Paediatr Anaesth，2009，19：69-70.

［2］DAGA V，MENDONCA C，CHOKSEY F，et al. Anaesthetic management of a patient with multiple pterygium syndrome for elective caesarean section［J］. Int J Obstet Anesth，2017，31：96-100.

［3］STOLL WD，HEBBAR L，MARICA LS. Anesthetic management of a pregnant patient with multiple pterygium syndrome（Escobar type）［J］. Int J Obstet Anesth，2012，21：197-199.

［4］LAFUENTE N，GOÑI A，IZQUIERDO B，et al. Airway management with remifentanil sedation inmultiple pterygium syndrome of Escobar［J］. Rev Esp Anestesiol Reanim，2008，55：321-323.

［5］SETHI P，BHATIA PK，GUPTA N，et al. Multiple pterygium syndrome：Challenge for Anesthesiologist［J］. Saudi J Anaesth，2016，10：350-352.

［6］MATHEW S，CHAUDHURI S，KUMAR HD A，et al. Airway management in Escobar syndrome：A formidable challenge［J］. Indian J Anaesth，2013，57：603-605.

（郑利民）

第八节　Goldenhar 综合征
（Goldenhar syndrome）

麻醉管理所面临的主要问题

困难气道

脊柱畸形，颈椎不稳定

可能合并心血管系统畸形在内的多系统、多器官畸形

呼吸管理

【病名】

Goldenhar 综合征（Goldenhar syndrome，GS，译名戈尔登哈尔综合征），又称眼-耳-脊柱发育不良（oculo-auruculo-vertebral dysplasia，OAVD）、面-耳-脊柱序列征（facio-auriculo-vertebral sequence，FAV sequence）、面-耳-脊柱综合征（facio-auriculo-vertebral syndrome）、第一、二鳃弓综合征（first and second branchial arch syndrome）、第一鳃弓综合征（first arch syndrome）、半侧颜面短小（hemifacial microsomia，HFM）、颜面-听力-脊柱异常、耳-脊柱综合征、下颌颜面发育不全-眼球上皮性囊肿、眼-脊柱发育不良等。

【病理与临床】

1. 本病是一种在胚胎早期以眼、耳、颜面和脊柱发育异常为主的遗传性先天性缺陷病，亦可伴其他器官系统如心脏、肾脏、神经系统等异常，临床表现具有高度多样性。GS 在 1845 年由 VonArlt 首次描述，1952 年 Goldenhar 将其确立为一种独立的疾病。本病患病率临床报道范围较广，从每 3 000~5 000 到 25 000~40 000 个活产婴儿中一例，迄今约有 400 例患者报道，但仅 2% 有家族史，男女比约 3：2。其发病机制尚不清楚，可能与遗传因素及营养、药物、病毒感染、疾病、吸烟等多因素相互作用，致胚胎发育第 30~45 天时第一、第二鳃弓分化发育异常有关。

2. 临床表现　其临床表现具有高度多样性。1963 年 Grolin 等人重新定义本病的概念，在

一些教科书内称为"眼-耳-脊柱发育不良或系列征"。它实际包括涉及眼、耳和脊柱先天性畸形的三种疾病，它们彼此密切相关，代表同一种疾病的严重程度。其中，OAVD 最轻，Goldenhar 综合征最重，半侧颜面短小处于中间。其诊断依据 Feingold M 标准，该标准至少包括眼睛异常及耳朵、下颌骨或脊柱异常。

（1）眼异常：眼球角膜缘皮样囊肿/皮脂瘤、内眦赘皮、斜视、眼睑缺损、眼睑闭合不全、眉毛稀疏等。

（2）耳畸形：副耳、小耳、耳前瘘管、耳廓缺损或畸形、外耳道狭窄或闭塞、鼓膜内陷或缺如、左右耳位不对称、传导性耳聋等。

（3）脊柱畸形：脊柱裂、侧弯、椎体融合、椎骨过多、肋骨畸形或副肋等。

（4）颜面畸形：颜面左右不对称、下颌面骨发育不全、面横裂或巨口畸形、牙齿畸形、舌运动受限及颚咽闭合不全等。

（5）其他：先天性心脏病、脑神经受损、肺部发育不良、肾脏发育异常等。

【麻醉管理】

1. 患者可能合并多系统、多器官的畸形，术前应进行详细的检查与评估，尤其要注意是否合并心血管畸形，并对气道与呼吸功能进行评估。文献报道，约 5% ~ 58% 的 Goldenhar 综合征患者合并心血管畸形，最常见的是法洛四联症，其次为室间隔缺损等。此外，患者可能还合并甲状腺功能减退等内分泌障碍，Choudhury 报道了一例心脏手术后拔管延迟的患儿，经检查为甲状腺功能减退。

2. 目前有关本病麻醉管理有较多的报道，其麻醉管理重点为困难气道及合并的心血管畸形等先天畸形。由于颌面部、口腔畸形及颈椎异常，可能面临气管插管困难及面罩通气困难。Hasham 报道了一例患者，不仅插管困难，而且在插管后通气困难。本病应按困难气道处理，Khan 推荐用喉罩。必要时应采取纤支镜引导下清醒插管并做好气管切开的准备。此外，要注意部分患者合并颈椎不稳，甚至寰枢椎半脱位，在进行气道管理或颈部操作治疗时应注意保护颈椎。

3. 由于吞咽障碍、腭咽闭合不全及脊柱畸形与胸廓畸形、肺部发育不良等，患者易发生反流误吸、肺部感染及术后呼吸功能不全，围手术期应加强呼吸管理，术后应做好呼吸机支持治疗的准备。

4. 本病无特殊禁忌的麻醉药物。应根据患者心血管畸形及其功能状况、手术需要等选择适当的麻醉药及其剂量与麻醉方式。脊柱畸形者应避免椎管内麻醉。本病不属恶性高热易感者，大量文献报道氟化醚类挥发性吸入麻醉剂已安全用于本病患者。

（吴宁 刘友坦 郑利民）

参考文献

[1] SUN YH,ZHU B,JI BY,et al. Airway management in a child with Goldenhar syndrome[J]. Chin Med J (Engl),2017,130:2881-2882.

[2] KHAN WA,SALIM B,KHAN AA,et al. Anaesthetic management in a child with Goldenhar syndrome[J]. J Coll Physicians Surg Pak,2017,27:S6-S7.

[3] HASHAM F,VAN HELMOND N,SIDLOW R. Anaesthesia and orphan disease:difficult ventilation following intubation in Goldenhar syndrome[J]. Eur J Anaesthesiol,2017,34:181-183.

[4] Choudhury M,Kapoor PM. Goldenhar syndrome:cardiac Anesthesiologist's perspective[J]. Ann Card Anaesth,2017,20:S61-S66.

第九节　Gordon 综合征
（Gordon syndrome）

麻醉管理所面临的主要问题

可能合并多系统、多器官病变

困难气道

体位困难

开放静脉通路困难

有恶性高热的风险

【病名】

Gordon 综合征（Gordon syndrome），译名戈登综合征。又称ⅡA型远端关节弯曲综合征（distal arthrogryposis, type ⅡA）、ⅡA型远端多发性关节弯曲综合征（arthrogryposis multiplex congenita, distal, type ⅡA）、先天性手指弯曲-腭裂-马蹄足综合征（camptodactyly-cleft palate-clubfoot）等。

【病理与临床】

1. 本病是一组以四肢远端关节弯曲为主要临床特征的罕见常染色体显性遗传性疾病。本病的命名较为混乱，一些作者将假性醛固酮减少症 2 型（pseudohypoaldosteronism type 2, PHA2）亦称为 Gordon 综合征，至少有两篇麻醉专业文献报道如此。如：Puura 及 Power 报道的患者即为 PHA2。美国罕见病组织网站 NORD（national organization for rare disorders）及美国国立卫生研究院（national institutes of health, NIH）遗传与罕见病信息中心网站 GARD（the genetic and rare diseases information center）将ⅡA型远端关节弯曲综合征特指为 Gordon 综合征，而 PHA2 又称"Gordon 高钾血症与高血压综合征（Gordon hyperkalemiahypertension syndrome）"，应注意鉴别，以免引起误解（见"假性醛固酮减少症 2 型"）。本病极为罕见，流行病学资料尚不清楚。其病因与 PIEZO2 基因变异有关。

2. 临床表现　手指、手腕、手肘、膝、踝关节等弯曲、挛缩，常合并腭裂及颌面异常、髋关节脱位、脊柱畸形、眼睑下垂、内眦赘皮、并指、颈短而有蹼，通常认知与智力正常。

【麻醉管理】

1. 麻醉前管理　先天性关节弯曲性病变原因超过 400 种以上，其中 50%～65% 为淀粉样变和远端关节弯曲，患者可能合并多系统与器官病变，麻醉前应进行检查与评估。

2. 麻醉管理　目前有关本病麻醉管理的文献报道较少。Isaacson 回顾了美国费城 Temple 大学 Lewis Katz 医学院 20 多年来儿童整形外科和康复中心的经验，其中小儿关节弯曲常需多次手术（平均超过 5 次）。作者认为其手术麻醉风险包括：下颌活动受限及张口受限、肺发育障碍、体位困难、开放静脉通路困难及恶性高热风险增加。由于本病常合并颌面部畸形，麻醉前应对气道进行充分的评估，按困难气道处理。由于目前尚未见本病麻醉管理的临床报道，尚不清楚其恶性高热的风险，建议按恶性高热易感者处理。

（李国才　郑利民）

参考文献

[1] PUURA A,SCHULTZ R. Gordon syndrome and succinylcholine[J]. J Inherit Metab Dis,2005,28:1157-1158.
[2] ISAACSON G,DRUM ET. Difficult airway management in children and young adults with arthrogryposis[J]. World J Otorhinolaryngol Head Neck Surg,2018,4:122-125.

第十节　Grisel 综合征
(Grisel syndrome)

麻醉管理所面临的主要问题

寰枢关节半脱位,避免颈髓损伤

困难气道

警惕麻醉前未能发现的本病

【病名】

Grisel 综合征(Grisel syndrome,GS),又称非创伤性寰枢关节半脱位(nontraumatic atlan-toaxial subluxation)、炎症性寰枢关节旋转半脱位(inflammatory atlantoaxial rotatory subluxa-tion)等。

【病理与临床】

1. 本病是一种由于上颈部炎症或手术引起的非创伤性寰枢关节半脱位。1830 年 Charles Bell 在一例患有咽部溃疡的梅毒患者身上首次描述了本病表现,他报道的患者死于寰枢关节半脱位所致的脊髓压迫,尸检报告显示颈椎横韧带受侵蚀。1951 年法国医师 Pierre Grisel 报道了 2 例患有鼻咽炎的患者出现寰枢关节半脱位现象。

2. GS 的病因与发病机制尚不完全清楚,但多认为寰枢关节韧带松弛是该综合征的潜在原因。文献报道的危险因素包括:儿童、上呼吸道感染(咽炎、鼻窦炎、扁桃体及颈部脓肿、中耳炎等)、头颈部手术(腺样体、扁桃体切除等)、外伤、遗传疾病等。据 Karkos 等的综述,绝大多数病例报告与感染相关(48%),而 Deichmueller 报道的大部分病例(67%)与耳鼻喉科手术相关。手术方式似乎也可影响 GS 患病率,Tschopp 报道在腺样体切除术中,单极电凝术可能是导致 GS 的危险因素之一,其原因可能与单极电凝需要更高的电能有关,电流测量显示,控制出血所需电能单极电凝几乎要较双极电凝高四倍,因而可能造成更大的组织损伤。Kawasa-ki 病等全身血管病变也可引起 GS。唐氏综合征、Marfan 综合征发生寰枢关节半脱位的原因也与韧带松弛有关,它们及外伤性或潜在的骨关节疾病引起的寰枢关节半脱位不被认为是 GS,但这类患者在上呼吸道感染或手术后更易发生 GS。寰枢关节的稳定主要依靠寰椎前弓、枢椎齿状突、横韧带、寰枢椎之间的侧块关节与翼韧带等。横韧带附着在寰椎前弓外侧后半部,防止寰椎在枢椎上过度移位,双侧的翼韧带是防止寰枢关节过度旋转的第二道防线。Parke 在尸体中发现,在这些韧带与关节囊的附近汇集了很多静脉丛与淋巴管,它们与引流头颈与咽部的静脉及淋巴管有着密集的交通,为感染性渗出物进入上颈椎结构提供了血液运输途径,导致横韧带、翼韧带松弛和寰枢关节囊水肿及寰枢关节不稳。而炎症致颈部肌肉痉挛引起的扭曲导致寰枢关节形成轴向病理性旋转,从而引起半脱位。因此本病是炎症性韧带松弛与肌肉痉挛共同作用的结果。

3. 流行病学 本病多见于儿童,文献报道,68%的病例小于 12 岁,90%的病例小于 21 岁。这是因为儿童比成人更易患上呼吸道感染,儿童头部相对于躯干更大、更重,而且儿童颈部肌肉韧带较松弛、水平位寰椎与枢椎的关节面较浅。本病亦可见于成人,Herrera 报道了一例 74 岁患者,并综述了另外 16 例成人患者,最大年龄 78 岁。

4. 临床表现 患者常有上呼吸道、颈部、全身感染,或头颈部手术病史。主要表现为斜颈、颈部疼痛、颈部活动障碍,呈"知更鸟姿势"("cock robin posture")。严重者引起颈髓神经损伤,甚至截瘫与死亡。

5. 影像学检查

(1)经口 X 线片:矢状位上,正常时齿状突前缘与寰椎前弓后缘间距离(寰齿关节间隙 atlantodental interval,ADI)成人小于 3mm,儿童小于 5mm,若超过此范围,则要考虑寰枢关节前后脱位。在冠状位上,齿状突与寰椎侧块距离不等,差值超过 1mm,要考虑旋转脱位。

(2)CT 三维重建可确诊,是首选检查项目。MRI 有助于观察颈椎软组织炎症病变。

6. 诊断与治疗 诊断根据临床表现、病史及颈椎影像学检查。急性期治疗包括卧床休息、抗生素、抗炎药、颈部固定和/或牵引,如果上述治疗 8 周后仍残留半脱位或合并神经症状,则需手术治疗。

【麻醉管理】

1. 麻醉前管理 熟知本病对经常在患者头颈部进行诸如气道管理或静脉穿刺等操作的麻醉医师非常重要。因为稍有不慎,即可酿成颈髓损伤、截瘫,甚至死亡的危险。如:Agarwal 报道了 1 例在麻醉中发生意外颈髓损伤的病例。这是 1 例 7 岁男孩,因睡眠呼吸障碍和反复发生扁桃体炎而在气管插管全麻下行扁桃体切除术。术前检查患儿有轻微颈部疼痛病史,但未引起麻醉医师的重视,将其归因于扁桃体炎。常规气管插管全麻,术后麻醉恢复过程中发现患儿出现颈髓损伤表现,颈椎 X 线及 MRI 检查示寰枢关节半脱位并颈髓压迫,急行后入路颈椎固定术,该患儿遗留严重神经后遗症。Gupta 报道了 1 例 16 岁男孩则比较幸运,该患者因颈部畸形、颈部旋转性疼痛而诊断为斜颈,计划行胸锁乳突肌远端切断术。第一次入院时因合并鼻咽感染,儿科医师建议抗感染治疗,未行手术出院;1 个月后患者因颈部旋转困难再次入院,侧位颈椎 X 线片及增强 CT 扫描显示寰枢关节半脱位,该患者因此避免了颈髓的损伤。麻醉前对疼痛性斜颈、颈部活动障碍的患者一定要考虑寰枢关节半脱位的问题。但要注意并不是所有的患者都会出现上述典型表现,部分患者可能无症状或仅有轻微症状,尤其是小儿患者常面临沟通困难的问题,或将颈部手术后的疼痛、斜颈、运动障碍的表现归因于术后疼痛。术前详细询问病史及体格检查十分重要,为避免造成严重后果,对有疑问的患者应果断地进行颈椎影像学检查。术前应控制呼吸道感染。

2. 麻醉管理 重点是保护颈椎、避免颈髓损伤。要特别警惕麻醉前未能发现的本病,对有上述临床表现、但由于条件限制不能进行颈椎影像学检查的急诊患者要按本病处理。由于颈椎活动受限,患者还可能面临着困难气道的问题。关于此类患者的麻醉管理请见本书相关内容。在进行气道管理、体位变换等需要移动头部的操作时要有专人负责固定头部,始终保持头部在中立位。Gupta 报道的病例采用麻醉诱导后纤维支气管镜引导下插管,必要时应考虑在纤维支气管镜引导下清醒插管。为了及时评估患者神经功能,术后应尽早苏醒。椎管内麻醉时应尽量使用利多卡因等短时效局麻药,避免阻滞平面过高、阻滞时间过长而影响术后神经功能的评估。

（郑利民）

参考文献

[1] ELYAJOURI A,ASSERMOUH A,ABILKACEM R,et al. Grisel's syndrome:a rare complication following traditional uvulectomy[J]. Pan Afr Med J,2015,20:62.

[2] BUCAK A,ULU S,AYCICEK A,et al. Grisel's syndrome:a rare complication following adenotonsillectomy[J]. Case Rep Otolaryngol,2014,2014:703021.

[3] AGARWAL J,TANDON MS,SINGH D,et al. Quadriplegia in a child following adenotonsillectomy[J]. Anaesthesia,2013,68:523-526.

[4] GUPTA A,PRAKASH J,KUMAR P,et al. Anesthetic issues and difficult airway management in a case of Grisel's syndrome[J]. Anesth Essays Res,2017,11:1094-1096.

第十一节 Guillain-Barre 综合征
（Guillain-Barre syndrome）

麻醉管理所面临的主要问题

神经源性四肢与呼吸肌麻痹

自主神经功能障碍

可能合并心肌炎

肾上腺皮质激素治疗的副作用

慎用椎管内阻滞

手术可能诱发本病

禁用去极化肌松药

【病名】

Guillain-Barre 综合征(Guillain-Barre syndrome,GBS),译名吉兰-巴雷综合征。又称 Landry-Guillanin-Barre 综合征、Glanzmann-Salaud 综合征、Guillain-Barre-Strohl 综合征、Glanzmann-Salaud 综合征、Landry 综合征、Landry 麻痹、急性中毒性多发性神经根炎、急性发热性多发性神经根炎、急性感染性多发性神经根神经炎、急性炎症性脱髓鞘性多神经根病、伴脑脊液蛋白细胞分离的神经炎等。

【病理与临床】

1. 1916 年 Guillain、Barre 及 Strohl 报道了本病。随后,1917 年 Holmes、1918 年 Wilson、还有 Bard-ford、Bashford 等人又做了进一步的论述。目前习惯以 Guilain-Barr 综合征命名。1952 年来自国内的报告较多,是我国较常见的一种多发性神经炎。主要特征为双侧上行性麻痹,累及脊髓及脑神经。GBS 年患病率为 0.6~1.9/10 万,男性略高于女性,各年龄组均可发病,但年青者更多见。

2. 发病机制 本病的确切病因尚不清楚。它通常在呼吸道或消化道感染后几天或几周出现,最近有几例寨卡病毒感染后发病的报道。目前认为 GBS 是一种自身免疫性疾病。分子模拟学说认为,病原体某些成分的结构与周围神经的组分相似,机体发生错误的免疫识别,自身免疫性 T 细胞及自身抗体对周围神经组分进行免疫攻击,导致周围神经脱髓鞘。实验性自身免疫性神经炎(experimental autoimmune neuritis,EAN)动物模型证实,将 EAN 大鼠抗原特异性 T 细胞被动转移给健康 Lewis 大鼠,经 4~5 日潜伏期可发生 EAN,转移少量 T 细胞可见轻微脱髓鞘,转移大量 T 细胞可见广泛轴索变性,可能由于继发于严重炎症反应及神经水肿的"旁观者效应",可导致严重瘫痪。巨噬细胞表面 Fc 受体可使巨噬细胞通过特异性结合抗体与靶细胞结合并损害之,是抗体介导免疫损害的典型过程,导致 GBS 脱髓鞘及单核细胞浸润典型的病理改变。GBS 是自限性疾病,抑制性 T 细胞可能对疾病恢复起作用,抑制性细胞因子在 EAN 恢复期占主导地位,治疗 EAN 可减轻病情。巨噬细胞或 Schwann 细胞释放的前列腺素 E 也有免疫抑制作用,自身反应性 T 细胞通过细胞凋亡可终止免疫反应。

3. 病理改变　病变累及运动和感觉神经根、后根神经节及周围神经干。以近端,尤其是神经根和神经丛改变明显,也可累及脑神经。病理主要表现为:神经节和神经内膜水肿及炎细胞浸润,以淋巴细胞、巨噬细胞为主;节段性脱髓鞘、崩解,髓鞘被巨噬细胞吞噬;在严重病例,轴索可发生肿胀和断裂,严重时,相关肌群可发生去神经性萎缩。在反复发作的病例中,阶段性脱髓鞘和受累神经纤维的修复过程反复进行,病变处神经髓鞘细胞突起与胶原纤维作同心圆状层层包绕,形成洋葱球改变。

4. 临床表现　大多患者的主要表现是弛缓性肌无力。肌无力往往比感觉异常更为显著,并且可能是本病的最显著表现。对称性的感觉异常和肌无力,通常是从双下肢开始,逐渐发展至双上肢,但偶尔也可以由双上肢或头部起病。约 90% 的患者肌无力症状在 3 周内达到最高峰。通常患者的深反射消失而括约肌功能不受累。超过 50% 严重病例可出现面部和咽喉部肌肉无力,可能导致脱水和营养不良。5%~10% 的患者需行气管插管及呼吸机辅助通气。少数患者(通常可能是变异型)会出现显著且危及生命的自主神经功能紊乱,如血压波动、抗利尿激素分泌异常、心律失常、胃肠麻痹、尿潴留以及瞳孔改变等。本病曾被认为是一种单一的疾病,现在已知它以多种形式出现。主要类型有:急性炎性脱髓鞘多神经根病变(acute inflammatory demyelinating polyradiculoneuropathy AIDP)、Miller Fisher 综合征(Miller Fisher syndrome)(病变始于眼肌麻痹合并步态不稳、共济失调)及急性运动神经病变(acute motor axonal neuropathy,AMAN) 和急性运动感觉神经病变(acute motor-sensory axonal neuropathy,AMSAN)。AMAN 和 AMSAN 在中国常见。

【麻醉管理】

1. GBS 急性期禁止任何择期手术,限期手术应选择在恢复期以后进行。急诊手术术前应充分评估病情,做好应急抢救措施。手术是否增加 GBS 患病率或诱发 GBS 是临床关注热点。既往有文献报道手术是触发本病的重要危险因素。Gensicke 回顾性分析了 2005 年 1 月—2010 年 12 月在瑞士 Basel 大学医院和 Basel 儿童医院住院的 63 例 GBS 患者,结果 63 例 GBS 患者中有 6 例(9.5%)在 GBS 发生前 6 周内进行了手术,术后 6 周内发生 GBS 的相对风险是正常人群的 13.1 倍[95% 可信区间:5.68,30.3;($P \leq 0.000\ 1$)],每 10 万次手术可归因危险度为 4.1 例。此外,手术相关 GBS 的发生率显著高于接种流感疫苗相关 GBS 发生率。GBS 发生似乎与手术应激程度有关。Hekmat 报道了一例冠脉搭桥术后发生 GBS 病例并复习了另外 5 例心脏手术后 GBS 的病例,大多在术后几周发病,Hekmat 的病例在术后 12 个月后发病。

2. 术前评估　术前详细询问病史,仔细分析化验检查结果,明确诊断,充分了解病情的轻重程度,评估有无呼吸肌麻痹;本病可合并心肌炎,术前应常规检查心电图、心肌酶谱、心脏彩超。了解本病患者使用肾上腺素皮质激素的治疗情况。长期大量的激素治疗(一年内接受超生理剂量的糖皮质激素治疗 14 天以上者)应注意其副作用,并按肾上腺皮质功能不全处理,围手术期应采取恰当的糖皮质激素替代治疗。术前积极纠正水电解质、糖代谢和酸碱平衡紊乱。

3. 麻醉方法的选择　一般首选全身麻醉,慎用硬膜外麻醉,禁用蛛网膜下腔阻滞。硬膜外阻滞有可能是 GBS 的诱因之一,国内外均有硬膜外阻滞 1~2 周后发生 GBS 的病例报道。而本病患者常合并自主神经功能的紊乱,椎管阻滞时易发生血流动力学急剧波动。Perel 等报道了 1 例直肠出血行急症止血术的 Guillain-Barre 综合征患者,采用 L4-5 间隙蛛网膜下腔阻滞注入 5mg 重比重的丁卡因后,出现血压剧降和心搏骤停。此外,有研究者认为本病患者采用椎管内阻滞可加重神经损伤,延迟患者的康复。

4. 麻醉药物的选择　丙泊酚、硫喷妥钠等静脉麻醉药和吸入麻醉药用于 GBS 患者是安全的。但由于本病患者的自主神经功能亦受损,麻醉诱导易出现循环功能的波动,药物应适当减量。而依托咪酯有抑制肾上腺皮质功能的作用,对于长时间使用糖皮质激素治疗的本病患者应禁用。

5. 肌松药的使用　去极化肌松药琥珀胆碱有发生高钾血症的风险,应禁用。非去极化肌松药用于本病患者被认为是安全的,也有报道认为本病患者对非去极化肌松药的敏感性增强,术中应加强肌松监测。

6. 术后管理　根据患者的呼吸功能和肌松药代谢的情况决定是否拔除气管导管,拔管后加强呼吸道管理和监护,避免患者咳嗽无力、出现排痰不畅导致呼吸道梗阻和吸入性肺炎。

(吴新海　郑利民)

参考文献

[1] YUKI N,HARTUNG HP. Guillain-Barré syndrome[J]. N Engl J Med,2012,366:2294.

[2] SAYIN R,KATI I,GÜNES M. Guillain-Barre syndrome following spinal anaesthesia[J]. J Coll Physicians Surg Pak,2013,23:440-442.

[3] GENSICKE H,DATTA AN,DILL P,et al. Increased incidence of Guillain-Barré syndrome after surgery[J]. Eur J Neurol,2012,19:1239-1244.

[4] HEKMAT M,GHADERI H,FOROUGHI M,et al. Guillain-Barré syndrome after coronary artery bypass graft surgery:a case report[J]. Acta Med Iran,2016,54:76-78.

[5] VINAY B,SONIA B,BHADRINARAYAN V. Hyperacute onset of Guillain Barre syndrome in the immediate postpartum period following caesarean section under spinal anaesthesia[J]. Indian J Anaesth,2015,59:391-392.

[6] VOLQUIND D,FELLINI RT,ROSE GL,et al. Anesthesia for cesarean section in a patient with Guillain-Barre syndrome:case report[J]. Braz J Anesthesiol,2013,63:369-371.

[7] KIM H,RYU J,HWANG JW,et al. Anesthetic management for cesarean delivery in a Guillain-Barré syndrome patient:a case report[J]. Korean J Anesthesiol,2013,64:268-271.

[8] BOUSLAMA MA,BRAHIM A,KAABIA O,et al. Anesthesia for cesarean section in parturient with Guillain Barre syndrome:a case report[J]. Tunis Med,2017,95:229-232.

第十二节 肌萎缩侧索硬化症
（amyotrophic lateral sclerosis）

麻醉管理所面临的主要问题

肌无力，呼吸肌麻痹

构音障碍和吞咽困难

慎用椎管内麻醉

肌松药的应用

加强循环管理

【病名】

肌萎缩侧索硬化症（amyotrophic lateral sclerosis，ALS），又称肌萎缩性脊髓侧索硬化症、Lou Gehrig 病（Lou Gehrig's disease）、渐冻人症。

【病理与临床】

1. ALS 是一种致命性运动神经元退行性疾病，年患病率约为 0.002%，患病率为 5.2/10 万，男女比例 1.5∶1，著名的患者包括英国科学家斯蒂芬·霍金（Stephen Hawking）。90%以上的 ALS 患者无家族病史，被称为散发性 ALS。家族遗传性 ALS 则为同一家族中有两个以上 ALS 患者。散发性 ALS 和家族遗传性 ALS 在临床表现和病理特征上无明显差异，它们表现出相似的临床进程和运动神经元的功能损失。本病已被国家卫健委等五部门列入《第一批罕见病目录》。

2. 病因不明。20%的病例可能与遗传及基因缺陷有关，另外有部分与环境因素，如重金属中毒等有关。产生运动神经元损害的原因，目前主要理论有：①神经毒性物质累积。如：谷氨酸堆积在神经细胞之间，久而久之，造成神经细胞的损伤；②自由基使神经细胞膜受损；③神经生长因子缺乏，使神经细胞无法持续生长发育。

3. 病理 本病以运动神经元变性和死亡、神经胶质增生代替丧失的神经元为特征。皮质运动细胞（锥体细胞和贝兹细胞）消失，导致皮质脊髓束的逆行性轴突丢失及神经胶质增生。这种神经胶质增生导致双侧大脑白质改变，脑及脊髓萎缩，前根变细，运动神经出现大的有髓纤维丢失。受累肌肉出现失神经萎缩，以及神经再支配迹象，如纤维型群组化。其他病理学发现可能包括额叶或颞叶皮层神经元丢失，尤其见于 ALS 伴额颞叶痴呆病例。一些研究表明 ALS 与额颞叶痴呆病变的分子通路相似。

4. 临床表现 进行性肌无力。手无力常见，而足、口咽区肌无力不常见。肌无力常在躯体的一侧进展延伸，通常发展到上臂和腿，而躯体对侧的影响相对不明显。痉挛常见，并且可以在肌无力之前出现，但感觉保留完整。患者体重下降，极易出现疲乏。随着病程发展，肌无力逐渐加重，也出现肌束震颤、肌肉痉挛。面部表情控制越来越困难，说话和吞咽肌肉乏力，将导致构音障碍和吞咽困难。过多的唾液产生有时会导致流涎。随着疾病的进展，患者可能无法控制表情活动，出现强哭或强笑。最后，疾病可以使膈肌无力，导致呼吸障碍；一些患者需呼吸机帮助呼吸。相当比例的 ALS 患者会出现认知功能障碍，而少数患者则会出现明显的痴呆症状。

5. 诊断

（1）诊断基本条件：①病情进行性发展：通过病史、体检或电生理检查，证实临床症状或体征在一个区域内进行性发展，或从一个区域发展到其他区域。②临床、神经电生理或病理检查证实有下运动神经元受累的证据。③临床体检证实有上运动神经元受累的证据。④排除其他疾病。

（2）诊断分级：①临床确诊 ALS：通过临床或神经电生理检查，证实在 4 个区域中至少有 3 个区域存在上、下运动神经元同时受累的证据。②临床拟诊 ALS：通过临床或神经电生理检查，证实在 4 个区域中至少有 2 个区域存在上、下运动神经元同时受累的证据。③临床可能 ALS：通过临床或神经电生理检查，证实仅有 1 个区域存在上、下运动神经元同时受累的证据，或者在 2 个及以上区域仅有上运动神经元受累的证据。已经行影像学和实验室检查排除了其他疾病。

6. 治疗　主要是对症治疗。可用药物缓解症状。巴氯芬能降低肌肉强直，有时能缓解肌肉痉挛；苯妥英钠或奎宁可减少肌肉抽搐；阿米替林抗胆碱能作用减少唾液的生产；阿米替林和氟伏沙明对于情绪易变或抑郁的患者可能有效。利鲁唑可保护神经细胞、延长 ALS 患者的生命。疼痛者可用阿片类药物或苯二氮䓬类药物。

【麻醉管理】

1. 术前评估　首先应对呼吸功能进行全面评估，了解受累肌群、呼吸肌受累情况以及是否存在延髓麻痹。可行肌电图和肺功能检测，其中肺功能检查可评估呼吸肌受累的严重程度和肺容量的储备能力。出现延髓麻痹者通常已到本病的晚期，此时患者舌咽肌、声带内收肌、呼吸肌无力，患者饮食吞咽困难，易呛咳误吸，术前应严格禁食时间，可用非颗粒抗酸剂及 H_2 受体阻滞剂减少胃酸分泌，提高胃 pH 值，预防吸入性肺炎。长期卧床的患者应常规评估有无下肢深静脉血栓。

2. 麻醉管理

（1）方式的选择：椎管内麻醉有争议。不主张采用椎管麻醉者认为，它有可能加重 ALS 患者的神经学损伤、且不能排除术后患者神经症状恶化与麻醉的关系；此外，椎管麻醉阻滞平面过高可能会加重肌无力而导致肺通气不足，还有可能引起严重的循环抑制。但也有作者认为硬膜外麻醉可避免全麻药物及肌松药对呼吸的抑制作用，于本病患者是有利的。关于本病目前有较多安全应用硬膜外麻醉的报道，如：Gu 等近期报道了 1 例女性患者在硬膜外阻滞下安全实施了子宫手术（局麻药用 2% 利多卡因）。Arai 报道了 1 例硬膜外阻滞下进行紧急剖宫手术的患者，辅以无创正压通气解决其呼吸抑制与呼吸肌麻痹问题。考虑到局麻药的神经毒性作用，不主张蛛网膜下腔阻滞及硬膜外长时间镇痛。但 Gu 等安全地给其患者术后用 0.1% 罗哌卡因进行了 48h 硬膜外术后镇痛（导管置入点 $T_{12} \sim L_1$，基础量 6ml/h，追加量 4ml，锁定时间 20 分钟）。Dizdarevic 建议术后采取包括区域神经阻滞在内的多模式镇痛。

（2）全身麻醉

A. 麻醉药：全身麻醉有利于呼吸道管理及可避免椎管阻滞加重的神经学损伤，但是本病患者对非去极化肌松药非常敏感，小剂量应用即可引起长时间的呼吸抑制，应减量或不用。去极化肌松药可使 K^+ 由肌纤维膜内向膜外转移致高钾血症，应禁用。同样应慎用长效阿片类药。

B. 麻醉深度监测：文献报道 ALS 患者的认知能力随着运动神经元的神经变性而受损，晚期 ALS 患者脑电图改变与其他认知功能障碍和痴呆者不同，显示出一种特殊神经网络调节特征。Hayashi 报道了 1 例 64 岁的男性 ALS 患者,在七氟烷全身麻醉下颌骨骨折修复术,麻醉过程脑电图出现明显的低频率和高振幅阿尔法波,但与健康人相似,其 BIS 值可很好反映患者吸入七氟烷浓度,提示 ALS 脑电图异常并不影响 BIS 监测的有效性。

C. 血流动力学管理:患者有可能发生严重的循环抑制。You 报道了 1 例 58 岁的 ALS 患者在全麻下行口腔手术,麻醉诱导采用氧气、氧化亚氮、七氟烷及阿曲库铵。患者出现严重血压下降(32/21mmHg),脉搏血氧仪显示的波形消失,心电图显示窦性心动过缓(心率低于 40bpm),颈动脉搏动消失,呈有心电而无脉搏状态。立即气管插管、胸外心脏按压及静注肾上腺素等措施成功复苏。作者分析其原因认为,首先可能与长期疾病咀嚼与吞咽困难、进食困难及术前禁食造成低血容量有关;此外还可能与交感神经紊乱有关。一般认为 ALS 几乎完全与运动神经元有关,而不影响自主神经系统,但不少报道提示本病患者可能还合并交感神经元病变,如:夜间低血压、血压与心率的相关性降低、上胸段脊髓中外侧核交感神经元退化。这些改变的结果类似于神经轴阻滞。总之,对此类患者无论采取何种麻醉均应加强循环管理。

3. 术后管理 重点在于呼吸管理。术后呼吸恢复延迟可采用呼吸机支持,长时间的机械通气的患者可能需要气管切开。

(吴新海)

参考文献

[1] GU J,LIN X. Anesthesia and postoperative analgesia for a patient with amyotrophic lateral sclerosis[J]. Minerva Anestesiol,2017,83(11):1216-1217.

[2] ARAI Y,YOSHIDA T,MIZUNO Y,et al. Epidural anesthesia with non-invasive positive pressure ventilation for laparotomy in a patient with amyotrophic lateral sclerosis[J]. Masui,2015,64:1062-1064.

[3] 周春柳,陈实. 肌萎缩侧索硬化症致病基因研究进展. 中国细胞生物学学报,2017,39:1517-1527.

[4] 中华医学会神经病学分会肌电图与临床神经电生理学组,中华医学会神经病学分会神经肌肉病学组. 中国肌萎缩侧索硬化诊断和治疗指南[J]. 中华神经科杂志,2012,45:531-533.

[5] TAE MIN YOU,SEUNGOH KIM. Pulseless electrical activity during general anesthesia induction in patients with amyotrophic lateral sclerosis[J]. J Dent Anesth Pain Med,2017,17:235-240.

第十三节 脊髓空洞症
(syringomyelia)

麻醉管理所面临的主要问题

运动和感觉障碍

自主神经功能障碍

可能合并多种先天或后天性疾病

椎管狭窄

【病名】

脊髓空洞症(syringomyelia),无别名。

【病理与临床】

1. 本病为一种缓慢进展的退行性病变,其病理特征是脊髓灰质内空洞形成及胶质增生。

临床表现为受损节段内的浅感觉分离、下运动神经元瘫痪和自主神经功能障碍,以及受损节段平面以下的长束体征。如病变位于延髓者,称延髓空洞症;如病变同时波及脊髓和延髓者,称球脊髓空洞症。

2. 病因　确切病因尚不清楚,可分为先天发育异常性和继发性脊髓空洞症两类。后者罕见,是指继发于脊髓肿瘤、外伤、炎症等引起脊髓中央组织的软化和囊性变,这一类脊髓空洞症的病理和临床均有与前者有所不同。先天发育异常所致脊髓空洞症的病因,有以下几方面:①先天性脊髓神经管闭锁不全:本病常伴有脊柱裂、颈肋、脊柱侧弯、寰枕部畸形等;②胚胎细胞增殖:脊髓灰质内残存的胚胎细胞团缓慢增殖,中心坏死液化形成空洞;③机械因素:因先天性因素致第四脑室出口梗阻,脑脊液从第四脑室流向蛛网膜下腔受阻,脑脊液搏动波向下冲击脊髓中央管,致使中央管扩大,并冲破中央管壁形成空洞。

3. 病理　空洞部位的脊髓外观可正常,或呈梭形膨大,或显萎缩。空洞腔内充满液体,通常与中央管相通,洞壁由胶质细胞和胶质纤维构成。空洞常位于脊髓下颈段及上胸段的前后灰质连合及一侧或两侧后角基底部。空洞可限于几个节段、也可上及延髓下达脊髓全长,横切面上空洞大小不一,形状也可不规则。在空洞及其周围的胶质增生发展过程中,首先损害灰质中前角、侧角、后角和灰白质前连合,其后再影响白质中的长束,使相应神经组织发生变性、坏死和缺失。延髓空洞症大多由颈髓扩展而来,通常位于延髓后外侧部分的三叉神经脊束核和疑核部位,以后才影响周围的长束,使之继发变性。

4. 临床表现　多在20~30岁发病,偶可起病于童年或成年以后,男多于女。起病隐匿,病程进行缓慢常以手部小肌肉萎缩无力或感觉迟钝而引起注意。临床症状因空洞的部位和范围不同而异。

(1) 感觉障碍:节段性浅感觉分离性感觉障碍,为本病最突出的临床体征。因空洞常始发于下颈、上胸段脊髓,故多以手部不知冷热,被刀切割时不知疼痛而引起注意,并常伴有手、臂的自发性疼痛、麻木、蚁走等感觉异常。检查时可见按脊髓节段性分布的一侧或双侧的痛觉和温度觉明显迟钝或消失,而触觉保留或轻度受损,其范围通常上及颈部、下至胸部,呈披肩或短上衣样分布。如空洞波及上颈髓三叉神经感觉束时,面部也可出现痛温觉障碍。若空洞起始于腰骶段,则下肢和会阴部出现分离性浅感觉障碍。若空洞波及后根入口处,则受损节段的一切深浅感觉均可丧失。束性感觉障碍:当空洞扩展损害一侧或双侧脊髓丘脑束时,产生损害平面以下对侧或双侧躯体的束性浅感觉障碍。脊髓后索常最后受损,此时则出现损害平面以下的同侧或双侧躯体的深感觉障碍。因空洞的形状和分布常不规则,节段性和束性感觉障碍多混合存在,故需仔细检查,方能确定其范围和性质。

(2) 运动障碍:下运动神经元性瘫痪:当脊髓颈、胸段空洞波及前角时,出现手部鱼际肌、骨间肌以及前臂诸肌无力、萎缩和肌束震颤。手肌严重萎缩可呈爪状手。随病变发展,可逐渐波及上臂、肩带及部分肋间肌,引起瘫痪。腰骶部的空洞则表现为下肢和足部的肌肉萎缩。上运动神经元性瘫痪:当病变压迫锥体束时,可出现损害平面以下一侧或双侧的上运动神经元性瘫痪体征。

(3) 自主神经功能障碍:自主神经功能障碍常较明显,由于病变波及侧角所致,常见上肢营养障碍,皮肤增厚,烧伤瘢痕或顽固性溃疡,发绀发凉,多汗或少汗。下颈髓侧角损害可见霍纳征。约20%的患者骨关节损害,常为多发性,上肢多见,关节肿胀,关节部位的骨质萎缩、脱钙、被磨损破坏,但无痛感,这种神经源性关节病称为夏科关节。

(4) 延髓空洞症:其空洞常从脊髓延伸而来,也可为疾病的首发部位。因常侵及延髓疑核、舌下神经核和三叉神经脊束核而出现吞咽困难,发声不清,舌肌萎缩及震颤甚至伸舌不能,面部痛温觉减退但触觉存在。如空洞波及前庭小脑通路时可引起眼球震颤、眩晕、步态不稳。当损害脑桥面神经核时可出现周围性面瘫。

（5）其他症状：常合并脊柱侧弯、后弯、脊柱裂、弓形足、扁平颅底、脑积水及先天性延髓下疝等畸形。

【麻醉管理】

1. 术前评估　术前应详细了解患者的症状和体征,确定脊髓空洞和由病变脊髓膨大造成椎管相对狭窄的部位,明确脑疝和脑积水情况。同时要注意是否合并其他先天或后天性病变。合并呼吸肌麻痹、吞咽困难与球麻痹者,术前应加强呼吸道管理,防止反流误吸,预防呼吸道感染。

2. 麻醉选择　因脊髓受损、椎管狭窄、合并脊柱畸形,应避免行椎管内阻滞,可行气管插管全身麻醉。气管插管时,动作应轻柔,尽量不要过度后仰,以防加重延髓、小脑和上位颈髓的压迫。对预计困难插管者,可在清醒下行纤支镜气管插管。肌松药禁用琥珀胆碱,术中加强肌松监测。

3. 术中管理　术中加强呼吸循环的管理。体位改变与脊柱伸展或屈曲,均可使椎管相对狭窄部位的脊髓产生过度压迫和血供障碍,而加重脊髓损伤,术中应保证患者脊髓处于生理位置。

4. 本病常合并 Chiari 畸形、胸椎侧弯和颈椎融合（Klippel-Feil 综合征）等先天性异常,其麻醉管理见相关章节。

（吴新海）

参考文献

［1］ JAYARAMAN L,SETHI N,SOOD J. Anaesthesia for caesarean section in a patient with lumbar syringomyelia ［J］. Rev Bras Anestesiol,2011,61:469-473.

［2］ GARVEY GP,WASADE VS,MURPHY KE,et al. Anesthetic and obstetric management of syringomyelia during labor and delivery:a case series and systematic review［J］. Anesth Analg,2017,125:913-924.

第十四节　脊髓纵裂
（diastematomyelia）

麻醉管理所面临的主要问题

> 脊髓与脊柱畸形
> 合并脊髓神经功能障碍
> 禁止椎管穿刺与麻醉

【病名】

脊髓纵裂（diastematomyelia,DM）,又称脊髓纵裂畸形（split cord malformation,SCM）。

【病理与临床】

1. 本病于 1837 年由 Ollivie 首次发现并命名。脊髓纵裂是指脊髓和/或马尾神经的部分节段纵向分裂，裂隙中有骨性、软骨性或纤维组织分隔，导致完整的脊髓分裂为两部分，脊髓受间隔的阻挡及终丝的牵拉，引起一系列神经功能障碍和畸形。其病因尚不清楚，目前多认为与胚胎时期神经管闭合发育异常有关。本病约占所有先天性脊髓缺陷的 5%。

2. 本病多在 15 岁以下出现症状。女性患者约占 70%，好发于胸腰椎，50% 发生在 $L_1 \sim L_3$，25% 发生在 $T_7 \sim T_{12}$。主要临床表现包括病变部位背部皮肤皱褶和色素沉着，双下肢发育不对称，并伴有弓形足、马蹄足、脚趾萎缩等及脊髓纵裂病变水平以下疼痛。神经系统症状可能包括单侧下肢肌力减弱、肌肉萎缩、病变水平以下麻木、感觉减退和括约肌功能障碍等。常合并其他脊椎发育障碍和畸形，如：脊柱裂、脊柱侧弯、脊髓脊膜膨出、脊髓栓系、脊髓空洞、低位圆锥、脊髓内表皮样肿瘤、脊髓积水、异常神经根、硬膜囊内/外畸胎瘤等，其中以脊柱侧弯最为常见。此病可分为两种类型：Ⅰ型为两个半脊髓置于两个硬脊膜囊内，中间由骨或软骨间隔分开；Ⅱ型为两个半脊髓拥有一个硬膜囊，中间无骨嵴存在，仅被一个纤维间隔分开。目前该疾病的产前诊断主要依靠超声，产后诊断主要依靠影像学检查如 DR、CT、MRI 等。

3. 外科手术是治疗Ⅰ型脊髓纵裂的唯一手段，而对于无症状Ⅰ型脊髓纵裂和所有Ⅱ型脊髓纵裂，推荐保守治疗。

【麻醉管理】

1. 术前应了解脊髓纵裂部位和受损神经。本病禁行椎管内穿刺与麻醉。因本病患者几乎都伴有先天性脊柱畸形与脊髓本身病变，不仅椎管穿刺操作困难，而且极易造成脊髓损伤。此外，脊髓纵裂的两半各有独自的蛛网膜下腔，可能出现阻滞不全。

2. 目前有关本病患者麻醉管理的临床报道较少，其麻醉管理注意事项应遵循一般脊髓病变患者的麻醉，如：避免使用去极化肌松剂、避免体位改变等加重脊髓损伤、加强循环监测、避免异常自主神经反射、防止恶性高热等。

3. 本病的手术治疗以切除纵裂间隔为主，国内外有较多报道。手术多在俯卧位下实施，应采用气管插管全身麻醉。应注意俯卧位时生理变化及可能发生静脉空气栓塞（VAE），Kaloria 报道了 1 例一名 1 岁的女婴，术中发生 VAE。麻醉中应注意监测呼气末 CO_2，尤其呼气末 CO_2 急速下降者要注意 VAE。抢救措施包括：盐水淹没术野、循环支持，必要时可能需在俯卧位下进行胸部心脏按压心肺复苏等。术中神经电生理监测（IONM）有助于预防脊神经损伤，包括体感诱发电位（somatosensory evoked potentials，SEP）、运动诱发电位（motor-evoked potentials，MEP）及肌电图（electromyograph，EMG）等，它们各有优缺点，有时联合应用，详见相关专著。MEP 监测时应避免用肌松剂。

（马星钢　姚翠翠）

参考文献

[1] HUANG SL，HE XJ，WANG KZ，et al. Diastematomyelia：a 35-year experience[J]. Spine（Phila Pa 1976），2013，38：E344-349.

[2] CHENG B，LI FT，LIN L. Diastematomyelia：a retrospective review of 138 patients[J]. J Bone Joint Surg Br，2012，94：365-372.

[3] JAHANGIRI FR，SAYEGH SA，AZZUBI M，et al. Benefit of intraoperative Ⅱ neurophysiological monitoring in a pediatric patient with spinal dysmorphism，split cord malformation，and scoliosis[J]. Neurodiagn J，2017，57：295-307.

[4] KALORIA N，BHAGAT H，SINGLA N，et al. Venous air embolism during removal of bony spur in a child of split cord malformation[J]. J Neurosci Rural Pract，2017，8：483-484.

第十五节　家族性淀粉样多发性神经病变
（familial amyloidotic polyneuropathy）

麻醉管理所面临的主要问题

病变累及周围神经、心脏、肾脏、内分泌等全身多系统及器官

病情危重，进展迅速

心脏与自主神经病变，血流动力学不稳

肝脏移植治疗及相关问题

【病名】

家族性淀粉样多发性神经病变（familial amyloidotic polyneuropathy，FAP），又称 Andrade 综合征（Andrade syndrome）、Corino de Andrade 副淀粉样变性（Corino de Andrade's paramyloidosis）、淀粉样变性多神经炎（polyneuriticamyloidosis）、Yvohlwill-Corino Andrade 综合征等。

【病理与临床】

1. FAP 是一组由于细胞外大量淀粉样变性蛋白异常沉积引起的以神经系统病变为主的常染色体显性遗传性疾病。1952 年由葡萄牙医师 Corino Andrade 首先报道。淀粉样变性蛋白异常沉积病是一类涉及多器官系统的庞大而分类极其复杂的疾病，据病变部位与遗传性，它分为全身性与局限性、遗传性及非遗传性。全身性者累及全身多个器官，其预后差，临床常见者有 5 种，包括：与骨髓细胞异常增生有关者、继发于慢性关节炎者、继发于长期透析者、老年性及本病。局限性者仅累及局部器官，预后常较好。Alzheimer 病亦归属于局限性淀粉样变性蛋白异常沉积病，它虽然为"局限性"，但预后极差。据安东等的报道（2014 年），已探明的相关异常蛋白至少有 28 种，不同异常蛋白可导致不同的病变。

2. FAP 主要是由于甲状腺素运载蛋白（transthyretin，TTR）、载脂蛋白 AI（apolipoprotein AI）及凝溶胶蛋白（gelsolin）三种蛋白基因变异所致，使它们变为不溶于水的淀粉样蛋白。既往将本病分为四型，其中 1、2 型与 TTR 有关，3 型与载脂蛋白 AI 有关，4 型与凝溶胶蛋白有关，但这种分型现已很少采用。在这三种蛋白中以 TTR 最为重要，它是一种由 127 种氨基酸组成的有一定可溶性的蛋白质，其主要作用是甲状腺素转运蛋白，正常时在机体内以四聚体形式存在。TTR 主要由肝脏产生，少量由视网膜和脑脊髓脉络丛产生。在生理条件下，TTR 包含了 8 个类似于三明治方式的 β 折叠，使之成为弱淀粉样蛋白，因此天然型 TTR（wild-type TTR）自身可引起老年系统淀粉样变性（senile systemic amyloidosis，SSA）。现已证实，与 TTR 相关的 FAP（TTR-FAP）发病机制与 TTR 基因（18q11.2-q12.1）突变有关，迄今已发现 TTR 基因中有超过 100 个位点的突变与缺损，其中尤以 Val30Met 最为常见。它们造成 TTR 四聚体不稳定，结果产生大量的单体，这些单体容易分散形成一个薄片结构，它们有很强的自身聚集倾向，形成不溶于水的原纤维，在组织中沉积为淀粉样蛋白，造成相应器官组织损伤，主要沉积部位包括：内脏器官、心血管、肠胃系统、周围神经系统神经干与神经丛（感觉、运动、自主神经等）。值得注意的是，淀粉样蛋白的细胞毒性是在纤维形成的过程中产生的，而不是沉积本身对相关器官造成损害，但具体机制尚不清楚。本病在世界各地均有报道，但多见于葡萄牙、日本等。在日本，年患病率约 5/10 000~3/10 000，尤其是日本的熊本与长野县、葡萄牙北部是高发区，我国亦有报道。

3. 临床表现

（1）发病年龄:首次出现症状的为成年。葡萄牙患者通常在 25~35 岁之间出现首次症状,平均年龄为 33.7 岁。但在瑞典症状多为 60~70 岁,迄今报告的最年长患者在确诊时已经 83 岁。

（2）病变累及周围神经系统、腹内脏器官、心脏、眼睛及肾脏等多系统多器官。首发症状为自主神经和周围神经系统症状,其特点是多神经受损、呈上升性进行性发展,最先为脚趾感觉障碍,迅速上升到腿的近端部分,当达膝盖时,手通常会出现相似症状。感觉障碍最先表现为小的无髓神经纤维受损,痛觉及温度觉下降及疼痛与痛觉过敏,而触觉与本体感觉相对正常。自主神经受损症状非常明显,包括腹泻、便秘、餐后呕吐、体位性低血压、出汗异常、膀胱症状,男性勃起功能障碍是早期的特征性症状。运动神经受损症状最后出现,但病情进展迅速,出现肌无力和萎缩、行走困难甚至卧床、恶病质。心脏病变表现为心肌病、心律失常、传导障碍;肾脏病变表现为肾病综合征;眼睛病变如玻璃体混浊、乾眼症、青光眼等;此外,患者可能合并甲状腺功能减退、脑垂体受损及糖尿病等内分泌症状;脑脊膜淀粉样蛋白沉积可出现相应症状;腕管综合征较常见。患者多因恶病质或心脏病变而死亡。

4. 诊断与治疗　诊断根据临床表现、淀粉蛋白样物质病理学检查及基因检测。治疗包括肝移植、甲状腺素运载蛋白稳定剂及基因治疗等,其中肝移植最为有效。

【麻醉管理】

1. 本病是一种以多神经病变为主的累及全身多组织器官的全身性疾病,而且患者多为成年甚至老年患者,其病情危重、进展迅速,在不同人群中出现 FAP 症状后平均存活 10 年左右死亡,但在日本非流行地区平均存活时间约 7.3 年。麻醉前应对全身重要器官,尤其是神经病变及心脏病变的程度、范围进行仔细检查与评估,据此制定麻醉管理方案。在麻醉前应尽量改善患者的全身状况与营养状况,并控制肺部感染。

2. 肝脏移植　在 PubMed 中输入“家族性淀粉样多发性神经病变”及“麻醉”,出现最多的是肝脏移植的相关文献。肝脏是产生变异型甲状腺素运载蛋白（vTTR）的主要部位,前已述及,肝移植是本病最有效的治疗方法,自 1990 年第一例肝移植用于治疗本病以来,现在已经成为 FAP 的标准疗法。其基本原理是消除了 vTTR 的主要来源,肝移植后血清 vTTR 水平下降、FAP 停止进展,与非移植患者相比,移植患者存活时间明显延长。据 Hund 在 2012 年的一篇综述报道,截止 2010 年 12 月在 FAP 世界移植登记处记录了 1 900 名肝脏移植受者,实际上每年有 110~120 例肝移植。

（1）与其他终末期肝病患者相比,本病患者肝脏除了产生 vTTR 外,其他功能基本是正常的。在进行 FAP 患者肝脏移植时,患者切除的肝脏常被移植到其他急需肝移植的终末期肝病患者（顺序或多米诺肝移植）。这种患者移植 FAP 患者的肝脏后,同样也可以出现 FAP 病变。由于肝脏供体缺乏,这是一种无奈的选择,好在 FAP 病变通常需要时间的积累,有一定的潜伏期。

（2）FAP 患者肝移植的麻醉:虽然 FAP 患者无终末期肝病肝功能严重受损的风险,但其神经病变与心脏病变等不容忽视。而且即使接受了肝移植,其视网膜和脑脊髓脉络丛还可不断产生 vTTR,造成心肌的继续损伤而出现致命心律失常,尤其是 Val30Met 基因位点突变的患者。关于肝脏移植的麻醉管理及肝脏移植后患者的麻醉管理请见相关专著及本书“器官移植术后患者的麻醉管理”。

3. 除心脏病变外,本病麻醉管理原则同其他多神经病变患者,尤其要注意自主神经病变可致严重的血流动力学波动。Viana 回顾了 50 例 FAP 肝移植患者术中血流力学改变,发现患者存在较大的低血压风险,即使用氯胺酮也不能预防低血压;而且患者对前负荷下降非常敏感;低血压也常见于前负荷正常者,通常是由于外周血管阻力(SVR)降低所致,作者强调了直接动脉压监测并及时用血管收缩药治疗的重要性。围手术期应加强血流动力学监测与管理。此外,自主神经病变患者易出现低体温,同时还可出现瞳孔异常改变,不能据此评估麻醉深度。由于神经肌肉病变,为防止出现高钾血症,应禁用琥珀胆碱,可在严密肌松监测下慎用非去极化肌松药。

4. 循环与呼吸管理 严重心律失常、心衰及恶病质是患者重要死亡原因。由于神经病变致呼吸肌受损及胃肠病变致胃排空障碍易致反流误吸及肺部感染。此外,由于迷走神经与气管壁淀粉样蛋白沉积致气管对组胺等的敏感性升高,而易发生支气管哮喘。术后可能需要长时间呼吸支持治疗。

5. 由于周围神经病变,禁止实施包括椎管内麻醉在内的任何区域神经阻滞麻醉。

(郑利民)

参考文献

[1] 安東由喜雄. 遺伝性アミロイドーシスの診断と治療[J]. 神経治療,2014,31:243-248.

[2] HUND E. Familial amyloidotic polyneuropathy:current and emerging treatment options for transthyretin-mediated amyloidosis[J]. Appl Clin Genet,2012,5:37-41.

[3] VIANA JDA S,BENTO C,VIEIRA H,et al. Haemodynamics during liver transplantation in familial amyloidotic polyneuropathy:study of the intraoperative cardiocirculatory data of 50 patients[J]. Rev Port Cardiol,1999,18:689-697.

第十六节 假性软骨发育不全
(pseudoachondroplastic dysplasia)

麻醉管理所面临的主要问题

困难气道

心理障碍

关节韧带过度松弛,避免医源性损伤

【病名】

假性软骨发育不全(pseudoachondroplastic dysplasia,pseudoachondroplasia,PSACH),假性软骨发育不全性脊椎骨骺发育不良综合征(pseudoachondroplastic spondyloepiphyseal dysplasia syndrome)。

【病理与临床】

1. 本病是一种遗传性骨生长障碍疾病,它曾被认为与软骨发育不全(achondroplasia)有关,但无后者特有的面部特征,现认为它是一种独立的疾病。本病是由于染色体 19p13.1 上的软骨低聚体基质蛋白基因(cartilage oligomeric matrix protein gene,COMP)突变所致,多数患者为散发性或推测由新的突变所造成。在脊柱、骨盆、四肢骨骼成骨的过程中,始于软骨的形成,然后软骨转化为骨骼。COMP 基因提供合成 COMP 蛋白指令,COMP 蛋白存在于软骨细胞外间隙的基质中,与其他蛋白相互作用,在软骨细胞成骨过程中发挥重要作用,同时对构成韧带和肌腱亦起着重要作用。COMP 基因突变产生异常 COMP 蛋白,它不能被运输出细胞而在软骨细胞内积聚,最终导致软骨细胞早期死亡,从而阻碍了正常的骨骼生长,并导致了矮小和骨骼异常。本病患病率尚不清楚,据估计约为 3 万分之一。

2. 临床表现　身体肢体较短,身材矮小。患儿出生时并不异常矮小,但至两岁时生长速度低于标准生长曲线,成人期的身高为 82~130cm,头围与面部正常,肢体较短且不成比例。韧带松弛与关节过度伸展,尤其是手部、膝部与脚踝等部位。主要关节部位(肘部除外)过度变形、膝外翻、膝内翻及反屈,手部尺侧弯曲、手指较短且过度变形,手肘与髋部伸展受限制,下肢畸形。约 50% 的患者脊柱侧弯。儿童时期有关节痛,尤其是在下肢末端较大关节处多见。面部特征、头部大小和智力多正常。

【麻醉管理】

1. 此类患者麻醉管理有其特殊性,如何做好气道管理和对相应并发症的处理是此类患者麻醉的关键。尤其要注意身材短小所带来的心理冲击,包括污名化与歧视等,患者常合并不同程度的心理障碍,围手术期应加强心理支持与护理。

2. 目前尚未检索到有关本病麻醉管理的临床报道。尽管本病与软骨发育不全不同,其面部特征与正常人无异,但仍应注意其可能合并困难气道及声门下狭窄的问题,麻醉前应对气道进行仔细评估。其气管导管的选择不仅要根据患者身高,还应该准备小号气管导管以及各种型号的喉罩。还要注意脊柱畸形可能面临椎管穿刺困难。

3. 关节韧带过度松弛,在转运与摆放体位时应避免医源性损伤。

(罗　涛)

参考文献

[1] IDETA H,UCHIYAMA S,HAYASHI M,et al. Painful lockingof the wrist in a patient with pseudoachondroplasia confirmed by COMP mutation[J]. J Surg Case Rep,2017,2017:216.

[2] MUENSTERER OJ,BERDON WE,LACHMAN RS,et al. Pseudoachondroplasia and theseven ovitz siblings who survived Auschwitz[J]. Pediatr Radiol,2012,42:475-480.

[3] SEGAL O,LAMMENS J. Ilizarov treatment for extreme bilateral genu recurvatumin a pseudoachondroplasia patient:a case report[J]. Acta Orthop Belg,2010,76:124-128.

第十七节　Kasch-Beck 病
(Kasch-Beck disease)

麻醉管理所面临的主要问题

可能椎管及区域神经阻滞穿刺困难
心理障碍

【病名】

Kasch-Beck 病 (Kasch-Beck disease KBD),译名卡斯钦-贝克病。又称 Kaschin-Bek 病 (Kaschin-Bek disease)、大骨节病(big bone disease)、地方性变形性关节病(osteoarthrosis deformans endemica)、乌洛夫病、矮人病、算盘珠病、骨节风等。

【病理与临床】

1. 本病是一种以软骨坏死性病变为主要临床特征的变形性骨关节病。它是一种地方性疾病,主要分布于中国东北至西南地区约 15 个省(自治区)及俄罗斯西伯利亚东南部和朝鲜北部,在俄国因其多见于乌洛夫河流域,故最早称其为"乌洛夫病";1854 年和 1901 年俄国军医 Kasch 与 Beck(Bek)曾深入病区进行调查,故称 Kaschin-Beck 病。KBD 在世界上仅见于中国、俄罗斯和朝鲜北部少数地区,以侵犯骨关节系统为主,主要受累部位为关节软骨及骨骺生长板,以变形性关节病、软骨内成骨障碍、管状骨变短为主要病理特征。本病的病因尚不清楚,多认为与外源性致病因子有关,如:环境中微量元素缺乏(尤其是低硒)、饮水中有机物污染、真菌毒素(尖孢镰刀菌的毒素)等。硒属于人体必需的微量元素,有抗氧化、促进机体免疫、清除自由基、调控基因表达、促进机体基础代谢等多种生理功能,它与克山病、冠心病、动脉粥样硬化、高血压、心肌病等心血管疾病及内分泌系统疾病的发生发展有关。但目前无文献报道KBD患者是否有较高的心脑血管和内分泌疾病患病率。

2. 临床表现 多发生在管状骨干骨骺未闭合的儿童和青少年,但成人也可发病,男性多于女性。起病和发展缓慢,呈急性或亚急性过程者仅占3%左右。病变呈对称性,多发性关节变形、关节增粗、关节活动障碍、关节疼痛,相关肌肉萎缩。通常负重大、活动多的关节受累最重;四肢骨骼受累,腿部畸形、短肢,指末节弯曲、弓状指,患者身材矮小,呈侏儒状。

【麻醉管理】

1. 术前评估 要注意患者是否合并其他系统并发症。因KBD患者晚期关节活动受限及疼痛问题,麻醉前应重点评估患者的活动耐量及心肺功能。由于身材矮小,患者可能合并严重的心理障碍,麻醉前应进行适当的精神安抚。

2. 目前有关KBD患者麻醉管理的临床报道极少。KBD患者手术多为下肢的手术,麻醉方式可选择全身麻醉、椎管内麻醉、区域神经阻滞,亦有报道在局部麻醉下关节镜下手术。要注意由于大关节功能失常可能会出现脊柱的代偿性侧弯等,它们可导致椎管穿刺困难,而四肢关节畸形,增加了区域神经阻滞的难度。本病无特殊禁忌的麻醉药,但由于肢体肌肉萎缩,应慎用肌松剂。

(黎建金 郑利民)

参考文献

[1] GUO X,MA WJ,ZHANG F,et al. Recent advances in the research of an endemic osteochondropathy in China:Kaschin-Beck disease[J]. Osteoarthritis Cartilage,2014,22:1774-1783.

[2] XIONG G. Diagnostic,clinical and radiological characteristics of Kaschin-Beck disease in Shaanxi Province,PR China. Int Orthop,2001,25:147-150

[3] 李宏亮,李淑媛,肇刚,等.局麻关节镜下清理术治疗踝关节大骨节病的疗效分析[J].第三军医大学学报,2015,37:203-206.

<h2 align="center">第十八节　肯尼迪病
(Kennedy disease)</h2>

麻醉管理所面临的主要问题

下位运动神经病变

呼吸肌及吞咽肌麻痹,吸入性肺炎、喉痉挛等呼吸并发症

可能合并肌肉病变

可能合并糖尿病等内分泌障碍

慎用肌松剂

避免椎管内麻醉

【病名】

肯尼迪病(Kennedy disease,KD),又称脊髓延髓肌萎缩症[(spinal and bulbar muscular atrophy,SBMA)、spinobulbar muscular atrophy、bulbospinal muscular atrophy]、X 连锁脊髓延髓肌萎缩症(X-linked spinal and bulbar muscular atrophy,X-linked spinobulbar muscular atrophy)、X 连锁隐性遗传脊髓延髓肌萎缩症(X-linked recessive bulbospinal neuronopathy)等。

【病理与临床】

1. KD 是一种罕见的、以成人期发病为特征的 X 连锁隐性遗传性神经肌肉疾病。尽管早在 1897 年日本人河原博志(Hiroshi Kawahara)博士在《两个兄弟和一个舅舅》(two brothers and a mother uncle)一书中描述了本病,但欧美学者多认为是美国人 William R. Kennedy 在 1966 年首先报道。本病仅见于男性,由于正常女性有两条 X 染色体,携带异常基因的女性很少会出现症状。估计患病率为 1/30 万,它只发生在有欧洲或亚洲种族背景者,在非洲种族背景中尚无报道。KD 在日本有较多的报道,其原因可能与创始人效应(founder effect)有关。据估计,中国约有 2 万~3 万 KD 患者。本病已被国家卫健委等五部门列入《第一批罕见病目录》。

2. KD 与脊髓小脑共济失调、亨廷顿舞蹈病等同属于 CAG 重复序列病。它是由位于 X q11-12 上的雄激素受体基因(androgen receptor gene,AR)第一外显子(exon 1)CAG 三核苷酸重复序列异常扩增所致(CAGs >35),该基因编码了多谷氨酰胺链(polyQ)。雄激素受体位于细胞的细胞质中,分布于机体许多身体组织中(如:皮肤、肾脏、前列腺、骨骼肌及脊髓和脑干等中枢神经系统运动神经元等)。异常 AR 扩增的 polyQ 在细胞核内聚集,引起运动神经元和背根神经节的变性和丢失,但其具体发病机制尚不完全清楚。本病属于下运动神经元疾病,但患者可能合并背根神经节变性,导致远端感觉功能轻度障碍。组织病理学显示,脊髓前角细胞变性、脊髓前角运动神经元内可见异常核内包涵体。

3. 临床表现　发病年龄在 20~50 岁,病情进展缓慢,表现形式多样。其特征是四肢近端肌肉无力和萎缩(近端肌重于远端肌),延髓肌受累表现为面肌麻痹、吞咽与说话障碍、延髓麻痹及呼吸功能障碍。早期症状包括行走困难、摔倒、震颤、肌肉痉挛和肌肉抽搐,约三分之一的患者在出现症状 20 年后需要轮椅。少数患者因延髓麻痹及呼吸肌麻痹引起吸入性肺炎、呼吸困难而危及生命,但大多数患者预期寿命正常。此外,还表现为男性乳房发育、睾丸萎缩、生育能力差及糖尿病、脂质代谢异常等。本病为下运动神经元病变,深部肌腱反射降低。要注意与肌萎缩侧索硬化症(ALS)等鉴别,ALS 病变涉及上、下运动神经元,通常上运动神经元受损表现较突出,包括反射亢进和痉挛。

4. 诊断及治疗　诊断根据家族史、中年男性发病、下运动神经元及延髓肌麻痹为主的临床表现等,AR 基因检测示 CAG 三核苷酸重复序列异常扩增,CAGs>40 可确诊。目前对本病无特殊有效治疗,主要为康复理疗及对症治疗、雄激素抑制剂及手术去势治疗等。

【麻醉管理】

1. 麻醉前管理　术前评估的重点是神经肌肉病变的部位与程度,据此制订相应的麻醉管理计划。延髓麻痹引起的吸入性肺炎与呼吸肌麻痹是患者的重要死亡原因,尤其要注意仔细评估并采取相应对策,包括严格禁食、防止反流误吸、控制肺部感染等。此外,术前还应尽量纠正患者的糖尿病、脂质代谢异常。

2. 麻醉管理　经检索,目前有三篇与麻醉相关的英文文献报道,其管理的重点是尽量维护残存的呼吸肌及咽喉肌的功能、预防喉痉挛等呼吸并发症。

（1）呼吸管理：良好的呼吸管理十分重要。喉痉挛被认为是本病的常见并发症，其原因与咽喉肌病变、收缩不协调及缺氧与炎症刺激有关。Niesen 回顾了 6 例 KD 患者、13 次全身麻醉经验，虽然在所有患者中没有发现喉痉挛，但有一名晚期患者术后出现声门水肿、呼吸窘迫加重、延髓麻痹，需要气管切开和延长通气支持；一例患者发生气胸。

（2）全身麻醉：应尽量用七氟烷、丙泊酚、瑞芬太尼等短效药物，避免长效阿片类药物。前述 Niesen 报道的 13 例全身麻醉中有 2 例使用了琥珀胆碱，有 7 例使用了非去极化肌松，尽管均无不良反应，但本病患者肌松剂的应用要十分慎重，尤其是应避免用去极化肌松剂琥珀胆碱，这是因为下运动神经元病变时，失神经支配的肌肉可能释放大量的钾离子而引起致命的高钾血症，而且本病除神经源性肌肉萎缩外，部分患者可能还合并肌病、血肌酸磷酸激酶（CPK）显著升高，这些均可增加用琥珀胆碱后高钾血症的风险。非去极化肌松剂应在肌松监测下谨慎应用，最好用罗库溴铵，因为它有特异性拮抗剂舒更葡糖（sugammadex），Risa Takeuchi 报道了一例患者，采用异丙酚、瑞芬太尼、罗库溴铵全身麻醉，术后用舒更葡糖成功拮抗了罗库溴铵的神经肌肉阻滞。本病不属恶性高热高危者，但对合并 CPK 升高者应警惕。

（3）椎管内麻醉及区域神经阻滞：椎管内麻醉用于运动神经元疾病患者的安全性有争议，因为它可能加重其神经肌肉症状。尽管 Okamoto 等报道了一例患者成功地在硬膜外麻醉下进行了尿道手术，但我们仍强烈建议慎用硬膜外麻醉，禁用蛛网膜下腔阻滞。超声引导下区域神经阻滞用于本病患者是一种良好的选择。

（郑利民）

参考文献

［1］ BREZA M, KOUTSIS G. Kennedy's disease（spinal and bulbar muscular atrophy）：a clinically oriented review of a rare disease［J］. J Neurol, 2019, 266：565-573.

［2］ QUERIN G, SORARÙ G, PRADAT PF. Kennedy disease（X-linked recessive bulbospinal neuronopathy）：a comprehensive review from pathophysiology to therapy［J］. Rev Neurol（Paris）, 2017, 173：326-337.

［3］ NIESEN AD, SPRUNG J, PRAKASH YS, et al. Case series：anesthetic management of patients with spinal and bulbar muscular atrophy（Kennedy's disease）［J］. Can J Anaesth, 2009, 56：136-141

［4］ RISA TAKEUCHI, HIROSHI HOSHIJIMA, KATSUSHI DOI, et al. The use of sugammadex in a patient with Kennedy's disease under general anesthesia［J］. Saudi J Anaesth, 2014, 8：418-420.

第十九节　Klippel Feil 综合征
（Klippel Feil syndrome）

麻醉管理所面临的主要问题

困难气道

可能合并多器官畸形

可能是其他先天畸形的一种表现

颈椎不稳，注意颈髓损伤

【病名】

Klippel-Feil 综合征（Klippel Feil syndrome，KFS），又称 Klippel-Feil 序列征（Klippel-Feil sequence）、Klippel-Feil 畸形（Klippel-Feil deformity）、颈椎融合综合征（cervical fusion syndrome、cervical vertebral fusion syndrome 或 vertebral cervical fusion syndrome）、先天性颈椎骨骨性连接（congenital cervical synostosis）、先天性短颈发育不良（congenital dystrophia brevicollis 或 dystrophia brevicollis congenita）、单纯的 Klippel-Feil 综合征（isolated Klippel-Feil syndrome）等。

【病理与临床】

1. KSF 是一组以先天性颈椎融合畸形为主要临床特征的少见疾病，1912 年由 Klippel 和 Feil 首先报道。其病因尚不清楚，大多数 KFS 患者似乎是随机发生，但一些病例有家族倾向，表现为常染色体显性遗传或常染色体隐性遗传。现认为 KFS 可能是包括遗传因素、胚胎期病毒感染等在内的多个因素的因果作用。迄今已发现 *GDF6*、*GDF3* 或 *MEOX1* 基因的突变与本病有关，已知这些基因在骨骼的分化、发育及椎骨分离方面起着重要作用，但尚不清楚它们的突变是如何导致本病临床表现的。当本病为其他先天性畸形的一部分时，病变由另一种疾病的基因突变引起。本病患病率约为每 40 000~42 000 新生儿中 1 例，女性约占 65%，似乎比男性更易受影响。

2. 临床表现

（1）本病有三大临床特征：短颈、后发线低、颈椎活动受限。多数有一至二种、约半数患者有三种典型表现。椎骨融合导致头部、颈部或背部神经损伤，颈椎肌张力障碍，骨融合区周围的骨关节炎，慢性头痛、颈部和背部肌肉疼痛。颈椎不稳与椎管狭窄可致脊神经与脊髓损伤、感觉障碍等。亦可见颈部以下的椎骨融合及异常。

（2）患者可能合并其他先天畸形，如：高位肩胛（Sprengel 畸形）、脊柱畸形、颌面部畸形、面部不对称、腭裂、斜颈、听力障碍、眼睛畸形、四肢骨骼发育不全与畸形等，内脏畸形包括先天性心脏病（多为室缺）、肺发育不良、泌尿系统异常（包括肾脏发育不良）等。脑脊髓结构先天性异常较少见。

（3）KFS 以综合征形式出现时被称为"单纯的 Klippel-Feil 综合征"。但 KFS 颈椎融合的临床表现可能是其他先天性疾病的一种临床表现，如：Wildervanck 综合征、Duane 综合征、面部偏侧萎缩症（hemifacial microsomia）等，患者同时具有本病和其他疾病的体征和症状。

3. 分型 KFS 存在两个重叠的分类系统。Klippel 与 Feil 的原始分类根据颈椎及胸椎融合的部位与椎体融合数分成三型；Clarke 等根据遗传模式、相关异常、前路融合的轴向水平将 KFS 分为四型，详见相关专著。

4. 治疗 一般单纯的颈椎畸形病例不需特殊手术治疗。对畸形严重、影响美观者或出现神经症状者可行手术治疗。

【麻醉管理】

1. 麻醉前管理 本病是一种非常典型的颈椎先天性畸形，很多教科书将它作为困难气道的典型病例。重点评估是否存在困难气道及其程度。如：颈部活动度、甲颏距离、张口度、Mallampati 分级、头颈后仰度及头部活动时有无神经受压症状等。同时要注意患者可能合并其他先天性畸形或本病颈椎融合可能原本是其他先天性疾病的一种临床表现，麻醉前全面仔细的全身检查十分重要。

2. 麻醉管理

（1）气道管理：是本病麻醉管理的重点。由于短颈、颈椎活动受限、可能合并腭裂及颌面咽喉部畸形，迄今所有的临床报道均指出本病属于困难气道者，可能同时出现气管插管困难与面罩通气困难。如：Fernandes 报道了 1 例有 KFS 颈椎融合的 Down 综合征患者，在麻醉诱导后出现严重的气管插管困难；Altay 报道了 1 例肠梗阻手术的新生儿，麻醉诱导后声门显露困难（Cornmack Ⅱ级），此患儿术后因呼吸、循环衰竭死亡。要注意患者不仅插管困难，而且还可能存在声门下狭窄的问题及颈椎不稳定。如：Hashidume 报道了 1 例 56 岁患者，麻醉后用可视喉镜插入气管导管困难，最后放置了 5.5mm 的导管，术后气管 CT 检查显示 $C_{4\sim5}$ 平面声门下气管狭窄，建议术前气道 CT 评估，并且准备不同型号的小号气管导管。而颈椎不稳定者在气道管理等头颈部操作时可能导致颈髓损伤。此外，患者可能合并消化系统异常，容易发生胃食管反流误吸。Bakan 指出，随着时间的推移，颈椎融合可能会逐渐恶化，既往成功的气管插管病史并不能保证下一次成功。此类患者最好在纤维支气管镜引导下清醒插管，在气管插管前应备好包括气管切开在内的各种气道管理工具并由有经验的团队实施。

（2）麻醉药物的选择取决于是否合并其他畸形与并发症，本病自身无特殊禁忌的麻醉药。七氟烷等均已安全用于本病患者，它并非恶性高热易感人群。但由于其脊柱畸形可能与其他先天性畸形重叠，除非有明确诊断，对不能识别或有疑问者最好按恶性高热处理。关于椎管内麻醉有不同意见，脊柱畸形由于可能有穿刺困难及困难气道、阻滞平面过高或呼吸抑制时气道管理困难等，有作者建议慎用。但临床上亦有不少成功的病例，如：Connor 及 Smith 等分别报道在椎管内麻醉安全地进行乳房整形及剖宫产手术。在穿刺前必须对脊柱进行影像学评估，并注意控制平面。

（3）其他：术中应加强血流动力学监测与管理；同时应保护颈椎，预防体位变化等造颈髓损伤。

3. 术后管理　术后应在重症监护病区监护。由于可能合并肺发育不良及胸廓畸形，术后可能需要长时间呼吸机支持治疗。

（黎建金　郑利民）

参考文献

［1］ SAKER E,LOUKAS M,OSKOUIAN RJ,et al. The intriguing history of vertebral fusion anomalies：the Klippel-Feil syndrome［J］. Childs Nerv Syst,2016,32:1599-1602.

［2］ ALTAY N,YÜCE HH,AYDOĞAN H,et al. Airway management in newborn with Klippel-Feil syndrome［J］. Braz J Anesthesiol,2016,66:551-553.

［3］ HASHIDUME Y,TACHIBANA S,TAKADA Y,et al. A patient with Klippel-Feil syndrome having difficulties in inserting and placing an endotracheal tube under general anesthesia［J］. Masui,2016,65:373-376.

［4］ BAKAN M. Anesthesia in a newborn with Klippel-Feil syndrome［J］. Rev Bras Anestesiol,2017,67:665-666.

［5］ SMITH KA,RAY AP. Epidural anesthesia for repeat cesarean delivery in a parturient with Klippel-Feil syndrome［J］. J Anaesthesiol Clin Pharmacol,2011,27:377-379.

［6］ O'CONNOR PJ,MOYSA GL,FINUCANE BT. Thoracic epidural anesthesia for bilateral reduction mammoplasty in a patient with Klippel-Feilsyndrome［J］. Anesth Analg,2001,92:514-516.

第二十节 McCune-Albrigh 综合征
（McCune-Albrigh syndrome）

麻醉管理所面临的主要问题

可能合并困难气道
可能合并多种内分泌腺功能亢进
可能合并心脏等多器官病变
易骨折

【病名】

McCune-Albrigh 综合征（McCune-Albrigh syndrome，MAS），又称 Albright-McCune-Sternberg 综合征、Albright-Sternberg 综合征、Albright 综合征（病）、Albright's 骨病（Albright's disease of bone）、Albright 综合征并性早熟（Albright's syndrome with precocious puberty）、骨纤维结构发育不良并皮肤色素变化与性早熟（fibrous dysplasia with pigmentary skin changes and precocious puberty）、播散性纤维性骨炎（osteitis fibrosa disseminata）、多骨性纤维结构不良（polyostotic fibrous dysplasia，POFD，PFD）等。

【病理与临床】

1. 本病是一种以多骨性纤维结构不良、皮肤牛奶咖啡斑及内分泌异常为主要临床特征的先天性疾病。所谓多骨性纤维结构不良（polyostotic fibrous dysplasia，POFD，PFD）是指多处骨骼或骨骼的多部位被不正常的纤维状结缔组织所取代，它可造成骨骼异常脆弱而容易骨折及畸形。病变呈进行性，其症状取决于所累及的具体骨骼，任何骨骼都可能受到影响，但四肢长骨、面部和颅骨及肋骨最容易受到影响，如：病变发生在在颅骨与颌面骨时可导致面部畸形、腿骨生长不均匀及不对称生长可导致跛行、脊柱病变致脊柱侧弯、压迫神经可能导致多种神经系统症状等。通常病变限制在身体的一侧，表现为无痛性肿胀，极少患者骨骼病变可能导致癌变。皮肤牛奶咖啡斑为边缘不规则的浅棕色皮肤斑点。内分泌异常表现性早熟、甲状腺功能亢进、生长激素分泌过多及 Cushing 综合征等。因为纤维异常增生组织产生的成纤维细胞生长因子 23（FGF23）抑制肾脏重新吸收磷酸盐，患者可出现低磷酸盐血症，它可导致严重的佝偻病或骨软化症。其他，一些不太常见表现包括：胃食管反流、胃肠道息肉、胰腺、心脏异常（心动过速、心衰、主动脉根部扩张等）。

2. 本病不是遗传性疾病，它由于胚胎受精后体细胞 *GNAS1* 基因（20q13.2）突变所致。*GNAS1* 基因编码鸟嘌呤核苷酸结合蛋白 G 蛋白（G-protein）亚基，*GNAS1* 基因突变导致 G 蛋白持续激活，导致 cAMP 产生过剩；研究表明 cAMP 与成骨细胞、内分泌及皮肤细胞等的分化发育过程有关，但具体机制尚不清楚。由于本病诊断困难，其确切患病率尚不清楚，据估计在普通人群中约为每 10 万至 100 万人中 1 例。无性别差异，但性早熟在女性中更为常见。本病已被国家卫健委等 5 部门列入《第一批罕见病目录》。

3. 诊断根据临床表现，基因检测可确诊。

【麻醉管理】

1. 麻醉前评估的重点是骨骼病变的部位与程度、有无气道管理困难及是否合并内分泌腺功能异常,同时还应关注是否合并心脏病变。而颅骨病变可压迫中枢神经系统,造成复杂的继发性损害,Bullmann 报道了一例 20 岁患者合并呼吸功能障碍,甚至需要面罩辅助呼吸。患者内分泌功能异常多表现为功能亢进,其中尤其重要的是甲状腺功能亢进,Lawless 报道了一例患儿骨科手术后发生甲状腺危象。术前应对甲状腺、肾上腺等内分泌功能进行检查与评估,并制定相应的管理计划。

2. 目前有数篇有关本病麻醉管理的临床报道,大部分文献报道均强调患者可能是困难气道,其原因除颌面部骨骼纤维化病变致口腔与颌面畸形、颈椎病变活动受限外,还与生长激素过度分泌造成肢端肥大或巨人症、甲状腺肿大等有关。此外,经鼻插管者要注意患者还可能表现为鼻塞。麻醉前应对气道与鼻腔进行仔细检查评估。

3. 本病无特殊禁忌的麻醉药,但脊柱畸形者应慎行椎管内麻醉。由于骨骼病变,应注意防止骨折。

（郑利民）

参考文献

[1] NAKAO H. Airway management during thyroidectomy for a giant goitre due to McCune-Albright syndrome. Case Rep Anesthesiol[J]. 2018,2018:4219187.

[2] BOHMAN JK,SEGURA L. Awake tracheal intubation in an 8-year-old girl with McCune-Albright syndrome. A A Case Rep,2013,1:23-25.

第二十一节　Rubinsten-Taybi 综合征
（Rubinsten-Taybi syndrome）

麻醉管理所面临的主要问题

> 智力低下
> 易发生呼吸道感染
> 困难气道
> 误吸
> 可能合并先天性心脏病
> 心律失常

【病名】

Rubinsten-Taybi 综合征(Rubinsten-Taybi syndrome,RTS),译名鲁宾斯坦-泰必综合征。又称 Rubinstein 综合征(Rubinstein syndrome)、Rubinstein Taybi 宽拇指-大脚踇趾综合征(Rubinstein Taybi broad thumb-hallux syndrome)、宽拇指-大脚踇趾综合征(broad thumb-hallux syndrome)。

【病理与临床】

1. RTS 是一种常染色体显性遗传性多系统性疾病,发生率约 1/300 000~1/250 000;表现为面部异常、阔拇指、巨趾及发育障碍等。该综合征首次描述于 1957 年,1963 年 Jack Rubinstein 和 Hooshang Taybi 认定其为一种可辨别的综合征。

2. 病因学   RTS 与第 16 对染色体短臂 13.3 位置上(16p13.3)的 *CREBBP* 基因以及第 22 对染色体长臂 13(22q13)位置上的 *Ep300* 基因缺损有关。*CREBBP* 及 *EP300* 两者的功能相似,同样是基因转录时的激化因子,在基因转录的过程中扮演重要的角色,而这两个基因也是细胞基本功能中信号转导路线的调控因子。所以当胚胎发育时,上述任一基因发生了缺损,将会造成细胞生长、分化等过程发生异常,进而导致患者出现外观,以及生长、智能发展上的障碍。

3. 临床表现   患者外观的主要特征在于面部及四肢。在面部常有高耸眉毛、长睫毛、宽鼻梁、鹰钩鼻、上颚及两个门牙特别突出等特征,使得面部常出现扮鬼脸及不自然的微笑表情。在四肢上,约 1/3 的患者在手指及脚趾的指(趾)末端会特别宽大,偶有多指症的发生。生长发育上,婴儿期时患者易因喂食困难,造成体重未增加、生长迟缓等问题,但男性在幼儿期及女性在青春期后,却容易发生过胖的困扰。患者常伴有各类先天性心脏病和心律失常,出现隐睾症和肾脏发育不良等。

【麻醉管理】

1. 术前评估和准备   本病患者常合并多种畸形,术前应详细了解病情,尤其应对循环和呼吸系统做详细的检查和评估。约 1/3 患者合并有先天性心脏畸形患者,术前行心脏彩超了解心脏结构和功能,为预防细菌性心内膜炎,可预防性给予抗生素。患者术前易发生吸入性肺炎,存在呼吸道感染患者应积极抗感染治疗。术前应严格进食时间,可用非颗粒抗酸剂及 H_2 受体阻滞剂减少胃酸分泌,提高胃 pH 值,预防吸入性肺炎。

2. 气道管理   患者常伴有口腔和颌面部畸形和发育不良,表现为小口畸形、小颌、后缩颌、宽鼻梁、鹰钩鼻、巨舌,常常会出现面罩通气和气管插管困难,麻醉诱导前应做好困难气道的准备。存在气道感染和吞咽困难的患者,存在反流误吸风险,应常规准备吸引器吸引,防止麻醉诱导时的误吸。慎用喉罩,也有研究者认为可使用喉罩行短小手术,如果使用喉罩尽量采用新一代的双管喉罩。

3. 麻醉药   去极化肌松药有诱发 Rubinstein-Taybi 综合征患者室上性心动过速、房性期前收缩的风险,应避免使用;一般采用非去极化肌松药,然而有病例报告,Rubinstein-Taybi 综合征患者使用阿曲库铵的肌松作用显著延长,其机制尚不清楚,可选用罗库溴铵。抗胆碱酯酶药和抗胆碱药有诱发心律失常的风险,慎用新斯的明和阿托品,肌松药拮抗可使用 sugammadex。

4. 术中管理   合并心脏结构异常的患者围手术期易发生各类心律失常,应避免使用诱发心律失常的药物,发生心律失常后应积极处理,维持血流动力学平稳。

(吴新海)

参考文献

[1] DHARMALINGAM TK, LIEW SAT LIN C, MUNIANDY RK. Prolonged paralysis with atracurium use in a patient with Rubinstein-Taybi syndrome[J]. BMJ Case Rep,2018,2018.

[2] KARAHAN MA, SERT H, AYHAN Z, et al. Anaesthetic management of children with Rubinstein-Taybi syndrome[J]. Turk J Anaesthesiol Reanim,2016,44(3):152-154.

[3] PARK CH, PARK KH, CHOI BY. Management of anesthesia for Rubinstein-Tayb syndrome[J]. Korean J Anesthesiol,2012,63:571-572.

第二十二节　软骨发育不全
（achondroplasia）

> **麻醉管理所面临的主要问题**
>
> 颈椎不稳，颈髓压迫及损伤
>
> 困难气道
>
> 脊柱畸形，椎管狭窄
>
> 胸廓畸形，呼吸循环障碍

【病名】

软骨发育不全（achondroplasia，ACH），又称软骨营养不良性侏儒（achondroplastic dwarfism 或 dwarf，achondroplastic）。

【病理和临床】

1. 本病是一种常见的骨骼发育性疾病，约每 20 000 个新生儿中有 1 例发生。该病是由成纤维细胞生长因子受体 3（FGFR3）基因突变所致，一般为常染色体显性遗传，约有 80% 病例散发，可能为自发性基因突变（母亲年龄越大，所生小儿患病率越高）。当父母双方均为软骨发育不全患者时，所生子女遵循孟德尔遗传规律，有 50% 的几率发生该病，并有 25% 的几率罹患纯合子型软骨发育不全。基本病理改变为软骨化骨缺陷，而膜性化骨正常，软骨内成骨过程发生障碍，妨碍管状骨的纵向生长，但骨干的横向生长正常，所以管状骨短小。生长骺板的软骨增殖层内软骨细胞稀少，排列紊乱，不能形成软骨钙化层。

2. 临床表现

（1）侏儒症及不成比例的四肢短小和巨颅为主要特征。手呈三叉戟形（手指粗短，中指与其他指等长，手指伸直不能靠近），躯干仍属正常。成年男性多不高于 132cm，女性多不高于 122cm。

（2）颅底软骨内成骨障碍，致使颅底缩短、鼻梁凹陷、枕骨大孔变小。颅盖骨则代偿性球状扩大，表现为巨颅、额部隆起、面中部后缩、鼻梁扁平、鞍鼻。枕骨大孔狭窄在出生后 12 个月龄时达高峰，约有 5%～10% 的患者表现出颈髓受压症状，如运动发育迟缓，下肢肌阵挛、反射亢进，中枢性呼吸暂停或通气不足。颈髓受压，是本病重要的致死和致残原因，包括增加婴儿猝死发生率。

（3）脊柱的长度多在正常范围，可合并脊柱畸形及椎管狭窄、多发性椎间盘突出等，压迫脊髓和脊神经，可伴有神经并发症。表现为背痛、腰腿痛，甚至造成瘫痪。脊柱与胸廓畸形、胸腔狭窄，可导致限制性肺病与循环功能障碍，甚至肺动脉高压、肺心病。

（4）四肢短小，常见关节松弛。由于关节松弛，胫骨弓形，腓骨过长，膝关节可表现为多种畸形。运动发育迟缓。

（5）由于面中部后缩，腺样体、扁桃体肿大，颈短，肥胖等，常导致阻塞性睡眠呼吸暂停综合征（OSAS）。此外，患者的肌肉发育、智力、性功能和内分泌均正常。

3. 诊断　基于典型的临床表现和影像学检查，基因检查可确诊。

【麻醉管理】

1. 麻醉前管理　术前检查与评估的重点是有无椎管狭窄、气管插管难易程度及颈椎稳定性,应常规行脊柱(尤其是颈椎)影像学检查。胸廓畸形者,还应对其呼吸与循环功能进行检查,必要时应准备术后呼吸机治疗。四肢皮下组织增厚、静脉穿刺建立周围静脉通路困难的患儿,术前可行深静脉穿刺置管。

2. 麻醉管理　目前有较多关于本病麻醉管理的临床报道。麻醉前应根据患者的临床表现,制订个体化麻醉方案。

(1)气道管理及预防颈椎损伤:由于本病头面部异常及颈部活动受限,麻醉诱导时面临面罩通气及气管插管困难的问题,大部分文献均指出本病属困难气道者。另外,要特别注意的是本病患者还存在枕骨大孔狭窄、椎管狭窄及寰枢关节不稳定等病理改变,在进行气道管理与头颈损伤时可致颈髓损伤,要注意保护颈椎,避免其过度后伸与扭曲。对此类既有困难气道,又有颈椎不稳的患者最好采用纤维支气管镜引导下清醒插管,也可使用其他视频气道管理工具。在改变体位或搬动患者时亦应小心谨慎,避免引起或加重脊髓损伤。

(2)本病无特殊禁忌的麻醉药,但因患者身材矮小、低体重,需斟酌用药剂量。椎管内麻醉并非完全禁忌,但由于患者脊柱畸形、腰椎管狭窄,可能遇到难以安置体位、难以寻找体表定位标记、难以置入导管或穿刺针等情况,从而增加了操作难度与风险;合并腰椎管狭窄的患者,可能出现脑脊液回流不畅,影响麻醉医师的判断;另外,由于患者的解剖结构异常,局麻药扩散情况难以预计,用药剂量难以统一标准,可能出现用药不足,导致手术过程中麻醉效果消退而更改麻醉方式,或发生高位阻滞,导致难以纠正的低血压。术前行腰椎 MRI 检查可协助判断椎管穿刺的难度与脊髓终止的节段。超声引导下穿刺有助于提高操作的安全性和成功率。严重脊柱畸形及有椎管狭窄症状的患者应尽量避免行椎管内麻醉。

(3)产科麻醉:由于骨盆狭小,并且有 50% 的几率生育软骨发育不全的患儿,胎儿可能存在巨颅,剖宫产是较安全的选择。其麻醉管理同普通患者,麻醉方法可选择椎管内麻醉或全身麻醉,需结合患者情况,综合评估不同麻醉方式的麻醉风险。近年来有多例在椎管内麻醉下成功施行剖宫产手术的报道,常选蛛网膜下腔阻滞,但要注意身高过矮的患者其穿刺点的确认与局麻药在蛛网膜下腔的扩散情况可能难以预计。

3. 术后管理　文献报道一例剖宫产患者术后发生严重肺部并发症。术后应在重症监测区内继续监测。尤其是合并严重胸廓畸形、有心肺并发症及 OSAS 患者。

(董雪　郑利民)

参考文献

[1] WHITE KK,BOMPADRE V,GOLDBERG MJ,et al. Best practices in peri-operative management of patients with skeletal dysplasias[J]. Am J Med Genet A,2017,173:2584-2595.

[2] KARNALKAR AP,DESHPANDE A. Case Report:Anesthesia management of patient with achondroplasia for abdominal hysterectomy[J]. IntJ Sci Rep,2015,1:264-266.

[3] RUDAS WO,GARCIA NI,UPEGUI A,et al. Anesthesia for cesarean section in a patient with achondroplasia[J]. Rev Colomb Anestesiol,2012,40:309-312.

[4] L. DUBIEL,G. A. SCOTT,E. MCGRADY,et al. Achondroplasia:anaesthetic challenges for caesarean section[J]. Int J of Obstet Anesth,2014,23:274-278.

[5] MIKHAEL H,VADIVELU N,BRAVEMAN F. Safety of spinal anesthesia in a patient with achondroplasia for cesarean section[J]. Current Drug Safet,2011,6:130-131.

[6] INAN G,YAYLA E,TAS U,et al. Spinal anestezi single shot spinal anaesthesia for caesarean delivery of two achondroplasic parturients[J]. Turk J Anaesthesiol Reaniml,2015,143:285-287.

第二十三节　SAPHO 综合征

（synovitis-acne-pustulosis-hyperostosis-osteitis syndrome）

麻醉管理所面临的主要问题

困难气道

椎管穿刺困难

感染

【病名】

SAPHO 综合征（SAPHO Syndrome），又称滑膜炎-痤疮-脓疱病-骨肥厚-骨髓炎综合征（synovitis-acne-pustulosis-hyperostosis-osteitis syndrome，SAPHO Syndrome）、双侧锁骨骨髓炎伴掌跖脓疱病（bilateral clavicular osteomyelitis with palmar and plantar pustulosis）、非细菌性骨炎（nonbacterial osteitis，NBO）、慢性复发性多灶性骨髓炎（chronic recurrent multifocal osteomyelitis，CRMO）、亚急性和慢性对称性骨髓炎（subacute and chronic symmetric osteomyelitis）、胸肋锁骨肥厚症（sterno-costo-clavicular hyperosteosis，SCCH）、获得性骨肥大综合征（acquired hyperostosis syndrome）、骨关节炎相关毛囊闭锁三联症（arthro-osteitis associated with a follicular occlusive triad），痤疮相关性脊柱关节病（acne spondyloarthritis）。

【病理与临床】

1. SAPHO 综合征是一种少见的累及皮肤和骨关节的慢性无菌性炎症，是由滑膜炎 S（synovitis）、痤疮 A（acne）、脓疱病 P（pustulosis）、骨肥厚 H（hyperostosis）和骨炎 O（osteitis）组成的一组综合征，由 Chamot 等于 1987 年首次提出。国外报道 SAPHO 综合征的患病率为 0.04%，由于此病的诊断需要丰富的临床经验和详尽的检查，因此患病率很可能被低估。

2. 本病病因和发病机制尚不清楚，目前主要倾向以下两种观点：①认为本病是继发于细菌、微生物等感染而诱发的炎症反应。②由于 SAPHO 患者组织相容性白细胞抗原-27（histocompatibility leukocyte antigen，HLA）频率较普通人群高，且容易伴发骶髂关节炎、脊柱病变、炎性肠病等自身免疫性疾病，因此部分学者认为本病属于血清阴性骨关节病范畴。

3. 本病好发于中青年，以女性多见。病程慢性迁延，易反复，除了少数病程有自限性外，绝大多数患者长期处于复发缓解或慢性静止状态。临床表现包括皮肤病变和骨关节病变，但两者不一定同时出现，有个案报道过皮损与骨损害相差 20 年，是导致此病无法及时诊断的主要原因。患者全身症状少见，偶有发热。

4. 临床表现　皮损患病率为 20%~60%，主要包括无菌性脓疱病（特征性掌跖脓疱病、脓疱性银屑病等）和重度痤疮（聚合性痤疮、暴发性痤疮、化脓性汗腺炎等），其中以掌跖脓疱病最常见，占 50%~70%。骨关节病变包括滑膜炎、骨肥厚和骨炎，开始通常隐匿，在疾病初期偶尔可见骨溶解。成人最常累及前上胸壁（65%~90%），特别是胸锁关节（70%~90%）、上部胸肋关节、肋骨肋软骨联合、胸骨体柄联合。其次是脊柱（33%）、骶髂关节（13%~52%），长骨受累（5%~10%）。儿童最易累及下肢长骨干骺端，其次是前上胸壁、脊柱。常见临床表现为受累关节处肿胀、压痛，间断发作，其中以对称性前上胸壁肿痛最多见。长期病程可导致骨肥厚、融合，压迫神经血管结构，引起上胸壁及上肢疼痛、水肿，即"胸廓出口综合征"。静脉血栓是

SAPHO 综合征罕见的并发症，目前被认为与骨质增生使静脉受压和周围软组织炎症有关。

5. SAPHO 诊断标准，符合以下 4 个条件任意 1 条即可诊断：①骨和/或关节病伴有掌跖脓疱病；②骨和/或关节病伴有严重痤疮；③成人孤立的无菌性骨肥厚或骨炎（痤疮丙酸杆菌除外）；④儿童慢性复发性多灶性骨髓炎。

6. SAPHO 综合征治疗目前缺少统一方案，以对症处理为主，使病情症状缓解、减轻患者痛苦并提高生活质量。早期及时治疗对于良好的预后至关重要，主要药物以非甾体抗炎药作为一线治疗，抗风湿药物为二线治疗，使用剂量需考虑药物的不良反应。

【麻醉管理】

1. 脊柱病变表现为椎体终板侵蚀、硬化，椎间隙变窄，椎旁骨化，椎体楔形变；可增加椎管内麻醉实施难度。因此，术前应行脊柱影像学检查，评估相应的解剖学改变。

2. 椎管内麻醉及神经阻滞时应排除可能存在的穿刺部位感染等禁忌证。

3. SAPHO 患者可合并下颌骨肥大和脊柱退行性改变，可能存在插管困难，术前应进行全面气道评估，必要时可考虑纤支镜引导下气管插管。

4. 尽管静脉血栓是 SAPHO 综合征罕见的并发症，但对于确诊的 SAPHO 患者应仔细评估静脉血栓的症状体征，行术前血管超声等影像学检查。

5. 其余可按脊柱退行性改变麻醉处理。

（罗　涛）

参考文献

［1］Rukavina I. SAPHO syndrome：a review［J］. J Child Orthop，2015，9：19-27.

［2］KONDO N，NISHIHAMA M，HIRAI A，et al. Anesthetic management of a patient with SAPHO syndrome：a case report［J］. Masui，2012，61：755-757.

第二十四节　神经纤维瘤病
（neurofibromatosis）

麻醉管理所面临的主要问题

合并多系统异常

可能的困难气道

内分泌病变（嗜铬细胞瘤等）

心血管损害

肌松剂的使用

【病名】

神经纤维瘤病（neurofibromatosis），又称多发性神经纤维瘤（multiple neurofibromas）、多发性神经纤维瘤综合征、神经纤维瘤 Recklinghausen 病。

【病理与临床】

1. 神经纤维瘤病（neurofibromatosis，NF）是常染色体显性遗传性疾病，与基因缺陷、神经嵴细胞发育异常有关，纤维瘤病变累及皮肤、神经、骨骼、内分泌腺及其他脏器。根据临床表现分

为神经纤维瘤病Ⅰ型(NFⅠ)和Ⅱ型(NFⅡ):

(1) NFⅠ:又称为周围型神经纤维瘤病(peripheral neurofibromatosis),又称 Recklinghausen 神经病(Recklinghausen disease, Nerve)或 von Recklinghausen 病。由 von Recklinghausen(1882)首次描述,主要特征为皮肤牛奶咖啡斑和周围神经多发性神经纤维瘤,患病率为 30～40/10 万。

(2) NFⅡ:又称为中枢神经纤维瘤或双侧听神经瘤病(bilateral acoustic, BAN),患病率为 2/10 万。

2. 病因及发病机制　NFⅠ基因组跨度 350Kb,cDNA 长 11Kb,含 56 个外显子,编码 2 818 个氨基酸,组成 327kD 的神经纤维素蛋白(neurofibromin),分布在神经元;NFⅡ的致病基因为 *merlin*(或称 *schawannomln*)。这两个基因的产物是肿瘤抑制因子,当 NFI 基因出现易位、缺失、重排或点突变,或 NFⅡ基因缺失突变后,导致来源于神经嵴的细胞成分如施万细胞、黑色素细胞、神经内膜的成纤维细胞以及皮肤和神经的细胞在多个部位过度增殖,黑色素细胞功能异常而致病。

3. 病理　主要特点是外胚层神经组织发育不良、过度增生和肿瘤形成。NF1 神经纤维瘤好发于周围神经远端、脊神经根,尤其是马尾;脑神经多见于听神经、视神经和三叉神经。脊髓内肿瘤包括室管膜瘤和星形胶质细胞瘤,颅内肿瘤最常见为脑胶质细胞瘤。镜下见细胞有时呈梭状排列,细胞核呈栅栏状。皮肤肿瘤的特点是表皮很薄,基底层可以色素化或非色素化。真皮层的胶原和弹力蛋白被疏松排列的延展的结缔组织细胞所取代。皮肤色素斑内的黑色素细胞数量是正常的,只是黑色素体增多。2%～5%的肿瘤有恶变的可能,在外周形成肉瘤;在中枢形成星形细胞瘤和胶质母细胞瘤。NFⅡ多见双侧听神经瘤和多发性脑膜瘤,瘤细胞排列松散,巨核细胞常见。

4. 临床表现

(1) 皮肤症状

A. 皮肤牛奶咖啡斑:往往出生时已有,形状大小不一,边缘不整,不凸于皮面,好发于躯干非暴露部位;皮肤牛奶咖啡斑数量在 6 个以上,青春期前直径>5mm,青春期后直径>15mm,对 NFⅠ具有诊断价值。腋窝、腹股沟(在出生时罕见,在儿童期和青春期出现)和乳房下的雀斑样或弥漫性色素沉着,以及小圆形白点也是特征之一。

B. 色素沉着:面积大而色黑提示簇状神经纤维瘤,位于中线提示脊髓肿瘤。

C. 皮肤或皮下肿瘤:皮肤肿瘤位于皮内,形成软或硬的丘疹,大小从数毫米到数厘米不等,甚至更大,形状各异,有扁平的、无蒂或有蒂的、圆锥形或分叶状等。颜色呈肉色或紫罗蓝色,丘疹顶端有黑头粉刺,按压的时候,软瘤可以陷进皮内。皮下肿瘤有两种形式:一种是分散附着于一条神经上的硬结节,可以移动,也可以引起疼痛、压痛、放射痛或感觉异常;一种是神经干及其分支弥漫性神经纤维瘤,常伴有皮下组织的过度生长,称为丛状神经纤维瘤或称神经纤维瘤性橡皮病,多分布于面部、头皮、颈部和胸部,具有局部侵袭的特点,可以出现骨侵蚀和疼痛,也可伴有明显的色素沉着或多毛症;NFⅡ型的皮肤症状没有或很少。

(2) 神经症状:主要由中枢或周围神经肿瘤压迫引起,其次为胶质增生、血管增生和骨骼畸形所致,约50%的患者出现。常见有:

A. 颅内肿瘤:脑神经纤维瘤以听神经瘤最常见,双侧听神经瘤是 NFⅡ的主要特征,常合并脑膜脊膜瘤、多发性脑膜瘤、胶质瘤、脑室管膜瘤、脑膜膨出、脑积水及脊神经后根神经鞘瘤等,视神经、三叉神经及后组脑神经均可发生,少数病例可有智能减退、学习困难、发育障碍和癫痫发作等。

B. 椎管内肿瘤:脊髓任何平面均可发生单个或多个神经纤维瘤、脊膜瘤,可合并脊柱畸形和脊髓空洞症等。

C. 周围神经肿瘤:周围神经均可累及,马尾好发,肿瘤呈串珠状沿神经干分布,一般无明显症状,如突然长大或伴剧烈疼痛可能为恶变。若周围神经干及其分支的弥漫性神经纤维瘤伴有皮肤和皮下组织大量增生的,称为丛状神经纤维瘤,即使单发,亦有诊断价值。

(3) 眼部症状:上睑可见纤维软瘤或丛状神经纤维瘤,眼眶可扪及肿块和搏动。裂隙灯下可见到虹膜上粟粒状橙黄色圆形小结节,为错构瘤,也称 Lisch 结节,是 NF I 的特征性改变。使用红外线单色光检眼镜检查可见到脉络膜补丁样改变。视神经肿瘤的最常见症状是单侧、难以纠正的视力丧失,但是也可以仅仅出现外周视野的缺损、颜色分辨困难、视神经乳头苍白或突眼。NF II 可有青少年后囊下白内障。

(4) 其他系统损害:先天性骨发育异常较常见,包括脊柱侧弯伴或不伴有后凸,颅骨不对称、缺损和凹陷等。肿瘤直接压迫可导致骨骼改变,如听神经瘤可引起内听道扩大,脊神经瘤可引起椎间孔扩大、骨质破坏;长骨、面骨和胸骨过度生长、长骨骨质增生、骨干弯曲和假关节也较常见。NF I 可以出现高血压,此时应注意是否合并有肾上腺或异位嗜铬细胞瘤(副神经节瘤)或肾动脉狭窄。也可合并脑血管损害如脑血管扩张、狭窄、烟雾病(moyamoya 病)或动脉瘤等,偶尔有腹肌的萎缩和部分性白化病。

【麻醉管理】

1. 术前评估　NF 不但影响到中枢和外周神经系统,还涉及呼吸、循环、消化、内分泌等各个重要系统。神经纤维瘤病患者术前要对各系统进行充分评估,尤其是困难气道的评估。

(1) 心血管系统:神经纤维瘤病患者多合并高血压,除原发性高血压外,高血压最常见的原因包括嗜铬细胞瘤(肾上腺或副神经节瘤)、肾动脉狭窄,文献报道约 1% 的 NF 患者合并嗜铬细胞瘤,术前应行腹部 B 超或 CT 排除之,防止术中出现高血压危象。年轻的患者出现高血压多是因为双侧肾动脉狭窄所致,术中应避免使用肾毒性的药物。神经纤维瘤病患者还可能存在心肌肥厚、流出道梗阻和心功能衰竭,自主神经系统也可能受累,已有 1 例因迷走神经纤维瘤导致患者突然死亡的报道。

(2) 中枢神经系统:NF I 最常见的脑血管疾病是大脑前、中动脉起源处和颈内动脉的进行性狭窄,由于动脉阻塞性疾病和潜在的动脉瘤,因此围手术期动脉压的控制必须谨慎。

(3) 呼吸系统:5% 的 NF I 患者有口腔症状,分散性神经性纤维瘤可能还影响到舌及喉,咽旁间隙的巨大肿瘤可引起气道扭曲,NF 还可能影响气管、肺实质、纵隔、胸廓及胸壁。此外,巨舌症、大头畸形、特异性下颌骨异常及颈椎病变都可能增加气管插管的困难,术前应进行喉镜、CT 或 MRI 检查,即使术前已经确诊有气道内病变,但由于气道解剖结构的极度扭曲,选择清醒气管插管也可能失败,应同时做好气管切开的准备。

2. 麻醉管理　NF 患者常常合并各类高血压、动脉硬化和动脉瘤,麻醉诱导时力求平稳,避免气管插管时的应激反应诱发心脑血管意外。术中加强血流动力学监测,维持血流动力学平稳,当出现不明原因的血压剧烈升高或心率增快时,应警惕合并嗜铬细胞瘤的可能性。文献报道,NF I 患者对非去极化肌松药的敏感性增加,而对去极化肌松药琥珀胆碱的敏感性有增加、降低、正常三种不同报道,应慎用肌松药并加强肌松监测。

(吴新海)

参考文献

[1] MENDONÇA FT,DE MOURA IB,PELLIZZARO D,et al. Anesthetic management in patient with neurofibroma-tosis:a case report and literature review[J]. Acta Anaesthesiol Belg,2016,67:48-52.

[2] LEE WY,SHIN YS,LIM CS,et al. Spinal anesthesia for emergency cesarean section in a preeclampsia patient diagnosed with type 1 neurofibromatosis[J]. Korean J Anesthesiol,2013,65:S91-92.

第二十五节 先天性多发性关节挛缩症
(arthrogryposis multiplex congenital)

麻醉管理所面临的主要问题

多种病因,可能合并其他严重畸形

可能为困难气道

可能与恶性高热有关

椎管麻醉的安全性

开放周围静脉通路及区域神经阻滞困难

摆放体位困难

【病名】

先天性多发性关节挛缩症(arthrogryposis multiplex congenital,AMC),又称关节挛缩症(arthrogryposis)。

【病理与临床】

1. 本病是多种原因引起的以全身多个关节挛缩、僵硬为主要临床特征的先天性疾病。关节挛缩是临床常见的先天性畸形,当关节挛缩只发生在一个关节区域内时,被称为先天性单关节挛缩(isolated congenital contracture),如:先天性马蹄足。而 AMC 特指身体的两个或两个以上的关节区域关节挛缩病变。临床上 AMC 有时可以与关节挛缩症(arthrogryposis)互换使用。在大多情况下本病并非一种特定的疾病诊断,而是一种与许多疾病和状况相关的体征。其原因尚不完全清楚,目前认为它与多种原因造成胎儿子宫内运动减少、关节周围形成纤维结缔组织增生、关节固定有关。任何影响子宫内胎儿活动的因素均是其病因,包括:胎儿自身神经、肌肉、结缔组织病,母体疾病(病毒感染、药物使用、创伤或其他母体疾病等),子宫空间有限(多胞胎或子宫结构异常、羊水过少等)。与 AMC 相关的胎儿神经系统病变有:脑脊髓膨出、脊髓肌肉萎缩、脑部分发育不全畸形等;肌肉疾病有:肌营养不良、线粒体肌病等遗传肌病;结缔组织疾病有:腘部翼状胬肉综合征(popliteal pterygium syndrome)、Larsen 综合征等。据估计,目前已有超过 400 种疾病表现为单关节或多关节挛缩。遗传因素包括常染色体隐性或显性遗传、X 连锁遗传、染色体疾病等,有超过 350 个基因被认为与本畸形有关。但许多病例无法确定其病因,或为遗传与环境等多因素引起。流行病学:先天性单关节挛缩发病率约 1:500,而 AMC 发病率约 1:3 000,无种族与性别差异。

2. 临床表现 AMC 的表现出生时即存在,具体部位与严重程度因人而异。四肢关节较常见,其中下肢较上肢常见,除肩、肘、膝、腕、踝、手指、脚趾、髋关节外,下颌与脊柱亦可受累。

Hall 按病变累及的范围,把本病分成三类:

(1) 第一类:只累及四肢关节(约占 50%)。它又分为肌肉发育不良和肢体远端关节挛缩两个亚型。

A. 肌肉发育不良型   是典型病例,患儿出生后四肢关节对称性挛缩僵直在屈曲位或伸直位。下肢表现为足跖屈内翻畸形,膝关节屈曲或伸直,髋关节屈曲、外旋、外展,或髋关节屈曲、内收挛缩伴脱位。上肢畸形包括肩关节内旋、肘关节屈曲或伸直、桡骨头脱位、前臂旋前和腕关节屈曲挛缩,拇指多内收、屈曲贴近手掌伴近侧趾间关节屈曲挛缩。晚期可出现脊柱侧弯。

B. 肢体远端挛缩型:只累及四肢远端关节手和足,近端关节较少受累。至少有 10 种综合征与其相关,包括 Freeman-Sheldon 综合征、Gordon 综合征、下颌关节强直-假弯曲指综合征(trismus-pseudocamptodactyly syndrome)、多发性翼状胬肉综合征(multiple pterygium syndrome)及 Sheldon-Hall 综合征等。

(2) 第二类:关节挛缩伴内脏及头面部畸形。如:心血管畸形、肺发育不良、气管食管瘘、腹股沟疝、腭裂、眼睛异常等。

(3) 第三类:关节挛缩伴神经系统异常。如:大脑畸形、脑脊膜膨出等。

【麻醉管理】

1. 麻醉前管理   大多数患者需要手术治疗以解除挛缩和重建关节,患者围手术期风险增加,对麻醉和手术团队都是一种挑战。其麻醉管理难点在于其病因多样、可能存在其他严重畸形,有时这些畸形可能比关节挛缩本身麻醉手术风险更大。麻醉前应对患者全身状况进行全面、详细的检查与评估,据此制定详细的麻醉管理方案。

2. 麻醉管理要重点注意以下方面

(1) 气道管理:患者可能是困难气道者,可能面临面罩通气与气管插管困难。这是因为关节挛缩亦可能累及下颌关节及脊柱,此外患者可能还合并口咽腔、颌面与颈椎先天性异常,如:张口度减小、小颌畸形、腭裂等。部分患者可能还存在胃排空障碍,麻醉前要对上呼吸道及饱胃情况进行评估,麻醉诱导应按困难气道处理,必要时应在纤支镜引导下清醒气管插管。

(2) 有关恶性高热相关性问题还存在争议。Gleich 等分析了梅奥诊所临床麻醉数据库中 1972—2013 年 0~25 岁的所有术前诊断为关节挛缩症的 61 例手术患者,并未发现本病增加术中高代谢或者恶性高热几率的证据。但由于本病的病因多样、部分与先天性肌病相关,而这些肌病本身又与恶性高热有关(如:先天性肌营养不良、线粒体肌病等)。作为麻醉医师有时难以鉴别这些肌病其恶性高热的风险,故大多文献建议本病应按恶性高热高危者处理。术中应加强体温及呼吸末二氧化碳等监测,避免使用恶性高热触发剂(如:琥珀胆碱、氧化醚类挥发性吸入麻醉剂等)。但 Jung 等报道了 1 例全凭静脉麻醉下的先天性多发性关节挛缩症患者术中出现疑似恶性高热的表现,提示不用触发剂也不能完全预防恶性高热的发生。术中良好的监测、及时发现异常情况及备好丹曲林等急救措施更为重要。

(3) 椎管内麻醉的安全性亦有争议。本病可能存在先天性脊髓神经病变,椎管内麻醉可能诱发或加重其神经损伤;由于脊柱畸形可能导致穿刺困难;Quance DR 认为本病可能存在脊柱裂和骶骨发育不全等异常导致脑脊液动力学异常,引起局麻药不可预测的作用。大部分作者建议慎用,尤其是蛛网膜下腔麻醉。必要时可在慎重评估及脊柱影像学资料支持的基础上行硬膜外阻滞。Sadacharam 等报道 1 例先天性多发性关节挛缩症的产妇,在腰硬联合麻醉下成功实施分娩镇痛和剖宫产手术。区域神经阻滞用于本病有一定的优势,但要注意关节挛缩可致穿刺困难。Ponde 等认为与神经刺激仪定位相比,超声引导可以显著提高关节挛缩患儿坐骨神经和股神经阻滞成功率。

3. 其他 四肢挛缩可能致术中摆放体位困难,应适当垫枕保护。此外,由于四肢关节挛缩且缺乏皮下组织,有时建立外周静脉通路十分困难。多篇文献报道由于外周静脉置管困难而不得不行颈外静脉置管。

(汪赵立 郑利民)

参考文献

[1] BAMSHAD, MICHAEL, VAN HEEST, et al. Arthrogryposis: a review and update[J]. J Bone Joint Surgery, 2009, 91:40-46.

[2] GLEICH SJ, TIEN M, SCHROEDERDR, et al. Anesthetic outcomes of children with arthrogryposis Syndromes: no evidence of hyperthermia[J]. Anesth Analg, 2017, 124:908-914.

[3] JUNG JW, HEO BY, OH EJ, et al. Anesthesia in patients with arthrogryposis multiplex congenita: a report of 10 patients[J]. Korean J Anesthesiol, 2014, 67:S89-S90.

[4] PUJARI VS, SHIVANNA S, TEJESH, et al. Arthrogryposis multiplex congenita: an anesthetic challenge[J]. Anesth Essays Res, 2012, 6:78-80.

[5] QUANCE DR. Anaesthetic management of an obstetrical patient with arthrogryposis multiplex congenita[J]. Can J Anaesth, 1988, 35:612-614.

[6] SADACHARAM K, AHMAD M. Epidural anesthesia for labor pain and cesarean section in a parturient with arthrogryposis multiplex congenita[J]. J Anaesthesiol Clin Pharmacol, 2016, 32:410-411.

[7] PONDE V, DESAI AP, SHAH D. Comparison of success rate of ultrasound-guided sciatic and femoral nerve block and neurostimulation in children with arthrogryposis multiplex congenita: a randomized clinical trial[J]. Paediatr Anaesth, 2013, 23:74-78.

第二十六节 指(趾)甲髌骨综合征
(nail-patella syndrome)

麻醉管理所面临的主要问题

围手术期心血管事件

肌松药选择

可能合并肾、眼、牙等病变

【病名】

指(趾)甲髌骨综合征(anil-patella syndrome, NPS),又称遗传性骨-甲发育不良(hereditary osteo-onychodysplasia, HOOD)综合征、Fong 病(Fong disease)、奥地利人综合征(Osterreicher syndrome)、骨盆角综合征(pelvic horn syndrome)、Turner-Kieser 综合征(Turner-Kieser syndrome)。

【病理与临床】

1. 甲-髌骨综合征(nail-patella syndrome),是一种罕见的常染色体显性遗传病,但即使是在同一家族中,其表现也存在差异。大约 85% 的 NPS 家族存在位于 9 号染色体长臂远端的 *LMX1B* 基因突变。*LMX1B* 是一种 LIM-同源异形域类型的转录因子,在脊椎动物的肢体和肾脏发育中起着重要作用。

2. NPS 的典型特征是髌骨发育不良或缺失、指(趾)甲营养障碍、肘发育不良、髂骨角和肾衰竭。该综合征骨骼和指(趾)甲损害,指(趾)甲异常包括变色、匙状甲、纵向嵴、指(趾)甲缺失或营养障碍、三角形甲弧影;指(趾)甲缺失或发育不全、单侧或双侧髌骨缺失或发育不良、髌骨后骨刺、肘及髂骨外翻畸形等,被称为指甲-骨四联症。NPS 的主要临床表现及其相对发生率如下:

(1) 甲和远节指(趾)畸形(100%):包括甲发育不全和营养不良性改变(变色、异常的沟壑和开裂、具有诊断意义的三角形甲半月);远节指(趾)改变,包括远端指(趾)间关节的皮肤没有皮褶以及屈曲和伸展异常。

(2) 肢体和骨盆畸形(100%):包括髌骨未发育或发育不全、肘关节畸形和具有诊断意义的髂骨角(80%)。

(3) 肾脏疾病(30%~40%):最初表现为蛋白尿,部分患者进展为肾病,少数(所有患者的1%~5%)会进展为终末期肾病。

(4) 其他表现:包括感音神经性耳聋、眼科疾病(如青光眼和高眼压)、胃肠道不适、背痛、外周神经病变等;有发现 NPS 患者的手足对疼痛和温度的敏感性降低,部分患者还诉其存在无任何诱因的间歇性麻木和烧灼感。另外,注意缺陷多动障碍(attention deficient hyperactivity disorder,ADHD)和心境障碍也都与 NPS 有关。

【麻醉管理】

1. 甲-髌骨综合征患者围手术期心血管事件风险增高,术前需详细了解患者的心脏相关病史,如胸痛、心律失常、晕厥史等。Young 报道一例患者在放置鼻胃管时发生短暂心搏停止。Nizamuddin 报道 1 例 35 岁甲-髌骨综合征孕产妇在分娩过程中发生自发性冠状动脉夹层,作者认为指甲-髌骨综合征可导致胶原蛋白Ⅲ型的不规则分布,从而增加了冠状动脉夹层形成和心肌梗死的风险。

2. *LMX1B* 基因突变可能会引起脊髓背角发育异常,从而导致很多 NPS 相关的神经症状:包括间歇性麻木和感觉异常,以及上下肢对疼痛和体温的感觉下降。因此麻醉手术前应详细评估任何可能存在的神经肌肉异常,术中注意保护患者四肢及合理安置体位。如选择外周神经阻滞或椎管内麻醉时应进行仔细评估脊柱的解剖和结构。

3. 去极化肌松药,如琥珀胆碱应该谨慎使用。

4. 常合并牙齿结构薄弱,进行气管插管或喉罩置入等操作时应避免牙齿损伤脱落。

5. NPS 患者常并发开角型青光眼,青光眼患者可能有视网膜血管血栓形成危险,当此类患者行俯卧位手术时应积极防治贫血、低血压,维持正常的视网膜灌注。

6. NPS 患者常合并肾脏病变,术前应进行肾功能评估,围手术期用药剂量、间隔给药时间、输液量和速度应根据肾功能受损情况进行相应调整。

（罗　涛）

参考文献

[1] NIZAMUDDIN SL,BRODERICK DK,MINEHART RD,et al. Spontaneous coronary artery dissection in a parturient with Nail-Patella syndrome[J]. Int J Obstet Anesth,2015,24:69-73.

第四章

肌 肉 疾 病

第一节　杆状体肌病
（nemaline myopathy）

麻醉管理所面临的主要问题

呼吸肌麻痹

困难气道

脊柱畸形

心肌病变

恶性高热高危者

【病名】

杆状体肌病（nemaline myopathy，或 rod myopathy），又称线状体肌病、先天性杆状体病（congenital rod disease）。

【病理和临床】

1. 线状体肌病的名称来自于肌肉中的特征性杆状小体，采用改良的 Gomori 三色染色法可以最好地观察特征性杆状小体，它们在纵切面上呈线状，肌肉内的杆状小体数目可变，并且与疾病严重程度不相关。遗传学研究发现线状体肌病由骨骼肌细肌丝异常引起，特定缺陷涉及多个基因的突变，其中一些基因（*NEB*、*ACTA1*、*TPM3*、*TNNT1*、*TPM2*、*CFL2* 和 *LMOD3*）编码作为细肌丝成分或与其相互作用的蛋白质。最常见的、较轻度类型的线状体肌病是由 *NEB* 基因缺陷引起，重度线状体肌病与 *ACTA1* 基因缺陷相关。

2. 线状体肌病的临床表现存在差异，主要特点如下：①肌无力的模式是一致的，受累最重的是面肌、颈部和躯干屈肌、足背屈肌和足趾伸肌。远端肢体肌和肢带肌的肌无力程度比近端肢体肌更严重。②一些患儿具有极轻度的异常，包括面部瘦长、高腭穹和漏斗胸；其他非典型特点有关节挛缩、中枢神经系统受累和先天性骨折；可能会发生心脏病，伴进行性心肌病，从而导致心力衰竭。③临床病程取决于疾病的严重程度，重度新生儿线状体肌病患儿常在出生后第 1 年内因呼吸衰竭而死亡；但也有长期生存且病情改善的病例报道；较轻度线状体肌病被认为是非进行性或缓慢进行性。

3. 根据肌无力程度和发病年龄可分几个亚型：

（1）严重新生儿型：为常染色体隐性遗传，常于出生数周或数月因呼吸衰竭或复发性肺炎死亡。

（2）轻型或典型：多为常染色体隐性遗传，出生后 1 年起病，进展缓慢，大多数可正常生活，部分患者因青春期快速生长使肌肉受损而使用轮椅。

（3）儿童期发病型：为常染色体显性遗传，几岁至十几岁之间发病，最早出现踝关节背曲，然后出现缓慢进行性踝关节无力和四肢近端肌无力，面、颈肌无力，可有脊柱侧弯和弓形足。

（4）晚发型或成人型：多为散发，30~60 岁发病，远近端肌肉无力，部分可影响心脏，呈进行性发展。

【麻醉管理】

1. 术前检查的重点是对肌肉病变的程度与范围及呼吸与循环功能进行综合评估。由于呼吸肌无力、肺部感染及脊柱畸形等，常表现为不同程度的呼吸功能不全，此类患者术后应做好人工呼吸的准备。本病常合并先天性心脏病、心肌病和肺源性心脏病，对呼吸循环功能减退的患者，术前慎用或不用镇静剂。术中循环管理请参考本书"心脏病患者非心脏手术的麻醉"。

2. 部分患者合并凸颌、小颌、腭裂和高弓腭等颌面部畸形，会增加困难气道的风险。

3. 呼吸与咽喉部肌肉麻痹，在麻醉诱导时可引起反流误吸，术前应延长禁食时间，必要时应采用清醒气管插管或快诱导方式。

4. 椎管内麻醉可避免呼吸系统并发症、减少全麻药物和肌松药对术后呼吸功能的抑制作用，可用于无脊柱畸形的中下腹部手术患者，但要注意避免阻滞平面过高而引起呼吸抑制。

5. 文献报道，本病与恶性高热有一定的关系，术中应加强体温监测，避免氟化醚类吸入麻醉药以及去极化肌松剂等"恶性高热"触发剂的使用。本病对非去极化肌松药绊库溴铵、维库溴铵呈正常反应，但由于本病属肌源性病变，故应在严密的肌松监测下慎用非去极化肌松药。

（罗 涛）

参考文献

[1] DEL VALLE V，TRIGO RUBIO P，BERMEJO ALVAREZ MA，et al. Anesthetic considerations in nemaline myopathy[J]. Rev Esp Anestesiol Reanim，2008，55：122-123.

[2] ESKANDAR OS，ECKFORD SD. Pregnancy in a patient with nemaline myopathy[J]. Obstet Gynecol，2007，109：501-504.

[3] SHENKMAN Z，SHEFFER O，EREZ I，et al. Spinal anesthesia for gastrostomy in an infant with nemaline myopathy. Anesth Analg，2000，91：858-859.

[4] STACKHOUSE R，CHELMOW D，DATTEL BJ. Anesthetic complications in a pregnant patient with nemaline myopathy. Anesth Analg，1994，79：1195-1197.

第二节   肌小管肌病
（myotubular myopathy）

麻醉管理所面临的主要问题

恶性高热高危者

困难气道

肌无力

【病名】

肌小管肌病（myotubular myopathy，MTM），又称中央核肌病（centronuclear myopathy）。

【病理与临床】

1. 肌小管病变是一组以肌纤维核位置异常为特点的先天性肌病，此疾病主要是肌原纤维组成肌小管时发生障碍，导致肌小管形成不良，因而使肌肉组织发展中断并停留在胎儿时期的肌肉组织。也因此，病患肌肉切片可发现肌肉细胞中细胞核并未如同成熟的肌肉组织散布在肌肉纤维周围，而是位于肌肉细胞的中央，所以肌小管病变又称为中央核肌病。肌小管病变因临床症状及发病时期不同，分为三种类型，其中第二型及第三型通常较为少见，发病较晚，症状也较轻微，呈现缓慢的肌肉退化。

（1）X 染色体遗传型（X-Linked myotubular myopathy，XLMTM）：发病年龄约在新生儿时期或婴儿时期，主要症状为呼吸衰竭及肌肉无力；

（2）常染色体隐性遗传型：发病年龄约在孩童时期；

（3）常染色体显性遗传型：发病年龄约在孩童时期的晚期。

2. X 染色体遗传型　男性婴儿具有明显的张力减退和骨骼肌无力，面肌无力、上睑下垂和眼外肌无力较常见，患者面部外观可发现狭长的脸颊及上颚高拱的特征，呼吸肌损害导致呼吸衰竭，延髓功能损害造成喂养困难。其他可见并发症状包括脑积水、血液方面的问题（例如球形红细胞症所引起的贫血等）、生殖器发育异常（外生殖器性别不清或重度尿道下裂）、脊椎侧弯及牙齿错位咬合，部分患者有肝脏功能的问题以及肾结石、胆结石等；相关突变的杂合子型女性携带者可能出现肢带肌及面肌无力。

3. 常染色体遗传型发病年龄较晚，症状也较轻微，属于渐进式退化疾病，部分患者仍必须仰赖呼吸照护。体染色体隐性遗传型可发现面部肌肉无力，包括眼睑、下巴、舌头及喉咙等，而体染色体显性遗传型则面部肌肉较不受影响，但可发现髋关节及肩膀逐渐无力，并呈现步态不稳，晚期可能需要依赖轮椅代步。

4. 此疾病的治疗最重要的是呼吸照护，患者必须长期依赖呼吸机，气管切开术亦可使患者维持生命。

【麻醉管理】

1. 术前应了解肌肉病变的程度与范围，尤其要注意是否影响吞咽、呛咳和肺通气；同时还应注意是否合并其他先天性畸形；术前慎用镇静药和麻醉性镇痛药等，避免抑制呼吸功能。

2. 本病与恶性高热的关系不明。虽然没有明确的证据表明本病与恶性高热的关系，但绝大多数病例报道中往往避免该类患者使用氟化醚类吸入麻醉剂和去极化肌松药。

3. 在全身麻醉中，短效静脉麻醉药异丙酚麻醉复合短效阿片类镇痛药如瑞芬太尼能达到较好的麻醉要求；如非必需，可不必使用肌松药，以利术后肌力的恢复。

4. 对于下肢手术及肌肉活检的患儿骶管阻滞常能提供完善的镇痛，同时可保留患儿呼吸和自主运动功能；采用低剂量局麻药进行脊髓麻醉或腰硬联合麻醉易可成功用于此类患者；椎管内麻醉时，注意控制局麻药的浓度、用量与阻滞平面，慎用镇静药，避免加重或引起呼吸抑制。

5. 对于单纯肌肉活检术可以选择股神经阻滞。但需要注意的是对于肌肉病变严重的患者，神经刺激器不能提供客观和准确的引导。

6. 警惕困难气道的风险。有病例报道此病患者存在插管困难，术前应进行全面的气道评估，必要时可考虑行纤支镜引导下气管插管。

7. 术后应加强呼吸管理。

（罗　涛）

参考文献

[1] RANGANATHAN M,MENDONCA C. Regional anaesthesia in a patient with centronuclear（myotubular）myopathy[J]. Anaesthesia,2007,62:1190.

[2] SCHMID E,JÖHR M,BERGER TM. X-linked myotubular myopathy:anesthetic management for muscle biopsy [J]. Paediatr Anaesth,2006,16:218-220.

[3] COSTI D,VAN DER WALT JH. General anesthesia in an infant with X-linked myotubular myopathy. Paediatr Anaesth,2004,14:964-948.

[4] TOKARZ A,GASZYŃSKI T,GASZYŃSKI W,et al. General anaesthesia with remifentanil and propofol for a patient with centronuclear（myotubular）myopathy. Eur J Anaesthesiol,2002,19:842-844.

[5] BRESLIN D,REID J,HAYES A,et al. Anaesthesia in myotubular（centronuclear）myopathy[J]. Anaesthesia,2000,55:471-474.

[6] GOTTSCHALK A,HEIMAN-PATTERSON T,DE QUEVEDO R 2ND,et al. General anesthesia for a patient with centronuclear（myotubular）myopathy[J]. Anesthesiology,1998,89:1018-1020.

第三节　僵人综合征
(stiff person syndrome)

麻醉管理所面临的主要问题

可能合并其他全身性疾病

可能合并焦虑与抑郁等精神障碍

注意治疗用药的副作用(糖皮质激素、免疫抑制剂、巴氯芬等)

预防 SPS 痉挛急性发作

避免突然的触觉与声音刺激

注意麻醉后长时间肌肉无力

慎用肌松剂和挥发性麻醉剂

可能合并交感神经功能亢进、血流动力学改变

【病名】

僵人综合征（stiff person syndrome,SPS）,又称僵汉综合征（stiff-man syndrome,SMS）、Moersch-Woltman 综合征（Moersch-Woltman syndrome）、僵肢综合征（stiff limb syndrome）、僵体综合征（stiff trunk syndrome）、渐进性脑脊髓炎并僵硬与肌痉挛（progressive encephalomyelitis with rigidity and myoclonus,PERM）等。

【病理与临床】

1. 本病是一种以渐进性肌肉僵直和反复发作肌肉痉挛为主要临床特征的神经系统疾病。1956 年梅奥诊所 Moersch 与 Woltmann 首先报道了 14 例患者。本病亦称为"僵汉综合征（SMS）",但由于本病可影响任何年龄和性别的个体,有作者认为这一命名不适合于儿童与女性。而"僵人综合征"的命名兼顾了各年龄层与性别,因而被认为是最具有包容性、最恰当的。

2. 本病的病因尚不完全清楚。兴奋与抑制调节系统的平衡是维系正常中枢神经功能的重要基础。目前认为本病可能与自身免疫因素致中枢神经(脑与脊髓)内的二大抑制调节机制——γ-氨基丁酸(GABA)及桥尾蛋白(gephyrin)系统受损、脊髓 α 运动神经元兴奋性亢进有关。

(1) GABA 是中枢神经系统内的重要抑制性神经递质,它分 GABA-A 与 GABA-B。GABA 由谷氨酸经谷氨酸脱羧酶(glutamic acid decarboxylase,GAD)合成,而 GAD 又分为 GAD65(分子量 65kD)与 GAD67(分子量 67kD)。桥尾蛋白(gephyrin)是存在于抑制性突触(inhibitory synapse)中的脚手架蛋白,类似如 PSD-95 蛋白在兴奋性突触(excitatory synapse)中的作用,它通过甘氨酸(glycine)受体和及 GABA-A 受体介导中枢神经的抑制作用。

(2) 患者体内可检出多种自身抗体,如:抗 GAD 抗体、抗 GABA-A 受体相关蛋白抗体 GABA-RAP (GABAa receptor associated protein)抗体、抗双载蛋白(amphiphysin)抗体、抗桥尾蛋白(gephyrin)抗体、抗 α_1 甘氨酸受体(glycine receptor alpha 1,GLRA1)抗体等。上述自身抗体导致 GABA 合成与功能障碍。亦有报道认为本病可能与病毒感染有关。

3. 本病极为罕见,其确切患病率不明。一项报道估计,在总人口中的患病率约为十万~百万分之一,2000~2005 年英国只发现了 119 例病例,日本亦有数十例报道。发病年龄包括儿童和老年人在内的各年龄层,但多见于 30~60 岁者,女性多见,无种族差异。

4. 临床表现

(1) 进行性肌肉僵硬伴疼痛性肌肉痉挛。全身肌肉均可受累,通常从中轴肌肉开始发病并蔓延至近端肢体肌肉,但肢体肌肉受损的程度可能超过中轴肌。其部位、严重程度与病程因人而异,严重者肌肉痉挛僵硬呈石板样。症状通常会在几个月内出现,且可能持续多年或慢慢恶化。双侧腿部肌肉僵硬程度的不对称可导致行走缓慢而僵硬;椎旁肌肉僵硬可致脊柱侧弯或后凸畸形;头面颈部肌肉僵硬可致吞咽与发声障碍;腹部肌肉僵硬可致饱腹感,从而导致体重下降;胸部和呼吸肌僵硬可致呼吸困难。

(2) 在肌肉僵硬的同时常合并肌肉痉挛,它可能是自发性的,也可能由各种因素(如:意外的噪声、轻微的身体接触、寒冷、精神紧张等)触发。肌肉痉挛通常是有痛的,且会加重现有的僵硬。痉挛可能累及整个身体或局部,可能持续几分钟,但偶尔会持续几个小时。痉挛可加重上述肌肉僵硬的症状,腿部痉挛可导致摔倒,呼吸肌痉挛可致呼吸困难,甚至需紧急通气支持。睡眠、全身麻醉可改善之。

(3) 可能合并其他自身免疫性疾病或全身性疾病,如:糖尿病、甲状腺炎、恶性贫血、白癜风、脑脊髓炎、癫痫。约 5% 患者合并各种肿瘤,如:乳癌(多合并抗双载蛋白抗体阳性)、子宫癌、肺癌、大肠癌、Hodgkin 淋巴瘤、咽喉癌、胸腺瘤等。

(4) 辅助检查:血液检查约 70% 患者抗 GAD 抗体阳性,此外,还可检出抗 GABA-A 受体相关蛋白抗体(GABA-RAP)、抗双载蛋白抗体、抗桥尾蛋白抗体、抗 α_1 甘氨酸受体抗体,部分抗体与恶性肿瘤相关。脑脊液检查多正常,有时蛋白升高或 OCB 阳性。肌电图示安静时持续肌收缩,有时可见骨骼肌的连续运动,用地西泮后减少或消失。

5. 诊断根据临床表现与血清抗体、尤其是抗 GAD 抗体阳性。治疗包括控制肌肉僵硬与痉挛症状的药物(如:口服苯二氮䓬类、中枢性肌松药巴氯芬、抗癫痫药等及巴氯芬鞘内注射)及免疫治疗(如:糖皮质激素、环磷酰胺与咪唑硫嘌呤等免疫抑制治疗、静脉免疫球蛋白治疗、血浆免疫吸附治疗、血浆交换治疗等)。

【麻醉管理】

1. 麻醉前管理

（1）前已述及，本病可能合并其他自身免疫性疾病与恶性肿瘤等全身性疾病，其中 30% 患者可能合并 1 型糖尿病，10% 合并甲状腺炎及不同程度的甲状腺功能低下。其中，甲状腺功能低下较为常见且症状隐匿，如 Shanthanna、Bouw 等报道的病例均合并甲状腺功能低下，尤其是术后长时间不苏醒的患者应特别警惕。同时它也可能是神经系统副肿瘤综合征（paraneoplastic neurologic syndrome，PNS）的表现之一，PNS 是指某器官的肿瘤非转移性地影响远隔的自身神经系统，其机制不明，可能与肿瘤分泌某些因子有关。此外，要注意由于本病早期症状不典型，有时可能将其他疾病误诊为本病。如：水野等报道了 1 例 53 岁女性双下肢与腰肌僵直，起初被误诊为本病，但无相关抗体改变，服地西泮后症状亦无改善；经仔细检查，最后确诊为"腺垂体功能减退综合征（Sheehan 综合征）"，可能与其产后大出血病史有关。麻醉前应仔细评估并制定相应的管理方案。

（2）良好的术前管理可避免术中 SPS 痉挛症状发作。除苯二氮䓬类及巴氯芬应持续服用至术前外，术前静脉免疫球蛋白（IVIg）与血浆交换治疗及免疫吸附治疗可能对围手术期管理有利。Albert 等报道了一例在局麻加监测麻醉（MAC）下安置膀胱神经刺激器的 30 岁女性患者，在手术过程中出现 SPS 病情急性加重。表现为躁动、焦虑、淡漠，并出现面部、颈部和上肢肌肉痉挛，同时合并心动过速与面部充血和体温升高，而脑电图监测无癫痫样波形。静脉注射咪达唑仑与硫喷妥钠后面部和上肢痉挛与心动过速改善，但患者逐渐出现躯干与四肢僵化并持续至术后，用劳拉西泮治疗后其痉挛得到控制，但仍全身僵硬。次日转至重症监护室并进行了连续四天的静脉免疫球蛋白（IVIg）治疗，四天后症状完全消失。患者既往在三次手术中经历过类似的癫痫样活动和渐进式僵直发作（一次全身麻醉，两次监测麻醉）。3 个月后患者又在 MAC 下行神经刺激器更换术，此次手术麻醉经过顺利。与前几次手术不同的是，患者在手术前入院接受了连续四天的 IVIg 治疗。Albert 总结经验认为，SPS 和重症肌无力虽然是不同的疾病，但它们均属自身免疫性疾病，既然术前 IVIg 和血浆置换治疗对重症肌无力患者术后肌力恢复有利，那么它对控制 SPS 的症状、防止其急性发作亦有作用，二者是同一道理。与血浆置换治疗相比，IVIg 治疗操作简单，术前可根据患者情况选用。

（3）注意治疗用药的副作用

A. 术前用糖皮质激素及免疫抑制剂（环磷酰胺、硫唑嘌呤等）治疗者麻醉管理请见"系统性红斑狼疮"及本书相关章节。

B. 巴氯芬（Baclofen）是一种作用于脊髓的肌肉松弛剂。其机制是通过刺激 GABA-β 受体、抑制谷氨酸与天门冬氨酸等兴奋性氨基酸的释放、抑制脊髓内的单或多突触反射、抑制脊髓后根与后根间的反射电位。巴氯芬本身不影响神经肌肉间的冲动传递，其主要作用是缓解反射性肌肉痉挛及缓解痛性痉挛，从而改善患者活动能力，预防和促进压疮愈合、痛性肌痉挛的消除可改善睡眠状况、改善膀胱和肛门括约肌功能，提高患者生活质量。其副作用是有可能导致惊厥，尤其是癫痫患者要注意。此外，还可引起血糖升高及胃酸增多。长期服用者术前不应突然停药，应持续服用至术前，否则可导致意识错乱、幻觉、躁狂等精神症状与癫痫发作，而且还可加重肌肉痉挛。对不能口服患者可经胃管注入。要特别注意巴氯芬与麻醉药、尤其是与吸入麻醉药的相互作用（后述）。

（4）患者常合并严重焦虑症及抑郁症等精神障碍，其原因不明，可能与本病严重影响其生活质量或神经递质水平改变有关。由于它们的部分症状相似或重叠，有可能被相互误诊。

Cervantes 报道了 1 例 30 岁的海地女性患者被误诊为焦虑症多年,作者详细地介绍了两者的鉴别要点,其中最为重要的是抗 GAD 抗体阳性。麻醉前应加强精神安抚,并给予足量的镇静药。

（5）突然的触觉或听觉刺激可触发 SPS 症状恶化是本病的特点之一,表现为痉挛发作。Johnson 病例报告 1 名行鞘内巴氯芬泵修复术的 46 岁女性患者,进入手术室的后被一声巨响惊吓后出现剧烈痉挛及异常姿势。要注意保持手术室工作环境的安静,在进行各种操作时应预先告知患者,让其做好心理准备。麻醉前应给予足量的苯二氮䓬类药物镇静,最佳镇静深度是:患者对呼唤有应答,而对声光等一般刺激无反应。由于患者下肢肌肉痉挛、易频繁跌倒,围手术期应采用转送车转运并有专人护送,防止其突然痉挛发作而跌落摔伤。

2. 全身麻醉管理　目前关于本病的麻醉管理已有数例报道。麻醉药对 GABA 系统的影响相当复杂,尚有诸多不明之处,许多麻醉药(如:挥发性吸入麻醉药氟烷、硫喷妥钠、异丙酚、依托咪酯、苯二氮䓬类等)都有促进 GABA 系统的作用,即使很低血浆浓度的异丙酚和硫喷妥也可通过 GABA 介导的下行抑制机制影响大脑与脊髓活动。文献报道,除苯二氮䓬类外,异丙酚亦可改善本病患者的症状。在全身麻醉方面,主要关注点是麻醉后可能出现长时间的肌无力,全麻药的这一作用亦可能通过促进 GABA 系统引起,患者术后可能需要长时间的呼吸支持治疗。其中,肌松药与挥发性吸入麻醉药的影响受到重视。

（1）肌松药:Johnson 等报道了一例在全身麻醉下行巴氯芬泵鞘内植入术患者,麻醉用药为硫喷妥钠、舒芬太尼、维库溴铵和异氟烷,术后出现长时间的肌无力而需要机械通气。但 5 个月后采取不用肌松药、而其他麻醉药相同的全身麻醉,经过顺利。他们建议在 SPS 患者中避免使用肌松药。这一建议被多数文献引用,Yagan 甚至在咪达唑仑、利多卡因、异丙酚及瑞芬太尼麻醉诱导后不用肌松药气管插管。但亦有文献报道认为临床常用剂量的肌松药是安全的,而且 Johnson 等报道的病例虽然术后肌无力,但"四个成串刺激(TOF)"肌松监测时无肌松药残留迹象,由于该患者在麻醉诱导时麻醉药有可能渗漏至皮下组织,其肌无力可能与此有关。我们建议尽量不用肌松药,如需使用应在肌松监测下慎用非去极化肌松药。至于去极化肌松药琥珀胆碱,目前有关临床应用的报道少,应慎用。

（2）关于本病用挥发性吸入麻醉剂后出现长时间肌张力低下,始于 Bouw 等在 2003 年的一篇报道。这是一个在全麻下行结肠癌根治术的 62 岁女性患者。麻醉诱导用丙泊酚、舒芬太尼、阿曲库铵,气管插管后用异氟烷、阿曲库铵、舒芬太尼、吗啡维持。在手术结束时,患者无法睁眼及握手,潮气量低,TOF 神经肌肉监测显示无肌松残留,用拮抗剂后肌无力无改善,丙泊酚镇静下机械通气两小时后拔除气管导管。作者认为患者术后肌无力可能是挥发性麻醉剂引起的,而且与术前服用巴氯芬有关。动物研究表明,巴氯芬可增强挥发性麻醉剂的中枢抑制作用;在临床上可观察到巴氯芬与吸入麻醉剂地氟烷或异氟烷合用时出现肌无力。其机制可能与全身麻醉时 GABA-B 突触传递作用增强有关。Bouw 强调,对术前服用了多种药物的患者要特别注意巴氯芬与挥发性麻醉剂合用的潜在危险。Ledowski 等甚至建议采用不用肌松药的全凭静脉麻醉(TIVA),此时要注意大剂量阿片类药物引起胸壁僵硬。

3. 区域神经阻滞　其优点是可避免全麻药的呼吸抑制作用并有良好的的术后镇痛作用。目前有几篇文献成功用于本病患者,如:Shanthanna 报道了一例腰-硬联合麻醉用于膝关节置换术、Elkassabany 报道了一例椎旁神经阻滞用于腹股沟疝修补术等。在实施时不仅要注意脊柱畸形造成的穿刺困难,而且要防止突然的穿刺疼痛而诱发痉挛发作,在操作前应充分的解释与告知,让患者有心理准备,并适当应用镇静镇痛剂以减轻其恐惧与疼痛。术中充分镇静可避免术中听觉刺激诱发的痉挛。

4. 呼吸管理   除前述麻醉药引起的肌无力、呼吸抑制外,要注意本病呼吸肌僵硬与痉挛引起的呼吸抑制有时被误诊为外科手术后并发症。如:Lee 报道了一例重症肌无力(MG)患者,胸腺切除术后出现呼吸困难被诊断为 MG 危象,但呼吸机支持治疗一个月后无效;后观察到其呼吸困难的同时合并间歇性肌肉僵硬与痉挛,经仔细检查,确认其呼吸困难实际上是由合并的 SPS 引起。前已述及,SPS 也可能胸腺瘤神经系统副肿瘤综合征的表现之一。该患者在静注免疫球蛋白 G(IVIG)治疗后病情缓解。

5. 文献报道,部分患者可能合并交感神经功能亢进症状,表现为心率加快、体温升高等,其原因不明,可能与中枢神经病变有关,亦可能是痉挛发作的表现之一。本病不是恶性高热高危者。

(郑利民)

参考文献

[1] SHANTHANNA H. Stiff man syndrome and anaesthetic considerations:successful management using combined spinal epidural anaesthesia[J]. J Anaesthesiol Clin Pharmacol,2010,26:547-548.

[2] BOUW J,LEENDERTSE K,TIJSSEN MA,et al. Stiff person syndrome and anesthesia:case report[J]. Anesth Analg,2003,97:486-487.

[3] 水野裕理,山口浩雄,上原平,他. Stiff-person 症候群やIsaacs 症候群との鑑別を要した汎下垂体機能低下症の1 例[J]. 臨床神経,2017,57:298-302.

[4] ALBERT JG,LESLIE CT,KEVIN LM,et al. Prevention of an acute severe exacerbation of stiff-person syndrome during surgery[J]. Anesthesiology,2006,104:885-886.

[5] CERVANTES CE,LEE LAU H,BINAZIR TA,et al. Why it is not always anxiety:a tough diagnosis of stiff person syndrome[J]. Case Rep Neurol Med,2017,2017:7431092.

[6] YAGAN O,ÖZYILMAZ K,ÖZMADEN A,et al. Anesthesia in a patient with stiff person syndrome anestesia em paciente com síndrome da pessoa rígida[J]. Brazi J Anesthesiology,2016,66:543-545.

[7] LEDOWSKI T,RUSSELL P. Anaesthesia for stiff person syndrome:successful use of total intravenous anaesthesia[J]. Anaesthesia,2006,61:725.

[8] ELKASSABANY N,TETZLAFF J. E,ARGALIOUS M. Anesthetic management of a patient with stiff person syndrome[J]. J Clin Anesth,2006,18:218-220.

[9] LEE HL,MIN JH,SEOK JM,et al. Stiff-person syndrome after thymectomy in myasthenia gravis mimicking a post-thymectomy myasthenic crisis[J]. Neurol India,2017,65:1152-1153.

第四节   进行性骨化性肌炎
(progressive myositis ossificans)

麻醉管理所面临的主要问题

颈椎强直,张口受限,气管插管困难
限制性呼吸障碍
尽量避免有创操作与治疗

【病名】

进行性骨化性肌炎(progressive myositis ossificans),又称进行性骨化性纤维炎(fibrodysplasia ossificans progressiva)、进行性骨化性纤维增殖症(hyper-plastafacialis ossificans progressiva)、

进行性骨化性纤维蜂窝纤维炎（fibrocell-alitisossifieans progressiva）、Muuenc-hmeyey 病等。

【病理与临床】

1. 进行性骨化性肌炎（MOP）为一种全身性、进行性、多发性的肌肉骨化现象。该病为结缔组织某些成分遗传方面的缺陷所引起的继发性钙化和骨化，属常染色体显性遗传病。该病的遗传学表现出一定的复杂性和多样性。近来研究比较公认的是其发病与 *BMP-4* 关系密切，*BMP-4* 的过度表达是导致进行性异位骨化的独立触发因子，其致病候选基因为定位于 2q23-24 的 *ACVR1* 基因。国外统计进行性骨化性肌炎患病率约为 1/200 万，无性别、种族等差异，而据中国国内报道男性略多于女性。截至 2013 年，全球仅有 600 名患者诊断罹患此疾。

2. 病变在婴儿开始，多在 6 岁前起病，偶有在出生之后即见肌腱异常。平均发病年龄为 4.92 岁，男女比例报道不一。其临床表现有两个特点：

（1）先天性拇指畸形：该病最早的特征表现，几乎所有的患者都会发生。手足畸形为指（趾）骨短小。踇趾较拇指为多见，有的表现为一节指骨（趾骨）的缺失，或二趾间融合变短，也可见掌骨和近节趾骨骨性联合。

（2）进行性软组织异位骨化：异位骨化多发生于肌腱、韧带、筋膜和骨骼肌等处，其蔓延特点为从头向尾、从背侧向腹侧、从中线向四肢发展，骨化可由外伤、感染和手术等诱发加速。早期表现为局部包块红肿热痛，继而包块逐渐骨化，局部组织挛缩，关节僵硬，逐渐强直僵硬以致活动障碍，如颈的前屈和颞下颌关节活动受限，最终肢体运动功能丧失。一般 30 岁左右髋关节融合致行走功能丧失，下颌功能障碍致进食不能而全身衰竭。患者大多死于衰竭或感染。

【麻醉管理】

1. 术前仔细了解肌肉受累的部位，尤其是应注意呼吸肌、颈部肌群及颌面部肌肉是否受累及其程度，对呼吸功能、维持呼吸道通畅与气管插管难度进行评估。

2. 肌肉损伤可加重其骨化，应尽量减少医源性创伤，如：肌内注射、活检、手术等，术前药可选用口服或入手术室后静脉注射。

3. 患者因背部肌肉受累较严重，脊柱活动受限，尽量避免选择椎管内麻醉而加重损伤，麻醉方式选择以全麻为主。

4. 脊柱畸形与胸壁肌肉病变可引起限制性肺通气障碍，文献报道了 1 例本病患者，术前肺活量占预计值的 33.3%，术中需采取较高的气道内压方可维持肺通气量。此类患者应加强呼吸管理，术后应作好人工呼吸治疗的准备。

5. 警惕困难气道的风险，有 3 例病例报道了患者无法通气和插管；因此推荐气管插管时最好能有耳鼻喉科医师在场，必要时行紧急气管切开术。

6. 避免在气管插管过程中过度牵拉颞下颌关节，推荐采用纤支镜引导下经鼻气管插管。

7. 口腔的操作不建议使用局麻，尤其是下颌阻滞，因为局麻可能会导致患者术后颞下颌关节烧灼痛和关节融合。

8. 围手术期应用皮质类固醇可预防和缓解关节烧灼痛，通常推荐在术前开始应用，持续四天。

9. 术中保持合适的体位，避免骨骼及肌肉过度牵拉引起损伤。

（罗　涛）

参考文献

[1] Kilmartin E, Grunwald Z, Kaplan FS, et al. Patients with fibrodysplasia ossificans progressiva: a review of 42 ca-

ses in 30 patients[J]. Anesth Analg,2014,118:298-301.

[2] GORJI R,LI F,NASTASI R,STUART S. Fibrodysplasia ossificans progressiva:anesthetic management in complex orthopedic spine procedures[J]. J ClinAnesth,2011,23:558-561.

[3] TUMOLO M,MOSCATELLI A,SILVESTRI G. Anaesthetic management of a child with fibrodysplasia ossificans progressiva[J]. Br J Anaesth,2006,97:701-703.

[4] VASHISHT R,PROSSER D. Anesthesia in a child with fibrodysplasia ossificans progressiva[J]. Paediatr Anaesth,2006,16:684-688.

第五节　进行性肌营养不良
(progressive muscular dystrophy)

麻醉管理所面临的主要问题

> 原发于肌肉病变,肌无力
> 不同的临床类型有其不同的病理改变
> 警惕未能诊断出的本病
> 可能合并心、肺、中枢神经及内分泌系统等病变
> 横纹肌溶解、恶性高热的风险
> 肌松药应用的有关问题

【病名】

进行性肌营养不良(progressive muscular dystrophy),无别名。

【病理和临床】

1. 进行性肌营养不良是一组原发于肌肉组织的遗传性变性疾病,一般都有家族史。主要临床特征为进行性加重的肌肉萎缩和无力。病理改变基本相同,最早是肌纤维膜缺损,胞外Ca^{2+}内流导致肌肉分解,而逐渐出现灶性坏死、肌纤维粗细不均、散在蛀虫样变;肌纤维内有横纹消失、空泡形成、肌细胞呈链状排列并向中央移动。晚期肌纤维普遍萎缩并有大量脂肪细胞和结缔组织填充、堆积,导致肌肉假性肥大。常合并心肌变性及中枢神经系统异常,心肌纤维中有脂肪浸润和纤维化。本病已被国家卫健委等五部门列入《第一批罕见病目录》。

2. 进行性肌营养不良根据遗传方式,肌肉萎缩的分布、病程及预后等分为不同的临床类型。

(1) Duchenne 型肌营养不良(Duchenne muscular dystrophy,DMD):DMD 为一种预后不良的 X-连锁隐性遗传的原发肌肉疾病,定位于 X 染色体短臂中部(Xp21)。尽管在 DMD 男性患儿中,肌病的组织学和实验室证据从出生起就可观察到,但通常在 2~3 岁时才出现肌无力的临床发作,有些病例的症状出现更迟。出生后第 1 年的生长速度通常慢于正常速度,从而导致身材矮小,患儿也常有不同程度的轻度认知功能障碍或整体发育迟缓,偶有患儿的智力水平可能达到或高于平均水平。肌无力选择性地累及肢体肌肉,近端肢体肌肉受累早于远端肢体,下肢早于上肢。患儿因此出现跑、跳和上台阶困难;从地面站起时,可能还会先用手把自己支撑到直立位,这个动作被称为 Gower 征。通常还能观察到反常的蹒跚步态、腰椎前凸和小腿肚增大;疾病早期患者也可能主诉腿痛;常在 12 岁前就需借助轮椅。DMD 可导致原发性 DCM 和传导异常(尤其是心房内和心房间,但也可累及房室结),以及多种心律

失常(以室上性为主)。这种心肌病的特征是左室壁后侧基底段的广泛纤维化,导致出现特征性心电图改变:右侧心前区 R 波增高伴 R/S 比值增加,Ⅰ、aVL 和 V5-V6 导联深 Q 波。随着病情进展,纤维化可以蔓延至左心室的外侧游离壁。由于后乳头肌受累,常存在明显的二尖瓣关闭不全。疾病晚期阶段可能发生心力衰竭和心律失常,尤其是并发感染或手术期间;极少数病例心力衰竭是导致死亡的直接原因。几乎所有 DMD 患儿都会发生进行性脊柱侧弯,脊柱侧弯联合进行性肌无力可导致肺功能受损,随着疾病进展,患者最终可能出现急性呼吸衰竭。

(2)Becker 型肌营养不良(Becker muscular dystrophy,BMD):它是一种良性 X-连锁遗传的 DMD 变异型,与 DMD 相比,BMD 患者症状发作的年龄通常更晚,临床表现更轻。患者通常能保持行走能力至少到 15 岁,一般都能到成年后很长时间,一些患者甚至能维持行走能力到老年。虽然 BMD 的肌肉受累程度不如 DMD 严重,但心脏受累往往更明显,超声心动图显示 60%~70% 的亚临床或良性 BMD 患者(平均年龄 18 岁)有心脏受累迹象。主要表现为右心室性期前收缩期受累,随后发展为左心室功能不全,所有 4 个腔室最终都会出现纤维化,病情可快速进展为伴心力衰竭的心肌病。此外,房室结和结下传导系统的异常可导致分支和束支传导阻滞,并可进展为完全性心脏传导阻滞。

(3)面肩肱型肌营养不良(facioscapulohumeral muscular dystrophy,FSHD),又称为 Landouzy-Dejerine 型肌营养不良。是继 DMD 和强直性肌营养不良之后第三常见的遗传性肌病。FSHD 呈常染色体显性遗传,受累基因已被定位至染色体 4q35。FSHD 发病年龄和严重程度具有多变性,典型的 FSHD 发作通常在 10~30 岁之间,进展缓慢,但婴儿型 FSHD 的进展迅速。FSHD 最初以选择性侵犯面肌、肩带肌和上臂肌为特征,并逐渐侵犯盆带肌、腹肌、足背屈肌等。首发症状常为面肌无力,明显者呈特殊的"肌病面容",表现为面部表情缺如,额纹和鼻唇沟消失,嘴唇增厚微翘(猫脸),不能鼓腮、吹口哨。也有以肩带肌萎缩起病,表现为明显翼状肩。其他典型的特征是肌肉受累不对称,不累及延髓、眼外肌及呼吸肌。临床上还可有视网膜血管病变、听力下降、智力发育迟滞等表现,也有心肌受累,但罕见,主要表现心动过速。FSHD 一般不影响患者寿命,但 15%~20% 的患者最终需坐轮椅。

(4)肢带型肌营养不良(Limb-girdle muscular dystrophy,LGMD)。LGMD1 型为常染色体显性遗传,LGMD2 型为常染色体隐性遗传。共同特点是肩带肌和盆带肌无力,而面肌不受累。大约 30% 的患者有假性肌肥大,腓肠肌多见,三角肌也有,心肌受累罕见,智力正常。

(5)Emery-Dreifuss 肌营养不良(Emery-Dreifuss muscular dystrophy,EDMD),是一种良性遗传性肌病。EDMD Ⅰ 型为 X 连锁隐性,EDMD Ⅱ 型为常染色体显性。本病特征是发展缓慢,较早出现肘关节、跟腱和脊柱的挛缩和畸形,肌萎缩无力进展缓慢,不伴肌肉假性肥大,有心脏受累,表现为心肌病、心律失常、心脏传导障碍、心房收缩舒张功能丧失,多数患者在 30 岁之前需安装起搏器,严重者可出现血栓和猝死。

(6)先天性肌营养不良(congenital muscular dystrophy,CMD)有多个亚型:

A. Fukuyama 型先天性肌营养不良,为常染色体隐性遗传。表现为面部和四肢肌张力低下,肌肉萎缩,病程进展缓慢,多 11 岁死亡,智力发育迟缓,半数伴癫痫发作。

B. Merosin 缺失型先天性肌营养不良,部分患者有周围神经脱髓鞘病变。

C. 肌肉-眼-脑异常(muscle-eye-brain disorder)以肌、眼、脑联合损伤为特征,有中枢神经系统脑回的缺失或畸形,常染色体隐性遗传。

D. 伴小脑萎缩先天性肌营养不良(CMD with cerebellar atrophy),出生后发病,全身肌无力,运动发育迟缓,并有小脑性共济失调、眼震和发声困难、智力发育迟缓等。

E. "单纯"型先天性肌营养不良,为常染色体隐性遗传。

F. 伴整联蛋白 α-7 突变先天性肌营养不良,为常染色体隐性遗传,患儿肌张力低,运动发育迟缓,肌无力以近端为主,往往 2~3 岁才会走路,少数智力发育迟缓。

G. 伴中枢神经系统萎缩和大的有髓周围神经轴索缺失先天性肌营养不良(CMD with CNS atrophy & absent large myelinated peripheral nerve axon),为常染色体隐性遗传,表现为出生发病,先天性多发性关节弯曲,精神运动发育严重迟滞,肌张力低,面、躯干、四肢肌无力,可出现呼吸衰竭,部分病例 1 年内死亡。

H. 伴家族性交界性大疱性表皮松解先天性肌营养不良(CMD with familial junctional epidermolysis bullosa),为常染色体隐性遗传,特点为交界性大疱性表皮松解和先天性肌营养不良合并存在。

I. 伴线粒体结构异常先天性肌营养不良(CMD with mitochondrial structural abnormalities)为常染色体隐性遗传,表现为近端肌肉慢性进行性无力,心脏有扩张性心肌病改变,智力发育迟缓。

J. 伴早期脊柱强直先天性肌营养不良(CMD with early spine rigidity),为常染色体隐性遗传,1 岁内发病,颈、面、近远端肌无力,呈对称性;肺活量、呼吸功能进行性下降,最后呼吸衰竭;3 岁后可发生脊柱强直,并逐渐发展致侧弯;可有肘、臀、膝、踝部肌肉挛缩,智力正常,心脏正常或有轻度传导障碍。

K. 伴呼吸功能衰竭和肌肉肥大先天性肌营养不良(CMD with respiratory failure & muscle hypertrophy),为常染色体隐性遗传,主要为颈部和四肢肌无力,并有严重的膈肌受累,导致呼吸功能衰竭,可出现全身肌肉肥大,50%患者有脊柱强直,智力正常。

L. Ullrich 病是常染色隐性遗传,表现肌力轻度低下,远端关节挛缩伴有末端关节过度松弛,有多汗、跟骨后突,智力正常。

(7) 远端型肌营养不良(distal muscular dystrophy),共同特点为:肌无力主要在四肢远端腕踝附近,伸肌萎缩最为明显,无感觉障碍和自主神经损害表现,无肌强直,病情进展缓慢。它有多个亚型:Welander 型、芬兰型、Markesbery 型、Nonaka 型、Miyoshi 型、Laing 型、边缘空泡型、伴有 desmin 聚集型等。

(8) 眼咽型肌营养不良(oculopharyngeal muscular dystrophy,OPMD),为常染色体显性遗传,一般 50 岁左右发病,以进行性加重睑下垂、吞咽困难和四肢无力为特征,病情进展缓慢,由于进食困难,可导致恶病质。

(9) 肌强直性营养不良(myotonic dystrophy),它被国家卫健委等五部门单独列为《第一批罕见病目录》,它实际上是进行性肌营养不良的一种亚型,在此一并介绍。本病是一组多系统受累的常染色体显性遗传疾病。多为青春后期发病,主要症状为肌无力、萎缩和肌强直。同时有其他系统疾病,表现为 80%患者有心脏受累,1/2~2/3 患者出现心脏传导阻滞和心动过缓,可由于心室纤颤或完全性传导阻滞引起猝死。心脏病可发生在任何年龄,偶有第一症状便是猝死或晕厥。20~30 岁后出现白内障,后期可影响视力,并有眼外肌运动障碍。中枢神经系统病变有认知和行为改变,同时嗜睡、表情淡漠可影响日常生活,早发者有智能障碍。舌咽肌无力和呼吸肌强直可导致呼吸困难和通气不足,患者对低氧和高二氧化碳反应亦减弱。平滑肌障碍导致消化系统蠕动减弱,胆囊排空能力下降,易致胆结石。本病患者恶性高热危险性高,可有免疫功能缺陷。

【麻醉管理】

1. 肌营养不良患者进行需要麻醉或镇静的操作时,其发生并发症的风险高。这些潜在威胁生命的风险包括:①对吸入麻醉药和某些肌松药的反应;②上呼吸道梗阻;③通气不足;④肺不张;⑤呼吸衰竭;⑥难以脱离机械通气;⑦心律失常;⑧心力衰竭等。

2. 术前应仔细了解病情,明确肌肉受累的部位与范围,是否合并重要器官的损害,准确诊断肌营养不良类型,根据病变类型及病理改变制定相应的麻醉管理方案。具体而言,术前管理应重点注意以下几方面:

(1) 本病患者常合并有不同程度的心脏损害,表现为心肌病、心力衰竭、传导阻滞,特别是 EDMD 患者几乎都合并有心脏损害,并且其严重程度与肌肉损伤发展不一致,易因充血性心力衰竭、血栓等并发症而猝死;术前应对心功能进行充分的检查与评估,合并有高度房室传导阻滞者,特别有晕厥史的患者需安装起搏器。

(2) 因本病的麻醉管理较为特殊,临床上应高度警惕未能诊断出的本病。由于本病较为少见,一般医师对其认识不清,术前可能存在漏诊现象。尤其是心脏病患者要注意是否合并肌肉病变,不可将本病误认为心脏病,而忽略肌肉病变,如:Emery-Dreifuss 肌营养不良有时可能仅表现为心脏受损症状,而肌无力症状并不突出。Sullivian 等报道了两例术前未诊断出的本病患者,给予琥珀胆碱后发生严重的室性心律失常与心搏骤停;增田等报道 1 例术前未诊断出本病的患者用恩氟烷后出现血碱性磷酸酶(CPK)显著升高。

(3) 呼吸肌与吞咽肌无力引起肺通气量下降及上呼吸道梗阻,呼吸中枢异常、呼吸调节功能低下及脊柱、胸廓畸形可引起肺部感染及肺功能减退,甚至呼吸衰竭。Zatuchni 等报道了48 例本病患者的尸检结果,其中 12 例死于呼吸衰竭。尤其是术后由于手术创伤、麻醉药的残余作用,呼吸肌无力、呼吸道防御反射下降,更易发生肺部感染、肺不张等;因此围手术期应加强呼吸管理,术前肺部理疗,控制感染,术中呼吸道分泌物吸引,术后防止误吸,严重者应准备呼吸机治疗。

(4) 先天性肌营养不良的患儿较多伴有癫痫发作,抗癫痫药物应用至术前当天,麻醉用药镇静药剂量宜适当加大。为控制癫痫发作,应首选全麻,但下腹四肢等小范围手术,也可选择区域阻滞麻醉,必须避免缺氧、二氧化碳蓄积和体温升高等癫痫发作的诱因,准备抗癫痫药物和吸氧控制呼吸等急救措施。局麻药过量或误入血管均可诱发癫痫大发作,应严格按局麻常规操作;氯胺酮、羟丁酸钠、普鲁卡因等全麻药易致惊厥,恩氟烷可引起脑电图惊厥性棘波,谨慎应用。低血糖、低钙血症、低镁血症和伤害性刺激均可致神经元兴奋性增高,诱发惊厥症状,注意观察处理。

(5) 本病在急性期或疾病严重期,可能使用肾上腺皮质激素治疗,麻醉前注意皮质激素补充疗法。某些类型肌营养不良如肌强直型可能合并糖尿病、甲亢等内分泌功能障碍,术前应纠正。

(6) 术前用药根据患者循环与呼吸功能状态而定,对合并情感与智能障碍的患者应适当增加镇静药的用量,但总的原则是不抑呼吸循环。文献报道阿托品对本病患者,尤其是 Duchenne 型者可引起心动过速,应慎用,或改用东莨菪碱。

3. 气管插管 本病除四肢挛缩外,颈肌与脊柱周围肌肉亦可挛缩而引起脊柱畸形,术前应对患者上呼吸道进行充分的评估,凡颈部活动受限者均应按困难气道处理,最好采用纤维支气管镜引导下气管插管。除骨骼肌、心脏病变外,胃肠道平滑肌亦可受累,引起胃排空延迟,在麻醉诱导时可引起反流、误吸。本病患者应适当延长禁食时间,有作者主张本病患者均应采用清醒插管。

4. 麻醉方法的选择　由于本病的病变部位并不在脊髓神经,且全麻术后呼吸管理困难、麻醉药可诱发横纹肌溶解等,故对肌肉病变范围局限、无呼吸肌麻痹及脊柱畸形的下腹部以下的手术患者,可采用硬膜外阻滞。因蛛网膜下腔阻滞可引起严重的血流动力学改变,应避免用于此类患者。臂丛与颈丛等周围神经阻滞用于本病患者是安全的。

5. 麻醉药的选择

(1) 除氧化亚氮外,吸入麻醉药均不可用于本病患者,其理由是:

A. 上述药物有可能诱发横纹肌溶解。

B. 目前已有数例本病患者应用氟烷、恩氟烷、异氟烷、七氟烷而发生室颤、心搏骤停、横纹肌溶解的临床报道。

(2) 静脉麻醉药中异丙酚作用时间短,是本病麻醉的理想药物。短效巴比妥类硫喷妥钠、咪达唑仑、芬太尼等均可用于本病患者,但要注意本病患者对麻醉药的敏感性增加,应适当减少用量。

(3) 肌松药的选择和应用

A. 此类患者(以 Duchenne 型肌营养不良为典型和严重)横纹肌溶解的发生率较高,又具有潜在的高钾血症反应和致命的心律失常等风险,应避免使用琥珀胆碱。

B. 本病患者对非去极化肌松药反应敏感,完成气管插管后肌松药可减量或不用。术中和术后管理,仍应行肌松监测。

C. Duchenne 型和强直性肌营养不良的麻醉时,目前多主张全凭静脉麻醉(不用肌松药)。

D. 本病患者应用非去极化肌松药手术麻醉后,新斯的明拮抗时可出现肌强直。

6. 恶性高热　既往肌营养不良一直被报道在全麻手术中可能会遭遇许多危及生命的并发症,但是多为零星的病例报道,没有系统的研究。一组病例回顾性分析后发现:伴有 DMD、BMD 的患者的麻醉并发症主要有:术中心衰,吸入性麻醉剂相关的横纹肌溶解,琥珀胆碱导致的横纹肌溶解和高钾血症。与普通人群相比,并没有发现在 DMD、BMD 中更加易感恶性高热。但 DMD、BMD 手术中应该避免使用氟化醚类吸入性麻醉剂和琥珀胆碱,术中必须密切监测心率、血压、体温、动脉血氧、呼气末二氧化碳等。如发生变化,应首先考虑横纹肌溶解,同时检测血气、血清电解质、CK(creatine phosphokinase 肌酸磷酸激酶)和肌红蛋白的水平。

7. 剖宫产患者的麻醉处理　本病患者剖宫产时,除应注意母体肌力低下、子宫收缩异常、分娩后出血、心脏病变与呼吸困难加重等情况外,还应注意娩出的新生儿可能合并有先天性进行性肌营养不良而需要人工呼吸紧急救治,在分娩时应配备专门的新生儿医师。

8. FSHMD 患者的神经肌肉监测部位应该精心挑选,研究显示非去极化肌松药对 FSHMD 患者的手臂和腿之间的神经肌肉阻滞的程度有不同,因此仅在手臂上使用周围神经刺激器评估 FSHMD 患者神经肌肉阻滞深度可能并不可靠。Masuda 报道 1 例患者 vecuronium 肌肉松弛起效时间在上肢和下肢之间有很大的不同(200 秒和 407 秒);与之相似,Yamakage 报道另一例患者术毕无明显肌松残余临床征象,当使用周围神经刺激器 TOF 监测,手臂上的刺激表现出明显的消退现象(TOF 0.54),腿上的 TOF 测试显示 TOF 比值完全恢复(TOF 1.0)。

(罗　涛)

参考文献

［1］CRIPE LH，TOBIAS JD. Cardiac considerations in the operative management of the patient with Duchenne or Becker muscular dystrophy［J］. Paediatr Anaesth，2013，23：777-784.

［2］HAYES J，VEYCKEMANS F，BISSONNETTE B. Duchenne muscular dystrophy：an old anesthesia problem revisited［J］. Paediatr Anaesth，2008，18：100-160.

［3］AMES WA，HAYES JA，CRAWFORD MW. The role of corticosteroids in Duchenne muscular dystrophy：a review for the anesthetist［J］. Paediatr Anaesth，2005，15：3-8.

［4］Kawaai H，Tanaka K，Yamazaki S. Continuous infusion propofol general anesthesia for dental treatment in patients with progressive muscular dystrophy［J］. Anesth Prog，2005，52：12-16.

第六节　King-Denborough 综合征
（King-Denborough syndrome）

麻醉管理所面临的主要问题

　　恶性高热易感性疾病
　　容易误诊为 Noonan 综合征
　　可能合并多器官畸形
　　困难气道

【病名】

King-Denborough 综合征（King-Denborough syndrome），又称 King 综合征（King syndrome）、恶性高热易感性疾病（malignant hyperthermia susceptibility）、类 Noonan 综合征（Noonan-like syndrome）、小儿麻醉药诱发恶性高热（anesthetic-induced malignant hyperpyrexia in children）等。

【病理与临床】

1. 本病是一种罕见的与恶性高热相关的先天非营养不良性肌病，为常染色体显性或隐性遗传。1973 年 King 与 Denborough 等描述了 4 例澳大利亚和新西兰男孩在麻醉后出现恶性高热，其中 3 例死亡，他们的共同临床特征是先天性肌病、Noonan 综合征样畸形特征和对恶性热疗的易感性。由于多数病例在发生恶性高热后才被诊断，故其患病率不详，男性多于女性。目前临床上对本病的了解甚少，Chitayat 认为本病可能是由几种不同的先天性肌病引起的。其病因尚不清楚，其中肌浆网 I 型钙通道受体（ryanodine receptor，*RyR1*）基因变异是重要原因之一，此外还可能与骨骼肌钙通道（DHPR）*CACNA1S* 基因变异等有关（见"恶性高热"）。*RyR1* 基因变异时，暴露于触发剂（挥发性吸入麻醉剂与去极化肌松药琥珀胆碱）后可导致肌浆网内的钙持续大量地释放到细胞质内，引起肌肉持续过度的收缩与代谢亢进。RyR 是由约 5 000 个氨基酸所构成的巨大蛋白质分子，它有三种异构体，其中，RyR1、RyR2 分别分布于骨骼肌与心肌，RyR3 分布于全身组织，由于起初发现 RyR3 仅分布于脑组织，故又将其称之为脑型，但近年来发现脑组织内主要为 RyR2。它们的基因定位分别在第 19、1、14 号染色体，恶性高热与 *RyR1* 异常有关。文献报道，一些"致心律失常性右心室心肌病"患者存在心肌 RyR 异构体（*RyR2*）基因突变（见"Naxos 病与 Carvajal 综合征"）。*RyR1* 基因变异并非本病独有，还见于 central core disease、multi-minicore disease、Denborough 综合征、congenital fiber type disportion

（CFTD）等先天性肌病。文献报道，在恶性高热易感人群中，约 50%～70% 有 *RyR1* 基因变异，据统计临床上目前已发现有 200 多个 *RyR1* 基因位点变异，但确认与恶性高热有关者仅 30 个左右，最新的报道是 2017 年 Joseph 报道的 1 例患者，其基因位点是 c.7522C>T；p.R2508C。

2. 临床表现

（1）Noonan 综合征样畸形特征：眼距宽、眼睑下垂、斜视、睑裂、内眦皮褶；耳低位；小下颌、高颚弓、拥挤的牙齿；颈短，身材矮小，第二性征发育差，胸廓畸形（鸡胸、漏斗胸），脊柱畸形，隐睾等。患者表型范围广，其精神发育迟滞与智力障碍、颈蹼（翼状颈）及先天性心脏病等较 Noonan 综合征轻。

（2）近端肌无力或肌肉萎缩，和/或较高的肌酸磷酸激酶（CPK）水平，和/或病毒感染或服用他汀类药物出现横纹肌溶解。

3. 诊断　本病目前尚无诊断标准。目前临床报道的病例其诊断主要依据临床表现、恶性高热家族史、恶性高热的易感性（或发生恶性高热）、基因检测。恶性高热的易感性可通过氟烷-咖啡因骨骼肌收缩试验（in vitro contracture test，IVCT）测试。IVCT 是实验室诊断 MH 易感性的金标准，目前已被广泛接受，据欧洲及北美恶性高热小组标准，其敏感性为 97%～99%。日本多采用钙诱发性钙释放（CICR）试验，据广岛大学的资料，其阳性率约 77%。

【麻醉管理】

1. 本病是一种对恶性高热高度易感性的疾病，其麻醉管理应按恶性高热"易感者"（或"高危者"）处理（见"恶性高热"）。要注意并不是每次暴露于触发剂下都会引发恶性高热，文献报道，约半数恶性高热易感者在发生恶性高热之前接触过全身麻醉而可能无症状。因此，既往安全的麻醉仅供参考，麻醉前对每一疑似病例都要仔细评估。对麻醉前已确诊本病的患者，由于采取了相应的预防措施，均安全实施了麻醉，如：Iwatsubo 报道了 1 例 2 岁患儿在丙泊酚、芬太尼和维库溴铵麻醉下安全手术。

（1）禁用氟化醚类挥发性吸入麻醉剂及去极化肌松药琥珀胆碱等触发剂。麻醉药可选氧化亚氮、巴比妥类、依托咪酯、丙泊酚、阿片类等静脉麻醉药和非去极化类肌松药及酰胺类局部麻醉药。酯类局麻药（普鲁卡因等）亦可诱发恶性高热，但其浓度十倍于其中毒浓度，临床应用是安全的。

（2）麻醉机：卸下挥发器，更换二氧化碳吸收剂及一次性回路，用高流量氧或新鲜气体冲洗麻醉机内部。由于现代麻醉机的结构日趋复杂，Kim 研究发现，必须以氧流量为 10～15L/min，冲洗 30～90 分钟，才能完全排出残留其内的挥发性麻醉药。一些有条件的大型医院（如新加坡中央医院）在手术室内备有一台从未使用过挥发性麻醉药的麻醉机。

（3）准备好丹曲林及溶解用蒸馏水，并建立粗大静脉通路。但不推荐术前预防性使用丹曲林，因它可引起肌力下降等副作用，而且它与钙拮抗剂维拉帕米合用时可引起严重高钾血症（Rosenberg 等）。Isaacs 报道了 1 例 14 岁男孩，术中出现高热，立即静注丹曲林而转危为安。

（4）围麻醉期必须常规监测深部体温与呼气末二氧化碳。同时要特别注意麻醉手术后恶性高热（PMH）。PMH 多在术后 30 分钟内发生，亦可能在术后 24 小时内发生，术后应严密监测。

2. 本病是一种全身性多器官、多系统的病变，其临床表型与"Noonan 综合征"相似，因而其麻醉管理有相似之处。麻醉前应对全身状况进行全面仔细检查与评估，尤其是心脏病变及气道情况,本病可能为困难气道者。一些文献认为此病较少合并心脏病变,但亦有不少合并心脏畸形的报道。此外,要特别注意本病可能被误诊为"Noonan 综合征"而潜伏着的风险,Benca 与 Hogan 在 2009 年的一篇综述中特别指出了它们因为临床表现相似而造成的混乱。尽管现已证实 Noonan 综合征不是恶性高热易感者,但如果临床或各种条件限制不能对二者进行鉴别,最好按 King-Denborough 综合征处理。对此类患者的麻醉管理,笔者已在"Noonan 综合征"中阐明了自己的观点。

（郑利民）

参考文献

[1] IWATSUBO T,YOSHIKAWA M,KARASHIMA Y,et al. Anesthetic management of the King-Denborough syn-drome[J]. Masui,2001,50:390-393.

[2] KIM TW,NEMERGUT ME. Preparation of modern anesthesia workstations for malignant hyperthermia-suscepti-ble patients:a review of past and present practice[J]. Anesthesiology,2011,114:205-212.

[3] KIM TW,WINGATE JR,FERNANDEZ AM,et al. Washout times of desflurane,sevoflurane and isoflurane from the GE healthcare Aisys® and Avance®,Carestation®,and Aestiva® anesthesia system[J]. Paediatr Anaesth,2013,23:1124-1130.

[4] ROSENBERG H,POLLOCK N,SCHIEMANN A,et al. Malignant hyperthermia:areview[J]. Orphanet J Rare Dis,2015,10:93.

[5] BENCA J,HOGAN K. Malignant hyperthermia,coexisting disorders,and enzymopathies:risks and management options[J]. Anesth Analg,2009,109:1049-1053.

第七节 Lambert-Eaton 肌无力综合征
(Lambert-Eaton myasthenic syndrome)

麻醉管理所面临的主要问题

对去极化和非去极化肌松剂敏感性增加

常合并肿瘤、自身免疫性疾病

自主神经功能受损

治疗用药的副作用

【病名】

Lambert-Eaton 肌无力综合征(Lambert-Eaton myasthenic syndrome,LEMS),又称 Eaton Lam-bert 综合征、Lambert Eaton 综合征。

【病理与临床】

1. LEMS 是一种临床上比较少见的神经肌肉接头处病变的自身免疫性疾病。1955 年 An-derson 等首先报道了 1 例 47 岁的支气管肺癌的男性患者,伴有进行性近端肌无力及腱反射减弱,在给予丁二酰胆碱治疗后,呼吸暂停现象得到缓解。1956 年 Lambert 和 Eaton 从临床及电生理特征上将该病与重症肌无力(myasthenia gravis,MG)进行区分,并随后以其名字命名该病。LEMS 患病率为 0.48/1 000 000,根据是否并发肿瘤,LEMS 可分为肿瘤性 LEMS(T-LEMS)和非肿瘤性 LEMS(NT-LEMS) 2 大类,肿瘤性 LEMS 占 50%~87%,非肿瘤性 LEMS 占 13%~

50%。在肿瘤性 LEMS 中最常见合并的是小细胞肺癌,占 68%~86%,其他的肿瘤有乳腺癌、胃癌、前列腺癌、肾癌、淋巴瘤、恶性胸腺瘤等;非肿瘤性 LEMS 常合并甲状腺疾病、类风湿关节炎、干燥综合征等自身免疫性疾病。

2. 运动神经前膜乙酰胆碱的释放主要依赖于 P/Q-VGCC,Lambert-Eaton 肌无力综合征患者的 P/Q-VGCC 自身抗体直接作用于周围神经末梢突触前膜 ACh 释放部位及电压门控性钙通道,阻滞钙离子传递,造成神经冲动激发的 ACh 释放减少,产生神经肌肉接头传递障碍,肌肉细胞动作电位减少,从而导致 LEMS 患者产生肌无力等临床症状。

3. LEMS 临床症状与 MG 相似,主要表现为肌无力、自主神经功能障碍及腱反射减退。一般根据临床症状、电生理检查和抗体检测来诊断。典型的临床三联症包括近端肢体无力、自主神经症状和腱反射减退。下肢近端肌无力是常见首发症状,见于 80% 的患者,很快出现上肢无力。通常肌无力从近端发展到远端,包括足和手,从下到上,最后累及眼部、延髓部区域。肿瘤性 LEMS 比非肿瘤性 LEMS 进展速度更快。与 MG 比较,单独眼外肌无力很少见。自主神经功能障碍是诊断 NT-LEMS 的另一个重要线索,最常见症状是口干,其次是男性的勃起功能障碍和便秘;少见症状有体位性低血压、排尿困难、眼干和出汗异常;NT-LEMS 患者腱反射减弱或消失,特点是运动后易化,即肌肉收缩后腱反射短暂恢复且肌力达到正常范围,约 40% 的患者出现这种情况,可以掩盖腱反射减弱。因此,如果怀疑 LEMS 诊断,应在休息后检查腱反射。

【麻醉管理】

1. 术前检查要注意以下方面

(1)首先应详细了解患者肌力减退的程度,尤其是要注意是否合并呼吸肌无力及肺部感染。

(2)是否合并肺部肿瘤及其他自身免疫性疾病。

(3)是否合并自主神经受损的症状。关于自主神经功能的评估,请见"多系统萎缩症"。

(4)注意术前治疗用药及其副作用:吡啶类药,如 3,4-二氨基吡啶可增加 Ca^{2+} 内流和递质释放从而使肌无力得到改善,但要注意其可引起兴奋、精神异常等中枢神经系统异常。吡啶类药最常见的副作用是口周发麻和手指感觉异常,一些患者有胃肠道症状;最常见的严重副作用是癫痫发作,这个风险与剂量相关,每天 100mg 时出现。服用 3,4-二氨基吡啶 360mg 出现室上性心动过速,有报道称一例患者服用数周后死于心肌梗死。关于此类药物用于围手术期患者管理的有效性尚未见报道,但若无明显的不良反应,可服用至术前;有病例报告显示术前停药可引起呼吸功能不全。应用肾上腺皮质激素治疗者,应了解其治疗过程,检查肾上腺皮质功能;对 12 个月以内应用过肾上腺皮质激素治疗 14 天以上者,都需进行肾上腺皮质激素补充疗法。一般手术可于术中静脉滴注氢化可的松 100mg;如大手术,通常可于术前静脉滴注氢化可的松 25mg,术中 100mg,术后头 24 小时 100mg/8h,第二个 24 小时 50mg/8h,第 3 个 24 小时 25mg/8h。

(5)有报道表明术前静脉注射免疫球蛋白 400mg/(kg·d),连续 5 天可以改善围手术期肌无力症状。

2. 本病患者麻醉管理的重点是肌松药的应用。

(1)术前未确诊或未治疗的 LEMS 患者围手术期呼吸相关并发症风险增高,部分患者需要术后继续机械通气延迟拔管,或气管拔管后进行无创通气维持呼吸功能。

(2)此类患者对去极化和非去极化肌松药都敏感,小剂量即可引起长时间的肌松效应,文献报道 1 例患者维库溴铵用量 $60\mu g/kg$, TH 恢复至 75% 的时间长达 26 小时。虽然有文献报道琥珀胆碱用于本病患者无肌松延长作用,但大部分报道均延长,加上本病的基本病理改变是突触前膜乙酰胆碱释放减少,去极化肌松药易导致血钾严重升高,应慎用。

(3)LEMS 患者对非去极化 NMBA 更加敏感,大部分作者均主张本病患者全身麻醉时尽量不用肌松药,用挥发性吸入麻醉药即可获得满意的肌松。

(4)对确需使用肌松药的患者,应该从小剂量开始并逐步调整剂量,应使用外周神经刺激器进行监测,值得注意的是,本病肌松监测刺激模式的选择要注意渐增现象的影响,但有关本病的最佳刺激模式尚无报道。

(5)由于突触间隙乙酰胆碱量减少,用抗胆碱药新斯的明等拮抗肌松无效。此外,由于渐增现象,鼓励患者用力呼吸可出现一过性肌力增加,此时若拔除气管导管,可出现再抑制现象。故本病患者术后拔管应在患者出现自主呼吸后、处于安静状态时进行,同时应作好机械呼吸的准备。

3. 神经末梢递质释放障碍不仅影响神经肌肉接头,还可累及自主神经而引起自主神经功能障碍,出现体位性低血压。LEMS 中存在的自主神经功能障碍可能会加重使用麻醉诱导药物和其他血管扩张药时的低血压。一项针对 LEMS 患者 60 例麻醉的回顾性研究报道中,低血压发作时通过静脉给予去氧肾上腺素或麻黄碱均较容易地得到控制。

4. 呼吸肌麻痹者,椎管内麻醉平面过高可能会加重肌无力,导致通气不足,应常规给氧,监测呼吸,适当调整局麻药浓度和剂量,控制麻醉平面。

5. 术后肌松药作用长时间不恢复的患者,尤其是无法解释的术后神经肌肉阻滞延迟恢复都要考虑是否合并本病。文献报道 1 例患者术后 7 小时才恢复自主呼吸脱离呼吸机,进一步检查发现合并本病。

6. 此类患者存在口腔及咽喉肌肉麻痹的风险,应警惕围手术期反流和误吸。

7. LEMS 患者的术后注意事项与 MG 患者相同,术后监测和/或住院的需要应根据以下因素个体化:临床特征、手术操作、麻醉类型、术中和术后早期进程,以及术后监护的需要(包括疼痛缓解)。术前与患者的神经科医师会诊应包括:术后监护的计划、重症治疗的可能性,以及抗胆碱酯酶药物的术后管理。当患者能使用口服药物时,可重新开始长期免疫治疗。对于在使用短效镇静剂的麻醉性监护、区域麻醉或全身麻醉(未使用 NMBA)下接受了小型手术操作的患者,可以考虑按照门诊手术患者处理。而在恢复室出现任何延髓肌或呼吸肌无力征象的患者,应当住院并接受监测。需警惕肌无力危象与胆碱能危象。

(罗 涛)

参考文献

[1] 刘世鹏,冯文化. Lambert-Eaton 肌无力综合征及其药物治疗的研究进展[J]. 中国新药杂志,2017,26: 11379-11381.

[2] WEINGARTEN TN, ARAKA CN, MOGENSEN ME, et al. Lambert-Eaton myasthenic syndrome during anesthesia: a report of 37 patients[J]. J Clin Anesth, 2014, 26: 648-653.

[3] ITOH H, SHIBATA K, NITTA S. Neuromuscular monitoring in myasthenic syndrome[J]. Anaesthesia, 2001, 56: 562-567.

[4] SMALL S, ALI HH, LENNON VA, et al. Anesthesia for an unsuspected Lambert-Eaton myasthenic syndrome with autoantibodies and occult small cell lung carcinoma[J]. Anesthesiology, 1992, 76: 142-145.

第八节　Maffucci 综合征
（Maffucci syndrome）

麻醉管理所面临的主要问题

> 气道管理
> 上呼吸道可能存在血管瘤
> 发生病理性骨折
> 椎管内出血的风险
> 颅内病变

【病名】

Maffucci 综合征（Maffucci syndrome），译名马弗西综合征。又称伴多发性血管瘤的软骨发育不良（multiple angiomas and endochondromas）、内生软骨瘤综合征、多发性内生软骨瘤病、Ollier 综合征、进行性软骨发育障碍和多发性血管瘤、Kast 综合征（Kast syndrome）、软骨发育不良并血管瘤（chondrodysplasia with hemangioma）、软骨营养不良并血管错构瘤等。

【病理与临床】

1. 本病由 Maffucci 于 1881 年首先描述，它与中胚层软骨和血管发育异常有关。大多数 Maffucci 综合征患者是由于 *IDH1* 或 *IDH2* 基因突变引起，*IDH1* 及 *IDH2* 基因分别编码异枸橼酸脱氢酶 1（isocitrate dehydrogenase 1，IDH1）和异枸橼酸脱氢酶 2（isocitrate dehydrogenase 2，IDH2），它们的作用是将异枸橼酸盐化合物转化为 2-酮戊二酸盐（2-ketoglutarate）及 NADPH，NADPH 对细胞氧化代谢电子链产生十分重要。*IDH1* 与 *IDH2* 基因突变导致酶缺乏，但目前还不清楚这些突变与疾病的体征和症状之间有何关系。男女性患病率相等，无家族史，无遗传性，发病多在 1~5 岁，在出生时即有症状者占 25%，有 45% 的患者在 6 岁前出现症状。本病征的主要特点是软骨细胞增生与血管瘤两种疾病同时并存。

2. 临床表现

（1）血管瘤：大多数病例于出生时即有或婴儿期开始明显的血管损害，包括血管瘤、血管错构瘤、淋巴管瘤、静脉曲张等。这些损害常常是多发的，可以单侧或双侧。大多数血管瘤呈海绵状，质软，多叶，无血管性搏动，少数为毛细血管型，并随患儿生长而增大。一般局限于真皮中、下部和皮下组织，内脏、眼睑、视网膜也可发生血管瘤。

（2）软骨发育不良及内生软骨瘤：软骨发育不良由先天性软骨化缺陷所致，通常比血管损害晚出现，四肢末端的骨骼最常受影响，扁平骨很少累及。临床上软骨发育异常的表现为指（趾）骨出现硬的结节，受累的骨骼变形缩短，骨质松脆，发育停止时，畸形就不再发展。

（3）体位性低血压：当血管瘤较大或发生于低位时，就有发生体位性低血压的可能。

（4）恶性肿瘤倾向：本综合征患者有易患恶性肿瘤的倾向，可在原有病变基础上恶变或发生与本病征无关的恶性肿瘤。约 20% 发生软骨肉瘤，系由于内生软骨瘤恶化转变而成。

【麻醉管理】

1. 术前应仔细评估在上呼吸道存在的血管瘤，进行相应的影像学检查，必要时与口腔科及耳鼻喉科医师共同会诊，根据病情和手术合理选择气道工具和通气方法。

2. 避免气管插管、吸痰等操作导致血管瘤破裂,必要时行纤支镜引导下插管。由于经环甲膜穿刺有误伤血管瘤的可能,因此不推荐行清醒插管。此外,该类患者行气管插管时宜选择质地较柔软和管径较细的气管导管,以尽量减少对气管的摩擦和损伤。

3. 体表存在血管瘤的部位应用柔软的衣服或毯子覆盖,以免造成围手术期血管瘤意外伤害破裂。

4. 约 1/4 患者血管瘤在头颈部,也可出现在咽、舌、气管,有报道发现 Maffucci 患者伴有颈椎血管瘤和胸椎神经胶质瘤,因此该类患者行椎管内阻滞时发生椎管内出血的风险增高。

5. 长骨易发生病理性骨折,骨盆和肩胛骨可能有软骨瘤,在搬动患者以及患者体位的安置应非常小心,尤其是长时间手术,避免造成骨折。

6. 虽然呼吸系统不直接受累,研究发现此病约 17% 患者有脊柱侧弯以及 26% 患者有肋骨病变,因此,部分患者常伴有限制性肺部疾病。术前应对患者的呼吸功能以及呼吸系统并发症风险作评估。

7. 部分 Maffucci 综合征患者伴有内分泌系统疾病,包括垂体瘤、库欣综合征、甲亢。报道称 Maffucci 综合征并发恶性肿瘤的风险高达 37%。

8. 一项包括 190 例 Maffucci 综合征患者的研究发现 28 例 Maffucci 综合征患者有颅内病变。当患者出现颅内压增高时要积极分析可能的原因。

9. 此病患者一生中可能面临多次手术,由于疾病具有渐进性,每次都要仔细评估。

10. 术前应复查患者的血小板计数和凝血功能,以防止围手术期血管瘤破裂大出血。对术前血小板计数和凝血功能低于正常范围的患者应积极纠正。

(罗 涛)

参考文献

[1] CHAN SK, NG SK, CHO AM, et al. Anaesthetic implications of Maffucci's syndrome [J]. Anaesth Intensive Care, 1998, 26:586-589.

第九节 神经性肌强直
(neuromyotonia)

麻醉管理所面临的主要问题

肌松药的应用

困难气道

误吸风险

循环波动的概率增加

【病名】

神经性肌强直(neuromyotonia, NMT),又称 Isaacs 综合征、连续性肌纤维活动、伴肌肉松弛障碍的肌颤搐等。

【病理与临床】

1. NMT 是由多种原因引起的以肌肉蠕动、肌强直、肌阵挛及多汗症为特征的临床综合征。

NMT 最先由 Isaacs 于 1961 年报道,并通过局部神经阻滞、硫喷妥钠全身麻醉、筒箭毒阻滞运动终板等试验,将其病变定位于周围神经末梢;最近 Vucic 等研究证实在 NMT 周围神经兴奋性增高的发病过程中,没有中枢神经参与。Mertens 等发现肌肉放松迟缓源于周围神经而非肌肉本身,其他研究者的多次病理结果证实此病肌肉无特殊表现,因此称之为 NMT,以区别于先天性肌强直等肌源性疾病。

2. 神经性肌强直的病因可分为先天性与后天获得性,以后者多见。先天性神经性肌强直与 *KCNA1* 基因编码的电压门控钾离子通道异常有关。后天获得性神经性肌强直与针对神经肌肉接头的 Anti-VGKCb 自身抗体有关,同样影响钾离子通道的正常功能。国内有本病伴发右肾门旁透明细胞癌伴囊性变的报道,此外,部分患者合并胸腺瘤、支气管癌及鼻咽癌。故本病和副肿瘤综合征及自身免疫障碍可能有一定的关系。

3. 肌肉症状是 NMT 的最常见症状。①肌肉蠕动、肌束震颤:高达 99% 的 NMT 患者均会出现肌肉蠕动或肌束震颤,其特点类似爬虫在皮下缓慢蠕动。这些症状可以广泛累及躯干和四肢,也可累及眼肌、咬肌、喉肌等局部肌肉,以下肢为重且在睡眠时不消失。②肌肉痉挛、强直:可见于 90% 的 NMT 患者。肌痉挛、强直初期主要累及四肢肌,之后痉挛强直逐渐向近端发展,累及躯干肌、胸腹肌。手足受累肌肉持续性痉挛强直导致手足畸形,后期胸腹肌和躯干肌也可不同程度受累。其肌肉痉挛强直特点是在睡眠中肌强直不能缓解;四肢腱反射多减弱或消失;精神紧张、被动牵拉肌肉、随意运动及寒冷可使其症状加重。③肌无力、肌肉肥大、肌肉疼痛:肌无力见于 37% 的 NMT 患者,累及口、咽、面部及呼吸肌可导致吞咽困难和窒息等。NMT 可合并肌肉肥大,最常见于腓肠肌,也可见于前壁肌和手肌。

4. 自主神经受累症状。NMT 多汗症的发生率为 49% 左右,多汗以上半身明显,胸背部最显著,白天与夜间出汗无明显差异。Isaacs 1961 年报道两例 NMT 患者表现为多汗、低热,窦性心动过速。也有文献报道可表现为窦性心动过缓。

5. NMT 患者感觉症状少见且无特异性,较为常见的感觉异常为短暂发作的麻木,四肢、躯干、颈部等全身多部位均可受累。人格改变、失眠也应引起注意,其发生率分别为 15%,认知障碍、痫性发作少见。

6. 目前无针对本病的病因治疗,治疗以缓解症状为主,其中抗癫痫药物效果较好,安定对本病治疗无效。服用卡马西平或苯妥英钠常能控制症状,需较长时间服用,以免反复。一般病程为数月至数年之久,对伴发恶性肿瘤的患者,预后较差。

7. 本病和副肿瘤综合征及自身免疫障碍有一定的关系,可能由于不同病因引起的神经肌肉接头近侧部分的周围神经病变所致,故应对患者仔细全面检查,早期诊断治疗相关疾病。

【麻醉管理】

1. 球部肌肉(延髓支配肌肉)和喉部肌肉受累患者误吸的风险增加,所以预防性应用抑酸剂是必需的。

2. 对于躯干肌、胸腹肌受累的患者应该全面评估肺功能,谨慎使用镇静镇痛药。

3. 舌头和下颚僵硬可能导致困难插管。

4. 主要的麻醉问题是使用神经肌肉阻滞剂,此类患者对肌松药敏感性增加,最好选用短效的阿片类药物和肌松药,其中阿曲库铵和顺阿曲库铵为较好的选择。此类患者对去极化肌松药的敏感性尚未见报道,建议慎用。使用肌松药时需进行神经肌肉监测,值得注意的是此类患者仅仅依靠单纯的外周神经肌肉监测并不能客观全面预测术后呼吸功能恢复情况。

5. 硬膜外和蛛网膜下腔阻滞均有成功实施的报道,椎管内麻醉和神经阻滞操作时需防止患者不自主体动所导致的穿刺相应并发症。

6. 由于自主神经受累,神经性肌强直患者术中出现循环波动的几率大大增加,发生心血管不良事件的风险明显增加。在气管插管和拔管时也很少出现心动过速和高血压,这可能与自主神经病变削弱了补偿机制有关。此类患者发生心动过缓和低血压时,最好使用肾上腺素,阿托品和麻黄碱往往效果不理想,另外使用新斯的明作为肌松拮抗时也要多加注意。

（罗　涛）

参考文献

［1］ SINGH H,TEWARI A,BANSAL A,et al. Anaesthesia for a patient with Isaac's syndrome and myasthenia gravis［J］. Br J Anaesth,2009,103:460-461.

［2］ KIM YM,LEE SH,HAN CS,et al. Anesthetic experience using total intravenous anesthesia in a patient with Isaacs' syndrome:a case report. Korean J Anesthesiol,2013,64:164-167.

［3］ GINSBURG G,FORDE R,MARTYN JA,et al. Increased sensitivity to a nondepolarizing muscle relaxant in a patient with acquired neuromyotonia［J］. Muscle Nerve,2009,40:139-142.

第十节　先天性终板乙酰胆碱酯酶缺乏症
（congenital end-plate achE deficiency）

麻醉管理所面临的主要问题

全身肌无力
脊柱侧弯
肌松药应用

【病名】

先天性终板乙酰胆碱酯酶缺乏症(aongenital end-plate achE deficiency),无别名。

【病理和临床】

1. 本病是一种先天性肌病,为常染色体隐性遗传,其发病机制为神经肌肉接头乙酰胆碱酯酶(Acetylcholinesterase,AchE)缺乏、神经终末减小及乙酰胆碱释放减少。病理改变为:神经肌肉接头区域缩小,突触后皱褶变浅,乙酰胆碱受体(acetylcholine receptor,AchR)数目减少。

2. 绝大多数在新生儿或婴儿起病,发病年龄0~2岁。临床特征是中到重度全身性肌无力,并可逐渐加重,瞳孔对光反射迟钝。患儿出生后哭声低,吮吸无力并逐渐加重;可有新生儿呼吸窘迫;运动发育迟缓,可能3~4岁才能走路;面、颈、四肢和躯干肌肉受累,易疲劳且活动后无力加重;随着年龄的增大,可形成脊柱侧弯;腱反射正常或减低。

3. 胆碱酯酶抑制剂对本病肌无力无效,但也不会加重病情。

【麻醉管理】

1. 术前应了解肌肉病变的程度与范围,尤其要注意是否影响吞咽、呛咳和肺通气。同时还应注意是否合并其他先天性畸形。术前慎用镇静药和麻醉性镇痛药等,避免抑制呼吸功能。

2. 脊柱侧弯及呼吸功能减退者,应选择全身麻醉。由于 AchE 缺乏、Ach 释放减少且活动延长、AchR 数目减少,肌松药应减量,并选择非去极化肌松药。对仅用挥发性吸入麻醉剂加深麻醉就可获得良好肌松效果的患者,也可不必使用肌松药,以利术后肌力的恢复。椎管内麻醉时,注意控制局麻药的浓度、用量与阻滞平面,慎用镇静药,避免加重或引起呼吸抑制。本病与恶性高热的关系不明。

3. 术后应加强呼吸管理。

（罗　涛）

参考文献

[1] 郑利民. 少见病的麻醉[M].北京:人民卫生出版社,2004.

第十一节　线粒体肌病
（mitochondrial myopathy）

麻醉管理所面临的主要问题

常合并多个系统的病变(心、肝、肾、神经及内分泌与代谢)

术后呼吸储备不足,对肌肉松弛药物和阿片类药物敏感性增加

急性代谢失调引起乳酸酸中毒和电解质异常

【病名】

线粒体肌病(mitochondrial myopathy),无别名。

【病理和临床】

1. 线粒体肌病是一组线粒体呼吸链的病理性功能障碍引起疾病,由于肌肉和脑组织高度依赖氧化磷酸化等代谢,无论核内基因组 DNA 或线粒体 DNA 单独缺陷或二者均同时受累,临床出现症状往往是全身性的,只是由于各酶体系缺失受累程度不同而临床表现各有侧重。该病优先影响最依赖有氧代谢的器官系统,也常累及神经系统。当骨骼肌受累时,无论伴或不伴中枢神经系统受累,都称为线粒体肌病。

2. 临床特征　线粒体肌病的临床表现极具多样性。肌病或许是唯一或主要的体征,或者仅仅是一个与多系统疾病有关的偶然发现。这些疾病的严重程度可轻至无症状性轻度近端肢体无力,重至致命性婴儿肌病。肌病普遍存在于线粒体病,并且即使是无症状患者,通常在活检时也会发现明显的肌肉病理改变。以下分类介绍了线粒体肌病的不同临床表现:

（1）表现为慢性进行性眼外肌麻痹(伴或不伴轻度近端肌无力)或者 Kearns-Sayre 综合征(Kearns-Sayre syndrome,KSS)。

（2）表现为单纯性肌病,伴或不伴运动受限和/或肌痛。

（3）表现为婴儿期和儿童期的严重肌病或脑肌病。线粒体脑肌病(mitochondrial encephalomyopathy)已被国家卫健委等五部门列为《第一批罕见病目录》。

（4）主要为伴肌病的多系统疾病,如线粒体脑肌病伴乳酸酸中毒和卒中样发作(mitochondrial encephalomyopathy with lactic acidosis and stroke-like episodes,MELAS)和肌阵挛性癫

痫伴碎红纤维病(myoclonus epilepsy with ragged red fibers,MERRF)。

（5）上述所有疾病之间存在一定程度的重叠。例如,慢性进行性眼外肌瘫痪(chronic progressive external ophthalmoplegia,CPEO)患者后来可能会发生轻度近端肌无力和/或运动受限;或者最初仅存在运动受限或轻度近端肌病的患者,可进展为眼外肌麻痹。

3. 线粒体肌病的常见症状包括 眼外肌麻痹、卒中、癫痫反复发作、肌阵挛、偏头痛、共济失调、智力障碍以及视神经病变等。线粒体肌病的一个重要线索为多系统受累的病史,尤其是在最易发生线粒体缺陷的器官中。包括心脏、脑、视网膜和/或骨骼肌。其他相关发现包括同一患者具有神经病变与肌病的病史。与其他代谢性疾病一样,线粒体肌病可能在身体应激增加(例如严重疾病或手术/麻醉)期间发病。此外,其可能伴有线粒体肌病恢复延迟或与应激量不成比例的横纹肌溶解发作。对疑似线粒体病患者的体格检查应该寻找是否具备以下证据:①视神经萎缩和视网膜色素变性;②心脏增大;③中枢神经系统检查发现是小脑(如共济失调)、脑干(例如眼肌麻痹和感音神经性耳聋),以及基底神经节体征(如运动障碍);④周围神经系统检查发现张力减退(婴儿期)、肌无力,以及周围神经病变。

4. 线粒体肌病患者目前主要的治疗是支持治疗。根据神经系统损害程度及受累范围,可能需要进行以下评估和干预:①呼吸治疗:对于慢性呼吸衰竭患者,这通常是救命措施或是维持生命的措施。应针对呼吸或睡眠相关症状与患者及其家属定期讨论;行基线肺功能测定,患者出现症状时根据临床需要再次测定。干预措施涉及一些非侵入性措施,如持续气道正压(continuous positive air pressure,CPAP)和双水平气道正压(bilevel positive air pressure,Bi-PAP);部分患者可能最终需行气管造口术。②控制癫痫发作:可采用标准抗癫痫治疗来控制癫痫发作;也有例外情况,应尽量避免使用丙戊酸及其衍生物,因为此类药物可抑制肉碱的生物合成,从而可能导致线粒体 β-氧化和脂肪酸代谢受损。③心脏病学评估:观察有无心肌病和传导功能障碍。④糖尿病筛查:可采取饮食改变、口服药物或酌情给予胰岛素治疗糖尿病。不过,应避免使用二甲双胍,因为该药物可引起乳酸酸中毒。⑤对吞咽困难、糖尿病、体重减轻或胰腺外分泌功能障碍患者的营养支持:此类患者需请营养师会诊;若存在严重吞咽困难,可能需要置入胃造口管;具体可能采用的膳食取决于患者营养状态。⑥肾功能和肾上腺功能评估:肾功能受损可由近端或远端肾小管酸中毒所致或作为糖尿病的并发症发生,且可能会导致显著的电解质异常。肾上腺功能衰竭可发生于 Kearns-Sayre 综合征,并会危及生命;但总的来说线粒机体病中肾上腺功能衰竭并不常见。

【麻醉管理】

1. 并存线粒体肌病患者给麻醉医师带来很大挑战,因为:①这些疾病是罕见的,因此麻醉医师遇到和处理这些患者的机会及经验十分有限,②线粒体肌病患者临床表现复杂多变,③缺乏相对高质量的证据帮助指导此类患者的围手术期管理。此外,由于线粒体功能障碍所引起的细胞能量产生不足导致能量需求较大的组织器官(如大脑、心脏和骨骼肌)在围手术期更容易遭受损伤。线粒体功能障碍患者存在神经系统功能障碍、呼吸衰竭、心力衰竭、传导阻滞、吞咽困难和整体代谢失代偿的风险特别高。因此,全面的术前评估预先存在的疾病,避免增加组织能量消耗的因素,和预防增加线粒体负担的其他因素是围手术期管理的重要组成部分。麻醉总体目标是避免对已受损的有氧代谢系统增加额外的应激。

2. 术前评估 最常受累的系统是神经系统、肌肉、心脏、肾脏、肠道、肝脏、眼睛、听力等有较高能量需求的组织器官;麻醉前需仔细回顾病史和周密体格检查,以评估并存的心律失常、心肌病、肌张力减退、癫痫发作和胃肠功能障碍等;询问既往麻醉史,以及家族中存在麻醉并发症的家族史；此类患者对缺氧和 CO_2 蓄积的反应减弱，不推荐术前使用镇静催眠药。

3. 麻醉用药 虽然已知现有全身麻醉药物会抑制线粒体功能，但是成功和安全应用全身麻醉的案例十分多。吸入麻醉剂已在线粒体肌病患者中安全使用，报道中七氟烷在麻醉诱导和维持应用最为广泛，但患者可能对吸入麻醉剂的敏感性增加；静脉麻醉剂硫喷妥钠、氯胺酮、咪达唑仑、依托咪酯、丙泊酚均报道可安全用于线粒体疾病患者，但值得注意的是长时间输注丙泊酚可能导致丙泊酚输注综合征，它与脂肪酸代谢和抑制线粒体有关，右美托咪定在动物实验中对线粒体膜有保护作用；吗啡，芬太尼，阿芬太尼，瑞芬太尼均报道可安全用于线粒体肌病患者；非去极化肌松药可安全用于线粒体肌病患者，尤其罗库溴铵和顺阿曲库铵使用较多，该类疾病患者对肌松药的敏感性可能增高、降低或不变，因此，进行神经肌肉监测十分有必要；局部麻醉药在体外会破坏氧化磷酸化并降低线粒体生物能量储存，但局麻药可安全用于这些患者。患有线粒体肌病的患者可能经常发生周围神经病变，椎管内麻醉需全面评估周围神经功能。

4. 肌肉乏力患者复合各种麻醉剂都很容易出现呼吸抑制，因此麻醉药及肌肉松弛剂的使用需十分谨慎，应结合各种监测手段进行个体化给药。

5. 过去人们认为线粒体肌病是恶性高热的易感因素；目前认为线粒体肌病和恶性高热之间的关系仍未经证实；因此，美国恶性高热协会建议，挥发性麻醉剂不需要常规禁用，但使用琥珀胆碱需谨慎。

6. 尽量减少术前禁食以避免低血容量，低血糖，并增加脂肪酸的利用；术前禁食开始时即建立静脉通路和输注 5% 葡萄糖电解质；术后继续静脉输液直到患者完全恢复正常饮食；确保常规术中监测血糖和乳酸水平。

7. 乳酸钠转化为碳酸氢钠依赖于完整的细胞氧化过程，外源性乳酸对这些呼吸链紊乱的患者会造成额外负担从而导致代谢失调，所以生理盐水是线粒体肌病安全的选择。

8. 避免止血带带来的低灌注和氧供障碍。

9. 避免体温波动。

10. 术后积极有效地镇痛是降低氧耗和避免酸中毒的必要条件，如非甾体类抗炎药和区域阻滞等。

11. 并存延髓球部麻痹患者有误吸风险（需要快速保护气道）。

12. Gurrieri 报道 9 例线粒体脑肌病伴高乳酸血症和卒中样发作综合征患者中有 7 例发生不同程度的低钠血症与高钾血症。作者认为该类患者很容易发生电解质紊乱（可能与伴有肾上腺功能不全有关），因此建议术前一定要进行全面的水电解质检查和纠正其紊乱。

13. MELAS 患者的围手术期的心律失常风险增加，心脏传导异常尤其是房室传导阻滞和预激 WPW 综合征的发生率增加；此外，有的患者并存严重的心肌病，应引起重视。

14. 对于存在急性脑卒中样症状的线粒体脑肌病伴乳酸酸中毒和脑卒中样发作综合征（MELAS）的患者建议尽早治疗，即静脉应用盐酸精氨酸 0.5g/kg 的负荷剂量，再在接下来的 3~5 天持续输注 0.5g/(kg·d)，联合静脉给予生理盐水和含葡萄糖的液体。在急性期之后，口服精氨酸 0.15~0.3g/(kg·d)，分 3 次给予。

（罗　涛）

参考文献

[1] WOODWARD EL, XIONG Z. Use of methohexital and dexmedetomidine for maintenance of anesthesia in a patient with mitochondrial myopathy: a case report[J]. A Case Rep, 2017, 8: 33-35.

[2] HUMEIDAN ML, DALIA J, TRAETOW WD. Anesthetic considerations for renaltransplant surgery in patients with mitochondrial myopathy, encephalopathy, lactic acidosis, and stroke-like episodes syndrome: a case report [J]. J Clin Anesth, 2016, 34: 344-347.

[3] CHOW SY, WOON KL. General anesthesia for adults with mitochondrial myopathy[J]. AA Case Rep, 2015, 4: 52-57.

[4] GENTILI ME, RAUD C, ENEL D, et al. Combination of general anaesthesia and postoperative epidural analgesia in mitochondrial myopathy[J]. Ann Fr Anesth Reanim, 2013, 32: e149.

[5] RIVERA-CRUZ B. Mitochondrial diseases and anesthesia: a literature review of current opinions[J]. AANA J, 2013, 81: 237-24.

[6] NIEZGODA J, MORGAN PG. Anesthetic considerations in patients with mitochondrial defects[J]. Paediatr Anaesth, 2013, 23: 785-793.

[7] GURRIERI C, KIVELA JE, BOJANIĆK, et al. Anesthetic considerations in mitochondrial encephalomyopathy, lacticacidosis, and stroke-like episodes syndrome: a case series[J]. Can J Anaesth, 2011, 58: 751-763.

第十二节　中央轴空病
（central core disease）

麻醉管理所面临的主要问题

> 恶性高热
> 肌无力
> 困难气道

【病名】

中央轴空病（central core disease, CCD），又称中央轴空肌病（central core myopathy）、Shy-Magee 综合征（Shy-Magee syndrome）等。

【病理与临床】

1. 中央轴空病是以肌纤维出现轴心样氧化酶缺乏为特征的先天性肌病，为常染色体显性遗传，是由染色体 19q13.1 编码钙释放通道蛋白（*RYR1*）基因突变所致。本病特征性病理改变在氧化酶染色显示 Ⅰ 型肌纤维出现中央轴空病变。

2. 临床特征　婴儿期发病，伴有运动发育迟滞；缓慢进展或非进展性对称性的近端肢体无力，可以轻度累及面肌和颈肌，但没有眼外肌的受累；出生时肌张力低下呼吸功能不全少见；可伴有骨骼和/或关节发育异常及轻度肌容积减少。但目前研究发现 CCD 临床表现型变异很大，可表现为从无任何临床症状，到始终不能独立行走，甚至在胎儿期或婴儿期死亡，这预示着 CCD 的实际患病率可能要比预计要高的多。

3. CCD 与恶性高热（malignant hyperthermia, MH）为等位基因病，CCD 有很高的发生 MH 的可能性，相反亦然。一项纳入 27 例 CCD 的研究发现，6 例无任何临床症状者均应怀疑为

MH 易患人群而行肌肉活检,病理检查发现特征性的中央轴空结构而确诊为 CCD。

4. 骨关节的异常亦是 CCD 最常见的体征之一,表现为脊柱侧弯、脊柱前弯、先天性髋关节脱位、关节挛缩、平底足及胸廓畸形。但是以上各种畸形的严重程度与肌无力的程度无相关性,部分患者无肌肉无力,仅以畸形为唯一的临床体征,在畸形的矫正手术中发生 MH,后经肌肉病理证实为中央轴空病。

5. 肌肉病理学特征   肌纤维大小不均,没有炎症细胞浸润,在磷酸化酶及氧化酶染色下(NADH,SDH 及 COX),在 1 型肌纤维的中央位置,出现单个的周边境界清晰的轴空结构,1 型纤维占绝对优势,无肌纤维的坏死及增生。

【麻醉管理】

1. 疾病的过程本身是非渐进的,但疾病症状会因为肌肉无力在一生中发展加重。疾病表型多种多样,从轻微自限性到严重的呼吸衰竭均有报道,因此需要具体病例具体分析。

2. 本病与恶性高热有着共同的基因定位,它们均与骨骼肌肌浆网 ryanodine 受体基因(RYR1)突变导致 Ca^{2+} 的调节障碍有关(见“恶性高热”)。麻醉管理重点是预防恶性高热。

(1)术前已确诊本病的患者,应行恶性高热敏感性检查。目前多采用咖啡因和氟烷骨骼肌收缩试验(in vitro muscle contracture test,IVCT),此法是用咖啡因和氟烷刺激活检的肌肉,观察其收缩情况。结果判断:对咖啡因和氟烷均呈异常反应者为易感 MH(malignant hyperthermia susceptible,MHS),只对咖啡因或只对氟烷呈异常反应者为可疑 MH(malignant hyperthermia equivocal,MHE),对咖啡因和氟烷反应均正常者为非 MH(malignant hyperthermia negative,MHN)。但要注意,此试验约有 10%~20% 的假阳性和少数假阴性,如同时检测 RYR1 基因突变,更有助于确诊。由于本病与恶性高热有着高度的相关性,除 IVCT 试验提示易感恶性高热或可疑恶性高热者外,非易感恶性高热者亦应按恶性易感高热者处理。禁用氟化醚类挥发性吸入麻醉剂及去极化肌松药琥珀胆碱等触发剂。

(2)由于中央轴空病极为少见,实际上临床仅少数患者术前能够确诊。对诊断不明、肌无力合并足与脊柱畸形的患者均应按本病处理,预防恶性高热。

3. 少数患者可能存在面部畸形、高拱上颚导致困难气道;伴有脊柱畸形和漏斗胸的极少数患者,可能存在肺容量减少和夜间低氧血症,术前慎用镇静药和麻醉性镇痛药等,避免抑制呼吸功能。

4. 肌无力麻醉管理总体原则包括   ①患者的评估应重点关注延髓症状和呼吸系统症状,以及既往疾病发作治疗情况;②只要可能,则应避免使用 NMBA;③使用超短效或短效镇静催眠药和镇痛药,以最大限度减少麻醉苏醒后的呼吸抑制;④对拟使用肌松剂进行全身麻醉的患者,应进行肺功能测定,评估患者状态及制订术后管理计划。

（罗　涛）

参考文献

[1] KLINGLER W,RUEFFERT H,LEHMANN-HORN F,et al. Core myopathies and risk of malignant hyperthermia [J]. Anesth Analg,2009,109:1167-1173.

[2] WAIKAR PV,WADSWORTH R. A patient with severe central core disease[J]. Br J Anaesth,2008,101:284.

[3] FOSTER RN,BOOTHROYD KP. Caesarean section in a complicated case of central core disease[J]. Anaesthesia,2008,63:544-547.

[4] GEORGIOU AP,GATWARD J. Emergency anaesthesia in central core disease[J]. Br J Anaesth,2008,100:567.

第十三节　重症肌无力
（myasthenia gravis）

麻醉管理所面临的主要问题

全身肌无力

对非去极化肌松药具有不可预测的敏感性

可能合并心肌病变

可能合并胸腺瘤或胸腺增生

可能合并其他自身免疫性疾病

【病名】

重症肌无力（myasthenia gravis，MG），无别名。

【病理和临床】

1. MG 是一种自身免疫性疾病，其特征是骨骼肌无力和易疲劳。本病绝大多数患者都有自身抗体，这些抗体发挥重要致病作用的机制包括：攻击乙酰胆碱受体（acetylcholine receptor，AChR）、固定补体及逐渐减少 AChR 数量。目前认为，这些自身抗体源于胸腺的增生性生发中心，即表达 AChR 的肌样细胞聚集之处。发病年龄呈双峰分布特征，早期峰值在 10~29 岁（女性居多），晚期峰值在 50~79 岁（男性居多）。大约 10%~15% 的重症肌无力患者有潜在的胸腺瘤。重症肌无力的主要特征是波动性骨骼肌无力，常有真性肌肉疲劳，表现为肌肉收缩力变差。

2. 本病有两种临床形式：眼肌型重症肌无力（ocular myasthenia gravis）及全身型重症肌无力（generalized myasthenia gravis）。其中，全身型 MG 已列入国家卫健委等五部门《第一批罕见病目录》。在眼肌型肌无力中，无力仅限于眼睑和眼外肌。在全身型肌无力中，无力可能通常也累及眼肌，但也有延髓肌、四肢肌和呼吸肌受累的不同组合形式，超过 50% 的患者表现为上睑下垂和/或复视的眼部症状。在表现有眼部症状的患者中，大约一半会保持为单纯眼肌型；大约 15% 的患者表现有延髓症状，包括咀嚼易疲劳、吞咽困难和构音障碍；不足 5% 的患者仅表现为近端肢体无力；此外也可出现闭颌肌、面肌、颈伸肌和屈肌受累。

3. 临床表现　呼吸肌受累能引起重症肌无力中最严重的症状，例如呼吸功能不全和即将发生的呼吸衰竭，这被称为"肌无力危象"。在本病早期，许多患者的重症肌无力症状往往是一过性的，可数小时、数日甚至数周都无症状。新的症状常于数周或数月后出现。77% 的患者在发病 3 年内疾病发展至最严重的程度。

4. 治疗　4 种基本治疗包括：对症治疗（抗胆碱酯酶药物）、长期免疫治疗（糖皮质激素和其他免疫抑制药物）、快速免疫治疗（血浆置换和静脉用免疫球蛋白）和胸腺切除术。

【麻醉管理】

1. MG 患者中的麻醉问题包括下列因素的相互影响疾病、疾病的治疗和麻醉用药物，尤其是神经肌肉阻断药（neuromuscular blocking agent，NMBA）。MG 患者对非去极化 NMBA 具有不可预测的敏感性，但对去极化 NMBA 琥珀胆碱耐受。麻醉管理总体原则包括：①只要可能，则应避免使用 NMBA；②使用超短效或短效镇静催眠药和镇痛药，以最大限度减少麻醉苏醒后的呼吸抑制。

2. **术前评估** MG 患者行择期手术术前准备应该与患者的神经科医师共同决定。应在该病的稳定期实施择期手术，此期患者所需的免疫调节药物或糖皮质激素均为处于最低水平，这样可最大限度减少术后肌无力危象（myasthenic crisis，MC）的可能性。除了常规的术前评估以外，MG 患者的评估还应重点关注延髓症状和呼吸系统症状，以及既往疾病发作或 MC 病史。手术应尽可能安排在当日的早些时候，此时患者的肌力状态最佳。MG 患者的术前评估包括以下内容：①延髓症状（包括吞咽困难、构音障碍、说话带鼻音或说话声音强度低），它可能会使患者易于发生误吸；②肌无力危象和需要气管插管病史；③呼吸肌无力、呼吸急促和呼吸困难；④MG 治疗情况；⑤相关疾病（包括其他自身免疫性疾病，如：甲状腺炎、类风湿关节炎、系统性红斑狼疮），因胸腺包块而接受胸腺切除术的患者麻醉诱导时可能存在气道梗阻的风险；⑥对拟使用肌松剂进行全身麻醉的 MG 患者，应进行肺功能测定，评估患者状态、确定气管拔管基线及制订术后管理计划。

3. **术后肌无力危象的预测** 文献报道，一些术前因素与术后机械通气之间存在关联，可作为预测是否后需要机械通气指标。包括：①肺活量小于 2~2.9L；②MG 的持续时间（超过 6 年）；③吡斯的明剂量大于 750mg/d；④慢性肺疾病史；⑤术前延髓症状；⑥肌无力危象史；⑦术中失血量大于 1 000ml；⑧血清抗乙酰胆碱受体抗体大于 100nmol/ml；⑨低频重复神经电刺激时，较显著的递减反应（18%~20%）。

4. **抗胆碱酯酶药** 持续应用抗胆碱酯酶药直到手术当日早晨，要注意这些药物可能会改变患者对去极化和非去极化肌松药的反应，患者对肌松逆转药物的反应亦可能无法预测。维持使用抗胆碱酯酶药的 MG 患者可能对停药相当敏感，如果突然停药可能会出现呼吸肌无力和延髓肌无力。一项纳入 14 例计划接受胸腺切除术 MG 患者的研究中，患者被随机分为使用常规剂量的吡斯的明至手术当日早晨组，或手术前一晚给予最后一次药物的停药组。7 例手术当日早晨未使用吡斯的明的患者中，有 3 例（43%）患者在等待手术过程中诉有呼吸不适（其中 2 例需术前补救性静脉给予新斯的明），而手术当日早晨接受常规药物治疗的患者中没有出现这种情况。该研究报道，手术当日早晨使用了吡斯的明的患者，其在接受维库溴铵时出现了抵抗和阻滞起效延迟，但是所有患者均实现了神经肌肉阻滞的完全逆转。吡斯的明是最常用于 MG 的抗胆碱酯酶药，其起效迅速（15~30 分钟），大约 2 小时达到顶峰，效应持续 3~4 小时，有时更长。给药时间和剂量应根据患者的症状个体化。起始剂量常为 30mg，口服给药，然后逐步调整剂量以达到疗效。如果需要静脉给药，静脉药的剂量约为口服剂量的 1/30，即静脉给予 1mg 相当于口服给予 30mg。

5. **糖皮质激素** 对于糖皮质激素治疗的 MG 患者，在围手术期可能存在下丘脑垂体轴抑制和肾上腺功能减退症的风险，可能需要接受应激剂量的糖皮质激素。对于接受任何剂量的糖皮质激素少于 3 周、早晨使用泼尼松（每日<5mg 或其等效剂量）持续任何时间，或者每 2 日使用低于 10mg 泼尼松或其等效剂量的患者，其没有下丘脑-垂体-肾上腺皮质轴（hypothalamic-pituitary-adrenal axis，HPA）抑制风险。这些患者在围手术期应继续使用其糖皮质激素方案。对于接受大于 20mg/d 泼尼松持续 3 周或更久的患者，以及对于出现类库欣表现的患者，其在麻醉诱导前应接受应激剂量的糖皮质激素。

6. **免疫治疗** MG 患者的长期免疫治疗可能包括给予硫唑嘌呤、环磷酰胺、环孢素、甲氨蝶呤、吗替麦考酚酯、利妥昔单抗和他克莫司，目前尚无已发表的数据可用于指导这些药物在围手术期的使用。尽管环孢素和硫唑嘌呤的胃肠外替代是可行的，因为其作用持续时间较长，中断围手术期药物不太可能会造成严重的症状影响。对于使用这些药物的患者,术前应进行的实验室评估包括电解质、肝肾功能检测和全血细胞计数。

7. 麻醉前用药 在许多情况下,可通过安慰和解释手术过程来避免麻醉前给予镇静药。如果有必要给予麻醉前用药,则应渐次地给予最低有效剂量(如静脉给予咪达唑仑0.5mg),同时连续监测有无肌无力和呼吸功能受损的征象。

8. 麻醉技术的选择 在可能的情况下,应该使用局部麻醉或区域麻醉。对于可在较低平面椎管内麻醉或外周神经阻滞下完成的外周手术操作,应考虑采用区域麻醉。如果采用局部麻醉,应优先选择酰胺类局麻药(罗哌卡因、甲哌卡因、布比卡因、利多卡因),而不是酯类局麻药。用于治疗MG患者的抗胆碱酯酶药在理论上可能会减弱酯类局麻药的水解作用,从而导致阻滞时间延长。MG患者特定需要考虑的其他问题包括:①椎管内麻醉-胸中段或更高水平的椎管内麻醉可导致辅助呼吸肌麻痹,术前呼吸功能受损或延髓剂肌无力的患者可能无法耐受该水平的运动神经阻滞。②臂神经丛阻滞:因上肢手术而行锁骨上和肌间沟臂神经丛阻滞时可通过阻滞膈神经而麻痹膈肌,呼吸功能受损的患者可能无法耐受。③麻醉诱导和维持,已有多种麻醉策略用于MG患者的麻醉诱导和维持,首要目标是防止对呼吸肌和延髓肌造成长时间影响,以及在手术结束时能够迅速恢复,可能的话,应避免使用NMBA。

9. 吸入麻醉药 强效吸入性麻醉剂(异氟烷、七氟烷、地氟烷、氟烷)会对MG患者产生剂量依赖性神经肌肉松弛作用。这类药物可为气管插管和手术提供足够的神经肌肉松弛作用,甚至相当于正常患者使用NMBA所达到的松弛水平。目前有很多使用强效吸入性药物而不需要使用NMBA进行胸腺切除术的报道,肌力会随着吸入性药物的清除而恢复,不需要使用逆转药物。

10. 静脉麻醉药 静脉麻醉药也已被用于MG患者的麻醉诱导和维持,联合或不联合小剂量NMBA。丙泊酚最常用于麻醉诱导,因为它起效迅速、作用持续时间较短,以及能够抑制气道反射。对于接受胸腺切除术的MG患者,已有报道实施丙泊酚和瑞芬太尼全凭静脉麻醉而不需使用NMBA。给予丙泊酚(2mg/kg)加瑞芬太尼(4~5μg/kg)在诱导后2.5分钟时,可创造良好至极好的插管条件。

11. 神经肌肉阻滞药 尽量避免对MG患者使用NMBA,除非有绝对使用的必要。与正常患者相比,包括那些仅有眼肌型MG和那些处于缓解期的肌无力患者,其对NMBA的反应多变且不可预测,对NMBA逆转药物的反应也较多变,包括可能出现的胆碱能危象。这类患者往往对去极化NMBA耐药,但对非去极化NMBA非常敏感。此外,使用抗胆碱酯酶药会影响NMBA作用的持续时间和肌肉松弛程度。如果给予NMBA,应使用定量四成串神经刺激器来监测神经肌肉阻滞程度。①非去极化NMBA:MG患者对非去极化NMBA极为敏感,例如罗库溴铵、维库溴铵或顺阿曲库铵。在麻醉苏醒后,非常小的剂量和残余药物效应可能会导致呼吸窘迫或丧失气道保护。因此MG患者应渐次地给予小剂量的非去极化NMBA,每次给予的剂量为ED95的1/10~1/5,并在神经刺激器引导下逐步调整剂量至起效。如果计划在麻醉结束时拔管,应使用抗胆碱酯酶药和抗胆碱能药物来逆转非去极化NMBA的作用。用定量外周神经监测仪以确认实现逆转。②去极化NMBA:MG患者对去极化NMBA(如琥珀胆碱)的神经肌肉阻滞作用抵抗,可能的原因是这类患者的乙酰胆碱受体数量减少,MG患者的琥珀胆碱95%有效剂量(ED95)是正常患者的2.6倍。由于琥珀胆碱通过血浆胆碱酯酶代谢,抗胆碱酯酶药(如吡斯的明)治疗可能会延长琥珀胆碱的效果。肌无力患者发生Ⅱ相神经肌肉阻滞的风险也更高,尤其是当重复给予琥珀胆碱时。

12. 逆转 NMBA   MG 患者对逆转非去极化 NMBA 的反应可能无法预测,尤其是正在使用抗胆碱酯酶药的患者。如果使用了 NMBA,应逐步调整逆转药物的剂量至起效,以免引发胆碱能危象,并且应该使用定量四成串周围神经刺激器或第 4 个颤搐幅度(T4)与第 1 个颤搐幅度(T1)之比大于等于 0.9 来指导进行充分逆转。舒更葡糖可通过包绕 NMBA 分子而逆转甾体 NMBA(如维库溴铵、罗库溴铵)的神经肌肉阻滞作用,而不需要使用抗胆碱酯酶药。据报道,静脉给予舒更葡糖 2-4mg/kg 可在 4 分钟内逆转 MG 患者的中至深度维库溴铵和罗库溴铵阻滞作用,且舒更葡糖的阻滞逆转作用不受抗胆碱酯酶药的影响。

13. 可加重 MG 的药物   围手术期常用的许多其他药物可能会在某种程度上影响神经肌肉传递。在正常患者中,这些影响通常无足轻重,但是在 MG 患者中,这些影响可能会加重肌无力,尤其是存在残留麻醉药物时。几类抗生素可影响神经肌肉传递,包括氨基糖苷类抗生素(如庆大霉素)和多黏菌素、氨苄西林、大环内酯类抗生素(如红霉素、阿奇霉素)、四环素,以及喹诺酮类抗生素(如环丙沙星)等。其他可能会加重肌无力的药物包括:某些局麻药、β 受体阻滞剂、钙通道阻滞剂、抗癫痫药(加巴喷丁和苯妥英)、吩噻嗪类、利尿剂、普鲁卡因胺、镁剂和阿片类药物。当在手术室或恢复室给予任何这些药物时,应该考虑到它们可能会引起呼吸肌或延髓肌无力。

14. MG 患者的术后注意事项   MG 患者术后监测和/或住院的需要应根据以下因素个体化:临床特征、手术操作、麻醉类型、术中和术后早期进程,以及术后监护的需要(包括疼痛缓解)。术前与患者的神经科医师的会诊应包括:术后监护的计划、重症治疗的可能性,以及抗胆碱酯酶药物的术后管理。当患者能使用口服药物时,可重新开始长期免疫治疗。

15. 肌无力危象   肌无力危象(MC)定义为呼吸肌和/或延髓肌无力严重到不得不实施插管或延迟术后拔管。MC 可在手术带来的应激下自行发生,或由多种因素诱发,包括感染、残余麻醉剂、治疗 MG 的药物停用或减量,或已知会加重 MG 的许多药物。MC 必须与胆碱能危象加以区分,后者是 MG 患者肌无力的另一种可能的原因,二者可通过神经生理学检查来进行鉴别诊断,且这两种情况的治疗完全不同。在清醒患者中,即将发生危象的征象可包括:吞咽困难、发声改变、阻塞、咳嗽无力和分泌物难以排出。由于 MG 患者的呼吸驱动正常,所以即将出现危象的首个征象可能是呼吸频率增加伴低潮气量的浅呼吸。可能会观察到患者的辅助呼吸肌使用或腹部反常运动,即使是在手术结束时仍然插管的患者中也能观察到上述现象。自主呼吸患者的血气分析结果可能在最初显示有低碳酸血症。MC 的治疗应该与神经科医师共同决定,如果手术结束时肌无力提示 MC,则需要延迟拔管,以及进行重症监护治疗。除了免疫调节治疗以外,通常还会启用血浆置换或 IVIG 的紧急快速治疗。

16. 胆碱能危象   接受抗胆碱酯酶药的患者有发生胆碱能危象的风险,其表现为反常肌无力并伴有胆碱能亢进的其他表现,如:流涎、流泪、流尿、排便、肠胃道不适和呕吐。胆碱能危象很少发生于手术室外的患者,但可能出现在给予 MG 患者抗胆碱酯酶药逆转神经肌肉阻滞后,常表现为麻痹延长。因此,麻醉期间应仅在绝对有必要时才给予 NMBA,以小剂量和逐步调整剂量的方式给药,并且在周围神经刺激器监测指导下使用。同样地,如果需要逆转NMBA,则应在客观颤搐监测的指导下,逐步调整逆转药物剂量至起效。如果怀疑有胆碱能危象,应静脉给予阿托品 0.4~2mg 或格隆溴铵 0.2~1mg 以对抗毒蕈碱样作用,同时应进一步停用抗胆碱酯酶药。

(罗   涛)

参考文献

[1] dE BOER HD,SHIELDS MO,BOOIJ LH. Reversal of neuromuscular blockade with sugammadex in patients with myasthenia gravis：a case series of 21 patients and review of the literature[J]. Eur J Anaesthesiol,2014,31：715-721.

[2] BLICHFELDT-LAURIDSEN L,HANSEN BD. Anesthesia and myasthenia gravis[J]. Acta Anaesthesiol Scand,2012,56：17-22.

[3] WHITE MC,STODDART PA. Anesthesia for thymectomy in children with myasthenia gravis[J]. Paediatr Anaesth,2004,14：625-635.

[4] DILLON FX. Anesthesia issues in the perioperative management of myasthenia gravis[J]. Semin Neurol,2004,24：83-94.

第十四节　周期性瘫痪
（periodic paralysis）

麻醉管理所面临的主要问题

血钾改变、心律失常
肌无力
可能合并甲亢
病型不同治疗亦不相同
肌松药的应用

【病名】

周期性瘫痪（periodic paralysis，PP），又称周期性麻痹。

【病理与临床】

1. 周期性瘫痪是一种罕见的神经肌肉疾病，与肌肉离子通道缺陷相关，以无痛性肌无力发作为特征，诱发因素可有剧烈运动、空腹或高碳水化合物膳食。周期性瘫痪分为低钾血症型（血钾水平低时麻痹发作）和高钾血症型（血钾水平高时麻痹发作）。大多数PP病例是遗传性的，通常为常染色体显性遗传。据报道也有甲状腺功能亢进症情况下的获得性低钾型PP病例。

2. 最常见的PP类型是低钾型，患病率为1/100 000。低钾型PP可能是家族性常染色体显性遗传疾病，或是可能因甲状腺毒症而获得该病。其在临床上通常是不完全外显，尤其是女性患者。男性的临床表达率是女性的3~4倍，约1/3的病例为新发突变。与所有PP一样，低钾型PP表现为突然发作的全身肌无力；患者意识正常，延髓和呼吸肌即便受累也仅非常轻微；于儿童期晚期或青少年期开始发作，发作的频率和持续时间不同，发作间隔数周至数月，但有些患者每周会发作数次，发作常持续数小时，但也可从数分钟到数日不等；剧烈运动后休息、应激或高碳水化合物膳食均可能诱发发作，通常在数小时的延迟后出现。这些事件通常与肾上腺素或胰岛素释放增加有关，两者均可导致钾离子进入细胞，从而血钾水平降低。已知有一名低钾型PP患者使用沙丁胺醇吸入剂后出现了急性肌无力。发作期间的神经系统检查可证实有肌无力，通常近端受累多于远端，腿部受累多于手臂，常有反射减弱或消失；在两次发作间期,神经系统检查结果通常正常。心律失常(如心动过速、心房颤动、阵发性室上性心动过速或室心室颤动)并不常见,但已有在发作时出现的报道。发作时心电图符合低钾血症的表现,包括 ST 段压低、T 波降低和 U 波增加。

3. Anderson 综合征　Anderson-Tawil 或 Anderson 综合征是一种罕见的疾病,估计患病率为低钾型 PP 的 1/10,在临床上和遗传学上不同于其他 PP。其表现为 PP、室性心律失常和畸形特征[身材矮小、眶距增宽、指(趾)侧弯、小颌畸形]三联症,心电图显示 QT 间期延长也是本病的特征之一。麻痹发作时,血钾水平可能偏低、正常或偏高,以低钾更常见,首次发作在 0~20 岁;和其他 PP 相似,通常在运动后休息时诱发麻痹;但很少有通过饮食而诱发的情况。这类患者有发生心律失常的风险,不应进行诱发低钾血症或高钾血症的激发试验。已在一些 Anderson 综合征病例中发现了肌病性肌无力,肌肉活检显示肌病变化和管状聚集。由于可能促发心律失常,治疗比较复杂;伴长 QT 综合征患者禁用利尿剂。

4. 高钾型 PP　本病的症状通常始于生命早期,发病时间往往为 10 岁之前且可早至出生的第 1 年,表现为广泛性肌无力发作。高钾型 PP 的肌无力发作可以是局灶性的,仅累及单个肢体,但广泛性肌无力伴肌张力低下更常见;有些患者发作时伴肌痛,头颅肌肉及呼吸肌通常不受累。诱发高钾型 PP 发作的因素包括麻醉、暴露于寒冷环境、运动后休息、禁食或进食少量钾。在高钾型和低钾型 PP 患者中,发作持续时间和频率的范围有所重叠,因此这些特征不能可靠地区分两者。研究表明,相对于低钾型 PP,高钾血症 PP 的发作往往更加频繁(可频繁到 1 日内发作数次)、程度不太严重且持续时间较短(数分钟至数小时)。发作程度轻时可能不需要对急性发作进行治疗;对于存在中度或严重肌无力和高钾血症的患者,推荐采取降低血钾水平的干预措施,可包括使用噻嗪类利尿剂、吸入性 β-肾上腺素受体激动剂(1~2 喷 0.1mg 沙丁胺醇)和静脉补钙。高钾型 PP 患者有非药物措施(高碳水化合物饮食、避免剧烈运动)治疗无效的致失能性发作时,建议使用碳酸酐酶抑制剂进行预防性治疗;碳酸酐酶抑制剂无效或不能耐受时,可使用噻嗪类利尿药作为补充或替代治疗。

5. 甲状腺毒性 PP　一种散发型的低钾血症性 PP,可在甲状腺功能亢进的情况下发生,任何导致甲状腺功能亢进的病因(包括滥用甲状腺素),均可导致甲状腺毒性 PP。在大多数甲状腺毒性 PP 患者中,基础疾病为 Graves 病,因为 Graves 病在甲状腺功能亢进患者中最常见。与所有周期性瘫痪一样,甲状腺毒性 PP 的肌无力可突然发生,伴广泛性无力但意识正常。在约 80% 的甲状腺毒性 PP 患者中,症状发作时的年龄为 20~39 岁。在许多患者中,甲亢的临床特征在 PP 发作数月甚至数年之前出现,但也存在二者同时出现(43%~60% 的患者)或甲亢在发生 PP 之后出现(在 11%~17% 的患者)的情况。在发作过程中进行神经系统检查,可发现存在肌无力,通常累及近端肌多于远端肌,累及腿部多于手臂。在不超过半数的患者中,主诉轻度肌痛;肌张力减弱伴反射减退或消失的表现很典型,但也可能观察到反射正常或亢进。在一项病例系列研究中,在患者就诊时可记录到心动过速(平均心率=105 次/分),该表现可将这些患者与那些家族性低钾血症性 PP 患者相鉴别。目前已在甲状腺毒性 PP 患者中报道了需进行通气支持治疗的延髓肌无力和呼吸肌无力的病例,以及出现严重的甚至致命性心律失常(窦性停搏、二度房室(传导阻滞、心室颤动、室性心动过速)的病例。甲状腺毒性 PP 的发作频率和持续时间存在差异,通常间隔数周至数月,但某些患者每周可发作数次;症状的典型持续时间为数小时,但范围可为数分钟至数日。与低钾血症性 PP 一样,某些可使肾上腺素或胰岛素释放增加的事件可促发甲状腺毒性 PP,这两种物质均可导致钾离子转移至细胞内,使血钾水平降低。最常见的诱发事件为在强体力活动后休息、应激或高碳水化合物负荷。

其他报道的可诱发甲状腺毒性 PP 的事件包括:寒冷暴露、感染、饮酒、糖皮质激素冲击治疗、使用 β_2 肾上腺素能支气管扩张剂、月经。在很多情况下,并不能发现明显的甲状腺毒性 PP 的诱因。虽然肌无力可在一天中的任何时间发作,但据报道在甲状腺毒性 PP 患者中,夜晚或清早发作的频率较高。目前也已有人提出甲状腺毒性 PP 的发作存在季节性差异,夏季月份的频率更高。

【麻醉管理】

1. 因周期性瘫痪的类型不同,其治疗亦不相同,术前对此类患者应明确分型,根据病型制定相应的麻醉管理方案。由于本病的肌无力与心律失常多继发于血钾的改变,故纠正血钾异常是麻醉管理的重点。

(1)低钾性麻痹:避免感染、创伤、寒冷、情绪激动、进食高碳水化合物等诱因。若无低血糖的证据,术中应避免输注葡萄糖。口服碳酸酐酶抑制剂作预防性治疗:乙酰唑胺 250mg,一日 2 次;或双氯非那胺 50mg,一日 2 次;如果患者使用碳酸酐酶抑制剂后病情恶化或不能耐受,建议加用保钾利尿剂(如螺内酯,100mg/d)作为辅助治疗,或用于替代碳酸酐酶抑制剂。甲亢性周期性瘫痪属低钾性周期性瘫痪,术前应纠正甲亢。

(2)高钾性麻痹:急性发作通常不需要治疗,因为持续时间短暂。一些患者可通过摄入糖或进行轻度运动来中断发作。在更严重的发作中,特别是伴更严重的高钾血症时,可使用噻嗪类利尿药、吸入性 β 肾上腺素受体激动剂(如,1-2 喷 0.1mg 沙丁胺醇)和静脉补钙。β-肾上腺素受体激动剂的作用机制可能是通过刺激钠钾泵来增加钾离子向细胞内转运。

(3)正常血钾性麻痹者静脉注射大量生理盐水可使瘫痪好转,给予 9-α-氟氢泼尼松(每日 0.1~0.2mg)和乙酰唑胺(每次 250mg,每日 2~4 次)可预防发作。

2. 应激可诱发本病,术前应适当增加镇静剂用量。术中应加强呼吸与循环监测,尤其是必须监测心电图及血钾。

3. 对于低钾型 PP,恶性高热和低钾血症之间的关系虽尚不确定但已有相关报道,这说明在使用某些吸入麻醉剂或琥珀胆碱时应当谨慎。

4. 异常的 Na^+ 与 K^+ 造成静息骨骼肌细胞超极化,全麻时特别是低钾状态下,患者对非去极化肌松药更加敏感,应行肌松监测定量给药,也有学者主张不使用肌松药。

5. 对于高钾型 PP,当计划进行手术时,麻醉医师应知晓高钾型 PP 的诊断。全身麻醉恢复期,本病患者可能会麻痹数小时;另有病例报道阿片类药物或去极化肌松药在高钾型 PP 患者可诱发肌强直,妨碍气管插管和通气,应积极预防和处理。

6. 手术后应送入重症监测治疗室严密监测,直到肌力恢复与血钾水平恢复正常。

(罗 涛)

参考文献

[1] PATANGI SO,GARNER M,POWELL H. Management of a patient with hyperkalemic periodic paralysis requiring coronary artery bypass grafts[J]. Ann Card Anaesth,2012,15:302-304.

[2] BARKER MC. Combined spinal/general anesthesia with postoperative femoral nerve block for total knee replacement in a patient with familial hyperkalemic periodic paralysis:a case report[J]. AANA J,2010,78:191-194.

[3] CHITRA S,KORULA G. Anaesthetic management of a patient with hypokalemic periodic paralysis-a case report [J]. Indian J Anaesth,2009,53:226-229.

[4] DIEDRICH DA,WEDEL DJ. Thyrotoxic periodic paralysis and anesthesia report of a case and literature review [J]. J Clin Anesth,2006,18:286-292.

［5］ DEPOIX JP,JULLIARD JM,AUBRY P. Propofol-remifentanil target-controlled anesthesia in a patient with hy-perkalemic familial periodic paralysis［J］. Anesth Analg,2004,99:30.

［6］ WELLER JF,ELLIOTT RA,PRONOVOST PJ. Spinal anesthesia for a patient with familial hyperkalemic periodic paralysis［J］. Anesthesiology,2002,97:259-260.

第五章

循环系统疾病

第一节　Andersen-Tawil 综合征
（Andersen-Tawil syndrome）

麻醉管理所面临的主要问题

> 致命性心律失常，长 QT 间期
>
> 周期性肌肉麻痹
>
> 可能合并其他畸形
>
> 可能困难气道
>
> 维持血钾正常
>
> 注意治疗药物副作用

【病名】

Andersen-Tawil 综合征（Andersen-Tawil syndrome，ATS），译名安德森-塔维尔综合征。又称 Andersen 综合征（Andersen syndrome）、长 QT 综合征 7 型（long QT syndrome 7，LQT7）。

【病理与临床】

1. 本病是一种以周期性肌肉麻痹、心律失常和发育异常为临床特征的先天性心肌离子通道病。约 60% 的病例是由于位于第 17 号染色体长臂 23.1 至 24.2 的区域上的编码离子通道 Kir2.1 的 *KCNJ2* 基因突变引起的（ATS Ⅰ 型），另外 40% 的病例尚不明确其致病基因（ATS Ⅱ 型）。在 *KCNJ2* 基因突变者中，50% 为常染色体显性遗传，但约 50% 的病例无家族史。*KCNJ2* 基因编码心肌与骨骼肌钾、钠等离子通道蛋白，它们对维持骨骼肌功能和心脏电活动十分重要。但目前尚不清楚它是如何影响骨骼及其他器官发育的。本病相当罕见，由于许多病例未被诊断或误诊，确定其在一般人群中的真实发生率比较困难，文献中目前只报道了 100 多例，粗估发病率低于 1∶100 000。

2. 临床表现　ATS“三联症”，即周期性瘫痪、心律失常和心脏异常、其他畸形。但并不是所有患者都会出现这三种典型症状，其表现和严重程度因人而异。

（1）周期性瘫痪：出生后不久即出现症状，发作频率从每天一次到每年一次不等，持续几小时到几天，其发作可能在运动或长时间休息之后，但通常没有明显的诱因。腿部最常受影响，肌肉无力的严重程度从轻度虚弱到无法独立行走。发作间歇期肌力通常恢复正常，但可能有永久性的轻微肌无力。肌无力随着年龄的增长而发展、并随着时间的推移而缓慢加重。

（2）心律失常和心脏异常：各种室性心律失常及长 QT 综合征（long QT syndrome, LQT）。LQT 被认为是 ATS 的特点，但近年的研究报告显示，QT 间期在大多数情况下并没有延长或只是轻度延长，而 Q-U 间期明显延长。本病被认为与传统的长 QT 综合征不同，因为它除心脏电生理紊乱外，还合并其他异常，故将其归于 LQT 的一种亚型（LQT7）。患者可出现晕厥，甚至猝死。

（3）其他畸形：面部、头部和四肢畸形。身材短小、小下颌、上颚高拱、腭裂、颧骨发育不全、三角脸、牙齿异常、耳低位、眼距宽、圆鼻子、并指、脊柱侧弯等。其他，还有声音异常、学习障碍、步态失调及肾小管缺陷等。

3. 实验室检查与诊断　血钾可能低、正常，甚至升高，周期性瘫痪发作时血钾水平多会降低。诊断主要根据三大临床表现、血钾检测，长时间肌肉收缩功能检测有助于本病的诊断。应除外其他类型的周期性瘫痪（包括低钾性周期性瘫痪、高钾性周期性瘫痪和甲状腺功能亢进性周期性瘫痪等），同时亦应除外其他导致 LQT 的原因。

【麻醉管理】

1. 麻醉前管理　麻醉前评估不应仅限于心脏与肌肉，应进行全身检查，以免遗漏合并的其他畸形与重要器官病变。择期手术应选在周期性瘫痪发作的缓解期。在整个围手术期应严密监测血清钾离子浓度，维持其在正常值水平，尤其是术前禁食期间输注葡萄糖液时应同时补钾，以预防低钾血症；高钾血症亦诱发周期性瘫痪，可输注葡萄糖液或口服碳水化合物饮料纠正。术前应控制心律失常，碳酸酐酶抑制剂乙酰唑胺（acetazolamide）和双氯非那胺（dichlorpenamide）、β 受体拮抗剂、胺碘酮、钙通道阻滞剂可持续服用至术前，但要注意它们的循环抑制作用及 I 类抗心律失常药物可能加重神经肌肉症状，使病情恶化。术前已安装了植入式心脏除颤器（ICD）者做好随时可以除颤的准备。对已植入 ICD 者，为防止设备检测到来自于电刀或其他电子设备的干扰而导致 ICD 不适当的电击及起搏器功能障碍，在麻醉诱导前应将其关闭，但在手术结束后应立即重新开启。因心动过缓型心律失常而安装起搏器者，应重新编程为非感知模式（如：VOO 或 DOO）。由于肌无力及可能合并困难气道，术前应避免过度镇静而抑制呼吸，可不用镇静剂。

2. 气道管理　由于口腔、颌面部畸形，本病患者属于困难气道者，应按困难气道处理。要注意患者可能还合并吞咽与胃排空障碍，麻醉前应对是否饱胃进行评估。

3. 目前有关本病麻醉管理的临床报道较少，应重点注意以下几点。

（1）预防及处理心律失常：应多导联心电图监测及必须准备好体外除颤器，粘贴好除颤电极。同时应根据手术麻醉需要进行有创血压监测在内的血流动力学监测。良好的麻醉管理是关键，术中应维持血流动力学与内环境的稳定，避免疼痛、缺氧、二氧化碳蓄积、体温变化等引起的交感神经兴奋与儿茶酚胺释放。低血压时应避免有 β 受体激动作用的升压药，亦应避免吸入沙丁胺醇，它们可能加重或诱发心律失常，要慎用噻嗪类排钾利尿剂。术中心律失常的处理可参考"致心律失常性右心室发育不良/心肌病"。

（2）麻醉药的应用：见"致心律失常性右心室发育不良/心肌病"及"长 QT 综合征"。避免应用长效阿片类药物，可选短效药物。应尽量避免用肌松药，如需使用应在肌松监测下使用最低剂量的非去极化肌松药。长期病变的患者还可能合并骨骼肌"器质性"病变，琥珀胆碱可引起严重的高钾血症，应禁用。

4. 术后管理　术后至少应在重症监测治疗室监测治疗 24 小时。要注意术后呼吸抑制与致命心律失常的发生。轻度运动可缩短或减轻发作周期性瘫痪的严重程度,应加强术后镇痛、促使患者早期下床活动。

（郑利民）

参考文献

[1] REYES VILLATORO MA, MÁRQUEZ MF, GÓMEZ-FLORES J, et al. Andersen-Tawil syndrome. A diagnostic challenge[J]. Int J Cardiol. 2016;205:163-164.

第二节　Brugada 综合征
（Brugada syndrome）

麻醉管理所面临的主要问题

猝死或反复发生室颤/室速

丙泊酚、局麻药等麻醉相关药物的应用问题

J 波综合征及早期复极综合征的麻醉管理

【病名】

Brugada 综合征（Brugada syndrome, BrS）, 又称特发性室颤 Brugada 型（idiopathic ventricular fibrillation, Brugada type）、不明原因猝死综合征（sudden unexplained death syndrome, SUDS）、不明原因夜间猝死综合征（sudden unexpected nocturnal death syndrome, SUNDS）、"bangungut"、Pokkuri 猝死综合征（Pokkuri death syndrome）等。

【病理与临床】

1. 本病是一种以猝死或反复发生晕厥或室颤/室速（VT/VF）为主要临床表现的原发性遗传性心脏离子通道病（cardic ion channelopathies）, 心脏离子通道病还包括短 QT 综合征、长 QT 综合征、致心律失常性右心室发育不良/心肌病、儿茶酚胺敏感性多形性室速等, 已被国家卫健委等五部门列为《第一批罕见病目录》。

2. 本病的心电图特征为右胸导联（$V_1 \sim V_3$）ST 段抬高和/或不伴右束支传导阻滞样波形, 无心脏结构异常。20 世纪 10 年代在菲律宾有类似病例报道并将其称之为"bangungut", 在日本将称之为"Pokkuri"（ぽっくり）, 20 世纪 70 年代美国 CDC 报道东南亚移民男性猝死率高, 将其称为"不明原因猝死综合征"；1992 年西班牙 Pedro Brugada 与 Josep Brugada 兄弟总结报道了 8 例类似病例, 引起了临床注意, 1996 年日本人 Miyazaki 将其命名为 BrS。本病病因尚不完全清楚, 1998 年 Chen 等发现编码钠离子通道（I_{Na}）蛋白 α-亚单位的基因 SCN5A 突变。此后相继发现编码 L 形钙通道（I_{Ca-L}）、钾通道（I_{ks}、I_{kr}、I_{k-ATP}）的基因突变, 现认为它是心肌多种离子通道变异性疾病（表 5-1）。目前已发现 17 个离子通道蛋白的基因突变、三百多个位点, 根据基因变异不同将 BrS 分成 17 个基因型, 其中 SCN5A 为 BrS1 型。但目前在临床上只有约 30% 患者发现有基因异常, 而在已确诊的 BrS 患者中, SCN5A 突变不超过 30%, 可能还有其他一些未知基因的变异。本病为常染色体显性遗传, 不完全外显。因为离子通道突变的外显率不高, 基因检测阴性者不能排除 BrS 的诊断, 而基因检测阳性者被认为是 BrS 高危人群。家族史很重要, 在 SCN5A 变异阳性的 BrS 家系中, 即使某个别家族成员 SCN5A 变异检测为阴性, 也不能轻易排除诊断。本病的发病机制尚不清楚,目前有"复极异常假说"与"除极异常假说"两种假说。其中,"复极异常假说"认为本病最重要的病理基础是心肌内向钠或钙电流减少、或外向钾电流增加(I_{to})导致净复极电流增加,外膜局部心肌动作电位显著缩短,右室心外膜及内膜间跨膜电位不均一性分布,导致心电图右心前区导联出现 ST 段抬高并形成 2 相折返触发室颤。"除极异常假说"认为 BrS 患者右室流出道常有心肌结构异常,它是心肌最后除极的部位,由于除极异常,常致右室流出道动作电位延迟、与其他右室心肌间产生电位梯度,继而在右室和右室流出道间产生除极和复极差异,它是某些患者射频消融治疗有效的理论基础。目前"复极异常假说"最受重视,也可能是两种机制都起作用。心脏钠钙通道 α 与 β 亚基及其他修饰蛋白功能缺失可以解释大部分原因,它意味着对 BrS 患者而言,有钠或钙通道阻断作用的药物或因素可能存在潜在的风险。

表 5-1　BrS 的基因变异

心肌离子通道	基因变异	相关蛋白
钠通道	SCN5A	Nav1.5
	GPD1-L	glycerol-3-P-DH-1
	SCN1B	Navβ1
	SCN3B	Navβ3
	SCN2B	Navβ2
	RANGRF	RAN-G-release factor（or MOG1）
	SLMAP	sarcolemma associated protein
钾通道	KCNE3	MiRP2
	KCNJ8	Kv6.1 Kir6.1
	KCN4	hyperpolarization cyclic nucleotide-gated 4
	KCNE5	K voltage-gated subfamily E member 1 like
	KCND3	Kv4.3 Kir4.3
钙通道	CACNA1C	Cav1.2
	CACNB2B	voltage-dependent β-2
	CACNA2D1	voltage-dependent α2/δ1
	TRPM4	transient receptor potential M4

3. 流行病学　世界各地均有报道,主要分布于南欧、亚洲(占 58%),尤其是东南亚及东亚(日本、中国)。因心电图(ECG)可表现为间歇性与隐匿性,其真实患病率尚不清楚,流行地区患病率约为 5/10 000,它占心脏性猝死的 4%~12%、无器质性心脏病猝死的 20%~60%;一些文献报道,在泰国年病死率高达 40/10 万,仅次于交通事故;近年来在国内也有大量的报道。多有家族史,男女之比约 8:1,发病年龄多在 30~40 岁。

4. 临床表现

(1) 患者常因 VT/VF 引起反复晕厥病史,甚至猝死,心脏结构正常。心电图示"三联症":类右束支传导阻滞、右胸导联($V_1 \sim V_3$)ST 段呈下斜形或马鞍形抬高、T 波倒置,有时下壁导联(Ⅱ,Ⅲ和 aVF 导联)可有类似表现。

(2) 根据心电图表现,将 BrS 波分为三型(图 5-1),其中 Ⅰ 型患病率为 12/10 000,Ⅱ型与Ⅲ型为 58/10 000。

A. Ⅰ 型:ST 段呈穹隆型(Coved)或下斜型抬高。J 波≥2mm,ST 段抬高≥2mm,T 波倒置。

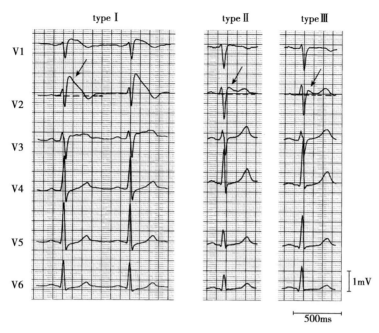

图 5-1　BrS 心电图波形分型

B. Ⅱ型：ST 段呈马鞍型（saddle）抬高。J 波≥2mm，ST 段抬高≥1mm，T 波正向或双向。

C. Ⅲ型：ST 段呈马鞍型（saddle）抬高。J 波≥2mm，ST 段抬高<1mm。

5. 诊断　ECG V_{1-3} 自发出现Ⅰ型 BrS 波，或原有Ⅱ或Ⅲ型 BrS 波患者在药物诱发下变成Ⅰ型 BrS 波，即可诊断。必要时可用 I_A 类或 I_C 类抗心律失常药（钠通道阻滞剂）阿吗灵（Ajmaline）、氟卡尼（Flecainide）、匹西卡因胺（Pilsicainid）或普鲁卡因胺（Procainamide）行诱发试验或进行心脏电生理检查。

6. 治疗　植入式心律转复除颤器（ICD）是防止患者猝死的唯一有效办法，但仍存在无法转复的风险。Belhassen 报道了 1 例 38 岁的男性患者，在发生室颤后置入的 ICD 自动启动，并进行了高达 6 次的除颤才成功复律，而该装置最多仅能连续进行 8 次除颤。药物治疗：奎尼丁是目前唯一能显著阻断一过性外向电流（I_{to}）、预防室颤复发的药物，但要注意其副作用（如血小板减少）；异丙肾上腺素可增强 L 形钙通道的钙内流（ICa^{2+}）并有对抗 β 受体阻滞剂的作用，使抬高的 ST 段恢复；西洛他唑（cilostazol）为磷酸二酯酶Ⅲ抑制剂，它通过增强钙离子内流（ICa^{2+}）和抑制 I_{to} 来提高心率，使者抬高的 ST 段恢复正常，但要注意其增加心率及抑制凝血功能等副作用。

【麻醉管理】

1. 本病在临床上并不少见，它是青壮年男性心脏猝死的主要原因。其麻醉与手术的风险高，由于无解剖结构异常，与其他遗传性心肌离子病一样，在麻醉手术中若患者遭遇不测，医方常陷入被动的法律位置。虽然 BrS 十分凶险，但对术前已确诊或疑似者，由于已做好了充分的监测与急救准备，大部分患者均能安全够渡过围麻醉期。对术前未能发现者其风险更大，Alzahrani 报道了 1 例全麻下胃部手术中不明原因心搏骤停的患者，术后检查为 BrS。因此，作为麻醉医师应充分了解本病、时刻保持高度的警觉。麻醉前评估时应仔细阅读与分析心电图原图，尤其是要注意其右胸导联 ST-T 改变、要注意疑似病例，详细询问相关病史及家族史。由于 BrS 的 ECG 有多变性、隐匿性、间歇性的特点，三种类型可在同一个患者不同的时间段内出现,有时可能是正常 ECG,如 Fuyuta 等报道了 1 例患者,术前 12 导联 ECG 表现为马鞍型 ST 段抬高,但一年前在 ICU 内 ECG 无此改变。

2. 麻醉前准备时要特别注意以下几点:

(1) 避免或限制应用可能诱发 BrS 样 ECG 波形的药物及异常生理状况(表 5-2)。

表 5-2　可能诱发 BrS 样 ECG 波形的药物及状况

Iᴀ、I_c 类抗心律失常药	硝苯地平	麻醉药	乙酰胆碱
阿吗灵	**精神治疗药**	布比卡因	依酚氯铵
氟卡尼	阿米替林	普鲁卡因	新期的明
吡西卡尼	氯米帕明	利多卡因	麦角新碱
普鲁卡因胺	地昔帕明	丙泊酚	输注葡萄糖-胰岛素液
普罗帕酮	锂剂	氯胺酮	可卡因
胺碘酮	克噻平	曲马多	酒精中毒
西苯唑啉	去甲阿咪替林	**抗癫痫药**	低钾血症
丙吡胺	三氟啦嗪	卡马西平	心动过缓
维拉卡兰	氰美马嗪	苯妥英苯	低体温
β受体拮抗剂	多塞平	**硝酸酯类**	高热或长时间沐浴
普萘洛尔	氟苯氧丙胺	硝酸甘油	
钙拮抗剂	丙米嗪	硝酸异山梨酯	
维拉帕米	马普替林	**其他药物或状况**	
地尔硫䓬	奋乃静	海拉明	
尼可地尔	硫利达嗪	引哒帕胺	

(2) 围手术期多导联 ECG 监测加右胸导联($V_1 \sim V_3$)监测,注意观察 ST-T 的变化。

(3) 常规监测体温,低体温或体温升高可阻滞心肌细胞钠通道,是诱发 BrS ECG 波的重要诱因,应根据需要适当加温或冷却,以维持正常体温。

(4) 必要时应行有创血压监测和建立中心静脉通路。

(5) 奎尼丁、西洛他唑等应服用至术晨,术前奎尼丁血药浓度应达 $1 \sim 3\mu g/ml$ 或 $3.5 \sim 11\mu mol/L$。患者入室后持续静脉输注异丙肾上腺素。对出现 BrS ECG 波者首先静注异丙肾上腺素 $1 \sim 2\mu g$,继以 $0.15 \sim 2.0\mu g/min$ 维持,同时可经胃管灌注奎尼丁。

(6) 做好随时可以除颤的准备。必须准备好体外除颤器,粘贴好除颤电极。对已植入 ICD 者,为防止设备检测到来自于电刀或其他电子设备的干扰而导致 ICD 不适当的电击及起搏器功能障碍,在麻醉诱导前应将其关闭,但在手术结束后应立即重新开启。因心动过缓型心律失常而安装起搏器者,应重新编程为非感知模式(如:VOO 或 DOO)。

3. 前已述及,本病最重要的病理基础是心肌内向钠或钙电流减少、或外向钾电流增加导致净复极电流增加。因此,其麻醉管理基本原则应反其道而行之:减少心肌细胞外向电流(I_{to})或外向钾离子流(I_K),增加心肌细胞内向钠离子流(I_{Na})或钙离子流(I_{Ca})。

(1) 调节自主神经张力、避免副交感神经兴奋。本病心律失常多发生在大餐后、休息时或睡觉时,与迷走神经张力高有关。文献报道,麻醉用药的相互作用和自主神经不平衡(心动过缓或副交感神经兴奋)可使心肌内向钙离子流减少、心肌外向电流增加,促进 BrS ECG 变化,这些变化常在药效消失后消失。围手术期应维持偏快的心率,避免心动过缓及增加副交感神经张力的各种因素(如:气管内吸引、肠牵拉等)。尤其要注意术前精神紧张致交感神经兴奋而掩盖了 BrS 的 EGC 变化,而这些变化可在用镇静药后显露,椎管内神经阻滞可促进或加重其变化。应常规准备阿托品、麻黄碱、异丙肾上腺素。在整个麻醉期间均应持续输注异丙肾上腺素[起始用量:0.003~0.005μg/(kg·min)],文献报道,即使该量对心率无影响,它亦可有效预防及恢复 ST 段改变。亦可用阿托品和麻黄碱维持心率。

(2)合理应用心血管药物。β 受体阻滞剂和 α 受体激动剂可加重 ST 抬高,故围手术期使用 β-受体阻滞剂的相关指南可能不适用于 BrS 者。研究表明,单独用甲氧明或去甲肾上腺素联合普萘洛尔可升高 ST 段。反之,α 受体阻断剂可降低 ST 升高。β 受体激动剂或 α 受体拮抗剂对 BrS 的 ST 段抬高和相关的室性心律失常有效。虽然缺乏具体的数据,但从理论上推测,中枢性 α_2 受体激动剂(如:可乐定和右美托咪定)可能产生交感神经抑制和减慢心率,应慎用。避免用钙通道拮抗剂、硝酸酯类药,禁用 I_A 类和 I_C 类抗心律失常药(丙吡胺、普鲁卡因胺、氟卡尼等),因为它们可使 ST 段抬高,即使在持续输注异丙肾上腺素时也易致 VT/VF。

4. 麻醉药及相关用药的安全性问题

(1)镇吐药:氟哌利多和 5-HT 受体拮抗剂不禁忌,但要注意长 QT 和 BrS 间存在潜在的关联。要避免甲氧氯普胺、苯海拉明、吩噻嗪类,有文献报道认为它们可诱发 BrS ECG。

(2)阿片类药物及镇痛药:大量文献均认为芬太尼、舒芬太尼可安全使用,尽管瑞芬太尼数据较少,但由于其超短效,可常规应用。但 Haeseler 在离体实验中发现舒芬太尼、芬太尼、曲马多可显著抑制神经元电压门控钠通道,其作用类似利多卡因,而吗啡没有这种作用。Cole 报道了一例过量使用曲马多而出现 BrS ECG 波形者,因此,应限制使用曲马多。哌替啶和酮咯酸已成功用于 BrS 者的术后镇痛。

(3)肌松药及其拮抗剂:琥珀胆碱、维库溴铵、阿曲库铵、顺阿曲库铵、美维松等肌松药安全。肌松拮抗剂:慎用拟胆碱药新期的明,因为其副交感神经刺激可增加 BrS 者 ST 变化的风险,但多例临床报道新斯的明联合阿托品或格隆溴铵或用舒更葡糖是安全的。

(4)吸入麻醉药:目前认为吸入麻醉应是 BrS 的首选。但要注意 BrS 者常见的 SCN5A 基因突变亦与长 QT 综合征相关。文献报道,异氟烷可延长 QT 间期,而氟烷缩短 QT 间期,七氟烷对 QT 间期无显著影响。虽然异氟烷和七氟烷已经成功地用于这些患者,但七氟醚被认为更安全。

(5)静脉麻醉药

A. 丙泊酚用于 BrS 患者的安全性有争议。Zhou 及 Yamamoto 等的研究证实,丙泊酚剂量依赖性阻断心肌细胞钠电流及抑制心脏 L 形钙通道钙内流并减少 β-肾上腺素能信号转导、提高乙酰胆碱受体活性。Postema 将丙泊酚归类于 BrS 患者避免使用的药物。但目前发现丙泊酚的一些不良结果多发生在丙泊酚滥用者和丙泊酚输注综合征(propofol infusion syndrome,PRIS)中。Vernooy 等回顾性研究了 PRIS 的 ECG 变化与猝死的关系,7 例中有 6 例在心脏电风暴发生前记录到 BrS ECG 波形。在长期丙泊酚滥用者中亦记录到了 BrS 型 ECG 图形。Riezzo 等观察到 1 例长期滥用丙泊酚的患者出现 Brugada ECG 波,随后出现心血管不稳定和死亡。尽管这些患者中没有一个证实患有 BrS,但提示 PRIS 可能与 BrS 样 ECG 波形变化或电生理改变有某些联系。Robinson 等报道,一例婴儿连续输注异丙酚后 ECG 出现左束支传导阻滞样宽波的复杂心动过速,心律转复后 V_1 导联出现节律不规整、右束支传导阻滞样波及 ST 段抬高。梅奥诊所的 Kloesel 等报道丙泊酚用于 9 例 BrS 患者未观察到心律失常,但有两例出现 ST 段升高。值得注意的是,布鲁塞尔自由大学医院 Flamée 报道了 1996—2011 年一组 57 例接受 ICD 植入术的 BrS 病例,均采用舒芬太尼及单次注射丙泊酚麻醉诱导,除 1 例用丙泊酚维持麻醉外,其他采用七氟烷或地氟烷麻醉维持,丙泊酚诱导剂量为 0.8~5.0mg/kg(2.2±0.7mg/kg),在围麻醉期无心律失常及不良事件。总之,目前大多文献报道提示单次应用临床诱导剂量的丙泊酚对 BrS 患者是安全的。但由于其有一定的潜在风险、且目前可供临床选择药物较多,我们认为应尽量在 BrS 患者中避免用丙泊酚,尤其避免持续输注。

B. 其他静脉麻醉药:硫喷妥钠、咪达唑仑可安全使用。依托咪酯的文献报道较少,Kloesel 等报道的病例中有 1 例患者用依托咪酯后出现 ST 段抬高。氯胺酮的安全性尚不清楚,目前将其列为限制性使用。Canbay 报道了 1 例 3.5 岁行 ICD 置入术的患儿,由内科医师给与口服咪达唑仑 0.7mg 及静注氯胺酮 5mg/kg 后出现 VT 及 VF,该患儿后来在麻醉医师用硫喷妥钠-芬太尼-维库溴铵诱导、七氟烷维持下安全实施了手术。与丙泊酚同样,存在氯胺酮滥用的问题,Rollin 报道了 1 例 31 岁男子因氯胺酮过量入院,其最初表现为短暂 BrS 样 EGC 波形,后诊断为氯胺酮中毒所致慢性溶解性中毒性心肌炎。Hara 采用膜片钳技术研究了氯胺酮对豚鼠心室肌细胞钠与 L 形钙通道的影响,结果证实氯胺酮可显著抑制心脏钠、钙通道,且其抑制方式与奎尼丁和维拉帕米不同。但亦有安全地将氯胺酮用于本病的报道。其原因可能与交感神经兴奋、α 受体激动有关,其安全性似乎取决于心率增快与血压升高谁占优势,因此良好的麻醉管理比药物的选择更为重要。

(6)局部麻醉药

A. 局部麻醉药属 I_B 类抗心律失常药,有 Na 通道阻断作用。尽管它这一作用弱于 I_A 及 I_C 类,但从理论上来讲,仍存在相当大的风险。Postema 将布比卡因、普鲁卡因归类于避免使用,利多卡因归类于限制使用药。Barajas-Martinez 甚至认为,静脉注射利多卡因可诱导 BrS ECG 波形,有助于 BrS 的诊断。Fujiwara 报道了 1 例 BrS 患者,40ml 罗哌卡因双侧 T_8 平面椎管旁阻滞 50 分钟后出现低血压与多形性室性心动过速,输注多巴胺、纠正低血压后消失,他认为可能与罗哌卡因有关,而阻滞后低血压是导致心律失常的混杂因素。Phillips 等报道了 1 例先前无症状的患者,在胸部硬膜外输注布比卡因 14 小时后出现 BrS 样 ECG 改变,作者据此初步诊断该患者为 BrS。Oliván 近期报道了 1 例蛛网膜下注射丙胺卡因后出现心律失常,继而诊断为 BrS 的病例,目前已有 2 篇丙胺卡因引起心律失常的文献报道。

B. 但亦有文献报道提示局麻药的这些作用是不确定的。如:Kaneda 等报道了 1 例 BrS 患者,全麻-硬膜外麻醉后出现 VF,虽然该文并未提供硬膜外所用局麻药及其剂量的细节,但成功使用利多卡因来治疗 VF(先静脉推注,然后连续输注)。Kloesel 回顾了 2000—2010 年梅奥诊所诊断为 BrS 8 名患者、共进行了 17 次手术的麻醉记录;其中,7 次全身麻醉、9 次麻醉镇静、1 次硬膜外麻醉;结果:4 名患者记录了 20 个显著 ST 段抬高,均自行恢复;其中,从发生时间上看,两例可能与用丙泊酚、利多卡因、琥珀胆碱、羟甲唑啉或依托咪酯有关;四例静脉内利多卡因者,虽未发生心律失常,但三例出现 ST 段抬高,1 例因腰痛、硬膜连续输注芬太尼-布比卡因者未发现异常。最近 Duque 回顾了 12 年、31 例患者(其中 20 名确诊 BrS、11 名高危者),共进行了 43 次麻醉干预,其中包括丙泊酚(合计 16 例次)、局麻药(合计 23 例次),未发现心脏不良反应。

C. 甚至一些文献认为利多卡因、罗哌卡因等可能是安全的,如:Inamura 报道,静注利多卡因预防 BrS 者插管不良反应,无 ECG 变化。Cordery 甚至用利多卡因或布比卡因局麻给 BrS 者植入 ICD。此外,局麻药对 SCN5A 基因突变者亦安全,如:Dortmont 等近期报道了 1 例用小剂量 0.1% 罗哌卡因和 1μg/ml 舒芬太尼硬膜外镇痛自控镇痛无分娩(维持量 5ml/h,追加量 5ml,锁定时间 30 分钟)。此外,文献还报道了 1 例安全使用 0.125% 布比卡因 10ml,然后硬膜外输注(0.125% 布比卡因和 2μg/mL 芬太尼 10ml/h)硬膜外自控分娩镇痛者。

D. 局麻药引起 ECG 的变化主要取决于其用量和类型。从用量方面看,应尽量采用腰麻并尽量避免持续输注,减少用量。从类型方面看,目前的研究认为利多卡因较为安全,应避免用布比卡因,因为布比卡因可影响心肌去极化的快速阶段,而且与其他局麻药相比,它与钠通道结合时间更长;罗哌卡因可能较布比卡因安全。Arlock 在离体乳头肌研究证实,利多卡因、罗哌卡因、布比卡因三者中,利多卡因对心钠通道电流的抑制作用最弱、能更快地从心脏钠通道中分离,布比卡因对心钠通道电流的抑制作用最强、与心脏钠通道结合时间最长,而罗哌卡因居中。

E. Kloesel 认为,无并发症的 BrS 患者通常对麻醉的耐受良好,但丙泊酚和局麻药对 BrS 患者有潜在的诱发心律失常的风险,尤其是丙泊酚,临床应用应十分谨慎。要避免或纠正可能加剧 ST 段抬高并随后导致心律失常的因素(如:高热、心动过缓及高钾血症和高钙血症等电解质异常)。总之,目前多主张用利多卡因,其次为罗哌卡因,应禁用布比卡因。同时应严格控制局麻药的用量。要注意椎管内阻滞使迷走神经张力增加的风险。不主张为预防丙泊酚注射痛而同时应用丙泊酚和利多卡因。但更为重要的是,BrS 患者用局麻药时应严密监测 ECG,即使最微小的 ECG 变化,亦应高度警觉并立即停药。

5. J 波综合征(J wave syndromes)

(1) J 点是心电图上 QRS 波与 ST 段的结合点,标志着心室除极的结束,复极的开始。J 波(又称 Osborn 波)的心电图特征为 J 点抬高 ≥0.1mV、时程 ≥20ms 的圆顶状或驼峰状波,其发生率在正常心电图中约 2.5%~18.2%。J 波综合征是一组心电图有 J 波的征候群。Antzelevitch 等将其分为遗传性和获得性两类,遗传性包括 Brugada 综合征和早期复极综合征(early repolarization syndrome,ERS),获得性包括缺血性和低体温性等(见表 5-3)。

表 5-3　J 波综合征的分类与异同点

分类	遗传性				获得性	
分型	ERS			BrS	缺血性 J 波	低温性 J 波
亚型	Typ Ⅰ	Typ Ⅱ	Typ Ⅲ			
解剖定位	左室前侧壁	左室下壁	双室	右室	双室	双室
出现 J 波的心电图导联	左胸导联 (I,V_4~V_6)	下壁肢导联 (Ⅱ,Ⅲ,aVF)	全部导联	右胸导联 (V_1~V_3)	任何导联	任何导联
心动过缓或用钠通道阻断剂后 J 波及 ST 段改变	轻度增加或无反应	轻度增加或无反应	轻度增加或无反应	增加	无资料	无资料
性别优势	男	男	男	男	男	无
VF	罕见	有	有	有,有电风暴	有	有
对奎尼丁的反应	J 点抬高正常化,抑制 VT/VF	J 点抬高正常化,抑制 VT/VF	J 点抬高正常化,抑制 VT/VF	J 点抬高正常化,抑制 VT/VF	资料有限	抑制 VT/VF
对异丙肾上腺素的反应	J 点抬高正常化,抑制 VT/VF	J 点抬高正常化,抑制 VT/VF	资料有限	J 点抬高正常化,抑制 VT/VF	无资料	无资料
相关基因	*CACNA1C*, *CACNB2B*	*KCNJ8*, *CACNA1C*, *CACNB2B*	*CACNA1C*	*SCN5A*,*CACNA1C*, *CACNB2B GPD1-L*, *SCN1B*,*KCNE3*, *SCN3B*,*KCNJ8*	*SCN5A*	无资料

J 波形成的电生理基础是一过性外向电流（I_{to}）增加、心外膜与心内膜（包括 M 细胞）电位差和复极离散度增大，产生 2 位相折返，它们容易诱发"R on T"期前收缩、室速、室颤和心脏性猝死。

（2）ERS 是一种以 J 波和 ST 段弓背向下抬高为特征的特发性心电图改变，依据 J 波出现的导联，ERS 分为三型（表 5-3）。ERS 多属正常变异，常见于无器质性心脏病人群。既往被认为是良性 ECG，但近年来大量文献报道早期复极与恶性心律失常有着密切的关系，ERS 者猝死的报道不少。ERS 与 BrS 的 ECG 变化均受自主神经功能的影响，J 波形成的离子流基础是一过性外向电流（I_{to}）增加，Antzelevitch 等认为 ERS 与 BrS 是独立疾病。其治疗原则与麻醉管理原则与 BrS 相似。

6. 术后应在重症监测治疗区内密切监测 24 小时以上。

参考文献

[1] SORAJJA D,RAMAKRISHNA H,POTERACK AK,et al. Brugada syndrome and its relevance in the perioperative period[J]. Ann Card Anaesth,2015,18:403-413.

[2] ALZAHRANI T. Near miss in a patient with undiagnosed Brugada syndrome:a case report and literature review[J]. J Clin Anesth,2016,35:427-429.

[3] FUYUTA M,NAKAO S,TAKAI N. Sudden cardiac arrest during general anesthesia in an undiagnosed Brugada patient[J]. J Cardiothorac Vasc Anesth,2013,27:1334-1336.

[4] COLE JB,SATTIRAJU S,BILDEN EF,et al. Isolated tramadol overdose associated with Brugada ECG pattern[J]. Pacing Clin Electrophysiol,2012,35:e219-e221.

[5] KLOESEL B,ACKERMAN MJ,SPRUNG J,et al. Anesthetic management of patients with Brugada syndrome:a case series and literature review[J]. Can J Anaesth,2011,58:824-836.

[6] FLAMÉE P,DE ASMUNDIS C,BHUTIA JT,et al. Safe single-dose administration of propofol in patients with established Brugada syndrome:a retrospective database analysis[J]. Pacing Clin Electrophysiol,2013,36:1516-1521.

[7] ROLLIN A,MAURY P,GUILBEAU-FRUGIER C,et al. Transient ST elevation after ketamine intoxication:a new cause of acquired brugada ECG pattern[J]. J Cardiovasc Electrophysiol,2011,22:91-94.

[8] OLIVÁN B,ARBELÁEZ A,DE MIGUEL M,et al. Diagnosis of Brugada's syndrome after subarachnoid injection of prilocaine[J]. Rev Esp Anestesiol Reanim,2016,63:483-486.

[9] DUQUE M,SANTOS L,RIBEIRO S,et al. Anesthesia and Brugada syndrome:a 12-year case series[J]. J Clin Anesth,2017,36:168-173.

[10] VAN DER KNIJFF-VAN DORTMONT AL,DIRCKX M,DUVEKOT JJ,et al. Epidural analgesia with ropivacaine during labour in a patient with a SCN5A gene mutation[J]. Case Rep Anesthesiol,2016,2016:9278409.

[11] ANTZELEVITCH C,YAN GX. J wave syndromes[J]. Heart Rhythm,2010,7:549-558.

第三节 Buerger 病
（Buerger disease）

麻醉管理所面临的主要问题

四肢中小型血管病变

吸烟者,病变可累及脑与内脏血管

避免四肢血管穿刺或注射损伤

注意围手术期治疗用药的副作用(如:糖皮质激素、抗凝药等)

注意保温

【病名】

Buerger 病(Buerger disease),译名伯格病。又称血栓闭塞性脉管炎(thromboangiitis obliterans,TAO)、炎性闭塞性周围血管疾病(inflammatory occlusive peripheral vascular disease)、闭塞性周围血管疾病(occlusive peripheral vascular disease)。

【病理与临床】

1. 本病是一种主要影响四肢远端中、小型动脉与静脉的全身性炎症性阻塞性血管疾病。其病因尚不清楚,但大量研究证明吸烟与疾病的发生发展有关,有作者甚至认为吸烟史是诊断本病的必要条件。亦有认为本病可能是一种自身免疫性疾病。因为不同种族人群的患病率存在显著差异,故还认为与遗传因素有关。目前认为本病可能是吸烟、自身免疫、遗传、内分泌及自主神经系统功能异常等多因素作用的结果。病理改变特征是:四肢中小动脉及其与之伴行的中小静脉呈节段性、非粥样硬化性炎性病变,急性期为内膜增生与血栓形成,慢性期动脉与相邻的静脉各层炎性浸润,但弹力膜常不被破坏。本病在美国和欧洲极为罕见,美国发病率约为每 10 万人 12.6~20 人,但在亚洲和中东地区多见,我国北方多于南方,但发病率不详。本病男性多于女性,且多有吸烟或嚼烟习惯,女性患病率近年来有上升的趋势,可能与女性吸烟者增多有关。不吸烟者亦有患病的报道,但少见。发病年龄多在 40~45 岁以前。

2. 临床表现 患肢血液循环障碍,症状常从下肢趾端开始,逐渐上延波及足部与小腿,可能同时出现上肢症状。病情呈反复急性发作加重,表现为肢体麻木和疼痛、尤其是休息时疼痛,苍白变色、雷诺现象,但很少有跛行,严重者出现溃疡,甚至坏疽。内脏与脑血管也可能受影响。

3. 诊断根据临床表现、吸烟史、血管造影等。治疗包括:停止吸烟、抗凝药、伊洛前列腺素等血管扩张剂、交感神经阻滞及抗生素与止痛药等,手术治疗包括:交感神经神经节毁损术、血管搭桥手术、网膜转移等血运重建术及坏死肢体截肢术等。

【麻醉管理】

1. 麻醉前评估首先要注意患者的吸烟嗜好,吸烟可显著增加患者心肺疾病发病率、增加麻醉手术的风险,麻醉前应督促患者戒烟。吸烟者还可能有其他一些不良嗜好,如:Kazemzadeh 报道了 40 例本病患者,除吸烟外,80% 的患者还有阿片成瘾。另一方面,本病血管病变不仅限于四肢,还可累及脑血管及其他内脏血管,并出现相应器官的缺血症状,术前应对患者全身状况进行全面检查与评估,并制订相应的麻醉方案。对长期用糖皮质激素治疗者,术前应对肾上腺皮质功能进行评估并进行恰当的替代治疗,正在抗凝治疗者应根据病情与手术需要考虑停药或用肝素桥接,详见相关指南。择期手术应尽量选在疾病的缓解期实施。

2. 本病无特殊禁忌的麻醉药。交感神经阻滞可扩张血管,不仅能改善缺血肢体的血流灌注,还可缓解疼痛,是本病的有效治疗与麻醉方法,从理论上讲,本病患者采用区域神经阻滞可一举二得,如:上肢手术可采用臂丛神经阻滞,腹部与下肢手术可采用椎管内阻滞或椎管内阻滞联合全身麻醉。但在椎管内麻醉或深部区域神经阻滞时,必须考虑患者可能正在进行抗凝治疗,应停药、待凝血功能恢复正常后方可实施。

3. 禁止在患侧肢体行动脉与静脉穿刺测血压或输液,防止药物性静脉炎及动脉血栓形成与肢体坏死。尤其是静脉注射刺激性较大的地西泮、丙泊酚、依托咪酯等麻醉药物时更应注意,必要时应行颈内静脉、锁骨下静脉或股动脉穿刺。袖带测压应选血压最高一侧肢体并尽量减少测量频次,必要时可采取用手触摸动脉搏动强弱及观察脉搏波形来辅助判断。术中应维持血流动力学稳定,既要避免血压下降而加重肢体与器官缺血,同时应避免血压过高而使受损的脑及内脏血管破裂出血。虽然本病静脉血栓多位于表浅静脉,深静脉血栓较为少见,但仍应注意血栓脱落而引起肺栓塞。

4. 体温下降及四肢受冷后可加重血管痉挛与病情复发,应注意全身与四肢保温。同时还应避免体位改变时患肢受压而加重其缺血。

（刘淑娟　郑利民）

参考文献

［1］PIAZZA G,CREAGER MA. Thromboangiitis obliterans［J］. Circulation,2010,121:1858-1861.

［2］KAZEMZADEH GH,BAMESHKI AR,NAVVABI I,et al. Association of obstructive sleep apnea syndrome and Buerger's disease:a pilot study［J］. Acta Med Iran,2015,53:622-626.

［3］MAHLI A,COSKUN D,COSARCAN K. Peripheral sympathetic block with therapeutic local anesthesia for the manage-ment of upper limb digital ischemia［J］. Hippokratia,2018,22:141-143.

［4］DARGON PT,LANDRY GJ. Buerger's disease［J］. Ann Vasc Surg,2012,26:871-880.

第四节　Bier 斑
（Bier spot）

麻醉管理所面临的主要问题

可能合并其他系统性疾病

可能合并自主神经功能障碍,心动过速,失眠

【病名】

Bier 斑(Bier spot),译名比尔斑。又称生理性缺血斑(physiologic anemic)、血管痉挛斑(macules,angiospastic macules)、皮肤夸张的生理性斑(exaggerated physiologic speckled mottling of the skin)、Marshall-White 综合征(Marshall-White syndrome)。

【病理与临床】

1. 本病是一种以周围带红斑晕的皮肤白色斑点为主要临床特征的良性血管异常现象,1898 年由 Bier 报道。其原因不明,可能是由于自主神经功能紊乱、血管舒缩功能障碍、小静脉

收缩引起。血管收缩出现缺血性白色斑疹,红斑晕由血管扩张所致。皮损好发于四肢末端,为1~2cm圆形或类圆形淡白斑,边界不十分清楚,患者手部下垂一段时间,白色斑疹更明显,抬高患肢则可消失或色泽变淡,夏季症状比较明显。患者多伴有失眠或心动过速,好发于有神经质的中青年。

2. 本病多为自限性,一般不用治疗。

【麻醉管理】

目前尚未见有关本病的麻醉报道。对一般患者而言,其麻醉管理无特殊。但要注意有时它们可能是系统性疾病的一部分,如硬皮病、肾功能不全、混合型冷球蛋白血症、淋巴瘤等,麻醉前应仔细检查评估。此外,患者还表现为自主功能障碍,失眠、心动过速、手掌多汗症等,围手术期应适当镇静并加强睡眠管理。术中应注意血流动力学的监测与管理。

(郑利民)

参考文献

[1] LIAW FY,CHIANG CP. Bier spots[J]. CMAJ,2013,185：E304.

第五节　病态窦房结综合征
(sick sinus syndrome)

麻醉管理所面临的主要问题

警惕隐匿性病态窦房结综合征
可能合并其他心脏病变
可能合并其他影响窦房结功能的因素
窦房结功能的评估
慎用有抑制窦房结功能及房室传导作用的药物
安装有人工心脏起搏器患者的麻醉

【病名】

病态窦房结综合征(sick sinus syndrome,SSS),又称窦房结功能障碍(sinus node dysfunction,SND)、快慢综合征(tachycardia-bradycardia syndrome,tachy-brady syndrome)、慢-快综合征(bradycardia-tachycardia syndrome)等。

【病理与临床】

1. SSS是由于窦房结及其邻近组织病变引起窦房结起搏功能和/或窦房结传导功能障碍所致。其病因可分为两大类:窦房结本身病变及外在因素影响窦房结功能,前者最主要原因为窦房结组织纤维化。常见原因有:

(1) 心脏各种病变直接累及窦房结,如:冠心病、心肌炎、心肌病及其他结缔组织与代谢性疾病(结节病、淀粉样变性、血红蛋白沉着、胶原血管病等),甚至转移癌。瓣膜置换术、先天性心脏病矫治术等心脏手术可直接损害窦房结,先心脏病矫治术是儿童SSS的最主要原因。

(2) 窦房结本身纤维化退行性病变(特发性病态窦房结综合征)。

(3) 先天性因素,如:长QT综合征、二尖瓣脱垂、家族性病态窦房结综合征(familial sick

sinus syndrome,FSSS)。遗传因素是引起 SSS 的罕见原因,它们以心肌病和离子通道异常形式出现。目前发现有几个基因变异与之相关,如:*SCN5A*、*HCN4*、*MYH6*、*CACNA1C* 基因等。

（4）其他:下述因素亦可引起 SSS 样表现,但除去病因后可恢复正常,它们属于引起 SSS 的可逆因素,从严格意义上讲不属于 SSS 的范畴。

A. 药物作用。如:抗心律失常药物、洋地黄、锂剂和交感神经阻滞剂等。

B. 代谢紊乱。如:甲状腺功能减退、高钾血症、低钾血症、低钙血症、低氧血症和低体温等。

C. 迷走神经张力过高。如:颈动脉窦过敏综合征、血管迷走神经性晕厥和自主功能障碍、颅内压增高等。

2. 临床表现　SSS 起病隐匿,进展缓慢,轻者导致心悸、疲劳、头晕、晕厥前症状,严重者出现晕厥及反复发作的 Adams-Stokes 综合征导致心脏、大脑、肾脏和其他器官供血不足,甚至心源性猝死。肾和胃肠灌注不足分别导致少尿和腹痛。窦房结由一组心房肌细胞组成,根据其功能分为二类:具有内在"起搏器"功能的 P 细胞和负责将冲动传导到右心房的 T 细胞。这些细胞的功能障碍可导致几种心律失常,心电图表现为:窦性心动过缓、窦性停搏、窦房传导阻滞及起搏点移位、房性心动过速,或心动过缓与心动过速交替出现。根据不同的组合,临床分为六型:

（1）严重、持久、恒定的窦性心动过缓,心率变动幅度小,一般小于 50 次/分。

（2）发作性窦性停搏。它可引起逸搏性心律,或心脏停搏大于 2 秒,造成急性心源性脑缺血,它是由于 P 细胞起搏功能障碍所致。

（3）窦房传导阻滞。主要由于 T 细胞传导功能障碍所致。

（4）心动过缓-心动过速综合征(快慢综合征)、窦性心动过缓、窦性停搏、窦房阻滞的基础上反复发作房颤、房扑、室上性心动过速。

（5）双结病变或双结综合征(Binodel syndrome)。又称病态窦房结房室结综合征。表现为在窦性心动过缓、窦房阻滞、窦性停搏的基础上不能及时出现交界性逸搏(逸搏周期>1.5 秒)或交界性逸搏心律频率小于 35 次/分,表明房室交界区功能减退。

（6）全传导系统障碍。除窦性心动过缓、窦房阻滞、窦性停搏外,还有房室及心室内传导阻滞。

3. 诊断　根据心电图的典型表现,以及临床症状与心电图改变存在明确的相关性,便可确定诊断。为确定症状与心电图改变的关系,可做单次或多次动态心电图或事件记录器检查,如在晕厥等症状发作的同时记录到显著的心动过缓,即可提供有力佐证。

【麻醉管理】

1. 麻醉前管理　由于人工心脏起搏器的临床应用,对术前已明确诊断的本病患者,其麻醉管理并不困难。麻醉管理的主要问题是对一些术前症状不明显或术前未能对窦房结的功能进行正确的评估及未能发现其基础疾病,以至酿成严重后果。对有昏厥及"癫痫"病史者要考虑本病的可能。

（1）前已述及,特发性 SSS 极少,大多数患者都有不同程度的心脏病变,术前首先应明确 SSS 的病因。对阵发性房速性心律失常患者及置入心脏起搏器患者应注意其心脏内血栓形成,此类患者可能术前在进行抗凝治疗。

（2）窦房结功能的评估:本病并不少见。文献报道,每 600 例 65 岁以上的心脏病患者中有 1 例患有本病,且随年龄的增长而增加。20 世纪 90 年代,本病占美国心脏起搏器植入术的

50%以上。但由于本病起病隐匿,部分患者呈间歇性发作,术前心电图检查可能为正常或仅表现为轻度窦性心动过缓,从而导致漏诊。术前应详细询问病史,尤其是对有心动过缓、晕厥、交替发生心动过速的患者,应高度怀疑本病。目前有以下评估窦房结功能的方法:

A. 心电图负荷试验:跑步、下蹲、平板运动后,心率<90 次/分,或不超过基础心率 30 次/分,或出现交界性逸搏心律者,为窦房结功能不良。

B. 24 小时动态心电图检查对间歇性 SSS 有诊断价值。

C. 阿托品试验:静脉注射阿托品 0.04mg/kg,5 分钟后观察心电图变化。如心率少于 90 次/分或出现窦房阻滞、交界性逸搏等,表明心动过缓与迷走张力无关,而是窦房结本身功能不良所致。

D. 异丙肾上腺素试验:以 2~4μg/min 的速度静注异丙肾上腺素 30 分钟。其结果解释同阿托品试验。

E. 经食管心房调搏测定窦房结功能。

F. 其他:心脏电复律后长时间不能恢复窦性心律,或房性期前收缩后出现长时间的窦性停搏等时提示窦房结功能差。颈动脉窦按摩后延长窦性停搏超过 3 秒,提示窦房结功能障碍。

(3)识别和纠正前述引起 SSS 的可逆性因素。

(4)安放心脏起搏器:术前是否安置起搏器,应根据窦房结功能、手术内容而定。术前评估有窦房结功能障碍者应安置经心内膜临时心脏起搏器。由于窦房结功能障碍的患者其房室传导阻滞的风险增加,通常首选双室起搏。与心室起搏器的患者比,双室起搏获得的心房起搏可降低房颤发生率和随后发生血栓栓塞的风险。SSS 心室率低于 50 次/分、有明确的临床症状,或清醒状态下间歇发生心室率低于 40 次/分,或虽无症状、但 RR 间期长达 3 秒者,应植入永久性心脏起搏器。

(5)术前用药首选阿托品,若合并阵发心动过速者可用东莨菪碱。对已安置有起搏器的患者也可不用术前药。

2. 麻醉管理

(1)安装有起搏器患者的麻醉管理请见本书"安装心脏起搏器患者的麻醉",应避免行中心静脉置管。术中应常规行多导联心电图监测。并准备好经皮临时心脏起搏器及阿托品、异丙肾上腺素、肾上腺素等药物。

(2)麻醉药物的选择:总的原则是避免影响窦房结功能及减慢房室传导。吸入麻药中,氟烷可抑制窦房结功能、抑制房室结和希氏束的兴奋传导,且增加心肌对儿茶酚胺的敏感性,易致室性心律失常,应禁用;恩氟烷也减慢房室传导,但作用较轻;异氟烷、七氟烷及地氟烷对窦房结及房室传导影响轻微,且不易引起室性心律失常,可选用。静脉麻醉药中,氯胺酮具有拟交感神经兴奋的作用,使心率增快;异丙酚可使心率轻度增快,可适当应用。阿片类药物如舒芬太尼、芬太尼、瑞芬太尼可引起不同程度的心动过缓,应严格掌握适应证,如必须应用,应小剂量输注,心率慢者可同时静脉泵注异丙肾上腺素。肌松药中泮库溴铵可加快房室传导,引起心动过速,但对心律影响轻微;琥珀胆碱抑制窦房结功能,特别在重复给药时可能引起严重心动过缓,需慎用。镇静安静药物如右美托咪定,由于可以引起严重心动过缓,应当禁用,如需镇静可用咪达唑仑等药物代替。此外,术中亦应注意其他药物的影响,如:抗心律失常药奎尼丁、维拉帕米和普萘洛尔等对窦房结有直接抑制作用。

(3)麻醉方法的选择:原则上应选择全身麻醉。椎管内阻滞因其交感神经抑制、迷走神经兴奋,易引起严重的心动过缓,应慎用。

（4）对术前没有症状的隐匿性 SSS 患者，麻醉风险较大。目前已有多篇隐匿性 SSS 而在麻醉期间发生心搏骤停的报道，如：Kabutan 报道了 1 例全身麻醉中发生心搏骤停的患者，患者曾有阵发性房颤病史并曾用地高辛等治疗。复苏后麻醉苏醒无并发症，术后诊断为 SSS，并植入永久性起搏器。Shirasaka 报道了一例 81 岁的男性患者，在全麻复合硬膜外麻醉下行全胃切除术，无晕厥史，术前 12 导联心电图显示窦性节律正常，用异丙酚和瑞芬太尼麻醉诱导，用七氟烷、瑞芬太尼和胸段硬膜外注射利多卡因、芬太尼和布比卡因维持麻醉。手术开始后 110 分钟心电图发现心动过缓。静脉注射阿托品（0.5mg，总剂量为 1.5mg）无效，10 分钟后心电图变成直线、静止持续 15 秒钟，立即胸外心脏按压并静脉注射多巴胺 5μg/（kg·min），成功恢复窦性心律。术后心电图显示窦性节律，经心脏病专家仔细检查最终诊断为隐匿性 SSS。由于许多麻醉剂对心脏传导系统有一定的影响，即使术前评估无临床异常的患者也应注意隐匿性 SSS。术中常规用药出现非常明显的心动过缓和窦性停搏时，需要考虑到 SSS 的可能，应停止手术，进行急救处理并对窦房结功能进行评估。严重患者可能需要植入临时心脏起搏器后才能继续手术。术后应继续在重症监测治疗室内监测至少 24 小时。

（戴中亮　郑利民）

参考文献

［1］ DEPONTI R，MARAZZATO J，BAGLIANI G，et al. Sick sinus syndrome［J］. Card Electrophysiol Clin，2018，10：183-195.

［2］ KIM KO，CHUNG S，LEE K，et al. Profound bradycardia with lidocaine during anesthesia induction in a silent sick sinus syndrome patient［J］. J Clin Anesth，2011，23：227-230.

［3］ NAKAMURA S，NISHIYAMA T，HANAOKA K. General anesthesia for a patient with asymptomatic sick sinus syndrome. Masui，2005，54：912-913.

［4］ SHIRASAKA W，IKESHITA K，TORIYAMA S，et al. Intraoperative asystole in a patient with concealed sick sinus syndrome：a case report［J］. Masui，2014，63：338-341.

第六节　长 QT 综合征
（long QT syndrome）

麻醉管理所面临的主要问题

　　突发晕厥、室颤、室速，甚至猝死
　　心电图可正常，潜在危险性极大
　　避免诱发因素
　　可能合并困难气道及其他先天性畸形

【病名】

长 QT 综合征（long QT syndrome，LQTS），又称复极延迟综合征（delay repolarization syndrome）。

【病理与临床】

1. LQTS 是一组由于编码心肌离子通道蛋白的基因突变导致的、以心电图 QT 间期延长为主要临床特征的心脏离子通道病，"心脏离子通道病"已列入国家卫健委等五部门《第一批罕见病目录》。LQTS 的临床特征为 QT 间期延长和 ST-T 易变、T 波异常,心律失常发作时呈尖端扭转型室性心动过速(torsade de pointes,TdP)或多形性室速,晕厥、抽搐甚至猝死,而心脏解剖学结构正常。长 QT 综合征分为先天性(或遗传性、原发性)与继发性(或获得性),继发性是由于电解质异常(低钾、低钙等)、药物或器质性心脏病等引起,但有研究证实药物诱发的 LQTS 亦与遗传变异有关。在文献中,如无特殊说明,所谓"长 QT 综合征",则专指先天性或遗传性者,本书亦如此。在先天性长 QT 综合征(congenital long QT syndrome)中,除 Romano-Ward 综合征、Jervell and Lange-Nielsen 综合征、Timothy 综合征等有明确的遗传因素或突变基因外,其他与遗传关系尚不完全清楚者称为"特发性长 QT 综合征(idiopathic long QT syndrome)"。LQTS 患病率约为 1/2 000,这不包括相当数量的隐匿性致病基因突变携带者。

2. 目前已发现至少有 15 个基因突变亚型与 LQTS 有关,据此将 LQTS 分为 15 个亚型(LQTS1~15),各亚型及相对应的突变基因如下:LQTS1(*KCNQ1*)、LQTS2(*KCNH2*)、LQTS3(*SCN5A*)、LQTS4(*ANK2*)、LQTS5(*KCNE1*)、LQTS6(*KCNE2*)、LQTS7(*KCNJ2*)、LQTS8(*CACNA1c*)、LQTS9(*CAV3*)、LQTS10(*SCN4B*)、LQTS11(*AKAB9*)、LQTS12(*SNTA1*)、LQTS13(*KCNJ5*)、LQTS14(*CALM1*)、LQTS15(*CALM2*)。但约 20%~40% 诊断为 LQTS 家族中,并无上述基因突变,说明还有其他尚未确认的基因也可能导致本病。在已知的基因变异型中,LQTS1 和 LQTS2 约占 75%~80%,而 LQTS3 约占 10%,中国人以 LQTS2 最多见。LQTS 临床常见表型有:

(1) Romano-Ward 综合征(Romano-Ward syndrome):为常染色体显性遗传,与 LQTS1~3 亚型基因 *KCNQ1*、*KCNH2* 和 *SCN5A* 突变有关,主要通过影响钠、钾离子通道($\downarrow I_{Ks}$、$\downarrow I_{Kr}$、$\uparrow I_{Na}$)而影响心肌的复极过程、引起心律失常。LQTS1 型与 2 型常在劳累、运动、紧张、声音刺激下发病,患者应避免突然的声音刺激(闹钟、电话铃声等);LQTS3 型常在睡眠时发作。

(2) Jervell and Lange-Nielsen 综合征(Jervell-Lange-Nielsen syndrome),又称 Jervell-Lange-Nielsen 心脏听力障碍综合征(cardioauditory syndrome of Jervell and Lange-Nielsen)。为常染色体隐性遗传。与 LQTS5 型(*KCNE1*)和 LQTS1 型(*KCNQ1*)基因突变有关,主要通过影响钾离子通道($\downarrow I_{Ks}$)而影响心肌复极过程。伴有先天性耳聋,常在运动时发病。患者应避免剧烈运动,尤其是游泳。

(3) Timothy 综合征(Timothy syndrome):为 LQTS8 型,与 *CACNA1C* 基因突变有关,主要通过影响钙通道($\uparrow I_{Ca}$)而影响心肌复极过程,患者还合并多种先天性畸形:多指(趾)、先天性心脏病、颅面异常、中枢神经系统异常、自闭症谱系障碍等。

(4) 锚蛋白 B 综合征(ankyrin-B syndrome):又称锚蛋白 B 相关性心律失常(cardiac arrhythmia,ankyrin-B-related)。为 LQTS4 型,与 *ANK2* 基因突变、锚蛋白 B(ankyrin-B)合成障碍有关,常染色体显性遗传。锚蛋白 B 的作用是在细胞膜的适当位置插入适当的离子通道,*ANK2* 基因突变、异常锚蛋白不能将离子通道定位到心肌细胞膜的正确位置,从而影响心脏离子流,导致心律失常。它对心脏的影响是多方面的,LQTS 通常被认为是锚蛋白 B 综合征的一部分。

(5) Andersen-Tawil 综合征(Andersen-Tawil syndrome),又称 LQT7 型,与 *KCNJ2* 基因突变有关(见"Andersen-Tawil 综合征")。

3. 临床表现　除以上临床表现外,LQTS 还有以下特征:女性多见,青少年发病,有猝死或晕厥史与家族史;心电图改变多样化,与基因型有关,QT 延长、尖端扭转型室性心动过速(TdP)是其特征,但 QT 延长有时不明显,甚至正常,常有其他异常图形出现,尤其是 T 波电交替。

4. 诊断　基因诊断是 LQTS 诊断的金标准,但基因检测技术难度大,成本高。其诊断临床上多采用 Schwartz 评分标准(表5-4),根据临床症状、心电图 QT 间期和 T 波变化评分。应除外继发性的原因。由于 QT 间期易受心率影响,应采用心率校正的 QT 间期(QTc)。

表 5-4　长 QT 综合征的 Schwartz 评分标准

诊断标准	评分	诊断标准	评分
心电图表现		临床表现	
QTc(ms)		晕厥	
>480	3.0	紧张引起	2.0
460~470	2.0	非紧张引起	1.0
>450	1.0	先天性耳聋	0.5
尖端扭转性室性心动过速＊	2.0	家族史	
T 波交替	1.0	家庭成员中有肯定的 LQTS	1.0
T 波切迹(3 个导联以上)	1.0	直系亲属中有<30 岁的心脏性猝死	0.5
静息心率低于正常 2 个百分位数	0.5		

评分>4 分,可诊断 LQTS,2~3 分,为可疑 LQTS ;＊除外继发性尖端扭转性室性心动过速

【麻醉管理】

1. 术前准备

(1) 首先应充分认识到本病患者的麻醉手术极为危险。LQTS 患者发生晕厥或猝死的最强风险预测因子是 QTc 大于 500ms,但部分患者并无 QT 间期延长,其晕厥发作病史也常被误认为癫痫或癔症。由于此类患者仅从外观上来看与正常人无异,容易受到忽视。如果术前不熟悉其病史、不作充分的检查与准备,而贸然实施麻醉,则可能引起严重的后果。而且此类患者尸检可能无任何阳性发现,在医疗纠纷的诉讼中,麻醉医师常处于不利位置。因此对有晕厥史或猝死病史或家族史的患者应提高警惕,并进行包括动态心电图在内的全面系统检查。近年来由于对疾病危险性的重视及充分的术前准备,其麻醉的风险已降低为"基本可控"。

(2) β 受体阻滞剂可提高 LQTS 者心律失常发作阈值,是本病的一线用药,研究表明,使用 β 受体阻滞剂治疗的患者,其心脏事件和死亡率显著降低(10 年间由 50% 降至<0.5%)。LQTS1 患者使用 β 受体阻滞剂较 LQTS2 和 LQTS3 更能获益。普萘洛尔可减少本病的晕厥发作、降低死亡率,其效果优于美托洛尔,是术前治疗的最主要药物。普萘洛尔应持续服用至术前,术中可改用短效静脉注射制剂(如:艾司洛尔),术后应尽量早期开始继续服药。对已植入埋藏式心脏除颤起搏器(ICD)者,为防止设备检测到来自于电刀或其他电子设备的干扰而导致 ICD 不适当的电击及起搏器功能障碍,在麻醉诱导前应将其关闭,但在手术结束后应立即重新开启。因心动过缓型心律失常而安装起搏器者,应重新编程为非感知模式(如:VOO 或 DOO)。麻醉前应做好随时可以除颤的准备,准备好体外除颤器、粘贴好除颤电极。常规进行五导联心电监测及有创动脉血压监测,以便立即发现与心律失常有关的血流动力学不稳定。

(3) 除心电异常外,还要特别注意一些表型可能合并有其他的先天性异常(如:Timothy 综合征合并颅面部异常而导致困难气道、先天性心脏病及认知功能障碍的问题),术前应进行

全面系统的全身检查与评估,制定相应的麻醉管理计划。

（4）交感神经兴奋与精神应激可诱发心律失常的发作,甚至猝死,术前应充分镇静,可口服咪达唑仑,其镇静深度可参照"致心律失常性右心室发育不良/心肌病"及"儿茶酚胺敏感性多形性室速"。但要注意 Romano-Ward 综合征 LQTS3 型者常在睡眠时发作,在镇静期间应持续监测并做好急救复苏准备。

（5）术前应纠正电解质异常,尤其是镁和钾离子异常,避免使用使 QT 间期延长的药物,如奎尼丁、氟哌利多、氯喹等。

2. 麻醉方法的选择

（1）神经阻滞:动物实验与临床研究表明,心脏两侧交感神经张力不平衡,左侧交感神经活动增高、右侧交感神经活动降低,可能引起 QT 间期延长。动物实验中,刺激左侧交感神经可引起 QT 间期延长,刺激右侧交感神经可引起 QT 间期缩短。为避免右侧星状神经节阻滞,此类患者禁止行右侧颈丛神经阻滞及右侧臂丛神经阻滞。

（2）椎管内阻滞:当椎管内阻滞平面到达 T_{10} 水平,心脏交感神经（$T_{1~4}$）张力代偿性增加、QT 间期明显延长。但对 LQTS 患者椎管内阻滞,并未发现 QT 间期延长。椎管内阻滞对血流动力学的影响较全麻小,与腰麻比,硬膜外阻滞起效慢,血流动力学更平稳,更适合 LQTS 患者,但应避免阻滞平面过高。局麻药对 QT 间期影响小,临床用量是安全的,推荐用利多卡因、罗哌卡因,除腰麻用量外,应尽量避免用布比卡因。要注意围麻醉期的一些其他用药的影响,如:用缩宫素后 QTc 间期明显延长,麻黄碱能增加交感兴奋,触发 TdP。

（3）全身麻醉:除一些合并先天性颌面部畸形的患者可能有困难气外,诱导和插管对 LQTS 患者来说有较高的风险。气管插管过程中因交感兴奋导致 QT 间期延长,加上诱导用药,可进一步延长 QT 间期。近年来不少研究表明,即便是术前 QT 间期正常的患者,麻醉诱导时七氟烷较丙泊酚显著延长 QT 间期。这种现象可能与氟烷抑制人类乙醚相关基因（human ether related gene,HERG）的表达、阻滞了内向整流钾通道、延长心肌复极时间有关,进而导致 QT 间期延长。而且,七氟烷对 QT 间期的影响呈剂量依赖性。因此,对术前确诊 LQTS 的患者,应尽量避免使用吸入麻醉药诱导。丙泊酚对 QT 间期的影响仍有争议,虽有文献报道丙泊酚延长 QT 间期,但多认为无临床意义。甚至有文献报道丙泊酚麻醉维持可逆转七氟烷诱导引起的 QT 间期延长。所有吸入性麻醉药都会延长 QT 间期,有个案报道认为在静脉麻醉不能获得理想效果时,异氟烷可以用于 LQTS 患者。此外,氯胺酮、舒芬太尼、去极化肌松药琥珀胆碱可延长 QT 间期,禁用于 LQTS 患者。非去极化肌松药则可安全使用,但泮库溴铵有引起室颤的案例报道,因其有交感神经作用,应避免应用。抗胆碱能药可延长 QT 间期,文献报道,阿托品可诱发 TdP。镇吐药中氟哌利多、5-HT3 受体阻滞剂可引起 QT 间期延长,其中多拉司琼因增加心律失常风险受到美国 FDA 警告,氟哌利多也一度被 FDA 警告,应避免应用。

3. 无论何种麻醉,均应保证良好的麻醉效果及患者内环境的稳定,避免疼痛、缺氧、二氧化碳蓄积及低体温等各种应激因素。应保持安静、舒适的手术室环境,对局麻清醒患者要充分镇静。术中持续心电图监测,第二导联心电图是监测 QT 间期的最佳导联。一旦 TdP 发作,立即启动高级生命支持系统复苏,硫酸镁可有效终止 TdP,予负荷量 30mg/kg,并以 2~4mg/kg 维持。对于反复发作的 TdP,应监测血钾水平,将血钾维持在正常值的高限有利于维持正常的 QT 间期。如果患者已行起搏器植入术,应在术前将起搏率设置为 90 次/分,甚至更高。

4. 术后应在重症监测治疗室内继续监测。

（戴中亮　郑利民）

参考文献

[1] BOHNEN MS，PENG G，ROBEY SH，et al. Molecular pathophysiology of congenital long QT syndrome[J]. Physiol Rev，2017，97:89-134.

[2] O'HARE M，MALDONADO Y，MUNRO J，et al. Perioperative management of patients with congenital or acquired disorders of the QT interval[J]. Br J Anaesth，2018，120:629-644.

[3] KITAURA A，NAKAO S，HAMASAKI S，et al. Sevoflurane prolonged the QTc interval and increased transmural dispersion of repolarization in a patient with long QT syndrome 3:a case report[J]. JA Clin Rep，2017，3:29.

[4] ABRICH VA，RAMAKRISHNA H，MEHTA A，et al. The possible role of propofol in drug-induced torsades de pointes:A real-world single-centeranalysis[J]. Int J Cardiol，2017，232:243-246.

第七节 川 崎 病
(Kawasaki disease)

麻醉管理所面临的主要问题

冠状动脉病变
抗凝药物治疗
糖皮质激素治疗
可能合并 Grisel 综合征

【病名】

川崎病(Kawasaki disease，KS)，又称皮肤黏膜淋巴结综合征(mucocutaneous lymph node syndrome，MCLS)、急性皮肤黏膜综合征、急性发热性皮肤黏膜淋巴结综合征(acute febrile mucocutaneous lymph node syndrome)等。

【病理与临床】

1. 本病是一种以急性皮肤黏膜发疹、淋巴结肿大及全身血管炎为主要病理变化的急性发热性疾病。其病因尚不清楚，可能与病毒感染、自身免疫、重金属中毒等有关，某些基因可能会增加儿童对本病的易感性，通常认为它不具有传染性。高危因素有三点：年龄(5 岁以下儿童多见)、性别(男孩略高于女孩)、种族(亚洲或太平洋岛屿血统的儿童，如日本或韩国人多发)。本病为自限性疾病，多数预后良好。病理学特征为全身中、小血管炎，主要累及冠状动脉，可表现为冠状动脉扩张、冠状动脉瘤、冠状动脉狭窄等。

2. 临床表现及诊断依据 本病好发于 5 岁以下小儿，发热(39~40℃)并持续 5 天以上，抗生素治疗无效。同时伴有下列 5 项临床表现中 4 项者，排除其他疾病即可诊断。如 5 项临床表现中不足 4 项，但超声心动图(心电图)检查有冠状动脉损害，亦可确诊。

(1) 四肢变化：急性期掌趾红斑，手足硬性水肿；恢复期指趾端膜状脱皮。

(2) 多形性红斑。

(3) 眼结膜充血，非化脓性。

(4) 唇充血皲裂，口腔黏膜弥漫性充血，舌乳头呈草莓舌。

(5) 颈部淋巴结肿大。

3. 治疗 目的是减少炎症和预防冠状动脉血栓形成。急性期标准治疗为大剂量丙种球蛋白静脉注射(IVIG)和口服阿司匹林、糖皮质激素等;恢复期有冠状动脉病变者除了应用阿司匹林抗血小板聚集外,可加用双嘧达莫,根据病情给予对症及支持疗法(如补充液体、护肝、控制心力衰竭、纠正心律失常等),发生心肌梗死时应及时进行溶栓治疗。严重的冠状动脉病变需要进行冠状动脉搭桥术或介入治疗。

【麻醉管理】

1. 麻醉前管理　本病并不少见。由于其病变影响冠状动脉与心肌,这一病变对机体的影响可能是终生的、且可能随着年龄的增加而掺杂有高血压、血管硬化等因素进一步加重。麻醉前应对其保持高度的警觉,尤其要警惕术前未能诊断的病例。对有发热超过 5 天以上、合并严重皮肤黏膜病变与淋巴结肿大病史患者,要注意是否为本病,术前应对冠状动脉及心脏病变进行评估。Morrison 回顾了 1985 年至 2000 年美国 Colorado 大学儿童医院收治的 178 名 KS 儿童,其中 47 名(26.4%)接受了全身麻醉(34 例)或深度镇静(13 例),在接受全身麻醉的患者中,有 5 例(15%)最初没有被诊断患有 KS 或术前没有进行心脏评估。尽管该组病例无麻醉死亡、只有 1 名儿童在术后因 KS 心肌炎发生充血性心力衰竭,作者认为在 KS 患儿中存在更严重的围手术期并发症的可能性,强调详细的麻醉前评估的重要性。Ponde VC 报道了 1 例患者,认为其最重要的并发症是冠状动脉瘤与狭窄、心肌病变及心包积液等,而成功的麻醉包括术前心脏状态评估、风险分级及维持术中血流动力学的稳定和避免加重心肌损伤的因素等。术前评估的重点是心功能与心肌缺血程度,麻醉前应常规行心电图 ST 段分析、超声心动图检测、肌钙蛋白测定等,部分合并有冠脉病变的患者术前心电图检查可完全正常,必要时应行冠脉造影检查。急性期发热患儿禁止行各种择期手术,应延期至心肌损害与冠脉病变恢复与稳定 6 个月后实施。急诊或限期手术者,其麻醉管理同一般的合并发热性疾病患者的麻醉,但应注意其心肌损害,同时应维持心肌氧供需平衡。长时间应用糖皮质激素治疗者,术前应对肾上腺皮质功能进行评估,必要时应给予皮质激素替代治疗;为预防冠脉血栓,患者可能长期服用抗凝或抗血小板药物治疗,有时可能出现严重凝血功能障碍,如:Thomas 报道了 1 例 13 个月的患儿,用华法林和阿司匹林治疗期间出现严重舌头损伤而发生严重出血及休克。抗凝治疗的患者术前应对凝血功能进行评估,华法林与氯格吡雷应于术前一周停药,改用低分子肝素,慎行椎管内麻醉。但单独服用阿司匹林、且无凝血功能障碍者,椎管内麻醉通常是安全的。

2. 要注意可能合并 Grisel 综合征,造成寰枢关节半脱位。Nozaki 报道了一例本病合并 Grisel 综合征患儿,表现为疼痛性斜颈,其原因与颈部血管及淋巴结炎有关。在颈部操作时应注意预防颈髓损伤(见"Grisel 综合征")。

3. 无心肌缺血者,其麻醉管理同普通患者,但要注意其心脏与冠脉的贮备功能下降。合并心肌缺血者,其麻醉管理同缺血性心脏病,应注意维持心肌氧供需平衡,术中维持血流动力学稳定,保证足够的麻醉深度,避免引起心肌损伤。对有冠脉瘤的患者,应注意预防冠脉瘤的破裂,麻醉诱导及术中应避免血压剧烈波动。超过 50% 的冠脉瘤可在 1~2 年内消失。较大的冠脉瘤常无法完全消失,由于其壁增厚,破裂风险减小,但发生血栓与心肌梗死的危险增加。麻醉手术过程中除常规监测外,必要时应行有创监测(包括有创动脉血压、中心静脉压等)。

4. 小儿冠脉搭桥术的麻醉管理与成人相似,通常认为本病因为侧支循环丰富,其麻醉管理较成人缺血性心脏病相对容易。Ohe 在 1989 年回顾了东京女子医科大学 Daini 医院 17 例 KS 患儿(男孩 13 例,女孩 4 例,年龄 5~13 岁)冠脉搭桥术(CABG)的麻醉管理经验,认为儿童期 CABG 血压控制比成人患者容易,但心率控制给麻醉管理带来困难。

5. 需在麻醉下行冠状动脉造影检查的患儿,应在治疗后病情稳定至少 2 个月后进行。完善术前检查且白细胞、血沉、C 反应蛋白、血小板基本正常,无严重心律失常。麻醉方式可选择静脉复合麻醉或气管插管全身麻醉,麻醉过程中密切注意心电图变化。

6. 产科麻醉   KS 患者成年后妊娠与分娩的安全性问题在临床上颇受关注,目前有较多报道。其主要风险依然是冠脉病变的程度。麻醉方式的选择同妊娠合并心脏病的患者,Alam 报道了 1 例患者在硬膜外麻醉下安全地实施了剖宫产手术。近年来硬膜外麻醉在此类患者中的应用受到重视,文献报道一些复杂先心或心功能不全者在硬膜外麻醉(而非蛛网下腔麻醉)下安全实施了剖宫产术。但要注意血流动力学的管理,避免低血压及心肌缺氧。此外,应避免用于术前抗凝治疗者。

(姚翠翠　马星钢　郑利民)

参考文献

[1] MCCRINDLE BW,ROWLEY AH,NEWBURGER JW,et al. Diagnosis,treatment,and long-term management of Kawasaki disease:a scientific statement for health professionals from the American Heart Association[J]. Circulation,2017,135:e927-e999.

[2] URRIOLA-MARTÍNEZ M,MOLINA-MÉNDEZ F. Anesthesia for coronary revascularization in patients with Kawasaki disease:case report[J]. Arch Cardiol Mex,2013,83:267-272.

[3] PONDE VC,BEDEKAR VV,MANALANG CA. Kawasaki disease and general anaesthesia:the know-hows[J]. Indian J Anaesth,2018,62:234-235.

[4] TO L,KRAZIT ST,KAYE AD. Perioperative considerations of Kawasaki disease[J]. Ochsner J,2013,13:208-213.

[5] NOZAKI F,KUSUNOKI T,TOMODA Y. et al. Grisel syndrome as a complication of Kawasaki disease:a case report and review of the literature[J]. Eur J Pediatr,2013,172:119-121.

[6] THOMAS ML,MCEWAN A. The anaesthetic management of a case of Kawasaki's disease (mucocutaneous lymph node syndrome) and Beckwith-Weidemann syndrome presenting with a bleeding tongue[J]. Paediatr Anaesth,1998,8:500-502.

[7] MORRISON JE,ANDERSON M,CHAN KC,et al. A 15-year review of children with Kawasaki's syndrome having general anesthesia or deep sedation[J]. Paediatr Anaesth,2005,15:1053-1058.

[8] TSUDA E. Management for pregnancy and delivery in patients with a history of Kawasaki disease[J]. Nihon Rinsho,2014,72:1687-1690.

第八节   大动脉炎综合征
(aortitis syndrome)

麻醉管理所面临的主要问题

大动脉病变、狭窄、阻塞及形成动脉瘤与动脉夹层

心、脑、肾等重要器官功能受损,高血压

血压测量困难

注意肾上腺皮质激素治疗的副作用

注意心脑保护,头位改变可能引起脑缺血

【病名】

大动脉炎综合征(aortitis syndrome),又称高安综合征(Takayasu arteritis)、Takayasu-Onishi 综合征、Martorell 综合征、Martorell-Fabre 综合征、无脉症(pulseless disease),主动脉弓综合征(aortic arch syndrome)、缩窄性大动脉炎、不典型主动脉缩窄、头臂动脉炎、锁骨下-颈动脉闭塞性血栓性动脉炎、多发性大动脉炎、年轻女性动脉炎(young female arteritis)、特发性主动脉炎(idiopathic aortitis)等。

【病理与临床】

1. 本病是一种主要累及主动脉及其分支与肺动脉的肉芽肿性炎性(granulomatous inflammation)疾病,1908 年由日本眼科医师 Mikito Takayasu 首次报道。血管炎症和血管内皮损伤导致血管壁增厚、血栓形成、血管狭窄和阻塞,引起器官缺血与损伤;而肌层和弹性层的破坏则导致血管扩张及形成动脉瘤与动脉夹层。其病因尚不完全清楚,可能与自身免疫、性激素和遗传因素(如:HLA BW52)等有关。大动脉炎主要累及主动脉及其一部分分支,也可累及整条血管。尽管在疾病表型上存在相当大的变异性,但最初的血管病变通常发生在左锁骨下动脉的中段或近段。随着疾病进展,左颈总动脉、左椎动脉、头臂动脉、右锁骨下动脉中段或近段、颈动脉、椎动脉和主动脉、冠状动脉也可能受累。约 50%的患者腹主动脉和肺动脉受累。其总体患病率估计为每年百万分之二,中南美洲、非洲,印度及远东地区较多见。80%~90%的受累病例为女性,发病年龄通常在 10~40 岁,以三十岁左右患病率最高。尽管本病很罕见,但它却是儿童最常见的大血管炎,是导致狭窄性主动脉-动脉病变的主要原因,也是儿童肾血管性高血压最常见原因之一,儿童期死亡率高达 35%。

2. 临床表现 早期全身症状包括疲劳、体重减轻和低热,颈动脉压痛。随着疾病的进展,主动脉近端或远端分支出现扩张、狭窄或闭塞,出现受累血管阻塞症状,如:眼部障碍、肢端发凉、肢体活动后疼痛、脉搏减弱、跛行、心肌缺血、心肌病、心绞痛、心衰、主动脉瓣关闭不全,脑缺血出现晕厥、中枢神经系统异常,肾缺血出现肾衰与高血压等。

3. 诊断与分型 美国风湿病学会大动脉炎的诊断标准,其主要目的是区分本病与其他类型的血管炎。包括:①发病年龄小于等于 40 岁;②跛行;③单侧或双侧肱动脉搏动减弱;④双上肢收缩压相差至少 10mmHg;⑤单侧或双侧锁骨下动脉或腹主动脉处闻及杂音;⑥主动脉全程及其一级分支或上下肢近段大动脉造影示动脉狭窄或闭塞,且不能用动脉硬化或其他原因解释。若上述 6 项中至少满足 3 项,则可认为有大动脉炎。

(1) Moriwaki 等根据血管造影将本病分为五型(病变累及冠状动脉者在其相应分型后加 c,累及肺动脉者加 p)。

A. Ⅰ型:病变位于主动脉弓及其分支血管。

B. Ⅱa 型:病变位于升主动脉、主动脉弓及其分支血管。

C. Ⅱb 型:病变位于升主动脉、主动脉弓及其分支血管、胸降主动脉。

D. Ⅲ型:病变位于胸主动脉、腹主动脉、肾动脉。

E. Ⅳ型:病变位于腹主动脉和/或肾动脉。

F. Ⅴ型:病变位于升主动脉、主动脉弓及其分支血管、降主动脉、腹主动脉和/或肾动脉。

(2) 根据血管受累的部位又分为 4 型:

A. 头臂动脉型(主动脉弓综合征):颈动脉和椎动脉狭窄和闭塞,可引起脑部缺血;上肢缺血可出现单侧或双侧上肢无力、发凉、酸痛、麻木甚至肌肉萎缩;颈动脉、桡动脉和肱动脉搏动减弱或消失。

B. 胸-腹主动脉型:主要为下肢缺血及高血压表现。其中高血压为本型的一项重要临床表现,尤以舒张压升高明显,主要是肾动脉狭窄引起的肾血管性高血压;此外胸降主动脉严重狭窄,使心排出血液大部分流向上肢而引起的节段性高血压;主动脉瓣关闭不全所致的收缩期高血压;在单纯肾血管性高血压中,其下肢收缩压较上肢高 20~40mmHg。

C. 广泛型:具有上述两种类型的特征,属多发性病变,多数患者症状较重。

D. 肺动脉型:本病合并肺动脉受累约占 50%,上述三种类型均可合并肺动脉受累。肺动脉高压大多为一种晚期的并发症,多为轻度或中度,重度则少见。临床上出现心悸、气短较多。重者心功能衰竭,肺动脉瓣可闻及收缩期杂音和肺动脉瓣第二心音亢进。

4. 治疗　药物治疗包括:糖皮质激素、免疫抑制剂、抗凝和对症治疗;外科治疗方式包括经皮腔内血管成形术及外科手术治疗,目的主要是解决肾血管性高血压及脑缺血。

【麻醉管理】

1. 麻醉前管理　本病累及全身大血管与重要器官,其病变通常呈持续进展,但由于其症状缺乏特异性,也无实验室生物标志物,临床对其评估困难,有时难以认识其危害性。部分患者病情危重,最常见的死亡原因是心力衰竭、心肌梗死及卒中,要充分估计到其麻醉手术的危险性。择期手术应在疾病的缓解期实施。术前评估的重点是了解心、脑、肾等重要器官受累的情况及血管病变的范围与部位,必要时可行血管造影,MRA 或 CTA 显示血管狭窄、动脉瘤、闭塞和侧支循环增加。根据每个患者的具体情况制定详细的麻醉管理计划。术前用糖皮质激素治疗者应对肾上腺皮质功能进行评估,并给予应激保护剂量的糖皮质激素。降压药除 ACE 抑制剂与血管紧张素 II 拮抗剂外,钙通道阻滞剂和 β 受体阻滞剂应遵从心脏病患者麻醉管理指南,服用至术前。

2. 麻醉管理重点是维持血流动力学与内环境的稳定,既要防止血压下降加重器官缺血,又要防止血压剧升而造成动脉瘤的破裂及脑出血,同时应保证良好的心肌氧供需平衡、维持心脏功能。应保证良好的麻醉与镇痛、镇静效果,尤其要避免气管插管、拔管及疼痛、躁动引起的血流动力学波动。

(1) 监测:应常规监测血压。血管病变可直接影响血压测定值的可靠性,术前正确选择血压测定的部位十分重要。术前应测患者四肢血压,并通过血管造影、超声多普勒等结果,选择侧得的血压值较高的肢体测压,一些作者建议对本病患者应同时监测上肢和下肢血压,以便对全身灌注情况进行评估。必要时应行直接动脉血压监测,本病与 Buerger 病主要累及远端小动脉不同,其病变在大的动脉,桡动脉等较少受累,因此大多文献不禁止桡动脉穿刺测压。但本病亦不能排除桡动脉等中、小动脉的病变,穿刺前应超声检查血管通畅度与血管内膜情况,必要时应可考虑股动脉测压。对严重患者还可采用经食管超声或肺动脉导管监测。中心静脉压监测建议采用在超声引导下经颈内静脉穿刺置管,要特别注意避免损伤颈动脉。由于病变常累及锁骨下动脉,为防止误伤,不建议行锁骨下动脉穿刺。

(2) 麻醉方法的选择应根据手术方式而定。椎管内麻醉的优点是有良好的镇痛作用,且患者清醒,有利于神经功能的监测,它可单独或与全麻合用。但正在服用抗凝药者应避免之,此外,要注意由于患者血管自身调节作用受损,易出现血压下降。本病无特殊禁忌的麻醉药。

(3) 防止脑缺血与脑出血。意识状态是反映脑循环与脑功能的最简便可靠的指标,有作者主张此类患者最好采用可保留意识的区域麻醉。全身麻醉时,应监测局部脑氧饱和度,文献报道,清醒患者出现脑缺血症状时,局部脑氧饱和度下降。Lee 认为脑氧监测对本病患者脑保护有利。术中应维持正常的动脉血二氧化碳分压,避免过度通气引起脑血管收缩、加重脑缺血。颈动脉与椎动脉的病变不仅可造成脑供血动脉的狭窄、脑缺血,还可引起血管节段性扩张与延长。当颈部转动时或过度伸展时,颈动脉与椎动脉可扭曲、狭窄而加重脑的缺血,部分患者术后可出现视觉障碍、眩晕、偏瘫、癫痫等,尤其是颈部后仰时,严重者可导致脑梗死。术前应仔细检查患者头颈部活动时是否出现脑缺血症状,了解患者最舒适的头位,在麻醉期间应始终保持此位置。麻醉诱导行气管插管可选择可视喉镜,因为它较常规喉镜颈部后仰较少。

3. 妊娠合并大动脉炎患者的麻醉:本病多发于育龄期妇女,面临着生育的问题。由于妊娠期生理变化、尤其是血容量与心输出量增加等血流动力学改变,可显著增加心脏负荷,围生期最常见死因包括心衰、心肌梗死、脑卒中等,常发生在妊娠约30周、分娩期以及分娩后不久,自然分娩或剖宫产均可出现,其麻醉管理面临着挑战。此类患者通常采用椎管内麻醉,其中,硬膜外麻醉起效较缓慢、血流动力学波动小,近年来在妊娠合并心脏病中的作用受到重视。但亦有采用低剂量蛛网膜下腔麻醉者,如:Gautam 报道一例患者,蛛网膜下腔麻醉用加有芬太尼25μg 的重比重布比卡因液 5~7mg,即可产生比较理想的麻醉效果;Tiwari 等采用硬膜外扩容术(epidural volume extension technique),在蛛网膜下腔-硬膜外腔麻醉时,先在蛛网膜下腔注入小剂量 0.5%重比重布比卡因,然后通过硬膜外导管向硬膜外注射盐水或局麻药,此法较单独硬膜外麻醉起效快、麻醉平面广、下肢运动恢复更快。无论何种方法,麻醉期间维持血流动力学与呼吸功能的稳定是首要的。

(贺文丽　郑利民)

参考文献

[1] GUPTA B,AGRAWAL P,SONI KD. An unusual differential for a pulseless traumapatient[J]. J Emerg Trauma Shock,2012,5:95-96.

[2] YOSHIDA M,YAMAMOTO T,SHIIBA S. Anesthetic management of a patient with Takayasu arteritis[J]. Anesth Prog,2016,63:31-33.

[3] HEMLATA,KAMAL KISHORE. Concomitant Takayasu arteritis and Cushing syndrome in a child undergoing open adrenalectomy:an anaesthetic challenge[J]. Indian J Anaesth,2014,58:467-469.

[4] LEE EH,CHOI E,AHN W. Application of cerebral oximetry for a parturient with Takayasu's arteritis undergoing cesarean section-a case report[J]. Korean J Anesthesiol,2013,65:158-162.

[5] SAMRA T,ARYA VK. Comparison of cardiac output estimation by FloTrac/Vigileo TM and intermittent pulmonary artery thermodilution in patient with Takayasu arteritis[J]. Ann Card Anaesth,2011,14:163-164.

[6] NARASIMHA PK,CHAUDHURI S,JOSEPH TT. Utility of intra-operative ultrasound in choosing the appropriate site for blood pressure monitoringin Takayasu's arteritis[J]. Indian J Anaesth,2013,57:66-68.

[7] TIWARI AK,TOMAR GS,CHADHA M. Takayasu's arteritis:anesthetic significance and management of a patient for cesarean section using the epidural volume extension technique[J]. Anesth Essays Res,2011,5:98-101.

[8] GAUTAM S,SRIVASTAVA VK,KUMAR S. Successful low-dose spinal anaesthesia for lower segment caesarean section in a patient with Takayasu arteritis[J]. BMJ Case Rep,2013,2013.

第九节　单　心　室

（single ventricle）

麻醉管理所面临的主要问题

复杂发绀型心脏病,病情危重

多次手术麻醉

早期常需姑息手术,后期常行 Fontan 手术

注意不同术式的麻醉管理

体循环与肺循环的监测与管理

可能合并其他先天畸形

【病名】

单心室(single ventricle),又称总心室(common ventricle)、单室心(univentricular heart)等。

【病理与临床】

1. 本病是一种罕见而复杂的发绀型先天性心脏病。解剖学特点是心脏只有一个心室腔,接受来自左、右心房两个房室瓣或一个共同房室瓣血液,其主动脉与肺动脉均起源于心室,常有一个发育不良的左心室或右心室残腔。本病约占先天性心脏病的 1.5% ~ 3.0%,男女之比为 2∶1 ~ 4∶1。可能为胚胎期心室管发育异常所致。Anderson 将其分为三型:①左心室型(占 63% ~ 80%),合并发育不全的右心室;②右心室型(占 5%),合并发育不全的左心室;③不定型(占 7%),两个心室无室间隔,又称共同心室。上述三型又各分为三种亚型:①与大动脉关系正常;②右侧大动脉转位(主动脉瓣位于肺动脉瓣的右侧);③左侧大动脉转位(主动脉瓣位于肺动脉瓣的左侧)。每一亚型又分为有或无肺动脉狭窄二型。

2. 病理生理特点　来自于体循环与肺循环的血液在同一心室内混合后变成等氧饱和度的血液,再向主动脉与肺动脉射出。主、肺动脉血流量的比例与其血流阻力有关,它们也决定了发绀的程度。肺循环阻力低时(如:无肺动脉狭窄等),由于来自于肺静脉的氧合血较多,临床上可无发绀或者仅有轻度发绀,但患者容易早期出现充血性心力衰竭。肺循环阻力高时(如:肺动脉狭窄等),源自于肺静脉的氧合血减少,而源自于体循环的静脉血相对增多,发绀明显。本病理想的血流动力学状态是保持体、肺循环血流量平衡,既维持恰当的肺血流量,又不至于导致循环负荷过重。

【麻醉管理】

1. 手术是本病唯一有效治疗手段。患儿病情重笃、缺氧、代谢性酸中毒、发育差、体重低、全身状况差、手术难度大、死亡率高,可能还合并其他先天性异常,其麻醉管理难度较大,术前应尽量改善患者的全身状况。应根据患者的病理改变与手术方案制订相应的麻醉管理计划。

2. 姑息性手术　对症状明显的患者应有计划地分期进行姑息手术,以调节肺血流量,促进肺血管的发育,改善全身状况。增加肺血流手术有:改良 Blalock-Taussig 分流术(改良 BTs)、Glenn 分流术等,减少肺血流手术有肺动脉环缩术等,这些手术多在非体外循环下进行。后期再施行分隔手术或者改良 Fontan 手术。关于这些手术的麻醉管理要点请见"Fallot 四

联症"。

（1）Blalock-Taussig 分流术与 Glenn 分流术：适合于肺动脉狭窄、肺循环阻力高、肺血少、发绀明显的患者。通过体、肺动脉分流术以增加肺灌注、缓解低氧血症。一些患儿的肺血主要依赖于未闭的动脉导管，应持续输注 PG E$_1$ 保持动脉导管开放。提高吸氧浓度、过度通气、纠正酸中毒等可降低肺循环阻力，增加肺血流，通常应维持血氧饱和度在 75%~85%。

A. Blalock-Taussig 分流术：又称锁骨下动脉-肺动脉吻合术。在分流手术中临床应用最多。左或右侧-侧位开胸，将锁骨下动脉与肺动脉行端-侧吻合，若锁骨下动脉短，可用人工血管桥。直接动脉血压测定应选吻合侧的对侧桡动脉或足背动脉。在肺动脉吻合时，常需阻断吻合侧的肺动脉，此时肺血流量仅依靠对侧肺动脉来维持，可引起严重的低氧血症与酸中毒，甚至心跳停止。麻醉中应采用纯氧吸入，并维持较低的气道内压，术中应严密监测患者的氧合状态、酸碱平衡及血流动力学，做好心肺复苏的准备，尤其要注意缺氧、低血压及心动过缓。在分流术后应严密监测心脏功能，防止分流量过大引起肺动脉高压及心衰。

B. Glenn 分流术：又称上腔静脉与肺动脉端-侧吻合术。右侧开胸，将上腔静脉切断，近心端结扎，远心端吻合于右肺动脉。它可使：40% 的体循环静脉血进入肺循环、增加肺血流量从而增加体循环动脉血氧饱和度，同时不增加心室的容量负荷，肺血流不完全依靠连接肺动脉的心室。因此 Glenn 手术是治疗功能性单心室较好的一期姑息手术，可有效改善患者发绀，刺激肺动脉发育，为以后根治手术做好准备。单心室患儿长到 6~8 月时可行 Glenn 手术，手术的目的是使上腔静脉的血直接回流至肺动脉，减少心脏的容量负荷，降低肺动脉压力，为最终行 Fontan 手术创造条件。麻醉处理的关键在于维护心血管功能稳定和控制肺血流，重点是维持肺血管阻力和体血管阻力之间的平衡。在麻醉过程中由于上腔静脉血进入肺循环是一个被动过程，所以需要尽量降低肺血管阻力，同时避免体循环低血压，以保证足够的回流血量。麻醉用药力求平稳，对呼吸循环影响小。要点是：诱导平稳，防止哭闹及低血压；保证良好的肺通气与氧供、适当过度通气、降低肺血管阻力；手术后维持稍高的 CVP；吻合术后应分别行上腔与下腔静脉压监测，输液一律经下腔静脉途径，上腔静脉压升高时，可取体位管理，抬高上半身。

（2）肺动脉环缩术（pulmonary artery banding）：其目的是减少肺血流量，降低心室前负荷，防止心衰及肺血管阻塞性病变发展。适用于无肺动脉狭窄、肺血流量过多的患者，可减少肺血流量。手术方式为左侧或正中开胸，游离肺动脉总干，用束带环缩之。本手术的重点是环缩程度的决定，常根据体、肺循环血压的变化及动脉血气分析而定。一般而言，理想的环缩程度应为体/肺收缩期血压之比为 1/2，血氧饱和度轻度下降，但又不可使心室负荷增加过多。其麻醉管理与 BTs 不同，治疗目标是保持肺循环高阻力和低体循环阻力。避免高浓度吸氧和过度通气，防止过度增加肺血流。

3. Fontan 手术　经前期姑息手术治疗后约到 2~4 岁时行 Fontan 手术，目的是将单心室归于体循环，并将所有体循环静脉血被动地引入肺循环。其方法是将右房变为功能性右室，以维持肺循环。从解剖学的角度来说它不是一个根治性手术，但从血流动力学确度来说它是根治性手术。本手术需在低温体外循环下进行。基本术式是：右肺动脉与上腔静脉端-侧吻合，采用带瓣人造血管将右肺动脉与右心耳吻合，关闭房间隔缺损（有三尖瓣时亦应关闭三尖瓣），下腔静脉右房开口处移植同种肺动脉瓣，结扎上腔静脉近心端及肺动脉主干。本手术有很多改良术式，现将它们统称为 Fontan 手术。麻醉管理重点是降低肺循环阻力、维持充足的肺血流量与血流动力学稳定。要点如下：

（1）患儿已经历多次手术，麻醉处理具有很大的挑战性。要注意其心室功能在一期和二期姑息术后保留程度各异，而且肺血管过载可导致肺动脉高压和心室功能衰竭。此外，还应注意多次开胸手术后的解剖困难与粘连问题。

（2）监测指标同普通心脏手术。但应监测上、下腔静脉压与左房压（经右上肺静脉根部插管）。维持体循环静脉压或右房压稍高、平均肺动脉压与左房压低。腔静脉平均压应维持在 20~30cmH$_2$O，个别患者需要维持更高的静脉压（30cmH$_2$O 以上），必要时可用对肺血管阻力影响较小得多巴酚丁胺。为维持适当的肺血流量与血压，常需维持一定的前负荷，但要注意此类患者术后前负荷安全范围狭小，若 CVP 过高则患儿的病死率增加，临床应严密监测。

（3）呼吸管理避免引起气道压过度升高而增加肺血管阻力，围手术期应采用低气道压的呼吸管理模式。本术式的基本点是将右心房当做功能性右室使用，房性心律失常可使心房收缩功能丧失而致命，应极力预防房性心律失常。常采用心房或心房、心室心脏顺序起搏。要注意吻合口狭窄与腔静脉栓塞可引起静脉淤血及右心功能不全，腔静脉插入导管可增加栓塞形成的危险性。

4. 分隔手术   麻醉管理重点是注意术后完全性房室传导阻滞发生率较高且易发生低心排。

5. 单心室矫治术后非心脏手术的麻醉   由于医学的进步，单心室、三尖瓣闭锁等复杂先心行 Fontan 手术等后长时间存活、并接受非心脏手术的机会增多，甚至有报道认为有发绀型先天性心脏病病史或低氧血症者其嗜铬细胞瘤-副神经节瘤（PHEO-PGL）患病率增加。Suffredini 最近报道了两例有先天性心脏病病史合并 PHEO-PGL 的手术患者并回顾了另外七例单心室手术后患者的麻醉经验。其中 1 例为 36 岁三尖瓣闭锁男子，在儿童时期接受了 Fontan 手术；另 1 例为 35 岁的妇女，左心室双入口横跨三尖瓣（右心室发育不全）、室间隔缺损（VSD）、肺动脉狭窄和双侧上腔静脉（SVC），她在儿童时期接受了 Glenn 及 Fontan 手术。均采用全麻-硬膜外复合麻醉，经过顺利。作者认为单心室矫治术后非心脏手术的麻醉应注意以下几点：

（1）单心室患者是前负荷依赖者，麻醉管理要注意维持较低肺动脉和左心房压力，以促进肺动脉血流及维持心输出量。围手术期麻醉管理的目标包括：维持正常血容量、正常 CVP、窦性心律和低肺动脉压，维持心室肌收缩力，避免空气进入静脉输液管道内，同时保证良好的术后镇痛，不影响肺通气功能。

（2）作者强调了硬膜外镇痛用于此类患者的优点：有助于早期拔管和术后镇痛、有助于避免阿片类镇痛的呼吸抑制作用。此类患者避免术后通气不足非常重要，因为肺不张、肺炎等并发症可导致缺氧和高碳酸血症、增加肺动脉压、降低跨肺梯度（transpulmonary gradient），最终影响心排出量。

（3）Glenn 手术后应慎行颈内静脉或锁骨下静脉中心静脉穿刺置管，防止血栓形成及引起 Glenn 吻合口梗阻。建立中心静脉通路的主要目的是血管活性药物的应用，Suffredini 采取高位右侧颈内静脉穿刺置管并通过心内膜心电图或超声监测，确保导管位于 Glenn 吻合口的上方。Milhoan 认为中心静脉压力可反映本病患者肺动脉压力。无肺血管阻塞及 Fontan 通畅的患者可行上肢静脉压力测定，此法虽然避免了 Glenn 吻合术后血栓形成的潜在并发症，但准确的测量依赖于周围静脉到肺动脉这一路径的畅通程度。

（4）围手术期液体管理十分重要，因为需要足够的血管内容量来保持足够高的 CVP 以增加肺循环血流量。前负荷下降可导致肺血流量和心输出量的减少。但由于缺乏搏动性肺动脉血流,静脉循环系统缺乏高顺应性蓄水作用,在前负荷增加的同时亦增加后负荷与体循环负荷。容量过载可能导致心房或心室膨胀,易导致心房纤颤,并导致跨肺梯度下降。故 Suffredini 主张在这些患者中维持较低的血容量,并采用 TEE 和 CVP 监测容量状态。

(胥亮 谢越涛 郑利民)

参考文献

[1] ANDERSON RH,FRANKLIN RCG,SPICER DE. Anatomy of the functionally univentricular heart[J]. World J Pediatr Congenit Heart Surg,2018,9:677-684.

[2] SUFFREDINI G,DIAZ-RODRIGUEZ N,CHAKRAVARTHY K,et al. Anesthetic management of pheochromocytoma resection in adults with single ventricle physiology[J]. Cureus,2017,9:e1928.

第十节 短 QT 综合征
(short QT interval syndrome)

麻醉管理所面临的主要问题

严重心律失常

心源性猝死

【病名】

短 QT 综合征(short QT interval syndrome,SQTS),无别名。

【病理与临床】

1. SQTS 是一种以短 QT 间期、阵发性心房颤动和/或室性心动过速及心源性猝死(SCD)为特征的常染色体显性遗传性心脏离子通道病,而心脏解剖学结构正常。心脏离子通道病已列入国家卫健委等五部门《第一批罕见病目录》。1999 年 Brugada 报道了一例突然死亡的幼儿患者,其 QT 间期<266ms;2000 年 Gussak 等提出短 QT 为一种新的临床综合征,2003 年 Gaita 等报道了 2 个家系并正式命名为 SQTS。本病患病率不明,迄今已有近 100 例临床报道,但因有些患者无症状,故其患病率可能被低估,最近的研究表明成人患病率在 0.1% 和 0.02% 之间,而在小儿患病率为 0.05%。本病的发病机制尚不完全清楚,现已发现有 6 个编码心肌钾、钙通道亚单位的基因突变(*KCNH2*、*KCNQ1*、*KCNJ2*、*CACNA1C*、*CACNB2b*、*CACNA2D1*)与本病有关,据此将它们依次分为 6 个基因型(SQTS1~6)。此外,*SCN5A*、*SLC4A3* 等基因亦可能与 SQTS 有关。这些基因中大多与长 QT 综合征有关,之所以会出现不同的心电结果,与这些离子通道"失能"或"获能"有关。如:*KCNH2* 编码外向 K^+ 通道,其突变致该通道功能缺失("失能")可导致长 QT 综合征;而其突变致外向 K^+ 通道功能增加("获能")及编码心脏 L 形 Ca^{2+} 通道失能,可能导致 SQTS。编码钾通道基因(*KCNH2*、*KCNJ2*、*KCNQ1*)和 *SLC4A3* 基因变异与 SQTS 相关,但编码钙通道基因(*CACNA1C*、*CACNA2D1*、*CACNB2*)及 *SCN5A* 基因的变异与 Brugada 综合征(BrS)伴短 QT 间期有关,它与 SQTS 的关系尚未定论。心电图 QT 间期取决于心室动作电位的时程,SQTS 患者动作电位时程缩短、且心外膜缩短比心内膜明显,导致跨壁复极离散度(transmural dispersion of repolarization,TDR)增加、不应期缩短,从而触发各种心律失常,但其触发机制不甚明确,涉及动作电位 2 期折返或 3 期早期后除极等,它们产生短联律间期

R-on-T 室性期前收缩,进一步引起多形性室性心动过速发作。

2. 临床表现

(1) 发病年龄从 1 个月至 80 岁,可能是婴儿猝死综合征原因之一。约 62% 患者有症状,主要表现有:心搏骤停(34%),心悸(31%),晕厥(占 24%);多有频发室性期前收缩,约 24% 的患者有房颤。通常房颤在新生儿中极其罕见,出现房颤者要考虑本病。约 38% 患者无症状。

(2) 心电图特征:最新指南定义 QTc(心率校正的 QT 间期)≤340ms 为 SQTS 诊断标准。此外,患者还可能有多种心电图表现,如:窄 QRS、ST 段缩短、T 波形态异常等。SQTS4、SQTS5 还伴心前区导联 $V_1 \sim V_3$ 呈 Brugada 波形。

(3) 电生理研究:有创电生理检测(electrophysiology,EP)显示 SQTS 患者有极短的心房和心室有效不应期(Effective refractory period,ERP),约 60% SQTS 患者可诱发室颤。

3. 诊断　SQTS 诊断标准尚有争议,其焦点是如何确定有诊断意义的 QTc 低限值。2015 ESC 专家指南推荐,QTc≤340ms 可确诊,QTc≤360ms 时如有 SCD、恶性室性心律失常病史及阳性家族史时应考虑,基因检测有助于诊断。

【麻醉管理】

1. 要充分认识到这是一个极其凶险的心脏疾病,约三分之一以上者无任何症状,而首发症状又多为心搏骤停、晕厥等,极为严重且无心脏解剖学异常。但与 Brugada 综合征等其他猝死心脏病一样,只要充分认识疾病的危险性并有良好的术前准备,可大大降低手术麻醉的风险。术前详细询问病史与家族史极为重要,尤其要注意晕厥与癫痫的鉴别。高钙血症可导致 QT 间期缩短、PR 间期延长,高钾血症、酸中毒、迷走张力增加亦可导致 QT 缩短。应纠正水电解质与酸碱平衡失调,改善患者全身状况。

2. 奎尼丁与索他洛尔是本病的有效治疗药,它可使 QT、QT/RR 正常化、延长心室 ERP,且不诱发室颤;也有证据表明丙吡胺、胺碘酮能够延长 QT 间期;普罗帕酮对房颤治疗有效。奎尼丁与索他洛尔应持续服用至术前,术后应尽早重新开始服药。已植入埋藏式心脏除颤起搏器(ICD)者,为防止设备检测到来自于电刀或其他电子设备的干扰而导致 ICD 不适当的电击及起搏器功能障碍,在麻醉诱导前应将其关闭,但在手术结束后应立即重新开启。因心动过缓型心律失常而安装起搏器者,应重新编程为非感知模式(如:VOO 或 DOO)。做好随时可以除颤的准备,准备好体外除颤器、粘贴好除颤电极。常规进行五导联心电监测及有创动脉血压监测,以便立即发现与心律失常有关的血流动力学不稳定。

3. 目前有关本病麻醉管理的临床报道极少。其血流动力学管理原则与 Brugada 综合征有些相似,应避免迷走神经张力过高,文献报道 β 受体激动剂异丙肾上腺素可有效终止本病电风暴(见“Brugada 综合征”)。多数吸入性麻醉剂如七氟烷可延长 QT 并减少尖端扭转型室性心动过速。

(苏昊　郑利民)

参考文献

[1] MAZZANTI A, KANTHAN A, MONTEFORTE N, et al. Novel insight into the natural history of short QT syndrome[J]. J Am Coll Cardiol,2014,63:1300-1308.

[2] CAMPUZANO O, SARQUELLA-BRUGADA G, CESAR S, et al. Recent advances in short QT syndrome[J]. Front Cardiovasc Med. 2018,29,5:149.

第十一节 Di George 综合征
（Di George syndrome）

麻醉管理面临的主要问题

合并心血管等重要器官畸形

困难气道，喉部异常

甲状旁腺功能低下，低钙血症

免疫功能低下，易感染

输血注意事项

【病名】

Di George 综合征（Di George syndrome），又称 Di George 系列征、22q11.2 微缺失障碍（22q11.2 microdeletion disorder）、染色体 22q11.2 缺失综合征（chromosome 22q11.2 deletion syndrome，22q11.2DS）、常染色体显性遗传性 Opitz G/BBB 综合征（autosomal dominant Opitz G/BBB syndrome）、Cayler 心面综合征（Cayler cardiofacial syndrome）、圆锥畸形面部综合征（conotruncal anomaly face syndrome）、Shprintzen 综合征（Shprintzen syndrome）、腭心面综合征（velocardiofacial syndrome，VCF）、先天性胸腺不发育、先天性胸腺不发育伴甲状旁腺功能过低症、胸腺组织缺失综合征、先天性甲状旁腺与胸腺缺损症、咽囊综合征、第三四咽囊综合征等。

【病理与临床】

1. 本病是由于胚胎第三、四咽囊发育障碍而造成胸腺及甲状旁腺发育不良的一种先天性疾病。患者常合并先天性心脏病、颌面部异常、免疫功能低下、中枢神经系统异常等。染色体 22q11.2 区域缺失（deletion）是主要原因，故它又称为"染色体 22q11.2 缺失综合征（22q11.2DS）"。22q11.2DS 涉及范围广，它们有相似的临床表现，但其缺失程度不同，临床症状有所不同，甚至在同一家族中亦是如此。22q11.2DS 包括：显性遗传性 Opitz G/BBB 综合征、Cayler 心面综合征、圆锥畸形面部综合征、Shprintzen 综合征、腭心面综合征、先天性胸腺不发育综合征、Di George 综合征等多种综合征。但由于它们有着共同的病理改变，一些专著亦将它们归属于 Di George 综合征。本文为叙述方便，亦采用此分类方法，它们有着相似的麻醉管理原则。本病多为散发，部分病例为常染色体隐性或显性遗传，患病率约为 1/66 000。本病较为常见，仅次于 Down 综合征。

2. 临床表现

（1）胸腺发育不良，T 淋巴细胞增生较少，细胞免疫功能低下，易发生反复感染，是主要的死亡原因。根据胸腺的发育情况，临床上分为两型：部分型者有部分胸腺组织发育正常，完全型者胸腺组织完全无发育。

（2）甲状旁腺功能低下，易出现低钙血症与手足抽搐，是新生儿主要死亡原因之一，低钙血症、倾向于出生后 1 年内缓解。存活者因长期低钙血症而发育障碍，部分患者因脑部钙化而多合并癫痫发作。

（3）约 95% 的患者合并心脏大血管畸形。包括：主动脉缩窄、主动脉弓离断、室间隔缺损及法洛四联症等。其中，主动脉离断者中约 10% 合并 Di George 综合征。

（4）60%病例合并颅面异常。表现为小颅畸形及眼距增宽、耳廓位置低且有切迹、人中过短、小下颌、鱼嘴样口、唇腭裂等特殊面容，存活者大都有精神迟钝。

（5）其他：中枢神经畸形、癫痫、脊柱畸形、肾脏畸形、食管闭锁、膈肌缺陷及声带肌肉异常、学习障碍、精神异常等。

3. 治疗　主要是对症治疗。补充钙剂及维生素 D，加强护理和营养以提高患者的抵抗力和免疫力，预防及控制感染。因为其免疫力低下，应避免接种牛痘、冻干卡介苗、麻疹及脊髓灰质炎疫苗等活疫苗。可注射胸腺肽等免疫替补疗法或胎儿胸腺移植。

【麻醉管理】

1. 麻醉前管理　本病是一种涉及全身多器官、多系统畸形的先天性疾病，其中要特别注意患者常合并严重的心血管畸形，术前应进行详细的全身检查并制定相应的麻醉管理方案。

（1）患者可能合并精神障碍、癫痫等中枢神经系统异常及甲状腺功能亢进或减退、垂体发育不全等内分泌功能异常。Kienle 报道了 1 例在全麻下行鼻中隔手术的 19 岁患者，该患者不仅在新生儿期有法洛四联症手术矫治病史，还因为精神疾病长期服用抗精神病药物治疗。作者建议这些药物及抗癫痫药应持续服用至术前，但应注意它们的副作用及与麻醉药的相互作用。

（2）患者常合并腭咽功能不全，Widdershoven 在咽缩肌样本证实它属于肌源性的。Giardino 报道 58% 的患者有胃肠道症状，除造成营养不良外，还可引起胃排空障碍及胃食管反流。麻醉前应改善患者营养及全身状态，充分禁食，防止反流误吸。

（3）由于患者常合并复杂的心脏畸形，可能需要进行多次矫治手术。既往有心脏手术史者要注意其手术术式及麻醉手术经过。Yeoh TY 回顾性分析了 1976—2012 年 62 例患者共计进行了 136 次心脏外科手术，其中 47 例患者（76%）接受过多次手术，再次手术时胸骨切开困难（其中 8 例合并血管损伤或难以止血、5 例在胸骨切开前需要搭桥）。术前应做好充分的准备。

2. 气道管理及呼吸管理　小下颌、鱼嘴样口及可能合并唇腭裂等颌面部畸形，患者可能属于困难气道者。要注意喉部异常在本病相当常见（约占 14%），它甚至有助于识别 22q11 缺失综合征。Leopold 等回顾性分析了三级转诊中心喉部异常与 22q11 缺失综合征的关系，结果显示 35 例患者的喉异常均与 22q11 缺失综合征相关。包括：声门下狭窄（3%）、网状声门（glottic web，9%）、声带麻痹（9%）、声带小结（3%）、喉软化（3%）等。这些异常不仅可致困难气道，而且还可能导致术后拔管困难。术后拔管困难的原因是多方面的，文献报道个别患者因合并气管软化及血管环压迫气道而致拔管后呼吸道梗阻；心脏功能差也是术后拔管困难的重要原因。Yeoh 报道了一组心脏手术后的病例，约 1/3 的患者术后需要延长机械通气时间。声带麻痹、出现声嘶时不仅拔管困难，而且还是医疗纠纷的隐患。术前应对包括声带在内的呼吸道进行充分的评估，必要时应行纤维喉镜检查。因有拔管后气道梗阻的潜在风险，应在拔管前确认患者完全清醒。有时外科手术采用轻度头低位（Trendelenburg 体位），可能导致患者气道严重水肿，若口腔内修复手术应避免使用口咽通气道，应在水肿消退后拔管。术后应严密监测患者生命体征，确保气道安全。

3. 血钙监测与低钙血症的防治　低钙血症（血清钙低于 2.0mmol/L）是本病的重要病理改变，也是麻醉管理的重点，它与甲状旁腺功能减退密切相关。Kienle 特别指出，即使术前无甲状旁腺功能减退或低钙血症者，亦应注意其血钙。低钙血症时神经系统肌肉兴奋性增高，可出现抽搐或痉挛，严重时可出现咽肌强直与吞咽困难；心血管系统表现为甲状腺功能减退性心脏病,心肌收缩力下降、传导阻滞、心律失常,甚至室颤;慢性缺钙可引起病理性骨折、骨骼畸形及牙齿松脆,在搬动患者及摆放体位时应防止骨折,在气管插管时可能损伤牙齿,应十分小心。低钙还可使神经肌肉接头部对肌松剂的敏感性增加,引起术后呼吸抑制。在 Yeoh 报道的病例中,有 2 例术中持续低钙,8 例患者术后出现低钙,需输注钙剂治疗。此类患者常合并有低镁血症。

（1）术前血钙降低而无临床症状者,术前可不处理。低钙血症有神经肌肉或心血管症状者,术前应积极纠正。可静脉滴注 10% 葡萄糖酸钙或 10% 氯化钙。需要注意的是,10% 葡萄糖酸钙 10ml 内含钙 4.7mmol,而 10% 氯化钙内含钙 14mmol,后者约为前者的 3 倍,应缓慢注射。

（2）术中应避免各种可引起血中游离钙下降的因素:

A. 因为血 pH 升高可使血中游离钙下降,避免过度肺通气及慎用抗酸药物。

B. 避免快速输血,快速输入 ACD(枸橼酸、枸橼酸钠、葡萄糖全血保存液),CPD(枸橼酸、枸橼酸钠、葡萄糖、磷酸二氢钠全血保存液)或 CDPA(枸橼酸、枸橼酸钠、葡萄糖、磷酸二氢钠、腺嘌呤全血保存液)保存的血液,由于其内抗凝剂枸橼酸钠可与钙结合而使血钙进一步下降。

4. 由于免疫功能低下,患者特别容易发生感染,在 Yeoh 报道的的病例中,有 23% 的患者术后发生感染并发症。因此进行各项麻醉操作时应严格遵守无菌原则,尽量避免留置导尿管等有创操作。

5. 避免输注含白细胞血液。这是因为由于免疫功能障碍,输入未经处理的全血时,供血中有免疫活性的淋巴细胞增殖,并将受血者的组织当做异物进行攻击而引起移植物抗宿主病。表现为低球蛋白血症、血淋巴细胞减少、骨髓移植、发热、皮疹、肝肾功能及胃肠道损害、严重感染等。

6. 本病无特殊禁忌的麻醉药。无脊柱畸形的患者亦可选择椎管内麻醉。但 Cohen 等报道了 1 例合并脊柱畸形的剖宫产患者椎管内麻醉失败而改行全麻。

（许学兵）

参考文献

[1] GENNERY AR. Immunological aspects of 22q11.2 deletion syndrome[J]. Cell Mol Life Sci,2012,69:17.

[2] GIARDINO G,CIRILLO E,MAIO F,et al. Gastrointestinal involvement in patients affected with 22q11.2 deletion syndrome[J]. Scand J Gastroenterol,2014,49:274.

[3] LEOPOLD C,DE BARROS A,CELLIER C,et al. Laryngeal abnormalities are frequent in the 22q11 deletion syndrome[J]. Int J Pediatr Otorhinolaryngol,2012,76:36.

[4] WIDDERSHOVEN JC,SPRUIJT NE,SPLIET WG,et al. Histology of the pharyngeal constrictor muscle in 22q11.2 deletion syndrome and non-syndromic children with velopharyngeal insufficiency[J]. PLoS One,2011,6:e21672.

[5] VORSTMAN JA,BREETVELT EJ,DUIJFF SN,et al. Cognitive decline preceding the onset of psychosis in patients with 22q11.2 deletion syndrome[J]. JAMA Psychiatry,2015,72:377.

[6] COHEN V,POWELL E,LAKE C. Failure of neuraxial anaesthesia in a patient with velocardiofacial syndrome[J]. Int J Obstet Anesth,2011,20:256-269.

[7] YEOH TY,SCAVONETTO F,HAMLIN RJ,et al. Perioperative management of patients with DiGeorge syndrome undergoing cardiac surgery[J]. J Cardiothorac Vasc Anesth,2014,28:983-989.

[8] KIENLE F,MÜNSTER T,WURM J,et al. Anaesthesia and orphan disease:22q11.2 microdeletion disorder (DiGeorge syndrome)[J]. Eur J Anaesthe,2015,32:888-889.

第十二节   Ebstein 畸形
（Ebstein anomaly）

【病名】

Ebstein 畸形（Ebstein anomaly 或 Ebstein abnormality），译名爱勃斯坦畸形。又称 Ebstein 综合征、三尖瓣下移畸形（tricuspid valve abnormality）、先天性三尖瓣下移等。

【病理与临床】

1. Ebstein 畸形是指三尖瓣隔瓣和/或后瓣偶尔连同前瓣下移附着于近心尖的右室壁上。1866 年 Ebstein 首次报道。它是一种少见的先天性心脏病，约占先天性心脏病 0.5% ~ 1.0%。其症状出现可早可晚，症状有轻有重，体征多种多样。严重畸形者，出生后即可有明显发绀和充血性心力衰竭；畸形较轻者，直至成年不一定出现明显症状。Ebstein 畸形可以合并心力衰竭、心律失常、脑栓塞和脑脓肿等并发症。

2. 病理生理   Ebstein 畸形的主要病理解剖特点为三尖瓣下移畸形、右心室房化和功能性右心室腔缩小。右侧房室环位置正常（常扩大），三尖瓣的前侧瓣常正常地附着于纤维环上，而隔侧瓣和后侧瓣的附着点明显下移，位于右心室壁心内膜上。下移的程度及其附着方式因人而异，即使受累瓣膜的附着点邻近纤维环，但由于瓣叶过长，常可在纤维环的远端不同部位与右心室壁粘连。此外，这些瓣叶还可借助于畸形的腱索而附着于室间隔和右心室心尖部，三尖瓣后侧瓣往往发育不全或者完全缺如。上述种种情况，可引起三尖瓣关闭不全。少数患者，三尖瓣在心室腔内融合成一片膈膜，中间或侧缘有一孔隙，右心房血流必须经过这种孔隙注入心室，因此妨碍心房的排空。由于三尖瓣下移，致使右心房夺取部分右心室，这个夺取的区域的心室壁变薄而房化，右心房腔因之明显扩大。房化的右心室在功能上属于右心房，但在电活动方面却保留右心室肌的特点。房化的右心室部分越大，功能性右心室腔越小。房化的右心室不能参与右心室排空，相反，它如同一个心室壁瘤样，当心室收缩时呈矛盾性的扩张，因此干扰了右心室射血。Ebstein 畸形往往有心房间交通存在（见于 80% 的病例），这种心房间交通可以是未闭卵圆孔，也可以是房间隔缺损。此外，少数病例尚可合并其他先天性畸形，如主动脉缩窄、室间隔缺损、肺动脉瓣狭窄或闭锁、动脉导管未闭或矫正型大血管转位等。后一种情况下，解剖学上的右心室，在功能上是体循环的左心室，临床上可有二尖瓣关闭不全的表现，因而称为左侧埃布斯坦畸形。这种畸形的病理生理改变，取决于肺动脉狭窄的有无、功能性右心室容量的大小和三尖瓣反流的程度。如果并存有肺动脉瓣狭窄、功能性右心室腔明显缩小，三尖瓣反流严重，那么右心室收缩时排血量势必减少，临床上将表现为发病早、症状重、预后差。反之，血流动力学改变轻，临床上将表现为发病晚、症状轻、预后较佳。

3. 病理分型   Celermajer 等通过超声心动图计算右心房和房化右心室容量之和与功能右

心室的比值将其分为 1~4 级:<0.5 为 1 级,0.5~1.0 为 2 级,1.0~1.49 为 3 级,≥1.5 为 4 级。Carpentier 等将其分为 4 型。A 型:三尖瓣 前叶活动正常,隔瓣及后瓣中等程度下移,功能右心室正常,房化右心室不大;B 型:三尖瓣前叶活动正常,隔瓣及后瓣下移明显且常发育不良,功能右心室较小,房化右心室较大;C 型:三尖瓣前叶活动受限,隔瓣及后瓣明显下移且严重发育不良,功能右心室较小,房化右心室巨大;D 型:三尖瓣瓣环受累,前叶一部分附着于右心室漏斗部及小梁部,瓣膜囊样改变,腱索间隙消失,功能右心室几乎消失,代替的是房化右心室。

4. 临床表现 临床表现取决于患者年龄、病理解剖以及右向左分流等血流动力学改变。心脏症状有发绀、右心衰、心律失常、心源性猝死等,由于房化右心室的缓冲作用,即使三尖瓣重度反流,颈静脉搏动很少表现出巨大的 V 波。左前胸可闻及三尖瓣前叶开瓣音及收缩期杂音、第 1 心音分裂、第 4 心音、肺动脉第 2 心音减弱。

5. 外科矫治技术 目前认为三尖瓣成形术是治疗 Ebstein 畸形的首选方法,三尖瓣成形的手术方法主要有 Danielson 和 Carpentier 法。Danielson 法是进行房化右心室的横向折叠,同时将三尖瓣瓣叶上移至正常的瓣环水平,最后进行三尖瓣瓣环的环缩。Carpentier 法是首先将三尖瓣前瓣于瓣环处游离并切下,然后纵向折叠房化右心室,最后将游离下的前瓣缝合至正常的瓣环水平,这样增加了前瓣的活动度,使三尖瓣成为以前瓣为主的单瓣结构。Danielson 法优点是手术操作相对简单,体外循环时间短,术后房室传导阻滞的发生率低,缺点是折叠房化右心室的同时缩小了右心室的容积,而 Carpentier 法的优点正是保留了右心室的完整性。

【麻醉管理】

1. 术前准备 术前应积极治疗右心衰竭,对接受低盐饮食及利尿等治疗者,应积极纠正水、电解质平衡失调。肝功能受损、凝血酶原时间延长者,术前护肝及给予维生素 K_1 治疗。为预防细菌性心内膜炎,术前应预防性使用抗生素。

2. 麻醉诱导和维持 因 Ebstein 畸形患者有极度扩大的右房,并伴有明显的三尖瓣反流,使血液在右房内潴留。潴留的血液犹如一个仓库,使药物释放的时间延长,从而导致经静脉给药起效延迟进而引起用药过量。因此无论是否进行麻醉诱导,都应耐心观察用药效果,以避免由药物过量引起的严重血流动力学后果。若伴有明显的三尖瓣反流,麻醉计划的重点必须放在右室后负荷(PVR),即降低肺循环阻力。全麻诱导及维持中应避免缺氧、高碳酸血症和麻醉过浅引起的应激反应,以免增加 PVR。降低肺血管阻力的因素,包括使用硝酸盐类、前列腺素 E_1、一氧化氮等,可辅助改善右心功能,对有严重三尖瓣反流的患者有益。由于 Ebstein 畸形患者三尖瓣关闭不全及房室水平右向左分流,全麻诱导时应使心率较正常稍偏快,以减轻三尖瓣反流,适当提高体循环阻力以减轻右向左分流。在三尖瓣和 ASD 的病变矫治后,扩大的纤维化右室尚不能对血流动力学变化做出反应,仍应避免肺血管阻力的增加,也就是避免增加右室后负荷。应尽可能避免应用呼气末正压(PEEP),以免增加右室后负荷而损伤右室功能。

3. 血管活性药物的应用 体外循环转流后患者易出现低心排综合征。应严密监测血压、中心静脉压或左房压及尿量变化,及时使用正性肌力药增强心肌收缩力,必要时可用肾上腺素。但是 Ebstein 畸形患者右室小而收缩力受损,血管活性药物的使用必须要考虑药物对肺血管阻力的影响。β 受体兴奋剂多巴酚丁胺具有剂量依赖性,不收缩静脉,也不增加静脉回流,其增加心排出量是因为正性肌力作用和微弱的血管扩张作用,使外周阻力下降,血压一般不增加或上升有限,尤适用于右心衰竭的患者。

4. 心律失常处理 Ebstein 畸形最常见快速型室上性心律失常。据报道在麻醉诱导时室上性心动过速发生率约 20%。有报道称 10% 以上患者发生室性心律失常,甚至引起室颤,50% 以上需紧急建立体外循环终止。麻醉处理重点在于防止和治疗快速型心律失常,维持循环功能稳定。麻醉用药不宜选择导致心动过速、影响心肌收缩力的药物。麻醉深度维持要适当,既要避免浅麻醉引起交感神经兴奋导致儿茶酚胺释放,诱发心律失常,又要防止麻醉过深造成循环功能抑制。发生围手术期室性心律失常和心室颤动,可电复律或快速建立体外循环终止,可选用静脉注射利多卡因,普罗帕酮,胺碘酮等药物。另外,还应及时纠正电解质异常,尤其注意血钾浓度,尽量减少心律失常的诱因。

5. 食管超声心动图(TEE)监测　TEE 可判断矫治后三尖瓣反流程度的改善及三尖瓣位置和瓣叶的修复成功与否,同时可评价房缺的闭合情况。另外,进行药物治疗及静脉液体治疗时,TEE 可评估左、右室前负荷,对心室收缩功能、三尖瓣反流狭窄程度、右向左分流程度的变化提供实时信息,从而指导静脉液体治疗及正性肌力药的使用。

(吴新海)

参考文献

[1] OSUDA M,EDANAGA M,TAKADA Y. Anesthetic management of an adult patient with Ebstein's anomaly[J]. Masui,2013,62:600-603.

[2] ROSS FJ,LATHAM GJ,RICHARDS M,et al. Perioperative and anesthetic considerations in Ebstein's anomaly [J]. Semin Cardiothorac Vasc Anesth,2016,20:82-92.

第十三节　Eisenmenger 综合征

(Eisenmenger syndrome)

麻醉管理所面临的主要问题

> 重度肺动脉高压,预后差
> 重度缺氧,发绀
> 血液黏滞度增高,血栓、栓塞
> 合并原发先心病(VSD、ASD、PDA 等)
> 全身状况差

【病名】

Eisenmenger 综合征(Eisenmenger syndrome),译名艾森曼格综合征。又称肺动脉高压右向左分流综合征、肺循环梗阻综合征等。

【病理与临床】

1. 本病是指先天性左向右分流心脏病,由于肺血管阻力增加(>10woodU/m²)导致肺动脉压超过体循环压力,血液通过较大缺损产生双向或反向分流,出现发绀。提示部分先天性心脏病病情已不可逆转,且失去了畸形矫治的机会。预后差,常死于心力衰竭或肺栓塞、感染等并发症。

2. 基本病理演变过程　由于左向右分流量大,肺循环血量增加,致使肺动脉压增高,右心室增大。组织学表现为肺小动脉管腔痉挛,管壁肌层增厚,细动脉肌性化,细胞性内膜增生而形成充血性肺动脉高压。随着肺动脉压持续升高,肺小动脉逐步由上述可逆性改变发展为不可逆改变,表现为扩张性病变,类纤维素坏死,动脉炎及丛样病变形成。随着上述病理生理演变,左向右分流量由逐步减少发展成双向分流,以至最终形成右向左的反(逆)向分流,后者使体循环动脉血氧含量降低而出现发绀。

3. 临床表现　患者表现为呼吸困难、发绀、活动耐量下降、水肿、眩晕、晕厥、咯血、心律失常,并可合并脑血管事件的发生,最终导致患者的生活质量下降,生存时间减少。心脏移植可能是其延续生命的唯一选择。

【麻醉管理】

1. 前已述及,先天性心脏病发展到 Eisenmenger 综合征预示其病变已进展到晚期,预后极差。由于患者伴有复杂的先天性心脏病、尤其是发绀型先天性心脏病,患者的心肺功能差,加之感染、发热、呕吐等因素,身体衰弱,对麻醉、手术的耐受较差,易诱发缺氧加重甚至心衰。任何原因导致肺/体循环阻力(PVR/SVR)比值升高均能增加右向左分流使肺血流减少而加重发绀。此类患者麻醉手术风险极高,应尽量避免各种择期手术。麻醉管理基本原则是:降低肺动脉压、提高肺氧合功能、保持适量心脏前、后负荷以及维持血流动力学稳定。尤其是避免缺氧、二氧化碳蓄积、酸中毒、低温、应激及体循环血管阻力急剧下降,加重右向左分流。麻醉前应准备好除颤器及各种抢救药品。

2. 选择合适的麻醉方法与麻醉药物。

(1) 全身麻醉:麻醉诱导力求平稳,避免体循环低血压而加重右向左分流,可选用氯胺酮、依托咪酯及阿片类药物,麻醉维持首选吸入麻醉,可抑制缺氧性肺血管收缩,有利于降低肺动脉压。因氧是最好的肺血管扩张剂,术中可吸入纯氧,采取低气道压,并适当过度肺通气;可吸入一氧化氮(NO)降低肺动脉压,也可静脉应用前列腺素 E_1、磷酸二酯酶抑制剂安力农或米力农等,后者在不增加心肌氧耗量情况下既增加心肌收缩力,同时又降低肺高压,用于本病是良好的选择。

(2) 椎管内麻醉:此类患者因代偿机制差,禁忌蛛网膜下腔阻滞,因为它可致严重的血压下降等血流动力学改变。下肢、下腹部及产科患者可谨慎应用硬膜外麻醉,有文献报道产科首选硬膜外麻醉。对有适应证的患者,区域神经阻滞是较好的选择。

(3) 监测麻醉(MAC):对于短小手术且能合作的患者可采用。但要密切观察患者通气情况,避免镇静、镇痛药物过量而抑制呼吸。

3. 应加强血流动力学监测。诱导前应监测直接动脉压,由于多合并右心衰,较大手术可行中心静脉置管监测中心静脉压,亦可使用 Flotrac/Vigileo 等监测血流动力学指标。不建议用肺动脉导管监测,因为它可增加肺循环阻力。如果静脉压持续升高,动脉压难以维持,宜在降低肺动脉压的同时应用正性肌力药,此类患者在外周血管阻力、肺动脉压、心肌收缩力之间寻求一种平衡是很重要的。由于其循环功能极其脆弱、已处于失代偿状况,要特别注意细节管理。由于缺氧致继发性红细胞增多,易发生血栓与栓塞,尤其要注意避免输液及静脉用药时空气进入静脉系统而加重其肺循环阻力。此外,应严格遵守无菌操作原则,尤其是要预防肺部感染。

4. 术后管理　术后应在重症监护室严密监测。患者恢复良好自主呼吸、血氧饱和度能够维持在90%以上或接近术前时,应尽早拔管,避免气管导管刺激引起气道痉挛、肺动脉压增高,加重右向左分流。

(刘淑娟)

参考文献

[1] BENNETT JM, EHRENFELD JM, MARKHAM L, et al. Anesthetic management and outcomes for patients with pulmonary hypertension and intracardiac shunts and Eisenmenger syndrome：a review of institutional experience [J]. J Clin Anes, 2014, 26：286-293.

[2] TEO YW, GREENHALGH DL. Update on anaesthetic approach to pulmonary hypertension[J]. Eur J Anaesthe, 2010, 27：317-323.

[3] CURRIGAN DA, HUGHES RJ, WRIGHT CE, et al. Vasoconstrictor responses to vasopressor agents in human pulmonary and radial arteries：an in vitro study[J]. Anesthesiology, 2014, 121：930-936.

第十四节 儿茶酚胺敏感性多形性室速
（catecholaminergic polymorphic ventricular tachycardia）

麻醉管理所面临的主要问题

心源性猝死

避免交感神经兴奋、内源性儿茶酚胺释放

避免输注外源性儿茶酚胺、尤其是β-受体激动剂

【病名】

儿茶酚胺敏感性多形性室速（catecholaminergic polymorphic ventricular tachycardia, CPVT）、儿茶酚胺诱导的双向心动过速（bidirectional tachycardia induced by catecholamines）、家族性多形性室速（familial polymorphic ventricular tachycardia, FPVT）。

【病理与临床】

1. CPVT 是一种以交感神经激活状态下容易发生多形性室性心动过速，甚至室颤或猝死为临床特征的遗传性心电疾病。1975 年由 Reid 等首先报道，1995 年由 Leenhardt 命名。它是引起室速、晕厥和心源性猝死的原因之一。其病因主要与位于 1 号染色体上的 ryanodine 受体 2（ryanodine receptor 2, RYR2）及肌集钙蛋白 2（calsequestrin 2, CASQ2）基因突变有关，它们通常具有高的外显率。RYR2 与 CASQ2 编码心肌细胞肌浆网上钙通道相关蛋白，其中，RYR2 基因突变约占所有病例的一半，而 CASQ2 基因突变者仅占 1%～2%，但部分患者没有发现这些基因突变，相关基因不明。本病的流行病学资料尚不清楚，据估计其患病率约为 1/10 000。它是儿童和年轻人心源性猝死的重要原因之一。

（1）RyR2 基因突变者为常染色体显性遗传，RyR2 基因编码心肌细胞肌浆网 RyR2 蛋白。RyR2 蛋白的作用是通过调节细胞浆内游离钙离子浓度与平衡，影响兴奋收缩偶联。机体内儿茶酚胺水平升高可使突变的 RyR2 通道出现过度开放，导致舒张期肌浆网大量的钙离子外漏，使细胞胞浆内的钙离子异常增加、导致钙超载并诱发延迟后除极。RyR2 突变亦与致心律失常性右心室心肌病（ARVC）有关（见"Naxos 病与 Carvajal 综合征"），它们与在交感激活状态时易发生室速/室颤的临床表现相似，有作者认为 RyR2-CPVT 与和 ARVC 可能是等位基因疾病。

（2）CASQ2（肌集钙蛋白 2, calsequestrin 2）基因突变者为常染色体隐性遗传，CASQ2 基因编码 CASQ2。CASQ2 是位于心肌细胞肌浆网的终末池上的钙连接蛋白，能和钙结合。CASQ2 基因突变可影响钙离子和 CASQ2 结合，在运动时引起游离钙从肌浆网中渗漏。RyR2 通道和

CASQ2蛋白功能异常可使心肌细胞内钙稳态发生异常,在儿茶酚胺作用下,心肌细胞膜电位出现剧烈的振荡和延迟后除极,从而诱发室速及室颤。

2. 临床表现　约30%的病例有家族成员在40岁之前猝死史。首发症状平均年龄8岁左右,首发表现多为剧烈运动或情绪激动时出现晕厥或猝死。心电图:静息心电图无明显异常或窦性心动过缓,运动负荷心电图示各种复杂心律失常,表现为快速房性心律失常、室性期前收缩、室速,甚至室颤,室速常为多形性或双向性,尤其是双向性室速是本病的特征。

3. 诊断　根据以下三点可诊断:心律失常的发生与交感神经兴奋(运动或情绪激动)有关、心律失常时出现多形性或双向性室速而静息心电图无明显异常、心脏无器质性病变及QT间期正常。同时应除外其他引起青少年心源性猝死的原因(如:ARVC、长QT综合征、Brugada综合征、预激综合征等)。必要时可行运动试验、药物激发试验或心脏电生理检查(图5-2)。基因检测可确诊。

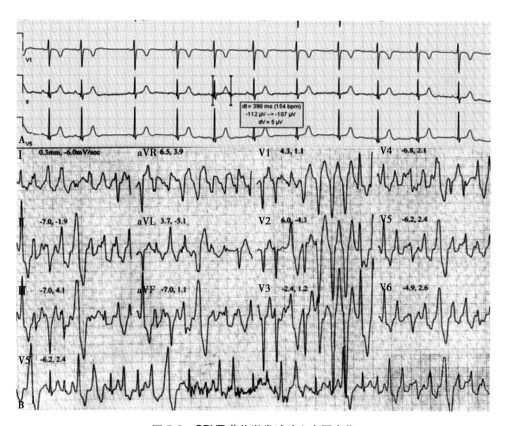

图 5-2　**CPVT 药物激发试验心电图变化**
一例 9 岁男童玩耍时胸部钝击后心跳停止。上图为正常心电图,下图为肾上腺素药物激发试验时心电图,示多形性、双向性室性心动过速。

4. 治疗　β受体阻滞剂、钙拮抗剂、左侧心交感神经切断术(left cardiac sympathetic denervation,LCSD)等,它们可减少心律失常发作频率,但不能预防猝死。植入式心律转复除颤器(ICD)植入术、RyR2通道抑制剂氟卡尼(flecainide)可改善患者预后。

【麻醉管理】

1. CPVT病情凶险、预后差,约40%的患者在诊断后10年内死亡。与Brugada综合征一样,对术前已确诊的患者由于采取了相应的预防与急救措施,其围手术期麻醉的安全性有一定的保障。但要注意术前未诊断者,要仔细询问患者的家族史及病史,由于本病的罕见性,对没有家族史的患者可能会误诊或漏诊。了解其晕厥病史或癫痫发作史同样非常重要,Dornan 及 Morita 指出:对一些疑似癫痫或经常发生晕厥的患者要保持高度的警觉。Morita 还特别指出,如果患者被误诊为癫痫,抗癫痫药物可以改变 QT 间隔,导致误诊为长 QT 综合征(LQTS),而运动引起的晕厥是 CPVT 和 LQT1 的共同特征,但是 CPVT 的死亡率远高于 LQTS,在足够 β 受体阻滞剂治疗下,LQTS 每年死亡率低于 0.1%,而 CPVT 每年死亡率高于 4%。作为麻醉医师,在术前检查与评估时需要有广博的相关知识。

2. 麻醉前管理还应注意以下几方面

(1)β 受体阻滞剂、钙拮抗剂、氟卡尼应持续服用至术前。β 受体阻滞剂的治疗对患者非常重要,因为纳多洛尔(Nadolol)半衰期长,常为首选,要注意术后切不可中断其治疗,要及时服用。文献报道一例用纳多洛尔治疗的患者在一次剂量缺失后发生了晕厥。但要注意 β 受体阻滞剂治疗可引起低血压,而术中正压通气可加重之。

(2)麻醉前应保持患者充分镇静,常口服咪达唑仑。其镇静深度应达到 Dornan 所描述的"昏昏欲睡"的程度。由于部分患者在静脉穿刺时出现心律失常,Dornan 建议应在口服镇静剂、充分镇静及安装好常规监测后进行静脉穿刺或有创操作。Michaloudis 报道,咪达唑仑不引起 QT 间期延长,是本病良好的术前镇静药与诱导药。要创造一个安静友好、温暖舒适、井然有序的手术室环境,尤其是在诱导过程中要避免噪声。

(3)术前应纠正低血容量及水电解质与酸碱失衡,尤其是低钾血症、低镁血症和低钙血症可导致心肌复极延迟,加重或诱发心律失常。

(4)做好随时可以除颤的准备。必须准备好体外除颤器,粘贴好除颤电极。对已植入 ICD 者,为防止设备检测到来自于电刀或其他电子设备的干扰而导致 ICD 不适当的电击及起搏器功能障碍,在麻醉诱导前应将其关闭,但在手术结束后应立即重新开启。因心动过缓型心律失常而安装起搏器者,应重新编程为非感知模式(如:VOO 或 DOO)。

(5)常规进行五导联心电监测及有创动脉血压监测,以立即发现与心律失常有关的血流动力学不稳定。

3. 麻醉管理原则与 Brugada 综合征相反。要避免交感神经兴奋、内源性儿茶酚胺释放,避免输注外源性儿茶酚胺、尤其是 β-受体激动剂。Kenyon 指出,围手术期麻醉管理要彻底了解潜在风险、仔细监测心脏状况、并与护理团队密切沟通。

(1)循环管理

A. 维持恰当的麻醉深度,避免麻醉过深或过浅、避免低体温或体温升高、避免缺氧与二氧化碳蓄积等一切可能引起血流动力学波动的因素,因为它们可影响心脏的复极和增加交感神经张力。

B. 应避免术中心动过速,可持续静脉输注速(短)效 β 受体阻滞剂艾司洛尔(esmolol),亦可给予硫酸镁、利多卡因、拉贝拉尔。Kenyon 特别推荐术中持续输注 β 受体阻滞剂和利多卡因,认为它们似乎有助于降低心律失常的风险。

C. 预防气管插管与拔管循环系统不良反应可用较大剂量的阿片类药物(如:瑞芬太尼、芬太尼)和/或利多卡因、硫酸镁等。同样,对无困难气道或饱胃风险的患者可在较深麻醉下拔管。

D. 心律失常的处理:文献报道,艾司洛尔、硫酸镁及除颤治疗可终止运动激发实验过程中未能自行终止的心律失常。应首选 β 受体阻滞剂,Kenyon 建议首选硫酸镁。

E. 低血压的处理:首先纠正低血容量,必要时在严密监测下慎重使用小剂量纯 α 受体激动剂去氧肾上腺素、去甲肾上腺素,心动过缓时可用阿托品治疗。避免使用异丙肾上腺素及肾上腺素。

（2）麻醉用药:目前有关本病麻醉管理的报道较少,Kenyon 认为它与长 QT 综合征（LQTS）的麻醉管理原则相似。他回顾性分析了 2005～2008 年期间在美国 Mayo 诊所接受左侧心交感神经切断术（LCSD）的 22 例患者,其中 2 例为本病患者,其余为 LQTS。结果:所有患者均安全使用挥发性麻醉药(七氟烷或异氟烷)或丙泊酚麻醉诱导与维持。氯胺酮有交感神经刺激作用,应避免用于本病患者;尽管七氟烷与异氟烷可延长 QT 间期,但临床应用是安全的;而丙泊酚不仅不延长 QT 间期,还可逆转七氟醚诱导的健康患者 QT 的延长。Dornan 报道了 1 例在丙泊酚全身麻醉下 ICD 植入术的 18 岁女性患者,经过顺利。丙泊酚应作为本病首选麻醉药。此外,由于中枢性 α_2 受体激动剂右美托咪定有良好的交感神经阻断作用,用于本病有较大的优点,但要注意避免给药过快而引起的一过性血压升高。Swan 报道了一组（30 例）患者,其中 13 例患者至少接受过一次全身麻醉,4 名患者接受过两次或两次以上麻醉,包括用挥发性麻醉药 8 例(恩氟烷、异氟烷、七氟烷),除 1 例用恩氟烷后出现室性期前收缩二联律外,均无异常。氟烷易诱发心律失常,地氟烷有交感神经刺激作用,应避免使用。在肌松药方面,Michaloudis 证实维库溴铵或阿曲库铵对 QT 间期无影响,可安全用于本病患者。但应禁用绊库溴铵因为它有交感神经激动作用。关于琥珀胆碱有争议,Swan 报道的病例中有 5 例用过琥珀胆碱,未发生异常,他认为琥珀胆碱用于心脏 RyR(RyR2)缺陷的患者是安全的。但 Kubo 报道了 1 例严重精神障碍患者在静脉全麻下行电休克治疗（mECT）的 35 岁男性患者,麻醉用药为丙泊酚及琥珀胆碱,用琥珀胆碱后立即出现室性心动过速并迅速转为室颤,复苏后在外院诊断为 CPVT,作者认为琥珀胆碱不仅可引起高钾血症,还会造成细胞内钙超载、导致心肌细胞延迟后除极并诱发室速与室颤。

（3）与恶性高热的关系:文献报道,骨骼肌肌浆网 I 型钙通道受体（ryanodine receptor,RYR1）基因变异是恶性高热的重要原因,RYR1 与 RyR2 为异构体。本病 RyR 突变仅限于心肌 RyR2,无骨骼肌 RYR1 突变(见"King-Denborough 综合征"),本病不属恶性高热高危者。

（4）椎管内麻醉有良好的镇痛作用及交感神经阻滞作用,从理论上推测它应是本病良好的麻醉方法,临床上有安全应用椎管内麻醉实施剖宫产的报道。Do 回顾了 11 例胸部硬膜外麻醉对室速电风暴的效果,结果有超过一半的患者有效。椎管内麻醉可单独或与全身麻醉并用于本病患者,但要注意避免低血压及穿刺疼痛与精神紧张引起的交感神经反应,禁止在局麻药中添加肾上腺素。

（5）术后要充分镇痛、镇静。同时要防止术后恶心呕吐,文献报道尽管甲氧氯普胺、昂丹司琼、氟哌利多有延长 QT 间期的风险,但通常认为用于本病患者是安全的。

（6）术后应在重症监测治疗区内密切监测 24 小时以上。

（郑利民）

参考文献

［1］ DORNAN RI. Anesthesia for a patient with catecholaminergic polymorphic ventricular tachycardia［J］. Anesth Analg,2002,95:555-557.

［2］ MORITA H. They are not monozygotic twins-long QT syndrome type 1（LQT1）and catecholaminergic polymorphic ventricular tachycardia（CPVT）［J］. Circ J,2018. PMID:30089744.

［3］ MICHALOUDIS DG,KANAKOUDIS FS,XATZIKRANIOTIS A,et al. The effects of midazolam followed by administration of either vecuronium or atracurium on the QT interval in humans[J]. Eur J Anaesthe,1995,12:577-583.

[4] KENYON CA,FLICK R,MOIR C. Anesthesia for videoscopic left cardiac sympathetic denervation in children with congenital long QT syndrome and catecholaminergic polymorphic ventricular tachycardia--a case series[J]. Paediatr Anaesth,2010,20:465-470.

[5] DO DH,BRADFIELD J,AJIJOLA OA,et al. Thoracic epidural anesthesia can be effective for the short-term management of ventricular tachycardia storm[J]. J Am Heart Assoc,2017,6:e007080.

第十五节　法洛四联症
(tetralogy of Fallot)

麻醉管理所面临的主要问题

　　复杂发绀型先心病
　　预防缺氧发作及低血压
　　不同术式的麻醉管理要点

【病名】

法洛四联症(tetralogy of Fallot,TOF),无别名。

【病理与临床】

1. 本病是临床最常见的发绀型先天性心脏病,约占先天性心脏病的 12%～14%,发绀型先天性心脏病的 70%～75%。1671 年丹麦解剖学家 Niels Stensen 首先对本病进行了描述,1888 年 Etienne-Louis Arthur Fallot 发表了一系列报告,详细描述了本病的四大解剖学特征——室间隔缺损(VSD)、主动脉骑跨、右心室流出道梗阻(肺动脉狭窄、闭锁等)和右心室肥厚,并将它称为“蓝色病(the blue malady)”。1924 年加拿大儿科医师 Maude Abbott 将其命名为“法洛四联症”。

2. 本病包括以下四种基本病变　室间隔缺损、肺动脉狭窄、主动脉骑跨、右心室肥厚。肺动脉狭窄主要为右室漏斗部狭窄,亦可能为瓣膜狭窄或肺动脉主干及其分支狭窄。随着病程的进展,严重发绀及红细胞增多,可发生弥漫性肺动脉血栓形成。由于肺动脉狭窄,肺动脉血流量减少,右室压升高,右室内静脉血通过室间隔缺损与主动脉骑跨流入主动脉,引起发绀。其病理生理改变主要取决于肺动脉狭窄及其程度,肺动脉狭窄越重,右室压越高,则右向左分流越多,左心室发育越差,最后引起严重发绀与左、右心衰。

3. 临床表现　因右室流出道(RVOT)梗阻严重程度不同而不同。严重梗阻患者,由于右至左分流而引起的发绀,而轻度的 RVOT 阻塞患者可有正常的动脉氧饱和度。

(1) 发绀:出生头几个月发绀轻或无,随着年龄的增长、右室流出道梗阻加重,发绀愈加明显。出生 6 个月以后,约 75% 的患儿有发绀。在活动、哭闹或寒冷时加剧。持续低氧血症刺激骨髓造血系统,使红细胞增多、血液黏滞度增加,除肺动脉血栓形成外,还可引起脑血栓或脑脓肿。慢性缺氧使指(趾)端血管床扩张,血流量增多和软组织增生,出现杵状指(趾)。患者同时还可能合并凝血功能异常。

(2) 蹲踞:是 TOF 患儿特征性的保护性姿势。导致肺部血流减少、发绀加重的任何因素,均可使患儿出现蹲踞。蹲踞使体循环阻力增加,心室水平右向左分流减少,肺循环血流量增多,改善发绀。

(3) 缺氧发作和活动耐力减低:在发绀型先天性心脏病中,缺氧发作以 TOF 最为多见。

出生 6 个月开始发生,尤在喂乳、啼哭或排便时发生,表现为呼吸困难、发绀加重、失去知觉,甚至惊厥抽搐而死亡。由于组织缺氧,活动耐力和体力均低于同龄儿。生长和发育迟缓。身长和体重均小于同龄儿,肌肉松软,但智力往往正常。

4. 诊断　包括胸部 X 线片、12 导联心电图和超声心动图、心导管检查、选择性心血管造影、心脏磁共振成像(cMRI)等。超声心动图对 TOF 的诊断和手术方法的选择有重要价值,如怀疑周围肺动脉狭窄,应进行心血管造影。cMRI 有助于评估矫治术后右心室情况。

【麻醉管理】

1. 术前管理　近年来随着外科手术技术和围手术期管理水平的提高,大部分患儿可以早期(6 个月内)进行解剖根治手术(右心室流出道疏通和室间隔缺损修补),死亡率小于 2%。早期手术根治不仅并发症少,而且也降低了脑缺氧、脑栓塞、脑脓肿和心肌肥厚等的发生率,同时避免了姑息手术并发症。重点注意以下几方面:右室流出道梗阻的部位与程度,左心室发育情况,发绀与红细胞增多症的程度,有无脑血栓、脑脓肿及缺氧发作,是否合并其他先天性疾病等。同时应注意以下几点:

(1) 新生儿可用前列腺素 E_1 延迟动脉导管闭合。缺铁性贫血的 TOF 患儿,易诱发缺氧发作,应补充铁剂,严重贫血可输血或红细胞。

(2) 严重发绀患儿术前应吸氧并限制活动,尤其要避免哭闹而诱发缺氧发作。应在严密监测下适当镇静,常口服咪达唑仑糖浆 0.5mg/kg。

(3) 避免加重血液浓缩。术前应缩短禁食、禁饮时间,同时充分静脉补液,防止脱水。

2. 术中监测　术中常规监测心电图、血氧饱和度、呼气末二氧化碳、中心体温、有创动脉压和中心静脉压。此外,监测左心房压力、主动脉根部压力、肺动脉压力、右心室压力及经食管心脏超声监测亦很重要,如:左心房压力监测有助于 CPB 后缓慢回输机血、调整正性肌力药用量、避免急性左心衰的发生;主动脉根部压力监测有助于 CPB 后与外周动脉压进行比较,并结合左心房压力变化指导恢复容量平衡;肺动脉压力和右心室压力有助于判断右心室流出道疏通效果,一般肺动脉与右心室压力差应低于 30mmHg;而经食管心脏超声有助于发现残余心内缺损、判断右心室流出道疏通情况以及心脏功能等。

3. 麻醉管理　重点是降低右心流出道或肺循环阻力、避免体循环血管阻力下降及缺氧发作。

(1) 血压下降可使右向左分流增加及肺血流量减少,引起动脉血氧饱和度下降及代谢性酸中毒,其结果是更进一步增加肺血管阻力及引起体循环血管扩张,形成恶性循环。故应避免使用降低体循环阻力的药物及低血容量,对低血压应迅速纠正。

(2) 缺氧发作(Anoxic spell):是由于 RVOT 梗阻增加致肺血流量减少和/或外周血管阻力(SVR)下降、右向左分流增加所致。大多数"缺氧发作"都是由内源性儿茶酚胺释放引起 RVOT 漏斗部痉挛造成。表现为严重缺氧、低血压、呼气末二氧化碳分压显著下降。与低血压一样,缺氧发作可形成恶性循环,严重者可致死。术前精神紧张、术中疼痛刺激、动静脉插管等均可诱发。预防为术前充分镇静,术前服用 β 受体阻滞剂防治反复发作性缺氧的患者,β 受体阻滞剂应持续服用至手术当天。反复出现缺氧发作者,诱导前即泵注纯 α 受体兴奋剂,维持正常偏高血压,可有效预防缺氧发作。吗啡可缓解右室流出道痉挛,但该药引起组胺释放,致外周血管扩张,血压下降,有可能加重缺氧发作,因此,不建议麻醉中使用。术中出现低血压或缺氧发作时应立即抢救:

1) 纯氧肺通气,防止缺氧性肺血管收缩。

2) 静注升压药,使外周血管阻力增加的程度超过肺血管阻力增加的程度,减少右向左分流。首选纯 α 受体兴奋剂去氧肾上腺素(5~10μg/kg)或去甲肾上腺素。亦可将患儿摆放于胸膝位或手动挤压腹主动脉,以增加 SVR。

3)给与芬太尼、肌松药等加深麻醉。

4)吸入低浓度挥发性吸入麻醉剂。利用其抑制心肌收缩力的作用,缓解右室流出道痉挛。

5)纠正酸中毒,给与 NaHCO₃。

6)无效时,在严密监测下给予小剂量 β 受体阻滞剂艾司洛尔等。

7)心脏手术中已完成主动脉与腔静脉插管者可立即开始体外循环。

8)忌用洋地黄类药物。

4. 术前应了解拟行术式及既往减症手术的术式,根据不同的术式制定详细的麻醉管理计划。要注意本病侧支循环丰富,在胸骨切开及体外循环后可引起严重的出血。另一方面,红细胞增多,血黏度增加,不仅可加重出血倾向,还可引起血栓及末梢循环障碍。此外,本病患者由于肺血流量减少及右向左分流,吸入麻醉药起效时间延长,可控性差。而静脉麻醉药可经右向左分流直接进行体循环,起效时间加快,应适当减少静脉麻醉药量。

1)减症手术(体-肺动脉分流术):目的是增加肺血流量、促进肺动脉与左心系统的发育、扩大肺血管床、改善发绀症状,为二期根治手术创造条件。除 TOF 外,它还适用于 PA、PS、TGA(Ⅲ型)等。临床应用的体-肺分流减状手术的麻醉管理分述如下,但目前对较大 TOF 婴儿与儿童多采用锁骨下动脉-肺动脉吻合术,对较小婴儿采用升主动脉-肺动脉吻合术,其他术式临床现已较少应用。

A. 锁骨下动脉-肺动脉吻合术(Blalock-Taussig 手术)在分流手术中临床应用最多。左或右侧开胸,因85%的 TOF 为左主动脉弓,故大部分经右胸后外侧第四肋间切口。将右锁骨下动脉与右肺动脉行端-侧吻合,若右锁骨下动脉短,可用人工血管桥。

a)直接动脉血压测定应选吻合侧的对侧桡动脉或足背动脉。

b)分流量应大小适度。分流量过小,则达不到促进肺血管发育、改善症状的目的,其原因除吻合口过小外,还有:吻合血管扭转、狭窄或血栓形成等引起闭塞,肺血流量的增加仅限于分流侧的肺动脉等,此时必须重新手术。但若吻合口过大,则肺血流量增加过多,不仅引起显著的肺充血,而且可显著增加左心负荷。因此,在分流术后应严密监测心脏功能,防止分流量过大引起肺动脉高压及心衰。

c)肺动脉阻断时注意事项,在肺动脉吻合时,常需阻断吻合侧的肺动脉,此时肺血流量仅仅依靠对侧的肺动脉来维持,若对侧肺动脉严重狭窄,则可引起严重的低氧血症与酸中毒,甚至心跳停止。麻醉中应采用纯氧吸入,并维持较低的气道内压,术中应严密监测患者的氧合状态、酸碱平衡及血流动力学,做好心肺复苏的准备,尤其要注意缺氧、低血压及心动过缓。

d)为防止血栓形成,在肺动脉阻断前静注肝素防止血栓形成(用量:肝素 1mg/kg,以后每小时追加半量)。术后通常不需要用鱼精蛋白拮抗。但要注意在吻合结束后解除肺动脉阻断时,可能有吻合口出血,应根据 ACT 测定值适当用鱼精蛋白。此类患者术前应开放粗大的静脉输血通道,并准备足量的新鲜血及血浆。根据血细胞比容与血红蛋白浓度决定输血或血浆量。分流量过大引起肺充血、手术操作损伤肺、术中肝素的应用等,可引起严重的气道内出血,术中应频繁地行气道内吸引。要注意由于侧卧位手术,下肺易发生肺不张。在气道吸引时应避免粗暴及感染。

e)游离肺动脉时应注意刺激迷走神经引起心率减慢。

B. 升主动脉-肺动脉吻合术(Waterston 手术):经右胸第三肋前外侧切口,升主动脉与右肺动脉侧-侧吻合。二期手术时其吻合口易于经正中切口拆除,多用于婴儿。麻醉管理同锁骨下动脉-肺动脉吻合术。

C. 降主动脉-肺动脉吻合术(Potts 手术):左后外侧第四肋间切口,降主动脉与左肺动脉侧-侧吻合。但此术式确定适当吻合口大小困难,有时肺血流量增加过多,可继发肺高压、肺水肿及心衰。二期根治术时经正中切口关闭困难,现临床应用较少。麻醉管理同锁骨下动脉-肺动脉吻合术。

D. 上腔静脉-右肺动脉吻合术(Glenn 手术):右侧开胸,将上腔静脉切断,近心端结扎,远心端吻合于右肺动脉。其目的是使上腔静脉的血液直接流入右肺动脉,增加肺血流量,改善低氧血症。优点是可减轻右室负荷,仅为体循环分流,不增加左心室负荷,不会引起肺高压。但缺点是可能引起上腔静脉梗阻综合征,表现为上半身静脉血液回流受阻,其原因是肺血管阻力高或肺动脉直径过小,可因脑水肿而死亡,尤其是 6 个月以内的婴儿死亡率高。此外,术后不久即可出现发达的侧支循环,使血液氧合效率下降,给根治术的处理带来困难,现少用。有时用于三尖瓣闭锁、将来拟行 Fontan 手术的患者。适应证除 TOF 外,还有 TA 及 Ebstein 畸形等。麻醉管理同锁骨下动脉-肺动脉吻合术。但要注意在吻合后应分别行上腔与下腔静压监测,输液一律经下腔静脉途径。上腔静压升高时,可采用体位管理,抬高上半身,同时应避免可能增加肺动脉压及上腔静脉压的各种因素,控制呼吸时应维持较低的气道内压。

2)根治手术:正中切口,体外循环直视下疏通右室流出道、修补室缺。要注意在体外循环前结扎动脉导管,拆除一期减状手术的分流通道,避免过度肺灌注引起肺损伤及血液向心室逆流而妨碍手术野。根治术的主要并发症有:完全性房室传导阻滞、残余肺动脉狭窄、右心衰等。

(吴立新　马星钢　郑利民)

参考文献

[1] TUBBS R S,GIANARIS N,SHOJA M M,et al. "The heart is simply a muscle" and first description of the tetralogy of "Fallot". early contributions to cardiac anatomy and pathology by bishop and anatomist Niels Stensen (1638-1686)[J]. Int J Cardiol,2012,154:312-315.

[2] MICHAEL SCHMITZ SU. Anesthesia for right-sided obstructive lesions. In:Andropoulos D,ed. Anesthesia for Congenital Heart Disease[M]. 2nd ed. Oxford,UK:Wiley-Blackwell,2010,419-443.

第十六节　肥厚型心肌病
(hypertrophic cardiomyopathy)

麻醉管理所面临的主要问题

左心室流出道梗阻,猝死

心肌缺血

恶性心律失常

心衰,舒张功能障碍

【病名】

肥厚型心肌病(hypertrophic cardiomyopathy,HCM),又称主动脉瓣下肌性狭窄(muscular subaortic stenosis,MSS)、肥厚梗阻型或非梗阻型心肌病、特发性肥厚性主动脉瓣下狭窄(idiopathic hypertrophic subaortic stenosis,IHSS)、非对称性室间隔肥厚(asymmetric septal hypertrophy,ASH)等。

【病理与临床】

1. 本病是一组以心肌呈对称或不对称性向心性肥厚为主要病理改变的心肌病,常伴有二尖瓣前叶收缩期前向运动现象(SAM 征),导致动力性左心室流出道梗阻。1907 年德国病理学家 Schminke 首先描述了两例患者的病理改变,他写道:"左心室流出道(left ventricular outflow tract,LVOT)弥漫性肌肉肥厚引起梗阻,左心室必须更加努力地工作以克服梗阻。因此,原发性肥厚将合并继发性肥厚,导致流出道进一步缩小"。1958 年 Teare 描述了年轻人心脏不对称性肥厚,这是现代关于 HCM 的最早描述。1964 年 Braunwald 等分析了 64 例患者,将其称之为特发性肥厚性主动脉瓣下狭窄(idiopathic hypertrophic subaortic stenosis,IHSS)。HCM 是目前唯一公认的病名。因为三分之一的患者在休息或激动并无梗阻,既往常用的病名"肥厚型梗阻性心肌病(Hypertrophic obstructive cardiomyopathy)"及"IHSS",现已不用。HCM 是一种常见常染色体显性遗传性疾病,迄今已发现有 14 个因编码心脏肌小节蛋白的基因突变,最常见的相关基因是 *MYH7*、*MYBPC3*、*TNNT2* 和 *TNNI3*,其中 *MYH7* 和 *MYBPC3* 基因突变约占 80%。据统计,肥厚型心肌病(HCM)的成人患病率约 0.2%,每年全世界约有 460 000 例 HCM 患者实施大手术。本病可见于任何年龄组,但多见于青春期,男多于女。它是年轻人(包括训练有素的运动员)猝死的最常见原因之一,30 岁以下患者的心脏猝死率高达 12%~15%,并可能导致心力衰竭和卒中等,5 年及 10 年生存率分别为 90% 和 80%。

2. 基本病理改变为心肌肥厚伴二尖瓣异常。

(1) 左心室室间隔与游离壁呈非对称或对称性肥厚。非对称性肥厚是指室间隔最厚部位与左室后壁靠近心底部厚度相比>1.3∶1,其中,非对称性室间隔肥厚最多见,约 1/3 仅累及室间隔基底部,称为特发性肥厚性主动脉瓣下狭窄。非对称性肥厚亦可见于心尖部及心室中部。超过 1/3 的 HCM 患者有右心室肥厚,其定义为最大壁厚>8mm。右心室肥厚最常见的部位主要累及室上嵴、室间隔右侧面等。上述改变可引起左或右室流出道梗阻。近年发现二尖瓣异常(二尖瓣位置异常、二尖瓣小叶过长、腱索或乳头肌过长)可加重左室流出道(LVOT)梗阻。在克利夫兰诊所接受手术的 851 例 HCM 患者中,有 115 例同时进行二尖瓣手术。

(2) 心肌肥厚,心肌细胞异常肥大、变形、排列紊乱,使心室腔变小、左室舒张功能与顺应性下降及心室充盈受阻。舒张功能障碍是 HCM 常见症状与重要病理生理改变,它是由于 LVOT 梗阻致收缩期负荷过重、心室收缩舒张不均匀、细胞内钙再摄取异常致延迟失活及严重心肌肥厚导致心室僵硬、弥漫性心肌缺血等多因素造成。由于舒张期左室灌注障碍,左室充盈压与左房压升高,发生肺充血及右心负荷过重,出现充血心力衰竭的表现。此类心衰又被称为舒张功能不全性心衰。

3. 临床表现与左心室主动舒张功能与顺应性下降的程度及有无左心室流出道梗阻而异。常见症状为:心悸、气促、心绞痛、头晕、心衰及猝死等。本病患者常出现各种心律失常,其中,大部分为室性心律失常。心律失常与左室流出道梗阻是猝死的主要原因。超声心动图可诊断,必要时可行心导管检查,心肌活检可确诊。临床上根据有无流出道梗阻将本病分为三型:

(1) 静息梗阻型:安静时左室流出道收缩期压力阶差大于50mmHg。

(2) 隐匿梗阻型:安静时左室流出道无收缩期压力阶差(0~30mmHg),但 Valsalva 动作或异丙肾上腺素实验时大于 50mmHg。

（3）非梗阻型：安静或药物实验时左室流出道收缩期压力阶差均小于 30mmHg。

【麻醉管理】

1. 原则　鉴于本病病理及病生的改变，如何减轻左心室流出道梗阻就成为麻醉及围手术期处理的关键。凡增强心肌收缩力、减少心室容量、降低血压的因素，均可加重流出道梗阻；而抑制心肌收缩力、增加前负荷和后负荷的因素可减轻流出道梗阻。

2. 术前准备

（1）麻醉医师应充分了解本病独特的病理改变，并认识到该病的风险。术前详细复习患者的病史，对心功能进行准确的评估。必要时可行运动负荷及药物诱发试验。

（2）容量的管理：患者术前应保持良好的血管充盈状态，避免血容量的不足，以减轻麻醉期间血管扩张以及正压通气引起的前负荷不足所致的左室流出道梗阻的风险。

（3）术前应给予足量镇静药，使患者呈浅睡眠状态，消除紧张情绪，避免交感神经过度兴奋导致的儿茶酚胺水平升高。

（4）β 受体阻滞剂、钙拮抗剂及胺碘酮等心血管药物的应用应贯穿于整个围手术期，不宜术前停用。防止左心室流出道梗阻加重及心律失常的发生。

3. 术中管理

（1）术中监测：常规监测 ECG、IBP、CVP，其中，有创动脉测压需在麻醉诱导前就开始建立，以便即时发现低血压并进行快速处理。除此外，术中还应放置经食管超声心动图（TEE）。TEE 可评价心室的收缩和舒张功能，瓣膜的形态和功能，左心室流出道疏通效果和 SAM 征的改善程度，以及提供心脏功能的监测指标，对手术效果的评价及麻醉治疗的指导均有较大的意义。如不能行 TEE 时，如气管插管与拔管时，可改为经胸壁心脏超声监测（TTE）。

（2）麻醉选择：原则上选全身麻醉。硬膜外阻滞虽然有抑制儿茶酚胺分泌的优点，但它可扩张外周血管、降低心脏的前后负荷，从而降低心排量加重梗阻，应慎用于本病患者。

（3）麻醉管理要点

A. 以合理的麻醉深度避免抑制心肌收缩力，避免应激反应。此类患者左心室整体收缩功能多数较正常人为强，收缩期心室强烈收缩常使心室腔闭合，射血分数多高于正常值，对麻醉药，β 受体阻滞药，钙通道阻滞药的耐受力较强，虽术前已服用较大量的 β 受体阻滞药和钙通道阻滞药，心脏仍能耐受较深的麻醉。麻醉诱导时，在适当麻醉深度的基础上，插管前可用喉气管表面麻醉，最大限度降低气管插管反应。

B. 维持适当的心率和血压，酌情使用增强心肌收缩力的药物。此类患者心率应维持在术前或略低于术前安静时的水平，心率增快可降低舒张压力时间指数与张力时间指数的比率而减少肥厚心肌的氧供，使原已存在的氧供求矛盾进一步加剧（此类患者术前心电图多有异常 Q 波），另外，心率增快使舒张期缩短，心室充盈减少，加重流出道梗阻。心率增快时给予 β 受体阻滞剂或钙通道阻滞剂。麻醉诱导和维持除应有较深的麻醉深度外，避免使用可增快心率的药物，如泮库溴铵、氯胺酮等。如血压增高，应首先加深麻醉，如不能缓解，则静脉滴注 β 受体阻滞药或钙通道阻滞药如维拉帕米。如出现异位心律、心房颤动等，须积极治疗以恢复窦性心律，因该类患者的心房收缩对左心室充盈至关重要。由于此类患者对麻醉的耐受性较强，一般不会因循环抑制而发生低血压。如术中、术后出现血压降低，应首先补充血容量，无效时给予 α 受体兴奋剂如去氧肾上腺素来增加外周阻力，可消除或减少左心室与主动脉之间的压力阶差，从而缓解流出道梗阻。避免使用增强心肌收缩力的药物，如洋地黄、β 受体兴奋剂等，以免加重流出道梗阻,导致循环意外。

　　C. 维持好前后负荷,避免使用血管扩张药。此类患者前负荷下降使左心室腔容积缩小,加重左心室流出道梗阻,后负荷降低不仅可反射性增强心肌收缩力,而且增加了左心室与主动脉之间的压力差,也加重了左心室流出道梗阻。因此,必须维持较高的前后负荷。

　　D. 其他:通气策略采用小潮气量高频率的通气方式以减轻正压通气引起的静脉回心血量减少。容量管理可采用被动抬腿试验或呼气末夹闭测试这两种液体冲击试验来评估容量的反应性,以指导术中的输液。这两种方法相较于 SVV,PPV 和 SPV 的优点在于可使用于存在自主呼吸或非窦性心律的患者。

　　4. 术后管理　术后仍需严密监护心血管功能,警惕手术或麻醉并发症加重左室流出道的梗阻。保证良好的术后镇痛,避免因疼痛引起的交感兴奋,可根据情况实施多模式镇痛。加强麻醉并发症的防治。总之,此类手术麻醉处理要求高,风险大,围手术期应维持循环稳定,力求麻醉平稳,合理用药以及有效监测以保障患者安全顺利地完成手术。

(张雪萍)

参考文献

[1] 惠汝太.肥厚型心肌病的诊断与治疗进展[J].中华心血管病杂志,2007,35:82-85.

[2] VIVES M,ROSCOE A. Hypertrophic cardiomyopathy:implications for anesthesia[J]. Minerva Anestesiol,2014,80:1310-1319.

[3] 王古岩,李立环,樊丽姿.肥厚型梗阻性心肌病患者左心室流出道疏通术的麻醉管理[J].中华麻醉学杂志,2006,26:275-276.

[4] GERSH BJ,MARON BJ,BONOW RO,et al. 2011 ACCF/AHA guideline for the diagnosis and treatment of hypertrophic ardiomyopathy:a report of the American College of Cardiology Foundation/American Heart Association Task Force on Practice Guidelines[J]. Circulation,2011,124:e783-e831.

[5] 迟慧,卿恩明,来永强,等.肥厚型梗阻性心肌病患者行左心室流出道疏通术的麻醉管理[J].心肺血管病杂志,2013,32:337-339.

[6] MONNET X,BLEIBTREU A,FERRE A,et al. Passive leg-raising and end-expiratory occlusion tests perform better than pulse pressure variation in patients with low respiratory system compliance[J]. Crit Care Med,2012,40:152-157.

[7] VARMA PK,NEEMA PK. Hypertrophic cardiomyopathy:part 1-introduction,pathology and pathophysiology[J]. Ann Card Anaesth,2014,17:118-124.

<h2 align="center">第十七节　肺动脉吊带
(pulmonary artery sling)</h2>

麻醉管理所面临的主要问题

　　气管、支气管狭窄

　　可能合并其他先心病或畸形

　　气管、支气管树异常,术后可能需呼吸支持治疗

　　食道狭窄,反流、误吸

【病名】

肺动脉吊带(pulmonary artery sling,PAS),又称迷走左肺动脉(aberrant left pulmonary artery)、左肺动脉异常起源于右肺动脉(anomalous origin of the left pulmonary artery from the right pulmonary artery)。

【病理与临床】

1. 本病是由于左肺动脉从右肺动脉的后部异常起源而形成的,其解剖学特征是:异常起源的左肺动脉,从右到左,经过右主支气管,在气管或隆突后、食管前到达左肺门,在这一路径中它压迫气管下段、右主支气管及食管,造成气管、右支气管及食管的局限性狭窄,引起呼吸和进食问题。1897年Glaevecke和Doehle首次报道了1例年龄为7个月、因严重呼吸衰竭而死亡的婴儿尸检结果。90%的患儿有症状,气道梗阻症状表现为咳嗽、呼吸道感染、喘鸣、呼吸困难;食管症状在小婴儿可出现呛奶,年龄较大儿童出现吞咽困难。有些患儿在刚出生不久就有症状,如不及时诊断及治疗,病死率可高达90%。少数患者症状较轻或无症状、至成年后意外被发现。约50%的患者合并气管、支气管树和/或心血管系统的异常,也可能合并其他器官先天性异常(如:泌尿、脊柱、肌肉骨骼异常及膈疝等)。97%的患者可以通过磁共振成像进行诊断,90%的患者可以通过血管造影进行诊断。支气管镜检查可显示气管内搏动性狭窄。

2. 手术修复包括在其起源处切除左肺动脉,并将其植入到气管前主肺动脉,手术需要在体外循环下实施。严重气管狭窄、移除异常肺动脉压迫不能改善者应行气管端-端吻合等气管成形术。

【麻醉管理】

1. 麻醉前评估的重点是了解气管狭窄的部位与程度,通常通过MRI检查可作出良好的判断,必要时可行纤维支气管镜检查。此外,还应注意是否合并其他先天性畸形。据此制定相应的麻醉管理方案。麻醉前应控制肺部感染、改善肺通气。由于食管受压,本病可有与贲门失弛缓症相似的病理改变,在食管狭窄部上端可能有大量食物或分泌物潴留,在麻醉诱导时易反流造成误吸,术前应延长禁食时间,必要时应插入导管吸净狭窄部上端的潴留物。

2. 目前有关本病麻醉管理的临床报道较少。其麻醉管理应根据气管狭窄的部位、程度、性质、是否需行气管成形术及是否同时进行合并的心脏畸形矫治术而异。Sakaguchi回顾了日本川崎市立医院2001—2007年期间7例手术患者,其中6例患者同时实施了气管成形术,2例同时实施了心脏手术。Zabad指出其麻醉管理同气管狭窄,重点是维持气道通畅与呼吸功能的稳定。应根据气管狭窄的程度与部位制订相应的气道管理方案:轻度气管狭窄的患者,可在保留自主呼吸条件下插入较细气管导管绕过狭窄段,严重气管狭窄患者可能需要在体外膜式肺支持下手术。要注意患者可能同时有气管与右支气管狭窄。关于气管狭窄的麻醉管理请见相关专著。由于患者常合并多种气管与支气管树的病变,即使解除了吊带的压迫或进行了气管成形术,术后仍有可能发生呼吸道并发症,可能需要长时间呼吸机支持治疗。其中气管软化最多见。Sakaguchi报道的7例患者中有两例因合并气管软化症再次气管插管。

(邢大军　马星钢　郑利民)

参考文献

[1] ROSENBAUM DG,KASDORF E,RENJEN P,et al. Sling left pulmonary artery with patent type IIA tracheobron-

chial anomaly and imperforate anus[J]. Clin Imaging,2014,38:743-746.

[2] SAKAGUCHI R,TAKAYAMA W,YOSHIKAWA H,et al. Evaluation of perioperative management of seven pa-
tients with pulmonary artery sling in recent seven years[J]. Masui,2010,59:1479-1482.

[3] ZABAD A,SHUKRY M. Anomalous origin of the left pulmonary artery from the right pulmonary artery（pulmo-
nary arterysling）. Anesthesiology,2013,119:1470.

[4] NORMAN PH,WILLIAMS WG,DALEY MD,et al. Anesthesia for repair of a pulmonary artery sling[J]. J Car-
diothorac Vasc Anesth,1992,6:212-214.

第十八节   肺静脉异位引流
（anomalous pulmonary venous drainage）

麻醉管理面临的主要问题

> 可能合并其他多种畸形,被漏诊和误诊
>
> 存在多种不同分型,手术方式与分型有关
>
> 左向右分流,右心负荷过重,右心衰
>
> 肺静脉梗阻
>
> 肺动脉高压

【病名】

肺静脉异位引流（anomalous pulmonary venous drainage）,又称肺静脉异位连接（anomalous
pulmonary venous connection,APVC）、肺静脉畸形引流（anomalous return of pulmonary veins）、异
常肺静脉引流等。

【病理与临床】

1. 肺静脉异位引流是指肺静脉未能直接与左心房连接,而与右心房或体静脉系统连接的
先天性心血管异位。在胚胎发育控制过程中,肺静脉没有和肺静脉原基连接,而与内脏静脉
（如右前、左前主要静脉,脐卵黄静脉）连接,导致一部分或全部肺静脉开口在右心房,或通过
腔静脉系统,再注入右心房。患病率占先天性心脏病的 5.8%,常合并房间隔缺损或其他心血
管异位。肺静脉异位引流,按病理生理来分,分为两种:①完全性肺静脉异位引流（total anoma-
lous pulmonary venous drainage,TAPVD）,占 30%~40%;②部分性肺静脉异位引流（partial
anomalous pulmonary venous connection,PAPVC）,占 60%~70%。

2. 完全性肺静脉异位引流（TAPVD）   肺静脉分别或汇总成一支后,引流到左无名静脉、
上腔静脉、右心房、左侧上腔静脉、冠状静脉窦、奇静脉或门静脉等处,而不引流入左心房;
TAPVD 回流患者约 75%有卵圆孔未闭,25%并有房间隔缺损。Darling 根据肺静脉畸形连接部
位,将 TAPVD 分成四型:

（1）心上型:占 55%。肺静脉在左心房后方汇合后经垂直静脉引流至左无名静脉,有时
引流入上腔静脉或奇静脉。垂直静脉在左肺动脉和左总支气管前方进入无名静脉,在此处受
压迫可造成静脉回流梗阻。

（2）心内型:占 30%。全部肺静脉直接引流入右心房或经肺静脉总干引流至冠状静脉
窦。在肺静脉总干和冠状静脉窦之间可能发生梗阻。

（3）心下型:占 12%。全部肺静脉在心脏后方汇合后经垂直静脉下行通过膈肌食管裂孔

进入门静脉、下腔静脉或静脉导管等。回流血液经过高阻力肝血管床到达右心房或垂直静脉下行途中受压,均可引起肺静脉梗阻。

（4）混合型:约占3%。全部肺静脉经过多种通道进入右心房。TAPVD的病理生理:全部氧合肺静脉回血与来自体循环静脉系统的去氧合血液混合。在心上型和心下型TAPVD中,血液在回流至心脏前于肺静脉与体循环静脉连接的地方发生混合。在心内型TAPVD中,血液混合发生在右心房内或紧邻右心房处。混合的部分氧合血液随后右向左分流进入体循环,导致发绀。右向左分流通常发生在心房水平,少见情况下通过未闭的动脉导管发生右向左分流。由于右心房接受来自肺静脉系统和体循环静脉系统的血液,所以右心房和右心室均扩大。

3. 部分性肺静脉异位引流（PAPVC） 是指肺静脉的1支或数支（但非全部）不与左心房连接,肺循环血液不能流入左心房内,而是直接或间接通过体循环的静脉系统回流至右心房。根据肺静脉引流的部位分为心上型、心内型和心下型。又根据肺静脉引流的数目,PAPVC的病因分为一侧单支、一侧双支、双侧单支等畸形引流。Brody将PAPVC分为四型:

（1）右肺静脉连接到上腔静脉。

（2）右肺静脉连接到右房。

（3）左肺静脉通过垂直静脉引流到左无名静脉。

（4）左肺静脉引流至冠状静脉窦。

4. PAPVC的病理生理 PAPVC导致已经氧合的肺静脉血液经肺血管（左向右分流）再次循环。对于单纯PAPVC的患者（不合并其他心脏畸形）,分流量取决于异常引流血量占肺静脉总回流血量的比例。该比例通常取决于以下因素:涉及的异常肺静脉的数量和大小;异常肺静脉起源的肺段或肺叶,因为各个肺段/肺叶的血流分布不同;正常与异常肺静脉的相对阻力和相应接收心腔的顺应性。明显分流见于2支或2支以上的肺静脉连接异常,可能导致右心房和心室增大,以及肺动脉扩张。单支肺静脉受累的患者通常无症状,其血流动力学改变和心脏结构也无明显改变。

5. 手术治疗

（1）TAPVD无论是否合并肺静脉梗阻均应尽早手术,就诊较晚的患儿需行右心导管检查以明确肺阻力情况,判断是否有手术禁忌证。具体手术方式与临床分型相关。

A. 心上型:游离结扎垂直静脉,将肺静脉共干与左房后壁或房顶吻合,同时闭合房间隔缺损。

B. 心内型:扩大原有房间隔缺损或未闭卵圆孔至冠状静脉窦或肺静脉入右心房处,用心包补片修补房间隔缺损,经肺静脉隔至左房。

C. 心下型:心脏停跳下向上翻起心脏,显露肺静脉总干并结扎。在肺静脉总干结扎后的近心端做一纵向切口,左房后壁做一斜切口,两切口侧-侧吻合,同时取心包补片修补房间隔缺损。

D. 混合型:混合需根据不同的心脏解剖形态选择不同的术式,目的是使患儿得到完善的、适合解剖生理的矫治。

E. 减症治疗:对于一些合并严重肺静脉梗阻或房间隔缺损较小的患儿,可选择行房间隔球囊扩张术,以改善氧供,减轻缺氧,提高心排量。

（2）PAPVC多合并房间隔缺损,缺损较大,右心容量负荷增加,肺血增多需要及时手术治疗。单纯性一支肺静脉异位引流不合并房间隔缺损,如果没有明显临床症状表现可以暂时不行手术治疗。在肺静脉异位引流中的特殊类型—弯刀综合征患儿,由于多存在右肺发育不良肺侧支等的形成,明确诊断后应立即手术治疗。

A. 右上静脉异位连接于上腔静脉,切开上腔静脉,采用双片法分别修补房间隔缺损和加宽上腔静脉,同时将肺静脉开口隔至左心房。

B. 右肺静脉异位连接于右心房,扩大房间隔缺损,再行心包补片缝合时将肺静脉开口直接隔至左侧心房。

C. 左肺静脉通过垂直静脉连接于无名静脉,将垂直静脉与左心耳直接吻合。

D. 合并其他心内畸形时可同时行手术纠正,伴有先天性肺叶发育不良时,可给予肺叶切除。肺中的侧支血管可考虑结扎或栓塞。

【麻醉管理】

1. 术前评估和准备　PAPVC 的术前症状取决于肺静脉异位引流量、房缺大小和合并其他畸形的情况;异位引流量小的肺静脉异位引流由于本身没有明显的临床症状和表现,容易被合并的其他畸形所掩盖,超声检查时有一定的漏诊率,当超声发现房缺较小,临床症状体征及右心室扩大与之不太相符,存在难以解释的肺血增多,肺动脉高压,右心负荷过重,或者发现上腔静脉宽度异常或冠状静脉窦异常扩大,需高度怀疑 PAPVC,必要时行心导管或心脏造影及CT 检查,明确其诊断。TAPVD 约有半数患者出生后因心房水平没有足够的右向左分流而早期死亡,存活下来的患者因大量肺静脉血液回流入肺循环,肺血流量显著增加致肺循环充血而形成早期肺动脉高压;而梗阻型 TAPVD 由于肺静脉回流受阻,术前存在肺动脉高压、低氧血症、酸中毒、体循环低灌注和终末器官功能障碍,表现为心动过速、低血压、肺水肿等。故术前的积极准备,提高患者对手术打击的耐受力十分重要,包括纠正酸中毒,运用多巴胺、米力农等血管活性药物、气管插管机械通气和保温等措施。

2. 维持循环稳定　尽量减少各种应激反应所致的血流动力学改变,避免加重缺氧,防止肺循环阻力增高,同时降低手术操作引起的全身应激反应。麻醉诱导时避免使用心肌抑制的药物,在 CPB 建立前维持合适的血压和心律,可给予多巴胺、肾上腺素等正性肌力药支持,警惕低血容量,但补液不宜太多太快;对于存在房缺小多支肺静脉异位引流的患儿,常伴有左心发育不良,CPB 易发生低心排综合征,主动脉开放后可持续给予正性肌力药。

3. 重要脏器的保护　有些术式需要切断主动脉,拉开肺动脉充分暴露肺总静脉再与左心耳进行吻合,手术时间长,深低温停循环,术中要注意心、脑、肺等重要脏器的保护。

加强麻醉深度、呼吸功能和脑功能的监测,脑氧饱和度的监测及时了解大脑组织的氧供应和氧消耗之间的平衡,降低神经系统的损伤。CPB 前采用保护性肺通气策略,吸入纯氧,可适当加以 PEEP,避免肺血流增加和发生肺水肿。

(吴新海)

参考文献

[1] 薛金熔,罗毅,程沛,等.部分型肺静脉异位引流的诊断和治疗[J].中华医学杂志,2008,88:1066-1068.

[2] 蒋怡燕,乔彬,吴莉莉,等.33 例完全性肺静脉异位引流手术麻醉处理[J].中国体外循环杂志,2009,7:36-38.

[3] ROSS FJ,JOFFE D,LATHAM GJ. Perioperative and anesthetic considerations in total anomalous pulmonary venous connection[J]. Semin Cardiothorac Vasc Anesth,2017,21:138-144.

第十九节　Holt-Oram 综合征
（Holt-Oram syndrome）

麻醉管理所面临的主要问题

先天性心脏病

易发生心律失常,甚至猝死

可能合并其他多种疾病

可能困难气道

恶性高热高危者

【病名】

Holt-Oram 综合征(Holt-Oram syndrome,HOS),又称Ⅰ型心手综合征(heart-hand syndrome, type 1)、心血管-上肢综合征(cardiac-limb syndrome)、心房手指综合征(atrio-digital syndrome)、心房手指发育不良综合征(atriodigital dysplasia syndrome)等。

【病理与临床】

1. 本病是一种以上肢及心脏先天性畸形为主要临床特征的遗传性疾病。Holt 和 Oram 在 1960 年首次描述了一个有房间隔缺损和拇指畸形的 4 代家族。患者常有家族史。本病属常染色体显性遗传,病因与 *TBX5* 基因(12q24)突变、胚胎期心脏与上肢分化发育异常有关。但亦有一些单发病例的报道,与环境因素(妊娠一个月内服用抗癫痫药物)等有关。患病率约为 1∶100 000。

2. 临床表现

(1) 骨骼畸形可累及双侧上肢,以左侧较重,前臂,腕及桡侧骨骼的变异或缺如最为常见,桡侧腕骨可因骨化延迟使第一掌骨基底部接近中线,与其他掌骨并列,鱼际可消失,由于拇指与其他四肢处于同一水平,故失去对掌功能,拇指畸形为本病征特征性改变,常为半脱位、并指、拇指三节、末节弯向尺侧、分叉状、短小或缺如或拇指仅存软组织而无骨骼。还可合并锁骨或肩胛骨异常。

(2) 约 60%~70%患者合并心血管异常。房间隔缺损和室间隔缺损最多见,其次是心脏传导系统异常及心肌病。此外还有动脉导管未闭、大血管转位、冠状动脉异常、二尖瓣狭窄或脱垂、肺动脉狭窄、三尖瓣闭锁等,临床上可出现相应症状和体征。

【麻醉管理】

1. 麻醉前应对患者进行系统的全家检查与评估,除心脏合并畸形外,患者可能还合并其他器官畸形或可能同时合并多种疾病,如:限制性肺病、肾衰竭、卒中、心肌病和心脏功能障碍等。据此制定相应的麻醉管理方案。由于上肢畸形,可能有血压与脉搏波监测困难,及桡动脉等血管穿刺困难。

2. 目前有关本病麻醉管理有较多报道,由于可能合并口腔颌面与上呼吸道畸形,可能有困难气道的问题,患者还可能合并严重肺部病变。重点是关注合并的心脏病变,此类患者在围手术期易发生心律失常、血流动力学不稳定甚至心搏骤停,术中应维持循环系统的稳定、保证各重要器官的血供。除心脏解剖学畸形外,各种心律失常、传导阻滞是患者猝死的重要原因之一。在一项有 55 例 HOS 患者的研究中,至少 3 名患者因完全性房室传导阻滞需要安装永久起搏器,1 例合并窦房阻滞。Li 证实 *TBX5* 也可在心肌中表达,它与心脏离子通道、尤其是钾离子和钙离子通道变异有关,故一些作者建议本病者术前应放置临时心脏起搏器,如 Rana 报道了 1 例患者麻醉前经左锁骨下静脉置入临时起搏器鞘,以备术中抢救。

3. 关于本病与恶性高热的关系无定论。文献报道了 1 例 2 岁 HOS 患儿术中出现疑似恶性热疗(MH)样表现,一篇动物研究提示 TbX5 可诱导 II 型多功能 Ca^{2+}/钙调素依赖性激酶(the Type II multifunctional Ca^{2+}/calmodulin-dependent protein kinase,CaMK-II),从而有恶性高热的风险。Rana 给一例患者实施了全凭静脉麻醉,他根据患者心律失常可能与钾通道调节异常有关及可能有恶性高热的风险,建议避免用氟化醚类挥发性吸入剂。但亦有安全使用挥发吸入麻醉剂者,如:Girish 将异氟烷安全用于一例剖宫产患者。

(郑利民)

参考文献

[1] GIRISH BN,RAJESH S,SOMASEKHARAM P,et al. Anaesthetic management of emergency cesarean section in a patient with holt oram syndrome[J]. J Anaesthesiol Clin Pharmacol,2010,26:541-543.

[2] RANA M,SOLANKI SL,AGARWAL V,et al. Holt-Oram syndrome:anesthetic challenges and safe outcome[J]. Ann Card Anaesth,2017,20:110-111.

第二十节　结节性多动脉炎
(polyarteritis nodosa)

麻醉管理所面临的主要问题

> 全身重要器官受损(肾脏、心脏、肺、肝脏、胃肠道、神经系统等)
> 糖皮质激素及免疫抑制剂治疗的副作用
> 对血管活性药物可能异常反应
> 可能有困难气道
> 预防血管瘤破裂出血
> 慎行椎管内麻醉

【病名】

结节性多动脉炎(polyarteritis nodosa,PAN),又称结节性动脉周围炎(periarteritis nodosa)。

【病理与临床】

1. 本病是一种主要侵犯全身小至中等口径肌型动脉的系统性坏死性血管炎(necrotizing vasculitis)。其病因不明,可能与自身免疫或病毒感染有关。在美国,其患病率约为 1.8/100 000。多见于中年男性。

2. 损害呈节段性,易发生于动脉的分支处,向远端扩散,或向血管周围浸润。病变在血管中层最为明显,急性期病变向内膜与外膜蔓延,可导致血管全层坏死,慢性与亚急性期可出现血管内膜增生、血栓形成,狭窄处近端血管内压升高、血管扩张可引起动脉瘤。

3. 本病可累及心、肺、肝、肾、消化道、中枢神经系统等全身各重要器官,反复发作。临床表现取决于受累的器官与病变的严重程度;肾血管受累最为常见,表现为继发性肾性高血压、肾功能障碍,甚至肾衰;约50%患者合并心脏损害,表现为冠心病、心肌梗死、心肌炎、心包炎等;肺部表现为肺纤维化;肝脏损害的表现呈多样性,轻者为肝功能异常,重者出现肝脏大块梗死、肝硬化;胃肠道表现为肠系膜缺血、肠坏死、肠穿孔及出血等;约40%患者合并神经系统损害;除中枢神经症状外,还多合并外周神经炎;此外,还合并有皮疹与不规则发热、头痛、无力、出汗、肌痛等全身症状。诊断主要靠临床表现、组织学活检、血管造影等。血管造影可显示脏器内多发微动脉瘤。

4. 治疗主要包括糖皮质激素及免疫抑制剂、对症治疗。

【麻醉管理】

1. 麻醉前管理　由于本病累及全身各重要器官,故其麻醉管理非常棘手。术前应对患者的心、肺、肾、胃肠道、中枢神经系统功能进行详细的检查与评估。尤其要警惕的是,本病临床表现复杂、变化多样,部分患者常以腹膜炎、胃肠穿孔或出血、胆囊炎、胰腺炎等急腹症而手术治疗,对急腹症患者应注意是否合并本病。急性期原则上严禁施行各种择期手术,急诊手术亦应在本病得到控制并进行充分的术前准备后实施。要注意术前治疗药糖皮质激素及免疫抑制剂的副作用及与麻醉药的相互作用(见"系统性红斑狼疮")。Fujita报道了1例二尖瓣关闭不全并PAN的患者,在二尖瓣置换术后立即发生心脏破裂,他认为原因与长期大剂量糖皮质激素治疗后心肌壁变薄及与PAN相关的心肌小动脉炎引起的心肌退变有关。近期用糖皮质激素治疗者,应对其皮质功能进行评估并给予应激保护剂量(见"Addison病")。急诊患者术前应给予大剂量糖皮质激素(突击剂量)。对于有本病病史的患者,由于恢复后常遗留中枢神经系统病变与全身微动脉瘤病变,为防止其破裂出血,常需要维持偏低的血压,抗高血压药应服用至术前,但术中应防止低血压。口服抗凝药者,术前应改为易于控制的肝素。癫痫者抗癫痫药应服至术前。

2. 麻醉方法的选择因手术部位而异。从理论上讲,硬膜外阻滞时的交感神经阻滞作用可改善慢性期患者周围组织的血供。但约有60%的本病患者合并外周神经炎,对此类患者椎管内麻醉有加重其神经症状的可能性。此外,对正在进行抗凝治疗的患者应避免椎管内麻醉。

3. 气道管理　文献报道,部分患者可能合并有下颌关节炎及喉部的小关节炎,可引起气管插管困难。微血管瘤亦可能发生于气道,Håkanson报道了1例术前严重咯血患者。术前应对气道进行仔细的检查与评估。此外,急性期患者还可合并急性咽喉部水肿。围手术期呼吸管理非常重要,尤其是应注意防止继发呼吸道感染,严重肺纤维化者术后应做好呼吸机治疗的准备。

4. 循环管理　心脏损害是患者的主要死亡原因,此类患者常合并心肌梗死,而且术前心电图检查常无典型表现。术中应加强循环管理,维持血流动力学平稳及心肌氧供需平衡,避免血压剧烈波动引起心肌缺血。要特别防止动脉瘤破裂出血。文献报道,本病患者对降压药与升压药等血管活性药物的反应性异常,用药量应"个体化",原则是小量、多次。血压监测通常可采用袖带法,尽量减少测压次数。避免桡动脉及足背动脉穿刺,必要时可采用较大的动脉(如:股动脉)穿刺测压。

5. 肝肾功能保护　维持血流动力学稳定、保证良好的麻醉效果及避免缺氧与二氧化碳蓄积、维持内环境的稳定,是保护肝、肾功能及胃肠道的先决条件。此外,还应避免用可损害肝肾功能的药物。

6. 骨骼肌血管受累可引起肌痛,此类患者用去极化肌松药琥珀胆碱后可引起严重的高钾血症,应禁用。

(郑利民)

参考文献

[1] OZEN S. The changing face of polyarteritis nodosa and necrotizing vasculitis[J]. Nat Rev Rheumatol,2017,13:381-386.

[2] FORBESS L,BANNYKH S. Polyarteritis nodosa[J]. Rheum Dis Clin North Am,2015,41:33-46.

[3] FUJITA A,OKUTANI R,FUKUDA T,et al. Anesthetic management of a patient with polyarteritis nodosa who suddenly developed cardiac rupture after valve replacement[J]. Masui,1993,42:1532-1535.

[4] HÅKANSON E,KONSTANTINOV IE,FRANSSON SG,et al. Management of life-threatening haemoptysis[J]. Br J Anaesth,2002,88:291-295.

第二十一节　颈动脉窦综合征
(carotid sinus syndrome)

麻醉管理面临的主要问题

反射性心率减慢,甚至心跳骤停

术前诊断困难

可能合并其他心血管疾病

【病名】

颈动脉窦综合征(carotid sinus syndrome),又称 Charcoot-Weiss-Baker 综合征、Weiss-Baker 综合征、颈动脉窦反射亢进综合征、迷走神经晕厥、血管迷走神经综合征、心脏抑制性颈动脉窦综合征、颈动脉窦性晕厥、颈动脉窦过敏综合征(carotid hypersensitivity)。

【病名与临床】

1. 颈动脉窦位于颈内动脉的分叉部,内有压力感受器,经舌咽神经与延髓的孤束核、迷走神经背核相连。刺激颈动脉窦可影响动脉血压、心率、心肌做功、心输出量、动脉阻力及静脉容量。其反射通路是经过窦神经(迷走神经的分支)至孤束核,再传至迷走神经背核,经迷走神经传出纤维,产生心率减慢和血压下降。颈动脉窦综合征患者,颈动脉窦对外界刺激的敏感性异常增高,当感受外界刺激时,一方面副交感神经张力明显增加,引起窦性心率明显减慢、PR 间期延长、高度房室传导阻滞或三者兼而有之,心输出量明显减少而引起脑缺血,可发生晕厥;另一方面,继发于交感神经活性降低,可引起全身动脉松弛,血压明显下降而引起脑血流灌注压骤然降低,可发生晕厥。也有一部分患者,虽无明显的心率和血压变化,但刺激颈动脉窦时,脑血管收缩,引起脑缺血,也可发生晕厥。

2. 引起本病的原因很多,局部因素有:颈动脉窦动脉硬化、血管炎、颈部炎症、肿瘤等,全身因素有:高血压、心肌受损、胆道疾病及服用某些可使颈动脉窦敏感性增高的药物(如洋地黄等)。

3. 临床表现

(1) 心脏抑制型:刺激颈动脉窦时出现心室停搏≥3 秒。心室停搏常由整个心搏骤停引起,但偶尔也可出现阻滞的 P 波。此型占颈动脉窦综合征患者的 60%~80%左右。此型患者的晕厥发作是由于反射性心脏收缩功能不全而致脑缺血。

（2）单纯血压降低型：刺激颈动脉窦时出现收缩压降低≥6.7kPa（50mmHg）。此型约占颈动脉窦综合征患者的5%~11%左右。此型晕厥以瘦长型个体为主，晕厥发作是由于血压过低引起脑缺血。

（3）混合型：刺激颈动脉窦时，心脏抑制和血压降低均出现。一般以按摩颈动脉窦时心率减慢50%以上、收缩压降低5.3kPa（40mmHg）以上作为此型的诊断标准。约占颈动脉窦综合征的30%左右。

（4）原发性脑型：刺激颈动脉窦时，尽管无明显的心率及血压变化，但患者出现晕厥或晕厥先兆的症状，常极为短暂。常见于颈动脉大脑前动脉及椎-基底动脉系统的阻塞性病变患者。常伴自主神经功能紊乱的症状，一般因突然转动头部或衣领过紧而诱发。此型晕厥的发作机制未明，可能为脑血管收缩而引起脑缺血的一种晕厥。此型发作时，脑电图显示在颈动脉窦受压一侧可显示慢频高幅波，而对侧则出现抽搐或局限性痉挛神经征象。

【麻醉管理】

1. 术前评估　本病患者术前多无自觉症状与心电图异常，因而具有很强的隐蔽性。有症状的患者又常常难以与低血糖反应、癫痫发作相鉴别，疑有此病时术前应明确诊断，可在严密监护与准备好急救设施的条件下行颈动脉窦按压实验。此外，该病患者常合并高血压、动脉硬化等全身疾病，术前应评估重要脏器功能。

2. 对于心脏抑制型颈动脉窦综合征，症状明显者，术前应安装起搏器；最佳起搏方式是房室顺序起搏。症状严重者，也可采用颈动脉窦周围局麻药封闭，或行颈动脉周围剥离或病灶切除术。

3. 麻醉相关操作时应避免压迫颈动脉窦部位。术中应加强血流动力学监测，尤其是心电图监测；备好阿托品、异丙肾上腺素、麻黄碱等急救药物及体外起搏除颤器。

（吴新海）

参考文献

［1］AMIN V，PAVRI BB. Carotid sinus syndrome［J］. Cardiol Rev，2015，23：130-134.

［2］KREDIET CT，PARRY SW，JARDINE DL，et al. The history of diagnosing carotid sinus hypersensitivity：why are the current criteria too sensitive？［J］. Europace，2011，13：14.

［3］MCINTOSH SJ，LAWSON J，KENNY RA. Clinical characteristics of vasodepressor，cardioinhibitory，and mixed carotid sinus syndrome in the elderly［J］. Am J Med，1993，95：203.

第二十二节　颈动脉过长综合征
（dolichocarotid syndrome）

麻醉管理所面临的主要问题

头颈部位置改变可引起脑缺血及脑血栓

可能合并其他心脑血管疾病

【病名】

颈动脉过长综合征（dolichocarotid syndrome），又称 Morgagni 病（Morgagni disease）。

【病理与临床】

1. 本病是由于颈内动脉（ICA）过长所引起的一系列临床表现。颈内动脉过长导致其曲折盘桓、扭结，其结果是造成颈内动脉梗阻、脑供血不足。1924 年 Kelly 首先报道了 150 例患者，1941 年 Morgagni 对本病进行了详细描述。其原因有：①先天性异常：多为双侧，可能与胚胎发育缺陷或动脉中膜的化生转化有关；②后天性或获得性异常：如：高血压及颈动脉粥样硬化使弹力纤维破坏，血管发生节段性扩张及延长；此外，颈部外伤、感染、肿瘤亦可导致颈动脉扭曲。尤其是患者转动颈部时，颈内动脉主轴随之扭转，扭曲的血管更加狭窄，血流进一步受阻，出现间歇性脑供血不足症状。若主轴扭转持续存在，最终可导致脑梗死。

2. 临床表现　症状发生的频率、强度及持续时间个体差异很大，多数患者可能无症状。主要症状为眩晕、步态不稳、构音障碍、两侧肢体无力及感觉异常，亦可出现轻偏瘫、单眼失明等。发病年龄小者，易出现抽搐。症状往往在颈部突然旋转、前屈或过度后伸时诱发，颈部位置恢复正常后症状随之消失。部分患者在颈部可扪及搏动性肿块、闻及血管杂音，杂音的强度随头的位置而变化。

3. 诊断　转头诱发间歇性脑供血不足症状、颈部可见到或扪及搏动性肿块。CT 颈部血管造影成像可见颈内动脉延长、扭曲。

【麻醉管理】

1. 麻醉前管理　麻醉前应注意患者是否合并其他全身性血管性疾病，要特别注意部分患者反复发作性晕厥可能被误诊为癫痫或体位性低血压等其他疾病，或者患者可能合并有癫痫。由于本病脑缺血后果严重，而预防发生上述后果的重要措施是对本病保持高度的警觉，术前检查应仔细检查与鉴别。

2. 麻醉管理重点是预防术中发生脑缺血与脑梗死。

（1）术中应将患者头位摆放在其清醒时最为舒适的位置，在气管插管与维持上呼吸道通畅等头颈部操作时避免过度扭曲头颈部及压迫颈动脉。

（2）症状明显者可行手术治疗，切除过长的颈内动脉。麻醉管理同颈动脉内膜剥离术。首选颈丛区域神经阻滞，其优点是便于术中神经功能的评估。全身麻醉应苏醒迅速，术中应经常对神经功能进行评估。术中应维持血流动力学平稳，尤其是避免低血压与过度通气，为增加侧支循环血流，在整个手术期间应保证较高的血压，尤其是在颈动脉阻断期间，以免脑血流下降及脑缺血。但要避免血压过度升高，以免引起心肌耗氧量增加。要注意颈动脉窦区操作可激活压力感受器，引起心动过缓及低血压，在颈动脉分叉处浸润局麻可预防之，但它又可能引起术中及术后高血压。

（3）体感诱发电位、经颅脑血管超声监测（TCD）及近红外线局部脑氧饱和度监测等有助于早期发现脑缺血。

（苏昊　郑利民）

参考文献

[1] BEIGELMANR,IZAGUIRRE AM,ROBLES M,et al. "Are kinking and coiling of carotid artery congenital or acquired?" [J]. Angiology,2010,61:107-112.

[2] CICCONE MM,SCICCHITANO P,PALUMBO V,et al. Dolichocarotids and dilated cardiomyopathy：is there a relationship? [J]. Int J Cardiology,2012,158:123-125.

第二十三节 颈动脉体瘤
（carotid body tumor）

麻醉管理所面临的主要问题

防止颈动脉阻断后脑缺血
可能合并嗜铬细胞瘤/副神经节瘤及其他遗传综合征
颈部手术操作致颈动脉反射
大出血

【病名】

颈动脉体瘤（carotid body tumor，CBT），无别名。

【病理与临床】

1. 颈动脉体是化学感受器、是人体最大的副神经节，CBT 是起源于颈动脉体的一种少见的肿瘤。Vou Haller 在 1743 年首次描述，1891 年 Marchond 报道了一例 CBT 手术患者，该患者在术后第 3 天死亡。颈动脉体多位于颈总动脉分叉处，有包膜，直径约 3.5mm，富有血管和神经，其供血源自颈总动脉小分支，神经来自颈交感神经节、舌咽神经、迷走神经和舌下神经。CBT 肉眼观察为红棕色，圆形或卵圆形，有分叶，外有包膜。细胞主要为多边形，胞浆嗜伊红染色，内含很多空泡和微粒体。CBT 属副神经节肿瘤。与其他副神经节肿瘤一样，CBT 虽然可能合成和储存儿茶酚胺，但仅 1% 的患者表现为有功能性，这是因为大多数副神经节瘤产生的儿茶酚胺太少，大多数患者无症状。功能性肿瘤分泌儿茶酚胺类物质，产生波动性高血压、面部潮红、心悸等症状。本病好发于 30~40 岁，恶性为 6%~10%，10%~50% 有家族史。目前尚不清楚其病因，单侧病变一般无家族史，但双侧 CBT 大多可有家族史。有人发现在海拔 2 000~4 000m 高原地带 CBT 发病相对增高，这可能由于高原地带慢性缺氧刺激颈动脉体引起组织增生、从而逐渐生长为肿瘤。最近的文献提示了一些副神经节瘤的发生与生殖系突变有关，已经确定了 6 个基因，它们被认为与嗜铬细胞瘤/副神经节瘤的发生有关，包括：*RET*、*VHL*、*NF1*、*SDHB*、*SDHC*、*SDHD*，其中 *SDHD* 和 *SDHB* 基因突变在头颈部副神经节瘤中占重要比例。

2. 临床表现 早期多无症状，呈缓慢生长的肿块，当肿瘤增大时可出现相应症状。少数有颈动脉窦综合征，体位改变、肿瘤压迫颈动脉窦引起直立性眩晕、上腹不适、一过性神志消失等。肿瘤过大可压迫气管和食管引起呼吸和吞咽困难。恶性 CBT 者压迫浸润周围神经，出现声嘶，喝水呛咳（迷走神经受累），舌下神经受累致舌肌萎缩、舌运动受限。患者还可能出现嗜铬细胞瘤/副神经节瘤血压升高等症状。

3. 分型 Shamblin 等将其分为 3 型：①Ⅰ型（局限型）：肿瘤位于颈总动脉分叉外鞘内，包膜完整，未包绕动脉，可安全剥离；②Ⅱ型（包裹型）：肿瘤围绕颈总、颈内及颈外动脉，不累及血管壁的中层和内膜，可血管外膜下剥离，但术中有时需临时颈动脉分流；③Ⅲ型（巨块型）：肿瘤包绕动脉严重，难完全切除，常需切除受累的颈动脉和并行血管移植。

4. 治疗 手术治疗，包括：①CBT 剥离术，适用于 Shamblin Ⅰ型，或肿瘤小、血供不丰富者；②颈外动脉连同肿瘤切除术，适用于 Shamblin Ⅰ、Ⅱ型，血供较丰富者；③肿瘤切除与血管重建术,适用于 Shamblin Ⅱ、Ⅲ型,或肿瘤较大、血供丰富者;④肿瘤切除、颈总动脉结扎术,前提是脑侧支循环代偿良好,患侧颈内动脉逆向压力大于 70mmHg。

【麻醉管理】

1. 术前需详细的评估和准备,包括病史、体征、查体和实验室、影像学检查,彩超是首选的无创检查。除 CBT 病变外,要重点关注患者是否合并有交感功能活性的副神经节瘤,因为它可显著增加麻醉手术的风险。对此类患者,麻醉前应仔细评估并进行 α 受体拮抗剂及扩容等规范性准备("嗜铬细胞瘤/副神经节瘤")。同时,要注意副神经节瘤也可能是遗传综合征的一部分,如 Von Hippel-Lindau 综合征、Ⅰ型神经纤维瘤病(Von Recklinghausen 病)、MEN 2A 和 MEN 2B。

2. 为预防中枢神经损伤,对需要阻断一侧颈动脉阻断者,应行颈动脉造影,了解基底动脉环通畅与代偿情况,对基底动脉环代偿功能不全者,术前应进行患侧颈动脉阻断训练,待侧支循环建立后方可施行手术。阻断训练,可用压迫器械(Matas 夹等),但最常用的仍是手指压迫法(4~6 次/日,每次 10 分钟以上),如持续阻断 30 分钟患者无晕眩、昏厥等脑缺血症状,则认为阻断一侧颈动脉是安全的。为慎重起见,术前通常还需再次颈动脉造影,以证明基底动脉环确实通畅。对基底动脉环功能差者,可能需要在切除肿瘤前进行临时颈动脉搭桥分流术。

3. 麻醉管理与颈动脉内膜剥离术有相似之处。

(1)麻醉方式:Shamblin Ⅰ型、无气道压迫的患者也可考虑在颈丛区域神经阻滞下实施,其优点是可有效监测患者神经功能。但大部分患者首选气管插管全身麻醉,气管插管可以解决肿瘤压迫及手术操作对呼吸道的影响。

(2)结扎和阻断颈内动脉时,可适当头部降温,以降低脑氧耗量,便于术中延长阻断血运时间,减少大脑损伤。应补充足够血容量,维持血压在正常值稍高水平。建议围手术期持续进行近红外线脑氧饱和度监测。

(3)加强全身管理与监测:术中防止过度肺通气与低二氧化碳血症。要注意手术牵拉可刺激颈动脉窦而出现心动过缓,甚至心搏骤停。在颈动脉窦附近操作时可局部利多卡因浸润,阻断颈动脉窦和迷走神经反射。

(4)肿瘤包绕压迫颈内、外动脉,血供丰富,剥离时可能出现难以控制的大出血,术中密切观察血流动力学变化,做好快速补液和输血的准备。

4. 术后管理 脑损伤是主要的并发症,术后应控制血压,既要避免血压过高导致高灌注综合征,甚至脑出血,又要避免血压过低导致脑灌注不足。密切观察患者意识变化及有无头痛、恶心、呕吐等。同时要注意创部出血而压迫气道。

(吴新海)

参考文献

[1] DAVILA VJ,CHANG JM,STONE WM,et al. Current surgical management of carotid body tumors[J]. J Vasc Surg,2016,64:1703-1710.

[2] KARIGAR SL,KUNAKERI S,SHETTI AN. Anesthetic management of carotid body tumor excision:A case report and brief review[J]. Anesth Essays Res,2014,8:259-262.

[3] TRUONG AT,THAKAR S,TRUONG DT. Carotid body paraganglioma:a rare tumor with serious anesthetic challenges. Anesthesiology,2017,126:1170.

第二十四节 Kearns-Sayre 综合征
（Kearns-Sayre syndrome）

麻醉管理所面临的主要问题

全身多系统、多器官病变

心脏传导阻滞，心肌病

肌肉病变、肌无力

吞咽困难与误吸

线粒体氧化代谢障碍，酸中毒

恶性高热高危者

【病名】

Kearns-Sayre 综合征（Kearns-Sayre syndrome，KSS），译名卡恩斯-塞尔综合征。又称 Kearns 综合征、Kearns-Sayre 线粒体病（Kearns-Sayre mitochondrial cytopathy）、Kearns-Shy 综合征、Barnard-Scholz 综合征、眼外肌麻痹-视网膜色素变性-心脏传导阻滞综合征等。

【病理与临床】

1. 本病是一种以慢性渐进性眼外肌麻痹（chronic progressive external ophthalmoplegia，CPEO）、视网膜色素变性、心脏传导阻滞及神经系统病变为主要临床特征的线粒体疾病。1958 年由 Kearns 与 Sayre 首先报道，患病率约为 1/100 000～3/100 000。本病是由于线粒体 DNA 上单一大片段缺失（deletion）所致，它属于线粒体 DNA 缺失综合征。

2. 临床表现

（1）主要表现：发病年龄小于 20 岁、进行性的眼外肌麻痹、视网膜色素变性。

（2）常合并多系统的异常：

A. 中枢神经：小脑共济失调、智能障碍、听力受损。

B. 肌肉：眼睑下垂、眼外肌麻痹、四肢无力（近端多于远端，运动耐力不足），吞咽肌肉受累致吞咽困难。

C. 心脏：传导阻滞、心肌病、充血性心力衰竭。

D. 内分泌：糖尿病、甲状腺功能低下、月经失调、生长激素功能不足、身材矮小、性腺功能减退。

E. 肾脏：肾小管性酸血症。

（3）辅助检查：脑脊髓液（CSF）中的蛋白质升高（>100mg/dL）；血中肌酸激酶（CK）、乳酸、丙酮酸升高。磁共振成像评估脑部的病变状况，心电图检查传导异常，视网膜电图评估视网膜病变。

（4）诊断：根据发病年龄、进行性的眼外肌麻痹、视网膜色素变性三大临床表现及至少一项其他多系统异常、脑脊髓液（CSF）中的蛋白升高。白细胞线粒体 DNA 基因组的新一代测序（NGS）或肌肉 mtDNA 测序可确诊。

【麻醉管理】

1. 本病是一种涉及全身多系统、多器官的线粒体氧化代谢障碍性疾病，其麻醉处理较为棘手,麻醉前应重点对心脏、肌肉、神经功能及代谢状况进行详细的检查与评估,并制定相应麻醉管理方案。

（1）心脏传导阻滞是本病最主要的死亡原因之一,术前应详细检查,明确心脏传导阻滞的类型与程度,并制定相应的麻醉管理方案。

A. 以下患者必须安装永久性心脏起搏器:Ⅲ度房室传导阻滞、Ⅱ度Ⅱ型及阻滞部位在希-普系统内的Ⅱ度Ⅰ型房室传导阻滞、双束支阻滞合并间断发作Ⅱ度Ⅱ型房室传导阻滞伴心动过缓者、交替性三束支阻滞者、双束支阻滞及P-R间期延长或完全性右束支传导阻滞合并电轴左偏者、病态窦房结综合征伴阿-斯综合征发作等。对已安装心脏起搏器者的麻醉管理请见本书相关内容及专著。

B. 对未能安装永久性心脏起搏器者,术前可安装临时性心脏起搏器(经皮、经食管、经静脉),或麻醉前预先置入静脉临时心脏起搏电极导鞘。关于安装临时性心脏起搏器的指征,请参阅有关专著。但因其创伤小、操作简便,其适应证应较永久性要宽,除安装永久性起搏器指征以外,原则上Ⅰ度房室传导阻滞伴晕厥者及Ⅱ度以上房室传导阻滞、窦性心律失常(如:严重窦性心动过缓、窦房传导阻滞、交界性心动过缓)有晕厥症状或药物治疗无效时、室上性心动过速药物治疗无效或不宜进行药物治疗及电复律治疗者等均应在术前安装临时性心脏起搏器。

（2）改善全身代谢状况,术前应尽量缩短禁食时间,在禁食期间应持续输注葡萄糖液,避免脂肪分解而产生酮体,纠正酸中毒。同时要控制肺部感染,合并内分泌功能障碍者应进行恰当的激素替代治疗。由于吞咽与胃排空障碍,易发生反流误吸,麻醉诱导前应对饱胃情况进行评估。

2. 麻醉管理

（1）目前有关本病麻醉管理临床报道较少,关于麻醉药物安全性尚未有诸多不明之处,其麻醉管理原则同"线粒体DNA缺失综合征"。为避免全身麻醉对机体的影响,一些作者主张对有适应证的患者尽量采取区域神经阻滞(如:Kwon)或椎管内麻醉(如:Ghamdi等),但要注意患者可能对局麻药敏感,易发生不良反应,Finsterer等报道1例患者阿替卡因局部麻醉拔牙,用药后五分钟患者出现四肢肌肉无力。文献报道,叶酸可改善患者脑神经症状,因此应避免可影响叶酸代谢的氧化亚氮。目前有关本病及线粒体肌病与恶性高热的关系尚不完全清楚,既有报道认为无关,亦有报道认为本病是恶性高热高危者,建议避免挥发性氟化醚类吸入麻醉剂及琥珀胆碱等触发剂,但Calzavacca等报道将七氟烷安全用于1例腹腔镜胆囊切除术的患者。术中应常规监测体温。由于患者常合并肌无力,应避免可能抑制呼吸的长效阿片类药等。应在肌松监测下慎用非去极化肌松药,禁用琥珀胆碱。

（2）由于心肌病变,对循环抑制药物十分敏感。应维持血流动力学稳定。同时应多导联监测心电图与脉搏波,及时处理传导阻滞及与起搏器相关并发症。

（3）术中应保证良好的麻醉效果、避免疼痛、缺氧、二氧化碳蓄积等应激因素。目前尚无关于本病营养管理指南,应避免低血糖,术中继续输注葡萄糖液,但要注意也可能存在葡萄糖氧化代谢障碍,大量输注致糖酵解增加而引起乳酸酸中毒。应避免输注乳酸林格液,及时处理酸中毒。

（4）加强呼吸管理:病变累及呼吸肌时,可引起呼吸困难,累及口咽部肌肉及舌肌时,可削弱咳嗽、吞咽等呼吸道防御反射,引起误吸与肺部感染。若加上肌松药的残余作用与抗生素的应用,则更进一步加重术后呼吸管理的难度。术中应加强呼吸道吸引,在进行呼吸道管理的各项操作时（如：气管插管、吸痰等）应严格遵守无菌操作原则。术后应做好呼吸机治疗的准备。

（苏昊　郑利民）

参考文献

［1］Al Ghamdi A. Anesthetic management of a parturient with Kearns-Sayre syndrome, dual-chamber and VVI implantable defibrillator pacemaker/defibrillator, and preeclampsia for cesarean delivery: a case report and review of the literature［J］. Saudi J Anaesth, 2018, 12: 134-138.

［2］KWON WJ, BANG SU, OH SC, et al. Peripheral nerve block is safely administered in a patient with Kearns-Sayre syndrome［J］. Chin Med J（Engl）, 2016, 129: 1251-1252.

［3］CALZAVACCA P, SCHMIDT W, GUZZI M. General anaesthesia for laparoscopic cholecystectomy in a patient with the Kearns-sayre syndrome［J］. Case Rep Anesthesiol, 2011, 2011: 806086.

第二十五节　Klippel-Trénaunay 综合征与 Parkes Weber 综合征
（Klippel-Trénaunay syndrome and Parkes Weber syndrome）

麻醉管理所面临的主要问题

全身多部位血管瘤

困难气道、可能合并上呼吸道血管瘤

大出血

慎行椎管内麻醉

禁止深层神经阻滞

慎行深静脉穿刺

血栓、栓塞

Kasabach-Merritt 现象、凝血功能障碍

动静脉瘘

【病名】

Klippel-Trénaunay 综合征（Klippel-Trénaunay syndrome）及 Parkes Weber 综合征（Parkes Weber syndrome），原归属于 Klippel-Trénaunay-Weber 综合征（Klippel-Trénaunay-Weber syndrome）内，又称血管-骨肥大综合征（angio-osteohypertrophic syndrome）、Klippel-Trénaunay 综合征、先天性静脉畸形骨肥大综合征等。

【病理与临床】

1. 本病是一种以葡萄酒痣、静脉畸形（静脉曲张或异常分布）、肢体骨或软组织过度生长"三特征"为主要临床表现的罕见先天性疾病。1900 年由法国内科医师 Klippel 及其学生 Trénaunay 首先报道并描述了两名患者。1907 年 Frederick Parkes Weber 没有注意到 Klippel 和 Trénaunay 的报道，他描述了一个有上述三联症、同时又合并肢体动-静脉畸形（arteriovenous malformations）的患者，并将其列为诊断依据，后人称之为 Klippel-Trénaunay-Weber 综合征。由于合并动-静脉畸形的患者较多，现大部分意见主张将 Klippel 及 Trénaunay 报道的病例称为"Klippel-Trénaunay 综合征"，而将 Frederick Parkes Weber 报道的病例称之为"Parkes Weber 综

合征"，认为这二者分别是独立的疾病。但由于它们大部分病理改变与麻醉管理有相似之处，本书将其归于一处叙述。其病因不明，目前主要有以下几种观点：Bliznak 认为可能与妊娠第 3 至 6 周时血管与分布于血管的自主神经（交感神经）分化异常有关；McGrory 和 Amadio 认为可能与中胚层和外胚层发育不良有关；Servelle 认为可能与深静脉畸形、静脉阻塞有关。亦有研究认为可能与位于第 5 对染色体及第 11 对染色体的血管生成因子基因（*AGGF1*）变异有关。本病的患病率约为每 27 500 个新生儿中 1 例，无种族及性别差异。

2. 临床表现

（1）出生时葡萄酒色痣、广泛静脉畸形（静脉曲张或异常分布，同时合并淋巴系统的异常，它是肢体肥大的原因之一）、肢体骨或软组织过度生长"三特征"。文献报道，在梅奥诊所的 252 名患者中，63% 的患者有 3 个特征，37% 的患者有 2 个特征。其中，98% 的患者有静脉曲张或静脉畸形，72% 的患者有肢体肥大。其中，"Klippel-Trénaunay 综合征"血管病变主要为静脉血管，其曲张或畸形形成血管瘤；而"Parkes Weber 综合征"还合并动-静脉瘘。

（2）葡萄酒色痣为毛细血管或小静脉扩张所致。血管瘤可累及全身各部位，如：面部、四肢、口腔、咽喉、气管、椎管、颅内、胸膜、胃肠道、肝脾、膀胱等，引起相应的压迫或出血症状。骨及软组织肥大可累及一个或数个肢体，双下肢长短不一，可致脊柱侧弯。

（3）常合并多指、并指及脊柱裂等畸形。与 Stürge-Weber 综合征同样，可合并中枢神经系统及眼部损害。但 Stürge-Weber 综合征多局限于脑及面部，少累及四肢。

【麻醉管理】

1. 术前管理

（1）本病是一种累及全身静脉血管的疾病，其麻醉管理比较棘手。尤其是在早期静脉畸形病变位于比较深层的组织时容易忽视，因此临床如遇葡萄酒色痣及肢体过度生长的患者要注意。麻醉前要尽量了解血管病变的范围及部位，尤其要警惕未能发现的血管瘤。

（2）血管瘤既可引起 Kasabach-Merritt 现象，出现消耗性凝血障碍、血小板减少，甚至慢性 DIC 等全身出血倾向（见"蓝色橡皮样球形斑综合征"）；又因静脉迂曲延长、回流减慢，易致血栓性静脉炎及血栓形成，其脱落后可引起栓塞。Barbara 分析了梅奥诊所 82 例手术患者，其术前并发症包括：出血（27%）、蜂窝织炎（24%）、深静脉血栓（9%）、肺栓塞（2%）等。其中，肺栓塞是一个可危及生命的严重并发症，需高度重视。患者常需长期服用阿司匹林等抗血小板药物或用低分子肝素，术前必须对凝血功能及深静脉血栓进行详细的检查与评估，必要时应在腔静脉安置过滤器。

（3）曲张的静脉血管可深入肌间隙，远藤等建议尽量避免肌肉注射用药，以免产生静脉注射的效果。由于多数患者病变主要在下肢，必要时应选上肢肌内注射，在注药前应反复回吸，确认无血液反流。

（4）深静脉穿刺：应尽量避免深静脉穿刺、尤其是锁骨下静脉穿刺。必要时可在超声引导、并排除血管畸形的条件下进行颈内静脉穿刺。合并下肢血栓性静脉炎或静脉畸形时，应避免股静脉插管。

（5）纠正贫血与低蛋白血症。

2. 气道管理　由于可能合并颌面部及上呼吸道（口腔及咽腔等）血管瘤、上呼吸道软组织增生肥厚等病变，目前所有的文献报道均指出本病为潜在的气管插管困难者。因颌面部异常及不对称，患者可能还同时合并面罩通气困难。但无论是 Pereda、George，还是远藤、山口的报道，均无声门显露及插管困难，目前尚无插管困难的临床报道。据上述 Barbara 的梅奥诊所

82 例患者分析报道,74 例需在直接喉镜下气管插管者均无声门显露及插管困难,而在合计进行的 134 次麻醉中,均可进行面罩通气,只有 1 例需要口咽通气道。因此,本病患者插管难度似乎并不高于一般人群。但笔者认为上述患者气管插管顺利可能与高度重视及充分准备有关,如 Pereda 报道的病例,在插管前准备了多种插管工具并有二名助手的协助。值得注意的是,本病常合并上呼吸道血管瘤,其损伤破溃出血可致窒息等严重后果,在麻醉前应进行包括纤维喉镜在内的仔细检查与评估。

3. 术中出血　AL-Salman 强调由于广泛的静脉曲张和静脉畸形,即使很小的小手术也可能出现大量出血。Barbara 报道,大出血是本病最严重的手术并发症,他统计了 82 例接受静脉曲张硬化或剥离治疗的患者,失血量为 20~18 000ml(740±2 739ml),而且使用止血带不能减少出血量。Lee 等报道了 1 例右股骨骨折"微创"切开复位内固定的 36 岁男子,下肢 CT 显示皮下和右腿巨大静脉曲张,手术皮肤切口约 1 英寸长,在皮肤切开后发生几乎不可能控制的大出血,在 5 分钟内出血超过 2 000ml,血压最低下降至 60/40mmHg,整个手术失血量约 5 000ml。Barbara 建议麻醉医师应随时做好液体复苏的准备。

4. 血流动力学管理　本病常合并各部位血管瘤,其中多为静脉扩张形成,但要注意患者可能合并脑动脉瘤。Star 报道了 1 例合并多发性脑动脉瘤的患者,该患者最后因动脉瘤破裂及并发症而死亡。Barbara 特别指出由于在手术中有脑血管瘤出血的风险,麻醉期间要维持血流动力学稳定,避免血压升高,在麻醉诱导时应避免用氯胺酮。

5. 椎管内麻醉与区域神经阻滞

(1) 椎管内麻醉:由于常合并脊柱畸形、可能合并椎管内血管畸形、前述消耗性凝血功能障碍、用抗凝药治疗等多因素,椎管内麻醉用于此类患者应十分慎重。其中,椎管内血管畸形(硬膜外、硬膜内)非常多见,Rohany 报道了 2 例并总述了 22 例。Barbara 及 Sivaprakasam 主张只有最近的椎管影像学检查排除了血管畸形的可能性、且凝血功能正常时才应考虑椎管内麻醉。

(2) 区域神经阻滞:禁止行骶丛或腰丛等深层神经阻滞。浅层神经阻滞必须在超声引导下实施。

6. 其他　尽量避免插入不必要的导管(如:胃管及尿管),避免损伤血管瘤出血。

7. Parkes Weber 综合征　Gloviczki 认为 Klippel-Trénaunay 综合征是毛细血管、静脉和淋巴管混合型血管畸形,主要病变为静脉侧支循环曲张,无明显的动-静脉瘘或动-静脉分流。而 Parkes Weber 综合征的特点是合并动静脉畸形及动-静脉瘘。周围动-静脉瘘可使静脉回心血流量增加,增加心脏前负荷,严重者可引起心衰。肺动-静脉瘘时由于右向左分流,可引起严重的低氧血症。Parkes Weber 综合征的麻醉管理同 Klippel-Trénaunay 综合征,若动-静脉分流量大,在择期手术之前应先行动-静脉瘘结扎术。

(郑利民)

参考文献

[1] BARBARA DW,WILSON JL. Anesthesia for surgery related to Klippel-Trenaunay syndrome:a review of 136 anesthetics[J]. Anesth Analg,2011,113:98-102.

[2] GEORGE SE,SREEVIDYA A,ASOKAN A,et al. Klippel Trenaunay syndrome and the anaesthesiologist[J]. Indian J Anaesth,2014,58:775-777.

[3] PEREDA MARIN RM,GARCIA COLLADA JC,GARROTE MARTINEZ AI,et al. Anesthetic management of

Klippel-Trenaunay syndrome and attendant gastrointestinal hemorrhage. a case report[J]. Minerva Anestesiol, 2007,73:187-190.

[4] LEE JH,CHUNG HU,LEE MS. An anesthetic management of a patient with Klippel-Trenaunay syndrome[J]. Korean J Anesthesiol,2012,63:90-91.

[5] STAR A,FULLER CE,LANDAS SK. Intracranial aneurysms in klippel-Trenaunay/Weber syndromes:case report[J]. Neurosurgery,2010,66:E1027-E1028.

[6] SIVAPRAKASAM MJ,DOLAK JA. Anesthetic and obstetric considerations in a parturient with Klippel-Trenaunay syndrome[J]. Can J Anaesth,2006,53:487-491.

[7] GLOVICZKI P,DRISCOLL DJ. Klippel-Trenaunay syndrome:current management[J]. Phlebology,2007,22:291-298.

第二十六节　扩张型心肌病
（dilated cardiomyopathy）

麻醉管理所面临的主要问题

　　心力衰竭
　　顽固性低血压
　　猝死
　　心律失常

【病名】

扩张型心肌病（dilated cardiomyopathy），又称充血性心肌病（congestive cardiomyopathy）。

【病理与临床】

1. 本病的特点是以左心室（多数）或右心室有明显扩大，且伴有不同程度的心肌肥厚，心室收缩功能减退，以心脏扩大、心力衰竭、心律失常、栓塞为基本特征。以往曾被称为充血性心肌病。本病常伴有心律失常，病死率较高。约 20% 的扩张型心肌病患者有心肌病的家族史。

2. 它是多种因素长期作用引起心肌损害的最终结果。感染或非感染性心肌炎、酒精中毒、代谢等多种因素均可能与扩张型心肌病发病有关。短暂的原发性心肌损伤（如接触毒性物质）对某些心肌细胞来说可能是致死性的，但残存的心肌细胞会因此而增加负荷，发生代偿性肥厚。这种代偿性变化在早期尚能维持心脏的整体功能，但最终将表现为心肌的收缩和舒张功能障碍。心肌炎既有不可逆的心肌细胞死亡，又有由细胞因子所介导的可逆性心肌抑制。某些因素（如酒精）虽然不直接损害心肌细胞，但如长期作用仍可造成严重的心脏功能障碍。此外，许多损伤还会累及心脏的纤维支架系统，影响心肌的顺应性，从而参与心室扩大的发生与发展。

3. 病理及病理生理

（1）心脏扩大，常两倍于正常人，且均有一定程度的心肌肥厚，心脏扩张为普大性。心肌纤维变粗、变性、坏死及纤维化，心肌细胞内肌原纤维含量减少，线粒体增大，增多，嵴断裂或消失，肌浆网扩张，糖原增多。组织化学检查，琥珀酸脱氢酶、磷酸酯酶和糖原不同程度减少，钙依赖性 ATP 酶、马来酸脱氢酶、谷氨酸脱氢酶和 5-核苷酸酶减少，LDH 和 LDH 升高，可能与血流动力学失代偿有关。

（2）心脏收缩功能障碍，心排出量减少，心脏残余血量增多，左室舒张末压升高，心腔被动扩张，肺循环与体循环淤血，产生顽固性心力衰竭的表现。由于心腔极度扩张，房室瓣环周径增大引起房室瓣关闭不全。久之，左心房、肺动脉压力相继升高，最后出现右心衰，心室腔扩大，可引起各种心律失常。病情发展到充血性心力衰竭阶段，神经内分泌过度激活，包括交感神经系统（SNS）、肾素-血管紧张素系统（RAS）等，使心衰恶化，内源性心房肽亦有激活，但不足以抵消 SNS 和 RAS 的作用。

（3）在扩张型心肌病初始的心肌损害，循环内分泌迅速激活，但当心血管取得代偿，循环内分泌即恢复正常或仅有轻度升高，但这一代偿是牺牲有效局部血流为代价得来的，直至最后即进入失代偿期，循环内分泌又重新激活，很多亚临床的病理生理过程包括心血管重塑正在进行，而心肌组织的自分泌和旁分泌则起重要作用。Packar 认为神经内分泌系统的激活是导致心力衰竭进行性加重的原因。

4. 临床表现

（1）充血性心力衰竭：为本病最突出的表现。其发生主要是由于心室收缩力下降、顺应性降低和体液潴留导致心排出量不足及（或）心室充盈压过度增高所致。可出现左心功能不全的症状。

（2）心律失常：可发生各种快速或缓慢型心律失常，甚至为本病首发临床表现；严重心律失常是导致该病猝死的常见原因。

（3）栓塞：可发生心、脑、肾或肺栓塞。血栓来源于扩大的心室或心房，尤其是伴有心房颤动时。周围血管栓塞偶为该病首发症状。

（4）胸痛：虽然冠状动脉主干正常，但仍有约 1/3 的患者出现胸痛，其发生可能与肺动脉高压、心包受累、微血管性心肌缺血以及其他不明因素有关。

【麻醉管理】

1. 术前评估和准备

（1）术前评估须了解患者活动耐量、心功能状态。所有扩张型心肌病患者都应行心电图和心脏超声检查。前者重在了解有无心律失常，后者目的在于了解心脏结构，评估左心室功能，同时除外该病的其他并发症，如：肺动脉高压、附壁血栓等。

（2）NYHA 分级 Ⅲ～Ⅳ 级的患者，应争取在术前给予充分的药物治疗，改善心功能。扩张型心肌病血流动力学的关键改变在于心肌收缩力严重下降。根据 Frank-Starling 定律，收缩无力的心肌为了维持心排出量，只能增加心肌纤维长度，即心室前负荷。而心室前负荷增加意味着心室容积增加，心室舒张末压升高，同时还会引起相对性二尖瓣和三尖瓣关闭不全，两者共同导致肺水肿和体循环淤血。因此，维持合理水平的心脏前负荷，是改善扩张型心肌病患者心功能的关键。大多数患者术前均需利尿治疗，以降低前负荷，减轻肺水肿。在充分利尿的基础上，酌情给予血管紧张素转换酶抑制剂或血管紧张素受体阻滞剂，以降低心脏后负荷，改善心肌重构。肾上腺素 β 受体阻滞剂虽能改善远期预后，同时亦有证据表明，围手术期应用该类药物可减少心脏事件。但还须考虑到，使用 β 受体阻滞剂初期，其效果相当于撤除了体内高水平的儿茶酚胺对心脏的支持作用，故短时间内心功能反而会有恶化。因此，关于术前是否应用这类药物，往往需要仔细权衡。

（3）对于急诊手术和限期手术、没有充分时间进行术前准备的患者，尤其是仍有活动性肺水肿的患者，在进入手术室后可适当给予吗啡，缓解患者的紧张焦虑情绪，并有助于稳定和改善心功能。

2. 术中管理

（1）扩张型心肌病术中处理的要点在于维护心脏收缩功能,调整心室前负荷,降低心脏后负荷,维持心律稳定。由于大多数镇静、镇痛及麻醉药物均对心脏有一定的抑制作用,故需谨慎选择麻醉方式和用药。椎管内麻醉和区域神经阻滞对呼吸循环影响较小,选择顺序为区域神经阻滞、硬膜外麻醉和蛛网膜下隙阻滞。其中,椎管内麻醉的扩血管作用可以降低心脏的前后负荷,患者可能从中受益。反过来讲,由于术前要适当控制前负荷,所以这类患者采用椎管内麻醉时会使前负荷进一步下降而更容易出现血压下降,此时应该适当补液加以纠正。

（2）全身麻醉诱导时应选用心血管抑制作用小的药物,如依托咪酯、芬太尼等。扩张型麻醉诱导易出现严重的循环抑制和低血压,有作者推荐在麻醉诱导前,先期应用微量泵泵入多巴胺,进行循环支持,以尽量缩短诱导后低血压时间。由于扩张型心肌病患者心功能较差,对高碳酸血症多不耐受,故应保证通气,充分给氧,避免二氧化碳潴留。麻醉中维持合理的深度极为重要,麻醉过浅易对患者造成应激,增加心脏后负荷,而麻醉过深又可抑制循环,引起顽固性低血压。

（3）血管活性药物的使用:血管收缩药物如麻黄碱、去氧肾上腺素等会增加后负荷,所以不作为首选用药。出现顽固性低血压需使用血管活性药物时,应该首选多巴胺和多巴酚丁胺,通过增加心肌收缩力和提高心率两种途径增加心排量从而达到维持循环稳定的目的;对于心动过缓的患者给予阿托品应小心控制剂量,切忌将心率提高过快,而增加心肌耗氧量。在充分控制前负荷的前提下,仍有心排出量不足的患者,可酌情给予血管活性药物治疗。若患者血压下降,首先应排除容量不足,在前负荷足够的情况下,为维持血压稳定,可适当给予少量多巴胺泵入。

（4）容量管理:术中应密切观察心律、血压、尿量等关键生理指标,必要时应给予创伤性监测,包括中心静脉压,肺动脉漂浮导管,脉搏波形心排出量监测以获取必要的血流动力学数据,指导术中液体治疗。若手术时间长,失血量较多,应注意补充液体,电解质,并积极输血,以保证心肌灌注和心肌细胞电稳定性,预防心律失常。维持适当的前后负荷是此类患者麻醉管理的重点和难点。

3. 术后管理　术后患者从麻醉中苏醒,由于疼痛、应激等各类因素,往往心肌负担会较术中加重。因此术后往往是各类心脏事件高发的时期,仍需给予充分关注。机械通气可增加胸腔内压,降低心脏前后负荷,因此对于扩张型心肌病的患者改善心功能颇为有利。PEEP 设置应<5mmHg,此时对 CI、HR、SVRI、CVP、SVV、PPV 等指标影响不明显。若患者心功能较差,脱离呼吸机也会遇到一定的困难,因此,对于严重心肌病的患者,可适当延长机械通气时间,同时积极利尿,镇痛,控制血压,纠正电解质异常,为拔管脱机创造良好的外部环境。

（吴新海）

参考文献

[1] 张志永,黄宇光.扩张型心肌病非心脏手术的麻醉管理[J].中国医刊,2009,44:21-22.

[2] SHNAIDER R,EZRI T,SZMUK P,et al. Combined spinal-epidural anesthesia for Cesarean section in a patient with peripartum dilated cardiomyopathy[J]. Can J Anaesth,2001,48:681-683.

第二十七节 Loeys-Dietz 综合征

（Loeys-Dietz syndrome）

> **麻醉管理所面临的主要问题**
>
> 全身血管（尤其是动脉）病变
> 主动脉瘤，动脉夹层
> 困难气道
> 颈椎不稳定
> 气胸高危者
> 胸廓畸形
> 皮肤保护

【病名】

Loeys-Dietz 综合征（Loeys-Dietz syndrome，LDS），译名洛伊-迪茨综合征。又称 Loeys-Dietz 主动脉瘤综合征（Loeys-Dietz aortic aneurysm syndrome）。

【病理与临床】

1. LDS 是一种常染色体显性遗传性结缔组织疾病，其临床表现与 Marfan 综合征（MFS）极为相似，既往将其归类于 MFS 或称为 2 型 MFS，但它有着独特的畸变特征（如：不合并晶体亚脱位）。MFS 的致病基因为 *FBN1*（15q21）（见"Marfan 综合征"），而 LDS 是编码 β 转化生长因子（transforming growth factor-beta；TGF-β）基因 *TGF-BR1*（9p22）或 *TGF-BR2*（3p24）突变所致。2005 年 Loeys 与 Dietz 首次对本病进行了系统的描述。现证实 LDS 是一个独立疾病，并以 Loeys 与 Dietz 的名字正式命名。本病流行病学资料不详，日本厚生省 2009—2011 年调查报告显示，对疑似 MFS 者的基因分析结果，其中约 12% 实际上是 LDS。据此，按 MFS 患病率为 1/5 000～10 000 推算，LDS 患病率约为数万至 20 万分之一。

2. TGF-β 信号调节系统是调节多种组织细胞增殖、分化的重要调节系统，TGF-β 异常可致信号转导增强、其下游功能亢进，弹力纤维合成障碍，进而导致全身结缔组织病变（包括：血管、面貌、骨骼、皮肤等）。血管病理改变为弹力纤维断裂、弹力成分消失、中膜无形的基质成分沉积等。TGF-β 分为 TGF-BR1、TGF-BR2，它们受相关基因的调节，它们处于 TGF-β 信号调节系统的中心位置。其上游为 FBN1（原纤蛋白 Fibrillin）属于 MFS，故它与 MFS 有相似的临床表现。其下游包括 SMAD3、TGFB2 等，属 LDS。目前发现 LDS 相关致病基因有四种：*TGF-BR1*（约占 20%～40%）、*TGF-BR2*（约占 40%～70%）、*SMAD3*（约占 5%～14%）、*TGFB2*（约占 1%）。

3. 临床表现

（1）心血管系统：动脉瘤、动脉扩张或形成夹层。主动脉病变很明显，但与 MFS 的区别是病变不仅限于主动脉，全身所有的中小动脉（包括肠系膜动脉、冠状动脉、脑动脉等）均可受累。小动脉受累致动脉"蛇行"样病变是其特征，尤其是青少年头颈部出现者要怀疑本病。与 MFS 不同的是，约 20%～50% 合并先天性心脏病（如：PDA、ASD、VSD、MVP、BAV 等），它们可使血流动力学及血管病变恶化。

（2）特殊容貌：特征性表现是眼距宽、唇颚裂/悬雍垂分叉；颅缝早闭、颅骨畸形及继发性神经精神发育迟滞，小下颌，面颊骨变形，眼裂下斜，青巩膜，斜视，牙齿异常，早老容貌等。

（3）其他：蜘蛛指，脊柱侧弯，颈椎畸形及不稳，漏斗胸或鸡胸，关节过度活动等。皮肤薄而柔软，脆性高，易出血。与 MFS 相同，可发生气胸。*SMAD3* 基因变异所致 SMAD3 型 LDS 者，又称动脉瘤-骨关节炎综合征（aneurysms-osteoarthritis syndrome），其临床特征是幼年期即出现变形性骨关节病。

4. 诊断主要依靠临床表现（如：动脉"蛇行"样血管病变、特殊容貌、不合并晶体亚脱位等）及基因异常。本病无有效的治疗方法，主要为对症治疗。文献报道，有 TGF-β 抑制作用的 ARB 制剂 Losartan 对 MFS 及本病的动脉扩张有一定的治疗效果。

【麻醉管理】

1. 本病麻醉管理的总体原则与 MFS 及 Ehler-Danlos 综合征（血管型）相似。但 LDS 出现临床症状的年龄小于 MFS，患者可能在幼年期就要实施主动脉扩张矫治等心血管手术。这是因为 LDS 病变不仅限于大动脉，还累及包括小动脉在内的全身动脉，同时常合并先天性心脏病，其病理改变远重于 MFS。文献报道，MFS 治疗后平均生存年龄可达 70 岁，而 LDS 仅 22.6 岁，其麻醉手术风险、麻醉管理难度均远大于 MFS。术前应仔细权衡并评估手术风险与收益，除非危及患者生命的急救手术或严重影响患者生活质量的病变而不得不实施的手术，其他手术应尽量避免。麻醉前评估重点是：包括主动脉、心脏及脑血管在内的全身动脉的原发病变（动脉扩张、动脉瘤、先天性心脏病等）与继发性病变（如：二尖瓣脱垂、主动脉瓣关闭不全等）及其程度等。需长期服用降压药物控制血压者，降压药是否需要停药或同高血压患者一样应服用至术前当天？尚有不同意见，要注意麻醉期间可出现严重低血压。

2. 气道管理   特殊容貌及唇颚裂、牙齿与颌面部畸形等，提示本病可能属困难气道者。其气道管理请参阅本书"困难气道的处理"。需要注意的是，无论采取何种插管方法，防止患者躁动、避免血压波动非常重要，虽然清醒插管（包括纤维支气管镜引导下插管）可能是困难气道者最安全有效的气管插管方法，但如果操作不当，可引起剧烈的血流动力学波动致合并的动脉瘤破裂，用于本病患者应慎重，在实施时应做好充分的局麻及适当的镇痛镇静。此外，与 MFS 同样，患者亦可能存在颈椎不稳及一带寰枢关节半脱位的问题，在维持气道通畅的操作时应注意颈椎保护。

3. 血压管理   继发于动脉血管病变的动脉瘤破裂或形成夹层，是本病早期死亡的主要原因。而现今预防发生这一悲剧的唯一有效措施是控制血压。为减轻动脉瘤病变，一些重症患者可能从幼儿期起长期服用血管紧张素转换酶抑制剂或血管紧张素 Ⅱ 受体拮抗剂及 β 受体阻滞剂等降压药。

（1）避免高血压：血压管理目标应因人而异，应维持血压在一个较低的水平。术前血压控制良好、无明显波动的患者，至少不应超过或略低于其基础血压。术前血压波动较大者，确定其血压管理目标较为困难，若无主动脉关闭不全，一般应维持收缩压不超过 100~110mmHg，术中根据心电图 ST-T 变化或经食管超声（TEE）监测室壁局部运动情况调整。

（2）避免低血压：由于其小动脉受累，自身调节机制受损，过度的低血压可引起心脑肾等重要器官缺血，应避免之。对长期服用降压药者，术前是否需要停降压药尚有不同意见，此类患者与高血压病的治疗不同，在麻醉后容易出现严重低血压。Bunting 报道了 1 例术前用 β 受体阻滞剂和血管紧张素 Ⅱ 受体拮抗剂治疗 12 岁男性患者，由于在骨科手术中出现严重低血压不得不终止手术,而停用降压药物 2 天后再次进行麻醉时血压平稳。β 受体阻滞剂不应停药,应持续服用至术前。

（3）避免血压波动:血压大起大落的波动对血管壁的冲击损伤,犹如潮汐冲击砂堤。因此,加强麻醉期间各个环节的管理十分重要,尤其是要避免缺氧、二氧化碳蓄积、疼痛、躁动、气管插管与拔管等应激因素引起的血压波动。

4. 麻醉方法　本病无特殊禁忌的麻醉药。现有的文献报道均不提示它为恶性高热高危者,但患者常合并脊柱畸形,且很多先天性疾病是重叠出现的,在临床上常不被认知,因此应当慎重。椎管内麻醉可避免全身麻醉气管插管与拔管时循环系统应激反应及正压通气可能造成的气胸,用于无脊柱畸形者可能有一定的优势,Kapoor 报道了 1 例 16 岁患者在硬膜外麻醉下成功剖宫产病例。但要注意部分患者有与 Ehler-Danlos 综合征血管型相似的临床表现,有引起椎管内血肿的风险,此类患者应慎行椎管内麻醉。

5. 皮肤保护　患者皮肤薄而柔软,脆性高,易出血,应加强皮肤保护(见"Ehler-Danlos 综合征")。

6. 呼吸管理　患者可能合并脊柱畸形、漏斗胸、肺发育不良及合并肺大疱及自发性气胸。应加强呼吸管理,尽量采用保留自主呼吸的麻醉方式,需控制呼吸者应采取低气道内压的呼吸模式(见"Marfan 综合征")。

（郑利民）

参考文献

[1] CANCRINUS E,HOKSBERGEN AW,PALS GJ,et al. Loeys-Dietz syndrome:aortic dissections and aneurysms [J]. Ned Tijdschr Geneeskd,2015,159:A8342.

[2] 森崎裕子,森崎隆幸. Loeys-Dietz 症候群[J].日本小児循環器学会雑誌,2014,30:232-238.

[3] MACCARRICK G,BLACK JH 3RD,BOWDIN S,et al. Loeys-Dietz syndrome:a primer for diagnosis and management[J]. Genet Med,2014,16:576-587.

[4] BUNTING AC,BOULD MD. Hemodynamic instability during anesthesia in an adolescent with Loeys-Dietz syndrome:a case report[J]. Paediatr Anaesth,2014,24:1302-1304.

[5] CRONIN J,BAZICK CUSCHIERI H,DONG X. Anesthesia considerations for cesarean delivery in a patient with Loeys-Dietz syndrome[J]. AA Case Rep,2015,4:47-48.

[6] KAPOOR R,MANN DG,MOSSAD EB,et al. Perioperative anesthetic management for cesarean delivery inaparturient with type IV Loeys-Dietz syndrome:a case report[J]. A A Case Rep,2017,15(9):182-185.

[7] 山根悠,池島典之,香川哲郎. Loeys-Dietz 症候群に対して自己弁温存大動脈基部手術と漏斗胸手術を同時施行した小児の麻酔経験[J]. Cardio Anesth,2015,19:37-41.

第二十八节　Lutembacher 综合征
(Lutembacher syndrome)

麻醉管理所面临的主要问题

房间隔缺损合并二尖瓣狭窄

可能合并右心衰、肺动脉高压及严重心律失常

【病名】

Lutembacher 综合征(Lutembacher syndrome，LS)，译名鲁登巴赫综合征。又称心房间隔缺损二尖瓣狭窄综合征等。

【病理与临床】

1. 本病是一种解剖学特征为心脏房间隔缺损(ASD)合并二尖瓣狭窄(MS)的先天性或获得性心脏病。1750 年解剖学家 Johann Friedrich Meckel 在给 Albrecht von Haller 的一封信中首先对本病进行了描述，1916 年 Lutembache 详细介绍了一例女性患者。无论是何原因所致，只要 ASD 合并 MS 即可称 LS。ASD 多为先天性，少数为医源性。ASD 也可能是经皮二尖瓣联合切开术(PMC)遗留，当二尖瓣狭窄复发、而 ASD 残留时亦可为 LS。Lutembache 将 MS 病变归因于先天性，但实际上绝大多数病例为风湿性心脏病，先天性 MS 极为罕见，在尸检中仅占先天性心脏病的 0.6%，故大部分患者是女性。该综合征的真正患病率尚不清楚。约 4% 的 ASD 患者合并 MS，但只有 0.6%~0.7% MS 合并 ASD，一项研究报道，在 250 000 具尸体解剖中有 5 例发现了这种组合。

2. 主要病理改变是右心房、右心室、左房容量负荷增加、肺动脉高压，左心室容量负荷减少，心排量下降。单纯 ASD 不合并 MS 时，左心房血液自 ASD 分流到右心房，导致右心前负荷及肺动脉压力增加、久之导致右心房及右心室的肥厚与扩张、肺动脉高压，进一步发展，最终左向右分流终止、出现双向分流或右向左分流(Eisemenger 综合征)。ASD 合并 MS 时，左心房至左心室血流受阻、左房压升高，可加重左向右分流，进而加重上述病变，更易出现右心衰。由于左心室充盈不足，每搏心输出量减少，出现体循环供血不足。

3. 临床表现 因 ASD 缺口与 MS 瓣口大小及是否合并其他病变而异。详见相关专著。超声心动图检查可确诊。

【麻醉管理】

1. 有关本病麻醉管理文献报道最早的可追溯到 Belinkoff 在 1946 年的一篇报道。但近年来有关本病麻醉管理的文献报道较少，其原因可能与 ASD 及 MS 的手术与麻醉目前已有大量成功的病例，是一种成熟的技术。但由于二者病理改变是相互促进的，因此本病较 ASD 或 MS 单独任何一种病变的麻醉难度要高。术前应控制肺部感染、纠正水电解质与酸碱失衡、防止肺动脉压升高、控制右心衰及纠正心律失常。

2. 根治手术多在全麻体外循环下进行，亦可采取经皮导管治疗，后者可在局麻下实施。血流动力学管理目标是：维持适当的外周血管阻力、降低肺动脉压、避免容量负荷过高、避免心率过快、避免血压下降。应根据患者心功能情况及肺动脉压制定相应的麻醉管理方案。详见相关专著。

(郑利民)

参考文献

[1] MAHAJAN K，BHIMJI SS. Lutembacher syndrome[M]. StatPearls[Internet]. Treasure Island(FL)：StatPearls Publishing，2018，2018.

[2] KULKARNI SS，SAKARIA AK，MAHAJAN SK，et al. Lutembacher's syndrome[J]. J Cardiovasc Dis Res，2012，3：179-181.

第二十九节　马方综合征
（Marfan syndrome）

麻醉管理所面临的主要问题

心血管、骨骼、眼、肺、皮肤和硬脊膜等多器官病变并存

主动脉根部瘤样扩张，主动脉夹层

主动脉瓣关闭不全、二尖瓣脱垂

寰枢关节不稳

晶状体脱位

胸廓和脊柱畸形

肺大泡破裂，自发性气胸

【病名】

马方综合征（Marfan syndrome），又称 Marfan 综合征、蜘蛛人、蜘蛛指。

【病理与临床】

1. 本综合征是最常见的一种结缔组织异常的遗传性疾病，几乎仅以常染色体显性方式遗传，累及多个系统，报道患病率为 1/3 000～1/5 000。已证实本病主要是位于 15 号染色体编码细胞外基质蛋白的原纤维蛋白 1 基因（fibrillin 1 gene，*FBN1*）突变所致，大多数马方综合征的患者其父亲或母亲受累，但约有 30% 的病例是新生突变所致。此外，编码转化生长因子-β 受体（transforming growth factor-beta receptor，*TGFBR*）基因的失活性突变可能也是引起该病的原因。目前在分子水平上尚不清楚 *FBN1* 或 *TGFBR* 基因突变引起马方综合征的机制。已提出的机制主要包括两方面的改变：一方面是微原纤维在协调组织形态发生、稳态和对血流动力学压力反应过程中的结构性作用；另一方面是转化生长因子-β（transforming growth factor-β，TGF-β）的生物利用度增加。本病已列入国家卫健委等五部门公布的《第一批罕见病目录》。

2. 组织病理学　原纤维蛋白-1 是弹性组织和非弹性组织的一种重要基质成分。它是细胞外微原纤维的主要构成蛋白，而细胞外微原纤维被认为促进了弹力纤维的形成和维持。马方综合征患者的主动脉根部中层组织学特征包括：弹力纤维层断裂、中膜囊性坏死、纤维化和平滑肌细胞丢失。

3. 临床表现　本综合征的临床严重程度变化较大，轻者仅有马方综合征的某个孤立的特征，重者新生儿期即出现多个器官系统受累、严重且快速进展性病变。典型的临床表现包括眼部（晶状体脱位、近视）、心血管系统（主动脉根部瘤样扩张伴主动脉瓣反流、二尖瓣脱垂伴二尖瓣反流）、骨骼肌肉病变（长骨过度生长、脊柱侧弯、脊柱后突、关节活动过度），此外，肺部（气胸）、皮肤（皮纹）、中枢神经系统（硬脊膜扩张）也比较常见。马方综合征的主要危险是心血管病变，特别是合并的主动脉根部动脉瘤，应早期发现，早期治疗。根据临床表现眼、心血管、骨骼改变三主征和家族史即可诊断。诊断此病的最简单手段是超声心动图，进一步确诊则需要磁共振成像（MRI）。目前尚无特效治疗。

【麻醉管理】

1. 麻醉前管理

（1）马方综合征的手术治疗涉及多学科。如鸡胸、漏斗胸、脊柱侧弯、脊柱后突需行外科矫治；眼科问题晶状体脱位或半脱位，需手术治疗；心血管病变主动脉瘤或主动脉夹层、瓣膜疾病需要人工血管和心脏瓣膜置换，该类手术创伤大，风险高。马方综合征最致命的危害是心脏和大血管病变，合并主动脉夹层和动脉瘤的马方综合征患者行剖宫产术或其他手术，如果术前未发现或确诊，围手术期病死率极高。

（2）术前评估：怀疑或确诊的马方综合征患者术前应充分评估其心血管情况。采用心脏超声或 MRI 明确心脏瓣膜和主动脉病变。主动脉根部明显扩张的患者应于术前请心外科会诊评估。2010 ACC/AHA/AATS 联合发布的指南推荐马方综合征患者当主动脉外径≥5cm 时应先行主动脉人工血管置换术。主动脉外径小于 5cm 但扩张速度快（>5mm/y），有主动脉外径小于 5cm 就发生动脉夹层或发展为主动脉瓣反流家族史的患者，推荐行主动脉人工血管置换术。主动脉扩张直径>4cm 的马方综合征妊娠妇女建议到具备心血管手术条件的医疗机构分娩。部分患者合并肺气肿和肺大疱，易发生自发性气胸，术前应常规行胸部 X 线检查。合并严重脊柱侧弯或后突的患者术前应行肺功能试验以明确肺功能受限的程度。马方综合征患者硬脊膜扩张的发生率较高，且 70% 发生在腰骶部，计划行椎管内麻醉的患者即使没有腰腿部的症状，也建议于术前行腰椎磁共振成像，明确是否合并硬脊膜扩张及范围。

（3）术前用药：该类患者术前可能长期服用 β 受体阻滞剂和血管紧张素受体抑制剂（ARB），合并心衰的患者可能长期使用利尿剂，如果已经行心脏瓣膜和主动脉人工血管置换的患者，可能长期服用抗凝剂。β 受体阻滞剂推荐应用至术晨，可能的副作用包括心动过缓和低血压；ARB 类降压药使用至术晨有引起围手术期严重的难治性低血压的风险，推荐术晨停用；术晨停用利尿剂可以减少术中低血容量和电解质紊乱的风险。

2. 麻醉管理

（1）麻醉方法和麻醉剂的选择：无特殊。全身麻醉的优势是如果发生急性主动脉夹层或动脉瘤破裂，气道受保护；不足是气管插管期的高血压可能引起主动脉夹层或动脉瘤破裂，故全麻诱导力求血流动力学平稳。麻醉镇静剂的选择无禁忌，但合并严重肺部疾病者需慎用。

（2）气道管理与呼吸管理：该类患者常上颚高拱合并牙齿拥挤，可能引起直接喉镜下声门暴露困难。寰枢椎脱位是本病重要病理改变，但有症状者鲜有报道，术前不推荐常规行颈椎放射线检查，但因颈椎稳定性较差，气管插管及头颈部操作应谨慎。尽管该类患者常合并颞下颌关节功能不良，但目前尚无引起喉镜置入困难的病例报道。积极预防和处理气管插管引起的心血管反应。此外，该类患者发生气胸的风险增加，正压机械通气时避免潮气量过大、气道压力过高引起气胸。

（3）血流动力学管理：本病最致命的危险是主动脉根部瘤样扩张和主动脉夹层，因此，围手术期根据手术类型和手术操作步骤，适当的镇静镇痛，维持合适的麻醉深度，力求维持循环平稳，以避免血压的突然升高、剧烈波动，防止主动脉壁压力过高形成夹层或动脉瘤破裂。在保证麻醉深度合适的前提下，可以采用短效的 β 受体阻滞剂（如艾司洛尔）、钙离子阻滞剂（如尼卡地平)和硝酸酯类血管扩张药(如硝酸甘油)控制血压和心率。发生严重低血压时推荐使用血管收缩剂(如去氧肾上腺素、去甲肾上腺素),慎用肾上腺素,因其强大的正性肌力作用会增加心脏和主动脉壁的压力。

(4) 心血管手术的麻醉管理:该类患者合并主动脉瘤样扩张和夹层,多采用人工血管置换术治疗。手术在全麻中低温或深低温体外循环下进行,麻醉管理应遵循大血管手术的麻醉管理要点,即控制血压,维持循环平稳。该类手术创伤大,时间长,外科、麻醉和体外循环的团队合作和处理经验对患者的预后至关重要。推荐该类手术到具备一定心血管手术条件和经验的医疗机构进行。

(5) 剖宫产手术的麻醉管理

A. 所有已经确诊马方综合征的女性在妊娠前应该充分评估发生主动脉夹层和动脉瘤破裂的风险。主动脉夹层多发生于妊娠期后三个月(50%)或者产后早期(33%)。主动脉根部直径>4cm 的马方综合征妊娠妇女与主动脉根部直径<4cm 的妊娠妇女比较,孕期发生主动脉夹层的风险高 10 倍;如果主动脉根部直径>4.5cm,不建议妊娠。妊娠会加剧主动脉根部扩张,因此马方综合征的妊娠妇女,应该在整个孕期和产后 6 个月每隔 4~12 周采用超声心动图监测主动脉根部直径的发展。孕期应由有经验的心外科医师和产科医师检查评估。

B. 没有心血管并发症的妊娠妇女和主动脉根部扩张稳定(直径<4cm)的妊娠妇女可以经阴道分娩。推荐行硬膜外分娩镇痛减少分娩期疼痛刺激。主动脉根部直径>4.5cm、合并夹层、严重主动脉瓣反流或心衰的产妇,应行剖宫产手术。对于主动脉根部直径在 4.0~4.5cm 之间的孕产妇,分娩方式应该由治疗团队(产科医师、麻醉医师和心外科医师)个体化分析。重视采集家族中发生主动脉夹层和孕期主动脉根部扩张迅速的病史。整个孕期和围生期应持续使用 β 受体阻滞剂。

C. 已经行心脏机械瓣置换手术的患者,术后一直需要服用抗凝剂。该类患者妊娠期和围生期需注意抗凝剂的使用和管理问题,同时注意评估瓣膜功能。

D. 区域麻醉和全麻都可成功的满足该类患者行剖宫产手术的需要。如果患者合并有脊柱侧弯或后突,椎管内麻醉可能遇到挑战。由于合并腰部硬脊膜扩张的几率较高,单纯腰麻由于蛛网膜下腔容积增大往往不能满足手术要求,腰硬联合麻醉更合适。椎管内穿刺前和硬膜外置管前使用超声检查背部,可以避免将硬膜外导管置入扩张的硬膜囊。

E. 围生期发生升主动脉和降主动脉夹层的病例均有报道,因此有症状的产妇应该立即检查确认;没有症状的产妇也应该于出院前行心脏超声检查,排除主动脉夹层的风险。

(张 英)

参考文献

[1] JUDGE DP,DIETZ HC. Marfan's syndrome[J]. Lancet,2005,366:1965.

[2] BÖSENBERG MT,BÖSENBERG AT. Anaesthesia for Marfan's syndrome[J]. SAJAA,2007,13:15-19.

[3] GOLAND S,BARAKAT M,KHATRI N,et al. Pregnancy in Marfan syndrome. maternal and fetal risk and recommendations for patient assessment and management[J]. Cardiology in Review,2009,17:253-262.

[4] LACASSIE H,MILLAR S,LEITHE S,et al. Dural ectasia:a likely cause of inadequate spinal anesthesia in two parturients with Marfan's syndrome[J]. Br J Anaesth,2005,94:500-504.

第三十节　肉芽肿性多血管炎
（granulomatosis with polyangiitis）

麻醉管理所面临的主要问题

病变累及全身器官（呼吸、心血管、肾脏、肝脏、神经系统等）

呼吸道病变，声门下狭窄，困难气道

肾功能受损

血管病变，动脉瘤破裂出血

椎管内麻醉的安全性

【病名】

肉芽肿性多血管炎（granulomatosis with polyangiitis，GPA），又称 Wegener 肉芽肿（Wegener granulomatosis，译名韦格内肉芽肿）、Wegener 动脉炎（Wegener arteritis）、Wegener 病（Wegener disease）。

【病理与临床】

1. 本病是一种以血管炎伴肉芽肿形成为主要临床特征的自身免疫性疾病。1931 年由德国医学生 Heinz Klinger 首次报道，几年后德国病理学家 Friedrich Wegener 描述了另外 3 例患者。它是一种自身免疫性疾病，但具体病因尚不清楚。目前认为它与感染或其他原因致免疫功能异常有关。有研究认为某些感染可能促发本病，但尚未发现具体致病菌（细菌、病毒、真菌或其他），而遗传因素在本病中所起作用不大。本病的基本病理改变为坏死性血管炎伴肉芽肿形成，肉芽肿有坏死倾向并形成坏死性溃疡，主要累及中小动脉与静脉，亦可累及大动脉。本病几乎可以影响身体的任何部位，但它对某些器官有易感性，主要受累器官为鼻（鼻窦、鼻腔）、眼、耳、气管、肺、肾脏。根据病变累及的范围，分为局限型和全身型。局限型病变仅限于上、下呼吸道，上呼吸道主要侵犯鼻腔、口腔、咽喉部，下呼吸道主要累及支气管和肺。全身型除呼吸道病变外，还合并有全身病变。本病多见于中年，男女性患病率相似或男性略多。

2. 临床表现为全身多系统及器官受累。呼吸系统表现为口、咽、鼻、喉及气管黏膜溃疡并伴肉芽肿，引起相应症状及气道梗阻；慢性鼻窦病变有时导致鼻窦周围组织的破坏，鼻中隔糜烂穿孔、鼻梁塌陷可致鞍鼻畸形；肺部病变为肺炎样综合征、肺浸润灶及肺出血。循环系统表现为心肌病、冠脉炎、顽固性心律失常。中枢神经和周围神经系统表现为脑膜炎、周围神经炎、脑神经炎、面神经麻痹及视力障碍、脑血管病变（脑血栓或脑出血）等。肾功能损害出现蛋白尿、血尿，甚至肾衰竭。肝功能损害及肝脾肿大、消化道出血。其他：复发性中耳炎，听力下降；眼部巩膜炎、葡萄膜炎及球后炎症，眼眶假瘤引起眼球突出；皮肤紫癜样丘疹，指趾可出现雷诺现象，甚至指趾尖坏疽；此外，还有多发性关节炎、前列腺和泌尿道炎症表现、肌肉受累表现为肌痛及甲状腺功能低下等。

3. 实验室检查　抗中性粒细胞质抗体（anti-neutrophil cytoplasmic antibodies，ANCAs）阳性是重要血清学标志，但不具有特异性。ANCAs 主要有两种形式：细胞质 ANCA（C 型 ANCA）与核周 ANCA（P 型 ANCA），只有 C 型 ANCAs 与本病有关，其滴度与疾病进展相关。

4. 诊断　根据临床表现、ANCAs 阳性及病灶部位组织学活检。

5. 治疗 直到 20 世纪 70 年代,本病几乎是一种致命的疾病。泼尼松和其他糖皮质激素的应用有助于延长患者的寿命,但大多数患者最终在几个月或几年之内死于这种疾病。环磷酰胺与泼尼松联合使用,90% 以上的重症患者对治疗有反应,75% 的患者病情得到缓解。1990年后多用甲氨蝶呤和泼尼松,其副作用较前者小。甲氧苄啶和磺胺甲噁唑联合应用也有助于本病治疗。

【麻醉管理】

1. 麻醉前管理 要认识到本病是一种可累及全身各个脏器的全身性疾病,术前应对呼吸道、肺脏、心脏、肝肾等重要器官功能进行充分的检查和评估,并采取相应的措施,纠正内环境紊乱、改善全身状况。择期手术应在疾病的缓解期实施,不得不实施的急诊手术时,术前应给予突击剂量糖皮质激素与免疫抑制剂以缓解病情。由于长期应用糖皮质激素及免疫抑制剂,应注意其毒副作用及与麻醉药的相互作用(见"系统性红斑狼疮"),同时应对皮质功能进行评估并给予应激保护用量(见"Addison 病")。合并甲状腺功能减退者应进行恰当的替代治疗。由于周围静脉炎,可致静脉通路维持困难,麻醉诱导前可考虑经颈内静脉穿刺中心静脉置管。由于潜在有锁骨下动静脉病变,不建议行锁骨下静脉穿刺。

2. 麻醉管理

(1) 气道管理:本病鼻腔与口咽部、上呼吸道病变可致气道狭窄与困难气道,Geng-Ramos报道了 1 例因声门下狭窄而导致急性呼吸窘迫的患儿。要注意肉芽肿可出现气道的任何部位,其气道病变复杂而多样。一些患者术前可能无本病的任何症状,如:Radke 报道了以 1 例急性呼吸衰竭起病的患者,面罩与气管插管后通气困难,纤维支气管镜检查显示气管隆嵴上方有大量肉芽肿组织。术前应进行详细检查,可行纤维支气管镜检及 CT 三维重建,明确上呼吸道(从口、鼻、咽喉至气管隆嵴)病变范围及其程度。应尽量避免经鼻插管。气管插管操作要选择较细的气管导管备用,要动作轻柔,以免引起出血。为避免麻醉诱导后未能发现的声门上与声门下肉芽肿致气道狭窄与出血,必要时应在清醒、保留自主呼吸下纤维支气管镜引导插管。由于胃肠道受累可致胃排空障碍与胃肠道出血,有反流、误吸的危险性,术前应对饱胃进行评估。

(2) 目前有关本病麻醉管理有较多报道。应根据患者心脏、肾脏及肝脏受损的程度选择适当的麻醉药与麻醉方法。本病无特殊禁忌的麻醉药,但神经肌肉病变、肌痛、肾脏功能不全者应避免琥珀胆碱,因为它可引起严重高钾血症。Kayatas 报道了 1 例剖宫产患者,由于声门下狭窄而插管困难,他认为由于声门下狭窄患者有插管困难的可能性,不应首选全身麻醉。但椎管内麻醉的安全性尚有争议,由于气道与肺部病变,一些作者主张对一些特殊患者采用椎管内麻醉,如:Engel 将腰麻-硬膜外联合麻醉安全用于 1 例剖宫产患者。但部分患者可能合并脑脊膜炎、周围神经炎及可能用抗凝药治疗,椎管内麻醉或可加重其神经病变,或椎管内麻醉引起的神经病变难以与本病自身病变造成的损害相鉴别,临床应根据患者的具体情况抉择。

(3) 本病虽然多累及中小动脉,但亦可累及大动脉,如:Niimi 报道了一例合并腹主动瘤患者。此外,患者可能合并脑血管病变及心脏病变等引起心脑血管意外,而肺部血管病变可引起致命的肺出血。术中应维持血流动力学与内环境的稳定,尤其要避免剧烈血压升高及波动。要保证良好的麻醉镇静效果,避免患者挣扎与躁动。由于合并周围动脉炎,应慎行动脉穿刺测压,尤其是雷诺现象严重者,否则可能引起远端组织坏死。必要时应选择较粗的血管穿刺(如:股动脉),穿刺前应超声检查排除血管壁病变。

（4）由于本病有反复发作与缓解的特点，GPA 发作期的妊娠妇女其临床表现有时难与先兆子痫相鉴别，Kayatas 认为血清 ANCA 在子痫前期也可能升高，它无助于 GPA 与子痫前期的鉴别诊断。临床上应根据患者的病史与临床表现综合判断。

（5）注意保护眼睛。

（郑利民）

参考文献

[1] GENG-RAMOS G,NAMI N,MENER DJ. Granulomatosis with polyangiitis-associated acute subglottic stenosis in a 13-year-old boy:a case report[J]. Paediatr Anaesth,2016,26:1112-1114.

[2] RADKE RM,KESSLER T,LEBIEDZ P. Management of acute-onset and life-threatening respiratory distress of unusual aetiology[J]. BMJ Case Rep,2010,2010.

[3] NIIMI N,MIYASHITA T,TANJI K,et al. Aortic aneurysm as a complication of granulomatosis with polyangiitis successfully treated with prednisolone and cyclophosphamide:a case report and review of the literature[J]. Case Rep Rheumatol,2018,2018:9682801.

[4] KAYATAS S,ASOGLU MR,SELCUK S. Pregnancy in a patient with Wegener's granulomatosis:a case report [J]. Bull NYU Hosp Jt Dis,2012,70:127-129.

[5] ENGEL NM,GRAMKE HF,PEETERS L,et al. Combined spinal-epidural anaesthesia for a woman with Wegener's granulomatosis with subglottic stenosis[J]. Int J Obstet Anesth,2011,20(1):94-95.

[6] ROOKARD P,HECHTMAN J,BALUCH AR,et al. Wegener's granulomatosis[J]. Middle East J Anaesthesiol,2009,20:21-29.

第三十一节　Shy-Drager 综合征
（Shy-Drager syndrome）

麻醉管理所面临的主要问题

　　自主神经功能障碍，体位性低血压
　　广泛的中枢神经系统病变，呼吸合并症
　　注意呼吸合并症

【病名】

Shy-Drager 综合征（Shy-Drager syndrome，SDS），译名赖利-戴综合征。又称家族性自主神经失调症（familial dysautonomia）、中枢性自主神经不全综合征。

【病理与临床】

1. 本病是一种以自主神经功能受损为主要临床特征的中枢神经系统变性性疾病，1960 年由 Milton Shy 等首先报道。本病实际上属于多系统萎缩症（multiplesystematrophy,MSA）多样临床表现的一部分（见"多系统萎缩症"），但由于其自主神经症状突出、与麻醉关系较大，故本书将单独列出介绍。本病病因不明，病变主要累及胸腰髓侧角的交感神经细胞、脑干和骶髓的副交感神经细胞、神经节细胞、节前及节后纤维、基底核、小脑和锥体束。电镜观察发现病变部位的胶质细胞和神经元的细胞核、胞浆、突触中存在嗜银包涵体，这是一种异常折叠的 α-突触核蛋白。

2. 临床表现同多系统萎缩症。多发生于中老年人，起病隐匿，主要表现为自主神经功能障碍,同时也有运动功能障碍。

(1) 自主神经功能障碍:传出肾上腺能神经功能衰竭所致,体位性低血压是突出表现,严重者只能长期卧床。其他症状包括:性功能减退、阳痿、括约肌功能障碍、便秘、腹泻、尿潴留或失禁、无汗或出汗不对称、声音嘶哑、吞咽困难、睡眠障碍,甚至突然心搏骤停。

(2) 运动症状:包括小脑受损症状及基底神经节受损、帕金森病症状等。

【麻醉管理】

1. 本病麻醉管理同多系统萎缩症。但要特别注意其容易发生低血压,术前应适量充分补充血容量,增加盐与水分的摄入,必要时应考虑静脉输液。应谨慎应用帕金森病治疗药左旋多巴,因为它们可加重体位性低血压。同样,术前应慎用镇静剂。

2. 术中应加强血流动力学管理与监测。关于麻醉方法的影响,有作者认为椎管内麻醉比全麻更可能引起严重的低血压,但亦有意见认为通过适当的输液预防低血容量,对类似本病交感神经已经受损的患者,椎管内麻醉并不容易使交感神经进一步阻滞而出现低血压,在全身麻醉中也有一些患者出现低血压而需要升压药维持。似乎良好的麻醉管理比麻醉方法的选择更为重要。要注意血管活性药物的应用,小剂量药物可能引起血压剧烈波动。同时要加强体温监测与管理。

3. 呼吸管理同样重要。由于喉部肌肉与呼吸中枢受累、睡眠呼吸暂停、声门病变等,应加强呼吸管理。

(郑利民)

参考文献

[1] HUTCHINSON RC,SUGDEN JC. Anaesthesia for Shy-Drager syndrome[J]. Anaesthesia,1984,39:1229-1231.

[2] NIQUILLE M,VAN GESSEL E,GAMULIN Z. Continuous spinal anesthesia for hip surgery in a patient with Shy-Drager syndrome[J]. Anesth Analg,1998,87:396-399.

[3] IONESCU I,BLANC-GROEBE I,GOETZ AE,et al. General anesthesia in a patient with idiopathic orthostatic hypotension[J]. Anaesthesist,2010,59:140-143.

第三十二节 三 房 心
(cor triatriatum)

麻醉管理所面临的主要问题

肺静脉血液回流受阻,肺淤血

右心衰,左心发育不良

易合并肺部感染

【病名】

三房心(cor triatriatum),无别名。

【病理与临床】

1. 三房心是一种少见的先天性心脏畸形,患病率约占先天性心脏病的 0.1%,男女之比为 1.5:1。三房心的解剖特征是左心房或右心房被纤维隔或纤维肌隔分隔成两个心房。左心房被分隔者为左型,右心房被分隔则为右型。典型三房心是指左型而言,占三房心总数的 90%以上。左心房被分隔后,形成"近侧"和"远侧"两个心房,远侧心房(或称真性左房)含有左心耳和二尖瓣。近侧心房(或副房)与肺静脉相连,血液经隔膜孔排入真性左房。

2. 关于本病的病因不是非常明确,多数认为三房心是由于胚胎时期肺总静脉与左心房融合不良所引起。在胚胎阶段肺总静脉吸收过程发生障碍,这种在胚胎时期通常短暂存在的肺总静脉则成为永久性副房。两房之间残留下纤维肌性隔膜,隔膜上有一个或多个开口。如当隔膜孔呈闭锁状态,肺总静脉腔血液不能直接进入真性左房,而是通过胚胎遗留的异常通道,经无顶冠状静脉窦或房间隔缺损由右心房与真性左房交通;或肺总静脉腔经冠状窦、无名静脉或门静脉等异常通道汇入右心房,通过房间隔缺损再入真性左房,酷似全肺静脉异位连接。另外,由于三房心常合并左上腔静脉,所以三房心的发病机制之一,也被推断为左上腔静脉干扰了左心房的发育过程,左上腔静脉和扩大的冠状静脉窦融入左心房后壁,将左房分为两腔,两者都有缺损并与右心房相交通。

3. 由于三房心的变异较多,所以对三房心分类方法也有多种。当前较为通用的分类法有两种,一是根据副房与真性左房有无交通分为典型三房心(A 型)和非典型三房心(B 型);另一种分法是根据副房是全部还是部分与肺静脉相交通,而分为完全型或部分型三房心。还有根据是否伴其他心内畸形分为单纯型和复杂型。

(1) A 型:典型三房心,左房被异常纤维肌隔分隔为副房和真性左房。副房接受 4 个肺静脉回流,真性左房含左心耳及二尖瓣,副房经隔膜孔与真性左心房相通。在 A 型中,多数右心房与真性左房内无交通。少数病例真性左房与右房间有卵圆孔未闭或房间隔缺损。另有少数病例副房与右房间存在房间隔缺损,或经过一异常的静脉通道与右房交通。

(2) B 型:分隔左心房的隔膜完整,肺总静脉腔与真性左房无直接交通,而是在心脏后回流到扩大的冠状静脉窦、或经心外体静脉异常通道连接右心房,再通过房间隔缺损与真性左房相交通,又称不典型三房心。

(3) 无论是 A 型或 B 型三房心,若 4 根肺静脉均连接副房,称为完全型三房心,若伴部分肺静脉异位连接或直接引流入右心房者,则称为部分型三房心。

4. 病理生理　肺静脉血直接或间接引流入右房的类型的血流动力学改变类似于完全性肺静脉异位引流。附加左房血经狭窄孔道流入真正左房的类型,使肺静脉血回流受阻,肺静脉压增高,肺血管阻力增加,日久导致肺动脉高压。在部分三房心中,肺静脉血回流受阻仅限于一侧肺,该侧肺动脉的梗阻性改变使肺血流减小,而另一侧肺血管可代偿性地接受增加的血量,因此肺动脉压力不增高。

5. 治疗　典型三房心近侧心房与真性左房之间交通口狭窄,症状出现早,手术应在 1 岁以内进行。对一些复杂的三房心,当肺总静脉腔开口于右心房,肺总静脉腔与左心房之间存在严重狭窄或完全不通,或在右心房与左心房之间存在一个小的卵圆孔未闭,大的左向右分流,伴非常有限的血液流向左心房和左心室,这类病儿常在出生后几个月内出现严重的症状,是急诊手术的指征。对年龄较大的病儿有慢性症状,可择期手术。在典型三房心不伴随其他心脏畸形,近侧心房(总肺静脉腔)扩大,手术可选房间沟切口三房心矫正术;当合并房间隔缺损(或卵圆孔未闭)时,手术可选右房切口三房心矫正术。

【麻醉管理】

1. 术前评估和准备　三房心病理变异较多,且常合并多种心内畸形,如三房心合并全肺静脉异流连接;三房心与其他复杂心脏畸形并存,伴永存左上腔静脉引流入冠状静脉窦或直接通过无顶冠状静脉窦与左房相连等。几乎任何一种合并畸形都有可能遇见。所以术前一定要力求弄清所有肺静脉和体静脉连接与引流部位,包括可能存在的左上腔静脉;全部或部分肺静脉在心脏后面与近侧心房的汇合;以及近侧心房和真性左房、近侧心房和右心房连接的关系等。严重三房心在婴幼儿期即可出现充血性心力衰竭和反复呼吸道感染,对这类患者术前要注意改善心功能和控制肺部并发症。

2. 麻醉管理 无症状的三心房患者能很好耐受心脏手术甚至非心脏手术,严重的三房心患者常常伴有肺动脉高压和充血性心力衰竭,这类患者麻醉管理的关键在于避免肺动脉高压的恶化和维持血流动力学平稳。避免肺动脉高压的处理措施包括:充分的通气和氧合、避免疼痛和应激诱发肺血管痉挛、适当应用肺血管扩张剂(米力农、硝酸甘油和 NO)等。部分患者左心发育较差,术后可引起左心衰,故围手术期应严格控制液体出入量,必要时应监测左、右心房压。

(吴新海)

参考文献

[1] SRIRAM SABADE,ANAND VAGRALI,SHARAN PATIL,et al. Anaesthetic management of a child with "cortriatriatum" and multiple ventricular septal defects-a rare congenital anomaly[J]. Indian J Anaesth,2010,54: 242-245.

[2] SCAVONETTO F,YEOH TY,WELCH TL,et al. Anesthesia and co triatriatum[J]. Ann Card Anaesth,2014, 17:111-116.

[3] GAVAND Y,KRAUSZ-GRIGNARD M,BARRUCAND B,et al. Anaesthesia for caesarean section in a pregnant woman with cor triatriatum[J]. Ann Fr Anest Reanim,2011,30:688-691.

[4] LEE HM,SUNG HS,KIM SY. Anesthetic management of non-cardiac surgery with adult onset type of cor triatriatum sinister:a case report. Korean J Anesthesiol,2011,60:444-448.

第三十三节 锁骨下动脉窃血综合征
(subclavian steal syndrome)

麻醉管理所面临的主要问题

可能合并高血压、动脉硬化、糖尿病等基础疾病

血压测定注意事项

预防脑缺血

【病名】

锁骨下动脉窃血综合征(subclavian steal syndrome,SSS),又称臂-基底动脉供血不全、锁骨下动脉逆注综合征。

【病理与临床】

1. 本病是由于锁骨下动脉或无名动脉近心端狭窄或闭塞导致椎动脉血流逆流的一种异常血流动力学现象。主要病理改变为锁骨下动脉近心端狭窄导致锁骨下动脉远心端压力低于脑基底动脉环,脑基底动脉环同侧椎动脉"倒流"入患侧锁骨下动脉远心端,从而引起脑局部缺血,临床表现为椎-基底动脉供血不足。因患侧锁骨下动脉远心端的血流是"盗窃"脑循环

的,故得此名。该综合征主要涉及椎-基底动脉灌注区组织缺血或坏死(即上部脊髓、全部脑干、迷路、枕部)及患侧上肢缺血。另外,患侧锁骨下动脉尽管"窃血",仍然供血不足。其病因除先天锁骨下动脉近段闭锁或狭窄外,主要为动脉粥样硬化所致,患者常有高血压、糖尿病、高脂血症、吸烟史。其他原因还有:大动脉炎、外伤、手术结扎及胸段主动脉支架植入后闭塞或狭窄等。近年来有较多文献报道发现透析时高流量上肢动静脉瘘(AVFs)亦可出现出现 SSS,Cwinn 报道了一例有趣的患者,因肾衰、血液透析行右头臂动静脉瘘后经常出现晕厥,而其晕厥可以通过挤压造瘘管逆转。此种 SSS 无锁骨下动脉或无名动脉解剖狭窄,但由于其血流分流至静脉系统,起到了"功能性狭窄"的作用,同时伴有左向右分流及心脏前负荷增加,它比典型的动脉粥样硬化型 SSS 更容易出现症状。

2. 临床表现　动脉粥样硬化型者多见于中老年男性。部分可无症状。

(1) 脑局部缺血:头痛、头昏、精神异常、语言障碍、运动及感觉障碍、共济失调等。

(2) 患侧上肢缺血:脉搏细或无脉、末梢冰凉、上肢无力,甚至指尖坏死等。

3. 超声检查及 CT 血管造影成像可确诊。

【麻醉管理】

1. 麻醉前检查重点是了解是否合并高血压、糖尿病等原发性疾病及其程度。动脉粥样硬化引起 SSS 者常提示其全身血管与心脏病变已相当严重,Kargiotis 建议即使没有伴随的症状,也应对患者心血管状况进行全面检查与综合评估,排除共存的冠状动脉、颈动脉或外周动脉疾病,并采取相应的对策。透析动脉静脉瘘引起者,麻醉前应调整 AVFs 流量,既要维持其通畅,又不能造成其堵塞。

2. 麻醉管理　锁骨下动脉或无名动脉狭窄血管内介入治疗可在局麻镇静下实施。严重狭窄、无法行血管内介入治疗者可采用绕过狭窄段的各种分流手术,如:左颈动脉-锁骨下动脉分流术(subclavian-carotid transposition,SCT)、腋-腋动脉分流术(axillary-axillary bypass surgery,AABG)等,手术需在全麻或区域神经阻滞(包括硬膜外麻醉)下实施,区域神经阻滞的优点是有助于神经功能的监测与评估,这尤其对一些心脑血管高危患者有利。Altun 最近报道了 1 例患者在颈部硬膜麻醉下实施 AABG 者。但部分患者可能需要转为全麻,Clausen 最近总结了 13 例颈丛区域神经阻滞下行 SCT 手术患者 4 例需转为全麻。

(1) 血压监测:由于双上肢动脉压常有较大差别,术中监测应选择血压测定高的一侧上肢(健侧)或测下肢血压。避免经患侧袖带测血压,因为它既不准确、又可能加重本已缺血的上肢肌肉损伤。分流手术时可能需要双侧桡动脉直接测压,以了解患侧肢体血供及手术效果。双侧脉搏氧监测有用。

(2) 麻醉管理重点:维持血流动力学稳定。既要避免血压过低而加重脑缺血,又要避免血压过高而增加血管张力、增加手术难度及出血。在关键手术步骤时可根据患者情况适当降低血压,但要注意此类患者存在脑与脊髓缺血及心脑血管自身调节功能丧失等基础病变,其能耐受的低血压水平有限。

(3) 加强脑与脊髓保护:维持血压与脑灌注是脑保护的最有效的措施,但颈动脉-锁骨下动脉分流术等手术可能需阻断颈动脉,应头部降温并控制颈动脉阻断时间,必要时应先行分流术改善脑与脊髓灌注。近红外线局部脑氧饱和度监测(rSO_2)对早期发现脑缺血有一定的作用。

(郑利民)

参考文献

[1] KARGIOTIS O,SIAHOS S,SAFOURIS A,et al. Subclavian steal syndrome with or without arterial stenosis:a review[J]. J Neuroimaging,2016,26:473-480.

[2] CWINN M,NAGPAL S,JETTY P. Subclavian steal syndrome without subclavian stenosis[J]. J Vasc Surg Cases Innov Tech,2017,3:129-131.

[3] CLAUSEN NH,BYHAHN C,SCHMITZ-RIXEN T,et al. Routine subclavian revascularisation employing regional anaesthesia. Zentralbl Chir,2014,139:e97-e102.

[4] ALTUN D,ÇıNAR Ö,ÖZKER E,et al. Successful anesthetic management in axillo-axillary bypass surgery. Agri,2017,29:137-140.

第三十四节　特发性肺动脉高压
（idiopathic pulmonary arterial hypertension）

麻醉管理所面临的主要问题

肺动脉高压

右心功能衰竭

【病名】

特发性肺动脉高压（idiopathic pulmonary arterial hypertension,IPAH），无别名。

【病理与临床】

1. 定义和临床分型　IPAH 是指一类无明确原因、以肺血管阻力进行性升高为主要临床特征的恶性肺血管疾病。肺动脉压力在静息状态下≥25mmHg，排除所有引起肺动脉高压的继发性因素。根据肺动脉高压最新临床分型（NICE 2013），IPAH 归属于第一类即动脉性病变引起的肺高压，以往原发性肺动脉高压中由于遗传因素引起的肺高压单独分类划入遗传性肺动脉高压，其他原因不明的肺动脉高压称为 IPAH。本病已列入国家卫健委等五部门公布的《第一批罕见病目录》。

2. 病理生理　正常情况下，肺循环是一个低压、低阻系统。特发性肺动脉高压的患者由于不明原因引起肺动脉内皮细胞、平滑肌细胞和离子通道的损伤，导致细胞内钙离子浓度升高、平滑肌细胞过度收缩、增殖、凋亡减弱等系列血管重构过程，引起肺血管闭塞，肺血管阻力增加。根据 WHO 2013 年有关肺高压的定义，为静息状态下经右心导管测得肺动脉平均压≥25mmHg 的肺循环压力升高综合征。特发性肺动脉高压以毛细血管前肺动脉压力升高、肺血管阻力进行性增高为主要特点，肺血管内皮细胞受损、肺小动脉重构、肺血管床数量减少，最终引发肺循环阻力持续升高、右心室肥厚进而发生右心功能衰竭，危及生命。早期临床症状不明显，随着疾病的进展，主要表现为肺动脉高压和右心功能衰竭，具体表现取决于病情的严重程度。常见的初始症状有：呼吸困难、疲乏、胸痛、眩晕、晕厥、心悸。本病多见于中青年，男女患病率之比为 1:2~1:3。

【麻醉管理】

1. 麻醉和手术风险评估　肺动脉高压和右心功能衰竭是 IPAH 患者围手术期管理面临的主要挑战，也是增加围手术期并发症患病率和死亡率的主要危险因素。

（1）肺动脉高压：IPAH 的患者，即使肺动脉压力轻度到中度升高，其围手术期并发症的发生率和死亡率都会显著增加。文献报道，肺高压患者行非心脏手术后，其围手术期并发症的发生率和死亡率为 2%~10%，行急诊手术时发生率和病死率更高。其他导致特发性肺高压患者围手术期死亡率增加的风险因素包括：升高的右房压（>7mmHg）、右心室肥厚、6 分钟步行距离缩短（≤339m）、肺栓塞病史、围手术期使用血管收缩剂、大手术和长时间手术（>3 小时）。IPAH 患者围手术期并发症包括急性右心功能不全引起的循环衰竭、心律失常、充血性心力衰竭、严重的低氧血症、呼吸衰竭、肾功能不全和脓毒症。此外，药物相关的并发症（例如抗凝剂和前列腺素类）可能增加外科手术出血的风险。

（2）右心功能衰竭：特发性肺动脉高压患者随着肺动脉压力的持续增高，右心室后负荷增加，右心室心肌组织肥厚耗氧增多，右冠状动脉供血减少导致心肌缺血心肌损伤，进而引起右室壁扩张和室壁张力增加，心肌的收缩功能受损，最终发展为右心功能衰竭。特发性肺动脉高压患者合并严重的右心室功能衰竭时，表现为氧依赖和右心容量超负荷的体征。

（3）该类患者合并右心功能不全，其围手术期并发症的发生率和死亡率的风险要远高于冠心病患者围手术期的风险。

（4）权衡麻醉手术风险和获益：IPAH 患者接受麻醉和手术时，并发症的发生率和死亡率显著增加。行肝移植的患者若合并肺动脉高压，死亡率升高与肺高压严重程度呈正相关，当平均肺动脉压力超过 50mmHg，死亡率高达 100%。相对于其他类型的肺动脉高压，特发性肺动脉高压患者的风险似乎更高。肺动脉高压患者的围手术期风险除了与右心室的代偿能力密切相关，还与外科手术创伤大小密切相关。此类患者需要充足的静脉回流来代偿右心后负荷的增加，若术中发生大出血，静脉回流减少，可引发致命性的低血压。另外，有些手术对 IPAH 患者而言意味着更高的风险，如关节置换术可因空气、骨髓和骨水泥引发肺栓塞，腹腔镜手术和肺叶切除术可并发高二氧化碳血症、肺不张。麻醉和手术的风险评估需权衡患者的功能储备和手术创伤的大小综合考虑。

2. 麻醉前准备与评估

（1）麻醉前访视：主要目的是评估患者肺动脉高压和肺血管可逆性变化的程度、是否合并右心功能衰竭、患者的一般状态及麻醉手术耐受性，是否还有可以继续改善的因素使患者达到麻醉和手术的最优状态，对于合并严重右心功能衰竭的患者，需进行多学科联合诊治，谨慎评估患者麻醉手术的风险和获益。2015 年欧洲心脏与呼吸学会指南推荐该类患者到具备多学科联合诊治能力的肺动脉高压专科中心就诊，最大化的降低患者围手术期的风险。

（2）术前治疗肺动脉高压的药物管理：确诊的 IPAH 患者如果术前一直使用控制肺高压的靶向药物和/或减轻右心功能衰竭的药物进行治疗，建议围手术期继续使用。治疗肺动脉高压的靶向药物包括前列环素通路受体激动剂（如依前列醇、依洛前列环素等）、内皮素受体拮抗剂（如波生坦）和一氧化氮-环鸟苷单磷酸增强剂（如特异性磷酸二酯酶-5 抑制剂西地那非）。围手术期短时间中断口服药物的使用，一般患者可以耐受；如果是经静脉或皮下注射应用，不应中断使用，并且应由肺动脉高压治疗团队的专科医师负责管理和指导；同时，麻醉医师应该熟悉治疗肺动脉高压靶向药物的药理作用和给药模式。

（3）术前治疗右心功能衰竭和/或左心衰竭的药物管理：IPAH 患者合并右心和/或左心功能衰竭时，多在术前长期使用治疗心衰的药物，包括 β 受体阻滞剂、血管紧张素转化酶抑制剂（ACE）、血管紧张素受体阻滞剂（ARB）、盐皮质激素受体阻滞剂和地高辛等。ACE 或 ARB 通常可以安全的应用于围手术期，但由于这两类药物作用时间长，为避免术中发生严重难治性低血压，有些麻醉医师倾向于术前停用，一些医师采用术前一晚服用最后一剂。

（4）控制诱发和/或加重肺高压和右心衰竭的因素，使患者于麻醉手术前达到最优状态。术前持续吸氧、治疗并存的肺部疾病（扩张支气管、抗炎、抗感染、呼吸支持治疗改善低氧、高碳酸血症等）、改变生活方式（如戒烟、锻炼），危重患者术前考虑应用主动脉球囊反搏（IABP）、右心辅助装置（RVAD）、左心辅助装置（LVAD）和体外膜肺（ECMO）等支持治疗。少数患者可能需要植入心律转复除颤器（ICD）和心脏再同步化治疗（CRT）处理恶性心动过缓、心动过速和改善心功能。麻醉医师要熟悉这些心内辅助装置的工作原理和对患者的影响。

（5）术前镇静剂的使用：术前适当的镇静镇痛可以减轻患者由于焦虑紧张引起的交感神经系统兴奋。但因为该类患者麻醉耐受性差，镇静和镇痛剂必须谨慎小量分次滴定使用，避免过度镇静患者发生通气不足，因为低氧和高碳酸可致肺动脉压力急剧升高诱发肺动脉高压危象。

3. 麻醉管理要点　合并肺动脉高压患者的围手术期成功管理，需遵循以下原则：

（1）准确评估肺高压及肺血管病变的可逆程度；

（2）权衡麻醉和手术的风险和获益，详细制定麻醉计划；

（3）选择适合安全的监测；

（4）加强围手术期肺功能保护；

（5）预防和避免可能因麻醉和手术因素引起/加重肺高压的因素，积极预防肺高压危象；

（6）预判并正确处理低血压；

（7）针对肺高压右心衰进行治疗。

4. 麻醉监测

（1）标准监测：所有患者都应该进行标准无创监测，包括连续 5 导联心电图（ECG）、脉搏氧饱和度（SpO$_2$）、间断的无创血压（NIBP）。心电图监测应包括 Ⅱ 和 V$_5$ 导联，监测 ST 段的变化以便及早发现心肌缺血和/或心律失常。此外，要重视吸入氧浓度（FiO$_2$）和呼末二氧化碳分压（P$_{ET}$CO$_2$）监测，避免低氧或高碳酸血症，监测和及时调整机械通气的相关参数避免气道压过高。

（2）动脉内置管：严重肺动脉高压和/或合并右心功能衰竭的患者，除非手术微小，推荐进行动脉内置管，并应该于麻醉诱导前进行。动脉内置管，可用于连续监测动脉血压，及时发现血压的变化；可以通过动脉压力波形计算每搏量变异评估患者的容量状态，或者连接无创装置（Vigileo 和 PiCCO）监测心输出量；此外，通过动脉内置管，可以间断监测动脉血气。

（3）中心静脉置管：对于复杂手术推荐进行中心静脉置管。中心静脉置管可用于输注血管活性药物（血管收缩剂、正性肌力药物、或者肺血管扩张剂）；可监测中心静脉压（CVP），连续监测中心静脉压的变化趋势，可以指导容量治疗，维持合适的前负荷。此外，CVP 突然升高，提示可能存在新发生的三尖瓣反流或原有的三尖瓣反流加重。

（4）肺动脉内置管：对于 IPAH 的患者，行肺动脉置管（PAC）的风险较高，要充分评估该监测的风险和获益。肺动脉内置管可以监测肺血管阻力（PVR）、肺动脉压力（PAP）、肺毛细血管楔压（PCWP）、心输出量（CO）和混合静脉氧饱和度（SvO$_2$）。通过这些监测指标有助于监测和管理肺动脉压力和/或心功能，有助于指导围手术期低血压的治疗。合并有解剖分流或三尖瓣反流的患者,用热稀释法测得的心输出量不准确,应采用 Fick 法。

（5）经食管超声（TEE）：术中经食管超声经常应用于 IPAH 的患者。通过 TEE,可以定性评估右心室的功能,通过面积变化分数（FAC）、右室射血分数（RVEF）和测量三尖瓣环收缩偏移（TAPSE）定量评估右心室的功能;同时可以定性评估左心室的功能,评估心脏瓣膜的病变,特别是三尖瓣和肺动脉瓣的功能;估测平均肺动脉压力（PAP）。此外,应用经食管超声监测,可以快速识别术中急性循环失代偿的病因（如严重的右室或左室功能不全、肺栓塞或者低血容量）。

5. 麻醉方法选择　麻醉方法的选择基于患者肺动脉高压和右心功能衰竭的程度和手术创伤的大小及时间的长短综合考虑。麻醉医师的经验对于成功管理该类患者至关重要。对于行小手术的特发性肺动脉高压的患者,可以采用外周神经阻滞和/或镇静监测麻醉。这种麻醉方法不容易引起显著的血流动力学变化,但需注意避免过度镇静。椎管内麻醉特别是腰麻,由于其外周血管扩张引起前负荷的明显降低和体循环压力的急剧降低,严重影响右心功能,对于一些特发性肺高压的患者禁忌。如果选择椎管内麻醉,硬膜外麻醉优于腰麻,硬膜外腔小量分次滴定给药,逐渐建立麻醉平面,同时加强容量和循环监测,可以避免剧烈的循环变化,满足手术的需求。目前已有许多医疗中心和团队将硬膜外麻醉成功用于合并肺高压的孕产妇行剖宫产手术。全身麻醉虽然可用于所有外科手术,但由于其对血流动力学和呼吸的影响大,在全麻诱导、维持和复苏过程中都需谨慎处理。

6. 麻醉诱导和维持　全麻诱导药物的选择基于药物对体肺血管阻力的影响,选择对循环影响尽量小作用时间短的药物,如依托咪酯、阿片类。特别要注意给药的速度和剂量,务必小量、分次、滴定给药。面罩通气、置入喉镜和气管插管过程中需充分的供氧和通气,务必避免低氧血症的发生。同时及时调整容量、备好血管活性药物,预判和准确处理可能发生的循环变化。麻醉维持避免使用氧化亚氮和氯胺酮,二者都增加肺血管阻力,吸入氧化亚氮也存在低氧血症的风险。

7. 术中麻醉管理

（1）呼吸管理：机械通气影响肺血管阻力。术中通气的策略应该维持充足的氧供同时避免肺泡过度扩张。避免低氧、高碳酸和酸中毒,这些因素会引起肺血管阻力的升高进而恶化右心功能。肺血管阻力与功能残气量（FRC）密切相关,无论功能残气量增加还是降低,均可引起肺血管阻力升高。通气参数的设定影响功能残气量和最大肺容量。全麻时功能残气量降低,可通过适度的 PEEP 使其恢复。然而,PEEP 过高可使功能残气量超过最佳值而引起肺血管阻力增加。潮气量过高时,肺泡间血管受压,也会引起肺血管阻力升高。因此,对特发性肺高压患者行机械通气时,应吸入高浓度氧气,采用适宜的潮气量、适当的呼吸频率和低水平的 PEEP（5~10cmH$_2$O）。

（2）容量管理：IPAH 患者由于肺血管阻力增大,右心室后负荷升高,进而右心室做功增加,右心输出量减少,相应的左心输出量也减少。基于以上病理生理学改变,在右心后负荷增高的情况下,前负荷在正常或稍高水平对维持心输出量至关重要。但如果前负荷过高,超过了右心的工作能力,可促使右心衰竭,加重血流动力学恶化。特发性肺动脉高压患者的右心对于容量负荷的承受范围很窄,因此维持一个合适的容量状态非常具有挑战,需特别谨慎。前负荷可通过 CVP 和 PCWP 来评估。对于严重肺高压患者,心输出量受右心功能的限制,前负荷主要取决于右房压力或中心静脉压（CVP）,因而,严重肺高压患者的容量管理应以中心静脉压为准,而不是肺动脉楔压。对于中度肺高压患者,心输出量随左右心室的功能而变化,这种情况下,同时监测中心静脉压和肺动脉楔压,并密切观察患者对输液的反应,是评估前负荷的最好方法。围手术期经食管超声(TEE)能持续监测左右心室的充盈状况及功能,有助于对容量的精确管理。

(3)肺动脉高压危象的处理:肺高压危象是由缺氧、肺栓塞、感染等诱发肺血管痉挛收缩,肺动脉压力急剧增高,达到或超过主动脉压,右心血排出受阻,导致重度低氧血症和低心排的临床危象状态,是导致 IPAH 患者死亡的重要原因。临床表现为肺动脉压力急剧升高,心率增快、血压下降、血氧饱和度下降,清醒的患者表现为烦躁不安。肺高压危象的预防比治疗更重要,尤其是高风险患者应充分镇静,在吸痰等刺激性操作前,先用纯氧过度通气,或预防性吸入一氧化氮可以显著降低发生的危险。一旦发生,在消除任何触发或加重因素的前提下,立即给予高浓度一氧化氮吸入,并充分镇静。必要和有条件的情况下,可以采用右心室辅助装置(RVAD)和体外膜肺(ECMO)治疗。

(4)肺动脉高压引起右心功能衰竭的治疗:肺动脉和肺血管阻力的增高不仅限制了右心排出量、增加了右心做功;右室舒张末压的增加也影响右心灌注,加大了氧供和氧耗的差异,导致肺高压右心衰的进展和恶性循环。右室舒张末压力的增加,使室间隔向左移位,左心充盈不足引起体循环低血压,进一步导致全心衰。肺高压右心衰的基本治疗包括提高吸入氧浓度改善缺氧;过度通气,保持 $PaCO_2$ 在 $30\sim35mmHg$,避免呼吸性酸中毒;纠正代谢性酸中毒;加强呼吸管理,避免肺通气/血流匹配失调;适当地镇静、镇痛,避免过度应激导致的儿茶酚胺释放;保温,避免寒战。

(5)肺高压右心衰的特殊处理

A. 包括维持和支持心肌收缩力、降低右室后负荷、增加右冠脉灌注压。儿茶酚胺类正性肌力药物(多巴酚丁胺、多巴胺、肾上腺素等)和双吡啶衍类磷酸二酯酶抑制剂(米力农)可以维持和增强右室和左室的心肌收缩力,其效力与剂量呈正相关。多巴酚丁胺和米力农在增强右室心肌收缩力的同时,都具有肺血管扩张作用,尤其适合肺高压右心衰的早期治疗。但二者对体循环血管也有扩张作用,因此临床上常联合应用血管收缩剂和血管加压素,维持足够的体循环压力以保证冠状动脉的灌注压。肾上腺素具有强大的正性肌力作用和支持体循环的效力,但同时会增 PVR,引起心动过速和药物性心律失常,增加心肌氧耗部分抵消了其获益。在处理严重的难治性心源性休克时首先肾上腺素。此外,钙增敏剂如左西孟旦,可以增加心肌对钙离子的敏感性,增强心肌收缩力,但这类药物同时开放血管平滑肌的三磷腺苷通道引起血管扩张。左西孟旦在某些国家常用于围手术期治疗肺动脉高压和右心衰竭,但目前尚缺乏临床证据证实其作用。

B. 降低右室后负荷主要是应用血管扩张药。特发性肺高压时肺血管功能发生改变,肾上腺素受体中的 α_1 受体增加,敏感性增高;β_2 受体减少;血管内皮源性舒张因子合成减少,对血管内皮源性舒张因子敏感性减低;同时,血管内皮源性收缩因子合成增加,对血管内皮源性收缩因子清除力降低,致使内皮素-1、血管紧张素 II、血栓素 A_2 和超氧阴离子增加。特发性肺高压右心衰时降低右心后负荷的血管扩张药包括酚妥拉明、特异性磷酸二酯酶 V 抑制剂西地那非,双重内皮素受体拮抗剂波生坦,前列环素及其类似物前列环素(PGI_2 持续输注、伊洛前列素吸入)和前列腺素 E_1(PGE_1 持续输注)。静脉使用血管扩张药物因为缺乏肺血管选择性,降低肺动脉压的同时引起体循环血管扩张致低血压,使冠脉灌注减少,加重右心衰竭;此外,恶化通气血流比例失调,加重低氧血症。因此,推荐吸入用药,选择性作用于肺血管,减少对体循环压力的影响。

　　C. 缩血管药物如去氧肾上腺素、去甲肾上腺素和血管加压素等是提高右冠状动脉灌注压的一线药物。该类药物在提高 SVR 升高血压的同时也会升高 PVR。去甲肾上腺素和血管加压素对 PVR/SVR 比值的降低效力优于去氧肾上腺素。小剂量的血管加压素持续输注可以降低肺血管阻力(PVR),该作用是通过肺血管内皮释放一氧化氮和激活血管平滑肌 V$_2$ 受体实现的。然而,其剂量依赖性的冠状动脉收缩作用可能导致或恶化右室心肌缺血,从而加重右心功能的恶化。因此,肺高压合并右心衰的患者,血管加压素通常使用小剂量(0.03 ~ 0.07u/min)。

　　D. IPAH 发生右心功能衰竭时往往需要联合应用血管活性药物。经中心静脉使用支持心肌收缩力药物,经肺动脉使用酚妥拉明、前列环素扩张肺动脉,用血管加压素或去甲肾上腺素维持外周血管张力和保持冠脉血供,改善右心功能。严重的肺高压患者需吸入一氧化氮或前列环素降低肺血管阻力。

　　8. 麻醉恢复和苏醒　　麻醉复苏阶段容易发生血流动力学和呼吸不稳定。因此,平稳的苏醒对于特发性肺高压患者安全度过围手术期至关重要。该阶段的管理目标是充足的镇痛避免交感兴奋和右心后负荷的增加、充足的供氧和通气避免缺氧和高碳酸血症。同时加强保温,避免低温引起寒战增加心肌氧耗。

(张　英)

参考文献

[1] HOEPER MM,BOGAARD HJ,CONDLIFFE R,et al. Definitions and diagnosis of pulmonary hypertension[J]. J Am Coll Cardiol,2013,62:D42.

[2] TUDER RM,ARCHER SL,DORFMÜLLER P,et al. Relevant issues in the pathology and pathobiology of pulmonary hypertension[J]. J Am Coll Cardiol,2013,62:D4-D12.

[3] PILKINGTON SA,TABOADA D,MARTINEZ G. Pulmonary hypertension and its management in patients undergoing non-cardiac surgery[J]. Anaesthesia,2015,70:56.

[4] THUNBERG CA,MOROZOWICH ST,RAMAKRISHNA H. Inhaled therapy for the management of perioperative pulmonary hypertension[J]. Ann Card Anaesth,2015,18:394.

[5] ESKESEN TG,WETTERSLEV M,PERNER A. Systematic review including re-analyses of 1148 individual data sets of central venous pressure as a predictor of fluid responsiveness[J]. Intensive Care Med,2016,42:324.

[6] COWIE B,KLUGER R. Oesophageal or transgastric views for estimating mean pulmonary artery pressure with transoesophageal echocardiography:A prospective observational study[J]. Eur J Anaesthesiol,2018,35:349.

[7] DAS BP,SINGH AP,SINGH RB. Emergency corrective surgery of congenital diaphragmatic hernia with pulmonary hypertension:prolonged use of dexmedetomidine as a pharmacologic adjunct[J]. Anesth Pain Med,2016,6:e31880.

[8] BRUNNER N,DE JESUS PEREZ VA,RICHTER A,et al. Perioperative pharmacological management of pulmonary hypertensive crisis during congenital heart surgery[J]. Pulm Circ,2014,4:10-24.

[9] CRYSTAL GJ,PAGEL PS. Right ventricular perfusion:physiology and clinical implications[J]. Anesthesiology,2018,128:202.

[10] ISHIHARA S,GAYAT E,SATO N,et al. Similar hemodynamic decongestion with vasodilators and inotropes:systematic review,meta-analysis,and meta-regression of 35 studies on acute heart failure[J]. Clin Res Cardiol,2016,105:971.

[11] CURRIGAN DA,HUGHES RJ,WRIGHT CE,et al. Vasoconstrictor responses to vasopressor agents in human pulmonary and radial arteries:an in vitro study[J]. Anesthesiology,2014,121:930.

第三十五节　Williams 综合征
（Williams syndrome）

> **麻醉管理所面临的主要问题**
>
> 合并主动脉瓣上狭窄及其他心血管畸形
>
> 围手术期心脏骤停风险高
>
> 合并神经精神、内分泌、骨骼等全身多器官病变与畸形
>
> 可能为困难气道

【病名】

Williams 综合征（Williams syndrome，WS），译名威廉姆斯综合征。又称 Williams-Beuren 综合征（Williams-Beuren syndrome，WBS）、Beuren 综合征（Beuren syndrome）、小妖精脸综合征、小精灵面容综合征（Elfin facies syndrome）、Williams 小精灵面容综合征（Williams Elfin facies syndrome）、小精灵脸并高钙血症（Elfin facies with hypercalcemia）、高钙血症-主动脉瓣上狭窄综合征（hypercalcemia-supravalvar aortic stenosis syndrome）、主动脉瓣上狭窄综合征（supravalvar aortic stenosis syndrome）、婴儿高钙血症综合征（infantile hypercalcemia syndrome）等。

【病理与临床】

1. 本病是一种以特殊面容、行为和认知异常、心血管畸形等为主要临床特征的常染色体显性遗传性神经发育障碍性疾病，1961 年由 Williams 首次报道。患病率约为 1:7 500～1:10 000 万。其病因是由于染色体 7q11.23 区域微缺失所导致，缺失范围 1.55～1.84Mb。该区域中包括 26～28 个基因，其中 CLIP2、ELN、GTF2I、GTF2IRD1 和 LIMK1 基因缺失可能是造成本病临床特征的原因，如：ELN 基因缺失与结缔组织异常和心血管疾病（特别是主动脉瓣上狭窄）有关，CLIP2、GTF2I、GTF2IRD1、LIMK1 等基因的缺失可能有助于解释本病患者视觉空间辩识困难、独特的行为特征和其他认知障碍，GTF2IRD1 基因缺失可能与面部特征有关。NCF1 基因与患高血压的风险有关，NCF1 基因被删除时患高血压的风险降低，因此其缺失似乎是一种保护因子。没有删除 NCF1 基因的本病患者患高血压的风险增加。其他基因与本病体征和症状之间的关系尚不清楚。本病已列入国家卫健委等五部门公布的《第一批罕见病目录》。

2. 临床表现　特殊面容、行为和认知异常、心血管异常等多器官与多系统异常。

（1）特殊面容：睑裂短、内眦赘皮、眼周水肿，面中部发育不良、鼻梁低平、面颊饱满、厚唇、人中长、口大常张开、牙齿畸形或咬合不正、排列稀松。随年龄增长，面容特征渐不显著。

（2）行为和认知异常：运动发育迟缓或轻、中度智能发育迟滞。绘画等视觉空间困难，但在口语、音乐和重复学习任务方面表现出色。性格外向、富有魅力。可能还有注意力缺陷障碍（ADD）、焦虑和恐惧症。

（3）心血管系统：约80%的 WS 患者合并心血管畸形，其中主动脉瓣上狭窄（SVAS）的发生率最高达64%，其次是肺动脉瓣狭窄、主动脉缩窄、二尖瓣脱垂和动脉导管未闭等。

（4）内分泌系统：新生儿期一过性高钙血症。糖尿病、亚临床甲状腺功能减退和性早

熟等。

（5）消化系统：婴儿吸吮力弱、吞咽不协调、易呛、易呕吐、喂养困难、便秘等。

（6）神经系统：协调障碍、反射亢进、斜视、眼球震颤、对声音过度敏感或神经性耳聋等。

（7）结缔组织异常：声音嘶哑、腹股沟斜疝、脐疝、关节松弛、皮肤柔软等。

（8）其他：肾衰竭、肾盂积水、肾结石、膀胱憩室、排尿障碍、尿路感染、隐睾、尿道下裂、脊柱侧弯及关节挛缩等。

3. 诊断　根据临床表现及荧光原位杂交（FISH）法检测包括弹性蛋白基因（*ELN*）在内的 Williams 综合征高危区域（WSCR）7q11. 23 上的连续基因缺失。

【麻醉管理】

1. 麻醉前管理

（1）本病是一种涉及心血管、结缔组织、中枢神经系统等多个器官与系统的全身性疾病，患儿可能需要进行多次外科手术治疗，如：修复心血管畸形、腹壁多发疝及耳鼻喉科手术等。麻醉前应对全身状况进行详细检查与评估。除后述的心血管评估外，重点应关注高钙血症及包括甲状腺功能减退在内的内分泌功能。应常规行甲状腺功能评估并进行恰当的替代治疗。高钙血症者不仅可影响心、肾功能，还对肌松药效果有影响。文献报道，高钙血症可减弱非去极化肌松药的作用，也有报道认为在慢性高钙血症时，因其突触后膜稳定作用及细胞内外钙离子电压差减小、突触前乙酰胆碱释放减少、可增加肌松作用等。此外，由于行为认知功能障碍，患者可能不合作，麻醉前应充分镇静。

（2）心搏骤停且难以复苏是本病麻醉手术过程中常见的并发症，它与合并的心血管病变有关。Collins 报道了一组 293 例 WS 患者，其猝死率为 1/1 000，比同龄人群高出 25～100 倍。而麻醉和镇静可显著增加 WS 患者发生心搏骤停等不良事件发生率。Lucena 报道了 1 例三岁男童在麻醉诱导时心搏骤停，Gupta 报道了 1 例在麻醉下 CT 造影检查中猝死的 5 岁患儿。Olsen 回顾了 1974 年 7 月～2009 年 11 月在南澳大利亚妇儿医院接受麻醉的 29 例患者、共计进行了 108 次麻醉，有 12 例发生与心脏相关并发症，其中 2 例心搏骤停，1 例在术后 24 小时内死亡，另一名患者幸存。即使在大名鼎鼎的波士顿儿童医院亦是如此，该院 Brown 医师回顾了 2012～2016 年期间 75 例患者、共计接受了 202 次非心脏手术和 107 次心脏手术，其中接受了 187 次全身麻醉（92.6%），有两例发生心搏骤停，其中 1 例在体外生命支持下复苏。本病麻醉手术风险高、其麻醉管理具有相当大的挑战性。麻醉前需进行充分的检查与评估，并制定相应的麻醉管理方案，目前已有多个 WS 镇静和麻醉风险评估和管理指南［如：Burch 等（2008 年），Matisoff 等（2015 年），Latham 等（2016 年）］，最近 Collins 提出了一个 WS 麻醉管理风险分层管理系统，它们的重点都是关注心血管病变与畸形。WS 的心血管病变主要为弹力蛋白动脉病（Elastin arteriopathy），约见于 75%～80% 的患者，可能影响任何动脉。其中，最常见的动脉病变是主动脉瓣上狭窄（Supravalvar aortic stenosis，SVAS）、周围型肺动脉狭窄（Peripheral pulmonic stenosis，PPS）。SVAS 可为间断的沙漏型狭窄或弥漫性狭窄，导致左室压升高、心肌肥厚和心力衰竭，且随着时间的推移进行性恶化，尤其是在 5 岁前。也合并主动脉中段狭窄、包括胸腹主动脉弥漫性狭窄。PPS 在婴儿期也很常见，但通常随着年龄的增长而改善。合并 SVAS 和 PPS（双室流出道梗阻）者可能发展为双室肥厚和肺动脉血压，心肌缺血、心律失常和猝死风险增加。冠状动脉狭窄也与本病猝死有关。13.6% 的 WS 患者有 QT 间期延长，40%～50% 的患者合并高血压，它可为原发或继发于肾动脉狭窄；此外，还有二尖瓣脱垂、主动脉瓣关闭不全，肠系膜动脉狭窄可能导致腹痛，神经血管可能导致卒中等。Brown 认为术前制订适当的麻醉管理计划和血流动力学管理目标可降低风险。

2. 气道管理 WS 患者气道困难是由面部特征决定的。由于结缔组织病变与骨骼发育不全导致小颌畸形和下颌后缩,患者可能属困难气道者,应按困难气道处理。Kanaya 报道了 1 例 26 岁女性患者,小颌畸形、下颌后缩和 Mallampati 分级Ⅲ级,但无面罩通气与插管困难。Kato 报道了 2 例患者,采用不同的气管插管方法。其中 1 例 35 岁女性患者,小颌畸形、下颌后缩和 Mallampati 分级Ⅲ级,麻醉诱导后面罩通气困难,直接喉镜检查为 Cormack Ⅳ级,幸运地在 Mallinckrodt 直接喉镜盲探下插管成功;另 1 例为 71 岁女性患者,小下颌、下颌轻微后缩、巨舌、Mallampati 分级Ⅳ级,根据第一例患者的经验,作者顺利地在局麻、清醒状态下纤维支气管镜引导下成功插管。

3. 主动脉瓣上狭窄(SVAS) 本病主要心血管病变。其病理特征为左心室后负荷进行性增加、左心室肥厚扩张导致心肌缺血与左心衰竭,可同时合并冠状动脉扭曲扩张与狭窄、冠状动脉低灌注,引起心内膜下缺血、低心排、心律失常,它是引起猝死的主要原因。SVAS 通常采取在全麻、中浅低温体外循环下手术。关于它们的麻醉管理请见相关专著。其血流动力学管理目标是:维持较低的外周血管阻力与较慢的心率,避免体循环阻力升高、心率过快增加心室后负荷与心肌氧耗,又要避免血压过低导致冠脉灌注减少。

4. 与恶性高热的关系 既往有文献报道本病患者用氟烷与琥珀胆碱诱导时出现咬肌强直,亦有全身麻醉后出现疑似恶性高热的个案报道(使用药物不明)。但近几年的所有文献报道均不提示本病属恶性高热高危者,七氟烷、异氟烷等安全用于本病患者也有大量的报道。由于本病患者常合并有脊柱畸形、肌张力异常等恶性高热易感因素,且一些先天性疾病存在重叠现象,对疑似患者应加强体温监测,尽量避免可能诱发恶性高热药物。

（马星钢 姚翠翠 郑利民）

参考文献

[1] BROWN ML,NASR VG,TOOHEY R,et al. Williams syndrome and anesthesia for non-cardiac surgery:high risk can be mitigated with appropriate planning[J]. Pediatr Cardiol,2018,39:1123-1128.

[2] LUCENA DELGADO J,SANABRIA CARRETERO P,DURÁN LA FUENTE P,et al. Cardiac arrest related to anaesthesia in Williams-Beuren syndrome[J]. Rev Esp Anestesiol Reanim,2018,65:234-237.

[3] GUPTA P,TOBIAS JD,GOYAL S,et al. Sudden cardiac death under anesthesia in pediatric patient with Williams syndrome:a case report and review of literature[J]. Ann Card Anaesth,2010,13:44-48.

[4] COLLINS II RT,COLLINS MG,SCHMITZ ML,et al. Peri-procedural risk stratification and management of patients with Williams syndrome[J]. Congenit Heart Dis,2017,12:133-142.

[5] OLSEN M,FAHY CJ,COSTI DA,et al. Anaesthesia-related haemodynamic complications in Williams syndrome patients:a review of one institution's experience[J]. Anaesth Intensive Care,2014,42:619-624.

[6] KANAYA A,YASUDA T,KOJIMA A. Airway management in a patient with Williams syndrome[J]. Masui,2011,60:1176-1179.

[7] KATO S,MIZUNO J,INO K,et al. Tracheal intubation in patients with Williams syndrome[J]. Masui,2010,59:632-634.

第三十六节　弯刀综合征
（scimitar syndrome）

> **麻醉管理所面临的主要问题**
>
> 左向右分流,心脏前负荷增加
>
> 肺动脉高压
>
> 常合并右肺发育不良及其他先天性心脏畸形
>
> 易反复发生右肺感染
>
> 右肺异常滋养动脉,可能意外损伤而出血

【病名】

弯刀综合征（scimitar syndrome）,又称肺叶静脉综合征（pulmonary venolobar syndrome）、Halasz 综合征（Halasz syndrome）、镜像肺综合征（mirror-image lung syndrome）、肺发育不全综合征（hypogenetic lung syndrome）、气管分叉部右肺动脉综合征（epibronchial right pulmonary artery syndrome）、腔静脉支气管血管综合征（venacava bronchovascular syndrome）等。

【病理与临床】

1. 本病是一种以右肺静脉异常引流至下腔静脉（IVC）为主要病理解剖学特征的罕见先天性心脏病,它也可能与右肺发育不全、心血管畸形、右肺系统部分动脉供应异常有关。它属于部分肺静脉异位引流（partial anomalous pulmonary venous return,PAPVR）。1836 年 George Cooper 在解剖一个年龄为 10 个月的婴儿时首次发现本病。其患病率约为每 10 万活产 1~3 例,占所有先天性心脏病的 0.5%~1.0%,但由于部分患者无症状,其患病率可能被低估。其病因尚不清楚,可能与胚胎发育早期肺芽发育障碍有关。

2. 解剖学特征　右肺的大部或全部肺静脉形成异常肺静脉,经右侧肺门前或后方,在右心房与下腔静脉交界处引流入下腔静脉,其入口多位于肝静脉入下腔静脉开口处偏上,可在膈上或膈下。异常引流的肺静脉在胸片上表现为右心边界附近的一个曲线阴影,类似土耳其弯刀,该静脉被形象地称为"弯刀静脉（scimitar vein）",本病亦被称为弯刀综合征。弯刀静脉引流的肺静脉血多为氧合动脉血,异常引流入下腔静脉后形成左向右分流,大量分流可使心脏前负荷增加,严重者可引起心衰。此外,患者还常合并右肺发育不良、"马蹄肺",可伴支气管畸形,这些肺组织可正常通气或如肺隔离症样无通气。大多患者伴有右位心及心脏异常,如:房间隔缺损（80%）、动脉导管未闭（75%）、室间隔缺损（30%）、肺静脉狭窄（20%）等。患儿常合并肺动脉高压,尤其是婴儿型者,其原因与右肺血管床减少、右肺动脉发育不良、弯刀静脉狭窄、心内分流等有关。可有异常体动脉供养右肺,多为右下肺,这些异常动脉多起源于胸主动脉下段或腹主动脉,它们穿过膈肌进入下肺韧带。

3. 临床表现与诊断　轻症患者早期可无症状,部分患者终生无症状,重症者婴儿期即出现心衰表现,它是预后不良的征象。也可见反复呼吸道感染、乏力、呼吸困难等,晚期则为充血性心衰表现,部分病例有发育异常。肺动脉高压是婴幼儿和年龄较大患者的常见临床问题。胸部放射学检查示弯刀样静脉影、右肺体积小、纵隔右移,可见右位心。支气管造影有助于明确支气管的分布及其结构,主动脉造影可见异常体动脉供养右肺,心导管检查可确诊。3DCT-

VR 和多平面重建可避免导管检查的痛苦。临床上分为三型：Ⅰ型为右肺发育不全、且有异常体动脉向右肺供血；Ⅱ型为仅有右肺发育不全，无异常体动脉向右肺供血；Ⅲ型为无右肺发育不全及且有异常体动脉向右肺供血。Dupuis 等（1992 年）将本病分为婴儿期有症状及肺动脉高压的婴儿型、以婴儿期无症状为特征的成年型及合并其他先天性心脏畸形者。

【麻醉管理】

1. 除分流量小、无明显临床症状者外，本病一经诊断，应立即行手术治疗。手术多在体外循环下实施，其方式是将异常引流的静脉转移至左房，同时修复其他心脏畸形，关于其术式与手术指征请见相关专著。近年对一些有适应证的轻症患者也采用在心导管下封堵或栓塞治疗。本病基本病理改变的程度取决于左向右分流量、肺动脉压力、肺发育不良的程度及合并的其他心脏畸形等。术前应明确合并心脏畸形，并对呼吸循环功能进行仔细评估，在此基础上制订相应的麻醉管理方案。术应尽量纠正循环、呼吸及代谢紊乱，控制心力衰竭、改善肺动脉高压。由于肺发育不全、异常肺动脉供血、支气管异常，患者容易出现气管分泌物贮留、肺部感染，甚至咯血，术前要注意控制肺部感染与改善呼吸功能。

2. 目前有关本病麻醉管理的报道较少。Hendrie 报道了 1 例足月妊娠、在硬膜外镇痛下安全分娩的患者。麻醉管理要点是避免增加容量负荷、避免加重或诱发肺动脉高压、避免抑制心肌收缩力、避免各种不良应激反应等。这些措施包括：麻醉中加强循环与呼吸的管理与监测、控制输液量、维持内环境的稳定、维持适当的麻醉深度、保证良好的镇痛与镇静、适当过度通气及吸入高浓度氧等。

3. 由于可能有起源于胸主动脉下段或腹主动脉的异常体动脉滋养血管供应右肺，它们穿过膈肌进入下肺韧带，走行路径较长而易被忽视。与肺隔离症一样，在进行腹部其他外科手术时可能意外损伤这些血管而引起大出血，甚至休克（见"肺隔离症"）。

（周纳武　马星钢　郑利民）

参考文献

[1] KAHROM M,KAHROM H. Scimitar syndrome and evolution of managements[J]. Pan Afr Med J,2009,3:20.

[2] TOSUN A,LEBLEBISATAN S. Congenital pseudohorseshoe lung associated with scimitar syndrome[J]. Iran J Radiol,2012,9:99-102.

[3] YAMAKAWA H,SHIMIZU K,MICHIMOTO K,et al. Transcatheter embolization for hemoptysis associated with anomalous systemic artery in a patient with scimitar syndrome[J]. Springerplus,2015,4:422.

[4] HENDRIE MA,MATHUR D. Scimitar syndrome in pregnancy[J]. Indian J Anaesth,2014,58:208-210.

第三十七节　心脏综合征 X
（cardiac syndrome X）

麻醉管理所面临的主要问题

可能合并其他器质性疾病

冠状动脉贮备功能减退

潜在左室功能低下

【病名】

心脏综合征 X（cardiac syndrome X，CSX），又称微血管性心绞痛（microvascular angina）、冠状动脉造影正常的心绞痛综合征、Gkrlin 综合征等。

【病理与临床】

1. 本病是一种心绞痛样胸部不适、运动时 ST 段压低、血管造影时心外膜冠状动脉正常为特征的冠状动脉疾病。其发病机制尚不完全清楚，目前多认为目前可能与以下因素有关：

（1）冠状动脉微小分支病变或功能障碍导致冠状动脉血流储备减少、心肌供血不足可能是主要原因。Cannon 等将 CSX 称为微血管心绞痛。冠状动脉异常包括：造影时不能显示微小冠状动脉痉挛、微小冠状动脉疾病、小冠状动脉舒缩功能障碍、冠状动脉微栓等。其原因有：糖尿病或胰岛素抵抗、胶原病、炎症等致冠状动脉内皮功能障碍，肾上腺素活性增加，雌激素缺乏和自主神经功能障碍等。

（2）其他：血红蛋白异常（血红蛋白与氧的亲和力增加）、血小板功能障碍、心肌细胞异常（如：氧利用、氧扩散障碍及代谢异常）等。

2. 本病在女性中很普遍，尤其绝经期前后的女性。其预后较好，很少发生心肌梗死或急性冠状动脉综合征。

3. 治疗　包括生活方式的改变、抗心绞痛、抗动脉粥样硬化和抗心肌缺血药物。非药物治疗包括：行为认知疗法、心脏体外反搏、神经刺激和星状神经节切除术等。

【麻醉管理】

1. 麻醉前检查首先要注意排查患者可能有多种潜在的其他器质性疾病。CSX 并非完全是良性病变，它与心血管贮备功能下降及生活质量低下有关，其引起的胸痛可能是一个重大的临床问题，部分患者对心肌疼痛异常敏感、可能同时合并紧张、焦虑、多疑等精神障碍，甚至致残。还应注意患者可能服用了多种抗心绞痛药物。术前应适当镇静。

2. 目前有关本病麻醉的临床报道较少，Kloub 报道了 1 例在硬膜外镇痛下分娩的 38 岁产妇，经过顺利。本病患者冠脉血流贮备功能较正常人差，运动负荷试验时左室收缩力低于正常人群、存在有潜在的左室功能低下问题。在麻醉期间应维持血流动力学稳定及心肌氧供需平衡。

（郑利民）

参考文献

［1］ AGRAWAL S，MEHTA PK，BAIREY MERZ CN. Cardiac syndrome X：update 2014［J］. Cardiol Clin，2014，32：463-478.

［2］ KLOUB R. The obstetric anesthetic management of cardiac syndrome X［J］. Middle East J Anaesthesiol，2002，16：543-550.

第三十八节　先天性 Valsalva 窦瘤
（congenital aneurysm of sinus of valsalva）

麻醉管理所面临的主要问题

Valsalva 窦瘤破裂

无症状的 Valsalva 窦瘤被漏诊

急性心衰

【病名】

先天性 Valsalva 窦瘤(congenital aneurysm of sinus of valsalva,CASA),又称先天性主动脉窦瘤、主动脉窦动脉瘤、Hrerrmann 综合征(Hrerrmann syndromen)、Patit 窦动脉瘤等。

【病理与临床】

1. CASA 是一种少见的先天性心脏病。据报道患病率在东方国家高于西方国家,我国患病率占先天性心脏病的 1%~2%。CASA 常呈风兜状,窦瘤破裂多发生在右冠动脉瓣窦,次之为无冠动脉瓣窦,左冠动脉瓣窦则很少见。由于解剖学上的关系右冠动脉瓣窦动脉瘤多破入右心室腔(约占 70%),少数破入右心房腔,而无冠动脉瓣窦动脉瘤多数破入右心房腔(约占70%),少数破入右心室腔。

2. 病因　在胚胎发育过程中,由于主动脉瓣窦的基部发育不全,窦壁中层弹性纤维和肌肉组织薄弱或缺失,使主动脉壁中层与主动脉瓣纤维环之间缺乏连续性,造成主动脉瓣窦的基底部薄弱点,出生后主动脉血流压力将主动脉瓣窦的薄弱区逐渐外推膨出形成主动脉瘤样突出。最后在伴有或不伴有体力劳动或外伤的情况下发生破裂,即形成主动脉窦动脉瘤破裂。

3. 病理生理　CASA 破裂后通常破裂入右侧低压心腔,血液从高压的主动脉分流入低压的右心室腔,产生大量的左向右分流,肺循环血流量增多,右心室负荷加重,导致右心室扩大、肺动脉高压和右心衰竭;主动脉瓣窦动脉瘤破入右心房腔则使右心房压力明显增加,右心房明显扩大,上、下腔静脉血液回流受阻,出现右心衰竭症状;主动脉瓣窦动脉瘤破裂入心包腔则产生急性心脏压塞引起死亡。本病病程进展随着破口大小而异。破口越大,左向右分流量越多,则症状出现早,病情进展快。主动脉瓣窦动脉瘤常可合并其他心脏畸形,其中最常见的为室间隔缺损(约占 40%~50%),这样更加重左右心室的负荷。亦常伴有主动脉瓣关闭不全、肺动脉口狭窄、主动脉缩窄和动脉导管未闭等。有时未破裂的 CASA 有轻微瓣膜活动障碍或压迫冠状动脉、传导系统而引起血流动力学改变。

4. 临床表现　未破裂的 CASA 多无症状,破裂后出现症状。其症状取决于分流的大小与位置。少数患者由于破口小,仅有小量左向右分流,很长时间内患者可无自觉症状,这些患者常因心脏杂音而偶然发现,通过超声心动图、右心导管检查及主动脉造影而诊断。多在 10~50岁破裂;男性多见。约 40%有突发心前区疼痛史,常于剧烈活动时发生,随即出现心悸、气急,可迅速恶化至心力衰竭。较多的患者发病缓慢,劳累后气急、心悸、乏力等逐渐加重,以致丧失活动能力。

5. 手术治疗　低温体外循环下行手术治疗,根据动脉窦瘤破入心腔的部位,手术修补的方法和合并畸形存在等情况可以采用右房切口、右室切口、主动脉根部切口等不同切口,合并室缺较大的(直径 1.0cm 以上)要用补片修补,合并主动脉瓣重度关闭不全者应行人造瓣膜替换。

【麻醉管理】

1. 术前评估　破裂和未破裂的 CASA 的临床表现差别很大,从无症状的心脏杂音和隐匿进行性的呼吸困难到急性胸痛、气促,甚至心搏骤停;对于可疑的 CASA 一定要明确诊断,术前可通过心导管检查、磁共振成像、超声心动图及计算机 X 线断层扫描等相关临床技术,明确诊断及病变解剖关系,以防术前对窦瘤本身及并发症的漏诊。凡确诊为 CASA 患者,无论破裂与否,均应尽早行手术。术前检查重点应注意动脉瘤破口的大小、破入部位、术前心功能、是否合并其他心脏畸形,应用洋地黄及利尿剂治疗情况、电解质、出凝血时间等。与其他先天性心脏病同样,应遵守无菌操作原则及预防性应用抗生素,预防感染性心内膜炎。

2. 麻醉管理原则　选择对心血管功能抑制轻的药物和方法,诱导力求平稳,避免呛咳和血压剧烈波动,血压过高,可加大破口,使反流增加;血压过低,可使舒张压下降,冠脉血流进一步减少。对动脉瘤破裂尚未发生心衰者,在保证血流动力学稳定的情况下,适当加深麻醉,控制性降压,以避免破口扩大;对于破裂合并右心衰者,原则上应适当限制前负荷、降低后负荷、强心利尿。与主动脉瓣关闭不全相似,主动脉窦瘤破裂后其舒张压显著降低,造成心肌灌注不足,术中应加强心肌保护。

3. 食管超声　术中经食管超声监测有助于判断开放循环后心肌收缩力、窦瘤修补及主动脉瓣的情况,发现有瓣膜成形效果不良者,应再次行瓣膜成形或瓣膜置换术。

（吴新海）

参考文献

［1］ DIVAKAR SR,SINGH C,VERMA CM,et al. Cesarean section under epidural anesthesia in a documented case of ruptured aneurysm of the sinus of valsalva［J］. J Anaesthesiol Clin Pharmacol,2015,31:119-122.

［2］ TONG S,ZHONG L,LIU J,et al. The immediate and follow-up results of transcatheter occlusion of the ruptured sinus of Valsalva aneurysm with duct occluder［J］. J Invasive Cardiol,2014,26:55-59.

第三十九节　心脏肿瘤
（cardiac tumor）

麻醉管理所面临的主要问题

可能合并心律失常、心室流出道阻塞、瓣膜病变症状、栓塞、心功能衰竭等
注意术前未发现的心脏肿瘤
注意是否合并其他全身性病变

【病名】

心脏肿瘤(cardiac tumor),无别名。

【病理与临床】

1. 心脏肿瘤是一种少见的疾病。指发生在心腔或心肌内的良性或恶性肿瘤,分为原发性和继发性两大类。关于其患病率,各研究报道不尽相同,其中原发性心脏肿瘤的尸检患病率约为 0.17%～0.19%,继发性心脏肿瘤的患病率大约是原发性心脏肿瘤的 20～40 倍。原发性心脏肿瘤中约 75% 为良性肿瘤,其余 25% 为恶性肿瘤;良性心脏肿瘤中黏液瘤最常见,占良性心脏肿瘤的 50%;其他常见良性心脏肿瘤包括:脂肪瘤、乳头状纤维弹性瘤及横纹肌瘤等;恶性心脏肿瘤以肉瘤最常见,约占恶性心脏肿瘤的 75%。目前良性心脏肿瘤的患者手术治疗效果确切,左房黏液瘤手术治疗手术死亡率低于 5%,但恶性心脏肿瘤的治疗仍然是挑战。良性原发性心脏肿瘤一旦确诊,应立即手术治疗。

2. 临床表现　与肿瘤在心脏中的位置、大小、活动度、性质等有关。位于心室流出道附近者,有引起流出道梗阻的危险及瓣膜功能障碍;位于心室壁内者,易发生心衰;肿瘤刺激传导系统可引起各种心律失常;肿瘤脱落可引起栓塞等。

（1）黏液瘤:在原发性心脏肿瘤中最常见,多见于 30～60 岁成人,绝大部分为单发,极少

多发,75%位于左心房,大多起源于房间隔卵圆窝边缘,也可起源于心脏瓣膜、肺动静脉以及腔静脉等。右室黏液瘤多起自心室游离壁,左室黏液瘤多起自乳头肌近端。黏液瘤主要表现为梗阻症状,左房黏液瘤表现为体位性的呼吸困难以及因左房压和腔静脉压力增高引起的心衰表现,右房黏液瘤主要表现为肝大、腹水、双下肢水肿等有心衰竭的表现,左室黏液瘤产生主动脉瓣狭窄的表现,右室黏液瘤主要表现为右室流出道梗阻。黏液瘤第二大表现是栓塞,发生率大约为30%~40%,且约半数累及中枢神经系统。

（2）乳头状弹性纤维瘤:多见于成人,典型乳头状弹性纤维瘤起自心脏瓣膜,主要表现为流出道梗阻、脑栓塞。

（3）横纹肌瘤:儿童中最常见的心脏肿瘤,它与结节性硬化症密切相关,50%结节性硬化症患者合并心脏横纹肌瘤(见"结节性硬化症")。横纹肌瘤多发生于心室,表现为瓣膜或瓣下狭窄,以及心律失常,尤其是室性心律失常甚至是室性心动过速、猝死。

（4）纤维瘤:心脏第二大良性肿瘤,大多发生于小儿,全部位于心室壁和室间隔,症状以心腔梗阻症状为主,影响心脏收缩及引起心律失常。少部分可影响心脏瓣膜功能,或影响传导系统而导致猝死。

（5）心脏恶性肿瘤:原发性者绝大部分为肉瘤,但罕见。大多为血管肉瘤、纤维肉瘤、横纹肌肉瘤等,常表现心衰、胸痛、全身反应等,部分出现难治性心律失常、晕厥、心包积液、心脏压塞等。约有10%的肿瘤可转移至心脏和心包,10%的患者可出现心包积液,甚至心脏压塞等较重的症状。

【麻醉管理】

1. 术前管理　术前应尽量明确心脏肿瘤的位置、大小、性质、活动度等。是否有晕厥史及心律失常等。经胸壁或经食管心脏超声可协助判断瓣膜功能以及心室流出道梗阻等。黏液瘤患者需仔细询问患者的舒适体位,尽量避免体位突然改变导致严重的血流动力学波动。要特别警惕术前未能发现的心脏肿瘤,这些肿瘤多为乳头状弹性纤维瘤(papillary fibroelastoma,CPF),因为它们通常较小,而无症状,且附着在瓣膜上高度移动,常规超声心动图检查可能难以发现,大多数CPF是在尸检中偶然发现的。Sun分析了16年来在克利夫兰诊所病理证实的162例CPF患者,经胸超声心动图(TTE)的总体灵敏度为62%,而经食管超声心动图(TEE)为77%。这些小肿瘤可能导致与肿瘤栓塞有关的严重并发症与死亡,如:左心肿瘤引起卒中、短暂性脑缺血发作、心肌梗死、视网膜动脉阻塞或肾梗死,右心肿瘤可能导致肺栓塞等并发症。Staudt最近报道了一例冠脉搭桥手术患者,手术前麻醉医师进行TEE监测时偶然发现左房内有一个异常肿块状物,遂在TEE定位下行肿瘤切除,术后病理证实为CPF。该患者在术前曾进行过多次TTE检查,未发现异常。麻醉前评估还应注意是否合并其他全身性病变,如:恶性肿瘤的原发性病变、横纹肌瘤者是否合并结节性硬化症等。

2. 麻醉管理　麻醉中需监测有创动脉压、中心静脉压,推荐经食管心脏超声监测(TEE)。文献报道,在静脉内平滑肌瘤病中,TEE监测还有利于手术方式的指导(见"静脉内平滑肌瘤病")。推荐入室后局麻浸润下行桡动脉穿刺置管,中心静脉置管最好在超声引导下进行,置管不宜过深,以免引起肿瘤脱落栓塞。右心房肿瘤不推荐行肺动脉导管监测,导管插入时可能引起肿瘤脱落引起肺动脉栓塞,也可能引起左房黏液瘤脱落引起全身栓塞。麻醉诱导前需术者及体外循环人员均到场方可实施,以备诱导时心脏流出道梗阻等导致无法纠正的循环抑制或心脏停搏时紧急开胸建立体外循环。诱导应当缓慢间断给药以维持血流动力学平稳,一旦发生血压急剧下降应考虑瘤体堵塞房室瓣口,应当立即头低脚高右侧卧位解除梗阻,必要时紧急开胸。术中根据患者心脏瓣膜狭窄、心功能不全的程度及有无流出道梗阻等选择麻醉维持方案。对于心功能较好的患者,术中可酌情使用正性肌力药、血管扩张药以及利尿剂,适当维持较深的麻醉深度以减轻心脏后负荷。对于心功能较差的患者可在体外循环终止后适当选用正性肌力药改善心功能,避免使用抑制心肌收缩力的药物。

（王珂　郑利民）

参考文献

［1］SHI L,WU L,FANG H,et al. Identification and clinical course of 166 pediatric cardiac tumors［J］. Eur J Pediatr,2017,176:253-260.

［2］STAUDT GE,FIEDLER AG,TOLIS G,et al. Incidental discovery of an atypical cardiac tumor［J］. J Cardiovasc Echogr,2018,28:198-200.

第四十节　永存动脉干
（persistent truncus arteriosus）

麻醉管理所面临的主要问题

> 复杂发绀型心脏病,病情危重,需早期手术
> 可能合并其他先天畸形
> 严重肺动脉高压、易发生心衰
> 矫治手术前后肺循环与体循环血流量的调节

【病名】

永存动脉干(persistent truncus arteriosus,PTA),又称持续性动脉干。

【病理与临床】

1. 本病是一种复杂的发绀型先天性心脏病。病理解剖学特征是心脏由单动脉干供应体循环和肺循环。这种畸形出现在胚胎发育的早期,由于动脉干正常的螺旋状分隔形成主动脉(位于后面)和肺动脉(位于前面)的过程停止而造成。动脉干和其他伴发畸形的发生与遗传和环境因素有关。患病率约 0.5%左右,在先天性心血管的尸解中约占 1%~3%。多数永存动脉干患儿于出生后早期死亡,继续存活的患儿,又因为进展性的肺血管增加改变而死于肺动脉高压或 Eisenmenger 综合征。出生后一个月内病死率为 50%,六个月内病死率为 65%,一年内病死率达 75%。因此,本病一旦确诊即应尽早手术治疗。多主张在一岁以内甚至新生儿期行纠治术。

2. PTA 患儿肺循环和体循环血供均直接来自动脉干,这决定了永存动脉干的病理生理学特征。肺血管床直接受体循环动脉收缩压和舒张压的双重推动作用,肺动脉很少梗阻,因此进一步加大了左向右分流,肺动脉高压的发生和发展迅速。心脏和永存动脉干之间的瓣膜是共同的动脉瓣,它可以是发育不良的(导致反流)或者是狭窄的(较少见)。舒张期血液进入肺循环的分流作用和永存动脉干动脉瓣反流加剧了舒张期主动脉低血压和心室容量负荷增加。影响冠脉灌注和加重心室肥大,从而使心肌缺血的趋势恶化。因此在没有外科干预下,永存动脉干的患儿早期可死于心力衰竭、严重肺动脉高压或者伴发疾病。

3. 血流动力学特点 来自左、右心室的血液流入动脉干,然后再流入肺动脉、主动脉及冠状动脉。左、右心室及动脉干收缩期血压相等,肺血流量因肺动脉分叉的部位、粗细及肺动脉阻力而异。肺动脉粗者,肺血流量多,左心负荷大,早期即容易出现心功能不全,但新生儿期过后,肺血管阻力逐渐增加,肺动脉压升高,肺血流量减少。另一方面,肺动脉狭窄者,肺血流量减少,动脉血氧饱和度下降,出现发绀。

4. 分型 1949 年提出 Collett 和 Edwards 分型,1965 年提出 Van Praagh 分型。2000 年 Jacobs 建议将"改良 Van Praagh 分型"作为标准分型:

(1) A 型(伴室间隔缺损):①A1~2 型:单根肺动脉干或者毗连的左右肺动脉位于主动脉后方、左右肺动脉分别发自动脉干的一侧。②A3 型:一侧肺的肺动脉发自动脉干,另一肺由远端-侧支供应。③A4 型:伴有主动脉弓中断。

(2) B 型(无室间隔缺损):①B1~2 型:单根肺动脉干或者毗连的左右肺动脉位于主动脉后方、左右肺动脉分别发自动脉干的一侧。②B3 型:一侧肺的肺动脉发自动脉干,另一肺由远端-侧支供应。③B4 型:伴有主动脉弓中断。

5. 手术方法 手术治疗原则是在体外循环或深低温停循环下将肺循环和体循环的流出道进行分离。即将肺动脉从动脉干上切离,修复动脉干,必要时行瓣膜成形或置换。将肺动脉与右心室重新连接(常需用同种血管心外通道再建主肺动脉),修补室间隔缺损建立内隧道,修复动脉干瓣膜和肺动脉移植后的主动脉上的切口,恢复循环的正常生理排列,同时纠治其他合并畸形。

【麻醉管理】

1. 术前准备 术前应对患儿术前的基本状况有清晰的了解,与外科医师沟通了解术式,明确患儿的心肺功能状态。同时注意有无其他并发畸形,如:Di George 综合征。若合并面部畸形或者术前合并气管软化,麻醉诱导可能存在气管插管困难。通常该类患儿入手术室前已经气管插管机械通气。

2. 麻醉管理 PTA 手术麻醉管理的重点在于控制肺血流以及维持心功能。

(1) 矫治前管理:目标是增加肺血管阻力、减少肺血流量、维持体循环血流量,维持体、肺循环的平衡。肺血管阻力(PVR)低的患者,可在严密血流动力学监测下,调节呼吸参数增加 PVR、减少肺循环血流量;其方法包括:限制吸氧浓度、维持 SpO_2 在 80% 左右,维持正常二氧化碳甚至高碳酸血症($PaCO_2$ 45~50mmHg)、采用 PEEP 等。同时应限制容量负荷,适当应用血管活性药保证体循环血流量,改善主动脉舒张压和冠脉灌注,对严重心力衰竭的患儿可给予正性肌力药物。要避免体循环血管阻力过度下降,尤其是合并动脉干瓣功能不全者,可能引起冠脉灌注不足。目前并无证据提示何种麻醉药用于本病有特别的优势,文献报道在不同的医疗中心合理应用各种麻醉药及联合应用多种药物均获得成功。但通常避免使用丙泊酚和氧化亚氮,因为婴幼儿应用丙泊酚有引起代谢性酸中毒、心脏功能障碍和横纹肌溶解危险(丙泊酚输注综合征)。尽管其发生率较低,但由于本病婴儿常合并代谢性酸中毒,避免使用可能导致酸中毒的丙泊酚看来是合理的。避免使用氧化亚氮是为了尽量减少气栓扩大的危险。虽然阿片类药物一般来说具有心血管稳定性,但诱导时大剂量静脉给药很可能降低患者交感神经张力和引起低血压。而处理低血压可能需要静脉输液和拟交感神经药。其他麻醉药也可抑制交感神经张力,产生类似的血流动力学作用。对心血管储备功能有限的本病患者,大剂量给药或加用挥发性麻醉药均可导致明显的低血压和循环衰竭。因此,应在严密监测下小剂量、慎重用药。文献报道,以中等剂量芬太尼基础、复合挥发性麻醉药等,对循环影响轻微;舒芬太尼镇痛作用为芬太尼的 5~10 倍,对心血管系统影响轻,作用持续时间为芬太尼的 2 倍,心血管状态更稳定,可能更适合于此类患者。

（2）矫治后管理:目标是降低肺血管阻力、增加肺血流量。调节呼吸参数转为增加肺血流。矫治后持续存在肺动脉高压伴右心衰竭是病情危重的预兆,必须尽快使用正性肌力药物和血管扩张药降低循环后负荷等措施支持心功能。要避免肺动脉高压,患儿肺血管对各种应激刺激非常敏感,术后需要在良好镇静镇痛条件下持续的呼吸支持和监测。

（谢越涛　胥亮）

参考文献

［1］ KIRKLIN JW,BARRAT-BOYES BG. Truncus arteriosus. Cardiac Surgery［M］. 3rd ed. New York:Churchill Livingstone,2003,1200-1221.

［2］ 晏馥霞,李立环. 小儿心脏麻醉学. 第 4 版. 北京:人民卫生出版社,2007,319-322.

第四十一节　右心室双出口
（double outlet right ventricle）

麻醉管理面临的主要问题

左室发育差
充血性心力衰竭
肺动脉高压
病理改变多样性

【病名】

右心室双出口（double outlet right ventricle,DORV）,又称血管易位-两心室性肺动脉综合征、大动脉换位征、大血管倒置、Taussig-Bing 综合征、Taussig-Bing 心脏、Taussig-Bing 畸形、Taussig-Bing 先天性多种心脏畸形、部分性大动脉转位、两动脉起源于右室。

【病理与临床】

1. DORV 是一种少见而复杂的先天性心脏畸形,仅占先天性心脏病的 0.48%~1.67%。胚胎初期,圆锥动脉干与右心室相连,随着胚胎的发育,圆锥动脉干旋转并分隔成两个大动脉,如圆锥动脉干旋转不充分,主动脉瓣下的圆锥吸收不完全,使两个大动脉仍与右心室相连,即形成右心室双出口。

2. 病理生理　DORV 的血流动力学变化主要取决于室间隔缺损的位置和大小,以及是否合并肺动脉狭窄及其程度,在室间隔缺损位于主动脉瓣下而无肺动脉狭窄时,左心室血流大部分经缺损直接进入主动脉,而右心室血液主要进入肺动脉,肺血流量增多,临床与单纯性室间隔缺损合并肺肺动脉高压相似。在室间隔缺损位于肺动脉瓣下而无肺动脉狭窄时,左心室血液主要经缺损直接进入肺动脉,而右心室血液主要进入主动脉,临床表现与室间隔缺损相似,有肺充血和严重发绀。室间隔缺损大,左心室排血无阻碍,左、右心室内压力相等。室间隔缺损小,左心室排血受阻,左、右心室间存在压力阶差,左心室压力高于右心室。无论室间隔缺损位置和大小,若有肺动脉狭窄时,临床表现类似严重的法洛四联症,有肺缺血和严重发绀。

3. 分型 2000 年国际胸外科医师协会(STS)和欧洲胸心外科协会(EACTS)两大数据库对 DORV 采取了新的命名规则,共分为五大类:①室间隔缺损型;②法洛四联症型;③大动脉转位型;④远离大动脉型;⑤室间隔完整型(非常罕见)。2015 年阜外心血管病医院的逄坤静等在传统分型的基础上,根据大动脉的位置关系(分为大动脉关系正常和大动脉关系异常)、室间隔缺损与大动脉是否相关(分为大动脉相关的室间隔缺损和远离大动脉的室间隔缺损)和肺动脉口是否狭窄(分为合并狭窄和不合并狭窄但合并肺动脉高压),提出了 DORV 的新分型方法。大动脉位置关系正常时,分为:Ⅰ型:主动脉瓣下型室间隔缺损,伴肺动脉高压;Ⅱ型:主动脉瓣下型室间隔缺损,伴肺动脉口狭窄;Ⅲ型:远离两支大动脉开口型室间隔缺损,伴肺动脉高压;Ⅳ型:远离两支大动脉开口型室间隔缺损,伴肺动脉口狭窄。大动脉位置关系异常时,分为:Ⅴ型:肺动脉瓣下型室间隔缺损,伴肺动脉高压;Ⅵ型:肺动脉瓣下型室间隔缺损,伴肺动脉口狭窄;Ⅶ型:远离两支大动脉开口型室间隔缺损,伴肺动脉高压;Ⅷ型:远离两支大动脉开口型室间隔缺损,伴肺动脉口狭窄。与 STS-EACTS 分类方案比较,该分型的Ⅰ型相当于室间隔缺损型,Ⅱ型相当于法洛四联症型,Ⅴ型和Ⅵ型相当于大动脉转位型,Ⅲ型、Ⅳ型、Ⅶ型及Ⅷ型相当于远离大动脉型,但该分型方法进一步明确了大动脉的空间位置关系、室间隔缺损位置与大动脉的关系以及肺动脉口是否狭窄,将全部 DORV 病例涵盖在内,对外科治疗方案及手术方式的选择具有更加细化的指导作用。

4. 手术治疗 根据术前分型及合并双心室矫治的解剖畸形情况,决定患者是否接受外科手术。DORV 的外科术式主要根据解剖结构分型、合并的心内畸形以及患者症状进行选择。双心室矫治的禁忌证包括心室发育不良、严重的房室瓣发育畸形、房室瓣跨越、多发室间隔缺损和不可逆转的阻力型肺高压。通过超声心动图评估肺动脉发育情况,对发育不良的患儿,可一期行体肺动脉分流术或右心室-肺动脉双通道等手术,待肺动脉发育改善后再行方坦类单心室矫治。对已经发生肺动脉高压的年幼患儿(<6 个月),可行肺动脉环缩术,控制不断增加的肺动脉压力;对于出现不可逆转的阻力型肺动脉高压患儿,不建议外科治疗。Ⅰ、Ⅱ、Ⅴ型 DORV 的术式相对固定。Ⅰ型需要建立心室主动脉内隧道,即通过修补室间隔缺损,将主动脉隔入左心室;Ⅱ型在建立心室主动脉内隧道的同时,进行右心室流出道重建;Ⅴ型则需要通过心室动脉内隧道,把肺动脉连接到左心室,重建左心室流出道,同时进行大动脉调转手术。Ⅲ、Ⅳ型 DORV 的术式:通常需通过扩大室隔缺损,建立长的心室主动脉内隧道完成双心室矫治。当大动脉瓣下存在异常肥厚的肌性组织或圆锥结构、或三尖瓣瓣下结构阻碍了心室主动脉内隧道的建立时,需采取切除肥厚肌束或圆锥、转移三尖瓣腱索等方法建立内隧道。Ⅵ、Ⅶ、Ⅷ型 DORV 的术式:对于肺动脉瓣下或远离型室间隔缺损的Ⅵ和Ⅷ型 DORV,可以选择建立长的心室肺动脉内隧道,并进行双动脉根部调转手术。此外,对于肺动脉瓣无明显狭窄的Ⅵ和Ⅶ型 DORV,可以选择大动脉调转手术。Ⅳ、Ⅵ、Ⅷ型 DORV 均可能合并肺动脉瓣狭窄,若术前超声心动图及术中探查提示瓣叶不宜成形或内隧道遮挡肺动脉瓣,须选择 REV 或 Rastelli 术式。

【麻醉管理】

1. 麻醉处理原则 不同病理类型 DOVT 的临床表现和血流动力学的差异较大,但是就血流动力学与麻醉的关系来讲,按照是否合并肺动脉狭窄大致可以分为两类,即肺动脉高压型和法洛四联症型。肺动脉高压型 DOVT 不合并有肺动脉狭窄,其病理生理与巨大的室间隔缺损合并肺动脉高压者相似,血流动力学变化主要表现为左向右分流,肺循环血流增加,可早期发生肺动脉高压和肺血管病变;该类型 DOVT 麻醉原则:维持适当的麻醉深度,充分供氧,避免低氧血症和酸中毒,避免体循环阻力和肺循环阻力的较大波动,降低肺循环阻力。法洛四联症型是 DOVT 合并有肺动脉或流出道狭窄,其病理生理和法洛四联症相似,血流动力学变化主要表现为右向左分流,肺循环血流减少;该类型 DOVT 麻醉原则:补充血容量,防止脱水和缺氧发作,避免增加肺循环阻力和降低体循环阻力的各种因素,维持较高的体循环阻力,防止低血压引起的右向左分流增加,肺血流进一步减少;气道压不宜过高,否则将加重缺氧,而进一步加重发绀。

2. 血管活性药物的应用   肺动脉高压型 DOVT 由于是肺血管阻力增加,右室后负荷增加,从而增加右室作功和减少右室排血量,引起左室排血量减少,故转流后应尽早使用血管活性药物肾上腺素或米力农,在增加心肌收缩力的同时可扩张外周血管和肺血管,降低心脏的前后负荷,降低肺动脉压力以降低后负荷,改善右室功能。法洛四联症型 DOVT 右室流出道疏通后,由于肺动脉压力和肺血流突然增多,而肺血管又难以承受过大的压力,导致肺淤血加重,呼吸阻力增加,可适当增加通气量,适时尽早使用多巴胺和多巴酚丁胺,维持循环平稳,顺利脱离体外循环机。

(吴新海)

参考文献

[1] 逢坤静,孟红,王浩,等.先天性右心室双出口的新分型方法及其对术式选择的指导作用[J].中华心血管病杂志,2015,43:969-974.

[2] Spaeth JP. Perioperative management of DORV[J]. Semin Cardiothorac Vasc Anesth,2014,18:281-289.

[3] LANDAU R,GIRAUD R,MORALES M,et al. Sequential combined spinal-epidural anesthesia for cesarean section in a woman with a double-outlet right ventricle[J]. Acta Anaesthesiol Scand,2004,48:922-926.

[4] KAMATA K,NAGATA O,KOMATSU R,et al. Epidural anesthesia for cesarean delivery in a parturient with a double-outlet right ventricle[J]. J Anesth,2006,20:158.

第四十二节   预激综合征
(pre-excitation syndrome)

麻醉管理所面临的主要问题

心律失常

【病名】

预激综合征(pre-excitation syndrome),又称 Wolff-Parkinson-White 综合征(WPW syndrome)、房室旁路传导综合征。

【病理与临床】

1. 本病是指在心房、心室之间存在异常的传导通道(旁路),致使心室肌的正常激动过程受到干扰,引起心室肌的提前激动(即所谓的"预激")。其患病率约为 0.01%~0.3%。男女比约为 2:1,往往第一次发作多在 20~40 岁之间。

2. 解剖与心脏电生理证实有三种房室旁路存在,同一患者可有多种旁路。根据"旁路"所处的部位不同,该综合征可分为三种类型:

(1) 房室旁路(Kent 束):一般多存在于房室沟中,大多位于左、右房室环的前面、侧面或后面,小部分位于间隔内。Kent 束一般长约 2~10mm,心室端分布于心室肌内,多位于心外膜下。它最为多见,典型心电图表现为 PR 间期缩短,预激波(6 波)及 QRS 波增宽。

（2）房室结旁路（James 束）：Jame 发现在后结间束之末有一纤维绕过房室结中部或终末部,或者直接进入 His 束。致使窦房结的冲动不经房室结而快速下传入房室结的下部或希氏束,引起心室提前激动。此型又称为预激综合征变异型（James 束型）、Lown-Ganong-Levine 综合征（LGL 综合征）、Clere-Levy-Riesco 综合征、PR 缩短 QRS 正常综合征等。其心电图特征为 PR 缩短,但无预激波与 QRS 波增宽。

（3）结室或束室旁路（Mahaim 束）：指在房室结的终末部或房室束上方有一纤维发出并直接进入室间膈肌性上部,前者称结室旁路,后者称束室旁路。此型又称 Mahaim 型预激综合征、正常 PR 间期宽 QRS 综合征、第三型预激综合征等。心电图特征为 PR 正常,有预激波,QRS 波正常或增宽。

3. 主要临床表现是心律失常。其中,80% 为室上性心动过速,包括顺传型房室折返性心动过速及逆传型房室折返性心动过速,另 20% 为房颤或房扑。有的患者可终生无心动过速发作,有的呈现隐匿性发作,即在窦性心律时从不显示预激的征象,而在阵发性心动过速或刺激迷走神经时,或在应用盐酸异丙肾上腺素时,方有预激心电图的特征。室上性心动过速时心率可达 120~200 次/分,少数为快速房颤、心房扑动,快速心率可导致室颤而猝死。不管是全麻还是区域麻醉均能使隐匿的预激综合征显现出征象,有研究表明,麻醉期间心律失常的发生率高达 61%。围手术期的恶心呕吐、低体温、交感神经阻滞、妊娠、气腹、喉镜检查、某些抗胆碱能药物、琥珀胆碱等都能加强房室旁路的传导及异位节律的产生。

【麻醉管理】

1. 实施麻醉的总体原则　防止心脏冲动在正常途径和旁路传导之间已形成的平衡被破坏,避免发生急性快速型心律失常,避免诱发交感神经兴奋性增高的各种因素。

2. 术前准备　必须详尽彻底地了解患者的心脏病病史,尤其要关注患者是否有心动过速、心悸、晕厥、呼吸困难、心绞痛、头晕等病史,对于那些年轻男性患者、存在多个旁路传导的以及短旁路不应期的,要警惕预激综合征的发生,因为常规的十二导未必能显示出预激的征象,这些病史也许是诊断预激综合征的唯一线索。术前充分镇静,缓解患者紧张焦虑的情绪,积极治疗合并的其他疾病,改善患者的内环境,减少术中心律失常的诱因。

3. 麻醉药物及方法的选择　有文献报道区域阻滞麻醉能减少交感刺激,避免全麻时气管插管与拔管的刺激及肌松拮抗剂的不利影响而有利于预激综合征的患者。在麻醉药物中,大多数麻醉药物是安全的,但有些药物还是要慎用及避免。如：吸入麻醉药中,氟烷能增加心脏对儿茶酚胺的敏感性、易诱发心律失常,阿片类药中哌替啶易致心动过速,肌松药中绊库溴铵易致心动过速,阿曲库铵致组胺释放,琥珀胆碱致迷走张力增高,静脉麻醉药中氯胺酮有拟交感活性,止吐药中甲氧氯普胺致心动过速,这些药物在预激综合征中都需谨慎使用。阿托品及升压药中易致心动过速的药物都需尽量避免使用,但特别推荐使用去氧肾上腺素,因其具有减慢心率及抗心律失常作用。

4. 治疗　有症状的患者都应进行射频消融治疗,其第一次治疗的成功率在 90%~95% 之间,第二次几乎达到 100%。小部分患者需直视下行手术消融术,但现已少用。此时患者应在全麻体外循环下进行,其麻醉管理同其他心脏手术。治疗预激综合征的药物视心律失常的类型而异。顺传型房室折返性心动过速可用颈动脉窦按摩、Valsalva 动作、腺苷、维拉帕米、普鲁卡因胺；逆传型房室折返性心动过速可选用普鲁卡因胺；房颤者可选用胺碘酮；不稳定的心律失常就需电复律甚至心肺复苏。

5. 术中管理   单纯的预激综合征并不需要有创监测,只需按标准的监护模式。术中应维持良好的麻醉深度,避免麻醉过浅、缺氧及二氧化碳蓄积致交感神经兴奋引起继发性心动过速。

(张雪萍)

参考文献

[1] BENGALI R,WELLENS HJ,JIANG Y. Perioperative management of the Wolff-Parkinson-White syndrome[J]. J Cardiothorac Vasc Anesth,2014,28:1375-1386.

第四十三节   致心律失常性右心室发育不良/心肌病
(arrhythmogenic right ventricular dysplasia/cardiomyopathy)

麻醉管理所面临的主要问题

> 恶性心律失常、心源性猝死
> 右心衰,甚至全心衰
> 避免交感神经兴奋

【病名】

致心律失常性右心室发育不良/心肌病(arrhythmogenic right ventricular dysplasia/cardiomyopathy,ARVD/C),又称致心律失常性右心室发育不良(arrhythmogenic right ventricular dysplasia,ARVD)、致心律失常性右心室心肌病(arrhythmogenic right ventricular cardiomyopathy,ARVC)、右心室发育不良(right ventricular dysplasia)、右心室心肌病(right ventricular cardiomyopathy)等。

【病理与临床】

1. ARVC/D 是一种少见的遗传性心肌病。其病理学特点是右心室心肌纤维脂肪进行性浸润,导致高危性室性心律失常并伴心源性猝死(SCD)及右心室功能障碍,它是青少年和运动员猝死的常见原因之一。1979 年由 Fontaine 等首先报道并命名。本病多为常染色体显性遗传,但亦有与皮肤表型相关的常染色体隐性遗传方式,如:Naxos 病与 Carvajal 综合征(见"Naxos 病与 Carvajal 综合征")。右心室病变是本病的主要特征,但也有一定程度的左室参与,而且严重的左室损害有时可能是该病的最初表现,最近有文献报道了一种以左室损害为主的ARVC/D 形式。无论哪个心室最先或主要受累,至疾病晚期都可导致与扩张型心肌病(DCM)相似的双室衰竭。ARVC/D 的病因尚不完全清楚,目前认为它是一种桥粒疾病,在约 60% 的患者中发现编码心脏桥粒蛋白的基因突变(表 5-5)。桥粒是细胞之间的一种锚定连接结构,存在于皮肤、口腔、食管等复层鳞状上皮和心肌等承受强拉力的组织中,使相邻细胞间形成纽扣状结构。它们依靠斑珠蛋白、桥粒斑蛋白等形成的致密斑及中间纤维(心肌细胞为结蛋白丝)等相连接。基因突变致这些蛋白连接位点的缺陷可中断细胞黏附,特别是在机械应力或拉伸增加的情况下,导致细胞死亡、心肌逐渐丧失和纤维脂肪替代、心室壁变薄。这个过程常从心外膜开始,逐渐通过心肌向心内膜扩散,最常受累区域为右心室流出道、心尖和三尖瓣区及左心室后壁、前壁和室间隔。但肌小梁与冠状动脉常不受累,病变是否累及传导系统有争议。此外,在这些基因中有两种与桥粒无关基因,第一种是心脏 ryanodine 受体(RYR2)基因

（*ARVC2*），它负责将钙从肌浆网释放到细胞质中。其突变导致舒张期肌浆网大量钙离子外漏，细胞胞浆内钙离子异常增加、导致钙超载并诱发延迟后除极。另一个为解码转化生长因子（*TGFB3*）基因，参与组织分化和纤维化修复。*TGFB3* 突变导致其表达增加、心肌过度纤维化。据估计，本病在普通人群中患病率约 1/5 000，成年男性约是女性的三倍。意大利 Veneto 地区及希腊 Naxos 岛患病率高达 0.8%。患者年死亡率约为 3%，药物治疗可降低至 1%。心脏猝死占死亡人数的 1/3。

表 5-5 ARVC/D 相关基因突变

亚型	相关基因	部位
ARVC1	*TGFB3*	14q24.3
ARVC2	*RYR2*	1q43
ARVC3	*Unknown*	14q12-q22
ARVC4	*TTN*	2q32.1-q32.3
ARVC5	*TMEM43*	3p25.1
ARVC6	*Unknown*	10p14-p12
ARVC7	*DES*	2q35
ARVC8（Carvajal 综合征）	*DSP*	6p24.3
ARVC9	*PKP2*	12p11
ARVC10	*DSG2*	18q12.1
ARVC11	*DSC2*	18q12.1
ARVC12（Naxos 病）	*JUP*	17q21.2
其他	*PLN*	6q22.1
	LMNA	1q22
	SCN5A	3p21
	CTNNA3	10q22.2
	CDH2	–

2. 临床表现

（1）通常在 20~40 岁之间出现症状，1/3 的患者在 30 岁之前出现症状。表现为各种心律失常、心悸、呼吸困难、非典型胸痛、晕厥、死亡或心衰。此外，还可能有心内血栓形成的症状。竞技体育与气候（温度、湿度）的变化可增加室性心律失常和死亡的风险。

（2）根据其病程，临床上可分为四期：隐蔽期（轻度右心室结构异常，伴或不伴有室性心律失常，SCD 可能是其首发症状）、显性心律失常期（右室明显结构与功能异常，症状性室性心律失常）、右心衰竭期、双心室衰竭期。

3. 诊断 对于本病并无单一的诊断指标。目前诊断标准基于欧洲心脏学会 ARVC/D 国际工作组 2010 年的指南，该指南从心脏整体或局部功能障碍、组织病理学、复极障碍、除极/传导障碍、心律失常、临床遗传学等方面制定了若干主要条件及次要条件。兹将主要诊断条件列出（表 5-6）。详细请见相关专著。

表 5-6　2010 年国际工作组 ARVC/D 主要诊断条件

整体和/或局部运动障碍	二维超声、MRI、右室造影:右室局部无运动或运动减退
室壁组织学检查	至少 1 个样本中残余心肌细胞<60%(或估计<50%),伴有纤维组织替换游离壁心肌,伴有或不伴有脂肪组织替换
复极障碍	右心前区导联(V_1、V_2、V_3)T 波倒置,或>14 岁者在无右束支阻滞时 QRS≥ 120ms,
除极/传导异常	右心前区导联(V_1~V_3)出现 Epsilon 波(ε 波)
心律失常	左束支传导阻滞形非持续性或持续性室性心动过速,伴电轴向上(Ⅱ、Ⅲ 和 aVF 的 QRS 为负向或不确定,aVL 为正向)
家族史	一级亲属中有符合当前工作组诊断标准的 ARVC/D 患者 一级亲属中有尸检或手术病理证实为 ARVC/D 患者 患者基因检测与 ARVC/D 相关或可能与 ARVC/D 相关

4. 治疗　主要为对症治疗,如:抗心律失常治疗、心衰治疗等。植入式心律转复除颤器(ICD)可用于心脏猝死的预防。严重心力衰竭或难治性心律失常,心脏移植可能是唯一的选择。

【麻醉管理】

1. 麻醉前管理　在猝死性心脏病中,ARVD/C 的患病率较高,且好发于年轻人,其病情凶险,在早期可能以猝死为唯一症状。尤其是未确诊的 ARVD/C 患者,围手术期猝死风险较高。Houfani 回顾了 5 年间发生于法国巴黎 Necker-Enfants Malades 医院的两例行脊柱手术后死亡的病例,患者均为青少年,既往曾多次接受神经外科、骨科和泌尿科手术而无异常,他们的尸检发现为本病。法国里昂 Pradel 医院 Tabib 回顾性分析了 1981~1997 年这 17 年间 1 700 例心源性猝死的法医尸检结果,其中 50 例可能与手术和/或麻醉有关。在这 50 例中,病理检查心脏有器质性病变者 47 例,其中,ARVD/C 最多(18 例),远高于冠状动脉病变(10 例),心肌病(8 例),希氏束结构异常(9 例)等。因此,对本病切不可掉以轻心。在麻醉前管理时要注意以下几方面:

(1) 要仔细询问患者的病史及家族史,尤其要注意有不明原因的晕厥病史或"癫痫"患者、家族中有不明原因猝死者。此外,对围手术期可疑的心脏性死亡,建议进行尸检和家族筛查。

(2) 患者可能合并有其他器官先天性异常或畸形,亦可能是其他先天性综合征的临床表现的一部分。

(3) 应仔细阅读并分析患者的心电图原图。围手术期应进行包括右胸导联在内的多导联的心电图监测。对年轻患者心电图 V_1~V_3 导联出现 T 波倒置或出现 Epsilon 波(ε 波)者,尤其要警惕,应进一步行超声心动图检查。V_1~V_3 导联 T 波倒置提示其右心室复极障碍。Epsilon 波是位于 QRS 波群后的一种低幅棘波,它是由于右室游离壁延迟除极所致,是本病的重要特点,约 30% 的 ARVD/C 患者可记录到该波。

(4) 控制心律失常、心动过速、心衰。术前应用的抗心律失常药胺碘酮等及 β 受体拮抗剂、控制心衰等而用的血管紧张素转换酶抑制剂等应持续服用至术前。但要注意后者可能引起严重的低血压。

(5) 交感神经兴奋是诱发本病心律失常,甚至猝死的重要危险因素。麻醉前应充分镇静。常口服咪达唑仑。

2. 麻醉管理　目前有关本病麻醉管理的临床报道较少。其麻醉管理原则可参考"儿茶酚胺敏感性多形性室速(CPVT)"。但它有时较 CPVT 更为棘手,因为患者不仅面临着恶性心律失常的问题,还可能合并右心衰竭,甚至双心室衰竭的问题。

(1) 麻醉中应持续监测有创动脉压、中心静脉压、包括右胸导联在内的多导联心电图等,必要时应行经食管超声心动图监测。但由于室性心律失常和右心室壁穿孔风险高,Alexoudis 建议应尽量避免肺动脉插管,在中心静脉穿刺时亦不应置管过深。

(2) 本病无特殊禁忌的麻醉药,麻醉方法的选择应取决于手术方式及心功能受损的程度。但应避免拟交感活性或有促进儿茶酚胺释放的药物。避免在局麻药内添加肾上腺素,避免大剂量的布比卡因,以减少潜在的心脏毒性的风险。全身麻醉药方面,因氟烷易诱发心律失常,应禁用。硫喷妥钠、依托咪酯、丙泊酚、咪达唑仑、七氟烷、异氟烷及小剂量氯胺酮等均已安全用于患者,中枢性 α_2 受体激动剂右美托咪定有较强的抑制交感神经活性作用,用于本病有一定的优势。肌松药方面,Staikou 在其综述中认为绊库溴铵有交感神经激动作用,应禁用于本病患者,但 Valchanov 将其安全用于了 5 例心脏移植手术患者。说明良好的麻醉管理比药物的选择更为重要。

(3) 加强循环管理。低血压时应慎用 β 肾上腺素能激动剂,必要时可用纯 α 受体激动剂,如:去氧肾上腺素或去甲肾上腺素。室性心动过速时 Kato 建议首选 β 受体拮抗剂艾司洛尔(esmolol)或胺碘酮。右心衰时,应控制输液量、保证充分的氧合、低气道压肺通气,可适当应用前列腺素 E_1(PGE_1)、硝酸甘油、多巴酚丁胺等扩张肺血管。无困难气道的患者可考虑在"深麻醉"下拔管。

(4) 尽管部分患者可能存在 RYR2 基因变异,但与"Naxos 病"、"Carvajal 综合征"及"儿茶酚胺敏感性多形性室速"一样,本病不是恶性高热高敏者。琥珀胆碱、氟化醚类已安全用于本病患者。

(5) 术后要充分镇痛、镇静。同时要防止术后恶心呕吐,文献报道甲氧氯普胺、昂丹司琼、氟哌利多有延长 QT 间期的风险,应慎用,但亦有安全用于本病的报道。

3. 术后应在重症监测治疗区内密切监测 24 小时以上。

(郑利民)

参考文献

[1] LI KHC, BAZOUKIS G, LIU T, et al. Arrhythmogenic right ventricular cardiomyopathy/dysplasia (ARVC/D) in clinical practice[J]. J Arrhythm, 2017, 34:11-22.

[2] HOUFANI B, MEYER P, MERCKX J. Postoperative sudden death in two adolescents with myelomeningocele and unrecognized arrhythmogenic right ventricular dysplasia[J]. Anesthesiology, 2001, 95:257-259.

[3] TABIB A, LOIRE R, MIRAS A, et al. Unsuspected cardiac lesions associated with sudden unexpected perioperative death[J]. Eur J Anaesthesiol, 2000, 17(4):230-235.

[4] ALEXOUDIS AK, SPYRIDONIDOU AG, VOGIATZAKI TD, et al. Anaesthetic implications of arrhythmogenic right ventricular dysplasia/cardiomyopathy[J]. Anaesthesia, 2009, 64:73-78.

[5] STAIKOU C, CHONDROGIANNIS K, MANI A. Perioperative management of hereditary arrhythmogenic syndromes[J]. Br J Anaesth, 2012, 108:730-744.

[6] VALCHANOV K, GHOSH S. Arrhythmogenic right ventricular dysplasia/cardiomyopathy and pancuronium[J]. Br J Anaesth, 2012, 109:462.

[7] KATO Y. Anesthetic management of patients with arrhythmogenic right ventricular cardiomyopathy[J]. Masui, 2014, 63:39-48.

第四十四节　主动脉弓离断
（interruption of the aortic arch）

> **麻醉管理所面临的主要问题**
>
> 全身情况差，心力衰竭、代谢性酸中毒、肾功能不全
>
> 侧支循环丰富、出血多
>
> 肺动脉高压
>
> 差异性发绀
>
> 可能合并 Di George 综合征

【病名】

主动脉弓离断（interruption of the aortic arch，IAA），又称主动脉弓中断。

【病理与临床】

1. 主动脉弓离断是指无名动脉和动脉导管之间的主动脉弓失去解剖的连续性，常合并其他畸形，如动脉导管未闭、室间隔缺损、两瓣畸形、左室流出道梗阻、主肺动脉窗等，约 10% 的患儿合并 Di George 综合征，极少数可单独存在。IAA 由 Steidele 于 1778 年首次报道。国外报道在活产新生儿中的患病率为 3/1 000 000，占先天性心脏病的 1%。出生后 1 个月死亡者占 73%~76%。

2. 病理生理

（1）不合并动脉导管未闭、室间隔缺损的主动脉弓离断患者，与严重的主动脉缩窄患者一样，其降主动脉的血液靠肋间动脉的侧支循环供应。上肢的血压增高，下半身灌注不良，可很快出现心力衰竭、酸中毒、肾衰竭，而迅速死亡。

（2）合并动脉导管未闭的主动脉弓离断的患者，恰如主动脉缩窄加上动脉导管未闭之患者。升主动脉接受来自左心室的血液，降主动脉接受来自右心室的血液，当该患者同时又合并室间隔缺损时，左心室的血液除了送到升主动脉之外，还通过室间隔缺损到达右心室，又经过动脉导管进入降主动脉。心内畸形参与了新生儿不良的血液动力的形成，增加心室的压力负荷及容量负荷。室间隔缺损的大小、动脉导管的开放情况及肺血管阻力等可作为估计预后的重要指标。

3. 分型　1959 年 Celoria 和 Patton 将其分为 3 型。离断发生在左锁骨下动脉远端为 A 型，在左颈总与左锁骨下动脉之间为 B 型，在无名动脉与左颈总动脉之间为 C 型。其中 B 型最常见，占 53%；其次为 A 型，占 43%；C 型少见，占 4%。

4. 临床表现　男女患病率相等。患儿出生后迅速出现进行性心力衰竭，通常在 1 个月内死亡。

（1）发绀。患者降主动脉血液通过动脉导管源自于右心室，出现差异性发绀；但如果合并的室间隔缺损大，左右心室血液混合充分，发绀减轻。

（2）上下肢动脉搏动有差异。离断远端的动脉搏动弱，如离断在左锁骨下动脉起始部的近端则颈动脉搏动强，左侧肱动脉、股动脉搏动减弱或消失。如果断离在左锁骨下动脉起始部的远端，上肢动脉搏动强、血压高，股动脉搏动减弱或无法触及。主动脉弓离断患者不合并动

脉导管未闭者,动脉搏动在诊断上具有重要意义。动脉导管粗大时,下肢动脉搏动可以维持,上下肢血压差小,甚至无压差。

（3）心前区抬举样搏动。肺动脉高压、右心室肥厚时明显,因为大量的血从右心室经过肺动脉、动脉导管进入降主动脉,而左心室的搏动小;如果患者不合并心内分流,也会引起左心室搏动明显。

5. 外科治疗　目前主张婴儿期施行一期根治术,连接升主动脉与降主动脉,并同时纠正心内畸形。但此类患儿心力衰竭严重,手术风险较大。1 岁后肺血管阻力过高,失去手术机会,预后不良。

【麻醉管理】

1. 术前管理要点　本病一经诊断,除非严重的染色体异常,不论伴有何种心脏畸形即应手术治疗,以恢复主动脉弓的连续性。术前管理要注意以下方面:

（1）持续静脉输注前列腺素 E_1,维持动脉导管开放,增加降主动脉的血流量。

（2）改善全身情况。用小剂量多巴胺增加心输出量及维持肾脏灌注。根据血气值,用碳酸氢钠适当纠正代谢性酸中毒。肺水肿及心衰患儿应立即行气管插管呼吸支持。

（3）术前应了解病变的分型。如:C 型虽少见,但死亡率高,而 B 型者常合并 Di George 综合征。同时还应了解是否合并其他心脏与心外畸形。

2. 体外循环(CPB)　与其他先天性心脏病手术不同,本病矫治术时如按常规 CPB,则离断主动脉弓远段与近断端-端吻合或端-侧吻合时降主动脉灌注区域无血流灌注。在手术过程中应根据畸形的严重程度、操作的复杂性以及术者的熟练程度选择深低温停循环(DHCA)或上下身分别 CPB 等转流方式。

3. 麻醉管理要点　本病麻醉管理难度较高。术前多有心功能不全,左室发育较差,术后左室负荷增加,主动脉开放后早期应用血管活性药,给予超滤或改良超滤排除体内炎症介质、多余的水分,改善肺通气及弥散功能。适当补充凝血因子,必要时给予纤维蛋白原。

（1）监测:分别行上肢及下肢动脉穿刺测压,监测麻醉手术过程中升主动脉和降主动脉血压变化的情况。由于差异性发绀的存在,应行上、下肢脉搏血氧饱和度(SpO_2)监测,术中血气管理应以上肢血液标本为准。持续监测脑氧饱和度,做好脑保护。

（2）新生儿及婴儿为防止发生心功能不全,应连续静脉输注前列腺素 E_1,使动脉导管保持开放。

（3）血流动力学管理:避免体循环阻力(SVR)增高及肺血管阻力(PVR)降低,因为它可增加肺血流量及左室后负荷。可适当增加吸入气 CO_2 浓度或采用低肺通气,提高动脉血 CO_2 分压至约 $40\sim45\text{mmHg}$,增加 PVR,从而维持动脉导管的开放,增加右向左分流进入降主动脉的血流量。如果合并室间隔缺损,由于左向右分流,肺血流量显著增加,注意维护右心功能,避免容量负荷过大及右室压力升高,加重或引起充血性心力衰竭。慎用血管扩张药,避免由于远端主动脉压进一步下降而导致脊髓缺血及肾损伤。

（4）其他:注意围手术期保温。及时处理代谢性酸中毒。避免吸入高浓度氧,防止氧分压增高导致平滑肌收缩和动脉导管关闭,以及引起晶状体后纤维化而致失明。由于侧支循环丰富,术中可能出现大量渗血。应建立粗大的静脉输液通路,常用颈内静脉或锁骨下静脉置入双腔导管。

（5）合并 Di George 综合征的患儿注意免疫力低下,预防感染;同时要注意补钙以纠正及防治甲状旁腺功能低下所致的低钙血症;可能存在气管插管困难;避免输入未经 ^{60}Co 或者 ^{137}Cs

照射处理的全血,防止引起移植物抗宿主病(CVHD)(见"Di George 综合征")。

（陈芳　马星钢）

参考文献

[1] COMBES N,WALDMANN V,HEITZ F,et al. Interruption of the aortic arch[J]. Am J Med,2017,130: e251-e252.

[2] GOUDAR SP,SHAH SS,SHIRALI GS. Echocardiography of coarctation of the aorta,aortic arch hypoplasia,and arch interruption:strategies for evaluation of the aortic arch[J]. Cardiol Young,2016,26:1553-1562.

[3] SUNTRATONPIPAT S,BAMFORTH SD,JOHNSON AL,et al. Childhood presentation of interrupted aortic arch with persistent carotid ducts[J]. World J Pediatr Congenit Heart Surg,2015,6:335-338.

[4] INOUE N,YASUKOCHI S,TAKIGIKU K,et al. Spontaneous dissection of the arterial duct during continuous infusion of prostaglandin E_1 in a neonate with aortic arch interruption[J]. J Echocardiogr,2013,11:155-157.

[5] BURBANO-VERA N,ZALESKI KL,LATHAM GJ,et al. Perioperative and anesthetic considerations in interrupted aortic arch[J]. Semin Cardiothorac Vasc Anesth,2018,1:1089.

第四十五节　左心发育不良综合征
(hypoplastic left heart syndrome)

麻醉管理所面临的主要问题

> 复杂先天性心血管畸形
> 左心未发育,心功能不全
> 代谢紊乱,低氧血症,酸中毒
> 体循环低灌注

【病名】

左心发育不良综合征(hypoplastic left heart syndrome,HLHS),无别名。

【病理与临床】

1. 本病是一种少见而复杂的先天性心血管畸形,患病率约为 1/10 万～27/10 万,占先天性心血管畸形的 1.4% 左右。这类畸形的共同点为左心循环在某部有狭窄或闭锁,而使左房、肺静脉及肺动脉扩张和压力增高,于是右室的血流增加,必须伴有动脉导管才能生存。1952年 Lev 将左半心发育不良及右半心肥大的先天性心血管畸形称为左室通道发育不良综合征,1958 年 Noonan 和 Nadas 将左半心通道梗阻和发育不良的心脏血管畸形称为左心发育不良综合征。HLHS 主要病理特点包括:主动脉瓣闭锁或严重狭窄和升主动脉发育不良,约 35%～80% 的病例伴有主动脉缩窄;二尖瓣闭锁或发育不良;左室不发育;右半心肥大表现右房,右室增大,尤以肺总动脉异常扩大;存在粗大的动脉导管,房间隔缺损或卵圆孔未闭。

2. **血流动力学**　在左心发育不良时,右房同时接受上、下腔静脉的回流血和左房经房间隔缺损流入的血。因此,体、肺静脉血在右房混合后由右室泵入肺总动脉和左、右肺动脉,并经粗大的动脉导管顺行进入降主动脉,逆行灌注升主动脉和冠状动脉。房间隔缺损和动脉导管两处分流是左心发育不良患儿完成体、肺循环过程的先决条件,而且房间隔缺损的分流量和动脉血氧饱和度均与房间隔缺损的大小成正比。出生后,肺循环阻力明显下降,肺血流量增加,且常伴主动脉缩窄和动脉导管关闭,故体循环阻力较高,体、肺血流之比失调,导致肺充血、肺水肿和充血性心力衰竭,同时脏器血流灌注不足,出现低氧血症和酸中毒,最终死亡。

3. 临床表现　　出生后数小时即可出现进行性发绀、呼吸困难、心力衰竭等表现。心脏听诊无特异杂音,肺动脉瓣区第 2 心音亢进,脉搏细弱,伴有酸中毒、低血糖、低氧血症和休克等,若房间隔缺损分流量很大时,发绀可不明显,低氧血症较轻。约 90% 患儿若不及时诊断和治疗则常在生后 1 个月内死亡。

4. 治疗　　手术治疗为唯一有效的方法。由于新生儿早期肺血管阻力较高,根治性纠治手术死亡率很高,故常施行分期手术。经典的 HLHS 外科治疗分为三期手术:Norwood Ⅰ期手术、双向 Glenn 手术、Fontan 手术。

【麻醉管理】

1. 术前静脉持续输注前列腺素 E_1(PGE_1),维持动脉导管开放;避免高流量吸氧,将末梢血氧饱和度调整至 75%~80%。持续静脉输注多巴胺维持循环。患儿在转运至手术室的过程中需做好监护和抢救准备。进入手术室后,尽快建立动静脉穿刺置管,备紧急开胸建立体外循环。

2. 麻醉管理　　麻醉诱导通常使用阿片类药物、肌肉松弛剂和咪达唑仑。体外循环前后调控肺体循环血流量比(Qp/Qs)的平衡至关重要,是麻醉管理的关键。理想的 Qp/Qs 应接近 1,这样可保证血流动力学稳定和代谢的平衡。如果 Qp/Qs 大于 1,可导致代谢性酸中毒继而出现体循环灌注不足;如果 Qp/Qs 小于 1,则可出现低氧血症。适当降低血压、增加吸入氧的浓度、过度通气或低碳酸血症、吸入挥发性麻醉药等,可降低肺血管阻力(PVR)、增加肺血流量。而适当的高碳酸血症可增加 PVR、同时增加体循环血流量。适当应用正性肌力药物,拮抗由于交感神经活性降低带来的心脏收缩功能下降。

3. 体外循环过程中需保证足够的麻醉深度,并保证各脏器组织的有效灌注以及良好的心肌保护。Norwood 手术通常需要深低温停循环(DHCA)技术。在准备撤离体外循环前,要做好充分准备。可用米力农强心和扩血管、多巴胺降低肾血管的阻力、肾上腺素增加心肌正性肌力作用。如果体循环阻力(SVR)低,可用去甲肾上腺素;SVR 增加时,可追加镇静和镇痛药物,并根据外周血管阻力情况,选用 α 受体阻滞剂、硝酸甘油或硝普钠等。并且调整好呼吸参数,在并行循环过程中,尽量避免过度通气导致的 PVR 降低、体-肺分流过多,此时 $ETCO_2$ 要维持在正常水平。由于分流管道开放后,心排出量需供应体循环和肺循环,因此要保证足够的前负荷,维持 CVP 在 10~12mmHg,以防心肌缺血。根据情况进一步调整正性肌力药物,保证 Qp/Qs 平衡。体外循环停机过程需要缓慢减少泵流量,观察患儿的血流动力学、心电图、脉搏血氧饱和度、血气和电解质的变化,耐心细致调整血管活性药物剂量和呼吸机参数。脱离体外循环后,仍需保证足够的麻醉深度,避免增加 SVR 及交感神经兴奋而使氧耗增加。另外,经过 DHCA 后 SVR 亦会增加。可以通过扩血管药物降低 SVR。停机后,由于体循环到肺动脉的分流可以产生较大的且相对固定的阻力,调整 Qp/Qs 的重点在于调节 SVR,呼吸参数调节应给予恰当潮气量(10ml/kg)、维持气道峰压 20~30cmH$_2$O,同时增加吸入氧浓度至 80% 左右,它可增加机体氧供,而对 Qp/Qs 影响较小。拮抗肝素后,根据患儿情况补充血制品及止血药物。由于体外循环后 6~12h 内存在心肌水肿以及持续的炎性反应,心脏功能仍处于不稳定阶段,因此通常延迟胸骨闭合。

（陈芳　马星钢）

参考文献

［1］ RIVEROS PEREZ E,RIVEROS R. Mathematical analysis and physical profile of Blalock-Taussig shunt and Sano modification procedure in hypoplastic left heart syndrome:review of the literature and implications for the Anesthesiologist［J］. Semin Cardiothorac Vasc Anesth,2017,21:152-164.

［2］ SHILLINGFORD M,CEITHAML E,BLEIWEIS M. Surgical considerations in the management of hypoplastic left heart syndrome［J］. Semin Cardiothorac Vasc Anesth,2013,17:128-136.

［3］ TWITE MD,ING RJ. Anesthetic considerations in infants with hypoplastic left heart syndrome［J］. Semin Cardiothorac Vasc Anesth,2013,17:137-145.

［4］ CHRISTENSEN RE,GHOLAMI AS,REYNOLDS PI,et al. Anaesthetic management and outcomes after noncardiac surgery in patients with hypoplastic left heart syndrome:a retrospective review［J］. Eur J Anaesthe,2012,29:425-430.

［5］ NAGUIB AN,WINCH P,SCHWARTZ L,et al. Anesthetic management of the hybrid stage 1 procedure for hypoplastic left heart syndrome（HLHS）［J］. Paediatr Anaesth,2010,20:38-46.

第六章

呼吸系统疾病

第一节 α₁-抗胰蛋白酶缺乏症
（alpha-1 antitrypsin deficiency）

麻醉管理所面临的主要问题

慢性阻塞性肺病，支气管扩张

肝脏损害、肝硬化

【病名】

α₁-抗胰蛋白酶缺乏症（alpha-1 antitrypsin deficiency，AATD），又称 α₁-胰蛋白酶抑制物缺乏症（alpha-1 proteinase inhibitor deficiency）。

【病理与临床】

1. AATD 是一种常染色体显性遗传病，可导致肺病和肝病以及其他一些疾病的风险增加。AATD 相关疾病谱和发病年龄范围很大。患有 AATD 的个体可以在没有任何这些疾病的情况下过健康的生活，但吸烟、职业接触粉尘和烟雾以及肝脏损伤等因素会增加个体患病风险。正常情况下，肝脏会合成足量的 α₁ 抗胰蛋白酶（alpha-1 antitrypsin，AAT），随后分泌到血液中，有效抑制多种酶（中性粒细胞弹性蛋白酶 NE、蛋白酶 3、组织蛋白酶 G、胰蛋白酶）的作用，保护器官组织免受蛋白水解酶的不受控制的破坏性影响；它与 14 号染色体上的 *SERPINA* 基因发生突变有关，可导致体内产生异常 AAT、而正常 AAT 产生不足。从而导致肝、肺损害。AATD 导致肺病和肝病的分子机制是不同的。

（1）AAT 基因最常见的突变是肽链第 342 位的谷氨酸被赖氨酸取代，导致 AAT 蛋白质空间结构稳定性丧失，AAT 突变体结构发生错误折叠甚至聚合反应使 AAT 不能进入循环，不仅导致抑制蛋白酶的能力低下，而且大量的 AAT 多聚体蓄积在门静脉周围的肝细胞内质网中，内质网负荷反应引起 IL-6、IL-8 等炎症因子释放，引起肝损伤和肝硬化等肝脏疾病。

（2）肺病是由于血液和肺内 AAT 相对缺乏所致。正常情况下，肺组织具有正常的抗蛋白酶系统，当 AAT 缺乏时会导致肺部蛋白酶-抗蛋白酶系统严重失衡，其中 AAT 对 NE 专一性最强，NE 可以降解细胞外基质几乎所有成分，并激活与肺气肿有关的其他酶，呼吸系统中低水平的 AAT 导致肺部弹性逐渐且不可逆转地下降。外界刺激如烟草会进一步释放蛋白酶的游离氧自由基,它们与 AAT 相互作用,促进呼吸道局部炎症进展。

2. 临床表现 肺部表现为 AAT 缺乏性肺气肿,它与慢性阻塞性肺病(COPD)有许多共同特点。呼吸困难是最常见的症状,其他症状包括咳嗽、痰液生成、喘息、慢性上呼吸道感染。继发性气胸可能由于 AATD 引起,也可能是已知疾病的并发症。支气管扩张也与严重 AATD 有关。肝脏损害表现为成人慢性肝炎、肝硬化或肝细胞癌。其他表现:牛皮癣、荨麻疹等皮肤病变及坏死性脂膜炎、臀部或大腿红色结节或斑块、全身血管炎、血管水肿、炎症性肠病、颅内和腹腔动脉瘤、纤维肌发育不良、肾小球肾炎等。

3. 诊断 根据临床表现及测定血清中 AAT 浓度、鉴定 AAT 蛋白表型或 SERPINA1 基因检测。

【麻醉管理】

1. 术前准备和评估 已确诊 AATD 的患者都存在 COPD 或不明原因的肝病。

(1) 术前对可逆的呼吸系统病因进行治疗,可有效降低术后肺部并发症(PPCs)的风险。PPCs 风险预测指标包括:呼吸音降低、呼气延长、啰音、水泡音或喘息等。可在术前几天使用支气管扩张剂及皮质类固醇。上呼吸道感染会增加分泌物,并使气道反应性增高,应给予治疗。术前 4 周停止吸烟,可减少 PPCs 风险,术前无论何时停止吸烟都会给患者带来益处。术前呼吸肌训练、肺部理疗、改善营养状况等,可改善呼吸功能。术后应做好呼吸机治疗的准备。

(2) 慢性肝病患者术后风险包括出血、感染、恢复延迟和围手术期药物不可预测的副作用。与无肝病患者相比,非肝硬化性慢性肝病患者手术引起的肝功能障碍程度并不会更高,但术后并发症(如:感染和出血发生率)明显增加、住院天数明显延长。如果进展至肝硬化,则术后肝功能障碍、肾功能障碍及其他并发症发生率和死亡率都显著上升。术前可采用 Chlid-Pugh 和 MELD 评分进行风险评估。对肝病患者,应改善营养状态、纠正凝血功能障碍、治疗肝性脑病、门脉高压和腹水等。

2. 麻醉管理同其他慢性阻塞性肺病,同时要考虑肝脏病变的问题。其麻醉药的选择与应用取决于肝脏与肺部病变的程度,对有适应证及无凝血功能障碍者采用硬膜外麻醉或区域神经阻滞,有利于降低 PPCs,同时也有利于术后镇痛、减少镇痛药的用量,但要警惕呼吸肌麻痹而抑制呼吸功能。关于此类患者的麻醉管理,请见相关专著。术中应加强呼吸循环的管理,维持血流动力学与内环境的的稳定。全麻患者应采取低气道压通气模式,避免加重肺部损伤,甚至气胸。在气道操作时应严格遵守无菌操作常规,防止呼吸道感染。

(陈 敏)

参考文献

[1] YAMAKAGE M, IWASAKI S, NAMIKI A. Guideline-oriented perioperative management of patients with bronchial asthma and chronic obstructive pulmonary disease[J]. J Anesth, 2008, 22: 412-428.

[2] KIM TH, UM SH, YIM SY, et al. The risk of perioperative adverse events in patients with chronic liver disease [J]. Liver Int, 2015, 35: 713-723.

[3] EDRICH T, SADOVNIKOFF N. Anesthesia for patients with severe chronic obstructive pulmonary disease[J]. Curr Opin Anaesthesiol, 2010, 23: 18-24.

第二节 肺泡微石症
（pulmonary alveolar microlithiasis）

麻醉管理所面临的主要问题

进行性肺功能障碍，肺心病，肺动脉高压

普通 X 线胸片下可能不能识别合并的其他肺部病变

可能合并心脏瓣膜钙化

【病名】

肺泡微石症（pulmonary alveolar microlithiasis，PAM），又称 Harbitz 综合征（Harbitz syndrome）。

【病理与临床】

1. 本病是一种罕见的、以肺泡内大量磷酸钙微结石沉积为主要病理改变的常染色体隐性遗传性疾病，1686 年由意大利科学家 Malpighi 首先报道，1918 年 挪威 Harbitz 对第二例病例进行了精确尸检和放射学描述，1933 年匈牙利人 Puhr 将其命名为肺泡微石症（PAM）。本病的病因与 *SLC34A2* 基因（Npt2b，NaPi-2b）突变有关，*SLC34A2* 基因（4p15）编码 Ⅱb 型钠-磷酸盐协同转运蛋白（type Ⅱb sodium-phosphate cotransporter），该蛋白在调节磷酸盐过程中发挥作重要作用，它可见于人体其他器官和组织中，但主要在肺部表达，尤其是 Ⅱ 型肺泡细胞中表达。Ⅱ 型肺泡细胞产生肺泡表面活性物质，它是由磷脂与蛋白质组成的混合物，排列在肺泡组织中，以保证肺泡的扩张。在表面活性物质循环的过程中，代谢产生的磷酸盐遗留在肺泡中，Ⅱb 型钠-磷酸盐协同转运蛋白的作用是清除这些磷酸盐。*SLC34A2* 基因突变削弱了 Ⅱb 型钠-磷酸盐协同转运蛋白的活性，导致磷酸盐（主要为磷酸钙）在肺泡中积累，而积累的磷酸盐形成微小结石，微结石为无定形或颗粒状同心圆层状结构，造成肺功能的损害。早期肺泡壁正常，随病变进展，肺间质纤维性增生，肺毛细血管受压、闭塞、肺毛细血管床减少而出现肺动脉高压，肺实质重量增加。病变多发生在中、下肺叶，肺尖部病灶少见，上肺可发生代偿性肺大疱，亦可出现胸膜炎表现。磷酸钙沉积亦可沉积于肾脏、胆囊、睾丸及心脏瓣膜，尤其是主动脉瓣，引起主动脉瓣狭窄。本病较罕见，其流行病学情况尚不清楚，三分之一有家族史。据 Castellana 统计，截至 2014 年，文献报道 1 022 例，超过一半来自土耳其、中国、日本、印度或意大利，有轻微的男性优势（3:2）。其中，中国报道 133 例。

2. **临床表现** 本病进展缓慢，多数患者几年甚至几十年无症状，多因体检胸片偶然发现。发病年龄差异较大（5~41 岁），诊断年龄多为 20 至 30 岁。发病早或进展快的病例很少，但 Caffrey 和 Altman（1965 年）描述了一对早产儿双胞胎在出生后 12 小时内死亡的病例。早期几乎无症状，随着病变的进展可出现咳嗽、咳痰及活动后气促，亦可发生气胸及胸痛、胸膜炎表现，由于病变进展及反复肺部感染，晚期常合并肺心病及呼吸衰竭。X 线检查典型表现为"沙尘暴征（sandstorm-appearing）"，全肺弥漫性钙化小结节（小于 1mm），主要分布于中下带，严重者出现"白色肺"，心脏与隔膜的轮廓被混浊物掩盖，间质和胸膜钙化、纤维化。在一些患者单个微结节的直径可大至 2~4mm，类似浆果。肺功能检查可出现限制性通气障碍及弥散功能障碍。

3. 诊断与治疗　诊断根据临床表现、胸部高分辨率计算机断层扫描(HRCT)与胸部 X 线片"沙尘暴征"。肺活检或支气管灌洗可确诊,必要时进行基因检测。本病主要为对症治疗,防止继在发感染,二磷酸盐(diphosphonates)可减少 PAM 中磷酸钙的析出,但有效性存疑。晚期可行肺移植。

【麻醉管理】

1. 麻醉前管理　本病极为罕见且无有效治疗方法,患者可能合并严重呼吸功能障碍,甚至呼吸衰竭与肺动脉高压、肺心病,部分患者可能合并心脏瓣膜病变(尤其是主动脉瓣狭窄)及椎旁交感神经节钙化等,后者可致麻醉期间血流动力学波动。麻醉前管理的目的是维护残存的肺功能、尽量控制及改善一些可逆性的肺功能损害,其中最为重要的是预防及控制肺部感染。对胸片呈白肺的患者,要特别注意合并的一些肺部炎性病变可能难以识别,其中特别是肺结核。据 Castellana 的统计,目前有 5 例 PAM 者合并肺结核,还有一些合并心包囊肿、间质性肺炎等的个案报道。必要时应行胸部高分辨率计算机断层扫描。此外,尽管糖皮质激素已被证明对本病是无效的,但临床上亦可能用于本病的对症治疗,对长期应用者,围手术期应进行恰当的糖皮质激素替代治疗。术前可不用抗胆碱药,因它可使气道干燥、增加痰液黏度。

2. 目前尚未见关于本病麻醉管理的临床报道。由于其病程不同,其肺功能损害的程度亦不同,对早期、无明显肺功能损害的患者其麻醉管理无特殊,但对严重肺功能损害者,应在充分评估心肺功能的基础上制定相应的麻醉管理方案。术中应尽量避免长效阿片类等可长时间抑制呼吸功能的药物,术后应做好长时间呼吸机支持治疗的准备。在气道操作及呼吸管理时应特别注意无菌原则,防止呼吸道继发感染。此外,要注意避免气道压过高而引起气胸,据 Castellana 统计,已有 16 例患者合并气胸,个别患者甚至因此而猝死。

(郑利民)

参考文献

[1] CASTELLANA G,CASTELLANA G,GENTILE M,et al. Pulmonary alveolar microlithiasis:review of the 1022 cases reported worldwide[J]. Eur Respir Rev,2015,24:607-620.

[2] CHU A,SHAHARYAR S,CHOKSHI B,et al. Pulmonary alveolar microlithiasis "stone lungs":a case of clinico-radiological dissociation[J]. Cureus,2016,8:e749.

[3] BARBOLINI G,ROSSI G. Pulmonary alveolar microlithiasis[J]. N Engl J Med,2002,347:69-70.

第三节　肺中叶综合征
(middle lobe syndrome)

麻醉管理所面临的主要问题

　　多种原因引起的肺部病变
　　可能合并哮喘、支气管扩张等

【病名】

肺中叶综合征(middle lobe syndrome,MLS),又称 Graham-Burford-Mayer 综合征(Graham-Burford-Mayer syndrome)、Brock 综合征、左肺舌段综合征(lingula syndrome)等。

【病理与临床】

1. MLS 是一种以右肺中叶反复肺不张或炎症性病变为主要临床特征的肺部疾病,也可能累及左肺上叶舌段。1948 年由 Graham 等报道了 12 例右肺中叶肺不张和非结核性肺炎患者,Effler 和 Ervin 后来将其称为 MLS。既往认为本病是由于纵隔淋巴结肿大压迫右肺中叶支气管所致,但目前有关本病缺乏一致的临床定义,比较公认的定义是右肺中叶(包括左肺上叶舌段)肺不张和/或慢性炎症性反应,不仅表现为肺不张,也包括孤立存在的右肺中叶斑片状炎性阴影或肿瘤样块影。本病患病率不明,据冰岛的一项调查,患病率为每年每百万男性 1.43 人、女性 2.94 人。

2. 病理生理　分为梗阻性和非梗阻性二类。梗阻性通常是由支气管内病变内部阻塞或肺门淋巴结与肿瘤压迫引起,导致阻塞性肺不张和肺炎。非梗阻性原因尚不十分清楚,通常是由于细菌或病毒感染、支气管哮喘或慢性阻塞性肺部疾病引起的,有些并无明显原因。某些解剖特征使中叶和舌段易受炎症或水肿引起的暂时性梗阻的影响。右肺中叶及左肺上叶舌段易受累与其解剖学特点有关:右肺中叶支气管直径细而长,与右支气管呈锐角,引流条件差。此外,右肺中叶和舌段相对解剖隔离、侧支通气不良。

3. 临床表现　特征是慢性咳嗽、咳痰、咯血和反复慢性肺炎。右前胸可闻及少许湿啰音。胸部 X 线片检查可见右中肺叶实变,密度不均匀,轮廓与大叶性肺炎相似,但密度较大叶性肺炎为高。胸部 CT 及纤维支气管镜有助于病变的评估与诊断。

4. 治疗　肿瘤所致的梗阻性通常应手术治疗。非梗阻性通常药物治疗,反复发生、药物治疗无效者,可考虑手术治疗。

【麻醉管理】

1. 术前管理　重点是明确其病因、控制拟切除肺之外的肺部感染、控制哮喘、控制支气管扩张所致的大量咯血及促进排痰,加强呼吸功能锻炼、改善呼吸功能。

2. 本病的麻醉管理同肺叶切除。对呼吸功能良好、病变仅限于单个肺叶者,其麻醉管理无特殊难度,手术多在胸腔镜下进行,应采取全身麻醉双腔管插管。

（张金珍　王明玲）

参考文献

[1] PEJHAN S,SALEHI F,NIUSHA S,et al. Ten years' experience in surgical treatment of right middle lobe syndrome[J]. Ann Thorac Cardiovasc Surg,2015,21:354-358.

[2] GUDBJARTSSON T,GUDMUNDSSON G. Middle lobe syndrome:a review of clinicopathological features,diagnosis and treatment[J]. Respiration,2012,84:80-86.

第四节　肺泡蛋白沉积症
（pulmonary alveolar proteinosis）

麻醉管理所面临的主要问题

> 肺功能受损
> 可能合并原发性病变
> 肺灌洗术的麻醉

【病名】

肺泡蛋白沉积症(pulmonary alveolar proteinosis,PAP),又称 Rosen-Castleman-Liebow 综合征(Rosen-Castleman-Liebow syndrome)、肺泡脂蛋白沉积症(pulmonary alveolar lipoproteinosis)、磷脂质病(phospholipidosis)等。

【病理与临床】

1. 本病是由于多种原因导致的富含磷脂的蛋白物质沉积于肺泡及细支气管,导致肺泡与血液间气体交换障碍的一组疾病,1958 年由 Rosen 等首先报道。其病理特点为肺泡内弥漫性磷脂和非结晶蛋白沉着,光镜下肺泡基本结构正常,肺泡内充满细颗粒状 PAS 染色阳性蛋白样物质;肺泡 Ⅱ 型细胞肥大,胞浆内板层小体增多,并呈同心圆状排列;肺泡巨噬细胞数目和体积增加且活性降低;肺间质可发生纤维化。主要表现为肺实变与代偿性肺气肿并存,导致肺泡内气体交换障碍和通气血流比例失调,发生低氧血症。

2. 目前已知的肺泡内沉着的物质主要由肺表面活性物质和少量的细胞碎片组成。既往 PAP 在医学文献中经常被认为是一种独立的疾病,现认为它并不是一种单一的疾病,而是多种原因引起的一种临床综合征。本病的发病机制尚不完全清楚,目前认为与肺泡表面活性物质的产生与代谢障碍有关。表面活性物质产生障碍(surfactant production disorders)通常发生在新生儿和儿童,是由于编码表面活性物质蛋白或参与表面活性物质脂质代谢的蛋白基因突变引起(如:*SFTPB*、*SFTPC*、*ABCA3* 或 *Nkx2.1* 基因)。表面活性物质清除障碍是由于 GM-CSF 信号通路紊乱或潜在的损害肺泡巨噬细胞数量或功能的多种疾病引起。其中,与 GM-CSF 信号通路紊乱有关者称为原发性 PAP(primary PAP),与肺泡巨噬细胞数量或功能及表面活性物质分解代谢有关者称继发性 PAP(secondary PAP),继发性者继发于感染、血液病、恶性肿瘤、大量粉尘吸入、免疫功能异常等多种疾病。

3. 临床表现　主要临床表现为运动性呼吸困难和低氧血症。任何年龄均可发病,好发于 20~50 岁男性。起病隐匿,早期表现为轻微咳嗽、进行性气促,1/3 的患者有低热。随病程进展,咳嗽、咳痰加重,痰呈白色胶冻状或呈管型。病情严重时可出现低氧、发绀、杵状指、肺动脉高压的症状。肺功能检查示限制性肺通气障碍及弥散功能降低,而气流一般无明显受限。胸片:双肺门周围浸润,周边较淡,向心性肺浸润,类似于肺水肿蝴蝶翼影像,但无心衰的临床表现。胸部 CT 示无规则的稠密结节,或大片的融合实变。实验室检查:血清乳酸脱氢酶升高,痰液或灌洗液中找到嗜伊红体可明确诊断。

4. 治疗　标准治疗为全肺灌洗(WLL),也有纤维支气管镜进行肺叶和节段性灌洗。对继发性 PAP,治疗方法通常由原发疾病决定,包括造血干细胞移植、肺移植等。无证据表明皮质类固醇对自身免疫性 PAP 有效。此外,可皮下注射外源性 GM-CSF。雾化 GM-CSF 吸入治疗近年来受到重视。

【麻醉管理】

1. 除合并外科疾病者的手术麻醉外,本病的主要治疗方法——全肺灌洗术(whole lung lavage,WLL),可能需要在麻醉下进行。其手术麻醉管理同其他呼吸系统疾病的麻醉,术前应控制肺部感染。对肺功能轻度受损的患者,术前可不治疗,或胰蛋白酶雾化吸入及口服碘化物,促进黏液排出。但肺功能严重受损的患者术前一周应行肺灌洗术,改善肺功能后再行手术。

2. 肺灌洗术的麻醉管理　肺灌洗术可以机械除去导致生理功能障碍的脂蛋白碎片,清除可抑制肺泡内巨噬细胞功能的物质,使有功能的巨噬细胞重新出现,阻断恶性循环,恢复残存的肺泡功能,改善症状,它是本病最有效的治疗方法。Rogers 等提出的肺灌洗指征是:诊断明确,分流率>10%,呼吸困难等症状明显,显著的运动后低氧血症。或当静息状态下 $PaO_2<$ 60mmHg 或低氧血症影响日常年生活时。

(1)麻醉选择:门诊的病例可选择在局麻下用纤支镜行肺灌洗术,由于灌洗液用量较少,对机体血气的影响小,且能按支气管分布的区域逐一进行灌洗,但洗出率较低。全身麻醉下插入双腔支气管导管进行肺灌洗术,洗出率高,治疗效果好。如双侧肺病变,可先行一侧肺的灌洗,间隔几天后,再行对侧肺的灌洗;病情允许的情况下,也可同时分别对两侧肺进行灌洗。

(2)术前用药:多数患者有静息低氧血症,术前镇静药物应酌情减量,并于用药后和向手术室转运过程中吸氧。

(3)麻醉诱导及麻醉药的选择:诱导前充分去氮给氧,其目的是使肺功能残气量充氧,降低气管插管过程中发生低氧血症的危险。另一方面,肺泡内氧气容易吸收,灌洗液能最大限度进入到肺泡内,可充分进行灌洗,而氮气不易被吸收,当灌洗液注入肺泡内,残存的氮气会形成氮气泡,影响灌洗效果。本病无特殊禁忌的麻醉药和肌松药,但由于异丙酚等静脉麻醉药不抑制低氧性肺血管收缩,有利于单肺通气患者的麻醉诱导和维持。

(4)气管导管选择和定位:尽量选择较大号的左侧支气管导管,最好使用透明导管,以便观察通气侧导管内的雾气的活动和灌洗侧排出液的性状。导管必须准确定位,应采用纤维支气管镜确认位置。双侧肺应完全分隔,套囊的密封性能对抗 40mmHg 的压力。严重肺功能障碍的患者,插入双腔管后可先进行单侧肺通气 10 分钟,同时分别测定单侧肺通气后的血气分析,以估计一侧肺灌洗时,对侧肺能否提供足够的气体交换。首先应选择病变严重的一侧肺灌洗,用病变较轻的一侧肺行气体交换,如双侧肺病变程度相同,则先行左侧肺灌洗,以较大容量的右侧肺维持气体交换。

(5)灌洗体位:术中患者的体位对肺内分流量和灌洗液的溢出量有影响,灌洗肺在上侧,能尽量减少非通气肺的血流,肺内分流减少,利于氧合;但灌洗液溢出量增大,影响灌洗效果。灌洗肺在下侧,能减少灌洗液的溢出,灌洗效果好,但非通气肺的血流增加,肺内分流增大,不利于氧合。仰卧位,用少量灌洗液(100~250ml/次)灌洗方法,对肺内分流影响小,灌洗效果居中。

(6)灌洗方法

A. 灌洗肺排气:灌洗前双肺用纯氧肺通气 15 分钟将氮气洗出,然后夹住导管 5 分钟,使拟灌洗的一侧肺内氧气吸收,但夹管时间不要过长,以免引起全肺不张。也可以根据耗氧率决定注入生理盐水的量。避免注入盐水过快引起气囊或注入盐水过慢时引起的肺不张。当注入的盐水总量达功能残气量时,可开始反复灌洗。用 Y 型接头的主管连接于灌洗侧支气管导管,另两头分别连接注入管和排出管,灌洗液瓶置于腋中线上方 30cm,依重力注入,流速约 100ml/分,流动终止后,立即夹闭注入管,开放排出管依重力流排液,排出液瓶置于液中线下 60cm。每次注入液体后应敲打振动胸壁,并于排出半量灌洗液时,给予灌洗侧肺约 20 次左右的手控呼吸,可提高洗出率。

B. 灌洗液:可用加温的生理盐水或生理盐水 900ml+蒸馏水 70ml+8.4%碳酸氢钠 40ml 混合液,后者可使洗出率增加。每次灌洗的液体量 500~1 000ml,一般灌洗液总量为 10~20L,灌洗时间为 2~4 小时。开始排出的灌洗液呈白色或浅褐色,形状如同牛奶样或米浆样,反复灌洗直至排出液清亮为止。

C. 灌洗液转为清亮后可停止灌洗,充分吸净灌洗肺中的液体后,重新建立通气。此时灌洗肺的顺应性远低于通气肺,可将通气肺支气管导管暂时夹闭,用较大潮气量(15~20ml/kg)对灌洗肺进行复张。灌洗肺复张后,继续采用高浓度氧行 PEEP 大潮气量通气,同时进行体位引流、胸部叩击、反复吸引等手段治疗。监测总体和单肺顺应性,当灌洗肺顺应性恢复近术前水平即吸入空气-氧气混合气体,以增加灌洗肺的功能残气量。

D. 术中应记录每次输入和排除的液量,以了解是否有灌洗液泄漏而流入健侧肺。少量的泄漏可表现为:灌洗液排出时有气泡;通气肺出现干湿啰音;灌入量大于排出量;脉搏氧饱和度下降。一旦怀疑或确诊有泄漏,应立即排出所有的灌洗液,重新确定导管的位置后,再行灌洗。大量的泄漏表现为:通气肺顺应性明显降低,氧饱和度明显降低,应立即停止灌洗,取灌洗侧在下的侧卧、头低脚高位,以促进灌洗液由通气肺排出。加强双肺的吸引及膨胀,可改换为单腔气管插管,并行 PEEP 机械通气模式。根据临床状况和血气指标决定是否继续再行灌洗。

(7) 呼吸管理:术中应吸入100%的氧,采用定容型机械通气模式,设定较大的潮气量,以相对高的气道压通气。术中应持续监测气道压,测定总肺顺应性和单肺顺应性的变化,观察气道压力和潮气量的变化。呼末二氧化碳分压和脉搏氧饱和度监测能间接反应气体交换的情况,必要时行血气分析。术中应保证完善的肌松效果,以防发生剧烈的呛咳导致导管移位。

(8) 循环管理:灌洗过程中,灌洗液注入时胸腔压力上升,可能引起回心血量减少、心输出量减少而造成血压下降,术中直接动脉压监测,便于循环的管理和术中作血气分析。肺泡充液时,由于重力的原因导致灌洗侧肺血减少,使肺内血液分流量减少,而排液时则相反,术中应监测氧饱和度。

(9) 体温管理:大量灌洗液的温度会影响体温,故术中应常规行体温监测。灌洗液采用接近体温的等渗盐水,以防体温过低。

(10) 对病情、严重难以耐受大量灌洗术或小儿和瘦小成人不能插双腔支气管导管的特殊病例,可在体外膜式肺(ECMO)支持下灌洗。

(11) 术后管理:术毕经过一段时间的气道吸引及 PEEP 呼吸辅助后,血流动力学稳定,气道阻力下降,脉搏氧饱和度正常,胸部 X 线提示肺复张和肺泡内无大量残存的液体,血气分析值在正常范围,可在手术室拔除气管导管。对于呼吸功能未完全恢复者,改插单腔气管导管后,在术后恢复室或 ICU 继续辅以 PEEP 机械呼吸,直至呼吸功能完全恢复,拔除气管导管。

(王明玲)

参考文献

[1] SUZUKI T,TRAPNELL BC. Pulmonary alveolar proteinosis syndrome[J]. Clin Chest Med,2016,37:431-440.

[2] Beccaria M,et al. Long-term durable benefit after whole lung lavage in pulmonary alveolar proteinosis[J]. The European respiratory Journal,2004,23:526-531.

第五节　Goodpasture 综合征
(Goodpasture syndrome)

麻醉管理所面临的主要问题

病情危重,禁忌择期手术

肾功能衰竭

肺功能受损,肺出血

注意术前治疗药的副作用(肾上腺皮质激素等)

【病名】

Goodpasture 综合征（Goodpasture syndrome），又称肺出血-肾炎综合征、出血性间质性肺炎合并肾炎、肺紫癜合并肾炎、肺肾出血综合征等。

【病理与临床】

1. 本病是一种以反复咯血、肺部浸润、血尿和肾小球肾炎为特征的肺肾综合征，Ernest Goodpasture 在 1919 年流感大流行期间首次描述了这种综合征，当时他报告了一名患者死于肺出血和肾衰竭。其病因尚不完全清楚，目前认为它是自身免疫性疾病，其发病机制可能是：在遗传因素的基础上，由病毒感染、化学物质刺激机体产生抗肾小球基底膜抗体（anti-GBM），同时肾小球基底膜与肺基底膜有交叉抗原性，发生交叉免疫。在肾小球肾炎的同时，合并急性肺损伤，肺毛细血管通透性增加，肺部出血。

2. 本病多见于健康男性，主要累及肺脏和肾脏，其他器官较少受累，病程分为两个阶段：肺病阶段与肾病阶段。病程数月至一年，预后不良，尤其是肾病呈进行性者可迅速出现肾衰。其临床表现为：

（1）肺部症状：初期多表现为咯血，可伴发热、咳嗽、胸痛，肺部可闻及干、湿性啰音。咯血多为间歇性，可由咳少量血痰发展为大咯血，严重咯血者甚至窒息死亡。肺部病变可急剧加重，而出现呼吸困难、呼吸衰竭。胸部 X 线表现：两肺部呈由肺门向外发散的弥漫性小结节状阴影。出血多时可呈片状阴影。反复咯血者可引起肺间质的纤维化，在咯血间歇期可见弥漫性网状阴影。

（2）肾脏症状：肾症状多出现在咯血之后，表现为进行性贫血、蛋白尿及氮质血症。

（3）实验室检查：尿蛋白、尿红细胞、尿白细胞、尿液中颗粒和管型均显示阳性。痰液检查可查到含铁血黄素的巨噬细胞。部分患者血抗-GBM 抗体阳性，肺活检示肺泡毛细血管或肾小球基底膜有 IgG 与 C_3 沉积。

【麻醉管理】

1. 本病往往病情进展快，预后差，常因大咯血窒息、呼吸衰竭或肾衰竭死亡，故急性期禁止行任何择期手术。急诊手术亦应尽量选在病程的缓解期进行。麻醉医师主要面对的是有本病病史的患者，术前管理应重点注意以下几方面

（1）充分评估肺功能、肾功能。肾功能不全者，术前应进行血液透析，维持水、电解质平衡。

（2）文献报道，半数患者死于大咯血，术前应控制咯血。常用甲泼尼龙，它对本病引起的咯血有明显的止血效果。合并肺部感染者，术前应控制。

（3）目前本病药物治疗方法主要有肾上腺皮质激素及免疫抑制剂环磷酰胺、利妥昔单抗。要注意其副作用，用肾上腺皮质激素治疗者，术前应对肾上腺皮质功能进行评估，并给予应激保护剂量。此类患者血液常呈高凝状态，应注意检查有无下肢深静脉血栓。

（4）贫血者应输血，纠正贫血。

2. 本病麻醉药的选择取决于肺肾病变。与全身麻醉相比，局部麻醉不仅用药少，而且可维持良好的呼吸道防御反射，对肺部出血的患者有利。但肺出血量大或辅用镇静药过多时，相反可引起窒息，此类患者气管插管全麻更为安全。此外，合并肺间质纤维化导致呼吸功能不全者，应慎用椎管内阻滞，尤其是应注意阻滞平面不宜过高。麻醉中应密切监测气道压的变化，同时频繁地进行气道内吸引，发现肺部出血时，在气管内吸引的同时，应增加肾上腺皮质激素的用量。

3. 术中应保证良好的麻醉效果,维持血流动力学稳定,尤其要避免血压下降而加重肾功能损害。同时要避免用主要经肾脏排泄的药物。

(王明玲　郑利民)

参考文献

［1］GRECO A,RIZZO MI,DE VIRGILIO A,et al. Goodpasture's syndrome:a clinical update[J]. Autoimmun Rev,2015,14:246-253.

［2］FUKUHARA A,OKUTANI R,ODA Y. Anesthesia for living donor renal transplantation in a patient with Goodpasture's syndrome with a history of repeated alveolar hemorrhage[J]. Masui,2013,62:1199-1202.

第六节　膈肌膨升症
(diaphragmatic eventration)

麻醉管理所面临的主要问题

反复肺部感染,呼吸功能不全

先天性者可能合并其他先天性畸形

后天性者可能合并原发性病变

反流,误吸

避免增加腹内压的各种因素

警惕麻醉前未发现的本病

【病名】

膈肌膨升症(diaphragmatic eventration,DE),又称膈肌松弛症(diazoma relax)。

【病理与临床】

1. 本病是指膈肌部分或全部发育异常、肌纤维萎缩或膈肌麻痹、膈肌张力减弱,在腹腔压力的作用下,膈肌位置异常抬高或向上膨出。其结果可导致呼吸、循环功能的障碍。1774 年由 Louis Petit 在的尸检中首次描述。它分为先天性与后天性 DE,先天性 DE 是本病的主要原因,它是胎儿发育过程中膈肌发育异常所致,患病率低于 0.05%;而后天性 DE 又根据病因分为两类:膈神经正常与膈神经异常者,多见于外伤、神经肌肉疾病或肺与纵隔恶性肿瘤等。

2. 病理生理　根据解剖,本病又分为完全性一侧性、部分性及双侧性,它主要影响呼吸、循环及消化系统的功能:①肺通气量下降:膈肌膨升使胸廓与肺容量下降、膈肌松弛致膈肌收缩运动增加肺容量的作用减弱、反常呼吸运动(呼气时膈肌下降,吸气时膈肌上抬)等。②肺通气/血流比值失调:肺下叶受压致灌注不良等;③心脏与纵隔受压与移位:影响静脉回流及心脏功能等。

3. 临床表现

(1) 先天性膈肌膨升症(congenital diaphragmatic eventration):婴儿期即表现为反复发作的肺部感染及气促、呼吸困难,严重可出现发绀,饱胃后症状加重。较大儿童和成人一般无明显症状,偶有餐后上腹不适、胸闷、嗳气、气短等症状。也有报道成年人因某些其他疾病因素导致发病,可出现严重的呼吸困难、低氧血症和高二氧化碳血症。部分患者合并其他器官的畸形,如:大动脉发育不良、腭裂、腹腔脏器畸形、内脏转位等。

（2）常合并胃肠道不全梗阻症状。

（3）影像学检查:立位胸腹平片是确诊的主要方法,表现为抬高的横膈,膈顶光滑而连续。CT、消化道造影、气腹检查等,有助于鉴别其他膈上或膈下的病变。

【麻醉管理】

1. 术前管理　有症状的患者应行膈肌折叠术,手术方式有开腹手术及胸腔镜手术等。先天性 DE,婴幼儿或新生儿伴有呼吸困难或发绀时应考虑紧急手术治疗,术前评估还要注意是否合并其他内脏器官先天性畸形,对合并有腹腔脏器畸形者,宜经腹行手术治疗。后天性者,术前检查重点还要注意是否合并原发疾病。术前应控制肺部感染,尽量改善呼吸、循环功能。由于常合并消化道梗阻,术前需作好抗胃酸及胃肠减压治疗,麻醉诱导时需防止误吸。

2. 术中管理　体位对呼吸的影响较大,坐位较仰卧位时血氧饱和度明显改善,这是由于仰卧位时膈肌会出现反常呼吸所致,麻醉诱导期间可将体位调至适当的头高脚低位,以减轻膈肌的反常呼吸。术中应行控制呼吸,消除反常呼吸,改善氧合。应采用较低潮气量、低气道压的通气模式,避免气道压过高对循环的影响。术中应维持循环与内环境的稳定,应行直接动脉压监测、中心静脉压监测。

3. 要特别注意一些麻醉前无症状的先天性 DE 患者,由于其膈肌十分薄弱,腹内压突然升高可引起膈肌破裂,应保证麻醉平稳,避免咳嗽、躁动、挣扎等高风险因素,腹腔镜手术时应保证良好的肌松效果并维持较低的腹内压。Faheem 报道了一例 85 岁的男性患者,手术后发生膈肌破裂、致肠疝入左侧胸腔而发生两次心血管衰竭。Chaudhary 报道了一例患者在全麻下行腹腔镜及宫腔镜检查的成年女性,强调了避免胸腹内压增加的重要性。

4. 术后的呼吸管理仍很重要,应做好长时间呼吸机支持治疗的准备。术后应持续胃肠减压,改善呼吸功能,减少复发。此外术后两个月内应避免腹内压突然增高的动作和因素。

（王明玲　郑利民）

参考文献

［1］Chaudhary K,Anand R,Girdhar KK. Anesthetic management of a patient with congenital diaphragmatic eventra-tion［J］. J Anesth,2011,25:585-588.

［2］M FAHEEM,A FAYAD. Diaphragmatic rupture after epidural anaesthesia in a patient with diaphragmatic even-tration［J］. Eur J Anaesthesiol,1999,16:574-576.

第七节　骨质沉着性气管病
（tracheopathia osteoplastica）

麻醉管理所面临的主要问题

慢性呼吸道感染

气道狭窄或阻塞,继发性肺不张、肺气肿、呼吸功能不全

气管插管困难

警惕麻醉前未能发现本病

【病名】

骨质沉着性气管病（tracheopathia osteoplastica），又称骨化性气管支气管病（tracheobronchopathia osteochondroplastica）、软骨或骨气管支气管腔内突出症（cartilaginous or bony projections into the tracheobronchial lumen）等。

【病理与临床】

1. 本病是一种极为罕见的气管病，病变的气管和支气管内膜下层广泛出现软骨和骨结节，突出的结节可能造成气道的梗阻，引起继发性肺气肿、肺不张，感染。其病因尚未明确，可能与下列因素有关：①由于慢性炎症引起气管支气管内膜的结缔组织增生，然后化生成软骨或气管支气管的弹力纤维发生软骨的骨化；②内分泌系统异常；③胚胎发育异常等。

2. 本病好发于30~70岁男性，其临床表现为：慢性呼吸道感染症状，咳嗽、咳痰、痰中带血。常合并继发性肿气肿或肺不张，严重者可引起呼吸功能不全。X线示肺部结节状阴影，多靠近肺门处。完全骨化的部位有时可见骨小梁结构。CT、MRI和支气管镜检查可明确诊断。

【麻醉管理】

1. 本病的主要病变为呼吸道的狭窄、梗阻和炎症。病变主要累及较大气管，但亦可波及小气管，其麻醉管理十分棘手。术前应结合胸部X线、CT、MRI、支气管造影、纤支镜检查结果及血气分析等，确定狭窄或阻塞的部位和程度及对呼吸功能的影响。据此制定详细的麻醉管理计划。合并肺部感染者应控制肺部感染再行择期手术。要特别注意由于气管受累、狭窄，气管插管时可能出现插管困难。如：Warner报道了一例患者在全身麻醉时气管插管困难，经检查发现为本病；Kubo亦报道了一例77岁的男性患者，麻醉诱导后气管导管插入困难（从8.5mm到5.5mm）。此类患者诱导麻醉前应准备多根细气管导管。这些患者术前常无任何症状、常规检查可能也难以发现，它们潜伏着巨大有风险。除上述两个病例外，Suzuki报道了一例85岁老年妇女在乳癌手术后因咳痰功能受损及低氧血症而进入ICU，在全身麻醉下行支气管纤维镜检查发现本病。因此，对围手术期出现不明原因肺部并发症者要考虑本病。

（1）病变局限于一侧肺叶支气管、症状轻、无血气改变者，其麻醉管理同其他肺部病变的手术。

（2）若病变分布于双肺或双肺支气管、有明显呼吸功能不全症状者，其麻醉管理难度较大，此类患者原则上禁止进行任何择期手术。

（3）病变局限于气管内时，其麻醉管理同气管内肿瘤。但由于本病骨性结节通常较小，且活动性差，故可采用较细的气管导管行气管插管，使气管导管头端越过骨性结节，或插入细导管采用高频喷射通气。此类患者在麻醉诱导后可能引起气道梗阻，原则上应采用清醒气管插管。

2. 术中应避免长时间吸入高浓度的纯氧，以减少肺不张的发生。同时应加强呼吸道湿化与吸引，补充足够的血容量，以保证呼吸道分泌物的稀释度，及时清除痰液。

（王明玲　郑利民）

参考文献

［1］WARNER MA，CHESTNUT DH，THOMPSON G，et al. Tracheobronchopathia osteochondroplastica and difficult intubation：case report and perioperative recommendations for Anesthesiologists［J］. J Clin Anesth，2013，25：659-661.

［2］SUZUKI H，KAWASAKI S，SHO Y，et al. A case of tracheobronchopathia osteoplastica discovered incidentally by hypoxemia following the operation［J］. Masui，1999，48：283-285.

第八节　Kartagener 综合征
（Kartagener syndrome）

麻醉管理所面临的主要问题

慢性呼吸道感染

心脏畸形

内脏转位

尽量避免经鼻气管插管

【病名】

Kartagener 综合征（Kartagener syndrome），译名卡塔格奈综合征。又称原发性纤毛运动障碍（primary ciliary dyskinesia，PCD）、Kartagene 型不动纤毛综合征（immotile-cilia syndrome，Kartagener type）、右位心-支气管扩张-鼻窦炎综合征（dextrocardia bronchiectasis and sinusitis syndrome）、Siewert 综合征（Siewert syndrome）等。

【病理与临床】

1. 本病为常染色体隐性遗传性疾病，伴有不同程度的外显，具有家族性，患病率为 1/30 000～1/10 000，是一种与纤毛上皮结构缺陷有关的遗传性疾病，根据相关文献，现在已经发现 30 多种不同的基因突变与 Kartagener 综合征有关，包括外纤毛轴动力蛋白（*DNAH5*，*DNAH9*，*DNAH12*，*DNAI1*，*ARMC4*，*CCDC103*），内纤毛轴动力蛋白壁（*DNALI1*）等。本病主要为纤毛蛋白臂或放射辐缺陷，使纤毛上皮的活动丧失，纤毛清除与运输黏液功能障碍，分泌物和细菌滞留，导致长期的慢性感染。

2. 本病常在新生儿或婴儿早期发病。临床表现多种多样，但最常见的特征是上、下呼吸道反复感染。鼻窦炎、支气管炎、间质性肺炎、支气管扩张等。常合并先天性心脏病、完全性或部分性内脏转位。大多数患者在儿童期发病（诊断时的中位年龄为 5～5.5 岁），但部分在成年期发病（诊断时的中位年龄为 22 岁）。成人患者诊断时的年龄存在差异：塞浦路斯一项系列研究显示，就诊时的中位年龄为 36.3 岁（范围为 23.4～58.4 岁）；而在北美人群中，中位诊断年龄为 22 岁。

3. 诊断　根据支气管扩张、鼻窦炎及内脏转位三大临床特征，支气管黏膜活检可确诊。胸片、高分辨率计算机断层扫描（HRCT）及肺功能检查有助于病情的评估。

【麻醉管理】

1. 麻醉管理面临的主要问题是纤毛功能障碍致支气管扩张等呼吸道感染并发症及可能合并先天性心脏病等先天性畸形，麻醉前评估需要特别注意呼吸系统和心血管系统。要特别注意可能合并内脏转位，Koç 与 Kendigelen 指出其心电电极、气管导管（尤其是双腔导管）的选择、深静脉穿刺部位等都需要仔细的检查与考量，按左右镜像安放或操作。术前应加强呼吸功能锻炼，控制呼吸道及鼻窦感染、减少气道炎性反应致分泌物增多，通过体位引流、胸部理疗等措施促进气道痰液或分泌物排出。术前不用抗胆碱药物，避免气道过度干燥而使排痰困难。

2. 麻醉管理　重点是防止呼吸道感染。本病无特殊禁忌的麻醉药，麻醉方法的选择应因手术内容而定，气管插管全身麻醉，可方便气管内吸引，同时还便于进行气道内湿化，促进呼吸道分泌物的排出,但是麻醉气体、高浓度 O_2 可影响纤毛功能,同时气道操作可增加气道感染的风险,临床上应权衡利弊,根据手术需要及患者情况慎重选择。区域神经阻滞(包括椎管内麻醉)可减少气道感染的风险,单独应用或与全麻合用对有适应证的患者是一种良好的选择,它与全麻合用时还可减少全麻药的用量、降低术后呼吸抑制的风险。同时它还有良好的术后镇痛作用,有利于患者早期下床活动及咳嗽排痰、促进呼吸功能的恢复,从而减少呼吸相关并发症。支气管扩张、有大咯血风险或有大量脓痰等湿肺患者的麻醉管理比较棘手;麻醉前应了解咯血与痰液可能源自于哪一侧肺,气管插管全身麻醉应采用双腔支气管插管,保证双侧肺隔离;麻醉诱导及拔管应力求平稳,避免剧烈呛咳,必要时应保留自主呼吸下插管,麻醉诱导可采用七氟烷吸入。

3. 本病患者应尽量避免经鼻气管插管,以免引起或加重其鼻窦感染。在进行呼吸道操作中应严格遵守无菌操作原则,气管导管外周禁止用油性润滑剂(如:液体石蜡等)。由于气管黏膜上皮纤毛缺陷、自净功能丧失,气道内分泌物的排出主要依靠咳嗽反射,应勤吸痰,必要时可用支气管镜吸痰。应保持痰液稀释、防止呼吸道干燥,所有吸入气体必须加温加湿(包括面罩麻醉时),应尽量采用循环紧闭式麻醉回路。同时应适当增加输液量,以全身湿化、防止脱水,保证呼吸道分泌物的稀释度,利于排痰。低体温可增加术后呼吸并发症患病率,应加强体温管理与监测。

4. 术后应使患者尽早苏醒、以恢复其呼吸道防御反射。要保证良好的术后镇痛、以维持患者的咳嗽反射。合并严重呼吸道并发症患者可能需要术后长时间呼吸支持治疗。

(王晓庆 郑利民)

参考文献

[1] AFZELIUS BA,STENRAM U. Prevalence and genetics of immotile-cilia syndrome and left-handedness[J]. Int J Dev Biol,2006,50:571.

[2] KNOWLES MR,DANIELS LA,DAVIS SD,et al. Primary ciliary dyskinesia. recent advances in diagnostics,genetics,and characterization of clinical disease[J]. Am J Respir Crit Care Med,2013,188:913.

[3] KUEHNI CE,FRISCHER T,STRIPPOLI MP,et al. Factors influencing age at diagnosis of primary ciliary dyskinesia in European children[J]. Eur Respir J,2010,36:1248.

[4] KOÇ A,SÖNMEZ Y,BALABAN O. Anaesthetic management for appendectomy in a patient with situs inversus totalis[J]. Turk J Anaesthesiol Reanim,2016,44:105-107.

[5] KENDIGELEN P,TÜTÜNCÜ AÇ,ERBABACAN ŞE,et al. Anaesthetic management of a patient with synchronous Kartagener syndrome and biliary atresia[J]. Turk J Anaesthesiol Reanim,2015,43:205-208.

第九节 淋巴管肌瘤病
(lymphangioleiomyomatosis)

麻醉管理所面临的主要问题

肺部病变,气胸,呼吸衰竭

肾脏病变,内出血

可能合并结节性硬化症

【病名】

淋巴管肌瘤病(lymphangioleiomyomatosis, lymphangiomyomatosis, LAM),又称淋巴管平滑肌瘤病、淋巴管肌瘤增生症。

【病理与临床】

1. LAM 是一种主要影响肺部、肾脏和淋巴系统的全身肿瘤性疾病,1937 年由 Von Stossel 首先描述。它几乎仅见于育龄期妇女,且可能与结节性硬化症(tuberous sclerosis complex, TSC)有关。根据它与 TSC 的关系,LAM 分为散发型(sporadic lymphangioleiomyomatosis, S-LAM)及与 TSC 有关的 LAM(TSC-LAM)。目前已经证实,本病与 *TSC1* 及 *TSC2* 基因突变有关,且以 *TSC2* 为主,在 S-LAM 中已检测到体细胞 *TSC2* 基因突变。*TSC1* 和 *TSC2* 基因蛋白分别为 hamartin 与 tuberin,其作用是通过 mTOR 信号通路调节细胞的生长与分裂,但具体机制尚不清楚。本病已被国家卫健委等 5 部门列入第一批罕见病目录。它极为罕见,S-LAM 发生率约为每百万女性人口中 3.3~7.4 例,30% 的 TSC 患者合并 LAM。但因为早期诊断困难,其发病率可能被低估。

2. 病理改变与临床表现　①肺组织内(肺间质、支气管、血管和淋巴管)未成熟的平滑肌细胞(LAM 细胞)弥漫性异常增生,形成弥漫性肺囊肿,并导致正常肺组织破坏,出现胸痛、咳嗽、咯血、呼吸困难、反复出现自发性气胸及乳糜胸,其病变呈进行性加重,最终可导致肺动脉高压与呼吸衰竭。②淋巴管平滑肌瘤还可累及淋巴系统,胸腹部或腹膜后实质性肿瘤或囊肿。③血管平滑肌脂肪瘤(angiomyolipomas, AML)由 LAM 细胞、脂肪细胞和血管组成,通常发生于肾脏,出血(血尿、腹腔内出血等)是其常见并发症。LAM 被认为是一种低度恶性、有一定侵袭性与转移性的肿瘤,肺移植后也可能复发。本病只见于育龄期女性,出现症状的平均年龄为 33 岁,30% 的 TSC 患者合并肺 LAM。

3. 诊断　根据临床表现、肺部高分辨率 CT 检查特征及合并结节性硬化症、肾血管平滑肌脂肪瘤、血清细胞生长因子升高、乳糜胸或乳糜腹水、淋巴管肌瘤等,组织学活检可确诊。

4. 治疗　特异性 mTOR 靶点抑制剂西罗莫司及肿瘤切除与对症治疗等。

【麻醉管理】

1. 30% 的结节性硬化症(TSC)患者合并本病,它是 40 岁以上 TSC 患者的主要死亡原因之一。对女性 TSC 患者,要考虑是否合并本病;同样,本病患者亦要考虑是否合并 TSC(见"结节性硬化症")。另一方面,肾血管平滑肌脂肪瘤(AML)与肺 LAM 有密切关系,而肺 LAM 常预后不良、且可能需要在全身麻醉手术治疗,阪口等建议对多发性 AML 的年轻女性,应在术前进行 LAM 筛查。要特别注意一些症状隐匿的患者,如:Nakanishi 报道了一例足月妊娠、在蛛网膜下腔阻滞下剖宫产术,术前有干咳和夜间呼吸困难。该患者在麻醉后出现低氧血症(SpO_2 从 97% 迅速下降到 90% 以下),术后胸部 CT 等检查临床诊断为 LAM。麻醉前评估的重点是肺功能受损的情况,同时亦要关注肾脏功能。mTOR 靶点抑制剂西罗莫司有口腔溃疡、血脂增高等副作用,有作者建议手术、感染时停药。术前应加强呼吸肌锻炼、控制肺部感染。

2. 麻醉管理

(1) 本病麻醉手术的风险与肺部病变程度相关。在肺部病变中,气胸最为重要。据 Wendt 的报道,有一半的 ALM 患者死于可避免的自发性气胸。从这个角度来看,应尽量避免全身麻醉。Romano 建议对有适应证的患者应尽量采用区域神经阻滞(包括椎管内麻醉)与局麻,并注意控制阻滞平面、避免强效呼吸抑制药物。如果实施全身麻醉,应尽量保留自主呼吸、避免正压通气。如果不得不行正压通气,应采用压力限制肺通气(PCV)模式,尽量采用最低有效的气道压,Vinayagam 建议最高气道压不超过 15cmH$_2$O。合并肺大疱者应避免用氧化亚氮。应避免一切可能造成气胸的因素,如:剧烈的咳呛。无论实施何种麻醉,围手术期均应严密监测气胸的发生并做好应急处理准备。

(2) 由于 LAM 者肺部感染风险较高或常合并肺部感染,在进行气道操作时应注意无菌原则,择期手术应控制感染后实施,术后应做好呼吸支持的准备。

(3) 肺移植是晚期患者的治疗手段之一。但 LAM 肺移植手术的围手术期处理似乎比肺动脉高压(PAH)"容易"。Adachi 回顾了 10 例 PAH 和 17 例 LAM 肺移植患者,结果:PAH 者术中多需体外循环(CPB)支持,在麻醉诱导前即开始经皮心肺支持(PCPS);而大部分 LAM 患者在麻醉诱导前不用 CPB 或 PCPS 支持,但手术中有时需 PCPS 支持;术后 PCPS 支持在 PAH 和 LAM 之间无显著差异。

(郑利民)

参考文献

[1] PETERFREUND RA,LUMAN E,MARTUZA RL. Anesthesia for suboccipital craniotomy in a patient with lymphangioleiomyomatosis:a case report[J]. Case Rep Pulmonol,2012,2012:804789.

[2] ROMANO V,HOU J. Implications of regional anesthesia in a patient with lymphangioleiomyomatosis (LAM) undergoing right total hip replacement[J]. J Clin Anesth,2019,58:107-108.

[3] 阪口 和滋,岡 優,小川 貢平,他. 腎血管筋脂肪腫症例における肺リンパ脈管筋腫症のスクリーニングの重要性[J]. 日本泌尿器科学会雑誌,2017,108:188-193.

[4] NAKANISHI M,OKURA N,KASHII T. Case of lymphangioleiomyomatosis (LAM) discovered during cesarean section under spinal anesthesia[J]. Masui,2014,63:191-194.

[5] ADACHI K,KUROSAWA S,WAGATSUMA T,et al. Perioperative management of lung transplantations in patients with pulmonary arterial hypertension compared with that in patients with lymphangiomyomatosis[J]. Masui,2013,62:573-579.

第十节　Poland 综合征
(Poland syndrome)

麻醉管理所面临的主要问题

可能合并其他重要器官畸形

可能与 Moebius 综合征有内在的联系

合并多根肋骨缺损者可致胸壁软化

恶性高热高危者

琥珀胆碱及氟化醚类吸入麻醉药应用有争议

个案报道用丙泊酚后可能出现肌肉痉挛

【病名】

Poland 综合征(Poland syndrome),又称 Poland 异常(Poland anomaly)、Poland 序列征(Poland sequence)、Poland 并指(Poland syndactyly)、胸肌单侧缺损及手并指(unilateral defect of pectoralis muscle and syndactyly of the hand)、胸大肌缺如短指并指综合征等。

【病理与临床】

1. 本病是一种以单侧胸肋部肌肉与骨骼缺失或发育不全、伴同侧手畸形为临床特点的罕见先天性疾病。1841 年伦敦 Guy 医院 Alfred Poland 医师详细描述了一位名叫 George 的 27 岁因犯尸体解剖情况，并命名为"先天性胸肌缺损（deficiency of the pectoral muscles）"。George 的手现仍收藏于 Guy 医院。据 Justin 博士等考证，尽管在此之前亦有描述女性单侧无乳房和胸肌部分缺损的病例报道（如：Froriep 等），但 Poland 是首个将胸部缺损与手畸形联系在一起的。1962 年同一医院 Patrick Clarkson 医师描述了三个乳房发育不全和并指的患者，将其命名为 Poland 并指。5 年后 Baudinne 等将 Poland 并指称为 Poland 综合征，沿用至今。本病患病率约为 2 万个新生儿中 1 例，但有作者认为实际患病率有可能被低估，因为没有手畸形的轻微病例可能不会引起人们的注意。多为散发，男性多见。其病因不明，约 75% 的病例异常位于身体的右侧，极少数有家族史，但没有发现相关基因。目前多认为是由于胚胎期第六周锁骨下动脉系统畸形或肋骨向前生长使一侧外胚层组织的血供量减少所致。

2. 临床表现　其临床表现呈高度多样性特点。异常可以早在出生时就被发现，也可以在青春期后期被发现，这取决于它的严重程度。

（1）一侧胸壁所有的肌肉（胸小肌、胸大肌）及其附属组织（包括乳房和皮下组织、腋毛）发育不全或缺失。病变可累及邻近区域肌肉（如：背阔肌、前锯肌及腹部肌群）。部分患者可合并胸骨与肋骨骨缺损。患者可能合并先天性高位肩胛（Sprengel 畸形），同侧手臂活动受限。

（2）同侧手指发育不全或缺失，短指、并指，可能合并手臂缩短。

（3）可能合并心脏畸形（右位心）、肾发育不全、脊柱侧弯、颅脑异常等多系统与器官的先天异常及血液系统疾病（白血病等）。

【麻醉管理】

1. 麻醉前管理

（1）要注意本病病变可能不仅限于一侧胸廓与肢体，可能还合并其他严重先天畸形，如：Moebius 综合征及严重的心脏畸形，麻醉前应进行充分的检查与评估，并制定相应的管理方案。其中，本病与 Moebius 综合征有着共同的胚胎学病因机制。Poland 综合征与胚胎期锁骨下动脉末梢支血行障碍有关，亦即：上臂与胸廓内动脉血流障碍时表现为 Poland 综合征，而椎动脉与脑底动脉血行障碍时表现为 Moebius 综合征。约 15% 患者可同时出现 Poland 综合征及 Moebius 综合征表现，它被称为"Poland-Moebius 综合征"，提示锁骨下动脉末梢支广泛性血行障碍，部分患者可合并呼吸中枢损害（请见"Moebius 综合征"）。

（2）严重患者常需胸部重建手术，男性患者可在 13 岁时进行重建手术，女性患者手术应在乳房发育完成后实施。由于胸部发育不良，患者可能合并严重的心理障碍，麻醉前应加强心理治疗及适度镇静。

2. 目前有关本病麻醉管理的临床报道较少。要特别注意是否合并肋骨缺损，若不合并肋骨缺损，通常对呼吸功能无明显影响。合并肋骨缺损（多为 2~6 肋）是本病的严重表现，它不仅造成胸廓容积缩小、肺发育障碍、肺功能受损，而且由于胸廓软化在自主呼吸时可出现与开放的胸腔相似病理生理改变——反常呼吸运动（连枷胸）：即吸气时胸膜腔内负压升高，软化的胸壁向内凹陷；呼气时胸腔内负压减低，使该处胸壁向外凸出。反常呼吸运动可致缺氧与二氧化碳蓄积并造成纵隔摆动，继面影响静脉血液回流及出现呼吸循环衰竭。Sethuraman 报道了一例行 CT 检查的 8 个月患儿，由于左侧肋骨缺失，可看到心脏的跳动。为避免反常呼吸运动造成严重后果，需采用气管插管正压通气人工呼吸。Marui 报道了二例患者，均安全实施麻醉。其中一例 24 岁女性患者接受乳房成形术,无肋骨或肋软骨缺损,通过插入喉罩保留自主呼吸维持全身麻醉;另一例为合并有肋骨缺损的 18 岁男性患者行背阔肌的皮瓣胸廓成形术,虽然在清醒时无症状,但考虑到反常呼吸运动可能导致全身麻醉时通气不足,遂采用气管插管间歇正压通气维持麻醉。

3. 麻醉药物的应用　Díaz-Crespo 报道了一例乳房假体置入术患者,采用丙泊酚静脉麻醉,出现肌肉痉挛,后改用咪达唑仑。目前尚无本病发生恶性高热的临床报道,Sethuraman 报道的病例用琥珀胆碱及氟烷麻醉亦无异常反应,但 Díaz-Crespo 认为由于其病变涉及范围广,尤其是合并肌肉、脊柱等病变,有潜在的恶性高热的风险,应避免氟化醚类吸入麻醉药。Küpper 也在发表 Sethuraman 论文的《加拿大麻醉学杂志》(Can J Anaesth.)上对 Sethuraman 用琥珀胆碱及氟烷提出了质疑,认为 Poland 综合征与 Moebius 综合征有内在的联系,琥珀胆碱与氟烷有诱发恶性高热的风险,琥珀胆碱用于肌肉疾病者还可能引起高钾血症与心搏骤停等严重并发症。

(郑利民)

参考文献

[1] SETHURAMAN R,KANNAN S,BALA I,et al. Anaesthesiain Poland syndrome. Can J Anaesth,1998,45: 277-279.

[2] MARUI Y,NITAHARA K,IWAKIRI S,et al. Anesthetic management of patients with Poland syndrome:report of two cases[J]. Masui,2003,52:274-276.

[3] DÍAZ-CRESPO J,VÁZQUEZ-MAMBRILLA Y,GARCÍA-HERRERA F. General anesthesia in patients with syndrome of Poland[J]. Rev Esp Anestesiol Reanim,2017,64:112-115.

第十一节　Swyer-James 综合征
(Swyer-James syndrome)

麻醉管理所面临的主要问题

反复肺部感染、呼吸功能不全、肺动脉高压

肺保护,防止继发感染与肺损伤

【病名】

Swyer-James 综合征(Swyer-James syndrome,SJS),译名斯韦耶-詹姆斯综合征。又称单侧透明肺综合征、特发性一侧或一叶透明肺、单侧肺动脉发育不良、Macleod 综合征、Macleod-Swyer-James 综合征(MSJS)、Swyer-James-Macleod 综合征(SJMS)等。

【病理与临床】

1. 本病是一种以单侧部分或全肺透视高透光为主要临床表现的罕见肺部疾病。1953 年 Swyer 与 James 首先报道,1954 年 MacLeod 对其进行了详细描述。SJS 在儿童时期经常被诊断,但很少有成人患者在感染后支气管扩张不严重的情况下被诊断。本病是因先天性发育障碍或后天性病变,导致肺血管细小,使 X 线透视时一侧肺透明度增加的一种疾病。其病因是先天性还是后天性尚有争议,一种观点认为是原发性单侧肺动脉发育不良而继发肺、支气管的病变;另一种观点则认为是婴幼儿时期病毒感染,造成梗阻性细支气管病变而导致继发肺血管发育不良。病理解剖主要表现为肺组织慢性炎症改变,无支气管狭窄或梗阻,但肺动脉发育细小。

2. 本病可发病于任何年龄,多见于20~50岁,男性多于女性,左侧患病多于右侧。临床症状轻重不同,轻者可无症状,有症状者主要为反复的肺部感染,发热、咳嗽、咳痰,甚至咯血。严重者合并肺动脉高压,出现进行性呼吸困难。体检:胸廓不对称,患侧饱满,呼吸运动减弱。叩诊过度清音。听诊呼吸音低,可有哮鸣音和啰音,气管移向健侧。X线检查:胸片提示患侧透光度增加,肺纹理稀少,膈肌下降,纵隔心脏向健侧移位。支气管造影提示支气管扩张征。肺血管造影提示肺血管及支气管血管细小和数目减少。肺功能检查:轻到中度通气和弥散功能障碍。

【麻醉管理】

1. 本病主要病变为肺部感染、肺功能减退及肺动脉病变造成的肺动脉高压。Smith回顾了某大型三级转诊中心接受麻醉的4例SJS患者,其计进行了7次麻醉(包括1例肺切除术),3例术前有症状。作者还回顾了因复发性肺部症状行肺切除术23例SJS患者(年龄42岁),1例患者在单肺通气过程中出现低氧血症,3例患者住院时间延长(10天),作者认为轻症患者麻醉耐受性良好,严重阻塞性肺疾病患者围手术期处理策略应按重度阻塞性肺疾病患者处理。对无症状、病变程度轻的患者,其麻醉管理同正常人,但要注意其呼吸贮备功能下降,围手术期应加强呼吸管理,避免肺部感染与呼吸功能抑制。对术前已有明显肺功能减退的患者,应制定详细的呼吸治疗与麻醉管理计划。术前应控制肺部感染、加强肺部理疗与呼吸功能锻炼,对肺动脉高压者应适当氧疗及应用肺动脉扩张药,改善右心功能。术前不用抗胆碱药,以免造成痰液黏稠。

2. 麻醉管理　麻醉管理重点是维持呼吸、循环功能的稳定及避免继发性肺部感染与肺损伤。纤支镜检查可在局麻或喉罩-异丙酚-瑞芬太尼麻醉、保留自主呼吸下实施,Oyamaguchi报道了一例类似患者。麻醉应避免可能诱发支气管痉挛的药物(如:硫喷妥钠等及其他可能导致组胺释放的药物),可选用能使支气管舒张的氯胺酮或异氟烷、七氟烷等挥发性吸入麻醉药。麻醉诱导、气管插管力求平稳,避免呛咳,防止气道因刺激而发生痉挛。术中应加强呼吸管理与监测,采取低气道压、肺保护通气策略。Kishi指出,肺部手术时由于健侧肺功能亦可受损,单侧肺通气时可能出现低氧血症。此外,由于此类患者有可能发生气胸,术中应避免使用氧化亚氮。此外,患者常合并哮喘,但常规哮喘治疗药(静脉注射泼尼松及β₂受体激动剂吸入)可能无效,而吸痰排除气道分泌物更为重要,应勤吸痰,必要时应在纤维支气管镜引导下吸痰。在进行维持呼吸道通畅的各种操作时,应坚守无菌操作原则,防止呼吸道继发感染。应避免过量使用长效阿片类药物而造成呼吸抑制。术后应加强镇痛管理,患者早期下床活动有利于改善肺功能。

3. 循环管理　由于肺动脉发育不良,常合并肺动脉高压,右心负荷较重,术中应注意监测中心静脉压的变化,应适当控制输液量,维持适当的血容量,必要时可用肺动脉扩张药以降低肺动脉压,减轻右心负荷。

(王明玲)

参考文献

[1] ABDULLA O,CAIN J,HOWELLS J. Swyer-James-MacLeod syndrome with unilateral pulmonary fibrosis:a case report[J]. BJR Case Rep,2017,3:20160105.

[2] SMITH MM,BARBARA DW,SMITH BC,et al. Anesthetic implications for patients with Swyer-James syndrome [J]. J Cardiothorac Vasc Anesth,2014,28:925-30.

[3] OYAMAGUCHI A,TACHIBANA K,TAKEUCHI M. Management of a child with Swyer-James syndrome who un-

derwent flexible bronchoscopy under general anesthesia[J]. Masui,2013,62:596-599.

[4] KISHI N,KAWASAKI T,MIYAZAKI Y,et al. Anesthetic management of a patient with Swyer-James syndrome [J]. Masui,2010,59:1301-1304.

第十二节　特发性肺含铁血黄素沉积症
(idiopathic pulmonary hemosiderosis)

> **麻醉管理所面临的主要问题**
>
> 慢性进行性肺功能损害,肺动脉高压,肺心病
> 肺出血及咯血、窒息及继发性返流与误吸
> 贫血,心肌炎
> 围手术期避免接触牛奶等可能的致病原

【病名】

特发性肺含铁血黄素沉积症(idiopathic pulmonary hemosiderosis,IPH)、又称肺含铁血黄素沉积并 γa 球蛋白缺乏(hemosiderosis,pulmonary,with deficiency of gamma-a globulin)、肺泡低通气综合征(alveolar hypoventilation syndrome)等。

【病理与临床】

1. 本病的基本病变是反复发作的弥漫性肺泡出血(diffuse alveolar hemorrhage,DAH)导致肺含铁血黄素沉积及纤维化、肺褐色硬化(brown induration)、肺功能严重损害。早在 1864 年 Virchow 就描述了本病的病理特征,1918 年 Goodpasture 报道了肺出血和肾小球肾炎之间的联系(Goodpasture 综合征),1921 年 Ceelen 对本病的病理解剖及临床表现进行了描述。其病因尚不完全清楚,但免疫抑制治疗有一定效果,提示免疫过程可能参与其中。肺泡毛细血管的结构缺陷(肺泡基膜中或者肺泡内皮细胞中)可能是 IPH 的易感因素,肺泡内中性粒细胞的蓄积可能也起到一定作用。光镜下显示肺泡内有许多含铁血黄素巨噬细胞,这一表现具有特征性,但没有特异性。通常存在肺泡壁增厚和 II 型肺泡上皮细胞数目增多。局部间质纤维化伴胶原沉积是长期 IPH 患者的一个主要特征,近期出血后肺泡内可见红细胞。IPH 的一个关键特征是不存在毛细血管炎的组织学或免疫组织化学证据,尤其是在肺泡间隔中不见中性粒细胞浸润。多种原因可导致 DAH 或肺含铁血黄素沉积,包括自身免疫性疾病、慢性支气管炎、暴露于环境毒素等,也可能是其他潜在疾病(如:心脏病或胶原血管病)复杂化。这些继发性肺含铁血黄素沉着常见于成人。原发性肺含铁血黄素沉着可进一步分为四类:伴肾小球肾炎(Goodpasture 综合征)、牛奶敏感者、心脏或胰腺疾病者及特发性(IPH)。当 DAH 反复发作且找不到明显的原因时,则称为 IPH。患病率:瑞典估计为每百万儿童 0.24 人,日本为每百万儿童 1.23 人,我国不详。

2. 临床表现　本病见于各年龄组,但多见于儿童。主要累及肺,可继发贫血及心脏疾病。主要临床表现为突然出现疲劳发作、咳嗽伴咯血、呼吸困难、心动过速,可有呕吐伴呕血、大便潜血及发热。这些发作可能持续几天或几周,随后相对无症状。急性发作是由于肺毛细血管中红细胞大量渗出所致,常反复发作。除肺心病外,本病还可能合并心肌炎,表现为急性右心衰、颈静脉充盈、肝脾肿大及心律失常、房室传导阻滞,甚至猝死。胸片显示肺浸润。实验室检查轻度至重度缺铁性贫血、血清铁蛋白下降。

3. 诊断　根据临床表现、影像学检查、实验室检查及肺活检,并排除其他肺含铁血黄素沉着的病因。无有效治疗,治疗通常包括糖皮质激素或其他免疫抑制药物。

4. 预后　反复发作的肺出血可导致呼吸功能严重受损、肺动脉高压和右心衰,大量肺出血可直接导致死亡。Goodpasture 综合征预后最差,在确诊后平均 6 个月死于肺部或肾脏疾病。IPH 诊断后平均生存期为 2.5 年,但有文献报道积极接受治疗的患者在确诊后存活 10 年以上。

【麻醉管理】

1. 本病极为罕见、预后差,急性发作期间应避免实施任何择期手术麻醉。麻醉前应重点对患者呼吸循环进行评估,进行适当的氧疗与呼吸肌锻炼、控制肺部感染、纠正贫血,降低肺动脉压、改善心肺功能。同时要注意患者是否合并其他继发性肺泡出血的原因,在围手术期应避免接触可能的致病原,如:牛奶等。同时要注意术前治疗药糖皮质激素或其他免疫抑制药物的副作用及与麻醉药的相互作用,并进行恰当的糖皮质激素替代治疗。术前应适当镇静,避免过度紧张导致急性心功能不全,但要避免过度镇静而抑制呼吸。抗胆碱药可增加气道分泌物的黏稠度,应避免应用。

2. 目前有关本病麻醉管理的临床报道较少,Robles 与 Soto 分别报道了一例剖宫产患者的麻醉管理,但这些均为病情较轻者,其麻醉方法的选择及麻醉用药应遵从一般心肺疾病患者的麻醉管理原则。术中应加强呼吸与循环监测管理,维持血流动力学稳定与内环境平衡、保证良好的麻醉镇痛效果、维持心脏氧供需平衡、避免缺氧与二氧化碳蓄积。严重肺动脉压者还可用小剂量前列腺素 E_1 或吸入一氧化氮。

3. 咯血发作患者常不应行择期手术。但急救手术或出血量大、患者面临窒息时,常需麻醉介入处理。在进行气道管理时,要考虑患者咯血吞咽入胃后再反流的问题,此类患者应采取清醒气管插管,同时要积极维持血流动力学与呼吸的稳定。

4. 术后应加强呼吸管理,必要时应行呼吸机治疗。

（王晓庆　郑利民）

参考文献

[1] SOTO RG,SOARES MM. Idiopathic pulmonary hemosiderosis in pregnancy:anesthetic implications[J]. J Clin Anesth,2005,17:482-484.

[2] ROBLES M,TORRES J,ROJAS A,et al. Anesthesia for elective cesarean section in a patient with idiopathic pulmonary hemosiderosis[J]. Rev Esp Anestesiol Reanim,2009,56:577-578.

[3] SALTI RA,MESSAHEL FM. The anesthetic and intensive care management of pulmonary hemosiderosis in a child-case report[J]. Middle East J Anaesthesiol,1995,13:213-220.

第十三节　Williams Campbell 综合征
（Williams Campbell syndrome）

麻醉管理所面临的主要问题

慢性阻塞性肺部病变,肺部感染、支气管扩张

预防肺部感染及加强呼吸管理

可能合并其他先天性畸形

【病名】

Williams-Campbell 综合征（Williams Campbell syndrome，WCS），又称先天性软骨缺损支气管扩张综合征。

【病理与临床】

1. 本病的特点是支气管亚段支气管壁软骨缺损或完全缺失，导致远端气道塌陷及形成支气管扩张。软骨缺损通常发生在第 4 级至第 6 级支气管之间，也可发生在近端支气管。其病因尚不完全清楚，虽然大多数病例出现在儿童早期，但一些亚临床病例可能在成年晚期才得到诊断。本病可分为先天性及后天性，先天性软骨缺损可能是一种常染色体隐性遗传性疾病，但目前尚未鉴定出具体的致病基因，患者常合并其他先天性异常（如：多脾、腹腔脏器旋转不良、桶状胸、先天性心脏病等）。后天性者软骨缺损可能与腺病毒感染有关。WCS 是一种阻塞性疾病，支气管软化导致与慢性阻塞性肺疾病相似的病理改变与临床表现。

2. 先天性者发病年龄多在 1 岁以内，其临床表现为持续性咳嗽、喘鸣与呼吸困难。肺功能检查：最大呼流率严重减低、肺残气量增加。影像学检查：X 线提示肺过度充气、支气管扩张；支气管造影显示支气管吸气相呈球状扩张、呼气相呈萎陷状态。近年来主张采用 CT 支气管树三维重建（虚拟支气管镜）。

【麻醉管理】

1. 术前应明确支气管软化的部位，同时还注意是否合并其他重要器官的先天性畸形。合并肺部感染者，术前应控制感染。术前不用抗胆碱药，以免引起气道干燥，分泌排出困难。

2. 本病无特殊禁忌的麻醉药物与麻醉方法，但应尽量避免过量使用长效阿片类等可明显抑制呼吸功能的药物。特别是此类患者呼吸功能受抑制后可出现用力呼吸，这反而可加重呼吸道梗阻（后述）。区域神经阻滞或椎管内阻滞对呼吸影响小、对本病患者是良好选择，但要避免椎管内阻滞麻醉平面过高而抑制呼吸。气管插管控制呼吸对大多数患者而言更为安全，但气管插管可增加呼吸道感染与并发症的发生率。临床上应根据患者的具体情况慎重选择恰当的麻醉方法。全身麻醉时，应保证恰当的麻醉深度，气管插管应避免呛咳、预防支气管痉挛。在气道操作时应严守无菌操作原则。

3. 本病的基本病理改变是肺部阻塞性疾病，用力呼气时，由于支气管周围的压力（胸内压）大于气管内的压力，可加重支气管压迫、狭窄；而用力吸气时，狭窄部位扩张，可减轻道的梗阻。对一些严重躁动与缺氧的患儿，适当的镇静有助于改善其呼吸状况，如：Sato 报道了一例 3 个月大、18-三体综合征合并气管支气管软化症的婴儿，麻醉诱导前由于哭泣和咳嗽，导致气道梗阻与严重缺氧，人工正压通气无法缓解，吸入七氟烷镇静后，呼吸困难解除。因此，对本病患者的气道管理需要较高的技巧，应因人而异。Toyama 报道了一例严重呼吸困难的 11 岁患儿在喉罩全麻加椎管内麻醉、保留自主呼吸下安全实施了卵巢肿瘤切除，Toyama 认为正压通气可能增加了围手术期肺部并发症的风险。但并不尽然，大多文献报道证实围手术期无创正压通气（NPPV）可改善患者的肺功能，但应避免气道压过高，术中呼吸管理应采用较慢的呼吸频率与较长的呼气时间，以利吸入气体分布及呼出气体完全排出。

（王明玲　郑利民）

参考文献

[1] ADRIAN PEDRO NORIEGA ALDAVE，DO WILLIAM SALISKI. The clinical manifestations，diagnosis and management of Williams-Campbell syndrome[J]. N Am J Med Sci，2014，6：429-432.

[2] SATO Y,HORIGUCHI T,KUMAGAI M. Severe airway obstruction relieved by sedation using sevoflurane in a pediatric patient with tracheobronchomalacia[J]. Masui,2005,54:166-168.

[3] TOYAMA S,HATORI F,SHIMIZU A,et al. Anesthetic management of a pediatric patient with severe Williams-Campbell syndrome undergoing surgery for giant ovarian tumor[J]. J Anesth,2008,22:182-185.

第十四节　先天性肺囊性疾病
（congenital cystic disease of lung）

麻醉管理所面临的主要问题
反复肺部感染、湿肺、气胸 呼吸困难,呼吸衰竭 可能合并其他先天性畸形 肺隔离症异常供血管损伤出血及动-静脉短路、心脏前负荷增加

【病名】

先天性肺囊性疾病（congenital cystic disease of lung），以往称为先天性肺囊肿（congenital cyst of lung）。

【病理与临床】

1. 本病是一组以肺部呈囊性病变为主的先天性畸形,多见于新生儿和儿童,也可见于成年人。主要包括:先天性囊性腺瘤样畸形（congenital cystic adenomatoid malformation,CCAM）、先天支气管源性肺囊肿（congenital bronchogenic cyst,CBC）、先天性大叶性肺气肿（congenital lobar emphysema,CLE）、肺隔离症（pulmonary sequestration,PS）四型。其病理分类和命名比较混乱,意见不一,在一些专著中将其作为四个独立的疾病,但由于它们有相似的组织胚胎学特征及临床表现,现统一称为先天性肺囊性疾病。

2. 此类疾病的临床表现相似,但发生机制及病理改变有各自的特点

（1）先天性囊性腺瘤样畸形（CAM）:又名先天性肺气道畸形（congenital pulmonary air way malformation,CPAM）,1949 年 Chin 和 Tang 首次命名了该疾病,其患病率 1/35 000～1/25 000。发病机制可能为胎儿肺芽发育过程中受未知因素影响而致细支气管发育停滞、肺泡不发育并引起肺间质大量增生所致。另大多数病理学家认为 CCAM 是一种错构瘤样病变。1977 年 Stocker 将 CCAM 分成 Ⅰ～Ⅲ型:Ⅰ型由多个大囊肿（2～10cm）组成,至少 1 个囊肿占主导地位,周围可见小囊肿;囊壁内衬纤毛假柱状上皮,上皮下有弹性组织、平滑肌和纤维血管结缔组织,包括软骨。Ⅱ型由小而均匀的囊肿（0.5～2cm）组成,内衬柱状上皮,纤维壁薄。Ⅲ型表现为体积较大的实质病变,通常累及整个肺叶。也有学者按病理分为 0～4 型共计 5 种类型:0 型仅占 1%～3%。病变累及整个肺部,婴儿不能存活;1 型占 60%～70%,病变较局限,95%的病例仅一个肺叶受累;可发生细支气管肺泡癌（bronchialaveolar carcinoma,BAC）;2 型占 15%～20%,病变与终末细支气管扩张相似,60%病例可合并其他先天性畸形,有的病例以伴随的畸形起病,本病则作为次要发现,可发生胚胎性横纹肌肉瘤;3 型占 5%～10%,病变累及整个肺叶或数个肺叶,可引起死胎,新生儿期即发生严重呼吸窘迫或死亡;4 型占 10%～15%,病变多为大囊肿,直径可达 7cm 以上,多在出生或儿童期发病,出现张力性气胸或感染。有的无症状的

患者可偶然发现病变。4 型 CCAM 与家族性胸膜肺母细胞瘤综合征（pleura-pulmonary blastoma，PPB）相关，表现出遗传易感性。

（2）先天性支气管源性囊肿（CBC）：又称先天性支气管囊肿（congenitalbronchialcyst）、先天性囊性支气管扩张（congenital cystic bronchiectasis）。1859 年由 Meyer H 首先报道。该病为先天性肺囊性疾病中最常见类型，约占 50%。其发病机制可能是胚胎发育过程中支气管肺前肠的出芽异常，其远端的原始支气管组织与近端组织脱离，形成盲管，腔内分泌物潴留所致，通常囊肿与正常支气管不相通。病变常位于纵隔和肺实质内，也有位于身体其他部位。常在其病变同侧合并其他肺部先天性畸形，如囊性腺瘤样畸形或肺隔离症，提示了支气管囊肿-肺囊腺瘤-隔离肺之间存在同源性的因素。支气管源性囊肿的确诊需要病理学的依据，其囊壁中可见特征性的透明软骨、平滑肌和腺体，软骨板的存在是最可靠的诊断标准。1948 年 Maier 按照解剖位置分为：①气管隆嵴类；②气管旁囊肿；③肺门处囊肿；④食管旁囊肿；⑤异位囊肿。按临床影像学部位可分为纵隔型（多见）、肺内型、异位型。

（3）先天性大叶性肺气肿（CLE）：该病发病机制尚不清楚，多认为是由支气管内阻塞或外部受压以及支气管壁的病变造成气管陷闭、肺泡腔扩张并融合所致。1934 年由 Kountz 等首先报道本病，又称婴儿肺气肿（infantile lobar emphysema）。新生儿发生率为 1/20 000～1/30 000，文献报道大约 50% 病例的病因是支气管软骨发育不良，黏膜增殖和返折导致支气管阻塞、外界压迫、感染等，极少数是由肺泡数目较多所致，病灶肺泡数目较正常高出 3～5 倍，约 50% 的病例无法找到病因。病变最多见于左肺上叶，右肺上叶和中叶次之，下叶罕见，其特征为一肺叶或多肺叶的过度充气，病理表现为肺泡过度充气扩张，压迫同侧肺。CLE 常合并其他先天性畸形，如心血管畸形、漏斗胸、前纵隔缺损、膈疝、食管裂孔疝、软骨发育不良、肾发育不全等。

（4）肺隔离症（PS）：又称为支气管肺隔离症（bronchopulmonary sequestration，BPS）。1777 年 Huber 首先描述了由异常体动脉供应的肺组织。1946 年，Pryce 命名为肺隔离症。该病发生率仅占肺部先天畸形约 0.15%～6.4%。发生机制假说较多，其中 Pryce 的牵引学说受到普遍支持，认为胚胎发育初期原肠及肺芽周围有许多内脏毛细血管与背主动脉相连，当肺组织发生分离时这些相连的血管即逐渐减退吸收，但由于某些原因残存血管会成为主动脉的异常分支动脉，牵引一部分胚胎肺组织形成肺隔离症。隔离肺组织接受从体循环大血管发出的异常动脉的血供，它不具备肺的功能，但当隔离肺组织中的支气管与主体肺支气管相通时，可发生局灶性的感染。根据异常肺组织有无独立脏层胸膜，将其分为叶外形和叶内型，偶有混合型。叶内型多位于左肺下叶，15% 的患者可无症状，60%～70% 的患者有反复的呼吸道感染症状，很少合并其他先天性畸形。叶外形多发生于左肋膈角处，也可异位于颈部、纵隔、心包、膈下等，约 60% 合并先天性畸形，以先天性心脏病及膈疝最多见。另应注意肺隔离症与食管、胃底间存在瘘管容易漏诊。PS 的血供多为源于主动脉弓、胸主动脉、腹主动脉的 1 条粗大的动脉血管，也可为多条较细的动脉血管，也可发自冠状动脉、肾动脉或动脉瘤血管等，静脉血经肺静脉引流至左心房。胸腹部螺旋 CT 血管成像检查发现病灶有异常的体循环供血动脉可确诊 PS。

3. 临床表现　本病临床表现及影像学检查相似、但症状及体征缺乏特异性，而且同一患者可能同时存在上述的几种病变，相互之间极易误诊或漏诊。同时还需与其他肺部疾病相鉴别（如：肺脓肿、肺结核、气胸、淋巴管扩张等）。临床表现因病变位置、囊肿大小及内容物、感染的程度、对周围脏器的压迫程度、有无异常血供、是否合并心脏或其他脏器的畸形等而异。

（1）出生后的任何年龄都可发病,但主要在学龄前期发病,尤其是 CCAM 和 CLE 多在出生六个月之内发病。年长儿童及成人发病多继发于肺部感染。部分患者无症状,在体检或尸检中发现。

（2）呼吸系统症状:约 60%~70% 病例在出生时或新生儿期表现为呼吸急促、发绀,继而进展为呼吸窘迫、呼吸衰竭,如不及时干预婴儿会死亡。年长儿童和成人患者表现为反复发热、咳嗽、咳(脓)痰及咯血、气促、胸痛、发绀等一系列呼吸系统症状。囊肿继发出血或感染时会突然增大,压迫食管可导致吞咽和喂养困难;压迫气管、支气管可产生干咳、气喘和吸气性呼吸困难;形成张力性囊肿时,引起气管和心脏严重受压移位,可造成急性循环、呼吸紊乱,需紧急手术,解除压迫。

（3）合并其他器官的先天畸形:常合并心脏、膈疝、胃、食管气管瘘等畸形,增加围手术期管理风险。有些病例往往以合并的先天畸形为首发症状,而肺囊性疾病被漏诊,可能造成围手术期不明原因的大出血或心功能不全等症状。Kolls J K 报道一例婴儿行肺动脉导管结扎术后出现充血性心力衰竭,进一步检查发现合并肺隔离症,行异常动脉结扎后好转。产前 B 超可显示胎儿胸部存在囊性、实性、囊实性混合型包块。

（4）异位先天性支气管源性囊肿(CBC):异位的 CBC 可异位于胸膜腔内、心脏、食管、颈部、颅内、椎管内、舌下膈下、腹膜后、肾上腺区、皮肤内等部位,异位于皮肤内的病变可转为恶性黑色素瘤。病变异位于肾上腺区可出现类似嗜铬细胞瘤的高血压、低钾血症等症状。病变异位于颅内者多有头痛、癫痫样抽搐或脑神经受损表现,有颅内感染或出血及恶变的可能。椎管内支气管源性囊肿(SBC)病变可位于从延髓到马尾神经等不同的脊椎节段,临床多表现为神经根性痛、感觉运动障碍或脊髓压迫症状。少数病例以腹痛为首发症状。

（5）肺隔离症(PS)异常动脉滋养血管:可导致左向右分流、充血性心力衰竭。PS 异常血管的压力是正常肺静脉压力的 6 倍左右,易破裂引起大量的咯血或胸腔积血,表现为突发胸痛、咯血、呼吸困难及失血性休克症状。如 PS 的供血来至冠状动脉可引起冠脉缺血,导致严重心律失常,急性冠脉综合征等症状。PS 的供血来至肾动脉可因肾脏缺血导致肾性高血压。由于 PS 的术前误诊或漏诊,导致患者术中或术后不明原因大出血的病例报道屡见不鲜。术前 PS 的异常血管介入栓塞术能减少围手术期大出血的风险,部分患者甚至可免于胸科手术治疗而治愈。

4. 影像学诊断　胸部螺旋 CT 及成像技术能显示病变结构、位置以及与气管或胃肠道相通的关系,并可用于先天性肺囊性疾病四种类型之间的鉴别,可精确定位至肺段。血管造影或三维血管重建的 MRA 图像能更好地显示异常供血动脉的起源、行程和分支及其静脉回流影,有利于决定肺隔离症或有异常血管供血的其他囊性病变的手术方式。根据囊肿内容物影像学可分为 4 型,且囊肿内容物与临床症状密切相关:①液囊肿又称闭合囊肿:囊肿不与支气管相通,囊内充满清亮的液体。②液气囊肿:囊肿与支气管相通,含有空气和液体,囊内可能含脓性或血性液体。③气囊肿:囊内液体完全排空,形成气囊,当与支气管相通、有活瓣作用时可形成张力性气囊肿,与张力性气胸难以鉴别。④多发性囊性支气管扩张:在肺叶多处形成蜂窝状肺囊肿。

5. 治疗原则　考虑到感染和恶性肿瘤的风险,任何年龄段的患者无论有无症状均应尽早手术切除病灶。对于可能导致水肿的大型病灶的胎儿,存在宫内死亡或者新生儿期早期死亡的风险,应考虑进行胎儿手术。文献报道,进行干预可以使 50% 的胎儿存活,未进行干预的患

儿存活率仅为 3%

【麻醉管理】

1. 术前评估和治疗

（1）该类疾病的手术治疗的患者多数为胎儿、新生儿、婴幼儿，围手术期麻醉管理难度大且具有一定的特殊性。特别是胎儿手术，临床上需要胎儿影像学、产科学、小儿外科学、麻醉学、儿科重症医学、护理学等多学科形成一个相对固定的胎儿治疗及手术团队合作。

（2）术前应仔细了解病变的类型、部位、大小，根据不同的囊肿类型制定相应的麻醉管理方案。闭合性气囊肿常出现压迫症状，应了解压迫症状与体位变化有无相关。液气囊肿者可能有大量的感染性液体流出，此类患者的麻醉管理应按湿肺处理，术前应行体位引流，尽量排净囊内液；液气囊肿与气囊肿者，在正压肺通气时可能引起囊肿破裂而造成气胸。此外，术前应行 CT 造影等了解肺隔离症（PS）异常动脉滋养血管的来源及大小，以免术中误伤出血。供血管粗者，术前应考虑血管内栓塞，以降低术中出血的风险。

（3）控制肺部感染，改善全身状况。痰量较多时应先行抗感染治疗，充分的体位引流排痰。

（4）少数患者可能合并其他先天畸形，术前应根据临床症状、体征及影像学异常作相应的排查。如合并严重的心脏或大血管畸形，根据病情可能需要对合并畸形行手术治疗。

2. 术前用药及准备

（1）术前用药：小儿可因哭闹使张力性囊肿内气体剧增，导致囊肿破裂，形成气胸，加重呼吸困难，故术前应在监测下酌情使用镇静药以保持安静，研究表明：$1 \sim 2\mu g/kg$ 右美托咪定术前滴鼻或口服，可达到满意的镇静且对呼吸影响小，较咪达唑仑或阿片类药物更有优势。对于合作且合并呼吸困难或痰量较多的患者，镇静药应酌情减量或不用。

（2）胃肠道减压：胃肠道积气膨胀可加重呼吸困难，应放置胃管持续减压。

（3）胸腔闭式引流或开胸准备：麻醉诱导后面罩加压呼吸或气管插管后正压通气情况下，可能会引起气胸，故麻醉诱导前术者应作好开胸准备。Prabhu 等不建议此类患者术前插入胸管，因为它可增加气胸、液气胸、CCAM 感染等相关并发症的发生率。但张力性气囊肿者，麻醉诱导前可考虑在局麻下先行胸腔闭式引流。

3. 麻醉诱导及维持　麻醉诱导力求平稳，小儿可在充分的镇静下采用吸入麻醉诱导，避免静脉穿刺引起哭闹。控制面罩加压呼吸的压力小于 $20 \sim 25cmH_2O$。在相当的麻醉深度下，行气管插管，防止呛咳导致气胸。对于术前痰多或巨大囊肿有明显的压迫症状，可合作的患者可采用镇静下清醒插管，或用七氟烷、地氟烷等速效吸入麻醉药诱导、保留自主呼吸的条件下插管。本病无特殊禁忌的麻醉药物，但麻醉诱导、隔离患侧肺及开胸之前避免使用氧化亚氮，以防囊肿增大、破裂，在开胸后可酌情使用。在隔离病变肺叶之前，应尽量保留自主呼吸，避免患侧肺 IPPV。文献报道麻醉维持采用静吸复合麻醉复合硬膜外麻醉可有效地抑制手术刺激所导致的儿茶酚胺反应，明显减少麻醉药物的需要量，具有苏醒快，拔管早，术后镇痛效果好等优点。

4. 呼吸管理

（1）呼吸代偿功能良好者，开胸前可保留自主呼吸或辅助呼吸，防止正压通气导致气胸。呼吸功能代偿不全的情况下，仍需行间歇正压通气，但应注意控制较低的气道压力。即使病灶切除后,还可能残存未发育成熟的肺组织和未发现的囊肿,如气道压力过高,仍有导致气胸的危险,故在病灶切除后行正压通气和吹张肺泡时,仍需保持较低的气道压力。术中的气道压力与血气监测尤为重要,根据患者的动脉血气分析,可适当采用过度通气、延长呼气期时间及低气道内压的呼吸模式。

(2)合并感染的患者,病灶多与气管相通,术中侧卧位时痰液可能流向健侧,尽量用纤支镜定位,确保健侧肺的隔离。同时术中及时、充分地吸除气道分泌物。对无法行双腔支气管插管的小儿可行健侧肺单侧支气管插管,或先在硬质气管镜引导下直视插入带套囊的 Fogarty 导管,当需要单侧肺通气时可经套囊充气阻塞患侧支气管,经此导管亦可吸痰,或直接插入附有支气管阻塞导管的气管导管。对分泌物量多且粘调不易吸净的病例,建议术者尽快夹闭病变支气管,阻止分泌物继续流出造成呼吸道梗阻。术毕应在较深的麻醉下充分吸痰,待自主呼吸充分恢复、吞咽反射恢复后拔管,防止剧烈的呛咳。

5. 循环管理 巨大囊肿可压迫心脏和大静脉系统,引起心输出量减少,加之吸入麻醉药对心脏的抑制作用和血管扩张作用,可能发生严重的低血压,应常规监测中心静脉压和直接动脉压。术中既要求术者尽快开胸减压,又要提醒术者在切除肿瘤时不要突然搬动瘤体,骤然减压使回心血量增加,前负荷过重发生心衰,必要时控制液体入量,使患者平安渡过麻醉手术期。此外,还应注意可能存在从大动脉直接分支到病灶的异常动脉滋养血管,这些血管行走路径较长,手术中可能意外损伤导致严重出血。Li 等报道了一例术前未诊断的肺隔离症患者在胸腔镜下行肺叶切除的出现不明原因的低血压与出血性休克,后发现腹腔大量积血,其原因是手术中切断了源自于腹主动脉的异常供血管,而未能发现。对术中出现不明原因的低血压时,应考虑异常动脉滋养血管损伤的可能。同样,肺隔离症异常滋养动脉血流量大时,动-静脉短路可造成回心血流量增多而加重心脏前负荷,对术中出现不明原因的充血性心功能不全时亦要考虑是否合并肺隔离症。此外,术中处理这些异常动脉血管时可适当控制性降压。

(王明玲 郑利民)

参考文献

[1] JAIN D,ANAND K,SINGLA S,et al. Congenital cystic lung diseases[J]. J Clin Imaging Sci,2013,3:5-8.
[2] RAO DS,BARIK R. Rare presentation of intralobar pulmonary sequestration associated with repeated episodes of ventricular tachycardia[J]. World J Cardio,2016,8:432-435.
[3] LEVINE M M,NUDEL D B,GOOTMAN N,et al. Pulmonary sequestration causing congestive heart failure in infancy:a report of two cases and review of the literature[J]. Annals of Thoracic Surgery,1982,34:581-585.
[4] ARORA MK,KARAMCHANDANI K,BAKHTA P,et al. Combination of inhalational,intravenous,and local anesthesia for intubation in neonates with congenital lobar emphysema[J]. Paediatr Anaesth,2006,16:998-999.
[5] SUBRAMANYAM R,COSTANDI A,MAHMOUD M. Congenital lobar emphysema and tension emphysema[J]. J Clin Anesth,2016,29:17-18.
[6] PRABHU SM,CHOUDHURY SR,SOLANKI RS,et al. Inadvertent chest tube insertion in congenital cystic adenomatoid malformation and congenital lobar emphysema-highlighting an important problem[J]. Indian J Radiol Imaging,2013,23:8-14.
[7] LI R,LI H,LIANG T,et al. Undiagnosed pulmonary sequestration results in an unexplained hemorrhagic shock in thoracoscopic pulmonary lobectomy[J]. J Clin Anesth,2016,35:485-487.

第十五节   先天性喉软化症
（congenital laryngomalacia）

> **麻醉管理所面临的主要问题**
>
> 困难气道
>
> 声门手术时,上呼吸道梗阻、呼吸抑制
>
> 易发生胃食管反流
>
> 拔管后气道梗阻
>
> 可能合并多系统、多器官病变

【病名】

先天性喉软化症（congenital laryngomalacia）,又称先天性喉软骨发育不良（congenital laryngeal cartilage dysplasia）。

【病理与临床】

1. 本病是一种先天性喉软骨异常,它以吸气时声门上组织向内塌陷、导致上呼吸道阻塞为主要临床特征,1942 年由 Jackson 首先描述并命名。其病理改变为喉软骨松软并在吸气时喉头外突,它还可影响会厌、杓状软骨或两者。会厌受累时,会厌拉长、会厌壁折叠,横切面来看会厌类似于"Ω"（omega）,称之为 omega 型会厌。杓状软骨受累时,出现杓状软骨肿大。气道梗阻时除引起低氧血症外,吸气用力过大还会增加肺血管床血液回流并引起肺动脉高压。本病是喉部支撑结构发育迟缓的表现,是最常见的先天性喉病变。其病因不明,可能与解剖结构异常、神经支配异常及炎症因素等有关。其患病率尚不清楚,早先在白人占多数的人群中有报告称男性占多数,但最近一项多种族人群的研究表明,无性别差异。

2. 临床表现   多在出生后几天到几周后发病,最常见是在出生后 2 周发病,出生 6 个月时症状最为严重,之后稳定并逐渐缓解,18~24 月龄时症状消失。迟发性喉软化可能是一个单独的疾病,可在 2 岁后出现症状。喉软化症是婴幼儿喉喘鸣最常见的原因,表现为间断性、低音调、吸气性喉喘鸣,用力吸气时加重并出现三凹征。喉喘鸣音继发于声门上杓会厌襞周围组织的振动,在哭闹、进食及仰卧位时加重。中到重度患儿可伴有喂食困难、胃食管反流、生长停滞、发绀、间歇性完全阻塞或心力衰竭,极重度者可窒息死亡。直接喉镜检查示:喉部组织软化、塌陷。临床上将其分为三种基本分型和组合型:Ⅰ型（后部杓突组织塌陷）、Ⅱ型（侧方杓会厌襞塌陷）、Ⅲ型（前方会厌塌陷）。

3. 诊断与治疗   诊断依据临床表现及直接喉镜检查。治疗:本病多数预后良好,大多数病例不需要进行任何治疗即可自愈;对有严重的呼吸道阻塞,或未能自愈的患儿可采取手术治疗（杓突成形术、杓会厌襞切开术、会厌成形固定术等）。

【麻醉管理】

1. 术前管理

（1）婴幼儿期发病、病程长、患儿多营养不良,同时可导致吸入性肺炎、反复呼吸道感染。麻醉前应控制肺部感染、加强肺部理疗及营养支持治疗。

（2）患儿常合并多系统、多器官病变。7.5%~58% 的患儿合并多种气道病变（包括气管软化、声门下狭窄和支气管狭窄等），13.7%的患儿合并心血管畸形。麻醉前应全面仔细的全身管理与评估。

（3）文献报道，喉部软化症的婴儿胃食管反流的发生率可高达 65.6%，其原因可能与为了克服吸气阻塞需要努力吸气、胸腔内压力更低所致。而有明显胃食管反流的小儿可能有类似喉部软化的病理改变，特别是杓状软骨肿大和及声门周围组织肿胀，从而加重喉部软化的病理改变及气道梗阻。此类患儿在麻醉诱导前应严格禁食，同时可给予 H_2 受体抑制剂及非颗粒状制酸剂。

2. 麻醉管理　目前已有多篇麻醉管理的病例报道。其中，气道及呼吸管理是麻醉管理的重点。本病属困难气道者：非宽大、松弛、悬垂的会厌可致气管插管困难，深度镇静时，疏松的喉部组织有上呼吸道完全梗阻的风险；麻醉诱导时肌张力消失、气道萎陷可使面罩通气困难。其气道管理应因手术方式不同而异，非声门手术时，最好采用清醒状态下纤维支气管镜引导下插管，其麻醉管理较声门手术简单。声门术时，为观察呼吸时声门及声门上组织的活动情况，通常推荐非气管插管、保留自主呼吸的全身麻醉，其优点是手术野没有气管导管的阻挡，便于动态评估上气道功能。吸入麻醉有一定有肌松与镇痛作用，最常用于麻醉诱导，但它用于麻醉维持有一定的难度。静脉麻醉的优点是麻醉深度不依赖通气调节，无空气污染之虞，常用于麻醉维持，但常需合并应用阿片类药物，其麻醉的掌控需要更高的技巧。无论何种麻醉方法，均应警惕可能引起严重的呼吸抑制与上气道梗阻，应随时做好包括气管插管及气管切开等在内的急救的准备。Smith 报道了一例患儿在氟烷诱导后喘鸣加重、手控通气困难、SpO_2 下降，在插入喉罩后症状缓解。Manikandan 等亦报道了一例患儿吸入8%七氟烷诱导后气道梗阻加重。Ferrari 等报道，非气管插管、保留自主呼吸全身麻醉术中不良事件是低氧血症，部分患儿可通过改变体位改善低氧状态，9.1%的患儿术中需要临时气管插管或高频喷射通气。合并严重先天性心脏病、严重缺氧的患儿，声门上成形术失败的风险较高，可能需要行气管切开术。

3. 术后管理　患儿术后需送入 ICU 密切监护，以便及时处理因水肿或分泌物加重的气道阻塞。术中给予地塞米松、术后雾化吸入肾上腺素可以改善术后的水肿，并保持干净的气道。如果仍不能维持气道，应考虑气管插管和短时间的通气。患儿可能还有拔管困难，拔管后应密切观察，防止拔管后气道阻塞。

（吴宁　刘友坦）

参考文献

［1］RICHTER G T,THOMPSON D M. The surgical management of laryngomalacia［J］. Otolaryngologic Clinics of North America,2008,41:837-864.

［2］杨笛,杜彬,左云霞.先天性喉喘鸣患儿的麻醉管理［J］.国际麻醉学与复苏杂志,2012,33:792-794.

［3］SMITH TGC,WHITTET H,HEYWORTH T. Laryngomalacia—a specific indication for the laryngeal mask？［J］. Anaesthesia,1992,47:910-910.

［4］MANIKANDAN S,SINHA P K,NEEMA P K. Rapid sevoflurane induction unmasks laryngomalacia［J］. Pediatric Anesthesia,2004,14:800.

［5］FERRARI L R,ZURAKOWSKI D,SOLARI J,et al. Laryngeal cleft repair:the anesthetic perspective［J］. Paediatric Anaesthesia,2013,23:334-341.

［6］朱智瑞,盖春安,胡智勇,等.先天性喉软化症患儿手术的麻醉管理［J］.中华医学杂志,2013,93:1301-1304.

第十六节　窒息性胸腔失养症
（asphyxiating thoracic dystrophy）

麻醉管理所面临的主要问题

严重胸廓狭窄畸形与肺发育不良

呼吸困难，反复呼吸道感染

可能合并心、肾等多系统多器官病变或畸形

【病名】

窒息性胸腔失养症（asphyxiating thoracic dystrophy，ATD），又称热纳综合征（Jeune syndrome）、Jeune 胸廓发育不良（Jeune thoracic dysplasia）、Jeune 胸廓营养不良（Jeune thoracic dystrophy）、窒息性胸廓软骨发育不良（asphyxiating thoracic chondrodystrophy）、小儿胸廓营养不良（infantile thoracic dystrophy）、胸廓-骨盆-指骨发育不良（thoracic pelvic phalangeal dystrophy，TP-PD）、软骨发育不良样综合征（chondroectodermal dysplasia-like syndrome）、胸廓窒息性营养不良（thoracic asphyxiant dystrophy）等。

【病理与临床】

1. 本病是一种先天性骨骼发育障碍性疾病，其主要临床特征是胸廓骨发育不良并造成起呼吸障碍，1955 年 Jeune 医师首先对其进行了描述。它属于胸廓发育不良综合征（thoracic insufficiency syndrome，TIS）。本病为常染色体隐性遗传性疾病，其病因尚不清楚，目前至少发现有 11 个基因的突变与本病有关（如：*IFT80*、*DYNC2H1*、*WDR19*、*IFT140* 和 *TTC21B* 基因），基因定位于染色体 15q13。其中 *IFT80* 基因是第一个被发现与本病有关的基因，但半数病例有 *DYNC2H1* 基因突变。在这些基因相关蛋白中，包括细胞纤毛内转运蛋白（intraflagellar transport，IFT）。"纤毛（cilia）"是一种从细胞表面伸出的手指状突出微管结构，它们可将物质传送到纤毛的顶端与下端，它在许多化学信号通路中起着中心枢纽作用，其中包括 Sonic Hedgehog 通路。这些通路对软骨和骨骼细胞的生长、增殖、分化至关重要。IFT 异常导致纤毛结构与功能异常、继而导致骨骼异常、被认为是本病的重要机制。有研究人员认为本病应归属于一种短肋-多指综合征病谱性疾病（short rib-polydactyly syndromes，SRPSs）。除骨骼外，纤毛异常常涉及多组织和器官（如：肾脏、肝脏、视网膜等），可导致相应症状与体征。本病患病率约为 1/130 000~1/100 000。

2. 临床表现　新生儿出生时胸廓狭窄、肋骨短、肺部的生长和扩张受限，造成危及生命的呼吸困难，部分患儿只能活到婴儿期或幼儿期。其他骨骼异常表现为四肢短、身材矮小、多指（趾）畸形、锁骨及骨盆骨异常。全身异常还包括肾脏、心脏、肝脏病变、胰腺囊囊肿、牙齿异常及视网膜营养不良等。对病情较轻而幸存下来的年长儿，由于随着年龄的增加，狭窄的胸部及相关的呼吸问题可能得到一定程度的改善。X 线检查：胸廓钟形狭窄，短而水平位的肋骨及不规则肋间关节。胸廓横断面呈"三叶"状，以及位于"前叶"。锁骨高架，股骨头短、髋臼呈典型三叉戟状，四肢长骨粗而短等。

3. 诊断根据临床表现及 X 线影像学检查。

【麻醉管理】

1. 麻醉前管理　要注意二点，首先本病不仅限于胸廓发育不良畸形，它是一种涉及心、肺、肝、肾、骨骼、胰腺、眼等多器官与系统的全身性疾病,de Vries 分析了 13 例本病患儿,发现高达 50%的患者存在心脏缺陷;第二,与年长儿不同,本病呼吸困难对处于儿童早期(婴儿期)的患儿常是致命的。婴儿期由于小而狭窄的胸腔导致小肺体积、肺泡量与功能残气量(FRC)少,患儿常出现严重的呼吸窘迫和反复发生的呼吸道感染,高达 80%的患儿因此而死亡,此期患儿可能需要行胸廓成形术或气管切开术以挽救生命,或胃造瘘术以改善其进食困难与营养不良;但此期的患儿全身状况差,麻醉前管理要尽量改善其营养状况、控制肺部感染、增加体重,对低体重、全身状况差者可采取保守治疗,待其全身状况改善后再考虑胸廓成形等择期手术。随着年龄的增加,由于生长发育,年长儿狭窄的胸廓可能得到一定程度的改善,其呼吸问题有所缓解。Buget 建议尽量让患者渡过婴儿期,待年龄较大时再进行综合手术。但要注意年长儿其重要器官(肾、肝、肺、心脏等)纤维化及肺动脉高压病变持续进展,其中最为重要的是肾脏病变持续进展,甚至出现肾功能不全。麻醉前应仔细评估并制定相应的麻醉管理方案。

2. 目前有关本病麻醉管理的临床报道较少。对严重患者其麻醉管理十分棘手,麻醉管理应因患者的病情与手术方式而异,其重点是肺功能的保护及维持氧合与循环的稳定。由于胸廓畸形导致限制性肺功能障碍与肺发育不良,患者呼吸贮备功能下降,在麻醉诱导时极易出现低氧血症。如:Kotoda 报道一例 5 个月全麻下行气管切开的患儿,尽管在全麻诱导前用持续正压通气(CPAP)面罩预吸 100%氧气 5 分钟,气管插管时患儿氧饱和度仍然迅速下降。Saletti 报道了一例 4 个月行胸廓成形术患儿,发现胸廓开放可改善患者的呼吸力学及氧合,但要注意植入胸廓假体后也可能使呼吸力学恶化。在通气参数的设置方面要注意由于肺发育不全、肺容积减少,正压通气可造成气压伤及气胸。此外,胸内压增高可减少静脉回流、降低心排量。Saletti 主张采用压力控制肺通气模式。Buget 在其病例报道中引用Şahin 的文献,建议采用低潮气量模式(潮气量 7ml/kg、频率 16 次/分)。

3. 由于不合并颌面部畸形,Kotoda 等的文献报道均不认为本病属困难气道者,但要注意部分年长儿可能存在牙齿异常。此外,部分患者可能存在声门下狭窄,在气管插管前应注意评估并准备几根较细导管。

4. 本病无特殊禁忌的麻醉药。Buget 等将七氟烷等用于本病患儿无不良反应,但要注意功能残气量减少有可能使吸入麻醉诱导加快。本病不属于恶性高热高危者。

(郑利民)

参考文献

[1] DE VRIES J,YNTEMA JL,VAN DIE CE,et al. Jeune syndrome:description of 13 cases and a proposal for follow-up protocol[J]. Eur J Pediatr,2010,169:77-88.

[2] KOTODA M,ISHIYAMA T,OKUYAMA K,et al. Anesthetic management of a child with Jeune syndrome for tracheotomy:a case report[J]. A A Case Rep,2017,8:119-121.

[3] SALETTI D,GRIGIO TR,TONELLI D,et al. Case report:anesthesia in patients with asphyxiating thoracic dystrophy:Jeune syndrome[J]. Rev Bras Anestesiol,2012,62:424-431.

[4] BUGET MI,OZKAN E,EDIPOGLU IS,et al. Anesthetic approach for a patient with Jeune syndrome[J]. Case Rep Anesthesiol,2015,2015:509196.

消化、泌尿及生殖系统疾病

第一节　Alagille 综合征

（Alagille syndrome）

【病名】

Alagille 综合征（Alagille syndrome，ALGS），又称 Alagille-Watson 综合征、肝（动脉）发育不良症（arteriohepatic dysplasia）、肝胆管缺乏综合征（syndromic bile duct paucity）、胆汁淤积并末梢性肺动脉狭窄症（cholestasis with peripheral pulmonary stenosis）等。

【病理与临床】

1. 本病是一种以肝小叶间胆管减少、肝组织内胆汁瘀滞为主要临床特征的罕见先天性疾病。病变还累及心脏、眼球、面容、骨骼等多系统及多器官。1969 年 Alagille 等总结报道了 14 例手术患者并提出了诊断标准，1973 年 Watson 对其进行了完善。其患病率尚不清楚，据估计约为 1/700 000，因为一些轻症患者未能诊断，故其实际患病率可能更高。现已证实，ALGS 的病因与 JAG1 基因（20p12）或 NOTCH2 基因（1p13-p11）变异有关，其中超过 88% 的病例为 JAG1 基因变异，NOTCH2 基因变异者只占不到 1% 的病例。本病多为常染色体显性遗传，但部分患者可能与基因突变有关。一些文献将 JAG1 基因变异者称为 ALGS 1 型，NOTCH2 基因变异者称为 ALGS 2 型，但基因变异与表现型之间的关系尚不清楚。此外，目前亦不清楚上述基因变异是如何导致本病的病理改变的。

2. 临床表现

（1）主要包括以下五方面

A. 胆汁瘀滞性黄疸及继发性肝损害。黄疸多在出生后 3 个月内出现，进行性肝功能损害，严重者出现肝功能衰竭，甚至需肝移植。

B. 90% 以上合并心脏畸形，其中 67% 为末梢性肺动脉或其分支狭窄。此外还有法洛四联症及房缺、室缺等。

C. 骨骼异常表现为蝶形椎体及椎体分裂等。

D. 眼球异常:78%~89%患者在裂隙灯下可见角膜后部胚胎环(Schwalbe 环),它是由于眼前房缺陷所致。通常不影响视力,但部分患者可能合并 Axenfeld 畸形及 Rieger 畸形。

E. 特征性容貌:眼距宽,眼球下陷,眼睛畸形。鞍形鼻并前端肥大,小而突出的下颌,前额宽。

F. 其他:39%患者合并肾脏解剖与功能异常、肾动脉狭窄与高血压;个案报道合并胰腺功能不全;50%~90%合并生长发育障碍;约 10%~30%合并运动功能及智力障碍;约 15%患者合并脑血管异常,包括烟雾病(Moyamoya 病)及其他颅内血管异常。

(2) 肝脏病理学检查示肝胆管少,门静脉与胆管比例增加。

3. 诊断 依据上述临床表现,A-E 五项中满足三项,加上肝脏病理学检查。

【麻醉管理】

1. 前面已多次提及,ALGS 是一个可能累及全身多个重要器官与系统的全身性疾病,其中一些病变的麻醉风险甚至远高于胆汁瘀滞性黄疸自身。本病的死亡率约为 10%,其早期死亡原因为重度心脏病及肝脏损害,而后期死亡原因多为脑血管异常引起的脑出血,它约占整个死亡原因的 34%。患者除终末期肝病而行肝移植术外,还可能需要进行心脏畸形矫治术与脑血管手术等。麻醉前应对患者的全身状况进行全面综合评估,其中重要的是心脏及脑血管。尤其是脑血管病变极为隐匿,平常可能无症状,一旦发生意外,后果严重,甚至部分患者只在尸检中发现。建议择期手术患者术前进行脑血管影像学检查及心脏超声检查,据此制订详细的麻醉手术方案。

2. 目前有关本病麻醉管理的临床报道较少,尚无气管插管困难的报道,但由于患者特殊容貌、小下颌,不能除外其困难气道的可能性。

3. 麻醉期间应维持血流动力学及内环境的平稳,避免加重肝肾功能的损害。关于心脑血管手术及肝移植手术的麻醉管理,请见相关专著,本病患者的麻醉管理常需要多学科的合作。

(郑利民)

参考文献

[1] FIORDA-DIAZ J,SHABSIGH M,DIMITROVA G,et al. Perioperative management of subarachnoid hemorrhage in a patient with Alagille syndrome and unrepaired tetralogy of Fallot:case report[J]. Front Surg,2017,4:72.

[2] MAISONNEUVE E,MORIN F,CROCHETIÈRE C,et al. Multidisciplinary management of a hepatic and renal transplant patient with Alagille syndrome[J]. Int J Obstet Anesth,2012,21:382-383.

第二节 Alport 综合征
(Alport syndrome)

麻醉管理所面临的主要问题

进行性肾功能损害、肾功能不全
可能合并主动脉瘤及恶性高热等其它病变
可能合并一些罕见并发症

【病名】

Alport 综合征(Alport syndrome),又称出血性家族性肾炎(hemorrhagic familial nephritis)、

遗传性耳聋并肾病（hereditary deafness and nephropathy）、遗传性肾炎（hereditary nephritis）、遗传性肾炎并感音性耳聋（hereditary nephritis with sensory deafness）、血尿-肾病耳聋（hematuria-nephropathy deafness）等。

【病理与临床】

1. 本病是一种以进行性肾脏病变并伴有听觉与视力障碍为主要临床特征的先天性遗传胶原病，1927 年由 Cecil Alport 首先报道。本病有三种遗传方式：常染色体显性遗传 Alport 综合征（autosomal dominant Alport syndrome，ADAS）、常染色体隐性遗传 Alport 综合征（autosomal recessive Alport syndrome，ARAS）、X 连锁 Alport 综合征（X-Linked Alport syndrome，XLAS）。其中，XLAS 最为常见，男性比女性病情更为严重，而 ADAS 与 ARAS 受影响的男性和女性病情严重程度相似。现已证实，XLAS 是由于 X 染色体上 *COL4A5* 基因突变引起的，ARAS 及 ADAS 是由于 2 号染色体上 *COL4A3* 或 *COL4A4* 基因突变引起的。*COL4A3*、*COL4A4* 及 *COL4A5* 基因的作用是编码Ⅳ型胶原蛋白，它是基底膜的主要结构，尤其是肾脏、耳、眼及血管。基底膜将上皮组织固定在其下方的疏松结缔组织中，并充当屏障。其中，*COL4A3* 基因编码Ⅳ型胶原蛋白 α3 链，*COL4A4* 基因编码Ⅳ型胶原蛋白 α4 链，*COL4A5* 基因编码Ⅳ胶原蛋白 α5 链。肾脏的肾小球基底膜（GBM）是构成肾小球的毛细血管壁的重要组成部分，胶原蛋白合成障碍致 GBM 单薄而脆弱，产生微小破裂，引起血尿。进一步发展可致蛋白尿及肾组织瘢痕或纤维化，肾功能持续恶化，最终导致肾衰竭。Ⅳ型胶原蛋白也是内耳结构的重要组成部分，其改变导致内耳功能异常，从而导致听力丧失。Ⅳ型胶原蛋白对保持眼睛中晶状体的形状和视网膜的正常色素很重要，其突变可能导致晶状体畸形和视网膜异常色素沉积。据估计，在美国本病的患病率约为 1/50 000~1/10 000，它意味着在美国大约有 30 000~60 000 人患有本病，我国流行病学资料不详。本病已列入国家卫健委等五部门第一批罕见病目录。

2. 临床表现

（1）肾功能受损症状：血尿、蛋白尿，进行性肾功能损害，直至肾功能不全。肾脏损害的进展速度变化很大，许多 XLAS 男性在十几岁或成年早期即出现终末期肾病，而多数 XLAS 女性不会出现肾功能不全。

（2）其他：双耳进行性听力丧失（感觉神经性耳聋），尤其是 XLAS 男性多见。眼睛异常包括晶状体畸形向前房凸起、视网膜黄色或白色斑点、复发性角膜糜烂。部分男性患者可能合并胸部或腹主动脉瘤。

3. 诊断　根据临床表现及基因检测。

【麻醉管理】

1. 麻醉前管理　由于进行性肾功能损害，最终部分患者必须依靠透析或肾移植术维持生命，肾功能及全身状况是麻醉前管理与评估的重点。麻醉前应尽量纠正贫血、生化异常等，改善全身状况，控制高血压，维持水电解质及酸碱平衡等内环境稳定。对正在透析的患者择期手术应选在透析结束后的第一天、生化指标正常时实施。此外，还应特别注意检查确认是否合并血管瘤（尤其是胸腹大动脉血管瘤）或其他病变，因为它们可招致严重后果。2011 年 Kern 报道了一例 56 岁行肾移植术的本病患者，该患者有二次恶性高热的病史（1989 年及 1991 年）并使用丹曲洛林（dantrolene）治疗，此次麻醉该患者没有预防性使用丹曲洛林，而采用全凭静脉麻醉并避免使用恶性高热触发药，经过顺利。

2. 关于肾功能不全患者的麻醉管理及肾移植后患者的麻醉管理，请见相关专著及本书的相关内容。慢性肾功能不全患者其生理与内环境状态已发生严重的改变，有时可能出现一些意想不到的罕见并发症,它预示着患者的器官功能十分脆弱。目前有几篇关于本病进行肾移植麻醉管理或其他手术期间发生不良反应的报道,提示对此类患者精细麻醉管理的重要性。

（1）麻醉方法:肾移植术通常选择全身麻醉,亦可选择椎管内麻醉。Gobbi 报道了一例本病患者在腰麻-硬膜外联合麻醉下安全实施肾移植手术,作者认为小剂量鞘内布比卡因和硬膜外小剂量局麻药联合麻醉对合并慢性阻塞性肺疾病的患者是一个较好的选择,它对血流动力学影响轻微,同时对移植器官功能恢复有积极影响,尿量及血清肌酐、尿素氮水平均有快速改善。但 Ferrari 报道了一例 21 岁在硬膜外麻醉下接受肾移植术的本病患者,术中患者发生完全性房室传导阻滞,必须经皮心脏起搏器治疗。作者认为:硬膜外麻醉时的交感神经阻滞对正在血液透析的慢性肾病患者可引起心脏传导系统紊乱,即使在术前心电图正常或无明显影响传导系统因素的情况下,也会出现一定程度的房室传导阻滞,甚至包括完全性房室传导阻滞。因此,术中严密监测并准备经皮心脏起搏等措施十分重要。

（2）嗅觉丧失:Kobinata 报道了一例合并慢性肾功能不全的本病患者,术中使用肝素后发生过敏性休克,手术终止,患者带气管插管进入 ICU,直到术后第 5 天患者转危为安,但患者嗅觉丧失,直到三、四个星期后嗅觉障碍才缓慢改善。

（3）声带麻痹:Watanabe 等报道了一例 61 岁合并慢性肾功能不全女性本病患者在全身麻醉下行冠状动脉动脉瘤切除术,术中出血较多,血流动力学不稳定。手术和麻醉分别持续446 和 552 分钟。术后第一天在拔除气管导管后几分钟出现严重的呼吸窘迫,立即行气管插管,第二次尝试拔除气管导管亦失败。纤维喉镜检查示双侧声带麻痹（VCP）,考虑双侧喉返神经麻痹所致,行气管切开术。声带运动在术后 3 个月都未恢复。作者认为,其原因与患者近20 年的长期血液透析致喉返神经极为脆弱易损有关,而术中血流动力学不稳定导致的低灌注也是发生 VCP 的重要因素。作者强烈建议对 Alport 综合征患者术前应详细检查评估其声带功能。

（4）肾功能不全者上肢动脉静脉造瘘（AVFs）后可出现出现锁骨下动脉窃血综合征（SSS）相似的症状。文献报道了一例肾衰患者,血液透析而行右头臂动静脉瘘后经常出现晕厥,而其晕厥可以通过挤压造瘘管逆转。其原因是锁骨下动脉远心端血流分流致使其压力低于脑基底动脉环、使脑基底动脉环同侧椎动脉血液"倒流"入患侧锁骨下动脉远心端,从而引起脑局部缺血,出现椎-基底动脉供血不足。患者还同时伴有左向右分流及心脏前负荷增加。麻醉前应调整 AVFs 流量,既要维持其通畅,又不能造成其堵塞(见"锁骨下动脉窃血综合征")。

（郑利民）

参考文献

[1] KERN M. Renal transplantation from an unrelated living donor to a malignant hyperthermia-susceptible patient:a case report[J]. AANA J,2011,79:397-400.

[2] GOBBI F,SALES G,BRETTO P,et al. Low-dose spinal block with continuous epidural infusion for renal transplantation in a patient with Alport syndrome:a case report[J]. Transplant Proc,2016,48:3067-3069.

[3] KOBINATA H,YAMAMOTO M,ISHIKAWA S,et al. Case of anosmia which appeared after anaphylactic shock due to intravenous heparin[J]. Masui,2009,58:997-999.

[4] FERRARI F,NASCIMENTO P JR,VIANNA PT. Complete atrioventricular block during renal transplantation in a patient with Alport's syndrome:case report[J]. Sao Paulo Med J,2001,119:184-186.

[5] WATANABE K,HAGIYA K,INOMATA S,et al. Bilateral vocal cord paralysis in a patient with chronic renal failure associated with Alport syndrome[J]. J Anesth,2010,24:472-475.

第三节　Bartter 综合征

（Bartter syndrome）

麻醉管理所面临的主要问题

水电解质与酸碱平衡紊乱,低钾血症、代谢性碱中毒

对血管升压药反应不敏感

肾小管功能障碍

胃排空障碍

可能合并多器官先天性畸形

【病名】

Bartter 综合征（Bartter syndrome,BS）,又称 Bartter 病、醛固酮增多伴肾上腺皮质增生症（aldosteronism with hyperplasia of the adrenal cortex）、肾小球旁细胞增生并继发性醛固酮增多症（juxtaglomerular hyperplasia with secondary aldosteronism）等。

【病理与临床】

1. 本病是一种罕见的常染色体隐性遗传性肾小管疾病,1962 年由 Bartter 首次报道、并以自己的名字命名。主要临床特点是:严重的低钾血症、代谢性碱中毒,肾素、血管紧张素、醛固酮增高但血压正常或偏低并且对血管加压素反应不敏感,患者还常合并生长发育障碍。在疾病的早期可表现为多尿、烦渴、疲乏无力、厌食、胃肠蠕动减缓等症状。根据其发病年龄和严重程度,本病主要有两种表现形式:产前型,在出生前即出现症状,表现为羊水过多,它可增加早产的风险;经典型,在儿童期及以后发病,症状较轻。我国在 1979 年报道了第一例。本病流行病学资料尚不清楚,估计年患病率约为 1.2/1 000 000,在哥斯达黎加和科威特较多见,发病年龄在 10 个月 ~46 岁期间,儿童多见,女性多于男性。

2. 发病机制　目前 Bartter 综合征的发病机制尚不完全清楚。据文献报道,它至少由五个基因突变引起,据相关基因而将它分为 4 型:Ⅰ型与 *SLC12A1* 基因突变有关,Ⅱ型与 *KCNJ1* 基因突变有关,Ⅲ型与 *CLCNKB* 基因的突变有关,Ⅳ型则由 *BSND* 基因突变或 *CLCNKA* 和 *CLC-NKB* 基因突变组合而成。Ⅰ、Ⅱ、Ⅳ型为产前型,其中由于Ⅳ型也与听力障碍有关,它有时被称为产前 Bartter 综合征伴感音神经性耳聋（antenatal Bartter syndrome with sensorineural deafness）。Ⅲ型通常为经典型 Bartter 综合征。这些基因产生的蛋白质参与了肾脏对盐的再吸收,这五种基因中的任何一种突变都会削弱肾脏对电解质重吸收能力,造成肾小管的分泌和重吸收不平衡、尿中电解质流失。肾小管髓袢升支粗段的 Na^+-K^+-$2Cl^-$ 转运蛋白或与此相关的离子通道缺陷导致近端小管离子转运障碍、远端小管 Na^+-K^+、Na^+-H^+ 交换增强,引起严重低钾血症和代谢性碱中毒。同时,为了对抗远端小管中 Na^+ 的过多丢失,肾素-血管紧张素-醛固酮系统（RAA 系统）活性增强,继发高肾素、高血管紧张素、高醛固酮血症。严重、长时间的低钾血症触发前列腺素的合成增多,在一定程度上解释了 Bartter 综合征患者高肾素、高血管紧张素、高醛固酮血症但血压正常并且对血管加压素反应不敏感的矛盾现象。

3. 诊断　肾活检是诊断 Bartter 综合征重要而可靠的手段,肾小球旁细胞的增生是其特征性改变。但是肾活检的病理结果不是确诊 Bartter 综合征的必要条件,当有临床表现但病理结

果不明确时不能排除 Bartter 综合征。基因检测是诊断 Bartter 综合征的金标准,当不能确诊时可考虑基因筛查。

4. 治疗 本病一般预后良好。目前尚无根治性方法,主要对症处理,纠正低钾血症和代谢性碱中毒。口服补钾,同时应用螺内酯等保钾利尿剂,可帮助短期内调控血钾;最有效的是前列腺素合成酶抑制剂,如:布洛芬、阿司匹林、吲哚美辛;血管紧张素转化酶抑制剂亦可以通过抑制 RAA 系统,减少钾的丢失,效果可能优于螺内酯。必要时肾移植。

【麻醉管理】

1. 术前评估 本病对麻醉的影响主要在于容量不足、酸碱失衡、电解质的紊乱,加上手术和麻醉混合干扰,使围手术期麻醉管理富有挑战性。应仔细做好术前准备和麻醉评估。

(1) 纠正低钾血症。低钾血症可引起肌无力及术后呼吸抑制、增加非去极化肌松剂的敏感性,同时它还有可能增加麻醉中心律失常的发生率。术前应积极补钾。Nishikawa 和 Abston 报道的两例患者麻醉前的血钾分别是 3.1mmol/L 和 2.9mmolL。近年来有文献报道认为轻度慢性缺钾患者术中心律失常的发生率并不高于正常血钾者,相反,术前快速补钾有引起高钾血症的危险性。Higa 报道了一例 Bartter 综合征患者围手术期的血钾维持在 1.2~1.7mmol/L 之间,全麻诱导插管时血钾 1.6mmol/L。如此低的血钾无疑可显著增加围手术期风险,临床上应根据手术紧急程度、血钾及临床表现来补钾。通常当血钾低于 3mmol/L 或同时出现相应的低钾症状时应适量补钾。由于低钾,患者胃肠平滑肌蠕动减弱,可能影响胃的排空状态,术前严格执行禁食、禁饮,防止反流误吸。

(2) 纠正代谢性碱中毒:代谢性碱中毒可使氧离解曲线左移、引起组织缺氧,术前应纠正。它与低钾血症有相互促进作用:代碱可导致低钾血症,而低钾血症又可促进代碱的发生。术前补钾有助于纠正代碱,纠正代碱亦有助于改善低钾血症。

(3) 适当补镁:本病患者常合并缺镁,术前应常规给与镁剂。镁具有广泛的生物学作用,近年来在麻醉中受到重视。血镁正常值为 0.7~1.2mmol/L,但应注意的是,缺镁不一定出现低镁血症,而血镁低也不一定表示缺镁。尤其是低钾者补钾后心动过速、心律失常等症状无改善时要考虑缺镁。必要时可行镁负荷试验。

(4) 术前焦虑和疼痛可引起过度通气,会一步加重 Bartter 综合征患者低钾血症及代谢性碱中毒症状。术前可适当给予镇静剂和止痛药以减轻不良应激。

(5) 积极纠正血容量不足。螺内酯等保钾利尿剂、前列腺素合成酶抑制剂等可持续服用至术前而不必停药。与高血压患者一样,血管紧张素转化酶抑制剂最好停药 24 小时以避免术中出现严重血压下降。

2. 麻醉管理 有关 Bartter 综合征患者麻醉管理,目前尚存在许多争议。文献报道,此类患者常合并循环调节功能障碍,在高肾素、高血管紧张素、高醛固酮血症的情况下血压多正常,且对儿茶酚胺及缩血管药不敏感,术中可能出现严重低血压。应加强血流动力学监测与管理、维持血流动力学稳定、维持血钾等水电解质及酸碱平衡、保护肾功能。

(1) 麻醉方法:麻醉方案的选择应考虑手术内容、维持心血管稳定和避免肾毒性等诸多因素。椎管内麻醉可因阻断交感神经而进一步减弱 Bartter 综合征患者血管加压反射,尤其是起效快速的腰麻风险更较大。Abston 认为,区域神经阻滞或年幼儿骶管阻滞亦是较好选择。Kannan 报道了一例 8 岁儿童在 0.5% 布比卡因骶管麻醉下安全接受了睾丸固定术。但要注意由于患者可能长期服用前列腺素合成酶抑制剂而有不同程度的凝血功能障碍,此时应避免深部区域神经阻滞或椎管穿刺。目前多选全身麻醉,亦可用全身麻醉复合硬膜外麻醉。

（2）麻醉药物：本病无严格意义上的特殊禁忌的麻醉药,但要注意使用依赖肾排泄的麻醉药物。部分吸入麻醉药存在肾毒性,同时有一定的心脏抑制作用,考虑到患者低血压对血管升压药的不敏感,亦应尽量避免。文献报道静脉麻醉药硫喷妥钠、氯胺酮等有一过性降低血钾作用,但无临床意义。严重低钾时,可伴有肌力的减退,另外代谢性碱中毒可能干扰肌松剂的代谢;在肌松药使用上应酌情减量。

（3）由于患者对血管升压药不敏感,术中低血压的管理是麻醉管理的难点与重点。但关于低血压时升压药的选择,文献报道较少。Ueki 在一例合并 Bartter 综合征肾移植患者的手术麻醉中提到,低血压时用1mg 单剂量的甲氧明联合 $7\mu g/(kg\cdot min)$ 多巴胺升压效果不满意,改用去甲肾上腺素后则血压升高明显,尽管不能排除肾移植特殊病例的影响,但提示对普通升压药不敏感的患者,去甲肾上腺素是一个较好的选择。

（4）监测与管理:术中必须做到能够快速评估、调节血钾浓度,尤其在面对一些时间久、复杂性手术时有创连续血压监测是必需的,不仅方便血压实时监测、调控血压,也可随时进行血气分析。中心静脉穿刺、测压可快速指导术中容量评估、输液、纠正酸碱紊乱、电解质失衡。留置导尿管测量排尿量,评估液体和钾离子的丢失。根据 $P_{ET}CO_2$ 调节呼吸参数,避免过度通气后加重代谢性碱中毒症状。有条件也可进行肌松监测。

3. 其他方面   术后24 小时仍然需要对患者进行严密监护,建议复杂、长时间手术患者术后送入 ICU。

（许学兵）

参考文献

［1］ KANNAN S,DELPH Y,MOSELEY HS. Anaesthetic management of a child with Bartter's syndrome［J］. Can J Anaesth,1995,42:808-812.

［2］ VAUGHAN RS. Potassium in the perioperative period［J］. Br J Anaesth,1991,67:194-200.

［3］ BALA S BHASKAR,GV RAO,et al. Anaesthesia for laparoscopic cholecystectomy in Bartter's syndrome［J］. Indian J Anaesth,2010,54:327-330.

［4］ UEKI R,OKUTANI R,FUKUSHIMA A,et al. Perioperative endocrinological fingdings in a patient with Bartter's syndrome and living-related renal transplantation［J］. J Anesth,2000,14:105-108.

第四节   Beckwith-Wiedemann 综合征
（Beckwith-Wiedemann syndrome）

麻醉管理所面临的主要问题

可能合并全身多器官畸形与内分泌异常

巨人症

巨舌致上呼吸道梗阻与困难气道

舌部分切除术的麻醉管理

脐疝修补的麻醉管理

可能发生低血糖

【病名】

Beckwith-Wiedemann 综合征（Beckwith-Wiedemann syndrome，BWS），又称 Beckwith 综合征（Beckwith syndrome）、脐疝-巨舌-巨体综合征（exomophalos-macroglossia-gigantism syndrome，EMG syndrome）、新生儿低血糖-巨内脏-巨舌-小头综合征。

【病理与临床】

1. 本病是一种以出生前及出生后过度生长为主要临床特征的常染色体显性或隐性遗传性疾病，分别在 1963 年与 1964 年由 Beckwith 与 Wiedemann 报道。BWS 多为散发，部分与染色体 11p15.52 基因异常有关。其发病机制是由多种遗传和/或表观遗传因素改变引起的，这些改变可影响染色体 11p15.52 上的基因的调节，导致临床表现的异质性。本病被认为是一个典型的与基因组印迹（genomic imprinting）相关的先天性异常，其中包含了亲代起源的特定基因表达。多达 90% 的病例是由两个独立的、约 1Mb 的印迹中心（imprinting centers）IC_1 和 IC_2 改变所致。IC_1 和 IC_2 的作用是调控细胞周期和体细胞生长的基因表达，相关基因包括 *CDKN1C*、*H19*、*IGF2* 和 *KCNQ1OT1* 基因。本病的患病率约为 1/10 000～1/13 700，无性别与种族差异。但有作者认为本病在轻度表型的患儿中可能被低估。此外，本病的患病率与辅助生殖技术有关。文献报道，使用辅助生殖技术者 BWS 的患病率约为 4 000 例新生儿中 1 例。

2. 临床表现 特点为巨人症、巨舌症、内脏肥大、脐疝及新生儿低血糖。

（1）巨人症：表现为产前及出生后巨大儿，巨大胎儿及羊水过多，常需剖宫产或经阴道分娩时可造成母儿产伤。出生后随着生长发育，体重逐渐增加。

（2）独特面容：眉间火焰痣、耳叶沟、眼眶下褶皱、巨舌症最为常见，前三者与麻醉的关系不大。巨舌可能与舌肌纤维原发性肥大或过度增生有关，它可引起吞咽困难及慢性上呼吸道梗阻，出现慢性肺通气不足及缺氧，部分患者可表现为肺心病及肺动脉高压。严重时应早期行舌部分切除术。下颌前突亦较为常见，可能与巨舌挤压有关。其他还有小颅畸形、腭裂等。

（3）脐部异常与腹壁缺损：表现为脐膨出、脐疝、腹直肌纵裂，部分患者合并 Prune-Belly 综合征。

（4）内脏肥大及畸形：巨肝、肾、胰腺、脾，15% 的患者为心脏肥大，部分合并肥厚型心脏病。海绵肾、肾和输尿管畸形等。

（5）偏侧肥大：一侧肢体或面部较另一侧显著肥大，不对称。

（6）胚胎性肿瘤：BWS 易患儿童癌症，与一般人群相比其患恶性肿瘤的风险为 4%～21%（7.5%）。常见的有：肾母细胞瘤（Wilms 瘤）、肝母细胞瘤、神经母细胞瘤、肾上腺皮质癌、嗜铬细胞瘤、横纹肌肉瘤等。

（7）低血糖：30% 的新生儿合并暂时性症状性低血糖，常在出生后 4 个月内通过治疗而自发性减退。它与胰岛细胞增生、胰岛素分泌过多有关。此外，还合并有其他内分泌异常（如：促甲状腺素、生长激素增高）及红细胞增多症等。

（8）其他：多指（趾）、多乳头、肌肉骨骼异常、听力丧失等。

3. 诊断 Cammarata-Scalisi Francisco 提出的诊断标准是：有三个主要临床表现或两个主要临床表现加一个次要临床表现者可诊断。

（1）主要临床表现包括：脐疝或腹壁缺损、巨舌、巨大儿、胚胎性肿瘤、外耳畸形、内脏肥大、偏侧肥大、肾输尿管异常、BWS 阳性家族史、腭裂等。

（2）次要临床表现包括：早产儿、新生儿低血糖、眉间火焰痣、独特面容、大胎盘、羊水过多、心脏肥大与肥厚性心肌病、腹直肌分离、多指（趾）畸形、多乳头畸形。

【麻醉管理】

1. 麻醉前管理　首先应明确本病是一种可能合并多器官与系统的全身性疾病,除气道外,麻醉前应对患者的呼吸、心脏、肾功能、内分泌、代谢,甚至是否合并肿瘤及其性质等进行仔细检查与评估,并制定相应的麻醉管理计划。从新生儿至学龄期,患儿常需进行多次畸形的手术修复治疗,包括:巨舌部分切除术及脐疝修补术等。由于多次手术,患儿对手术及术后疼痛有很强的恐惧感,术前除给予足量的镇静药外,心理护理与精神安慰必不可少。术后应保证良好的镇痛。

2. 麻醉管理

(1) 气道管理:气道管理是本病的麻醉管理重点。多篇文献报道均已指出,因巨舌、颚裂、下颌畸形等口腔颌面部畸形,患者可能属于困难气道,麻醉诱导时可引起呼吸道梗阻与气管插管困难。术前应仔细评估气道,Batra 认为颈部侧位 X 线影像学检查可能有助于气道的评估,但最好评估方法是直接喉镜检查或镇静下纤维喉镜检查。目前大部分文献均无气管插管困难,如:Tsukamoto、Batra 的个案报道及 Boku 的回顾性分析。其中,Boku 回顾性分析了 1994年至 2008 年大阪妇产科医疗中心接受舌部分切除术的 14 例 BWS 患者,其年龄中位数为 18个月,体重中位数为 12.2kg,只有 1 例患儿面罩通气困难而用鼻咽通气道解决,全部患者均无插管困难。尽管如此,对本病患者应按困难气道处理,最好采用清醒气管插管。但对不合用的患儿清醒气管插管十分困难,目前多采用七氟烷麻醉诱导、保留自主呼吸插管。要注意仰卧位患者吸入高浓度的七氟烷可致舌后坠、导致严重的气道梗阻。Tsukamoto 建议逐渐增加七氟烷吸入浓度并用口咽通气道。Eaton 推荐并成功将 GlideScope 视频喉镜用于本病患儿插管。无论何种方法,对本病患者气道管理均需要熟练的操作与团队的配合、并准备有各种气道工具。此外,由于巨大儿,气管插管时可能会习惯性挑选较粗导管,Batra 报道了一例 2 个月、体重 4kg患儿,经鼻插入 3 号无套囊气管导管无法通过声门,换 2.5 号后插管成功。

(2) 舌部分切除术的麻醉管理:巨舌可影响母乳喂养、导致气道阻塞及涎液外溢、牙槽突出,舌头运动受限还可导致言语障碍。通常在 1 岁时需进行舌部分切除术。其麻醉管理除应注意前述的困难气道外,术后舌水肿导致的气道阻塞是一个重要问题。Boku 在前述的回顾性分析中特别指出舌部分切除不能减轻其早期气道阻塞障碍。此类患儿在气管拔管时应特别谨慎,Tsukamoto 建议在拔管前应对麻醉苏醒情况、气道水肿及呼吸道防御反射的恢复等进行充分的评估后再作决定。

(3) 脐疝修补术的麻醉管理:还纳膨出物可引起腹内压显著升高、膈肌上抬与回心血流量受阻,可造成胸廓顺应性下降、呼吸抑制及血压下降。手术必须在全麻控制呼吸下进行,术中应使用足量的肌松剂,术后应做好呼吸管理的准备。氧化亚氮可使肠管充气增加腹内压,应禁用。有文献报道认为,中心静脉压(CVP)可通过胸内压间接反映腹内压,在此类患者应列为常规监测项目。

(4) 加强患者全身管理与血流动力学监测。麻醉期间应常规监测血糖,血糖低时应及时补充葡萄糖。

(戴中亮　黄增平　郑利民)

参考文献

[1] CAMMARATA-SCALISI F,AVENDAÑO A,STOCK F,et al. Beckwith-Wiedemann syndrome:clinical and etiopathogenic aspects of a model genomic imprinting entity. Arch Argent Pediatr,2018,116:368-373.

[2] EATON J, ATILES R, TUCHMAN JB. GlideScope for management of the difficult airway in a child with Beck-with-Wiedemann syndrome[J]. Paediatr Anaesth, 2009, 19:696-698.

[3] TSUKAMOTO M, HITOSUGI T, YOKOYAMA T. Perioperative airway management of a patient with Beckwith-Wiedemann syndrome[J]. J Dent Anesth Pain Med, 2016, 16:313-316.

[4] BOKU A, TACHIBANA K, SHINJO T, et al. Perioperative management of tongue reduction surgery for macro-glossia associated with Beckwith-Wiedemann syndrome: a retrospective evaluation of 14 patients[J]. Masui, 2013, 62:416-420.

[5] BATRA M, VALECHA UK. Anesthetic management of tongue reduction in a case of Beckwith-Wiedemann syn-drome[J]. J Anaesthesiol Clin Pharmacol, 2014, 30:562-564.

第五节 贲门失弛缓症
(achalasia)

麻醉管理所面临的主要问题

误吸

腹腔镜手术时可引起气胸、纵隔气肿

经口内镜肌切开术时麻醉管理

【病名】

贲门失弛缓症(achalasia),又称贲门痉挛(cardiospasm)、食管协同运动失调综合征(dys-synergia esophagus syndrome)、食管无蠕动(esophageal aperistalsis)、巨食管(megaesophagus)等。

【病理与临床】

1. 本病是一种食管神经功能障碍性疾病,主要特征是食管缺乏蠕动,食管下端括约肌呈持续高压状态,吞咽时食管下端括约肌不能松弛,以致食物不能顺利进入胃腔,大量食物与分泌物潴留在食管内,久而久之,引起贲门上部食管扩张。本病较为罕见,患病率约1/10万,男女患病率相仿,可发生任何年龄,但以25~60岁居多。

2. 临床表现 吞咽困难、食物反流、胸骨后疼痛、体重减轻。吞咽困难多为间断性发作。早期进食固体食物后出现胸骨后受阻感,后期流质也可诱发。食物反流多在餐后发生,可能与扩张的食管内残留的食物有关。有误吸者可引起肺部感染等症状。极度扩张的食管可压迫胸腔内器官引起咳嗽、气急、发绀、声嘶等。

【麻醉管理】

1. 麻醉管理重点是防止麻醉诱导时误吸。其误吸物主要来源于食管狭窄部上端的潴留物,麻醉前应排净食管狭窄部上端的潴留物,这些潴留物为食物残渣或口咽分泌物。麻醉前应适当延长禁食时间,但要注意此病患者延长禁食时间有时并不能完全排除食管内食物潴留物。如:Dağl报道了一例41岁男性本病患者,在丙泊酚全麻下择期胃镜检查。患者在检查前二周流汁饮食并术前禁食水24小时,麻醉诱导后发现面罩内、口内及口咽部充满大量反流的液体,氧饱和度下降,立即气管插管。估计反流液量约900毫升。因此,术前应插入导管充分清洗食管并吸净狭窄部上端的潴留物。诱导前应对潴留物进行评估,必要时术前再行胃镜检查。有疑问者应考虑清醒气管插管或清醒胃镜检查。有作者主张压迫环状软骨下快诱导插管,但要特别注意此举并不能防止此类患者的反流。

2. 本病手术方式有开腹、开胸、腹腔镜及胸腔镜等。胸腔镜手术时,单肺通气可降低手术操作难度,但手术操作及迷走神经反射可影响心脏功能。腹腔镜手术时经食管裂孔剥离食管下段时可能损伤胸膜、引起气胸。经口内镜下肌切开术(peroral endoscopic myotomy,POEM)是近年来临床用于治疗本病的一种新技术,需在全麻气管插管下实施。由于术中需用二氧化碳帮助外科解剖,可引起高二氧化碳血症和腹腔压力增加,继而影响心肺功能。Jayan 报道了21 例患者,结果所有患者均有二氧化碳吸收、呼气末二氧化碳升高,5 例发生皮下气肿,1 例发生食管穿孔需手术治疗。作者认为预防误吸及与二氧化碳吸收相关并发症是 POEM 麻醉管理重点。Li 报道了一例患者,手术中发生张力性气胸。德国 Hamburg-Eppendorf 大学医学中心Löser 等最近报道了一项为期四年、共 173 例患者的研究结果,认为采取过度通气和经皮穿刺腹针减压(percutaneous abdominal needle decompression,PND)有助于降低腹压并改善血流动力学。

(马星钢　周纳武　郑利民)

参考文献

[1] VELA MF,VAECI MF. Cost-assessment of alternative management strategies for achalasia[J]. Expert Opin Pharmacother,2003,4:2019-2025.

[2] DAĞL R,BAYR H,ERGÜL B,et al. Achalasia case detected during endoscopy application accompanied by anaesthesia[J]. Prz Gastroenterol,2016,11:302-303.

[3] LI TS,LEE TY,LIAO KH. Tension pneumothorax during peroral endoscopic myotomy for treatment of esophageal achalasia under general anesthesia[J]. Rev Bras Anestesiol,2017,67:415-417.

[4] JAYAN N,JACOB JS,MATHEW M,et al. Anesthesia for peroral endoscopic myotomy:a retrospective case series. J Anaesthesiol Clin Pharmacol,2016,32:379-381.

[5] LÖSER B,WERNER YB,PUNKE MA,et al. Anesthetic considerations for patients with esophageal achalasia undergoing peroral endoscopic myotomy:a retrospective case series review. Can J Anaesth,2017,64:480-488.

第六节　Cronkhite-Canada 综合征
(Cronkhite-Canada syndrome)

麻醉管理所面临的主要问题

营养不良,恶液质

皮质激素治疗

应激反应可诱发或加重本病

【病名】

Cronkhite-Canada 综合征(Cronkhite-Canada syndrome),又称息肉-色素沉着-脱发-指甲营养不良综合征。

【病理与临床】

1. 本病是一种以胃肠道(除食管外)多发性息肉样变、慢性腹泻伴营养不良、皮肤症状(指甲萎缩、皮肤色素沉着、脱发)等为特征的一种罕见的、非遗传性疾病。1955 年美国 Cronkhite与 Canada 首次报道,1966 年由 Jarnum 等命名。迄今全球已有 500 余例报道,患病率约为

1/100 万。其中日本报道较多,国内亦有报道。发病年龄以中、老年男性为多,诊断时平均年龄 63.5 岁,男性患病率较女性高 1.84 倍。

2. 病因不明,可能与应激因素、肠道菌群失调、胃肠功能障碍及自身免疫有关。无家族史。消化道症状包括:腹痛、腹泻、便血、味觉与嗅觉下降、食欲缺乏等为原发症状,其腹泻为蛋白漏出性,呈水样泻。而脱毛(头皮、眉毛、腋窝、阴毛等)及皮肤症状(皮肤黏膜色素沉着、白斑、指甲甲萎缩等)等是继发于胃肠道病变的症状,通常皮肤色素沉着于颈部、面部、手掌和脚底。患者可合并严重营养不良、低蛋白血症、贫血、水电解质平衡失调,甚至恶病质。胃肠道癌发生率较高(10%)。本病无特效治疗,肾上腺皮质激素治疗有一定效果,此外常口服抗生素治疗。

【麻醉管理】

1. 患者可能合并严重营养不良、低蛋白血症、贫血、水电解质平衡失调,甚至恶病质,麻醉前应对其全身状况进行仔细评估并纠正上述异常。原则上除急诊手术外,择期手术应待患者全身状况改善后、疾病的缓解期实施。其贫血、低白蛋白血症等术前管理标准同普通患者,但要注意他们多为中、老年者。术前经中心静脉成分营养或高营养治疗不仅有利于改善患者全身营养状况,还有利于肠道休息及病情缓解。此外,患者可能长期用肾上腺皮质激素治疗,麻醉前应对肾上腺皮质功能进行评估,必要时应进行恰当的皮质激素替代治疗。

2. 目前尚无本病麻醉管理的临床报道,麻醉管理原则是不加重或诱发本病。迄今尚未见麻醉及相关用药对本病的影响报道,但多篇报道提示感染、劳累、焦虑紧张及其他强烈的应激反应可诱发或加重本病。因此加强围手术期各个环节的管理,维持内环境平稳、避免各种不良刺激(如:低血压、缺氧与二氧化碳蓄积、疼痛、低体温、水电解质失衡等),对预防其复发或病情加重可能有益的。

（郑利民）

参考文献

[1] CRONKHITE LW,CANADA WJ. Generalized gastrointestinal polyposis; an unusual syndrome of polyposis,pigmentation,alopecia and onychotrophia[J]. N Engl J Med,1955,252:1011-1015.

[2] IQBAL U,CHAUDHARY A,KARIM MA,et al. Cronkhite-Canada syndrome:a rare cause of chronic diarrhea[J]. Gastroenterology Res,2017,10:196-198.

第七节　肠系膜上动脉综合征
(superior mesenteric artery syndrome)

麻醉管理所面临的主要问题

可能合并原发疾病
营养不良,水电解质酸碱平衡失调
胃排空障碍,反流、误吸

【病名】

肠系膜上动脉综合征(superior mesenteric artery syndrome,SMAS),又称 Wilkie 病(Wilkie disease)、石膏综合征(cast syndrome)、Rokitansky 肠系膜上动脉综合征(Rokitansky superior mesenteric artery syndrome）、十二指肠血管压迫综合征（vascular compression of the duodenum syndrome）、肠系膜根综合征等。

【病理与临床】

1. 本病的病理解剖学特征是十二指肠被压迫在肠系膜上动脉与腹主动脉之间，造成其部分或完全堵塞。1842年奥地利病理学家Von Rokitansky首次报道，1927年Wilkie等进一步描述了该疾病的病理生理学和诊断发现。SMAS的发生与腹主动脉（abdominal aorta, AA）、肠系膜上动脉（superior mesenteric artery, SMA）及十二指肠三者的解剖关系密切相关。在正常解剖关系下，SMA约在第一腰椎水平起源于腹主动脉，在立位或俯卧位时，向下向右行走于肠系膜内形成一锐角，并在进入肠系膜前越过十二指肠水平部。十二指肠位于AA与SMA的夹角内，正常人这一夹角约为38°~65°，夹角内的十二指肠水平部的宽度约为10~28mm，夹角间的间隙被脂肪、淋巴结、腹膜等软组织充填，而十二指肠不受压。当起源于AA的SMA位置过低或分出时角度较小（<25°）或者宽度小于10mm时，则对横过其间的十二指肠造成机械性压迫。此外，十二指肠上升段过短或十二指肠空肠悬韧带过短，将十二指肠上升段悬吊固定于较高位置，使十二指肠水平部接近SMA和AA夹角间隙的根部，都可使SMA压迫十二指肠水平部，使之更容易受压，从而造成肠腔狭窄和梗阻。AA和SMA间夹角的减少可以是先天性的，也可以是后天的。后天性原因常与体重显著减轻有关，包括代谢亢进、营养不良和恶病质。其他危险因素有：脊柱侧弯手术矫正后、腹主动脉瘤和肠系膜根部肿瘤等。

2. 临床表现　取决于十二指肠压迫的原因和程度，多缺乏特异性。主要表现为上消化道梗阻症状，餐后腹痛、呕吐，呕吐后症状消失，呈间歇性反复发作，程度受体位影响，仰卧位加重，蹲位或者俯卧位减轻。青少年常为急性起病，成人大部分为慢性病程，症状较轻。病程越长，症状越重。由于消瘦、脱水、营养不良，血管间脂肪垫消失，则压迫程度更甚，形成恶性循环。

3. 诊断根据临床表现、除外其他引起十二指肠梗阻的原因，肠系膜上动脉血管造影、腹部彩超等影像学检查可确诊。

4. 治疗　对病程短、症状轻、改变体位能缓解、消化道造影十二指肠扩张不明显者，可保守治疗。对症状重及保守治疗无效者可考虑手术治疗。

【麻醉管理】

1. 麻醉前管理　麻醉前应进行详细的全身检查，尤其对全身状况差、严重营养不良者要注意是否合并其他严重的全身性疾病。术前管理重点是纠正患者脱水、电解质与酸碱平衡失调，改善营养状况。由于本病梗阻部位多位于十二指肠横部及上升部，呕吐既丧失酸性的胃液，又丧失碱性的胆汁，同时亦丧失大量的K^+、Cl^-、Na^+等离子，故患者酸碱失衡情况比较复杂，术前应根据动脉血气测定制定管理计划。呕吐严重者，术前应禁食，采用静脉高营养。

2. 目前有关本病麻醉管理的临床报道较少。Wong报道了一例有SMAS手术治疗病史合并顽固性呃逆的牙科手术患者，认为SMAS麻醉管理要点除术前纠正水、电解质、酸碱紊乱外，还应预防反流误吸。由于十二指肠梗阻致胃排空障碍，此类患者应按饱胃处理。对术前已经确诊者，要延长禁食时间，诱导前最好用超声对饱胃情况进行评估，必要时麻醉诱导应采用清醒插管或压迫环状软骨的同时快速诱导。要特别注意一些术前未诊断的患者，Jung等报道了一例在全身麻醉下接受急阑尾切除术14岁男孩，在麻醉诱导时发生了大量的胃内容物和胆汁的吸入，并发严重呼吸窘迫综合征（ARDS）。该患者后经胃十二指肠镜与CT检查提示为SMAS，并经手术证实。详细的术前访视与询问病史十分重要，对有餐后腹痛、呕吐，且呕吐后症状消失及症状受体位影响等前述临床表现的患者应警惕是否合并本病。

（马星钢 吴立新 郑利民）

参考文献

[1] KESKIN M, AKGÜL T, BAYRAKTAR A, et al. Superior mesenteric artery syndrome: an infrequent complication of scoliosis surgery[J]. Case Rep Surg, 2014, 2014: 263431.

[2] JUNG Y, KOO G. Aspiration pneumonia during induction of general anesthesia in superior mesenteric artery syndrome patient: a case report. Korean J Anesth, 2006, 51: 512-515.

[3] WONG M. Anesthesia for a patient with excessive supragastric belching[J]. Anesth Prog, 2017, 64: 244-247.

第八节 Denys-Drash 综合征
（Denys-Drash syndrome）

麻醉管理所面临的主要问题

肾功能不全或肾移植术后

可能合并其它器官畸形或病变

【病名】

Denys-Drash 综合征（Denys-Drash syndrome, DS），又称 Drash 综合征（Drash syndrome）、肾病-Wilms 瘤-生殖器畸形（nephropathy, Wilms tumor, and genital anomalies）、Wilms 瘤-假两性畸形（Wilms tumor and pseudohermaphroditism）等。

【病理与临床】

1. 本病是一种以弥漫性肾小球系膜硬化性肾病（diffuse mesangial sclerosis, DMS）、生殖器假两性畸形及极高的发生 Wilms 瘤风险为主要临床特征的常染色体显性遗传性疾病，1967 年和 1970 年分别由 Denys 和 Drash 等报道。其流行病学资料尚不清楚，迄今已有数百例临床报道，我国亦有数十例报道。DMS 属于一种糖皮质激素抵抗型肾病综合征（steroid-resistant nephrotic syndrome, SRNS）。现已证实，本病是由于位于 11 号染色体上的 Wilms 瘤抑制基因（Wilms tumor suppressor gene 1, WT1）突变所致。WT1 是一种肿瘤抑制基因，在泌尿生殖系统、性腺分化与发育及 Wilms 肿瘤的发生发展中有重要的意义。目前已发现在 WT1 基因中至少有 80 个位点变异，这些变异几乎完全发生在 exon 8 和 exon 9。除本病外，WT1 基因突变还与 Frasier 综合征、WAGR 综合征有关，它们的生殖器（腺）发育异常、Wilms 肿瘤、肾病等临床表现具有一定重叠性，故一些研究者认为它们属于同一个疾病谱的一部分。

2. 临床表现 肾病多发生在两岁以内，很快进展至终末期肾衰而死亡。约 90% 的患者可能合并一侧或双侧 Wilms 瘤，这是一种恶性肿瘤，又称肾母细胞瘤。尽管男性患者有典型男性染色体核型（46, XY），但由于其隐睾及性腺发育不全，表现为假两性畸形，外生殖器发育不能区分男性或女性，男性通常不孕。由于女性通常有正常的生殖器，如果只有肾病表现而无其他特征，常被诊断为肾病综合征。

3. 诊断 根据临床表现及基因检测。

【麻醉管理】

1. 本病肾脏病变进展极快，多在二年之内发展成肾衰。目前有关本病进行肾移植已有数十例临床报道,进行肾脏肿瘤切除术也有不少报道。如:据日本医师村上的统计,1991 年至 2002 年仅在日本就实施了十例肾移植手术,其中年龄最小者 1 岁,最大者 20 岁,我国亦有进行肾移植的报道。但有关其麻醉管理却鲜有报道,虽然个中原因不得而知,但至少可以说明关于本病麻醉管理的特殊性尚未受到足够的重视,除肾功能的维护外,其麻醉管理还注意以下几点:

(1) 近年来由于肾脏替代治疗(透析)技术与肾移植技术的进步,许多终末期肾衰患者可以经历长期透析而存活。在村上的报道中,从透析开始到肾移植最长时间为 5 年,最短为数月。对术前透析的患者麻醉前应尽量维持水电解质酸碱平衡及内环境的稳定,改善其全身状况。

(2) 合并 Wilms 瘤者可能需要化疗,此外,亦有尝试用环孢素(CsA)等治疗其肾脏弥漫性系膜硬化(DMS)病变。要注意化疗药的毒副作用,包括神经毒性、心脏毒性(心肌炎、心包炎)、肝毒性等。同时注意体外放疗造成治疗区域瘢痕硬化,其中尤其是肺纤维化、胸廓与颈部硬化等。

(3) 由于多为幼年肾移植,在其漫漫人生路中患者可能还面临多次手术及其麻醉的问题。有关肾移植后患者的麻醉管理请见本书"器官移植术后患者非移植手术的麻醉"。

2. 与其他先天性疾病相似,患者可能还合并其他器官畸形或病变,如:个案报道患者还合并先天性膈疝。麻醉前应仔细评估,并制定相应麻醉管理计划。

（李安学　郑利民）

参考文献

[1] CHERNIN G,VEGA-WARNER V,SCHOEB DS,et al. Genotype/phenotype correlation in nephrotic syndrome caused by WT1 mutations[J]. Clin J Am Soc Nephrol,2010,5:1655-1662.

第九节　短肠综合征
(short bowel syndrome)

麻醉管理所面临的主要问题

营养不良

静脉高营养并发症

胃酸分泌增多

水、电解质功能紊乱

低白蛋白血症

凝血功能障碍

静脉通路困难

【病名】

短肠综合征(short bowel syndrome,SBS),又称短小肠综合征(short small bowel syndrome)、大部小肠切除综合征。

【病理与临床】

1. 本病是指大段小肠切除后,残存的功能性肠管不能维持患者营养需要所致的吸收不良综合征。多发生于广泛肠切除后,常见病因有肠扭转、腹内外疝绞窄、肠系膜血管拴塞或血栓形成等。

2. 人体营养吸收主要在小肠。正常成人小肠长度 5~7m,小肠黏膜的吸收面积大大超过维持正常营养所必需的面积,有很大功能储备,故患者能耐受部分小肠切除。但切除小肠50% 或以上者可引起吸收不良;若残存小肠少于 75cm(有完整结肠),或丧失回盲瓣、残存小肠少于 100cm 者可产生严重症状。大部分营养物质在空肠吸收,胆盐与维生素 B_{12} 在回肠内吸收;回盲瓣和结肠可减慢肠内容物运行,右侧结肠有重吸收水与电解质功能,切除此段可加重水、电解质失衡。

3. 病理改变与临床表现

(1) 小肠长度缩短,食物排空时间缩短,营养物质吸收障碍,营养不良。

(2) 腹泻与脂肪痢,多见于回肠切除后。水与电解质大量丧失可引起低血容量与低钠、低钾、低钙及低镁血症。脂肪酸与钙大量结合,使草酸游离被结肠重吸收,结果出现肠源性高草酸尿症及继发性泌尿系结石。同时合并脂溶性维生素(维生素 A、D、E、K)缺乏及维生素 B_{12} 缺乏,患者出现贫血。

(3) 小肠广泛切除后的临床经过可分为三个阶段:腹泻期(急性期)、适应期(代偿期)与恢复期(维持期),尤其是小儿患者有很强的代偿性。

4. 本病的诊断尚无统一标准,与残存小肠的绝对长度、患者年龄、是否保留回盲瓣、结肠是否完整、残存的小肠部位及残存的小肠功能等有关。

【麻醉管理】

1. 术前管理　本病患者除合并其他外科疾病需要手术治疗外,对严重患者,采用非手术治疗无效时可能需要手术治疗,如减缓肠道运行的手术或增加肠表面积(包括肠管倒置术、结肠间置术,甚至小肠移植术等),患者常因营养不良、水电解质功能紊乱等导致全身情况差,应于术前仔细检查与评估。

(1) 术前可通过口服要素饮食或静脉高营养(肠外营养),改善患者营养状况、纠正负氮平衡与代谢紊乱。同时应纠正水电解质平衡失调。贫血者应适当输血以提高血红蛋白值,同时补充维生素 B_{12}。

(2) 由于小肠吸收面积减少,食糜不能与小肠黏膜接触,肠道内 pH 下降,促胃液素分泌增多,导致胃酸分泌增多。此类患者应注意反流、误吸,麻醉前应适当给予 H_2 受体阻滞剂、质子泵抑制剂或非颗粒状抗酸剂,提高胃液 pH,减少胃液分泌量。

(3) Adachi 报道了二例肠移植患者的麻醉管理,特别指出静脉高营养可导致主要血管内血栓形成、静脉通路困难。术前应对周围静脉血管与中心静脉血管的通畅度评估;对已知血管通路困难的患者,手术前应进行磁共振成像评估中心静脉的通畅度。

2. 麻醉管理患者全身情况较差,麻醉管理应该注意以下几点:

(1) 此类患者可能长期进行静脉高营养治疗,要注意静脉高营养的并发症,主要有:肝功能障碍、代谢性骨病、糖代谢紊乱等。其中,糖代谢紊乱可引起高渗性非酮性昏迷与低血糖。高渗性非酮性昏迷多见于输葡萄糖液量过多,血糖可高达 28mmol/L(500mg/dl)以上,可引起脑细胞脱水,一旦发生昏迷,死亡率高达 20% 以上。低血糖多见于突然停用高渗葡萄液时。重在预防,围手术期应严密监测血糖,根据血糖值应用含糖液,不可盲目增加或减少葡萄糖用量。术中一旦出现不明原因的苏醒时间延长,要考虑糖代谢异常。代谢性骨病表现为骨软化与骨质疏松,此类患者要注意在搬运及变换体位时引起骨折。此外,还应注意氨基酸水平异常,应适当补充谷氨酸、精氨酸、半胱氨酸、牛磺酸等。

（2）本病无特殊禁忌的麻醉药与麻醉方法,但由于患者营养不良,全身状况差,免疫力低下、可能合并各种感染,加上长期静脉高营养而出现肝功能障碍等,患者对麻醉手术的耐受性差,应适当减少麻醉药的用量。术中应加强循环、呼吸及血气、血电解质、血糖监测。此类患者原则上均应行中心静脉置管,它一方面有利于围手术期循环管理,另一方面还可用于静脉高营养。

（戴中亮　郑利民）

参考文献

[1] 王剑,黎介寿. 短肠综合征的肠康复治疗[M]. 肠外与肠内营养,2018,25:200-203.

[2] COLETTA R,KHALIL BA,MORABITO A. Short bowel syndrome in children:surgical and medical perspectives[J]. Ann Ital Chir,2014,85:332-340.

[3] DENEGRI A,PAPARO F,DENEGRI R. A multidisciplinary approach to short bowel syndrome[J]. Semin Pediatr Surg,2014,23:291-297.

[4] ADACHI K,MURAKAMI N,SASAKI S,et al. Anesthetic management for two cases of living related small bowel transplantation[J]. Masui,2005,54:893-897.

第十节　Fanconi 综合征
（Fanconi syndrome）

麻醉管理所面临的主要问题

水、电解质、酸碱平衡失调

脱水,酸中毒,低钾、低钙、低磷、低钠、低镁血症等

常合并原发性疾病

肾功能保护

易发生低血糖

骨质疏松,肾性骨病

【病名】

Fanconi 综合征(Fanconi syndrome),译名范科尼综合征。又称肾性 Fanconi 综合征(renal Fanconi syndrome)、De Toni-Fanconi 综合征、Fanconi-De Toni-Debre 综合征、Lignac-Fanconi 病、Fanconi-Bickel 综合征、复合型肾小管转运缺陷病、骨软化-肾性糖尿-氨基酸尿-高磷酸尿综合征等。

【病理与临床】

1. 本病是一种由于多种原因引起的以近端肾小管重吸收不足为主要病理改变的临床综合征,可导致水、电解质、酸碱平衡及代谢异常。1924 年 Lignac 首先报道,1936 年 Fanconi 对其进行了总结和定义。其病因包括:

（1）原发性:病因不明。

（2）继发性:

A. 继发于遗传性疾病:遗传代谢性疾病中,与氨基酸代谢有关的有:胱氨酸病(cystinosis)、酪氨酸血症Ⅰ型、Busby 综合征、Luder Shedon 综合征等；与糖代谢有关的有：糖原储积病Ⅰ型、半乳糖血症、遗传性果糖果不耐受症、Wilson 病、细胞色素 C 氧化酶缺乏症等。遗传性非代谢疾病有：球形红细胞增多症、Lowe 综合征、Alport 综合征、遗传性成骨不全、先天性肾病综合征、维生素 D 依赖性佝偻病等。

B. 继发于后天获得性疾病：如：肾病综合征、移植肾、急慢性间质性肾炎、多发性骨髓瘤肾病、肾淀粉样变性、重金属中毒、药物（过期四环素、氨基糖类抗生素、疏嘌呤、顺铂等）引起的肾损害、低钾性肾病、甲状旁腺功能亢进以及肿瘤相关性肾病等。

2. 发病机制　尚不清楚，目前主要有四种假说：①细胞膜缺陷假说：肾小管细胞膜缺陷，不能使溶质充分再吸收。②能量代谢异常假说：能量代谢不足，难以支持正常转运。各种因素致有毒代谢产物在近端肾小管细胞内储积、影响其氧化磷酸化过程，ATP 生成不足，难以支持肾小管物质转运。③细胞旁反流假说：肾小管重吸收的物质又从小管上皮细胞旁或管周毛细血管反流。④特异性亚细胞器异常假说。其结果最终导致近曲小管氨基酸、葡萄糖、钠、钾、钙、磷、碳酸氢钠、尿酸和蛋白质等多种物质转运障碍。

3. 临床表现　复杂多样。表现为：肾性过多丢失电解质、全氨基酸尿、葡萄糖尿、磷酸盐尿、碳酸氢盐尿及肾小管蛋白尿，从而引起继发性代谢与水电解质紊乱。如：代谢性酸中毒、低钙血症、低磷血症、低钾血症、低钠血症、低镁、低血糖、脱水及佝偻病、骨质疏松、生长发育障碍等。实验室检查：氨基酸尿、糖尿及磷酸盐尿等，肾小球功能多正常，对氨马尿酸清除率试验（CPAH）示肾小管功能障碍。

4. 胱氨酸病（cystinosis），又称胱氨酸储积病、胱氨酸增多症。它是常染色体隐性遗传性蛋氨酸代谢障碍性疾病。其病因是溶酶体胱氨酸转运蛋白——胱氨酸蛋白酶缺陷所致，也属溶酶体储积障碍性疾病。由于细胞溶酶体膜转运障碍，使溶酶体内胱氨酸不能转运至胞浆而蓄积在溶酶体内，影响细胞功能，肾脏是主要受累器官。患病率约 20～32.6 万分之一，男性稍多。Fanconi 综合征是其最主要的临床表现。与其他病因不同的是，以失钾、渗透性利尿、脱水及 CPAH 下降为主要特征。肾外表现有：眼部病变、甲状腺功能低下、糖尿病、肝大、脑水肿、肌病等。

【麻醉管理】

1. 麻醉前管理　本病原发性者较少，在术前评估时要充分认识到它是一种由多种病因引起的复杂临床综合征，了解其病因对麻醉管理方案的制订至关重要。术前应根据实验室检查结果补充钾、钙、镁、磷酸盐和碳酸氢盐等，纠正水电解质、酸碱平衡失调与代谢紊乱。由于患者肾脏对水的重吸收障碍而易发生脱水，术前应尽量缩短禁食时间或采用静脉输液。同样，在术中应加强循环监测，根据尿量与中心静脉压及时补液。

2. 麻醉管理　目前有数篇有关本病麻醉管理的临床报道，Pandey 报道了一例诊断为 Lowe 综合征合并本病的婴儿麻醉管理经验，认为充分的术前评估、选择恰当的麻醉药、注重体液与电解质的管理及适当的围手术期监测，是成功麻醉的关键。Ray 认为麻醉管理重点包括肾功能保护和维持体液与电解质平衡。

（1）麻醉药物选择原则是：避免肾毒性、对循环代谢影响小、可控性强、时效短者。临床常用的吸入麻醉药七氟烷和异氟烷及静脉麻醉药与阿片类药丙泊酚、咪达唑仑、芬太尼、瑞芬太尼、舒芬太尼等均可安全应用。但应避免使用吗啡和哌替啶，因为其代谢产物可在肾功能不全患者中积累。非去极化肌松药中阿曲库铵和顺阿曲库铵均经 Hofmann 途径清除，不依赖肾脏功能，可安全应用。但应避免用氯琥珀胆碱，因为它可能会导致在肌病患者中出现横纹肌溶解、高钾血症或心搏骤停。

（2）关于围手术期肾功能的保护请参考其他专著。其中，最重要的是国际改善全球肾脏病预后组织（KDIGO）制定急性肾损伤（AKI）指南，作为麻醉医师应当熟悉。但围手术期肾功能保护的最重要措施是停止所有可能造成肾损害的原因，保证良好的麻醉效果，维持血流动力学与内环境的稳定，保证心肾脑等重要脏器氧供需平衡，避免用可能损伤肾功能的药物，防止不恰当的应激反应、低血容量及缺氧、二氧化碳蓄积、高氯血症等。

3. 其他　由于尿糖排出增多，部分本病患者易出现低血糖，但也有患者合并合并糖尿病，围手术期应加强血糖、尿糖及尿酮监测。由于钙磷的大量丢失，患者可能合并肾性骨病、骨质疏松，在椎管内穿刺、气管插管、体位变换等时应注意避免引起骨折。

（马星钢　吴立新）

参考文献

[1] KLOOTW IJK ED, REICHOLD M, UNWIN RJ, et al. Renal Fanconi syndrome: taking a proximal look at the nephron[J]. Nephrol Dial Transplant, 2015, 30:1456-1460.

[2] HALL AM1, BASS P, UNWIN RJ. Drug-induced renal Fanconi syndrome[J]. QJM, 2014, 107:261-269.

[3] PANDEY R, GARG R, CHAKRAVARTY C, et al. Lowe's syndrome with Fanconi syndrome for ocular surgery: perioperative anesthetic considerations[J]. J Clin Anesth, 2010 Dec, 22:635-637.

[4] RAY TL, TOBIAS JD. Perioperative care of the patient with nephropathic cystinosis[J]. Paediatr Anaesth, 2004, 14:878-885.

[5] CHERQUI S, COURTOY PJ. The renal Fanconi syndrome in cystinosis: pathogenic insights and therapeutic perspectives[J]. Nat Rev Nephrol, 2017, 13:115-131.

[6] 韩传宝，钱燕宁. 从急性肾功能衰竭到急性肾损伤认识的转变谈麻醉管理对肾脏的保护[J]. 国际麻醉学与复苏杂志, 2016, 37:638-643.

第十一节　HELLP 综合征
（HELLP syndrome）

麻醉管理所面临的主要问题

产科麻醉

妊娠中晚期严重合并症

可能合并妊娠期高血压疾病

凝血功能障碍，慎行椎管内麻醉

溶血性贫血、肝肾功能及全身重要器官受损

【病名】

HELLP 综合征（HELLP syndrome），又称溶血-肝酶升高-血小板减少综合征（hemolysis-elevated liver enzymes-low platelets syndrome）。

【病理与临床】

1. 本病是一组发生于妊娠中晚期的以溶血（hemolysis, H）、肝酶升高（elevated liver enzymes, EL）和血小板减少（low platelets, LP）为主要临床特征的综合征。1982 年由 Weinstein 首先命名,其病名源自于前述三大主要临床特征的首位英文字母。由于缺乏特异性症状和体征,常造成早期诊断困难并延误治疗,导致母婴预后不良。因此,其早期诊断与处理已日益受到重视。HELLP 综合征主要病理生理改变为血管痉挛、血管内皮损伤、血小板聚集与消耗、纤维蛋白沉积和终末器官缺血等,与妊娠期高血压疾病(hypertensive disorders of pregnancy,HDP)病理生理相似。HELLP 综合征可以是 HDP 的严重并发症,也可以在无血压升高或无蛋白尿的情况下发生,还可在子痫前期出现临床症状之前发生。

2. 其临床表现多样,典型的临床表现为乏力、右上腹疼痛及恶心呕吐,体重骤增,脉压增宽,但少数患者高血压、蛋白尿临床表现不典型。可出现母儿严重并发症:妊娠妇女可发生子痫、胎盘早期剥离、DIC、肾衰竭、急性肺水肿、严重的腹水、脑水肿、视网膜脱离、伤口血肿感染甚至败血症等;胎儿可发生缺氧、早产、胎儿生长受限,甚至围产儿死亡。

3. 诊断标准

(1) 基本指标:①血管内溶血(外周血涂片见破碎红细胞、球形红细胞,且有较多的网织红细胞,总胆红素≥20.5μmol/L 或 1.2mg/dL,血清结合珠蛋白<25mg/dL)。②肝酶升高(ALT≥40U/L 或 AST≥70U/L,LDH≥600U/L)。③血小板计数减少:血小板计数<100×10^9/L。

(2) 确诊主要依靠实验室检查。溶血、肝酶升高、低血小板 3 项指标全部达到标准为完全性 HELLP 综合征;其中任 1 项或 2 项异常,未全部达到上述标准的称为部分性 HELLP 综合征。

4. 治疗　美国密西西比大学对 HELLP 综合征的治疗提出以下原则:①早期诊断;②评估母体及胎儿状况;③控制血压,同时用硫酸镁预防抽搐;④维持水电解质平衡;⑤积极使用肾上腺皮质激素;⑥适时终止妊娠;⑦选择合适的麻醉方式;⑧加强围生儿救治;⑨加强产后护理;⑩警惕多器官功能衰竭。

【麻醉管理】

1. 术前管理　本病一经确诊,最佳治疗手段是尽早终止妊娠。文献报道,HELLP 综合征的总剖宫产率约为 58%。由于其病情凶险,麻醉处理十分棘手,应高度重视。要全面评估产妇病情,完善各种化验检查。本病患者严重并发症的患病率为:子痫 7.9%、DIC 21%、肺水肿6%、肾功能不全 8%、胸腔积液 6%。术前准备重点是积极治疗上述可危及生命的并发症,防止抽搐,改善重要器官及子宫胎盘血流状况、稳定血压、纠正凝血异常。

(1) 血压控制:对重度 HDP 合并 HELLP 综合征者,控制血压很重要。其目的是预防心脑血管意外和胎盘早剥等严重母胎并发症。收缩压≥160mmHg 和(或)舒张压≥110mmHg 的高血压患者应行降压治疗,控制血压的目标为收缩压 140~150mmHg,舒张压 90~100mmHg。如患者合并重要器官功能损伤,血压应控制在 130~139/80~89mmHg。降压过程应力求平稳,不可波动过大,且血压不可低于 130/80mmHg,以保证子宫胎盘血流灌注。严重高血压或急性左心功能衰竭、需紧急降压时,降压幅度以平均动脉压的 10%~25%为宜。硫酸镁是子痫治疗的一线药物,也是重度子痫前期预防子痫发作的预防用药。对 HELLP 综合征患者,不论血压高低,均应预防性地应用硫酸镁。其他降压药可选用拉贝洛尔、尼卡地平、酚妥拉明、硝酸甘油、美托洛尔等。

(2) 体液管理:同 HDP 一样,HELLP 综合征患者通常不推荐扩容治疗,但严格的液体限制可导致肾衰竭,围手术期应根据监测指标(包括:有创血压、中心静脉压、每搏量变异度、尿量等)综合判断液体入量,胶体液应选白蛋白。对肾功能正常的患者,不建议采用常规输液的方法治疗少尿,也不建议应用多巴胺或呋塞米。

(3) 纠正凝血异常与血容量不足:应维持血小板高于 50×10^9/L。血小板低于 50×10^9/L、且血小板数量迅速下降或者存在凝血功能障碍时应考虑输注血小板。剖宫产前建议输注血小板。当血小板低于 $20×10^9/L$ 时，即使是阴道分娩，也强烈建议输注血小板。术前血浆交换疗法有可能改善患者全身状态与凝血功能。

2. 麻醉管理　麻醉方式通常选择全身麻醉。亦有作者用细的笔尖式腰穿针进行单次腰麻，但对严重凝血功能障碍者仍有发生椎管内血肿的风险，应仔细评估后慎重决策，我们不建议应用。麻醉用药应选择起效快、持续时间短、不经肝肾代谢且对母胎影响小者。

（1）由于本病多为紧急手术及患者可能合并胃排空障碍，所有 HELLP 综合征患者均应按饱胃患者处理。可采用快速诱导气管插管麻醉。但要注意由于声门区软组织的肿胀，气管插管难度增加（如：Sibai 等报道了 442 例患者，其中 4 例有喉头水肿）。患者体位为平卧位、右侧抬高约 30° 或将子宫向左侧推挤，静脉输液通道应建立在上腔静脉系统。麻醉诱导前允分吸氧去氮。丙泊酚代谢快，无蓄积作用，是较好的选择，但对血液循环不稳定的患者可引起血压显著下降，亦可选用依托咪酯诱导。瑞芬太尼起效快、半衰期短，在麻醉诱导、气管插管及切皮前单次给与小剂量，对新生儿影响小、可有效阻断麻醉与手术的疼痛伤害刺激、提供稳定的血流动力学，但要注意用量与用药时机的掌握，以免对新生儿产生呼吸抑制。吸入麻醉药异氟烷、七氟烷对胎儿影响小，但高浓度应用有抑制子宫收缩而增加产后出血的风险，低浓度（低于 0.5MAC）异氟烷、七氟烷是安全的。肌松药顺阿曲库铵、阿曲库铵依 Hoffman 消除，代谢不依赖肝肾功能，亦可选用，但缺点是起效时间略长、饱胃者麻醉诱导有误吸的风险，必要时可以考虑琥珀胆碱或罗库溴铵。应注意围手术期应用的镁剂与肌松剂的相互影响，必要时进行肌松监测。氯胺酮因有交感活性和致癫痫样作用常不被推荐，但小剂量（00.3mg/kg）氯胺酮有一定的镇痛作用，对血流动力学影响小且可能有改善患者术后心境的作用。要特别注意避免胎儿娩出后盲目大剂量应用缩宫素，它可能招致严重的循环紊乱。总之，本病麻醉药物的选择既要考虑对新生儿的抑制作用，又要考虑对母亲血流动力学的影响及子宫收缩的抑制作用，麻醉医师应根据患者实际情况及手术步骤慎重选择，详见相关指南。

（2）本病胎儿死亡率高。文献报道，新生儿病死率为 7.7%~60%。加上全麻药、产妇所用的血管活性药物等治疗用药均可能抑制胎儿，应作好新生儿复苏的准备，应有专门的新生儿科医师负责新生儿抢救。

3. 大出血合并 DIC 的患者，治疗的关键是积极输注适量红细胞，补充凝血因子、纤维蛋白原、血小板等，纠正酸碱、电解质紊乱，维持内环境稳定及机体足够的携氧功能与生命体征的平稳。重组活化Ⅶa 因子在治疗产后大出血方面近年来受到重视，它既可激活外源性凝血途径、也可激活内源性凝血途径，从而达到增加凝血功能的作用。但它亦有引起微循环内血栓的风险，仅用于大量输血与补充凝血因子后出血仍难以控制者。经上述处理，仍出血不止时，应考虑纱布填塞、子宫动脉结扎或子宫切除等积极的外科措施。

4. 术后管理　术后应送重症监测病房继续密切观察治疗。多数患者妊娠终止后病情得到改善，但产后 24 小时充血性心衰与 ARDS 的发生率高，产后 24~48 小时血小板可持续下降达到最低值、肝酶持续升高并达到最高值，此后若无并发症，上述指标逐渐好转。

（颜学滔　陈培伟）

参考文献

[1] 韩传宝,黄河,蒋秀红,等.HELLP 综合征的诊疗进展及围手术期麻醉管理[J].临床麻醉学杂志,2018,34:95-97.

[2] DEL-RIO-VELLOSILLO M,GARCIA-MEDINA JJ. Anesthetic considerations in HELLP syndrome[J]. Acta Anaesthesiol Scand,2016,60:144-157.

[3] BASARAN B,CEKEBIOGLU B,BASARAN A,et al. Anesthetic practices for patients with preeclampsia or HELLP syndrome:a survey[J]. J Turk Ger Gynecol Assoc,2016,17:128-133.

[4] ALOIZOS S,SERETIS C,LIAKOS N,et al. HELLP syndrome:understanding and management of a pregnancy-specific disease[J]. J Obstet Gynaecol,2013,33:331-337.

[5] BETÜL BASARAN,BILGE ÇELEBIOGLU et al. Anesthetic practices for patients with preeclampsia or HELLP syndrome:A survey[J]. J Turk Ger Gynecol Assoc,2016,17:128-133.

第十二节　静脉内平滑肌瘤病
(intravenous leiomyomatosis)

麻醉管理所面临的主要问题

> 肿瘤可能累及下腔静脉、右心系统与肺动脉
> 根据术式不同制订相应的麻醉管理方案
> 经食管超声心动图(TEE)的重要性

【病名】

静脉内平滑肌瘤病(intravenous leiomyomatosis,IVL),又称子宫静脉内平滑肌瘤病。

【病理与临床】

1. IVL 是一种病因尚不完全清楚、可能起源于子宫血管壁平滑肌或子宫平滑肌瘤的良性肿瘤,1896 年由 Birch-Hirschfeld 首次描述。有作者认为它是一种特殊类型的子宫肌瘤。IVL 为雌激素依赖性肿瘤,它生长在静脉内,不侵犯周围组织,在组织学上是良性的,但却具有蔓延性生长、易复发等不良生物学行为。其病理学特征为:肿瘤沿子宫静脉、髂静脉腔内生长,并可能延及到下腔静脉,甚至右心系统和肺动脉。肿瘤可以完全游离在血管腔内,也可以附着在血管或心房壁上,引起相应血管阻塞及心脏功能与三尖瓣功能障碍。当肿瘤经下腔静脉进入右心腔时,也有人将其称为心内平滑肌瘤病(intracardiac leiomyomatosis,ICLM)。本病较为罕见,其流行病学资料尚不清楚,好发于生育期及围绝经期妇女,平均发病年龄 45 岁,大部分患者有生育史,约半数有子宫切除手术史。近年来由于医学影像学的进步,临床报道病例有增多的趋势,Xu 及黄宇光团队等最近回顾性分析了 2002 年至 2016 年在北京协和医院诊断为 ICLM 的 36 例患者,我院近十年已有 5 例手术病例。

2. 临床表现　IVL 生长缓慢,多无症状,或在手术与体检中偶然发现。早期症状缺乏特异性,类似于子宫肌瘤,如月经周期及月经量的改变、盆腹腔包块及包块导致的压迫症状。严重症状是由于机械阻塞造成、而非肿瘤浸润所致,累及髂静脉与下腔静脉时可出现下肢水肿,当 IVL 累及心脏时,可导致心悸、胸痛、心力衰竭、肺栓塞、昏厥,甚至猝死。超声心动图、MRI 及 CT 检查示盆腔静脉、髂静脉、下腔静脉,甚至右心系统与肺动脉内占位性病变。

3. 诊断与治疗　诊断根据病史、临床表现、子宫手术中所及超声、MRI 及 CT 检查。主要为手术治疗,还可辅以抗雌激素治疗,手术治疗包括子宫肌瘤切除、子宫切除(或加双侧卵巢切除术)、子宫外肿瘤切除术,病变累及心脏时可能需要开胸、体外循环下手术。

【麻醉管理】

1. 目前有较多本病手术治疗的临床报道,经检索,大多病例来自中国。这些报道无一例外地指出,充分的术前检查与评估对本病患者尤为重要。除常规麻醉前检查外,术前应多学科会诊,全面、准确地评估肿瘤解剖结构和患者对手术的耐受性,据此制定相应的手术与麻醉管理方案。

(1) IVL 应与全身静脉血栓、癌栓、静脉壁平滑肌肉瘤、右房黏液瘤等鉴别,因为它们不仅有相似的 CT 或 MRI 特征,而且其手术与麻醉管理方案及风险不同,如:深静脉血栓者容易脱落,有较高的肺栓塞风险,术前常需考虑放置下腔静脉过滤器。Zeng 及 Zhang 等认为增强 CT 或增强 MRI 有助于它们的鉴别。强调了包括增强 CT 或增强 MRI 在内的影像学检查的重要性。

(2) 明确手术方式:手术需在心血管外科、妇科、麻醉科多学科合作下进行。最佳手术方案尚有争议,标准治疗方法为分二阶段手术:第一阶段手术包括心内与下腔静脉内肿瘤切除等;第二阶段手术多在数天后实施,包括子宫切除和子宫外盆腔及腹腔肿瘤切除等。近年来多主张一期(次)手术,但要注意手术时间的延长与胸腹切口的巨大创伤,可能增加麻醉管理的风险。北京协和医院 Xu 等报道了 36 例患者,结果显示,与二期(阶段)手术相比,尽管一(次)期手术失血量显著增加,但患者手术时间、麻醉时间和住院时间明显缩短,两组术后并发症发生率亦无明显差异。

(3) 要警惕术前未能发现的 IVL,因为它们可能潜伏着巨大有风险。对子宫或子宫周围肿块合并"深静脉血栓"的生育期及围绝经期女性,应考虑是否 IVL,术前应对下腔静脉系统及心脏进行系统的影像学检查。

2. 麻醉管理

(1) 除第二阶段子宫盆腔手术可选择椎管内麻醉外,其他均应选择全身麻醉。所有 ICLM 患者均应做好体外循环及深低温停循环的准备。

(2) 术中应加强循环监测与管理,尽管肿瘤多呈带包膜的橡胶绳状,经心房与腔静脉切口常能完整取出,但仍要注意其断裂脱落而引起右心流出道梗阻,此种情况一旦发生,在无体外循环支持下常是致命的。Xu 等建议经食管超声心动图(TEE)应作为术中的标准监测,它不仅为循环管理提供有价值的信息,而且术者可动态观察肿瘤的活动度、与心内结构和腔静脉的粘连情况、三尖瓣的功能等,(有助于决定手术方案)影响手术决策,使得一些病例可通过从右心房或下腔静脉单个切口中直接取出整个肿瘤,从而免除体外循环,甚至胸骨切开术。Xu 报道的 36 例患者中有 4 例 ICLM 在 TEE 监测下,经腹部下腔静脉手术成功切除了血管内肿瘤而不需要进入胸腔,另一例在 TEE 引导下直接通过右心房取出肿瘤。

(3) 避免经右侧心系统行中心静脉穿刺。同样,静脉(输液)通路应选上腔静脉系统。

(郑利民)

参考文献

[1] CRUZ I,JOÃO I,STUART B,et al. Intravenous leiomyomatosis:a rare cause of intracardiac mass[J]. Rev Port Cardiol,2014,33:735. e1-5.

[2] ZENG H,XU Z,ZHANG L,et al. Intravenous leiomyomatosis with intracardiac extension depicted on computed tomography and magnetic resonance imaging scans:A report of two cases and a review of the literature[J]. Oncol

Lett,2016,11:4255-4263.

[3] ZHANG L,DUAN Y,SONG F,et al. Intravenous leiomyomatosis with right atrium extension in two patients:a case report[J]. Mol Clin Oncol,2016,5:604-606.

[4] XU J,WEI M,MIAO Q,et al. Perioperative management of intracardiac leiomyomatosis:an observational cohort study[J]. Medicine (Baltimore),2017,96:e7522.

第十三节　卡尔曼综合征
（Kallmann syndrome）

　　可能合并多器官系统畸形

　　可能合并困难气道

【病名】

卡尔曼综合征（Kallmann syndrome），又称嗅觉缺失性腺功能减退症（anosmic hypogonadism）、特发性嗅觉缺失性促性腺激素分泌不足的性腺功能减退症（anosmic idiopathic hypogonadotropic hypogonadism）、促性腺激素分泌不足的性腺功能减退及嗅觉缺失综合征（hypogonadotropic hypogonadism-anosmia syndrome）、嗅觉生殖腺发育不良（olfactogenital dysplasia）、性幼稚-嗅觉缺失综合征、de Morsier综合征Ⅱ型（de Morsier syndrome Ⅱ）、Kallmann-de Morsier综合征（Kallmann-de Morsier syndrome）、Maestre-Kallmann-de Morsier综合征（Maestre-Kallmann-de Morsier syndrome）、Maestre de San Juan-Kallmann综合征（Maestre de San Juan-Kallmann syndrome）、Maestre de San Juan-Kallmann-de Morsier综合征（Maestre de San Juan-Kallmann-de Morsier syndrome）、Morsier-Gauthier综合征（Morsier-Gauthier syndrome）等。

【病理与临床】

1. 本病是一种少见的、以低促性腺激素性性腺功能减退与嗅觉缺失为特征的先天性疾病。1856年西班牙解剖学家Aureliano Maestre de San Juan首先描述了一名40岁男子的尸检发现，他无嗅叶、小睾丸、小阴茎、无阴毛。几年之后Richard L. Heschl在一名45岁的男子身上有类似的发现。1914年Franz Weidenreich对10个患有嗅觉缺失的人进行了尸检，并提出它们可能是一种相关的综合征。1944年德国精神病学家Franz Josef Kallmann指出了其遗传学背景。1954年瑞士病理学家Georges de Morsier报道了一个系列病例。这些历史经过，造成了本病病名繁多的状况。本病患病率男性约为1:30 000，女性约为1:120 000，男性较多，无种族差别，我国亦有较多报道。其病因可能与下丘脑促性腺激素释放激素（GnRH）产生障碍有关，目前已发现有20多个基因与本病有关，其中最常见的是ANOS1、CHD7、FGF8、FGFR1、KALIG-1、PROK2及PROKR2基因。这些基因的具体作用尚不清楚，但它们似乎与胚胎期分泌促性腺激素释放激素的神经元前体不能完成由鼻的嗅觉上皮到下丘脑迁移过程有关，从而导致GnRH合成和分泌障碍及促卵泡激素（FSH）促黄体生成素（LH）分泌不足，同时合并嗅球和嗅束发育缺陷。LH是由腺垂体细胞分泌的一种糖蛋白类促性腺激素，可促进胆固醇在性腺细胞内转化为性激素。LH与FSH共同作用促进女性卵泡成熟，分泌雌激素、排卵，以及黄体的生成和维持，分泌孕激素和雌激素。LH促成男性睾丸间质细胞合成和释放睾酮。ANOS1基因位于 X 染色体上,如果由 *ANOS1* 基因突变引起者,则为 X 连锁隐性遗传;当 Kallmann 综合征是由其他基因突变引起者,通常为常染色体显性遗传。此外,*KALIG-1* 基因编码蛋白与神经细胞黏附分子(N-CAM)同源,可能与 X 染色体的鱼鳞病、智力发育迟缓、软骨发育不良和身材矮小有关。在所有的 Kallmann 综合征病例中,已知基因突变的仅占 30% 左右,还有一些未知基因尚待进一步研究。本病已列入国家卫健委等五部门公布的第一批罕见病目录。

2. 临床表现　青春期延迟或不存在,男性小阴茎、小睾丸或隐睾,大多数无青春期第二性征发育(如:男性胡须、喉结、声音低沉,女性月经初潮、乳房发育,以及两性生长加快),如不接受治疗,大多数受影响的男性和女性都无法生育。嗅觉减退或嗅觉缺失是其特征,也是区别于其他低性腺性功能减退疾病的主要特征。其他表现:肾发育不全、心脏畸形、手指或脚趾的骨骼畸形、唇腭裂、牙齿发育异常、眼球异常运动、听力丧失、智力障碍、小脑共济失调。一些患者表现为双手联带运动(bimanual synkinesis),患者很难完成如演奏乐器这些需要双手分开动作的活动。

3. 诊断与治疗　诊断根据临床表现及促黄体生成素(LH)与促卵泡激素(FSH)浓度检测。治疗为性激素替代治疗(雄激素、促性腺激素、GnRH 等)。

【麻醉管理】

1. 目前尚未见本病麻醉管理的临床报道。麻醉前管理要注意本病可能合并多器官与系统的畸形,其中尤其要注意心脏畸形,包括:心房和室间隔缺损、大动脉转位、Ebstein 畸形、主动脉弓异常及房室传导阻滞、束支阻滞,甚至 Wolff-Parkinson-White 综合征,必要时应行心电图、超声心动图进一步检查,合并先天性心脏病者可能需要预防性应用抗生素,防止心内膜炎。同时应注意肾脏功能及是否合并先天性肾上腺发育不良(见"Addison 病")。由于青春期不发育,患者可能合并严重心理障碍,加上可能合并智力迟钝而不合作,适当的镇静对患者有利。

2. 唇、腭裂及牙齿异常等可能是困难气道危险因素,麻醉前应仔细评估并做好相应的预案。要特别注意鼻孔闭锁,它既可能造成呼吸窘迫,又可致经鼻气管插管失败。

(郑利民)

参考文献

[1] BENBASSAT CA. Kallmann syndrome:eugenics and the man behind the eponym[J]. Rambam Maimonides Med J,2016,7.

[2] TANG RY,CHEN R,MA M,et al. Clinical characteristics of 138 Chinese female patients with idiopathic hypogonadotropic hypogonadism[J]. Endocr connect,2017,6:800-810.

第十四节　Klinefelter 综合征
(Klinefelter syndrome)

麻醉管理所面临的主要问题

可能合并智力低下、精神异常

可能合并多器官与系统畸形

可能困难气道

【病名】

Klinefelter 综合征（Klinefelter syndrome），又称 XXY 综合征（XXY syndrome）、三倍体征（XXY trisomy）、47-XXY 综合征（47-XXY syndrome）、Reifenstein-Albright 综合征（Reifenstein-Albright syndrome）、Klinefelter-Reifenstein 综合征（Klinefelter-Reifenstein syndrome）、Klinefelter-Reifenstein-Albright 综合征（Klinefelter-Reifenstein-Albright syndrome）、Xq Klinefelter 综合征（Xq Klinefelter syndrome）、低促性腺素性功能减退症（hypogonadotropic hypogonadism）、输精管发育不良（seminiferous tubule dysgenesis）、小睾丸综合征、先天性睾丸发育不良等。

【病理与临床】

1. 本病是由于男性性染色体异常所致的睾丸发育不良，是原发性男性生殖腺功能不全的最常见原因之一。1942 年由美国内科医师 HF Klinefelter、Jr EC Reifenstein 及 F Albright 首先报道。在新生儿男婴中患病率约为千分之一。其基本病理改变为细胞内增加了一个至数个 X 染色体，其中约 80% 的患者核型为 47,XXY，其他亚型有：48,XXXY、48,XXYY、49,XXXXY、49,XXXYY……等。其发生机制与父母生殖细胞（卵子和精子）分裂过程出现非分裂，导致生殖细胞中染色体数目异常有关。其中大约一半的错误发生在精子形成过程中，而其余则是由于卵子发育错误，尤其是 35 岁以后妊娠女性所出生的胎儿患这种综合征的几率增加。基因在 X 染色体上的额外拷贝会干扰男性的性发育、阻止睾丸功能正常并降低睾丸激素水平。

2. 临床表现　男性性征不发育或女性化乳房发育、性功能低下、不育等，多合并性格变态、智力低下及精神异常，部分患者可能合并其他畸形，如：面部发育不良、小头、高腭弓、小下颌等。

【麻醉管理】

1. 本病本身的外科手术治疗包括乳癌、睾丸肿瘤等恶性肿瘤根治术及性转换术等。麻醉前评估要注意患者可能合并其他多器官与系统异常，尤其要注意患者可能合并自身免疫性疾病（如：系统性红斑狼疮、类风湿关节炎和干燥综合征等）、骨质疏松症、肥胖及糖尿病。英国最近的一项研究表明，本病患者预期寿命缩短，其主要原因是周围血管疾病、肺栓塞、糖尿病、限制性肺疾病、神经系统疾病（如蛛网膜下腔出血、癫痫）等。此外，要注意本病患者多合并智力障碍及精神疾病，如 Wei 等报道了一例合并精神障碍的患者对氯氮平和丙戊酸钠治疗反应不佳，经过 11 个疗程的电休克治疗后症状有所改善。对精神异常正在服用抗精神病药物治疗者，应注意它们的副作用（见"精神分裂症"）。对智力正常者，多由于性征不发育而合并自卑、多疑、敏感等心理障碍，术前应做好精神安抚与镇静。

2. 合并颌面部畸形与颈椎活动受限者，应注意其困难气道的问题，同时要注意其颈椎损伤的风险。术前应仔细评估并采取相应的措施。

3. 本病无特殊禁忌的麻醉药，目前尚无麻醉用药引起异常反应的报道，但部分患者可能术后出现短暂智力低下及认识功能障碍，但多能自行恢复，不需特殊处理。

（郑利民）

参考文献

[1] LOS E，FORD GA. Klinefelter syndrome. StatPearls［Internet］. Treasure Island（FL）：StatPearls Publishing. 2018，2018：20.

[2] WEI Q，XIE X，CHEN Y，et al. Electroconvulsive therapy and Klinefelter syndrome［J］. J ECT，2013，29：e36-37.

第十五节　Gitelman 综合征
（Gitelman syndrome）

麻醉管理所面临的主要问题

水、电解质、酸碱平衡紊乱

低钾血症、低镁血症，代谢性碱中毒

低血容量，易发生低血压

【病名】

Gitelman 综合征（Gitelman syndrome，GS），译名吉特曼综合征。又称家族性低钾、低镁血症（familial hypokalemia-hypomagnesemia）、原发性远曲小管性低钾、低镁血症并低钙尿症症（hypokalemia-hypomagnesemia，primary renotubular，with hypocalciuria）等。

【病理与临床】

1. GS 是一种以低钾、低镁血症并代谢性碱中毒和低钙尿症为主要临床特征的常染色体隐性遗传性失盐（salt wasting）性肾小管疾病，1966 年由 Gitelman 首先报道。它曾被称"Bartter 综合征亚型"，但与 Bartter 综合征不同的是，本病的病因是编码位于肾远曲小管噻嗪类利尿剂敏感性 Na^+/Cl^- 共同转运体蛋白（NCCT）基因 $SLC12A3$ 突变所致。其结果导致肾远曲小管钠、氯、镁、钾重吸收减少致低血容量、低镁血症、低钾血症、代谢性酸中毒及肾素-血管紧张素-醛固酮系统（RAAS）激活。本病已被国家卫健委等五部门列入第一批罕见病目录。患病率约为 1/40 000，有文献报道亚洲人种可能患病率更高。

2. 临床表现　与 Bartter 综合征相似，多与电解质紊乱及 RAAS 激活有关。如：乏力、RAAS 激活但血压不高，甚至血压偏低、心律失常、多尿、低钾性肾病、肌肉痉挛、关节疼痛等。与 Bartter 综合征的鉴别是 Bartter 综合征病变部位在髓袢升支粗段，而 GS 病变在远曲小管，GS 发病较晚、有低镁血症及低钙尿症、生长发育迟缓少见。基因检测可鉴别与确诊。

3. 治疗　多进食高盐食物、补钾及补镁，严重低钾可用潴钾利尿剂（醛固酮拮抗剂）螺内酯、依普利酮等及用血管紧张素转化酶抑制剂或血管紧张素 Ⅱ 受体拮抗剂，NSAIDs 等。

【麻醉管理】

1. 本病麻醉管理与 Bartter 综合征相似。Farmer 认为本病是一种病变相对轻微的疾病，作者回顾了 42 例患者，其中 5 例接受麻醉手术，均经过顺利、无急性电解质异常及术后并发症的发生。但 Shah 报道了一例慢性结肠炎行回肠造口术的 27 岁的女性患者，其 QT 间期显著延长（QT 534ms，QTc 457ms），同时合并严重的低镁、低钾与代谢性碱中毒。麻醉前应纠正其水、电解质紊乱，纠正碱中毒，保证血镁、血钾在正常值范围。要注意术前治疗用药的副作用，如：潴钾利尿剂可加重低钠、低氯血症，血管紧张素转化酶抑制剂或血管紧张素 Ⅱ 受体拮抗剂，可加重低血压发生率。血管紧张素转化酶抑制剂或血管紧张素 Ⅱ 受体拮抗剂应在术前 24 小时停药，术前应输注氯化钠晶体液适当补充血容量。

2. 本病无特殊禁忌的麻醉方法与用药。麻醉期间应加强血流动力学的监测与管理，尤其注意低钾血症与低镁造成的血流动力学不稳定及代谢碱酸中毒。

（郑利民）

参考文献

[1] SCHNECK E,SCHAUMBERG S,KOCH C,et al. Anesthesiological management of Gitelman syndrome:teaching example on physiology and pathophysiology of electrolyte balance[J]. Anaesthesist,2013,62:728-733.

[2] SHAH RB,SHAH VR,PARIKH GP,et al. Anesthesia in a patient with gitelman syndrome[J]. J Anaesthesiol Clin Pharmacol,2016,32:405-406.

[3] FARMER JD,VASDEV GM,MARTIN DP. Perioperative considerations in patients with Gitelman syndrome:a case series[J]. J Clin Anesth,2012,24:14-18.

[4] SHANBHAG S,NEIL J,HOWELL C. Anaesthesia for caesarean section in a patient with Gitelman's syndrome [J]. Int J Obstet Anesth,2010,19:451-453.

第十六节　Mayer-Rokitansky-Küster-Hauser 综合征
(Mayer-Rokitansky-Küster-Hauser syndrome)

麻醉管理所面临的主要问题

> 可能合并心理障碍与性格缺陷
>
> 可能合并困难气道
>
> 可能合并肾、骨骼、心脏等多系统异常

【病名】

Mayer-Rokitansky-Küster-Hauser 综合征(Mayer-Rokitansky-Küster-Hauser syndrome,MRKH), 又称 MRKH 综合征(MRKH syndrome)、Mayer-Rokitansky-Küster 综合征(Mayer-Rokitansky-Küster syndrome)、先天性无阴道无子宫(congenital absence of the uterus and vagina,CAUV)、生殖器肾耳 综合征(genital renal ear syndrome,GRES)、缪勒氏管无生育力(Mullerian agenesis)、缪勒氏管发育 不良(Mullerian aplasia)等。

【病理与临床】

1. 本病是一种先天性阴道及子宫发育缺陷性疾病。其病因尚不清楚,可能与遗传及暴露 于致畸的环境因素有关(如:妊娠糖尿病、感染)。近年来遗传因素更受重视,在家族性病例中 呈常染色体显性遗传,它具有不完全的穿透性和多变的表现性。现认为它是多基因遗传,目前 已发现染色体有 7 个节段的缺失并在 X 染色体上发现了复制(Xpter-p22.32)可能与本病有 关,这 7 个节段的缺失包括:1(1q21.1)、4(4q34-qter)、8(8p23.1)、10(10p14-15)、16 (16p11.2)、17(17q12)和 22(22q11.21)。候选基因包括:*HNF1B*、*LHX1*、*TBX6*、*ITIH5* 和 *SHOX* 等。本病患病率约为 4 000～5 000 名女性中 1 例,它是原发性闭经的第二大原因。因为它虽然 为先天性疾病,但常在青春期才被发现,故很难确定一般人群中的真正患病率。根据定义, MRKH 综合征只影响女性,但在男性中也有类似的表现,受影响的雄性动物胚胎缪勒氏管发 育异常,表现为无精症-肾脏异常-颈胸脊柱发育不良(azoospermia,renal anomalies,cervicotho-racic spine dysplasia,ARCS),据报道,在同一家族中可出现 ARCS 和 MRKH 病例,它们可能具 有相同的遗传来源。但 ARCS 与 MRKH 综合征之间的关系仍不清楚。

2. 临床表现

(1) MRKH Ⅰ 型:又称单纯缪勒氏管发育不良(isolated Mullerian aplasia)或 Rokitansky 序

列征(Rokitansky sequence)。无子宫和/或阴道,子宫和/或阴道发育不全,个别患者输卵管也可能受到影响。最初症状是原发性闭经,但卵巢功能正常,二次性发育(包括乳房发育、腋下和阴部的毛发生长、臀部和其他部位脂肪增加)正常。其性激素水平、女性性认同、性欲正常。由于无子宫及输卵管异常,故不孕。

(2) MRKHⅡ型:MRKH Ⅰ型加上合并其他系统畸形,它包括 MURCS 联合病变(MURCS association):缪勒氏管发育不良、肾脏发育不良 R(Renal dysplasia)及颈椎畸形 CS(Cervical Somite)。颈椎与胸椎畸形:脊柱侧弯、椎体融合、颈短、颈部活动受限。肾发育不良或畸形:单或双侧肾发育不良、肾异位,肾脏异常致肾结石、感染、肾积水等。此外,还可能合并房室缺、肺动脉瓣狭窄、法洛四联症等心脏畸形。头面部异常:小颌畸形、唇裂、腭裂和面部一侧发育不全;听力障碍,此类患者被称为生殖器肾耳综合征(GRES)。本病还可能是其他综合征的一部分(如:Klippel-Feil 综合征、Sprengel 畸形等)。

【麻醉管理】

1. 本病常需行阴道成形术,目前有关本病麻醉管理的临床报道较少,其原因可能是对 MRKH Ⅰ型患者而言,麻醉管理通常并无特殊之处。但要特别重视 MRKH Ⅱ型患者,麻醉前评估要注意患者是否合并其他先天性畸形或合并其他综合征。文献报道,约 30%~40% 的本病患者合并肾脏异常,10%~20% 合并骨骼系统异常,其中 2/3 为脊柱异常。术前应进行详细的全身检查,泌尿系统异常者麻醉期间应维持肾功能,避免缺氧、二氧化碳蓄积、疼痛及使用对肾功能有损害的麻醉药。对合并骨骼脊柱异常时,应注意可能存在气管插管困难及引起恶性高热的可能性,同时要对椎管麻醉的风险进行充分的评估。其他,还应注意是否合并心脏畸形。此外,要注意患者可能合并严重的心理障碍与性格缺陷,表现为自卑、敏感、多疑等,麻醉前应加强精神安慰,并适当应用镇静药。

2. 气道管理　部分患者可能合并小下颌、唇腭裂等口腔颌面及颈椎异常或畸形,这些均属困难气道的高危因素,应做好困难气道处置的准备。

(郑利民)

参考文献

[1] LONDRA L, CHUONG FS, KOLP L. Mayer-Rokitansky-Kuster-Hauser syndrome: a review. Int J Womens Health,2015,7:865-870.

第十七节　Meigs 综合征
(Meigs syndrome)

麻醉管理所面临的主要问题

胸、腹水,呼吸、循环抑制

水、电解质平衡失调

【病名】

Meigs 综合征(Meigs syndrome),译名梅格斯综合征。又称卵巢-腹水-胸腔积液综合征、Demons-Meigs 综合征、Meigs-Cass 综合征、卵巢瘤-胸腹腔积液综合征等。

【病理与临床】

1. 本病是一种以卵巢良性纤维样瘤合并腹水和/或胸腔积液为主要临床表现的少见疾病。1937 年由美国妇产科医师 Joe Vincent Meigs 首先报道。要注意本病的病名不应与"Meige 综合征"混淆。其发病机制可能与肿瘤本身重量牵引或扭转使瘤蒂中的静脉与淋巴管部分梗阻、致渗出增多所致。渗出液可通过横膈的淋巴管或先天性孔隙进入胸腔。本病极为少见，纤维瘤约占所有卵巢肿瘤的 3%，其中 Meigs 综合征约占 1%～2%。它通常发生在绝经后妇女，平均年龄约为 50 岁。

2. 临床表现为卵巢瘤并腹水和/或胸腔积液。胸腔积液多为右侧。症状程度与胸、腹水的量有关：从无症状，到大量胸、腹水时出现腹部膨隆、呼吸困难、不能平卧等。胸腹水为渗出液，比重 1.015，卵巢肿瘤摘除术后 2 周之内胸、腹水可自行消失。

3. 诊断　伴有腹水和胸腔积液的良性实性卵巢肿瘤、肿瘤切除治愈后不复发。

【麻醉管理】

1. 麻醉前管理　本病一经确诊，即应采取手术治疗。术前应鉴别胸、腹水的原因，尤其要除外假 Meigs 综合征（Pseudo-Meigs syndrome），假 Meigs 综合征的胸腹水并非来源于卵巢纤维瘤，也可能为卵巢癌，或来源于输卵管、子宫等处肿瘤。尤其重要的是，这种现象还可见于系统性红斑狼疮等患者，文献中又将这种情况称为"假假 Meigs 综合征（pseudo-pseudo Meigs syndrome）"。要注意原发性病变。此外，麻醉前管理还要注意以下几方面：

（1）纠正水、电解质平衡失调与低蛋白血症，尤其是要注意纠正低钾血症。

（2）胸、腹水的处理：胸腔积液使肺部受压，肺顺应性下降，引起肺不张、呼吸困难及呼吸贮备功能下降，同时亦可引起术后肺部感染。腹水可使膈肌上抬、胸廓顺应性下降，而且还可压迫腹腔内血管，引起循环抑制及循环贮备功能下降。由于本病患者的胸腹水在手术后可自行消失，且胸腔穿刺可引起气胸、出血、感染等并发症，对少量的胸腹腔积液、无明显呼吸循环功能障碍的患者术前可不处理。但若胸腔积液达中等量以上，或有明显症状者，术前一天应在超声定位下抽吸胸腹水。胸腹水抽吸量为减轻症状即可，要注意一次不可抽吸过多、过快，避免引起复张性肺水肿或腹内压突然下降、内脏血管扩张、引起严重的低血压。

2. 对胸腹水少、无呼吸循环功能障碍的患者，卵巢瘤手术的麻醉选择同普通手术。但对肿瘤大、胸腹水多、有呼吸循环功能障碍的患者，应选择气管插管全身麻醉。麻醉管理要注意以下事项：

（1）由于腹部膨胀，胃排空受阻，易出现反流、误吸。此类患者应延长禁食时间、按饱胃处理。

（2）由于呼吸循环功能障碍或贮备功能下降，麻醉手术中可引起严重的呼吸与循环功能抑制。应加强呼吸循环监测与管理，选择对循环抑制轻的麻醉药，必要时应采用中心静脉压与直接动脉压监测。胸腹水量较多而影响呼吸循环者，Fjouji 建议先腹部小切口减压。

（3）大量腹水者，开腹后腹水突然大量流出，可致腹内压突然下降，引起严重的低血压。应提醒外科医师缓慢开腹引流腹水，同时密切监测血流动力学改变，血压下降时可用小剂量升压药处理。

3. 术后管理　术后要加强循环与呼吸管理。尤其要注意合并的胸腔积液在手术后不会立即消失，即使少量胸腔积液、术前无呼吸症状者，但由于术后麻醉药的残留，也可能出现严重的呼吸抑制。Hahm 报道了一例患者，术前仅显示有少量右侧胸腔积液，但在全身麻醉后恢复期出现严重的低氧血症,立即机械通气并行胸腔闭式引流(引流液750ml),病情改善。

(张锦枝　郑利民)

参考文献

[1] DALVI SR,YILDIRIM R,SANTORIELLO D,et al. Pseudo-pseudo Meigs' syndrome in a patient with systemic lupus erythematosus[J]. Lupus,2012,21:1463-6.

[2] FJOUJI S,BENSGHIR M1,HAIMEUR C,et al. Anesthetic considerations in Demons-Meigs' syndrome:a case report[J]. J Med Case Rep,2014,8:320.

第十八节　梅干腹综合征
(prune-belly syndrome)

麻醉管理所面临的主要问题

> 腹壁肌缺损、呼吸贮备功能受损
> 肺发育不全及胸廓畸形,易发呼吸合并症
> 可能合并肾功能不全
> 可能合并心脏畸形

【病名】

梅干腹综合征(prune-belly syndrome),又称腹肌缺损综合征(abdominal muscle deficiency syndrome)、先天性无腹肌(congenitalabsence of the abdominal muscles)、薄腹突出综合征、先天性腹肌缺损伴尿路异常及隐睾症(abdominal muscles,absenceof,with urinary tract abnormality and cryptorchidism)、Eagle-Barrett 综合征(Eagle-Barrett syndrome)、Obrinsky 综合征(Obrinsky syndrome)、Triad 综合征(Triad syndrome)、Frohlich 综合征(Frohlich syndrome)等。

【病理与临床】

1. 本病是一种以腹壁肌部分或全部缺损并伴肾脏及泌尿系统等多种器官畸形为特征的先天性疾病。其病理学特点是腹壁只有腹膜与皮肤,而无肌肉或只有很少的肌肉。本病的病因尚不清楚,有作者认为可能与胚胎期膀胱出口异常梗阻、尿潴留引起膀胱异常膨胀扩张导致腹部肌肉萎缩造成,而本病多见的隐睾亦可能是由于异常扩大的膀胱阻塞腹股沟管造成。但这一观点并未得到学界的广泛认可,目前认为与在胚胎期5~10周时可能因为某种原因造成中胚叶腹壁肌与泌尿系统肌肉分化发育终止有关。本病多见于男性,女性较为少见且不典型。

2. 临床表现　特征性的蛙腹,腹壁菲薄,腹部大而松弛,因前腹壁极松软、皮肤皱褶,状似梅脯,故称"梅干腹综合征",腹内脏器极易触诊。多合并泌尿系异常,膀胱颈梗阻及输尿管与膀胱肌肉缺如出现巨大膀胱、输尿管及肾积水,严重者出现肾衰竭。此外,还常合并心脏畸形(如:室缺、房缺等)、胸廓发育不全(漏斗胸)、肺发育不全、脊柱裂及消化系统畸形等。

3. 目前对腹肌缺损尚无治疗方法,主要治疗是防止泌尿系及肺部感染。手术治疗包括睾丸下降术、膀胱造瘘术、膀胱重建成形术,甚至肾移植术等。

【麻醉管理】

1. Holder 强调本病麻醉管理有时比较棘手,必须在深入了解其病理生理改变的基础上实

施。这是因为腹壁肌是重要的呼吸辅助肌,在腹肌缺损时不仅腹式呼吸消失,更为重要的是无法进行深呼吸及咳嗽咳痰,加上常合并有胸廓畸形及肺部发育不良,因此本病患者容易引起严重的呼吸道感染与肺不张等肺部并发症。术前管理要重点关注以下方面:①首先是要对呼吸功能进行充分的评估与检查,应常规行胸部 X 线检查,了解有无肺发育不全、肺不张、肺炎等,必要时应行动脉血气检查。术前用药应注意不要引起呼吸抑制,这一点在小儿麻醉时更应注意,这是因为婴幼儿主要以腹式呼吸为主,随年龄的增长,逐渐增加胸式呼吸成分,直至 13 岁以后才过渡到成人的胸腹式呼吸。②肾积水及继发性肾功能受损,甚至肾衰竭是重要病理改变。此外,患者还可能合并心脏、胸廓、脊柱等多器官与系统畸形。麻醉前应作仔细的全身检查与评估,据此制定相应的管理方案。

2. 气道管理　目前有数篇有关本病麻醉管理的报道,大部分报道均不认为本病属困难气道者,如 Henderson 等回顾了 1959—1984 年期间 36 例本病患儿接受 133 次手术麻醉管理经验,并未提及困难气道的问题。但 Bariş 报道了一例 15 个月的患儿七氟烷麻醉诱导后直接喉镜下气管插管困难,最后只得插入喉罩。而 Yoon 在一例肾衰患者全麻下行血液透析造瘘管放置术的 8 岁患儿中发现,尽管无气管插管困难,但患儿舌头巨大,而会厌很小。对本病患者要考虑困难气道的问题。

3. 呼吸管理　前已述及,呼吸道并发症是本病的重要死亡原因,也是麻醉管理重点。因本病患者咳嗽、排痰等呼吸道防御能力减弱,容易发生肺感染,在 Henderson 报道的一组病例中,术后有 8 例发生呼吸道感染。因此,麻醉方法与麻醉药应选择苏醒快、不引起术后呼吸抑制者,在气道操作时应严格遵守无菌操作原则并及时吸引气道分泌物。为避免呼吸抑制,Henderson 建议术后谨慎使用阿片类镇痛药。同样理由,Garg 为一例隐睾术后患者实施腰方肌间隙阻滞镇痛。由于患者肌肉量减少,亦有作者建议适当减少肌松剂用量,甚至在腹部手术时不用肌松剂。但患者咽喉肌与膈肌等基本正常,为防止呼吸机的人机对抗,不用肌松剂必将增加麻醉药用量,因此 Henderson 建议在麻醉期间呼吸机通气时使用正常剂量的肌肉松弛剂。临床上应根据具体情况慎重选择肌松药用量。由于患者呼吸贮备功能低,无论何种手术均应做好全麻气管插管人工辅助呼吸的准备,术后亦应做好长时间呼吸支持治疗的准备。此外,术后应积极进行肺部理疗、促进排痰及防止肺不张。

(张锦枝　郑利民)

参考文献

[1] HOLDER JP. Pathophysiologic and anesthetic correlations of the prune-belly syndrome. AANA J,1989,57:137-141.

[2] HENDERSON AM,VALLIS CJ,SUMNER E. Anaesthesia in the prune-belly syndrome. A review of 36 cases[J]. Anaesthesia,1987,42:54-60.

[3] BARIS S,KARAKAYA D,USTÜN E,et al. Complicated airway management in a child with prune-belly syndrome[J]. Paediatr Anaesth,2001,11:501-504.

[4] YOON J,RYU J,KIM,J,et al. Anesthetic experience of a patient with prune-belly syndrome[J]. Korean J Anesthesiol,2014,67:S94-S95.

[5] GARG C,KHANNA S,MEHTA Y. Quadratus lumborum block for post-operative pain relief in patient with prune belly syndrome[J]. Indian J Anaesth,2017,61:840-842.

第十九节　努南综合征
（Noonan syndrome）

【病名】

努南综合征（Noonan 综合征，Noonan syndrome），又称女性假 Turner 综合征（female pseudo-Turner syndrome）、男性 Turner 综合征（male Turner syndrome）、Turner 表型并正常染色体核型（反型）［（Turner phenotype with normal chromosomes（karyotype）］等。

【病理与临床】

1. 本病是一种以特殊容貌、骨骼异常、心脏畸形及精神发育迟滞等为主要临床特征的常染色体显性遗传性疾病。1883 年由 Kobylinski 首先报道，1963 年 Jacqueline Noonan 和 Dorothy Ehmke 对其进行了系统的总结。本病已被国家卫健委等五部门列入第一批罕见病目录。它属于患病率较高的一种先天性疾病，欧美报道其患病率约为每 1 000~2 500 名新生儿中一例，在日本约每 10 000 名中一例，我国患病率不详，但有较多文献报道。男性多于女性。其病因不明，可能与编码 RAS/MAPK 细胞内信号传递通路成分的基因异常有关，RAS 通路或 RAS/MAPK 通路是细胞膜受体信号向细胞内转导的重要途径，它们调节着细胞生长、凋亡及一些重要基因的表达。目前至少已发现本病有 8 个相关基因突变，其中最常见的 5 个基因是：*PTPN11*（占 50%），*SOS1*（占 10%~13%），*RAF1*（占 5%），*RIT1*（占 5%），*KRAS*（少于 5%）。其他相关基因还有：*NRAS*、*BRAF*、*MEK2*、*RRAS*、*RASA2*、*A2ML1*、*SOS2* 和 *LZTR1* 等。

2. 临床表现与 Turner 综合征相似，但本病的心血管畸形以肺动脉狭窄为主，表型男或女，染色体核型正常（见"Turner 综合征"）。其临床表现范围与严重程度有很大差异，既有只有轻微的面部异常，也有严重畸形者。

（1）可能合并精神神经发育迟滞、智力障碍。

（2）特殊容貌：眼距宽、眼睑下垂、斜视、睑裂、内眦皮褶；耳低位；小下颌、高颚弓；颈短、颈蹼（翼状颈）等。鼻唇褶皱，皮肤透明，部分患者合并皮肤色素变化，毛发卷曲，弓形或钻石形眉毛。

（3）生长发育障碍。身材矮小，呈侏儒状，第二性征发育差。胸廓畸形（鸡胸、漏斗胸），脊柱侧弯，可能合并颈椎狭窄、Arnold-Chiari 畸形和脊髓空洞症（syringomyelia）等。

（4）超过三分之二的患者合并心血管畸形。约 20%~33% 患者合并凝血功能障碍。

（5）其他：可能合并淋巴管发育不良，出现肺淋巴管及肠淋巴管扩张，肠内淋巴管扩张可导致蛋白质丢失肠病。此外，患者易患者恶性肿瘤，其中最常见为白血病。

【麻醉管理】

1. 麻醉前管理

（1）本病常合并全身多器官与系统病变。尤其是心血管畸形发生率较高，Aggarwal 认为各种心脏病变的管理是本病麻醉管理重点。最常见的是肺动脉狭窄（约占 80%），其次为肥厚梗阻型心肌病，其他还有房缺、室缺、动脉导管未闭等。大多数病例为单一的心脏缺陷，但部分患者可能为复杂心脏畸形，如：房缺或肥厚型心肌病合并肺动脉狭窄等。麻醉前应仔细检查评估并制订相应的管理方案，术中应维持血流动力学的稳定，合并肺动脉狭窄和及肥厚梗阻型心肌病者，应避免各种应激因素致交感神经兴奋、避免直接或反射性引起心肌收缩力或心率增加、避免低血容量及左室后负荷下降（关于各种心脏病变的麻醉管理请见相关专著及本书相关内容）。此类患者还应注意围手术期无菌管理、预防感染性心内膜炎。Aggarwal 建议术中经食管超声心动图（TEE）监测。若合并严重心脏病变，择期非心脏手术应延期至心脏病变纠正后实施。

（2）患者可能合并智力障碍，术前沟通困难。Asahi 报道了一例 28 岁男子，由于不合作，牙科治疗共计进行了 13 次全身麻醉。此类患者在麻醉前应适当安抚与镇静，在麻醉诱导时最好有家人（或照料者）的协助。

（3）新生儿淋巴管发育不良可致四肢周围淋巴水肿，可能面临周围静脉穿刺困难。营养不良及水电解质失衡者，术前应尽量纠正。

（4）2005 年 Aoki 等提出了"RAS/MAPK 细胞内信号传递通路病"的概念。除本病外，临床常见 RAS 通路病（rasopathy disorders）包括：心脏-面部-皮肤综合征（cardio-facio-cutaneous syndrome，CFC）、Costello 综合征及 LEOPARD 综合征等。它们的共同临床表现有神经精神障碍、颌面口腔畸形、骨骼异常、心脏畸形及癌易感性等，它们早期临床表现或有重叠而不易鉴别。本病与 LEOPARD 的区别是皮肤病变较轻，与 CFC 的区别是精神迟滞较轻。而 Costello 的综合征与 HRAS 基因变异有关，其病情较为严重，肥厚型心肌病发生率更高，常合并踝与肘关节畸形及皮肤异常，肿瘤发生率亦较高。它们的麻醉管理有相似之处，具体请见本书相关内容。

2. 气道管理　颌面部及颈椎畸形，提示患者可能为困难气道者。Dilek 报道了一例 13 个月、体重 5kg 女婴，采用直接喉镜插管，二次无法显露声门，最后在纤维支气管镜引导下插管成功。Bajwa 建议准备包括困难气道管理车在内的多种工具及手段，甚至在实施插管前外科医师已经给患者颈部皮肤做好消毒，以备插管失败时紧急气管切开。由于可能合并鼻咽腔结构异常，经鼻插管可能困难。Asahi 报道的病例 11 次经鼻插管，每次均因插入鼻腔的气管导管头端无法逾越鼻咽部的组织结构，只得经气管导管插入引导导管、经口用该导管将插入鼻腔的气管导管头端拉出，再在喉镜直视下插管。无咽腔结构异常者可采用喉罩，Asahi 的病例 13 次麻醉中有 2 次使用喉罩。由于生长发育障碍及部分患者可能合并胸廓异常，要多准备几根不同外径的导管并反复听诊确定插管深度。此外，此类患者可能合并 Arnold-Chiari 畸形，甚至颈椎半脱位，在进行气道操作与颈静脉穿刺等时要注意防止颈髓损伤。

3. 出血　约 20%~33% 的患者合并凝血功能障碍，表现为凝血因子不足、血小板减少或功能低下。凝血因子不足多为因子 XI、因子 XII 和/或 VII 减少。部分可能合并 von Willebrand 病，其特点是凝血因子Ⅷ缺乏、出血时间延长、血小板黏附力受损,个别患者可能合并三甲胺尿,可能与血小板功能障碍有关。麻醉前应对凝血功能仔细评估,尤其是要注意询问容易瘀伤及出血病史。凝血功能障碍者应禁止椎管内穿刺及深部神经与锁骨下静脉穿刺。

4. 呼吸管理　患者易出现胃食管反流,咽喉结构与功能异常易出现误吸,加之常合并胸廓畸形,术后易出现呼吸道感染。术中除加强呼吸道吸引外,术后鼓励患者咳嗽及加强胸部理疗。

5. 恶性高热　由于本病是一种患病率较高的先天性疾病,它与恶性高热的关系是临床关注热点。Lee 报道了 60 例合并脊柱畸形的本病患者,其中一例患者在诱导中出现肌肉僵硬,体温高达 40℃,出现代谢性酸中毒(pH 值 7.18),但该病例没进行进行肌挛缩测试,也没有显示用丹曲洛林治疗。Hunter 与 Pinsky 观察了 27 例 Noonan 综合征患者的血清肌酸磷酸激酶(CPK),2 例有轻度升高,其中一例 CPK 升高的 11 岁男孩经历了 4 次外科手术,总共吸入了 190 分钟的氟烷和一次静注琥珀胆碱,并未发生恶性高热。最近,Weintraub 与 Litman 回顾了相关文献及费城儿童医院 Noonan 综合征 34 例患者、无发生恶性高热事件的 113 次麻醉记录,他们在美国恶性高热协会(MHAUS)官网(https://www. mhaus. org/healthcare-professionals/mhaus-recommendations/does-noonan-syndrome-increase-malignant-hyperthermia-susceptibility/)上明确表示:不支持 Noonan 综合征和恶性高热的相关性,在 Noonan 综合征患者中不存在使用挥发性麻醉剂和/或触发药物的已知禁忌。Benca 与 Hogan 在 2009 年的一篇综述中认为临床上出现这些混乱可能与个别 King-Denborough 综合征被误诊为 Noonan 综合征所致。King-Denborough 综合征是一种对恶性高热高度敏感的先天性肌病,它与 19 号染色体上编码骨骼肌钙释放通道 ryanodine 受体(*RYR1*)基因突变有关(见"King-Denborough 综合征"),其临床表现与 Noonan 综合征极为相似,二者容易混淆。尽管如此,我们认为基于以下三个原因,除非已确诊并完全除外 King-Denborough 综合征者,最好不用挥发性吸入麻醉药及琥珀胆碱等恶性高热触发药物:①恶性高热后果严重;②一些先天性疾病患病率低且有相似的临床表现,而目前我国一些基层医院的医疗水平尚不能完全鉴别 Noonan 综合征与 King-Denborough 综合征;③现有静脉麻醉药完全可满足临床需要。

(郑利民)

参考文献

[1] AGGARWAL V,MALIK V,KAPOOR PM,et al. Noonan syndrome:an Anesthesiologist's perspective[J]. Ann Card Anaesth,2011,14:214-217.

[2] ASAHI Y,FUJII R,USUI N,et al. Repeated general anesthesia in a patient with Noonan syndrome[J]. Anesth Prog,2015,62:71-73.

[3] DILEK A,TURKOZ A. Successfully anesthetic management in a rare Syndrome,Noonan syndrome:case report [J]. J Anest & Intern Care Med,2017,2:555594.

[4] BAJWA SJ,GUPTA S,KAUR J,et al. Anesthetic considerations and difficult airway management in a case of Noonan syndrome[J]. Saudi J Anaesth,2011,5:345-347.

[5] Mukherjee M,Chanda D. Anesthetic management in a pediatric patient with Noonan syndrome and pulmonary stenosis:a case report[J]. Anaesth Pain & Intensive Care,2016,20:334-335.

[6] BENCA J,HOGAN K. Malignant hyperthermia,coexisting disorders and enzymopathies:risks and management options. Anesth Analg,2009,109:1049-1053.

第二十节　Opitz 眼-生殖器-喉综合征
(Opitz Oculo-genito-laryngeal syndrome)

麻醉管理所面临的主要问题

> 颌面、咽喉部畸形,困难气道
>
> 可能合并气管食管瘘
>
> 可能合并多种先天性畸形

【病名】

Opitz 眼-生殖器-喉综合征(Opitz Oculo-genito-laryngeal syndrome),又称 Opitz BBB/G 复合综合征(Opitz BBB/G compound syndrome)、Optiz Frias 综合征、尿道下裂-吞咽困难综合征、眶距过宽-尿道下裂综合征等。

【病理与临床】

1. 1965 年 Opitz 等报道了一种以眶距增宽、尿道下裂和其他异常组成的综合征。Opitz 等以最先发现的该症状的三个家族姓氏的略缩词"BBB"来命名这一综合征;此后又发现患者有眶距增宽、轻度睑裂下斜、内眦赘皮、尿道下裂和喉气管食管缺陷,他们再次用发现的家族名字来命名这一疾患,即 G 综合征。用患者家族名字来命名疾病是 Opitz 的习惯。Opitz 等还注意到 G 综合征家族中有一位在生后 8 周突然死于窒息,而 BBB 家族中一位 3 岁患者有"喉鸣",提示患者的喉部并发症可能是这一综合征的临床症状之一。由于 G 综合征与 BBB 综合征的临床表现有重叠,且其遗传类型和男性倾向提示它们可能属于同一个综合征。目前认为"Opitz 眼-生殖器-喉综合征"这一病名能统一这两种综合征,并将 BBB 综合征分为 I 型,而 G 综合征为 II 型。

2. 本病有遗传异质性。它为常染色体显性遗传(与染色体 22q21 相关)及 X 染色体显性遗传(与 Xp22 相关)。主要见于男性,女性表现较轻且仅有眶距增宽,不伴有生殖器异常。主要包括以下几个方面:①头面部:不同程度的眼距过宽/眦距过远,轻度睑裂下斜、内眦赘皮和斜视。鼻部表现为鼻梁升高或扁平,鼻孔前倾,常伴有小颌畸形、唇腭裂、牙齿生长异常和舌裂或舌系带缩短。耳廓表现为轻度的向后旋转及耳轮畸形。20% 的患者表现为头颅不对称和短头畸形,额部突起,前囟门开放;偶见明显的额缝"寡妇峰"和前后发际较低等。患者智力可正常或轻、中度精神缺陷。②泌尿生殖系统:尿道下裂是男性患者的恒定表现,并可见肾结构异常、输尿管硬化或双输尿管反流。肛门闭锁或异位伴直肠尿道瘘和腹股沟疝也有报道。③呼吸系统:婴幼儿患者有呼吸喘鸣和声嘶力竭的哭叫,严重时表现为吞咽窒息、咳嗽和发绀。进一步出现呼吸窘迫、哮喘加重、吸入性肺炎、肺不张、肺气肿和支气管扩张。患者常伴有吞咽障碍和胃食管反流。40% 的病例有上消化道或呼吸道裂或畸形,具体表现为声带发育不全、短气管伴高隆突和锁骨上气管分叉,严重者表现为一侧性肺,会厌、声带和喉发育不全伴喉背侧部分及第一气管环缺如。④心血管系统:可见室间隔缺损、主动脉关闭不全和异常静脉心脏反流等。⑤其他:出现腹直肌分离、多发性脂肪瘤、并趾畸形和掌纹及指纹异常。

【麻醉管理】

1. 术前管理　本病患者多因头面颈部畸形而行整形术。目前有关本病的麻醉报道较少且由于本病常合并多种先天性畸形,尤其是咽喉部、上呼吸道等进一步增加麻醉管理难度的畸形,所以麻醉前应进行全面、系统的检查,据此制定详细的麻醉管理方案。术前应仔细研究头面颈胸部影像学资料,检查重点是了解口腔、咽喉、气管畸形,有无气管食管瘘及瘘口位置、大小。同时对心肺功能进行评估,择期手术者术前应控制肺部感染。由于易反流、误吸及可能合并气管食管瘘,术前应适当延长禁食时间。为抑制上呼吸道分泌,术前应给予足量的抗胆碱药。但为预防呼吸抑制、增加误吸风险,应慎用镇静药。

2. 麻醉管理

(1) 气道管理:因颌面、口腔及咽喉部畸形,患者可能属困难气道者,可能出现面罩通气困难及气管插管困难,本病应按困难气道处理。最为安全的是清醒下在纤维支气管镜引导下插管,插管前应备好各种气道管理工具及作好紧急气管切开的准备。为防止反流误吸,应选择带套囊的气管导管。此外由于喉头发育障碍、声门狭小,应准备较细小的气管导管。本病患者气道管理十分困难,因为它不仅属于困难气道,而且患者可能合并气管食管瘘或气管食管裂,气管导管可能通过气管食管瘘或气管食管裂而进入食管,而出现食管插管。关于其气道管理请见"食管闭锁与气管食管瘘"及相关专著,关键是术前详细检查与评估,气管插管成功后,应反复听诊双肺呼吸音及观察上腹部情况,并用纤维支气管镜检查有无瘘口。由于大部分气管食管瘘口位于隆突之上,可先将气管导管插入右侧支气管,然后边听诊左肺边缓慢退出气管导管,当左肺呼吸音刚开始闻及时,便意味着气管导管前端刚好位于隆突之上,可能已位于瘘口之下。如果瘘口非常靠近隆突,若是行气管食管瘘结扎相关手术时,可进行选择性支气管插管,待瘘口被结扎后再将气管导管退回主气管内。

(2) 目前有关本病麻醉管理的文献报道较少,从现有文献来看本病无特殊禁忌的麻醉药,亦不属恶性高热敏感人群。尿道下裂等会阴部手术时,对无脊柱畸形的患者椎管内麻醉可能是较好的选择。Mislovic 报道了一例 2 岁患儿三次在硬膜外麻醉下肛门成形术,经过顺利。但该患儿超声扫描显示硬膜囊位置较低,接近骶尾部。此外,亦有报道椎管狭窄者。

3. 术后管理　由于困难气道、气管食管瘘、反复部位肺部感染及可能合并声门下狭窄与喉气管软化等诸多因素,术后可能需要长时间呼吸支持治疗。

(颜学滔　陈培伟)

参考文献

[1] ARCAND P, ABELA A, AL-AMMAR A, et al. Laryngeal manifestations in Opitz BBB/G syndrome. J Otolaryngol, 2000, 29: 179-182.

[2] MISLOVIC B. Successful use of ultrasound-guided caudal catheter in a child with a very low termination of dural-sac and Opitz-GBBB syndrome: a case report [J]. Paediatr Anaesth, 2015, 25: 1060-1062.

第二十一节 Turner 综合征
（Turuer syndrome）

麻醉管理所面临的主要问题

　　合并全身多系统、多器官疾病

　　注意治疗用药(雌激素、生长激素等)副作用

　　合并心理障碍

　　病变与麻醉管理与 Noonan 综合征相似

　　困难气道

　　防止气管插管过深与脱管

【病名】

Turner 综合征(Turuer syndrome)，译名特纳综合征。又称原发性卵巢功能不全、性腺发育不全、X 单体综合征(monosomy X)、XO 综合征、45,X 综合征、Turner-Varny 综合征、Turner-Albright 综合征、Bonnevie-Ulrich 综合征、Ullrich-Turner 综合征等。

【病理与临床】

1. 本病是一种以女性性腺发育不良为临床特征的少见先天性疾病，1938 年由 Henry Turner 医师等首先报道。其基本病理改变为女性一条 X 染色体部分或完全缺失，约半数以上患者的核型为 45,X，约 25% 者为各种结构重排。不同核型者临床表现亦不尽相同。从遗传生物学角度来讲，因为决定第二种性别的染色体缺失，患者既不能归类于男性也不能归类于女性。但由于没有 Y 染色体可以引导胎儿性腺进入男性的形态，受影响的个体最终发育为女性表型，故本病仅见于"女性"。流行病学：患病率约为 2 000~2 500 个活产女性中 1 例，无种族差异。它是最常见的染色体疾病之一，也可能是女性最常见的遗传性疾病。据估计，在美国有 7 万多例患者，我国已有大量临床报道，但患病率不详。Turner 综合征的大部分症状是由于 X 染色体中的某一特定遗传物质的丢失而引起的，其中已经证实的有 SHOX 基因，其蛋白质产物在骨骼生长和成熟过程中起着重要作用，是导致特纳综合征女性身材矮小的主要原因，SHOX 基因还可调节体内的其他基因。此外，X 染色体上的未知基因在 Turner 综合征其他症状的发生中起重要作用，如：参与编码淋巴和心血管系统发育的基因。

2. 临床表现　其症状和严重程度因人而异，多数表现是非特异性的，且随着时间的推移而显现。诊断根据临床表现及染色体核型分析。

（1）女性表型，身材矮，面貌呆板。智能基本正常，但存在视觉与空间定位障碍，因自信心差，大多合并严重的精神心理障碍。

（2）原发性无月经，第二性征缺乏，盾样胸。

（3）头颈及面部特点为内眦赘皮，上睑下垂，小颌畸形，颈蹼，腭弓高，部分患者合并唇、颚裂。

（4）约30%的患者合并有不同类型的先天性心脏病，其中最常见者为主动脉狭窄及主动脉瓣畸形，部分患者合并高血压。90%的患者合并肾动脉畸形，肾脏畸形的发生率较高。80%患者有颈椎发育不全，其他尚有：骨质疏松、肘外翻等骨骼畸形。部分患者合并糖尿病等内分泌疾病。

【麻醉管理】

1. 麻醉前管理

（1）本病临床表现与 Noonan 综合征相似，Noonan 综合征又称女性假 Turner 综合征、男性 Turner 综合征（见"Noonan 综合征"），它们的麻醉管理原则基本相同。

（2）可能合并多个先天性器官畸形与后天性疾病。术前应对全身器官进行详细的检查与评估，据此制定详细的麻醉管理方案。尤其是要注意有无先天性心血管畸形及肾脏畸形。其中，颈蹼表现明显者，其心血管畸形发生率高。与 Noonan 综合征的心血管畸形主要为肺动脉狭窄不同的是，本病主要为主动脉缩窄、主动脉瓣狭窄。其他，还可能合并二尖瓣脱垂、肺静脉异位引流和心脏传导障碍。此外，要特别注意患者后天性心血管疾病及代谢性与内分泌疾病患病率显著高于正常人群，常见者有肥胖、甲状腺功能减退、糖尿病、高胆固醇血症、高血压、冠心病，甚至主动脉夹层等。据 Sybert 等介绍，有文献报道了 80 例本病合并主动脉夹层者，主动脉缩窄、主动脉瓣病变及高血压是主动脉夹层的危险因素。

（3）注意治疗用药的副作用。青春期少女为维持其第二性征，常服用雌激素治疗，要注意其肝功能损害、血栓及高血压等副作用。同样，幼儿期用生长激素治疗者要注意其胰岛素抵抗性高血糖、高血压等副作用。

（4）因发育障碍，缺乏女性第二性征，患者常合并严重青春期焦虑、抑郁症等精神心理障碍，部分患者可能还合并智力障碍。术前应加强心理治疗与精神安慰，手术室工作人员尤其应注意言行，不可损伤患者的自信心。若未合并严重的循环系统畸形，术前应给予足量的镇静药。

2. 气道管理

（1）小颌畸形、颈蹼、腭弓高、部分患者合并唇、颚裂及颈椎发育不全等，诸多临床报道（如：Mashour、Maranhão 等）均强调患者可能为困难气道者。此外，要注意一些其他因素可使气道管理复杂化，如：Martin 及 Maranhão 认为本病常合并多关节挛缩（multiple arthrogryposis），它可致颈椎活动障碍及张口受限。Hudson 甚至报道一例复杂的主动脉-锁骨下的动脉瘤严重压迫气管支气管的病例。麻醉前全身仔细的检查十分重要。

（2）由于身材短小、脊柱侧弯，气管插管后有可能形成单侧支气管插管或意外脱管。Divekar 报道了一例 22 岁在气管插管全身麻醉下行腹腔镜检查患者，术中气道压显著增高，其气管分叉在胸锁关节平面（距门齿距离约 13.5cm），听诊发现一侧支气管插管，稍一退管，却导致了气管导管意外脱出。麻醉前应行胸部 X 线检查，对气管内径、隆突位置进行评估，术中应妥善固定导管。此外，Divekar 报道的病例表现为气道分泌物异常增多，术中应勤吸引。

3. 本病无特殊禁忌的麻醉药，临床常用的麻醉药及辅助药，如：阿托品、硫喷妥钠、琥珀胆碱、氧化亚氮、芬太尼、丙泊酚、氟烷、恩氟烷、异氟烷、七氟烷等均已安全用于患者。从现有资料来看，本病不属恶性高热高危者，它与恶性高热的关系可参考 Noonan 综合征。Maranhão 特别推荐区域神经阻滞，但同时指出由于患者身材矮小，局麻药用量应个体化。脊柱畸形者应避免椎管内麻醉。

4. 其他　各种心脏疾病的麻醉管理请见相关专著。合并先天性心脏病者，尤其应注意无菌操作，术前应预防性应用抗生素，防止细菌性心内膜炎。合并肾脏畸形者，应注意保护肾脏功能，术中应维持血流动力学的平稳，避免疼痛及应激引起肾脏血流减少。同时还应尽量避免或减少使用经肾脏排泄的药物。患者可能合并骨质疏松，在变换体位时注意易发生骨折。

（颜学滔　郑利民）

参考文献

[1] SYBERT VP, MCCAULEYE. Medical progress: Turner's syndrome[J]. N Engl J Med, 2004, 351: 1227-1233.

[2] MASHOUR GA, SUNDER N, ACQUADRO MA. Anesthetic management of Turner syndrome: a systematic approach[J]. J Clin Anesth, 2005, 17: 128-130.

[3] MARTIN S, TOBIAS JD. Perioperative care of the child with arthrogryposis[J]. Paediatr Anaesth, 2006, 16: 31-37.

[4] MARANHÃO MV. Turner syndrome and anesthesia[J]. Rev Bras Anestesiol, 2008, 58: 84-89.

[5] DIVEKAR VM, KOTHARI MD, KAMDAR BM. Anaesthesia in Turner's syndrome[J]. Can Anaesth Soc J, 1983, 30: 417-418.

[6] HUDSON CC, STEWART J, DENNIE C, et al. Severe tracheobronchial compression in a patient with Turner's syndrome undergoing repair of a complex aorto-subclavian aneurysm: anesthesia perspectives[J]. Ann Card Anaesth, 2014, 17: 302-305.

第二十二节 WAGR 综合征
(WAGR syndrome)

麻醉管理所面临的主要问题

智力障碍、行为与精神异常,语言沟通障碍

合并多系统与多器官病变,预后差

预防急性胰腺炎,禁用丙泊酚等脂肪乳剂

不能依据瞳孔评估中枢神经功能与麻醉深度

【病名】

WAGR 综合征(WAGR syndrome),又称 Wilms 瘤-无虹膜-生殖器异常-智力障碍综合征(Wilms tumor-aniridia-genitalanomalies-retardation syndrome; Wilmstumor-aniridia-genitourinarya-nomalies-MR syndrome; Wilms tumor, aniridia, genitourinary anomalies, and mental retardation syndrome)、WAGR 复合征(WAGR complex)、WAGR 相邻基因综合征(WAGR contiguous gene syndrome)、11p 删除综合征(11p deletion syndrome)、11p 部分单体综合征(11p partial monosomy syndrome)等。

【病理与临床】

1. WAGR 综合征是一种影响机体多器官或系统的先天性疾病,它以其四大主要临床特征英文大写的第一个字母命名:Wilms 肿瘤 W(Wilms tumor)、无虹膜 A(aniridia)、生殖器异常 G(genital anomalies)、智力障碍 R(retardation)。本病是由于 11 号染色体(11p13)区域的部分基因被删除(deletion)引起的,不同的个体其删除的基因大小不同。又因为它是由几个相邻的基因删除所造成的,故又称"相邻基因综合征"。现已证实,删除的基因包括 *PAX6* 与 *WT1* 基因,*PAX6* 基因删除与本病特征性眼征有关,它还可影响大脑发育;而 *WT1* 基因删除与 Wilms 瘤及泌尿生殖系统异常有关。此外,在 11 号染色体上还可能有其他基因的删除,它们导致了本病的其他症状。其中,*BDNF* 基因参与了饮食和体重的管理,*BDNF* 基因删除与儿童期肥胖(obesity)有关,合并肥胖者又称"WAGRO 综合征"。与 WAGR 综合征患者相比,WAGRO 综合征患者可能更容易出现智力缺陷和自闭症等神经精神问题。大多数 WAGR 综合征的病例不是遗传的,通常无家族史,而是在生殖细胞或早期胚胎发育过程中发生染色体删除。父母通过染色体"平衡易位(balanced translocations)"重排,使其不会造成健康问题,但异常染色体携带者的后代则可能变得不平衡,其患病的风险增加。本病患病率约为 50~100 万分之一,据估计有三分之一无虹膜者人患有本病,而 1 000 例 Wilms 肿瘤中约有 7 例患本病。自 1964 年首次报道本病以来,由于临床症状及与之相关基因异常之间关系逐渐明确,本病疾病名称经常发生变化,"WAGR 综合征"的病名有被"11p 删除综合征"取代的趋势。

2. 临床表现

(1) 四大表现:Wilms 瘤、无虹膜、泌尿生殖系统异常及智力障碍。它们可以同时出现,也可仅出现三至二项。Wilms 瘤见于约半数患者,它又称肾母细胞瘤,是一种肾脏恶性肿瘤;眼部表现除虹膜部分或完全缺失外,还可能合并白内障、眼球震颤、青光眼、角膜斑块。泌尿生殖系统异常男性多于女性,包括生殖器畸形、隐睾,女性卵巢无功能、双子宫、不孕等。除智力障碍外,还可能合并行为与精神障碍,包括:自闭症谱系障碍、注意力缺陷、多动症、强迫症、焦虑症和抑郁症。

(2) 代谢异常,包括:肥胖(WAGRO 综合征)、高脂血症、胰岛素抵抗、高血压,它们增加心脑血管疾病及糖尿病的风险。约 60% 的患者出现慢性肾衰竭,其原因多因局灶性节段性肾小球硬化(FSGS),常发生在 12 岁以后。

(3) 其他:免疫力低下,易发生呼吸道感染、耳和鼻窦感染、哮喘和肺炎。牙齿畸形,睡眠呼吸暂停,肌张力增加或减退,癫痫发作,胰腺炎等。此外,还可能合并以下畸形:心脏或肾脏畸形、胼胝体发育不全、腹股沟疝、膈疝、指趾畸形、胆道闭锁、气管软化、听力障碍、躯体偏侧肥大(hemihypertrophy)、生长迟缓、喂养/吞咽障碍、胃食管反流、脊柱侧弯。

3. 诊断　根据临床表现及基因检测。

【麻醉管理】

1. 麻醉前管理　要注意本病是一种可能累及全身所有系统与器官的先天性疾病,一些病变严重的患者其预后很差,麻醉管理十分棘手。此外,患者可能需要多次手术治疗,如:Yanagidate 报道了一例 17 女孩在过去的 8 年里经历了三次手术。麻醉前应对患者全身情况进行详细检查与评估,尤其要注意其肾、心血管、脑、呼吸道与肺及代谢等重要系统的病变,据此制定相应的麻醉管理方案。对合并 Wilms 瘤进行化疗的患者要注意化疗药的副作用(见"Denys-Drash 综合征")。值得注意的是,本病患者麻醉前评估可能十分困难,这是因为患者常合并智力障碍、行为与精神异常,另外本病的重要特征是尽管患者听力正常,但大脑处理听觉信息障碍,不能理解语言信息,以致沟通障碍。麻醉医师应有充分的思想准备并有高度的耐心,必要时应请其熟悉的照料者协助。为保证麻醉诱导顺利的进行,对误吸及困难气道风险较低的患者,应在麻醉前给予足量的镇静剂以充分地镇静。此外,抗癫痫药及精神治疗药等应持续服用至术前,但应注意其副作用。

2. 经检索,目前有关本病麻醉管理只有前述 Yanagidate 的一篇报道。本病患者较少合并口腔颌面部畸形,故多不属困难气道者,但要注意其肥胖、牙齿畸形、扁桃体肥大与睡眠呼吸暂停等增加气道管理难度的因素。本病无特殊禁忌的麻醉药,但高脂血症者应禁用丙泊酚等脂肪乳类药物(见后)。Yanagidate 报道的患者采用全身麻醉,麻醉诱导用硫喷妥钠、维库溴铵,麻醉维持用氧化亚氮、异氟烷及芬太尼,经过顺利,本病应不属恶性高热高危者。但要注意部分患者合并肌张力障碍及神经系统病变,应禁用琥珀胆碱。

3. 预防急性胰腺炎　胰腺炎是一种与 WAGR 综合征有关的危及生命的并发症,其原因可能与代谢障碍、高甘油三酯血症有关。Diacono 报道了一例 12 岁患者,在 12 个月内 8 次急性胰腺炎发作,其中第一次发作是由于头部 MIR 检查时用丙泊酚麻醉引起的。因此,应注意丙泊酚用于此类患者的风险。丙泊酚为脂肪乳剂,既往它仅由长链甘油三酯(LCT)大豆油制成。文献报道,长时间大剂量输注丙泊酚可导致血甘油三酯浓度升高,甚至诱发急性胰腺炎。近年来对其剂型作了二种改变,其目的是避免血甘油三酯浓度过度升高:一是将 1%丙泊酚改为 2%丙泊酚,二是使用中链(MCT)与长链混合甘油三酯(MCT/LCT)代替 LCT。但 Theilen 等观察比较了在 ICU 内分别用 MCT/LCT 与 LCT 镇静患者的血甘油三酯浓度,结果在镇静过程中二组血甘油三酯水平几乎相同,但与 LCT 组相比,停用丙泊酚后 MCT/LCT 组血甘油三酯浓度下降更为迅速。总之,由于胰腺炎后果极为严重、丙泊酚用于严重高脂血症患者的安全性有疑虑,且临床上有不少其他安全高效的麻醉药可供选择应用,尽管 Diacono 报道的患者未提及所用丙泊酚的剂型,我们建议无论是 LCT、还是 MCT/LCT 乳剂的丙泊酚均应禁用于严重高脂血症的患者。同样,亦应禁用脂肪乳剂类麻醉药依托咪酯及非甾体抗炎药氟比洛芬酯脂肪乳剂等(见"先天性全身性脂肪营养不良症")。

4. 呼吸管理　诸多因素增加本病患者呼吸管理的难度:易发生胃食管反流、免疫力低下、易发生呼吸道感染、睡眠呼吸暂停、气管软化、脊柱侧弯等,术后应做好长时间呼吸支持治疗的准备。

5. 其他　患者可能合并心肌病、法罗四联症等心血管病变,胼胝体发育不全者要注意患者容易发生体温改变(见"Shapiro 综合征"),术中应加强循环与体温监测。此外,由于虹膜缺失,不能依据瞳孔对中枢神经功能与麻醉深度进行评估。

（张锦枝　郑利民）

参考文献

[1] FISCHBACH BV,TROUT KL,LEWIS J,et al. WAGR syndrome:a clinical review of 54 cases[J]. Pediatrics,2005,116:984-988.

[2] YANAGIDATE F,DOHI S,IIZAWA A. Anaesthetic management for a patient with WAGR syndrome[J]. Anaesthesia,2001,56:1215-1216.

第二十三节　胃泌素瘤
（gastrinoma）

麻醉管理所面临的主要问题

胃液分泌增多,反流、误吸
慢性腹泻,水、电解质、酸碱平衡失调及营养不良
可能合并多发性内分泌腺瘤病Ⅰ型

【病名】

胃泌素瘤(gastrinoma),又称 Zollinger-Ellison 综合征(Zollinger-Ellison syndrome,ZES),译名卓-艾综合征。

【病理与临床】

1. 胃泌素瘤是分泌促胃液素(gastrin)的肿瘤,1955年由美国俄亥俄州立大学外科医师 Zollinger 与 Ellison 首先报道。它好发于胰腺及十二指肠,其次为胃和空肠等,它也可能出现在各种异位部位,包括胃体、空肠、胰腺周围淋巴结、脾门、网膜、肝脏、胆囊、胆总管和卵巢等。四分之一的胃泌素瘤与多发性内分泌腺瘤病(MEN)Ⅰ型(MEN-Ⅰ型)有关。多发性内分泌瘤病Ⅰ型是一种常染色体显性遗传性疾病,主要病变包括甲状旁腺瘤、胰岛及腺垂体腺瘤等,少数合并甲状腺瘤及肾上腺皮质腺瘤(见"多发性内分泌瘤病")。MEN-Ⅰ相关的胃泌素瘤发病年龄更早、且多为良性。超过50%的胃泌素瘤为恶性,有无转移是判断肿瘤良、恶性的标准。十二指肠肿瘤常较小及多发,胰腺肿瘤多是孤立的,但恶性可能性高。近年来随着抗溃疡药物的出现,继发于溃疡并发症的死亡人数显著减少,胃泌素瘤患者生存的主要取决于肿瘤是否为恶性及是否早期转移。良性者手术切除后即完全治愈,有肝转移者5年生存率为20%~30%,局部淋巴结转移而无肝转移者5年生存率可达90%。本病患病率尚不清楚,它约占消化性溃疡的0.1%或更多,男性略多于女性(6:4)。

2. 正常时人体在进食后会释放少量的促胃液素,促进胃酸分泌,有助于分解胃中食物。胃泌素瘤可合成及分泌大量非生理性促胃液素,大量促胃液素进入血液循环导致一系列病理生理改变:①刺激胃体壁细胞增生,并分泌大量的胃酸,致上消化道多发性溃疡,长期胃黏膜刺激致黏膜增生可出现胃息肉,甚至胃癌。大量胃酸可抑制脂肪酶和胆盐的活性,可导致脂肪泻。②刺激胃窦蠕动,排空功能增强,食物在胃内停留时间缩短,研磨和搅拌功能相对减弱,影响了食物的进一步消化和吸收。③引起腹泻。其原因是:促胃液素可抑制贲门、幽门和回盲部括约肌的收缩,导致促进消化道排空;胃酸进入肠道,刺激肠管蠕动增加;刺激胃、小肠和胰腺,使水、电解质和消化酶分泌亢进,大量消化液泌入肠道,超过了肠道对水、电解质的生理吸收极限,加重了腹泻和大量的消化液丢失;抑制小肠对水、电解质和葡萄糖的吸收等。

3. 临床表现 胃泌素瘤可发生在任何年龄,但出现临床症状的年龄通常为30~50岁。腹痛、腹泻和/或胃食管反流性疾病(GERD)是最常见的初始症状。消化性溃疡好发于十二指肠,出血、穿孔等并发症较多见。腹泻的特点为大量的水样便和脂肪泻,严重的腹泻可引起水、电解质、脂肪、葡萄糖、维生素等营养物质吸收不良,引起脱水、代谢性酸中毒、电解质紊乱、营养不良等。此外,患者还可能出现多发性内分泌瘤病Ⅰ型的临床表现,其表现与合并的内分泌腺瘤种类有关。

4. 诊断与治疗 诊断根据临床表现及空腹血促胃液素水平测定与胃液 pH 值测定。治疗包括:用质子泵抑制剂减少胃液分泌及手术切除。

【麻醉管理】

1. 麻醉前管理

(1) 术前应纠正水、电解质紊乱、代谢性酸中毒、低蛋白血症和贫血,改善患者的营养状况。同时还应进行系统的全身检查,明确是否合并其他内分泌腺瘤(多发性内分泌腺瘤病Ⅰ型)及其性质与功能状况。据此制定相应的麻醉管理计划。肿瘤多位于十二指肠与胰腺,但亦有不少"异位肿瘤"者,术前应尽量明确肿瘤的部位,以减少手术和麻醉时间及出血与意外的损伤。

(2) 抑制胃酸分泌治疗应持续术前。首选大剂量质子泵抑制剂,常用奥美拉唑(omeprazole)、兰索拉唑(lansoprazole)或泮托拉唑(pantoprazole)等,这些药物应持续服用至术前,控制胃酸分泌量低于1meq/小时。文献报道,对不能口服者可静脉给与奥美拉唑,但奥美拉唑静脉注射液尚未在国内上市。需要肠外给药时,可用 H_2 受体拮抗剂,其效果逊于质子泵抑制剂。可用雷尼替丁和西咪替丁术前持续静脉输注。常用雷尼替丁,静注负荷量 150mg 后,用 $1mg/(kg \cdot h)$ 维持,可适当增加用量。要注意这些药物的副作用及与麻醉药的相互作用,如:奥美拉唑有 P450 酶抑制作用,有可能延长静脉麻醉药的药效。而大剂量西咪替丁和雷尼替丁有抗胆碱酯酶和神经肌肉阻滞作用,应注意它对肌松剂及瑞芬太尼的影响等。

2. 麻醉管理 近年来由于质子泵抑制剂的临床应用,其麻醉管理安全性有较大提高,临床少有麻醉管理的报道。其麻醉管理的重点是防止胃液的反流与误吸,麻醉前应严格禁食,除术前用质子泵抑制剂与 H_2 受体拮抗剂治疗外,建议在麻醉诱导前放置胃管抽空胃液。本病无特殊禁忌的麻醉药。

(吕波 郑利民)

参考文献

[1] DOUGHERTY TB,CRONAU LH JR. Anesthetic implications for surgical patients with endocrine tumors[J]. Int Anesthesiol Clin,1998,36:31-44.
[2] GWEE MC,CHEAH LS. Actions of cimetidine and ranitidine at some cholinergic sites:implications in toxicology and anesthesia[J]. Life Sci,1986,39:383-388.

第二十四节 XYY 综合征
(XYY syndrome)

麻醉管理所面临的主要问题

可能合并神经精神障碍及脊柱畸形等多系统病变

【病名】

XYY 综合征(XYY syndrome),又称 Jacob 综合征(Jacob syndrome)、XYY 染色体核型(XYY karyotype)、YY 综合征(YY syndrome)。

【病理与临床】

1. 正常人体细胞中有 46 条染色体,其中两条为性染色体,女性有二条 X 染色体(46,XX),男性有一条 X 染色体和一条 Y 染色体(46,XY)。本病的基本特征是在男性细胞核中多出一条 Y 染色体,共有 47 条染色体,其染色体细胞核型为(47,XYY)。本病是继 Klinefelter 综合征(47,XXY)后最常见的性染色体异常性疾病。本病多无家族史,其病因尚不完全清楚,可能在受精卵形成过程中源自精子的 Y 染色体在减数分裂中"不分离"有关。其患病率约为每 1 000 例出生活男婴中一例,据估计在美国每天要出生 5 至 10 例本病男孩。由于早期症状不明显,本病有延迟诊断的倾向,据丹麦的一项队列研究,其平均诊断年龄为 17.1 岁。

2. 临床表现 本病仅见于男性,大多数患者有正常的男性性激素水平和正常的性发育及生育能力,但部分表现不孕症。其他表现有:身材高大、学习障碍、语言和技能发展延缓、肌张力低下、手部震颤、癫痫发作、哮喘、扁平足、第五指弯曲及脊柱侧弯。容易合并多动症(attention deficit hyperactivity disorder,ADHD)及自闭症谱系障碍(autism spectrum disorder,ASD)等。

3. 诊断　根据细胞染色体核型(47,XYY)。

【麻醉管理】

1. 麻醉前管理　要注意患者可能合并多动症、自闭症谱系障碍等神经精神异常,表现为行为、社交、情感障碍,麻醉前应给患者适当安慰并充分镇静。此外要注意患者可能合并癫痫等器质性疾病,并表现为哮喘等过敏体质。对身材高大者要注意与其他病理性身高增高区别(如:生长激素分泌过多、垂体瘤、马方综合征、Klinefelter 综合征等)。

2. 目前尚未见有关本病麻醉管理的报道。从其临床表现推测患者可能不属困难气道者,但要注意部分患者可能表现为巨头症而妨碍气道管理。对肌张力低下及脊柱侧弯的患者应注意肌松剂的应用并警惕其恶性高热的可能性。

(吕波　郑利民)

参考文献

[1] JO WH,JUNG MK,KIM KE,et al. YY syndrome:a 13-year-old boy with tall stature[J]. Ann Pediatr Endocrinol Metab,2015,20:170-173.

[2] MARGARI L1,LAMANNA AL,CRAIG F,et al. Autism spectrum disorders in XYY syndrome:two new cases and systematic review of the literature[J]. Eur J pediatr,2014,173:277-283.

第二十五节　先天性食管闭锁与先天性气管食管瘘
(congenital esophageal atresia and congenital tracheoesophageal fistula)

麻醉管理所面临的主要问题

> 多见于早产儿与低体重儿
> 可能合并先心病及多器官畸形
> 常合并肺部感染
> 反流、误吸
> 胃扩张,肺通气障碍
> 呼吸与气道管理困难

【病名】

先天性食管闭锁(congenital esophageal atresia,CEA)与先天性气管食管瘘(congenital tracheoesophageal fistula,TEF),无别名。

【病理与临床】

1. 先天性食管闭锁(CEA)常合并先天性气管食管瘘(TEF),它们之间存在密切的关系,大部分专著将它们放在一起讨论。CEA 与 TEF 的患病率约为 3 000~4 000 个新生儿中 1 例,它是由于胚胎在第 3~6 周时食管分化与发育异常所致。1670 年 Durston 首先报了一例不伴 TEF 的 CEA 病例,1697 年 Gibson 报道了一例Ⅲ型病例。1888 年 Steele 对Ⅰ型患者成功实施了胃造瘘术,1913 年 Richter 进行了一例开胸手术但未成功。直到 1939 年 Ladd 报道了一例胃造瘘、颈部食管造瘘、气管食管造瘘修复及食管重建等多阶段手术成功的病例。但直到今天,对复杂的 CEA 与 TEF 手术治疗仍面临诸多临床问题。

2. 根据食管是否完全闭锁及它们与气管之间是否存在瘘口、瘘口的位置，Gross 等将 CEA 分为六型：①Ⅰ型：食管上下二段互不连接，各成盲端而闭锁，无气管食管瘘。约占 3%～9.5%。②Ⅱ型：食管上下二段互不连接，食管上段有瘘与气管相通，食管下段呈盲端，此型约占 0.5%～1%。③Ⅲ型：食管上下二段互不连接，食管上段为盲端，下段有瘘管与气管相通，此型最多见，约占 85%～90%。④Ⅳ型：食管上下二段互不连接，但其上下段分别与气管相通。此型约占 0.7%～1%。⑤Ⅴ型：又称"H 型"。为单纯食管气管瘘，无食管闭锁，但有瘘与气管相通。约占 3.6%～4.2%。⑥Ⅵ型：食管狭窄，无食管气管瘘。

3. 本病常见于早产儿，体重低于 2 500g 者约占 25%～30%，低于 2 000g 者约占 15%～20%。约 30%～50% 的患者合并多发性畸形，主要表现为：椎体异常 V（vertebral anomalies）、肛门闭锁 A（anal atresia）、先天性心脏病 C（congenital heart diseases）、气管食管瘘 TR（tracheo-esophageal fistula）、肾发育不良 R（renal dysplasia）、肢体异常 L（limb abnormalities）。临床上称之为 VACTERL 畸形（VACTERL malformation）或 VACTERL 综合征（VACTERL syndrome）（表 7-1）。VACTERL 畸形的患者往往存在 3 种或 3 种以上畸形。

表 7-1　先天性食管闭锁合并的畸形

	合并畸形	发生率
心血管系统	室间隔缺损，房间隔缺损，法洛四联症，动脉导管未闭，主动脉缩窄等	35%
消化系统	无肛或肛门狭窄，十二指肠闭锁，幽门狭窄，肠旋转异常等	24%
泌尿系统	尿道下裂，隐睾，异位肾脏，肾积水，输尿管畸形，肾发育不全等	20%
肌肉骨骼	四肢变形，脊柱畸形，膈疝等	13%
神经系统	神经管畸形，脑积水，单眼球症等	10%

4. 临床表现　先天性食管闭锁者，母亲妊娠晚期羊水过多。由于下咽困难，新生儿出生后表现为唾液过多，尤其是喂奶后乳汁从口腔与鼻腔溢出，胃管无法插入胃内。若合并Ⅱ、Ⅳ、Ⅴ型 TEF，则唾液与奶汁进入气管出现呛咳、呼吸困难及肺部感染，大量气体进入胃肠道而引起腹部膨胀。空气或碘剂造影（禁用钡造影）可确诊。但临床上应慎用造影剂，必要时可用纤维食管镜检查。

【麻醉管理】

1. 麻醉前准备

（1）风险评估：除Ⅵ型外，本病一经诊断必须尽早手术治疗。应根据病变类型、患儿全身状况、肺部感染程度及伴发畸形选择适当的手术方式。对全身状况较好、闭锁的食管二段之间距离近者，可行一期食管吻合术。否则应先行胃造瘘及食管气管瘘切除术，改善全身状态后再行根治术。CEA 与 TEF 手术预后危险因素（表 7-2）既往多采用 Waterston（1962 年）与 Montre-al 的分类。其中，Waterston 分类除食管闭锁与气管食管瘘的类型外，他将婴儿出生时体重、是否合并肺炎及合并畸形的程度作为本病手术的主要危险因素，并将其分为 A、B、C 三组。但 Spitz 等认为，近年来由于新生儿医学的进步，使低体重儿与合并肺炎患儿手术成功率明显提高，而应以早产儿、极低体重儿，以及是否合并严重的先天性心脏病作为手术预后的危险因素更为恰当。据此，Spitz 提出了新的预后分组法，其中，Ⅰ组存活率为 97%，Ⅱ组存活率 59%，Ⅲ组存活率 22%。目前发达国家报道的总存活率为 85%～90%，沙特 Salem 回顾了一组 94 例患儿,手术死亡率 30.8%,除严重先天性畸形外,败血症是最常见的死亡原因。本病患儿常合并肺部感染。其原因除口腔分泌物或食物经食管气管瘘而进入气管外,还与食管上段盲端的分泌物反流入气管有关。Porcaro 近期报道了意大利 Bambino Gesù 儿童医院一组 105 例患儿,复发性肺炎(33%)和喘息(31%)是主要症状;其中 29 例患者行胸部 CT 增强扫描,结果:局限性肺不张(41%)、残余气管憩室(34%)、支气管扩张(31%)、气管血管压迫(21%)、气管软化(17%)、食管憩室(14%);53 例患儿行气管镜检查,气管软化(66%)、残留气管憩室(26%)、复发气管食管瘘(19%)、声带麻痹(11%)。术前应根据胸部 X 线与血气分析结果对肺部情况进行综合评估。术前应严格禁食,采取高坡卧位或侧卧位。口腔与食管内导管持续低压吸引,清除口腔、食管盲端分泌物。同时给与广谱抗生素。合并有低氧血症者应吸氧,由于存在食管气管瘘,应尽量避免气管插管正压肺通气。尤其是下段食管瘘(如:Ⅲ、Ⅳ、Ⅴ型)者其呼吸管理较为棘手。在人工呼吸时大量气体可进入胃内引起胃膨胀,甚至胃破裂,同时胃内容物亦可经过瘘口反流至气管而引起肺部感染、肺不张(多见于右上肺)。术前应作包括气管镜在内的详细的检查,明确有无瘘管及其部位。

表 7-2   先天性食管闭锁手术预后危险因素

Waterston 分类	需用人工呼吸机,不伴畸形或伴中等度畸形
A 组:出生体重>2 500g,无肺炎及不伴畸形	Ⅱ组:需用人工呼吸机,伴重度畸形
B 组:(B₁)出生体重 1 800~2 500g,无肺炎及不伴畸形	不用人工呼吸机,但伴有危及生命的畸形
(B₂)出生体重>2 500g,中度肺炎或伴畸形	Spitz 分类
C 组:(C₁)出生体重<1 800g	Ⅰ组:出生体重>1 500g,不伴严重心脏畸形
(C₂)出生体重>1 800g,重度肺炎或伴畸形	Ⅱ组:出生体重<1 500g 或伴严重心脏畸形
Montreal 分类	Ⅲ组:出生体重<1 500g,伴严重心脏畸形
Ⅰ组:不用人工呼吸机	

(2)本病患儿常伴发多种其他畸形,尤其要注意有无困难气道、心脏畸形及其程度,合并心功能不全者,首先应改善心功能,个别患儿可能需要在食管手术前先行心脏手术矫正心脏畸形。

(3)早产儿及低体重儿可能因肺泡表面活性物质分泌不足而引起呼吸窘迫综合征,此外,还可能合并心功能不全、中枢神经系统发育不全、低血糖、电解质紊乱等。术前加强全身管理,纠正水电解质、酸碱平衡紊乱及低血糖。对合并呼吸窘迫综合征者,术前常需进行人工呼吸治疗,由于肺顺应性下降,在人工呼吸时可能需要较高的气道内压,对食管下段食管气管瘘(TEF)的患者,若气管导管尖端位置不当,气体可进入胃内引起胃膨胀,进而压迫膈肌,加重呼吸功能障碍。插管后应常规进行纤维支气管镜检查,确认气管瘘口的位置并密切监测,必要时应行胃造瘘或紧急食管气管瘘关闭术,食管气管瘘关闭后若患儿全身状态改善,可行食管吻合术,否则应待患者全身状态稳定二至三天后行根治术。

(4)H 型 TEF 亦可见于成人患者,因为它与食管闭锁无关而在儿童期漏诊,迄今在英文文献中约有二十余例报道,最老的患者 79 岁。它们可导致持续肺吸入及反复肺部感染,充气扩张的食管是其重要临床表现,麻醉中正压通气可导致异常胃扩张。

2. 麻醉管理

(1)保温:手术室室温应维持在 27℃ 左右,同时应准备好加温毯、吸入气体加温加湿器。除常规监测外,还应行直接动脉血压监测及中心静脉压监测。

（2）气管插管与呼吸管理

A. 为防止面罩正压肺通气引起胃部膨胀，有学者主张清醒气管插管。但有不同的意见，因为此法不仅可增加患者的痛苦，在早产儿可引起颅内压升高、增加颅内出血的风险，而且腹内压增加可使胃内容物经食管气管瘘口反流至气管内引起。目前多主张在七氟烷等麻醉诱导下保留自主呼吸插管，但要注意麻醉过浅引起咳呛而加重胃内容物反流，而麻醉过深等同样也会引起胃内容物反流与呼吸抑制。无论采用何种麻醉方法，均需熟练的操作。

B. 气管导管尖端应越过瘘口放置在气管的远端（近隆突部位）。术前应明确食管气管瘘口的位置。可通过术前胸部 CT 及纤维支气管镜检查确认。文献报道，大部分瘘口位于隆突上方 1~2cm 处，可先行支气管插管，然后外退气管导管，使导管尖端的位置正位于隆突之上。插管后即使导管放置的位置很明确，亦不可疏忽，因为患儿头部移动或体位变化均可使导管移位，而且瘘口过大时可能难以封堵。Andropoulos 等报道了 57 例患儿，其中有 8 例通气困难，它们全部是瘘口大于 3mm 者。在插管后应再次行纤维支气管镜检查，并持续监测患儿情况。术中可在用肌松剂下采取较低气道压的通气模式，或不用肌松剂保留自主呼吸的模式。但对难以维持血气正常的患儿可先行胃造瘘或食管气管瘘结扎术。

C. 麻醉维持：麻醉维持多采用氧气、挥发性吸入麻醉剂七氟烷及阿片类芬太尼、瑞芬太尼等。合并严重心脏畸形者，为避免吸入麻醉药引起严重的循环抑制与低血压，可增加芬太尼用量。为避免早产儿吸高浓度的氧可引起早产儿晶状体后纤维增生症（ROP），应多次行血气测定，调节吸入气氧浓度，维持 SpO_2 在 90%~95% 或动脉血氧分压（PaO_2）60~80mmHg。早产儿应加强血糖监测，手术期间应适当输注含葡萄糖液。

3. 术后管理　由于此类患者术前多有心肺并发症，术后应在重症监测病房继续行呼吸治疗。文献报道，术后未送监护室者死亡率高达 73.8%，送监护室者死亡率下降为 10%。为避免吸引导导管损伤瘘口闭塞部，在行气管内吸引时吸引管头端不应超出气管导管头端0.5mm。在拔管前应注意此类患者还常合并气管软化症及气管血管压迫，气管镜检查可确诊，必要时应行气管成形术。

（陈芳　马星钢　郑利民）

参考文献

[1] ALABBAD SI, SHAW K, PULIGANDLA PS, et al. The pitfalls of endotracheal intubation beyond the fistula in babies with type C esophageal atresia[J]. Semin Pediatr Surg, 2009, 18:116-118.

[2] PINHEIRO PF, SIMÕES E SILVA AC, PEREIRA RM. Current knowledge on esophageal atresia[J]. World J Gastroenterol, 2012, 18:3662-3672.

[3] HUNT RW, PERKINS EJ, KING S. Peri-operative management of neonates with oesophageal atresia and tracheo-oesophageal fistula[J]. Paediatr Respir Rev, 2016, 19:3-9.

[4] HO AM, DION JM, WONG JC. Airway and ventilatory management options in congenital tracheoesophageal fistula repair[J]. J Cardiothorac Vasc Anesth, 2016, 30:515-520.

[5] BLÁZQUEZ E, LAGUILLO JL, ARIZA MA, et al. Anesthetic management of a neonate with esophageal atresia, tracheoesophageal fistula and imperforate anus[J]. Rev Esp Anestesiol Reanim, 2013, 60:589-593.

[6] BROEMLING N, CAMPBELL F. Anesthetic management of congenital tracheoesophageal fistula[J]. Paediatr Anaesth, 2011, 21:1092-1099.

[7] KNOTTENBELT G, COSTI D, STEPHENS P, et al. An audit of anesthetic management and complications of tra-

cheo-esophageal fistula and esophageal atresia repair[J]. Paediatr Anaesth,2012,22:268-274.

[8] MCCLUNG H,PRASAD R,SCHWARTZ R. Anesthetic management of tracheoesophageal fistula repair in a new-born with a double-outlet right ventricle[J]. J Clin Anesth,2011,23:643-645.

第二十六节　遗传性高胆红素血症
（hereditary hyperbilirubinemias）

麻醉管理所面临的主要问题

除 Crigler-Najjar 综合征外,大部分为良性病变

可能合并其它血液病与先天性异常

围手术期可能出现黄疸,避免误诊

注意肝脏保护

【病名】

遗传性高胆红素血症(hereditary hyperbilirubinemias),又称家族性高胆红素血症。

【病理与临床】

1. 本病是一组与肝病或溶血无关的遗传性胆红素代谢紊乱性疾病,主要临床表现为高胆红素血症与黄疸。主要包括四种综合征:Gilbert 综合征、Crigler-Najjar 综合征、Dubin-Johnson 综合征、Rotor 综合征。

2. Gilbert 综合征与 Crigler-Najjar 综合征表现为高非结合高胆红素血症,而 Dubin-Johnson 综合征与 Rotor 综合征主要表现为高结合胆红素血症。它们均为常染色体隐性遗传性疾病,除 Gilbert 综合征较为常见外,其他极为罕见。以下简要介绍其病理特点,关于它们的诊断与治疗请见相关专著。

（1）Gilbert 综合征:又称体质性肝功能不良性黄疸。1901 年由 Augustine Gilbert 与 Pierre Lereboullet 首次报道。最为常见,在一般人群中患病率 2%~10%。它与染色体 2q37.1 上葡糖醛酸基转移酶(glucuronosyltransferase,UGT1A1) 基因缺陷有关,肝脏活检 UGT1A1 活性低或与肝细胞摄取非结合胆红素障碍有关。多见于年青男性,临床表现为慢性间歇性黄疸,常因疲劳、情绪波动、饮酒、感染而出现或加重,全身情况良好;血中非结合胆红素增高,肝功能试验基本正常,肝脏病理检查多,预后良好。

（2）Crigler-Najjar 综合征:分为Ⅰ型和Ⅱ型。其中,Ⅰ型的特点是 UGT1A1 完全无活性,新生儿严重的非结合胆红素血症可致核黄疸(kernicterus),表现为肌肉痉挛、角弓反张和肌强直等神经系统症状,患儿常在 3 岁左右早期死亡,唯一有效的治疗方法是肝移植;Ⅱ型是由于 UGT1A1 活性丧失所致,症状较轻,很少发生核黄疸。

（3）Dubin-Johnson 综合征(DJS) 与 Rotor 综合征:DJS 又称遗传性结合胆红素增高Ⅰ型,1954 年由 Dubin 等首先报道。它们是肝细胞向胆管排泄结合胆红素障碍所致,与编码胆管膜转蛋白 *MRP2* 基因突变有关。多见于青春期或成年早期,亦可见于幼年期。临床特征是轻度无症状的高结合胆红素血症,肝组织活检除肝细胞内棕褐色或绿褐色的色素沉着外,多无其他异常。Rotor 综合征又称遗传性结合胆红素增高Ⅱ型,于 1948 年由 Rotor 首先报道,其临床表现与 DJS 相似。现已证实 Rotor 综合征是独立的疾病,它是由于肝细胞摄取非结合胆红素和

排泄结合胆红素先天性缺陷所致。其肝脏外观不呈现黑褐色,肝细胞内无特异色素颗粒沉着。

【麻醉管理】

1. 除 Crigler-Najjar 综合征外,其他均为良性病变,血胆红素升高不致引起严重的临床问题,患者可以同正常人一样生活。但亦有报道指出 Gilbert 综合征等与地中海贫血、先天性球形红细胞增多症、葡萄糖-6-磷酸脱氢酶缺乏症等溶血性疾病有一定的关系,部分患儿还可能合并肥厚性幽门狭窄、小肠闭锁等先天性疾病。Eroglu 报道了一例 Rotor 综合征患者,合并巨大前交通动脉瘤、蛛网膜下腔出血。值得注意的是,患者的一个姐姐和一个哥哥均合并脑动静脉畸形,尽管目前尚不清楚脑动脉瘤和 Rotor 综合征之间是否存在关联,但术前检查时应注意。Crigler-Najjar 综合征患儿病情危重,择期手术时应慎重判断其风险与收益,在术前应采取输血、血浆置换和光疗等措施降低血胆红素浓度,预防发生核黄疸。

2. 目前有关本组疾病麻醉管理的临床报道较少,其黄疸的临床表现呈慢性或间歇性发作经过,可因精神紧张、禁食、手术麻醉、感染等多种因素而出现或加重,同时可能合并肝区不适或疼痛。对术前未被诊断的手术麻醉患者,有时可能将其误认为是麻醉手术所致的肝脏损害。Hargreaves 于 1984 年报道了一例 48 岁女性患者,三次在全麻下手术,其中在第二次手术后第二天出现黄疸;此后长时间被认为是由于吸入麻醉剂氟烷的肝脏损害所致,患者因此对麻醉产生顾虑;此患者最后被诊断为 Gilbert 综合征。作者强调 Gilbert 综合征并非罕见,而且呈良性经过,作为麻醉医师应了解此病,有利于鉴别诊断,以免造成恐慌。同样,对麻醉出现不明原因的高胆红素血症者要考虑本病。Baranguán Castro 亦报道了一例阑尾炎患者术后出现高胆红素血症,最后诊断为 Dubin-Johnson 综合征。本病患者术后高胆红素血症多为轻度,亦可能出现严重高胆红素血症者。Miyakawa 报道了一例 Gilbert 综合征及一例 Dubin-Johnson 综合征麻醉及术后管理,其中 Dubin-Johnson 综合征患者在术后第 2 天出现高胆红素血症,术后第 5 天出现严重的高胆红素血症,通过血浆置换治疗,方化险为夷。但要注意的是,不应将所有的在麻醉手术后出现的黄疸表现都认为是本病、从而忽视了真正肝脏损害。另一方面,本病虽然多呈良性经过,但常在麻醉手术后复发并给患者带来痛苦,在上述 Eroglu 报道的病例中,作者强调了肝脏保护的重要性。关于麻醉中肝脏的保护,请见相关专著。尤其要避免低氧、低血容量、肝脏缺血及药物对肝细胞的损伤。目前临床常用的包括地氟烷、七氟烷、异氟烷等挥发性吸入麻醉剂在内的麻醉药用于本病患者是安全的。

（吕波　郑利民）

参考文献

[1] RADLOVIĆ N. Hereditary hyperbilirubinemias[J]. Srp Arh Celok Lek,2014,142:257-260.

[2] EROGLU A. Anesthetic management of a patient with rotor syndrome for cerebral aneurysm clipping[J]. J Neurosurg Anesthesiol,2009,21:66-67.

[3] HARGREAVES J. Anaesthesia and Gilbert's syndrome[J]. Anaesthesia,1985,40:595-596.

[4] BARANGUÁN CASTRO ML,GARCÍA ROMERO R,Miramar Gallart MD. Conjugated hyperbilirubinemia after surgery. a diagnosis of Dubin-Johnson syndrome confirmed by genetic testing[J]. Rev Esp Enferm Dig,2017,109:801-802.

[5] MIYAKAWA H,MATSUMOTO K,MATSUMOTO S. Anesthetic and postoperative management of a patient with Gilbert's syndrome and another with Dubin-Johnson syndrome[J]. Masui,1991,40:119-123.

第八章

代谢性疾病

第一节　1α-羟化酶缺乏综合征
（1α-hydroxylase deficiency）

麻醉管理所面临的主要问题

> 低磷酸盐血症
> 深静脉血栓
> 医源性骨折

【病名】

1α-羟化酶缺乏综合征（1α-hydroxylase deficiency），又称Ⅰ型维生素 D 依赖型佝偻病（vitamin D dependent rickets type 1，VDDR-1）、假性维生素 D 缺乏性佝偻病（pseudovitamin D deficiency rickets，PDDR）等。

【病理与临床】

1. 维生素 D 是一种无活性的前体，需要在肝脏进行 25-羟基化并随后在肾脏进行 1α 羟基化两个步骤，转化为活性激素 1α,25 二羟基维生素 D_3（骨化三醇）。骨化三醇与维生素 D 受体（VDR）结合，在全身调节多个靶基因，最常见的是调节钙和磷酸盐代谢相关基因，其作用是促进骨矿物质沉积。缺乏活性激素（骨化三醇）或功能性受体（VDR）时，钙吸收会受到影响，骨的矿物质沉积也不够充分。如果发生在小儿，会导致佝偻病；如果发生在成人，会导致骨软化症。

2. 虽然佝偻病和骨软化症最常见于营养性维生素 D 缺乏，但两种罕见的遗传疾病也可能导致儿童佝偻病。从循环激素前体 25(OH)D 合成骨化三醇的关键酶是 25 羟基维生素 D-1α-羟化酶（1α 羟化酶），当 1α 羟化酶缺乏不能再合成骨化三醇时，就会导致 1α 羟化酶缺乏综合征，这种疾病也被称为Ⅰ型维生素 D 依赖型佝偻病（vitamin D dependent rickets type 1，VDDR-Ⅰ）、假性维生素 D 缺乏性佝偻病（pseudo vitamin D deficiency rickets，PDDR）。而当 VDR 缺乏时，则可引起遗传性维生素 D 抵抗性佝偻病（HVDRR），也称Ⅱ型维生素 D 依赖性佝偻病（VDDR-Ⅱ）。两种疾病都属于罕见的常染色体隐性遗传疾病，其特征为婴儿发病、低钙血症、不同程度的低磷血症、继发性甲状旁腺功能亢进和早发性严重的佝偻病。两者最重要的区别在于 VDDR-Ⅰ 血清骨化三醇水平极低，甚至缺失，而 HVDRR 骨化三醇水平极高。

3. 1α 羟化酶缺乏症是由 *CYP27B1* 基因突变引起的。患者出生时临床表现正常,1~2 岁常因发育不良、大肌肉动作发展不良以及全身肌肉无力就医。有些婴儿可能有骨痛、易怒、或出现低钙血症抽搐或肺炎。一个典型的体征是"佝偻病念珠"(肋软骨连接处念珠样肿大),腕和踝干骺端喇叭样增厚和膝内翻也很常见。有些小儿表现为张力减退、前额突出、囟门扩大或颅骨软化。能站立和承受体重的小儿可能发生股骨、胫骨弯曲。其他临床表现包括胸廓畸形、鸡胸、牙齿延迟萌发、釉质发育不全和早期龋齿。X 线特点包括弥漫性矿物质丢失、干骺端扩大、先期钙化带扩大等。临床生化检查异常包括低钙血症、低磷酸盐血症、血清碱性磷酸酶升高和血清甲状旁腺激素(PTH)升高、血清骨化三醇浓度降低甚至不可检测,而 25-羟基维生素 D(25-OHD,维生素 D 在肝脏第一次羟基化后的产物)的浓度正常。营养性维生素 D 缺乏症患者 25-OHD 浓度通常较低。

4. 治疗　首选治疗是生理学替代剂量的 $1,25(OH)_2D$(骨化三醇),它是维生素 D 中最有效和作用最快的形式。口服给药 0.25~2.0μg/d[10~400ng/(kg·d)],纠正低钙血症、甲状旁腺功能亢进症和佝偻病,修复骨结构并恢复骨矿物质含量。最初使用较高剂量,接着是较低的维持剂量,终身治疗可以取得很好的疗效,并恢复骨密度。治疗 1α-羟化酶缺乏症时,必须定期监测血清 PTH、钙和磷。在治疗的初始阶段需要摄入高钙,因为佝偻病的康复会消耗大量的钙("骨饥饿综合征")。将血清钙浓度升高至正常低限范围(8.5~9mg/dl),以便将 PTH 值控制在略低于正常值上限;较高的钙浓度增加高钙尿症和肾钙质沉着症的风险。应监测尿钙与肌酐的排泄比例并保持在 0.25 以下,并且 24 小时尿钙应保持低于 4mg/kg。

【麻醉管理】

1. 围手术期面临的挑战与严重低血磷有直接关系。磷是骨骼发育、骨矿物质沉积、膜磷脂成分、核苷酸结构的三磷腺苷和细胞信号转导等生理结构和过程的关键元素。低磷酸血症可能使患者易患肌病,严重时可导致横纹肌溶解。中度低磷酸血症也可能对肾功能产生影响,特别是轻度代谢性酸中毒和高尿钙。儿童时期发生低磷酸血症会导致佝偻病患者产生特征性的步态障碍、骨骼畸形和生长迟缓,而成年期的发病则会导致骨软化。严重的骨软化可能会导致长骨骨折以及椎骨、肋骨骨折,从而导致胸壁畸形和呼吸困难。低磷酸盐血症、骨化三醇不足、疼痛和骨折导致的失用性萎缩等都可能导致肌肉无力。肌病、低磷酸盐血症、胸壁畸形和胸廓骨折可能会导致呼吸功能损害(表 8-1)。

2. 麻醉的挑战还与骨软化的程度有关。重度骨软化症患者常卧床不起,伴有极度疼痛和肌病。术前疼痛控制可以减轻焦虑。另一个值得关注的问题是使用预防措施来防止长时间卧床的患者深静脉血栓形成。必要时术前开始补充磷酸盐,但可能不足以使血清磷酸盐水平正常化。在术前,应谨慎转移患者,避免发生医源性骨折。

3. 术前检查包括血清钙、磷酸盐水平;动脉血气分析;肾功能;肺功能等。如果有病情严重或涉及胸壁的骨痛,肺功能检查可能会显示限制性通气功能不全。

4. 术中应避免过度换气,因其会降低血浆磷酸盐水平。碱中毒使细胞内糖原分解增强,磷酸化合物生成增多,消耗了大量的磷,致使细胞外液磷进入细胞内,使血浆磷酸盐浓度明显降低。因此需要将术中动脉血二氧化碳水平保持在正常范围内。

5. 高血糖也会使细胞外液磷进入细胞,因此应避免输入含糖液体。

6. 对肌松药敏感性增加、且恢复延迟。术后即刻可能出现低钙血症。术后每日需要监测磷酸盐和钙水平,并及时纠正。要注意防治术后甲状旁腺功能亢进。

表 8-1　低磷酸盐血症的病理改变

系统	病理改变	检查评估方法
肌肉骨骼系统	骨软化症 病理性骨折 慢性肌病 横纹肌溶解	X 线
心血管系统	左室功能障碍 心律失常 削弱机体对缩血管药物的反应	心电图/超声心动图
呼吸系统	肋骨/椎骨骨折 胸廓畸形 膈肌收缩力减弱 脱机失败	肺功能测定
中枢神经系统	中枢/外周神经病变 脑桥中央髓鞘溶解症 癫痫、昏迷 类似吉兰-巴雷的神经病变	脑电图
代谢	对胰岛素敏感性降低	血糖水平
血液系统	溶血性贫血 趋化作用和抗菌活性减弱	全血计数

（陈　敏）

参考文献

[1] VERMA A,TEWARI S,KANNAUJIA A. Perioperative management of patients with severe hypophosphataemia secondary to oncogenic osteomalacia：our experience and review of literature[J]. Indian J Anaesth,2017,61：590.

[2] RAMACHANDRAN R,REWARI V,TRIKHA A,et al. Anesthesia for oncogenic osteomalacia—a rare paraneoplastic syndrome[J]. Acta Anaesthesiologica Taiwanica,2012,50：134-137.

[3] MILLER WL. Genetic disorders of Vitamin D biosynthesis and degradation[J]. J Steroid Biochem Mol Biol,2017,165：101-108.

[4] KIM CJ. Vitamin D dependent rickets type I[J]. Korean J Pediatr,2011,54：51.

[5] DIRKS N,ACKERMANS M,LIPS P,et al. The when,what & how of measuring Vitamin D metabolism in clinical medicine[J]. Nutrients,2018,10：482.

第二节　Alström 综合征
（Alström syndrome）

麻醉管理所面临的主要问题

扩张性心肌病

肝、肾功能不全

糖尿病

肥胖

【病名】

Alström 综合征（Alström syndrome，Alstrom syndrome，ALMS），译名阿尔斯特雷姆综合征。又称 Alström-Hallgren 综合征（Alström-Hallgren syndrome）等。

【病理与临床】

1. 本病是一种罕见的以视力障碍、心肌病变、肥胖、糖尿病、身材矮小等多系统、多器官病变为临床特征的常染色体隐性遗传性疾病。1959 年由瑞典精神病学家 Carl-HenryAlström 及其三个同事 Hallgren、Nilsson 和 Asander 首次报道。其病因与染色体 2p13 上的 ALMS1 基因突变有关。目前尚不完全清楚 ALMS1 基因编码的 ALMS1 蛋白在人体中的具体作用与功能，可能与细胞纤毛（ciliary）功能、细胞周期控制和细胞内转运有关。纤毛是从细胞表面伸出来的手指状突起，几乎所有的细胞在生命周期的某个阶段都有纤毛，它参与细胞运动和许多不同的化学信号通路。ALMS1 蛋白在身体的所有器官组织中都表达，可能在听觉、视觉、体重调节、心脏、肾脏、肺、肝脏的功能调节及胰腺胰岛素调节等方面发挥作用。本病流行病学资料尚不清楚，据估计在一般人口中患病率约为万分之一至十万分之下，目前已有 1 200 余名患者被确认。

2. 临床表现

（1）视力减退：进行性色素性视网膜炎导致视力降低直至失明，眼底示双侧原发性视神经萎缩。

（2）双侧感觉神经性耳聋。

（3）扩张型心肌病，导致充血性心力衰竭。

（4）肝功能受损、高胆固醇血症、高甘油三酯血症、肾功能损害。

（5）胰岛素抵抗、高胰岛素血症，多在 11～12 岁发展至糖尿病。

（6）身材矮小，肥胖一般始于婴幼儿期，躯干型，2～10 岁最显著。

（7）其他：男性女乳、生育能力减退。黑棘皮病。癫痫发作、腱反射减弱、不明原因的关节或肌肉疼痛和肌张力异常。患者智力多无异常。

【麻醉管理】

1. 本病是一个病变涉及几乎全身所有系统与器官的全身性疾病。文献报道，其寿命很少超过 40 岁，最常见的死亡原因包括肝肾功能障碍、扩张型心肌病、糖尿病等代谢障碍。术前应做详细的全身检查与评估，据此制定相应麻醉管理方案。由于进行性视力丧失和听力丧失，患者可能合并严重的紧张与焦虑，应进行充分的精神安抚与适当镇静。由于常合并胃食管反流，易发生误吸，术前应严格禁食。本病内分泌与代谢障碍除糖尿病外，还常合并甲状腺功能减退，部分患者为延缓眼部病变及听力减退的进展可能还应用糖皮质激素治疗，麻醉前应常规对内分泌功能进行检查与评估，补充甲状腺素及糖皮质激素，进行替代治疗。

2. 目前有关本病麻醉管理的临床报道较少。印度人 Tiwari 报道了一例 12 岁男孩在全麻下行耳内异物取出术，麻醉诱导用咪达唑仑、芬太尼、丙泊酚，气管插管后一氧化二氮和七氟烷维持并注入阿曲库铵，经过顺利。作者强调除应注意扩张性心肌病、维护循环功能稳定外，还应注意糖尿病者可能合并自主神经功能障碍，防止术中出现剧烈血压波动。由于可能合并代谢性肌病，应禁用琥珀胆碱。

3. 围手术期应注意心、肝、肾、肺等重要器官的保护，密切监测并调节血糖，避免使用对肝肾功能损害的药物。由于肥胖、可能合并睡眠呼吸暂停综合征、肺部感染、肺纤维化、限制性肺病等，要加强呼吸管理，术后可能需要长时间呼吸支持治疗。

（吴宁 刘友坦 郑利民）

参考文献

［1］BELHASSAN M，OUAZZANI L，BENZZOUBEIR N，et al. Alstrom syndrome［J］. Gastroenterol Clin Biol，2009，33：981-982.

［2］TIWARI A，AWASTHI D，TAYAL S，et al. Alstrom syndrome：a rare genetic disorder and its anaesthetic significance［J］. Indian J Anaesth，2010，54：154-156.

第三节　β-酮硫解酶缺乏症
（beta-ketothiolase deficiency）

麻醉管理所面临的主要问题

> 易发生酮症酸中毒
> 避免饥饿、应激反应致分解代谢增加

【病名】

β-酮硫解酶缺乏症（beta-ketothiolase deficiency，BKT），又称 2-α-甲基-3-羟基丁酸血症（2-alpha-methyl-3-hydroxybutyric acidemia）、线粒体乙酰乙酰基辅酶 A 硫解酶缺乏症、钾刺激型线粒体 2-甲基乙酰乙酰基辅酶 A 硫解酶缺乏症（mitochondrial 2-methylacetoacetyl-CoA thiolase deficiency-potassium stimulated）、乙酰乙酰基 CoA 硫解酶缺乏症（mitochondrial acetoacetyl-CoA thiolase deficiency，MAT deficiency）等。

【病理与临床】

1. 本病是一种罕见的常染色体隐性遗传性异亮氨酸及酮体代谢障碍性疾病，1971 年 Daum 首先报道了一例反复发生代谢性酸中毒的患者。其原因与乙酰辅酶 A 乙酰基转移酶-1（ACAT1）基因（11q22.3）变异有关，ACAT1 基因编码线粒体内 β-酮硫解酶（beta-ketothiolase），β-酮硫解酶又称乙酰乙酰辅酶 A 硫解酶（acetoacetyl-CoA thiolase）。它在异亮氨酸及脂肪酸的代谢通路中（图8-1）负责将异亮氨酸分解而来的 2-甲基乙酰乙酰 CoA 或脂肪酸分解而来的乙酰乙酰 CoA，分解成乙酰 CoA，后者进入三羧酸循环代谢。β-酮硫解酶缺乏致其上游的异亮氨酸及其代谢产物 2-α-甲基-3-羟基丁酸、2-甲基乙酰乙酰 CoA 等有机酸堆积及酮体分解代谢的最后一步障碍，致代谢性酸中毒及酮症与组织细胞损伤。本病已被国家卫健委等五部门列入《第一批罕见病目录》，其患病率约为十万至百万分之一，我国亦有报道。

2. 临床表现　婴儿与儿童期发病。平时多无症状，但在感染、饥饿等应激状态或进食大量蛋白质后出现间歇性酮症酸中毒发作及神经损伤症状，出现呕吐、脱水、痉挛、呼吸困难、嗜睡，甚至昏迷，长期反复发作可遗留癫痫、智力及运动功能障碍等神经损伤后遗症及心肌病、QT 间期延长、中性粒细胞减少、血小板减少和肾衰竭等。实验室检查：血液与尿中 2-α-甲基-3-羟基丁酸及 2-甲基乙酰乙酰升高、尿酮阳性。

3. 诊断与治疗　诊断根据病史及实验室检查，皮肤活检酶活性测定及基因检测可确诊。急性发作期治疗包括：静脉输注葡萄糖电解质液，抑制分解代谢，同时用碳酸氢钠纠正酸中毒；长期管理包括避免饥饿、蛋白质限制［1.5~2.0g/（kg·d）］及低脂肪饮食、补充肉碱等。

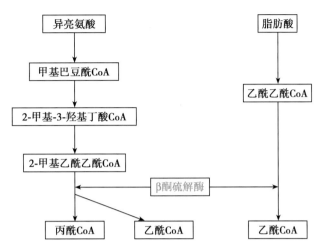

图 8-1　β-酮硫解酶缺乏症的生化改变

【麻醉管理】

1. 麻醉前管理　基本原则同"高苯丙氨酸血症"等其他氨基酸或脂肪酸代谢性疾病。由于本病直接影响酮体代谢、易发生酮症酸中毒,麻醉前检查时,对在感染、饥饿或进食高蛋白等后出现不明原因酸中毒或前述症状病史的患者要考虑本病。同样,对麻醉后苏醒延迟合并酮症酸中毒者也要考虑本病的可能性。蛋白质限制饮食应持续至术前,麻醉前应尽量缩短禁食时间,术前禁食期间应持续静脉输注葡萄糖液,以避免发生分解代谢。肉碱可促进酸性代谢产物经尿排泄,可持续服用至术前。

2. 经检索,目前仅有二篇关于本病麻醉管理的报道。其中,一篇是在布比卡因腰麻下剖宫产(Kayani 等);另一篇为全麻下小儿喉部手术,麻醉采用七氟烷、芬太尼、阿曲库铵诱导与维持(Pandey 等);二例均经过顺利。作者强调术前对此类患者制定周全的麻醉管理计划十分重要,其麻醉管理目标是避免诱发酮症的因素和药物,术中应严密监测血糖、血气、尿酮,输液应以葡萄糖电解质液为基础,严防低血糖,高血糖者可适当应用胰岛素,酸中毒时可用碳酸氢钠处理并增加葡萄糖输注量。围手术期葡萄糖输注量请见"极长链酰基辅酶 A 脱氢酶缺乏症"。有关麻醉药物用于本病的安全性问题,尚不清楚。Pandey 建议避免用丙泊酚和依托咪酯,因为它们可能抑制线粒体酶并增加患者的脂质负荷,而硫喷妥钠、氯胺酮、挥发性药物和阿片类药物似乎是安全的。要注意良好的麻醉管理比麻醉药物的选择更为重要,应保证恰当的麻醉与镇痛镇静效果、维持血流动力学的稳定、维持良好的氧合、避免低体温或体温升高、避免过度的应激反应等引起分解代谢增加。

（郑利民）

参考文献

[1] MONICA H,WOJCIK,KLAAS J,et al. Beta-ketothiolase deficiency presenting with metabolic stroke after a normal newborn screen in two individuals[J]. JIMD Rep,2018,39:45-54.

[2] KAYANI R,BOTROS S,MOORE P. Beta-ketothiolase deficiency and pregnancy. Int J Obstet Anesth,2013,22:260-261.

[3] PANDEY R,SINGH PM,GARG R. Perioperative concerns in a beta-ketothiolase-deficient child[J]. J Anesth,2015,29:647.

第四节　半乳糖血症
（galactosemia）

【病名】

半乳糖血症（galactosemia），无别名。

【病理与临床】

1. 本病是由于半乳糖代谢酶先天性缺陷、半乳糖及其中间代谢产物在组织细胞中贮积所引起的中毒性临床综合征，为常染色体隐性遗传。主要病理改变为肝脏及中枢神经系统弥漫性退行性变性。

2. 半乳糖（galactose）是一种单糖，多源自于食物中的乳糖。机体摄入的乳糖在消化酶 β 乳糖酶的催化下分解成半乳糖及葡萄糖被吸收利用。半乳糖是神经细胞脑苷酯的重要组成成分，但过量贮积则有害。正常时，机体内的半乳糖循 Leloir 途径转变成 1-磷酸葡萄糖，后者经变位酶的作用变成 6-磷酸葡萄糖而进入糖酵解代谢途径（图 8-2）。Leloir 途径需要多种酶的参与，当酶缺陷时，其上游的代谢产物及半乳糖蓄积，1-磷酸半乳糖、半乳糖醇等中间代谢产物有细胞毒性，它们不仅可直接损伤组织细胞，同时还可致糖代谢障碍、低血糖。根据酶缺陷，本病主要分为以下三型，此外还有一些变异型。

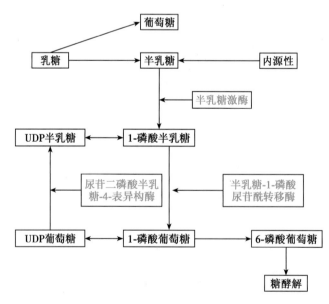

图 8-2　半乳糖血症的生化改变

（1）半乳糖-1-磷酸尿苷酰转移酶（galactose-1-phosphate uridyl-transferase，GALT）缺陷型：又称经典型半乳糖血症（classic galactosemia）或 I 型半乳糖血症。它是由于 *GALT* 基因

(17q24)变异、催化 Leloir 途径的第二步 1-磷酸半乳糖转变为 1-磷酸葡萄糖的 GALT 缺陷所致。此型体内蓄积的主要是 1-磷酸半乳糖,主要病变部位是肝脏、脑及眼。

（2）半乳糖激酶(galactokinase,GALK)缺陷型:又称半乳糖血症Ⅱ型。它是由于 *GALK* 基因(9q13)变异、催化 Leloir 途径的第一步半乳糖转变为 1-磷酸半乳糖的 GALK 缺陷所致。体内蓄积的主要是半乳糖,主要表现为白内障及轻度的肝脾肿大。

（3）尿苷二磷酸半乳糖-4-表异构酶(UDP-galactose-4-epimerase,GALE)缺陷型:又称表异构酶缺乏半乳糖血症(epimerase deficiency galactosemia)、半乳糖表异构酶缺乏症(galactose epimerase deficiency)、半乳糖血症Ⅲ型。此型临床表现较轻。它是由于 *GALE* 基因变异(1p36)、GALE 缺陷所致。GALE 的作用是将尿苷二磷酸葡萄糖(UDP-葡萄糖)转化成尿苷二磷酸半乳糖 UDP-半乳糖。UDP-半乳糖用于构建含半乳糖的蛋白质和脂肪,它们在化学信号传递、构建细胞结构、运输分子和能量代谢方面起着重要作用。

3. 流行病学　本病已被国家卫健委等五部门列入《第一批罕见病目录》。其中Ⅰ型最为常见,患病率约为 3~6 万分之一,Ⅱ型患病率约 10 万分之一,Ⅲ型极罕见。

4. 临床表现　出生时并无异状,喂乳数天后发生严重吐奶、昏睡、肝脾肿大、黄疸、低血糖,肌张力低下,肾功能障碍,严重者因感染死亡。如果能得到及时诊断与治疗或症状较轻而存活的患者,则表现为生长发育迟缓,中枢神经损伤症状,智力发育障碍,白内障,肝硬化,女性卵巢功能不全(POI)等。症状程度与其酶活性缺陷程度相关,但通常Ⅱ、Ⅲ型症状较轻。

5. 诊断及治疗　诊断根据临床表现及血半乳糖或Ⅰ型者 1-磷酸半乳糖浓度升高、相应酶活性下降,基因检测可确诊。治疗的关键是乳糖限制饮食,如:乳制品、动物内脏及富含棉子糖及木苏糖食品(如:豌豆、扁豆等)等。由于成人每天可产生 1.0~2.0g 的内源性半乳糖,尽管限制外源性半乳糖,其病理损害仍可能继续。

【麻醉管理】

1. 麻醉前管理　由于患者终生乳糖限制饮食,新生儿不能母乳喂养,而喂食特别配方奶,麻醉前禁食时间应长于母乳喂养者(4 小时),禁食期间应持续静脉输注葡萄糖液。由于长期限制饮食,患儿可能合并营养不良,麻醉前应尽量改善之并控制肺部感染。年长儿可能出现智力障碍而不合作,或年青女性卵巢功能不全而出现精神与心理障碍,麻醉前应给予适当的安抚与镇静。

2. 目前有关本病麻醉管理的临床报道较少。Choudhury 报道了一例合并大动脉转位(TGA)矫治术的新生儿麻醉,重点强调了以下几点:①患者可能合并凝血功能障碍,术中可能大量出血;②肾脏病变致尿量变化(多尿或少尿),增加了血管内容量管理的难度;③进行创伤性操作时要特别注意无菌操作,因为容易发生大肠埃希菌败血症;④注意肝肾功能的保护,避免肝毒性(如:氟烷)或主要经肝脏代谢的麻醉药物,尤其是术中应避免低血压,防止肝脏和肾脏损害。此外,由于半乳糖可抑制肝脏释放葡萄糖,患者容易发生低血糖,在围手术期应持续输注葡萄糖液,术中应严密监测血糖。

（郑利民）

参考文献

[1] CHOUDHURY A, DAS S, KIRAN U. Anaesthetic management of a newborn with galactosaemia for congenital heart surgery[J]. Indian J Anaesth,2009,53:219-222.

第五节　丙　酸　血　症
（propionic acidemia）

麻醉管理所面临的主要问题

酸中毒
预防低血糖及组织分解代谢
合并神经、肌肉、心肌等病变
免疫功能低下

【病名】

丙酸血症（propionic acidemia，PA），又称高甘氨酸血症并酮症酸中毒与白细胞减少症（hyperglycinemia with ketoacidosis and leukopenia）、酮症性甘氨酸血症（ketotic glycinemia）、酮症性高甘氨酸血症（ketotic hyperglycinemia）、丙酰辅酶 A 羧化酶缺乏症（propionyl-CoA carboxylase deficiency，PCC deficiency）、丙酸尿症（propionic aciduria）等。

【病理与临床】

1. 丙酸血症是一种常见的常染色体隐性遗传性有机酸血症。其病因是线粒体内一种生物素依赖性丙酰辅酶 A 转化为甲基丙二酰辅酶 A 过程中的酶——丙酰辅酶 A 羧化酶（propionyl CoA carboxylase，PCC）缺乏所致，它是由于编码丙酰辅酶 A 羧化酶的两个亚基 *PCCA* 和 *PCCB* 基因突变造成。丙酰辅酶 A 是缬氨酸、异亮氨酸、亮氨酸、蛋氨酸、苏氨酸、甲硫氨酸、奇数脂肪酸、胆固醇的中间代谢产物，正常时丙酰辅酶 A 在丙酰辅酶 A 羧化酶作用下转化为甲基丙二酰辅酶 A，后者进而转化为琥珀酰辅酶 A 进入三羧酸循环代谢。丙酰辅酶 A 羧化酶缺陷时，丙酰辅酶 A 不能循正常途径代谢，在体内堆积，从而激活旁路代谢途径，生成大量丙酸、3-羟基丙酸、甲基枸橼酸、丙酰甘氨酸等有机酸，除直接损害外还可造成能量代谢障碍，造成全身多器官损害。其中，中枢神经系统病变最为严重，表现为大脑与小白质海绵状改变，同时丘脑与基底亦出现病变；心脏损害主要表现，与肉碱水平降低及能量代谢障碍有关；代谢产物抑制尿素循环中氨甲酰磷酸合成酶 1 的活性，出现高氨血症的症状。患病率约为 $1:10\,000\sim1:5\,000$。

2. 临床表现　主要蛋白质不耐受性反复发作的代谢性酸中毒和血浆甘氨酸水平显著增高。新生儿期表现为拒食、呕吐、嗜睡和肌张力低下、脱水、惊厥、肝大、严重酸中毒、高氨血症。部分病例发病较晚，表现为急性脑病或发作性酸中毒，虽有严重酸中毒但对碱纠正酸中毒治疗反应缓慢。可有一过性中性粒细胞减少和血小板减少症。神经系统症状有发育迟缓、惊厥、脑萎缩和脑电图（EEG）异常，其他表现包括肌张力异常、舞蹈症和锥体系症状，多见于存活期较长的患者。晚发者可以舞蹈症和痴呆为首发症状。心脏损害表现为各种心律失常、QT 间期延长、心功能障碍等。

3. 诊断　本病为临床常见的有机酸血症，新生儿期出现酸中毒均应考虑到本病。诊断标准为血或尿气相色谱质谱检测甘氨酸、丙酸、3-羟基丙酸、甲基枸橼酸显著升高。血液氨基酸肉碱串联质谱分析测定丙酰肉碱浓度升高，其与乙酰肉碱比值升高。白细胞或成纤维细胞中丙酰辅酶 A 羧化酶活性检测及基因检测可确诊。

4. 治疗 高碳水化合物、低天然蛋白质饮食，或特殊配方奶粉。可口服甲硝唑减少肠道细菌产生丙酸。L-肉碱可促进丙酸经肾脏清除。生物素为丙酰辅酶 A 羧化酶辅酶，对多种羧化酶缺乏症治疗有效。避免饥饿、感染应激等各种应激因素，避免分解代谢。及时处理急性酸中毒及高氨血症。因为肝脏是支链氨基酸代谢和丙酸生成的主要场所，肝移植被认为是本病的治疗方法之一，但它不能解决肝外源性的丙酸问题，只能部分纠正代谢缺陷。

【麻醉管理】

1. 麻醉前管理 麻醉前评估应包括酸平衡、营养状况、肌张力、心理状态、胃肠功能及心功能等，患者常合并严重的脑神经损伤与心肌病，应重点评估。高碳水化合物、低天然蛋白质饮食应持续至术前禁食前，L-肉碱与生物素可持续应用至术前。禁食期间持续静脉输注葡萄糖以抑制蛋白分解代谢，麻醉前应控制感染，纠正酸中毒，防止缺氧、脱水、低血压及精神紧张等，可适当应用一些镇静药物。围手术期应适当多输液，保证体液轻度正平衡，促进丙酸等经肾脏排泄，但应避免含有乳酸的液体，因为它会增加患者的酸负荷。高氨血症的麻醉处理请见本书"鸟氨酸氨甲酰转移酶缺陷症"，严重高氨血症与代谢性酸中毒者术前可行透析或血浆置换治疗。

2. 麻醉管理

（1）重点是避免分解代谢，将代谢性酸中毒的严重程度降至最低，预防低血糖。主要措施包括：避免低血压、维持组织灌注、维持内环境的稳定、保证良好的麻醉效果。在术前禁食期间及整个麻醉期间应持续输注葡萄糖，其起始速率一般为 $6mg/(kg \cdot min)$，高血糖时可用胰岛素调节。同时要及时纠正失水、电解质紊乱与酸碱失衡。

（2）目前尚无文献报道提示临床常用的麻醉药对丙酰辅酶 A 羧化酶有何影响。但要注意一些药物的代谢产物可产生丙酸，如：琥珀胆碱、阿曲库铵、顺阿曲库铵、丙泊酚（含多不饱和脂肪酸）、布洛芬等，应尽量避免应用。术中应监测动脉血气和血糖，据此快速调整代谢紊乱。因为限制蛋白是治疗方案的重要组成部分，应避免输注白蛋白。区域阻滞麻醉对机体的应激反应与代谢影响较小，对有适应证者是良好选择，但合并周围神经病变者，应慎用。由于嗜睡和低张力是常见临床表现，患者可能对挥发性麻醉药和麻醉性镇痛药的中枢神经系统抑制作用特别敏感。术后要加强呼吸管理与监测。

（张广华 李莹）

参考文献

[1] MORLAND C, FROLAND A S, PETTERSEN M N, et al. Propionate enters GABAergic neurons, inhibits GABA transaminase, causes GABA accumulation and lethargy in a model of propionic acidemia[J]. Biochem J, 2018, 475:749-758.

[2] DE LA BATIE CD, BARBIER V, RODA C, et al. Autism spectrum disorders in propionic acidemia patients[J]. J Inherit Metab Dis, 2018, 41:623-629.

[3] RAJAKUMAR A, KALIAMOORTHY I, REDDY MS, et al. Anaesthetic considerations for liver transplantation in propionic acidemia. Indian J Anaesth, 2016, 60:50-54.

[4] RYU J, SHIN YH, KO JS, et al. Intractable metabolic acidosis in a child with propionic acidemia undergoing liver transplantation: a case report[J]. Korean J Anesthesiol, 2013, 65:257-261.

第六节　丙酮酸脱氢酶复合体缺乏症
（pyruvate dehydrogenase complexdeficiency）

> **麻醉管理所面临的主要问题**
>
> 可能合并神经、肌肉、心肌等病变
>
> 可能为困难气道
>
> 慢性乳酸酸中毒
>
> 生酮饮食治疗的麻醉管理
>
> 限制碳水化合物摄入，禁止输注含乳酸液
>
> 麻醉药的应用问题

【病名】

丙酮酸脱氢酶复合体缺乏症（pyruvate dehydrogenase complexdeficiency，PDCD），又称间歇性共济失调并丙酮酸脱氢酶缺乏（intermittent ataxia with pyruvate dehydrogenase deficiency）、高乳酸和高丙酮酸血症并碳水化合物敏感（lactic and pyruvate acidemia with carbohydrate sensitivity）、高乳酸和高丙酮酸血症并间歇性共济失调和虚弱（lactic and pyruvate acidemia with episodic ataxia and weakness）等。

【病理与临床】

1. 本病是由于丙酮酸脱氢酶复合体（pyruvate dehydrogenase complex，PDC）缺陷所引起的、以慢性乳酸酸中毒及神经功能受损为临床特征的先天性疾病。它是儿科患者最常见的原发性乳酸酸中毒病因之一。PDC 位于线粒体内，其作用是将葡萄糖酵解过程中产生的丙酮酸氧化脱羧生成可参加三羧酸循环的乙酰 CoA，它是连接糖酵解及三羧酸循环的重要限速酶，在线粒体能量代谢中起着重要作用。PDC 缺陷时，葡萄糖参与三羧酸循环障碍，能量生成不足，血丙酮酸升高，在乳酸脱氢酶的作用下乳酸产生增加及乳酸酸中毒（图 8-3）。能量生成不足与酸中毒可致多组织器官损害，其中，中枢神经系统能量需求巨大、且几乎全部来源于葡萄糖的代谢，最易受损而出现相应症状；骨骼肌能源不足时易出现肌无力或运动不耐受，心肌细胞等亦可受累。

2. PDC 是由丙酮酸脱羧酶（pyruvate decarboxylase，E_1）、二氢硫辛酰胺乙酰转移酶（dihydrothiocyanamide acetyltransferase，E_2）及二氢硫辛酰胺脱氢酶（dihydrolipoamide dehydrogenase，E_3）三种酶及若干蛋白结合形成的多酶复合体。除连接蛋白外，一些蛋白控制着 PDH 的活性（如：丙酮酸脱氢酶磷酸酶激活复合物、丙酮酸脱氢酶激酶抑制复合物）。E_1 由四个亚单位组成，其中两个 α 亚单位（$E_{1\alpha}$）和两个 β 亚单位（$E_{1\beta}$）。其中 E_1 缺陷约占 80%。$E_{1\alpha}$ 缺陷与位于 X 染色体的短臂上（Xp22.2 ~ Xp22.1）*PDHA1* 基因突变有关，为 X 连

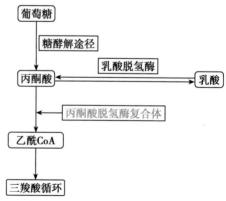

图 8-3　**丙酮酸脱氢酶复合体缺乏症的生化改变**

锁遗传。$E_{1\beta}$ 亚单位、E_2、E_3 及其他蛋白（如：E3BP 蛋白、丙酮酸脱氢酶磷酸酶等）缺陷为常染色体隐性遗传，其相关基因分别为 *PDHX*（11p13）、*PDHB*（3p21.1-p14.2）、*DLAT*（11q23.1）、*PDP1*（8q22.1）、*DLD*（7q31-q32）等。目前尚不清楚这些基因突变是如何影响复合体的，但复合体的任何一个组成部分的功能降低均可削弱整个复合体的活性，从而导致 PDCD。本病极为罕见，其流行病学情况尚不清楚，目前已有数百例临床报道。

3. 临床表现 与残存酶活性有关，发病年龄从子宫内胎儿至成年。主要表现为先天性乳酸酸中毒，常伴中枢神经系统症状（如：共济失调、肌张力障碍、呼吸急促或不规则、嗜睡、呕吐、抽搐、神经精神发育障碍等）及心肌、肝脏病变等。严重者出现 Leigh 病（亚急性坏死性脑脊髓病）的表现，本病是 Leigh 病的重要原因。部分患者可能合并先天性大脑发育不全（如：胼胝体发育不良等）及头面部与四肢等各种先天性畸形等。实验室检查：血乳酸、丙酮酸浓度升高（血乳酸>2mmol/L、丙酮酸>200μmol/L），其中丙酮酸升高幅度大于乳酸，乳酸/丙酮酸之比常小于 25；部分患者血乳酸、丙酮酸正常，但脑脊液中乳酸、丙酮酸升高。头部 MRI 检查可能有脑结构异常与基底神经节等部位病变。

4. 诊断与治疗 诊断根据临床表现、实验室检查、皮肤成纤维细胞或肌肉细胞 PDC 活性下降，基因检测可确诊。本病无特殊有效治疗方法，主要为对症治疗、生酮饮食治疗、补充 PDC 辅酶维生素 B_1、左旋肉碱改善线粒体代谢、丙酮酸脱氢酶复合物的激活剂二氯醋酸等。

【麻醉管理】

1. 麻醉前管理 本病是一个可能涉及多系统器官的全身性疾病，除乳酸中毒及中枢神经系统病变外，还可能合并心肌、肌肉、肝脏等病变与畸形，严重者在出生早期死亡，麻醉前应仔细检查评估并制定相应管理计划。此外，Dewhirst 认为线粒体氧化磷酸化障碍者可能发生扩张型心肌病，建议术前应超声心动图检查。维生素 B_1、左旋肉碱、二氯醋酸等可用至术前。碳水化合物摄入或输注葡萄糖液可加重乳酸酸中毒，应尽量避免之，患儿亦应避免摄入含有糖浆的镇静剂。麻醉前应继续高脂、低碳水化合物、适量蛋白质的"生酮饮食"，维持尿酮 1~2 个"+"。择期手术应安排在当天早晨第一台，并尽量缩短禁食时间。关于生酮饮食治疗患者的麻醉管理请见本书"West 综合征"。在禁食期间可适量输注脂肪乳剂。

2. 经检索，目前有 6 篇相关麻醉管理的临床报道，应注意以下问题

（1）气道管理：部分合并头面部畸形的患儿可能属困难气道者。Dewhirst 报道了一例跟腱延长术的 6 个月患儿，术前评估有小颌畸形、气道分级为三级。Milojevic 报道了一例 5 岁跟腱延长患儿，亦指出颌面畸形可致困难气道。对困难气道患儿的麻醉处理请参考本书相关内容，必要时应考虑纤维支气管镜引导下清醒插管，而 Dewhirst 为避免气管插管采用氯胺酮、右美托咪定镇静下蛛网膜下腔麻醉。

（2）术中输液：大部分文献均主张输注生理盐水，避免输注含葡萄糖及乳酸液。但并非完全禁止葡萄糖输注，因为患者依赖脂肪代谢维持正常血糖，存在低血糖的风险。Acharya 等报道了一例 11 个月、行尿道手术患儿，术中输注 10% 葡萄糖未发现异常。应严密监测血糖、血气及乳酸浓度，有明确低血糖证据时可输注适量葡萄糖液，严重乳酸酸中毒可适当用碳酸氢钠处理。

（3）创伤刺激可加重本病的病理生化改变。Schofield 在大鼠实验中发现手术后心脏和肝脏丙酮酸脱氢酶复合体活性下降，并持续至术后第 4 天（肝脏）和第 8 天（心脏）。因此，围手术期应保证良好的镇痛、镇静及内环境的相对稳定，避免各种应激刺激加重其病理改变，避免低体温、低心排量、低血容量及低氧血症。Dewhirst 认为，区域神经阻滞或椎管内阻滞单独或与全麻合用可有效抑制手术应激反应，用于本病有一定的优点；此外，它还可避免大量使用

阿片类药物、从而降低术后呼吸抑制的风险。

（4）关于麻醉药用于本病的安全性问题尚无定论。Dierdorf 报道了一例 10 个月女婴在全麻醉下行肝与皮肤活检及胃造瘘等手术，这是关于本病麻醉管理的第一篇报道。作者认为，硫喷妥钠、地西泮及氟烷、异氟烷等氟化醚类挥发性吸入麻醉剂可能损害糖异生、加重或导致乳酸积累，应避免应用，但 Acharya、Gilmore 报道的病例及 Dewhirst 报道的另一个病例均安全应用七氟烷。此外，丙泊酚被认为可抑制糖异生及线粒体功能，应慎用。但 Milojevic 报道的患儿采用丙泊酚诱导并未出现异常。丙泊酚用于单次诱导时可能不具有临床意义，但应避免长时间持续输注。由于肌张力低下及神经肌肉病变，应慎用肌松剂，尤其应避免用去极化肌松剂引起高钾血症。

（5）加强呼吸管理，术中应保证良好的肺通气，避免过度通气及通气不足。Dierdorf 报道的病例在术中出现低二氧化碳血症的同时，发生严重的乳酸酸中毒，纠正低二氧化碳血症后其乳酸酸中毒亦好转，尽管其原因尚不清楚，但提示对本病患者维持血气正常是十分重要的。此外，原发性乳酸酸中毒及肌张力低下可引起严重的中枢性呼吸抑制，应避免使用强力呼吸抑制药物，术后应作好长时间呼吸支持治疗的准备。

（6）文献报道，胼胝体发育不全者易出现低体温调节障碍（见"Shapiro 综合征"），术中应加强体温监测与管理。

（郑利民）

参考文献

[1] DEWHIRST E，REHMAN S，TOBIAS JD. Perioperative care of an infant with pyruvate dehydrogenase deficiency [J]. South Afr J Anaesth Analg，2012，18：115-118.

[2] MILOJEVIC I，SIMIC D. Anaesthesia in pyruvate dehydrogenase deficiency（letter）[J]. Paediatr Anaesth，2008，18：794-795.

[3] ACHARAYA D，DEARLOVE OR. Anaesthesia in pyruvate dehydrogenase deficiency[J]. Anaesthesia，2001，56：799-820.

[4] GILMORE DA，MAYHEW J. Anaesthesia in a child with pyruvate dehydrogenase deficiency：a case report[J]. AANA J，2008，76：432-433.

[5] MAYHEW JF. Anesthesia in a child with pyruvate dehydrogenase deficiency[J]. Paediatr Anaesth，2006，16：93.

第七节　Citrin 缺乏症
（Citrin deficiency）

麻醉管理所面临的主要问题

尿素循环障碍性疾病

高氨血症

合并中枢神经受损及低血糖、高乳酸血症及高脂血症等多种代谢紊乱

限制碳水化合物应用

脑水肿时禁用甘油类高渗液（甘油果糖）

【病名】

Citrin 缺乏症(Citrin deficiency),译名希特林蛋白缺乏症。各型有不同别名。

【病理与临床】

1. 本病是一种罕见的以高氨血症、高瓜氨酸血症及脂质与碳水化合物代谢障碍为主要临床特征的常染色体隐性遗传性疾病。其致病基因为 *SLC25A13*,而 *SLC25A13* 编码 Citrin 蛋白。

2. Citrin 蛋白是一种位于肝细胞线粒体内膜的钙结合性跨膜天冬氨酸(aspartate,Asp)-谷氨酸(glutamate,Glu)转运载体蛋白,其作用是将线粒体内的天冬氨酸转运至胞浆,同时将胞浆中的谷氨酸转运至线粒体内。天冬氨酸参与尿素循环的第三步,在精氨酸代琥珀酸合成酶(ASS)的催化下,它与瓜氨酸反应生成精氨酸代琥珀酸。Citrin 缺乏时,线粒体内的天冬氨酸不能转运至胞浆,胞浆内天冬氨酸不足,不能与瓜氨酸结合生成精氨酸代琥珀酸,从而使尿素循环受阻,出现高瓜氨酸血症、高氨血症。由此可见,本病高瓜氨酸血症、高氨血症的发病机制与瓜氨酸血症 Ⅰ 型不同,但部分患者也可能还合并有 ASS 缺乏。胞浆内天冬氨酸不足还可使蛋白质合成障碍,出现低蛋白血症。Citrin 的氨基酸转运过程还与枸橼酸/苹果酸穿梭系统相连,它可将胞浆中的还原型烟酰胺腺嘌呤二核苷酸(NADH)氧化成 NAD^+,维持细胞氧化还原状况的稳定。在 Citrin 缺乏时,这一平衡受到破坏,$NADH/NAD^+$ 比值升高、NADH 大量堆积,其结果造成多项代谢紊乱,包括:乳酸糖异生受阻引起高乳酸血症及低血糖;枸橼酸/苹果酸穿梭系统激活,枸橼酸分解产生大量乙酰辅酶,进而合成脂肪酸和脂肪引起高脂血症与脂肪肝;抑制半乳糖代谢酶 UDP-葡萄糖-4-表位酶,致半乳糖血症等。本病多见于日本人,据推测,其患病率约为 17 000 分之一。但近年来发现异常 *SLC25A13* 基因携带者在全球都有分布,尤其是东亚地区携带率很高(其中,中国为 1/65,中国台湾地区南部 1/48,韩国 1/112)。

3. 临床表现 本病分为三型,患者的共同特点是嗜好高脂高蛋白食物,厌恶碳水化合物食品。

(1) Citrin 缺乏致新生儿肝内胆汁淤积症(neonatal intrahepatic cholestasis caused by citrin deficiency,NICCD):多见于新生儿,表现为生长发育障碍,肝内胆汁淤积、肝大、脂肪肝、低蛋白、凝血因子减少、溶血性贫血、低血糖等。病情经适当治疗多在 1 岁后有所改善,但亦有发展成肝硬化而需肝移植者。

(2) Citrin 缺乏致生长发育障碍及血脂异常(failure to thrive and dyslipidemia caused by citrin deficiency,FTTDCD):多见于 1~2 岁者,出现前述饮食嗜好。可表现为生长发育障碍、低血糖、倦怠感、高脂血症、胰腺炎、脂肪肝、肝细胞癌等。它与 NICCD 经十余年可能发生 CTLN2。

(3) 瓜氨酸血症 Ⅱ 型(citrullinemia type Ⅱ,CTLN2):多于成年人发病,多为突发,发病年龄 11~79 岁。表现为反复发作的高氨血症,尤以夜间为甚。出现神经精神症状:幻觉、谵妄、有攻击性、易激惹、认知障碍、记忆丧失、震颤、痉挛、昏睡甚至昏迷,严重者因脑水肿而死亡。症状常因摄入酒精、糖类、某些药物、手术等而诱发,患者可能有或无 NICCD、FTTDCD 病史。瓜氨酸血症已列入国家卫健委等五部门《第一批罕见病目录》。

4. 实验室检查 血氨升高,血瓜氨酸和精氨酸升高、丝氨酸与苏氨酸之比升高,胰分泌型胰蛋白酶抑制因子(pancreatic secretory trypsin inhibitor,PSTI)升高。肝组织中 Citrin 蛋白表达水平降低。

5. 诊断　根据临床表现、实验室检查,基因检测可确诊。

6. 治疗　饮食治疗方面,应高脂高蛋白及低碳水化合物,补充必需氨基酸及精氨酸。对 NICCD 合并半乳糖血症者应补充脂溶性维生素(维生素 A、D、E、K)及食用含中链脂肪酸、无乳糖奶。CTLN2 适当降低糖类、提高脂肪与蛋白占比,但高氨血症者应限制蛋白摄入。丙酮酸钠可通过乳酸脱氢酶将细胞内 NADH 氧化为 NAD^+,为三羧酸循环的底物提供能量,同时改善 Citrin 缺乏所致的氧化应激。合并高氨血症者应其治疗同"鸟氨酸氨甲酰基转移酶缺乏症"及"瓜氨酸血症 I 型",应服用排氨药苯丁酸钠与苯丁酸甘油,并补充精氨酸。严重者应行血液透析,甚至肝移植。

【麻醉管理】

1. 麻醉前管理　总体而言,本病比"瓜氨酸血症 I 型(CTLN1)"的症状轻,但它的代谢紊乱较 CTLN1 复杂且是多方面的,除高氨血症外,还可能合并高脂血症及继发胰腺炎与心血管并发症、半乳糖血症、乳酸酸中毒等,患者生长发育障碍与营养不良,极为消瘦,90%以上患者身体质量指数(BMI)不足 20,40%的患者 BMI 不足 17%。因此临床上对无糖尿病、代谢综合征表现,出现高脂血症、血 PSTI 升高(正常值低于 20ng/mL)、且经常发生胰腺炎者要考虑本病。麻醉前应对患者全身状况进行全面检查与评估,尽量改善患者的营养与代谢紊乱,并制定相应的麻醉管理计划。排氨药、丙酮酸钠应持续服用至术前,并补充精氨酸(3 克/日),术后应尽量早期开始重新服用。诸多文献报道指出,手术可诱发本病,应尽量避免一些不必要的择期手术。

2. 营养管理　本病营养管理非常独特,且比较棘手。为防止蛋白质分解代谢而对瓜氨酸血症 I 型等其他高氨血症患者采取的限制蛋白质饮食(无蛋白质或低蛋白质、高碳水化合物饮食)治疗,对本病患者是危险的。Fukushima 等报道了一例 51 岁男性患者,因严重高氨血症(血氨 355μg/dL,正常<70μg/dL)、意识障碍而被诊断为肝性脑病;常规低蛋白高热量饮食治疗,总热量 1 600 千卡/日,其中蛋白质 40g/d,蛋白质、脂肪和碳水化合物(PFC)比率 10%:15%:75%,结果脑病症状不但无改善,反而进一步恶化;经过基因检测,诊断为 CTLN2;遂改用限制碳水化合物高脂饮食,并增加蛋白质量(总热量 1 340 千卡/日,蛋白质 50g/d,碳水化合物 150g/d,PFC 15%:40%:45%),患者血氨下降,病情好转。因为碳水化合物可加重细胞内 NADH 堆积,过量摄入可诱发或加重病情,围手术期应避免输注葡萄糖及果糖。Fukushima 建议对 CTLN2 患者应采用碳水化合物限制饮食,碳水化合物含量的占比应低于每日能量摄入的 50%。CTLN2 患者除限制碳水化合物外,是否还需要限制蛋白质的摄入,尚有争议,由于大多数 CTLN2 患者缺乏肝 ASS,可能出现 CTLN1 相似的病理变化,高蛋白饮食可能导致尿素循环氮负荷过高。故 Fukushima 主张除碳水化合物外,亦应限制蛋白质(50~70g/d)。目前主张对本病患者采取以高脂肪为主、适量蛋白质、限制碳水化合物饮食。由于患者常合并胰腺炎,高脂饮食对患者而言是一个不得已的选择,对胰腺炎患者又不得不适当增加蛋白质的量,临床上应根据血氨适当调整。术前不应改变患者嗜好高脂高蛋白食物、厌恶碳水化合物食物的习惯。应尽量缩短禁食时间,择期手术应安排在当天早晨的第一台,在禁食期间可适当补充脂肪乳剂,以防止蛋白质分解。要注意本病限制碳水化合物,并非完全禁止输注碳水化合物,其含量不应超过每日输注能量的 50%。本病容易发生低血糖,在围麻醉期应严密监测血糖。

3. 目前有关本病麻醉管理的报道较少,经检索只有 Choi 一篇报道。这是一位 48 岁的男性患者,在蛛网膜下腔阻滞(0.5%高比重布比卡因 12mg)、右美托咪定镇静下进行了二次尿道或膀胱手术,经过顺利。作者的经验是围手术期营养管理为 1 000 千卡/日饮食,PFC 比例为 14%：27%：59%,术中避免输注葡萄糖液,确保碳水化合物不超过 60%；同时注意血氨的监测与管理、肝功能的保护。关于本病血氨的管理请见"鸟氨酸氨甲酰基转移酶缺乏症"及"瓜氨酸血症Ⅰ型",麻醉前管理目标是维持血氨浓度低于 100μmol/L。尚不清楚麻醉药是否对 Citrin 蛋白或 NADH/NAD$^+$ 比值有何影响。但推测目前常用的阿片类(瑞芬太尼、舒芬太尼等)、挥发性吸入麻醉剂(七氟烷等)、丙泊酚是安全的,而中枢性 α$_2$ 肾上腺素能受体激动剂右美托咪定受到重视。非去极化肌松剂多选用阿曲库铵,因为它不经肝肾代谢。保证良好的麻醉效果、维持血流动力学及内环境稳定、避免过度的应激反应、注意肝脏与肾脏功能的保护等,比麻醉药的选择更为重要。此外,要注意患者术后苏醒延迟的问题,并与高氨性昏迷及低血糖等鉴别。

4. 甘油类高渗液(甘油果糖)及甘露醇常用于高氨性脑水肿的脱水治疗。甘油可溶于水,在肝脏甘油激酶的作用下转变成 3-磷酸甘油,然后脱氢生成磷酸二羟丙酮循糖代谢途径进行分解或直接转变为糖,因此给与甘油等于间接给与碳水化合物,可升高 NADH/NAD$^+$ 比值、致 NADH 堆积,从而加重本病。Yazaki 报道了三例患者并回顾了既往 12 例患者,发现输注甘油的 12 例患者中 2 例因脑病与脑水肿迅速恶化而死亡,而 2 例仅用甘露醇治疗的患者中 1 例脑水肿消失后痊愈。本病脑水肿的治疗应首选甘露醇,禁用甘油果糖。

(郑利民)

参考文献

[1] 堵向楠,丁岩,王向波. 希特林蛋白缺乏症的研究进展[J]. 疑难病杂志,2014,13:980-983.

[2] YAZAKI M,TAKEI Y,KOBAYASHI K,et al. Risk of worsened encephalopathy after intravenous glycerol therapy in patients with adult-onset type Ⅱ citrullinemia (CTLN2) [J]. Intern Med,2005,44:188-195.

[3] CHOI JJ,KIM HS,LEE KC,et al. Anesthetic experience of an adult male with citrullinemia type Ⅱ:a case report[J]. BMC Anesthesiol,2016,16:92-95.

第八节　长链 3-羟酰基辅酶 A 脱氢酶缺乏症
(long chain 3-hydroxyacyl-CoA dehydrogenase deficiency)

麻醉管理所面临的主要问题

代谢紊乱,低酮性低血糖症,乳酸酸中毒

多组织器官损害

横纹肌溶解

心肌病变,肝脏病变

中枢及周围神经病变

避免饥饿及各种应激因素

丙泊酚的临床应用问题

【病名】

长链 3-羟酰基辅酶 A 脱氢酶缺乏症(long chain 3-hydroxyacyl-CoA dehydrogenase deficiency;或 3-hydroxyacyl-CoA dehydrogenase, long chain, deficiency;或 Long-chain 3-hydroxyacyl-coenzyme A dehydrogenase deficiency;或 long-chain 3-OH acyl-CoA dehydrogenase deficiency;LCHAD deficiency),又称Ⅰ型三功能蛋白缺乏症(trifunctional protein deficiency, type 1)等。

【病理与临床】

1. 本病是由于先天性线粒体中长链酰基辅酶 A 脱氢酶(LCHAD)缺乏引起的长链脂肪酸β 氧化代谢障碍性疾病,为常染色体隐性遗传。线粒体三功能蛋白(mitochondrial trifunctional protein, MTP)是一种八聚体多酶复合物,由 *HADHA* 和 *HADHB* 基因编码的 4 个 α 和 4 个 β 亚基组成。它由三种酶组成:长链烯酰辅酶 A(LCEH)、长链 3-羟酰基辅酶 A 脱氢酶(LCHAD)、长链 3-酮酰辅酶 A 硫解酶(LCKAT),其作用是催化长链脂肪酸氧化的最后三个步骤。MTP 缺陷分为完全型与单纯型,完全型者三种酶活性均消失,单纯型仅长链 3-羟酰基辅酶 A 脱氢酶活性丧失,而其他两种酶活性正常或基本正常。长链脂肪酸存在于牛奶和某些油脂食物中,它们储存于人体脂肪组织中。长链脂肪酸的 β 氧化在酶的作用下完成,每一次循环产生一个乙酰辅酶 A 和缩短了 2 个碳原子的脂酰辅酶 A。它是心脏和肌肉的主要能量来源,禁食期间也是肝脏和其他组织的重要能量来源。长链 3-羟酰基辅酶 A 脱氢酶缺乏将导致体内长链脂肪酸不能氧化供能,同时蓄积在细胞内对组织器官产生毒性作用。本病已被国家卫健委等五部门列入《第一批罕见病目录》。其患病率尚不清楚,有地区差异,欧洲较多,一般认为其患病率为 1:31 500~1:85 000,我国 1:250 000。

2. 临床表现　常在患儿出生数天或几个月出现急性代谢危象或禁食期间出现症状,发作期间的血清肌酸激酶(CK)水平增高,偶有肌红蛋白尿。它主要影响以长链脂肪酸为主要的能量来源的器官(如:心脏和骨骼肌),同时出现急性代谢综合征(如:合并肝病与脑病的低酮性低血糖症、乳酸酸中毒等)。慢性并发症包括反复发作的代谢紊乱、横纹肌溶解症、心肌病、进食困难、周围神经病变和视网膜病变,严重者可致猝死。根据酶活性、发病年龄与病情轻重分为早发严重型、肝型、肌型。

3. LCHAD 缺乏症如不治疗,患病率和死亡率会特别高,具有急性表现的 LCHAD 患者 80% 以上将在 2 年内死亡,新生儿早期筛查诊断可明显改善其预后。筛查方法是用 3-羟基棕榈酰肉碱(C16-OH)和 3-羟甲基肉碱(C18:1-OH)作为主要的生物标志物,通过串联质谱法测定酰基肉碱(MS/MS),但 MS/MS 不能区分 MTP 的不同缺陷。

4. 治疗　主要通过饮食调节,频繁摄入碳水化合物以防止分解代谢与脂肪酸代谢的激活,定期喂食避免饥饿,补充中链甘油三酯、减少不饱和脂肪酸摄入,限制外源性长链脂肪酸的摄入量不超过总热卡的 10%,并补充 ω-3、ω-6 脂肪酸。发生能量危机时及时补充葡萄糖。合理的饮食及避免一些应激因素可减少横纹肌溶解,但不能阻止神经系统病变的进展。

【麻醉管理】

1. 术前管理　本病的麻醉管理与肉碱棕榈酰转移酶Ⅱ缺乏症相似(见"肉碱棕榈酰转移酶Ⅱ缺乏症")。麻醉前管理重点包括以下几方面:

(1) 本病代谢障碍可涉及心、脑、肝、肌肉等多器官,麻醉前应对其功能进行评估。在麻醉前应纠正代谢异常、改善其代谢状况、增加重要器官的能源贮备。

(2) 避免饥饿致脂肪分解代谢增加,术前应尽量缩短禁食时间,在禁食期间应持续静脉输注葡萄糖液。

(3) 除饥饿外,疼痛、焦虑、精神紧张等应激反应可促进分解代谢、加重或导致代谢紊乱,甚至发生昏睡、低酮性低血糖、乳酸酸中毒等急性代谢危象。术前应适当镇静(常用咪达唑仑等)、在围手术期应保证良好的镇痛镇静。

2. 麻醉管理

(1) 麻醉药物的选择:目前有关本病麻醉管理的报道较少,Martin 报道了一组病例,主要观察了丙泊酚用于本病患者的安全性问题。丙泊酚是一种含有大豆油(100mg/mL)的油水乳液,由脂肪酸如亚油酸、油酸、硬脂酸和棕榈酸组成,它们是由 16~18 个碳原子组成的长链脂肪酸(LCFAs)。由于一些重症患者接受长时间、大剂量丙泊酚注射后出现丙泊酚输注综合征(PRIS)等严重副作用,丙泊酚用于线粒体脂肪酸氧化障碍(fatty acid β-oxidation disorder,FAOD)性疾病患者的安全性受到质疑,大部分文献报道主张 FAOD 患者应避免使用异丙酚。Martin 观察了 8 例 LCHAD 缺乏症患儿,为监测其视网膜病变的进展,在丙泊酚镇静下共计进行了 39 次视网膜电图(ERG)检查,经测算,所用丙泊酚的 LCFAs 总量约为每天总热量需求的 1.0%。经过顺利,均无任何异常。LCHAD 缺乏症者并非完全不能用 LCFAs,根据 Gillingham 的研究与推荐,LCHAD 缺乏症患者长链脂肪酸饮食限制方案包括 LCFAs 摄入量可占总热量的 10%,同时中链脂肪酸(MCT)占 10%~20%。这样看来,诱导剂量的丙泊酚或小剂量、短时间应用长链脂肪酸乳剂丙泊酚有一定的安全性,但应避免长时间、大剂量应用。此外,可尽量选用中长链脂肪乳剂。同样,对依托咪酯乳剂亦应注意,大部分一些文献建议避免使用。其他硫喷妥钠、苯二氮䓬类、阿片类及挥发性吸入麻醉药七氟烷是安全的。对麻醉维持,仍然建议使用挥发性吸入麻醉药。Welsink-Karssies 等近期报道了一例 24 岁的女性患者在七氟烷全麻下安全实施了颈部手术。

(2) 围手术期应严密监测血糖与血气,避免发生低血糖。在麻醉手术期间应持续输注葡萄糖液,以保证心、脑、肌肉等重要器官能量供应,避免分解代谢。葡萄糖输注量取决于各种因素,如:残余酶活性、手术的类型和应激反应的大小等。应维持较高的血糖水平,但血糖过高(血糖≥10mmol/L)时,可使用胰岛素控制。

(3) 由于肌肉缺乏能量供应,患者可能发生横纹肌溶解。充分输注葡萄糖液是预防横纹肌溶解的重要措施。应严密监测血清肌酸激酶(CK)与尿液,CK 增加提示肌肉细胞溶解,及时发现肌红蛋白尿与横纹肌溶解。CK 增加时应输注足量的葡萄糖液(成人 2mg/(kg·min)。儿童 6~8mg/(kg·min))。但是在严重的应激反应时,由于皮质醇和儿茶酚胺释放,即便输注葡萄糖,仍有可能出现横纹肌溶解,控制疼痛、防止缺氧与二氧化碳蓄积等综合防治措施同样重要。由于肌肉病变,本病患者应避免用去极化肌松剂琥珀胆碱。

(4) 加强血流动力学监护与管理,维护心脏功能。同时注意肝功能保护。

3. LCHAD 缺乏症杂合子母亲孕育的胎儿为 LCHAD 缺乏症时,易合并 HELLP 综合征等产科问题,在产科麻醉时应注意。

4. 术后管理　术后应持续输注葡萄糖液,直至恢复正常饮食。为了防止分解代谢,应及时预防感染、疼痛和手术并发症。预防术后恶心和呕吐亦很重要,不仅减少恶心和呕吐造成的应激反应,更重要的是术后可以尽快进食,缩短禁食时间。

(游志坚　郑利民)

参考文献

[1] VELLEKOOP P,DIEKMAN EF,VAN TUIJL I,et al. Perioperative measures in very long chain acyl-CoA dehydrogenase deficiency[J]. Mol Genet Metab,2011,103:96-97.

[2] DIEKMAN EF,FERDINANDUSSE S,VAN DER POL L. Fatty acid oxidation flux predicts the clinical severity of

VLCAD deficiency[J]. Genet Med,2015,17:989-994.

[3] WELSINK-KARSSIES MM,POLDERMAN JAW,NIEVEEN VAN DIJKUM EJ,et al. Very long-chain acyl-coen-
zyme a dehydrogenase deficiency and perioperative management in adult patients[J]. JIMD Rep,2017,34:
49-54.

第九节 臭鱼味综合征
（fish-odour syndrome）

麻醉管理所面临的主要问题

常合并各种心理障碍

应用单胺氧化酶抑制剂可能有风险

可能合并肝肾疾病

【病名】

臭鱼味综合征(fish-odour syndrome),又称三甲基胺尿症(trimethylaminuria)。

【病理与临床】

1. 本病是一种身体散发出类似鱼臭味的罕见常染色体隐性遗传性疾病,由 Humbert 等于 1970 年首先报道。现已证实本病是由于三甲基胺(TMA)代谢必需的酶——黄素单氧酶 3(fla-vin-containing monooxygenase 3,FMO3)缺陷所致,FMO3 基因定位在第一对染色体长臂 23～25 位置上(1q23～q25)。患病率目前尚不完全清楚,现已有超过 200 例病例报道,但 D' Angelo 等认为实际患病数远不止于此。有证据显示,在散发恶臭患者中未确诊的三甲基胺尿症可能是相当普遍的,基因研究估计,杂合子携带者为 0.5%～11%。

2. TMA 是一种不稳定的、有鱼腥样恶臭味的胺类化合物,多源自于食物。在正常情况下,饮食中的 TMA 前体物质(如:胆碱、卵磷脂)等,由结肠细菌降至解成 TMA。后者 TMA 通过细胞膜扩散并进入肝脏循环,通过肝脏 FMO3 氧化为无臭的三甲基胺-N-氧化物(trimethylamine-N-oxide,TMAO)。本病是由于 FMO3 的缺乏或活性不足、TMA 代谢障碍而积聚并在尿液、汗腺与汗水和呼吸中排泄的所致。此外,还有获得性或继发性三甲基胺尿症者,其 FMO3 仍然保留不同程度的功能。常见原因有:外源性胆碱摄入过多(如:治疗阿尔茨海默病)、肝脏疾病、慢性肾脏疾病等,慢性肾脏疾病者出现是因为大肠细菌过度生长所致。

3. 诊断为尿中三甲基胺浓度高,FMO3 基因检测可做诊断。治疗方法有饮食控制、勤更衣洗手、口服抗生素等。

【麻醉管理】

1. 身体恶臭,自古以来多有记载,它常被视为丑恶者的象征而饱受歧视。英国大剧作家莎士比亚在他的《暴风雨》中描写了一个畸形而野蛮的奴隶 Caliban,称"他闻起来象鱼"("he smells like a fish")。虽然此病本身并不会威胁生命,但由于经常受到人们的歧视、嘲笑,患者常合并严重心理障碍,显著地降低了患者的生活质量。表现为抑郁、孤独、偏执,部分患者出现焦虑,甚至自杀倾向。Messenger 认为,患者的心理障碍除环境因素外,还可能与神经中枢内源性胺代谢障碍有关。对此类患者,手术麻醉期间要注意工作人员的言行,在麻醉前应做好充分的精神安抚,给予足量镇静剂。

2. 目前尚未见本病麻醉管理的报道。文献报道,*FMO3* 还参与多种治疗药物及单胺(包括酪胺)类的代谢,原发性三甲胺尿症患者非甾体抗炎药卞达明代谢异常。部分患者进食富含酪胺类食物后,可产生高血压、心动过速、恶心呕吐、腹痛、呼吸困难、头痛头晕等不良反应。因此,我们推测本病患者用单胺氧化酶抑制剂(MAO)可能潜在着一定的风险。

3. 注意继发性三甲基胺尿症者可能合并严重的肝、肾功能病变。

（郑利民）

参考文献

［1］D'ANGELO R,SCIMONE C,ESPOSITO T,et al. Fish odor syndrome (trimethylaminuria) supporting the possible FMO3 down expression in childhood:a case report［J］. J Med Case Rep,2014,8:328.

［2］MESSENGER J,CLARK S,MASSICK S,et al. A review of trimethylaminuria:(fish odor syndrome)［J］. J Clin Aesthet Dermatol,2013,6:45-48.

［3］MAYATEPEK E,FLOCK B,ZSCHOCKE J. Benzydamine metabolism in vivo is impaired in patients with deficiency of flavin-containing monooxygenase3［J］. Pharmacogenetics,2004,14:775-777.

第十节　淀粉样变性症
（amyloidosis）

麻醉管理所面临的主要问题

病变可累及全身所有重要器官

心脏病变

自主神经功能障碍

困难气道

喉、气管、支气管病变

皮肤、黏膜脆弱易出血

注意治疗用药(糖皮质激素、免疫抑制剂等)的副作用及与麻醉药的相互作用

【病名】

淀粉样变性症(amyloidosis),又称淀粉样蛋白病(amyloid disease)。

【病理与临床】

1. 淀粉样变性症是由于代谢紊乱而产生的特殊淀粉样蛋白沉积于各组织器官的细胞间所引起的一组疾病。所谓"淀粉样蛋白",并非真正的淀粉,只因它与碘可发生淀粉样染色反应,故 Virchow 将它命名为淀粉样蛋白。它既可是原发性的,也可以继发于某些疾病,如:慢性感染、肿瘤、风湿热等,是这些疾病的临床表现之一。

2. 本病发病机制尚不清楚。现认为与机体免疫功能异常、尤其是与巨噬细胞的吞噬功能有关。炎症、慢性感染或其他不明的原因刺激机体所产生淀粉样蛋白前体,被巨噬细胞吞噬后可生成各种类型的淀粉样蛋白,它们随巨噬细胞分泌的颗粒而转运至组织间或随着巨噬细胞崩解,在组织中、尤其是在毛细血管与小动脉周围呈灶状或弥散性沉积,形成淀粉样蛋白沉积斑块。随着沉积物的逐渐增多,可压迫组织器官造成相应器官血液循环障碍,同时引起器官结构与功能改变。

3. 淀粉样蛋白可沉积于全身所有的组织器官,如:皮肤、心、肝、肾、肺、肌肉、胃肠道、神经系统、关节、骨骼、内分泌腺等。根据淀粉样蛋白的理化特性与病因,临床上将其分为五型:

(1) 原发性轻链型淀粉样变(primary light chain amyloidosis,AL):是最常见的亚型,它是由于一种具有反向折叠结构的单克隆免疫球蛋白轻链片段沉积所引起的。此型及伴骨髓瘤者主要累及心脏、肾脏、肝脏、肺、肌肉和皮肤等组织器官。本病已列入国家卫健委等5部门《第一批罕见病目录》。

(2) 自身免疫(AA)相关淀粉样变性(autoimmune amyloidosis,AA):又称继发性淀粉样变性。继发于肺结核或炎症性疾病(如:风湿性关节炎或炎症性肠病)。主要影响肾脏及骨髓、脾、肝、肠、肾、肾上腺等。近半数患者合并类风湿关节炎。

(3) 透析相关淀粉样变性(dialysis-related amyloidosis):见于肾衰竭、长期接受透析者。多累及关节和肌腱。

(4) 遗传性(家族性)淀粉样变性[hereditary (familial) amyloidosis]:多为常染色体显性遗传,部分表现为常染色体隐性遗传,多累及自主神经、心脏、肝脏及肾脏。

(5) 老年淀粉样变性(senile amyloidosis):多累及老年男性心脏。

4. 临床表现　因受累器官不同而异,常表现为多器官的损害,但临床上多表现为某一器官损害为主。诊断主要靠活检。

5. 治疗　无特效方法,部分类型可采取骨髓移植。对症治疗包括糖皮质激素与硼替佐米、美法仑、沙利度胺、环磷酰胺、秋水仙碱等免疫抑制治疗,局限性、有瘤块者可行手术治疗。

【麻醉管理】

1. 本病是一种可累及全身任何器官及系统的复杂渐进性疾病。麻醉前应作全面而系统的全身检查,明确病变的范围、程度和呼吸、循环、神经、肝、肾、内分泌与血液系统等重要组织器官的功能状况,继发性者还应了解其基础病变的情况。Wani 指出,每一例淀粉样变性的患者都是独一无二的,必须根据他们的具体情况制定相应的麻醉管理方案。由于其临床表现多种多样、起病隐匿,可能潜伏着一些不可预测的风险,其中呼吸系统的风险最大,要特别注意一些术前未诊断的患者。Kim 报道了一例 63 岁的男性患者,计划在全麻下行颈部肿物切除,麻醉诱导、气管插管后发现患者面部和颈部紫斑加重、眼结膜充血,遂取消手术,经过检查诊断为轻链淀粉样变。该患者在麻醉后第 16 天出现呼吸困难,胸部 MRI 示双侧胸腔积液并间质性肺水肿,肺功能检查示为中度阻塞性通气障碍。此外,应注意术前治疗用药(如:糖皮质激素、环磷酰胺)等的副作用及与麻醉药的相互作用(见"系统性红斑狼疮"),应对肾上腺皮质功能进行评估。

2. 循环管理　淀粉样蛋白沉积于心脏可引起心肌变性、萎缩,表现为巨大心脏与心功能不全、心律失常、传导阻滞等,冠状动脉受累时可发生心肌梗死及心绞痛。房室传导阻滞较为常见,它和心律失常是猝死的主要原因。文献报道,在麻醉中易发生心动过缓,虽然大部分病例用阿托品及异丙肾上腺素有效,但仍应作好临时心脏起搏的准备。有心功能不全或传导阻滞者应避免使用有抑制心功能的麻醉药物,琥珀胆碱可引起心律失常与心动过缓,应慎用。此类患者对儿茶酚胺不敏感,而且心功能不全时用洋地黄无效。另一方面,淀粉样蛋白可沉积于神经纤维,尤其是交感神经纤维,引起自主神经功能障碍,而脑神经较少受累。激光多普勒皮肤血流量计测试表明,本病患者交感血流反应(sympathetic flow response)消失,代偿性血管收缩障碍,体位性低血压较为常见,在手术麻醉时可引起严重的低血压,椎管内阻滞时应控制阻滞平面。

3. 呼吸及气道管理

(1)呼吸管理:本病对呼吸系统的影响有大量的报道,从喉到肺均可受累。术前应常规行胸部影像学检查,必要时应行纤支镜检查,了解气道受累的部位、程度及范围。呼吸系统病变分为以下几种类型:①巨舌症:文献报道,原发性者34%~40%合并有巨舌症。它不仅可引起呼吸道梗阻,而且在气管插管时可妨碍喉镜显露声门。②喉淀粉样蛋白病:可引起声门狭小、气管插管困难,甚至可引起致死性呼吸道出血。③气管与支气管淀粉样蛋白病:Fraser 等将它分气管与支气管黏膜下斑块、单元灶肿瘤样块物及弥漫浸润型;它们可引起气管阻塞、肺不张及出血,约14%的患者有骨质化生,表现为气管、支气管骨化病(Tracheobronchopathia osteoplastica)。④肺淀粉样蛋白病:可表现为单个或多个实质结节状、粟粒状、融合结节状或肺泡间隔弥漫性病变,严重者可出现弥散障碍及限制性通气障碍。病变严重的患者术后应做好长时间呼吸支持治疗的准备。

(2)气道管理:本病气道管理可能面临诸多困难。前述巨舌、喉淀粉样蛋白病、气管与支气管淀粉样蛋白病及颈部包块等,均可致声门显露与气管插管困难;病变累及咽喉及胃与食管,可致胃排空障碍及反流误吸;对此类患者最好采用清醒插管或在纤维支气管镜引导下清醒插管。要注意声门下气管狭窄,应选较细的气管导管,尽量避免损伤呼吸道黏膜。有时本病患者气道病变比预计严重且复杂,Minogue 报道了一例全喉-气管支气管树淀粉样变性的 53 岁患者,在全身麻醉气管插管后,出现气道阻塞表现,患者无法通气,只得拔除气管导管,插入 Dedo 硬质喉镜,通过喉镜远端进行喷射通气,硬质支气管镜显示气管下端部分组织阻塞,进行多次广泛清除后通气才得到改善。此类患者应在清醒、保持自主呼吸条件下插管,Minogue 甚至提出必要时可能需要体外膜式肺氧合(ECMO)支持。此外,部分患者的病变可累及声带与喉周围肌,一侧声带麻痹的患者,在术前检查时由于对侧的代偿作用,常无声嘶与呼吸困难的表现。而气管插管操作可能招致对侧声带麻痹或合并潜在病变的声带麻痹,患者出现声嘶,甚至呼吸困难。有时可能因此而引起医疗纠纷。麻醉前需对声带进行评估。

4. 消化系统受累表现为肝脏受损、腹泻、低蛋白血症等,此类患者常合并有食管下段括约肌松弛,可增加反流误吸的危险性。肾脏受损可出现肾病综合征,低蛋白血症,高钾性肾小管性酸中毒及高血压。严重者可发展成慢性肾功能不全。

5. 血液学病变表现为出血倾向,包括微血管脆性增加、血小板功能障碍、纤维蛋白减少、凝血因子不足。约有三分之一的患者有继发性因子 X 缺乏,此外还可能有 II、V、VII 和 IX 因子缺陷。术中可能发生严重出血。皮肤受损表现为轻度高出皮面的腊样斑块,血管脆弱可招致出血性皮疹,部分患者眼眶周围瘀斑形成黑眼圈综合征(Black eye syndrome)或"浣熊眼",皮肤黏膜的脆性增加,轻擦可引起皮下出血,Weingarten 提醒在贴胶布或心电图电极时要特别小心,因为它可致皮肤剥脱与出血。

6. 本病无特殊禁忌的麻醉药。神经肌肉病变者应禁用琥珀胆碱。椎管内麻醉及区域神经阻滞有良好的镇痛作用并可减少其他麻醉药的用量,单独应用时可避免一些与气道管理相关的风险。但椎管内麻醉及深部区域神经阻滞应禁用于出血倾向的患者,此外,由于自主神经受损,要注意椎管内麻醉时容易出现血压下降。

(郑利民)

参考文献

[1] WANI Z,HARKAWAT DK,SHARMA M. Amyloidosis and anesthesia[J]. Anesth Essays Res,2017,11：233-237.

[2] MINOGUE SC,MORRISSON M,ANSERMINO M. Laryngo-tracheo-bronchial stenosis in a patient with primary pulmonary amyloidosis：a case report and brief review[J]. Can J Anaesth,2004,51：842-845.

[3] KIM GH,LEE WK,NA SH. Undiagnosed light chain systemic amyloidosis：does it matter to anesthesiologists？：a case report[J]. Korean J Anesthesiol,2013,65：453-455.

[4] WEINGARTEN TN,HALL BA,RICHARDSON BF,et al. Periorbital ecchymoses during general anaesthesia in a patient with primary amyloidosis：A harbinger for bleeding？[J] Anesth Analg,2007,105：1561-1563.

第十一节   短链脂肪酸去氢酶缺乏症
（short-chain acyl-CoA dehydrogenase deficiency）

麻醉管理所面临的主要问题

代谢紊乱(低血糖、代谢性酸中毒等)

脂肪酸代谢紊乱

肌张力障碍

发育迟缓

肺部感染、胃食管反流

中枢神经系统受累,癫痫发作

可能困难气道

【病名】

短链脂肪酸去氢酶缺乏症(short-chain acyl-CoA dehydrogenase deficiency,SCADD),又称短链酰基辅酶 A 脱氢酶缺乏症。

【病理与临床】

1. 短链酰基辅酶 A 脱氢酶缺乏症(SCADD)是由于基因突变致使相应的酰基辅酶 A 脱氢酶功能发生缺陷,引起短链脂肪酸 β 氧化障碍,从而导致能量生成减少和代谢中间产物在体内大量蓄积。该病主要以新生儿期发病多见,以低血糖及反复发作难以纠正的酸中毒、癫痫、肌张力低下、发育迟缓以及精神发育迟滞等为主要临床特征。

2. 脂肪酸是机体在应激状态下通过线粒体 β 氧化为机体供能的主要物质来源,其过程需要多种酶催化完成。催化由酰基辅酶 A 脱氢酶开始。根据脂肪酸链的长度,有不同的酰基辅酶 A 脱氢酶的亚型。短链酰基辅酶 A 脱氢酶(SCAD)是负责短链脂肪酸(C4,C5 和 C6)代谢的主要催化酶。还有中链酰基辅酶 A 脱氢酶(MCAD)和极长链酰基辅酶 A 脱氢酶(VLCAD),MCAD 和 VLCAD 缺陷在较早一步中断了脂肪酸的 β 氧化,这些酶缺陷的患者不能生成酮体,当葡萄糖储存受限时,易致低血糖。SCAD 缺陷患者由于大部分脂肪酸链可被代谢,一般不以低血糖为特征。然而,SCAD 缺陷导致毒性中间代谢物,特别是丁酰辅酶 A 的累积。丁酰辅酶 A 通过替代途径代谢为乙基丙二酸、甲基琥珀酰辅酶 A 和丁酰基肉碱,导致 SCAD 缺陷特征性尿酸。这些有机酸具有细胞毒性,特别是在中枢神经系统和骨骼肌中。

3. SCADD 属常染色体隐性遗传代谢性疾病,其致病基因 *ACADS* 基因含 10 个外显子,编码 412 个氨基酸,至今已报道 70 余种基因突变类型,以错义突变为主。其患病率有种族和地区差异,研究表明,美国、德国、澳大利亚等国家新生儿疾病筛查提示其患病率约为 1∶95 000,目前我国对该病的患病率尚无明确统计。

4. 临床表现　该病发病年龄新生儿到成人不等,多数起病于 5 岁以内。有症状的 SCADD 患者表现出相对严重的显性性状,而大多数通过新生儿筛查串联质谱分析的 SCADD 患者无临床症状。因此 SCADD 患者临床表现具有多样性,从严重的代谢障碍或神经肌肉障碍到完全无症状。最常见的是发育迟缓、肌张力障碍、行为障碍和酸性尿。其他症状可有语言落后、惊厥、癫痫、肌病、低血糖、喂养困难、嗜睡,有时可见患者有其他畸形、心肌病、宫内发育迟缓和呼吸抑制,偶见急性酸中毒表现(表 8-2)。

表 8-2　SCADD 的临床表现

常见	不常见
酸性尿、代谢性酸中毒	颅面畸形
肌张力减退	低血糖
发育迟缓	癫痫
	脊柱侧弯
	肌张力过高、反射亢进
	周期性呕吐
	心肌功能障碍

5. 多数国家 SCADD 并不在新生儿筛查计划之内,也造成许多 SCAD 基因变异患者发病中没有得到诊断和后续的追踪。出现 SCADD 的临床症状,并且血浆丁酰基肉碱及尿液乙基丙二酸升高,即可考虑诊断 SCADD。但乙基丙二酸升高并非 SCADD 的特异性改变,也可见于戊二酸血症 Ⅱ 型和线粒体病中。通过酶学或基因检测有助于进一步明确诊断,目前已经鉴定出 SCADD 患者中以 c.625G>A(G209S) 和 c.511C>T(R147W) 突变为主,可以作为该病基因筛查位点。

6. 治疗　总的原则是避免饥饿,急性发作期积极对症处理。目前主要处理措施是改善临床症状,低脂饮食,可适当补充肉碱或维生素 B_2(核黄素),避免长时间禁食。急性发作期静脉给予 10% 的葡萄糖溶液抑制分解代谢。

【麻醉管理】

1. 术前准备

(1) SCADD 患者体内大多数脂肪酸链可以被代谢,低血糖不是该病症的特征,然而,仍有 SCADD 患者发生低血糖的报道。因此建议避免 SCADD 患者长时间禁食。这一点对于术后无法恢复正常饮食的患者也具有重要意义。SCADD 患者手术前一晚禁食开始就可以静脉输液,或者在术前 2 小时饮用清饮料以避免低血糖。有报道在术前可以口服 1g 肉碱(carnitine),肉碱有利于脂肪酸跨线粒体膜进行转运,因此增加了线粒体内 β 氧化底物的浓度。此外,在脂肪酸氧化功能障碍时,肉碱能与多余的代谢产物结合,有助于其排泄。但尚无足够的证据说明肉碱对 SCADD 有利,其全身不良反应也有待观察,因此在围手术期应谨慎使用。

(2) 由于 SCADD 的临床表现具有多样性,因此需要进行彻底的术前评估,包括超声心动图、中枢神经系统检查等。SCADD 患者可能存在癫痫。抗惊厥药物长期应用会改变包括肌松药在内的多种药物的代谢和药效,如苯妥英钠和卡马西平长期服用会对肌松药产生耐药性。

2. 麻醉药物的选择

(1) 从理论上讲,脂肪酸代谢紊乱患者使用丙泊酚存在很多顾虑。文献报道,PICU 长时间使用丙泊酚可发生横纹肌溶解、代谢性酸中毒、心衰和缓慢性心律失常。进一步研究表明丙泊酚可能抑制线粒体功能,包括抑制 ATP 生成、抑制肉毒碱棕榈酰转移酶Ⅰ活性、使长链酰基酯转运入线粒体减少、线粒体呼吸链复合体Ⅱ失效等。尽管并不是所有患者都会产生这些副作用,但其中任何一项都可能对 β 氧化发生障碍的患者产生不利影响,比如线粒体复合物Ⅱ活性下降会使短酰基链代谢的中间产物累积。基于这些问题,我们认为 SCADD 患者应禁用丙泊酚。此外,对于丙泊酚给药后出现问题的患者,如丙泊酚输注综合征,或表现出线粒体肌病症状和体征的患者,应针对 SCADD 进行基因筛查。挥发性吸入麻醉药、咪达唑仑、氯胺酮、右美托咪定和芬太尼等都可应用。

（2）肌松药的使用:低肌张力是 SCADD 最常见的症状之一。文献报道的患者中有一半以上表现出轻度的肌无力直至严重肌肉萎缩等症状。有作者认为 β 氧化过程中的任何步骤缺陷都会导致酯酰辅酶 A 在肌肉沉积,产生脂质沉积性肌病。此外,SCADD 患者代谢产物的直接细胞毒性会损害肌肉。围手术期应避免使用去极化肌松药,因其与肌病患者横纹肌溶解和高钾血症有直接关系。推荐使用起效快、作用时间短的非去极化肌松药。由于其肌肉病变与脊柱畸形,有作者建议要注意恶性高热的问题,尽管从理论上讲 SCADD 不是恶性高热的高危者,但临床仍应谨慎。

3. SCADD 患者的肺部并发症与肌病有关,并对围手术期有显著影响。有报道脊柱侧弯患者并发肌张力减退,可导致严重的呼吸道及肺部感染。因此对于这类患者,应在术后即刻开始物理治疗,积极预防肺不张,并要格外关注围手术期呼吸感染的治疗。由于镇痛不足可能使肺功能不良进一步恶化,术后应积极进行疼痛管理。

4. 血糖及水、电解质管理　围手术期持续输注 10% 葡萄糖盐水抑制脂肪分解代谢,维持术中血糖>5.3mmol/L(100mg/dl)。输糖的同时要注意补钾,以免发生低钾。有作者主张术中输液可选用乳酸林格液,因为乳酸先经乳酸脱氢酶转化为丙酮酸,再经丙酮酸脱氢酶转化为乙酰辅酶 A,进入三羧酸循环。这些酶反应与 SCADD 的缺陷是分开的,不会受到损害。但有报道认为应该使用生理盐水,因为患者肝脏代谢额外乳酸负荷的能力可能下降。

5. 气道管理　如果患者有颅面畸形,应考虑有插管困难的可能。有报道 SCADD 患者的畸形包括小头畸形、尖拱形上腭并狭窄上颌、鱼嘴等。虽然胃食管反流和 SCADD 并无直接关联,但在各种原因所致的张力减退和发育迟缓患者中是一个常见的临床特征。应注意了解病史,并在术前应用抗酸剂,诱导期可行环状软骨加压。

（陈　敏）

参考文献

[1] MIZUGUCHI KA, MARTIN RF. A novel, simple method of delivering oxygen for endoscopic procedures[J]. J Clin Anesth,2012,24:348-349.

[2] NOCHI Z,OLSEN RKJ,GREGERSEN N. Short-chain acyl-CoA dehydrogenase deficiency:from gene to cell pathology and possible disease mechanisms[J]. J Inherit Metab Dis,2017,40:641-655.

[3] VAN MALDEGEM BT,WANDERS RJA,WIJBURG FA. Clinical aspects of short-chain acyl-CoA dehydrogenase deficiency[J]. J Inherit Metab Dis,2010,33:507-511.

第十二节 多种酰基辅酶 A 脱氢酶缺乏症
（multiple acyl-CoA dehydrogenase deficiency）

麻醉管理所面临的主要问题

以脂肪酸代谢障碍为主的联合代谢障碍

低血糖、代谢性酸中毒

肌肉、心脏、肝脏等组织器官病变，横纹肌溶解

可能合并其他先天畸形

避免分解代谢

丙泊酚与肌松剂的应用问题

恶性高热高危者？

【病名】

多种酰基辅酶 A 脱氢酶缺乏症（multiple acyl-CoA dehydrogenase deficiency，MADD），又称戊二酸血症 II 型（glutaric acidemia type II，GA-II）、戊二酸尿症 II 型（glutaric aciduria type II）。

【病理与临床】

1. 本病是一种黄素腺嘌呤二核苷酸（flavin adenine dinucleotide，FAD）作为辅助因子的几种线粒体脱氢酶缺乏有关的代谢性疾病，目前已知至少有 12 种酶受影响，包括：脂肪酸 β 氧化乙酰 CoA 脱氢酶（acyl-dehydrogenases of fatty acid β-oxidation）、戊二酸代谢酶、异戊酸代谢酶及甘氨酸代谢产物肌氨酸的代谢酶等。在这些脱氢反应过程中，FAD 通过电子传递成为氧化型电子传递黄素蛋白（electron transfer flavoprotein，ETF），随后进入呼吸链生成 ATP。还原型 ETF 又通过 ETF-辅酶 Q 氧化还原酶（ETF-QO）作用转变成氧化型 ETF。ETF-QO 又称电子传递黄素蛋白脱氢酶（ETF dehydrogenase，ETFDH）。MADD 为常染色体隐性遗传性疾病，它是由于编码 ETF α 或 β 亚单位基因 *ETFA*（15q23-25）或 ETF 脱氢酶基因 *ETFDH*（4q33）先天缺陷所致。缺乏 ETF 或 ETF-QO 可导致许多 FAD 依赖性脱氢酶的活性降低，它们涉及脂肪酸、糖及氨基酸代谢，出现联合代谢紊乱。

2. 对脂肪酸代谢的影响　MADD 对脂肪酸代谢的影响最大，它可致脂肪酸 β 氧化代谢障碍。

（1）人体所需能量主要靠碳水化合物和脂肪代谢供给，脂肪酸 β 氧化是脂肪供能的主要方式，这种氧化在肝脏、心肌、骨骼肌、脂肪组织等许多组织细胞内的线粒体中进行。血液中游离的脂肪酸不能直接进入细胞线粒体，需通过脂肪酸结合蛋白为载体，并跨膜转运依赖 Na^+/脂肪酸运载才能进入细胞内。脂肪酸氧化前必须先在线粒体外进行活化。线粒体及细胞内质网外膜上的脂酰 CoA 合成酶在 ATP、CoA、Mg_2^+ 存在的条件下，催化脂肪酸活化，生成脂酰 CoA。活化的脂酰 CoA 进入线粒体基质后，经过氧化、水化、再氧化和硫解过程，完成一次脂肪酸 β 氧化循环。每一步反应都有相关的酶参与催化。以上反应每循环一次，产生一个乙酰 CoA 和比原脂肪酸少 2 个碳原子的脂酰 CoA。

（2）脂肪酸的代谢途径因其含碳量不同而异。根据其所含碳原子的数量，脂肪酸分为四类：极长链（含碳原子 C20 以上）、长链（含碳原子 C16~18）、中链（含碳原子 C8~14）、短链（含

碳原子 C6 以下)脂肪酸。极长链脂肪酸需要经过过氧化体膜的转运,在过氧化体膜上有极长链脂酰 CoA 合成酶,可激活极长链脂肪酸,生成脂酰 CoA,进入过氧化体基质中氧化。长链脂酰 CoA 不能透过线粒体内膜,需与线粒体膜外上的肉碱脂酰转移酶Ⅰ催化长链脂酰 CoA 与肉碱合成脂酰肉碱,后者即可在线粒体内膜的肉碱-脂酰肉碱转位酶的作用下,通过内膜进入线粒体基质内。进入线粒体的脂酰肉碱则在位于线粒体内侧面肉碱脂酰转移酶Ⅱ的作用下,转变为酰脂 CoA 并释放出肉碱,肉碱通过循环再利用,而酰脂 CoA 即可在线粒体基质中酶体系作用下进入 β-氧化循环。中链与短链脂肪酸可直接进入线粒体内。ETF 及 ETFDH 是脂肪酸 β 氧化电子传递过程中关键的转运体,位于线粒体基质内的 ETF 接受来自脂肪酸 β 氧化过程中多种脱氢酶脱氢产生的电子,再转运至线粒体内膜的 ETFDH,并经由 ETFDH 所结合的辅酶 Q 转运至呼吸链复合体Ⅲ,产生 ATP,为机体供能。ETF 或 ETFDH 缺陷均可引起线粒体呼吸链多种脱氢酶功能受阻,使脱氢产生的电子不能下传。

3. MADD 不仅脂肪酸代谢障碍,亦可影响糖代谢及支链氨基酸等的代谢,致中间代谢产物在体内蓄积,患者血及尿中戊二酸、异戊酰甘氨酸等有机酸升高,它又被称为戊二酸血症Ⅱ型(GAⅡ)。其生化改变与戊二酸血症Ⅰ型相似,戊二酸血症Ⅰ型是编码戊二酰-CoA 脱氢酶(glutaryl-CoA dehydrogenase,*GCDH*)基因突变所致。戊二酸血症Ⅱ型不仅有大量的戊二酸排出,尿乙基丙二酸、3-羟基异戊酸等浓度升高,MADD 的代谢障碍远较戊二酸血症Ⅰ型复杂。

4. 临床表现　脑病、肌无力、肌病、横纹肌溶解症、心肌病,极易发生低血糖。在空腹期间,由于氧化途径功能失调或不足以维持重要器官的能量传递,患者完全依赖于葡萄糖来获得ATP。根据起病年龄及是否合并其他先天性畸形分为三型:

(1) MADDⅠ型:新生儿起病,合并有先天畸形。多为早产儿,在出生后 24~48 小时内出现症状,包括肌张力减退、肝大、严重的非酮症性低血糖、高氨血症、代谢性酸中毒和特异性汗臭,先天畸形表现为面部畸形与发育不良、囊性肾、心血管畸形等,大多数患者存活不超过几周,一些幸存者多在出生后几个月时死于肥厚性心肌病,尸检心脏、肝脏、肾脏脂肪浸润。

(2) MADDⅡ型:新生儿起病,无先天畸形。与Ⅰ型有相似的症状和代谢异常。

(3) MADDⅢ型:又称为晚发型。主要表现为不伴先天畸形,但终身伴有上述轻度和/或迟发症状,包括代谢障碍、肌病及心脏、肝脏功能损害。其症状急性间歇发作常在感染、应激、发热、低能量饮食等时诱发。

5. 治疗　辅酶 Q10、大剂量核黄素可纠正核黄素反应性患者的临床症状及生化紊乱。早期治疗预后良好,可明显改善患者生活和生存质量。长链酰基辅酶 A 脱氢酶缺乏症常伴有血浆肉碱降低,可用左旋肉碱。应进食低脂、低蛋白及高碳水化合物饮食。避免饥饿、剧烈运动、腹泻脱水等。

【麻醉管理】

1. 术前管理　MADDⅠ型与Ⅱ型多在出生后早期死亡,多失去了手术麻醉的机会。Ⅲ型应选在疾病的缓解期实施。麻醉前应仔细评估患者的全身状况,重点是否合并其他先天性畸形或异常、代谢状况、酸碱平衡、肌病及心肌与肝脏病变的程度,纠正低血糖与酸中毒。辅酶 Q、核黄素、左旋肉碱及低脂低蛋白高碳水化合物饮食应持续至术前,应尽量缩短麻醉前禁食时间,在禁食期间及整个围手术期应持续输注含电解质的 10% 葡萄糖液,防止脂肪动员与氨基酸分解代谢,直至经口饮食恢复。为减少精神应激因素引起的分解代谢与能量消耗,麻醉前应充分镇静。由于本病属于脂质沉积性肌病(lipid storage myopathy),应避免肌注用药,以防加重肌肉损伤。

2. 麻醉管理 目前有关本病麻醉管理的临床报道较少,其麻醉管理重点同"肉碱棕榈酰转移酶Ⅱ缺乏症"等其他脂肪与氨基酸代谢性疾病,充分补充碳水化合物能量、预防脂肪与氨基酸分解代谢,预防低血糖与代谢性酸中毒,加强心肌、肌肉、肝脏等重要组织器官的保护等。

(1)气道与呼吸管理:要注意部分患者可能属于困难气道,尤其是新生儿患者。麻醉前应仔细评估并制定相应在的管理计划。由于肌无力,患者可能吞咽与胃排空障碍,诱导时应防止反流误吸。肌肉病变可能造成呼吸功能障碍,术后可能需要长时间呼吸支持治疗。

(2)代谢管理:重点是预防脂肪与氨基酸分解代谢。患者脂肪酸代谢障碍、且容易发生低血糖,术中应持续输注葡萄糖液。应持续监测血糖与动脉血气,纠正低血糖与代谢性酸中毒。但高血糖也可增加血乳酸浓度,应慎用乳酸林格液,避免其恶化代谢性酸中毒,可用生理盐水代替。维持内环境与血流动力学稳定、避免缺氧与二氧化碳蓄积、保证良好的麻醉与围手术期镇痛镇静效果等也是防止分解代谢的重要措施。

(3)本病心肌、肌肉、肝脏等组织器官病变与脂质代谢障碍、肌肉内脂质沉积有关,要加强这些重要组织器官的保护。关于肌病的肌肉保护请见"糖原累积病",要防止横纹肌溶解,应密切监测尿色,注意保护肾脏功能。供给充足的葡萄糖能量是最重要的肌肉保护措施。同时避免机械性损伤,尽量避免肌肉压迫与上止血带。此类患者应禁用去极化肌松剂,建议在肌松监测下慎用非去极化肌松剂。

(4)大多数麻醉剂对线粒体功能有负面影响,一些研究表明丙泊酚输注综合征在脂肪酸代谢紊乱和线粒体缺陷的患者中更易发生,应慎用丙泊酚、尤其是持续大剂量输注。本病是一种线粒体肌病,文献报道,肌肉疾病者发生恶性高热的风险很高。但本病并非恶性高热高危者,已有临床报道挥发性吸入麻醉药七氟烷安全用于本病。Muhammad等的美国一项全国性调查认为吸入麻醉药用于麻醉诱导和维持无不良结果。但由于一些先天性肌肉疾病有重叠现象,而作为麻醉医师在临床上常难以识别,且恶性高热后果严重,因此临床应用时应当谨慎及密切监测。

(5)其他:除吗啡外,其他阿片类药物是安全的。文献报道一例患者,采用芬太尼-小剂量丙泊酚-氧化亚氮麻醉,效果满意,也无不良反应。本病神经肌肉病变使其对肌松剂非常敏感,应禁用琥珀胆碱,可在肌松监测下应用小剂量非去极化肌松剂。

(张广华 李莹)

参考文献

[1] 章瑞南,邱文娟,叶军,等. 多种酰基辅酶A脱氢酶缺症儿童与成人患者临床特点比较[J]. 临床儿科杂志,2012,30:446-449.

[2] 邢稚智,邱文娟. 多种酰基辅酶A脱氢酶缺症的治疗进展[J]. 国际儿科学杂志,2010,37:518-521.

[3] LILITSIS E,ASTYRAKAKI E,BLEVRAKIS E,et al. Anesthetic management of a pediatric patient with electron transfer flavoprotein dehydrogenase deficiency(ETFDH)and acute appendicitis:case report and review of the literature[J]. BMC Anesthesiol,2017,17:116.

[4] DI GIACINTO I,BUDA S,DIAMANTI M,et al. Multiple acyl-coenzyme A dehydrogenase deficiency:diagnosis in adulthood,intensive care management and sequelae[J]. Minerva Anestesiol,2014,80:1145-1146.

第十三节　法布雷病
（Fabry disease）

> **麻醉管理所面临的主要问题**
>
> 病变可累及全身多器官多系统（心、肺、神经、肾、胃肠道等）
> 慎行区域或椎管神经阻滞
> 自主神经受损，少汗或无汗
> 注意术前治疗用药的副作用

【病名】

法布雷病（Fabry 病，Fabry disease），又称 α-半乳糖苷酶 A 缺乏症（α-galactosidase A deficiency，GLA deficiency）、酰基鞘氨醇三己糖酶缺乏症、三己糖神经酰胺酶缺乏症（globotriaosylceramide deficiency）、弥漫性体血管角质瘤（angiokeratoma corporis diffusum universale）、弥漫性血管角质瘤（angiokeratoma diffuse）、遗传性类脂质沉积症（hereditary dystopic lipidosis）、Anderson-Fabry 综合征等。

【病理与临床】

1. 本病是一种少见的 X 连锁显性遗传性类脂质沉积性代谢性疾病，它是继 Gaucher 病之后第二常见的溶酶体蓄积病，1898 年分别由德国皮肤科医师 Johannes Fabry 及英国 William Anderson 报道。其病因是由于 X 染色体上 GLA 基因（Xq22）突变所致。GLA 基因编码制造 α-半乳糖苷酶 A（Alpha-galactosidase A，α-Gal A）指令。在溶酶体中 α-半乳糖苷酶 A 可分解三己糖神经酰胺（globotriaosylceramide，GL-3）等鞘糖脂物质。GLA 基因突变使该酶的活性下降或缺失，使三己糖神经酰胺及相关鞘糖脂不能代谢清除而逐渐在细胞内堆积，尤其是在血管内皮细胞、平滑肌及皮肤中堆积，引起血管管腔狭窄、器官缺血及细胞损害。本病可影响全身多器官多系统，但主要受累器官包括皮肤、心脏、血管、肾脏、神经系统等，引起各种症状。本病多见于男性，亦可见于女性。由于女性有二条 X 染色体，故其症状应比男性轻或者几乎不出现症状。但与其他与 X 连锁性相关的疾病不同，由于存在一条染色体基因突变副本，本病在许多女性身上仍然可引起严重的医学问题，可出现神经系统异常、肾脏问题、高血压、心脏病、慢性疼痛和疲劳等经典症状。关于本病的流行病学资料尚不清楚，在瑞士，杂合女性预计患病率约为 1:6 000~1:40 000，男性患病率为 1:4 000~1:60 000；在澳大利亚估计患病率为 1:120 000，荷兰约为 1:470 000。新生儿基因筛查价值可能更高，据报道，意大利每 10 万例婴儿中有 30 例、中国台湾每 10 万例婴儿中有 80 例携带 GLA 异常基因。本病已列入国家卫健委等五部门公布的《第一批罕见病目录》。

2. 临床表现　本病分为经典型、心脏变异型、肾脏变异型。

（1）经典型：α-Gal A 酶残存活性低于 1%。发病早，儿童期或青春期发病，平均死亡年龄 41 岁。神经系统损伤症状出现较早，末梢神经、后根与脊髓后角病变表现为特征性的周期性四肢剧痛发作与肢端感觉障碍；血管皮肤病变表现为血管扩张性疣或血管角质瘤（angiokeratomas）；自主神经受累而导致的少汗亦是本病早期特征表现；角膜及晶状体混浊；早期可出现蛋白尿，后期可出现肾功能不全。中年以后逐渐出现心脑血管症状，表现为高血压、心室扩大、瓣膜关闭不全、传导障碍、缺血性心脏病等。脑血管受累表现为偏瘫、失语、癫痫等症状。患者常死于肾、心、脑血管病变。其他，胃肠道受累表现为腹痛、呕吐、腹泻，肺部受累可出现呼吸困难、肺动脉高压，垂体与下丘脑受累可出现内分泌障碍，淋巴系统受累出现下肢水肿等。女性基因携带者可无症状或与男性相似。这些病变随着年龄的增长而加重。

（2）心脏变异型（cardiac variant）及肾脏变异型（renal variant）：α-Gal A 酶残存活性高于1%，发病晚，多在中青年发病，平均死亡年龄大于60岁。其中，心脏变异型通常在60至80岁左右出现左室肥大、二尖瓣关闭不全、心肌病、蛋白尿，通常不出现肾功能不全。

3. 诊断与治疗　诊断根据临床表现、α-Gal A 活性低下（血清、白细胞、培养细胞等）、血与尿 GL-3 升高，*GLA* 基因检测可确诊。治疗：四肢疼痛用苯妥英钠、卡马西平等对症治疗；用 ACE 抑制剂改善肾功能，终末期肾病者肾移植术；α-Gal A 酶替代治疗（enzyme replacement therapy）目前有二种人工合成制剂：α-半乳糖苷酶 A 与 β-半乳糖苷酶 A，它们对缓解本病病情进展有一定的帮助，专家推荐对男性患者应尽早应用。

【麻醉管理】

1. 麻醉前管理

（1）本病的特点是病变可累及全身多系统与多器官，而且随着年龄的增长其病变逐渐加重。其中，心血管、肾脏及神经系统病变是患者的主要死亡原因，对重症患者有时其麻醉处理十分棘手。由于患者全身性病变是全方位的，而且十分隐匿，术前可能难以预测。如：Woolley 报道了一例既往无呼吸道症状的患者在芬太尼-丙泊酚-阿曲库铵全身麻醉诱导、七氟烷麻醉维持时出现支气管痉挛，纤维支气管镜显示泡沫痰及气道黏膜水肿，作者最初认为它是由于阿曲库铵过敏反应所致，但进一步的文献复习显示许多本病患者可合并气道疾病。因此，在麻醉前应对包括心血管、呼吸系统、肾脏、周围及中枢神经系统、胃肠道、内分泌系统等进行详细的检查与评估，并制定相应的管理方案。如：合并肾功能不全者，术前应采用透析疗法，纠正体液与电解质平衡失调；胃肠道受损可致胃排空障碍、引起反流误吸，术前应适当延长禁食时间，必要时术前应留置胃管或采用压迫环状软骨的同时快诱导。

（2）注意术前服用药物的副作用及其与麻醉药的相互作用。苯妥英钠、卡马西平可服用至术前，但要注意其肝酶诱导作用而使肌松药作用时效缩短等副作用。服用 ACE 抑制剂者，为避免术中出现严重的低血压，应在术前 24 小时停药。由于自主神经障碍可出现少汗及发热，术前不用抗胆碱类药物。Watanabe 报道了一例患者，甚至主张在新斯的明拮抗残余肌松药时不用阿托品。Krüger 报道了二例患者，未观察到术前应用的 α-Gal A 酶制剂 α-半乳糖苷酶 A（Replagal）与麻醉药之间有不良的相互作用，建议术前可不停药。

（3）由于病痛的影响及中枢神经系统病变，患者长期遭受疲劳感与慢性疼痛的折磨，可能合并抑郁、焦虑等严重的心理问题。麻醉前要加强心理疏导并适当的镇静。

2. 目前有关本病麻醉管理的相关报道较少。由于其基本病理改变涉及周围神经与脊髓，包括椎管内麻醉在内的区域神经阻滞用于本病患者的安全性尚不清楚，但对合并周围神经症状的患者应禁止行区域神经阻滞。现有的文献报道均实施全身麻醉，本病无特殊禁忌的麻醉药。

3. 麻醉管理目标是维持各项生命体征与内环境的稳定。由于心血管及自主神经病变、术前长期服用 ACE 抑制剂等，循环系统的代偿与调节功能减弱，麻醉中可出现剧烈的血流动力学改变。应加强血流动力学监测并适当应用血管活性物质，维持血压的稳定。

4. 其他　出汗减少可致继发性体温升高，术中应常规监测体温，本病不属恶性高热高危者。周期性四肢剧痛发作使患者饱受疼痛的折磨,患者对疼痛刺激十分敏感,围手术期应加强疼痛管理。

（郑利民）

参考文献

[1] SCHIFFMANN R. Fabry disease[J]. Handb Clin Neurol,2015,132:231-248.

[2] KRÜGER S,NOWAK A,MÜLLER TC. General anesthesia and Fabry disease:a case report[J]. A A Case Rep, 2017,8:247-249.

[3] WOOLLEY J,PICHEL AC. Peri-operative considerations for Anderson-Fabry disease[J]. Anaesthesia,2008, 63:101-102.

第十四节　芳香族 L-氨基酸脱羧酶缺乏症
（aromatic L-aminoacid decarboxylase deficiency）

麻醉管理所面临的主要问题

> 自主神经功能失调
> 血儿茶酚胺水平低下,交感神经自主调节功能缺失
> 肌张力低下
> 智力与精神障碍
> 易发生低血糖与低体温

【病名】

芳香族 L-氨基酸脱羧酶缺乏症(aromatic L-aminoacid decarboxylase deficiency,AADCD),又称多巴脱羧酶缺乏症(dopa decarboxylase deficiency)。

【病理与临床】

1. AADCD 是一种罕见的常染色体隐性遗传性单胺类神经递质代谢障碍性疾病,由于机体芳香族 L-氨基酸脱羧酶(aromatic L-amino acid decarboxylase,AADC)缺乏所致,其致病基因位于 7 号染色体 p11 上。ADCC 是单胺类神经递质血清素(5-羟色胺)和多巴胺生物合成的最后一种酶,而多巴胺是去甲肾上腺素和肾上腺素的前体(图 8-4)。AADC 缺乏可造成机体 5-羟色胺、多巴胺、去甲肾上腺素和肾上腺素缺乏,引起严重的智力与精神障碍、发育迟缓、肌张力减退、运动障碍及自主神经系统功能失调等。

2. 临床表现　发病较早,新生儿期即可出现肌张力低或软瘫。大多数患者表现为情绪脆弱与易怒,肌张力减退、肌阵挛、动眼危象、运动减退、发育障碍、便秘、腹泻和自主神经功能障碍,自主神经功能障碍主要表现为上睑下垂、过度出汗和鼻塞,心率与血压的调节出现障碍。儿童期后期或青春期可出现低血压或体位性低血压。神经病变合并肌张力低下是一个逐渐发展的过程,50%的患者症状呈现昼夜波动,白天逐渐加重,入睡之后逐渐改善。动作、语言沟通也有明显的障碍,其预后好坏不一。

3. 辅助检查　脑脊液中代谢物左旋多巴增高,高香草酸、5-羟基吲哚醋酸和 3-甲基 4-羟苯基乙二醇的值也可能出现异常。血浆 AADC 活性降低,可协助诊断。由于多巴胺是泌乳素

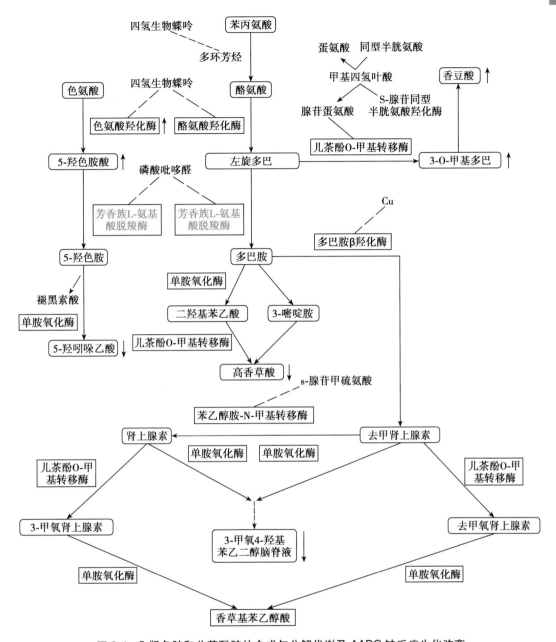

图 8-4　5-羟色胺和儿茶酚胺的合成与分解代谢及 AADC 缺乏症生化改变

分泌的抑制剂,因此泌乳素在多巴胺生物合成障碍中可增加,但泌乳素水平正常也不能排除 AADCD。

4. 治疗　主要为对症治疗。维生素 B_6 是 AADC 的辅酶,如患者有残余酶活性,使用维生素 B_6 和左旋多巴可能会有治疗效果。多巴胺激动剂直接激活突触后多巴胺受体,在 AADCD 中使用多巴胺激动剂如溴隐亭、普拉克索和罗替戈汀贴片,对改善肌力、动眼危象、自主神经症状有明显的效果。而培高利特由于与心脏瓣膜病和肺脏、腹膜后和心肌纤维化等并发症密切相关,不建议在 AADCD 中使用。单胺氧化酶抑制剂(MAO)可以阻止多巴胺和 5-羟色胺的分解,从而增加单胺类药物的治疗效果。维生素 B_6 虽然可以提高 AADC 酶的残留活性,但在临床使用时要控制用量,因为大剂量使用可能会导致长时间的可逆性多发性神经病、胃肠道不适、睡眠障碍和运动不安。抗胆碱能药物如阿托品、苯托品、比哌啶醇常用于治疗某些运动障碍,尤其是帕金森病和肌张力障碍。褪黑素对于睡眠诱导十分重要,它的合成与 5-羟色胺有关,因此在 AADCD 中,许多患者存在睡眠障碍与褪黑素明显减少有关。AADCD 患者出现恶心、呕吐时,最重要的是避免脱水和低血糖的支持性护理,避免使用抗多巴胺和抗血清素药物。如果需要药物治疗,可以考虑使用低剂量多哌立酮,因为它不通过血-脑屏障,副作用较小。应避免使用有中枢作用的多巴胺拮抗剂(如:氟哌利多)。

【麻醉管理】

1. 术前管理

(1) 术前检查的重点是对肌肉病变程度、范围以及呼吸、循环功能进行综合评估。由于进行性中枢神经系统病变及肌张力减退,可出现呼吸肌无力、肺部感染,甚至呼吸功能不全,麻醉前应控制肺部感染,术后应做好长时间呼吸机支持治疗的准备。由于咽喉部肌肉麻痹可致吞咽障碍、胃肠道功能减退可致胃排空障碍,这些均易导致反流误吸,术前应延长进食时间,并对饱胃情况进行评估,必要时应采用清醒插管或快诱导插管。

(2) 自主神经功能障碍是患者最为重要的病理生理改变。此外,患者还可能合并心脏结构异常,麻醉前应对心脏功能与结构进行检查与评估。

(3) 注意术前治疗用药的副作用及与麻醉药的相互作用,必要时应请神经内科医师会诊。维生素 B_6 和左旋多巴可服用至术前,左旋多巴是多巴胺前体,它可通过血-脑屏障进入脑、脱羧成为多巴胺而起治疗作用。但要注意左旋多巴可增加血中多巴胺浓度及促进去甲肾上腺素的释放,既可兴奋肾上腺素 α 与 β 受体,使血压升高、心率增快,又可因多巴胺受体兴奋而扩张内脏血管,在麻醉中可引起剧烈的血压改变,加之自主神经功能障碍,在麻醉诱导及改变体位时可出现体位性低血压。尤其是氟烷麻醉时可引起严重的心律失常。某些药物(如:哌替啶)与单胺氧化酶抑制剂(MAO)合用可引起肌肉强直、躁动和高热等严重的异常反应,MAO 应在手术前两周停药。此外,多数药物都有肝肾功能损害作用,而麦角类多巴胺受体激动剂(如:溴隐亭、培高利特、d-二氢麦角隐亭、卡麦角林和利舒脲等)可致心脏瓣膜病变和肺胸膜纤维化(见"帕金森病")。

(4) 由于患者常合并精神发育迟缓,在动作语言上常有明显的障碍,或因身体畸形而无有效治疗而出现严重的心理障碍,术前应进行耐心的心理治疗与精神安抚,如此不仅可舒缓患者的紧张情绪,还有利于维持麻醉期间血流动力学平稳,并促进术后康复。

2. 麻醉管理

(1) 维持肌肉张力,避免各种可能加重和诱发肌无力及抑制呼吸功能的因素,防止肌无力危象和呼吸衰竭。应避免使用氨基糖苷类及四环素类抗生素,因为它们有肌松协同作用。术前用药应减少镇静药的用量,术中避免用长效阿片类药。应慎用肌松剂,避免用去极化肌松剂,必要时可用非去极化肌松剂,麻醉中应加强肌松监测。与全身麻醉相比,椎管内麻醉可减少呼吸系统并发症的发生率,并减少全麻药和肌松药的呼吸抑制作用,是本病的良好选择,但要注意避免阻滞平面过高,但亦有作者认为它可能引起严重的血流动力学波动。

(2) 麻醉管理重点是要加强血流动力学的监测与管理。由于 AADCD 患者血儿茶酚胺水平低、交感神经自主调节功能几乎完全缺失,缺乏对失血和低血容量的代偿反应,在术中可能出现严重的低血压与心率减慢。Vutskits 报道了一例 AADC 患儿成功麻醉管理的经验,认为熟悉本病的自主神经功能紊乱这一基本病理改变,是成功麻醉的先决条件。术中应持续监测血流动力学。麻醉前应充分补充血容量,并准备好血管活性药物,在麻醉开始时可持续泵注低剂量多巴胺,必要时可用肾上腺素及去甲肾上腺素处理。在应用心血管活性药物时注意剂量的调整,因为有可能出现血压心率的剧烈波动。

(3) AADCD 是低血糖与低体温的重要原因之一。Arnoux 报道了一例 5 岁女童在 3~5 岁期间出现 3 次严重低血糖发作(血糖低至 20mg/dL),经仔细检查发现为本病。患者亦可能表现为低体温,Arnoux 报道的患儿在低血糖的同时还合并体温过低(33.5℃),术中应加强血糖及体温的监测与管理。

(游志坚)

参考文献

[1] ARNOUX JB,DAMAJ L,NAPURI S,et al. Aromatic L-amino acid decarboxylase deficiency is a cause of long-fasting hypoglycemia[J]. J Clin Endocrinol Metab,2013,98:4279-4284.

[2] MONTIOLI R,DINDO M,GIORGETTI A,et al. A comprehensive picture of the utations associated with aromatic amino acid decarboxylase deficiency:from mmolecular mechanisms to therapy implications[J]. Hum Mol Genet,2014,23:5429-5440.

[3] VUTSKITS L,MENACHE C,MANZANO S,et al. Anesthesia management in a young child with aromatic l-amino acid decarboxylase deficienc[J]. Paediatr Anaesth,2010,16:82-84.

[4] WASSENBERG T,MOLERO-LUIS M,JELTSCH K,et al. Consensus guideline for the diagnosis and treatment of aromatic l-amino acid decarboxylase (AADC) deficiency[J]. Orphanet Journal of RareDiseases,2017,12:12.

第十五节 枫糖尿症
(maple syrup urine disease)

麻醉管理所面临的主要问题

中枢神经系统损害

低血糖、代谢性酸中毒

防治代谢危机

防止颅内压升高

急性胰腺炎风险高

【病名】

枫糖尿症(maple syrup urine disease,MSUD),又称枫糖浆尿病、支链酮酸脱氢酶缺乏病(branched-chain ketoacid dehydrogenase deficiency,BCKD deficiency)、支链酮酸尿症(branched-chain ketoaciduria)等。

【病理与临床】

1. 本病是一种少见的常染色体隐性遗传性三种支链氨基酸(branched-chain amino acids,BCAAs)——缬氨酸(valine)、亮氨酸(leucine)、异亮氨酸(isoleucine)代谢障碍性疾病。BCAAs 存在于富含蛋白质的食物中(如:肉类、鸡蛋和牛奶)。本病的原因与 *BCKDHA*、*BCK-DHB* 和 *DBT* 三个基因的突变有关,这些基因中任何一个突变都可致支链 α 酮酸脱氢酶复合体(branched-chain alpha-ketoacid dehydrogenase complex,BCKDC)活性下降,支链氨基酸所生成的支链酮酸在氧化脱羟过程中发生障碍,不能进行正常的分解代谢,致使食物蛋白质中的大量支链氨基酸与支链酮酸在血中蓄积,并随尿排出,使尿呈枫糖浆样气味。支链酮酸与支链氨基酸可引起严重中枢神经系统及其他器官损害,其机制不明。有作者认为在上述三种支链氨基酸中,有直接毒性的似乎仅限于亮氨酸,因为在本病的治疗过程中经常需要额外补充缬氨酸和异亮氨酸。此外,除缬氨酸属生糖氨基酸外,异亮氨酸、亮氨酸分别为生酮生糖氨基酸及生酮氨基酸,它们生成的支链酮酸可经过一系列的代谢过程转变为酮体(乙酰醋酸、丙酮、β 羟基丁酸),积累后可导致代谢性酸中毒(酮症酸中毒)。本病流行病学资料尚不清楚,无性别差异。在美国其患病率估计为 1:185 000,德系犹太人中患病率估计为 1:26 000。在美国的门诺派教徒(Mennonite)中,由于创始者效应(founder effect),患病率可高达 1:380。本病已列入国家卫健委等五部门公布的《第一批罕见病目录》。

2. 临床表现　　MSUD 常分为四个亚型:经典型(classic MSUD)、中间型(intermediate MSUD)、间歇型(intermittent MSUD)及维生素 B_1 反应型(thiamine-responsive MSUD)。它们与残留酶的活性程度及发病年龄有关。此外,还有脂酰胺脱氢酶缺陷型。

(1) 经典型:是最常见和最严重的 MSUD。其特点是几乎没有酶的活性,BCAAs 血浆浓度在出生后几小时内就开始上升,若不及时治疗,在出生后一至二天内出现症状,首先表现为非特异性神经功能障碍症状,如:嗜睡、易怒、喂食困难;继而出现神经系统灶症状,如:运动异常、肌张力增加及痉挛,严重者出现昏迷,通常会在几周或几个月内因进行性脑损伤、呼吸衰竭而死亡。出生后一两天内即出现枫糖浆的气味,它最容易在尿液和耳垢中闻到。本病如果经过及时治疗,病情可暂时稳定,但常合并出现各种神经精神异常、智力缺陷、各种行为问题及骨质疏松、易骨折,部分合并胰腺炎及颅内高压,引起头痛、恶心呕吐。患者病情可因感染及各种应激因素诱发"代谢危机(metabolic crises)"而恶化。

(2) 中间型:其残留酶的活性较经典型高,可能在新生儿期发病及出现症状,但大多数儿童的诊断年龄在 5 个月到 7 岁之间。

(3) 间歇型:特点是正常生长和智力发育,受影响的个体通常能够耐受饮食中正常水平的氨基酸,且不会出现症状。但遭受严重应激反应导致机体发生代谢危机、蛋白质分解时出现症状。表现为嗜睡、枫糖浆气味、共济失调、癫痫、昏迷等神经并发症。

(4) 维生素 B_1 反应型:本型的特点是对大剂量维生素 B_1 治疗有反应,维生素 B_1 能促进残留酶的活性,帮助支链酮酸的代谢,同时它还有助于碳水化合物的代谢产能。本型症状与临床过程类似于中间型,在新生儿期很少出现症状。即使如此,其治疗仍需与饮食治疗相配合才有效。

(5) 脂酰胺脱氢酶缺陷型:极少见。表现较轻,但常伴严重乳酸酸中毒。

3. 诊断与治疗　　根据临床表现、特异的枫糖浆的气味、尿液检测高浓度酮酸、血液检测高浓度支链氨基酸(尤其是异亮氨酸与别异亮氨酸)及白细胞或皮肤细胞支链 α 酮酸脱氢酶复合体酶(BCKDC)活性下降等可诊断,BCKDHA、BCKDHB 和 DBT 基因检测也可用于确定诊断。主要治疗为支链氨基酸蛋白质饮食限制治疗,维持血浆支链氨基酸浓度在理想范围内。其中尤其是应限制饮食中亮氨酸含量、防止代谢危机的发作,同时对合并的神经精神症状对症治疗。

【麻醉管理】

1. 目前有关本麻醉管理的临床报道较少,其麻醉管理有时十分困难并潜在诸多风险,熟知其病理改变是成功的麻醉管理的第一步。麻醉前管理要注意患者临床表型分布较广,既有临床表现较为严重的经典型,也有不出现临床表现的轻型。这些患者即使术前通过饮食治疗控制良好,亦可由于围手术期管理不慎而酿成危及生命的"代谢危机(metabolic crises)"(见后),围手术期细节管理十分重要。要尽量避免一些不必要的择期手术。麻醉前应继续限制摄入含支链氨基酸食物、继续服用多酶复合体辅助因子维生素 B_1。无论何种手术,均应安排在血酮酸与 BCAAs 浓度相对正常的疾病缓解期实施。术前应保证良好的镇静状态,并控制肺部感染与全身感染。为避免长时间禁食禁饮引起脱水、低血糖与蛋白质分解,择期手术必须安排在当天的第一台,并应尽量缩短禁食时间。对无反流误吸风险者术前二小时可适当口服含碳水化合物液,但更为安全有效的是术前从病房开始持续静脉输注 10% 葡萄糖液。

2. 防治代谢危机 代谢危机是指各种因素导致蛋白质分解增加、血酮酸及 BCAAs(尤其是亮氨酸)浓度急剧升高而危及生命的一种状态。这些因素包括:感染、精神紧张、禁食或饮食习惯改变、手术创伤等,其表现同未经治疗的经典型病例。这是一种相当危急的状态,应立即救治。主要措施是降低血 BCAAs 与酮酸的浓度,包括:防止蛋白质分解代谢增加而继续产生 BCAAs 与酮酸(镇静镇痛、控制感染、输注脂肪乳剂或葡萄糖液等)、防止脱水、血浆过滤或透析清除 BCAAs 与酮酸等。

3. 能量代谢的管理及防止低血糖 Haberstich 等认为,能量代谢管理对本病患者十分重要。其目的是促进合成代谢、抑制蛋白质分解而加重病情,同时防止低血糖。异亮氨酸、亮氨酸分别为生酮生糖氨基酸及生酮氨基酸,缬氨酸属生糖氨基酸,它们代谢障碍可削弱氨基酸的糖异生作用,易出现低血糖,酮酸堆积的同时产生大量酮体而引起代谢性酸中毒。良好的能量管理还可有效降低血支链氨基酸浓度,有助于缓解病情。Kahraman 等报道了二例本病患儿的麻醉管理,主张在围麻醉期间采取"高热量补充方案",其内容是静注无支链氨基酸的能量混合物,包括:静脉注射葡萄糖(同时加胰岛素)和/或静脉注射脂肪乳剂。Kahraman 认为与葡萄糖相比,脂肪乳剂似乎更为可取,因为高渗葡萄糖溶液不仅能增加氧的消耗与二氧化碳的产生,还可额外产生大量的游离水。1mol 葡萄糖彻底氧化可生成 36 或 38mol ATP、6mol 二氧化碳及 44mol 水。而脂肪乳剂在提供能量的同时不会产生大量水分及造成血液高度稀释与低渗,增加脑水肿与颅内压升高的风险较小(后述)。但大量应用脂肪乳剂要考虑急性胰腺炎的风险(后述)。在静注葡萄糖的同时加小剂量胰岛素有助于合成代谢并防止高血糖,但要注意低钾血症。可根据血钾配制成葡萄糖-胰岛素-氯化钾液输注。防止低血糖是本病麻醉管理重点之一,麻醉期间应频繁监测血糖。

4. 体液与酸碱平衡的管理 良好的体液管理十分重要,低血容量与脱水及过量补液致血液高度稀释与低渗均对患者不利。低血容量与脱水可使血酮酸及 BCAAs 浓缩,加重或诱发病情;而血液稀释与低渗可诱发或加重患者脑水肿与颅内高压。前已述及,脑水肿与颅内压升高是本病的重要病理改变之一,Riviello 等报道了 4 例患儿因脑水肿而死亡,作者认为导致这些患者死亡的一个重要原因可能与过量饮水致体液低渗有关,建议采取更为保守的体液管理措施,应优先选用胶体液。Fuentes-Garcia 报道了一例 7 岁肘部骨折全麻下手术的女孩,入手术室后起始输液为 10% 右旋糖酐。此外,几乎所有的麻醉病例报道均合并不同程度的代谢性酸中毒,应根据血气分析结果用碳酸氢钠治疗。本病能量代谢与体液管理十分复杂,尚有诸多不明之处。

5. 虽然本病无特殊禁忌的麻醉药,但由于其复杂的病理改变,有时其麻醉药的选择颇费思量。Karahan 报道了一例两个月腹膜透析患儿,采用七氟烷麻醉;Kahraman 报道了二例患者,一例采用氯胺酮麻醉,一例采用丙泊酚麻醉;而 Fuentes-Garcia 报道了一例 2 个月患儿,先用氯胺酮诱导,继而用七氟烷维持。Kahraman 与 Fuentes-Garcia 选用氯胺酮的理由是其有抗惊厥作用,但氯胺酮、七氟烷、丙泊酚等在癫痫患者中应用的安全性问题目前仍存在争议,对此我们在"Rett 综合征"及"癫痫患者麻醉管理"等章节中进行了详细介绍。需要注意的是,氯胺酮还可使颅内压升高,应慎用于有颅内高压者。此外,要注意部分患者可能合并胰腺炎,Gold 等最近报道了一例 8 岁患儿合并急性胰腺炎,可能与代谢障碍及脂肪乳剂的大量应用有关,应慎用脂肪乳剂类药物丙泊酚(见"先天性全身性脂肪营养不良症")。由于中枢神经系统病变致肌张力异常,应慎用非去极化肌松剂,禁用去极化肌松剂。本病不是恶性高热高危者。目前尚未见椎管麻醉的报道,但 Kaki 报道了一例 7 岁男孩因本病而下肢痉挛及疼痛,对口服药物治疗无效,采用局部注射肉毒杆菌毒素 A 及用 0.125%布比卡因进行硬膜外镇痛与解痉,效果良好。椎管内麻醉对生理扰乱较小,且有良好的术后镇痛作用,对合作、无颅内压升高、且有适应证的患者可能不失为一种良好的选择。

6. 注意患者骨质疏松、易骨折。

(郑利民)

参考文献

[1] MANOLI I,VENDITTI CP. Disorders of branched chain amino acid metabolism. Transl Sci Rare Dis,2016,1: 91-110.

[2] FUENTES-GARCIA D,FALCON-ARANA L. Perioperative management of a patient with maple syrup urine disease[J]. Br J Anaesth,2009,102:144-145.

[3] HABERSTICH P,KINDLER CH,SCHÜRCH M. Anaesthesia in patients with maple syrup urine disease. case report and perioperative anaesthetic management. Anaesthesist,2010,59:914-917.

[4] GOLD NB,BLUMENTHAL JA,WESSEL AE,et al. Acute Pancreatitis in a Patient with Maple Syrup Urine Disease:A Management Paradox. J Pediatr,2018,198:313-316.

[5] KAKI AM,ARAB AA. The use of botulinum toxin and epidural analgesia for the treatment of spasticity and pain in a patient with maple syrup urine disease. Saudi J Anaesth,2012,6:175-177.

第十六节　戈　谢　病
(Gaucher disease)

麻醉管理所面临的主要问题

> 全身多器官多系统病变(中枢神经、肝脾、血液、心血管、呼吸、骨骼等)
> 脾功能亢进,全血细胞减少
> 中枢神经系统病变
> 肺部病变
> 骨骼病变,易骨折

【病名】

戈谢病(Gaucher 病,Gaucher disease,GD),又称高雪病、Gaucher 综合征(Gaucher syndrome)、葡萄糖脑苷脂酶缺乏症(glucocerebrosidase deficiency)、葡糖苷酰鞘氨醇酶缺乏(glucosylceramidase deficiency)、高雪脾肿大(Gaucher splenomegaly)、脑苷脂组织细胞增多病(kerasin histiocytosis)、脑苷脂沉积病(cerebroside lipoidosis、kerasin lipoidosis、kerasin thesaurismosis)、类脂质组织细胞增多症(脑苷脂型)(lipoid histiocytosis,kerasin type)、葡萄糖脑酰胺沉积病(glucocerebrosidosis、glucosyl cerebroside lipidosis)、葡糖神经酰胺 β-葡糖苷酶缺乏症(glucosyl-ceramide beta-glucosidase deficiency)、葡糖神经酰胺脂沉积症(glucosylceramide lipidosisn)等。

【病理与临床】

1. 本病是临床上最常见的常染色体隐性遗传性溶酶体贮积病,1882 年由 Gaucher 首先报道。其病因为位于 1 号染色体上的 β 葡萄糖脑苷脂酶(β-glucocerebrosidase,GBA)基因 GBA 变异、GBA 缺乏或功能障碍所致。GBA 又称葡糖苷酰鞘氨醇酶(glucosylceramidase)、葡糖神经酰胺 β-葡糖苷酶(glucosylceramide beta-glucosidase),其作用是将源自于衰老死亡组织细胞的类脂质物质葡萄糖脑苷脂(GC)分解成葡萄糖与更简单的脂质分子神经酰胺。GBA 基因突变致葡萄糖脑苷脂酶活性缺失或降低、造成单核-吞噬细胞内的葡萄糖脑苷脂不能被有效水解而在组织器官内积累并对其造成损害。葡萄糖脑苷脂在单核-吞噬细胞内蓄积而形成戈谢细胞。病变可累及全身所有的组织器官,尤其是单核-吞噬细胞系统、肝脏、脾脏、骨骼、肺、心脏及中枢神经系统等。流行病学:本病在普通人群中的患病率约为 5 万~10 万分之一。本病多见于德系犹太人(东欧和中欧)的后裔,其患病率约为 500~1 000 分之一,尤其是 GD1 型多见。

2. 临床表现 从围生期死亡到几乎无症状者,本病临床表现差异很大。临床上分为 GD1、2、3 型及围生期致死型与心血管型两个亚型。此分型有利于临床管理及预测预后。

(1) GD1 型:又称成年型、慢性非神经病变型、内脏型。最为常见,可见于任何年龄。以骨病变(溶骨性骨灶、骨质疏松、骨硬化性病变、骨坏死、病理性骨折、脊柱畸形)、肝脾肿大、贫血、血小板减少及肺部病变为主,无原发性中枢神经病变。

(2) GD2 型与 GD3 型

A. GD2 型:又称婴幼儿型、急性神经病变型、恶性型。主要见于婴幼儿,多早期死亡。以肝脾及神经系统病变为主。表现为肝脾肿大、脾亢、中枢神经系统受损甚至脑干受损,合并延髓、锥体征状与认知功能障碍。有皮肤病变,无骨骼病变。

B. GD3 型:又称青少年型、亚急性神经病变型。主要表现为各种中枢神经症状,如癫痫、共济失调及精神障碍等。无皮肤病变,有骨骼病变。

C. GD2 与 GD3 型以原发性中枢神经系统病变为特征,既往依据发病年龄将其区分。CD2 型在 2 岁前发病,伴精神与运动功能发育迟滞,病程进展迅速,多在 2 至 4 岁死亡。但这一区分并非绝对的,GD3 型有时也可在 2 岁前发病,但多呈缓慢经过,可存活至 30 岁左右。

(3) 围生期致死型:合并鱼鳞癣等皮肤病变,及非免疫性胎儿水肿。有锥体外系等神经病变,无骨骼病变。

(4) 心血管型:以主动脉瓣与二尖瓣钙化、轻度脾肿大、角膜混浊、核上性眼肌麻痹为特征。

3. 诊断 主要靠骨髓及肝脾活检发现 Gaucher 细胞及周围血白细胞或其他有核细胞内葡萄糖脑苷脂酶活性低下。但对基因携带者葡萄糖脑苷脂酶活性低下仅供参考,必要时应行基因检测。治疗方法:骨痛对症治疗、全血细胞减少者脾切除、酶替代治疗及骨髓移植等。酶替代治疗(伊米苷酶)是特异性治疗,但它仅被推荐用于 GD1 型与 GD3 型患者。

【麻醉管理】

1. 麻醉前管理 本病是一种可能累及全身多器官多系统的全身性疾病,尤其是可能合并中枢神经、肝脾、血液、心血管、呼吸、骨骼等病变,Pinto 指出其麻醉风险取决于其全身病变的程度。术前应进行详细的全身检查与评估并制订详细的麻醉管理方案。多篇文献均指出要特别注意血液检查各项参数,贫血者应适当输以红细胞,其输血指征同其他手术的麻醉;血小板减少者可增加出血并增加椎管内穿刺血肿的风险。戈谢细胞是诊断本病的特征性指标,但有时可在骨髓中见一种与戈谢细胞相似的假戈谢细胞而误诊为本病,假戈谢细胞可见于白血病等血液恶性肿瘤及地中海贫血者,临床应仔细鉴别。与 Fabry 病同样,有时其器官病变表现得非常隐匿,Zhang 等报道了一例 CD1 型患者,在全身麻醉下进行脾切除术,术前检查除血小板计数稍低外,其他均正常;但在术后的第一天患者出现肺部感染,并迅速发展为急性呼吸窘迫综合征和呼吸衰竭,需要气管插管机械通气。因此,要注意此类患者在围手术期可能出现任何意想不到的并发症,术前应做好相应的准备。酶替代治疗可改善患者症状,是本病的重要治疗方法,应持续用至术前,但要注意长期应用合成酶类者可能产生抗体并出现过敏反应。抗癫痫药应持续服用至术前,但要注意此类患者常规抗癫痫药治疗效果可能不佳,西本最近报道了一例患者用右美托咪定成功控制其癫痫持续状态。

2. 目前有关本病麻醉管理已有较多报道,但大部分报道为 CD1 型的患者,因为他们存活时间较长,有较多手术机会,而其他重症患者多在早期死亡。本病多无气管插管困难,Ioscovich 回顾了 15 例小儿、31 次手术麻醉经验,结果均无气道问题。但对合并颈椎病变的患者,要注意其颈部活动受限而导致困难气道。

3. 麻醉管理重点是维护循环、呼吸、肝肾及内环境的稳定。本病无特殊禁忌的麻醉药。文献报道一例患者非去极化肌松剂作用显著延长,但大部分文献报道认为若不合并神经肌肉症状,此类患者使用非去极化肌松剂是安全的,但术中应加强肌松监测。由于潜在的神经肌肉病变,不建议用去极化肌松剂。椎管内麻醉用于本病有较多的报道,其中多数为产科麻醉,如:Ioscovich 等报道了 7 例本病患者、Pinto 报道了一例患者在椎管麻醉下行剖宫产术,而 García Collada 报道一例患者在椎管内麻醉下行髋关节置换术,均无异常反应。但要注意其血小板减少及功能障碍可能引起椎管内出血,在实施前要对血小板功能与凝血功能进行充分的评估。

4. 其他　由于骨质疏松、溶骨性骨灶,在摆放体位及搬动患者时应十分轻柔,避免发生病理性骨折。由于肺部潜在病变与免疫功能低下,术后可能发生肺部感染,在气道管理时要注意无菌操作。

（郑利民）

参考文献

[1] ZHANG Y, MAO YF, DU JM. Case report serious pulmonary infection in a splenectomized patient with adult type1 Gaucher disease[J]. Genet Mol Res,2015,14:3338-3344.

[2] 西本久子,土井松幸,中島芳樹. Gaucher 病のミオクローヌス発作の重積にデクスメデトミジンが治療効果を示した1 例[J]. 日本臨床麻酔学会誌,2018,38:301-303.

[3] GARCÍA COLLADA JC,PEREDA MARÍN RM,MARTÍNEZ AI,et al. Subarachnoid anesthesia in a patient with type I Gaucher disease[J]. Acta Anaesthesiol Scand,2003,47:106-109.

[4] IOSCOVICH A,ELSTEIN Y,HALPERN S,et al. Anesthesia for obstetric patients with Gaucher disease:survey and review[J]. Int J Obstet Anesth,2004,13:244-250.

[5] IOSCOVICH A,BRISKIN A,ABRAHAMOV A,et al. Uncomplicated outcome after anesthesia for pediatric patients with Gaucher disease[J]. Can J Anaesth,2005,52:845-847.

第十七节 肝豆状核变性
（hepatolenticular degeneration）

麻醉管理所面临的主要问题

肝、肾、中枢神经系统及心脏等内脏器官损害

肝脏保护

D-青霉胺的副作用

【病名】

肝豆状核变性（hepatolenticular degeneration），又称 Wilson 病（Wilson disease）、Kinnier-Wilson 综合征、Westphal-Strumpell 综合征。

【病理与临床】

1. 本病是一种常染色体隐性遗传性铜代谢障碍性疾病。Frerichs（1861 年）、Westphal（1883 年）和 Strumpel（1898 年）等先后报道了一组相似病例，1912 年 Wilson 证实其主要病变在肝脏及脑豆状核。本病是由于位于 13 号染色长臂的 *ATP7B* 基因变异所致，目前已发现有超过 300 种不同的 *ATP7B* 基因变异。*ATP7B* 基因编码肝脏 P 型 ATP 酶，负责将体内过量的铜通过肝脏排泄到胆汁，最终通过肠道排出体外，它是机体排铜的主要途径。*ATP7B* 基因变异，导致肝细胞内缺乏排泄铜所需的 P 型 ATP 酶，肝脏排铜障碍，铜在肝脏、脑组织、肾脏、心脏、眼、骨骼等多器官沉积并引起相应器官损害与功能障碍。其病变呈进行性，如果不及时治疗，可导致严重的肝功能与中枢神经系统功能障碍及死亡。本病已被国家卫健委等五部门列入《第一批罕见病目录》，其患病率约为 3~4 万分之一，大约每 90 人中就有一人可能携带本病基因。男女患病率相当，无种族差异。

2. 临床表现　起病年龄多在 5 岁以后，临床表现呈进行性。小儿期多表现为肝损害，青春期以后则在肝损害的基础上出现神经精神病变，患者也可能肝损害的症状不明显。

（1）约半数患者有不同程度的肝脏损害表现，严重者可因急性肝坏死而死亡。晚期多合并有肝硬化、肝衰竭、腹水、低蛋白血症、门脉高压等症状。

（2）神经系统表现为脑组织内广泛的大量铜贮积，脑组织变性坏死，尤其是脑基底神经节、豆状核最为明显。临床表现为运动障碍与肌张力异常等锥体外系的症状，如：共济失调、震颤、痉挛强直及舞蹈病样表现、癫痫等。约80%的患者合并不同程度的精神障碍。

（3）肾脏损害表现为肾功能障碍及肾小管性酸中毒。

（4）部分患者可合并有溶血性贫血及脾肿大、全血细胞减少。

（5）骨骼损伤表现为骨质疏松、关节强直与运动受限。

（6）部分患者合并心肌损害及各种心律失常。

（7）眼部出现特异性角膜色素环（Kayser-Fleischer 环）。

（8）实验室检查：血铜蓝蛋白低，尿铜增多。肝活检肝铜含量增加，当肝铜为 200μg/g（湿重）时可确诊。

3. 诊断　根据临床表现、实验室检查与基因分析。

4. 治疗 早期诊断和治疗可以预防严重的长期残疾和威胁生命的并发症。治疗的目的是减少体内积累的铜量,并维持正常的血铜水平。治疗包括:对症治疗,低铜饮食,铜螯合剂D-青霉胺(D-penicillamine)、二巯丁二酸、曲恩汀等排铜治疗,金属硫蛋白诱导剂硫酸锌等减少肠道铜吸收等。严重者可行肝移植。

【麻醉管理】

1. 麻醉前管理 本病是一种全身性疾病,患者常合并有肝、肾、中枢神经系统、血液及循环等多器官、多系统异常,术前应对患者全身器官功能进行详细的检查与评估,并制定相应的麻醉管理计划。精神障碍有时是本病的重要临床表现,部分患者甚至被认为是精神分裂症或药物滥用,麻醉前应加强精神安抚,抗精神病药及抗癫痫药应持续服用至术前,但要注意其副作用。本病的治疗是终生的,甚至短期的药物治疗中断也可能导致铜积累,因此围手术期不应中断排铜治疗,前述治疗用药应持续应用至术前,术后应尽快恢复治疗。Baykal 等报道了一例颅内血肿清除术的小儿,术后 12 小时即重新开始治疗。但要注意D-青霉胺的副作用,D-青霉胺的常见副作用有:皮疹、发热、血细胞减少及重症肌无力、肾病综合征、系统性红斑狼疮、大疱性皮炎等自身免疫性疾病。此外,长期服用 D-青霉胺者皮肤脆性增加,甚至发生剥脱性皮炎,应注意在安置各种监测电极、固定气管导管时引起皮肤损伤。

2. 目前有关本病麻醉管理的临床报道较多,本病无特殊禁忌的麻醉药,亦无文献报道提示麻醉药物对铜代谢有何影响。但由于肝肾病变,Tokgöz 认为患者药代动力学变化难以预测,需要注意药物的选择和剂量。麻醉管理重点是肝、脑、肾等重要器官的保护,尤其是肝功能的保护,应选择对患者肝肾功能及脑神经影响小的麻醉药与麻醉方法,并加强麻醉期间的管理,防止肝血流下降。文献报道,临床常用的麻醉药(如:七氟烷、异氟烷、异丙酚、芬太尼等)均可安全用于此类患者。但氟哌啶等可诱发锥体外系症状,应慎用。合并神经肌肉病变症状者,应慎用肌松剂,尤其是去极化肌松剂。Wan 及 Baykal 认为由于阿曲库铵独特的不依赖肝肾的Hoffman 代谢,用于本病有一定的优点。Tokgöz 认为有适应证者可行区域神经阻滞。但对合并精神障碍不能配合穿刺者或合并血小板减少与凝血功能障碍者,应禁行深部区域神经阻滞与椎管穿刺。

3. 其他 铜代谢障碍及 D-青霉胺治疗可致心肌损伤、心肌病,严重者可引起猝死,术中应加强血流动力学监测。骨质疏松患者在搬动或摆放体位时注意避免损伤。

(郑利民)

参考文献

[1] TOKGÖZ O, YILDIRIM MB, TÜFEK A, et al. Infraclavicular brachial plexus block in Wilson's disease[J]. Middle East J Anaesthesiol, 2013, 22:103-106.

[2] BAYKAL M, KARAPOLAT S. Anesthetic management of a pediatric patient with wilsons disease[J]. J Clin Med Res, 2010, 2:99-101.

[3] WAN Y, JIANG X, LIN X. Anesthetic management of cesarean delivery for a parturient with Wilson's disease: a case report[J]. Medicine (Baltimore), 2018, 97:e10454.

第十八节　高苯丙氨酸血症
（hyperphenylalaninemia）

麻醉管理所面临的主要问题

中枢神经病变（智力低下、癫痫、肌张力异常等）
治疗用药的副作用
防止蛋白质分解及糖异生
禁用氧化亚氮
骨质疏松

【病名】

高苯丙氨酸血症（hyperphenylalaninemia，HPA），又称苯丙酮尿症（phenylketonuria，PKU）、苯丙氨酸羟化酶缺乏病（phenylalanine hydroxylase deficiency disease，PAH deficiency）、Folling 病（Folling disease）等。

【病理与临床】

1. 高苯丙氨酸血症是由于苯丙氨酸羟化酶（phenylalanine hydroxylase，PAH）先天性缺乏或其辅酶四氢生物蝶呤（tetrahydrobiopterin，BH_4）缺乏，导致苯丙氨酸（phenylalanine，Phe）代谢障碍性疾病，1934 年由挪威医师 Ivar Asbjorn Folling 率先报道。苯丙氨酸是人体必需氨基酸，正常时它在肝脏苯丙氨酸羟化酶及其辅酶四氢生物蝶呤（BH_4）的作用下转变成酪氨酸，苯丙氨酸羟化酶及 BH_4 缺乏，可致苯丙氨酸代谢障碍、血苯丙氨酸异常升高，高苯丙氨酸还可激活苯丙氨酸代谢旁路，产生苯丙酮酸、苯醋酸、苯乳酸等大量异常代谢产物（图 8-5）。HPA 可引起严重的脑神经损害，其机制尚不完全清楚，可能与高苯丙氨酸竞争性抑制其他氨基酸进入神经细胞，影响神经细胞蛋白质合成与多巴胺、5-羟色胺等神经递质有关，血中苯丙氨酸及其旁路代谢产物苯丙酮酸、苯醋酸、苯乳酸还可通过血-脑屏障导致脑白质脱髓鞘性病变。

2. 本病为常染色体隐性遗传性疾病，其中苯丙氨酸羟化酶（PAH）基因定位于 12q22-24.1，迄今已发现有 800 多种 PAH 基因变异，它具有高度的遗传异质性及地区与人种差异。

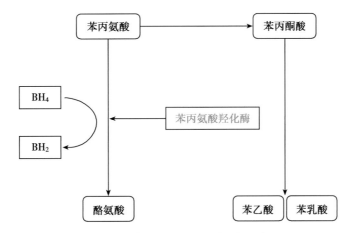

图 8-5　高苯丙氨酸血症的生化改变

四氢生物蝶呤(BH_4)是 PAH、酪氨酸及色氨酸羟化酶的辅酶,其代谢相关基因的变异比较复杂,在其代谢途径中有五种酶,包括:6-丙酮酰四氢蝶呤合成酶(6-pyruvoyl tetrahydropterinsynthase,PTPS)、二氢蝶啶还原酶(dihydropteridine reductase,DHPR)、鸟苷三磷酸环化水解酶(GTP cyclohydrolase,GTPCH)、墨蝶呤还原酶(sepiapte rinreductase,SR)、蝶呤-4α-甲醇氨脱水酶(pterin-4α-carbinolamine dehydratase,PCD)。任何一种酶缺陷均可致本病,其中以 PTPS 缺陷最常见,*PTPS* 基因定位于 11q22.3-q23.3;编码 DHPR 的基因 *QDPR* 位于 4p15.3。除 PAH 外,BH_4 还是酪氨酸及色氨酸羟化酶的辅酶,故四氢生物蝶呤缺乏症除引起高苯丙氨酸血症症状外,还可出现肌张力障碍,本书将其单独列出介绍(见"四氢生物蝶呤缺乏症")。

3. 血苯丙氨酸(Phe)正常值低于 $120\mu mol/L$($<2mg/dl$)。当血 Phe 高于 $120\mu mol/L$($>2mg/dl$)或血 Phe 与酪氨酸(tyrosine,Tyr)比值(Phe/Tyr)>2 时称之为高苯丙氨酸血症(HPA)。如果血浆 Phe 浓度高于正常值($>120\mu mol/L$)但低于 $1\,000\mu mol/L$,尿中常不出现苯丙氨酸及苯丙酮酸、苯醋酸、苯乳酸等代谢产物,则称之为无苯丙酮尿症(PKU)的高苯丙氨酸血症(non-PKU HPA)。当血浆 Phe 浓度高于 $1\,000\mu mol/L$ 时尿中出现苯丙氨酸及苯丙酮酸、苯醋酸、苯乳酸等代谢产物,则称之为苯丙酮尿症(PKU)。PKU 是 HPA 的重症形式,实际上临床上更多使用 PKU 的名称。

4. 本病是较常见的氨基酸代谢障碍性疾病。在美国,其患病率约为 $1:14\,000$,北爱尔兰约为 $1:4\,400$,德国约为 $1:7\,000$,日本约为 $1:78\,400$。我国 1985—2011 年新生儿筛查资料显示患病率为 $1:10\,397$。多由苯丙氨酸羟化酶缺陷所致。本病已列入国家卫健委等五部门公布的《第一批罕见病目录》。

5. 临床表现　临床上将高苯丙氨酸血症分为七型:

(1)HPA I 型:又称经典型苯丙酮尿症(classic phenylketonuria,PKU),最为常见,亦最为严重。是由于苯丙氨酸羟化酶(PAH)缺陷所致。多在出生后半岁左右起病,表现为智力低下、易激惹、肌张力与腱反射亢进、癫痫及锥体外系与锥体系的表现、皮肤与头发色素减少、湿疹、尿液特异霉臭味、骨质疏松等。常因反复的呼吸道感染而死亡。

(2)HPA II 型:又称良性或轻型高苯丙氨酸血症(benign or mild hyperphenylalaninemia)。仅血中苯丙氨酸轻度升高,无症状或症状很轻。

(3)HPA III 型:又称一过性高苯丙氨酸血症(transient hyperphenylalaninemia)。仅见于新生儿,由于 PAH 成熟延迟所致,症状较轻。

(4)HPA IV～VII 型:又称不典型 HPA。它们是由于 BH4 缺乏所致。此型患儿除 PKU 症状外,主要表现为躯干肌张力低下、四肢肌张力增高或低下、吞咽困难、角弓反张等。

6. 诊断　根据临床表现、血苯丙氨酸浓度、血苯丙氨酸与酪氨酸比值(Phe/Tyr)、红细胞 DHPR 活性测定等可诊断高苯丙氨酸血症。但应行尿蝶呤谱分析进行病因诊断,以确定上述五种酶缺陷[6-丙酮酰四氢蝶呤合成酶(PTPS)、二氢蝶啶还原酶(DHPR)、鸟苷三磷酸环化水解酶(GTPCH)、墨蝶呤还原酶(SR)、蝶呤-4α-甲醇氨脱水酶(PCD)]。BH_4 负荷试验是诊断 BH_4 合成酶缺乏或 BH_4 摄入不足的重要方法。基因检测可判断其病因。头颅影像学检查有助于评估脑损伤的程度。

7. 治疗　低苯丙氨酸饮食,补充 BH_4、四氢叶酸等;补充神经递质前体甲基多巴肼、左旋多巴、5-羟色胺酸等。

【麻醉管理】

1. 近年来由于诊断与治疗方法的进步,长期生存与接受外科手术的患者增多。术前评估要注意其神经系统病变与营养状况。此外,患者可能还合并其他先天性疾病,如:Celiker 报道了一例 5 岁女孩还合并有遗传性果糖不耐受症(hereditary fructose intolerance and phenyl keto-nuria,HFI)及斜视。麻醉前应对患者的全身状态进行仔细的检查与评估,并针对每个病变制定相应的麻醉管理方案。合并呼吸道感染者应控制后再行择期手术,智能障碍时更增加术前管理与评估的难度。此类患者术前镇静药的效果很难预料,应慎用。BH₄ 及甲基多巴肼、左旋多巴、5-羟色胺酸等神经介质前体与抗癫痫药应服用至术前,术后应尽早重新用药。同时应熟悉上述治疗用药的副作用,如:左旋多巴可通过血-脑屏障,在脑内转化成多巴胺而发挥作用,单独口服时约 95% 在外周组织转变成多巴胺,可引起体位性低血压与心律失常,尤其是在体位转换或麻醉诱导时可引起严重的低血压,术中应加强血流动力学监护。它还可以引起中枢性多巴不良反应,出现运动障碍、不自主抽搐及兴奋。5-羟色胺酸可致 5-羟色胺蓄积,引起高血压与心率改变并出现腹泻。此外,苯丙氨酸是一种必需氨基酸,要注意术前过度限制苯丙氨酸治疗而引起的苯丙氨酸缺乏,出现严重皮肤损害、嗜睡、厌食、营养不良、腹泻、贫血、低蛋白血症等,甚至死亡。

2. 目前有关本病麻醉管理的报道较少。麻醉管理重点是避免血苯丙氨酸浓度进一步升高,除麻醉期间避免盲目输注含苯丙氨酸的氨基酸液外,主要措施包括:避免围手术期过度的应激反应与长时间禁食。因为它们可引起糖分解亢进、蛋白质分解及蛋白质糖异生增加,使血苯丙氨酸浓度升高,病情进一步恶化。

(1)应激反应时交感神经兴奋、肾上腺皮质与髓质激素分泌增多,血浆胰高血糖素及生长激素水平升高,胰岛素分泌减少,糖、脂肪及蛋白质分解代谢增加,合成代谢受抑制。避免围手术期过度应激反应的措施有:术前充分镇静,术中保持恰当的麻醉深度,术后充分镇痛。

(2)正常成人每小时每公斤体重由肝释放出 210mg 葡萄糖,如果不进行补充,则 10 余小时即耗尽。正常人肝糖原含量约为 100g,而脑与红细胞等每天至少消耗 180g 葡萄糖,因此除在进食后补充肝糖原外,体内还需进行糖异生。饥饿时胰岛素分泌减少,胰高血糖素分泌增多,肌肉蛋白质分解增加,释放入血的氨基酸量增多,糖异生及脂肪动员增多,主要能量来源是储存的蛋白质与脂肪。对此类患者应防止蛋白质分解及糖异生,主要措施有:

A. 围手术期应常规监测血糖,防止低血糖。

B. 静脉充分输注葡萄糖液。在禁食早期,如果每日静脉给予葡萄糖 100g,虽然供给的热量有限(仅 375kcal),但能明显减少蛋白质的糖异生,节省蛋白质。研究证明,每输入 100g 葡萄糖可节省 50g 蛋白质消耗。关于围手术期本病葡萄糖输注方案可参考本书"极长链酰基辅酶 A 脱氢酶缺乏症"。

C. 术前应避免长时间禁食,择期手术应安排在上午进行,术后应尽量早期恢复进食。

3. 麻醉药的选择 除氧化亚氮外,本病无特殊禁忌的麻醉药。Wyatt 等认为叶酸代谢缺陷可致双氢蝶呤还原酶(DHPR)合成障碍、继而造成四氢生物蝶呤(BH₄)缺乏。Walter 认为本病还间接与维生素 B₁₂ 有关,而大量研究均已证实氧化亚氮可氧化维生素 B₁₂ 并引起叶酸代谢紊乱。因此本病与胱硫醚 β 合成酶缺乏症一样应禁用氧化亚氮(见"胱硫醚 β 合成酶缺乏症")。此外,由于中枢神经递质儿茶酚胺与 5-羟色胺合成障碍,少量的麻醉药物可引起严重的中枢神经与循环抑制,文献报道,此类患者对麻醉性镇痛药、巴比妥类及其他中枢神经抑制药的敏感性增加,用药量应个体化。氟哌啶可阻断中枢神经系统的多巴胺作用,引起锥体外系症状,应禁用。苯二氮䓬类可通过 GABA 抑制 5-羟色胺的合成,临床上应慎用。

4. 由于肌张力异常,肌松剂的应用应慎重。必要时应在肌松监测下用小剂量的非去极化肌松剂。

5. 体温管理　由于中枢神经系统受损,体温调节障碍,术中易发生体温改变。本病不属恶性高热高危者,但由于本病肌张力异常,故有人认为本病不能排除发生恶性高热的可能性。麻醉中应常规监测体温。

6. 骨质疏松,在体位转换等时应防止骨折。

（郑利民）

参考文献

[1] 中华医学会儿科学分会内分泌遗传代谢学组,中华预防医学会出生缺陷预防与控制专业委员会新生儿筛查学组. 高苯丙氨酸血症的诊治共识[J]. 中华儿科杂志,2014,52:420-424.

[2] DAL D,CELIKER V. Anesthetic management of a strabismus patient with phenylketonuria[J]. Paediatr Anaesth,2004,14:701-702.

[3] WYATT SS,GILL RS. An absolute contraindication to nitrous oxide[J]. Anaesthesia,1999,54:307.

[4] WALTER JH. Vitamin B_{12} deficiency and phenylketonuria[J]. Mol Genet Metab,2011,104:S52-54.

[5] DALGLEISH DJ,SWEENEY B. Problems involved with anaesthetising patients with DHPR deficiency[J]. Anaesthesia,1999,54:917.

第十九节　瓜氨酸血症Ⅰ型
（citrullinemia typeⅠ）

麻醉管理所面临的主要问题

尿素循环障碍性疾病
高氨血症
中枢神经受损
避免饥饿及创伤应激反应等,减少蛋白质分解代谢

【病名】

瓜氨酸血症Ⅰ型(citrullinemia typeⅠ,CTLN1),又称精氨酸代琥珀酸合成酶缺乏症(argininosuccinate synthetase deficiency,或 argininosuccinic acid synthetase deficiency)、ASS 缺乏症(ASS deficiency)、经典型瓜氨酸血症(classic citrullinemia)等。

【病理与临床】

1. 瓜氨酸血症(citrullinemia,CTLN)是一种以瓜氨酸血症、高氨血症及多种代谢障碍为主要临床特征的常染色体隐性遗传性尿素循环障碍性疾病。它已被国家卫健委等五部门列入《第一批罕见病目录》。临床上将 CTLN 分为二型:瓜氨酸血症Ⅰ型与瓜氨酸血症Ⅱ型(citrullinemia typeⅡ,CTLN2)。其中,CTLN2 是一种 citrin 缺乏症(citrin deficiency),citrin 缺乏时由于胞浆内参与尿素循环的第三步天冬氨酸不足,不能与瓜氨酸结合生成精氨酸代琥珀酸,从而使尿素循环受阻,出现高瓜氨酸血症、高氨血症。CTLN2 的发病机制与治疗原则与 CTLN1 不同,故大部分文献将它们作为独立疾病叙述。关于 CTLN2 的有关内容请见本书"citrin 缺乏症"。CTLN1 是由于位于染色体(9q34.11)上的 *ASS1* 基因变异所致,*ASS1* 基因在机体许多

组织中都有表达,但主要在肝脏中表达,它编码精氨酸代琥珀酸合成酶(ASS),ASS 是尿素循环的重要限速酶,催化尿素循环的第三步——瓜氨酸与天门冬氨酸反应生成精氨酸代琥珀酸的过程(见"鸟氨酸氨甲酰基转移酶缺乏症"),其 ASS 缺乏导致体内的氨不能循尿素循环代谢解毒,而引起高氨血症出现与"鸟氨酸氨甲酰基转移酶缺乏症"相似的病理生理改变,同时出现血瓜氨酸浓度升高。本病的患病率约为 1∶57 000,无性别与种族差异。

2. 临床表现　主要为高氨血症的表现。根据 ASS 缺陷的程度其临床表现差异很大,常见表型包括:急性新生儿型("经典"型)、较轻的迟发型(非经典型)、无症状高氨血症者、女性妊娠期出现严重症状者等。急性新生儿型者出生时正常,但进食全氨基酸蛋白食品后不久出现高氨血症症状,嗜睡、厌食、呕吐、肌肉张力增加、痉挛或癫痫等脑水肿及颅内压增高症状,严重者昏迷,甚至死亡。重症患儿如果及时治疗,可能会存活一段时间,但通常会有严重的神经功能缺陷及肝功能损害。迟发型者症状轻,但高氨血症发作时的表现与急性新生儿型相似。

3. 实验室检查　血氨浓度升高(正常值 10~30μmol/L,常高于 150μmol/L);血浆氨基酸定量分析:瓜氨酸浓度升高(正常值小于 50μmol/L,常高于 1 000μmol/L),赖氨酸、谷氨酸和丙氨酸升高(高氨血症的替代物),精氨酸和鸟氨酸浓度低。

4. 诊断　根据临床表现、高氨血症及血瓜氨酸升高、肝 ASS 酶活性低下、基因检测 ASS1 双等位基因变异。

5. 治疗　同"鸟氨酸氨甲酰基转移酶缺乏症"。高氨血症的急救处理包括:静脉输注葡萄糖和脂肪乳剂或无蛋白高能肠内营养,以促进合成代谢、逆转分解代谢,高血糖时可加胰岛素控制血糖;氨清除剂苯甲酸钠、苯醋酸钠、精氨酸治疗;重症者可行血液透析快速降低血浆氨浓度;同时控制颅内高压等对症治疗等。长期管理包括:终生蛋白限制性饮食治疗(无蛋白质或低蛋白质高热量饮食,辅以必需氨基酸及精氨酸及肉毒碱),但无蛋白质饮食应限制在 24~48 小时以内,以避免分解代谢。必要时应进行全肠外营养(TPN),使用葡萄糖、水解蛋白及脂肪乳剂,蛋白质的量为 0.25g/(kg·d),热量为 50 千卡/(kg·d),如血浆氨浓度允许,可将蛋白质的量及热卡分别提高到 1.0~1.5g/(kg·d)、100~120 千卡/(kg·d)。同时口服氨清除剂苯丁酸钠、苯丁酸甘油等。肝移植是目前唯一有效根治 CTLN1 方法,但不能逆转已造成的神经损伤。

【麻醉管理】

1. 整个围手术期均应持续进行蛋白限制性饮食治疗及口服氨清除剂苯丁酸钠、苯丁酸甘油治疗,由于排氨治疗可引起肉碱缺乏,应补充 L-肉碱。此外,补充精氨酸亦十分重要,因为 N-乙酰谷氨酸(AGA)是尿素循环第一步氨基甲酰磷酸合成酶Ⅰ(CPS-Ⅰ)的变构激动剂,而精氨酸又是 AGA 合成酶激活剂,正常时补充精氨酸尿素生成加速。虽然本病为尿素循环第三步障碍,但精氨酸合成减少,补充精氨酸有利于尿素循环的进行并改善全身代谢状况,由于精氨酸是在肝外合成,即使肝移植后仍有可能保持低水平,需要持续补充。麻醉前管理目标是维持血氨浓度低于 100μmol/L、谷氨酰胺浓度接近正常。同时应注意避免饥饿引起的蛋白质分解,尽量缩短禁食时间,手术应安排在当天早晨第一台。整个围手术期应持续输注葡萄糖及脂肪乳剂等能量补充液,避免输注氨基酸液。围麻醉期应持续监测血氨及血糖,防止血氨升高及血糖下降。

2. 目前有关本病麻醉管理的临床报道较少,其管理原则同"鸟氨酸氨甲酰基转移酶缺乏症"。重点是避免分解代谢及血氨升高、预防并处理神经系统并发症、肝功能保护等。本病无特殊禁忌的麻醉药,目前无文献报道提示临床常用的麻醉药对精氨酸代琥珀酸合成酶或尿素循环相关酶有直接影响。但 Gharavifard 等认为全身麻醉和手术可能是导致瓜氨酸血症患者病情恶化的危险因素,作者报道了一例在全身麻醉下行牙科手术的 3 岁半男孩,手术时间 4 个小时,但麻醉苏醒时间延迟,患儿住院时间达 10 天之久。Patel 报道了一例 16 岁女孩行迷走神经刺激器调整术的全身麻醉经验,麻醉用药为中枢性 α_2 肾上腺素能受体激动剂右美托咪定及七氟烷,用对乙酰氨基酚术后镇痛,术中血氨无明显改变,经过顺利。作者强调了血氨监测、用短效麻醉药及快速苏醒的重要性,认为右美托咪定用于此类患者有一定的优势,它可降低患者的交感神经活性,有助于抑制分解代谢及血氨升高。

（郑利民）

参考文献

[1] GHARAVIFARD M,SABZEVARI A,ESLAMI R. Anesthetic management in a child with citrullinemia:a case report[J]. Anesth Pain Med,2014,4:e21791.

[2] PATEL H,KIM J,HUNCKE TK. General anesthesia in a patient with citrullinemia using　Precedex as an adjunct to prevent delayed emergence[J]. J Clin Anesth,2016,33:403-405.

第二十节　胱硫醚 β 合成酶缺乏症
(cystathionine-β-synthetase deficiency)

麻醉管理所面临的主要问题

血栓栓塞风险高

可能合并心脑血管病变

可能合并中枢神经系统病变及智力障碍

注意治疗用药的副作用

避免低血容量与脱水

避免低血糖

禁用氧化亚氮

【病名】

胱硫醚 β 合成酶缺乏症(cystathionine-β-synthetase deficiency),又称经典型高胱氨酸尿症(classical homocystinuria)。

【病理与临床】

1. 胱硫醚 β 合成酶(CBS)是一种磷酸吡哆醛(PLP)依赖性裂合酶,定位于胞浆,在全身各组织中都有表达,但主要在肝脏、胰腺、肾脏和大脑中表达。CBS 是同型半胱氨酸(homocysteine,HCY)代谢的关键酶,其结构为四个相同亚基构成的均一四聚体,每个亚基是由 551 个氨基酸组成的 63ku 多肽,其活性中心可结合同型半胱氨酸与丝氨酸,此外它还与三个配基结合:磷酸吡哆醛(PLP)、S-腺苷甲硫氨酸(AdoMet)及血红素。其缺乏可使蛋氨酸代谢障碍并引起高同型半胱氨酸血症。

2. 同型半胱氨酸(HCY)是在蛋氨酸循环(methionine cycle)过程中由蛋氨酸脱甲基产生的一种含硫氨酸。它主要通过以下二种途径代谢,其代谢障碍可致"同型半胱氨酸血症"。

(1) 通过蛋氨酸循环代谢:蛋氨酸又称甲硫氨基酸,是唯一含硫的必需氨基酸,也是体内甲基与硫的主要来源。蛋氨酸循环过程是:蛋氨酸通过转甲基等过程产生 S 腺苷同型半胱氨酸(SAM),SAM 去腺苷进一步转变成 HCY,而 HCY 又可接受 N^5 甲基四氢叶酸(N^5-CH_3-FH_4)提供的甲基重新生成蛋氨酸。值得注意的是:HCY 转变成蛋氨酸的这一过程是由 N^5 甲基四氢叶酸转甲基酶催化,其辅酶是维生素 B_{12},当维生素 B_{12} 缺乏时,N^5 甲基四氢叶酸的甲基不能转移,这不仅不利于蛋氨酸的生成,而且也影响四氢叶酸的生成。组织中四氢叶酸减少不仅影响细胞分裂,还可使蛋氨酸循环受阻,HCY 转变蛋氨酸障碍。

(2) 通过胱硫醚 β 合成酶(CBS)代谢:HCY 还可在 CBS 催化下与丝氨酸缩合成胱硫醚,在这一过程中维生素 B_6(Pyridoxal)起着非常重要的辅酶作用。胱硫醚进一步转变成半胱氨酸与 α-酮丁酸,而 α-酮丁酸转变琥珀酸单酰辅酶 A 进入三羧酸循环生成葡萄糖,半胱氨酸经尿液排出。

3. HCY 在血浆中以多种形式存在,包括游离型(1%)、二硫化物型(30%)及蛋白结合型(约 70%),它们称为总同型半胱氨酸(tHCY)。血浆 tHCY 正常值为 $5 \sim 15\mu mol/L$,当其高于 $15\mu mol/L$ 即为同型半胱氨酸血症。当 tHCY 浓度超过 $100\mu mol/L$ 时在尿中可测出,称之为同型半胱氨酸尿症(homocystinuria),并造成严重的病理改变(后述);而胱硫醚 β 合成酶缺乏症是引起高同型半胱氨酸尿症的主要原因之一,故又称"经典型高胱氨酸尿症(classical homocystinuria)"。除本病外,引起高同型半胱氨酸血症的原因很多,凡是影响蛋氨酸循环径路中同型胱氨酸向蛋氨酸转化或影响同型胱氨酸转化为胱硫醚的因素都是其原因,如:先天性 HCY 再甲基化障碍、叶酸与维生素缺乏(尤其是 B_{12}、B_6)、肾功能不全及药物治疗。

4. 胱硫醚 β 合成酶缺乏症为常染色体隐性遗传性疾病,它是由于染色体(21q22.3)上的 CBS 基因变异所致,其中 p. Ile278Thr 与 p. Gly307Ser 变异型最多,它与表型有关。关于其病理生理学尚不完全清楚,胱硫醚 β 合成酶缺乏可导致 HCY、S 腺苷高半胱氨酸(S-adenosylhomocysteine,SAH)浓度升高及胱硫醚和半胱氨酸减少。其中,最为重要的是 HCY 浓度升高,它可修饰巯基对蛋白质的影响,并干扰相关蛋白质的合成(如:弹力蛋白)这是导致晶状体错位与骨骼畸形的重要机制。HCY 浓度升高还可改变细胞内信号传递,引起内皮功能障碍、破坏机体凝血与纤溶之间的平衡,使之处于高凝状态并容易形成血栓;血管平滑肌细胞增生易发生动脉血管粥样硬化,现已证实它与吸烟、高脂血症同样是栓塞与心血管疾病的重要危险因素。此外,SAH 浓度升高可削弱蛋氨酸循环过程中的甲基化反应,而胱硫醚和半胱氨酸的浓度下降与细胞凋亡、氧化应激和结构蛋白(纤维蛋白)的合成有关,这可能导致结缔组织异常。本病患病率尚不清楚,据新生儿筛查资料,估计约为 1:90 000~1:1 800,其中卡塔尔的患病率最高(1:1 800),其基因携带约为 2%。此外,据报道,爱尔兰患病率为 1:65 000,德国为 1:17 800。我国亦有报道,但患病率不详。

5. 临床表现

(1) 四大特征:眼睛病变(晶状体脱位和/或严重近视、青光眼)、骨骼系统病变(Marfan 综合征样体型,身高瘦长、长四肢,漏斗胸,骨质疏松,脊柱侧弯等)、心血管系统病变(动静脉血栓,动脉粥样硬化,缺血性心脏病,脑血管病变)、中枢神经系统病变(神经精神发育迟缓,智力低下,强迫症、抑郁症等精神障碍,锥体外系症状等)。其他还可能表现为皮肤色素脱失、网状斑、胰腺炎及高腭弓等。

（2）高胱氨酸尿症常分为维生素 B_6 反应型及维生素 B_6 无反应型,前者症状较轻。它与基因型有关,其中 p. Gly307Ser 多属维生素 B_6 非反应型,而 p. Ile278Thr 多属维生素 B_6 反应型。

6. 诊断　依据临床表现、血浆或尿液同型半胱氨酸浓度、培养成纤维细胞 CBS 测定及基因检测等。

7. 治疗　减少同型半胱氨酸产生,包括减少蛋白质(尤其是蛋氨酸)摄入、补充叶酸、维生素 B_6、B_{12} 等。并发症治疗包括晶状体脱位手术治疗、抗血栓治疗等。

【麻醉管理】

1. 前已述及,与高脂血症、吸烟同样,高同型半胱氨酸血症是心血管疾病和血栓形成的重要危险因素,本病特别容易发生血栓与栓塞。其病变可能累及全身血管及中枢神经系统,术前应对患者心脑血管与全身状况进行充分检查与评估,并制定相应的管理计划。合并神经精神发育迟缓、智力低下者要适当给予精神安抚并适当镇静。

2. 注意术前治疗及其用药的毒副作用

（1）维生素 B_6(pyridoxal):是治疗本病的重要药物,但要注意服用大剂量维生素 B_6 可引起呼吸抑制。据 Shoji 与 Mudd 等报道,一些每天服用达 500mg 维生素 B_6 的婴儿出现呼吸衰竭而需要呼吸支持,当维生素 B_6 作用消退后呼吸症状消失。此外 Morris 等报道当每日服用超过 900mg 维生素 B_6 时可出现周围神经病变。

（2）甜菜碱(betaine):又称 N,N,N-三甲基甘氨酸(N,N,N-trimethylglycine),它少量存在于正常饮食中。其作用是通过转甲基作用将 HCY 转化为蛋氨酸而降低 HCY 浓度,亦常用于本病治疗。它通常是安全的,但 Yaghmai 与 Devlin 分别报道了二例患者出现急性脑水肿;另外,Sasai 与 Vatanavicharn 分别报道了二例患者出现脑白质异常,它们均与血药浓度过高有关,停药后症状改善,但 Vatanavicharn 报道的病例神经系统缺陷持续存在。为避免中枢神经副作用,建议避免血药浓度高于 $1\,000\mu mol/L$。

（3）高胱氨酸尿症的饮食治疗非常复杂,它通过限制天然蛋白质的摄入来减少蛋氨酸的摄入。婴儿可能需长期食用无蛋氨酸配方(用半胱氨酸代替蛋氨酸这一必需氨基酸)食品,患者可能面临蛋白质营养不良的问题。此外,术中输注氨基酸液有时被当做术中维持体温的一种方法,不建议用于本病患者或输注不含蛋氨酸的氨基酸制剂。

3. 预防血栓与栓塞是围麻醉期管理的重点。由于手术引起的创伤与分解代谢、可增加血浆同型半胱氨酸的浓度、继而增加围手术期血栓栓塞发生的风险,有作者建议应尽量避免手术治疗,特别是口服避孕药的女性。如:Cascella 报道了一例 65 岁的白人男性患者,在其病史中接受过二次手术,术后均发生血栓并发症:第一次手术后上肢深静脉血栓形成和第二次手术后视网膜静脉闭塞。亦有报道发生脑静脉窦血栓的病例。

（1）与其他心血管疾病同样,抗血小板药阿司匹林可服用至术前,但血小板 ADP 抑制剂氯吡格雷等应至少在术前四天停药,改为低分子肝素。

（2）尤其是要检查是否合并深静脉血栓,对下肢深静脉血栓者术前要考虑安放血栓过滤网。术中应着弹力袜预防下肢深静脉血栓,对确认无下肢深静脉血栓的患者可使用下肢防血栓加压装置。

（3）体液与营养管理:防止禁食禁饮造成的脱水、血液浓缩,避免其加重高凝状态。同时在麻醉前应通过合理饮食与营养管理,适当增加碳水化合物的摄入,改善患者营养状况,避免分解代谢,降低血浆同型半胱氨酸的浓度。

A. 输液量? 麻醉 2 小时前可口服适量清水或在围麻醉期静脉充分输注生理盐水或 5% 葡萄糖液。Morris 等在"胱硫醚合成酶缺乏症诊断和管理指南"中建议在围手术期应按生理需要量的 1.5 倍超量输液。心血管风险大的患者应在严密监测下输液。

B. 输什么? Morris 建议 5% 葡萄糖或生理盐水。手术后常出现分解代谢,文献报道,术后 2 至 5 天排氮量增加,普通手术后排氮量 7~15g/d,氮总丧失量 50g,蛋白质丧失量 312g(湿重约 1 500g 左右)。大手术氮丧失量可达 20~30g/d。在麻醉中输注少剂量葡萄糖液可减少蛋白质的分解与消耗,如:Mikura 报道输注 1%~5% 葡萄糖可抑制蛋白质分解,减少尿氮排泄量;Schricker 报道了 14 例结肠癌手术患者,地氟烷吸入麻醉,切皮后开始持续输注葡萄糖 0.12g/(kg·h),2 小时后用 ^{13}C 亮氨酸示踪法测定蛋白质代谢,结果与对照组相比,亮氨酸氧化被抑制了 60%,提示麻醉期间输注葡萄糖有良好的蛋白质保存效果。因此我们建议输液内容应以晶体液为主,并加小剂量葡萄糖。此外,Smith 等主张在术中输注 5% 右旋糖酐以抗凝。

4. 目前有关本病麻醉管理的报道较少。Smith 报道了一例 32 岁双侧晶状体脱位并青光眼在全身麻醉下手术的患者,强调了术前预防血栓栓塞及术中维持循环血容量与防止低血糖的重要性,Teng 亦报道了相似患者。而 Yamada 与 Cascella 分别报道了一例患者,重点强调了禁止应用氧化亚氮(笑气)。文献报道,麻醉期间使用氧化亚氮后,血 HCY 浓度升高,这是因为氧化亚氮可氧化维生素 B$_{12}$、抑制其功能,Wyatt 认为长期反复暴露于氧化亚氮中也可能引起叶酸代谢紊乱,这些均可加重本病的病理改变。此外,对本病患者、尤其是缺乏维生素 B$_{12}$ 的患者,使用氧化亚氮可导致脊髓亚急性联合病变。

5. 椎管内麻醉或深部区域神经阻滞可改善术后高凝状态,并有利于术后镇痛及早期下床活动。但用于本病目前尚无文献报道。其原因可能有二:①患者可能合并智力障碍不能配合穿刺或合并脊柱畸形。②围手术期常需抗凝治疗而有椎管内血肿的风险。临床上应根据患者实际情况选用。

6. 其他　骨质疏松极为常见,应防止麻醉后体位变化等时骨折;青光眼者应注意眼压管理。此外,部分患者可能合并高腭弓等口咽畸形,要注意困难气道问题。尽管患者 Marfan 综合征样体型多无韧带松弛,但仍应注意其颈椎脱位问题。

(郑利民)

参考文献

[1] MORRIS AA,KOŽICH V,SANTRA S,et al. Guidelines for the diagnosis and management of cystathionine beta-synthase deficiency[J]. J Inherit Metab Dis,2017,40:49-74.

[2] CASCELLA M,ARCAMONE M,MORELLI E,et al. Multidisciplinary approach and anesthetic management of a surgical cancer patient with methylene tetrahydrofolate reductase deficiency:a case report and review of the literature[J]. J Med Case Rep,2015,9:175.

[3] YAMADA T,HAMADA H,MOCHIZUKI S,et al. General anesthesia for patient with type III homocystinuria (tetrahydrofolate reductase deficiency) [J]. J Clin Anesth,2005,17:565-567.

[4] TENG YH,SUNG CS,LIAO WW,et al. General anesthesia for patient with homocystinuria-a case report[J]. Acta Anaesthesiol Sin,2002,40:153-156.

[5] WYATT SS,GILL RS. An absolute contraindication to nitrous oxide[J]. Anaesthesia,1999,54:307.

[6] CHI SI. Complications caused by nitrous oxide in dental sedation[J]. J Dent Anesth Pain Med,2018,18:71-78.

第二十一节 果糖-1,6 二磷酸酯酶缺乏症
（fructose-1,6-biphosphatase deficiency）

麻醉管理所面临的主要问题

低血糖
酸中毒

【病名】

果糖-1,6 二磷酸酯酶缺乏症（fructose-1,6-biphosphatase deficiency，或 fructose-1,6-disphos-phatase deficiency），又称 Baker-Winegrad disease 等。

【病理与临床】

1. 本病是一种罕见的常染色体隐性遗传性葡萄糖异生障碍性疾病，1970 年 Baker 和 Winegrad 首先报道了一对兄妹病例，5 岁的妹妹反复发作低血糖和乳酸酸中毒，其兄在 6 个月时死于严重的代谢性酸中毒。本病是由于位于染色体 9q22.2-22.3.4 上的编码果糖-1,6 二磷酸酯酶的基因（fructose-1,6-bisphosphatase1 gene，*FBP1*）变异、果糖-1,6 二磷酸酯酶（fructose-1,6-biphosphatase，FBPase）缺乏所致。正常时，体内糖原贮存有限，饥饿状态下成人每小时每公斤体重可由肝脏释出 210mg 葡萄糖，如果没有补充，10 多小时肝糖原即被耗尽，血糖来源断绝，此时需要肝内通过糖异生途径将非葡萄糖化合物（乳酸、甘油、果糖、丙氨酸等生糖氨基酸等）转变成葡萄糖或糖原供机体使用。FBPase 是葡萄糖糖异生途径的一个关键酶，其作用是不可逆地催化 1,6-二磷酸果糖转变为 6-磷酸果糖，后者继续转变为 6-磷酸葡萄糖及葡萄糖（图 8-6）。FBPase 缺乏时，糖异生途径受阻，肝糖原贮存减少。在长时间禁食或感染时，肝糖原很快耗竭，可引起严重的低血糖。上述非葡萄糖化合物在体内蓄积及 1,6 二磷酸果糖蓄积，可激活丙酮酸激酶，使丙酮酸及乳酸生成增多，引起乳酸酸中毒。本病患病率尚不清楚，在欧洲，估计约为 1∶900 000∼1∶350 000，我国亦有报道，无性别差异。

2. **临床表现** 可能在出生后 1∼4 天即出现症状，包括：低血糖、代谢性酸中毒、乳酸酸中毒、酮症酸中毒、呕吐、呼吸异常（呼吸暂停、过度通气、低通气）、痉挛或癫痫发作、中度肝大、肌张力低下等。多在应激、感染及进食果糖后反复急性发作，反复发作可遗留神经系统受损症状，严重者甚至死亡。

3. **诊断与治疗** 诊断根据病史及临床表现、尿有机酸分析示 3-磷酸甘油及其与甘油比值增加，肝活检 FBPase 活性低下可确诊。治疗：在急性期应充分输注葡萄糖液并用碳酸氢钠纠正酸中毒，在发作间歇期应避免饥饿、感染等诱发因素，同时限制果糖摄入。

【麻醉管理】

1. **麻醉前管理** 术前应尽量缩短禁食时间，在禁食期间应持续静脉输注葡萄糖液，术前应禁止食用含果糖或蔗糖的食物或饮料，因为它们可诱发并加重本病的代谢紊乱并抑制肝糖原的释放，引起低血糖。但最近 Pinto 等认为严格限制摄入果糖可能是不必要的。因此，术前少量的含镇静剂的糖浆制剂不应禁忌。

2. 目前有关本病麻醉管理的临床报道较少，经检索，只有 Hashimoto 及 Watanabe 在 1978 年发表的二篇，其中一篇为日文文献。麻醉管理重点是预防低血糖、避免可加重代谢性酸中毒的各

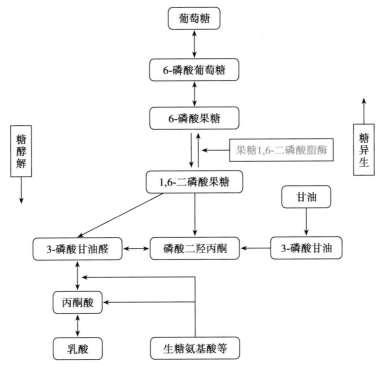

图 8-6 果糖-1,6 二磷酸酯酶缺乏症的生化改变

种因素。

（1）预防低血糖：围手术期应严密监测血糖，持续静注输注葡萄糖液。此外，还应保证良好的麻醉与镇痛、镇静效果，避免过度的应激反应。因为在正常情况下应激反应通过交感神经兴奋引起肾上腺素、胰高血糖素、肾上腺皮质激素分泌增加不仅可促进肝糖原分解，还使糖异生增加。但本病患者糖异生障碍，过度应激反应反可诱发或加重低血糖。

（2）酸中毒的防治：除乳酸酸中毒外，还可能合并代谢性酸中毒与酮症酸中毒，据血气分析与尿液检查可鉴别。应避免输入含乳酸盐的液体（乳酸林格液）。长时间手术与麻醉、大量输血、体温下降或升高、低血压、缺氧与二氧化碳蓄积等均可引起或加重酸中毒，应避免之。严重酸中毒（动脉血 pH 低于 7.2）时，可根据动脉血 pH 与 HCO_3^- 静脉注射碳酸氢钠。

（3）本病无特殊禁忌的麻醉药。有作者认为氟烷、异氟烷、硫喷妥钠、地西泮等可抑制糖异生作用，不应用于本病患者，而主张用氧化亚氮、芬太尼、维库溴铵。但亦有作者认为用硫喷妥钠诱导、异氟烷维持是安全的。这些药物目前在临床麻醉中已极为少用。近年来，由于血糖监测的普及与进步，此类患者麻醉药的选用并无严格的限制。围手术期除限制果糖摄入外，山梨醇可通过山梨醇脱氢氧化酶转变成果糖而降低血糖。此外，由于糖异生受阻，甘油生成的磷酸二羟丙酮与 3-磷酸甘油醛可通过糖酵解途径产生丙酮酸及乳酸，加重酸中毒。异丙酚脂肪乳剂内含甘油 22.5mg/ml，用于本病患者的安全性尚未得到证实。

（郑利民）

参考文献

[1] PINTO A，ALFADHEL M，AKROYD R，et al. International practices in the dietary management of fructose 1-6 biphosphatase deficiency[J]. Orphanet J Rare Dis，2018，13：21.

第二十二节　HHH 综合征
（HHH syndrome）

麻醉管理所面临的主要问题

尿素循环障碍性疾病
高氨血症
中枢神经系统病变
慢性肝脏病变

【病名】

HHH 综合征（HHH syndrome），又称高鸟氨酸血症-高血氨症-同型瓜氨酸尿症综合征（hyperornithinemia-hyperammonemia-homocitrullinuria syndrome）、线粒体鸟氨酸转运蛋白 1 缺乏症（mitochondrial ornithine transporter 1 deficiency）等。

【病理与临床】

1. 本病是一种罕见的常染色体隐性遗传性尿素循环障碍性疾病，1969 年由 Shih 等首先描述。"HHH 综合征"的病名源自于其三大主要临床特征（"代谢三联症"）的首位大写英文字母：高鸟氨酸血症（Hyperornithinemia）、高血氨症（Hyperammonemia）、同型瓜氨酸尿症（Homocitrullinuria）。本病的病因是由于编码线粒体鸟氨酸转运蛋白 1（mitochondrial ornithine transporter 1，ORNT1）的 *SLC25A15* 基因（13q14.11）突变、鸟氨酸不能从细胞质转运到线粒体内参与尿素循环所致。其代谢三联症的生化机制是：①鸟氨酸不能从细胞质转运到线粒体内，致血鸟氨酸浓度升高。②线粒体内鸟氨酸含量减少，无法与氨甲酰磷酸充分反应，致瓜氨酸生成减少及氨甲酰磷酸累积；累积的氨甲酰磷酸既可通过旁路代谢途径生成乳清酸，也可与赖氨酸结合生成同型瓜氨酸，后者经尿排出而表现为同型瓜氨酸尿症。③线粒体内鸟氨酸量减少、瓜氨酸生成减少等致尿素循环障碍与高氨血症（见"鸟氨酸氨甲酰基转移酶缺乏症"之"图 8-8 尿素循环及其相关酶缺陷"）。氨是一种强效神经毒素，高氨血症可致脑细胞受损，氨还可干扰肝细胞的能量代谢并对肝脏有损害作用，阻碍凝血因子合成，导致炎症与凝血功能障碍。本病已被国家卫健委等 5 部门列入《第一批罕见病目录》。其流行病学资料尚不清楚，欧美发病率约为 1∶350 000，它约占尿素循环障碍性疾病的 1% ~3.8%。迄今全球仅约报道 100 多例，我国关函洲等在 2017 年报道了 3 例。

2. 临床表现　临床表现因 ORNT1 缺陷程度而异，以神经系统症状为主。新生儿发病者约占 12%，通常在开始喂养后 24 ~48 小时出现高氨血症表现：嗜睡、拒绝进食、呕吐、低体温、呼吸急促和/或癫痫。婴儿期、儿童期和成年期发病者约占 88%，表现为发育迟缓、锥体外系症状、共济失调、痉挛及痉挛性截瘫、学习障碍、认知功能障碍、不明原因的癫痫、慢性肝功能障碍与不明原因的肝酶升高。伴有或不伴有轻度凝血障碍，伴有或不伴有轻度高氨血症和蛋白质不耐受；多种因素诱发的严重的高氨血症可致急性脑病危象。

3. 诊断与治疗　根据临床表现及持续的高鸟氨酸血症、发作性或餐后高氨血症和同型瓜氨酸尿症"代谢三联症"可诊断，肝脏或皮肤成纤维细胞 ORNT1 活性及 *SLC25A15* 基因检测可确诊。治疗包括：饮食治疗（高热量、蛋白质限制饮食，补充瓜氨酸、精氨酸和必需氨基酸）、应用排氨药物（苯甲酸钠、苯醋酸钠）控制高氨血症、对症治疗及肝移植等。

【麻醉管理】

1. 本病的麻醉管理可参考"鸟氨酸氨甲酰基转移酶缺乏症"。在麻醉手术前应组织代谢病医师、神经科医师、麻醉医师等参加多学科会诊。麻醉前评估的重点是血氨浓度、神经系统病变、肝功能损害程度及营养状况等,据此制订相应的麻醉管理方案。

2. 血氨管理 本病的严重程度与血氨浓度密切相关,避免加重血氨升高是麻醉管理的重点之一。围手术期应严密监测血氨浓度,血氨正常值为 $10\sim30\mu mol/L$,高氨血症者血氨值常高于 $100\mu mol/L$。择期手术应选在血氨浓度正常、疾病的缓解期实施。尿素循环替代途径排氨药苯丁酸钠与苯丁酸甘油可服用至术前,术后应尽量早期重新开始服药。急性高氨血症的急救治疗可静脉注射苯醋酸钠和苯甲酸钠复方制剂,严重高氨血症和/或急性脑病危象时应考虑腹膜或血液透析。由于皮质类固醇、氟哌啶醇、丙戊酸可加重尿素循环障碍疾病的高氨血症,应慎用于本病患者。

3. 营养管理 其目的是避免长时间禁食引起蛋白分解而加重高氨血症。在整个围手术期应继续高热量、蛋白质限制饮食,术前应尽量缩短禁食时间,择期手术应排在早晨第一台。术后应尽早恢复其高热量、蛋白质限制饮食。在围手术期禁食期间应持续静脉输注 10%葡萄糖液,其用量可参考"极长链酰基辅酶 A 脱氢酶缺乏症",通常成人为 10%葡萄糖 $2mg/(kg\cdot min)$,儿童为 $6\sim8mg/(kg\cdot min)$,直到恢复正常进食。应严密监测血糖,防止低血糖,高血糖(血糖>10mmol/L)时,不要降低葡萄糖输注量,可用胰岛素控制血糖。

4. 目前有关本病麻醉管理的临床报道较少,关函洲在其文章中提及了一例成功进行了肝移植的病例,但未见相关麻醉管理的报道。目前无文献报道提示临床常用的麻醉药对 ORNT1 及尿素循环相关酶有何直接影响。但麻醉手术可通过应激激素的分泌等多种途径影响氮平衡及促进分解代谢。因此,良好的麻醉管理比麻醉药的选择更为重要。要避免紧张、疼痛、缺氧与二氧化碳蓄积、体温改变、水电解质与酸碱失衡、内环境紊乱等各种不利因素。在麻醉管理时,还应考虑其神经系统病变、肝脏损害等的病理改变,凝血功能障碍者应慎行椎管内麻醉。

(郑利民)

参考文献

[1] 关函洲,丁圆,李东晓,等. 高鸟氨酸血症-高氨血症-高同型瓜氨酸尿症综合征三例诊疗研究[J]. 中华儿科杂志,2017,55:428-431.

[2] MARTINELLI D, DIODATO D, PONZI E, ET AL. The hyperornithinemia-hyperammonemia-homocitrullinuria syndrome[J]. Orphanet J Rare Dis,2015,10:29.

第二十三节 Ⅰ-细胞病
(Ⅰ-cell disease)

麻醉管理所面临的主要问题

合并多器官、多系统病变,预后差

困难气道

易发生肺部感染及喉头水肿

心肌及心脏瓣膜病变

颈椎不稳、寰枢关节脱位

【病名】

Ⅰ-细胞病(I-cell disease),又称黏脂质病Ⅱ型(mucolipidosis Ⅱ、ML Ⅱ、ML disorder,Type Ⅱ)、包涵体细胞病(Inclusion cell disease)、Leroy病(Leroy disease)、乙酰氨基葡萄糖-1-磷酸转移酶缺乏症(N-acetylglucosamine-1-phosphotransferase deficiency)等。

【病理与临床】

1. 本病是一种常染色体隐性遗传性溶酶体贮积障碍性疾病,1967年由Leroy和DeMars首次报道。起初人们认为它属黏多糖贮积症Ⅰ～Ⅱ型(mucopolysaccharidoses Ⅰ～Ⅱ)的Hurler综合征,但其症状出现较早,且无尿黏多糖排出增多等黏多糖贮积的证据。本病的特征是在患者成纤维细胞胞浆内存在致密的由黏多糖和黏脂质组成的包涵体。这些细胞被称为包涵体细胞(inclusion cells),或Ⅰ细胞(I cells),故本病被称为Ⅰ细胞病。Spranger和Wiedermann随后将其归类为Ⅱ型黏脂质病(mucolipidosis type Ⅱ,ML Ⅱ)。本病主要原因是由于GNPTAB基因(12q23.2)变异、UDP-N乙酰氨基葡萄糖-1-磷酸转移酶(UDP-N-acetyl-glucoseamine-1-phosphotransferase)缺陷所致。这种磷酸转移酶可使溶酶体酶运输到细胞的溶酶体区,其缺乏使细胞表面溶酶体酶识别异常而不能被摄入溶酶体内发挥作用,溶酶体酶逸入细胞外液中,导致血浆溶酶体酶显著升高、细胞内相应溶酶体酶功能缺乏,黏脂质类物质在细胞内堆积,从而造成细胞结构与功能异常。受影响最严重的是骨骼系统,其他包括肌肉组织、肾小球、肝门静脉周围的成纤维细胞、脊髓神经细胞、中枢神经细胞,心肌常受累,尤其是心脏瓣膜的结缔组织,导致瓣膜增厚及严重的瓣膜病。本病极为罕见,其流行病学资料尚不清楚,据荷兰的一项研究报告显示,其患病率约为每64万活产中一例,无种族区别。

2. 临床表现　症状可在新生儿期或出生后数月出现,通常在10岁之前因肺部感染或充血性心力衰竭而死亡。临床表现为生长发育及精神运动发育迟缓,癫痫,身材矮小;面部粗糙,窄额头,眼睑水肿,角膜混浊,眼肌麻痹,鼻梁低平;进行性牙龈异常增生,舌体肥大(巨舌),由于牙龈和牙槽突明显增大,脸的下半部分通常呈"鱼样"轮廓(fish-like);颈部过短;胸廓与脊柱后凸畸形,上肢管状骨短而宽,指骨呈子弹状,爪形手;常合并髋关节脱位、腹股沟疝、肝大和皮肤变化。心血管病变主要为主动脉瓣与二尖瓣关闭不全。患者常频繁发生呼吸道感染和中耳炎。

3. 诊断与治疗　诊断主要根据临床表现及白细胞或培养成纤维细胞UDP-N-乙酰氨基葡萄糖-1-磷酸转移酶活性低下;通常血清溶酶体酶升高、而培养成纤维细胞中溶酶体酶活性下降。GNPTAB基因检测有助于诊断。本病无特殊治疗,骨髓移植效果有限,主要为对症治疗及防止呼吸道感染。

4. 黏脂质病(mucolipidosis)　是一种溶酶体贮积病,它是因为某些酶缺乏,造成细胞内脂质复合物黏脂质(mucolipids)无法代谢而在细胞中堆积、继而造成器官损害的一组先天性疾病。它们是由于不同基因变异致相应的酶缺乏所致,临床上将其分为四型。除Ⅰ-细胞病(ML Ⅱ)外,其他三型特点如下

(1) Ⅰ型(mucolipidosis Ⅰ,ML Ⅰ),又称唾液酸贮积症Ⅰ型(sialidosis I),它是由于α-N-唾液酸苷酶(alpha-N-acetyl neuraminidase)或唾液酸酶(sialidase)缺陷所致,与NEU1(6p21.3)基因变异有关。表现为中枢神经系统病变、视网膜樱桃红斑(cherry-red spot)、多发性成骨异常(dysostosis multiplex)等。

(2) Ⅲ型(mucolipidosis Ⅲ,ML Ⅲ),又称假Hurler综合征(pseudo-Hurler),与I-细胞病一

样,它是由于 *GNPTAB* 基因(12q23.2)变异、UDP-N-乙酰氨基葡萄糖-1-磷酸转移酶缺陷所致,其临床表现亦与 I-细胞病相似,但少有眼部病变。

(3) Ⅳ型(mucolipidosis Ⅳ,ML Ⅳ)是由于 *MCOLN1*(19p13.2-13.3)基因变异、RPML1 非选择性阳离子通道异常所致。表现为中枢神经系统病变、角膜混浊、眼肌麻痹等。

【麻醉管理】

1. 目前有关本病麻醉管理的报道较少。麻醉前评估时要注意本病是一种病变涉及骨骼、心肺、肝肾及中枢神经系统等多器官及系统的严重全身性疾病,其预后极差,麻醉风险极大,因此应尽量避免一些不必要的择期手术。麻醉前应尽量改善患者的全身状况及控制呼吸道感染,麻醉中应加强血流动力学监测与管理。

2. 呼吸管理是麻醉管理的重点

(1) 气道管理:许多因素可导致困难气道,包括:巨舌、牙龈增生、扁桃体和腺样体肥大致口咽腔狭窄,颈短及颈椎运动受限,鼻组织肥厚等。这些病变随着患儿年龄的增长而愈发加重,气道由起初的肿胀而变得僵硬,特别容易受伤出血。Mahfouz 及 Mallen 的报道均强调要注意困难气道的问题,如:Mahfouz 报道一例 5 岁女孩在全麻下行牙科手术,其气管插管十分困难,经口及纤维支气管镜引导下经鼻插管均不能显露声门。术前应对上呼吸道进行充分的检查与评估,并按困难气道处理。

(2) 患者呼吸道分泌物异常增多并特别容易发生肺部感染,它是主要死亡原因之一,在进行气道管理时应严格遵守无菌操作、加强呼吸道吸引,术后应加强肺部理疗。由于生长发育障碍、肌肉萎缩与低肌张力、胸腔狭窄及顺应性差及反复发生肺部感染,术后应作好呼吸机治疗的准备。

(3) 患者术后易发生喉头水肿,严重者甚至术后因喉头水肿而致气管导管拔管困难。此类患者待完全清醒、呼吸道防御反射完全恢复及喉头水肿完全消退后拔管。检查有无喉头水肿的一个简单方法是在拔除气管导管前气管导管套囊放气,用手挤压呼吸囊,若套囊充气前有漏气,而套囊放气后不漏气,则说明可能有声门水肿,应待水肿消退后拔管。

3. 本病无特殊禁忌的麻醉药,七氟烷等挥发性氟化醚类均已安全用于本病患者。但对肌张力异常者应慎用非去极化肌松剂,禁用去极化肌松剂。

4. 患者存在颈椎不稳、寰枢关节脱位的风险,在进行气道管理及深静脉穿刺等头颈部操作时要注意防止颈髓损伤。

(郑利民)

参考文献

[1] LIN MH,PITUKCHEEWANONT P. Mucolipidosis type Ⅱ (I-cell disease) masquerading as rickets:two case reports and review of literature[J]. J Pediatr Endocrinol Metab,2012,25:191-195.

[2] MALLEN J,HIGHSTEIN M,SMITH L,et al. Airway management considerations in children with I-cell disease [J]. Int J Pediatr Otorhinolaryngol,2015,79:760-762.

[3] MAHFOUZ AK,GEORGE G,AL-BAHLANI SS,et al. Difficult intubation management in a child with I-cell disease[J]. Saudi J Anaesth,2010,4:105-107.

[4] MAHFOUZ AK,GEORGE G. Anesthesia for gingivectomy and dental extractions in a child with I-cell disease:a case report[J]. Middle East J Anaesthesiol,2011,21:121-124.

第二十四节   极长链酰基辅酶 A 脱氢酶缺乏症
（very long chain acyl-CoA dehydrogenase deficiency）

> **麻醉管理所面临的主要问题**
>
> 避免各种应激因素激活脂肪酸代谢、脂肪分解
> 葡萄糖液输注相关问题
> 心脏、肌肉、肝脏、神经系统等重要器官损害
> 禁用丙泊酚及依托咪酯脂肪乳剂
> 预防横纹肌溶解

【病名】

极长链酰基辅酶 A 脱氢酶缺乏症（very long chain acyl-CoA dehydrogenase deficiency，VL-CADD。或 acyl-CoA dehydrogenase very long chain deficiency），无别名。

【病理与临床】

1. 极长链酰基辅酶 A 脱氢酶缺乏症是一种罕见的常染色体隐性遗传病，是由于线粒体脂肪酸 β 氧化中第一步关键酶——极长链酰基辅酶 A 脱氢酶（VLCAD）基因 *ACADVL* 先天缺陷所致。VLCAD 的作用是催化含 14~18 个碳的极长链脂酰基辅酶 A 脱氢，完成脂肪酸的 β 氧化过程、为机体提供能量。其缺乏造成极长链脂肪酸代谢障碍，极长链脂肪酸不能转化为能量，同时极长链脂肪酸及其中间代谢产物在组织中积累，造成心脏、肌肉、肝脏、神经系统等重要器官损害。本病患病率低，据估计约每 4~2 万人 1 例。它常被误诊为婴儿肝炎综合征、雷氏综合征（Reye syndrome）、消化系统疾病等。［雷氏综合征又称脂肪肝伴脑病（fatty liver with encephalopathy），它是一种可影响大脑和肝脏的罕见而严重的疾病，多见于病毒感染恢复期的 4~14 岁儿童。其病因尚不清楚，目前较为肯定的是，它与病毒性疾病期间使用阿司匹林（水杨酸盐）或阿司匹林类制剂有关，严重者可导致死亡。自医师建议在病毒性疾病期间不要给儿童和青少年服用阿司匹林以来，病例数量已经大幅下降。其症状和体征出现在病毒感染后 1 天至 2 周出现。婴儿的症状包括：呕吐、疲劳、嗜睡、腹泻、呼吸急促、易怒或攻击性行为。后期出现严重的肌肉无力、癫痫。无特殊治疗，主要为支持性治疗。］

2. **临床表现**   早期缺乏特异性，常规实验室检查方法诊断也比较困难，国内仅有 3 例报道。根据临床表现及起病年龄的不同，分为三型：①心肌病型：临床最常见，往往发病年龄比较早，新生儿或婴儿期发病，起病凶险，病情重，死亡率极高，主要表现为低酮性低血糖、肝大、心肌酶异常升高、心包积液、肥厚性心肌病和心律失常等。②肝病型：婴儿晚期或幼儿期发病，少有心脏受累，主要表现为反复低酮性低血糖，同时伴有肝功能的异常，症状往往比较轻。③肌病型：主要在青少年及成人期起病，为迟发型，症状往往比较轻，主要表现为运动、感染、饥饿后横纹肌溶解和肌红蛋白尿，可伴有肌无力、肌肉疼痛等。

3. **实验室检查及诊断**   常规实验室检查可有低酮性低血糖，急性发作时可有代谢性酸中毒，肌酸激酶（CK）、乳酸脱氢酶（LDH）水平升高，天冬氨酸氨基转移酶（AST）、丙氨酸氨基转移酶（ALT）水平升高。肌病型患者可有肌红蛋白尿，尿常规异常或伴有肾功能异常。肌活检可发现肌肉组织中有大量脂滴蓄积于 Ⅰ 型肌纤维。串联质谱检测血酰基肉碱谱可发现有多种

长链酰基肉碱谱水平升高,其中肉豆蔻烯酰基肉碱(C14:1)升高是诊断本病最重要的代谢指标。皮肤成纤维细胞、外周血淋巴细胞、心肌和骨骼肌细胞或组织极长链酰基辅酶 A 脱氢酶活性测定可确诊。基因分析是确诊 VLCADD 的金标准。

4. 治疗　原则是避免空腹,高碳水化合物、足够蛋白质、低脂饮食。尤其要限制长链脂肪酸的摄入,补充中链甘油三酯(MCT)及必需脂肪酸。对症处理及预防和治疗并发症。对于反复低血糖发作的患者可静脉注射葡萄糖以纠正之。

【麻醉管理】

1. 术前管理及代谢管理

(1) 代谢管理:高碳水化合物及限制长链脂肪酸的低脂饮食应持续至术前,手术应安排在当天上午的第一台。应避免各种应激因素、尽量减少禁食时间,在禁食期间及在整个围手术期应持续输注葡萄糖液,补充充足的能量,防止脂肪酸代谢激活、脂肪分解。目前关于脂肪酸代谢紊乱患者的葡萄糖用量没有明确的共识,其用量应以年龄和体重为基础,Vellekoop 等认为输注 6mg/(kg·min)葡萄糖可预防小手术后健康儿童的分解代谢,建议 VLCADD 患儿给予 8mg/(kg·min)的葡萄糖输注;Nishina 建议健康儿童接受小手术后用量为 2mg/(kg·min)。有关成年人的建议差异很大,BIMDG(英国遗传性代谢疾病组)建议患有脂肪酸代谢紊乱疾病的成年患者葡萄糖输注量为 3mg/(kg·min),而 Redshaw 建议用量仅为 2mg/(kg·h)。Huidekoper 研究发现空腹时内源性葡萄糖的产生量(反映葡萄糖需求增加)从新生儿的 8mg/(kg·min)以上,到成人的 2mg/(kg·min)。Welsink-Karssies 推荐用量为:成人 10% 葡萄糖 2mg/(kg·min),儿童葡萄糖输注量要根据年龄增加至 6~8mg/(kg·min),直到恢复正常进食。如出现高血糖(血糖>10mmol/l),不要降低葡萄糖输注量,而使用胰岛素治疗。

(2) 同时应纠正水、电解质紊乱与酸碱平衡失调。对心、脑、肝、肌肉等重要器官病变进行充分的评估并制定相应的麻醉管理计划。术前应控制感染并适当镇静,可用小剂量苯二氮草类。

2. 麻醉管理　目前有关本病麻醉管理的临床报道较少,Welsink-Karssies 等报道了一例在全身麻醉下行颈部手术的 26 岁女性患者并对其麻醉管理进行了综述。

(1) 麻醉药的应用问题:既往有指南建议应避免挥发性吸入麻醉剂与丙泊酚。关于挥发性吸入麻醉剂用于本病患者,主要有以下二点争议:其一,Vellekoop 等认为挥发性麻醉药可显著增加血浆游离脂肪酸浓度,可能导致代谢紊乱;但 Kleeman 等认为血浆游离脂肪酸浓度升高并非麻醉药物引起,而是手术应激反应所致的分解代谢,麻醉诱导时血浆游离脂肪酸增加与手术前紧张有关,甚至在吸入恩氟烷 10 分钟后,血浆游离脂肪酸浓度下降。其二,氟化醚类吸入麻醉剂可能诱发恶性高热。从广义来讲,本病亦属线粒体肌病,有横纹肌溶解的危险,但本病是肌肉能量代谢障碍引起,它与恶性高热发生横纹肌溶解的机制是不相同的,目前没有关于本病患者发生恶性高热的报道。Welsink-Karssies 认为 VLCADD 患者发生恶性体温升高的风险可能与无 VLCADD 患者相当。现在的主要观点是对已确诊的本病患者,挥发性吸入麻醉剂不应禁忌,尤其是七氟烷起效、苏醒迅速,是本病的良好选择。但对一些肌肉症状明显、而不能确诊其病因的患者,还是应慎用氟化醚类挥发性麻醉剂,以规避其恶性高热的风险。因为丙泊酚和依托咪酯脂肪乳剂含有长链脂肪酸,可加重本病病理改变,应禁忌。

(2) 保护重要组织器官:除脑外,脂肪酸是心脏和肌肉的主要能量来源,在禁食期间脂肪酸也是肝脏重要能量来源。患者常合并心、脑、肝、肌肉等重要器官的病变。肝肾功能异常者应避免使用经肝肾代谢的药物,合并心肌病者应注意心功能的监测与心脏保护、控制心律失常。肌肉病变易发生横纹肌溶解,肌肉保护十分重要,尤其要注意肌无力、肌痛患者,血肌红蛋白与血清肌酸激酶(CK)、尤其是其同工酶 CK-MM 升高是骨骼肌溶解的重要指标。术中应持续监测血糖与血清肌酸激酶(CK),Welsink-Karssies 推荐如果手术超过 3 小时,应每 3 小时取样测定 CK 及肌红蛋白。充分输注葡萄糖、给肌肉供应充足的能量是防止横纹肌溶解的最重要措施,CK 升高时应增加葡萄糖输注量,同时应防止肌红蛋白致肾功能损伤。但要注意的是,由于胰岛素抵抗或在应激条件下皮质醇和儿茶酚胺释放,即使持续输注葡萄糖、血糖水平正常时,亦可发生横纹肌溶解。因此,保证良好的麻醉效果及内环境的稳定、减少各种应激反应,对患者更为重要。对肌无力患者麻醉选择应尽量不影响神经肌肉传导与呼吸功能,四肢或下腹部开放性手术可考虑神经阻滞或椎管内麻醉。由于琥珀胆碱对合并肌肉病变的患者可引起致命的高钾血症,应禁用。慎用非去极化肌松药。

3. 术后管理　术后应持续输注葡萄糖,直到恢复正常饮食。加强术后镇痛管理及预防恶心呕吐、及时监测发现并处理感染与手术并发症等。

(张广华　李莹　郑利民)

参考文献

[1] WELSINK-KARSSIES MM,POLDERMAN JAW,NIEVEEN VAN DIJKUM EJ,et al. Very long-chain acyl-coenzyme a dehydrogenase deficiency and perioperative management in adult patients[J]. JIMD Rep,2017,34: 49-54.

[2] NISHINA K,MIKAWA K,MAEKAWA N,et al. Effects of exogenous intravenous glucose on plasma glucose and lipid homeostasis in anesthetized infants[J]. Anesthesiology,1995,83:258-263.

[3] REDSHAW C,STEWART C. Anesthetic agents in patients with very long-chain acyl-coenzyme a dehydrogenase deficiency:a literature review[J]. Paediatr Anaesth,2014,24:1115-1119.

[4] VELLEKOOP P,DIEKMAN EF,VAN TUIJL I,et al. Perioperative measures in very long chain acyl-CoA dehydrogenase deficiency[J]. Mol Genet Metab,2011,103:96-97.

[5] KLEEMANN PP,JANTZEN JP,FENNER R,et al. Preoperative increase in the plasma concentration of free fatty acids during minor elective interventions using a conventional anesthesia technic with enflurane[J]. Anaesthesist,1986,35:604-608.

[6] HUIDEKOPER HH,ACKERMANS MT,RUITER AFC,et al. Endogenous glucose production from infancy to adulthood:a non-linear regression model[J]. Arch Dis Child,2014,99:1098-1102.

第二十五节　甲基丙二酸血症
(methylmalonic academia)

麻醉管理所面临的主要问题

全身多器官、系统代谢性疾病

代谢性酸中毒,高氨血症,低血糖

肌张力减退,急性呼吸衰竭

免疫功能低下,易感染

避免各种应激及增加分解代谢的因素

禁用氧化亚氮,慎用丙泊酚

【病名】

甲基丙二酸血症（methylmalonic academia，MMA），又称甲基丙二酸尿症（methylmalonic aciduria）

【病理与临床】

1. MMA 是一种常见的有机酸血症，也是一种致命的、严重的多系统受损的代谢异常疾病，于 1967 年首次报道，属于常染色体隐性遗传病，主要是由于甲基丙二酰辅酶 A 变位酶（methylmalonyl CoA mutase，MCM）或其辅酶钴胺素（维生素 B_{12}）代谢缺陷所致。甲基丙二酸是异亮氨酸、缬氨酸、甲硫氨酸、苏氨酸、胆固醇和奇数链脂肪酸分解代谢途径中甲基丙二酰辅酶 A 的代谢产物，正常情况下在 MCM 及维生素 B_{12} 的作用下转化生成琥珀酸，参与三羧酸循环。MCM 缺陷或维生素 B_{12} 代谢障碍时，导致甲基丙二酸、丙酸、甲基枸橼酸等代谢产物蓄积，引起神经、肝脏、肾脏、骨髓等多个系统受损。本病涉及多个基因与酶的缺陷，目前已发现与 MMUT、MMAA、MMAB、MMADHC 和 MCEE 基因突变有关。其临床表现取决于突变的基因与严重程度，约 60% 的甲基丙二酸血症是由 MMUT 基因突变引起的，该基因编码 MCM，其突变直接引起 MCM 功能障碍；MMAA、MMAB、MMADHC 基因编码甲基丙二酰外消旋酶（methylmalonyl racemase）、腺苷钴胺素合成酶（adenosylcobalamin synthetic enzymes）等，它们是维持 MCM 正常功能所必需，可间接影响 MCM 活性；MCEE 编码甲基丙二酰辅酶 A 表异构酶（methylmalonyl CoA epimerase），与 MCM 同样在氨基酸、某些脂质和胆固醇的分解代谢中发挥作用，其缺陷导致轻度甲基丙二酸血症。此外，其他未知基因突变也可能导致本病。

2. 分型　①根据酶缺陷，本病分为 MCM 缺陷型（MuT 形）及维生素 B_{12} 代谢障碍型（cbl 型）。MuT 形又根据其酶活性完全或部分缺乏分为 Mut^0 型与 Mut^- 型；cbl 型包括 cblA、cblB、cblC、cblD、cblF 等亚型。②根据是否合并同型半胱氨酸尿症，分为单纯型与合并型。MMA 的患病率约为 5 万~10 万分之一，它是我国最常见的常染色体隐性遗传性有机酸代谢性疾病，北京与上海 2011 年前筛查估计患病率为 1∶26 000，而山东与河南省患病率 1∶6 032。本病已被国家卫健委等五部门列入《第一批罕见病目录》。

3. 临床表现　典型临床表现包括酸中毒、酮症、高氨血症、低血糖、高血糖和中性粒细胞减少症。主要继发性并发症包括发育迟缓、肾小管间质性肾炎伴进行性肾衰竭、卒中（急性和慢性基底核受累）、运动障碍伴舞蹈病、肌张力障碍、下肢或四肢瘫痪、胰腺炎、生长障碍、功能性免疫功能受损、视神经萎缩等。

4. 实验室检查　串联质谱（MS/MS）测量 C3 及 C3∶C2 显示维生素 B_{12} 或丙酸盐代谢紊乱，气相色谱质谱分析（GC/MS）显示甲基丙二酸和甲基枸橼酸高，动脉血气示代谢性酸中毒，尿酮阳性，高氨血症，低血糖或高血糖，中性粒细胞减少等。

5. 诊断　根据临床表现及实验室检查，通过测量血浆同型半胱氨酸可鉴定 MMA 类型，基因检测是诊断的金标准。

6. 治疗　早期诊断与治疗有助于减轻神经系统损伤并改善预后。治疗包括：低蛋白饮食、减少蛋白摄入，使用含量极少甚至不含缬氨酸、异亮氨酸、甲硫氨酸和苏氨酸的专门氨基酸制剂，静脉给予葡萄糖，补充维生素 B_{12}（对 $VitB_{12}$ 反应良好者）、左旋肉碱、抗生素、维生素和微量元素。上述治疗效果不佳、代谢不稳定者可肝脏移植或肝肾联合移植。

【麻醉管理】

1. 低蛋白饮食应持续至术前,应尽量缩短禁食时间。在围手术期麻醉禁食期间应持续输注葡萄糖液、补充充足的碳水化合物能量、避免蛋白质分解代谢(见"极长链酰基辅酶 A 脱氢酶缺乏症")。麻醉前应改善患者全身状况,可通过积极的营养与液体治疗,甚至血液透析等纠正酸中毒、高氨血症、水电解质失调与代谢紊乱,控制肺部感染。为避免精神应激引起代谢亢进,麻醉前可适当镇静。

2. 除氧化亚氮外,目前无报道证明其他麻醉药对甲基丙二酸的代谢有任何影响,但由于酸中毒、肾功能损害,患者常合并高钾血症,应避免用琥珀胆碱。文献报道,氧化亚氮可氧化维生素 B_{12}、抑制其作用,从而有可能加重本病的病理改变,应禁用。亦有报道对丙泊酚的应用有疑虑,因为它长时间大剂量使用可能导致代谢障碍而引起酸中毒(丙泊酚输注综合征),此外,由于患者常合并胰腺炎,丙泊酚脂肪乳剂可增加其风险。但多数报道认为短时间、小剂量应用丙泊酚是安全的,有作者甚至将它用于本病肝移植的麻醉。良好的麻醉管理很重要,本病的麻醉管理要点是:保证良好的麻醉效果,维持血流动力学及重要器官的灌注,维持内环境的稳定,避免缺氧、二氧化碳蓄积等一切加重患者应激反应的因素,血压维持应尽量避免用儿茶酚胺,因为有导致分解代谢引起代谢失代偿的风险。同时应加强血气、血糖、血氨监测,积极处理代谢性酸中毒、高氨血症,输注葡萄糖液预防低血糖、用胰岛素控制高血糖。关于高氨血症的处理请见"鸟氨酸氨甲酰基转移酶缺乏症"。

3. 术后管理　术后应持续输注葡萄糖液,直至经口饮食完全恢复。应保证良好的镇痛,避免各种应激与促进分解代谢的因素。患者可因持续性肌张力减退进展为呼吸肌疲劳,或合并神经肌肉病变,术后可能需要机械通气支持。

4. 由于粒细胞减少,免疫功能低下,在进行麻醉操作时应严格遵守无菌操作原则,避免继发感染。

(陈敏　郑利民)

参考文献

[1] ZHOU X,CUI Y,HAN J. Methylmalonic acidemia:Current status and research priorities[J]. Intractable Rare Dis Res,2018,7:73-78.

[2] ZHAO Z,CHU C-C,CHANG M-Y,et al. Management of adult-onset methylmalonic acidemia with hypotonia and acute respiratory failure:a case report[J]. Medicine(Baltimore),2018,97:e11162.

[3] CRITELLI K,MCKIERNAN P,VOCKLEY J,et al. Liver transplantation for propionic acidemia and methylmalonic acidemia:perioperative management and clinical outcomes[J]. Liver Transpl,2018,24:1260-1270.

[4] CHAO PW,CHANG WK,LAI IW,et al. Acute life-threatening arrhythmias caused by severe hyperkalemia after induction of anesthesia in an infant with methylmalonic acidemia[J]. J Chin Med Assoc,2012,75:243-245.

[5] BABA C,KASAHARA M,KOGURE Y,et al. Perioperative management of living-donor liver transplantation for methylmalonic acidemia. Paediatr Anaesth,2016,26:694-702.

第二十六节　精氨酸酶缺乏症
（arginase deficiency）

麻醉管理所面临的主要问题

尿素循环障碍性疾病

高氨血症

中枢神经受损

避免饥饿及创伤应激反应等,减少蛋白质分解代谢

易发生低血压

【病名】

精氨酸酶缺乏症(arginase deficiency),又称精氨酸血症(argininemia)、高精氨酸血症(hyperargininemia)等。

【病理与临床】

1. 本病是一种常染色体隐性遗传性尿素循环障碍性疾病。它是由于染色体 6q23.2 上编码精氨酸酶(arginase)的 *ARG1* 基因变异所致。精氨酸酶的作用是在"尿素循环"的最后一步中将精氨酸裂解为尿素与鸟氨酸。*ARG1* 基因变异致精氨酸酶缺乏,导致尿素循环障碍、精氨酸和氨在血液中逐渐积累并对中枢神经系统造成损害。氨对中枢神经系统的毒性作用请见"鸟氨酸氨甲酰转移酶缺陷症"。高精氨酸血症可造成胍基化合物生成增多,它们可抑制 γ 氨基丁胺的作用、诱发惊厥。也可直接损害中枢神经系统,Delwing 在动物实验中证明,注射大剂量精氨酸可损害大鼠大脑呼吸链酶、降低其抗氧化能力、引起脂质过氧化,同时对大鼠大脑丙酮酸激酶的活性有抑制作用,导致脱髓鞘改变。本病已被国家卫健委等五部门列入《第一批罕见病目录》,据估计其患病率约为每 30 万~100 万人中一例,在所有的尿素循环障碍性疾病中发病率最低,但在日本部分地区和法裔加拿大人中更为常见,我国流行病学资料不明。

2. 临床表现　特点是进行性痉挛性瘫痪、认知功能下降、身材矮小。常合并不同程度的间歇性高氨血症,但很少严重到危及生命或导致死亡。出生后和童年早期多为正常,通常在 3 岁左右出现症状,表现为全身(尤其是腿部)肌肉僵硬、痉挛、生长发育迟缓、小头畸形、认知功能障碍、智力残疾、癫痫、震颤、共济失调、行走丧失、膀胱功能失去控制等。在高蛋白饮食、月经期或禁食等时因血氨显著升高,神经症状加重,出现易怒、拒绝进食和呕吐,甚至脑水肿。

3. 实验室检查　肝脏或红细胞精氨酸酶活性低下,血精氨酸浓度显著升高(正常值 21~151μmol/L,常高于正常值 4~5 倍),脑影像学常显示皮质萎缩。

4. 诊断　根据临床表现、红细胞内精氨酸酶活性低下及血精氨酸浓度显著升高。基因检测可确诊。

5. 治疗　饮食治疗(无蛋白质或蛋白质限制、高热量碳水化合物及脂肪饮食,无精氨酸,补充必需氨基酸),同时口服苯丁酸钠与苯丁酸甘油等排氮药,维持血浆精氨酸浓度与血氨接近正常水平。发生昏迷或脑病时,需要快速降低血氨浓度,可用苯醋酸钠、苯甲酸钠,血液透析

是排氨最快、最有效的方法,当血浆氨浓度低于 $200\mu mol/L$ 时,通常可以停止透析。重症患者可行肝移植。

【麻醉管理】

1. 麻醉前管理　围手术期良好的营养管理、给予充足的热量是预防血氨升高的重要因素,但要注意避免输注含精氨酸液。麻醉前应尽量缩短禁食时间,在禁食期间应持续输注葡萄糖液,Abdulkadir 报道了一例在全身麻醉下行下肢肌肉挛缩松解术的 12 岁女孩,发现围手术期输注 5% 葡萄糖液不足以抑制分解代谢与血氨升高,而且可引起体液超负荷,主张输注 10% 葡萄糖液。围手术期应常规监测血氨与血糖,血糖升高时可用胰岛素控制,因为它可促进合成代谢,而不是减少葡萄糖输注量。关于本病围手术期葡萄糖输注方案,可参考"极长链酰基辅酶 A 脱氢酶缺乏症"。排氨药应持续服用至术前并在术后早期重新服用,但要注意排氨药过量可能导致代谢性酸中毒和类似高氨血症的症状。由于麻醉手术及感染等可加重本病的高氨血症,择期手术应选在血氨(正常值 $10 \sim 30\mu mol/L$)与精氨酸浓度基本正常(正常值 $21 \sim 151\mu mol/L$)、神经系统症状缓解期实施。

2. 麻醉管理　同"鸟氨酸氨甲酰转移酶缺陷症"等其他尿素循环障碍性疾病。成功的麻醉需护理人员、营养与代谢专家、外科医师和麻醉医师之间多学科沟通。其麻醉管理目标是:避免血氨与精氨酸浓度进一步升高;促进合成代谢,避免分解代谢,保证良好的麻醉效果;维持循环及内环境的稳定,保护肝肾功能,预防及处理神经系统并发症等。与其他尿素循环障碍性疾病不同的是,高精氨酸血症不仅对中枢神经系统有毒性作用,精氨酸还是一氧化氮的前体,精氨酸酶缺乏可致一氧化氮增多,从而引起血管扩张甚至血管麻痹,在麻醉中可出现明显的血压下降与血流动力学波动。Mace 等报道了一例 20 岁女性肝移植患者,术中出现严重的血压下降,需大量输注晶体液及大剂量去甲肾上腺素与和血管加压素维持。因此,术中需要严密的血流动力学监测。本病患者术中体液管理比较棘手:血容量过低可致严重低血压并加重高氨血症,而过量输注晶体液可加重脑水肿、输注白蛋白可能加重高氨血症,临床上均不可取。Mace 认为适当补充晶体液并合理应用血管收缩剂和正性肌力药物对精氨酸血症患者的麻醉管理十分重要。

3. 目前有关本病的麻醉管理已有数篇文献报道,无文献报道提示麻醉药对精氨酸酶有何影响。七氟烷、咪达唑仑、丙泊酚、芬太尼等均已安全用于本病患者,临床常用的麻醉药对本病患者是安全的。正如我们在其他章节所讲的那样,保证良好的麻醉与镇痛效果、维持血流动力学及内环境稳定、避免过度的应激反应、注意肝肾脑等重要器官的保护等比麻醉药的选择更为重要。但应慎用肌松剂,尤其是禁用去极化肌松剂,Abdulkadir 报道的病例为避免用肌松剂而采用七氟烷喉罩麻醉。此外,因为肾上腺皮质激素可促进分解代谢而升高血氨,应慎用。为及时评估神经功能,Mace 等建议术后应让患者快速苏醒并早期拔除气管导管。

(郑利民)

参考文献

[1] ABDULKADIR A,HÜSEYIN OĞUZ Y,TUNCER Ç,et al. Anesthetic management of a pediatric patient with arginase deficiency[J]. Balkan Med J,2011,28:338-40.

[2] MACE H,SRINIVAS C,SELZNER M,et al. Anesthetic management of a patient with arginase deficiency undergoing liver transplantation[J]. A A Case Rep,2014,3:85-87.

第二十七节 赖氨酸尿蛋白不耐受症

（lysinuric protein intolerance）

麻醉管理所面临的主要问题

多系统与器官病变

高氨血症

营养管理，避免分解代谢

高脂血症，丙泊酚应用的安全性问题

【病名】

赖氨酸尿蛋白不耐受症（lysinuric protein intolerance，LPI），又称先天性赖氨酸尿症（congenital lysinuria）、高双碱基氨基酸尿症（hyperdibasic aminoaciduria）、阳离子氨基酸尿症（cationic aminoaciduria）等。

【病理与临床】

1. 本病是一种罕见的以赖氨酸尿（lysinuric）、不耐受富含蛋白质食物（protein intolerance）为主要临床特征的常染色体隐性遗传性双碱基氨基酸（赖氨酸、精氨酸、鸟氨酸）转运与代谢障碍性疾病。其病因与 *SLC7A7* 基因突变有关，*SLC7A7* 基因编码转运双碱基氨基酸（或阳离子氨基酸）的 y+L 氨基酸转运蛋白1（y+L amino acid transporter 1，y+LAT1）轻链。y+LAT1 介导肠上皮细胞和肾小管细胞基底外侧膜的上述阳离子氨基酸的吸收，其异常时导致体内赖氨酸、精氨酸和鸟氨酸吸收障碍，血中浓度下降、尿液中排出增多，机体缺乏赖氨酸、精氨酸和鸟氨酸，导致多器官与系统病变：①精氨酸和鸟氨酸是尿素循环的底物，其缺乏可导致高氨血症（见"鸟氨酸氨甲酰基转移酶缺乏症"之"图 8-8 尿素循环及其相关酶缺陷"）；②赖氨酸是构成皮肤、肌腱和韧带等结缔组织胶原蛋白的重要成分，其缺乏导致身材矮小和骨质疏松；③蛋白质合成障碍致营养不良；④除肠道与肾脏外，y+LAT1 还在肺、肝、脾及单核细胞与巨噬细胞等中表达，双碱基氨基酸在这些组织中转运障碍、可沉积致相应病变，如：肾小管与肾小球病变、肾钙质沉积等肺间质病变、肺泡蛋白沉积等；肝脾肿大、噬血细胞综合征等。但双碱基氨基酸转运障碍并不能完全解释 LPI 复杂的多器官病变，尤其是肺、肾、免疫和血液系统并发症。本病已被国家卫健委等 5 部门列入《第一批罕见病目录》。其流行病学资料尚不清楚，目前临床报告了 200 多例患者，至少来自 25 个国家，其中三分之一来自于芬兰。据估计，芬兰 LPI 的发病率为 1∶60 000，日本为 1∶50 000。

2. 临床表现 婴儿断奶后反复呕吐、腹泻、喂养困难，拒食蛋白质食物，或进食富含蛋白质食物后出现高氨血症症状。同时表现为生长发育障碍、肌营养不良、肌张力减退、骨质疏松、骨骼发育迟缓。随着病程的进展，出现肝脾肿大及肺、肾、血液等多系统病变，患者常合并高脂血症，甚至胰腺炎。由于患者可能拒食蛋白质食物，其"蛋白不耐受"的典型症状可能不明显。实验室检查：进食富含蛋白质餐后血氨升高（但空腹时通常是正常的），血双碱基氨基酸（赖氨酸、精氨酸、鸟氨酸）浓度正常或降低，尿双碱基氨基酸与透明质酸排泄增多，尤其是赖氨酸。

3. 诊断与治疗 诊断根据病史、多系统受累的临床表现、血与尿氨基酸分析，基因检测可确诊。治疗：预防及治疗高氨血症，饮食应限制蛋白质、以碳水化合物和脂肪为主，补充瓜氨酸、必需氨基酸、肉碱及适量的赖氨酸,必要时用排氮药物(苯甲酸钠、苯醋酸钠等),同时治疗并发症。

【麻醉管理】

1. 麻醉前管理

(1) 首先要明确,本病可引起继发性尿素循环障碍、高氨血症,同时还累及全身多器官与系统(如:浸润性肺部疾病、肾衰竭、自身免疫疾病等),目前的治疗干预可以在一定程度上预防高氨血症发作,但不能阻止肺部和肾脏并发症的进展,其中一些病变可能与死亡直接相关。而年龄与血浆赖氨酸浓度是病情与生存率的重要预测因子。Mauhin 回顾了四十年来(1977 至 2017 年)法国巴黎 Necker 医院治疗的 16 例 LPI 患者,除发育障碍、高氨血症、嗜血细胞-淋巴组织细胞增多症外,肾脏病变最为常见,尤其是老年患者;10 名患者早期出现肺部病变,其中 6 例死于肺泡蛋白沉积症(pulmonary alveolar proteinosis,PAP),平均死亡年龄 4 岁;1 例 34 岁患者发生心肌梗死,2 例反复发生急性胰腺炎。麻醉前应仔细检查与评估并制定相应的管理计划。

(2) 术前应纠正高氨血症。关于高氨血症的围手术期处理请见"鸟氨酸氨甲酰基转移酶缺乏症",必要时用排氮药物(苯甲酸钠等)、血液或腹膜透析。

(3) 肺泡蛋白沉积症是重要死亡原因之一。少数合并早期肺泡蛋白沉积症者用大剂量糖皮质激素治疗有效,要注意这些患者肾上腺皮质功能的问题,必要时应进行适当的替代治疗。严重 PAP 患者,在进行重大手术之前建议先行全肺灌洗(见"肺泡蛋白沉积症")。

(4) 营养管理:围手术期应继续"限制蛋白质、以碳水化合物和脂肪为主饮食"。术前应尽量缩短禁食时间、避免饥饿致蛋白质分解代谢。在围手术期禁食期间应持续输注葡萄糖液,葡萄糖输注量可参考"极长链酰基辅酶 A 脱氢酶缺乏症",通常成人为 10% 葡萄糖 2mg/(kg·min),儿童为 6~8mg/(kg·min),直到恢复正常进食。应严密监测血糖,防止低血糖,如出现高血糖(血糖>10mmol/L),不要降低葡萄糖输注量,可用胰岛素控制血糖。

2. 本病多器官、多系统病变使其麻醉管理非常棘手,应竭力维护肺、肾、心脏等重要器官功能,避免继发性损伤;同时应保证良好的麻醉效果、维持内环境稳定,避免疼痛、缺氧、二氧化碳蓄积及体温异常致分解代谢增加。经检索,目前尚无本病麻醉管理的临床报道,从理论上推测,本病无特殊禁忌的麻醉方法与麻醉药。但有二点例外:第一,患者可能合并血小板减少、凝血功能障碍等血液系统病变,此类患者应慎行椎管内麻醉;第二,患者常合并高胆固醇、高甘油三酯血症,其原因尚不清楚,高碳水化合物饮食可能有助于提高血浆甘油三酯浓度,但不足以解释高胆固醇血症或严重的高甘油三酯血症;高脂血症不仅可影响麻醉药的起效与苏醒时间,更为重要的是还可致微循环障碍与心血管病变、增加急性胰腺炎的风险,它们可危及生命。关于高脂血症患者的麻醉管理请见"先天性全身性脂肪营养不良症"。此类患者应避免用脂肪乳剂类麻醉药(丙泊酚、依托咪酯及非甾体抗炎药氟比洛芬酯等)。尤其是应避免长时间、大剂量输注丙泊酚。

3. 产科麻醉　芬兰的一项研究表明,患有 LPI 的产妇其妊娠期贫血与妊娠期高血压疾病风险增加、分娩期出血并发症风险亦增加。同时,此类产妇孕育的正常胎儿常合并宫内发育迟缓。产科麻醉时应做好母婴的救治。

(郑利民)

参考文献

[1] NOGUCHI A,TAKAHASHI T. Overview of symptoms and treatment for lysinuric protein intolerance[J]. J Hum

Genet,2019,64:849-858.

[2] MAUHIN W,HABAROU F,GOBIN S,et al. Update on lysinuric protein intolerance,a multi-faceted disease retrospective cohort analysis from birth to adulthood[J]. Orphanet J Rare Dis,2017,12:3.

第二十八节 Lesch-Nyhan 综合征
（Lesch-Nyhan syndrome）

麻醉管理所面临的主要问题

中枢神经系统病变，肌张力障碍

高尿酸血症，肾功能受损

易发生返流误吸及肺部感染

自伤伤人行为

口周疤痕，可能声门下狭窄

异常心血管反应，猝死

单胺氧化酶活性下降

【病名】

Lesch-Nyhan 综合征（Lesch-Nyhan syndrome），译名莱施-奈恩综合征。又称自毁容貌综合征（self-mutilation syndrome）、手足徐动-自毁容貌综合征（choreoathetosis self-mutilation syndrome）、次黄嘌呤-鸟嘌呤磷酸核糖转移酶缺乏症（hypoxanthine-guanine phosphoribosyltransferase deficiency,HPRT deficiency）、鸟嘌呤磷酸核糖转移酶缺乏症（deficiency of guanine phosphoribosyltransferase）、次黄嘌呤磷酸核糖转移酶缺乏症（deficiency of hypoxanthine phosphoribosyltransferase）、青少年痛风-手足徐动-智力迟钝综合征（juvenile gout,choreoathetosis,mental retardation syndrome）、青少年高尿酸血症综合征（juvenile hyperuricemia syndrome）、原发性高尿酸血症综合征（primary hyperuricemia syndrome）、X 连锁高尿酸血症（X-linked hyperuricemia）等。

【病理与临床】

1. 本病是一种罕见的 X 连锁隐性遗传性嘌呤代谢障碍性疾病,1964 年由 Lesch 与 Nyhan 报道了两个高尿酸血症的兄弟。它是由于 X 染色体（Xq27）长臂上的 *HPRT1* 基因变异、次黄嘌呤-鸟嘌呤磷酸核糖转移酶（hypoxanthine-guanine phosphoribosyltransferase,HPRT）先天性缺陷所致。HPRT 的作用是回收嘌呤,以供合成核苷酸及 DNA 和 RNA;当 HPRT 缺乏时嘌呤再循环过程中断,嘌呤、次黄嘌呤和鸟嘌呤合成核苷酸障碍,直接进入分解代谢过程,从而产生高尿酸血症,引起相应的症状及肾功能损害。HPRT 缺乏还可使中枢神经系统多巴胺等神经递质合成障碍,这些神经递质在控制躯体运动和情绪行为方面起着重要作用,但目前尚不清楚 PRTH 缺乏是如何导致本病异常神经及行为问题的。本病多见于男性,由于女性有二条 X 染色体,女性携带者通常症状较轻或仅出现痛风表现。本病患病率在加拿大、西班牙和英国分别为 1:380 000、1:235 000 和 1:2 000 000,无种族差异。

2. 临床表现 出生后 3~6 个月症状即很明显。神经精神发育延迟,智力障碍,激动不安,自我伤残（包括咬伤和撞头）是其特征性表现,有时主动伤害他人,患者痛觉正常。锥体外系症状,舞蹈手足徐动样表现,指痉症,肌张力障碍,肌肉紧张,四肢痉挛或抽搐,严重者角弓反张,可能发生髋关节脱位、骨折、脊柱侧弯、关节挛缩固定,约半数患者合并癫痫。患者通常不能行走而需使用轮椅。高尿酸血症(血清尿酸浓度>8mg/dL)及痛风,表现为皮下痛风结节、痛风性关节炎及肾结石和膀胱结石,肾小球或肾小管受累可出现肾衰竭,是早期的主要死亡原因。

3. 诊断与治疗　诊断根据临床表现及任何组织(血液、培养成纤维细胞、成淋巴细胞)细胞中次黄嘌呤-鸟嘌呤磷酸核糖转移酶活性低于1.5%。治疗包括:降尿酸治疗(如:别嘌醇);改善肌张力及异常行为(如:巴氯芬、苯二氮䓬类、丙戊酸钠、加巴喷丁、卡马西平等);防止自残受伤(如:拔牙)。

【麻醉管理】

1. 麻醉前管理　中枢神经系统病变及肾功能损害是本病麻醉前评估的重点,高尿酸血症所致尿路结石可引起严重的肾功能不全,肾功能低下的患者应限制使用经肾脏排泄的药物并注意肾功能的保护。抗癫痫药、中枢性肌松药应持续服用至术前,但要注意其副作用及与麻醉药的相互作用如:服用巴氯芬者,用氟化醚类挥发性麻醉剂后可出现长时间的肌无力与呼吸抑制,这是因为巴氯芬可增强挥发性麻醉剂 GABA-B 突触传递作用、加重其中枢抑制(见"僵人综合征"),而卡马西平等抗癫痫药的 P450 酶诱导作用可削弱肌松药的作用。智力障碍与特征性的自伤行为,均增加围手术期管理的难度。患者还可能有伤人行为,术前应加强精神安慰及保持良好的镇静。为防止其痉挛发作造成损伤或自伤,所有的患者均应使用转运床转运,并有专人护送。文献报道,本病患者易出现胃内容物潴留及反流、误吸,其机制不明,术前应适当延长禁食时间,麻醉诱导前应用超声对胃内容物进行评估,亦有文献报道推荐术前用促胃排空药及 H_2 受体阻滞剂。合并肺部感染者应积极进行抗感染治疗,择期手术应延期。

2. 目前有关本病麻醉管理的临床报道较少。由于其罕见性,临床对其认识不足,Chiong 等报道了一例有趣的病例,该患者在出生后5个月时在全身麻醉下行右腹股沟疝修补术,手术后患者出现肌张力障碍与精神症状、并进行性加重,起初其患儿的父母将这些异常改变归因于麻醉和手术,直到20岁时患者出现明显锥体外系症状、肌张力障碍、舞蹈病、面部扭曲及肌萎缩等本病症状,经 HPRT 测定及基因检测方确诊为本病。作者认为麻醉与神经异常的发生是否存在直接的因果关系还有待进一步探讨。

3. Williams 认为,本病患者麻醉常面临着较大风险,除肾功能障碍及中枢病变外,还包括突然的无法解释的死亡、呼吸暂停、严重的心动过缓、呕吐和慢性吸入性肺炎等。文献报道,本病患者在应激反应时对儿茶酚胺所介导的升血压作用减弱,因而在手术中可引起严重的循环抑制。另一方面,本病患者常合并单胺氧化酶活性下降,与服用单胺氧化酶抑制剂患者相似,应用儿茶酚胺及具有交感神经兴奋的麻醉药物时可出现异常反应(见"精神疾病的麻醉管理")。

4. 本病无特殊禁忌的麻醉药,次黄嘌呤-鸟嘌呤磷酸核糖转移酶先天性缺陷并不影响目前临床使用的麻醉药的代谢。临床报道,包括硫喷妥钠、氯胺酮、氟烷、异氟烷、七氟烷等在内的全身麻醉药均可安全用于此类患者。Williams 等安全地对11例门诊影像学检查患者采用了丙泊酚全身麻醉。Campolo González 报道了一例患者在全身麻醉下安全地多次行牙科手术治疗,但作者未说明详细麻醉方法。此外,Pralong 观察比较了异丙酚或七氟烷对两例因肌张力障碍而行深部脑刺激电极安放术(DBS)患者脑电生理记录的影响,结果显示并无明显区别。由于肌张力障碍,应慎用非去极化肌松剂,禁用去极化肌松剂。

5. 本病自伤行为与中枢神经系统受损有关,与血尿酸浓度无关,其原因不明。与先天性无痛无汗症不同的是,患者并无痛觉缺失或减退。主要受损部位为口唇、舌、牙龈及手指等。本病多不属困难气道者,但要注意口周组织严重损伤及瘢痕可致气道管理与气管插管困难。此外,要注意患者可能合并声门下狭窄或气管憩室而致插管困难。Salhotra 报道了一例 11 岁股骨骨折患者,在气管插管时无声门显露困难,但不能插入 6.5 号气管导管,直至更换 4.0 号无套囊导管方插管成功,术后 CT 检查发现气管憩室。

(郑利民)

参考文献

[1] WILLIAMS KS,HANKERSON JG,ERNST M,et al. Use of propofol anesthesia during outpatient radiographic imaging studies in patients with Lesch-Nyhan syndrome[J]. J Clin Anesth,1997,9:61-65.

[2] CAMPOLO GONZÁLEZ A,VARGAS DÍAZ A,FONTBOTÉ RIESCO D,et al. Oral self-mutilation in Lesch-Nyhan Syndrome. Case Report[J]. Rev Chil Pediatr,2018,89:86-91.

[3] Pralong E,Pollo C,Coubes P,et al. Electrophysiological characteristics of limbic and motor globus pallidus internus (GPI) neurons in two cases of Lesch-Nyhan syndrome[J]. Neurophysiol Clin,2005,35:168-173.

[4] SALHOTRA R,SHARMA C,TYAGI A,et al. An unanticipated difficult airway in Lesch-Nyhan syndrome[J]. J Anaesthesiol Clin Pharmacol,2012,28:239-241.

第二十九节　酪氨酸血症Ⅰ型
(tyrosinemia type Ⅰ)

麻醉管理所面临的主要问题

　　严重的肝肾病变,预后差

　　避免麻醉手术致应激反应、低血糖、蛋白质分解

　　可能合并急性间歇性卟啉病

【病名】

酪氨酸血症Ⅰ型(tyrosinemia typeⅠ,HT-Ⅰ),又称延胡索酰乙酰乙酸水解酶缺乏症(fumarylacetoacetate hydroxylasedeficiency,FAH deficiency)、肝肾性酪氨酸血症(hepatorenal tyrosinemia),遗传性酪氨酸血症Ⅰ型(hereditary tyrosinemia type Ⅰ)等。

【病理与临床】

1. 酪氨酸血症是一种常染色体隐性遗传性酪氨酸代谢病(tyrosinosis)。它是由于酪氨酸代谢过程中三种酶缺陷、酪氨酸及其中间代谢产物堆积所致。本病已被国家卫健委等五部门列入《第一批罕见病目录》。

(1) 酪氨酸(tyrosine,Tyr)与酪氨酸血症(tyrosinemia):Tyr 是一种含酚羟基的芳香族极性 α 氨基酸。L-Tyr 是人体必需氨基酸,也是生酮与生糖氨基酸。它可通过外源性食品摄入,也可在体内由苯丙氨酸羟化酶的作用下通过苯丙氨酸转化而来(见"高苯丙氨酸血症")。Tyr 可用于蛋白质的合成,也是多巴胺、去甲肾上腺素、肾上腺素、黑色素和甲状腺素等的前体物质。多余的 Tyr 最终在肝脏内代谢成能量、CO_2 和 H_2O。尽管早在 20 世纪 50 年代初 Edwards 与 Knox 就描述了哺乳动物 Tyr 分解代谢途径,但一些细节尚不清楚。这一分解代谢途径中主要

包括五个步骤(图 8-7)。在这一过程中三种酶缺陷可导致 Ⅰ、Ⅱ、Ⅲ 三型酪氨酸血症。

(2) 酪氨酸血症的分型:

A. 酪氨酸血症 Ⅰ 型(tyrosinemia type Ⅰ,后述)。

B. 酪氨酸血症 Ⅱ 型(tyrosinemia type Ⅱ),又称酪氨酸氨基转移酶缺乏症(tyrosine aminotransferase deficiency)、眼皮肤型酪氨酸血症(oculocutaneous tyrosinemia)、Richner-Hanhart 综合征等。是酪氨酸代谢的第一步——催化酪氨酸转变为 4-羟基苯丙酮酸的酪氨酸氨基转移酶(tyrosine aminotransferase,TAT)缺陷所致,与位于染色体 16q22.1-q22.3 上的 *TAT* 基因变异有关。仅表现为高酪氨酸血症(hypertyrosinemia)、而无其他代谢产物堆积。其患病率约为 1:250 000。

C. 酪氨酸血症Ⅲ型(tyrosinemia type Ⅲ),是酪氨酸代谢的第二步——催化 4-羟基苯丙酮酸转变为尿黑酸的 4-羟基苯丙酮酸二氧酶(4-hydroxyphenylpyruvate dioxygenase,HPD)缺陷所致,与 *HPD* 基因变异有关。

(3) 这些酶缺陷使酪氨酸不能循上述代谢途径正常代谢、其上游代谢产物堆积或循旁路代谢而产生有害物质,可对肝脏、肾脏、神经系统和其他器官造成损害。其中,Ⅱ型的高酪氨酸血症,症状较轻,主要直接累及眼睛、皮肤、神经系统等,表现为眼睛症状(疼痛、发红、恐光症)、掌跖过度角化及一定程度的智力障碍。而 Ⅰ、Ⅲ 二型还与上游代谢产物堆积或循旁路代谢而产生有害物质有关。一般而言,酶缺陷越处于上述代谢径路下游者其症状越重。Ⅲ型极为罕见,迄今临床仅有数例报道,表现为智力障碍、癫痫、间歇性共济失调等。

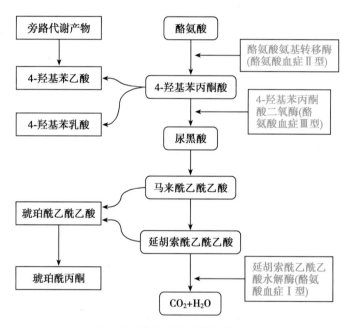

图 8-7　酪氨酸血症的生化改变

2. 酪氨酸血症 Ⅰ 型

(1) 酪氨酸血症 Ⅰ 型是由于酪氨酸代谢过程中的终端酶——延胡索酰乙酰乙酸水解酶(fumarylacetoacetate hydroxylase,FAH)缺陷所致。它与位于人染色体 15q23-25 的 *FAH* 基因变异有关。在酪氨酸血症中,它是最常见,也是最为严重的一型。由于 FAH 位于酪氨酸分解代谢五个步骤的最后一步,因而可导致大量中间代谢产物在体内蓄积,从上至下包括:酪氨酸、4-

羟基苯丙酮酸(及其旁路代谢产物——4-羟基苯乙酸、4-羟基苯乳酸)、尿黑酸、马来酰乙酰乙酸及延胡索酰乙酰乙酸(及其二者的旁路代谢产物——琥珀酰乙酰乙酸、琥珀酰丙酮)等,它们可造成严重的组织器官损伤、尤其肝肾损害,并可诱发肝癌。关于这些代谢产物的致病机制请见相关专著。本病的患病率约为 1:100 000,在挪威患病率约 1:60 000~1:74 000。它在法裔加拿大人中多见,在加拿大魁北克省患病率约 1:16 000,在魁北克省的 Saguenay-Lac St. Jean 地区,由于创始者效应(founder effect),患病率高达 1:1 846。

(2) 临床表现:依发病年龄分为急性型、慢性型及亚急性型,以肝肾、神经系统受累症状为主。多在出生后数月至 2 岁内出现症状,表现为卷心菜气味,进食高蛋白食物后腹泻、呕吐,严重的进行性肝肾功能受损,甚至肝肾衰竭,生长发育障碍、骨骼软化,一些受影响的儿童反复出现神经危象(neurologic crises),出现精神状态的变化、腹痛、呼吸衰竭及周围神经病变症状,可持续 1~7 天。患者罹患肝细胞癌(HCC)的风险高达 37%。少数 2 岁以上儿童单独出现凝血障碍或肝功能障碍、肾小管疾病、低磷酸酶血症性佝偻病及发育不良。未经治疗者通常在 10 岁内死亡。

(3) 实验室检查:血串联质谱检测,酪氨酸、琥珀酰丙酮(succinylacetone,SA)升高,部分伴血苯丙氨酸增高。尿气相色谱质谱检测,4-羟基苯乳酸、4-羟基苯乙酸、4-羟基苯丙酮酸及琥珀酰丙酮、δ-ALA 排出增多。肝活检、培养成纤维细胞、外周血淋巴细胞 FAH 活性低下或缺失。

(4) 诊断与治疗:诊断根据上述临床表现、实验室检查(尤其是琥珀酰丙酮升高)及 *FAH* 基因检测。治疗:包括低酪氨酸、苯丙氨酸饮食等。严重者进行肝移植,但对肾 FAH 酶缺陷者肝移植有时并不能完全阻止肾脏病变。近年来尼替西农(nitisinone,商品名 orfadin)的临床应用显著提高了患者的生存率。其化学名为 2-[2-nitro-4-trifluoromethylbenzoyl]-1,3-cyclohexane-dione(NTBC),它是催化 4-羟基苯丙酮酸转变为尿黑酸的 4-羟基苯丙酮酸二氧酶(4-hydroxy-phenylpyruvate dioxygenase,HPD)的竞争性抑制剂,在 Tyr 代谢中可上调 FAH。它通过抑制 Tyr 的正常代谢,减少马来酰乙酰乙酸、延胡索酰乙酰乙酸及肝肾毒性更大的旁路代谢产物琥珀酰乙酰乙酸、琥珀酰丙酮的产生。

【麻醉管理】

1. 本节主要介绍酪氨酸血症 Ⅰ 型,酪氨酸血症 Ⅱ 型与 Ⅲ 型的麻醉管理可参考 Ⅰ 型。对未用尼替西农治疗的患者,其病情十分严重,多在成年前死亡,很少有接受手术及麻醉的机会,但亦有少数患儿需在全麻下行肝脏活检或在疾病的晚期因肝衰或肝癌而行肝移植者。对未治疗者原则上不应行择期手术,对已用尼替西农治疗、病情得到一定控制者,亦应避免一些不必要的择期手术,因为麻醉手术引起的应激反应可促使蛋白质分解、使病情恶化,而且尼替西农并不能完全阻止本病的病理改变。术前应尽量改善患者的全身状况,纠正肝、肾功能障碍所致的水电解质紊乱、凝血功能障碍及低蛋白血症等。尼替西农可服用至术前,但要注意其血小板减少、肝功能障碍、低血糖及呼吸抑制等副作用。

2. 与其他氨基酸代谢性疾病一样,患者在整个围手术期均应持续输注葡萄糖液、避免分解代谢,直到经口进食恢复。其葡萄糖输注量可参考"极长链酰基辅酶 A 脱氢酶缺乏症"。择期手术应安排在上午的第一台,应缩短术前禁食时间,避免长时间禁食。无胃排空障碍的患者术前 2 小时可适量口服含碳水化合物液。避免盲目输注含酪氨酸及苯丙氨酸的氨基酸液及输血浆。麻醉期间应进行严密的血糖监测、避免低血糖。

3. 目前有关本病麻醉管理的文献报道极少。麻醉药的选择要避免损害肝肾功能及主要经肝肾代谢与排泄的药物,加强肝肾功能的保护。要做好术后长时间呼吸支持治疗的准备。良好的麻醉管理更为重要,围手术期过度的应激反应可引起糖分解亢进、蛋白质分解及蛋白质糖异生增加,使血酪氨酸与苯丙氨酸浓度升高、病情进一步恶化,应避免之。应保证良好的麻醉与镇痛、镇静效果,维持内环境稳定,防止缺氧与二氧化碳蓄积,避免低体温与高体温。

4. 本病可能合并急性间歇性卟啉病,这是因为疾病的中间代谢产物琥珀酰丙酮可抑制红细胞卟胆原合成酶的活性,使血红素与卟啉代谢障碍。对反复出现精神状态变化、腹痛、呼吸衰竭的患者尤其要考虑急性卟啉病危象的可能(见"卟啉病")。

(郑利民)

参考文献

[1] CHINSKY JM,SINGHR,FICICIOGLU C,et al. Diagnosis and treatment of tyrosinemiatype I:a US and Canadian consensus group review and recommendations[J]. Genet Med,2017,19:10.

[2] PENA-QUINTANA L,SCHERER G,CURBELO-ESTEVEZ ML,et al. Tyrosinemia type Ⅱ:mutation update, eleven novel mutations and description of five independent subjects with a novel founder mutation[J]. Clin Genet,2017,92:306-317.

第三十节　Madelung 综合征
(Madelung syndrome)

麻醉管理所面临的主要问题

> 困难气道
> 术后呼吸道梗阻
> 酒精成瘾、肝功能损害及相关合并症

【病名】

Madelung 综合征(Madelung syndrome),译名马德隆综合征。又称 Madelung 病、多发性对称性脂肪组织增生症(multiple symmetric lipomatosis,MSL)、良性对称性脂肪瘤病(benign symmetric lipomatosis,BSL)、Launois-Bensaude 综合征(Launois-Bensaude syndrome)、肥颈综合征(fatly neck syndrome)、脂肪颈(fetthals)等。

【病理与临床】

1. 本病是一种罕见的代谢性疾病,其临床特征是对称性脂肪瘤样组织沉积。1846 年最先由 Benjamin Brody 描述,1888 年 Otto Madelung 报道了 35 例,故以此来命名。1898 年 Launois 与 Bensaude 又报道了 30 例患者,故又称"Laaunois-Bensaude 综合征"。Kaźmierska 报道,截止到 2002 年底,在医学文献中检索到约 300 个该病例。从流行病学资料来看,本病病例多为来自于来自地中海地区的白人中年男子,男女之比为 15～30∶1,地中海地区男性患病率为 1∶25 000。东亚地区患病率尚不清楚,日本嘉眞等报道,从 1983 年到 2010 年通过日文文献检索工具"医学中央杂志"检索到约 90 个病例,其中多为整形外科及皮肤科患者。近年来,本病在国内亦有多例报道。

2. 其病因与发病机制尚不清楚,90%的患者有酗酒史,并继发肝硬化。本病无遗传性,其病理学特点是产生新的脂肪细胞,而不是现有的脂肪细胞的体积增加。现多认为,可能与酒精致脂肪细胞线粒体功能受损、DNA 变异有关;亦有作者认为,可能与酒精使肾上腺素能脂质分解功能受损、身体脂肪沉积失控有关。但约 10%患者无酗酒史,停止饮酒对疾病进一步的发展没有影响。

3. 临床表现　颈部周围、肩背部,甚至躯干上半身、胸部和四肢对称性脂肪组织呈"脂肪瘤样"过度生长。颈部最为典型,包块多分布于颈前区及两侧锁骨上区,腮部隆起,也有合并颈后脂肪垫,形似"马项圈"或似仓鼠的颊囊。分布于肩背及胸部者,给人以"伪运动员"的形象,但身体其他部位(如:四肢)细小。早期病变仅限于皮下,晚期病变可影响到浅、深层筋膜,甚至肌层,严重的颈部病变可造成颈部活动受限,脂肪组织浸润可达纵隔,气道压迫可引起呼吸困难。超声、CT、MRI 等影像学检查可明确病变的性质与程度。

【麻醉管理】

1. 患者常因呼吸、吞咽困难、发声障碍及头部活动障碍而行"脂肪瘤"切除或进行整形手术。由于患者多有酗酒史,术前评估时要注意酒精成瘾相关并发症,如:肝硬化或与酒精相关的神经纤维脱髓鞘性病变。此外,患者还可能合并癫痫、甲状腺功能减退、糖尿病、巨红细胞性贫血等。一些患者因身体部分变形而产生自卑及抑郁等心理障碍。

2. 有关本病麻醉管理临床报道较少,除注意酒精成瘾相关并发症外,吸道管理是麻醉管理的重点。患者颈部脂肪瘤样病变形成 Madelung 项圈可致颈部活动受限,同时下颌间隙变小可致张口受限或口腔空间狭小,"脂肪瘤"亦可仅局限于舌头,严重时可呈"巨舌"状。Azuma 报道了一例"舌头对称性脂肪瘤",它被认为是本病的一种亚型,表现为舌头肿胀,说话困难。可以预计,此类患者可能有面罩通气及气管插管困难,应按困难气道处理,Conroy JP 报道了一位 51 岁的患者采用纤维支气管镜引导下插管。若合并呼吸、吞咽困难或发声障碍,说明气管、食管或喉返神经等颈前区的深层组织器官受压,此时除气管插管困难外,可能合并气管软化及术后出血,术后需要较长时间的呼吸支持治疗。Stopar 认为对此类患者不仅要制订插管计划,还应制订安全的拔管计划。关于气道管理的相关问题,请见本书"困难气道的处理"。

(郑利民)

参考文献

［1］KAŹMIERSKA BZ,LEWICKI M,MANOWSKA B,et al. Madelung disease［J］. Postepy Dermatol Alergol,2015, 32:400-403.

［2］嘉眞理子,吉田瑛子,吉藤步,他. 良性对称性脂肪腫症(Madelung 病)を合併したミトコンドリア糖尿病の1 例［J］. 糖尿病,2012,55:17-22.

［3］AZUMA M,ADACHI M,MOTOHASHI M,et al. Symmetrical lipomatosis of the tongue:case report and literature review［J］. J Clin Lipidol,2015,9:602-606.

［4］CONROY JP. Airway management:a patient withMadelungdisease. AANA J,2006,74:281-284.

［5］ADI ML,MEIR R,YOAV G,et al. A typical presentation of Madelung disease［J］. J Gen Pract,2016,4:2-3.

［6］STOPAR T,JANKOVIC VN,CASATI A. Four different airway-management strategies in patient with Launois-Bensaude syndrome or Madelung's disease undergoing surgical excision of neck lipomatosis with a complicated postoperative course［J］. J Clin Anesthesia,2005,17:300-303.

第三十一节　尼曼匹克病
（Niemann-Pick disease）

麻醉管理所面临的主要问题

病变累及中枢神经系统及肝、脾、肺、心脏等全身多器官与系统

预后差，易发生肺部感染

【病名】

尼曼匹克病（Niemann-Pick disease，NPD），又称 Niemann-Pick 病、Niemann-Pick 脂质贮存障碍病（lipid storage disorder-Niemann-Pick disease）、Niemann-Pick 溶酶体贮积病（lysosomal storage disease-Niemann-Pick）、含类脂组织细胞增多症（lipid histiocytosis）、神经元胆固醇沉积症（neuronal cholesterol lipidosis）、神经元脂质沉积症（neuronal lipidosis）、鞘磷脂贮积病（sphingomyelin lipidosis）、鞘磷脂/胆固醇贮积病（sphingomyelin/cholesterol lipidosis）、酸性鞘磷脂酶缺乏病（acid sphingomyelinase deficiency）等。

【病理与临床】

1. NPD 是一种常染色体隐性遗传性脂质贮积性疾病。它与黏多糖贮积症一样，属溶酶体贮积病，但本病是由于脂质代谢障碍所致，细胞内脂质异常贮积可造成细胞功能障碍及细胞死亡。病变累及肝、脾、肺、骨髓、大脑等全身多器官及系统，出现相应组织和器官损伤症状。

2. 临床表现　包括中枢神经受损、神经精神症状及内脏器官（肝、脾、肺、骨髓等）损害症状。其中，内脏器官损害症状在较年轻者中更为常见，但随着时间的推移，出现神经精神症状，并日益加重。内脏器官损害症状包括：胆汁淤积、黄疸、生长发育不良、肝脾肿大、血细胞减少等。神经精神症状包括：小脑性共济失调、步态不稳、肌张力障碍或震颤、癫痫发作、眼肌麻痹、听力丧失、构音障碍、失去先前获得的语言技能、吞咽困难、晕厥等，患者可能出现猝倒（cataplexy），尤其在大笑时出现痴笑性猝倒（gelastic cataplexy）是其特征。同时可合并痴呆、认知障碍、儿童中晚期笨拙或书写困难，成年人可能会出现执行功能障碍（dysexecutive syndrome），老年人可能首先被误诊为痴呆或精神疾病，如重度抑郁症或精神分裂症等。单核-吞噬细胞系统及骨髓可见充满脂质的泡沫细胞（Niemann-Pick 细胞）。根据其临床表现及基因变异，NPD 分为 A、B、C 三型。

（1）NPD-A 型及 NPD-B 型：是由于 *SMPD1* 基因变异所致。*SMPD1* 基因编码合成酸性鞘磷脂酶（acid sphingomyelinase，ASM）。ASM 位于溶酶体内，它负责将鞘磷脂（sphingomyelin）转化为神经酰胺（ceramide）。*SMPD1* 的突变导致 ASM 缺乏，鞘磷脂分解减少并在细胞中贮积。有人认为 NPD-A 型及 NPD-B 型是一个独立的疾病，它们统称为"酸性鞘磷脂酶缺乏病（acid sphingomyelinase deficiency）"。由于它们与后述的 NPD-C 型有相似的病理改变，大多文献将其归类于一处叙述。

A. NPD-A 型：它是 NPD 最严重的一型，发生在婴儿早期，主要见于犹太家庭。主要表现为严重的脑损伤与间质性肺病，智力与运动能力逐渐丧失，其他症状包括衰弱、肝脾及淋巴结

肿大,儿童患者存活期很少超过 18 个月。

B. NPD-B 型:通常在幼儿期起病,其症状与 A 型相似,但较轻。主要为肝脾肿大、间质性肺病及反复肺部感染、血小板减少、身材矮小与骨龄延迟。约三分之一患儿有眼樱桃红点及神经损伤。患者通常能成活到成年。

(2) NPD-C 型:是由于 18q11.2 染色体上的 *NPC1* 基因或 14q24.3 染色体上的 *NPC2* 基因变异所致。这两个基因分别编码 NPC1 蛋白与 NPC2 蛋白,它们与细胞内大分子的转运有关,但确切功能尚不完全清楚。当 *NPC1* 或 *NPC2* 基因突变时,可导致无酯化胆固醇、鞘磷脂及糖鞘脂 (glycosphingolipids,包括葡萄糖神经酰胺、乳糖神经酰胺、复杂神经节苷等)在脑及肝脾等全身组织中异常贮积。可见于各年龄层,根据出现症状的时间分为围生期型、早婴型、晚婴型、青少年型及成人型,年龄越大神经精神症状越明显。核上性垂直性眼动麻痹(vertical supranuclear gaze palsy,VSGP)是其早期特点。但通常在 20 至 30 岁左右死亡。NPD-C 型又分为 NPD-C1 型及 NPD-C2 型,其中 NPD-C1 型与 *NPC1* 基因突变有关,并影响大脑和内脏。NPD-C2 型与 *NPC2* 基因的纯合突变有关,其症状比 NPD-C1 型更严重,主要影响肺部,泡沫细胞在肺内积聚导致肺间质病变。

3. 流行病学　本病已被国家卫健委等五部门列入《第一批罕见病目录》,我国已有不少报道。A 型和 B 型见于各种族,患病率约为每 25 万人中 1 例,其中 A 型在德系犹太人中更常见,其患病率约为每 4 万人中 1 例。C 型在西班牙裔波多黎各人中最常见,C1 型和 C2 型总患病率约为每 15 万人中 1 例,其中 C1 型更常见,约占 95%。此外,既往的 D 型现归类于 C1 型,它主要见于加拿大 Nova Scotia 省 Yarmouth 郡的法裔加拿大人群中。

4. 诊断与治疗　诊断根据临床表现、骨髓检查 Niemann-Pick 细胞及 A、B 型者培养成纤维细胞内鞘磷脂酶活性低下或串联质谱分析测定血酸性鞘磷脂酶活性低下;C 型者测定细胞内胆固醇酯化能力。基因检测可确诊。主要为对症治疗,近年来米格司他(Miglustat)已用于 C 型患者的治疗,它可阻止糖鞘脂的合成。此外,NPC 主要病变为细胞内生性胆固醇等的贮积,与细胞外生性胆固醇无关,低脂肪和胆固醇饮食对本病无影响。

【麻醉管理】

1. 与其他溶酶体贮积病一样,本病是一种累及全身多器官及系统的全身性疾病,部分患者预后极差,甚至在出生后早期死亡。死亡原因多为肺部感染、神经系统病变及肝功能衰竭。Afzali 等近年研究发现 NPC1 基因变异还可促进心血管疾病的发展。麻醉前应对患者全身状况进行综合评估,并制订相应的麻醉管理计划。抗癫痫药应持续服用至术前。

2. 呼吸管理　目前只有 Bujok 与 Dalal 的二篇文献提及本病可能为困难气道,但他们报道的二例患者均无气管插管困难。由于困难气道是溶酶体贮积病的共同特征,在麻醉前应对气道进行充分评估。肺间质病变、吞咽困难致反流误吸及气道分泌物增多,患者常合并肺部感染及呼吸功能不全,呼吸管理是围麻醉期管理重点,术后应作好长时间呼吸支持治疗的准备。

3. 目前有关本病麻醉管理的文献报道较少。Miao 等前瞻性分析了 32 例患者、共计进行了 64 次 MRI、皮肤活检等检查的麻醉,这是迄今最大的一组有关本病临床报道;全身麻醉采用丙泊酚或七氟烷,麻醉并发症包括呼吸抑制需气管插管、肺炎、体温过低和癫痫发作等,其他还有肝功能不全、血小板减少与凝血功能障碍等;作者认为,清楚地了解内脏和神经损害程度对安全的麻醉管理十分重要。

(1) 本病无特殊禁忌的麻醉药,但为避免术后苏醒延迟及长时间的呼吸抑制,目前的报道均主张使用对肝肾功能影响较小、苏醒快的短效麻醉药,如:七氟烷、丙泊酚及瑞芬太尼等,避免长效阿片类药物。

（2）由于合并神经肌肉病变,Dalal 建议尽量避免用肌松剂,Espahbodi 对一例 2 岁骨折小儿采用不用肌松剂的七氟烷喉罩麻醉。禁用去极化肌松剂。

（3）七氟烷用于本病患者要注意它的致癫痫作用。在 Miao 报道的病例中,一个 4 岁无癫痫史患儿在七氟烷面罩诱导过程中出现短暂的全身性强直样惊厥活动,术后脑电图检查发现患者有癫痫样电活动,作者认为在预防癫痫发作方面丙泊酚等静脉麻醉药可能比七氟烷更有优势。另一例患者术后有癫痫发作。关于七氟烷用于癫痫患者安全性问题请见"Soto 综合征"及"Rett 综合征",应尽量降低七氟烷浓度并避免过度通气。

（郑利民）

参考文献

[1] AFZALI M,NAKHAEE A,TABATABAEI SP,et al. Aberrant promoter methylation profile of Niemann-pick type C1 gene in cardiovascular disease[J]. Iran Biomed J,2013,17:77-83.

[2] DALAL PG,COLEMAN M,HORST M,et al. Case report:genetic analysis and anesthetic management of a child with Niemann-Pick disease Type A[J]. F1000Res,2015,4:1423.

[3] MIAO N,LU X,O'GRADY NP,et al. Niemann-pick disease type C:implications for sedation and anesthesia for diagnostic procedures[J]. J Child Neurol,2012,27:1541-1546.

[4] ESPAHBODI E,YAGHOOTI AA,OSTADALIPOUR A,et al. Anesthetic management in a child with Niemann-Pick Disease[J]. Iran J Pediatr,2016,26:e5479.

第三十二节　脑腱黄瘤病
（cerebrotendinous xanthomatosis）

麻醉管理所面临的主要问题

> 病变累及全身多器官组织
> 神经系统、心血管、肺部病变
> 可能存在困难气道
> 骨质疏松,注意骨折

【病名】

脑腱黄瘤病(cerebrotendinous xanthomatosis,CTX),又称甾醇 27-羟化酶缺乏症(sterol 27-hydroxylase deficiency)、脑胆固醇沉积症(cerebral cholesterosis)。

【病理与临床】

1. 本病是一种罕见的常染色体隐性遗传性脂质代谢障碍性疾病,它常累及多个组织器官。1937 年 Van Bogart 和 Scherer 等首先对本病进行了描述。其患病率约为每 10 万人中 3~5 人,但摩洛哥犹太人很常见,患病率为 1/108,以色列德鲁士人(druze)中患病率为 1/400,我国亦有报道。现已证明 CTX 是由于 *CYP27A1* 基因(2q33-qter)变异、线粒体甾醇 27-羟化酶缺乏或活性减低所致。目前在不同种族的患者中已经发现有 49 种不同的 *CYP27A1* 基因突变,其中大约 50% 的突变发生在 *CYP27A1* 基因的 exons68 区域。甾醇 27-羟化酶是胆汁合成途径的重要作用酶,其作用是将胆固醇转化为胆酸和鹅去氧胆酸(CDCA)。*CYP27A1* 突变导致胆汁酸的合成减少,胆甾烷醇过量产生,胆固醇及胆甾烷醇在体内多组织异常沉积形成脂肪样黄色结节(黄瘤),引起多组织器官病变。主要沉积部位是中枢神经系统、肌腱、心血管系统、肺、眼等,出现相应的临床表现。

2. 临床表现　通常从婴儿期开始即出现症状,并在十至二十岁内进行性发展。新生儿胆汁性黄疸和婴儿期腹泻是最早期临床表现,早发性白内障也是常见早期症状。神经系统症状范围很广,表现为癫痫、锥体外系症状、进行性共济失调、肌张力障碍、运动及言语障碍、智力障碍、精神障碍(行为变化、抑郁、焦虑、幻觉、自杀企图)及脊髓麻痹与周围神经病变症状等;肌腱黄瘤常见于跟腱,也可见于手、肘、膝盖、颈部。心血管脂质沉积可早期出现动脉粥样硬化。肺内脂质沉积出现呼吸系统并发症,其呼吸衰竭的风险增加。

3. 辅助检查　血浆胆甾烷醇浓度升高、脑脊液中胆甾烷醇和载脂蛋白 B 水平升高、血胆固醇浓度正常或降低,尿胆醇浓度升高。脑磁共振成像示齿状核双侧高强度信号、弥漫性脑和小脑萎缩和白质信号异常等。脑 MRI 光谱分析(MRI spectroscopy)示 n-乙酰丙氨酸信号减少(n-acetylaspartate)、乳酸信号增强。

4. 诊断根据临床表现及辅助检查。本病无有效治疗方法,口服鹅去氧胆酸(CDCA)可改善腹泻并降低胆甾烷醇浓度,他汀类可降低血胆固醇与胆甾烷醇浓度。

【麻醉管理】

1. 病变累及全身多器官组织,尤其要注意神经系统、心血管及肺部病变,其主要死亡原因是心肌梗死和进行性神经功能损害出现延髓麻痹。对有青少年白内障、肌腱炎或慢性腹泻的患者要高度怀疑本病。麻醉前应仔细检查与评估,并制订相应的麻醉管理计划。本病也属脑白质营养不良病,本书在"脑白质营养不良病"一节中收录了本病,其麻醉管理有相似之处。

2. 目前有关本病麻醉管理的临床报道较少。Habaragamuwa 报道了一例在全身麻醉下行股骨颈手术的 64 岁女性患者,麻醉诱导后直接喉镜下声门无法显露,气管插管困难。其原因可能与黄瘤沉积于颈部肌腱有关。Patni 特别强调 CTX 患者有时皮下的黄瘤并不容易看到,但它可影响肌腱的灵活性。另一方面,可能与脂质沉积于咽喉部有关。

3. 呼吸与循环管理　延髓麻痹导致的反流误吸、肺部感染及肺组织脂质沉积,患者可能合并严重的肺部病变,术后可能需要长时间呼吸支持治疗。本病心血管病变多继发于血脂升高引起的动脉粥样硬化,神经病变致自主神经功能障碍可致严重的血流动力学改变,要加强血流动力学的监测与管理。

4. 本病无特殊禁忌的麻醉药。由于合并神经肌肉病变,应禁用琥珀胆碱。有关椎管内麻醉的临床报道较少,Kumar 等在其报道的一例跟腱黄瘤切除术的患者中提及采取蛛网膜下腔阻滞,但具体经过不详。由于脑脊髓(包括周围神经)病变,慎用椎管神经阻滞。

5. 骨质疏松,容易骨折,在摆放体位与搬运时要注意。

(郑利民)

参考文献

[1] Habaragamuwa BW,Bajekal R. Cerebrotendinous xanthomatosis and anaesthesia[J]. Br J Anaesth,2010,105:237-238.

[2] KUMAR MK,MALVE GOWDA NR,NAVEEN N,et al. A case of bilateral achilles tendon xanthomas in cerebrotendinous xanthomatosis:medically unresponsive treated by surgical excision and reconstruction[J]. Int J Sci Stud,2014,2:217-221.

第三十三节   鸟氨酸氨甲酰基转移酶缺乏症
（ornithine transcarbamylase deficiency）

麻醉管理所面临的主要问题
尿素循环障碍性疾病
高氨血症
中枢神经受损
避免饥饿及创伤应激反应等，减少蛋白质分解代谢
术后苏醒延迟

【病名】

鸟氨酸氨甲酰基转移酶缺乏症（ornithine transcarbamylase deficiency，或 ornithine carbamoyltransferase deficiency，OTCD），又称鸟氨酸氨甲酰基转移酶缺乏致高氨血症（hyperammonemia due to ornithine transcarbamylase deficiency）、高氨血症 II 型。

【病理与临床】

1. OTCD 是一种罕见的 X 连锁显性遗传性尿素循环障碍性疾病，其临床特征为氨代谢障碍引起的高氨血症（hyperammonemia）。体内的氨（NH_3）源自于氨基酸与胺的代谢及肠道吸收与肾小管细胞分泌，它主要通过肝脏的"尿素循环（鸟氨酸循环）"合成尿素、并通过尿液从体内排出而解毒，少部分氨在肾脏以铵盐形式排出。

2. 尿素循环是一个相当复杂的过程，可大致分为五个步骤（图 8-8）。在这一过程中可能有多种酶缺陷而引起代谢性疾病与高氨血症（见本书相关内容）。其中除本病为 X 连锁显性遗传外，其他均为常染色体隐性遗传。

（1）氨与 CO_2 缩合成氨基甲酰磷酸。它由氨基甲酰磷酸合成酶（carbamoyl phosphate synthetase）催化，该酶缺陷导致氨基甲酰磷酸合成酶缺乏症（高氨血症 I 型）。

（2）氨基甲酰磷酸与鸟氨酸缩合生成瓜氨酸。它由鸟氨酸氨甲酰基转移酶（ornithine transcarbamylase，OTC）催化，该酶缺陷导致 OTCD（高氨血症 II 型）。

（3）瓜氨酸与天冬氨酸反应生成精氨酸代琥珀酸。它由精氨酸代琥珀酸合成酶（argininosuccinate synthetase）催化，其缺陷导致精氨酸代琥珀酸合成酶缺乏症，又称瓜氨酸血症（citrullinemia）。

（4）精氨酸代琥珀酸裂解为精氨酸与延胡索酸。它由精氨酸代琥珀酸裂解酶（argininosuccinase）催化，其缺陷导致精氨酸代琥珀酸裂解酶缺乏症，又称精氨酸代琥珀酸尿症。

（5）精氨酸裂解为尿素与鸟氨酸。它由精氨酸酶（arginase）催化，其缺陷导致精氨酸酶缺乏症（arginase deficiency），又称精氨酸血症（argininemia）、高精氨酸血症（hyperargininemia）等。

3. 本病为肝细胞鸟氨酸氨甲酰基转移酶（OTC）先天性缺乏、尿素循环的第二步——氨基甲酰磷酸不能与鸟氨酸缩合生成瓜氨酸、尿素循环受阻所致，它与 X 染色体上的 *OTC* 基因变异有关。本病是尿素循环相关酶缺陷引起高氨血症的最常见疾病，已被国家卫健委等五部门列入《第一批罕见病目录》。其患病率约 5 万分之一，但有作者认为这一数字可能被低估。而尿素循环障碍相关性疾病的患病率约 3.5 万分之一。

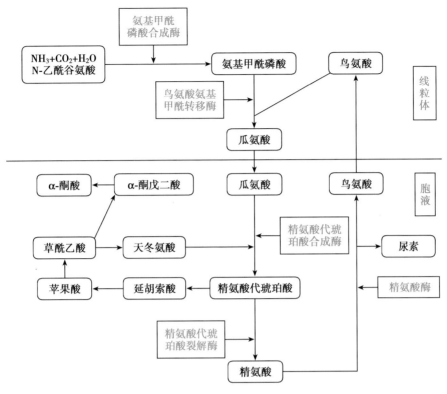

图 8-8 尿素循环及其相关酶缺陷

4. 病理生理

（1）高氨血症：氨是一种强效神经毒素，它可通过血-脑屏障，影响中枢神经系统的功能并对神经细胞有损害作用。目前认为其机制有以下几方面：①干扰脑的能量代谢。氨可与脑组织中的 α-酮戊二酸结合生成谷氨酸，也可与谷氨酸结合生成谷氨酰胺，使脑细胞中 α-酮戊二酸减少，从而影响脑组织的三羧酸循环，并使 ATP 生成减少。②抑制突触后电位的产生，影响神经电活动。③干扰多巴胺、去甲肾上腺素、5-HT 等神经递质的合成。④星形胶质细胞中氨代谢增强导致活性氧增加、细胞膜通透性增加、脑水肿。⑤氨诱导的谷氨酸产生增多可对 N-甲基-D-天冬氨酸受体（NMDA）过度刺激，激活触发 NO 合酶、NO 产生增加，导致脑血管扩张、脑水肿及颅内压升高。缓解期可见皮质萎缩、脱髓鞘样改变及海绵样变性。氨还可干扰肝细胞的能量代谢并对肝脏有损害作用。

（2）瓜氨酸合成障碍，大量氨基甲酰磷酸进入胞质，增加了嘧啶的合成，抑制了乳清酸磷酸核糖转移酶活性，乳清酸在体内蓄积并经尿排出增多。

5. 临床表现　由于 X 连锁显性遗传，本病对男性的影响比女性更大，而且只在男性中充分表达。约 20% 女性基因携带者有轻微症状，但很少在儿童期发病，有时在妊娠期出现高氨血症或进食高蛋白后头痛等。Mukhtar 报道了一例 42 岁男性患者，接受了一位女性活体供体右叶肝移植后出现严重的高氨血症和脑水肿，供体既往无任何症状，但经检测有 OTC 基因变异。症状出现的时间及其程度与酶缺陷程度有关。严重的男性患者可在出生后几天出现症状（早发型），迟发型者可在年长发病或晚至 40~50 岁时发病。新生儿发病者多在出生后数天出现嗜睡、抽搐、呕吐等，严重者出生后早期死亡。儿童期及此后发病者表现为间歇性、反复发作的高氨血症，出现不同程度的厌食、呕吐、淡漠、抽搐、嗜睡、谵妄甚至昏迷、呼吸异常等，长期发作可遗留共济失调、智力低下、自残、易怒、发育迟缓、癫痫、肌张力减退、脑瘫等神经精神损伤的症状。此外还合并肝大等肝损害症状。

6. 实验室检查　血氨升高,血浆瓜氨酸水平低、谷氨酸水平高;尿乳清酸浓度高,肝活检OTC活性低。

7. 诊断与治疗　诊断根据临床表现及实验室检查与肝活检,基因检测可确诊。治疗包括:蛋白饮食限制(无蛋白质或低蛋白质高热量饮食,辅以必需氨基酸及精氨酸与瓜氨酸)(见"瓜氨酸血症Ⅰ型");尿素循环替代途径排氨药中,口服制剂——苯丁酸钠(buphenyl butyrate)与苯丁酸甘油(glycerol phenylbutyrate,RAVICTI™)在体内代谢成苯乙酸,后者在肝中与谷氨酰胺(含2分子氮)结合成苯乙酰谷氨酰胺复合物,它们容易通过肾脏排泄,主要用于慢性高氨血症的治疗。急性高氨血症的急救治疗可用静脉制剂——苯乙酸钠和苯甲酸钠复方制剂,其中,苯甲酸钠可与内源性甘氨酸结合变成马尿酸,它与苯乙酰谷氨酰胺复合物一样容易从尿中排出。合并意识障碍的重症患者应行血液或腹膜透析。OTC活性极低的重症患者可行肝移植。

【麻醉管理】

1. 麻醉前管理　高氨血症对中枢神经系统的毒性很大,每次发作都会给中枢神经系统造成不可逆的损害,严重者昏迷,甚至死亡。而饥饿、麻醉、手术创伤、感染等是诱发高氨血症的重要原因。麻醉前评估的重点是神经系统与肝功能损害的程度、营养状况及血氨水平等。文献报道,在高氨血症发作的前几天或数周内血谷氨酰胺浓度升高,它是预测高氨血症发作的敏感指标,监测血谷氨酰胺浓度有助于综合评估患者代谢状况并预测其病程发展趋势。

(1) 对术前已确诊的患者,择期手术应选在血氨浓度正常、疾病的缓解期实施。Dutoit回顾了9例患者(共计接受了25次麻醉),认为病情稳定的OTCD患者麻醉耐受良好。对血氨显著升高、有明显中枢神经系统症状的急诊手术患者,尤其是合并意识障碍的患者,麻醉手术风险极大,应权衡其手术风险与必要性。Iida报道了一例高氨血症致意识障碍(JCS 3分)的6岁OTCD女孩,在全身麻醉下(硫喷妥钠诱导、七氟烷维持)行腹膜透析管置入术,术后立即开始腹膜透析,术后第6天患儿血氨水平降低、意识逐渐恢复正常。10天后采用同样麻醉方法拔除腹腔导管,经过顺利。对严重的高氨血症患者应积极救治,快速降低血浆氨浓度,逆转分解代谢,避免和/或治疗颅内压升高,主要措施包括:静脉输注葡萄糖及脂肪乳剂等高能量液,防止蛋白质分解;静脉注射苯乙酸钠和苯甲酸钠复方制剂;血液或腹膜透析等。

(2) 要特别注意一些术前未能诊断的患者。部分患者起病隐匿,呈间歇性发作,临床表现个体差异大,有的被误诊为"病毒性脑炎"、"肝炎"等。尤其是女性异常基因携带者平时无任何症状,但在手术、妊娠及分娩等应激状况时出现症状或症状加重,在前述Mukhtar报道的活体肝移植病例中,不仅受体出现高氨血症和致命脑水肿,供体由于失去了部分肝组织、代偿功能受损,在术后亦出现高氨血症和意识紊乱,幸而通过血液透析成功控制。术前要详细询问家族史及病史(如:进食高蛋白饮食后出现头痛、意识紊乱),对术后出现意识障碍或全身麻醉后长时间不苏醒的的患者要测定血氨。

(3) 充分的术前准备可避免高氨血症的发作,如:Ituk报道了二例确诊为OTCD、在椎管内麻醉下顺利分娩的产妇,患者均在妊娠期间接受前述高热量与限制性饮食、苯乙酸钠治疗,分娩期持续输注葡萄糖。OTCD患者尿素循环替代途径排氨药苯丁酸钠与苯丁酸甘油可持续服用至术前,术后应尽量早期重新开始服药。围手术期应继续无蛋白质或低蛋白质高热量饮食,辅以必需氨基酸及精氨酸与瓜氨酸,同时补充肉碱。为避免术前长时间禁食引起蛋白分解,应尽量缩短禁食时间,择期手术应排在早晨第一台。术前禁食期间应持续静脉输注葡萄糖液。

2. 目前有关本病麻醉管理有较多报道,其麻醉管理重点包括:维持合成代谢、避免分解代谢、预防及处理神经系统并发症、肝功能保护等。其中,避免血氨升高最为重要。而减少蛋白质分解代谢是避免血氨升高的最主要因素。饥饿、麻醉、手术、感染等诸多因素可致蛋白质分解代谢增加。

(1) 饥饿时胰岛素分泌减少,胰高血糖素分泌增多,肌肉蛋白质分解增加。葡萄糖可抑制蛋白质的分解,文献报道在禁食早期如果每日静脉输注100g葡萄糖,虽然供给的热量有限(仅375kcal),但能明显减少蛋白质的糖异生、节省蛋白质,每输入葡萄糖100g可节省50g蛋白质消耗。因此,在整个围手术期均应静脉充分输注葡萄糖,为防止血糖升高,应加入适量胰岛素,术中应常规监测血糖,防止低血糖。亦可输注脂肪乳剂。

(2) 文献报道,手术后蛋白质分解代谢增加、尿排氮增多,其原因与手术创伤后内分泌改变有关。为防止过度的应激反应,围手术期应维持内环境稳定,术前应充分镇静,术中应保证良好的麻醉效果,术后应充分镇痛。

(3) 肾上腺皮质激素、氟哌啶醇、丙戊酸等可引起血氨升高,应慎用。甘氨酸液曾用作膀胱镜检查及手术时的冲洗液,但因为它可引起高氨血症(血氨最高可达834μmol/L)、低钠血症等电解质紊乱及脑水肿,Choi建议禁用于高氨血症患者。目前甘氨酸液在我国已不用。

(4) 术中应常规监测血氨浓度。血氨正常值为10~30μmol/L,高氨血症者血氨值常高于100μmol/L。当血氨超过200μmol/L时,可出现嗜睡、惊厥;超过400μmol/L时,出现昏迷、呼吸困难。对术后长时间不苏醒的患者要检测血氨。麻醉医师必须掌握高氨血症的急救知识(见前述)。

3. 本病无特殊禁忌的麻醉药,目前无文献报道提示临床常用的麻醉药对OTC或尿素循环相关酶有直接影响。但麻醉手术可通过应激激素的分泌等多种途径影响氮平衡,良好的麻醉管理、避免过度的应激反应比麻醉药的选择更为重要。由于氨对中枢神经系统的毒性作用及反复发作遗留的神经系统损伤,患者对麻醉药的耐受性下降,临床上应根据患者个体反应适当增减麻醉药的用量。为便于术后意识状态的评估及维持肝脏残存的氨解毒作用,全身麻醉时应采用苏醒快、且不加重肝脏损害的麻醉药,Hirota建议避免用可能加重肝脏损害的麻醉药(如:氟烷等),可用异丙酚、七氟烷、瑞芬太尼等,肌松药可选阿曲库铵或顺阿曲库铵,对合并神经肌肉损伤者,禁用琥珀胆碱。Iida认为局部麻醉或局部麻醉联合全身麻醉可能有助于防止血清氨水平升高。对高危患者,椎管或区域神经阻滞还有助于评估患者的意识状态。

4. 感染是诱发高氨血症发作的重要原因。在进行麻醉操作时应严格遵守无菌原则,尽量避免一些可有可无的有创操作。合并肺感染时应控制后再手术。

(郑利民)

参考文献

[1] ITUK U,CONSTANTINESCU OC,ALLEN TK,et al. Peripartum management of two parturients with ornithine

transcarbamylase deficiency[J]. Int J Obstet Anesth,2012,21:90-93.

[2]　DUTOIT AP,FLICK RR,SPRUNGJ. Anesthetic implications of ornithine transcarbamylase deficiency[J]. Paeditr Anaesth,2010,20:666-673.

[3]　UPADHYAY RUBY,BLECK THOMAS P,BUSL KATHARINA M. Hyperammonemia:what urea-lly need to know:case report of severe noncirrhotic hyperammonemic encephalopathy and review of the literature[J]. Case Rep Med,2016,2016:8512721.

[4]　TAZUKE M,MURAKAWA M,NAKAO S,et al. Living related liver transplantation for patients with ornithine transcarbamylase deficiency[J]. Masui,1997,46:783-787.

[5]　MUKHTAR A,DABBOUS H,EL SAYED R,et al. A novel mutation of the ornithine transcarbamylase gene leading to fatal hyperammonemia in a liver transplant recipient[J]. Am J Transplant,2013,13:1084-1087.

[6]　CHOI JJ,KIM HS,LEE KC,et al. Anesthetic experience of an adult male with citrullinemia type Ⅱ:a case report[J]. BMC Anesthesiol,2016,16:92-95.

第三十四节　尿黑酸尿症
（alcaptonuria）

麻醉管理所面临的主要问题

心血管、呼吸、肾脏、脊柱与关节等全身重要组织器官病变

可能为困难气道

椎管穿刺困难及可能损伤硬脊膜

【病名】

尿黑酸尿症（alcaptonuria,alkaptonuria,AKU），又称尿黑酸尿（homogentisic aciduria）、尿黑酸氧化酶缺乏（homogentisic acid oxidase deficiency）、褐黄病（ochronosis）、Garrod 综合征等。

【临床与病理】

1. 本病属常染色体隐性遗传性酪氨酸代谢障碍性疾病（tyrosinosis）。它是由于尿黑酸氧化酶或尿黑酸 1,2-二氧化酶（homogentisate 1,2-dioxygenase,HGD）基因 *HGD* 先天性缺陷所致。*HGD* 基因缺陷致酪氨酸代谢过程中所产生的尿黑酸不能代谢为马来酰乙酰乙酸，而在组织内沉积，部分经尿排出（见"酪氨酸血症Ⅰ型"）。沉积于组织中的尿黑酸主要使骨骼与全身结缔组织受累，引起骨关节与结缔组织褐色病变（ochronosis）。本病的患病率约为 1:1 000 000～1:250 000。

2. 临床表现　从出生开始表现为尿液久置后变黑，但易忽视。症状通常进展缓慢，其他症状通常直到成年后（大约 30 岁左右）才出现。这是由于结缔组织、特别是软骨中尿黑酸慢性积累造成。

（1）三大主要症状:尿液放置后呈特殊棕黑色、皮肤与结缔组织褐黄病变、脊柱与大关节关节炎（脊柱强直、畸形，椎间隙狭窄，椎间盘萎缩、钙化，椎间韧带钙化等。早期主要影响胸椎和腰椎。大关节（膝关节、肩关节、髋关节）亦受累，关节病变在男性比女性更早开始，进展更快）。

（2）病变可累及心血管出现心脏瓣膜钙化、各种瓣膜病，其中主动脉瓣狭窄最常见。此外，还出现主动脉扩张及动脉硬化。60 岁前冠状动脉钙化的患病率约 50%。

（3）其他：泌尿系结石,鼓膜、耳小骨、喉、气管软骨等色素沉着,限制性肺通气功能障碍,听力减退,尿黑酸尿症相关的帕金森病或卒中等。

【麻醉管理】

1. 麻醉前管理 由于病变可累及呼吸、气道、心血管、泌尿生殖系统、皮肤和眼睛及肌肉骨骼系统等多系统与器官,术前详细检查与评估十分重要,每一个病例都要单独评估并仔细管理。其中最为重要的是心脏、气道及呼吸系统,术前应常规行包括超声心动图在内的心脏检查、呼吸功能测定、肾功能检测等,据此制定相应的麻醉管理方案。

2. 气道管理 由于颈椎受累与强直、下颌关节受累张口受限、尿黑酸沉积于口腔咽喉部软组织等多因素,患者可能为困难气道者。Pandey 报道了一例 56 岁女性患者术前 Mallampati 舌咽结构分级为 Ⅱ 级,Cormack 与 Lehane 直接喉镜下声门显露分级为 Ⅲ 级,经三次气管插管才成功。麻醉前应对气道进行仔细评估,做好困难气道管理的准备,必要时应采用纤维支气管镜引导下清醒插管。

3. 目前有关本病麻醉管理有较多的报道,其麻醉方案与麻醉药的选择应根据其并存疾病而定,本病无特殊禁忌的麻醉药,目前无证据显示临床所用的麻醉药对尿黑酸氧化酶有任何影响。但椎管内麻醉用于本病有不同的意见,其原因有二:其一是由于脊柱病变,甚至融合,可能有椎管穿刺困难,甚至意外损伤神经;此外,患者可能长期服用阿司匹林或非甾体抗炎药,可能导致血小板功能障碍、出血时间延长;其二是尿黑酸沉积于硬脊膜和蛛网膜使之破坏而变得脆弱容易损伤,而硬脊膜穿破后可导致长久脑脊液漏而不愈合、出现持久的头痛。但临床上有多例安全应用椎管内麻醉的报道,如:Kozanhan 报道了一例腰麻下手术患者,而 Ogata 报道了一例患者虽然出现意外硬脊膜穿破,但无任何症状。临床可根据患者情况及手术需要选择恰当的麻醉方案。

4. 胸廓肌肉与肋骨受累,可致限制性通气障碍。尿黑酸还可在喉部、气管和支气管软骨中沉积,可能导致声音嘶哑、吞咽困难和气道管理困难。围手术期应加强呼吸管理,必要时应准备呼吸机治疗。

5. 其他 Argiriadou 报道了一例患者可能由于色素沉积而干扰脉搏氧饱和度监测,对色素过度沉积的患者应谨慎使用脉搏氧饱和度监测,必要时应监测动脉血气。由于关节病变挛缩,应防止术中损伤关节和脊柱。

（赵姣姣 郑利民）

参考文献

［1］Kozanhan B. Anesthetic management of two patients with alkaptonuric ochronosis for total knee arthroplasty［J］. Rev Bras Anestesiol,2018,68:307-310.

［2］PANDEY R,KUMAR A,GARG R,et al. Perioperative management of patient with alkaptonuria and associated multiple comorbidities［J］. J Anaesthesiol Clin Pharmacol,2011,27:259-261.

［3］OGATA J,TAMURA K,MIYANISHI K,et al. Anesthesia in a patient with alkaptonuric ochronosis for total hip arthroplasty［J］. Masui,2008,57:439-442.

［4］ARGIRIADOU H,ANASTASIADIS K,ANTONITSIS P,et al. The inability of regional oxygen saturation monitoring in a patient with alkaptonuria undergoing aortic valve replacement. J Cardiothoracic Vasc Anesth,2009,23:586-588.

第三十五节 黏多糖贮积症
（mucopolysaccharidosis）

> **麻醉管理所面临的主要问题**
>
> 病变涉及全身多系统与器官，病情复杂且呈进行性加重
> 麻醉管理重点因病型而异
> 困难气道
> 智力障碍，不合作
> 严重心肺病变
> 颈椎不稳定
> 脊柱病变，椎管狭窄

【病名】

黏多糖贮积症（mucopolysaccharidosis，MPS），又称黏多糖病、黏多糖沉积病。此外，不同类型的黏多糖贮积症有不同的别名。

【病理与临床】

1. 本病是一种溶酶体贮积病（lysosomal storage disease）。溶酶体约含 60 多种水解酶，其主要功能是参与细胞内的消化活动，它是清除细胞内废弃细胞器及大分子代谢废物（如：一些蛋白质、黏多糖、黏脂质、糖原、脑苷脂等）的重要细胞器官。溶酶体贮积病是一类由于先天性基因变异等因素致溶酶体酶功能缺陷、次级溶酶体内相应底物不能消化而堆积引起相应细胞与器官功能障碍性疾病。目前已确认有超过 40 种不同的溶酶体贮积病，它们包括：黏多糖贮积症、糖原累积病、脑苷脂贮积病、粘脂质贮积病等。本病是由于与黏多糖分解有关的溶酶体水解酶（lysosomal hydrolases）先天性缺乏、体内黏多糖-葡萄糖胺聚糖（mucopolysaccharide-glycosaminoglycan）不能分解而在组织中贮积所致。黏多糖包括：硫酸皮肤素（dermatan sulfate）、硫酸类肝素（heparan sulfate）、硫酸软骨素（chondroitin sulfate）、硫酸角质素（keratan sulfate）及透明质酸（hyaluronic acid）等，它们可与肽链结合聚合形成更大的分子，是人体组织结构、尤其是结缔组织的重要构成成分，分别以不同比例存在于毛发、皮肤、关节、骨骼、心血管、牙齿、角膜、神经、肺等全身组织器官。正常时溶酶体内有多种酶参与黏多糖的降解，在酶缺乏时可造成黏多糖及其代谢产物在体内组织器官中异常沉积，久而久之这种沉积可对细胞、组织及各种器官系统造成渐进性的损害。本病已列入国家卫健委等五部门公布的《第一批罕见病目录》。

2. 临床表现与分型　本病涉及的酶缺陷及其底物繁多，这些酶缺陷或程度不同、或单独出现、或以组合形式出现，因而有不同的临床表现，其分型十分复杂，尚有很多不明之处，其临床分型也在不断的完善中。根据酶的缺陷与临床表现，过去曾将其分为八型，现分为七型，各型又分为若干亚型。除Ⅱ型为性连锁隐性遗传外，其他为常染色体隐性遗传。各型主要酶缺陷请见表 8-3 及相关专著。

（1）Ⅰ型（MPS-Ⅰ）：它是由于 α-1 艾杜糖苷酶（α-l-iduronidase）缺乏、硫酸类肝素及硫酸皮肤素沉积所致。与 *IDUA* 基因变异有关。它又分为三个亚型：

A. Ⅰ-H 型：又称 Hurler 综合征、婴儿型。本型是黏多糖贮积症的原型，其病变严重。表现

为智力障碍、耳聋、角膜混浊、生长缓慢、脊柱畸形、椎管狭窄、寰枢关节半脱位、关节僵硬、肝脾肿大、主动脉关闭不全等心脏病变、特殊面容(脂肪软骨营养不良面容:短躯、皮肤肥厚、前额部突出、眼距增宽、鼻尖大、口唇肥厚、巨舌、口裂大、上颌突出)、颈短、呼吸道分泌物多,反复的泌尿和上呼吸道感染。文献报道它是小儿麻醉中最难维持呼吸道通畅的疾病之一。常早期死于心功能不全及呼吸道感染。

B. Ⅰ-S 型:又称 Scheie 综合征、成人型。儿童期发病,可存活至成年。病情较轻,表现为关节僵硬、腕管综合征、主动脉瓣关闭不全、角膜混浊,甚至视力丧失。Scheie 综合征患者的症状通常发生在 5 岁左右,无神经系统障碍,智力正常。

C. Ⅰ-H/S 型:又称 Hurler-Scheie 综合征,中间型。临床表现介于 Hurler 与 Scheie 之间,面部粗糙、关节僵硬、身材矮小、角膜混浊、肝脾肿大及骨骼和心脏异常,智力正常或轻到中度障碍。症状通常在三到六岁之间变得明显。

(2) Ⅱ型(MPS-Ⅱ):又称 Hurter 综合征、I2S 缺乏症(I2S deficiency),硫酸艾杜糖醛硫酸酯酶缺乏症(iduronate-sulfatase deficiency)。它是因为硫酸艾杜糖醛硫酸酯酶缺乏、硫酸类肝素与硫酸皮肤素沉积所致,与 X 染色体上的 *IDS* 基因变异有关。临床表现同 Ⅰ 型,但程度轻且无角膜混浊。症状通常在 2 到 4 岁变得明显,渐进性生长延迟,身材矮小,关节挛缩,面部粗糙(嘴唇、舌头、鼻孔增厚),巨头,短颈,阔胸,牙齿异常,渐进性听力丧失和肝脾肿大。它又分为重症型(Hunter,severe;MPS ⅡA)与轻症型(Hunter,mild;MPS ⅡB),前者多合并智力障碍。

(3) Ⅲ型(MPS-Ⅲ):又称 Sanfilippo 综合征。根据所缺陷的酶不同,它又分为 A、B、C、D 四型,共同特点是硫酸类肝素沉积,无硫酸皮肤素与硫酸角质素沉积。主要表现为中枢神经系统症状(如:智力障碍、多动症、睡眠障碍、语言及行走障碍或失去行走能力、抽搐,以前获得的技能逐渐丧失和听力丧失)及骨发育不良,常有攻击行为。

(4) Ⅳ型(MPS-Ⅳ):又称 Morquio 综合征。它是由于 N-乙酰氨基半乳糖-6-硫酸-硫酸酯酶(N-acetyl-galactosamine-6-sulfatase)及 β-半乳糖苷酶(beta-galactosidase)缺陷,导致硫酸角质素与硫酸软骨素贮积。临床特点主要为骨骼异常,尤其是颈椎异常,甚至寰枢关节半脱位及脊髓受压,脊柱后侧凸,膝外翻,扁平足。同时合并心脏病变及胸廓异常、角膜混浊等。智力多正常。它又分为 Morquio A 及 Morquio B 两个亚型,其中,后者比前者症状轻。

(5) Ⅴ型(MPS-Ⅴ):现无此型,已归属于 Ⅰ-S 型(Scheie 综合征)。

(6) Ⅵ型(MPS-Ⅵ):又称 Maroteaux-Lamy 病。它是由于 N-乙酰半乳糖胺-4-硫酸酯酶(N-acetylgalactosamine-4-sulfatase)缺乏所致,主要为硫酸皮肤素贮积。临床表现同 Ⅰ-H 型,个体差异很大,可能症状包括:面部粗糙、脐疝、胸廓畸形、关节挛缩、角膜混浊及肝脾肿大、骨骼畸形、心脏病等,但多无智力障碍。

(7) Ⅶ型(MPS-Ⅶ):又称 Sly 综合征、β 葡萄苷酶缺乏症。它是由于 β 葡萄苷酶缺乏所致,主要为硫酸皮肤素、硫酸类肝素及硫酸软骨素贮积。临床表现为多样性,智力正常或智力障碍,骨骼异常,疝,角膜混浊,脑积水,身材矮小,心脏病,面部粗糙等。

(8) Ⅷ型(MPS-Ⅷ):已取消。

(9) Ⅸ型(MPS-Ⅸ):又称透明质酸酶缺乏症(hyaluronidase deficiency)。此型 1996 年首次提出,临床表现较轻,包括轻度矮小、频繁的耳部感染、腭裂和软组织肿块的形成。

3. 流行病学　总体患病率估计为每 25 000 个新生儿中一例,但对一些较轻的病例有时可能漏诊或误诊。不同类型其患病率亦不同:Hurler 综合征约 10 万分之一,Scheie 综合征约 50

万分之一,Hurler-Scheie 综合征约 11 万分之一,Sanfilippo 综合征约 7 万分之一,Morquio 综合征约 20 万分之一,Sly 综合征约 25 万分之一。Hurter 综合征主要见于男性,但亦有女性的报道,其发生率为 10 到 15 万名男婴中一例。

4. 诊断　根据临床表现、尿液黏多糖电泳测定及白细胞、血浆、培养成纤维细胞酶活性测定、相关基因测定等。本病无特殊治疗,多对症治疗。近年来酶替代治疗(如:MPS-Ⅰ型用 aldurazyme、MPS-Ⅱ用 hunterase 等)与骨髓移植受到重视并取得一定效果。

表 8-3　黏多糖贮积症的分类

分型		别名	酶缺陷	严重程度
Ⅰ-H		Hurler 综合征	α-1-艾杜糖苷酶	极重
Ⅰ型	Ⅰ-S 型	Scheie 综合征	α-1-艾杜糖苷酶	轻
	Ⅰ-H/S 型	Hurler/Scheie 综合征	α-1-艾杜糖苷酶	中
Ⅱ型	重症型(MPS ⅡA)	Hunter 综合征	硫酸艾杜糖醛硫酸酯酶	重
	轻症型(MPS ⅡB)			轻
Ⅲ型	Ⅲ-A 型	Sanfilippo A 综合征	类肝素 N-硫酸酯酶	轻
	Ⅲ-B 型	Sanfilippo B 综合征	N-乙酰-α-葡萄糖胺酶	轻
	Ⅲ-C 型	Sanfilippo C 综合征	乙酰 CoA-α-葡萄糖胺-N-乙酰转移酶	轻
	Ⅲ-D 型	Sanfilippo D 综合征	乙酰 CoA-α-葡萄糖胺-N-乙酰转移酶	轻
Ⅳ型	Ⅳ-A 型	Morquio A 综合征	N-乙酰氨基半乳糖-6-硫酸-硫酸酯酶	重
	Ⅳ-B 型	Morguio B 综合征	β-半乳糖苷糖	
Ⅵ型		Maroteaux-Lamy 综合征	芳香基硫酸酯酶 B	轻至重
Ⅶ型		Sly 综合征	β 葡萄苷酶	重
Ⅸ型			透明质酸酶	轻

【麻醉管理】

1. 麻醉前准备　本病是一个分型极其复杂的全身性疾病,其病变涉及呼吸、循环、骨骼与脊柱、肝肾、神经精神及肌肉等全身多器官多系统。大多数患者常因手术或诊断性检查而需多次麻醉,Scaravilli 回顾了意大利 San Gerardo 医院 1999 年 1 月至 2014 年 12 月 54 例本病患者,其计进行了 232 次麻醉,每例患者麻醉次数的中位数为 4。据 Walker 介绍,一组数据显示 75% 的 MPS-Ⅰ型、83.7% 的 MPS-Ⅱ型患者至少有一次手术史。而小儿磁共振成像(MRI)检查的麻醉也很常见,这种手术室外麻醉的风险显著高于手术室内。值得注意的是,MPS 患者手术与麻醉的死亡率很高,其中多与困难气道、颈椎与心血管病变等因素有关。麻醉前全面、仔细的全身检查与评估极为重要。

(1) 要注意各型既有共同的病变与临床表现,又有独特的表现。但要注意,此处的所谓"独特",并不是指该型所独有的,而是指其出现概率较高、而其他型出现概率较小而已。如:文献报道 MPS-Ⅰ-H 型者(Hurler 综合征)不仅上呼吸道管理困难,还常合并有睡眠呼吸暂停,但这些表现亦可见于 MPS-Ⅱ型或其他型的患者。因此,无论分型如何,均应考虑患者发生上述所有的病理改变或临床表现的可能性。

(2) "贮积性"疾病的特点是疾病的病理改变需要时间的积累。除少数病型在出生后不久发病外,大部分病型呈慢性进行性发展。年龄越大,其病情越严重。Scaravill 等的研究证实,年龄越大,插管困难的风险就越大。当临床上遇有上述临床表现及特殊面容者应怀疑本病。与其他进行性发展性疾病同样,既往的手术麻醉史仅作为重要的参考,但不能依赖,麻醉前对每例患者、每次手术均应重新进行全身检查与评估。

（3）术前检查与评估重点是呼吸道、心脏、肺功能及肝功能、脊柱（尤其是颈椎）、神经精神及肌肉病变等。其中,心脏病变包括:左室肥大、心肌病、瓣膜病等,它和肺部感染是本病的重要死亡原因,要特别注意。Lew 报道了一例 11 岁 MPS Ⅶ型男孩的尸检结果,该患儿在七氟烷麻醉下进行牙科手术,麻醉后出现持续室性心动过速、室颤而死亡。尸检发现患儿心脏肥厚扩张,重量为正常人二倍,同时合并二尖瓣脱垂与增厚,腱索短缩,主动脉瓣增厚,主动脉粥样硬化样内膜斑块,心肌肥厚,心内膜下纤维化,冠状动脉血管内膜增生、狭窄等病理改变。文献报道,一些类型的心脏病变发生率可高达 80% 以上,术前必须常规进行心电图及心脏超声检查,合并心脏瓣膜病者应预防性应用抗生素并注意无菌操作,避免引起细菌性心内膜炎。合并肺部感染者及心功能不全者应控制后再行择期手术。

（4）一些患者可能合并神经精神及智力障碍,甚至有攻击伤人的行为（如:Sanfilippo 综合征者）,麻醉前应根据患者的气道情况适当镇静。必要时在麻醉诱导前及苏醒期可请其父母协助。

（5）抗癫痫药应服用至术前并注意它们的副作用。酶替代治疗可延缓症状的出现、改善患者预后,但要注意基因组人工合成酶可致过敏反应,严重者可出现血压下降或哮喘,为避免给麻醉管理带来困扰,不建议手术当天应用。此外,要注意皮肤与皮下组织水肿、增厚,可能致周围静脉穿刺困难。

2. 气道与呼吸管理　目前有关本病麻醉管理的临床报道较多,其中大部分报道均强调了气道与呼吸管理的重要性。

（1）困难气道

A. 诸多因素可致困难气道:黏多糖沉积于上呼吸道软组织并使之增厚硬化,巨舌,扁桃体与腺样体肥大、咽部狭窄,下颌关节活动性差、张口受限,颈椎狭窄、颈部后仰困难,甚至寰枢椎半脱位等,患者可能面临着面罩通气困难及气管插管困难的问题。Walker 等报道了 34 例患者,结果有 25% 的患者气管插管困难,8% 的患者插管失败,其中 Hurler 综合征者上述比例分别为 54% 与 23%。

B. 近年来随着骨髓移植（BMT）、酶替代治疗（ERT）等在临床上得到广泛的应用,它是否能改善患者的症状并降低困难气道的发生率? 尚有不同意见。2012 年 Kirkpatrick 报道了英国曼彻斯特皇家儿童医院（Royal Manchester Children's Hospital）一组 39 例患者,其中 20 例为 MPS-Ⅰ型并接受 ERT 治疗,18 例接受 BMT 治疗,1 例患者未接受任何治疗。结果 ERT 组气道问题发生率为 57%,插管失败率为 3%,而 BMT 组气道并发症发生率为 14%,无插管失败。澳大利亚 Frawley 等亦得出与 Kirkpatrick 相似结论。但 2012 年 Megens 对荷兰 Wilhelmina 儿童医院的一组 19 例患儿的研究结果不支持上述治疗可改善困难气道发生率及降低呼吸并发症发生率的结论。困难气道仍是本病的最大问题。

C. 关于困难气道的麻醉管理请见本书相关内容。喉罩用于本病有较多成功的报道,Megens 认为它是本病维持气道的最好方法。但由于咽喉部组织增生,它并不是对所有的患者都是有效的,如:Clark 介绍了一例 Maroteaux-Lamy 综合征的患者,三次放置喉罩失败,最后在纤维支气管镜引导下气管插管成功。对合作的患者,气管插管的最好方法是在保留自主呼吸的条件下用纤维支气管镜引导下插管。对不合作的患儿也可在吸入七氟烷或地氟烷缓慢诱导,确认用面罩可进行控制呼吸的条件下用短效肌松药插管。同时应作好气管切开的准备。但由于颈短、软组织增厚,MPS 患者进行气管切开术有时十分困难,可能需要花费更多的时间。Walker 强调,对 MPS 患者的麻醉,应由有经验的麻醉医师实施,并有一个多学科的团队(耳鼻喉科医师和重症监护团队)支持及配备所有必要的设备。Scaravilli 报道,3 例紧急气管插管均告失败,并且手术室外麻醉者其呼吸系统并发症的风险显著增加。

D. 除声门显露困难致气管插管困难外,气管及声门下狭窄也可能是重要原因之一。Tomatsu 报道,28 例 Morquio A 患者颈部 MRI 显示,有 67.9% 的患者合并气管狭窄,其程度至少为 25%,而且狭窄程度随年龄的增长而加重,15 岁以上的 8 例患者气管狭窄程度均超过 50%。在所有患者中,有 8 例为严重气管狭窄(>75%)。其原因多为头臂动脉压迫所致,它可能与胸腔入口狭窄及气管和头臂动脉与胸腔的不成比例的生长及气管弯曲有关。此外,经鼻插管亦可能由于鼻腔组织增生、狭窄而失败。Suzuki 等报道了一例主动脉瓣置换术的 33 岁男性患者,在镇静、保留自主呼吸下经鼻纤支镜引导插管困难,经口插管声门显露困难,而且还合并声门下狭窄。

(2)呼吸管理:Walker 指出,诸多因素可引起呼吸功能低下并容易发生肺部感染及慢性呼吸功能不全,包括:胸壁硬化、胸廓异常及肝脾肿大或神经肌肉功能受损致膈肌上移而致限制性肺疾病,气道分泌物增加,咽腔狭窄,80% 的患者发生阻塞性睡眠呼吸暂停(OSA),气管支气管软化与狭窄等。除前述阻塞性与限制性肺病外,患者可能还合并肺弥散性缺陷。术中应避免应用可严重抑制呼吸的药物,注意无菌操作,加强呼吸道吸引,术后应积极地进行肺部理疗,防止呼吸道感染及肺不张。此类患者术后还特别容易发生声门水肿。文献报道,水肿期最长可能持续至术后 27 小时,术后早期拔管可能招致严重的窒息。术后应做好长时间呼吸支持治疗的准备。

3. 颈椎保护　颈椎椎管软组织增厚及颈椎寰枢关节半脱位,在气管插管时可引起颈髓损伤,尤其是 Morquio 综合征者。Vazifehdan 建议术前应"强制性"进行颈椎影像学检查与评估。Valayannopoulos 主张对合并有潜在性不稳定颈椎的患者进行气道管理操作时应采用手工稳定颈椎的措施(manual in-line stabilisation),使颈椎移动幅度最小,甚至无颈部移动,以避免脊髓损伤。同样,合并关节僵硬者,应避免体位改变时加重其损伤。

4. 本病无特殊禁忌的麻醉药。其麻醉方法的选择原则同其他疾病,合并精神发育障碍、智力低下、脊柱畸形或神经症状者应选择全身麻醉。

(郑利民)

参考文献

[1] SCARAVILLI V,ZANELLA A,CICERI V,et al. Safety of anesthesia for children with mucopolysaccharidoses:a retrospective analysis of 54 patients[J]. Paediatr Anaesth,2018,28:436-442.

[2] WALKER R,BELANI KG,BRAUNLIN EA,et al. Anaesthesia and airway management in mucopolysaccharidosis [J]. J Inherit Metab Dis,2013,36:211-219.

[3] KIRKPATRICK K,ELLWOOD J,WALKER RW. Mucopolysaccharidosis type I (Hurler syndrome) and anesthesia:the impact of bone marrow transplantation,enzyme replacement therapy,and fiberoptic intubation on airway management[J]. Paediatr Anaesth,2012,22:745-751.

[4] FRAWLEY G,FUENZALIDA D,DONATH S,et al. A retrospective audit of anesthetic techniques and complications in children with mucopolysaccharidoses[J]. Paediatr Anaesth,2012,22:737-744.

[5] MEGENS JH,DE WIT M,VAN HASSELT PM,et al. Perioperative complications in patients diagnosed with mu-

copolysaccharidosis and the impact of enzyme replacement therapy followed by hematopoietic stem cell transplantation at early age[J]. Paediatr Anaesth,2014,24:521-527.

[6] SUZUKI K,SAKAI H,TAKAHASHI K. Perioperative airway management for aortic valve replacement in an adult with mucopolysaccharidosis type Ⅱ (Hunter syndrome)[J]. JA Clin Rep,2018,4:24.

[7] CLARK BM,SPRUNG J,WEINGARTEN TN,et al. Anesthesia for patients with mucopolysaccharidoses:comprehensive review of the literature with emphasis on airway management[J]. Bosn J Basic Med Sci,2018,18:1-7.

[8] TOMATSU S,AVERILL LW,SAWAMOTO K,et al. Obstructive airway in Morquio A syndrome,the past,the present and the future[J]. Mol Genet etab,2016,117:150-156.

[9] VAZIFEHDAN F,KARANTZOULIS VG,EBNER R,et al. A unique case of cervical myelopathy in an adult patient with Scheie syndrome[J]. J Orthop Case Rep,2017,7:27-30.

第三十六节 Prader-Willi 综合征
（Prader-Willi syndrome）

麻醉管理所面临的主要问题

> 合并全身多系统器官的病变
> 肥胖,肌张力低下
> 麻醉前偷食及饱胃
> 困难气道
> 智力障碍
> 合并多种内分泌异常,易发生低血糖
> 体温调节障碍
> 呼吸系统合并症,睡眠呼吸暂停
> 循环系统合并症

【病名】

Prader-Willi 综合征（Prader-Willi syndrome）,译名普拉德-威利综合征。又称 Prader-Labhart-Willi 综合征、Willi-Prader 综合征、HHHO 综合征（HHHO syndrome）、H3O 综合征（H3O syndrome）、"三低一高"综合征等。

【病理和临床】

1. 本病是一种以低肌张力、低智力、低性腺功能及肥胖为主要临床特征的先天性染色体微缺失性疾病,1956 年由 Prader、Labhart 及 Willi 三人首先报道。所谓 HHHO 综合征或"三低一高"综合征,源自于前述四大主要临床表现及其英文的首位字母:低肌张力 H（Hypotonia）、低智力 H（Hypomentia）、低性腺功能 H（Hypogonadism）、肥胖 O（Obesity）。其病因尚不完全清楚,目前认为它与 15 号染色体长臂（15q11. 2-q13）区域基因缺失或变异有关,染色体 15q11. 2-q13 被认为属于 Prader-Will 综合征/Angelman 综合征区,因此本病与 Angelman 综合征有相似的临床特点,有些文献错误地将它们混为一谈。其异常包括:父系 15q11. 2-q13 区域部分缺失,母源单亲二倍体（maternal uniparental disomy 15）,父系染色体印记过程（imprinting process）缺陷、15 号染色体平衡易位。本病是第一个被确认的与基因组印记有关的人类疾病,也是第一个被证明是由单亲二倍体引起的疾病。流行病学:本病已被国家卫健委等五部门列入

《第一批罕见病目录》,它属于较为常见的先天性疾病,患病率约为 1 万至 1.5 万新生儿 1 例,在全世界约有 35 万到 40 万例患者。无种族及性别差异。

2. 临床表现　1968 年 Zellweger 与 Schneider 根据其临床经过将本病分为二期,但实际上二期之间并无明显界限,新近的文献较少提及。但它对理解本病的病程发展有一定帮助。

(1) 第一期:从新生儿期开始,主要表现为肌张力低下。此外,吸吮反应差,喂养困难,通常不能母乳喂养而需要鼻饲。生长发育不良,反应迟钝、嗜睡、哭声微弱、血压偏低。可能有独特的面部特征,包括:杏仁眼、薄上下嘴唇、窄鼻梁及窄前额、长头。

(2) 第二期:随着生长发育,患儿可适当成长,在 2~4.5 岁时体重可能增加。但在 4.5~8 岁左右出现暴饮暴食,如果不使用生长激素替代治疗,常发展成多食性肥胖。常合并智力低下、性腺发育障碍。平均智商在 60 左右,常合并自闭症等神经精神与行为障碍。外生殖器发育不全、小阴茎、隐睾、无初潮、缺乏第二性征、多无生育功能。出现典型的肌张力低下、智力低下、性腺功能低下及高体重,所谓“三低一高”表现。如果不加以控制和治疗,病态肥胖可能会发展导致危及生命的心肺并发症、糖尿病、高血压和其他严重并发症。

(3) 可能合并其他病变,包括:身材矮小,颌面部畸形、小下颌、牙齿异常、唇腭裂,皮肤、头发、眼睛色素减少,脊柱侧弯,异常小的手和脚,髋关节发育不良,心脏畸形,癫痫发作,睡眠障碍,中枢和/或阻塞性睡眠呼吸暂停等。

3. 诊断根据 HHHO 临床表现及 DNA 甲基化测试等。治疗:包括营养治疗及对症治疗。生长激素治疗可增加身高、减少体脂、改善运动能力及呼吸功能。

【麻醉管理】

1. 麻醉前管理　患者可能合并全身多系统器官的病变,术前应作详细的全身检查与评估。除上述循环及呼吸系统并发症及糖尿病等外,尤其要注意是否合并中枢性肾上腺功能不全(CAI)及甲状腺功能减退等内分泌异常。CAI 主要原因与垂体促肾上腺皮质激素(ACTH)分泌减少有关,而它又受下丘脑的影响,而 25% 的患者合并甲状腺功能减退,它们可致机体对各种应激刺激的反应迟钝,引起低体温、低血压、低血糖等。麻醉前必须对患者肾上腺与甲状腺功能进行评估,并积极进行替代治疗。此外,确保患者麻醉前遵守禁食医嘱十分重要,其原因除患者智力低下不能合作外,主要是本病患者有着独特的、不由自主的强烈进食欲望,他们常暴饮暴食,甚至偷食物、吃垃圾,个别患者由于暴饮暴食而发生严重胃扩张、肠穿孔等并发症。其原因与下丘脑病变、缺乏饱足感有关。麻醉前禁食期间必须加强患者的看护与监督,麻醉诱导前应对饱胃情况再一次评估。

2. 目前有关本病麻醉管理的临床报道较多,近年来由于医学的进步,其麻醉安全性有较大的提高。Terada 等(2014 年)在一篇文献中总结了 10 例 PWS 患者(其中,2 例成人,8 例儿童),认为其麻醉及术后异常情况发生率低于预期。但由于患者独特的病理生理改变,其麻醉管理仍具较大的风险。

(1) 气道管理:较多文献报道提示本病可能属困难气道,出现面罩通气与气管插管困难。其原因与肥胖、口腔颌面部异常及脊柱畸形有关。肥胖、胃排空障碍或饱胃、智力障碍、困难气道等诸多因素交织,有时可给气道管理带来相当的难度。困难气道的管理请见本书相关章节,对饱胃困难气道者,清醒气管插管最为安全。

(2) 体温管理:围手术期容易发生不明原因的体温升高或下降。Mayhew 等在 1983 年报道了一例患者,因为麻醉期间体温从 98.6 ℉ 升高至 101.8 ℉ 而不得不终止手术。高野等亦报道了一例术中体温升高的患者。本病不属恶性高热高危者,有大量报道各种氟化醚类挥发性吸入麻醉剂已安全用于患者,其体温改变与体温调节中枢障碍有关。PWS 相关的许多症状被认为与下丘脑功能障碍有关。除体温外,还包括前述内分泌异常及睡眠障碍、食欲亢进等。

（3）呼吸管理:呼吸并发症是患者的重要死亡原因。肌张力低下、肥胖、阻塞性睡眠呼吸暂停、免疫力低下、易发生肺部感染及肺心病等。此外,PWS 患者多有化学感受器异常,对缺氧及二氧化碳蓄积的反应不敏感。术后易出现呼吸抑制及低氧血症。Tseng 报道了二例全身麻醉患儿,其中一例术后出现严重低氧血症。此类患者应作好术后长时间呼吸支持治疗的准备。

（4）血糖管理:围麻醉期维持血糖正常十分重要。糖尿病是本病的常见并发症,合并糖尿病者术前应控制。但本病不仅表现为高血糖,还特别容易发生低血糖。如:根本等报道了一例全身麻醉下手术的 8 岁患儿(体重 57kg),术中以 $5\sim6ml/(kg \cdot h)$ 速度持续静脉输注 2.5% 葡萄糖液,1.5 小时后血糖从麻醉诱导时的 168mg/dl 降低至 88mg/dl。其原因与皮质功能减退等内分泌功能异常及碳水化合物和脂质代谢发生了改变有关,PWS 患者的葡萄糖代谢倾向于脂肪生成(lipogenesis),而难以作为能源利用。麻醉期间应加强血糖监测,根据其结果适当补充葡萄糖液。

（5）本病无特殊禁忌的麻醉药。肌张力低下是本病的特征,但其性质尚有争议,肌肉活检既有报道为肌原性萎缩者,亦有报道为神经源性萎缩者。其中主要涉及肌松药的应用问题,为避免去极化肌松剂引起高钾血症,应避免用去极化肌松药琥珀胆碱,慎用非去极化肌松剂。

3. 其他　痛阈升高,患者对疼痛的敏感性降低,但并无文献报道它可降低吸入麻醉药的 MAC 值,术中应维持良好的麻醉深度。术后应加强镇静并适当的约束与看护,以防止剧烈活动致伤口裂开。

（郑利民）

参考文献

［1］CASSIDY SB,DRISCOLL DJ. Prader-Willi syndrome［M］. Eur J Hum Genet,2009,17:3-13.

［2］SONG KU,NAM OH,KIM MS,et al. An 18-year-old patient with Prader-Willi syndrome:a case report on dental management under sedation and general anesthesia［J］. J Dent Anesth Pain Med,2015,15:251-255.

［3］TERADA S,KUNO Y,SIMAZAKI M,et al. Anesthesia for ten patients with Prader-Willi syndrome［J］. Masui, 2014,63:851-857.

［4］Mayhew JF,Taylor B. Anaesthetic considerations in the Prader-Willi syndrome［J］. Can Anaesth Soc J,1983, 30:565-566.

［5］根本英德,肥塚史朗,吉川大辅,他. Prader-Willi 症候群综合征患者の麻醉経験［J］. 临床麻醉,1997,21: 1143-1144

第三十七节　卟　啉　病
（porphyria）

麻醉管理所面临的主要问题

腹痛,急腹症者要排除本病

皮肤型者光损害的防护

避免各种诱发因素(饥饿、低血糖、应激、药物等)

【病名】

卟啉病(porphyria),又称血紫质病。

【病理与临床】

1. porphyria 一词源自于古希腊词 porphura,意思是紫色。本病是一组卟啉代谢障碍性疾病,1874 年由 Schultz 首先描述,1889 年由荷兰医师 Stokvis 命名。它是因参与血红素合成过程中的酶先天性或后天性缺陷、其中间代谢产物——各种卟啉或其前体异常增多、在体内蓄积所致。本病最著名的患者可能是英国国王乔治三世(George Ⅲ),历史学家认为他由于病患引起的理智丧失,导致了 1811 年的摄政、从而丧失了美国殖民地。

2. 在血红素合成过程中有 8 个酶参与,主要存在于幼稚红细胞与肝脏中。根据酶缺陷的原因,卟啉病分为原发性与获得性,前者是由于酶先天性缺陷所致,后者是继发于其他后天性疾病的症状性卟啉病。根据血红素合成代谢障碍发生的部位,原发性卟啉病又分为红细胞生成性与肝性卟啉病二类。根据表现,分为皮肤光敏型、神经精神症状型、混合型卟啉病。本病已被国家卫健委等五部门列入《第一批罕见病目录》。各型卟啉病的酶缺陷、遗传方式及主要临床表现见表 8-4。

表 8-4　卟啉病的分类、酶缺陷、遗传方式及主要临床表现

分　类	酶缺陷	遗传方式	主要临床表现
原发性卟啉病			
红细胞生成性卟啉病			
先天性红细胞生成性卟啉病(CEP)	尿卟啉原Ⅲ合成酶	常染色体隐性	皮肤症状,溶血性贫血
红细胞生成性原卟啉病(EPP)	铁螯合酶	常染色体显性	皮肤症状,溶血性贫血,肝损害
X 连锁原卟啉病(XLPP)	δ-氨基-γ-酮戊酸合成酶(ALA 合成酶)	X 连锁隐性	溶血性贫血
肝性卟啉病			
急性间歇性卟啉病(AIP)	羟甲基胆素合成酶(卟胆原合成酶)	常染色体显性	腹部及神经精神症状
ALA 脱水酶缺陷性卟啉病(ADP)	δ-氨基-γ-酮戊酸(ALA)脱水酶	常染色体隐性	腹部及神经精神症状
混合型卟啉病(VP)	原卟啉原Ⅸ氧化酶	常染色体显性	腹部及神经精神症状,皮肤症状
遗传性粪卟啉病(HCP)	粪卟啉原氧化酶	常染色体显性	腹部及神经精神症状,皮肤症状
家族性/散发性迟发皮肤卟啉病(PCT)	尿卟啉原脱羧酶	常染色体显性	皮肤症状
继发性卟啉病			

(1) 原发性红细胞生成性卟啉病:是由于骨髓内卟啉合成代谢障碍所致,故又称为骨髓性卟啉病。骨骼幼红细胞内有大量不正常卟啉生成。包括三种:X 连锁原卟啉病(XLPP)、红

细胞生成性原卟啉病（EPP）、先天性红细胞生成性卟啉病（CEP）。

（2）原发性肝性卟啉病：是由于肝内卟啉合成障碍所致，肝内有大量的卟啉形成。它包括五种：急性间歇性卟啉病（AIP）、δ-氨基-γ-酮戊酸（ALA）脱水酶缺陷性卟啉病（ADP）、混合型卟啉病（VP）、遗传性粪卟啉病（HCP）、家族性/散发性迟发皮肤卟啉病（PCT）。其中 AIP 发病率最高。

3. 临床表现可大致分为三个部分：

（1）红细胞生成性原卟啉病（EPP）、先天性红细胞生成性卟啉病（CEP）、家族性/散发性迟发皮肤卟啉病（PCT）表现为对光敏感性皮炎，其中前二者常合并溶血性贫血与脾肿大。甚至可因严重贫血或继发感染而死亡。

A. 急性间歇性卟啉病（acute intermittent porphyria, AIP）是一种常染色体显性遗传性疾病，它主要是由于卟胆原脱氨酶（或羟甲基胆素合成酶）缺乏、或 δ-氨基-γ-酮戊酸合成酶（ALA-S）活性增加致 δ-氨基-γ-酮戊酸（ALA）及卟胆原（PBG）生成增多所致。本病主要累及神经系统，发病常在 20~40 岁，女多于男。正常时大部分患者并不表现出症状，其发病常有一些诱发因素。

B. 常见诱因：药物、饥饿、过度劳累、精神紧张、应激等。目前已证实不诱发急性间歇性卟啉病的药物有：麻醉性止痛药、吩噻嗪、青霉素及其衍生物、阿司匹林、对乙酰氨基酚、链霉素、乙醚、新斯的明、地高辛、噻嗪类、糖皮质激素、普萘洛尔、溴化物、胰岛素、阿托品、地西泮、肝素、双香豆素、胍乙啶、琥珀胆碱。可能诱发急性间歇性卟啉病的药物有：巴比妥类、依托咪酯、喷他佐辛、卡马西平、苯妥英、磺胺、甲丙氨酯、氨鲁米特、乙氯戊烯炔醇、丙戊酸、雌激素、孕激素、甲乙哌啶酮、酒精、琥珀酰亚胺、灰黄霉素、麦角、炔睾醇、氯霉素、磺脲等。

C. 临床表现

a. 反复发作的腹痛。

b. 神经精神症状：周围神经损害可出现肌无力，严重者可引起呼吸肌麻痹。脑神经受累可引起面神经与眼肌麻痹。中枢神经损害表现为烦躁不安、定向力障碍、幻觉等精神症状；部分患者出现癫痫样发作，严重者出现共济失调、意识丧失、肌肉无力、延髓麻痹，甚至呼吸肌麻痹。交感神经受累出现高血压、心动过速、出汗等，这些症状多为发作性，在缓解期完全恢复正常，但合并肾功能损害时可出现持续性高血压，部分患者可引起严重的心律失常，甚至猝死。

D. δ-氨基-γ-酮戊酸（ALA）脱水酶缺陷性卟啉病（ADP）临床表现与 AIP 相似。

（2）混合型卟啉病（VP）、遗传性粪卟啉病（HCP）兼有上述皮肤及腹部与神经精神表现。

【麻醉管理】

1. O'Malley 有一句名言 "卟啉病：经常被提及，常常被忽视（orphyria：often discussed but too often missed）"。早期由于对本病认识有限，麻醉死亡率较高，文献报道卟啉病急性发作时死亡率可高达 10%。Dean 在 1953 年的一篇文章中介绍了他个人治疗了 12 例急性卟啉病患者，其中前 3 例死亡。60 多年过去，尽管目前有关本病麻醉管理的报道较多，但麻醉用药的安全性尚有许多不明之处，有时其症状与急腹症相似、而临床医师可能鉴别困难，其麻醉管理仍潜藏巨大风险。术前应进行详细的检查，明确其病型。此外，部分患者可能使用肾上腺皮质激素治疗，应注意其副作用并对皮质功能进行评估，必要时应进行适当的替代治疗。

2. 以皮肤病损表现为主的卟啉病患者应注意保护皮肤（见"先天性大疱性皮肤松解

症")。围手术期应避光、尤其是波长在400nm的紫外线光。对这些光敏性疾病围手术期管理时要特别注意细节的管理,如:在转运患者前应将其身体暴露部位用遮光布遮盖,在进入有窗手术室前应拉上遮光帘。除阳光外,无屏蔽的荧光灯、汞蒸气灯和卤素灯泡也是紫外线的重要来源。由于紫外线可以穿透玻璃,手术室内灯具应用紫外线屏蔽膜加以屏蔽。或如Song等报道的那样,在无影手术灯上覆盖着特殊的滤光片。关于麻醉期间光损害的防护请参考本书"色素性干皮症"。

3. 急性间歇性卟啉病(AIP)的麻醉管理

(1) 术前应详细询问病史及诱发因素,尤其是在进行急腹症的麻醉时,若发作性腹痛合并神经精神症状时,应高度怀疑本病并进行相应的检查。合并肌无力者,应对呼吸功能进行详细的评估,术前应加强呼吸管理,同时作好呼吸机治疗的准备。

(2) 麻醉管理重点是预防急性发作:

A. 首先应尽量避免上述诱发因素,尤其是上述的常用药物。几乎所有的抗癫痫药(除外溴剂)均可诱发本病的发作,应禁用。合并癫痫者术前可静注咪达唑仑。H_2受体拮抗类制酸剂西咪替丁可降低血红蛋白的消耗并抑制ALA合成酶的活性,术前可根据需要选用。

B. 避免精神紧张及疼痛刺激所引起的应激反应。术前应充分镇静,可适当增加镇静药的用量。术前用药可用咪达唑仑、麻醉性镇痛药及抗胆碱药阿托品与东莨菪碱,禁用苯巴比妥钠等巴比妥类。术中应维持适当的麻醉深度,术后可采用患者自控镇痛技术充分镇痛。

C. 饥饿能诱发本病发作,而葡萄糖可抑制肝脏中ALA合成酶的活性而缓解发作。术前应尽量缩短禁食时间,择期手术应尽量安排在当天早晨第一台。围手术期应给予高热量(至少200kcl/24小时),对不能口服者,可持续静脉输注葡萄糖液(20g/小时)。由于低钠血症亦可诱发急性发作,故应输注糖盐水,避免单独使用含有葡萄糖的静脉输液。低钠血症是本病的重要临床表现之一,它可能与不恰当抗利尿激素分泌或下丘脑受损或肾脏病变引起,严重低钠血症是重症患者预后不良的标志,合并低钠血症者,术前应尽量纠正。同时要注意低镁血症,应适当补镁。

D. 围手术期用药及麻醉用药:本病围手术期用药及麻醉用药的选择较为棘手,有许多不明之处,要避免误用"触发剂"而诱发AIP的急性发作。迄今对此问题总结最全面的仍是发表于2000年的James的综述(表8-5)。巴比妥类、依托咪酯等可使ALA合成酶活性增高,从而诱发本病,应为禁忌。咪达唑仑、氧化亚氮、麻醉性镇痛药(包括瑞芬太尼)等可安全用于此类患者,而挥发性吸入麻醉药、地西泮、氯胺酮等用于此类患者的安全性尚不清楚,但氯胺酮可能是安全的。恩氟烷在动物模型中已经被证明可诱导卟啉合成,但在临床上有较多安全使用的报道,异氟烷、七氟烷、地氟烷等吸入麻醉剂可能有一定的风险,但亦有较多文献认为它们是安全的。丙泊酚用于本病有争议,有文献报道用丙泊酚后尿中卟啉排泄增加,但在动物实验中它并不增加ALA合成酶的活性,已有大量临床安全应用的报道。一般而言,短效麻醉药的风险很低,可能是因为它们的快速消除,暴露时间较短、不足以引起明显的酶诱导,但重复或长时间暴露可能是危险的。全身麻醉时可考虑首选丙泊酚、挥发性吸入麻醉剂七氟烷、麻醉性镇痛药等。肌松药方面,维库溴铵、琥珀胆碱等均不增加ALA合成酶的活性,可安全用于本病患者,而一项研究证明阿曲库铵有卟啉原性作用,但包括阿曲库铵在内的大多数肌肉松弛剂似乎是安全的。若合并神经肌肉病变,则应禁用琥珀胆碱类去极化肌松剂。局麻药中布比卡因、普鲁卡因用于此类患者是安全的,应作为首选。尽管利多卡因在局麻及抗心律失常中有安全用于患者的报道,但在动物模型中被证明具有潜在的卟啉原性,其安全性尚有疑问,但一般认为是安全的。罗哌卡因的安全性尚不清楚。总之,由于麻醉药物对卟啉的代谢影响尚不十分清楚,目前对表中列出的药物使用建议多来源于个案报道,有时不同文献其结论似乎相互矛盾,因此临床上用药时加强监测十分重要。

E. 麻醉期间应持续监测尿液。急性间歇性卟啉病发作时常出现棕红色尿(见后)。

表 8-5　急性间歇性卟啉病者麻醉药物使用建议

可安全使用	一氧化氮、环丙烷、氟烷、丙泊酚、对乙酰氨基酚、阿司匹林、阿芬太尼、丁丙诺啡、可待因、芬太尼、舒芬太尼、瑞芬太尼、哌替啶、吗啡、纳洛酮、筒箭毒碱、泮库溴铵、琥珀胆碱、阿托品、格隆溴铵、舒更葡糖、新斯的明、布比卡因、利多卡因、丙胺卡因、普鲁卡因、丁卡因、多潘立酮、氟哌啶、吩噻嗪类、羟基安定、三唑仑
有一定风险,慎用	恩氟烷、异氟烷、七氟烷、地氟烷、氯胺酮、阿库氯铵、阿曲库铵、罗库溴铵、维库溴铵、美维库铵、苯二氮䓬类、地西泮、劳拉西泮、咪达唑仑、奥沙西泮、甲氧氯普胺、可卡因、卡波卡因、西咪替丁、昂丹司琼、雷尼替丁、地尔硫䓬、丙吡胺、硝普钠、维拉帕米
风险较大,小心使用	肼屈嗪、硝苯地平、酚苄明、氯氮䓬、硝西泮、双氯芬酸、酮咯酸、非那西汀、替利定
禁用	巴比妥类、依托咪酯、喷他佐辛
不明	罗哌卡因

(3) AIP 急性发作时的处理:Syal 等报道了一例以急腹症表现就诊的患者,经多天按急腹症治疗病情未见好转反而进行性恶化,虽然最后诊断为本病,但最终不治身亡。在麻醉手术中确诊 AIP 急性发作更加困难,尤其是对无明显本病病史的患者。这是因为在麻醉状态下患者常常仅表现为血压升高、心率增快、发热、出汗等非特异症状,而无腹部与神经精神症状。这就需要麻醉医师对本病较为熟悉。当术中出现上述症状且排除缺氧、二氧化碳蓄积及麻醉过浅等常见原因时,应考虑本病。若合并棕红色尿则可做诊断。这是因为在急性发作时血与尿中 ALA 与 PBG 均显著升高,ALA 与 PBG 本为无色,但在体外或阳光照射后可转变成棕红色的尿卟啉与粪卟啉,或将尿酸化后煮沸 30 分钟亦可呈棕红色。亦可用 Watson-Schwarz 试验。同时采取相应的治疗:

A. 消除诱发因素:再一次检查所用药物,消除缺氧、疼痛、精神紧张等应激因素。

B. 大量输注葡萄糖氯化钠液[0.2~0.5g/(kg·h)]。预防与纠正低钠血症。

C. 血红素可反馈抑制 ALA 与 PBG 的生成,是抢救 AIP 急性发作的重要药物,常用精氨酸血红素,用量为 3~4mg/(kg·d)。但它可导致肾衰竭、血栓性静脉炎和剂量相关性凝血功能障碍。

D. 对症治疗:维持血流力学的平稳。体温升高者,可采用物理降温。出现惊厥、躁动、抽搐者可用咪达唑仑、丙泊酚或镁剂等控制,禁用地西泮与硫喷妥钠。合并呼吸抑制者应作气管插管人工呼吸。

4. 混合型卟啉病(VP)等的麻醉管理参照上述皮肤与 AIP 的麻醉管理。

(郑利民)

参考文献

[1] JAMES MF,HIFT RJ. Porphyrias[J]. Br J Anaesth,2000,85:143-153.

[2] HARRIS C,HARTSILVER E. Anaesthetic management of an obstetric patient with variegate porphyria[J]. Int J Obstet Anesth,2013,22:156-160.

[3] SONG HW,SHIN YH,KO JS,et al. A case report of anesthesia management in the liver transplantation recipient with porphyria:A case report[J]. Korean J Anesthesiol,2012,62:83-86.

[4] O'MALLEY R,RAO G,STEIN P,et al. Porphyria:often discussed but too often missed[J]. Pract Neurol,2018,18:352-358.

[5] BUIJS EJ,SCHOLTEN JG,ROS JJ. Successful administration of sugammadex in a patient with acute porphyria:A case report[J]. Eur J Anaesthesiol,2014,31:439-441.

[6] SYAL K,BHATT R,SINGH S,et al. Acute intermittent porphyria[J]. J Anaesthesiol Clin Pharmacol,2015,31:261-263.

第三十八节　葡萄糖转运体 1 型缺乏综合征
(glucose transporter type 1 deficiency syndrome)

麻醉管理所面临的主要问题

癫痫性脑病

生酮饮食期间的麻醉管理

注意一些药物与饮料对 GLUT-1 的抑制作用

【病名】

葡萄糖转运体 1 型缺乏综合征(glucose transporter type 1 deficiency syndrome,GLUT-1 DS),又称脑血管屏障葡萄糖输送缺陷症[glut(glucose transport)1 deficiency syndrome]、葡萄糖转运蛋白综合征(glucose transporter protein syndrome)、GLUT-1 缺陷综合征(glut-1 deficiency syndrome)、De Vivo 病(De Vivo disease)等。

【病理与临床】

1. 本病是由于葡萄糖转运障碍、不能穿透血-脑屏障而致脑能量代谢障碍性疾病,1991 年 De Vivo 在医学文献中首次描述了本病,它属癫痫性脑病的一种。本病患病率不明,由于可能在临床上没有得到正确的诊断或误诊,因而表现得较为罕见,自 1991 年以来临床上约有 500 例病例报道。一项报道认为其患病率约为 9 万分之一,无性别差异。现已证实,本病是由于 *SLC2A1* 基因(1p34.2)变异引起,多为常染色体显性遗传,极少数患者为常染色体隐性遗传。*SLC2A1* 基因编码葡萄糖转运体 1 蛋白(GLUT-1),它在血管内皮细胞中表达,是血-脑屏障的一部分,负责将葡萄糖通过血-脑屏障转运至大脑中。正常情况下,葡萄糖是脑组织新陈代谢的主要能源,SLC2A1 基因变异导致 GLUT-1 功能低下,葡萄糖难以通过血-脑屏障进入脑组织,脑葡萄糖水平下降,从而不能满足脑组织的正常生长与功能,出现相应的临床症状。目前已发现葡萄糖转运体蛋白(GLUT)家族至少有 7 个成员。其中,GLUT-2 与 Fanconi-Bickel 综合征有关;GLUT-3 负责通过神经元质膜渗透葡萄糖;GLUT-4 是脂肪、心肌和骨骼肌的胰岛素调节葡萄糖转运体,负责胰岛素介导的葡萄糖转运;GLUT-5 在肠道、睾丸和肾脏中表达,而 GLUT-7 的功能目前还不清楚。

2. 临床表现　经典表现为婴儿出生后六个月内频繁发作癫痫,其发作类型、频率和严重程度因人而异。其他表现为头部生长减速(小头畸形)、运动失调(肌张力障碍、肌痉挛、共济失调,甚至偏瘫等)、认知功能与智力障碍、精神错乱、睡眠障碍(睡眠呼吸暂停、嗜睡)等。

3. 实验室检查 脑脊液葡萄糖浓度低下,在无低血糖情况下脑脊液糖浓度低于 40mg/dL、脑脊液/血糖比低于 0.45(平均为 0.35)、脑脊液乳酸值正常或下降。头部 CT、MRI 示脑萎缩等非特异改变。

4. 诊断与治疗 基因检测阳性者可确诊。红细胞 3-O-甲基-D-葡萄糖摄取率下降(<60%)是重要诊断依据。目前唯一有效的治疗方法是生酮饮食(ketogenic diet,KD)治疗。

【麻醉管理】

1. 本病与 West 综合征相似,均属"癫痫性脑病",其麻醉管理有相似之处。但本病的特点是通常的抗癫痫药物治疗无效或者作用有限,而且一些药物禁用(如:后述的巴比妥盐类)。Reports Lukyanova 认为生酮饮食治疗是本病最重要、最有效的治疗方法。生酮饮食治疗是通过食用专门配制的所谓"KetoCal 食物"模拟空腹饥饿状态时脂肪酸分解而产生酮体供给脑组织能量代谢。"KetoCal 食物"配方中含少量(约 1/20)碳水化合物,主要为脂肪并加适量蛋白质,其中脂肪和蛋白质按 4:1 或 5:1 比例配制(如:Nutricia),通常在进食数天后产生酮体。而酮体能够通过 MCT-1 转运体透过血-脑屏障,可替代葡萄糖作为中枢神经系统能量代谢基质,从而改善脑的能量代谢状况。目前有关生酮饮食治疗者麻醉管理的文献报道很少,波士顿儿童医院 Valencia 等的一项研究表明,正在进行 KD 治疗的患儿实施全身麻醉有较高的安全性。其麻醉管理要注意以下几方面(见"West 综合征"):

(1) 术前是否停止 KD 对癫痫性脑病患儿存在争议。既有术前一周或术前一天停止 KD 者,亦有继续 KD 者。由于本病主要病理改变是葡萄糖不能通过血-脑屏障、葡萄糖利用障碍,而酮体是脑组织的重要能源,故我们主张术前不应停止 KD,尤其是对术前 KD 饮食有良好反应的患儿,不要轻易停止 KD。

(2) 麻醉管理不可破坏已形成的酮症状态,必须维持与术前相同的血酮体浓度水平或尿酮浓度 2 至 3 个"+"。氨基酸和葡萄糖输液可减少血酮体的产生、从而降低 KD 效果及癫痫发生阈值,围手术期应尽量避免输入氨基酸和葡萄糖液。患儿亦应避免摄入含有糖浆的镇静剂。

(3) 酮体可能导致代谢性酸中毒,应对酸碱平衡进行仔细的监测和治疗。因为乙酸在肝脏中代谢会消耗氢离子、并有利于碳酸氢盐缓冲对的生成,它对酸中毒有一定的缓冲作用,Ichikawa 主张在此类患者术中输注醋酸盐溶液;而 Valencia 建议如果出现严重酸中毒应静脉注射碳酸氢钠纠正之。

(4) 血糖管理:虽然脑组织无法利用葡萄糖,但葡萄糖是心肌与肌肉等其他组织器官的重要能源,维持血糖稳定亦很重要。处于酮症状态下的儿童,其葡萄糖代谢调节方式与正常不同,动物研究亦发现 KD 造成的酮症状态可防止胰岛素引起的低血糖;Valencia 的回顾性研究表明,术中患儿均保持了血葡萄糖水平稳定。但 KD 期间低血糖是常见并发症,术中应加强血糖管理与监测。

2. 目前有关本病麻醉管理的临床报道较少。关于癫痫患者的麻醉管理请见"Rett 综合征"、"Sotos 综合征"、"West 综合征"等本书相关内容。其中要特别注意的是麻醉及相关药物对 GLUT1 的抑制作用,但目前有关这方面的研究与报道较少。Klepper 报道,巴比妥盐类可明显抑制 GLUTI,在麻醉(包括麻醉前用药)或抗惊厥时使用巴比妥盐类可能会加重现有的葡萄糖转运缺陷,并可能使这些患者面临更大的风险。Ho 等研究证实甲基黄嘌呤类物质(如:咖啡因和茶碱)有类似巴比妥盐抑制 GLUTI 的作用,围手术期应避免应用苯巴比妥钠、硫喷妥钠、氨茶碱等药物。

(郑利民)

参考文献

[1] REPORTSLUKYANOVA EG,SUSHKO LM,AYVAZYAN SO,et al. Glucose transporter type 1 deficiency syndrome（glut1）and using ketogenic diet in treatment of de vivo disease：a case［J］. Electronic J Biology,2017,13：330-337.

[2] ICHIKAWA J,NISHIYAMA K,OZAKI K,et al. Anesthetic management of a pediatric patient on a ketogenic diet ［J］. J Anesth,2006,20：135-137.

第三十九节　全羧化酶合成酶缺乏症
（holocarboxylase synthetase deficiency）

麻醉管理所面临的主要问题

全营养物质代谢障碍

有机酸血症和高氨血症、酮症及乳酸酸中毒

中枢神经、肌肉、呼吸、循环等多系统损害

可能合并其他畸形或病变

生物素治疗有效

【病名】

全羧化酶合成酶缺乏症（holocarboxylase synthetase deficiency,HCSD 或 HLCSD），又称早发型生物素反应性多羧基酶缺乏症（early-onset biotin-responsive multiple carboxylase deficiency）、早发型联合羧化酶缺乏症（early-onset combined carboxylase deficiency）、婴儿多羧化酶缺乏症（infantile multiple carboxylase deficiency）、新生儿型多羧化酶缺乏（multiple carboxylase deficiency,neonatal form）等。

【病理与临床】

1. 本病是一种生物素依赖性羧化酶缺陷性疾病,以出生后早期发病为特征,为常染色体隐性遗传。生物素（又称维生素 H、辅酶 R）是一种水溶性 B 族维生素,生物素是多种羧化酶的辅酶,它广泛存在于酵母、蛋黄及动物内脏中,肠道中的微生物可合成生物素,满足人体所需,故较少缺乏生物素。人体有 5 种依赖生物素的羧化酶:丙酰 CoA 羧化酶、3-甲基巴豆酰 CoA 羧化酶、丙酮酸羧化酶及两种乙酰 CoA 羧化酶,它们参与糖异生、脂肪酸合成及支链氨基酸分解代谢的关键步骤,在糖、脂肪、蛋白质及核酸的代谢中起着重要作用。全羧化酶合成酶（holocarboxylase synthetase,HCS）的主要作用是催化生物素与这些羧化酶脱辅基蛋白结合,生成有活性的羧化酶。生物素酶（BTD）的作用是将生物素从降解的羧化酶上裂解下来,生物素可被循环利用。本病是由于全羧化酶合成酶基因 *HCS*（21q22.1）突变所致。*HCS* 基因突变导致 HCS 活性降低、生物素不能与上述羧化酶结合而活化,从而影响羧化酶的活性。造成脂肪酸、糖异生及氨基酸等广泛围代谢障碍,并导致 3-羟基异戊酸、3-甲基巴豆酰甘氨酸、甲基枸橼酸、3-羟基丙酸等多种有机酸血症及酮症酸中毒、乳酸酸中毒及高氨血症等代谢障碍。本病较为罕见,其流行病学资料尚不清楚,文献报道约为 1：87 000,无种族与性别差异。本病已列入国家卫健委等五部门公布的《第一批罕见病目录》。

2. 临床表现　症状通常在出生后数小时、数天或数周内出现。主要表现为喂养困难、生长发育迟缓、呕吐、腹泻、肌张力减退、嗜睡及惊厥等，对抗惊厥药反应差。严重者出现顽固性癫痫、脑水肿和昏迷。常合并酮症及乳酸酸中毒、有机酸血症和高氨血症。皮肤表现为脂溢性皮炎，头发变细、脱落，严重者可全秃，睫毛及眉毛亦可脱落。皮损亦可累及口周、鼻周及其他褶皱部位。此外还可伴有多种难治性皮损，如湿疹、全身性红斑、脱屑以及尿布皮炎等。本病表现为神经、皮肤、呼吸、消化和免疫等多个系统的损害，但却无特异性，极易误诊和漏诊，当幼儿或青少年出现不可解释的惊厥发作，并且伴有难以纠正的代谢性酸中毒，尤其是伴有酮症酸中毒及皮肤改变时即应考虑该病可能。

3. 诊断　根据多系统损害的临床表现、难治性皮肤损害、神经系统症状及生化检查异常（酮症酸中毒、乳酸血症、高氨血症、低血糖等代谢紊乱）；血串联质谱酰基肉碱检测 3-羟基异戊酰肉碱增高，可伴丙酰肉碱与乙酰肉碱比值升高；气相色谱-质谱（GC/MS）尿检查异常（甲基枸橼酸、3-羟基丙酸、3-羟基异戊酸和 3-甲基巴豆酰甘氨酸、乳酸等有机酸水平异常增高）；培养成纤维细胞检测全羧化酶合成酶活性低下可确诊，必要时可行基因检测。本病应与肠病性肢端皮炎、必需脂肪酸缺乏、重金属中毒、皮肤黏膜淋巴结综合征、自身免疫性疾病和变态反应性疾病等鉴别。

4. 治疗　主要补充大剂量生物素及对症治疗，亦可用肉碱。

【麻醉管理】

1. 术前管理　本病是一种涉及多系统及多个代谢通路的复杂代谢性疾病，且症状多出现于新生儿期或婴儿早期，未经生物素治疗的患儿常病情严重，甚至早期死亡，故不建议实施非急诊手术。长时间禁食、呕吐、脱水、感染、发热、手术及创伤等应激因素，可使机体代谢增加，可加重其代谢紊乱，甚至发生代谢危象而危及生命。术前应纠正其代谢紊乱、纠正高氨血症和代谢性酸中毒、改善其全身状况，对围手术期难治的严重酸中毒或高氨血症，可考虑进行血液透析治疗，它还可降低血有机酸及有害代谢产物浓度，有助于提高麻醉手术的安全性。

（1）生物素（biotin）补充治疗是本病唯一有效的治疗方法，可改善大多数患者的代谢状况及其症状，与生物素酶缺乏症（biotinidase deficiency）不同的是，部分出生后早期发病的婴儿有时生物素治疗效果并不好，而生物素酶缺乏症者用生物素治疗效果极佳，甚至 Wolf 有一句名言："如果你必须患有遗传代谢性疾病，那你就患生物素酶缺乏症吧"。生物素应持续服用至术前并增加用量，术中应根据手术时间的长短适当补充，术后应尽早开始补充。生物素的用量为 5~10mg/（kg·d），Van Hove 在一例新生儿中用量高达 100mg/day，血生物素浓度 50nM。最好有血药浓度监测，在围手术期维持其血药浓度的稳定。

（2）左旋肉碱可改善脂肪酸代谢，可能有助于改善本病代谢状况，亦应在围手术期补充。术前应尽量缩短禁食时间，或静脉持续输注葡萄糖液，以防止发生分解代谢。抗癫痫药等应持续服用至术前。

（3）还应注意患者可能还合并其他畸形或异常，如：Bandaralage 复习了 687 篇文献，共鉴定出 75 例本病患者，影像学资料完整者有 22 例，其中 19 例有异常（86%），最常见的为室管膜下囊肿、脑室扩大和脑室内出血。

2. 目前尚无本病麻醉管理的临床报道。术中应加强动脉血气、血糖及血氨水平的监测，及时处理酸中毒、高氨血症。避免输注含乳酸液，由于糖异生途径受阻，应持续输液葡萄糖液防止低血糖。麻醉及相关药物用于本病的安全性尚不清楚，但所有能够代谢成丙酸前体的药物，因可增加丙酰 CoA 的负荷，均应避免使用。Stoelting 指出，丙泊酚脂肪乳剂中含有的不饱和脂肪酸可被代谢成丙酸,有潜在的风险,最好避免应用。由酯酶水解代谢的肌肉松弛剂,如:琥珀胆碱、阿曲库铵、顺阿曲库铵和米库溴铵应慎用,因为它们的代谢最终产物包括单链有机分子链。

3. 由于可能合并神经肌肉病变及呼吸系统病变,应避免可能有长时间抑制呼吸功能的药物,尽量维持肌肉张力,避免各种防止肌无力危象和呼吸衰竭。

(游志坚　郑利民)

参考文献

[1] WOLF B. Biotinidase deficiency:If you have to have an inherited metabolic disease,this is the one to have[J]. Genetics in Medicine,2012,14:565-575.

[2] BANDARALAGE SP,FARNAGHI S,DULHUNTY JM,et al. Antenatal and postnatal radiologic diagnosis of holocarboxylase synthetase deficiency:a systematic review[J]. Pediatr Radiol,2016,46:357-364.

第四十节　Refsum 病
(Refsum disease)

麻醉管理所面临的主要问题

周围神经及肌肉病变,呼吸肌麻痹

心肌病变

可能合并其他代谢性疾病

避免长时间禁食及低血糖

避免代谢亢进

禁用胺碘酮及布洛芬

【病名】

Refsum 病(Refsum disease,RD),译名雷弗素姆病或雷夫叙姆病。又称 Refsum 综合征、植烷酸贮积病(phytanic acid storage disease)、植烷酸型角质化障碍 11(disorder of cornification 11,phytanic acid type)、遗传性共济失调多神经炎病(heredopathia atactica polyneuritiformis)、Refsum 肥大性神经病(hypertrophic neuropathy of Refsum)等。

【病理与临床】

1. 本病是由于植烷酸代谢障碍所致的一种以周围神经病变、小脑共济失调、色素性视网膜炎、鱼鳞病等为主要临床表现的神经皮肤综合征,1946 年由 Sigvald Refsum 等首先报道。其基本病理改变是血浆和组织中植烷酸贮积。植烷酸(phytanic acid,PA)是一种 C20-支链脂肪酸,又称为 3,7,11,15-四甲基十六碳烷酸(3,7,11,15-tetramethylhexadecanoic acid)。它几乎完全是外源性的,机体不能生产,主要源自于食用植物食品中的叶绿素及少量动物食品。叶绿素中的植醇(phytol)是植烷酸的前体,反刍草食动物胃中叶绿素在肠道发酵也会产生植醇,然后转化为植烷酸并储存在脂肪中。PA 的血清正常值小于或等于 0.2mg/dL,它约占血清脂质的 5%~30%,而 RD 者血 PA 浓度常高达 10~50mg/dL。PA 在体内先变为植烷酰 CoA(phytanoyl-CoA),然后由植烷酰 CoA 羟化酶(phytanoyl-CoA hydroxylase,PhyH)代谢为 2-hydroxyphytanoyl-

CoA,进一步氧化代谢。Schönfeld 等认为,PA 贮积可在各种组织中取代其他脂肪酸(包括亚油酸和花生四烯酸等),导致必需脂肪酸缺乏,同时它通过钙离子调节、线粒体去极化、诱导神经细胞中活性氧生成、减少 ATP 的产生、抑制钠钾 ATP 酶的活性等机制造成机体损伤。长期暴露于低浓度的 PA 中还可影响基因转录的调控。本病的主要病理改变为神经细胞内大量脂质堆积,并有充满脂质的巨大吞噬细胞,周围神经脱髓鞘改变,心肌纤维变性样改变。

2. RD 为常染色体隐性遗传性疾病。它极为罕见,流行病学资料尚不清楚,一份报道统计全球仅有 60 余例病例报道,但实际数量远不止于此,无种族及性别差异。现已证实,本病 90% 是由于位于染色体 10p13 的 *PhyH* 基因缺陷、PhyH 活性低下有关。另外,约 10% 为编码过氧化物酶靶向信号 2 型受体(PTS2)的 *PEX7* 基因变异。过氧化物酶体是一种单层膜的细胞器,含有超过 50 种酶,大部分参与脂质中间代谢的通路,其中包括 PhyH,本病也是一种过氧化物酶体缺陷性疾病。PTS2 受体的作用是帮助过氧化物酶靶向信号 2 型酶的膜转运(如:PhyH),从而发挥酶的作用。PTS2 受体缺陷同样影响 PhyH 的功能。除 PA 贮积外,本病可能还合并多种生化异常,如:超长链脂肪酸(VLCFAs)与胆汁酸代谢障碍及纤溶酶原含量(PL)降低。

3. 临床表现 分为婴儿型(infantile Refsum disease,IRD)与成人型(adult Refsum disease,ARD),ARD 又称经典型(classic Refsum disease,CRD)。IRD 在婴儿早期就出现症状,发育迟缓,病情较重。ARD 多在 2~7 岁时出现症状,但由于其病变多呈缓慢进展,通常在成年期才被确诊。

(1)视力障碍:夜盲症、色素性视网膜炎、视力丧失。

(2)神经系统:周围神经病变、感觉及运动障碍;肌无力、共济失调、嗅觉丧失、神经性耳聋等。

(3)鱼鳞病样皮肤病变。

(4)其他:脊柱侧弯、发育迟缓、肝脏肿大和胆汁酸代谢障碍等。60% 的患者合并心肌病,表现为各种传导阻滞、Q-T 间期延长、ST-T 波改变。

4. 诊断与治疗 诊断根据临床表现、血植烷酸升高、植烷酰 COA 羟化酶活性低下及基因检测。治疗主要为饮食疗法与对症治疗。进食低植烷酸、高热量饮食。限制叶绿素食物的摄入(如:一些植物食品、牛羊肉及其乳制品和一些海鲜)。必要时可行血浆置换。

【麻醉管理】

1. 麻醉前管理 本病是一种累及全身多器官的疾病,同时也是一种过氧化物酶体缺陷性疾病,故患者还可能合并超长链脂肪酸(VLCFA)代谢障碍等多种代谢障碍性疾病。此外,Baldwin 还认为长时间的饮食治疗患者可能还合并营养失调。麻醉前充分的检查与评估十分重要。其中,因为心肌病与呼吸肌受累、肺部感染等是患者的主要死亡原因,要特别注意心脏与呼吸功能的评估。麻醉前要改善心脏功能、纠正心律失常;但要避免用胺碘酮,因为它存在甲状腺功能亢进、并导致分解代谢和组织中植烷酸释放增加的风险。因为植烷酸通过脂蛋白运输,有作者主张对严重心律失常或全身衰竭的患者进行血浆置换。另一方面,虽然周围多神经病病变多影响四肢远端肌及感觉障碍,但严重者可累及躯干肌,甚至呼吸肌;麻醉前应控制肺部感染,术后应做好长时间呼吸支持治疗的准备。

2. 营养管理 患者在整个围手术期均应供给高热量,避免低血糖。因为禁食或低血糖可动员体内储存的脂类(包括植烷酸)被动员到血浆中而加重病情。要避免麻醉前长时间的禁食,择期手术应安排在上午的第一台,无胃排空障碍的患者术前 2 小时可适量口服含碳水化合物液,或持续静脉输注含糖液。麻醉期间应进行严密的血糖监测,围手术期葡萄糖补充方案可参考本书"极长链酰基辅酶 A 脱氢酶缺乏症"。围手术期输液与营养管理应用不含植烷酸液,在临床应用的脂肪乳剂中,丙泊酚及 Intralipid® 等均以大豆油和卵磷脂为基础制成,不含植烷酸,用于本病是安全的。

3. 尽管早在 1962 年 Ravin 等就在著名的 Anesthesiology 杂志上发表文章介绍了本病,但有关其麻醉管理的临床报道较少。因为过氧化物酶体主要位于肝脏,肝移植可能为 IRD 患者提供部分酶替代治疗,2016 年 Matsunami 等报道成功为一例婴儿型(IRD)患者进行了肝移植,但该文未提及相关的麻醉管理。要注意除心肌病变外,病变亦可累及交感神经链,它可致自主神经功能障碍,在麻醉手术期间出现严重的血流动力学波动。交感神经兴奋引起的代谢亢进亦可动员体内储存的脂类(包括植烷酸)释放,应保证良好的麻醉深度,避免疼痛、缺氧与二氧化碳蓄积。由于神经肌肉病变,应禁用去极化肌松药,同时亦应慎用非去极化肌松药。麻醉药对植烷酸代谢的影响尚不清楚,因为非甾体抗炎镇痛药布洛芬(ibuprofen)是由 alpha 甲基酰基 CoA 消旋酶(alpha-methylacyl-CoAracemase,AMACR)代谢,可能会干扰植烷酸代谢,禁用于本病患者。

(郑利民)

参考文献

[1] SÁ MJ,ROCHA JC,ALMEIDA MF,et al. Infantile refsum disease:influence of dietary treatment on plasma phytanic acid levels[J]. JIMD Rep,2016,26:53-60.

[2] BALDWIN EJ,HARRINGTON DJ,SAMPSON B,et al. Safety of long-term restrictive diets for peroxisomal disorders:vitamin and trace element status of patients treated for adult Refsum disease[J]. Int J Clin Pract,2016,70:229-235.

[3] MATSUNAMI M,SHIMOZAWA N,FUKUDA A,et al. Living-donor liver transplantation from a heterozygous parent for infantile Refsum disease[J]. Pediatrics,2016,137:e20153102.

[4] SCHÖNFELD P,REISER G. Brain lipotoxicity of phytanic acid and very-long-chain fatty acids. harmful cellular/mitochondrial activities in Refsum disease and X-Linked adrenoleukodystrophy [J]. Aging Dis,2016,7:136-149.

第四十一节　肉碱棕榈酰转移酶 II 缺乏症
(carnitine palmityltransferase II deficiency)

麻醉管理所面临的主要问题

肌肉、肝脏、心脏等多器官与组织病变

长链脂肪酸代谢障碍

易发生低酮性低血糖

供给充足的碳水化合物、避免分解代谢

可能发生横纹肌融解、肌红蛋白尿及肾损伤

避免饥饿、感染、高热、寒冷及某些药物等诱发因素

慎用丙泊酚乳剂

【病名】

肉碱棕榈酰转移酶Ⅱ缺乏症（carnitine palmityltransferase Ⅱ deficiency, CPT Ⅱ deficiency），无别名。

【病理与临床】

1. 本病是一种常染色体隐性遗传性脂肪酸氧化缺陷病（fatty acid oxidation deficiency disease, FAOD），它是由于染色体1p32.3上的 *CPT2* 基因（*CPTⅡ* 基因）突变所致，1973年由Di Mauro等描述。目前已发现 *CPT2* 基因有70多个突变，最常见的突变是位于酶Ser113Leu位置上亮氨酸取代了丝氨酸，它约占肌病型突变的60%。*CPT2* 基因编码肉碱棕榈酰转移酶Ⅱ（carnitine palmityltransferaseⅡ, CPTⅡ）。CPTⅡ在长链脂肪酸β氧化产能过程中起着重要作用。线粒体是脂酸氧化产能的部位，在胞液中活化的脂酸——脂酰CoA必须进入线粒体内才能代谢，但长链脂酰CoA不能直接透过线粒体内膜进入线粒体，它必须与肉碱（carnitine）结合生成长链脂肪肉碱后才能进入线粒体，这一过程是由位于线粒体内膜外侧面的肉碱脂酰转移酶Ⅰ（又称肉碱棕榈酰转移酶Ⅰ）及位于线粒体内膜内侧面的肉碱-脂酰肉碱转位酶组成的转运载体完成的。进入线粒体内的长链脂酰肉碱，在线粒体内膜内侧面的CPTⅡ作用下分离成脂酰CoA与肉碱，肉碱通过前述转运载体运出线粒体（这一过程称为"肉碱循环"），而长链脂酰CoA在线粒体酶的作用下进行β氧化。*CPT2* 基因突变致CPTⅡ活性下降、长链脂酰CoA不能与肉碱分离，转运至线粒体内的这些长链脂酰肉碱不能代谢产能。它对组织损伤的机制包括两个方面：首先，脂肪酸是心脏和肌肉的主要能量来源，在禁食期间脂肪酸也是肝脏和其他组织的重要能量来源，能量减少可导致CPTⅡ缺乏的临床特征（如：低酮症性低血糖、肌痛、肌无力）；另一方面，长链脂酰肉碱在细胞中堆积可损害肝脏、心脏和肌肉等组织器官。临床上将其分为三型：致死性新生儿型、重症婴儿肝脏与心肌型、肌型。本病的流行病学资料尚不完全清楚，致死性新生儿型有超过18个家系的报道，重症婴儿肝脏与心肌型约有28个家系报道，肌型约有超过300例临床报道。

2. 临床表现

（1）致死性新生儿型（lethal neonatal form）：在出生后数日发病。低酮性低血糖并肝功能不全，心肌病，心律失常，在空腹或感染后出现痉挛或昏睡，可能合并头面部畸形及内脏器官异常。多在出生一个月内死亡。

（2）重症婴儿肝脏与心肌型（severe infantile hepatocardiomuscular form）：出生后一年内发病。肝功能不全，心肌病，痉挛，低酮性低血糖，末梢性肌病，腹部疼痛及头痛。实验室检查：高血氨、代谢性酸中毒、肉碱水平低、长链脂酰肉碱高。

（3）肌型（myopathic form）：发病年龄从小儿至成年人不等。多为轻症，以反复发作的肌痛伴肌红蛋白尿为特征，在肌痛发作时肌无力。多在空腹后、长时间运动后、寒冷或其他应激因素的作用下诱发。一般在发作间歇期无肌力下降、肌痛、血肌酸磷酸激酶（CK）升高等肌病表现。骨骼肌内可能有脂肪沉积。本病肌型是典型的脂肪酸代谢障碍性疾病，是遗传性肌红蛋白尿最常见的原因。男性多于女性，可能与激素或男性肌肉量较多有关。实验室检查：高效液相色谱串联质谱法测定血清/血浆脂酰肉碱，C12到C18升高（尤其是C16与C18:1）；CPTⅡ活性下降，其中致死性新生儿型、重症婴儿肝脏与心肌型CPTⅡ活性（淋巴细胞、骨骼肌）为对照值10%以下。

3. 诊断及治疗　诊断根据临床表现、实验室检查，基因检测可确诊。治疗：避免已知的诱发因素，在满足必需脂肪酸需求的同时减少长链脂肪膳食，给与充足的碳水化合物防止脂肪动员及低血糖,避免肾上腺素、去甲肾上腺素、胰高糖素、ACTH、TSH 等促进脂肪分解激素的释放。发生横纹肌溶解和肌红蛋白尿时注意肾功能保护,充分输液,维持尿量,必要时应透析治疗。

【麻醉管理】

1. 麻醉前管理及代谢管理　本病麻醉管理面临着较大的风险,Cornelio 早在 1980 年即报道了一例 13 岁男童在全身麻醉后发生横纹肌溶解及心搏骤停,患儿术前仅有四肢轻微肌肉无力。掌握本病的生化异常与对应措施是安全麻醉的基础。本病的临床表现从致死到仅有轻微症状,差异极大,麻醉前应对全身状况进行全面评估。感染、发热、饥饿、长时间运动、寒冷刺激、麻醉手术、精神紧张等应激因素可诱发或加重病情,尤其是对致死性新生儿型、重症婴儿,麻醉手术风险极大,不建议行非急救手术与麻醉。麻醉前应加强营养管理,纠正代谢紊乱。围手术期饮食治疗原则是以碳水化合物为主(占 70%)、在供给必需脂肪酸的同时采取长链脂肪酸限制饮食(脂肪占 20%),同时补充肉碱 50mg/(kg·d)。要尽量缩短禁食时间,在术前禁食期间及整个围手术期应持续输注 10% 葡萄糖液,以供给充足的能量、防止脂肪动员,通常葡萄糖静脉输注量须达 6mg/(kg·min)以上,亦可给予中链甘油三酯(MCT),其用量可占总热卡的三分之一,直至经口饮食恢复。要严密监测血气与血糖,绝对避免发生低血糖,合并严重高血糖者可用胰岛素控制。增加肉碱用量对本病的有效性存在争议,因为它并不减少线粒体内的长链脂酰肉碱产生,反而增加其累积;对重症婴儿,术前应采取积极的静脉葡萄糖和心脏支持治疗,同时应补充肉碱。如无禁忌,麻醉前应充分镇静,它可减少精神应激因素引起的脂肪分解与能量消耗。由于本病属于脂质沉积性肌病(lipid storage myopathy),术前用药应避免肌注,以防加重肌肉损伤。

2. 目前有数篇关于本病麻醉管理的临床报道,所有的报道均强调了以围手术期持续输注 10% 葡萄糖为主的代谢管理的重要性,此外还应注意以下问题

(1) 麻醉用药的安全性问题:目前有关本病麻醉用药的安全性尚不完全清楚,主要问题为横纹肌溶解及恶性高热二方面。

A. 横纹肌溶解和/或肌红蛋白尿:其原因很多,大多数是由于机械或血管损伤而所致,运动或感染后反复发生的横纹肌溶解可能潜在代谢缺陷,它是本病围手术期最常见的严重并发症。Glauber 等报道了一例 35 岁的女性患者在 18 岁时于一次病毒感染后首次出现横纹肌溶解,此后患者发生过 4 次严重的横纹肌溶解危机,期间 CPK 水平曾经超过 90 000IU/L。Wieser 在其文章中指出,CPT Ⅱ 缺乏症患者应避免全身麻醉,并援引 Bonnefont 的报道指出要避免应用大剂量地西泮。但此后多篇临床麻醉报道对此均未提及,而且 Slater 报道将咪达唑仑安全用于一名本病患者。目前认为地西泮与全麻药引起横纹肌溶解的主要原因是麻醉后长时间不活动、机械压迫致肌肉损伤造成,并非代谢障碍所致。由于 CPT Ⅱ 缺乏症者肌肉能量代谢障碍,对机械性损伤敏感性增加,轻微压迫可招致严重损伤。从这一角度来看,只要麻醉期间护理得当、避免机械性肌肉压伤,临床常用的大部分麻醉药(包括阿片类药)是安全的。但对丙泊酚的应用有争议。文献报道,长时间、大剂量输注丙泊酚可引起丙泊酚输注综合征(propofol infusion syndrome,PRIS),出现腹痛、代谢酸中毒、横纹肌溶解、高脂血症,甚至死亡。而线粒体疾病是 PRIS 的危险因素,其原因可能与丙泊酚的乳剂配方有关。由于丙泊酚不溶于水,需制成乳剂使用,既往它仅由长链甘油三酯(LCT)大豆油制成,而输注长链脂肪酸可加重本病的病理改变。近年使用中链(MCT)与长链混合甘油三酯(MCT/LCT)代替 LCT,中链脂肪酸与肉碱转运系统等酶的活性无关,但 MCT/LCT 仍含有 LCT,其安全性尚不清楚。

我们建议禁用 LCT 配方丙泊酚,对 MCT/LCT 配方者应慎用。Slater 建议应用丙泊酚时应将其输注时间和输注速率控制在最低限度。其他,亦应慎用依托咪酯、非甾体抗炎药氟比洛芬酯乳剂。

B. 恶性高热:本病与恶性高热的关系尚不完全清楚,现有文献均不支持本病患者为恶性高热高危者,Nakamura 将七氟烷等氟化醚类麻醉药安全用于本病患者。另一方面,既往有文献报道恶性高热易感者可能存在肉碱棕榈酰转移酶(CPT)系统损伤,但 Wieser 测试了 18 例患者未发现恶性高热易感者合并 CPT 系统损伤,它们二者之间并无必然的联系。

C. 由于肌肉病变,应慎用非去极化肌松剂,禁用去极化肌松剂。此外,丙戊酸钠可抑制脂肪酸的线粒体氧化,应禁用于线粒体代谢紊乱的患者。

（2）麻醉方法的选择:椎管内麻醉及区域神经阻滞有良好的镇痛作用、抑制与减少肾上腺素、去甲肾上腺素、胰高糖素等脂解性激素的释放,用于本病可能有一定的优点,Lilker 与 Slater 等已将其安全用于剖宫产或分娩镇痛患者。但要注意局麻药的毒性作用。文献报道,心脏线粒体有超过 70% 的能量依赖于脂肪酸,布比卡因可抑制大鼠心肌线粒体内脂酰肉碱转运系统、肉碱缺乏可增加布比卡因心脏毒性作用,由于患者可能潜在有不同程度的心肌病变,有作者认为对此类患者应谨慎选择局部麻醉(见"系统性原发性肉碱缺乏症")。

3. 其他　良好的麻醉管理是防止出现各种并发症的关键。要加强麻醉期间的细节管理,保证良好的麻醉镇痛与镇静效果,维持血流动力学稳定,避免缺氧与二氧化碳蓄积。避免前述可诱发或加重病情的各种因素。

（1）加强体温管理与监测:寒冷刺激可引起寒战、增加肌肉与机体作功量,体温升高亦可增加机体作功量、促进分解代谢。

（2）密切监测血糖与尿量,尤其要注意发生肌红蛋白尿并及时处理,保护肾功能。

（3）避免肢体压迫造成继发性损伤,围手术期应将患者肢体摆放在清醒时最舒适的体位。

（4）加强呼吸管理与监测:要注意病变严重的患者其呼吸肌受损可引起呼吸衰竭,Gentili 报道了一例四岁男童,在发热及禁食一天后出现横纹肌溶解、急性呼吸衰竭及继发急性肾衰竭。

（郑利民）

参考文献

［1］ SLATER PM,GRIVELL R,CYNA AM. Labour management of a woman with carnitine palmitoyl transferase type 2 deficiency［J］. Anaesth Intensive Care,2009,37:305-308.

［2］ LILKER S,KASODEKAR S,GOLDSZMIDT E. Anesthetic management of a parturient with carnitine palmitoyl-transferase II deficiency［J］. Can J Anaesth,2006,53:482-486.

［3］ GLAUBER V,BERKENSTADT H. Carnitine palmitoyltransferase 2 deficiency,malignant hyperthermia and anesthesia［J］. BMC Anesthesiology,2014,14(Suppl 1):A9.

［4］ NAKAMURA S,SUGITA M,NAKAHARA E,et al. Anesthetic management of a patient withcarnitine palmitoyl-transferasedeficiencywith a history of rhabdomyolysis［J］. Masui,2013,62:354-357.

第四十二节 SHORT 综合征
（SHORT syndrome）

【病名】

SHORT 综合征（SHORT syndrome），又称 PIK3R1 相关的胰岛素抵抗与脂肪营养不良症（PIK3R1-associated syndromic insulin resistance with lipoatrophy）、Aarskog-Ose-Pande 综合征、脂肪营养不良-Rieger 畸形-糖尿病综合征（lipodystrophy-Rieger anomaly-diabetes syndrome）、Rieger 畸形-局部脂肪营养不良综合征（Rieger anomaly-partial lipodystrophy syndrome）等。

【病理与临床】

1. 本病是一种影响多个器官系统的常染色体显性遗传性疾病，RJ Gorlin 等于 1975 年首先报道。其名字源于其五个主要临床表现的第一个英文大写字母：身材矮小 S（short stature）、关节过度伸展和/或腹股沟疝 H（hyperextensibility of joints and/or inguinal hernia）、眼窝深陷 O（ocular depression）、Rieger 畸形 R（rieger anomaly）、牙齿生长延迟 T（teething delay）。并不是所有这五个特征都是诊断 SHORT 综合征的必要条件，其他常见症状还有：带酒窝的三角脸、小下颌、皮下脂肪减少（脂肪营养不良）、耳朵低位、感音性听力障碍；宫内胎儿生长迟缓（IUGR），出生时低体重；出生后生长发育、体重、语言、牙齿生长均延迟，但通常智力正常。皮下脂肪减少（脂肪营养不良）通常见于脸、胸及上肢，致体重增加困难，皮肤呈半透明状，而下肢常不受影响。Rieger 畸形是一种眼球前房缺陷，可合并青光眼。在少儿期至青春期即可出现胰岛素抵抗的表现，多在成年早期就发展成糖尿病。

2. 本病极为罕见，迄今为止文献报道的病例不足 50 例，无种族与性别差异。其病因与 *PIK3R1* 基因突变有关，但具体发病机制尚不清楚。诊断根据临床表现与 *PIK3R1* 基因检测。无特殊治疗，生长激素治疗可改善部分症状，但可使胰岛素抵抗恶化。

【麻醉管理】

1. 目前无本病麻醉管理的临床报道，但本病宫内胎儿生长迟缓（IUGR）及出生后生长不良与特征面容等部分临床表现与 Russell-Silver 综合征极为相似，其麻醉管理原则应有共同之处。与其他先天性畸形一样，本病可累及多个器官系统，个案报道可合并肺动脉狭窄及肾脏钙化，麻醉前应进行详细的检查与评估并采取相应对策。

2. 由于小下颌与牙齿异常，提示患者可能属于困难气道。

3. 麻醉管理重点是血糖、糖尿病及其并发症。胰岛素抵抗与早期发生糖尿病不仅可招致严重的心血管并发症，而且与 Russell-Silver 综合征相似，由于糖原贮备减少，容易发生低血糖，尤其是术前血糖控制不良的患者，术中应加强血糖的监测与管理。

4. 其他　合并青光眼者应注意眼压管理,包括避免使用可能升高眼压的药物(如:阿托品等抗胆碱药、苯二氮䓬类、氯胺酮及去极化肌松药等)、保持适当的深肌松、维持麻醉平稳、防止患者咳呛与躁动等。此外,由于关节过度伸展,应注意防止肢体关节损伤。在气管插管时应防止颈椎损伤。

(郑利民)

参考文献

[1] KLATKA M,RYSZ I,KOZYRA K,et al. SHORT syndrome in a two-year-old girl-case report[J]. Itai J Pediatr,2017,43:44-46.

第四十三节　四氢生物蝶呤缺乏症
(tetrahydrobiopterin deficiency)

麻醉管理所面临的主要问题

> 中枢神经系统病变
> 易发生严重的血流动力学波动
> 避免分解代谢

【病名】

四氢生物蝶呤缺乏症(tetrahydrobiopterin deficiency),又称四氢生物蝶呤缺乏性高苯丙氨酸血症(BH4-deficient hyperphenylalaninemia)。

【病理与临床】

1. 本病是由于四氢生物蝶呤(BH4)缺乏所致的高苯丙氨酸血症或高苯丙氨酸尿症(PKU)。本病至少涉及四个与BH4代谢相关的酶,前两种缺乏导致机体BH4合成障碍,后者导致BH4再生障碍:①鸟苷酸三磷酸环水解酶Ⅰ缺乏(GTP cyclohydrolase Ⅰ,GTPCH),与 *GCH1* 基因突变有关所致。*GCH1* 基因编码鸟苷酸三磷酸环水解酶Ⅰ,它是机体生物合成BH4所必需的三个步骤中的第一步所必需。②6-丙酮酰四氢蝶呤合成酶缺乏(6-pyruvoyl tetrahydropterin synthase,PTPS),是由于 *PTS* 基因突变所致。*PTS* 基因编码6-丙酮酰四氢生物蝶呤合成酶,它是BH4合成第二步所必需;③蝶呤-4a-甲醇胺脱水酶缺乏(pterin-4a-carbincl amine dehydratase,PCD),是由于 *PCBD1* 基因突变所致。*PCBD1* 基因编码蝶呤-4a-甲醇胺脱水酶,它是一个双功能蛋白,影响BH4的再生和肝细胞核因子1(DCoH1)双聚辅助因子,但该基因突变很少引起严重并发症,可能其他酶可弥补其活性降低。④二氢蝶啶还原酶(dihydro pteridine reductase,DHPR)缺乏,是由于 *QDPR* 基因突变所致。*QDPR* 基因编码二氢蝶呤还原酶,它对BH4的再生至关重要。

2. 四氢生物蝶呤(tetrahydrobiopterin,BH4)　在体内具有多种功能,它可协助分解或处理某些氨基酸,特别是苯丙氨酸,其缺乏可致高苯丙氨酸血症,因此本病与高苯丙氨酸血症有相似病理改变。此外,BH4还是苯丙氨酸、酪氨酸和色氨酸等芳香氨基酸羟化过程中所必需的辅酶,其缺乏不仅导致苯丙氨酸不能转变成酪氨酸,而且造成酪氨酸与色氨酸不能合成胺类神经递质,如:儿茶酚胺(多巴胺、去甲肾上腺素、肾上腺素)及5-羟色胺。这些神经递质对脑的正常功能十分重要,尤其是运动控制方面。5-羟色胺还有助于调节情绪、食欲、记忆力、睡眠周期和肌肉功能。本病过去被称为不典型苯丙酮尿症或恶性苯丙酮尿症,其症状较苯丙酮尿症(PKU)更重、治疗难度更大。本病已列入国家卫健委等五部门公布的《第一批罕见病目录》。

3. 临床表现　新生儿出生时大多表现正常,除了血苯丙氨酸增高外,无任何临床表现,往往被误认为经典型高苯丙氨酸血症。患儿出生 3~4 月后出现神经系统症状,并逐渐出现全身和尿液有特殊鼠臭味特殊体味,头发由黑变黄,虹膜颜色变浅,皮肤白,常伴有湿疹,精神、运动发育落后。5 个月时出现肌张力低下、痉挛和四肢铅管状僵硬等症状,随着年龄的增长,显著智力低下,肌张力异常,或常常出现行为异常、兴奋不安、多动、攻击性行为,约有两成患儿伴有癫痫发作等症状。中枢神经系统症状较高苯丙氨酸血症严重且伴有难以纠正的酸中毒为本症的特点。重症患儿可自新生儿期发病,轻症患儿发病较晚,可仅有周围神经损害。但此病属于少数的几种可以使用药物控制的遗传代谢病之一,若早期发现与诊治,患儿的智力水平与健康儿童无显著差异。

4. 诊断　实验室检查高苯丙氨酸血症与高苯丙氨酸尿症。通过尿蝶呤谱分析测定新蝶呤与生物蝶呤浓度、并计算生物蝶呤,测定红细胞 DHPR 活性等可鉴别上述各种酶缺乏,详见相关专著。补充 BH4 治疗有效。

5. 治疗　补充 BH4 以降低血中苯丙氨酸浓度。但因 BH4 很难通过血-脑屏障,单独给与 BH4 难以预防神经系统症状的发生,应补充 5-羟色胺和美多巴,以维持脑和神经肌肉功能正常。同时应采取低苯丙氨酸饮食治疗。

【麻醉管理】

1. 麻醉前管理　本病麻醉管理与高苯丙氨酸血症(见"高苯丙氨酸血症")相似。麻醉前应对神经功能损害进行仔细评估,四氢生物蝶呤、抗癫痫药及高碳水化合物低苯丙氨酸蛋白饮食应持续至术前。术前应尽量缩短禁食时间,在禁食期间应静脉输注葡萄糖液,以补充能量消耗、防止分解代谢。术前应控制肺部感染、纠正电解质及酸碱失衡,由于患者多合并智力低下而不合作,应恰当镇静,避免躁动而致耗能增加。由于四氢生物蝶呤缺乏可致胃轻瘫、胃排空障碍,加上中枢神经系统病变,易出现反流、误吸,麻醉前应对饱胃情况进行评估。

2. 麻醉管理　总体原则是避免围手术期疼痛、紧张、躁动、缺氧、二氧化碳蓄积及体温改变等多种因素诱发过度的应激反应,以防引起代谢亢进、蛋白质分解及蛋白质糖异生增加,使病情进一步恶化。保证良好的麻醉效果、维持血流动力学与内环境的稳定对其十分重要。除氧化亚氮外,本病无特殊禁忌的麻醉药。叶酸代谢缺陷可致双氢蝶呤还原酶(DHPR)合成障碍、继而造成四氢生物蝶呤缺乏。亦有文献报道认为本病还间接与维生素 B_{12} 有关,而大量研究均已证实氧化亚氮可氧化维生素 B_{12} 并引起叶酸代谢紊乱。由于中枢神经系统病变,此类患者对麻醉药及其他中枢神经抑制药的敏感性增加,因此用药量应个体化。神经肌肉病变者应避免用去极化肌松剂琥珀胆碱,在肌松监测下慎用非去极化肌松剂。由于中枢神经系统多巴胺、去甲肾上腺素、肾上腺素及 5-羟色胺等神经递质合成障碍,加之微血管的病变,术中可出现严重的血流动力学波动与体温调节障碍,应加强血流动力学与体温的监测与管理。

(张广华　李莹)

参考文献

[1] BOKAY J. Tetrahydrobiopterin (BH4) deficiency-diagnosis and treatment[J]. Orv Hetil,2017,158:1897-1902.

［2］WELSH C，ENOMOTO M，PAN J，et al. Tetrahydrobiopterin deficiency induces gastroparesis in newborn mice ［J］. Am J Physiol Gastrointest Liver Physiol，2013，305：G47-57.

［3］RIVERA JC，AUID-OHO，NOUEIHED B，et al. Tetrahydrobiopterin（BH4）deficiency is associated with aug-mented inflammation and microvascular degeneration in the retina［J］. J Neuroinflammation，2017，14：181.

［4］HAN B，ZOU H，HAN B，et al. Diagnosis，treatment and follow-up of patients with tetrahydrobiopterin deficiency in Shandong province，China［J］. Brain Dev，2015，37：592-598.

第四十四节 生物素酶缺乏症
（biotinidase deficiency）

麻醉管理所面临的主要问题

神经肌肉病变，肌张力减退

生物素治疗有效

有效治疗者可能残留中枢神经系统损害后遗症

【病名】

生物素酶缺乏症（biotinidase deficiency，BTD deficiency，BTDD），又称迟发型多种羧化酶缺乏症（carboxylase deficiency，multiple，late-onset。或 late-onset multiple carboxylase deficiency。或 multiple carboxylase deficiency，late-onset。）、迟发型生物素响应性多羧化酶缺乏症（late-onset biotin-responsive multiple carboxylase deficiency）。

【病理与临床】

1. 本病是由于位于染色体 3p25 上的生物素酶（biotinidase）基因（*BTD*）突变、导致生物素酶（biotinidase）活性下降而引起的一种常染色体隐性遗传性神经营养性疾病。*BTD* 基因位于 3p25。1985 年 Wolf 等首次报道。本病是迟发性生物素响应性多羧化酶缺乏症的主要原因，其症状较全羧化酶合成酶缺乏症轻。新生儿患病率约为 6 万分之一。

2. 生物素（biotin），又称维生素 B_7、维生素 H、辅酶 R，是水溶性含硫维生素，属于维生素 B 族。它作为辅助因子参与三大营养物质的代谢，是乙酰辅酶 A 羧化酶、丙酮酸羧化酶、丙酰辅酶 A 羧化酶和 3-甲基巴豆酰辅酶 A 羧化酶的辅酶，其中丙酰辅酶 A 羧化酶和 3-甲基巴豆酰辅酶 A 羧化酶对于蛋白质分解代谢至关重要，丙酮酸羧化酶对于糖异生是必需的，乙酰辅酶 A 羧化酶是脂肪酸合成的第一步。生物素来自饮食，可以是游离的，也可以是与蛋白质结合的小生物素化肽。游离生物素可直接由四种羧化酶将它们从非活性形式转化为活性形式，而蛋白质结合的生物素通过蛋白质水解降解释放生物胞素和/或生物素肽，它们进一步经生物素酶作用，变成游离生物素而发挥作用。因此，生物素酶的主要功能是回收从生物胞素和/或生物素肽中释放的生物素，其缺乏导致生物素利用障碍及生物素缺乏、继而前述几种生物素依赖性羧化酶活性下降，机体能量代谢障碍及中间代谢产物蓄积，引起代谢性酸中毒、有机酸尿症及一系列神经与皮肤系统损害，严重时可致死。

3. **临床表现** 与生物素酶活性及是否及时有效治疗有关。严重患儿表现为肌张力减退、癫痫发作、湿疹性皮疹、脱发、呼吸异常（如：过度通气、喉部喘鸣和呼吸暂停等）、结膜炎、念珠菌病、共济失调、发育迟缓、听力丧失、视神经萎缩。化验检查示酮症酸中毒、乳酸酸中毒、有机酸尿症、高氨血症、低血糖等。多在 1 岁至 10 岁之间起病，平均年龄为 3.5 个月，部分患者直到青春期才出现症状。

4. 诊断　根据临床表现,急性发作期血酰基肉碱谱检测(3-羟基异戊酰肉碱升高,可伴丙酰肉碱或丙酰肉碱与乙酰肉碱比值升高),尿有机酸分析(3-甲基巴豆酰甘氨酸、3-羟基血清异戊酸、3-羟基丙酸等升高)、尿液生物素水平检测,血清、白细胞或皮肤成纤维细胞生物素酶活性测定。BTD 基因检测有助于诊断并与全羧化酶合成酶缺乏症进行鉴别诊断。

5. 治疗　本病是一种可治的疾病,早期发现、早期治疗预后良好。本病的发现者 Wolf 甚至有一句名言:如果你必须患有遗传代谢性疾病,那就患生物素酶缺乏症吧!("biotinidase deficiency:If you have to have an inherited metabolic disease,this is the one to have")。终身口服生物素,可有效治疗及缓解症状。但关键是要早期识别并诊断本病,因为一些损害一旦发生,通常是不可逆的,如:发育迟缓、视神经萎缩、听力丧失等。

【麻醉管理】

1. 由于本病可治,对有上述临床表现的患儿要考虑本病的可能性。对择期手术者,应积极补充生物素治疗,待症状缓解后再行手术。对已确诊、并得到有效治疗的患儿还应注意其是否遗留中枢神经系统器质性损伤病变。生物素应持续服用至术前,术后应尽量早期开始重新口服或经静脉给药。术前应改善患者的代谢状况,限制蛋白质的摄入,并补充葡萄糖液,纠正代谢性酸中毒及高氨血症。

2. 目前有关本病麻醉管理的临床报道较少,其麻醉管理可参考"全羧化酶合成酶缺乏症"。没有报道提示临床常用麻醉药对生物素酶有任何影响,其麻醉药与肌松的应用同其他神经肌肉病变者。Goktas 报道了一例 4 个月时确诊本病、并得到有效治疗的 2 岁患儿,在全麻下行泪道阻塞探查术,考虑到本病患儿常合并肌张力减退,作者采用小剂量丙泊酚和芬太尼麻醉诱导、不用肌松药插入喉罩,用 1MAC 七氟烷及 N_2O-O_2 维持麻醉,术中保留自主呼吸,经过顺利。作者强调了麻醉前仔细规划,术中避免缺氧、酸中毒和血流动力学紊乱的重要性。

（陈敏　郑利民）

参考文献

[1] GOKTAS U,CEGIN MB,KATI I,et al. Management of anesthesia in biotinidase deficiency[J]. J Anaesthesiol Clin Pharmacol,2014,30:126.

[2] WOLF B. Biotinidase deficiency:"if you have to have an inherited metabolic disease,this is the one to have"[J]. Genet Med,2012,14:565-575.

第四十五节　弹力纤维性假黄瘤
（pseudoxanthoma elasticum）

麻醉管理所面临的主要问题

全身性多器官病变(心血管、呼吸、胃肠道、眼等)

胃排空障碍,防止反流误吸

防止气胸

避免桡动脉穿刺

颈椎不稳

【病名】

弹力纤维性假黄瘤(pseudoxanthoma elasticum, PXE),又称弥漫性黄色斑瘤(diffuse xanthelasma)、非典型黄色瘤(atypical xanthoma)、萎缩性弹力纤维病(elastosis atrophicans)、营养不良性弹力纤维病(elastosis dystrophica)、Grönblad-Strandberg综合征等。

【病理与临床】

1. PXE是由于矿物质代谢障碍而沉积于全身弹力纤维,致其发生变性样病理变化的一种常染色体隐性遗传性代谢性疾病。患病率估计为2.5万~10万分之一,有轻微的女性优势,似无种族差异,目前还没有对PXE的有效治疗。1881年Rigal首次描述了本病的皮肤斑块,1929年Grönblad和Strandberg报道了本病视网膜血管样条纹和皮肤特征之间的联系,故本病亦被称为Grönbladl-Strandberg综合征。PXE主要是由 *ABCC6* 基因突变引起的。该基因定位于16p13.1,它包含约75kb的DNA,由31个外显子组成。PXE具有高度的表型变异,在 *ABCC6* 基因中有超过300个突变。*ABCC6* 基因编码跨膜蛋白ABCC6,这是一种转运蛋白,主要在肾脏近端小管和肝脏中表达,其作用是防止组织矿(钙)化。PXE的具体发病机制尚不清楚,*ABCC6* 基因敲除小鼠模型发现,缺乏ABCC6功能活性会导致某些循环因子的缺乏(有文献报道认为,该因子是无机焦磷酸盐PPi)、不能阻止外围组织中异常矿化。临床研究发现,PXE患者血清缺乏预防钙和磷酸盐沉积的能力。PXE的沉积物包括磷酸氢钙、钙羟基磷灰石及少量铁,它们异常沉积可导致全身病变,其中皮肤、眼、心血管等弹力纤维钙化最为明显。病理学检查示弹力纤维短、破碎、丛生、钙化。

2. 本病是一种全身性、多系统疾病,凡是含有弹力纤维的组织与器官均可受累,其中尤其是皮肤、眼、心血管最为突出。

(1)皮肤病变:多为首发症状。皮疹多出现于儿童或青年期,为黄色小丘疹或斑块组成,凸起或丘疹通常连接在一起形成大的斑块,最常见的出现在颈部和其他屈肌区,如:前肘窝、腹股沟、腘窝等。典型表现为黄色斑或沿皮纹出现菱形黄色斑块。口腔、硬腭黏膜亦可见黄色浸润斑片。

(2)眼部病变发生于20岁到40岁之间,特征性改变为眼底乳头四周出现放射状血管纹,部分患者合并眼底出血与失明。

(3)心血管系统:主要累及中等口径的动脉,动脉结缔组织退行性改变及钙化,引起动脉管腔狭窄,甚至闭塞。临床表现为肢体缺血、无脉、跛行及高血压。冠状动脉与心脏瓣膜受累可出现心绞痛及瓣膜病表现。

(4)多合并胃肠道病变,表现为胃肠道出血及排空障碍。

(5)部分患者合并皮肤松弛症的表现,除皮肤松弛外,还合并肺气肿、肺心病、气胸、动脉瘤、各种疝及关节脱位等。少数患者合并糖尿病、甲状腺功能亢进等内分泌疾病及局灶性脑神经病变症状。

【麻醉管理】

1. 术前管理 本病属于一种累及全身性弹力纤维的代谢性疾病,但由于其皮肤病变出现早,临床表现比较明显,故常将它归类于皮肤疾病。但本病皮肤症状较轻,Laura等认为,对PXE这类轻度的皮肤异常,临床上常只注意其审美缺陷,而忽视了其背后可能隐藏着一个可能危及生命的系统性疾病。目前有关PXE麻醉管理的临床报道较少,现有文献报道均强调术前管理与术前评估的重要性,术前尤其应对心血管、呼吸、消化道等系统的功能进行详细的评估,并采取相应措施。合并糖尿病、甲状腺功能亢进者,术前应进行相应的治疗。眼部病变弱视或失明者,要理解患者的关切,在麻醉前应详细介绍整个麻醉手术过程,并做好精神安抚。

2. 由于胃排空障碍,麻醉诱导时可出现呕吐、误吸,此类患者术前禁食时间应适当延长,麻醉前可行超声检查对胃内容物进行评估。术前可给予抗酸剂及胃动力药,以降低胃内容物酸度及促进胃的排空。必要时应放置胃管,麻醉诱导可采用清醒插管或在压迫环状软骨的条件下快诱导插管。

3. 呼吸管理　肺组织弹力纤维受累可引起肺气肿与气胸,术前应行肺功能检测及胸部CT 检查有无肺大疱。为防止人工呼吸时肺气压伤造成气胸,应尽量保留自主呼吸,需行控制呼吸者应采用压力控制肺通气(PCV)等低气道压的通气模式,术中必须监听双肺呼吸音。本病患者多无气管插管困难。但要注意的是,与皮肤松弛症同样,患者可能合并颈椎不稳,过度活动头部可引起颈椎脱位。由于口腔黏膜病变,气管插管时可引起出血,在操作时应谨慎、小心,切忌粗暴用力。

4. 循环管理　麻醉诱导力求平稳,防止血流动力学急剧改变致眼底出血而造成失明及动脉瘤破裂出血。合并高血压者,术前应将血压控制在正常范围,抗高血压药应持续服用到术前。但要特别注意避免低血压,Li 等认为与心肌梗死相比,本病发生缺血脑卒中的风险更高。此外,本病累及动脉可引起脉搏细弱,甚至无脉搏,有作者认为严重患者用袖带测压时听诊Korotkow 音困难。而直接动脉穿刺测压又可引起血栓,甚至肢体坏死,应尽量避免直接动脉测压。要注意的是,本病多累及尺动脉,应避免桡动脉穿刺测压。

5. 本病无特殊禁忌的麻醉药与麻醉方法。临床已有数篇在椎管阻滞下安全实施分娩镇痛及剖宫产的报道。

(郑利民)

参考文献

[1] MOITRA K,GARCIA S,JALDIN M,et al. ABCC6 and pseudoxanthoma elasticum:the face of a rare disease from genetics to advocacy[J]. Int J Mol Sci,2017,11:18.

[2] GERMAIN DP. Pseudoxanthoma elasticum[J]. Orphanet J Rare Dis,2017,12:85.

[3] LI Q,ARÁNYI T,VÁRADI A,et al. Research progress in pseudoxanthoma elasticumand related ectopic mineralization disorders[J]. J Invest Dermatol,2016,136:550-556.

[4] CLANET M,CHANTRAINE F,DEWANDRE PY,et al. Pseudoxanthoma elasticum and obstetric epidural analgesia:report of a case[J]. Ann Fr Anesth Reanim,2011,30:685-687.

[5] LAURA A,MYRIAM Z,CATERINA V,et al. Aesthetic complaints as clue to pseudoxanthoma elasticum[J]. Glob Dermatol,2015,2:103-106.

[6] YOUNGS PJ,SICE P,HARVEY P. Labour analgesia and pseudoxanthoma elasticum(PXE)[J]. Int J Obstet Anesth,2003,12:48-50.

[7] DOUGLAS MJ,GUNKA VB,VON DADELSZEN P. Anesthesiafor the parturient with pseudoxanthoma elasticum[J]. Int J Obstet Anesth,2003,12:45-47.

[8] KRECHEL SL,RAMIREZ-INAWAT RC,FABIAN LW. Anesthetic considerations inpseudoxanthoma elasticum[J]. Anesth Analg,1981,60:344-347.

第四十六节 糖原累积病
（glycogen storage diseases）

麻醉管理所面临的主要问题

    麻醉管理重点因病型而异
    低血糖
    酸中毒
    心、肝、肾、肺及肌肉等病变
    慎用肌松剂
    慎用含脂肪乳剂麻醉药

【病名】

糖原累积病（glycogen storage diseases，GSD），又称糖原病、糖原沉着症。此外各型均有不同的病名（见后述）。

【病理与临床】

1. 本病是一组由于糖原合成或分解酶活性下降，致糖原在肝、骨骼肌、肾、心肌等全身组织器官蓄积而引起的疾病。糖原是存在于机体内的由葡萄糖单位组成的支链多糖，它是机体葡萄糖的主要贮存方式。在需要的时候，糖原可迅速分解产生葡萄糖供机体使用，尤其是在肌肉中，这是最直接和重要的能量来源，在禁食时肝脏糖原对维持血糖至关重要。糖原的合成与降解是受多种因素调节的多步骤过程，涉及多个酶反应及相关蛋白，其机制相当复杂。有关糖代谢的研究诞生了多位诺贝尔生理学奖得主，他们是：Carl Ferdinand Cori 与 Gerty Theresa Cori（1947 年）、Earl Wilbur Sutherland（1971 年）、Edmond Henri Fischer 与 Edwin Gerhard Krebs（1992 年）。糖原代谢的通路如图 8-9 所示，详细请参考有关专著。GSD 者由于糖原代谢相关酶缺陷，糖原不仅不能分解为葡萄糖机体使用，而且还可引起一系列的代谢异常。此外，糖原在组织细胞中贮积，可造成其损伤与功能障碍。

2. 分型　本病的分型十分复杂，且有诸多不明之处（表 8-6）。目前已发现至少有 10 余种 GSD，每一种 GSD 都涉及一种或一组参与糖原储存或分解的酶或蛋白。此外，糖原的空间结构异常近年来受到重视。Ⅰ型与Ⅱ型糖原累积病已被国家卫健委等五部门列入《第一批罕见病目录》，其总体患病率低于 1/20 万。除Ⅸ型与 Danon 病为 X 连锁隐性遗传外，其他为常染色体隐性遗传。

3. 临床表现　其表现涉及全身多器官组织，但最主要的共同表现为高乳酸血症、空腹时酮症与低血糖、肌无力、运动后肌痛、肌红蛋白尿、肝大等。

【麻醉管理】

1. 概述　本病的病理改变、临床表现及麻醉管理重点因病型不同而异，麻醉前应进行详细的检查，根据患者的病型制定相应的麻醉管理方案。Bosman 最近回顾了荷兰鹿特丹大学医学中心 Erasmus MC-Sophia 儿童医院自 1999 至 2015 年 13 例Ⅱ型本病（Pompe 病）手术患儿，其中氧饱和度下降是围手术期主要并发症（12.9%），其次是心律失常（3.8%）和心衰（2.6%）。作者认为采取适当的预防措施和选择适当的手术时机，患儿全身麻醉是相对安全

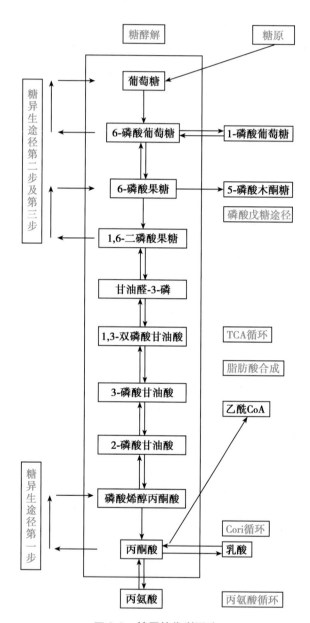

图 8-9　糖原的代谢通路

表 8-6 糖原累积病的分型

分型	别名或亚型	相关酶或蛋白缺陷	相关基因	主要影响部位
0	0a	肝脏糖原合成酶	DYS2	肝脏
	0b	肌肉糖原合成酶	CYS1	肝脏,心肌,肌肉
I	I a,或 Von Gierke 病	葡萄糖-6-磷酸酶	G6PC	肝脏、肾脏、肠
	I b,或 Von Gierke 病	葡萄糖-6-磷酸转运蛋白	SLC37A4	肝脏,肾脏,肠,血细胞
II	Pompe 病	酸性 α 糖苷酶	GAA	肌肉,心脏,肝脏,神经系统,血管
III	Cori 病,或 Forbes 病	糖原脱支酶	AGL	肝脏,心脏,骨骼肌,血细胞
IV	Andersen 病	糖原分支酶	GBE1	肝脏,大脑,心脏,肌肉,皮肤,神经系统。
V	McArdle 病	肌糖原磷酸化酶	PYGM	肌肉
VI	Hers 病	肝脏糖原磷酸化酶	PYGL	肝脏,血细胞
VII	Tarui 病	肌肉磷酸果糖激酶	PFKM	骨骼肌,血细胞
IX	IXa	磷酸化酶激酶(α2 亚基)	PHKA2	肝脏,心脏
	IXb	磷酸化酶激酶(β 亚基)	PHKB	
	IXc	磷酸化酶激酶(γ 亚基)	PHKG2	
	IXd	磷酸化酶激酶(α1 亚基)	PHKA1	
X	–	肌肉磷酸甘油酸酯变位酶	PGAM2	肌肉,肝脏
XI	Fanconi-Bickel 病	葡萄糖转运体 2	SLC2A2	肝脏、肾脏、肠
XII	–	醛缩酶	ALDOA	肌肉,肝脏
XIII	–	β-烯醇酶	ENO3	肌肉,肝脏
XV	–	糖原蛋白-1	GYG1	肌肉
Danon 病	–	溶酶体相关膜蛋白 2	LAMP2	心脏,肌肉,脑
Lafora 病	2A	痫蛋白(Laforin)	EPM2A	脑,肝脏
	2B	Malin 蛋白	NHLRC1	

的。Mayo 诊所的 Gurrieri 回顾了 1990 至 2015 年 30 例患者、共计进行了 41 次手术的麻醉经验,所有患者均未限制乳酸林格液的使用,其中有 4 例大手术(包括 3 例肝移植)患者在术中发生乳酸酸中毒并在术后 24 小时内纠正,一些 I 型患者发现术前和术中低血糖,但他们对输注葡萄糖液反应良好,术后无严重并发症发生。作者认为其酸中毒与低血糖是可预见性的,其麻醉尚属安全。关于本病总体麻醉管理要点是:

(1)防止低血糖。麻醉前应尽量缩短禁食时间,择期手术应安排在当天第一台。术前禁食期间及整个围手术期应持续输注葡萄糖液。部分病型仅能输注葡萄糖,不可给予其他糖类。应严密监测血糖。

(2)预防及纠正酸中毒。表现为代谢性酸中毒、乳酸性酸中毒及酮症性酸中毒,应严密监测血气。严重酸中毒可用碳酸氢钠处理。

（3）保护肝脏功能：部分病型可合并严重的肝功能受损，应注意避免使用主要经肝脏代谢的药物及对肝脏有损害作用的药物。

（4）部分病型可引起严重心功能障碍，应加强循环管理。

（5）肌型糖原累积病可引起横纹肌溶解、肌红蛋白尿、急性肾衰竭和术后疲劳，严重者可引起术后呼吸功能不全，应加强呼吸管理（见"肉碱棕榈酰转移酶Ⅱ缺乏症"）。

（6）肌松剂的应用：肌型糖原累积病或合并神经肌肉病变者，要慎用肌松剂。去极化肌松剂可增加肌肉代谢、引起肌肉坏死及高钾血症，应禁用。非去极化肌松剂可引起术后长时间的肌力下降，应慎用。

（7）由于糖原分解受损，容易发生高甘油三酯血症，应限制脂肪乳剂类麻醉剂（如：丙泊酚）的使用。

2. Ⅰ型糖原累积病，又称 Von Gierke 病、葡萄糖-6-磷酸酶缺乏病。它是由于葡萄糖-6-磷酸酶缺乏所致，1929 年由 Von Gierke 首先报道。由于葡萄糖-6-磷酸酶缺乏，糖原不能转化为葡萄糖，即使在应激状态下（如：肾上腺素、胰高血糖素升高等）也不能刺激肝脏产生葡萄糖，肝糖输出减少，患者易发生低血糖。长期低血糖可引起脑细胞受损而出现智力低下、生长迟缓。另一方面，糖原继续合成，大量的糖原在肝、肾、小肠等组织内蓄积，引起肝肾功能障碍，表现为肝肾肿大，肾近曲小管上皮细胞中糖原贮积致葡萄糖、磷酸盐、氨基酸排出增多而出现 Fanconi 综合征样表现。常伴有酮症和乳酸酸中毒，前者是由于脂肪分解加速所致，后者是由于葡萄糖-6-磷酸不能转化为葡萄糖，使糖酵解旺盛、乳酸生成增多所致。

（1）麻醉管理重点是预防低血糖及乳酸酸中毒。术前禁食可引起严重的低血糖及乳酸酸中毒，应缩短禁食时间或手术前夜开始静脉内滴注葡萄糖。由于葡萄糖以外的其他糖类如：果糖、半乳糖等不能转化为葡萄糖，只能引起高乳酸血症，故应避免应用。

（2）围手术期应严密监测血糖及酸碱平衡。尿酮阳性者应输入葡萄糖，直至转为阴性后方可行择期手术。避免输入含乳酸的液体（如乳酸林格液），因呼吸性碱中毒可促使肌肉组织内释放乳酸，引起或加重乳酸酸中毒，术中应避免过度肺通气。碳酸氢钠用于此类患者效果有限，亦有文献报道无效，仅用于严重的乳酸酸中毒。此类患者可输入葡萄糖及胰岛素，胰岛素可激活丙酮酸脱氢酶，促进丙酮酸的代谢，其结果可降低血乳酸浓度。

（3）应激状态、代谢率增高时，内源性儿茶酚胺升高可促进糖酵解、乳酸产生增多，应维持足够的麻醉深度。同时，应防止术中体温升高引起代谢亢进，术前用药避免阿托品，可用对心率及基础代谢影响较少的东莨菪碱。

（4）本病无特殊禁忌的麻醉药，应根据手术种类、时间及患者的肝功能来加以选择。有作者认为，本病患者的肝功能多为轻度损害，目前临床所用的全身麻醉药不会引起严重问题。术中注意维护肝肾功能，避免进一步受损。

（5）此类患者常合并有血小板功能低下，有出血倾向者应避免行椎管内阻滞。

3. Ⅱ型糖贮积病，又称 Pompe 病（庞贝病）、酸性 α 糖苷酶缺乏病。本病是由于溶酶体内酸性 α 糖苷酶（α-1,4 葡萄糖苷酶，或酸性麦芽糖酶）缺乏，以致糖原与麦芽糖不能转化为葡萄糖而被利用，全身组织均有糖原沉积，尤其是心脏、骨骼肌、中枢神经系统。它是糖原累积病中最严重的一型，临床上分为婴儿型、青少年型及成人型。婴儿型：多在出生后 3 至 6 个月内发病，表现为肌张力降低、中枢神经系统症状、心功能不全智力低下、舌肥大与肝大、呼吸困难等。青少年型：表现为进行性肌营养不良，无心脏表现。成人型：仅表现为肌无力，症状较轻。心电图异常表现为 PR 间期缩短、ST-T 改变等。常不伴有低血糖、酮症、高脂血症或其他中间代谢异常等,血糖与糖耐量正常。

(1)麻醉管理重点首先是维护血流动力学稳定,避免加重心功能不全的各种因素。同时注意肌无力致呼吸功能不全。心脏表现除充血性心功能不全外,还可出现心脏流出道梗阻。术中应加强血流动力学监测。呼吸肌肌力下降、肥大的心脏压迫支气管、巨舌症及常合并误吸性肺炎等,术中易出现低氧血症。围手术期应加强呼吸管理,同时应作好呼吸机治疗的准备。

(2)本病无特殊禁忌的麻醉药。肌松剂的应用应当慎重,因为合并有肌营养不良,常不需用肌松剂,必须使用时可用对循环影响小、较少受肝脏代谢影响的维库溴铵。由于琥珀胆碱可加重肌肉损伤、引起高钾血症及有诱发恶性高热的危险性,应禁用。

4. Ⅲ型糖原累积病,又称 Forbe 病、Cori 病、糖原脱支酶缺乏病、去支链酶缺乏病、脱分支酶缺乏病、界限糊精病。本病在糖原累积病中患病率较高,它是由于糖原脱支酶,使糖原中 1、6-糖苷键水解障碍,仅能经磷酸化酶分解而形成界限糊精,组织中界限糊精蓄积。主要累及肝脏、肌肉、心脏及红细胞。临床表现与Ⅰ型相似,由于糖原尚能进行磷酸化,水解成葡萄糖及糖异生尚能进行,故低血糖、高脂血症较轻,但幼儿患者可有严重糖、脂肪代谢障碍,患者无乳酸酸中毒。部分患者合并肌无力、肌肉萎缩等。

(1)本病的麻醉管理重点同Ⅰ型。此型胰高血糖素试验的特点是空腹时血糖不升高、进食后表现为升血糖反应。围手术期持续应输注葡萄糖液。术前禁食可引起轻度的低血糖,应尽量缩短禁食时间并持续输注葡萄糖液。由于此型可将果糖、半乳糖果等转化为葡萄糖,术前饮糖水对低血糖有一定的预防作用。

(2)此型常有酸中毒的倾向,围手术期应严密监测血糖及酸碱平衡。

(3)合并肌无力者麻醉管理同Ⅱ型。

(4)用苯妥英钠治疗低血糖症有效。但要注意它可降低维库溴铵的作用并增加麻醉性镇痛药如芬太尼的用量(见"癫痫")。

5. Ⅳ型糖原累积病,又称 Andersen 病、支链淀粉病。本病是由于糖原分支酶缺乏、引起支链淀粉累积于肝脏等组织,使肝脏受损。常见于出生后 2 至 4 个月婴儿,表现为肝大、生长发育障碍、肌张力低下、进行性肝硬化,常于 2 岁左右死亡。

(1)由于本病患者多早期死亡,手术麻醉机会较少,有关麻醉管理的临床报道较少。临床上若遇婴儿肝硬化者应怀疑本病。麻醉管理重点是维护肝脏功能,防止一切可加重肝脏损伤的因素,如:缺氧、二氧化碳蓄积、低血压及药物等,同时避免使用主要经肝脏代谢的药物。

(2)虽然从病理改变来看,本型多不合并低血糖,但由于多为婴儿手术,故应严密监测血糖及酸碱平衡。

6. Ⅴ型糖原累积病,又称 McArdle 病、肌糖原磷酸化酶缺乏病。本型是由于肌肉中肌糖原磷酸化酶缺乏、糖原在肌肉组织中累积所致。临床表现仅限于肌肉受累的症状,多于青少年发病。表现为运动后肌肉疼痛、肌力下降、肌肉僵硬,严重者可出现肌肉坏死、肌红蛋白尿,甚至肾衰竭。停止运动后上述症状减轻。部分患者合并肌肉萎缩。患者无肝、心及代谢紊乱、低血糖等。麻醉管理重是保护肌肉,避免其受损。

(1)围手术期持续输注葡萄糖、增加肌肉组织的代谢基质与能量贮备。

(2)避免上止血带。文献报道,此类患者不能耐受肌肉缺血,即使肌力正常,它对缺血的耐受性也仅及正常人的 10% 左右,长时间止血带不仅可引起肌肉坏死,还可引起肌红蛋白尿、引起肾功能障碍。在摆放体位时亦应注意避免压迫肌肉。术中应常规监测尿量,肌红蛋白尿时应充分输液及给与甘露醇等增加尿量,给与碳酸氢钠碱化尿液。

（3）去极化肌松剂琥珀胆碱可引起肌肉损伤、肌红蛋白及高钾血症,应避免使用。必要时可用非去极化肌松剂维库溴铵及阿曲库铵等。

（4）只要术中能够维持肌肉足够的血供与血糖,术后常不致引起严重的肌力下降。但部分患者有可能因肌力下降而引起呼吸功能障碍,应作好呼吸机治疗的准备。

7. Ⅵ型糖原累积病,又称 Hers 病、肝脏糖原磷酸化酶病。本病是由于肝脏糖原磷酸化酶缺乏所致。临床表现与Ⅲ型相似,但程度略轻。表现为肝脏肿大,轻度低血糖,血乳酸、丙酮酸正常,酮体增加,胰高血糖素负荷试验血糖不升高。骨骼肌与心脏正常。肝功能多正常或轻度异常。麻醉管理同Ⅲ型。

8. Ⅶ型糖原累积病,又称 Tarui 病、肌肉磷酸果糖激酶缺乏病。本型是由于肌肉磷酸果糖激酶缺乏所致。其临床表现与麻醉管理同Ⅴ型。由于本病同时合并有红细胞磷酸果糖激酶缺乏,红细胞寿命缩短,可合并不同程度的贫血。轻度贫血术前可不输血,但重度贫血时术前应适当输血,输血指征同其他手术。

（郑利民）

参考文献

[1] ELLINGWOOD SS, CHENG A. Biochemical and clinical aspects of glycogen storage diseases[J]. J Endocrinol, 2018, 238:R131-R141.

[2] BOLTON SD, CLARK VA, NORMAN JE. Multidisciplinary management of an obstetric patient with glycogen storage disease type 3[J]. Int J Obstet Anesth, 2012, 21:86-89.

[3] AYERZA-CASAS V, FERREIRA-LASO L, ALLOZA-FORTUN MC, et al. McArdle disease or glycogen storage disease type v:should it affect anaesthetic management？[J]. Rev Esp Anestesiol Reanim, 2015, 62:101-103.

[4] BOSMAN L, HOEKS SE, GONZÁLEZ CANDEL A, et al. Perioperative management of children with glycogen storage disease type Ⅱ-Pompe disease[J]. Paediatr Anaesth, 2018, 28:428-435.

[5] GURRIERI C, SPRUNG J, WEINGARTEN TN, et al. Patients with glycogen storage diseases undergoing anesthesia:a case series[J]. BMC Anesthesiol, 2017, 17:134.

<h1 align="center">第四十七节 痛 风
(gout)</h1>

麻醉管理所面临的主要问题

常合并肥胖、糖尿病、高脂血症、冠心病、高血压等代谢综合征

心脏与肾脏病变

治疗用药的副作用(秋水仙碱、非甾体抗炎药及肾上腺皮质激素)

【病名】

痛风(gout),又称高尿酸血症(hyperruricemia)。

【病理与临床】

1. 本病是由于嘌呤代谢紊乱和/或尿酸排泄减少,血尿酸浓度增高超过其饱和浓度,尿酸

盐在组织内沉积而造成组织学损伤的一组异质性疾病。它分为原发性与继发性。原发性者发病年龄多在40岁以上，多有家族史，常与肥胖、非胰岛依赖型糖尿病、高脂血症、冠心病、高血压等代谢综合征并存，可能在它们之间有着相同的发病基础。尿酸盐可沉积于全身关节与结缔组织及心脏、肾脏等重要器官，引起相应的病变。

2. 临床表现

（1）关节疼痛、肿胀，反复发作，全身关节均可受累，但以足及手关节多见。后期可使关节僵硬并形成畸形（痛风性关节炎）。

（2）痛风石是特有病变，可累及全身关节与结缔组织，部分患者可累及心肌、心脏瓣膜及心脏传导系统，出现各种心律失常与瓣膜病。

（3）肾脏损害：除尿酸在肾脏沉积引起的痛风性肾病外，尿酸性肾结石亦可造成肾损害。

（4）血尿酸浓度升高。

【麻醉管理】

1. 本病不是一个少见病，随着人民生活水平的升高、饮食结构的改变，其患病率亦有逐年升高的趋势，但它对心、肾等机体重要器官的影响尚未受到应有的重视。由于本病常合并有肥胖、糖尿病、高脂血症、冠心病、高血压等代谢综合征，加上其本身可引起心脏与肾脏损害，术前应对重要器官的功能进行详细的检查与评估，并采取相应的对策。需要注意的是，其病变还可累及气道，导致气管软化与气管狭窄，严重者可引起气管破裂与气胸。Kumar报道了一例58岁男患者右主支气管狭窄、呼吸困难，四个月前在剧烈咳嗽后出现气胸而进行了紧急气管造口术。此外，还应注意治疗用药的副作用，正在服用非甾体抗炎药及肾上腺皮质激素者术前应增加皮质激素的用量、进行恰当的替代治疗（见"系统性红斑狼疮"）。非甾体抗炎药可引起出血，椎管内阻滞应慎重。秋水仙碱可引起胃肠道症状、骨髓抑制、肝功能损害等严重的副作用，手术前应停药。

2. 目前有关本病麻醉管理的文献报道较少，既往有较多文献报道局麻药浸润、神经阻滞，甚至硬外阻滞麻醉用于痛风止痛治疗。Kumar报道，对上述患者在异丙酚、芬太尼、维库溴铵全麻下采用硬支气管镜下气管支架放置术，经过顺利。本病无特殊禁忌的麻醉药。

（郑利民）

参考文献

[1] KUMAR V，GARG R，GUPTA N，et al. Rigid bronchoscopic stenting in a patient of tracheobronchial gout-perioperative anesthetic concerns[J]. J Anaesthesiol Clin Pharmacol，2017，33：558-559.

第四十八节 唾液酸沉积症
（sialidosis）

麻醉管理所面临的主要问题

病变涉及心肺、肝肾、神经、肌肉、骨骼、血液等多器官多系统

严重程度因病型而异

可能为困难气道

自主神经功能受损

【病名】

唾液酸沉积症(sialidosis),又称唾液酸酶缺乏症(sialidase deficiency)、α-N-唾液酸苷酶缺乏症(alpha-N-neuraminidase deficiency)、Ⅰ型脂黏多糖贮积症(lipomucopolysaccharidosis type Ⅰ)、Ⅰ型黏脂质病(mucolipidosis Ⅰ,ML Ⅰ)等。

【病理与临床】

1. 本病是由于溶酶体 α-N-唾液酸苷酶(α-N-acetyl neuraminidase)缺乏致含唾液酸的低聚糖分解障碍,造成其贮积于大脑及内脏器官(如:心、肺、肝、肠等),并引起相应病理改变的一组先天性疾病。1977 年 Sphranger 及 Gehler 与 Cant 等首先将"sialidosis"一词用于描述有视力缺陷及轻微神经症状的两姐弟。本病与黏多糖贮积症一样,同属溶酶体贮积障碍性疾病(LSDs)。本病为常染色体隐性遗传,它是由于位于 6p21.33 染色体上的唾液酸苷酶基因(neuraminidasegene,NEU1)突变所致。迄今已报道有超过 40 种 NEU1 基因突变。根据临床表现,本病分为Ⅰ型与Ⅱ型二种亚型。其中,Ⅰ型为轻型,Ⅱ型为重型,其临床表现和疾病严重程度与异常酶残留的活性有关。但尚不清楚唾液酸贮积是如何导致本病病理改变的。本病已被国家卫健委等五部门列入《第一批罕见病目录》,流行学资料尚不清楚,据估计患病率约为每 20 万人中 1 至 4 人,澳大利亚的患病率约为 420 万分之一,无性别差异。

2. 临床表现

(1)Ⅰ型:又称樱红斑肌阵挛综合征(cherry red spot and myoclonus syndrome)。其症状轻微,发病晚,从童年到成年都可出现症状,主要表现为进行性视力丧失、肌阵挛性强直、步态紊乱、眼球震颤、角膜混浊等,双侧视盘樱桃红斑是其特点。无智力障碍及肝脾肿大。

(2)Ⅱ型:又分为先天型、婴儿型、青少年型三型。其中,先天型出生时即有症状,婴儿型在出生后不久出现症状。青少年型可能是伴有 β 半乳糖苷酶缺乏的唾液酸沉积症,又称半乳糖唾液酸沉积症(galactosialidosis),有作者将它单独列为一种疾病,其临床表现与麻醉管理与其他型相似。临床表现特点为肝脾肿大、面容粗糙、骨骼病变、吞咽障碍、共济失调、肌阵挛及癫痫、发育迟缓、认知障碍、心脏与肾脏等重要器官畸形或损害等。也可出现双侧视盘樱桃红斑及角膜混浊等。骨骼病变包括颅缝早闭、牙缝宽及锁骨、肋骨、脊柱、骨盆骨、长管骨等骨骼异常。特征面容表现为前额高、鼻梁扁平、长人中、鼻孔上翻、眼睑水肿、牙龈肥大、巨舌。

3. 诊断根据临床表现、尿液检查唾液酸低聚糖含量增加、皮肤活检及白细胞或培养成纤维细胞唾液酸苷酶活性低、基因检测。治疗主要为对症治疗。

【麻醉管理】

1. 与其他溶酶体贮积障碍性疾病一样,本病是一种病变涉及心肺、肝肾、神经、肌肉、骨骼、血液等多器官、多系统的全身性疾病。其病情与其分型有关,其中Ⅱ型病情严重,通常在婴儿早期出现危及生命的并发症。术前应对患者全身状态进行详细的检查与评估,并制定相应麻醉管理计划。抗癫痫药应持续服用至术前,但要注意其副作用及与麻醉药的相互作用(见"Sotos 综合征"及本书相关内容)。

2. 目前有关本病麻醉管理的临床报道较少。本病又称Ⅰ型黏脂质病(Mucolipidosis Ⅰ,ML Ⅰ),而Ⅰ-细胞病属Ⅱ型黏脂质病(ML Ⅱ),本病与Ⅰ-细胞病有着相似的病理改变,因此其麻醉管理有相似之处(见"Ⅰ-细胞病")。小下颌等颜面畸形、巨舌及颈椎畸形等,可致气管插管及面罩通气困难。脊柱畸形可致限制性肺通气障碍,加之神经肌肉的病变可致呼吸功能受损,可引起严重的呼吸系统并发症,它和心脏病变是患者死亡的重要原因。术后可能需要长时间的呼吸支持治疗。González 等报道了一例 Ⅱ 型唾液酸贮积症 14 岁男孩在全身麻醉下行脊柱侧弯手术,该患儿除严重骨骼与颌面部畸形、肌阵挛性癫痫外,还合并重度主动脉瓣关闭不全。作者强调麻醉管理重点是困难气道、心肌病变的管理及围手术期呼吸管理。Tran 亦强调了困难气道与全身管理的重要性。山仓等报道了一例 41 岁半乳糖唾液酸沉积症患者在全麻下行腰脊手术,在气管插管时声门显露困难。

3. 本病无特殊禁忌的麻醉药,目前尚无麻醉药及相关药物对 α-N-唾液酸苷酶影响的研究报道。但合并肝肾功能损害者应避免使用损害肝肾功能及主要经肝肾代谢或排泄的药物。对合并肌张力异常或四肢麻痹、肌萎缩等神经肌肉病变症状的患者应慎用肌松药,尤其是要禁用去极化肌松药,必要时在严密肌松监测下使用小剂量非去极化肌松剂。无凝血功能障碍的 Ⅰ 型患者亦可选择椎管内麻醉,Tran 报道了一例 31 岁 Ⅰ 型患者在脊髓麻醉下进行空肠造瘘术,过程顺利。但对严重的 Ⅱ 型患者,尤其是合并脊柱畸形、不合作或脾肿大致血小板减少、凝血功能障碍者,禁行椎管内麻醉与深部区域神经阻滞。要注意部分患者由于交感神经受损、自主神经功能障碍,术中可出现剧烈的血流动力学波动,同时对血管活性药物可表现为异常的反应,麻醉中应加强血流动力学监测与管理。

4. 半乳糖唾液酸沉积症(galactosialidosis) 山仓等报道了一例在全麻下行椎管手术的 48 岁男性患者。作者指出,患者的麻醉管理面临着六大问题:①可能面临困难气道的问题;②脊柱畸形与胸廓变形致限制性肺通气障碍,围手术期容易发生呼吸系统并发症;③四肢肌麻痹与肌萎缩去极化肌松药琥珀胆碱的应用问题;④自主神经功能损害,麻醉中可能出现剧烈的血流动力学的波动及对血管活性药的异常反应;⑤智力障碍不能合作的问题;⑥肝脾肿大,药物代谢异常及全血细胞减少致出血倾向等。

(郑利民)

参考文献

[1] KHAN A,SERGI C. Sialidosis:A review of morphology and molecular biology of a rare pediatric disorder[J]. Diagnostics (Basel),2018,8:E29.

[2] GONZÁLEZ GONZÁLEZ G,JIMÉNEZ LÓPEZ I. Anesthetic management of a boy with sialidosis[J]. Rev Esp Anestesiol Reanim,2006,53:253-256.

[3] TRAN QH,KAUFMAN I,SCHRICKER T. Spinal anesthesia for a patient with type I sialidosis undergoing abdominal surgery[J]. Acta Anaesthesiol Scand,2001,45:919-921.

[4] 山仓智宏,傳田定平,森岡睦美,他. Galactosialidosisの麻酔経験[J]. 臨床麻酔,1990,14:970.

第四十九节 Wernicke-Korsakoff 综合征
(Wernicke-Korsakoff syndrome)

麻醉管理所面临的主要问题

病变累及中枢与周围神经及心血管
可能合并酗酒、营养不良、慢性疾病等
急性期禁止择期手术
出现不明原因精神症状、循环改变者要怀疑本病

【病名】

Wernicke-Korsakoff 综合征（Wernicke-Korsakoff syndrome），又称 Gayet-Wernicke 综合征（Gayet-Wernicke syndrome）。

【病理与临床】

1. Wernicke-Korsakoff 综合征是由于维生素 B_1 缺乏而引起的脑损伤疾病,它分为 Wernicke 综合征和 Korsakoff 综合征两个部分。其中 Wernicke 综合征又称 Wernicke 病（Wernicke disease）、Wernicke 脑病（Wernicke encephalopathy）,它是一种神经系统疾病,其特点是精神错乱、共济失调和眼部异常。Korsakoff 综合征又称 Korsakoff 遗忘综合征（Korsakoff amnesic syndrome）、Korsakoff 精神障碍（Korsakoff psychosis）、精神障碍性多神经炎（psychosis polyneurotica）等,它是一种精神障碍,其特征是记忆丧失。当这两种疾病同时发生时,就使用 Wernicke-Korsakoff 综合征病名。部分研究人员认为,这二者是相互独立、但相互关联的疾病,但也有人认为它们是同一疾病或同一疾病的不同阶段,其中 Wernicke 综合征被认为疾病的急性期,通常发生在 Korsakoff 综合征之前,其持续时间较短、症状较严重。而 Korsakoff 综合征被认为是疾病的慢性期。由于 Korsakoff 综合征的慢性记忆丧失通常发生 Wernicke 综合征发作之后,故称为 Wernicke-Korsakoff 综合征,但部分 Korsakoff 综合征患者可能并无 Wernicke 综合征病史。在医学文献中 Wernicke-Korsakoff 综合征、Wernicke 综合征、Korsakoff 综合征这三种病名都会出现。Korsakoff 综合征于 1878 年由 Robert Lawson 医师首先报道,但俄罗斯神经学家 Sergei Korsakoff 在 1887 年至 1891 年通过发表一系列论文首先全面阐述了该综合征。几年后德国精神病学家 Carl Wernicke 也对 Wernicke 综合征的临床特征进行了描述。

2. 本病是由于维生素 B_1 缺乏所致。在一些国家其主要原因为酗酒,因为酒精会降低机体对硫胺的吸收、减少肝脏中硫胺的储存,并阻碍维生素 B_1 转化为有活性状态的酶。此外,还有营养不良（饥饿、厌食症等饮食失调、妊娠剧吐等长期或慢性呕吐）、慢性疾病（如:癌症、艾滋病、胃病等）及肾病透析患者等。在尼日利亚西南部的部分地区每年至 8 月份的时候常发生大量 Wernicke 综合征患者,专家调查发现患者食用了一种飞蛾的幼虫,而这种幼虫体内含有能破坏维生素 B_1 的酶类。对某些人,遗传因素可能导致其有遗传易感性,但具体机制不详。维生素 B_1 为水溶性维生素,它是组织细胞能量（糖）代谢的重要辅酶,其缺乏对神经细胞（脑）及心肌细胞的影响更大。

3. 维生素 B_1 缺乏不仅可引起 Wernicke-Korsakoff 综合征中枢神经障碍,而且还可引起脚气病（beriberi）,造成周围神经损害及心肌损害。脚气病又称维生素 B_1 缺乏症（thiamine deficiency）,它分为湿性脚气病（wet beriberi）和干性脚气病（dry beriberi）。湿性脚气病主要累及心血管系统,严重时可导致心脏衰竭。干性脚气病主要累及周围神经,导致肌无力及感觉障碍,甚至瘫痪。

4. 临床表现

（1）Wernicke 综合征:三大表现为:精神状态混乱状态、方向迷失、冷漠、昏睡或嗜睡、严重者出现谵妄,甚至昏迷;步态不稳,共济失调;眼睛异常,包括复视、眼球震颤、眼肌肉麻痹及罕见的眼睑下垂。其他,可出现脚气病的一些表现:多发性神经病变、尤其是周围神经病变,可导致四肢无力、行走困难、感觉障碍;心血管异常包括心动过速、体位性低血压、各种心律失常、心衰,甚至心源性晕厥。

（2）Korsakoff 综合征:随着 Wernicke 综合征精神症状开始减轻,约 80% ~ 90% Wernicke 综合征者出现 Korsakoff 综合征的症状,其特点是记忆力减退,特别是短期记忆丧失、少数患者会虚构想象的事件来填补他们记忆中的空白。

5. 诊断与治疗　诊断依据病史、临床表现及排除其他有类似症状的疾病、检测血维生素 B_1 浓度及红细胞转酮醇酶活性（erythrocyte transketolase acitivity）。头部 CT 或 MRI 可排除肿瘤、梗死和出血等其他原因，亦可能表现为大脑边缘系统乳头状体（mammillary bodies）萎缩。急性期的标准治疗为维生素 B_1 静脉注射补充疗法。

【麻醉管理】

1. 麻醉前管理

（1）本病是一种可累及中枢神经与心血管的严重病变，有时患者病情十分危重，加上患者多合并营养不良、酗酒或其他慢性疾病，麻醉前应对患者全身状况进行仔细评估，制定相应麻醉管理方案。麻醉前应尽量改善患者营养状况及全身状况、纠正原发病变造成的生理搅乱。在急性期（Wernicke 综合征阶段）应避免进行任何择期手术。急性期急诊手术者，应在静脉补充维生素 B_1、病情改善后实施。

（2）本病患病率较高，尤其是它可能在外科患者中出现，营养不良、长期呕吐、长期高糖肠外营养等均为危险因素，但临床上并未引起足够重视。Nolli 报道了一例结肠手术后长期高糖肠外营养的患者、Jamart 报道了一例 35 岁妇女在妊娠 8 周时因持续多天的剧烈呕吐而出现 Wernicke 综合征症状。因此，对以精神混乱和/或循环不稳定为主要表现的重症患者要考虑有本病的可能，尤其是有上述的明显致病原因者要高度警惕。Corcoran 报道了一例有趣的病例，对围手术期患者的管理同样有重要参考价值。这是一位以"急性精神混乱"而收入急诊科的患者，在静脉注射了 32g 葡萄糖 4 个小时后意识消失并出现低血压；单次静脉注射 250mg 维生素 B_1 后，患者的心血管与神经系统症状出现戏剧性的改善。其后生化检查证实其为严重的维生素 B_1 缺乏。作者认为严重的维生素 B_1 缺乏的患者静注葡萄糖可致乳酸酸中毒及心血管衰竭，对急性神经功能障碍的患者应在使用含糖溶液前应给予维生素 B_1。

2. 目前有关本病麻醉管理的报道较少。由于合并中枢与周围神经病变，应尽量避免椎管内麻醉在内的区域神经阻滞麻醉。前述 Jamart 报道的病例在 37 周时术前检查患者合并有眼球震颤、共济失调等中枢神经症状，在全身麻醉安全实施了剖宫产术。

3. 麻醉期间应加强血流动力学的监测与管理，维持循环稳定。

（郑利民）

参考文献

［1］ ARTS NJ, WALVOORT SJ, KESSELS RP. Korsakoff's syndrome：a critical review［J］. Neuropsychiatr Dis Treat，2017，13：2875-2890.

［2］ NOLLI M, BARBIERI A, PINNA C, et al. Wernicke's encephalopathy in a malnourished surgical patient：clinical features and magnetic resonance imaging［J］. Acta Anaesthesiol Scand，2005，49：1566-1570.

［3］ JAMART MV, GIL S, RAYNARD M, et al. Anesthetic management for elective cesarean section for a woman with beriberi［J］. Rev Esp Anestesiol Reanim，2007，54：125-127.

［4］ CORCORAN TB1, O'HARE B, PHELAN D. Shoshin beri-beri precipitated by intravenous glucose［J］. Crit Care Resusc，2002，4：31-34.

第五十节　戊二酸血症Ⅰ型
（glutaric acidemia type Ⅰ）

麻醉管理所面临的主要问题

中枢神经系统病变

颅内出血

营养管理,促进合成代谢,防止蛋白质分解代谢

围手术期补充碳水化合物及肉碱

防止急性脑病危机

预防及纠正酸中毒

避免长时间、大剂量应用丙泊酚

【病名】

戊二酸血症Ⅰ型（glutaric acidemia type Ⅰ,GA Ⅰ）,又称戊二酸尿症Ⅰ型（glutaric aciduria type Ⅰ）、戊二酰-CoA 脱氢酶缺乏症（glutaryl-CoA dehydrogenase deficiency）、二羧基氨基酸尿（dicarboxylic aminoaciduria）等。

【病理与临床】

1. 本病是一种常染色体隐性遗传性氨基酸代谢障碍性疾病,它是由于 19 号染色体（19p13.2）上的 GCDH 基因的突变所致,目前已发现 150 多个 GCDH 基因突变位点。GCDH 基因编码戊二酰-CoA 脱氢酶（glutaryl-CoA dehydrogenase）,该酶存在于线粒体内,参与赖氨酸（lysine）、羟赖氨酸（hydroxylysine）及色氨酸（tryptophan）的代谢,而色氨酸是构成蛋白质的基础。该酶缺乏时可造成赖氨酸、羟赖氨酸和色氨酸及中间代谢产物戊二酸（glutaric acid）、3-羟基戊二酸（3-hydroxyglutaric acid）、5-碳二羧酸（5-carbon dicarboxylic acids）和戊烯二酸（glutaconic acid）等大量堆积,它们可对大脑（尤其是基底神经节）造成损害,并干扰中枢神经递质的合成,如:5-碳二羧酸可能会破坏中枢抑制性神经递质氨基丁酸（GABA）的合成。本病患病率约为每 3 万到 4 万人中 1 例,在加拿大的 Amish 和 Ojibwa 地区,其患病率高达每 300 个新生儿中 1 例。本病已被国家卫健委等五部门列入《第一批罕见病目录》,我国亦有不少报道,患病率约为 1/60 000。

2. **临床表现**　其症状的程度差异很大,多在婴儿期或幼儿期出现,少数出现在青春期或成年期。一些婴儿出生时大头及面部异常。表现为生长发育迟缓,肌肉无力、肌张力障碍、癫痫发作、舞蹈症,痉挛、抽搐、肌肉僵硬或肌肉张力下降,多有智力障碍,部分患儿出现不自觉地缓慢扭动躯干和四肢。由于患儿常合并硬膜下出血和/或视网膜出血,有时被误认为是"受虐待儿"。

3. **实验室检查**　血及尿中戊二酸、3-羟基戊二酸、戊烯二酸升高,其中尿 3-羟基戊二酸是本病的特征。血肉碱水平低,酯化肉碱比例增加,血与尿中可检测出戊二酰肉碱、辛酰基肉碱。头部 MRI 皮质萎缩、尾状核与豆状核缩小与密度增高。

4. **诊断**　根据临床表现、血与尿化验检查、淋巴细胞或培养成纤维细胞戊二酰-CoA 脱氢酶活性低下及基因检测。

5. 治疗　包括饮食治疗与对症治疗。早期诊断、早期治疗十分重要,尤其在症状开始前对患儿进行治疗,约 80%~90% 的患儿不会出现症状。一旦出现神经损伤症状再进行治疗,也不能逆转神经病变。与其他氨基酸代谢性疾病一样,饮食治疗最为重要,严格的饮食控制有助于限制神经损伤的进展。应采取低蛋白、限制赖氨酸和色氨酸饮食,补充肉碱、核黄素及高热量的碳水化合物,促进合成代谢,防止分解代谢。

【麻醉管理】

1. 代谢管理　正如 Teng 在其病例报道中指出的那样,在对 GA I 患者进行麻醉管理时,充分了解其发病机制和临床表现至关重要。术前应与儿科遗传学家、代谢专家及外科医师沟通,详细制定其围手术期管理方案。由于在感染、发热、手术、饥饿、精神紧张等应激状态下可能导致出现症状或使其症状恶化,严重者出现急性脑病危机(acute encephalopathic crises)。对择期手术应综合评估其必要性与风险后决定是否实施,近年来由于对本病治疗的进步,大部分患者都能安全渡过围手术期。Teng 与 Ituk 均指出,营养管理是本病围手术期管理的基础,也是麻醉成败的关键。应采取低蛋白、限制赖氨酸和色氨酸、补充高热量碳水化合物饮食。应尽量缩短术前禁食时间,在禁食期间应持续静脉输注含 10% 葡萄糖的电解质液,以补充高热量、维持正常的体液和电解质平衡、防止脱水及代谢紊乱。亦有文献指出可适当输注 20% 脂肪乳剂,如:Teng 对 1 例 37 个月、19kg 的患儿在麻醉前禁食期间持续输注含 10% 葡萄糖的 0.33% 氯化钠盐水(输注速度:60ml/小时)及 20% 脂肪乳剂(输注速度:6ml/小时)。但由于患者可能合并脂肪酸代谢障碍,建议谨慎应用脂肪乳剂。通常葡萄糖静脉输注量 6mg/(kg·min),直至经口饮食恢复。要严密监测血气与血糖,避免发生低血糖,高血糖时可用胰岛素控制。由于戊二酸等有机酸代谢产物的增加,患者特别容易发生酸中毒,术中应避免使用含有乳酸的乳酸林格液,对严重的酸中毒可用碳酸氢钠纠正。肉碱是长链脂肪酸进入线粒体的重要辅因子,在脂肪酸氧化中起着重要作用,继发性肉碱缺乏在 GA1 神经损伤中起着重要作用。患者常合并肉碱缺乏,围手术期应加倍补充肉碱,它可促进戊二酸等有机酸的代谢、改善患者代谢状况。

2. 预防急性脑病危机　急性脑病危机是由于戊二酸等代谢产物急性升高、大量通过血-脑屏障而加重中枢神经系统损伤所致。在感染、发热、手术、饥饿、精神紧张等应激状态可加重大部分氨基酸代谢性疾病的症状,但尤以本病为甚。临床表现为痉挛、呕吐、肌张力障碍、嗜睡等症状加重,它与肺部感染是患者最常见死亡原因。其预防首先应避免上述诱发因素及恰当的代谢管理,同时应保证良好的麻醉效果及围手术期镇痛、镇静效果,维持血流动力学与内环境的稳定。

3. 患儿易发生颅内出血,它可加重脑部症状或与急性脑病危机难以鉴别。术中应维持血流动力学稳定,避免血压急剧升高。

4. 目前有关本病麻醉管理的临床报道较少。Hernández-Palazón 报道了一对姐妹患儿脑室分流术的麻醉管理,指出:由于神经肌肉病变致吞咽困难与胃排空障碍,在麻醉诱导时应注意反流误吸,麻醉诱导前应对饱胃情况进行评估。麻醉可采取快速顺序诱导插管及 Sellick 手法。但 Teng 等为减少气管插管的应激反应,采用标准插管程序。本病并无严格意义上的禁用麻醉药,为便于术后早期进行中枢神经系统功能的评估,麻醉药应选择代谢或排泄快、苏醒迅速者,此外,还不应对代谢有明显的干扰。Teng 等认为,丙泊酚可致脂质过载并抑制氧化磷酸化,尤其是对线粒体疾病、肉碱缺乏和碳水化合物摄入不足的患者,有诱发异丙酚输注综合征和严重代谢性酸中毒之虞。但 Hernández-Palazón 等报道将丙泊酚用于临床是安全的。目前的意见是对本病患者应避免长时间、大剂量使用丙泊酚,尽量避免用长链脂肪乳剂配方者,可适当应用中长链配方。七氟烷用于本病有较多报道,Teng 等将它安全用于临床。本病的本质是线粒体酶缺乏病,Driessen 等报道线粒体疾病患儿在七氟烷全身麻醉下进行肌肉活检没有发生与麻醉相关的重大并发症或不良事件,Footitt 等亦认为线粒体疾病患者无因吸入麻醉药引起恶性高热的报道。亦可选用瑞芬太尼等。由于神经肌肉病变,患者对肌松剂的敏感性增加,因此要慎用非去极化肌松剂、禁用去极化肌松剂。此外,对术后苏醒延迟的患者应考虑发生急性脑病危机或硬膜外出血的可能性。

5. 戊二酸血症Ⅱ型(Glutaric acidemia type Ⅱ,GA Ⅱ),又称多种酰基辅酶 A 脱氢酶缺乏症(见"多种酰基辅酶 A 脱氢酶缺乏症")。它是由于 *ETFA*、*ETFB* 和 *ETFDH* 三种基因中的任何一种突变所致,为常染色体隐性遗传。其中,*ETFA* 和 *ETFB* 基因编码电子传递黄素蛋白(electron transfer flavoprotein),*ETFDH* 基因编码电子传递黄素蛋白脱氢酶(electron transfer flavoprotein dehydrogenase),它们在线粒体能量代谢中起着重要作用。这些酶缺陷,导致广泛围的蛋白质和脂肪代谢障碍及中间代谢产物戊二酸等体内堆积。GA Ⅱ 非常罕见,临床表现同 GA Ⅰ 相似,以低酮性低血糖与代谢性酸中毒为特征。患者还可能合并有先天畸形,包括脑畸形、肝大、扩张型心肌病、肾囊肿和其他肾脏畸形、面部畸形及生殖器异常。通常在婴儿期或幼儿期以代谢危机形式突然发病,出现酸中毒和低血糖、无力、厌食、呕吐等。氨基酸分析可见全氨基酸血症或氨基酸尿,血肉碱水平正常或略低,但尿酯酰肉碱浓度升高,尤其是口服肉碱后。尿中排出大量有机酸,尿有机酸谱出现 2-羟基戊二酸,据此可与 GA Ⅰ 鉴别。本型患者预后差,低蛋白、补充肉碱与核黄素及高热量的碳水化合物饮食治疗效果不佳,多于出生后早期死亡。目前未见本病相关的临床麻醉病例报道,其麻醉管理可参考 GA Ⅰ。

（郑利民）

参考文献

[1] TENG WN,LIN SM,NIU DM,et al. Anesthetic management of comprehensive dental restoration in a child with glutaric aciduria type 1 using volatile sevoflurane[J]. J Chin Med Assoc,2014,77:548-551.

[2] ITUK US,ALLEN TK,HABIB AS. The peripartum management of a patient with glutaric aciduria type 1[J]. J Clin Anesth,2013,25:141-145.

[3] TSIOTOU AG,MALISIOVA A,BOUZELOS N,et al. The child with glutaric aciduria type Ⅰ:anesthetic and perioperative management[J]. J Anesth,2011,25:301-304.

[4] HERNÁNDEZ-PALAZÓN J,SÁNCHEZ-RÓDENAS L,MARTÍNEZ-LAGE JF,et al. Anesthetic management in two siblings with glutaricaciduria type 1[J]. Paediatr Anaesth,2006,16:188-191.

[5] FOOTITT EJ,SINHA MD,RAIMAN JA,et al. Mitochondrial disorders and general anaesthesia:a case series and review[J]. Br J Anaesth,2008,100:436e41.

[6] Driessen J,Willems S,Dercksen S,et al. Anaesthesia-related morbidity and mortality after surgery for muscle biopsy in children with mitochondrial defects[J]. Paediatr Anaesth,2007,17:16e21.

第五十一节 先天性全身性脂肪营养不良症
（congenital generalized lipodystrophy）

麻醉管理所面临的主要问题

病变累及多器官、多系统

糖尿病，肝功能损害

可能合并心肌病

可能为困难气道

高脂血症

麻醉药起效与恢复减慢

慎用丙泊酚

【病名】

先天性全身性脂肪营养不良症（congenital generalized lipodystrophy，CGL），又称 Berardinelli-Seip 综合征（Berardinelli-Seip syndrome）、Berardinell Seip 先天性脂肪营养不良（Berardinell Seip congenital lipodystrophy，BSCL）、先天性脂肪营养不良性糖尿病（congenital lipoatrophic diabetes）。

【病理与临床】

1. CGL 是一种罕见的以全身脂肪组织几乎完全缺失为主要临床特征的先天性代谢性疾病。1954 年由 Waldemer Berardinelli 首先报道了一例 1 岁男孩，1959 年 Martin Fredrik Seip 报道了另外 3 例患者。本病极为罕见，估计每 1 000 万新生儿中 1 例，北美、撒哈拉以南国家、印度、黎巴嫩、葡萄牙、巴西、土耳其和日本均有报道，中国台湾的 Hsu 等最近报道了 8 个医疗中心 16 例患者。本病属常染色体隐性遗传，现已证实它与 *AGPAT2* 基因（9q34）、BSCL2 基因（11q12.3）、*CAV1* 基因（7q31）及 *PTRF* 基因（17q21.2）变异有关。这些基因调控脂肪细胞内脂滴产生及其正常的功能，脂滴约占整个脂肪细胞体积的 90%，它储存脂肪（甘油三酯）。上述基因突变导致脂肪细胞丢失和脂肪储存能力丧失，血清瘦素、脂肪细胞因子脂连素水平降低，血游脂肪酸浓度升高，出现胰岛素抵抗与糖尿病等代谢障碍；脂肪沉积于全身组织中（如：肝脏和骨骼肌等）引起肝脏病变、肌肉、肾脏等病变。但部分患者并无上述四种基因变异，提示可能还有其他未被识别的基因参与。此外，还有一些病变（如：心肌病）的发病机制尚不清楚。

2. 临床表现

（1）出生时或出生后不久几乎完全没有皮下脂肪，四肢皮肤浅静脉明显。肌肉脂肪堆积，外观肌肉发达。多毛，低额和后发际线。儿童早期食欲明显增加，生长速度加快，类肢端肥大症表现，手、脚、下颌比例增大。可能合并精神运动迟缓或轻至中度智力障碍。肝脏脂肪堆积（脂肪肝或肝脂肪变性），可致肝大、肝硬化和肝功能障碍，严重者出现肝衰竭而需肝移植。代谢并发症包括严重的高甘油三酯血症（和高胆固醇血症）及胰岛素抵抗与糖尿病。皮肤病变为皮肤褶皱区（如：颈部、腹股沟和腋下）皮肤色素沉着及过度角化等黑棘皮病样改变。20%~25% 的患者合并肥厚性心肌病，它是导致心脏衰竭和早期死亡的重要原因。此外，还可能合并骨囊肿、幽门梗阻、女性性早熟等。

（2）分型：临床上根据基因变异而分为四个亚型，各亚型相对应的基因是：CGL 1 型（*AG-PAT2* 基因），CGL 2 型（*BSCL2* 基因），CGL3 型（*CAV1* 基因），CGL4 型（*PTRF* 基因）。各亚型临床表现略有不同，如：肥厚性心肌病、心律失常、肌营养不良及幽门狭窄常见于 CGL4 型；骨囊肿与骨髓脂肪减少多见于 CGL 1 型和 2 型；CGL1 型缺乏代谢活性脂肪，但机械性脂肪（位于手足掌、头皮和关节周围等以支持和保护受到机械损伤区域的脂肪）保存完好；CGL2 型有机械脂肪的损失，更易出现严重的脂肪代谢障碍。

3. 诊断与治疗　诊断根据临床表现及基因检测。无有效治疗方法，主要为对症治疗、低脂饮食，重组人瘦素类似物美曲普汀（metreleptin）有一定效果。

【麻醉管理】

1. 本病是一种累及多器官与系统的全身性疾病，其中尤其要注意高脂血症及糖尿病等致心血管与微循环障碍，严重的肝功能损害可能合并心肌病与恶性心律失常等。此外，本病发病机制与下丘脑及垂体功能异常无关，但 Mabry 发现在个别患者有垂体内分泌功能异常。

2. 气道管理　患者可能气道管理十分困难。因为类肢端肥大症样病变造成颌面畸形、巨舌、扁桃体肥大，它们除可引起上呼吸道梗阻和阻塞性睡眠呼吸暂停外，还可致困难气道。此外，患者可能合并智力障碍与幽门梗阻。麻醉前应对气道与饱胃状况进行充分评估，并采取相应对策。

3. 高脂血症患者的麻醉管理

（1）高甘油三酯血症可致心血管病变与微循环障碍、增加急性胰腺炎的风险，而后者是患者主要死亡原因之一。术前应通过饮食、药物及运动加以控制，上述治疗无效的严重高脂血症者术前可考虑血浆置换治疗。

（2）血清脂蛋白可吸收与贮存血液中的一些脂溶性药物、阻止麻醉药物迅速到达其目的地（靶器官），从而影响麻醉药的起效与苏醒时间。Bennett 报道了一例小儿患者在七氟烷麻醉后出现苏醒延迟，Steen 在另一例患儿中发现其麻醉苏醒延迟与高脂血症致溶解于血中的七氟烷增加有关。这一现象不仅存在于吸入麻醉药使用过程中，亦可见于静脉麻醉中，同样它亦可使麻醉起效时间延长。Johnson 等报道了一例重度高脂血症、在丙泊酚麻醉下进行电休克治疗的患者，其麻醉起效时间延长，作者形容重度高脂血症是麻醉药物的贮存槽（sink）。

（3）脂肪乳剂的应用问题：临床常用的脂肪乳剂类与麻醉相关的药物有：丙泊酚、依托咪酯及非甾体抗炎药氟比洛芬酯等。其中丙泊酚乳剂最受重视，既往它仅由长链甘油三酯（LCT）大豆油制成。文献报道证实，长时间、大剂量输注丙泊酚可导致血甘油三酯浓度升高，甚至诱发急性胰腺炎，Bustamante 报道了一例 I A 型糖原累积病患者在丙泊酚麻醉后发生急性胰腺炎。因此它用于本病可加重其病理改变。近年来，对其剂型作了二种改变，其目的是避免血甘油三酯浓度过度升高：一是将既往 1% 丙泊酚改为 2% 丙泊酚，二是使用中链（MCT）与长链混合甘油三酯（MCT/LCT）代替 LCT。但 Theilen 等观察比较了在 ICU 内分别用 MCT/LCT 与 LCT 镇静患者的血甘油三酯浓度，结果在镇静过程中二组甘油三酯水平几乎相同，但与 LCT 组相比，停用丙泊酚后 MCT/LCT 组血甘油三酯浓度下降更为迅速。总之，目前对丙泊酚用于严重高脂血症患者的安全性尚有疑虑，且临床上有不少其他安全高效的麻醉药可供选择应用，我们建议此类患者应尽量避免应用丙泊酚依托咪酯、镇痛药氟比洛芬酯类脂肪乳剂。

4. 血糖管理　患者胰岛素抵抗，血胰岛素浓度常显著升高，其糖尿病与血糖水平极难控制。与 Russell-Silver 综合征及 SHORT 综合征相似，由于糖原贮备减少，也容易发生低血糖，尤其是术前血糖控制不良的患者，术中应加强血糖监测与管理。

5. 其他　心肌病多为肥厚梗阻型,多见于 30 岁以上患者,它与恶性心律失常是重要的死亡原因。合并肌病或肌营养不良者应慎用非去极化肌松剂,禁用去极化肌松剂。合并骨囊肿者易发生骨折,在搬动及摆放体位时要注意。

(郑利民)

参考文献

[1] PATNI N,GARG A. Congenital generalized lipodystrophies-new insights in to metabolic dysfunction[J]. Nat Rev Endocrinol,2015,11:522-534.

[2] HSU RH,LIN WD,CHAO MC,et al. Congenital generalized lipodystrophy in Taiwan[J]. J Formos Med Assoc, 2018,pii:S0929-6646(17)30575-2.

[3] JOHNSON TJ,PORHOMAYON J,NADER ND,et al. Hyperlipidemia sink for anesthetic agents[J]. J Clin Anesth,2016,34:436-438.

[4] BENNETT T,ALLFORD M. Delayed emergence from anesthesia in a child with congenital generalized lipodystrophy (Berardinelli-Seip syndrome)[J]. Pediatr Anesth,2012,22:299-300.

[5] STEEN ER,DE BAERDEMAEKER LEC,VAN LIMMEN E,et al. Some pharmacokinetics of sevoflurane in a child with severe lipodystrophy[J]. A A Case Reports,2014,2:61-64.

第五十二节　线粒体 DNA 缺失综合征
(mitochondrial DNA depletion syndrome)

麻醉管理所面临的主要问题

常合并多系统与器官病变(心、肝、肾、神经、内分泌等)及代谢障碍

注意恶性高热

【病名】

线粒体 DNA 缺失综合征(mitochondrial DNA depletion syndrome,MDSs),无别名。其有多种类型,有不同名称。

【病理和临床】

1. MDSs 是一组以特定组织中线粒体 DNA(mitochondrial DNA,mtDNA)低表达为特征、遗传特征与临床表现多样性的常染色体隐性遗传性疾病,通常导致婴儿期或儿童早期死亡。线粒体呼吸链复合体是机体能源生产的重要部位,但其关键亚基的产生需要足够数量的 mtD-NA,mtDNA 缺失可能导致线粒体呼吸链复合体合成不足、能量产生障碍、继而导致器官功能障碍。核苷酸合成相关基因产生维持线粒体三磷酸脱氧核苷酸(dNTP)池的蛋白质;dNTP 可以通过细胞周期调节或补救途径合成 DNA 前体。由于 mtDNA 连续复制且不依赖于细胞分裂,负责维持 dNTP 池的任何基因的突变都将导致 mtDNA 耗竭。POLG 是编码 DNA 聚合酶 γ(POLγ)的基因,C10orf2 编码蛋白质合成所需的螺旋酶,这是 mtDNA 复制和修复所必需的。上述基因突变导致细胞分裂期间不能向子细胞提供足够的 mtDNA,这反过来导致线粒体基因组含量的减少。线粒体 DNA 的重组突变主要分为缺失(deletion)和重复(duplication)。缺失突变可以单独存在,也可能与重复同时存在。线粒体 DNA 缺失存在异质性,可能与下列因素有关:①线粒体自身特点:缺乏有效的损伤修复系统及组蛋白的保护,易受活性氧攻击,发生突

变;②核基因的突变:编码线粒体结构蛋白或调控其蛋白翻译的相关核基因突变;③氧化应激:可能与线粒体基因组完整性的改变有关,致死性氧化还原反应利用碱基修饰作用可能会导致线粒体的大片段缺失或者使其功能丧失;④部分小片段的缺失可能通过重复作用,在核基因的参与调控下,可能会累积在衰老组织中而出现大片段的缺失。线粒体 DNA 缺失是核苷酸合成(*TK2*、*SUCLA2*、*SUCLG1*、*RRM2B*、*DGUOK*、*MPV17* 和 *TYMP*)或 mtDNA 复制(*POLG*、*C10orf2*)有关的核基因突变引起的 mtDNA 缺陷的结果。

2. MDSs 通常表现出组织特异性,但是包括心脏、脑和肾脏在内的多器官受累也不少见。MDSs 通常可分为肌病、脑肌病、肝脑病或神经胃肠道病。若病变主要侵犯中枢神经系统,则称线粒体脑病,如:Leber 病、Leigh 病等。若病变除侵犯中枢神经系统,还侵犯骨骼肌,则称线粒体脑肌病,主要包括:慢性进行性眼外肌麻痹(CPEO)、Kearns-Sayre 综合征(KSS)、肌阵挛性癫痫伴破碎红纤维、线粒体肌病伴乳酸酸中毒与卒中样发作等。在线粒体 DNA 缺失引起的疾病表型中,典型的有 Pearson 综合征(PS)、KSS、CPEO,但缺失并不局限于上述几种疾病表型,也能涉及糖尿病、听力丧失和几乎所有线粒体脑肌病。

3. 根据发病年龄,MDSs 分为先天型(早发型)和婴儿型(晚发型),前者出生后发病,生存期一般少于 1 年;后者于婴儿期或者儿童发病,生存期一般 20 年以内。可伴有肝病、心肌病和肾病。中枢神经系统受累表现为嗜睡、皮质萎缩等脑病改变,周围神经受损可影响轴突和髓鞘。在线粒体 DNA 缺失引发的疾病中,KSS 合并有心脏病变,一般表现为左前束支传导阻滞,偶伴有右束支传导阻滞,完全性心脏传导阻滞可导致突然死亡,必要时应安装起搏器。CPEO 易误诊为"重症肌无力眼肌型",但对抗碱酯酶药物无效,一般不具备其他体征。PS 是一组影响骨髓和胰腺功能的先天性疾病,多在婴儿期发病,表现全血细胞减少和胰腺分泌功能障碍,死亡率较高。

4. MDSs 常见类型及临床特点如下(表 8-7)。

表 8-7　几种常见线粒体 DNA 缺失综合征的临床与遗传学特点

MDSs 常见类型	发作时期	主要表现	相关基因	染色体位点
线粒体 DNA 缺失肝脑综合征	新生儿及儿童早期	肝功能不全;精神运动迟缓;肌张力低下;乳酸酸中毒;眼球震颤;神经功能障碍	*POLG* *C10orf2* *DGUOK* *MPV17* *TK2*	15q25 10q24 2p13 2p23.3 16q22-q23.1
Alpers-Huttenlocher 综合征	儿童早期	肝功能不全;部分持续性癫痫;神经功能障碍	*POLG*	15q25
线粒体 DNA 缺失肌病综合征	婴儿期,儿童早期	肌张力低下,肌肉无力构音障碍与吞咽困难;发育停滞	*POLG* *TK2* *RRM2B* *DGUOK*	15q25 16q22-q23.1 8q23.1 2p13
线粒体 DNA 缺失脑肌病综合征	婴儿期	张力低下;肌肉无力;精神运动迟缓;感音神经性听力障碍;乳酸酸中毒;神经功能障碍	*RRM2B* *TK2* *SUCLA2* *SUCLG1*	8q23.1 16q22-q23.1 13q12.2 2p11.3
线粒体缺失神经胃肠脑肌综合征	童年晚期,青春期	胃肠动力障碍;体重减轻;周围神经病变;上睑下垂;神经功能障碍	*TYMP* *RRM2B* *POLG*	22q13 8q23.1 15q25

引自:HGMD 专业数据库:www.HGMD.CF.AC.UK/。

（1）线粒体 DNA 缺失肝脑综合征（hepatocerebral，MDS）：发生在出生后的前六个月，受影响的患者通常在发病后一年内死亡。常见的症状包括持续呕吐、发育停滞、低血压和低血糖。肝活检的组织学改变包括脂肪变性、胆管增生、纤维化和小叶萎缩。在婴儿和幼儿的肝脏中可检测到环氧化酶（COX）减少和 mtDNA 编码的线粒体呼吸链复合物的缺乏。

（2）Alpers-Huttenlocher 综合征（alpers-Huttenlocher syndrome，AHS）：是一种早期发病的致命疾病，其特点是难以控制的癫痫发作，演变为部分持续性的癫痫，以及全身神经学恶化。肝功能障碍通常也是进行性的，从微囊性脂肪变性伴胆管增生演变为肝硬化和器官衰竭。脑 MRI 包括基底核和丘脑的信号异常，脑回不规则增宽和部分畸形。尽管在骨骼肌中这两种标记物都可能正常，但患者通常表现为肝脏线粒体呼吸链缺陷和低 mtDNA。预后很差。

（3）线粒体缺失神经胃肠脑肌综合征（neurogastrointestinal MDS，MNGIE）：是一种常染色体隐性遗传疾病。以十岁和五十岁之间发作为特征，但在绝大多数病例发病年龄在 20 岁以前。所有受影响个体都出现体重减轻和进行性胃肠动力障碍，表现为早期饱腹、恶心、吞咽困难、胃食管反流、餐后呕吐、偶发性腹痛伴胀气和腹泻。此外，所有受影响的个体都有运动和感觉神经脱髓鞘病变，在某些情况下伴有轴突神经病变。神经病变通常表现为远端无力和感觉异常，表现为对称的袜-套分布，常伴眼睑下垂和眼肌麻痹。受影响个体可有脑脊液蛋白、血浆乳酸浓度升高、血浆胸腺嘧啶脱氧核苷和脱氧尿苷均增加。白细胞中胸腺嘧啶脱氧核苷磷酸化酶（TP）的活性通常小于 10%。神经影像学通常显示弥漫性白质改变。

（4）线粒体 DNA 缺失肌病综合征（myopathic MDS）：有些患者可存活到十几岁，但症状通常出现在出生后的第一年，包括喂养困难、发育不良、张力降低、肌肉无力，偶尔伴有进行性眼外肌麻痹。死亡通常是由肺功能不全及反复感染引起的。肌肉活检可显示线粒体增生，COX 斑片状或弥漫性缺陷，所有肌肉线粒体 DNA 中始终存在线粒体呼吸链复合物缺陷。血清肌酸激酶水平可能会有不同程度的升高。

（5）线粒体 DNA 缺失脑肌病综合征（encephalomyopathic MDS）：特点是婴儿期低张力，伴有严重的精神运动障碍、高乳酸水平、进行性高动力-肌张力障碍、外眼肌麻痹、耳聋、全身性癫痫和多种肾小管功能障碍。脑 MRI 通常表现为亚急性坏死性脑病的病理特征。本病已列入国家卫健委等五部门公布的《第一批罕见病目录》。

5. 诊断与治疗　诊断根据临床表现、家族史、生物的化学检验和组织病理学检查。其中线粒体呼吸链复合体测定很重要，但是结果可能为阴性；mtDNA 拷贝数减少到正常值的 60%~65% 是诊断原发性 MDSs 的先决条件，更多的患者则降至 20%~25%；生化数据，如乳酸、丙酮酸、丙氨酸和有机酸概况，以及神经影像学表现，也是重要的诊断线索。治疗：目前缺乏有效治疗手段，主要是加强营养和对症治疗，控制饮食，避免低血糖。可给予富含脂质的饮食、ATP、α-硫辛酸、辅酶 Q_{10}、维生素 E 和维生素 C、B 族维生素、叶酸、左卡尼汀、一水肌酸、琥珀酸或琥珀酸盐、抗氧化剂等。丙酮酸羧化酶缺少的患者可给予高蛋白、高碳水化合物和低脂饮食。酶置换疗法已被用于线粒体缺失神经胃肠脑肌综合征（MNGIE）的治疗。肝移植可能有益于 *DuGOK* 基因突变所致的肝病患者，但严重低血压、精神运动迟缓、眼球震颤时禁忌使用。*MPV17* 和 *VPA* 引起器官衰竭的患者，器官移植可提高了人们的生活质量和预期寿命，但肝移植的儿童可能会继续发展神经系统症状。

【麻醉管理】

1. 麻醉前管理　本病常合并全身多个系统的病变，如：心肌病、肌病、糖尿病、甲状腺功能低下、乳酸酸中毒、肾小球疾病、肝病、肠梗阻、全血细胞减少、胰腺功能失调、癫痫发作、共济失调、视神经病与周围神经病、精神障碍等,部分患者可能还合并其他先天性畸形。术前管理的重点是对组织器官进行全面仔细评估、纠正代谢与内分泌紊乱。并根据其器官受累情况制定相应的麻醉管理方案。术前应尽量缩短禁食时间,在禁食期间可持续静脉输注葡萄糖液。本病患者可能合并有糖与脂肪酸氧化代谢障碍,输注葡萄糖液可通过糖酵解途径增加能量供应。为避免患者精神紧张而增加能量消耗,术前可根据患者情况适当应用镇静剂。

2. 目前有关本病麻醉管理的临床报道较少,没有证据提示临床常用麻醉药对线粒体呼吸链复合体有不良影响。其麻醉管理重点是维持内环境稳定、保证充足的能量供应与氧供、避免加重其代谢紊乱。硬膜外阻滞有良好的术后镇痛、避免术后残余全麻药和肌松剂呼吸抑制及避免发生恶性高热的优点,可单独或与全麻合用于本病患者,但要注意它对呼吸与循环的抑制作用。由于肌病与神经系统病变很常见,应慎用肌松药,尤其是禁用琥珀胆碱。关于本病与恶性高热的关系有争议,大部分作者认为线粒体肌病本身并非恶性高热者,但亦有人认为一些肌病的临床表现是相互重叠的,作为临床医师有时无法判断其类型与风险,故本病患者应按恶性高热处理,应避免用去极化肌松药琥珀胆碱及氟化醚类挥发性吸入麻醉药。全身麻醉时目前多主张采用全凭静脉麻醉。

3. 良好的麻醉管理十分重要。术中应维持血流动力学稳定、保证良好的麻醉与镇痛效果、避免低体温与高体温、避免缺氧与二氧化碳蓄积。术中应持续监测血糖与血气,避免低血糖及酸中毒。在整个围手术期应持续输注葡萄糖液,避免低血糖,血糖高时可适当用胰岛素处理。本病容易发生酸中毒,酮症酸中毒多由糖代谢异常引起,应输注短效胰岛素加葡萄糖液治疗。患者也可能发生乳酸酸中毒,术中应避免输入乳酸林格液,必要时可适当用碳酸氢钠纠正酸中毒。

(戴中亮   张雪萍)

参考文献

[1] NOGUEIRA C,ALMEIDA LS,NESTI C,et al. Syndromes associated with mitochondrial DNA depletion[J]. Italian J Pediatrics,2014,40:34.

[2] 张彦春,戚豫.线粒体 DNA 缺失与疾病[J].中华医学杂志,2013,93:3086-3088.

第五十三节   遗传性血红蛋白沉着病
(hereditary hemochromatosis)

麻醉管理所面临的主要问题

心、肝、胰、内分泌等全身重要器官损害

尽量避免输血

【病名】

遗传性血红蛋白沉着病(hereditary hemochromatosis,HH。或 genetic hemochromatosis),又称青铜色糖尿病(bronze diabetes)、青铜色肝硬化(bronzed cirrhosis)、家族性血红蛋白沉着病

（familial hemochromatosis）、原发性血红蛋白沉着病（primary hemochromatosis）、血色病（haemochromatosis）、铁贮积紊乱病（iron storage disorder）、色素性肝硬化（pigmentary cirrhosis）、Troisier-Hanot-Chauffard 综合征（Troisier-Hanot-Chauffard syndrome）、Von Recklenhausen-Applebaum 病（Von Recklenhausen-Applebaum disease）等。

【病理与临床】

1. 本病是一种先天性铁超载性疾病，体内铁过量可导致血红蛋白沉着。其原因与 *HAMP*、*HFE*、*HJV*、*SLC40A1* 和 *TFR2* 基因突变有关。这些基因产物在调节铁的吸收、运输和储存方面起着重要的作用，任何一种基因突变都可使小肠黏膜对铁吸收失去正常的调控、小肠黏膜铁吸收异常增多，并改变铁在体内的分布。铁在全身组织器官，尤其是心、肝、肾、脾、胰、脑垂体、皮肤、关节等器官内大量沉积。细胞内铁沉积过多可使溶酶体崩解而释放出各种酶引起细胞器发生脂质过氧化反应，同时铁过多可刺激胶原合成，使相应的组织器官损害。

2. 根据其基因变异与发病年龄，本病分为四型：其中，1 型与 *HFE* 基因突变有关；2 型又称青少年型血红蛋白沉着病（juvenile Hemochromatosis），它由 *HJV* 或 *HAMP* 基因突变引起；3 型与 *TFR2* 基因突变有关，4 型又称为铁转运蛋白病（ferroportin disease），与 *SLC40A1* 基因突变有关。1 型与 4 型通常在 40 到 60 岁之间出现症状，女性通常在绝经后出现症状。2 型在青少年期发病，在 20 岁左右性激素分泌减少或消失，女性通常开始月经正常，但不久就停经；男性出现青春期延迟或性激素缺乏相关症状；约 30 岁左右心脏病变明显。3 型发病年龄介于 1 型和 2 型之间，通常在 30 岁之前开始出现症状。1 型、2 型、3 型为常染色体隐性遗传性疾病，4 型为常染色体显性遗传性疾病。1 型血红蛋白沉着病是美国最常见的遗传性疾病之一，估计约有 100 万名患者；它主要见于北欧血统的白种人，约每 1 000 个白种人中就有 4 到 5 个携带有 *HFE* 与 *C282Y* 两个突变基因，约每 10 个白种人中就有一个携带 *C282Y* 突变基因。本病在非洲裔美国人、亚裔美国人、西班牙裔/拉丁美洲人和美洲印第安人极为罕见。无性别差异，由于女性有月经失血，故男性发病年龄通常比女性年轻、且症状重。

3. 临床表现为全身多器官损害皮肤色素沉着，呈金属青灰色。肝脏损害、肝大、肝硬化。广泛的内分泌系统损害，尤其是胰腺损害，约 65% 以上的患者合并有糖尿病；脑垂体及下丘脑受损可引起各种内分泌腺受累的表现，促性腺激素减少致性功能障碍，肾上腺皮质功能减退、甲状腺功能减退等。约 15% 的患者合并不同程度的心肌病变，表现为充血性心力衰竭及各种心律失常，它是主要死亡原因。此外，还有骨质减少、骨质疏松，易骨折及关节病变等。

4. 根据肝大、皮肤色素沉着、糖尿病（血红蛋白沉着病"三联症"）等临床表现及血清铁蛋白升高及转铁蛋白饱和度升高可做诊断，肝脏活检测定肝内贮铁含量可确诊。治疗方法有放血疗法及用铁螯合剂。

【麻醉管理】

1. 本病几乎累及全身所有的重要器官，术前应进行详细的全身检查与评估，尤其是要注意合并的肝脏、心脏病变、糖尿病及其他内分泌病变，据此制定相应的麻醉管理计划。患者无论是否合并肾上腺皮质功能减退的临床表现，围手术期均应给予应激剂量的皮质激素。合并甲状腺功能减退者，甲状腺素片应持续服用至手术前。要注意为降低门静脉压力患者可能长服用 β 受体拮抗剂，按心脏疾病管理指南，β 受体拮抗剂持续服用至术前，但要注意麻醉中低血压等血流动力学变化。

2. 目前有关本病麻醉管理的临床报道较少，Hoefnagel 报道了一例合并严重心脏病变、心衰的产妇在硬膜外麻醉下分娩镇痛,强调了对此类危重患者多学科协调管理的重要性。由于不同患者受累器官与临床表现差异极大,应根据患者具体情况制定相应的麻醉管理计划。临床所用的麻醉药均不影响铁的代谢,本病本身并无特殊禁忌的麻醉药。其麻醉药的选择既要避免使用主要经肝脏代谢、可引起肝功能损害的药物,又要避免抑制心脏功能、可诱发心律失常的药物。脊柱畸形者应避免行椎管内麻醉。

3. 放血疗法是本病最有效的治疗方法,输血可补充外源性铁、加重机体铁贮积,应尽量避免输血。输血指征除红细胞球压积、血红蛋白浓度外,还应根据患者心肺功能及全身状况而定,正常患者血红蛋白浓度在 70g/L 以上时不应输血。由于长期放血治疗,此类患者似较正常人耐受较低的血细胞比容,且轻度贫血对患者排除体内贮积的铁有利,故应更为严格地掌握输血指征,合并低蛋白血症时可适当输注白蛋白。

4. 注意骨质疏松,易骨折。

(郑利民)

参考文献

[1] SALGIA RJ,BROWN K. Diagnosis and management of hereditary hemochromatosis[J]. Clin Liver Dis,2015,19:187-198.

[2] HOEFNAGEL AL,WISSLER R. Anesthetic management of vaginal delivery in a parturient with hemochromatosis induced end-organ failure[J]. Int J Obstet Anesth,2012,21:83-85.

第五十四节　原发性高草酸尿症
(primary hyperoxaluria)

麻醉管理所面临的主要问题

> 肾功能损害,肾保护
> 全身多系统与器官损害(心血管、周围神经、骨骼等)
> 肝移植或肝肾移植
> 注意氟化醚类吸入麻醉剂的肝肾损害

【病名】

原发性高草酸尿症(primary hyperoxaluria,PH),又称草酸盐沉积病(oxalosis)、先天性或原发性草酸尿(congenital oxaluria 或 primary oxaluria)、先天性甘油酸盐脱氢酶缺乏症(D-glycerate dehydrogenase deficiency)、丙氨酸乙醛酸转氨酶缺乏症(alanine-glyoxylate aminotransferase deficiency)、Lepoutre 综合征等。

【病理与临床】

1. PH 是一种罕见的常染色体隐性遗传性草酸代谢障碍性疾病,1925 年 Lepoutre 首先对本病进行了描述。其病因与肝脏草酸代谢相关的酶缺陷、内源性草酸产生过量有关。过量的草酸在尿中大量排出、形成泌尿系统结石并造成肾脏损害,同时草酸还可在肾及肾外组织(心血管、关节等)中沉积造成相应的病理损害。根据酶缺陷的不同,临床上将本病分为三型:1 型(PH-1)为丙氨酸乙醛酸转氨酶(alanine-glyoxylate aminotransferase,AGT)先天性缺陷所致,它

与 *AGXT* 基因（2q37.3）突变有关；2 型（PH-2）为乙醛酸还原酶/羟基丙酮酸还原酶（GRHPR）缺陷所致，它与 *GRHPR* 基因（9p13.2）突变有关；3 型（PH-3）为 4-羟基-2-酮戊二酸醛缩酶（HOGA）缺陷所致，它与 *HOGA1* 基因（10q24.2）突变有关。*AGXT* 和 *GRHPR* 基因突变可导致乙醛酸的积累，过量的乙醛酸产生过量的草酸；*HOGA1* 基因突变也会导致过量的草酸，但其机制不明。本病的流行病学资料尚不清楚，因为有些病例未被诊断或被误诊；据估计，它在全球中的患病率为 1∶58 000；在欧洲，其患病率为每 12 万活产婴儿中 1 例；其中 1 型最常见，约占 80%，2 型和 3 型各占 10%，无性别差异。本病约占终末期肾病（ESRD）的 2%。

2. 临床表现　各年龄均可发病，但多为 2~10 岁，首发症状为尿路结石并出现相应症状（如：血尿、尿痛、排尿困难、尿频、肾绞痛、反复尿路感染等）。肾草酸钙结石及草酸钙在肾脏沉积可引起进行性肾功能损害，导致终末期肾病。随着肾功能减退，草酸在身体的其他器官积累，尤其是骨骼、皮肤、视网膜、心肌、血管和中枢神经系统等，并出现相应症状（如：骨痛，易骨折，骨质硬化，贫血，心脏传导阻滞，心律失常，心肌炎，血管痉挛，周围神经病变，视神经萎缩和视网膜病变，肝脾肿大等）。主要死亡原因为肾衰竭。

3. 诊断　根据临床表现血与尿草酸浓度升高、肝细胞 AGT 等酶活性下降或缺乏、基因检测等。治疗主要为减少草酸钙过饱和及草酸的合成。主要措施包括：增加尿量促进草酸排泄、透析、补充维生素（维生素 B6 是 AGT 的辅酶，补充维生素 B6 减少 PH-1 型草酸的合成），肝移植可增加肝酶、减少草酸产生，终末期肾病者行肾移植等。

【麻醉管理】

1. 麻醉前管理　本病病理改变不仅限于肾功能损害，还可能合并心血管、周围神经、骨骼系统等全身多器官系统病变，麻醉前应仔细评估并制定相应麻醉管理计划。患者常因终末期肾病或降低血草酸浓度而透析治疗，应持续至术前，同时应注意其水电解质平衡。

2. 目前有关本病麻醉管理的报道较少，且多与肝肾移植手术（CLKT）相关。如：Ersoy 报道了一例进行肝肾移植的 22 岁男性 PH-1 型患者的麻醉管理，强调了循环与凝血功能监测的重要性。此外，作者在术中及术后早期采用血液透析预防草酸积累，有效地降低了血草酸浓度。Rajakumar 亦强调术前全面评估和优化、对潜在问题的认识和预期、适当的监测和围手术期持续肾替代治疗（CRRT）的指导下进行细致的术中体液管理等，是成功的重要因素。有关本病肝移植或肝肾移植的适应证及麻醉管理请见相关专著。对非肝肾移植手术而言，麻醉管理重点是肾功能保护及避免血草酸浓度进一步升高。

（1）肾脏保护的主要措施包括：避免造影剂及某些抗生素等肾毒性物质，维持血流动力学稳定、纠正低血压，保证良好的麻醉镇痛效果，避免缺氧与二氧化碳蓄积，维持酸碱与水、电解质平衡，控制血糖，保证肾血流灌注及内环境稳定等。输液应首选晶体乳酸林格液，避免大量输注生理盐水而引起高氯性酸中毒及肾功能损害。

（2）避免血草酸浓度进一步升高也是保护肾脏的重要措施，主要包括：维持充足的尿量、避免脱水及肾灌注不足，围手术期可根据患者肾功能情况适当增加输液量并给予利尿剂，也可以在围手术期积极进行血液透析。

（3）文献报道，甲氧氟烷（methoxyflurane）在氟化醚类挥发性吸入麻醉剂中代谢率最高，约 65%~70% 在肝脏通过细胞色素 P450 代谢，其最终代谢产物包括草酸。其过程是：先代谢成甲氧基氟醋酸和二氯醋酸，然后二氯醋酸转化为草酸，继而转化为 CO_2 和 H_2O；甲氧基氟醋酸不稳定，分解为草酸和氟化物。这两种反应都产生氟离子及草酸。这些代谢产物约 60% 经尿排出，并可能引起肾脏损伤，其中氟离子对肾脏损伤作用最大，如果血浓度大于 50mol/L，就会产生肾毒性。幸运的是,现甲氧氟烷已不用于临床。其他氟化醚类挥发性吸入麻醉剂代谢率极低,对草酸代谢无明显影响,因此通常认为目前临床常用的氟化醚类吸入麻醉药是安全的。但 Reich 报道了一例 11 岁 PH-1 型的患儿二次麻醉的经历:第一次麻醉用七氟烷,麻醉后第 2 天出现肝大、肝酶升高等肝损伤表现,在 7 天内恢复;二周后进行了第二次全身麻醉,此次避免用七氟烷,麻醉后无异常;作者认为前次肝功能受损与七氟烷有关。鉴于氟化醚类吸入麻醉剂的潜在肝肾毒性,应慎用于此类患者。

3. 其他注意草酸沉积可使骨质脆性增加,易骨折。

(郑利民)

参考文献

[1] 张菲菲,邵乐平,高延霞.原发性高草酸尿症医学进展[J].国际泌尿系统杂志,2015,35:135-138.

[2] ERSOY Z,ARAZ C,KIRNAP M,et al. Anesthesia management of a deceased cadaveric-donor combined liver and kidney transplant for primary hyperoxaluria type 1:report of a case[J]. Exp Clin Transplant,2015,3:97-100.

[3] RAJAKUMAR A,GUPTA S,MALLEESWARAN S,et al. Anaesthesia and intensive care for simultaneous liver-kidney transplantation:A single-centre experience with 12 recipients[J]. Indian J Anaesth,2016,60:476-483.

第五十五节　原发性肉碱缺乏症
（primary carnitine deficiency）

> **麻醉管理所面临的主要问题**
>
> 肌肉、心脏、肝脏等多组织器官病变
> 避免饥饿、感染、体温改变、疼痛等诱发因素
> 长链脂肪酸代谢障碍,禁用丙泊酚乳剂
> 慎用局麻醉药

【病名】

原发性肉碱缺乏症(primary carnitine deficiency,PCD),又称系统性原发性肉碱缺乏症(systemic primary carnitine deficiency,CDSP)、肉碱转运缺陷症(carnitine transporter deficiency)、肉碱摄取缺陷症(carnitine uptake defect 或 carnitine uptake deficiency,CUD)、肾脏肉碱转运缺陷症(renal carnitine transport defect)等。

【病理与临床】

1. 本病是一种由于全身组织细胞肉碱缺乏、长链脂肪酸 β 氧化代谢障碍为主要临床特征的常染色体隐性遗传性疾病。其原因与 CLC22A5 基因突变有关,目前已发现 SLC22A5 基因有超过 60 个突变类型。CLC22A5 基因编码 OCTN2 蛋白,其变异导致 OCTN2 蛋白缺失或功能障碍。OCTN2 蛋白存在于心脏、肝脏、肌肉、肾脏和其他组织的细胞膜上,其功能是将肉碱转运到细胞中并在细胞内运输。OCTN2 蛋白功能缺陷导致外源性肉碱经肠道吸收减少及肾脏重吸收肉碱障碍,血浆肉碱水平降低、组织细胞肉碱缺乏。肉碱(carnitine,L-β 羟-γ-三甲基氨基丁酸)主要从饮食中获得,它在长链脂肪酸的 β 氧化代谢过程中起着重要作用。线粒体是脂肪酸氧化产能的部位,长链脂肪酸不能直接透过线粒体内膜进入线粒体,肉碱的作用是通过

"肉碱循环"将在胞液中活化的长链脂肪酸——脂酰 CoA 转运至线粒体内、在线粒体酶的作用下进行 β 氧化产能（见"肉碱棕榈酰转移酶 Ⅱ 缺乏症"）。长链脂肪酸是肌肉、心脏、肝脏、脑等组织的重要能源,肉碱缺乏时长链脂肪酸 β 氧化代谢途径能量生成减少,并可间接影响葡萄糖有氧氧化、糖异生、酮体生成等其他代谢途径,进而出现一系列生化异常及脏器损害,尤其当需要脂肪酸作为主要能量来源时,组织不能得到足够能量;此外,长链脂肪酸不能进入线粒体而在细胞质中蓄积,可直接损害组织细胞,在组织细胞内可见大量脂质沉积。流行病学:本病已被国家卫健委等五部门列入《第一批罕见病目录》,在美国,患病率为 1/7 万 ~ 1/2 万,日本 1/4 万,澳大利亚 1/12 万,我国上海 2.4/10 万,本病在 Faroe 群岛的患病率高达 1/300。

2. 临床表现　其病变涉及肌肉、心脏、肝脏、脑等多组织器官,临床表现在发病年龄、器官受累和症状严重程度等方面有很大差异。包括:婴儿期代谢障碍危象与肝脏病变、童年期发生肌病与心肌病、成年期易疲劳或无症状等。

（1）婴儿期代谢失代偿:出生后 3 个月至 2 岁由于禁食或呼吸道感染、肠胃炎等引起代谢失代偿。表现为厌食、易怒、嗜睡、肝大。实验室检查:低酮性低血糖,尿中很少或无酮体,高氨血症,肝脏转氨酶升高。如不治疗,可昏迷,甚至死亡。

（2）童年期肌病与心肌病:以肌病和心肌病表现为主,扩张型心肌病、心力衰竭、心律失常、肌无力、肌痛、血肌酸磷酸激酶（CK）升高,平均年龄在 2~4 岁。

（3）成年:表现易疲劳或无症状,部分表现为心肌病、心律失常。

（4）其他:贫血、生长发育延迟、呼吸困难。妊娠期因为能量消耗显著增加及妊娠期血浆肉碱水平生理性下降,其肌病与心脏症状可能恶化。

3. 实验室检查　血肉碱及酰基肉碱水平低,皮肤活检成纤维细胞肉碱转运减少。

4. 诊断　根据临床表现、实验室检查及 SLC22A5 基因检测。

5. 治疗　本病是一种可治疗的疾病,早期诊断、早期治疗可预防心脏及骨骼肌等病变,但不能逆转已发生的病变。治疗包括:补充左旋肉碱（l-carnitine）,它可改善患者代谢状况,应终身服药。饮食治疗:限制长链脂肪酸摄入,给与充足的碳水化合物,避免饥饿与低血糖等。

【临床表现】

1. 麻醉前管理　要注意本病是一个全身性疾病,患者可能合并严重的心肌、肌肉与肝脏等损害,麻醉前应仔细检查与评估。与其他代谢性疾病一样,饥饿、感染、麻醉手术、体温改变（低体温或高热）可诱发或加重其病理改变,部分患者（尤其是小儿患者）可出现代谢失代偿、急性代谢危象,出现低酮性低血糖、高氨血症、代谢性酸中毒。有时被告诊断为雷氏综合征（见"极长链酰基辅酶 A 脱氢酶缺乏症"）。择期手术应在患者血肉碱水平正常、无低血糖等明显代谢异常及心脏功能与肝功改善后实施。左旋肉碱应服用至术前,并剂量加倍。应尽量缩短麻醉前禁食时间,限制长链脂肪酸、充足的碳水化合物饮食治疗应持续至术前,在麻醉前禁食期间及整个围手术期应持续输注含电解质的 10% 葡萄糖液,同时静脉补充左旋肉碱,以防止分解代谢与脂肪动员,直至经口饮食恢复。为减少精神应激因素引起的脂肪分解与能量消耗,麻醉前应充分镇静。由于本病属于脂质沉积性肌病（lipid storage myopathy）,术前用药应避免肌注,以防加重肌肉损伤。

2. 本病的麻醉管理同"肉碱棕榈酰转移酶 Ⅱ 缺乏症"。麻醉期间要严密监测血糖、尿量、体温。保证良好的麻醉与镇静效果。防止寒冷刺激或高热、疼痛等触发因素引起代谢亢进。避免低血糖及代谢性酸中毒,在低血糖或代谢危象时应持续输注 10% 葡萄糖处理。防止并及时处理横纹肌溶解及肌红蛋白尿,维护肾脏功能。术中应维持血流动力学稳定,保护心脏功能,避免对心功能抑制,及时处理各种心律失常等心脏并发症。同时应加强肝功能的保护,避免加重肝功能损伤。由于丙泊酚乳剂含有长链脂肪酸,可加重本病的病理与生化改变,Robbins 建议应慎用,甚至禁用于肉碱缺乏症的患者。布比卡因可抑制大鼠心肌线粒体的脂肪酸氧化,其毒性与线粒体功能受损有关。Wong 等证实,肉碱缺乏可增加布比卡因对大鼠心肌毒性的敏感性,而补充肉碱可逆转这种效应。因此,局麻药(尤其是布比卡因)的应用要慎重,但蛛网膜下腔阻滞剂量的布比卡因是安全的。由于肌肉病变,应慎用非去极化肌松剂,禁用去极化肌松剂。

(郑利民)

参考文献

[1] ELPELEG ON. Management of a systemic carnitine deficiency[J]. Anesth Analg,1991,73:672-673.

[2] WONG GK,CRAWFORD MW. Carnitine deficiency increases susceptibility to bupivacaine-induced cardiotoxicity in rats[J]. Anesthesiology,2011,114:1417-1424.

[3] ROBBINS KA,LEÓN-RUIZ EN. Anesthetic management of a patient with 3-methylcrotonyl-CoA carboxylase deficiency[J]. Anesth Analg,2008,107:648-650.

第五十六节　溶酶体酸性脂肪酶缺乏症
(lysosomal acid lipase deficiency)

麻醉管理所面临的主要问题

> 多系统、多器官病变
> 肝功能受损,高脂血症
> 血管内皮受损,早发性动脉粥样硬化
> 肾上腺皮质功能不全
> 丙泊酚脂肪乳剂应用的安全性问题

【病名】

溶酶体酸性脂肪酶缺乏症(lysosomal acid lipase deficiency,LALD),又称酸性脂肪酶缺乏症(acid lipase deficiency)、酸性胆固醇酯水解酶缺乏症(acid cholesteryl ester hydrolase deficiency)等。

【病理与临床】

1. LALD 是一种罕见的常染色体隐性遗传性胆固醇酯与甘油三酯代谢障碍性疾病。它是编码溶酶体酸性脂肪酶基因(lysosomal acid lipase gene,*LIPA*)(10q23.2-q23.3)突变、溶酶体酸性脂肪酶(lysosomal acid lipase,LAL)缺陷所致。LAL 是溶酶体中唯一能水解胆固醇酯和甘油三酯的脂肪酶,在所有的细胞脂质代谢中起着非常重要的作用,LAL 缺陷导致胆固醇酯和甘油三酯水解减少或缺失,胆固醇酯和甘油三酯在以肝脏、脾脏、血管内皮系统、淋巴结、骨髓、肠道巨噬细胞、肾上腺等为主的全身组织内贮积并对其造成损害,同时还合并血脂升高。本病已被国家卫健委等 5 部门列入《第一批罕见病目录》。其发病率尚不清楚,估计总体患病率为 1:40 000 至 1:300 000,来自伊拉克或伊朗的犹太婴儿似乎是 LALD 高危者。根据发病年龄与临床表现,本病分为二型:

（1）婴儿发病型：又称 Wolman 病（Wolman disease，WD）、Wolman 型溶酶体酸性脂肪酶缺乏症（lysosomal acid lipase deficiency，Wolman type）。它由 Abramov 与 Wolman 等在 1956 年首先报道，特点是婴儿期起病并多在出生后的几个月内死亡。

（2）晚发型：统称为胆固醇酯贮积病（cholesterol ester storage disease，CESD），由 Infante（1967 年）与 Fredrickson（1972 年）等首先报道。与 Wolman 病相比，其特点是症状出现较晚且轻。

2. 临床表现

（1）Wolman 病：出生后几天至第一个月出现呕吐、腹泻、肝脾肿大、腹胀、严重营养与发育不良。肾上腺增大和钙化、肾上腺功能不全。很少能活过 12 个月，严重者通常在 4 个月内死亡。

（2）胆固醇酯贮积病：症状无特异性，其寿命取决于疾病严重程度。包括：早发性动脉粥样硬化及其并发症（如：冠心病、脑血管病变，甚至猝死）、肝脏病变（如：肝功能异常、黄疸、脂肪肝、肝硬化及食管静脉曲张、肝功能衰竭、肝癌等）、继发性脾功能亢进、贫血和/或血小板减少、营养不良、肾上腺增大和钙化等。实验室检查：转氨酶升高，高脂血症（血清总胆固醇、甘油三酯、低密度脂蛋白升高、高密度脂蛋白低）。

3. 诊断与治疗 诊断根据临床表现、实验室检查，LIPA 基因检测及外周血白细胞与成纤维细胞 LAL 酶活性低下可确诊。治疗：包括降血脂、护肝、肝脏移植和干细胞移植治疗，但这些治疗均不能完全纠正本病多系统的病变。酶替代治疗（ERT）是最有希望的治疗方法，最近 FDA 批准了重组人溶酶体酸性脂肪酶 Kanuma（sebelipase alfa）用于治疗本病，临床初步应用显示它有利于脂质参数和肝酶的改善，但仍需要进一步证实其安全性和有效性。

【麻醉管理】

1. 麻醉前管理 因 Wolman 病病情重笃、多在出生后早期死亡，即使用 sebelipase alfa 酶替代治疗，其生存期也只能略有延长，因此不主张实施任何择期手术。胆固醇酯贮积病（CESD）累及全身多个器官与系统、病变呈进行性发展，但由于其症状不具特异性，临床上容易忽视，麻醉前应进行全面仔细的全身检查与评估，对年轻消瘦、合并肝脾肿大、肝酶升高、高脂血症、全身动脉粥样硬化的患者应考虑本病。麻醉前应积极改善肝脏功能、高脂血症及营养状况。他汀类药可服用至术前。肾上腺皮质功能不全是本病的重要病理改变，术前应对肾上腺皮质功能进行评估并进行恰当的糖皮质激素替代治疗。围手术期 sebelipase alfa 可按计划应用，但要注意其可能发生的过敏反应。由于过敏反应可发生于用药后 4 小时内，因此建议择期手术尽量在手术前一天或手术后应用。

2. 目前未检索到有关本病麻醉管理的临床报道，亦无报道提示目前临床常用的麻醉药对溶酶体酸性脂肪酶有何影响。麻醉管理应重点注意以下几方面：

（1）保护肝脏功能，避免肝功能进一步受损。同时应避免主要经肝脏代谢的药物。关于麻醉期间的肝脏保护，请见相关专著。

（2）加强循环监测与管理，维持血流动力学稳定与心肌氧供需平衡，防止心脑血管并发症。

（3）高脂血症的麻醉管理请见"先天性全身性脂肪营养不良症"，此类患者应避免用脂肪乳剂类麻醉药（丙泊酚、依托咪酯及非甾体抗炎药氟比洛芬酯等）。尤其是应避免长时间、大剂量输注丙泊酚。

（郑利民）

参考文献

［1］ KOHLI R，RATZIU V，FIEL MI，et al. Initial assessment and ongoing monitoring of lysosomal acid lipase deficiency in children and adults：consensus recommendations from an international collaborative working group［J］. Mol Genet Metab，2019，18. pii：S1096-7192（19）30735-8.

［2］ ZHARKOVA M，NEKRASOVA T，IVASHKIN V，et al. Fatty liver and systemic atherosclerosis in a young，lean patient：rule out lysosomal acid lipase deficiency［J］. Case Rep Gastroenterol，2019，13：498-507.

第五十七节　中链酰基辅酶 A 脱氢酶缺乏症
（medium Chain acyl-CoA dehydrogenase deficiency）

麻醉管理所面临的主要问题

脂肪酸代谢紊乱，多个器官与系统损害（中枢神经、肝、心肌、肌肉等）

低酮性低血糖、代谢性酸中毒

营养及体液管理，输注葡萄糖，避免长时间禁食与应激因素

丙泊酚及一些肌松药应用的安全性问题

【病名】

中链酰基辅酶 A 脱氢酶缺乏症（medium chain acyl-CoA dehydrogenase deficiency，MCADD），无别名。

【病理与临床】

1. MCADD 属常染色体隐性遗传代谢性疾病，1983 年 Rhead 等首次报道了三例患儿。主要病理生理改变：由于 *ACADM* 基因（1p31.1）突变致中链酰基辅酶 A 脱氢酶（medium chain acyl-CoA dehydrogenase，MCAD）功能缺陷、中链脂肪酸（C4-14）β 氧化障碍，导致能量生成减少和中间代谢产物在体内大量蓄积。它可累及全身所有的组织器官，但以中枢神经系统、心血管、肝脏、肌肉等主要由脂肪酸供给能量的器官与系统损害症状为主。MCADD 在北欧高加索人群中最普遍，其患病率约为新生儿的 1/12 000。亚洲患病率较低，上海新华医院筛查了 54 万新生儿，患病率约为 0.7/10 万。本病已列入国家卫健委等五部门公布的《第一批罕见病目录》。

2. 临床表现　与残存的中链酰基辅酶 A 脱氢酶活性有关。大多在出生后 3 个月至 3 岁发病，平均发病年龄为出生后 12 个月。一些患者可能会在没有症状的情况下存活多年，并在成年后发病。其发病常有诱发因素，失代偿多发生于禁食 12~16h 后或感染、手术等应激情况时。临床表现包括低酮性低血糖、呕吐、嗜睡、昏迷、癫痫发作、心律失常，甚至猝死。可合并肝大和肝功能异常等急性肝功能损害，并且可能出现非炎症性急性脑病症状及肌痛、肌无力甚至横纹肌融解等肌肉症状。反复发作可遗留神经学后遗症。

3. 实验室检查　血液检查低酮性低血糖、代谢性酸中毒、高氨血症、CK 升高；血串联质谱检测辛酰肉碱升高，而癸酰肉碱正常或仅轻度升高，辛酰肉碱/癸酰肉碱升高；尿气相质谱分析尿二羧酸升高。

4. 诊断与治疗　诊断根据临床表现及实验室检查（其中血辛酰肉碱水平是最重要的特征

性指标),酶学或基因检测可确诊。治疗:如果能早期诊断 MCADD 并有效治疗,患者预后良好。治疗的主要方法是避免长时间禁食,并确保疾病期间补充充足的热量。

【麻醉管理】

1. 麻醉前管理　MCADD 对麻醉医师具有挑战性,因为本病的临床表现无特异性、有时甚至表现为"正常人",但在禁食及麻醉手术、感染等应激状况时可诱发,甚至出现代谢失代偿,此时糖原储存耗尽、且酮体成为主要的能量来源。临床上对经常发生低酮性低血糖、合并肝大与神经、肌肉症状者应考虑本病的可能性。麻醉前应组织包括有遗传学团队在内的多学科会诊。术前应控制代谢失代偿,输注葡萄糖电解质液纠正低酮性低血糖、酸中毒、高氨血症等。

2. 营养与体液管理　围手术期营养管理是本病麻醉管理的关键。术前应尽量缩短禁食时间,手术应安排在手术当天的第一台,围手术期在禁食期间应持续输注 10% 葡萄糖盐水(0.45% NS)并持续到术后进食,以提供足够的碳水化合物并使分解代谢最小化。葡萄糖液输注量可参考本书"多种酰基辅酶 A 脱氢酶缺乏症"部分。Caplan 等建议用 10%(或 12.5%)葡萄糖盐水(NS)(内加 KCl 2mEQ/100ml),葡萄糖输液速率(GIR)为 $8\sim9$mg/(kg·min),因为 GIR $5\sim8$mg/(kg·min)被认为是防止低血糖的平均输注速率。应加强血糖监测,合并高血糖时可用胰岛素控制。术中输液应首选生理盐水而非乳酸林格液,因为后者有加重乳酸酸中毒的风险,术前输液推荐同时补充肉碱。

3. 麻醉管理　麻醉手术的应激反应和麻醉药对脂肪酸代谢及肝功能的影响可能会引发本病的生理功能紊乱。麻醉药物对脂质代谢的影响及麻醉药对本病的安全性,尚不清楚。但大量临床报道证实,丙泊酚含大量多不饱和脂肪量,对脂质代谢有影响,丙泊酚输注综合征潜在机制是由于丙泊酚导致脂肪酸代谢受损或抑制线粒体呼吸链,故 MCADD 者应避免用丙泊酚;而吸入麻醉药可能导致血游离脂肪酸的增加,也存在不确定性;肌松药的应用要谨慎,因为一些肌松药可代谢成奇链脂肪酸(odd chain fatty acids),包括:琥珀胆碱、阿曲库铵、美维松(mivacurium);另外,由于合并肌肉能量代谢障碍性肌病,它们对肌松剂十分敏感。因此,应禁用去极化肌松药,可在严密肌松监护下用小剂量非去极化肌松剂罗库溴铵等。在麻醉药选择时还应考虑可能合并的肝功能损害及心肌病变与中枢神经病变等问题。良好的麻醉管理、控制应激反应在最低限度更为重要,应保证良好的麻醉与镇痛、镇静效果,保证机体内环境稳定,避免疼痛、缺氧、二氧化碳蓄积、低体温与高体温等。

(陈敏　郑利民)

参考文献

[1] LANG TF. Adult presentations of medium-chain acyl-CoA dehydrogenase deficiency (MCADD)[J]. J Inherit Metab Dis,2009,32:675-683.

[2] CAPLAN LA, FELBERG MT. Anesthetic considerations in mediumchain acyl-CoA dehydrogenase deficiency[J]. J Cell Mol Anesth,2017,2:69-76.

[3] ALLEN C,PERKINS R,SCHWAHN B. A retrospective review of anesthesia and perioperative care in children with medium-chain acyl-CoA dehydrogenase deficiency[J]. Paediatr Anaesth,2017,27:60-65.

[4] WANG SY,KANNAN S,SHAY D,et al. Anesthetic considerations for a patient with compound heterozygous medium-chain Acyl-CoAdehydrogenase deficiency[J]. Anesth Analg,2002,94:1595-1597.

内分泌系统疾病

第一节　21-羟化酶缺乏症
（21-hydroxylase deficiency）

> **麻醉管理所面临的主要问题**
>
> 肾上腺皮质功能低下
> 糖皮质激素与盐皮质激素替代治疗
> 水电解质紊乱,低钠血症,高钾血症
> 失盐危象
> 易发生低血糖

【病名】

21 羟化酶缺乏症（21-hydroxylase deficiency,21-OHD）,又称先天性肾上腺皮质增生症 1 型（congenital adrenal hyperplasia 1）、21 羟化酶缺乏导致的先天性肾上腺皮质增生（congenital adrenal hyperplasia due to 21 hydroxylase deficiency）、肾上腺性男性化增生（virilizing adrenal hyperplasia）、CYP21 基因缺陷症（CYP21 deficiency）等。

【病理与临床】

1. 本病是一种先天性肾上腺皮质激素（皮质醇）与盐皮质激素（醛固酮）合成障碍性疾病,1865 年由 De Crecchhio 首次进行了描述,但直到 20 世纪中叶其病理生理改变才被认识。本病是由于编码合成 21-羟化酶的 *CYP21A2* 基因（6p21.3）突变所致,为常染色体隐性遗传。它已被国家卫健委等五部门列入第一批罕见病目录。经典型 21-OHD 患病率约为每 1.5 万名新生儿中一例,但非经典型者患病率约为千分之一。本病是先天性肾上腺皮质增生症（congenital adrenal hyperplasia,CAH）的最主要原因,约占 CAH 的 90% 以上。

2. 病理生理

（1）21 羟化酶是肾上腺皮质合成皮质醇与醛固酮的重要酶类,在胆固醇合成肾上腺皮质激素的过程中,其作用是:①催化 17 羟基黄体酮（17-OHP）合成去氧皮质醇,后者继续转化成皮质醇;②催化黄体酮合成去氧皮质酮,后者继续合成醛固酮。

（2）21 羟化酶缺乏时皮质醇合成障碍,经反馈调节、腺垂体促肾上腺皮质激素（ACTH）释放,增加刺激肾上腺皮质增生,以期增加皮质醇合成。但由于 21 羟化酶缺乏,而雄激素合成通路无异常,这一反馈调节反而促进了雄激素的旁路合成亢进,大量堆积的 17 羟基黄体酮转而合成雄激素,造成高雄激素血症并出现相应的症状与体征。

（3）醛固酮合成障碍,其排钾保钠作用丧失或低下,可导致严重的水钠负平衡,甚至出现失盐危象(salt-wasting crises)。

3. 临床表现　肾上腺皮质功能不全、失盐及男性化。临床表现取决于酶缺乏的程度:酶活性低于1%时可出现严重失盐,新生儿易发生失盐危象;酶活性在1%～2%时,醛固酮基本正常;酶活性在20%～50%时,皮质醇基本正常。本病分为经典型及非经典型二类,前者有严重酶缺乏和产前男性化表现,它又分为单纯男性化型（占25%）和失盐型(占75%);非典型有轻度酶缺乏及产后发病。

（1）失盐:低钠血症、低血容量,合并高钾血症和/或低血糖。严重者出现休克(失盐危象),它多见于新生儿或出生后早期,感染、应激等因素可诱发,未确诊者死亡率4%～10%。

（2）高雄激素血症及男性化表现,有时出生时性别模糊,外生殖器及生长发育异常。

4. 实验室检查　血清17-OHP、雄激素升高。低钠血症、高钾血症等。

5. 诊断　根据临床表现、血清17-OHP升高,CYP21A2双等位基因检测可确诊。

6. 治疗包括　糖与盐皮质激素替代治疗、适当抑制雄激素的合成。糖皮质激素用氢化可的松,盐皮质激素用9-α氟氢化可的松。关于本病不同年龄患者个体化替代治疗方案,请见相关指南。

【麻醉管理】

1. 麻醉前管理　重点是通过适当的替代治疗与全身管理,纠正激素紊乱及低钠血症、高钾血症等水电解质平衡失调。术前可适当增加氯化钠液补液量,同时要控制感染等可能诱发失盐危象的因素。围手术期替代治疗方案既要考虑生理需要量,又要考虑应激保护剂量(perioperative stress dose)。但临床上对此并没有引起足够的重视,尤其是一些小型手术。Nour最近通过电子邮件问询了49名加拿大儿科麻醉学会(CPAS)和37名加拿大儿科内分泌组(CPEG)成员,结果对合并本病、接受膀胱镜检查的患者只有不到一半的麻醉医师认为需要给与应激保护剂量的皮质类固醇,而绝大多数儿科内分医师推荐使用应激保护剂量的皮质类固醇(45%比92%),21%的麻醉医师表示不会为剖腹手术患者提供应激保护剂量的皮质激素。国内现状如何? 尚不得而知,强化对疾病的认识与风险防范十分重要。围手术期替代治疗方案可参考本书"Cushing综合征"部分"肾上腺瘤切除术围手术期肾上腺皮质激素补充方案(表9-2)"或其他指南,在术后第四～五天恢复至原替代治疗方案。常用氢化可的松,它既有盐皮质激素、又有糖皮质激素的作用,对非经典型及单纯男性化型患者较为适用。但对失盐型者应强化补充盐皮质激素,建议术前肌注醋酸去氧皮质酮3～5mg或术前口服9-α氟氢化可的松0.05～0.2mg。

2. 目前有关本病麻醉管理的临床报道较少,其麻醉药物的选择可参考Addison病,应避免用依托咪酯,因为它对垂体-肾上腺皮质轴有较长时间的抑制作用,高钾血症者应避免用琥珀胆碱。Ueda报道了一例患者,认为硬膜外麻醉是良好的选择。患者可能同时合并肾上腺髓质功能不全、低钠血症及低血容量,也可能合并高血压,术中应加强血流动力学的监测与管理,应特别注意防止失盐型新生儿发生失盐危象。出现低血压时应在对症处理、增加氢化可的松用量的同时,根据血钠监测,补充氯化钠液,但补钠不宜过快,避免引起肺水肿及脑神经脱髓鞘损伤。同时应加强血电解质与血容量监测与管理,及时处理高钾血症。此外,患者还容易发生低血糖,应加强血糖监测与管理。

（郑利民）

参考文献

[1] MASS SCREENING COMMITTEE, JAPANESE SOCIETY FOR PEDIATRIC ENDOCRINOLOGY, JAPANESE SOCIETY FOR MASS SCREENING. Guidelines for diagnosis and treatment of 21-hydroxylase deficiency (2014 revision)[J]. Clin Pediatr Endocrinol, 2015, 24:77-105.

[2] NOUR MA, GILL H, MONDAL P, et al. Perioperative care of congenital adrenal hyperplasia-a disparity of physician practices in Canada [J]. Int J Pediatr Endocrinol, 2018, 2018:8.

[3] UEDA Y, SHIMOMURA T, KUREHARA K, et al. Anesthetic management of a patient with 21-hydroxylase deficiency[J]. Masui, 1994, 43:1876-1880.

第二节　艾迪生病
(Addison disease)

麻醉管理所面临的主要问题

水、电解质和代谢紊乱

低血钠、高血钾、低血糖

可能合并其他自身免疫性疾病

肾上腺皮质激素替代治疗及应激保护用量

肾上腺皮质功能不全危象

【病名】

艾迪生病(Addison disease)，又称原发性慢性肾上腺皮质功能减退症(primary chronic adrenal insufficiency)。

【病理与临床】

1. 肾上腺皮质功能减退症(adrenal insufficiency, AI)是一类多种原因致肾上腺皮质激素(包括糖皮质激素与盐皮质激素)分泌减少、不能满足患者生理需要的临床综合征。影响下丘脑-垂体-肾上腺皮质轴的诸多因素均可造成肾上腺皮质功能减退。

(1) 根据病变部位及其原因，AI分为原发性、继发性及三发性。①原发性AI：是由于肾上腺皮质本身慢性病变引起。②继发性AI：是由于肾上腺以外的原因引起的，如：长期大量摄入外源性糖皮质激素、下丘脑病变促肾上腺皮质激素释放激素(CRH)或垂体病变促肾上腺皮质激素(ACTH)分泌减少等。③三发性AI：近年文献将由下丘脑促肾上腺皮质激素释放激素(CRH)分泌障碍性疾病引起者称之为三发性AI，而由垂体病变、促肾上腺皮质激素(ACTH)分泌减少引起者仍称之为继发性AI。原发性AI存在糖皮质激素和盐皮质激素共同缺乏。因为醛固酮主要受肾素-血管紧张素系统的调控，而后者独立于下丘脑和垂体，所以继发性和三发性AI存在糖皮质激素缺乏、而无盐皮质激素缺乏，但它们可能还合并其他内分泌激素(如：甲状腺素、生长激素等)缺乏。

(2) 根据病程，AI分为急性和慢性。急性肾上腺皮质功能减退起病急，最常见原因是慢性肾上腺皮质功能减退患者因感染、创伤或其他应激因素而诱发急性肾上腺皮质功能不全，其他原因还有：急性肾上腺出血、双侧肾上腺切除术等。

2. Addison病是原发性、慢性肾上腺皮质功能减退症。其病变位于肾上腺皮质，起病缓慢,但可因各种诱因而急性加重。常见病因为感染、自身免疫、肿瘤等致双侧肾上腺的大部分破坏,过去肾上腺结核是主要原因,但近年自身免疫性肾上腺炎已上升为主要原因。其病理改变为糖皮质激素(主要为皮质醇)及盐皮质激素(醛固酮)缺乏所致:

(1) 醛固酮缺乏:保钠排钾作用丧失,出现低钠血症、低血容量、低血压及高钾血症等。

(2) 糖皮质激素缺乏:糖异生作用减少,肝糖原耗竭,对胰岛素的敏感性增加,出现低血糖。储脂减少,体重下降。水、电解质平衡紊乱,低钠血症性脱水,高钾血症。儿茶酚胺的升压作用减弱,易出现低血压。精神萎靡,对应激的抵抗力差。食欲缺乏,恶心、呕吐,腹痛等。

(3) ACTH 与黑色素细胞刺激素分泌增多,皮肤与黏膜色素沉着。

3. 临床表现　因糖皮质激素、盐皮质激素减少程度不同而异。

(1) 体重减轻,疲乏无力,皮肤黏膜色素沉着。

(2) 心血管表现以体位性(或直立性)低血压最常见,表现为早晨起床时自觉眩晕、心悸、视力模糊,甚至晕厥。心电图示低电压、窦性心动过缓等。它与血容量降低、低钠血症及周围血管的张力下降有关。

(3) 较晚期出现胃肠功能紊乱,表现为食欲缺乏、恶心呕吐,甚至腹痛等。

(4) 低血糖:空腹血糖低。在应激情况下,如感染、创伤、手术时更易发生。表现为头痛、出冷汗、心慌、定向力丧失,甚至昏迷。

(5) 实验室检查示高钾血症,低钠血症,贫血,空腹血糖降低,糖耐量低。血皮质醇浓度下降及尿皮质醇代谢产物排量减少等。

4. 先天性肾上腺发育不良(adrenal hypoplasia congenital,AHC 或 congenital adrenal hypoplasia),为 X 连锁隐性遗传性疾病,它与 X 染色体上 *DAX-1* 基因(*NROB1* 基因)突变有关。*DAX-1* 基因主要在下丘脑、垂体、肾上腺与性腺中表达,影响类固醇的合成与相关器官发育。男性、婴幼儿期发病,表现为与"卡尔曼综合征"不同的、嗅觉正常的低促性腺激素性性腺功能减退,及与"21 羟化酶缺乏症"相似的、以失盐为主的肾上腺皮质功能不全(肾上腺皮质激素与盐皮质激素均合成障碍)。实验室检查:ACTH 升高,血或尿皮质醇降低,肾素活性升高,醛固酮升高,血钠偏低,低血糖,高钙血症及男性激素降低等。本病已列入国家卫健委等五部门公布第一批罕见病目录。

5. 肾上腺皮质危象　由于原有慢性肾上腺皮质功能减退加重或急性肾上腺皮质功能破坏,导致肾上腺皮质功能急性衰竭。临床表现为:极度虚弱,食欲缺乏,恶心,呕吐及腹泻,甚至腹痛被疑为急腹症。同时合并脱水、高热,严重时血压下降、脉搏细弱、休克及低钠血症、高钾血症、低血糖及氮质血症等水和电解质紊乱。

6. 治疗　病因治疗及激素替代治疗。

【麻醉管理】

1. 麻醉前管理

(1) 要明确本病的病因。本病可能是其他自身免疫性疾病的一部分,如:自身免疫性多内分泌腺综合征(autoimmune polyglandular syndrome,APS)。也可能合并其他自身免疫性疾病或感染,如:重症肌无力、恶性贫血、结核等。此外,还要与继发性或三发性鉴别,因为后二者可能还合并其他内分泌功能减退,其中尤其重要的是甲状腺功能减退。

(2) 肾上腺皮质功能的评估:本病及过去一年内长时间用皮质激素者,术前应测定血可的松与 ACTH 浓度,进行肾上腺皮质功能的评估。亦可行快速 ACTH 试验(rapid ACTH test),其方法是:静脉或肌内注射合成 ACTH 0.25mg,在用药前、用药后 30 分钟与 60 分钟测定血可的松浓度,用药后血可的松浓度超过 $18\mu g/dl$(500nmmol/l)或用药前后血可的松浓度增加超过 $7\mu g/dl$(200nmmol/l),则表明其贮备功能良好。

（3）术前应纠正低血容量、低钠血症、低血压、高钾血症、低血糖等水、电解质与代谢紊乱。合并急性感染者应积极治疗,病情得到控制后方可行择期手术。

（4）激素替代治疗:是本病有效的治疗手段。正在进行替代治疗者应了解其用药种类与用量、评估治疗效果。常用肾上腺皮质激素类药物的药理特性与等效剂量请见表9-1。目前没有绝对的证据证明某种药物优于其他药物,但对本病应首选既有糖皮质作用、又有盐皮质作用者,平时替代治疗常口服可的松,但围手术期多用氢化可的松,因为它作用较强、起效快、有等效的糖皮质与盐皮质激素作用,而且作用时间较短、可以静注给药。术前替代可按平常可的松用量换算成等效氢化可的松量。盐皮质激素不足时可用 9α-氟氢化可的松补充。疗效评估主要根据患者自觉症状是否改善,同时保持正常的体重、血压和电解质水平。继发性或三发性者常不需补充盐皮质激素。

表 9-1 常用肾上腺皮质激素类药物的药理特性比较

类别	药物名称	等效剂量（mg）	糖皮质作用（比值）	盐皮质作用（比值）	抗炎强度（比值）	生物半衰期（h）	对 HPA 轴的抑制时间（d）
短效	氢化可的松	20	1.0	1.0	1.0	8~12	1.25~1.50
	可的松	25	0.8	0.8	0.8	–	1.25~1.50
中效	泼尼松	5	4.0	0.8	4.0	18~36	–
	泼尼松龙	5	4.0	0.8	4.0	–	1.25~1.50
	甲基泼松龙	4	5.0	0.5	5.0	–	1.25~1.50
	曲安奈德	4	5.0	0	5.0	–	2.25
长效	倍他米松	0.60	25.0~35.0	0	25.0~35.0	36~54	3.25
	地塞米松	0.75	20.0~30.0	0	20.0~30.0	–	2.75

引自:徐建国,唐会,姚尚龙,等.肾上腺糖皮质激素围手术期应用专家共识.临床麻醉学杂志,2017,33:712-716.

（5）给予应激保护量皮质激素:通常成人每天肾上腺皮质分泌 20mg 皮质醇（氢化可的松）,其中,早晨血皮质醇浓度最高（6~20$\mu g/dl$）。正常人有强大的分泌贮备能力,应激状态下皮质醇分泌量可达基础分泌量的 10 倍以上,文献报道,围手术期每天可分泌皮质醇 116~185mg,最高时皮质醇分泌量可达 200~500mg。本病及肾上腺皮质功能不全者（如过去一年内长时间用皮质激素者、快速 ACTH 试验低反应者）,在围手术期给与"应激保护量（stress steroid coverage）"。文献推荐氢化可的松用量如下:手术前一日 100mg,麻醉开始前 100mg,手术中 100~200mg,手术后 100~200mg,术后第一天 200mg,术后第二天 150mg,术后三至四天 100mg,术后五至十天 30~60mg。但上述用量偏大,目前多主张更短时间、更小用量。应激保护剂量应根据手术应激的大小因人而异,避免糖皮质激素过量或不足。因为过量可引起伤口延迟愈愈、糖耐量下降及易感染等,而用量不足则可能诱发肾上腺皮质功能不全危象:

A. 小手术（如:疝修补术）:建议在替代治疗用量基础上,只在手术当日给予等效于氢化可的松 25mg 的糖皮质激素剂量,次日恢复至日常替代剂量。

B. 中等手术（如胆囊切除术、关节置换术）:建议在在替代治疗用量基础上,手术当日和术后第 1 日使用等效于氢化可的松 50~75mg 的剂量,分次静脉给药,并在术后第 2 日恢复至日常剂量。

C. 大手术(如:心脏体外循环手术):建议在替代治疗用量基础上,每日总剂量等效于氢化可的松 100~150mg,分次给药,持续 2~3 日,随后恢复至日常剂量。另一种方案为,在术后第 1 日将剂量减至手术日的一半。

D. 若合并发热、低血压其他并发症,应适当增加用量。

2. 术中管理

(1)麻醉方法的选择根据手术需要。但此类患者全身状态差、对麻醉药的敏感性较高,应适当减少麻醉药用量。临床常用麻醉药对肾上腺皮质功能影响小,唯依托咪酯例外,它是一种强力的皮质类固醇合成抑制剂。研究证明,依托咪酯麻醉后患者血浆皮质醇与醛固酮浓度显著下降,肾上腺皮质功能不全者禁用。由于肌张力低下,应在肌松监测下慎用肌松药。

(2)术中应加强体液管理,预防低血压。除常规监测外,还应行血糖、血电解质监测,必要时应行直接动脉压监测。

(3)保证充分的麻醉效果,避免疼痛、精神紧张、缺氧及二氧化碳蓄积等应激因素。

3. 肾上腺皮质功能不全危象 由于肾上腺不能分泌足够的皮质激素,若术前及术中补充不足,将会出现以低血压和心输出量降低为特征的肾上腺皮质功能不全危象。要注意的是,在麻醉手术中患者常无典型临床表现,凡术中出现不明原因的低血压、心动过速,对升压药及输液无反应者应考虑肾上腺皮质功能不全。对诊断有困难者应在进行紧急抢救治疗的同时,进行快速 ACTH 试验。紧急治疗措施包括:

(1)静脉给与糖皮质激素:常用氢化可的松 200mg 静注,在以后的 48 小时内每 6 小时再给氢化可的松 100mg。

(2)适当应用血管活性药物及正性肌力药物,维持血流动力学与内环境的稳定,纠正低血容量与低钠、低氯、低血糖及高钾血症等水、电解质紊乱。

(3)消除疼痛、缺氧及二氧化碳蓄积等诱因。

4. "先天性肾上腺发育不良"的麻醉管理请见本病及"21 羟化酶缺乏症"、"卡尔曼综合征"。

(刘淑娟 郑利民)

参考文献

[1] HAHNER S, SPINNLER C, FASSNACHT M, et al. High incidence of adrenal crisis in educated patients with chronic adrenal insufficiency: a prospective study [J]. J Clin Endocrinol Metab, 2015, 100: 407-416.

[2] BANCOS I, HAHNER S, TOMLINSON J, et al. Diagnosis and management of adrenal insufficiency [J]. Lancet Diabetes Endocrinol, 2015, 3: 216-226.

[3] CHARMANDARI E, NICOLAIDES NC, CHROUSOS GP. Adrenal insufficiency [J]. Lancet, 2014, 383: 2152-2167.

[4] SMITH D, PRABHUDEV H, CHOUDHURY S. Prednisolone has the same cardiovascular risk profile as hydrocortisone in glucocorticoid replacement [J]. Endocr Connect, 2017, 6: 766-772.

[5] MAZZIOTTI G, FORMENTI AM, FRAR S, et al. Management of endocrine disease: risk of overtreatment in patients with adrenal insufficiency: current and emerging aspects [J]. Eur J Endocrinol, 2017, 177: R231-R248.

[6] 徐建国,唐会,姚尚龙,等. 肾上腺糖皮质激素围手术期应用专家共识 [J]. 临床麻醉学杂志, 2017, 33: 712-716.

第三节   Ascher 综合征
（Ascher Syndrome）

> **麻醉管理所面临的主要问题**
>
> 可能为困难气道
> 可能合并甲状腺功能减退

【病名】

Ascher 综合征（Ascher syndrome，AS），又称 Laffer-Ascher 综合征、重复唇综合征（double lip syndrome）、眼睑皮肤松弛与重复唇（blepharochalasis and double lip）、上唇重复唇-眼睑皮肤松弛-甲状腺肿大综合征（double upper lip，blepharochalasis and enlargement of thyroid gland syndrome）等。

【病理与临床】

1. AS 是一种以眼睑下垂、重复唇及非毒性甲状腺肿"三联症"为主要临床特征的先天性疾病。1909 年由 Laffer 首先报道，但 1920 年布拉格的眼科医师 Ascher 首先描述了三联症症状。其病因尚不清楚，大多数病例是散发性的，但有文献报道提示家族性病例为常染色体显性遗传。由于罕见，很多患者都没有得到确诊，至目前为止全球只报道了 100 余例，无性别与种族差异，但有报告显示男较多见。

2. 约 50% 的 Ascher 综合征患者有重复唇畸形，表现为唇黏膜增生，可为先天性或后天性。它多发生于上唇，偶尔也会出现上下唇。当抿起上下唇时，重复唇畸形消失，在微笑时则明显。患者可能合并眼距增宽、单侧眼睑下垂、鼻梁宽大、口腔颌面畸形、双侧中指弯曲畸形等。部分患者可能还会影响到发声、咀嚼，可以选择手术整形治疗。

3. 超过 80% 的 AS 患者出现眼睑下垂，病理特征为上眼睑水肿，皮肤进行性萎缩，眶周脂肪组织和眼睑随后下垂，随着眼裂变窄，视力逐渐受损。组织病理发现患者眼睑真皮层缺失弹性纤维。约 10%~50% 患者合并甲状腺肿大，部分患者合并甲腺功能减退。

【麻醉管理】

1. 目前尚未见有关本病麻醉管理的报道。AS 的整形手术多在局麻下进行。文献报道，约 30%~79% 患者合并甲状腺功能减退，麻醉前应重点对甲状腺功能进行评估，并进行恰当的甲状腺素替代治疗。此外由于重复唇及眼睑下垂影响其美观，加之视力障碍，患者可能存在心理障碍，麻醉前应适当镇静加心理安抚。

2. 气道管理　重复唇畸形不致影响气道管理，但部分患者合并口腔颌面畸形、腭弓高拱，可能导致困难气道。麻醉前应对气道情况仔细评估，必要时应按困难气道处理。

（许学兵）

参考文献

[1] DONATO CMG，MELO DF，SANTOS JN NETTO. Do you know this syndrome？ Ascher′s syndrome：clinical findings of little known triad[J]. An Bras Dermatol，2017，92：729-730.

[2] ATZENI M，CERATOLA E，ZACCHEDDU E，et al. Surgical correction and MR imaging of double lip in Ascher syndrome：record of a case and a review of the literature[J]. Eur Rev Med Pharmacol Sci，2009，13：309-311.

第四节　贲门失弛缓-肾上腺皮质功能不全-少泪综合征
（achalasia-addisonianism-alacrima syndrome）

麻醉管理所面临的主要问题

可能合并多器官病变

肾上腺皮质功能不全

易发生低血糖

自主神经功能障碍

食管反流和误吸

角膜保护

【病名】

贲门失弛缓-肾上腺皮质功能减退-少泪综合征（achalasia-addisonianism-alacrima syndrome，AAA），又称 AAA 综合征（AAA syndrome）、3A 综合征（triple-A syndrome）、Allgrove 综合征（Allgrove syndrome）、贲门失弛缓-肾上腺皮质功能减退综合征（achalasia-addisonian syndrome）、贲门失弛缓-少泪综合征（achalasia-alacrima syndrome）、贲门失弛缓-少泪-肾上腺功能不全神经紊乱（alacrima-achalasia-adrenal insufficiency neurologic disorder）等。

【病理与临床】

1. 本病是一种由三个英文字母 A 起头的基本病变——贲门失弛缓（Achalasia）、原发性肾上腺皮质功能减退样病变（Addisionianism）、无泪或少泪（Alacrima）为基本临床临床特征的罕见疾病。为常染色体隐性遗传。Jeremy Allgrove 于 1978 年首次报道。其病因与 *AAAS* 基因（12q13）突变有关，*AAAS* 基因编码 ALADIN 蛋白，ALADIN 蛋白存在于核膜中，其作用尚不完全清楚，推测 ALADIN 蛋白结构改变可导致 DNA 修复蛋白无法进入细胞核，从而导致受损的 DNA 无法修复，使细胞变得不稳定并导致细胞死亡。AAAS 基因主要表达于肾上腺、垂体、小脑、消化系统（食管、胃、肝脏及胰腺）、胼胝体、胚胎肺等。因此本病除上述三大主要病变外，还可能合并包括中枢神经系统在内的多器官病变。

2. 临床表现　贲门失弛缓可导致严重的喂养困难和低血糖；原发性肾上腺功能不全（Addison 病）主要表现为易疲劳、食欲缺乏、体重减轻、低血压和皮肤变黑。泪液少或无泪，角膜干燥，甚至溃疡，哭泣无泪可能是小儿最早症状。神经系统症状包括：小脑性共济失调、周围神经病变、轻度痴呆、言语障碍、小头畸形、肌肉无力、运动障碍及视神经萎缩；自主神经系统功能障碍是其重要病变，表现为出汗异常、血压与体温调节障碍、瞳孔不大、皮肤过度角化。贲门失弛缓及原发性肾上腺皮质功能不全症状多在儿童或青少年期出现，而多数神经学症状始于成年期。其症状有明显的个体差异，这种差异甚至在同一家庭成员之间也存在。大多数患者有三种特征，部分只有两种特征，而许多症状由自主神经系统障碍引起。

3. 诊断根据临床表现及基因检测。

【麻醉管理】

1. 麻醉前管理　要充分认识到本病是一种涉及内分泌、代谢、神经系统等多系统疾病，术前应对全身状况进行全面的检查与评估。其中尤其重要的是肾上腺皮质功能与自主神经功能的检查与评估。自主神经功能的评估请见本书"多系统萎缩症",其中心率、血压体位实验与毛果芸香碱滴眼临床应用较多,尤其是前者操作简便,且可对术中循环变化进行有效预估,麻醉前应常规测试。麻醉前应改善患者营养状况,纠正其水电解质平衡失调。肾上腺皮质功能不全者应进行恰当的糖皮质激素替代治疗,择期手术者应待血促肾上腺皮质激素(ACTH)水平正常后实施。术前除服用替代治疗量类固醇激素外,在麻醉诱导前、术中、术后的整个围手术期还应补充应激保护剂量。由于氢化可的松既有盐质皮质激素作用,又有糖皮质激素作用,应作为首选。

2. 由于贲门失弛缓,在失弛缓的食管上方可能贮积有大量的食物及口咽分泌物。在麻醉诱导时它们可造成反流误吸。麻醉前应延长禁食时间,并用胃管冲洗、吸尽这些贮积物,必要时应行清醒气管插管。也有一些作者(如:Arun 等)采用压迫环状软骨下快诱导插管,但这并不能完全防止反流。

3. 目前有关本病麻醉管理的临床报道较少。Dhar 报道了一例全麻下贲门失弛缓症者海勒肌切开术 2 岁女童的麻醉管理,提出了 3A 综合征的"3S"麻醉管理策略:应激保护剂量类固醇激素(Stress dose of Steroids),慢诱导(Slow induction),维持血流动力学和血糖稳定(finally maintenance of Stable hemodynamics and euglycemia)。

(1) 自主神经功能障碍,术中可能出现剧烈的血流动力学波动,应加强血流动力学监测与管理。在麻醉诱导前应适当补充血容量,尽量采用慢诱导方式,慎重应用各种麻醉药。

(2) 血糖管理是本病麻醉管理重点之一。患者容易发生低血糖,其原因与肾上腺皮质功能不全未进行有效的替代治疗及营养不良有关。也容易发生高血糖,其原因可能与过量补充糖皮质激素及过度的应激反应有关,应密切监测血糖水平并对症处理。Arun 报道的患儿术中出现高血糖(血糖 280mg/dl),输注胰岛素控制。

(3) 密切监测患者的意识水平。由于自主神经功能障碍所致的瞳孔异常,可能影响麻醉深度的判断,应采取脑电麻醉深度监测。术后苏醒延迟合并低血压者应警惕肾上腺皮质功能不全危象。

(4) 自主神经功能障碍亦可致体温调节障碍,应常规监测体温。

(5) 除依托咪酯可抑制肾上腺皮质功能、应禁用于本病外,本病无特殊禁忌的麻醉药。七氟烷等挥发性氟化醚类吸入麻醉剂已安全用于本病患者。对合并肌肉病变或神经肌肉病变者应禁用琥珀胆碱。

4. 注意角膜保护。麻醉期间应眼部用润滑液或人工泪液保护角膜。

(李国才)

参考文献

[1] BROWN B,AGDERE L,MUNTEAN C,et al. Alacrima as a harbinger of adrenal insufficiency in a child with Allgrove (AAA)syndrome[J]. American Journal of Case Reports,2016,17:703-706.

[2] LI W,GONG C,QI Z,et al. Identification of AAAS gene mutation in Allgrove syndrome:a report of three cases [J]. Exp Ther Med,2015,10:1277-1282.

[3] DE FREITAS MRG,ORSINI M,ARAÚJO APQC,et al. Allgrove syndrome and motor neuron disease[J]. Neurology International,2018,10:7436.

[4] DHAR M,VERMA N,SINGH RB,et al. Triple A to triple S:from diagnosis,to anesthetic management of Allgrove syndrome[J]. J Clin Anesth,2016,33:141-143.

[5] ARUN B,DEEPAK B,CHAKRAVARTHY MR. Anaesthetic management of a patient with Allgrove syndrome [J]. Indian J Anaesth,2014,58:736-738.

第五节　Carney 综合征
（Carney syndrome）

合并多种内分泌肿瘤（肢端肥大症、Cushing 综合征、嗜铬细胞瘤等）

部分患者可能合并困难气道（如：肢端肥大症者）

可能合并心脏黏液瘤

【病名】

Carney 综合征（Carney syndrome），又称 Carney 复合征（Carney complex）、皮肤黄斑与黏膜色素沉着-黏液瘤-内分泌肿瘤综合征（macular cutaneous and mucosal pigmentation, myxoma, and endocrine neoplasia syndrome）、雀斑样痣-心房黏液瘤-黏膜与皮肤肌瘤-蓝色痣综合征（lentigines, atrial myxoma, mucocutaneous myoma, blue nevus syndrome, LAMB syndrome）、痣-心房黏液瘤-皮肤黏液瘤-雀斑综合征（nevi, atrial myxoma, skin myxoma, ephelides syndrome, NAME syndrome）等。

【病理与临床】

1. Carney 综合征是一种罕见的常染色体显性遗传性疾病，1985 年由 J Aidan Carney 首先报道。合并严重的色素沉着、多发性内分泌肿瘤和皮肤黏膜黏液瘤及心脏黏液瘤是本病的基本特点。此病极其罕见，具体患病率还不清楚，据国际健康学会、梅奥诊所、柯尚研究所等机构的统计数据，全球共报道了 750 例。基于目前的数据发现，63% 为女性，37% 为男性。发病人群中，70% 的患者父母携带这种疾病，剩下 30% 患者则可能与生殖细胞基因突变有关。所有的先天遗传病例具有常染色体显性遗传特征。患者平均寿命为 50~55 岁，定期随访少数可达正常寿命。最常见死亡原因来自心脏问题，如：心脏黏液瘤急性梗阻、黏液瘤脱落的栓子、心脏术后并发症、心肌病、心律失常；第二大死因为 Carney 综合征转移瘤，例如：睾丸大细胞钙化型支持细胞瘤、砂粒样黑色素神经鞘瘤、卵巢癌等。其发病机制尚不完全清楚，大部分与 PRKAR1A 基因（17q22-24）突变有关，但在一些患者中并没有发现 PRKAR1A 基因突变，他们可能与 2p16 区域异常有关，但目前还未在该区域发现相关基因。

2. 诊断　需满足至少两条主要标准或者一条主要标准加一条补充性标准。

（1）主要诊断标准：皮肤广泛斑片状色素沉着、多发黏液瘤病、心脏黏液瘤、原发性色素性结节状肾上腺病（PPNAD）、多发性甲状腺结节或甲状腺癌、睾丸大细胞钙化型支持细胞瘤（LCCSCT）、乳腺导管腺瘤、砂粒样黑色素神经鞘瘤（PMS）、骨软骨黏液瘤、肢端肥大症、多发蓝色痣。

（2）补充性诊断标准：一级亲属患病、PRKAR1A 基因突变、PRKACA 及 PRKACB 突变。

（3）可疑（最低）诊断标准：严重雀斑、一般性的蓝色痣、浅褐色斑点或其他胎记、IGFI 升高及糖耐量减低等内分泌异常、心肌病、Cushing 病史或肢端肥大症或突然死亡、皮毛窦、直肠息肉（一般与肢端肥大症并发）、皮肤病损与脂肪瘤、高催乳素血症、单发良性甲状腺结节（<18岁）或多发甲状腺结节（>18 岁）、恶性肿瘤家族史或其他多发性肿瘤。

3. 治疗　对不同的并发疾病或肿瘤采取不同的治疗方式。包括手术、药物治疗。对已确诊患者,应定期跟踪、随访。

【麻醉管理】

1. 麻醉前管理　Carney综合征病变范围广泛,术前必须完善相关检查,组织多学科会诊,明确累及的部位、脏器及其严重程度,评估麻醉风险,制订相应的麻醉方案。

(1) 首选要注意患者可能合并多发性内分泌肿瘤,致内分泌系统异常。

A. 文献报道,12%患者合并垂体微腺瘤和肢端肥大症。尤其要注意肢端肥大症者,因为其舌体肥大、下颌突出、声门结构扭曲、咽喉部软组织肥大、甲颏间距增大等,可致困难气道。Khan回顾分析了800多例肢端肥大症患者的气道管理,与正常患者相比,肢端肥大症患者面罩通气相对困难,插管困难的发生率也相对高。因此,术前气道评估非常关键。Sharma认为对肢端肥大症患者咬上唇实验可能比Mallampati分级在评估困难气道方面更有价值。

B. 60%患者合并肾上腺腺瘤。25%~30%患者有Cushing综合征的表现。术前应评估肾上腺功能及相关的肥胖、水电解质失衡性高血压、心脏舒张功能减退、糖耐量异常及血栓栓塞性风险。

C. 亦有合并嗜铬细胞瘤或副神经节瘤的报道。

D. 无论合并何种内分泌肿瘤,它们均可致继发性肾上腺皮质功能不全,麻醉前应进行积极的糖皮质激素替代治疗。建议在麻醉诱导前给与应激保护剂量的糖皮质激素。常用氢化可的松100mg,术中及术后可根据患者情况适当追加用量。

(2) 心脏黏液瘤是常见共生疾病,可能引起心脏血流急性梗阻;尤其是发生在左右室流出道的黏液瘤,可能诱发急性心衰,甚至猝死。应常规行超声心动图检查。

2. 麻醉管理　关于本病麻醉管理报道只有为数不多的几例,如:Kang报道了二例患者的麻醉管理,Plummer近期亦报道了一例心脏手术的麻醉管理。麻醉管理重点应根据其合并的内分泌肿瘤与病理改变而异,详见本书相关内容。要注意以下几点:

(1) 合并肢端肥大症患者的麻醉管理:舌体肥大、下颌突出、声门结构扭曲、咽喉部软组织肥大,存在面罩通气、插管困难的潜在风险。术前做好充分的评估,做好麻醉预案,术中需按照困难气道进行准备、处理。因舌体肥大,全麻术后应充分把握好拔管指针,确保呼吸道通畅,避免舌根后坠而出现呼吸道梗阻。

(2) Cushing综合征患者的麻醉管理:需注意肥胖带来的潜在困难气道风险;纠正围手术期内环境紊乱,维持水、电解质、糖代谢平衡。

(3) 合并心脏黏液瘤患者麻醉管理:心脏黏液瘤切除需在体外循环下实施,诱导插管及麻醉维持应尽量保持血流动力学稳定,术者对瘤体、心脏操作应轻柔,以防心脏黏液瘤脱落造成肺栓塞、肺血流梗阻和包括大脑在内的重要器官的栓塞。麻醉前有创动脉穿刺测压是有必要的,同时留置中心静脉导管以防出现大出血。有条件的情况下,推荐术中TEE监测。

(4) 妊娠合并Carney综合征麻醉管理:Carney综合征女性患者通常妊娠困难,但也有数例肾上腺切除术后通过良好的激素替代治疗而成功妊娠的报道。Carney综合征合并妊娠使妊娠妇女的病理生理相对更加复杂,麻醉前应组织多学科会诊充分评估。对已行肾上腺切除的患者,在整个妊娠期间都应进行糖皮质激素替代治疗。在麻醉手术前或临产时还应给予应激保护剂量糖皮质激素。剖宫产患者的麻醉选择与管理同其他患者,椎管内麻醉应为首选,Staudt报道了一例患者,安全地实施了硬膜外麻醉分娩镇痛。

(5) 其他:部分患者合并神经鞘瘤,其中28%累及脊神经,椎管内麻醉时要注意。在穿刺前应行脊柱MRI检查,或者尽量避免椎管穿刺。

(许学兵)

参考文献

[1] CORREA R,SALPEA P,STRATAKIS CA. Carney complex:an update[J]. Eur J Endocrinology,2015,173: M85-M97.

[2] SHARMA D,PRABHAKAR H,BITHAL PK,et al. Predicting difficult laryngoscopy in acromegaly:a comparison of upper lip bite test with modified Mallampati classification[J]. J Neurosurg Anesthesiol,2010,22:138-43.

[3] PLUMMER GS,COBEY FC. Carney complex and cardiac anesthesia[J]. J Cardiothorac Vasc Anesth,2018,32: 1377.

[4] KANG YM,KIM YH. Anesthetic experiences of myxoma removal surgery in two patients with Carney complex:a report of two cases[J]. Korean J Anesthesiol,2011,61:528-532.

[5] STAUDT G,CAMANN W. Successful pregnancy and delivery in a patient with Carney complex:implications for Anesthesiologists[J]. A A Case Rep,2015,4:12-13.

[6] WATSON JC,STRATAKIS CA,BRYANT-GREENWSSD PK,et al. Neurosurgical implications of Carney complex [J]. J Neurosurg,2000,92:413-418.

第六节　Cushing 综合征
（Cushing Syndrome）

麻醉管理所面临的主要问题

水、电解质紊乱,水钠潴留,低血钾,代谢性碱中毒

高血压,代谢异常,高血糖,肥胖

困难气道

免疫功能下降,易感染

骨质疏松

可能发生急性肾上腺皮质功能不全

血栓形成

【病名】

Cushing 综合征（Cushing syndrome）,译名库欣综合征。又称皮质醇增多症（hypercortisolism）、肾上腺皮质功能亢进症等。

【病理与临床】

1. 本病是各种由于原因造成肾上腺分泌过多糖皮质激素、机体组织长期遭受大于生理剂量的糖皮质激素作用所产生的临床综合征。过多的糖皮质激素中,主要是皮质醇,故又称为皮质醇增多症。本病多见于育龄女性,男女之比为 1:4。

2. 正常情况下,皮质醇的分泌受垂体促肾上腺皮质激素（ACTH）的影响,而 ACTH 的分泌又受下丘脑促皮质激素释放因子（CFR）及血皮质醇的调节。根据病因,它分为:

（1）ACTH 依赖性 Cushing 综合征,它是指垂体或垂体以外（异位性）的某些肿瘤分泌过量的 ACTH,使双侧肾上腺皮质增生,继发性分泌大量皮质醇。其中,垂体性 Cushing 综合征,又称"Cushing 病",约占 2/3;而异位性 Cushing 综合征,又称"异位 ACTH 综合征",为垂体以外的其他非内分泌瘤产生过多的 ACTH 所致。

（2）ACTH 非依赖性 Cushing 综合征，约占 1/4。病变在肾上腺皮质，可为肾上腺腺瘤或腺癌，或为结节性增生，皮质醇分泌呈自主性，不受 ACTH 的影响。

（3）外源性库欣综合征：为长期服用大剂量糖皮质激素或 ACTH 所引起的。长期应用外源性糖皮质激素引起者，又称"类 Cushing 综合征"。

3. 病理改变与临床表现

（1）代谢障碍：向心性肥胖，水牛背，满月脸，多毛，皮肤色素沉着。蛋白分解增多，呈负氮平衡。皮肤菲薄，毛细血管脆性增加，出现皮肤紫纹。肌肉萎缩，肌无力。骨质吸收、骨质疏松，可出现脊柱畸形。糖利用减少、异生增加，血糖升高，糖耐量降低，出现类固醇性糖尿病。

（2）水电解质平衡紊乱。皮质醇除通过促进蛋白质分解而丧失钾外，在生理情况下它还有弱的盐皮质激素排钾保钠的作用，可出现水钠潴留及低钾血症。严重低钾血症可引起代谢性碱中毒。

（3）高血压，多为中度高血压，多合并动脉硬化。其原因除上述排钾保钠作用外，还与皮质醇的直接作用于中枢神经或直接作用于血管平滑肌，及皮质醇增加血管对血管紧张素与儿茶酚胺的反应性等有关。

（4）其他：免疫功能下降，易感染。10% 患者有红细胞增多症。此类患者由于脂质代谢障碍与凝血功能异常，易发生血栓。此外，部分患者常合并神经精神障碍。

4. 实验室检查　血皮质醇水平增高，失去昼夜分泌节律，且不能被小剂量地塞米松抑制。此外，不同病因有不同的实验室检查结果。

【麻醉管理】

1. 术前管理重点是控制血压、纠正代谢和电解质紊乱，控制感染，治疗并发症，提高患者对麻醉手术的耐受性。低钾可引起或加重患者肌肉软瘫、并可引起心律失常，要适量补钾，必要时可用保钾利尿剂螺内酯；血糖升高或糖尿病者，常通过恰当的饮食治疗即可控制，必要时可使用胰岛素；病情严重、伴有负氮平衡者可用丙酸睾酮促进蛋白质合成。有感染者积极抗感染，但要注意此类患者感染后炎症反应常不明显，多无明显的发热及血象异常，易漏诊。术前应仔细检查，尤其要注意是否合并肺部感染，应常规摄胸部 X 线片。

2. 应根据手术方式及患者情况选择适当的麻醉方法，经鼻蝶窦垂体瘤切除术或腹腔镜下肾上腺瘤切除术应选用全身麻醉，但开腹肾上腺皮质肿瘤切除可采用全身麻醉与硬膜外麻醉或二者联合麻醉。由于满月脸及向心性肥胖，患者可能面临困难气道的问题，术前应对上呼吸道进行充分的评估，并作好困难气管插管的准备。除依托咪酯外，本病无特殊禁忌的麻醉药。依托咪酯可长时间抑制肾上腺垂体轴功能，可能引起术后肾上腺皮质功能不全，禁用于本病患者。

3. 术中应加强呼吸、循环的监测与管理。由于肥胖加上肾上腺手术时体位的影响、手术有可能损伤胸膜而引起气胸等，易出现低氧血症。患者循环功能调节能力差并可能合并高血压，加之二氧化碳气腹与手术操作挤压肾上腺，术中可能出现剧烈的血流动力学波动，应及时加深麻醉并应用血管活性药物处理。术中亦可出现急性肾上腺皮质功能不全的症状，当出现原因不明的低血压、心动过速、低体温等时，除采用一般抗休克治疗，如补液、用血管活性药外，还应补充肾上腺皮质激素。

4. 加强血糖及水电解质的监测与管理。可根据血糖与尿酮、血气监测指标灵活应用胰岛素与葡萄糖控制血糖。

5. 预防肾上腺皮质功能不全危象　垂体瘤手术后多数患者可出现一过性垂体-肾上腺功能减退,而肾上腺瘤手术后萎缩的肾上腺不能分泌足量的皮质醇以满足患者的生理需要,加上术前药物与放射治疗等因素,此类患者在围手术期易出现肾上腺皮质功能不全,严重者甚至出现皮质功能不全危象。预防措施为围手术期补充足量的肾上腺皮质激素,其用药方案可参考表 9-2。

表 9-2　肾上腺瘤切除术围手术期肾上腺皮质激素补充方案

术前 2~3 天及术前 2 小时	肌注醋酸可的松 100mg 或静注氢化可的松 100mg
术中	静注氢化可的松 100~200mg
手术结束时	静注氢化可的松 100~200mg
术后 1 至 3 天	氢化可的松 200mg,分四次静注
术后 4 天	氢化可的松 100mg,分二次口服,清晨 2/3,下午 1/3
术后 5 天	氢化可的松 60mg,分二次口服,清晨 2/3,下午 1/3
术后 6 天	氢化可的松 40mg,分二次口服,清晨 2/3,下午 1/3
术后 7 天	氢化可的松 30mg,分二次口服,清晨 2/3,下午 1/3

以后根据临床表现及肾上腺皮质功能检查结果用药,常需服药数月,直到残留的肾上腺皮质恢复正常的功能

6. 其他　由于骨质疏松,注意防止病理性骨折;由于皮肤菲薄,在粘贴电刀或心电图电极时注意勿损伤患者皮肤;由于免疫力低下,易感染,在进行各项麻醉操作时应注意遵守无菌操作原则;因易形成血栓,术后应加强镇痛,促使患者早期下床活动等。

（郑利民）

参考文献

[1] NIEMAN LK,BILLER BM,FINDLING JW,et al. Treatment of Cushing's syndrome:an Endocrine Society clinical practice guideline[J]. J Clin Endocrinol Metab,2015,100:2807-2831.

[2] CHOW JT,THOMPSON GB,GRANT CS,et al. Bilateral laparoscopic adrenalectomy for corticotrophin-dependent Cushing's syndrome:a review of the Mayo Clinic experience[J]. Clin Endocrinol (Oxf),2008,68:513-519.

[3] VAN ZAANE B,NUR E,SQUIZZATO A,et al. Hypercoagulable state in Cushing's syndrome:a systematic review[J]. J Clin Endocrinol Metab. 2009,94,2743-50.

第七节　多发性内分泌腺瘤病
（multiple endocrine neoplaeia）

麻醉管理所面临的主要问题

> 多个内分泌腺功能亢进
> 可能是其他综合征的一部分

【病名】

多发性内分泌腺瘤病（multiple endocrine neoplaeia,MEN）,又称多内分泌腺瘤病（multiple endocrine adenomatosis,multiple endocrine adenomas MEA）,家族性内分泌腺瘤病（familial endocrine adenomatosis)等。此外,各型有不同的别名。

【病理与临床】

1. 本病是由于多个(至少两个或以上)内分泌腺体增生、腺瘤,甚至腺癌,引起多个内分泌腺功能亢进的临床综合征,这些肿瘤不仅限于内分泌器官,也可以在其他器官和组织中发生。

2. 根据基因变异、激素类型及体征和症状,临床上将其可分为Ⅰ、Ⅱ、Ⅳ三型,此外还有一些混合型。其中,Ⅰ、Ⅱ型多见,Ⅳ型少见。

(1) 多发性内分泌腺瘤病Ⅰ型(MEN-Ⅰ型),又称 Werner 综合征,为常染色体显性遗传性疾病。它主要为神经嵴组织分化异常所致,多见于中老年人(基本上所有患者均在 50 岁以上)。*MEN-1* 基因定位于11q13,编码一含 610 个氨基酸的蛋白质,称为"多发性内分泌腺瘤蛋白"(menin),menin 两个等位基因功能皆丧失,导致细胞增殖,发生肿瘤。主要病变为甲状旁腺瘤、胰岛及腺垂体腺瘤,少数合并甲状腺瘤及肾上腺皮质脂腺瘤。半数以上患者有 2 个或以上腺瘤,20%的患者有 3 个或以上腺瘤,可伴或不伴功能亢进。临床表现因功能亢进腺瘤及其分泌的激素不同而异。绝大部分患者(超过 95%以上)有高钙血症等甲状旁腺功能亢进症状。亦有可能合并生长抑素瘤,约 45%生长抑素瘤者合并包括 MEN-Ⅰ型在内的其他内分泌腺瘤(见"生长抑素瘤")。垂体瘤者因其瘤细胞多源性,既可表现前叶某种激素(如:生长激素、ACTH 等)分泌过多症状,又可因肿瘤过大压迫正常组织引起其他内分泌激素分泌减少症状。胰腺肿瘤亦由多细胞组成,可分泌过多胰岛素或胰高血糖素、促胃液素、VIP、异位 ACTH 及生长抑素等引起相应症状。

(2) 多发性内分泌腺瘤病Ⅱ型(MEN-Ⅱ型):MEN-Ⅱ为常染色体显性遗传疾病。其发病机制系第 10 对染色体上 RET 原癌基因(*RET*)发生突变所致。携带有 *RET* 基因缺陷者,其疾病外显率高于 80%。任何患有甲状腺髓样癌、嗜铬细胞瘤都应怀疑 MEN-Ⅱ的可能性,尤其是发病年龄早(小于 35 岁)、多部位病变、超过一个家庭成员有相同疾病者。MEN-Ⅱ又分三个亚型:

A. MEN-ⅡA 型:又称 Sipple 综合征。主要病变为甲状腺髓样癌、嗜铬细胞瘤、原发性甲状旁腺功能亢进或腺癌。其中,甲状腺髓样癌起源于甲状腺滤泡旁的 C 细胞,合成与分泌降钙素。此外,它还可分泌其他激素与生物活性物质,如:POMC、ACTH、TRH、VIP、多巴胺、组胺、5-HT 等,可出现腹泻、血压改变、皮质醇增多症表现等复杂临床症状及肿瘤压迫气管或局部浸润及远位转移症状。半数患者合并嗜铬细胞瘤,1/4 患者合并甲状旁腺功能亢进。

B. MEN-ⅡB 型:又称黏膜神经瘤综合征,既往亦称为 MEN-Ⅲ型。主要病变为甲状腺髓样癌、嗜铬细胞瘤及皮肤黏膜(包括口腔、胃肠道、气管等)多发性神经纤维瘤,绝大多数患者合并肌无力与 Marfan 综合征样体型、肌张力减退、近端肌萎缩及脊柱四肢与胸廓畸形,无甲状旁腺功能亢进。它较 MEN-ⅡA 型发病年龄更早、进展更迅速,故早期诊断及预防尤为重要。

C. 家族性甲状腺髓样癌(familial medullary thyroid carcinoma,FMTC)。甲状腺髓样癌是其唯一特征。

(3) MEN-Ⅳ型极少见。它与 *CDKN1B* 基因突变有关,*CDKN1B* 基因编码 p27 蛋白。与 menin 蛋白一样,p27 蛋白也是一种肿瘤抑制因子,控制细胞的生长和分裂。它似乎与 MEN-Ⅰ型有相似的体征和症状,甲状旁腺功能亢进是最常见的症状,其次是脑垂体及其他肿瘤。

(4) MEN-Ⅰ、ⅡA、ⅡB 型的区别请见表(表 9-3)。

表9-3 MEN-Ⅰ、ⅡA、ⅡB的主要区别

指标	MEN-Ⅰ	MEN-ⅡA	MEN-ⅡB
甲状旁腺功能亢进	超过95%	10~20%	
胰腺肿瘤	30%~80%	–	–
垂体肿瘤	15%~42%	–	–
甲状腺肿瘤（特别是髓样癌）	–	超过95%	超过95%
嗜铬细胞瘤	–	40%~50%	50%
黏膜神经瘤	–	–	几乎100%
Marfan综合征样体型	–	–	几乎100%

3. 流行病学　MEN-Ⅰ及Ⅱ型患病率约1∶30 000；在MEN-Ⅱ中，MEN-ⅡA最常见，其次是FMTC，MEN-ⅡB相对少见，仅占MEN-Ⅱ的5%左右。MEN-Ⅳ型未知。

【麻醉管理】

1. 手术切除功能亢进的腺瘤是本病的主要治疗方法，原则上应首先切除嗜铬细胞瘤等功能恶性、可能立即危及生命的肿瘤，然后同时或分次切除甲状腺髓样癌、甲状旁腺瘤等其他肿瘤。本病无特殊禁忌麻醉药，但Foo特别偏好丙泊酚与瑞芬太尼，因为它们的组合不仅可快速起效与苏醒，而且还有预防术后恶心呕吐的作用。有关各种内分泌瘤的麻醉处理详见有关章节。

2. 本病麻醉管理的重点是要高度警惕合并多部位多器官肿瘤的可能性。尤其是甲状腺、甲状旁腺肿瘤、血钙异常者，甚至任何内分泌疾病的患者，术前均应注意是否合并其他内分泌腺功能异常，尤其是要注意排查是否合并嗜铬细胞瘤等可能立即危及生命的肿瘤。家族史非常重要，对任何内分泌瘤患者应仔细了解其家族史，Aggarwal报道了一个19人家族，其中12人有MEN-ⅡA，而这12例患者中有7例患有嗜铬细胞瘤和甲状腺髓样癌，而7例患者中有2例出现双侧嗜铬细胞瘤，并进行了开放肾上腺切除术，另外5例患者为左侧肾上腺瘤，在全麻复合硬膜外麻醉联合下行左侧腹腔镜肾上腺切除术。除定性外，肿瘤的定位对麻醉方法的选择和麻醉管理非常的重要。

3. 此类患者常合并肾上腺皮质功能减退或有继发性皮质功能减退的风险，围手术期应做恰当的糖皮质激素替代治疗。

4. 除内分泌病变外，本病还可能是其他临床综合征的一部分，如：MEN-2B型还合并肌肉、脊柱、胸廓病变及气管黏膜神经纤维瘤等病变。应针对不同的病理改变制订相应的麻醉管理计划，如：口腔内神经瘤可致面罩通气困难及气管插管困难；Marfan综合征样体型者要注意其关节松弛并防止颈椎脱位；MEN-2B型合并肌肉病变者应禁用去极化肌松剂、慎用非去极化肌松剂。

5. 血糖管理与监测　本病血糖管理非常重要，这是因为大部分内分泌变化可直接或间接影响血糖，部分患者还可能合并胰岛素瘤，而低血糖可导致继发性心脑重要器官损害等严重后果。术中应常规监测血糖，防止低血糖。

（许学兵　郑利民）

参考文献

[1] WOODRUM DT, KHETERPAL S. Anesthetic management of pheochromocytoma[J]. World J Endocr Surg,

2010,2:111-117.

[2] FOO CW,CHEN XY,KUMAR CM. Anaesthetic management for laparoscopic bilateral adrenalectomy in MEN2A (multiple endocrine neoplasia)followed by subsequent total thyroidectomy and radical neck dissection[J]. Br J Anaesth,2015,114:700-710.

[3] CHEN XY,FOO CW. Reply from the authors Schneider regimen vs a volatile inhalation anaesthetic (desflurane) for laparoscopic adrenalectomy and additional considerations for delivery of anaesthesia[J]. Br J Anaesth,2016, 116:432.

[4] AGGARWAL S,TALWAR V,VIRMANI P,et al. Anesthetic management of clinically silent familial pheochro-mocytoma with MEN 2A:a report of four cases[J]. Indian J Surg,2016,78:414-417.

第八节　甲状旁腺功能减退症

（hypoparathyroidism）

麻醉管理所面临的主要问题
低钙血症
可能合并其他自身免疫性疾病或不明原因综合征
心血管系统病变
神经系统病变

【病名】

甲状旁腺功能减退症(hypoparathyroidism),无别名。

【病理与临床】

1. 甲状旁腺功能减退症(简称:甲旁减)是由于甲状旁腺素(parathyroid hormone,PTH)产生减少和/或 PTH 结构异常,或靶器官对 PTH 反应缺陷,而使其生物效应减退所引起的以钙、磷代谢异常为主的一组疾病。

2. 病因

(1) 甲状旁腺发育不全:先天性甲状旁腺发育不全可致甲旁减,在新生儿时发病。可单一地发生甲旁减,也可有先天性胸腺萎缩的免疫缺陷和先天性心脏异常。

(2) 甲状旁腺损伤:多见于甲状腺或甲状旁腺手术后或治疗头颈癌的颈部根治性手术后,切除或损伤甲状旁腺组织或影响了甲状旁腺血液供应。极少数病例是颈部放射治疗导致。

(3) 甲状旁腺浸润性疾病:如血色病、肝豆状核变性、肉芽肿或转移性癌。

(4) 自身免疫性多腺体疾病:免疫介导的甲状旁腺破坏通常引起永久性甲状旁腺功能减退。永久性甲状旁腺功能减退是 Ⅰ 型自身免疫性多内分泌腺综合征(autoimmune polyglandular syndrome type Ⅰ,APS-Ⅰ)的一部分,它又称自身免疫性多内分泌腺病-念珠菌-外胚层营养不良(autoimmune polyendocrinopathy-candidiasis-ectodermal dystrophy,APECED),与自身免疫调节因子(autoimmune regulator,*AIRE*)基因突变有关,甲状旁腺功能减退通常发生于儿童期或青春期。APS-Ⅰ的其他相关临床表现包括肾上腺皮质功能减退,少数情况下还包括其他自身免疫性疾病的表现(见"自身免疫性多内分泌腺综合征")。

(5) 甲状旁腺素分泌缺陷:如钙敏感受体(calcium-sensing receptor)和甲状旁腺激素的基

因异常,导致 PTH 分泌的调控与合成障碍。

(6) 靶组织对 PTH 生物学作用反应的缺陷:靶组织对 PTH 作用的抵抗可原发于假性甲旁减或继发于低镁血症。

3. 病理生理　PTH 减少致骨质吸收、肠道内钙吸收及肾小管钙吸收减少,肾排磷减少,引起低钙血症与高血磷。同时,PTH 下降还可使肾小管对碳酸氢盐重吸收增多,引起代谢性碱中毒。

4. 临床表现　与低钙血症的程度有关,轻度低钙血症者症状不明显,而严重低钙血症者可能有危及生命的癫痫发作、难治性心力衰竭或喉痉挛。除严重程度外,低钙血症的发展速度及病程长短也决定着临床表现。

(1) 神经肌肉兴奋性增加:早期表现为麻木、刺痛和蚁走感,严重者呈手足搐搦,甚至全身肌肉收缩、惊厥发作。一般当血游离钙浓度 ≤0.95mmol/L 或血总钙值 ≤1.88mmol/L 时出现症状。也可伴随自主神经功能紊乱,如出汗、喉痉挛、气管呼吸肌痉挛及胆、肠和膀胱平滑肌痉挛等。面神经叩击征(Chvostek 征)阳性和束臂加压试验(Trousseau 征)阳性。

(2) 中枢神经系统异位钙化:多见于脑基底核(苍白球、壳核和尾状核),常对称性分布,脑 CT 检查阳性率约 50% 左右。病情重者,小脑、齿状核、脑的额叶和顶叶等脑实质也可见散在钙化。表现为不安、焦虑、抑郁、记忆力减退、谵妄等可合并肌张力增高、手抖等症状,严重者可引起癫痫、颅内高压。

(3) 心血管异常:PTH 缺乏及低钙可致心肌收缩力下降,严重者可引起甲旁减性心肌病、心力衰竭。心电图表现为各种心律失常、QT 间期延长、T 波低平等。低钙血症刺激迷走神经可导致心肌痉挛而突然死亡。

(4) 外胚层组织营养变性:低钙性白内障、出牙延迟、牙发育不全、磨牙根变短、龋齿多,甚至缺牙、皮肤角化过度、指(趾)甲变脆、粗糙和裂纹及头发脱落等。

5. 实验室检查　低钙血症、低镁血症、高血磷、低 PTH 等。

【麻醉管理】

1. 甲状旁腺功能减退的病因较为复杂,且病变可影响全身各重要器官,术前检查时应明确其病因,尤其要注意是否合并其他先天性畸形、自身免疫性疾病、多发性内分泌腺功能减退等。此外,还应注意是否合并心脏与中枢神经系统损害及其程度,并采取相应的措施。

2. 术前应纠正低钙血症、低镁血症、代谢性碱中毒等水、电解质与酸碱平衡异常。

(1) 急性甲状旁腺功能减退患者的血清钙和 PTH 水平快速降低,诱发严重症状,需静脉补充钙剂加口服骨化三醇治疗,当血钙升至安全范围>1.9mmol/L、且症状消失,可由静脉改为口服。常用葡萄糖酸钙或氯化钙,10% 葡萄糖酸钙每 10mL 含 90mg 元素钙,10% 氯化钙每 10mL 含 270mg 元素钙。两者各有优缺点,葡萄糖酸钙对酸碱平衡的影响较小、心律失常发生率较低,一旦外渗较少引起组织坏死,故作为首选。

(2) 甲状旁腺素的释放及它对靶器官的作用需要镁离子的参与,严重的镁缺乏可引起或加重甲状旁腺功能减退症状,故术前应常规补镁。血镁正常值为 0.7~1.1mmol/L,严重者血镁可低于 0.4mmol/L,但值得注意的是,血镁有时并不能反映机体内镁缺乏的程度,缺镁者有时血镁并不一定低,此类患者可行镁负荷试验,或用小剂量硫酸镁试验性治疗。

3. 围手术期应常规监测血钙(见"甲状旁腺功能亢进症"),尤其是血游离钙浓度。避免各种可能引起血钙下降的因素:呼吸性或代谢性碱中毒、大量输入枸橼酸盐抗凝的血液制品、低温和肾功能不全等。

4. 加强循环与呼吸管理,尤其要注意严重低钙可引起癫痫发作、心衰或喉痉挛等危及生命的并发症。甲状旁腺分泌减少可降低其对心肌细胞的正性肌力作用,血钙降低不仅影响心肌细胞的电生理学特性,还可使心肌细胞外的钙内流减少、兴奋收缩偶联障碍,可引起心、脑血管痉挛,严重者可发生心力衰竭。此类患者对麻醉药的循环抑制作用较为敏感,而且对儿茶酚胺类药物不敏感,应根据患者状况选择适当的麻醉药与用量。

(万　帆)

参考文献

[1] SHOBACK D. Clinical practice. Hypoparathyroidism[J]. N Engl J Med. 2008;359;391.

[2] PLATIS CM,WASERSPRUNG D,KACHKO L,et al. Anesthesia management for the child with Sanjad-Sakati syndrome[J]. Paediatr Anaesth,2006,16:1189-1192.

第九节　甲状旁腺功能亢进症
(hyperparaythyroidism)

麻醉管理所面临的主要问题

> 高钙血症
> 骨代谢异常
> 可能合并肾脏、心血管及其他器官损害
> 胃排空延迟、胃酸增多,返流、误吸
> 可能合并其他内分泌腺异常
> 甲状旁腺亢进危象
> 终末期肾病继发性甲状旁腺功能亢进
> 甲状旁腺切除术后并发症

【病名】

甲状旁腺功能亢进症(hyperparaythyroidism,HPT),无别名。

【病理与临床】

1. 本病是由于甲状旁腺素(PTH)或 PTH 类多肽合成、分泌过多导致的以钙、磷和骨代谢紊乱为主要临床表现的全身性疾病。根据病因,它分为原发性(primary)、继发性(secondary)、三发性(tertiary)以及假性(pseudo):

(1) 原发性甲状旁腺功能亢进(PHPT):是由于甲状旁腺自身病变致 PTH 合成、分泌过多所致。病因不明,可能与放疗、酗酒、药物以及遗传相关。多发性内分泌腺肿瘤Ⅰ型(multiple endocrine neoplasia typeⅠ,MENⅠ)是一种罕见的常染色体显性遗传病,常表现为多发性甲状旁腺肿瘤引起甲状旁腺功能亢进症。据估计在原发性甲状旁腺功能亢进症患者中,MEN I 的患病率为 1%~18%。

(2) 继发性甲状旁腺功能亢进(SHPT):是由于体内存在刺激甲状旁腺的因素,特别是血钙、镁过低,血磷过高,维生素 D 不足,甲状旁腺腺体受到刺激后增生、肥大,分泌过多甲状旁腺激素,以提高血钙、血镁和降低血磷的一种慢性代偿机制。慢性肾功能不全、肠吸收不良综合征、Fanconi 综合征和肾小管酸中毒、维生素 D 缺乏或抵抗以及妊娠、哺乳等情况下都会发生。

(3) 三发性甲状旁腺功能亢进(THPT):是在继发性基础上,甲状旁腺由代偿性功能亢进逐渐发展成自主性功能亢进,长期的甲状旁腺增生最终导致形成功能自主的腺瘤,引起全身钙、磷代谢紊乱,高转运骨病。病理上甲状旁腺细胞由弥漫性增生,逐渐发展到结节性增生,最后到腺瘤。当甲状旁腺细胞发展为类肿瘤样单克隆细胞增生时,已不受各种反馈调节,多具有自主分泌 PTH 功能,对活性维生素 D 药物治疗产生抵抗,这一阶段即为难治性 SHPT,在内分泌学上也叫"三发性甲状旁腺功能亢进症",通常需要手术切除。

(4) 假性甲状旁腺功能亢进(PHPT):是由于甲状旁腺外的其他器官分泌 PTH 类多肽引起血钙升高等症状。比如:在非转移性实体瘤患者中,高钙血症最常见的原因是分泌 PTH 相关蛋白(PTH-related protein,PTHrP);少数异位非甲状旁腺癌患者分泌 PTH。

2. 病理生理改变

(1) PTH 是维持血钙正常的重要调节激素,其主要靶器官为肾脏与骨。PTH 分泌过多,可引起下述病理改变:

A. 直接刺激破骨细胞,加速骨的吸收与破坏,钙释放入血增多。同时肾小管回吸收钙能力增加、并增加肾脏 1,25 双羟维生素 D_3(活性维生素 D_3)的合成,后者作用于肠道,增加肠道钙吸收,引起高钙血症。

B. 肾吸收磷减少、尿磷排出增多,引起血磷下降。

C. 骨钙溶解增多,引起骨软化、骨质疏松。血钙升高可引起迁移性钙化,钙盐可在肾、肾小管、间质组织、肺、胸膜、皮肤、心肌等处沉积,引起相应组织器官病变与功能障碍。

(2) PTH 还可抑制肾小管重吸收碳酸氢盐,引起高氯性代谢性酸中毒,后者可加重高钙血症。

3. 临床主要表现为高钙血症引起的相应症状、骨骼症状及钙盐在肾脏与心脏沉积引起的相应症状。

(1) 消化系统症状:血钙升高导致平滑肌兴奋性减低、胃肠张力下降表现为消化不良、厌食、恶心、呕吐、脱水、便秘;MEN I 患者常合并胃泌素瘤(卓-艾综合征,ZES),甲状旁腺功能亢进引起的高钙血症可显著加重 ZES 症状,临床上表现为药物治疗无效的复发性消化道溃疡;钙盐沉积于胰管、胰腺,激活胰蛋白酶可导致胰腺炎发作。

(2) 骨骼系统症状:由于骨骼脱钙导致骨质疏松、骨骼畸形;全身多关节疼痛,活动困难、受限;四肢弯曲畸形,驼背,身高变矮,胸廓缩小;易发生椎体压缩等病理性骨折。

(3) 泌尿系统症状:多饮、多尿,肾或输尿管多发性结石,严重者可引起肾功能不全。

(4) 心血管系统症状:血钙升高引起血管平滑肌收缩导致血压升高、血管钙化;心内膜、心肌钙化导致心肌受损、心功能下降。

(5) 肌肉系统症状:肌无力,近端肌群疼痛萎缩,活检呈非特异性改变。

（6）神经系统症状：多表现为记忆力减退、萎靡不振、抑郁、嗜睡等非特异症状。当血钙3~4mmol/L时有精神衰弱症状；4mmol/L时呈器质性精神病，出现谵妄、精神错乱；接近5mmol/L时昏迷不醒。少数患者有头痛、脑卒中、锥体外系病变、麻痹，可能与颅内钙化有关。

4. 实验室检查　血钙增高、血磷降低，尿钙与尿磷升高，血PTH升高。

【麻醉管理】

1. 本病常累及全身重要器官，术前应明确本病的病因，尤其要注意是否合并一些可能危及生命的病因，如：慢性肾功衰、MENⅠ等。同时对患者全身状态进行全面检查与评估，积极治疗并发症，尤其要注意是否合并其他内分泌腺异常、有无肾脏与心功能受损及骨骼病变情况，积极纠正高钙血症、脱水与水、电解质紊乱，肾功能不全者术前应进行透析。此外，此类患者还常合并限制性肺通气障碍，肺泡壁钙沉积可引起肺血管通透性增高，可引起严重的肺水肿，术前还应对呼吸功能进行详细的检查与评估。此种患者可有骨质疏松、骨骼畸形、发生病理性骨折的风险高，应小心置放体位，注意肢体保护。

2. 纠正高钙血症　围手术期应常规监测血钙，其中血游离钙意义更大。正常人血钙（总钙）正常值为2.2~2.7mmol/L（8.8~10.9mg/dl），但总钙测定值受白蛋白水平的影响，应用血清白蛋白水平校正。血清白蛋白浓度低于40g/L时，每降低10g/L，会引起血钙水平降低0.20mmol/L（0.8mg/dl）；经血清白蛋白校正血钙计算方法是：经血清白蛋白校正血钙（mg/dl）= 实测血钙（mg/dl）+0.8[4.0-实测血清白蛋白（g/dl）]。游离钙正常值为1.08mmol/L，游离钙测定结果较血总钙测定对高钙血症的敏感性更高、且不受白蛋白水平的影响，是血钙监测的良好指标，但设备条件尚不普及。严重的高钙血症可危及生命，术前应控制血钙在正常范围，当血钙>3.5mmol/L时，无论有无症状，均应采取输液、利尿及用降钙药物等措施（后述）降低血钙后再考虑手术问题。对血钙控制良好的甲状旁腺瘤摘除手术者，手术当天可不用抑制骨吸收药物双磷酸盐或降钙素，因为它们起效慢、作用时间长，且有加重术后低钙血症的风险。但非甲状旁腺瘤手术者应按日常用量使用。

3. 麻醉诱导与气管插管

（1）由于高钙血症使神经肌肉兴奋性下降、胃肠平滑肌蠕动减弱，加上高钙血症可刺激促胃液素分泌，胃酸增多，在麻醉诱导与苏醒期易引起反流、误吸。本病患者的麻醉应按"饱胃"处理，术前可服用非颗粒状制酸剂或给予H_2受体拮抗剂提高胃液pH，其中H_2受体阻滞剂西咪替丁不仅可降低胃液酸度及减少胃液分泌量，还可抑制甲状旁腺激素的释放，降低血钙。同时应适当延长禁食时间，采用快诱导插管或清醒气管插管。

（2）全身钙盐沉着，尤其是颈椎与下颌关节等部位钙盐沉着，可引起下颌与颈椎活动度下降，加上甲状旁腺癌瘤等使气管受压、移位，可致气管插管困难。另一方面，颈椎骨质疏松，在气管插管时切忌粗暴用力。此类患者术前应对颈椎情况及气管插管难度进行仔细检查与评估，异常者应采用清醒纤维支气管镜引导下插管。

4. 术中应加强循环与呼吸管理，避免引起酸中毒、二氧化碳蓄积、脱水及疼痛刺激等可能引起血钙升高的因素。

5. 本病无特殊禁忌的麻醉药，但肾功能不全的患者，麻醉中应避免主要经肾排泄或可能损害肾功能的麻醉药物。此外，由于高钙血症时易发生洋地黄中毒，应慎用洋地黄制剂。应结合手术方式及患者状态选择合适的麻醉方法。大多数接受甲状旁腺切除伴双侧颈部探查的患者都需要气管内全身麻醉。定位明确的甲状旁腺腺瘤者，可在局麻监护或颈丛神经阻滞下实施微创甲状旁腺切除术（minimally invasive parathyroidectomy，MIP）。

6. 肌松剂应用的有关问题 文献报道,高钙血症对琥珀胆碱及维库溴铵的肌松有拮抗作用,另一方面,肾功能不全及术后低钙血症可使非去极化肌松剂作用时间延长,此外,肾功能不全者用琥珀胆碱后可引起高钾血症。由于本病患者肌松剂的作用难以预测,应在严密肌松监测下根据患者情况小心选用。

7. 甲状旁腺功能亢进症危象(parathyroid crisis) 是指甲状旁腺功能亢进症患者出现显著的高钙血症,严重者可发生昏迷,导致死亡。甲状旁腺功能亢进症一般呈慢性发展,在脱水、服用过量维生素 D 或钙剂、手术、外伤、感染等诱因促发下可发生高钙血症危象。甲状旁腺功能亢进症危象的特征是严重的高钙血症,血清钙浓度通常高于 3.8mmol/L,且有显著的高钙血症症状,特别是中枢神经系统功能障碍。主要症状包括恶心、呕吐、腹痛、脱水、嗜睡或烦躁,逐渐神志不清,昏迷,脱水严重者出现氮质血症,可死于循环衰竭或心律失常。如不及时抢救,死亡率可达 60%。但麻醉患者可能不会出现上述大多症状,或直接出现循环衰竭而死亡。高度的警觉与严密和血钙监测十分重要。治疗措施:

(1) 迅速降低血钙

A. 扩容:纠正脱水,恢复血容量,增加尿量,促进肾脏排钙,是首要治疗,可使血钙快速下降 0.5~0.75mmol/L。大量输注不含钙晶体液可稀释血钙,补充血容量,但要注意避免大量输入生理盐水。这是因为 PTH 抑制肾小管重吸收碳酸氢盐,再加上大量输注生理盐水可引起高氯性代谢性酸中毒,而酸中毒又进一步使血游离钙升高,加重症状。

B. 促进尿钙排泄:在补足血容量的基础上,用祥利尿剂(呋塞米),抑制尿钠、钙吸收。用量:呋塞米 40~100mg,静脉注射,每 2h 一次,每日排钙可达 1~2g,血钙下降 0.5~1.0mmol/L,利尿治疗中需注意电解质平衡。由于噻嗪类利尿剂可减少肾脏钙的排泄、加重高钙血症,应禁用。

C. 抑制骨质吸收:可用双磷酸盐或降钙素,普卡霉素可抑制破骨细胞活动。但双磷酸盐起效慢,常需数天,不适用于术中抢救使用。降钙素可在数小时内起效,适用于急救。

D. 无钙透析液血液透析或腹膜透析,每天排钙可达 1g。

E. 急诊甲状旁腺切除手术是甲状旁腺功能亢进症危象重要的抢救手段之一,术前应做好充分的准备。

(2) 加强全身管理,维持呼吸循环稳定,纠正水电解质平衡,及时补钾、补镁,纠正酸中毒。可适当应用类固醇皮质激素。

(3) 甲状旁腺亢进患者手术时,若患者出现不明原因的血流动力学改变或精神意识改变要考虑甲状旁腺功能亢进,立即测定血钙。

8. 继发性甲状旁腺功能亢进(SHPT) 是慢性肾脏病患者的常见并发症,其主要原因是低钙血症与高磷酸盐血症所致。甲状旁腺切除术(Parathyroidectomy,PTX)可以为终末期肾病(end stage renal disease,ESRD)患者有效纠正或稳定钙及甲状旁腺激素代谢,并改善肾性骨营养不良,大约 10% 的 ESRD 患者最终需要手术来处理 ESRD 相关的 HPT。对于肾移植术后有持续 HPT 的患者,甲状旁腺手术也是一种有效的治疗方法。这类患者多需要长期的透析替代治疗,其麻醉管理应关注以下几点:

(1) 常规透析通常在术前 12~24 小时之间进行。如果手术当日进行透析,建议行无肝素的血液透析或腹膜透析以避免围手术期凝血功能异常。如果已经使用肝素,尽可能等到凝血指标恢复正常以后开始手术,通常需要 4 个小时。如果患者需行紧急手术,可用鱼精蛋白来逆转肝素的作用。

(2) 目前尚无指南规定具体的血钾水平为手术麻醉禁忌,一般认为择期手术血钾大于或等于 5.5mmol/L 的患者需要术前透析。不能进行透析的患者如血钾水平小于或等于 6.2mmol/L 且无心电图改变,可实施急诊手术,但需要在术中持续监测心电图和频繁测定血钾水平,每 30 分钟测定 1 次。

(3) 在透析患者中,血管通路的建立可能较困难。为保存将来可用于建立动静脉瘘的浅静脉,应避免使用目前的和潜在的动静脉瘘部位和留置经周围静脉进入中心静脉导管(PICC)。最好在手背上建立静脉通路,如果有必要使用潜在的瘘管部位,建议使用优势手臂。避免在有瘘管的手臂上进行针刺或血压测定,并确保瘘管部位不受到直接压力以最大限度地降低血栓形成的风险。除非是紧急情况下或是替代静脉通路不可能建立的情况下,否则不应使用血液透析导管。

(4) ESRD 患者由于肾小球滤过和肾小管功能受损,因此麻醉药物在体内代谢、清除延迟,继而导致麻醉药物及其代谢产物的蓄积。此外,麻醉药物分布容积和蛋白结合率也会受到影响。麻醉管理需避免血药浓度超出预期导致毒副作用,诸如:呼吸抑制、残余肌松作用、局麻药中毒等。

(5) 由于此类患者术中容量治疗的安全范围小,容量超负荷或快速补液可导致肺水肿,另一方面透析去除过多液体或严格限制输液可导致低血压等血流动力学不稳定。动态监测每搏变异度(SVV)有助于指导输液,该类患者可能从目标导向液体治疗中获益。目前,不同中心对 ESRD 患者选用的溶液有所不同。一些中心总是会选择包含葡萄糖的溶液,除非患者有禁忌证,理由是当 ESRD 患者禁食并接受不含葡萄糖的静脉液体时,有发生高钾血症的风险。研究发现,与接受醋酸盐缓冲溶液的患者相比,接受生理盐水的患者中高氯血症性代谢性酸中毒的发生率显著增高,但高钾血症在接受醋酸盐缓冲溶液的患者中更为常见。

9. 甲状旁腺切除术术后并发症处理。

(1) 甲状旁腺手术后可出现一过性或持久性低钙血症——骨饥饿综合征(hungry bone syndrome),这是一种甲状旁腺切除术后钙高动力性重吸收进入骨中而导致的迁延且有症状的低钙血症。研究发现,在有 HPT 的 ESRD 患者中,97% 的患者术后发生了需要静脉补钙的重度低钙血症,而原发性 HPT 患者中则仅为 2% 表现为神经肌肉刺激症状,伴有肌肉痉挛、手、足和口周感觉异常,严重者表现为头痛、手足抽搐、惊厥、骨折、心律失常、肌肉痉挛(如腹肌痉挛致腹痛、肠肌痉挛致腹泻,甚至喉肌痉挛致喘憋、窒息)、猝死等。当血清总钙<0.88mmol/L 称为低钙危象,需要立即处理。术后 1 周内每日至少监测 1 次血清钙、磷,必要时可静脉泵注葡萄糖酸钙或氯化钙,口服补充钙剂和活性维生素 D。

(2) 甲状旁腺手术围手术期并发症还包括喉返神经(recurrent laryngeal nerve,RLN)损伤、高钾血症及甲状腺功能亢进。喉返神经损伤的原因包括 PTX 术中 RLN 损伤以及术后组织水肿压迫 RLN 导致神经麻痹,再次 PTX 术后患者 RLN 损伤的发生率大大增高,需与气管插管操作不当引起环杓关节脱位导致的声音嘶哑相鉴别。轻度 RLN 损伤的患者表现为一过性声音嘶哑、呛咳,严重 RLN 损伤的患者表现为严重呛咳、吸入性肺炎、呼吸困难,甚至窒息死亡。患者术前、术后常规接受喉镜检测喉返神经的功能,特别是术中 RLN 监测能大大降低术后永久性 RLN 损伤的发生。术中 RLN 监测是一种肌电图监测,手术过程中需维持神经肌肉传导通路的完整性,麻醉诱导插管使用 1 倍 ED_{95} 量的肌松药——0.3mg/kg 的罗库溴铵或阿曲库铵,整个监测过程不再追加肌松药,或者在诱导插管后给予舒更葡糖钠拮抗肌松。

(3) 研究发现,PTX 术中高钾血症的发生率为 58%,术后高钾血症的发生率为 80%,年轻男性发生率更高,严重的高钾血症(>7.0mmol/L)可导致患者猝死。因此,建议术中、术后监测血钾水平,当血钾>5.5mmol/L 时,立即使用 50% 葡萄糖 20ml 联合胰岛素 10IU 静脉推注,或者使用葡萄糖酸钙静脉注射,当血钾>6.5mmol/L时,应该即刻进行无肝素血液透析或床旁连续性血液滤过,联合使用聚磺苯乙烯等药物,也可以降低血清钾水平。

(4)此外,由于甲状腺和甲状旁腺解剖结构的特点,造成PTX术中需要不停翻转甲状腺探查甲状旁腺,通常会导致甲状腺滤泡损害,显著增加甲状腺激素的释放,称为"触摸性甲状腺功能亢进",病程在14~21天不等,一般程度较轻,无症状可以不予处理。

(5)总之,PTX术后1周内患者为高危人群。虽然术后血肿、喉头水肿、气管塌陷、气管内痰液阻塞以及双侧喉返神经损伤均为术后罕见的潜在并发症,但严重者均可出现呼吸困难和窒息,需要立即床旁抢救,所以术后一周内应该在患者床头配备气管切开包。

(万　帆)

参考文献

[1] WILHELM SM,WANG TS,RUAN DT,et al. The American Association of Endocrine Surgeons guidelines for definitive management of primary hyperparathyroidism[J]. JAMA Surg,2016,151:959-968.

[2] KRAUSZ MM,YOUNIS O,MAHAMID A,et al. Minimally invasive parathyroidectomy(MIP)under local anesthesia for treatment of primary hyperparathyroidism (PHPT) caused by a single adenoma[J]. Harefuah,2017,156:14-18.

[3] RAJEEV P,STECHMAN MJ,KIRK H,et al. Safety and efficacy of minimally-invasive parathyroidectomy(MIP)under local anaesthesia without intra-operative PTH measurement[J]. Int J Surg,2013,11:275-277.

[4] KIVELA JE,SPRUNG J,RICHARDS ML,et al. Effects of propofol on intraoperative parathyroid hormone monitoring in patients with primary hyperparathyroidism undergoing parathyroidectomy:a randomized control trial[J]. Can J Anaesth,2011,58:525-531.

[5] MITTENDORF EA,MERLINO JI,MCHENRY CR. Post-parathyroidectomy hypocalcemia:incidence,risk factors,and management[J]. Am Surg,2004,70:114.

[6] YUNOS NM,BELLOMO R,HEGARTY C,et al. Association between a chloride-liberal vs chloride-restrictive intravenous fluid administration strategy and kidney injury in critically ill adults[J]. JAMA,2012,308:1566.

第十节　甲状腺功能减退症
(hypothyroidism)

麻醉管理所面临的主要问题

机体代谢功能降低

心、肺、脑、肝、肾、肾上腺等重要器官功能减退

甲减心脏病

常合并肥胖、高脂血症、高血压、冠心病

呼吸功能受损、缺氧及可能存在气管插管困难

甲状腺功能减退性昏迷

【病名】

甲状腺功能减退症(hypothyroidism),在成年人又称黏液水肿(mywedema),胎儿期起病者称克汀病(critinism)或呆小病。

【病理与临床】

1. 甲状腺功能减退症(简称甲减)是由于各种原因致甲状腺激素合成或分泌不足、机体代谢功能降低的临床综合征。按照病变部位,它分为:

(1) 甲状腺本身病变(又称原发性甲减):约占全部甲减的 95% 以上,常见原因有甲状腺手术与治疗、自身免疫病(如:桥本甲状腺炎)等。垂体病变(又称继发性甲减)和下丘脑病变(又称第三性甲减):垂体促甲状腺素(TSH)或下丘脑促甲状腺素释放激素(TRH)分泌减少所致,常见原因有垂体与中枢神经系统病变等。

(2) 甲状腺激素抵抗综合征:甲状腺激素在外周组织发挥作用缺陷所致。

(3) 消耗性甲减:甲状腺素(T_4)灭活过多所致,常见于血管瘤、血管内皮瘤病、体外循环手术后。

2. 主要病理改变为黏液水肿,各组织间隙内(如:皮肤、心肌、脑组织、骨骼肌等)含有大量的黏液性物质。它是由于酸性黏多糖分解减慢所致,可引起器官、组织受损与功能障碍。

3. 临床表现　代谢率降低和交感神经兴奋性下降。

(1) 一般症状:易疲劳,怕冷,表情淡漠,颜面虚肿,皮肤干燥而增厚,毛发稀少。

(2) 神经系统:记忆减退,嗜睡,反应迟钝,四肢感觉异常,腱反射迟钝。

(3) 心血管系统:心动过缓,心输出量低,心脏扩大,常合并高脂血症、高血压、冠心病。

(4) 消化系统:厌食,便秘,腹胀,甚至麻痹性肠梗阻,贫血。

(5) 呼吸系统:呼吸肌功能障碍,肺毛细血管基膜增厚影响气体交换。上呼吸道(口、舌、鼻、咽、喉头)黏液水肿。

(6) 肾脏:肾小球与肾小管基膜增厚,肾小球滤过率降低,肾血流量减少,水钠潴留,低钠、低张尿。

(7) 运动系统:肌痛,肌张力减弱,肌肉松弛,骨质疏松。

4. 辅助检查　血清总三碘甲腺原氨酸(TT_3)、总甲状腺素(TT_4)、游离三碘甲腺原氨酸(FT_3)、游离甲状腺素(FT_4)下降,原发性甲减血清促甲状腺激素(TSH)升高。

5. 几个特殊情况

(1) 亚临床甲减:患者无特异症状或仅有轻微甲减症状,是甲减的早期阶段,TSH 水平轻度升高,TT_4、TT_3、FT_4、FT_3 水平正常。

(2) 中枢性甲减:在一些先天性中枢神经系统疾病中可表现为甲减,主要病因性包括垂体发育不全、中线缺陷等。TSH 与 TT_4 多减低。

(3) 甲状腺激素抵抗综合征:是由于位于 3 号染色体编码甲状腺受体 β 链基因(*TRB*)突变、导致甲状腺素与受体结合障碍、甲状腺激素生物活性减低所致。多呈常染色体显性遗传。甲状腺功能检测显示 TT_3、TT_4、FT_3、FT_4 升高,TSH 升高或在正常高限。

(4) 克汀病(呆小病):是由于胚胎期母体缺碘致胎儿甲状腺素先天合成不足,或母体血中抗甲状腺自身抗体破坏胎儿甲状腺组织,或妊娠期服用抗甲状腺药物、胎儿甲状腺功能先天性低下所致。患儿神经系统发育迟缓、智力低下,同时表现为特殊面容与骨骼发育障碍,外貌丑陋,鼻梁塌陷,身材矮小,四肢粗短,生长发育差。可能合并其他畸形。

6. 治疗　目标是控制症状和体征,维持 TSH、TT_4、FT_4 值正常。但继发于下丘脑和垂体的甲减,不能将 TSH 作为治疗指标。甲状腺素替代治疗:常用甲状腺制剂包括动物甲状腺提取甲状腺素片及合成甲状腺素。后者又包括:L-型甲状腺素钠片(L-T_4 钠片)、L-型三碘甲腺原氨酸(L-T_3 钠片),其中,L-T_4 疗效可靠、不良反应小、依从性好、肠道吸收好、血清半衰期长等优点,临床常用。

【麻醉管理】

1. 甲减不是一个不少见病,它也可能是很多临床综合征的部分临床表现。术前应重点对心脏、呼吸及其他重要器官的功能进行仔细的检查与评估。

(1) 甲状腺功能减退性心脏病:是指甲减患者伴有心肌受损或心包积液。其原因可能与心肌代谢障碍及黏液水肿浸润有关。临床表现为心包积液、心脏扩大、心输出量减少、心电图示传导异常及肢导联低电压。甲状腺素替代治疗有效,但要注意本病患者常合并高血压和冠心病,用 L-T_3 钠片治疗时易诱发高血压与心绞痛,应改用作用较为温和的 L-T_4 钠片。术前有心绞痛者及高血压者,可用硝酸甘油、长效硝酸酯、β-受体阻滞剂等积极治疗,改善后方可行择期手术。心包积液伴心脏压塞者,术前应行心包穿刺或先行心包部分切除术。

(2) 甲减患者常合并不同程度的呼吸功能障碍,缺氧与二氧化碳蓄积。术前应进行包括肺功能测定、动脉血气分析在内的详细的呼吸功能评估,术后应作好呼吸机治疗的准备。尤其是应重点注意以下几点:

A. 口腔、舌及咽部组织黏液水肿可致上呼吸道狭窄及气管插困难。必要时应在清醒下气管插管或采用纤维支气管镜引导下插管。

B. 胃排空障碍、麻痹性肠梗阻者要注意呕吐误吸。

C. 肿大的甲状腺可压迫气管(见"甲状腺功能亢进症")。

D. 文献报道,此类患者常合并不同程度的睡眠呼吸暂停综合征(SAS)。其原因除上呼吸道黏液水肿外,还与颏舌肌肌细胞内收缩物质异常导致颏舌肌肌力下降等原因有关。

E. 控制肺部感染。

(3) 明确甲状腺功能减退的原因,原因不同麻醉处理不同。如:桥本甲状腺炎要注意是否合并其他自身免疫性疾病。下丘脑及垂体病变者要注意是否合并肾上腺皮质功能不全。

(4) 纠正贫血,控制感染,纠正低血糖、电解质紊乱和酸碱失衡等。

2. 麻醉前应了解所服用的甲状腺制剂及服药过程、用量。一般情况下,轻度甲减、无症状者,尚不至于引起严重的麻醉问题。但中至重度患者,若未进行系统的甲状腺素替代治疗,围手术期易发生甲状腺功能减退性昏迷。原则上择期手术时应待甲减症状消失,血 T_4、T_3 及 TSH 浓度恢复正常后施行。

(1) 甲状腺素制剂应服用至手术当日早晨,由于麻醉手术应激反应等因素,术前可根据手术创伤大小适当增加用量(常增加全天量的一半剂量)。术后应尽早口服或经胃管给药。

(2) 急诊手术、且术前未系统治疗者,可于术前口服或经胃管注入 L-型三碘甲原氨酸,它较 L-T_4 钠片起效快,作用时间短。但 T_3 制剂至少需 6 小时方可起效,紧急手术术前准备时可参照甲减性昏迷静注 L-T_4(后述)。

(3) 由于过量服用甲状腺制剂可引起心肌缺血、高血压等异常反应,尤其是长期甲状腺功能低下者对甲状腺素的敏感性增加,术前应根据患者情况选择适当用量,切忌盲目增加用量。

3. 本病患者常合并不同程度的肾上腺皮质功能不全,围手术期应适当补充肾上腺皮质激素。常在术前一天和麻醉开始后静注氢化可的松 100~200mg。此外,下丘脑-垂体性甲减者应先补充肾上腺皮质 3~5 日后方可给予甲状腺素替代治疗,否则可诱发肾上腺皮质危象。

4. 本病无特殊禁忌的麻醉药。尽管有报道认为在动物实验中甲减对犬异氟烷 MAC 无明显影响,其用量不需改变。但要注意患者组织器官功能减退,小剂量麻醉药可引起严重的呼吸循环抑制。因此应适当减少麻醉药用量。同样道理,术前应慎用镇静药或仅用抗胆碱药。

5. 由于心输出量、循环血容量减少,压力感受器反射受损,β 受体敏感性下降及受体数量减少等,在麻醉期间可出现严重的循环抑制。术中应加强监测,除常规监测项目(BP、ECG、T、SpO_2、$P_{ET}CO_2$ 等)外,必要时应监测 CVP、PCWP、血糖、电解质、血气。

6. 甲状腺功能减退性昏迷,又称黏液性水肿昏迷(myxedema coma)。它是甲减的晚期表现,是最危急的情况,多见于老年女性,死亡率高。其发病机制尚不十分清楚,可能与甲状腺素缺乏致机体代谢严重受抑制有关。

(1) 常见诱因有:术前准备不足,甲状腺素制剂用量不足或突然停用;体温过低;感染、缺氧、二氧化碳蓄积、水电解质失衡、酸中毒、低血压、低血糖、麻醉药、手术。

(2) 临床表现为嗜睡、逐渐发展至昏迷,约80%的患者有低体温,严重者体温可低至27℃,无寒战。常合并呼吸抑制、心动过缓、血压下降,甚至休克及低血糖、低钠血症、酸中毒,最后因呼吸循环衰竭而死亡。当麻醉后患者出现不明原因的苏醒延迟、低体温时,要考虑本病。血 T_3、T_4 浓度低值可确诊,但耗时较长。

(3) 甲减昏迷一旦发生,死亡率高达50%,必须及早治疗。治疗目的是迅速提高血中甲状腺素水平,控制危及生命的并发症。

A. 甲状腺激素治疗:此类患者胃肠道黏液水肿,胃肠给予药吸收不良,最好经静脉给药,常用 L-T_4 钠 0.1mg、L-T_3 40~120μg 口服,其后每 6~8 小时用药一次,直至患者清醒。也可通过胃管给甲状腺片 40~60mg,6~8 小时一次,好转后减量至每日 60~120mg 维持。静注可用 L-T_4,避免用 L-T_3,因为它易诱发心脏病发作。甲状腺激素治疗时应行心电图监测。

B. 补充肾上腺皮质激素,常用氢化可的松。首剂静滴 100~200mg 后,每 6 小时给与50~100mg。

C. 纠正低体温。主要措施除给与甲状腺激素外,还有盖保温毯、提高室温等。但要注意快速复温可使外周血管扩张而引起低血压。

D. 维持循环功能稳定。适当应用血管活性药物及输液纠正低血压与休克。纠正心力衰竭与心律失常。

E. 改善肺通气与换气,辅助呼吸或控制呼吸,必要时可行气管插管人工呼吸。

F. 纠正低血糖和低钠血症、酸中毒。

（任从才　赵丽霞　郑利民）

参考文献

[1] 中华医学会内分泌学分会. 成人甲状腺功能减退症诊治指南[J]. 中华内分泌代谢杂志,2017,33:167-180.

[2] HATCH DM,ROY RC. Cancer and deliberate hypothyroidism,anesthesia,and myxedema coma:the curse of oncologic outcomes based on hypothyroidism[J]. J Clin Anesth,2013,25:1-3.

[3] BERRY SH,PANCIERA DL. The effect of experimentally induced hypothyroidism on the isoflurane minimum alveolar concentration in dogs[J]. Vet Anaesth Analg,2015,42:50-54.

[4] MISAL US,JOSHI SA,SHAIKH MM. Delayed recovery from anesthesia:a postgraduate educational review[J]. Anesth Essays Res,2016,10:164-172.

第十一节 甲状腺功能亢进症
（hyperthyroidism）

麻醉管理所面临的主要问题

> 高代谢、水电解质平衡失调
> 可能合并甲状腺心脏病、肌病
> 可能合并其他自身免疫性疾病
> 可能合并肾上腺皮质功能减退
> 甲状腺压迫气道
> 甲状腺危象
> 眼球保护

【病名】

甲状腺功能亢进症（hyperthyrea、hyperthyroidosis、hyperthyroidism、hyperthyreosis）。又称甲状腺毒症（thyrotoxicosis、thyrotoxemia、thyrotoxia）。

【病理与临床】

1. 本病是多种原因引起血中甲状腺激素浓度过高,致机体出现高代谢综合征。甲状腺功能亢进症是由于甲状腺组织增生或功能亢进、产生和分泌甲状腺激素过多引起的一组临床综合征（简称甲亢）。而甲状腺毒症是指血液循环中甲状腺激素过多,引起甲亢表现。此外,甲状腺滤泡被炎症（例如亚急性甲状腺炎、安静型甲状腺炎、产后甲状腺炎等）破坏,滤泡内储存的甲状腺激素过量进入循环引起的甲状腺毒症称为破坏性甲状腺毒症（destructive thyrotoxicosis）,其甲状腺本身功能并不亢进。它们有相似的临床表现。本病患病率约为 0.5% ~ 1%,多见于中青年女性。其病因包括下丘脑-垂体性、甲状腺性、某些疾病引起者（如:妇产科疾病）及医源性等。常见病因如下:

（1）毒性弥漫性甲状腺肿:又称 Graves 病。约占 85%,它与自身免疫有关,血中出现促甲状腺激素受体抗体,它直接作用于甲状腺细胞膜的促甲状腺激素（TSH）受体部位,刺激甲状腺生长并使其功能增强。

（2）毒性多结节性甲状腺肿:是在多结节性甲状腺肿基础上发生的甲亢。一般在 40 岁以上出现甲亢症状,较毒性弥漫性甲状腺肿的发病年龄大,女性患病率较男性高。

（3）自主高功能腺瘤:又称 Plummer 病（Plummer disease）。甲状腺内单发或多发的高功能腺瘤而引起甲亢症状的一类疾病。进展缓慢,女性 40 岁以上者多见。甲状腺^{131}I 核素显像在腺瘤或结节处呈"热结节",且不受 TSH 调节。

（4）亚急性甲状腺炎:多见于中年妇女。常有上呼吸道感染,感染后 1 ~ 3 周发病。分三期:早期甲状腺功能亢进、中期甲状腺功能减退、恢复期。

（5）慢性淋巴细胞性甲状腺炎:又称桥本病（Hashimoto disease）。它是由于甲状腺破坏、甲状腺素释放增加或出现兴奋甲状腺的受体抗体所致。临床表现与 Graves 病相似,但甲状腺质地较韧,血清 TgAb 和 TPOAB 高滴度,对抗甲状腺药物治疗反应敏感。

（6）垂体性甲亢:促甲状腺激素（TSH）分泌过多引起的甲亢。多为垂体瘤所引起,少数由下丘脑-垂体功能紊乱所致。多数为轻、中度甲亢,儿童多见,男女无差别。

（7）绒毛膜促性腺激素（HCG）相关性甲亢:是由于胎盘肿瘤致 HCG 对 TSH 受体的刺激引起。

（8）其他:卵巢肿瘤分泌甲状腺激素、摄取过量的甲状腺激素、碘或胺碘酮引起的甲亢。

2. 甲状腺素促进热代谢,促进磷酸化及细胞膜钠的主动转移,促使产热增加,消耗能量,增加氧耗。它还直接兴奋交感神经,增加儿茶酚胺的作用。此外,它还促进各种物质与药物的代谢与消除。甲亢的病理改变因病因而异,其中 Graves 病表现为甲状腺弥漫性增大,腺体血流丰富,滤泡及滤泡上皮增生。常合并心脏、肝脏、骨骼肌等多器官病变。

3. 临床表现

（1）高代谢症群:基础代谢率增高,烦热多汗。神经精神兴奋性增加,激动失眠。心率加快、心律失常、脉压增大。食欲亢进、恶心呕吐、腹泻,甚至脱水与电解质紊乱。糖、蛋白质和脂肪代谢负平衡,消瘦、乏力、皮下脂肪消失,血糖升高、常伴糖尿病。甲状腺素有利尿、排钾与排镁作用,易发生低钾性周期性瘫痪与低镁血症。钙与磷的运转加速,常有高钙血症、高磷尿、骨质疏松。

（2）甲状腺肿大、单发或多发结节。胫前黏液性水肿。

（3）眼征:单纯性眼征者无症状或轻度突眼。浸润性眼征见于 Graves 病,眼球明显突出,双侧不对称。少数患者仅有单侧突眼,眼睑肿胀,眼球活动受限或固定。

（4）肌肉代谢异常,主要表现以下几种类型:

A. 慢性甲亢性肌病:见于90%患者。且多见于中年男性。病理学特点为肌纤维退行性变,并有大量淋巴细胞和浆细胞浸润。表现为逐渐加重的肌肉无力,甚至肌肉萎缩,无肌肉瘫痪和感觉障碍。

B. 周期性瘫痪:见于2%~8%的患者。表现为发作性肌无力,呈弛缓性瘫痪,双侧对称,以下肢肌肉受累多见,肋间肌及膈肌麻痹,可致呼吸困难危及生命。不伴感觉异常。血钾降低,心电图可有低钾性改变,部分患者合并低磷血症。某些因素如暴露于寒冷环境、精神紧张、感染外伤、摄入药物（胰岛素等）等可诱发。

C. 急性甲亢性肌病（或急性甲亢性脑病）:又称"甲亢伴急性延髓麻痹"。罕见。可能与血中甲状腺激素升高、使甲亢症状加剧而有关。

D. 其他:甲亢性眼肌麻痹:与自身免疫因素有关,主要表现为眼外肌麻痹。甲亢性重症肌无力:多见于女性,受累肌肉以眼肌、面肌及吞咽肌最常见,其次为颈、躯干和四肢肌肉,严重者可致呼吸困难。机体衰弱、严重消耗者可表现为淡漠型甲亢,此类患者易发生甲状腺危象。

（5）甲亢性心脏病:是由于甲状腺激素过量或自身免疫所致。当甲亢合并心脏增大、心律失常（房颤最常见）、心衰、心绞痛及心肌梗死等,且可排除其他心脏病者,应考虑之。

4. 辅助检查　血清总三碘甲腺原氨酸（TT_3）、总甲状腺素（TT_4）、游离三碘甲腺原氨酸（FT_3）、游离甲状腺素（FT_4）增高,血清促甲状腺激素（TSH）降低。但垂体性甲亢不降低或增高。甲状腺自身抗体测定（如:TPOAb、TgAb、TRAb）有助于 Graves 病的诊断。此外,甲状腺超声、甲状腺摄^{131}I测定、甲状腺核素静态显像、甲状腺和眼眶 CT 和 MRI 有助于其诊断与病情判断。

5. 诊断　根据临床高代谢的症状和体征、甲状腺肿或甲状腺结节及血清甲状腺激素（TT_4、TT_3、FT_4、FT_3）增高、TSH 降低。Graves 病的诊断还需考虑眼球突出和其他浸润性眼征、胫前黏液性水肿及甲状腺受体抗体（TRAb 或 TSAb）阳性等。自主高功能腺瘤的诊断要考虑有甲状腺热结节,结节性甲状腺肿的诊断要考虑甲状腺有多发结节性肿大。详见相关专著。

6. 治疗　抗甲状腺药物治疗(甲巯咪唑、丙硫氧嘧啶等)、手术治疗、^{131}I 治疗、消融治疗等,可用 β 受体阻滞剂对症治疗。

【麻醉管理】

1. 麻醉前管理　本病不是一个少见疾病,但它是临床麻醉管理的一个重要的基础性疾病。对重症患者其麻醉处理较为棘手,良好的术前准备是保证患者围手术期安全的先决条件。

(1) 首先应对全身状态进行全面的检查与评估检查,注意是否合并恶性贫血、肾小球肾炎、红斑狼疮等其他自身免疫疾病,应尽量明确甲亢的病因。要重点评估其心脏、肌肉病变与代谢状况,纠正高血糖与水电解质紊乱。

(2) 气道评估:甲状腺肿大多为轻至中度弥漫性,很少压迫气管引起呼吸道梗阻。但亦有少数患者,巨大的甲状腺组织或腺瘤可压迫气管引起呼吸道梗阻,或使声门移位、气管插管困难。长期气管压迫还可使气管壁软化,手术切除甲状腺组织后,软化的气管壁失去支撑,可造成气管塌陷,引起窒息。评估包括 X 线、超声、CT 等,必要时应行气管软化实验,气管软化实验阳性或术中发现有气管软化者,应作好气管切开的准备。

(3) 控制甲亢症状:是预防甲状腺危象的最重要措施。原则上在甲亢症状控制之前不得行包括甲状腺手术在内的任何择期手术。甲亢症状控制的指标是:基础代谢率 ±20%,体重增加,心率减慢并稳定在 80 次/分,脉压缩小,情绪稳定,全身症状改善或消失,T_3、T_4 正常。但甲状腺毒症患者急诊手术时,术前应用大剂量的普萘洛尔或艾司洛尔控制心率至正常范围,重症患者术前一小时应口服大剂量丙硫氧嘧啶抑制甲状腺素的合成,麻醉诱导前口服碘剂阻止甲状腺素向血中释放。

(4) 抗甲状腺药物及其他治疗用药(如:甲巯咪唑、丙硫氧嘧啶、β-受体阻滞剂普萘洛尔、美托洛尔等)应服用至手术当日早晨。术前应充分镇静,应适当增加镇静药用量。常用氟哌啶加芬太尼。甲亢心脏病的患者可用吗啡。合并呼吸道梗阻症状者,应减少用量。不用抗胆碱药或仅用东莨菪碱。

(5) 本病患者常合并不同程度的肾上腺皮质功能不全。术前用糖皮质激素治疗或肾上腺皮质功能不全者,应给予应激保护量的糖皮质激素。术后甲状旁腺功能减退风险高者,术前应评估及预防性补充钙剂及维生素。

(6) 甲状腺手术前应使甲状腺体积缩小、变硬后手术。常服复方碘溶液(Lugol 液),3~5 滴,一日三次,渐增至 10 滴,共二周。药物碘抑制甲状腺素分泌的作用仅能维持 2~3 周,随后抑制作用消失,大量的甲状腺素释放入血易致甲状腺危象发生;若碘剂用量不足,腺体质软易碎,手术过程中易出血。为避免碘逸脱现象,应在服碘后 2~3 周内手术。术前应了解碘治疗的过程。

2. 麻醉方法　甲状腺手术可在全身麻醉、颈丛神经阻滞,甚至颈部硬膜外阻滞下实施。超声引导下颈神经丛阻滞的优点是可获得满意的镇痛效果、保持患者术中知晓、利于避免术中喉返神经损伤。其缺点有:术中牵拉甲状腺和周围组织可引起患者不适,有时需用较大量镇静镇痛药,导致呼吸抑制;喉返神经阻滞、引起声嘶或失声,影响术中的判断;膈神经阻滞,出现呼吸困难等;颈动脉压力感受器阻滞引起高血压等。硬膜外阻滞的优点是可阻滞心交感神经、预防术中心率增快,对甲亢患者有利;但操作难度较高,可能有严重的呼吸循环抑制作用,现很少应用。椎管内麻醉是非甲状腺手术的良好麻醉选择,尤其是症状难以控制、且合并心脏病变的患者。全身麻醉呼吸易于管理,患者的安全性和舒适性高,目前多采用之。本病无特殊禁忌的麻醉药,但应避免交感神经兴奋药如氯胺酮等,肌病患者应避免用琥珀胆碱。区域神经阻滞时应避免在局麻药中加入肾上腺素。右美托咪定有中枢抗交感作用,用于本病患者有助于维持血流动力学稳定。近年来喉返神经功能监测技术在临床上已得到广泛应用,大大降低了术中喉返神经损伤发生率,为避免麻醉对监测的影响,要注意肌松剂的使用,通常在麻醉诱导时给与 1 倍 ED_{95} 剂量的中效肌松剂(如:罗库溴铵等),术中不再追加(见"甲状旁腺功能亢进症")。

3. 术中管理　无论采用何种麻醉方式,术中均应严密监测血压、心率、心律、脉搏氧饱和度、体温等。病情严重者应作中心静脉压及直接动脉压监测。患者因高血压、腹泻和排汗而可能存在血容量减少、低血压,应采用适当的液体治疗与血管活性药物治疗。甲亢性心绞痛可能与冠脉痉挛有关,其心绞痛发作时应首选钙离子拮抗剂,不宜单独使用 β 受体阻滞剂,因其可使冠脉 α 受体活性增加,从而加剧冠脉痉挛。周期性瘫痪的患者术中应监测血钾,术中禁用葡萄糖。

4. 甲状腺危象　甲状腺危象又称甲亢危象。它是甲状腺毒症病情的极度增重、危及患者生命的严重并发症。其发生机制可能与血中甲状腺素浓度急剧升高、机体对甲状腺素反应发生改变或肾上腺素能的活力发生改变等有关。

(1)临床表现

A. 典型表现为:体温升高(39℃以上)、出汗;心率增快及心律失常,可出现心衰、肺水肿、血压不稳定;神经精神障碍、躁动、谵妄、昏迷;恶心、呕吐、腹泻、脱水、电解质平衡失调、酸中毒。患者常因呼吸循环衰竭而死亡。

B. 先兆危象:甲状腺危象的死亡率高,为及时抢救患者,有作者提出了先兆危象的概念,其诊断标准如下:体温 38~39℃,心率 120~159 次/分,多汗、恶心、腹泻,焦虑、烦躁不安。当甲亢患者出现上述症状时应按甲状腺危象处理。

C. 不典型危象:全身衰竭的患者常无上述典型症状,危象发生时仅有某一系统的表现,如:无体温升高,相反体温下降、无汗,精神淡漠、昏睡、昏迷,甚至死亡等,临床上又称"淡漠型甲亢"。麻醉中及术后早期,由于麻醉药的作用,患者亦可表现为不典型症状,当患者出现不明原因的心律失常、血压改变(下降或升高)、恶心、呕吐、反应迟钝或麻醉后长时间不苏醒等异常情况时应考虑为甲状腺危象,并作相应的处理。

(2)诱发因素

A. 与手术有关的因素:术前准备不足,手术者挤压甲状腺或手术麻醉刺激致大量甲状腺素释放(如:乙醚、氟烷可升高血甲状腺素浓度)等,多在术后 4~16 小时内发生,部分患者可在术中发生。

B. 非手术因素:外伤、感染、高热、酸中毒、糖尿病、心力衰竭、肾上腺皮质功能不全、不适当停用抗甲状腺药物(尤其是突然停用碘剂)等。

(3)预防:充分的术前准备,去除上述诱发甲状腺危象的因素。术中保证充分的镇静止痛,避免交感神经兴奋。手术操作轻柔,避免过度挤压甲状腺。预防性使用肾上腺皮质激素。积极处理甲状腺危象的先兆症状,制止病情发展。

(4)治疗:甲状腺危象是甲亢患者麻醉最危险的情况,可随时致命,其抢救应争分夺秒:

A. 降低体温,抑制高代谢状态。可采用化学降温和全身体表物理降温如冰袋、降温毯,亦可输入低温液体,使体温降至 36℃。

B. 稳定心血管系统,保护重要器官的功能,纠正水、电解质酸碱平衡及代谢失调。心率快

者可用 β-受体阻滞剂艾司洛尔等。利血平 1~3mg 肌内注射耗竭组织内的儿茶酚胺贮存,改善高动力循环、高代谢状态。

C. 抑制甲状腺素释放、降低血甲状腺素浓度:可经胃管灌注丙硫氧嘧啶 200~400mg,每 6 小时一次,约 50 分钟血药浓度可达高峰,它不仅可抑制甲状腺素的合成,还可阻止 T_4 向生物活性更强的 T_3 转变。用丙硫氧嘧啶 1 小时后给与碘剂,以阻止甲状腺素向血中释放,常用 5% 葡萄糖注射液 500ml 内加入碘化钾 1g 静脉滴注(24 小时)或胃管内注入复方碘溶液 10~20 滴,每 6 小时一次,约 3~7 天后停用。由于碘剂抑制甲状腺素释放较丙基硫氧化嘧啶更快,为争取抢救时间,有作者主张二者同时应用。必要时可血液透析降低血中甲状腺素浓度。

D. 给与肾上腺皮质激素,常用氢化可的松 200~400mg 静脉点滴。

E. 加强心电图、血压、中心静脉压、体温及动脉血气、血糖、电解质监测,防止低血容量、低血糖、电解质紊乱和酸中毒。

（任从才　赵丽霞　郑利民）

参考文献

[1] 曹忠梅.甲状腺功能亢进性肌病研究进展[J].中国误诊学杂志,2011,11:2790-2792.

[2] NAIR GC,C BABU MJ,MENON R,et al. Preoperative preparation of hyperthyroidism for thyroidectomy-role of supersaturated iodine and lithium carbonate[J]. Indian J Endocrinol Metab,2018,22:392-396.

[3] LIAO Z,XIONG Y,LUO L. Low-dose spinal-epidural anesthesia for cesarean section in a parturient with uncontrolled hyperthyroidism and thyrotoxic heart disease[J]. J Anesth,2016,30:731-734.

第十二节　假性醛固酮减少症 2 型
（pseudohypoaldosteronism type 2）

麻醉管理所面临的主要问题

> 高钾血症、高氯血症、高血容量、高血压
>
> 代谢性酸中毒、心律失常
>
> 可能合并肾上腺皮质功能减退
>
> 慎用非去极化肌松剂

【病名】

假性醛固酮减少症 2 型(pseudohypoaldosteronism type 2,PHA2)又称 Gordon 综合征(Gordon syndrome)、家族性高钾血症与高血压(hyperpotassemia and hypertension familial)、Gordon 高钾血症与高血压综合征(Gordon hyperkalemia hypertension syndrome)。

【病理与临床】

1. 本病是以一种少见的先天性肾小管功能缺陷性疾病,为常染色体显性遗传性。其发病机制可能与 WNK 激酶家族成员 *WNK1* 和 *WNK4* 基因突变有关,肾小管功能缺陷,使 Na^+、Cl^- 重吸收增加,K^+ 分泌减少,进而出现高钾血症,高氯血症,水钠潴留,血容量扩张,同时导致代谢性酸中毒。该病早期阶段血压正常,随着年龄增加可出现高血压,与饮食中钠摄入的习惯有关。由于患者是容量依赖性高血压,表现为低或正常的肾素活性,而高钾血症刺激肾上腺皮

质,使醛固酮水平略高,醛固酮进入远曲小管和集合管上皮细胞后,与胞浆内受体结合,最终合成多种醛固酮诱导蛋白,进而使管腔膜对 Na^+ 的通透性增大,线粒体内 ATP 合成和管周膜上钠泵的活动性增加。从而导致对 Na^+ 的重吸收增强,对水的重吸收增加。Power 等报道急性血钾升高容易出现肌肉无力症状,而长期慢性高钾血症不易产生。儿童患者高钾血症同时合并智力障碍、身材矮小及酸中毒,部分有牙齿发育异常。

2. 诊断标准 高钾血症、高血压、肾功能与肾小球滤过率正常,部分患者还伴有高氯血症和代谢性酸中毒,并排除慢性肾衰竭、肾上腺皮质功能减退(如:Addison 病),低肾素性低醛固酮症,假性醛固酮过低症 I 型,原发性高血压药物影响等。

【麻醉管理】

1. 麻醉前准备 麻醉前应纠正水、电解质异常及代谢性酸中毒。本病患者需终身服用小剂量噻嗪类利尿剂充分控制血钾。Hadchouel 等研究指出噻嗪类利尿剂经约 1 周的作用时间即可纠正高钾血症、高钙血症、高氯血症、代谢性酸中毒等代谢异常。氢氯噻嗪等应持续服用至术前,但要注意长期服用噻嗪类利尿剂可致糖耐量降低,血糖升高。合并肾上腺皮质功能减退者,围手术期应进行充分的糖皮质激素替代治疗。

2. 麻醉术中管理 体液与电解质管理是麻醉管理的重点,其中血钾管理更为重要。Power 报道了一例患者术中出现血钾显著升高,但对治疗有反应。严重高钾血症可引起心律失常,甚至心跳停止于舒张期。与麻醉用药有关的是,去极化肌松剂琥珀胆碱可加重高钾血症,特别是在烧伤、感染、创伤及肌肉失神经支配或肌肉本身病变时,应禁用琥珀胆碱。有潜在代谢性疾病的儿童患者亦应慎用,如:Puura 报告了一例 6 岁男童在用琥珀胆碱后发生严重高钾血症及室性心动过速,成功复苏后经过检查诊断为本病。可用非去极化肌松剂。此外,还要注意细节管理,如:止血带释放也会增加血钾和乳酸浓度。术中可根据需要静脉注射袢利尿剂呋塞米。应严密监测心电图、血气及血电解质、酸碱平衡,高钾血症者首先应用钙剂控制心律失常,并给予碳酸氢钠及葡萄糖和胰岛素液,降低血钾。由于多合并高氯血症,输液选择应避免生理盐水。对无明显血钾升高或乳酸酸中毒者,输注乳酸林格液通常是安全的。

(李国才)

参考文献

[1] POWER GE,HELLIER C,GORDON RD. Emergency anaesthesia in a patient with Gordon's syndrome[J]. Anaesth Intensive Care,2004,32:275-277.

[2] PUURA A,SCHULTZ R. Gordon syndrome and succinylcholine[J]. J Inherit Metab Dis,2005,28:1157-1158.

第十三节 抗利尿激素分泌异常综合征
(syndrome of inappropriate secretion of antidiuretic hormone)

麻醉管理所面临的主要问题

低钠血症,血浆低渗

循环血容量增加,水中毒

【病名】

抗利尿激素分泌异常综合征(syndrome of inappropriate secretion of antidiuretic hormone,

SIADH),又称抗利尿激素分泌失调综合征、不恰当抗利尿激素分泌综合征。

【病理与临床】

1. 本病是由于多种原因引起的内源性抗利尿激素(ADH,即精氨酸加压素 AVP)分泌异常增多,血浆抗利尿激素浓度相对于体液渗透压呈不适当的高水平,从而导致水潴留、尿排钠增多以及稀释性低钠血症等有关临床表现的一组综合征。主要原因有:

(1) 很多恶性肿瘤可以产生 ADH,最多见者为肺燕麦细胞癌,约 80% SIADH 由此引起。其他如胰腺癌、前列腺癌、胸腺瘤、淋巴瘤等也可引起 SIADH。

(2) 某些肺部疾病如急性呼吸衰竭、肺炎、肺结核、肺脓肿、肺曲菌病、机械通气等可引起 SIADH。

(3) 中枢神经系统病变:包括外伤、炎症、出血等,可影响下丘脑-神经垂体功能,促使 ADH 释放而不受渗透压等正常调节机制的控制。

(4) 某些药物如:氯磺丙脲、长春碱、环磷酰胺、卡马西平、氯贝丁酯、三环类抗抑郁剂等可亦刺激 ADH 释放。

(5) 其他:许多手术可引起 SIADH,往往出现于术后的 3~5 天。如二尖瓣狭窄分离术后,因左心房压力的骤减刺激容量感受器,可反射性地使 ADH 分泌增加。少数患者找不到明确的原因,可能是肾小管对 ADH 的敏感性增加所致。

2. 病理改变与临床表现 正常时,ADH 的释放受渗透压、血容量等的影响。而本病 ADH 释放过多,且不受正常调节机制所控制,其结果是肾远曲小管与集合管对水的重吸收增加,尿液不能稀释,细胞外液容量扩张,血液稀释。容量扩张导致心钠肽释放增加和抑制肾素-血管紧张素-醛固酮系统,使尿钠排出进一步增加,出现血浆为低钠低渗,而尿液为高钠高渗。细胞外液渗透压低,可引起脑细胞水肿,出现神经精神症状,严重低钠血症可引起恶心、呕吐、肌无力、反射减退,甚至血压下降、休克。本综合征虽然有体液潴留,但一般不出现水肿,因为当细胞外液容量扩张到一定程度,可抑制近曲小管对钠的重吸收,尿钠排出增加。

3. 诊断 血浆低钠低渗透压;尿液高钠、高渗渗透压(比血渗透压高 100mmol/L 以上);无水肿及血压下降、脱水等有效血容量不足的表现;血 ADH 测定可作参考。水负荷 ADH 抑制试验有助于诊断,但有一定的危险性,应选择性进行(血钠>125mmol/L,而无明显症状者)。

【麻醉管理】

1. 肿瘤引起的本病,一经诊断常需手术切除肿瘤。对有 SIADH 表现,但病因不明的患者,术前要排除甲状腺功能减退、肾上腺功能减退、肾功能不全等继发性原因。此外,本病患者术前可能长期服用甲金霉素、碳酸锂等治疗,应注意它们对神经系统、肾脏及心脏的毒性作用。

2. 择期手术前应纠正水、电解质平衡紊乱,管理重点是纠正低钠血症与水中毒。

(1) 严格限制水分摄入(每日饮水量不超过 800~1 000ml),同时进食高钠食品。轻症患者通过限水治疗低钠即可纠正。

(2) 药物治疗:地美环素、锂剂或 ADH-V2 受体拮抗剂如托伐普坦、利希普坦、考尼伐坦等,均证明可以改善低钠血症,但使用方面有较多局限性。

(3) 术前可适当延长禁饮时间。必要时可静脉注射呋塞米 20~40mg。

(4) 对于急性低钠或者慢性低钠患者伴有神志错乱、惊厥或昏迷等神经系统症状者,可静脉输注高渗氯化钠溶液(3%~5%)200~300ml,提升血钠,改善症状。但要注意以下二点:

A. 补钠速度不宜过快,血清钠升高不宜过速。严重低钠者,血钠上升过速,可引起中枢神经细胞髓磷脂分解,出现渗透性脱髓鞘病变,表现为低钠纠正后出现神经症状或神经症状恶化。静脉输注 3%氯化钠溶液,滴速为每小时 1~2ml/kg,控制每小时血钠浓度上升不超过 0.7mmol/L,每天不超过 20mmol/L,当血钠在 125mmol/L 左右、患者病情改善时,即停止输注高渗盐水。

B. 袢利尿剂(呋塞米 20~40mg)可被用来降低尿液浓度,增加水的排出。

(5)利尿治疗时可引起低钾血症,应纠正。低钠血症改善后,仍应注意限制水分,以免再发生水中毒。同时还应注意补盐过度可引起高钠血症及高氯血症。

3. 本病无特殊禁忌的麻醉药。目前临床所用的麻醉药均不能直接刺激 ADH 释放增多,它对 ADH 的影响主要是通过影响压力感受器等间接作用。故术中维持血流动力学与内环境稳定,是避免 ADH 释放增加的主要方法。

4. 术中应加强血流动力学、包括血钠等在内的血电解质、血渗透压及尿量、尿钠、尿渗透压等监测。通过适当利尿、用高渗氯化钠盐水等措施,维持水、电解质平衡。

(汪忠玉)

参考文献

[1] CHEME ANDERSEN,ARASH AFSHARI. Impact of perioperative hyponatremia in children:a narrative review [J]. World J Crit Care Med,2014,4:95-101.

[2] MIYASHITA K,MATSUURA S,NAOI H,et al. Successful treatment by tolvaptan of the syndrome of inappropriate antidiuretic hormone secretion that may be associated with chemotherapy-induced tumour lysis in a patient with small-cell lung carcinoma[J]. Respirol Case Rep,2018,6:e00296.

[3] MIELL J,DHANJAL P,JAMOOKEEAH C. Evidence for the use of demeclocycline in the treatment of hyponatraemia secondary to SIADH:a systematic review[J]. Int J Clin Pract,2015,69:1396-1417.

[4] MATSUYAMA J,IKEDA H,SATO S,et al. Early water intake restriction to prevent inappropriate antidiuretic hormone secretion following transsphenoidal surgery:low BMI predicts postoperative SIADH[J]. Eur J Endocrinol,2014,171:711-716.

第十四节   莱伦综合征
(Laron syndrome)

麻醉管理所面临的主要问题

可能困难气道,可能合并其他先天性畸形

颈椎不稳

肥胖、高脂血症、高血压、糖尿病

容易发生低血糖

心理障碍

【病名】

莱伦综合征(Laron syndrome)、Laron 综合征,又称生长激素抵抗/不敏感/不反应综合征(growth hormone resistance,growth hormone insensitivity,growth hormone unresponsiveness)、Laron 侏儒症(Laron dwarfism)。

【病理与临床】

1. 本病是一种对生长激素的作用不敏感（或抵抗/不反应）、身材异常矮小为主要临床特征的常染色体隐性遗传性疾病。1958 年以色列 Z. Laron 医师及其同事注意到三个兄弟姐妹的病例，并于 1966 年首次报道。本病极为罕见，迄今全世界约有 500 例患者报道，大多数来自中东、中亚和南亚、地中海地区及其后代，在厄瓜多尔约有 100 名患者。其病因与生长激素受体（GHR）基因变异致受体缺陷，或 GHR 受体后细胞内参与途径的基因变异有关。部分接受重组生长激素治疗的患儿可能与产生了生长激素抗体有关。由于上述病变，生长激素与 GHR 结合不能产生胰岛素样生长因子 1（IGF-1），IGF-1 水平低下、不能发挥生长激素的"生长效应"而致病。

2. 临床表现　与单纯性生长激素缺乏症相似。出生时身高、体重多正常，但患儿生长发育迟缓，身材矮小；性发育迟缓，但性发育完全；特殊面容：小脸及小下颌，前额突出、头发稀疏、头围低于正常，由于面中部与咽喉结构异常，声音高尖；患者可能合并髋关节脱位、主动脉瓣狭窄等先天畸形。代谢紊乱表现为脂肪代谢异常、肥胖并伴血胆固醇升高，患者常合并胰岛素抵抗、葡萄糖耐量下降，甚至在青少年期即出现糖尿病。肥胖与糖尿病可致心血管并发症。实验室检查：血 IGF-1 水平低下、生长激素水平显著升高。

3. 诊断依据临床表现及实验室检查 IGF-1 水平低下、生长激素水平显著升高。目前最为有效的治疗是在青春期前用重组 IGF-1（rIGF-1）治疗。

【麻醉管理】

1. 麻醉前管理　麻醉前应重点对肥胖、糖尿病、心血管病变等进行评估，同时要注意是否合并其他系统性疾病。

（1）生长激素与胰岛素样生长因子 I（IGF-1）不仅对血糖与代谢调节起重要作用，而且可调节心脏的收缩、代谢、肥大、凋亡、自噬、干细胞再生和衰老；Ren 指出有严重生长激素和 IGF-1 异常的患者如 Laron 综合征，可增加卒中和心血管疾病的风险。Laron 在一篇回顾本病 50 年变迁的综述中介绍了 5 例死亡病例，其中二例死于心脏原因。

（2）用重组 IGF-1（rIGF-1）治疗者要注意它可增加肥胖的程度并可能导致低血糖。

（3）Laron 指出此类患者普遍存在不同程度心理缺陷，部分可能合并智力迟钝与听力障碍，麻醉前应适当精神安抚与镇静。

2. 目前有关本病麻醉管理的临床报道仅见 Bhatia 报道的一篇，这是一位在腰-硬联合麻醉下行剖宫产术患者，经过顺利。此外，Laron 在上述综述中提及了一例用全身麻醉控制癫痫持续状态的死亡病例，但具体情况不详。麻醉管理应重点注意以下几点：

（1）气道管理：肥胖、面骨发育不全小下颌、相对大头、易发生睡眠呼吸暂停是本病的重要临床表现；Kornreich 与 Laron 等在一组头部 MRI 检查的患者中发现其咽部较正常人明显狭窄，而且由于侧方组织增生，咽腔形状亦有明显改变，由正常的圆形变为椭圆形；这些提示患者可能是困难气道者，麻醉前应充分评估与准备。

（2）颈椎保护：Kornreich 与 Laron 等在同一篇研究中观察到三分之一的患者（3/9）合并椎管狭窄及寰枢关节不稳，其原因与生长激素不敏感致骨骼发育障碍有关，在进行气道与头颈部操作时注意始终要固定头颈部处于中立位，保护颈椎，避免造成颈髓损伤。

（3）血糖管理：患者常合并胰岛素抵抗、糖耐量下降、糖尿病，又容易出现低血糖。其中低血糖尤其危险，患者可能无症状或表现为癫痫，重组 IGF-1 治疗期间更易发生低血糖，而全身麻醉容易掩盖低血糖的症状而酿成严重后果。因此，麻醉中必须严密监测血糖。

（4）其他：在前述 Kornreich 与 Laron 的报道中，一些患者合并颈椎管狭窄，甚至脊髓软化病灶，出现周围神经症状。尽管不清楚这些病变是否会出现在胸腰椎节段，在椎管内麻醉时应对神经功能进行详细评估，慎重抉择。此外，由于患者肌肉量减少，应减少肌松剂用量。有神经损伤症状的患者应避免用琥珀胆碱。

（郑利民）

参考文献

［1］ LARON Z. Lesson from 50 years of study of laron syndrome［J］. Endocr Pract，2015，21：1395-1402.

［2］ BHATIA K，COCKERHAM R. Anaesthetic management of a parturient with Laron syndrome［J］. Int J Obstet Anesth，2011，20：344-346.

［3］ REN J，ANVERSA P. The insulin-like growth factor I system：physiological and pathophysiological implication in cardiovascular diseases associated with metabolic syndrome［J］. Biochem Pharmacol，2015，93：409-417.

第十五节　Liddle 综合征
（Liddle syndrome）

麻醉管理所面临的主要问题

高血压及继发性心、脑、肾等损害
低钾，代谢性碱中毒

【病名】

Liddle 综合征（Liddle syndrome），译名利德尔综合征。又称假性醛固酮增多症（pseudoaldosteronism，pseudoprimary hyperaldosteronism）。

【病理与临床】

1. 本病是一种罕见的常染色体显性遗传病，常有家族聚集性。由编码肾小管上皮细胞钠离子通道（ENaC）的 β 亚单位（βENaC）或 γ 亚单位（γENaC）的基因 *SCNNIB* 或 *SCNN1G* 发生突变所导致，该突变阻止了肾小管远端上皮细胞钠离子通道被蛋白酶降解，从而引起钠离子通道数量增加并处于持续激活状态，使远端肾单位对 Na$^+$ 及水分的重吸收显著增加，导致水钠潴留，血容量增加，从而引起高血压。远端肾小管对 Na$^+$ 重吸收增加促使 K$^+$ 排出增加，Na$^+$-K$^+$ 交换增加，Na$^+$-H$^+$ 交换受抑制，血钾及血 H$^+$ 浓度降低，导致低钾及碱中毒。它是一种罕见的单源性高血压病因之一，其病理改变与原发性醛固酮增多症相似，但本病 Na$^+$ 及水的重吸收增加负反馈至肾素-血管紧张素-醛固酮系统，使肾素及醛固酮的分泌减少、血浆肾素及醛固酮水平低。本病的患病率小于百万分之一。

2. 临床表现

（1）高血压：是最常见和最早出现的症状，发病年龄常低于 20 岁，有高血压家族史，一般为中度或重度高血压，常规抗高血压治疗效果欠佳。并可导致一系列相关并发症，如：肾衰、高血压性心脏病，脑血管意外、视网膜损害等。

（2）低钾：低钾表现。

（3）碱中毒：血浆 HCO$_3^-$ 水平升高，动脉血 pH 值升高。

3. 实验室检查　低钾血症、尿钾排出增多,血气分析示碱中毒。血浆醛固酮及肾素水平降低,据此可与原性性醛固酮增多症鉴别。血皮质醇水平正常。

4. 诊断根据临床表现、实验室检查、对治疗的反应,基因检测可确诊。治疗包括对症治疗、控制盐摄入,肾小管钠通道阻滞剂如阿米洛利(amiloride)、氨苯蝶啶(triamterene)治疗有效,而螺内酯治疗无效。

【麻醉管理】

1. 麻醉前管理　本病目前多主张内科治疗。本病临床表现同原发性醛固酮增多症相似,术前应明确诊断,排除醛固酮增多症、肾上腺皮质增生等肾上腺疾病。麻醉前应重点对水、电解质酸碱平稳紊乱及高血压与心、脑、肾等重要器官损害程度进行详细检查与评估,纠正水、电解质及酸碱平衡紊乱,控制高血压。应适当补钾,使血钾恢复正常,但应注意避免过量补钾而致血钾过高。阿米洛利、氨苯蝶啶等应持续服用至术前,但要注意它们可引起血浆肌酐升高,并干扰血糖测定的准确性。

2. 麻醉管理　目前有关本病麻醉管理的临床报道较少,对诊断明确、电解质紊乱已纠正、血压控制良好、无明显心、脑、肾并发症的患者,其麻醉方法与一般手术麻醉基本相同,可选择硬膜外麻醉或全身麻醉,但麻醉药用量应个体化。术中应加强血流动力学与血气、血电解质监测。Hayes 报道了一例急诊剖宫产患者的麻醉处理,作者强调了血压与水、电解质酸碱平稳紊乱监测与治疗的重要性,同时应注意其身材矮小、高血压病变可能加重其子痫前期症状等临床问题。该患者先在硬膜外-腰麻下手术,后因效果欠佳而改为全身麻醉,经过顺利。

(赵姣姣　郑利民)

参考文献

[1] AZIZ DA,MEMON F,RAHMAN A,et al. Liddle's syndrome[J]. J Ayub Med Coll Abbottabad,2016,28:809-811.

[2] CUI Y,TONG A,JIANG J,et al. Liddle syndrome:clinical and genetic profiles[J]. J Clin Hypertens(Greenwich),2017,19:524-529.

[3] HAYES NE,ASLANI A,MCCAUL CL. Anaesthetic management of a patient with Liddle's syndrome for emergency Caesarean hysterectomy[J]. Int J Obstet Anesth,2011,20:178-180.

第十六节　类　　癌
(carcinoid)

麻醉管理所面临的主要问题

剧烈的血流动力学改变
水电解质紊乱
类癌心脏病
支气管痉挛
类癌危象

【病名】

类癌(carcinoid),又称类癌瘤(carcinoid tumor)。

【病理与临床】

1. 类癌是一种罕见的神经内分泌肿瘤(neuroendocrine tumors,NET),它起源于消化道 APUD(aminoprecusor uptake and decarboxylation)系统中的肠嗜铬细胞,组织结构似癌,但生长缓慢,具有恶变倾向,15%患者在诊断时已发生肝转移。它发生率较低,约 2.5~5/10 万。最常见的发生部位为胃肠道(60%),其中以空回肠和直肠最多见,其次为肺支气管(27%),此外,可见于胸腺、甲状腺、卵巢、宫颈和睾丸等。2010 年 WHO 对 NET 提出了新的分类:①神经内分泌肿瘤(G_1);②神经内分泌肿瘤(G_2);③神经内分泌癌;④腺癌和内分泌肿瘤混合癌;⑤高分化和癌前病变。其中,前两类与传统分类中的类癌对应。此种肿瘤细胞可以摄取胺及其前体并脱羧,生成有生物活性的胺类—主要为 5-羟色胺(5-HT,血清素)和组胺,及其他具有血管活性的物质,如缓激肽、胰岛素、胰高血糖素、儿茶酚胺、P 物质、促胃液素等。

2. 临床表现   临床表现为肿瘤与类癌综合征(carcinoid syndrome,CS)症状。

(1)类癌综合征(CS)是一种副肿瘤综合征(paraneoplastic syndrome)。副肿瘤综合征也称伴癌综合征,是由肿瘤产物异常的免疫反应或其他不明原因引起的内分泌、神经、消化、造血、骨关节、肾脏及皮肤等系统的病变,从而出现对应的临床表现,由于这些表现不是由原发肿瘤或转移灶直接引起的,而是间接导致,因而得名。

(2)CS 的临床表现是由于类癌肿瘤分泌上述生物活性胺及多肽类激素所引起,大多由恶性小肠类癌发生肝转移后引起。并非所有类癌患者都有 CS 的表现,只有当肿瘤分泌和释放足够量的活性物质入血才会表现 CS。目前认为 5-HT 在发病中起主要作用。5-HT 有很多生理效应,可引起皮肤潮红、胃肠蠕动亢进及支气管痉挛等;体内长期高水平的 5-HT 可引起右心内膜纤维化和瓣膜病变,因肺内含有较多的单胺氧化酶,可使 5-HT 灭活,因此仅在由右至左分流及支气管类癌时左心才会受累。5-HT 在体内的代谢产物 5-羟基吲哚醋酸(5-HIAA)从尿中排泄。

(3)典型的 CS 表现为:①皮肤自发性潮红(90%),主要发生于日光暴露区,常伴有面部水肿;②胃肠道高动力症状(70%):频发性腹泻、腹痛、腹胀及里急后重;③类癌心脏病(30%):心内膜纤维化,瓣膜病变(以三尖瓣关闭不全及肺动脉瓣狭窄多见),充血性右心衰等;④支气管痉挛(15%)。

3. 诊断   主要依据典型的临床表现,24 小时尿中高水平的 5-HIAA 以及上述多种生物活性胺、肽类水平的测定。影像学检查可协助定位。超声内镜及纤支镜下取活检行病理学及免疫组织化学检查有助于确诊。

(1)24 小时尿 5-HIAA 和血清素测定:尿 5-HIAA>9mg 为临床可疑,>50mg 有确诊意义,类癌综合征时血清内血清素>3mg/L(3μg/ml)。

(2)尿组胺:正常 24 小时尿组胺含量为 23~90μg,胃类癌可高达 4.5mg。

(3)促发试验:尿 5-HIAA 不增加,但临床疑为类癌者,可选用肾上腺素促发试验,静脉注射肾上腺素,起始量 0.05μg,逐渐增加用量,注射后 1 分钟左右有皮肤潮红发作,甚或伴有低血压和心动过速者为阳性。亦可采用葡萄糖酸钙激发试验,剂量 5~10mg/kg,静脉 4 小时内滴完,血钙升高可促发类癌发作,血清内血清素和尿 5-HIAA 值异常升高。

4. 治疗

(1)外科手术切除原发病灶是治疗类癌的主要方法。内科治疗主要针对类癌所释放的血管活性物质予以对症处理和支持治疗。奥曲肽(Octreotide)是一种长效的生长抑素类似物,它的抑制作用广泛而强大,是本病目前最有效、最重要的治疗用药。据报道,它对 70%的类癌

危象(详见后述)患者均能有效控制各种症状,现被广泛用于类癌患者术前控制症状及围手术期预防、处理类癌危象,建议用法为:

A. 至少术前 12 小时开始持续静脉输注 $50\sim100\mu g/h$;急诊患者,予以负荷量 $50\sim100\mu g$,继以 $50\sim200\mu g/h$ 维持;必要时最大输注剂量可至 $300\mu g/h$。

B. 麻醉诱导时常规额外追加 $50\sim100\mu g$。

C. 术中出现症状时,每 5 分钟推注 $20\sim100\mu g$(有些作者建议剂量增至 $500\mu g$)。

D. 维持输注常规持续至术后 48 小时。

(2) 此外,最近新引入的 telotristat ethyl(口服的色氨酸羟化酶抑制剂),对奥曲肽控制不佳的患者,能很好地控制各项症状,并降低尿 5-HIAA 水平。

【麻醉管理】

1. 类癌患者具有明显的异质性,其肿瘤原发部位、肿瘤分级、血清素水平、病程长短、有无转移、功能状态等均存在较大差异,临床很难制订出一个标准的处理流程。术前评估应着重于类癌的生化指标水平,现有的治疗方案下仍存在的症状(如右心功能不全,脱水及电解质紊乱,高血糖血症,低蛋白血症等)及其严重程度,已知的促发因素和风险因素(如肺动脉高压,右房扩张等)。术前应尽量纠正,并制订个性化的麻醉管理计划。

2. 麻醉管理的关键是尽量避免各种促发肿瘤血管活性物质释放的因素,如情绪应激,高碳酸血症,低血容量,低血压,高血压等。术前用药可选用苯二氮䓬类,使患者充分镇静。术后避免疼痛刺激,做好镇痛。

(1) 麻醉药物选择:应避免引起血压的剧烈波动及组胺释放,避免交感神经兴奋及儿茶酚胺释放增加。麻醉诱导可选用依托咪酯或丙泊酚,依托咪酯对循环功能影响小,但对喉反射抑制不全,可能在插管时导致交感神经反应。而丙泊酚可有效避免插管时的心血管反应,缺点是可能导致低血压。短效麻醉性镇痛药芬太尼、舒芬太尼、瑞芬太尼都是安全的选择。肌松药罗库溴铵、维库溴铵等均可用于本病。麻醉维持可选择大剂量的阿片类药物持续输注或血气分配系数低的吸入麻醉药,但需注意,后者均有不同程度的心肌抑制,可能致低血压及肿瘤活性物质的释放。硫喷妥钠对循环功能抑制明显,还可引起组胺释放;吗啡、哌替啶、阿曲库铵等可增加组胺释放;琥珀胆碱可引起肌颤压迫肿瘤,诱发血管活性物质释放;筒箭毒碱有神经节阻滞和组胺释放作用,可诱发血压剧烈波动和支气管痉挛;氯胺酮与绊库溴铵可促进儿茶酚胺释放,这些药物均应禁用。

(2) 麻醉方法:目前对本病患者是否可采用硬膜外麻醉有不同意见。其主要问题是,硬膜外麻醉可能引起低血压,而当扩容处理无效时,用儿茶酚胺类药物又有诸多顾忌,因此采用硬膜外麻醉时应注意适当的阻滞平面。

(3) 监测:由于此类患者在术中探查肿瘤时可能引起血压的剧烈波动,应常规行直接动脉测压和中心静脉压监测。因术中可能出现严重的支气管痉挛,应密切监测气道压力、脉搏氧饱和度(SpO_2)和 $P_{ET}CO_2$ 等指标的变化。类癌细胞可分泌胰岛素,奥曲肽会抑制胰岛素功能,围手术期可能出现血糖的异常,应加强血糖监测。近年来,对行心脏手术的类癌患者,经食管超声已成为常规监测。

3. 麻醉期间并发症及其处理

(1) 低血压是最常见的并发症。

A. 原因:术前反复腹泻引起不同程度的脱水和低血容量,麻醉药物对心肌的抑制及血管扩张作用,术中探查肿瘤促使血管活性物质释放引起外周血管扩张,手术本身的影响(如:姑息性肠切除术可能增加液体和蛋白的丢失,治疗性肝动脉结扎可能增加循环血中肿瘤坏死因子的水平),低血压本身也可能通过反射性交感兴奋刺激活性肽的释放。

B. 处理:儿茶酚胺类药物可促进上述血管活性物质的释放,应避免使用。首先应在必要的监测下(如:中心静脉压、肺毛细血管压和尿量)适当输液,补足血容量;积极纠正电解质紊乱;静注奥曲肽,它可迅速(5~10分钟内)有效地纠正低血压。如无效,可考虑血管紧张素(1.5mg/kg),去氧肾上腺素(40~100μg),钙剂或亚甲蓝。亚甲蓝为诱导性 NOS 抑制剂,可对抗缓激肽诱导的 NO 生成增加,它对类癌患者的顽固性低血压有效。

(2)右心衰:CS 患者中约有1/3的患者心脏受累,严重者可能出现急性右心衰竭,术中可借助经食管超声加以识别。处理包括:容量限制,纠正电解质紊乱,及应用正性肌力药(多巴胺、肾上腺素等)。心脏手术中如存在心肌功能紊乱,在加量使用奥曲肽的同时,可安全地使用儿茶酚胺类药物协助患者脱离体外循环。

(3)支气管痉挛:CS 患者尤其是有哮喘史的患者,可能在麻醉期间发生支气管痉挛,且多伴有血压波动、心动过速和皮肤潮红等症状。此类患者不可用肾上腺素类解痉药,否则可加重症状。可用 SS、奥曲肽及肾上腺皮质激素,挥发性吸入麻醉药亦有一定的解除支气管痉挛作用。

(4)心动过速和高血压:肿瘤释放 5-HT 可能引起高血压,但较低血压少见且易于纠正,多数患者经加深麻醉后血压可恢复正常。治疗高血压的药物包括:5-HT 受体拮抗药 Ketanserin、β 受体拮抗药拉贝洛尔、艾司洛尔、硝普钠等。

(5)类癌危象(carcinoid crisis)是类癌最严重的并发症,在非心脏手术中发生率为3%~30%。通常由直接(手术操作)或间接(血流动力学剧烈波动,使用某些麻醉药物等)刺激肿瘤引起。目前无标准定义,有学者建议将其定义为:明显的血流动力学不稳(SBP<80mmHg 或 >180mmHg,或 HR>120bpm),及其他可能导致器官功能衰竭,而又无法用大量失血、右心衰竭、血管麻痹综合征等原因解释的情况(如顽固性室颤,严重的支气管痉挛等),通常对常规的处理无反应,常伴有典型的面部潮红水肿及气道压升高。处理可参照上述低血压的处理;此外,可加用组胺受体抑制剂及 ε-氨基己酸,后者对多种类癌活性物质有抑制作用,且对治疗面部水肿有确切的效果。

(张 燕)

参考文献

[1] BHOSALE P,SHAH A,WEI W,et al. Carcinoid tumours:predicting the location of the primary neoplasm based on the sites of metastases[J]. Eur Radiol,2013,23:400-407.

[2] 李增山,李青. 2010 年版消化系统肿瘤 WHO 分类解读[J]. 中华病理学杂志,2011,40:351-354.

[3] OBERG K,COUVELARD A,DELLE F G,et al. ENETS consensus guidelines for standard of care in neuroendocrine tumours:biochemical markers[J]. Neuroendocrinology,2017,105:201-211.

[4] RIECHELMANN RP,PEREIRA AA,REGO JF,et al. Refractory carcinoid syndrome:a review of treatment options[J]. Ther Adv Med Oncol,2017,9:127-137.

[5] KOMATSU R,MAKAROVA N,YOU J,et al. Etomidate and the risk of complications after cardiac surgery:a retrospective cohort analysis[J]. J Cardiothorac Vasc Anesth,2016,30:1516-1522.

[6] DALAL A,STONE M. Intraoperative management of carcinoid heart disease for valvular surgery[J]. J Cardiothorac Vasc Anesth,2016,30:1046-1049.

[7] Massimino K,Harrskog O,Pommier S,et al. Octreotide LAR and bolus octreotide are insufficient for preventing intraoperative complications in carcinoid patients[J]. J Surg Oncol,2013,107:842-846.

第十七节　脑性耗盐综合征
（cerebral salt wasting syndrome）

麻醉管理所面临的主要问题

　　低钠血症、低循环血容量
　　应与不恰当抗利尿激素分泌综合征鉴别
　　可能合并中枢神经系统疾病

【病名】

脑性耗盐综合征（cerebral salt wasting syndrome，CSWS）。

【病理与临床】

1. 本病是一种由于颅内病变导致肾脏钠水调节功能紊乱，引起进行性低钠血症、细胞外液容量减少为主要临床特征的疾病。Peters 等在 1950 年首次描述。CSWS 发病机制尚未完全阐明，目前有两种假说：Upadhyay 等认为与下丘脑受损伤后交感神经兴奋性降低、近端肾小管水钠重吸收减少、导致水钠排出过多有关；Lee 等认为与中枢神经系统病损后，多种利尿钠肽类物质异常分泌增多、肾脏调节功能紊乱有关。因为它与肾脏钠丢失过多有关，因而有作者认为称为"肾"性耗盐综合征（renal salt wasting syndrome）更为合理。CSWS 继发于多种中枢神经系统病变或损伤，可见于：颅脑损伤、鞍区肿瘤术后、动脉瘤引起的蛛网膜下腔出血、高血压脑出血、脑梗死、中枢神经系统感染性疾病、癌性脑膜炎、脑转移瘤、神经胶质瘤、听神经瘤切除术后、囟门早闭患儿行颅骨重塑术后以及自主神经功能紊乱。

2. 临床表现为缺钠与脱水，如：神经系统病变无法解释的精神症状和意识状态改变，烦躁、表情淡漠、精神萎靡、体位性低血压、心动过速、晕厥、嗜睡或意识障碍。儿童患者低钠可引起癫痫发作。

3. 诊断标准　Zomp 推荐的诊断标准如下：低钠血症（血钠<135mmol/L）、低血浆晶体渗透压[<280 秒 mmOsm/（kg·H_2O）]、尿钠升高（>40mmol/L）；此外还至少包括以下 6 项中 2 项：体液负平衡（≥-500ml/24h）、体重下降（≥500g/24h）、血清尿素氮/肌酐≥20、24h 内血细胞容积升高>3%、肺动脉楔压低、中心静脉压低。

【麻醉管理】

1. 麻醉前管理　重点是纠正低钠血症及低血容量，同时应注意患者可能合并中枢神经系统病变。

（1）首先，CSWS 应与不恰当抗利尿激素分泌综合征（syndrome of inappropriate antidiuretic hormone secretion，SIADH）相鉴别。CSWS 与 SIADH 是中枢性低钠血症的两种类型，临床表现相似，有时难以鉴别。CSWS 与 SIADH 最主要的区别是低血容量及钠负平衡。SIADH 是抗利尿激素分泌异常增多导致水潴留引起稀释性低钠血症，细胞外液量较正常增多，它是一种高血容量状态，需要严格限制液体；而 CSWS 正相反，它是一种低血容量状态，需要充分补充液体与钠。关于"不恰当抗利尿激素分泌综合征"的麻醉管理请见本书相关章节。

（2）应依据患者低钠血症的程度及是否耐受肠道补盐而选择补钠方法；合并贫血者，可适当输血；亦可适度补充胶体液。但对低钠患者补钠不可过急、过快。Kirkman 等认为快速纠正低钠血症会导致髓鞘破坏、造成中枢神经系统脱髓鞘性病变。应监测血钠,每小时血钠浓度上升不应超过 0.7mmol/L,每天不超过 20mmol/L。适当扩容的还可升高脑灌注压、减少脑缺血和脑梗死发生的风险,但应避免补液过量而加重心脏负荷或诱发或加重病变的脑组织水肿。同时要注意患者亦可能合并低钾血症及酸碱平衡失调。

（3）CSWS 通常在急性中枢病变 2~4 周后自发消退。Jimenez 等报道了 14 例儿童急性中枢神经系统损伤并发 CSWS 的病例,其中 11 例患者入院 48 小时后出现 CSWS,3 例患者 11 天后出现 CSWS 症状,平均持续时间为 6.3 天(1 至 19 天)。因此,非急诊手术应尽量待患者症状消失、全身状态改善后实施。Tolunay 等认为氢化可的松可以减少尿钠的排出,从而减少低钠血症的发生,术前长时间用糖皮质激素治疗者应对肾上腺皮质功能进行评估并进行恰当的替代治疗。

2. 麻醉管理　目前有关本病麻醉管理的临床报道较少,Lee 等报道了一例 5 岁女孩三个月前因脑外伤出现 CSWS,此次在全身麻醉下颅骨修补术。术前虽然经过充分的补液、补钠,但麻醉中出现少尿。作者认为其原因可能与麻醉药引起全身血管舒张、使患者低血容量状况进一步恶化、肾血流量减少及肾小球滤过率降低所致,强调即使患者基础血流动力学参数正常,也必须考虑其低血容量的可能。麻醉中血流动力学与血电解质的监测与管理十分重要。

（李国才　郑利民）

参考文献

[1] UPADHYAY UM,GORMLEY WB. Etiology and management of hyponatremia in neurosurgical patients[J]. J Intensive Care Med,2012,27:139-144.

[2] LEE KH,PARK JT,CHO DW,et al. Transient oliguria during anesthesia in cerebral salt wasting syndrome[J]. J Lifestyle Med,2016,6:72-75.

[3] ZOMP A,ALEXANDER E. Syndrome of inappropriate antidiuretic hormone and cerebral salt wasting in critically ill patients[J]. AACN Adv Crit Care,2012,23:233-239.

第十八节　尿　崩　症
（diabetes insipidus）

麻醉管理所面临的主要问题

> 水、电解质平衡失调
> 高钠血症,高渗性脱水
> 血容量不足,低血压
> 可能合并其他疾病

【病名】

尿崩症(diabetes insipidus),无别名。

【病理与临床】

1. 尿崩症是指精氨酸加压素(AVP)或抗利尿激素(ADH)严重缺乏或部分缺乏,或肾脏对 ADH 不敏感,致肾小管重吸收水的功能障碍,从而引起多尿、烦渴、多饮、低比重尿和低渗尿为特征的一组综合征。青壮年多见。根据其发病机制,分为中枢性或垂体性尿崩症与肾性尿崩症。

（1）中枢性尿崩症：由于各种原因导致的 ADH 合成和释放减少，造成尿液浓缩障碍，引起中枢性尿崩症的因素有多种，约 30% 的患者为原发性尿崩症（原因不明或特发性），25% 与脑部、垂体、下丘脑部位的肿瘤有关（包括良、恶性肿瘤），16% 继发于脑部创伤，20% 发生于颅部术后，其他还包括感染性或自身免疫性疾病、血管病变、妊娠期尿崩症等。遗传性尿崩症可为 X 连锁隐性、常染色体显性或常染色体隐性遗传，幼年发病。

（2）肾性尿崩症：是由于多种原因导致肾脏对 ADH 没有反应、肾小管对水重吸收功能障碍而造成尿液无法进行再浓缩。病因可为遗传性和继发性。遗传性肾性尿崩症 90% 患者为 X 连锁遗传，10% 的患者为常染色体遗传，都在儿童发病，可能合并智力障碍或脑部损害。继发性肾性尿崩症可见于肾小管间质性病变如如慢性肾盂肾炎、阻塞性尿路疾病、肾小管性酸中毒、肾小管坏死、淀粉样变、多囊肾等，代谢性疾病如糖尿病、低钾血症、高钙血症、镰刀型细胞贫血病或血管性疾病等。药物锂、去氧金霉素及麻醉剂甲氧氟烷也可引起尿崩症。

（3）Wolfram 综合征（Wolfram syndrome），又称尿崩症-糖尿病-视神经萎缩-耳聋综合征（diabetes insipidus, diabetes mellitus, optic atrophy, and deafness syndrome, DIDMOAD 综合征）。为常染色体隐性遗性疾病，表现为尿崩症、1 型糖尿病、神经萎缩、耳聋、尿生殖道异常及神经精神异常等。

2. 人的 ADH 主要生理作用是促进肾集合管和远曲小管后段对水的重吸收，当 ADH 分泌不足或肾小管对 ADH 反应缺陷时，水的重吸收减少，尿液不能浓缩、尿量增多、低比重尿。尿液大量排泄使体内缺水，引起血钠与血浆渗透压升高，它们可刺激口渴中枢引起渴感与水的摄入，出现大量饮水。若患者口渴机制受损或不能主动饮水，则可出现高钠、高渗性脱水。

3. 临床表现为多尿、烦渴与多饮。夜尿显著，尿量比较固定，24 小时尿量可多达 4~10L，尿比重小于 1.006，尿渗透压一般低于 300mOsm/（kg·H_2O）［正常值：600~800mOsm/（kg·H_2O）］，严重者可低于 60~70mOsm/（kg·H_2O）。口渴常严重，渴觉中枢正常者入水量与出水量大致相等。如果患者渴觉中枢未受累，饮水未受限制，则一般仅影响睡眠，体力软弱，不易危及生命。如果患者渴觉减退或消失，未能及时补充水分，可引起严重脱水、高钠血症，血浆渗透压明显升高，出现极度软弱、发热、精神症状，甚至死亡。由于细胞内液向细胞外转移，早期血压无改变，但后期可出现血压下降、酸中毒、氮质血症等。一旦尿崩症合并腺垂体功能减退症时，尿崩症可减轻，糖皮质激素替代治疗后症状可再现或加重。

4. 禁水-抗利尿激素联合试验及血 ADH 浓度测定有助于多尿原因的鉴别：

（1）正常人血浆 AVP（随意饮水）为 2.3~7.4pmol/L（放射免疫法），禁水后可明显升高。中枢性尿崩症血浆 AVP 浓度测不到或低于正常范围；肾性尿崩症患者的血浆 AVP 水平升高或正常；精神性烦渴患者则在正常范围内或降低。

（2）禁水后正常人和精神性多饮者尿量减少，尿渗透压和比重上升。而尿崩症者在禁水后仍排出大量低渗透压、低比重尿，机体因脱水而血浆渗透压及血钠水平升高。

（3）中枢性尿崩症时皮下注射垂体加压素后尿量减少、尿渗透压升高，而肾性尿崩症时无尿量减少，尿渗透压上升不超过 10% 或略有下降。

【麻醉管理】

1. 由于多种原因可引起本病，且临床上多尿症状常不被外科医师所重视，故术前存在漏诊的可能性，此类患者麻醉手术中可出严重的脱水与高钠血症。术前访视时应仔细询问患者的饮食习惯与大小便情况，对持续多尿的患者应怀疑尿崩症。但应与原发性烦渴相鉴别，后者是由于水摄入过多引起的尿崩,患者亦可表现为烦渴,可能与生活习惯及精神障碍有关。由于中枢性与肾性尿崩症围手术期管理不同,术前应鉴别。此外,还应注意,肾性尿崩症常是多种后天或先天性疾病的重要临床表现,或可能为某些综合征的表现(如:Wolfram 综合征),术前检查时除应注意多尿引起的水、电解质平衡失调症状外,还应注意是否合并糖尿病、肾功能不全等内科疾病,并作相应的处理。

2. 术前管理

(1) 除原发病治疗外,针对尿崩症的原因选择恰当的治疗方案,并注意各种治疗用药的副作用:

A. 中枢性尿崩症:术前正在应用抗利尿激素类药物替代治疗时,应持续用药至术前,但口服药应于术前改为皮下或静脉注射。目前抗利尿激素制剂较多,可供肌注的有鞣酸加压素、赖氨酸加压素、垂体后叶素等,但它们的副作用较多,较少用于围手术期管理。现多用 1-脱氨-8-右旋精氨酸加压素(DDAVP 或 desmopressin),其副作用小,$1 \sim 4\mu g$ 皮下注射或鼻内给药 $10 \sim 20\mu g$,作用时间长达 $12 \sim 24$ 小时。但要注意应用抗利尿激素制剂治疗时可导致心肌抑制,出现冠状动脉供血不足与低血压。此外,要注意过量用药时反而可引起低钠血症。

B. 非激素类药物氯磺丙脲、氯贝丁酯、卡马西平可通过刺激 ADH 的释放,治疗尿崩症。但要注意前者可引起低血糖,而后二者可导致肝功能损害及肌肉损害。

C. 肾性尿崩症者术前可用氢氯噻嗪治疗,可使尿量减少一半。可服用至手术当日早晨,术后早期可经胃管给药。但要注意长期服用氢氯噻嗪,可引起低钾血症,应适当补钾。

(2) 术前应纠正患者水、电解质平衡失调。高渗性脱水者,在应用抗利尿激素类药物的同时,根据血钠值补充 0.45%氯化钠液或 5%葡萄糖液,维持血容量与血钠在正常范围。但要注意:5%葡萄糖液为等渗,注入机体后可转变成自由水而降低血浆渗透压,但若补充过快,则葡萄糖不能及时代谢,其降渗透压作用减弱,相反还可加重细胞内脱水症状。在降渗透压方面,0.45%氯化钠效果更好。此外,由于患者术前治疗,可出现低钠血症,而高钠血症者,体内总钠量亦可能低于正常,故输 0.45%氯化钠在纠正高渗性脱水时还可补钠。并且过快纠正严重高钠血症会导致脑细胞渗透压不平衡而引起脑水肿,因此补液速度不宜过快,并密切监测血钠浓度,以每小时血钠浓度下降不超过 0.5mmol/L 为宜。对低钾者应补钾。

(3) 此类患者对禁饮十分敏感,短时间的禁饮即可引起严重的脱水,术前除尽量缩短禁饮时间外,还应静脉输注葡萄糖液或低渗氯化钠盐水。

(4) 中枢性尿崩症者,可能合并腺垂体(腺垂体)内分泌激素分泌减少。此外,ADH 还能促使腺垂体释放 ACTH。当 ADH 释放减少时,还可引起 ACTH 减少。术前应进行仔细的检查,并进行适当的替代治疗。此类患者围手术期应给予应激量的肾上腺皮质激素(见本书有关章节)。

3. 术中应密切监测尿量、血容量、血钠浓度和渗透压,及时补液,纠正高渗性脱水与低钾血症。其中,钠离子浓度极其重要,因为细胞外液的主要阳离子是钠离子,它是维持细胞外液渗透压的主要离子,而钠离子浓度是反映血浆晶体渗透压的重要指标。术中应维持血钠在正常范围。中枢性尿崩症者术前给予 DDAVP,其作用时间可长达 12 小时之久,通常术中可不追加用药,但若术中出现尿量过多、血钠升高及血容量减少,在补液的同时,可静注 DDAVP $1 \sim 2\mu g$ 或垂体加压素水剂。而肾性尿崩症者术中治疗无特殊药物,主要根据尿量、循环血容量、血钠与血渗透压等进行恰当的补液治疗。

4. 本病无特殊禁忌的麻醉药。但据个案报道,临床剂量的丙泊酚可能抑制 AVP 的合成和释放,七氟烷,地塞米松等药物也可能诱导尿崩症,临床使用时需给予重视。肾性肾崩症者,由于其肾小管功能受损,术中应注意保护肾脏功能,避免疼痛刺激、血压下降及缺氧等对肾脏的损伤。除甲氧氟烷外,目前临床常用的挥发性吸入麻醉剂(恩氟烷、异氟烷、七氟烷等)体内代谢率低,血氟离子浓度不超过肾毒阈值 50μM,对肾脏的直接毒性作用小。

(汪忠玉)

参考文献

[1] DEVIN JK. Hypopituitarism and central diabetes insipidus:perioperative diagnosis and management[J]. Neurosurg Clin N Am,2012,23:679-689.

[2] FUHAI JI,HONG LIU. Intraoperative hypernatremia and polyuric syndrome induced by dexmedetomidine[J]. J Anesth,2013,27:599-603.

[3] MUYLDERMANS M,JENNES S,MORRISON S,et al. Partial nephrogenic diabetes insipidus in a burned patient receiving sevoflurane sedation with an anesthetic conserving device——a case report[J]. Crit Care Med,2016,44:e1246-e1250.

[4] SOO J,GRAY J,MANECKE G. Propofol and diabetes insipidus[J]. J Clin Anesth,2014,26:679-683.

[5] EGAN B,ABBEY K. Perioperative severe hypernatremia in a patient with central diabetes insipidus[J]. J Neurosurg Anesthesiol,2011,23:171-172.

[6] GUPTA D,NAZ A,SINGH PK,et al. A minimalistic approach to a complex perioperative fluid therapy for diabetes insipidus:is what we perceive the actual reality? [J]. J Neurosurg Anesthesiol,2011,23:57-58.

第十九节 Sheehan 综合征
(Sheehan syndrome)

麻醉管理所面临的主要问题

> 多种垂体前叶激素分泌不足
> 垂体危象

【病名】

Sheehan 综合征(Sheehan syndrome,SS),译名希恩综合征(病)。又称产后腺垂体功能减退综合征(postpartum adenohypophysis dysfunction syndrome)。

【病理与临床】

1. Sheehan 综合征是产后大出血、休克造成腺垂体急性缺血坏死,多种腺垂体激素分泌不足而产生的征候群。腺垂体由特殊的血管网系统供血的特点使其对灌注压极为敏感,妊娠期垂体呈生理性肥大,而蝶鞍容积相对固定,这种体积增大容易造成对其供血血管的压迫;此外,血管痉挛、血栓栓塞、自身免疫机制等在发病中起到了一定作用。垂体贮备功能强大,一般垂体破坏 50% 以上始有临床表现,因其临床体征隐匿,诊断常常滞后许多年,产后出血病史、产后无乳和/或闭经是诊断的重要线索。急性希恩综合征(acute Sheehan syndrome),也称早期希恩综合征,是指产后 6 周之内发生的希恩综合征,极为少见,相关报道也极其有限。Shinya 通过 medline/pubmed 及 google 学术搜索,回顾分析了 1990—2014 年的相关英文文献报道,共 21 例病例。发现其表现多样,包括肾上腺功能不全(12 例,表现为低钠血症)、尿崩症(4 例)、甲减(2例)及全垂体功能减退(3例),发病至生产的时间间隔分别为7、9、4、18、9天。本病在发达国家已非常少见,在欠发达国家,它仍是腺垂体功能减退的常见原因。

2. 临床表现 腺垂体激素主要包括生长激素(GH)、催乳素(PRL)、促甲状腺激素(TSH)、促性腺激素(GTH)、促肾上腺皮质激素(ACTH)、促黑素细胞刺激素(MSH)。临床表现取决于垂体破坏程度及各种激素减少的速度及相应靶腺萎缩的程度,最敏感的是GTH分泌减少,然后影响TSH和ACTH的分泌。

(1) PRL及GH分泌不足:产后无乳、乳房萎缩是最早出现的垂体激素受损的表现;GH的缺乏主要与肾上腺皮质激素分泌不足协同作用使患者容易发生低血糖,垂体危象时常有低血糖昏迷与此有关。

(2) 性腺功能减退症群:表现为产后闭经,性欲减退,阴毛及腋毛脱落,生殖器官萎缩,未老先衰。

(3) 甲状腺功能减退症群:患者表情淡漠,动作迟钝,皮肤干燥,少汗怕冷,食欲缺乏,腹胀便秘,心率缓慢,眉毛脱落,声音嘶哑及贫血,发生危象时出现低体温特点的黏液水肿性昏迷。

(4) 肾上腺功能减退症群:表现为体力衰弱,抵抗力低下,容易感染,厌食,偶有腹泻,体重减轻,血压偏低,心音低弱,易发生低血糖症。

(5) 其他:本病可能导致心肌病,其特点是可逆性,对肾上腺皮质激素及甲状腺素的替代治疗反应良好。本病由于垂体柄的损害可能合并中枢性尿崩症,但低钠血症往往更常见,可见于33%~69%的患者。其可能的机制包括:甲减及糖皮质激素缺乏减少了自由水的清除,不恰当抗利尿激素分泌综合征(SIADH)及容量丢失等。

3. 诊断及治疗 Sheehan综合征的诊断主要根据腺垂体功能减退的临床表现,血中相应激素水平减退及分娩时大出血、并发休克的病史。主要治疗方法是长期激素替代治疗,其原则是根据激素水平减低的类别和程度,"缺什么补什么"。至关重要的是,对同时存在甲减和肾上腺功能不全的患者,皮质激素的补充应先于甲状腺素的补充,否则可能诱发垂体危象,因为甲状腺激素会加快皮质醇的代谢。成人是否补充生长激素存在争议,对于经补充皮质激素及甲状腺素后,仍存在心理障碍或虚弱无力的患者,可以考虑补充。

【麻醉管理】

1. 在诊断明确的基础上,麻醉前准备的重点是评估激素替代是否充分。与麻醉及手术关系较大的是肾上腺轴和甲状腺轴:应重点关注血钠、FT_4、血糖和血压。低钠提示皮质醇替代不足,FT_4低提示甲状腺素替代不足,它们替代不足可引发严重的生理扰乱,甚至危及生命。在充分激素替代治疗的基础上,加强全身支持疗法,积极纠正水电解质、糖代谢紊乱,纠正脱水、感染等各种应激因素。

2. 围手术期必须给予糖皮质激素替代治疗。常用的是氢化可的松,剂量主要取决于手术的大小与患者的生理状况。大、中手术推荐剂量为:术前25mg静注,术中100mg静滴,术后前三个24h依次为100mg、50mg、25mg静滴维持,第4天起,恢复术前各种激素替代疗法剂量。甲状腺素由于其半衰期长(7~10d),围手术期多不需要补充。但甲减患者不能正常排泄游离水,术中要注意液体管理;此种患者代谢率低,稍有不慎,易引发循环功能紊乱及术后黏液水肿,甚至诱发昏迷。

3. 麻醉方式应根据手术内容决定,尽可能选择对内分泌、循环系统影响轻微的药物与方法,慎用或不用吗啡类、吩噻嗪类、巴比妥类药物,严格控制全麻药用量与深度,维持循环稳定。

胸段硬膜外阻滞、椎旁阻滞虽然不影响内分泌系统,但要注意它可抑制交感神经系统,使心率减慢、血压降低。可适当复合局麻、神经阻滞等方法,以减少全麻药用量。依托咪酯抑制肾上腺皮质功能,应禁用。

4. 术中除常规监测外,建议监测血电解质、血糖、体温及中心静脉压等,以便及时发现病情变化及正确指导治疗。

5. 垂体功能减退危象(垂体危象):

(1)在多种腺垂体激素分泌不足的情况下,各种应激如感染、脱水、滥用镇静安定药、手术、麻醉、外伤、饥饿、降血糖药等常可诱发垂体危象。临床表现为休克、昏迷或精神病样发作,有高热型、低体温型、低血糖型、水中毒型、循环衰竭型、呼吸衰竭型等,有时呈混合型。垂体危象是本病患者最危急的情况。

(2)预防及治疗:预防主要包括术前充分的激素替代治疗、围手术期皮质激素的补充及术中注意保温、合理补液及避免各种应激因素(疼痛、缺氧、二氧化碳蓄积等)。抢救成功的关键在于及时正确识别、积极去除诱因及正确治疗。一旦疑为垂体危象,立即静注肾上腺皮质激素及葡萄糖。常用氢化可的松100~200mg溶于10%葡萄糖250ml中静注,它既可补充皮质激素,又可补充葡萄糖,尤其是低血压休克型,单纯用升压药效果不佳,而补充肾上腺皮质激素常有奇效。同时,用血管活性药物维持血流动力学稳定,并立即测血糖、血电解质、肾功能及血浆渗透压,根据尿量及所测结果确定补液量与补液种类。低体温者,在补充皮质激素的基础上,给予左甲状腺素钠25μg口服或鼻饲,注意保暖;高热者,采用物理和药物降温。

(张 燕)

参考文献

[1] SHINYA M,MASAYUKI E,YUTAKA U,et al. A case of acute Sheehan's syndrome and literature review:a rare but life-threatening complication of postpartum hemorrhage[J]. BMC Pregnancy and Childbirth,2017,17: 188-197.

[2] MONWARUL I,MOHAMMAD AH,FATEMA D,et al. Sheehan's syndrome with reversible dilated cardiomyopathy:A case report and brief overview[J]. J Saudi Heart Assoc,2014,26:117-120.

[3] SHIVAPRASAD C. Sheehan's syndrome:newer advances[J]. Indian J Endocrinol Metab,2011,:S203-S207.

[4] NARESH K,PRATAP S,JYOTI K,et al. Recurrent hypoglycaemia:a delayed presentation of Sheehan syndrome [J]. BMJ Case Rep,2014:1-3.

[5] LU LG,LIU JB,CHEN FQ,et al. Refractory hypotension induced by Sheehan syndrome with pituitary crisis:a case report[J]. Experimental and Therapeutic Medicine,2017,13:2097-2101.

第二十节 神经母细胞瘤、神经节细胞瘤及神经节神经母细胞瘤
(neuroblastoma,ganglioneuroma and ganglioneuroblastoma)

麻醉管理所面临的主要问题

肿瘤分泌儿茶酚胺类物质

病变范围广

或合并其他内分泌肿瘤

【病名】

神经母细胞瘤(neuroblastoma)、神经节细胞瘤(ganglioneuroma)及神经节神经母细胞瘤(ganglioneuroblastoma),无别名。

【病理与临床】

1. 神经母细胞瘤(neuroblastoma)、神经节细胞瘤(ganglioneuroma)及神经节神经母细胞瘤(ganglioneuroblastoma)与嗜铬细胞瘤一起被称为交感肾上腺性肿瘤。胚胎期它们起源于神经嵴,是在神经嵴交感神经元分化成肾上腺髓质与交感神经细胞过程中所形成的肿瘤。其中,神经母细胞瘤与神经节神经母细胞瘤为恶性,而神经节细胞瘤为良性。

2. 神经母细胞瘤可能来源于原始的交感神经元细胞或神经母细胞,是小儿最常见的恶性肿瘤之一,在儿童腹部肿瘤中约占第二位。50%见于 2 岁以内小儿,发病年龄中位数为 17 个月。年龄越小,恶性程度越高。神经母细胞瘤约占儿童肿瘤的 6% ~ 10%,死亡率占儿童肿瘤的 15%。对于 4 岁以下儿童,每一百万人口的死亡率为 10;对于 4~9 岁儿童,每一百万人口的死亡率为 4。神经母细胞瘤的初发症状不典型,因此在早期诊断有所困难。临床表现为腹部肿物,及贫血、消瘦、发热等恶性肿瘤表现,部分患者有高血压、心动过速、多汗等儿茶酚胺分泌增多症状。将近 90% 的神经母细胞瘤的患者,其血液或尿液里儿茶酚胺及其代谢产物的浓度较正常人群有显著升高。病理上大部分未分化的神经母细胞瘤基本全部由神经母细胞组成,仅有很少的施万细胞,故也被称为"乏基质"肿瘤。在光学显微镜下,表现为单一的小、圆、蓝细胞集聚。形态学上,与骨或软骨组织肿瘤的小、圆、蓝细胞相似,需与淋巴瘤、间质软骨瘤、尤因肉瘤、原始神经外胚层肿瘤以及未分化软组织肉瘤,如横纹肌肉瘤相鉴别。由于形态学的相似性,使用简单的光学显微镜很难鉴别,故推荐使用电子显微镜或组织特异性单克隆抗体法帮助诊断神经母细胞瘤。

3. 神经节神经母细胞瘤是起源于交感神经母细胞的恶性肿瘤,与神经母细胞瘤不同的是,在肿瘤中既有成熟的交感神经节细胞和神经纤维,也有未成熟的神经母细胞,但其预后较神经母细胞瘤好。本病多见于 10 岁以下儿童。病变部位多在腹膜后,亦可位于纵隔、颈部及肾上腺等。临床表现除恶性肿瘤表现外,还可能合并儿茶酚胺增多的症状。病理上因施万细胞比例增多,常被称作"富基质"肿瘤,且神经母细胞通常表现出更加成熟,被施万细胞包绕而成群成簇。其恶性程度介于神经母细胞瘤与神经节细胞瘤之间。

4. 神经节细胞瘤是起源于交感神经的良性肿瘤。各种年龄均可见,但多见于年轻人。肿瘤可发生于全身各部位,但以后纵隔或腹膜后多见,可全身转移。除肿瘤占位性表现外,还可能合并儿茶酚胺分泌增多的症状。尽管有时肿瘤不能被完全切除,但其预后通常较好。

【麻醉管理】

1. 凡小儿肿瘤或肿瘤合并高血压者,均应考虑本病的可能性。术前应进行全面的检查与评估,必要时应测定尿儿茶酚胺代谢产物浓度。文献报道,与嗜铬细胞瘤不同的是,约 70% 的肿瘤组织存在有儿茶酚胺代谢功能,它所分泌的儿茶酚胺在组织中可很快代谢,故较少出现高血压症状;但当儿茶酚胺分泌过多时则可引起高血压,常合并心动过速、面色苍白或潮红、多汗、腹泻等症状。Gómez-Ríos 报道了一例 15 个月的婴儿患有巨大的腹部神经母细胞瘤,表现为严重的高血压。Batra 报道了一例 7 岁女童肾上腺肿瘤疑似嗜铬细胞瘤,经组织学证实神经节细胞瘤。值得注意的是,该患儿除表现为阵发性头痛、心悸外,她还曾被诊断患有癫痫。因此,对合并有"癫痫"病史的小儿腹部肿瘤患者要警惕是否合并本病。此类患者在麻醉过程中会产生高血压或低血压危象,术前应按嗜铬细胞瘤准备(见"嗜铬细胞瘤与副神经节瘤")。肿瘤侵犯肾脏也可引起高血压,应注意鉴别诊断。

2. 术前应加强全身管理与营养支持。本病肿瘤病变分布广泛,如:神经母细胞瘤多起源于肾上腺,此外它还可沿交感神经干在躯体后侧部的纵隔、颈部、腹膜后等分布。此外,术前明确肿瘤的部位及手术方式,对麻醉管理十分重要。

3. 本病患者常合并有其他内分泌异常,如:VIP 分泌过多引起严重腹泻,ACTH 分泌过多引起 Cushing 综合征,应做相应处理。必要时术前应给予糖皮质激素预防应激反应。

4. 本病麻醉药的选择与监测指标同嗜铬细胞瘤。若肿瘤侵犯硬膜外腔(Dumb-Bell 型),为避免损伤脊神经,推荐使用脊髓诱发动作电位监测脊髓功能。

5. 术中探查肿瘤时较少发生儿高血压与心动过速,但 Kako 报道了一例诊断为神经母细胞瘤的 3 岁患儿在麻醉诱导时出现严重的高血压。因此,本病必须应按嗜铬细胞瘤准备好相应的降压药。值得注意的是,此类患者在肿瘤切除后容易发生低血压,应及时充分输液、输血、应用升压药。

6. 术后早期并发症包括出血、肺部感染、肾动脉及肠系膜动脉剥离引起肾动脉痉挛、肾静脉血栓形成、肠蠕动功能障碍等,需加强术后管理。

(许学兵　郑利民)

参考文献

[1] KAKO H,TAGHON T,VENEZIANO G,et al. Severe intraoperative hypertension after induction of anesthesia in a child with a neuroblastoma[J]. J Anesth,2013,27:464-467.

[2] GÓMEZ-RÍOS MÁ,NUÑO FC,BARRETO-CALVO P,et al. Anesthetic management of an infant with giant abdominal neuroblastoma[J]. Rev Bras Anestesiol,2017,67:210-213.

[3] BATRA YK,RAJEEV S,RAO KL. Anesthesia management of a ganglioneuroma with seizures presenting as pheochromocytoma[J]. Paediatr Anaesth,2007,17:479-483.

第二十一节　生长抑素瘤
(somatostatinoma)

麻醉管理所面临的主要问题

糖尿病、营养不良

可能合并其他内分泌瘤

肿瘤切除后易发生低血糖、高胃酸

【病名】

生长抑素瘤(somatostatinoma),无别名。

【病理与临床】

1. 生长抑素瘤是一种非常罕见的胃肠道神经内分泌肿瘤,1977 年由 Ganda 等首先报道。约55%的生长抑素瘤发生在胰腺,其中三分之二发生在胰腺头部,其余出现在十二指肠壶腹和壶腹周围及空肠,其他少见的原发部位包括肝脏、肾脏、结肠和直肠。肿瘤约 70%为恶性,大部分患者确诊时已有转移。本病可单发,但约有 45%合并其他内分泌腺瘤,如:多发性内分泌腺瘤病 1 型(multiple endocrine neoplasia 1,MEN-1)、多发性神经纤维瘤病-1 型(NF-1,neuro-

fibromatosis I 或 von Recklinghausen disease)。发病年龄多为 40~60 岁。其每年患病率为四千万分之一,迄今已有数百例临床报道,无性别差异。

2. 生长抑素最初是从羊和猪的下丘脑提取液中分离和鉴定的一种有多种内分泌和外分泌抑制功能的四肽,于 1973 年人工合成。生长抑素不仅可抑制生长激素的释放,它还对机体多种内分泌或非内分泌功能有广泛的抑制作用:抑制垂体促甲状腺激素、促肾上腺皮质激素和催乳素的释放;抑制各种胃肠激素的释放(如:促胃液素、促胰液素、胆囊收缩素、胃动素、胰多肽、胰高血糖素、肠高血糖素等);抑制胃酸、胃蛋白酶、胰蛋白酶及唾液淀粉酶的分泌。这些激素或酶释放抑制,出现相应症状。如:胰岛素分泌受抑制引起高血糖与糖尿病;抑制胆囊收缩素释放及胰液分泌,引起胆囊排空障碍、胆囊结石及腹泻、消化不良;胃酸分泌受抑制,引起低胃酸等。

3. 临床表现　除肿瘤压迫症状外,主要表现为生长抑素瘤综合征(somatostatinoma syndrome)或"生长抑素瘤五联症":糖尿病、胆石症、消瘦、腹泻、胃酸过少/缺乏。其中,糖尿病除胰岛素分泌受抑制外,还与肿瘤破坏胰岛细胞有关。其临床表现与肿瘤的部位有关,肿瘤位于胰腺者由于可能产生大量生长抑素,上述症状更为严重。十二指肠肿瘤者症状较轻,主要表现为贫血及消化道出血,它与多发性神经纤维瘤病-1 型有明显的相关性。

4. 诊断　测定空腹生长抑素水平或肿瘤组织生长抑素免疫组织化学测定。必要时可行精氨酸与甲苯磺丁脲激发试验。

【麻醉管理】

1. 麻醉前管理　本病通常术前诊断较为困难,对胰腺或十二指肠肿瘤合并胆囊结石、糖尿病、消瘦及慢性腹泻恶臭脂肪样便者要考虑本病。其麻醉风险在于它合并的内分泌病变,前已述及,约半数患者合并其他内分泌腺瘤病或全身性疾病,如:MEN-1、NF-1、嗜铬细胞瘤或多发性副神经节瘤(multiple paragangliomas)、高红细胞生成素(high erythropoietin)致红细胞增多症(polycythemia)等,约 20% 患者合并低血糖及胰岛素瘤。麻醉前应重点对内分泌功能作仔细的检查与评估,制订相应的麻醉管理方案。由于分泌的生长抑素有广泛的内、外分泌抑制作用,可能合并肾上腺皮质功能及甲状腺功能不全,围手术期应对其进行检测与评估,并进行恰当的糖皮质激素与甲状腺素替代治疗,麻醉前可给予"应激保护量"糖皮质激素与甲状腺素。同时,应加强营养支持,改善全身状况后再行择期手术。可适当输以白蛋白、血浆或全血,纠正低蛋白血症与贫血。合并糖尿病者,术前应用胰岛素控制。

2. 麻醉管理　目前有关本病麻醉管理的文献报道较少,其麻醉方法应选择气管插管全身麻醉或全身麻醉联合硬膜麻醉。本病无特殊禁忌的麻醉药,但要警惕可能合并的嗜铬细胞瘤或副神经节瘤等儿茶酚胺释放肿瘤引起的血流动力学剧烈波动。术中应进行严密的血流动力学监测。

3. 血糖监测与管理及肿瘤切除后管理。应加强血糖监测与管理,本病除可出现高血糖、糖尿病外,其胰高血糖素、肠高血糖素分泌亦受抑制,部分患者可能合并胰岛素瘤,尤其在肿瘤切除后生长抑素分泌减少、胰岛素释放增多,可能引起严重的低血糖。应及时补充葡萄糖,维持血糖在正常水平。同样,术后由于生长抑素抑制胃酸的分泌解除,可引起胃酸分泌增多,甚至诱发消化道溃疡,应预防性给予 H_2 受体阻滞剂,必要时可给予生长抑素类似物奥曲肽。

（姜　东）

参考文献

[1] RAMAGE JK, AHMED A, ARDILL J, et al. Guidelines for the management of gastroenteropancreatic neuroendo-

crine(including carcinoid)tumours(NETs)[J]. Gut,2012,61:6-32.

[2] DESCHAMPS L,DOKMAK S,GUEDJ N,et al. Mixed endocrine somatostatinoma of the ampulla of vater associated with a neurofibromatosis type 1:a case report and review of the literature. JOP,2010,11:64-68.

第二十二节　嗜铬细胞瘤与副神经节瘤
(pheochromocytoma and paraganglioma)

麻醉管理所面临的主要问题

血流动力学急剧变化

肿瘤切除前高血压

肿瘤切除后低血压

可能合并其他内分泌疾病

术前未发现的 PPGL 处理

【病名】

嗜铬细胞瘤与副神经节瘤(pheochromocytoma and paraganglioma,PPGL),又称儿茶酚胺分泌瘤(catecholamine-secreting tumors)。

【病理与临床】

1. 概述　嗜铬细胞瘤(pheochromocytoma,PCC)/副神经节瘤(paraganglioma,PGL)是源自于嗜铬细胞的内分泌肿瘤。嗜铬细胞可分泌一种或多种儿茶酚胺(肾上腺素、去甲肾上腺素、多巴胺),它是引起本病主要症状高血压的病理基础。

(1) 据各种指南中有关内分泌肿瘤分类的定义,PCC 专指来源于肾上腺髓质嗜铬细胞的肿瘤,而位于肾上腺外的交感神经链或既往称之为"异位嗜铬细胞瘤(ectopic pheochromocytoma)"者称为 PGL。PCC 与 PGL 均起源于外胚层神经嵴细胞,它们二者有着共同病理生理基础与治疗原则,在美国内分泌学会指南中将它们合并为一处叙述,称之为"嗜铬细胞瘤与副神经节瘤(Pheochromocytoma and paraganglioma,PPGL)"。其中,PCC 约占 80%~85%,PGL 约占15%~20%。副神经节瘤亦可来源于沿颅底及颈部分布的舌咽、迷走神经等副交感神经节,通常不产生激素,但巨大的肿瘤可能会引起压迫症状(如:咳嗽、吞咽困难、或单侧听力下降)。

(2) PPGL 可以"综合征"或"非综合征"的形式存在。它也可能是某些遗传性综合征(PPGLs)的临床表现之一(如:多内泌腺瘤病 2 型、神经纤维瘤病、von Hippel-Lindau 综合征等),此类患者多为常染色体显性遗传,典型的表现为多病灶性,发病年龄亦较散发性者小。PPGL 的病因尚不完全清楚,PPGLs 可能与多个基因种系突变有关,目前已发现至少存在17 个相关基因变异,包括:*VHL*、*RET*、*SDHx*、*KIF1B* 基因及 *TMEM127*、*NF1*、*MAX*、*RET* 基因等。但部分散发者或以非综合征者存在者病因不明。关于本病的分子生物学机制,请参考 Martucci 的综述。通常认为本病是一种"功能恶性、而解剖学良性"的肿瘤,但约有 10%~17% 的病例为解剖学恶性,其诊断依据是有转移。

(3) 本病的流行病学资料尚不清楚,患病率约为每 2 500~6 500 人中 1 例,美国每年确诊500~1 600 例。它们是继发性高血压的罕见原因,约占普通高血压患者的 0.2%~0.6%,约占小儿高血压患者的 1.7%。诊断时的平均年龄约为 43 岁,但 10%~20% 的 PPGL 是在儿童中发现的。

2. 临床表现　因儿茶酚胺的分泌方式、肾上腺素与去甲肾上腺素分泌量及比例、肿瘤大小等不同而异。

（1）高血压：表现为阵发性、持续性或持续性高血压阵发性加重。它与 PPGL 阵发性、持续性或在持续性分泌的基础上阵发性分泌儿茶酚胺有关。阵发性高血压是本病的特征性表现，约占 45%。患者常因精神刺激、剧烈运动或挤压肿瘤而血压突然升高。长期高血压可引起心、脑、肾等重要器官继发性损害。高血压发作时伴头痛、心悸、多汗"三联症"。

（2）高血压与正常血压或低血压交替出现，可能出现血压大幅波动。低血压时可出现晕厥或休克，高血压时可出现脑出血与心肌缺血等高血压危象。其原因与肾上腺素 β 作用、血管运动中枢受损、血容量减少、心肌受损及其他内分泌激素（如：多巴胺）释放等有关。

（3）血儿茶酚胺升高可引起内脏动脉痉挛及肠道黏膜血管内膜炎。约 36%～56% 的患者合并恶心、呕吐，12%～42% 的患者合并腹痛及消化道出血。

（4）高代谢率及代谢紊乱：

A. 阵发性高血压发作时，由于产热多于散热，可有发热，体温可达 39℃ 以上。

B. 糖代谢紊乱。肾上腺素可使肝糖原分解加速，出现血糖升高。此外，高血糖还可刺激胰腺大量分泌胰岛素，长期分泌的结果，可导致胰腺的内分泌功能衰竭，出现糖耐量试验异常。基础代谢率增高。

C. 部分症状酷似甲状腺功能亢进，但甲状腺激素水平正常。

D. 由于长期肌糖原分解，乳酸生成增多并转化为肝糖原，致使肌肉消耗，肌无力、疲乏软弱。此外，由于脂肪分解加速，游离脂肪酸增高，体重减轻。

（5）肿瘤：PCC 多位于一侧肾上腺（80%～90%），通常是右侧；约 10% 成人与 25% 小儿为双侧。PGL 沿脊柱旁交感链分布，95% 位于腹腔，小部分位于颈部、胸腔、膀胱。位于膀胱时，血尿，排尿时血压高。心脏肿瘤亦不少见。

3. 实验室检查　血与尿儿茶酚胺及其中间代谢产物甲氧基肾上腺素（MN）、甲氧基去甲肾上腺素（NMN）与终末代谢产物香草扁桃酸（VMA）浓度升高。其中，MN 与 NMN 是特异性标记物，是首选检测指标，其次为血与尿中儿茶酚胺浓度，但其浓度要较正常参考值高 2 倍以上才有意义。

4. 诊断困难者可采用药物激发或抑制高血压试验。激发试验有：冷加压试验、胰高糖素试验、组胺试验及酪胺试验等。抑制试验有：酚妥拉明试验、可乐定试验等。由于此类试验有一定风险，现多不主张应用。超声及 MRI 等影像学检查可显示肿瘤的大小及定位。

【麻醉管理】

1. 目前已有大量 PPGL 麻醉管理的专著或临床报道。术前充分的评估是成功麻醉手术的先决条件。

（1）首先，要注意它可能是其他综合征的临床表现之一。

（2）手术前已明确诊断的 PPGL 患者：

A. 除应重点了解有无心脏、脑血管并发症等外，还应对代谢功能、循环血容量进行全面检查与评估。

B. 明确肿瘤的大小与部位。对了解儿茶酚胺的释放量与手术术式、麻醉方法选择非常重要。

C. 了解肿瘤主要分泌的儿茶酚胺类型。大部分 PPGL 以分泌去甲肾上腺素为主，但亦有小部分患者以分泌肾上腺素为主。前者主要兴奋 α 受体,表现为高血压,而后者在兴奋 β 受体、升高血压的同时,还有 β 受体兴奋作用,表现为心动过速、心律失常及高代谢率等代谢障碍,麻醉管理更加复杂。

(3) 术前未诊断(未发现)的 PPGL 患者:手术有极大的危险性,可因药物、麻醉、手术操作等因素诱发高血压危象或休克,即使是简单手术,手术死亡率也很高。有以下情况应考虑本病,择期手术应延期,并作进一步的检查与治疗:

A. 血压波动幅度大,血压不稳定,忽高忽低,阵发性高血压与低血压交替出现;

B. 常规降压药治疗无效,用 β 受体阻滞剂后出现血压升高,甚至肺水肿 ;

C. 用药后或麻醉诱导后、气管插管前出现血压升高;

D. 血压升高伴头痛或伴抽搐,或体位性低血压,或原因不明的休克;

E. 高血压发作时伴一过性高血糖、白细胞和中性粒细胞增高、发热等高代谢状态;伴手足发绀或乳酸酸中毒;

F. 急进型高血压。短期内高血压频频发作,出现心、脑、肾并发症并迅速恶化;

G. 按摩或挤压腹部,增加腹压、运动等刺激诱发严重的高血压或出现休克;

H. 有 PPGL 家族史,或多内分泌腺瘤、神经纤维瘤等其他内分泌疾病者等。

2. 术前准备的目的是控制高血压、纠正低血容量及治疗并发症。充分的术前准备非常重要。文献报道,20 世纪 50 年代选择性嗜铬细胞瘤切除术患者围手术期死亡率甚至可高达50%,自从 α-受体阻滞剂用于嗜铬细胞瘤患者的术前准备以来,死亡率大大降低(0～3%)。

(1) 控制血压:术前适当的抗高血压治疗,可减少术中血流动力学波动,提高麻醉手术的安全性。但手术前过度降血压,在肿瘤切除后相反可引起严重的低血压,故并不要求血压降低至正常水平,而应较正常偏高。具体要求是:持续性高血压者,血压控制在 130～150/80～90mmHg;阵发性高血压者,血压基本控制,发作频率减少及程度减轻;无心动过速及心律失常;高代谢率症状改善,体重增加,出汗减少,血容量恢复,无体位性低血压,并维持一至二周。常用药物有:

A. 首选肾上腺素能 α-受体阻滞剂:可阻断儿茶酚胺对 $α_1$-受体的激动作用,扩张血管,降低血压。临床可供选用的 α-受体阻滞剂有:酚苄明、酚妥拉明及哌唑嗪。其中,酚苄明(dibenzyline,phenoxybenzamine)起效慢,作用温和,但半衰期为 24 小时,作用持续时间长。术前 2～3 周开始口服,10mg,一日二次,逐渐加量至高血压得以控制,大部分患者每日剂量为80～200mg/24h。酚妥拉明(phentolamine,regitine)可静脉注射,为短效 α-受体阻滞剂,起效快,作用时间短(5～10 分钟),富有调节性,多用于术中管理及高血压危象的处理,较少用于术前控制血压。哌唑嗪(prazosin)半衰期约 2～3 小时,作用持续时间 6～10 小时,因其作用时间较酚苄明短,肿瘤切除后不易引起低血压,近年来多主张用于术前血压管理,用量:初始量 1mg,逐渐增量至 2～5mg,每日二至三次口服。此类药物的副作用有:体位性低血压、反射性心动过速等,建议在睡前服用。

B. β-受体阻滞剂:适用于用 α-受体阻滞剂后出现心动过速或室上性快速心律失常者合并心动过速或应用 α-受体阻滞剂后出现心动过速和心律失常者。但要注意,未使用 α-受体阻滞剂之前不能单独使用 β-受体阻滞剂,否则会因 α-受体兴奋性相对增加、血压剧烈升高,而引起高血压危象甚至心衰竭。长效 β-受体阻滞剂(如:普萘洛尔、阿替洛尔)主要用于术前管理,短效者艾司洛尔主要用于术中管理。

C. 还可根据患者情况选用 α、β-受体阻滞剂柳胺苄心定(labetalol)、儿茶酚胺合成阻滞剂

α-甲基-对位酪胺酸(alpha-methyl-paratyrosine)、钙通道阻断剂(如:硝苯地平等)、血管紧张素转换酶抑制剂(如:卡托普利等)及血管扩张剂硝普钠、硝酸甘油等。但柳胺苄心定现不主张用于本病患者,因为它的 β-受体阻滞作用远大于其 α-受体阻滞作用,这可能导致高血压危象,而且其低 α-受体阻滞作用也导致大多数患者血压控制不足,此外它还可干扰^{131}I 或^{123}I-间碘苯甲胍(MIBG)扫描和治疗。

(2) 补充血容量:PPGL 患者循环血容量减少,严重者循环血容量甚至可减少 20% ~ 30%。其原因是儿茶酚胺引起血管收缩、血管床减少,它是肿瘤切除后引起严重低血压的重要因素。在用 α-受体阻滞药进行扩张血管、降压的同时,应适当扩容、补充血容量。除静脉补液外,可进食高钠饮食,必要时还应补充胶体液。血容量是否充足的指标是:降血压的治疗的同时无体位性低血压。此外,亦可行中心静脉压监测及测定血细胞比容,此类患者通常血细胞比容偏高,但不尽然,应动态观察,通过补液后血细胞比容下降。但应注意的是,58%的 PPGL 患者合并有心肌病变,应避免过度补液使心脏负荷过重。

(3) 术前 α-受体阻滞剂、β-受体阻滞剂等降血压药物服用至手术当日早晨,或入室后根据患者情况改用静脉注射易于调节的短效药物酚妥拉明、硝普钠、艾司洛尔等。在罕见情况下,PPGL 亦分泌皮质醇或促肾上腺皮质激素等,患者可能潜在肾上腺皮质功能不全,在麻醉诱导前静脉补充应激保护剂量的肾上腺皮质激素,常用氢化可的松 100 ~ 200mg,术中根据患者情况适当追加。

3. 术前应给予足量的镇静药。常在术前二小时口服咪达唑仑。因吗啡能释放组胺,诱发儿茶酚胺释放,禁用于此类患者。术前不用抗胆碱药。麻醉开始前应做好充分的准备:

(1) 必须中心静脉置管,至少要开放 2 根粗大静脉通路。其中,一根用作输液输血,一根用于控制血压及心律失常时用药途径。

(2) 准备好酚妥拉明、硝普钠、去甲肾上腺素、艾司洛尔等血管活性药物与抗心律失常药。药物应做好标记。

(3) 除常规监测外,此类患者在麻醉开始前必须行直接动脉压、中心静脉压监测,必要时应置入漂浮导管或经食管超声心功能监测。

4. 根据肿瘤的部位及术式选择麻醉方法,气管插管全身麻醉为首选。硬膜外阻滞虽有良好的术后镇痛作用,但有阻滞不全及肿瘤切除后加重低血压发生率的危险。目前多采用硬膜外阻滞-全麻联合麻醉。最近北京大学第一附院 Li 的一项回顾性队列研究认为硬膜外阻滞-全麻联合麻醉可减少开放性 PCC 手术患者术后并发症的发生。

5. 麻醉诱导必须平稳。咳呛、兴奋、挣扎、疼痛、缺氧与二氧化碳蓄积等均可引起剧烈的血流动力学改变,应避免之。可用血管舒张药酚妥拉明及芬太尼、利多卡因、硫酸镁等预防气管插管时循环系统应激反应。应选用不增加交感神经的兴奋、不增加心肌对儿茶酚胺的敏感性、不引起组胺释放的麻醉药。吗啡、箭毒可促使组胺释放,氟烷可增加心肌对儿茶酚胺的敏感性、引起心律失常,琥珀胆碱所致的肌颤会增加腹压造成肿瘤释放儿茶酚胺,泮库溴铵、氯胺酮可促使儿茶酚胺释放、有交感神经兴奋作用等,均不主张用于此类患者。异氟烷、恩氟烷、七氟烷、异丙酚、咪达唑仑、芬太尼、苏芬太尼、瑞芬太尼、阿曲库铵、维库溴铵等均可选用。中枢性 α_2 受体激动剂右美托咪定可降低本病患者的交感神经活性,用于本病有一定的优势,但要注意其给药速度,避免快速给药引起血压升高。硫酸镁可抑制交感神经儿茶酚胺的释放、降低心肌应激性、并有中枢镇静作用,近年来用于本病麻醉中高血压的预防与控制受到重视。

6. 术中管理

（1）术中维持适当的麻醉深度，防止疼痛、缺氧和二氧化碳蓄积。

（2）目前指南均推荐对直径小于 6cm 的 PCC 患者行腹腔镜手术，而对 PGL 推荐开放手术。文献报道，PCC 患者腹腔镜手术时血流动力学变化与开腹手术相似或略轻，二者血儿茶酚胺浓度在肿瘤切除时有意义升高，但仅开腹组血流动力学变化有显著性意义。但要注意二氧化碳气腹的交感神经刺激作用，应适当过度通气。

（3）肿瘤切除前重点控制血压升高，同时根据中心静脉压适量补液。术中由于多种刺激，可使血压升高，甚至发生高血压危象（收缩压高于 250mmHg 并持续 1 分钟）。可用酚妥拉明控制，亦可联合应用硝普钠及硫酸镁。

（4）肿瘤切除后防止低血压。当肿瘤血流被阻断或切除肿瘤后，可出现严重的低血压，甚至可发生心搏骤停。其原因有：血容量不足；肿瘤分泌的儿茶酚胺突然中断；术前 α-受体阻滞剂用量过大；缺氧或手术刺激肿瘤使儿茶酚胺大量分泌，致使血管强烈收缩或组织缺氧致酸中毒，降低了血管壁对儿茶酚胺的反应性；心肌受损、心功能不全；肾上腺皮质功能不全等。处理：在肿瘤血流阻断前充分输血、输液，肿瘤切除后立即停用酚妥拉明等降压药。血压下降时首先应根据动脉压和中心静脉压的变化快速输血、输液，若无改善则需静脉滴注去甲肾上腺素，同时应补充肾上腺皮质激素。但经充分补液或用大剂量儿茶酚胺后仍有部分患者出现顽固性低血压。对此类患者，近年来血管加压素（vasopressin，VP）的应用受到重视。其原因与 PPGL 患者去甲肾上腺素大量分泌抑制下丘脑与垂体、内源性 VP 释放减少有关。VP 受体包括：V_1 受体（收缩皮肤、内脏、肌肉血管，维持与提升 BP，促进肝糖原分解）、V_2 受体（抗利尿激素作用，促进肾集合管对水的重吸收，）、V_3 受体（刺激垂体分泌 ACTH）。目前用于临床的血管加压素及其衍生物有三种：精氨酸血管加压素（arginine vasopressin，AVP）、去氨加压素（desmopressin）和特利加压素（terlipressin）。AVP 为人体提取物，作用于 V_1、V_2、V_3 受体，用于心肺复苏与低血压。后两者为人工合成，去氨加压素主要兴奋 V_2 受体，用于治疗中枢性尿崩症和出血性疾病；特利加压素是特异性 V_1 受体激动剂，用于治疗各种休克，与 AVP 同样用于 PPGL 切除后低血压。Augoustides 等报道了一例 47 岁男性患者，以急性呼吸功能不全入院。入院后检查发现 PCC，用酚妥拉明、拉贝拉尔、硝苯地平，血压控制不佳，遂急诊手术。术中用柳胺苄心定、硝苯地平控制血压。在肿瘤切除后血压 50/30mmHg，外周血管阻力低（SVR 300～400dyne/sec/cm^5），持续静注去甲肾上腺素、肾上腺素并补液，血压无改善。静注血管加压素 20U 后，以 0.1U/min 持续静注维持，血压与外周血管阻力回升，术后 24 小时内停升压药。

（5）控制心律失常：心律失常多由于血儿茶酚胺波动、血压骤升骤降及缺氧、酸中毒、心肌本身病变等引起，应根据不同原因及心律失常的类型作相应处理。

（6）肿瘤切除后因血儿茶酚胺浓度下降，胰岛素分泌相对增加，可出现低血糖。应加强血糖监测，术后适量补充含糖液。

7. 此类患者术后仍可出现严重的血流动力学紊乱及代谢障碍，术后应送入重症监测治疗室进一步治疗，监测指标同术中。血压低者需继续用儿茶酚胺、输血补液等治疗，但要注意与术后出血鉴别。若血压如持续不降或降后回升，可能有嗜铬细胞瘤残留，或合并有原发性高血压或病久后肾脏损害致肾性高血压，需作进一步检查确诊。

8. PPGL 在肾上腺意外瘤中约占 5%，对澳大利亚尸检病例的回顾发现 0.05% 的人有未确诊的 PPGL。对术前未发现 PPGL、而在麻醉手术过程中意外发现的患者，是否终止手术？有争议。由于术前未经充分准备的 PPGL 患者在手术中可出现极为剧烈的血流动力学波动，其死亡率相当高,在麻醉后、手术开始前发现者应延期手术。对手术开始后发现者,有作者认为由于短效 α 受体阻滞剂及其他强效血管活性药物的应用可显著提高此类患者的麻醉安全性,且终止手术后可增加患者再次手术的痛苦,应综合考虑是否终止或改期手术。一般而言,肿瘤大、预计儿茶酚胺释放量多或合并严重心脑血管病变及术中血压波动大、手术难度大者,应终止或改期手术。

9. 前已述及,术前未发现的 PPGL 典型表现为术中血压异常升高与心动过速。患者可能会遭受心脑血管意外,甚至死亡等严重后果,一篇文献回顾了 106 例因 PPGL 而出现高血压急症的患者,其中 15% 死亡。Martucci 强调,识别 PPGL 的症状并做出适当的诊断至关重要。但并非所有患者都有上述典型的表现,有些呈"非典型"表现,且有些表现十分隐蔽,如不能加以识别,可能引起严重后果。作为麻醉医师应掌握这些非典型表现,在此我们介绍一些非典型表现的病例及相关文献报道,以期引起重视:

(1)围手术期用药后出现异常血压升高。Selleold 及 Bittar 报道了二例患者。其中一例为 61 岁女性患者,氧化亚氮-芬太尼麻醉下鼓室成形术,术后诉恶心,静注甲氧氯普胺 10mg 后症状改善。但在注药 15 分钟后收缩压(SBP)升高达 200mmHg,出现室速及室颤,复苏后反复出现室速及室颤,24 小时后死亡。尸检结果为右肾上腺 PCC、心肌炎。另一例为 71 岁女性患者,既往有"甲亢"病史,因股骨颈骨折在丁卡因腰麻下手术,术中用喷他佐辛 30mg 后出现血压升高、出汗、呼吸困难,静注肼屈嗪后好转。术后第 9 天突然出现呼吸困难与胸痛,血压260/160mmHg,疑为肺栓塞,循环支持治疗,术后 14 日死亡。尸检为右肾上腺 PHEO。文献报道,除甲氧氯普胺、喷他佐辛外,多巴胺 D_2 受体拮抗剂、拟交感胺类、阿片类、去甲肾上腺素或5-羟色胺再摄取抑制剂、单胺氧化酶抑制剂、三环抗抑郁药、化疗药、神经肌肉阻滞剂、多肽及类固醇激素等可诱发 PPGL 症状发作,Martucci 等建议禁用于疑似病例。但由于 PPGL 为少见疾病,根据目前的临床报道,尚难预测某种具体药物是否可诱发高血压,重点是提高警惕,全程观察,用药后出现异常高血压时要怀疑之。

(2)麻醉诱导时出现异常高血压。临床常用麻醉药除泮库溴铵与氯胺酮外,均对循环有一定的抑制作用,用药后应出现不同程度的血压下降,若在麻醉诱导用药后血压不降、反而出现不明原因的血压异常升高(如:除外缺氧等原因),要注意是否合并 PPGL。Holldak 报道了一例 87 岁女性患者,全麻下行面部黑色素瘤切除植皮。既往有高血压史,口服赖诺普利,术前6 天血压、心率正常。全麻诱导前血压 220/110mmHg,静注咪达唑仑 1mg、芬太尼 25μg,血压190/90mmHg。继而给予芬太尼 175μg,咪达唑仑 1mg,异丙酚 60mg,SBP 降至 150mmHg 以下。但在静注罗库溴铵 40mg 后,血压升高达 330/180mmHg 并出现室上性心动过速。给予硝酸甘油后,血压下降。终止手术后检查为右肾上腺 PCC。

(3)用 β 受体阻滞剂后出现肺水肿。Dabbous 报道了一例 45 岁女性患者,全麻下子宫全切除术,诱导前血压 150/80mmHg,心率 105bpm。利多卡因、丙泊酚、芬太尼、维库溴铵诱导,气管插管前血压 180/100mmHg,心率 130bpm,用氧化亚氮-七氟烷维持麻醉,经过顺利。术毕,新斯的明-阿托品拮抗肌松药时心率增快,最高达 160bpm,分次给予普萘洛尔 2mg,出现心动过缓与肺水肿,最后死亡。尸检为右肾上腺 PCC。Sloand 亦报道了一例 43 岁女性,因室上速,用普萘洛尔后出现血压升高与肺水肿,最后死亡,尸检为右肾上腺 PHEO。前已述及,PPGL 者用 β 受体阻滞剂后,β 作用减弱,α 作用相对增强(尤其是肾上腺素型者),周围血管剧烈收缩,引起血压剧烈升高及心衰、肺水肿。因此在不明原因的室上性心动过速时,不要轻易用 β 受体阻滞剂。用药期间要严密监测血压,并备速效 α 受体阻滞剂或降压药。

（4）术中出现不明原因的肺水肿。Golshevsky 等报道了一例 33 岁孕 36 周妊娠妇女,因头痛与阵发性高血压入院,2 年前有蛛网膜下腔出血史。血压 110/60~200/100mmHg,诊断为妊娠期高血压疾病,在急诊下剖宫产术。麻醉诱导硫喷妥钠、琥珀胆碱,气管插管后出现大量泡沫痰。予以硝普钠、美托洛尔控制。术后进一步检查,诊:双侧肾上腺 PCC。

（5）妊娠合并 PPGL 及与妊娠期高血压疾病的鉴别。妊娠妇女合并 PPGL 并不少见,文献报道在分娩前确诊者,产妇死亡率小于 1%,胎儿死亡率小于 15%。分娩时未发现者,母婴死亡率均高达 30% 以上。妊娠妇女合并 PPGL 有时易与妊娠期高血压疾病相混,应予以鉴别。妊娠期高血压疾病者多于妊娠 20 周后开始血压升高,尿蛋白多阳性。Strachan 报道了一例 34 岁、孕 38 周妊娠妇女,合并妊娠糖尿病,无高血压,有头痛。在硬膜外阻滞下无痛分娩时出现异常血压升高,用酚妥拉明及硬膜外阻滞控制血压。分娩后进一步检查,诊断为右肾上腺 PCC。Bullough 报道了一例硬膜外阻滞下剖宫产术患者,术后 2 小时出现血压升高,最高达 240/150mmHg,心率 130 次/分。进一步检查,诊断为 PCC。

（6）合并严重的心脑血管疾病者。Bowen 报道了一例 49 岁男性患者,因主动脉夹层(Stanford A 型)拟急诊手术,麻醉诱导时 SBP 高达 250mmHg,终止手术,仔细检查。发现腹腔 PGL。Chen 报道了一例 63 岁男性患者,胸痛入院,无高血压史。入院血压 191/114mmHg,ECG 胸导联 ST 下降>2mm。诊断急性心肌梗死,常规治疗。第四日出现血压下降,左腰部疼痛。检查发现肾阴影扩大,有积液,尿 VMA 增加。诊断:左肾上腺 PHEO 破裂出血并出血性休克。Jones 报道了一例 40 岁女性患者,脑动静脉畸形(AVM),拟手术治疗。20 年前附件手术时血压高曾在 ICU 治疗,6 个月前 AVM 行血肿清除术,丙泊酚、芬太尼、维库溴铵诱导,插管前一过性血压升高、心率快,余无特殊。硫喷妥钠、芬太尼、阿曲库铵麻醉诱导,插管前血压 215/150mmHg,心率 160 次/分,用柳胺苄心定控制。拔管后半小时出现肺水肿。检查:左肾上腺 PCC。

（7）术中体温异常升高:它与代谢亢进有关,但应警惕可能合并恶性高热。Crowley 报道了一例 52 岁女性,在氧化亚氮-恩氟烷麻醉下行胆囊切除术,术中血压升高、心率增快,给予普萘洛尔 2mg 后,心率血压得到控制。术毕肌松拮抗后体温升高至 38.3℃、PaCO$_2$ 56mmHg,考虑恶性高热(MH),给予丹曲洛林及全身物理降温。进一步检查,确诊为左肾上腺 PCC。Wajon 报道了一例 45 岁男性下肢骨折患者。入院时 SBP 145mmHg,哌替啶、地西泮下行手法复位。复位后 30 分钟,血压 190/120mmHg,心率 140bpm,T37.8℃,出汗。由于复位不佳,在 100 分钟后决定在全麻下行内固定术。麻醉诱导前血压 220/130mmHg,心率 160bpm。静注哌替啶 50mg、氟哌啶 5mg、咪达唑仑 2.5mg、普萘洛尔 1mg 后,血压 170/110mmHg,心率 140bpm,硫喷妥钠、琥珀胆碱诱导后插管,氧化亚氮-恩氟烷维持。普萘洛尔总量 4mg,血压、心率无改善,麻醉诱导后 30 分钟,出现泡沫痰及低氧血症。手术历时 2 小时后转入 ICU,体温 40.8℃,考虑恶性高热,静注丹曲洛林 3.5mg/kg,40 分钟后出现室颤,复苏成功后继续给予丹曲洛林 160mg,体温降到 38.8℃。进一步检查,确诊:右肾上腺 PHEO 合并 MH。

（8）可能合并其他内分泌疾病(如:多内分泌腺瘤病 2A 型),出现甲状腺功能亢进等症状。如:Ambesh 报道了一例 26 岁女性,甲状腺瘤及 T$_3$、T$_4$ 高,诊断为甲亢。经抗甲状腺药及 β 受体阻滞剂治疗 10 天后手术。术前血压 122/78mmHg,心率 82bpm。硫喷妥钠、琥珀胆碱麻醉诱导,气管插管后血压 170/110mmHg,心率 118bpm,加深麻醉并给予吗啡 6mg,血压心率更进一步升高。考虑甲状腺危象,静注普萘洛尔 2mg 后,血压 240/148mmHg。终止手术,用硝普钠控制血压。检查确诊为右肾上腺 PCC 并甲亢。

（9）不明原因的低血压。尤其是肾上腺素占优势型 PPGL 临床症状较复杂,可出现高血压、心动过速、肺水肿,也可出现低血压。Ford 报道了一例 46 岁男性患者,以恶心、呕吐、腹痛入院,血压 80/64mmHg,心率 142bpm,血红蛋白 16g/dl,表现为低血容量性休克,输乳酸林格液 1.5L 后血压无改善,呼吸急促与低氧血症。次日超声发现右肾上腺肿瘤,1 小时内发生二次高血压,予硝苯地平后好转。第 14 日行右肾上腺肿瘤穿刺活检,术后 8 小时突发血压升高伴恶心呕吐、心悸。24 小时尿肾上腺素增加,去甲肾上腺素正常。诊断:分泌肾上腺素占优势型 PCC。此类患者的特点是低血压与阵发性高血压交替出现,应仔细监测与鉴别。

(10) 要注意"假性 PPGL"。Saxena 报道了一例 57 岁男性患者,腹部受伤 24 小时入院剖腹探查。麻醉诱导前血压 230/90mmHg,麻醉诱导后血压、心率平稳。发现回肠破裂,行肠部分切除。次日因腹膜炎加重再次手术,麻醉诱导用丙泊酚、琥珀胆碱,气管插管前血压 320/140mmHg,用硝酸甘油无效,平均动脉压 220～240mmHg,静注柳胺苄心定控制。腹部 CT 见右肾上腺肿瘤,疑为 PCC。行结肠造瘘。败血症控制后,按 PCC 术前准备(口服酚苄明、阿替洛尔),四周后行肠造瘘修补术及右肾上腺切除术。病理检查:右肾上腺血肿。要注意外伤性肾上腺血肿可表现为与 PPGL 相似的症状,早期可能与肾上腺内压力升高、儿茶酚胺释放增加有关,后期可能与肾上腺内组织坏死、部分肾上腺组织反应性过度增生有关。

(郑利民)

参考文献

[1] LENDERS JW,DUH QY,EISENHOFER G,et al. Pheochromocytoma and paraganglioma:an Endocrine Society clinical practice guideline[J]. J Clin Endocrinol Metab,2014,99:1915-1942.

[2] MARTUCCI VL,PACAK K. Pheochromocytoma and paraganglioma:diagnosis,genetics,management,and treatment[J]. Curr Probl Cancer,2014,38:7-41.

[3] JOHNSON RL,ARENDT KW,ROSE CH,et al. Refractory hypotension during spinal anesthesia for Cesarean delivery due to undiagnosed pheochromocytoma[J]. J Clin Anesth,2013,25:672-674.

[4] LI N,KONG H,LI SL,et al. Combined epidural-general anesthesia was associated with lower risk of postoperative complications in patients undergoing open abdominal surgery for pheochromocytoma:a retrospective cohort study[J]. PLoS One,2018,13:e0192924.

[5] JUGOVAC I,ANTAPLI M,MARKAN S. Anesthesia and pheochromocytoma[J]. Int Anesthesiol Clin,2011,49:57-61.

第二十三节   血管活性肠肽瘤
(vasoactive intestinal peptide tumors)

麻醉管理所面临的主要问题

水电解质酸碱平衡紊乱(脱水、低血钾、酸中毒)

可能合并其他内分泌腺瘤

术中可能出现低血压

预防肿瘤切除后高胃酸

【病名】

血管活性肠肽瘤(vasoactive intestinal peptide tumors,VIPoma),又称水泻低钾胃酸缺乏综合征(watery diarrhea,hypokalemia,and achlorhydria syndrome,WDHA syndrome)、胰源性血管活

性肠肽瘤（vasoactive intestinal peptide-producing tumor，pancreatic VIPoma）、Verner-Morrison 综合征、胰源性霍乱综合征（pancreatic cholera syndrome）等。

【病理与临床】

1. VIPoma 是一种自主分泌血管活性肠肽（vasoactive intestinal peptide，VIP）的神经内分泌肿瘤，它们起源于胃肠道内分泌系统的胺前体摄取与脱羧（APUD）细胞及肾上腺或肾上腺外神经源组织。1958 年 Verner 和 Morrison 首选描述了一种临床表现胰腺肿瘤伴水泻低钾无胃酸的综合征（WDHA syndrome），1970 年 Said 和 Nutt 从动物内脏中提取了血管活性肠肽，1973 年 Bloom 偶然地将 VIP 与 WDHA 综合征联系起来。VIP 是一种产生于胰腺、中枢神经系统、胃肠道、呼吸和泌尿生殖道神经元的神经激素，属于胰高血糖素家族，由 28 种氨基酸组成。VIP 主要作用是通过促进肠循环 cAMP 的产生，抑制胃酸的分泌、促进肠道水和电解质的分泌、促进血管舒张、糖原分解、脂肪分解和骨吸收。肿瘤中 VIP 的过度分泌对不同器官系统有多种作用，主要作用是胃肠道，由于胃肠道上皮细胞大量分泌水和电解质，从而引起脱水、低钾血症，同时患者还出现面部潮红、胃酸减少、血糖升高和高钙血症等。

2. 本病较罕见。其患病率约为 0.05%~2.0%，可发生在儿童和成人。成人患者最常见于 30~50 岁之间，肿瘤多位于胰腺内（95%），部分以大肠癌、肺癌、嗜铬细胞瘤、神经节细胞瘤和神经节神经母细胞瘤形式出现。大多数 VIPomas 发生在孤立的肿瘤中，但在大约 5% 的患者是多发性内分泌腺瘤病 I 型（MEN-I）的一部分，超过 50% 的患者在诊断时肿瘤已经转移。儿童患者诊断年龄多为 2~4 岁，多以神经节细胞瘤或神经节神经母细胞瘤形式出现，它们起源于神经嵴组织交感神经节，位于纵隔或腹膜后，也可能来源于肾上腺髓质。

3. 临床表现

（1）慢性分泌性腹泻：47% 病例呈现持续性，另 53% 病例呈加剧与缓解相交替，在加剧期 37% 患者腹泻量可 ≥5L/d，少数患者 10L/d。多为水样便。48 小时禁食后仍保持 500~750ml/24h 以上，常因胃肠道外营养而加剧。

（2）水、电解质和酸碱平衡紊乱：长期持续严重腹泻，可伴有大量电解质的丢失，患者不同程度地存在脱水、循环血容量下降、低钾血症、低氯血症、低镁、代谢性酸中毒等，严重者导致心律失常、低钾性肾病或肾衰竭等并发症，甚至死亡。

（3）低胃酸或无胃酸：3/4 的患者胃液酸度降低甚至无胃酸，其原因是血管活性肠肽抑制五肽促胃液素刺激的胃酸分泌。

（4）低磷血症和高钙血钙：60% 的患者可出现低磷血症，50% 的患者合并高钙血症，其原因不明，可能与肿瘤本身分泌甲状旁腺样激素增多有关。

（5）葡萄糖耐量降低和高血糖症：约 50% 的患者葡萄糖耐量减低，18% 的患者血糖增高。其原因是血管活性肠肽的分子结构与胰高血糖素很相似，因此可能发生胰高血糖素样效应，亦可能为低钾血症对胰岛功能影响的结果。

（6）其他：约 62% 的患者有腹部痉挛、腹痛；20% 的患者出现阵发性皮肤潮红，常发生在颜面部或胸部，可能与缺镁有关。4% 的患者发生肾结石，可能与高钙有关。

4. 诊断 通常可根据血 VIP 浓度增高（正常值低于 190pg/ml）、分泌性腹泻（通过测定粪便渗透压、离子浓度以及禁食对腹泻的影响）进行诊断。此外，由于生长抑素受体在 VIPoma 高达 87%，可进行生长抑素受体闪烁成像（somatostatin receptor scintigraphy）或 68-Ga DOTATATE 注射液标记 PET 成像扫描。

【麻醉管理】

1. 术前准备

（1）首先应对患者全身状况进行仔细评估。择期手术应在纠正水、电解质及酸碱平衡紊乱后实施。大量输液，补钾及纠正代谢性酸中毒。患者多合并缺镁，围手术期应适当补充镁剂。合并糖尿病患者应根据血糖适当应用胰岛素，维持血糖在正常范围、尿酮阴性。

（2）生长抑素类似物奥曲肽（octreotide）及长效制剂兰瑞肽（lanreotide）是治疗本病的有效药物。术前用奥曲肽治疗者，应该继续用药至手术前，术中根据病情追加用量，但要注意其可能引起低血糖的副作用。糖皮质激素常用于对生长抑素类似物不耐受的患者，毫无疑问此类患者应按肾上腺皮质功能不全者处理。由于本病患者可能合并多种内分泌肿瘤，部分患者VIP瘤属于多发性内分泌腺瘤Ⅰ型（MEN-Ⅰ型）的一部分，术前应检查是否同时合并其他内分泌异常。我们建议无论对术前是否用糖皮质激素者，在麻醉诱导前均给予"应激保护用量"糖皮质激素。

（3）明确肿瘤的位置。这对麻醉管理及麻醉方法的选择十分重要。文献报道，成人肿瘤多位于胰腺，小儿多位于自主神经链及肾上腺，术前应通过腹部CT、超声、血管造影等准确定位。

2. 麻醉方法的选择

（1）应首选气管插管全身麻醉，椎管内阻滞用于本病患者应慎重。这是因为：

A. 肿瘤多位于胰腺、肾上腺、椎旁，位置较深，且其位置存在不确定因素。

B. VIP可抑制血小板聚集，而且本病患者术前可能服用消炎镇痛等治疗，椎管内阻滞可能引起血肿。

C. 脱水、电解质失调，加上手术操作导致VIP释放可引起血压下降，椎管内阻滞易出现低血压。

D. 对无凝血功能障碍者亦可采用硬膜外全麻联合麻醉，但要注意避免血压下降。

（2）本病无特殊禁忌的麻醉药，但要注意其并发症，如：Kibria报道了一例本病患者由于严重低钾血症而出现横纹肌溶解，此类患者应禁用去极化肌松药琥珀胆碱。

3. 术中管理

（1）术中应加强监测，除常规监测外，还应行直接动脉压、中心静脉压、血电解质、血糖及血气等监测。

（2）术中探查肿瘤时，VIP释放可引起严重的血压下降，在探查肿瘤前应准备好升压药，并静注奥曲肽。

（3）肿瘤切除后，胃酸分泌抑制解除可引起大量胃酸分泌，严重者可引起消化性溃疡。肿瘤切除前及术后应给予H_2受体拮抗剂及质子泵抑制剂。

（许学兵　郑利民）

参考文献

[1] KEUTGEN XM, NILUBOL N, KEBEBEW E. Malignant-functioning neuroendocrine tumors of the pancreas：A survival analysis[J]. Surgery, 2016, 159：1382-1389.

[2] ANDRÉ R, KOESSLER T, POLET D, et al. VIPoma：a rare etiology of diarrhea with hypokalemia[J]. Rev Med Suisse, 2018, 14：289-293.

[3] KIBRIA R, AHMED S, ALI SA, et al. Hypokalemic rhabdomyolysis due to watery diarrhea, hypokalemia, achlorhydria (WDHA) syndrome caused by vipoma[J]. South Med J, 2009, 102：761-764.

第二十四节　原发性醛固酮增多症
（primary aldosteronism）

麻醉管理所面临的主要问题

高血压

低血钾

可能合并肌无力或麻痹

可能合并其他内分泌异常

【病名】

原发性醛固酮增多症（primary aldosteronism），又称 Conn 综合征（Conn syndrome）。

【病理与临床】

1. 本病是一种与肾上腺醛固酮分泌过多有关的综合征，它可能源于肾上腺皮质腺瘤，也可能来源于肾上腺增生。1955 年由密歇根大学内分泌学家 Conn 首先报道。醛固酮的主要生理作用为"保钾排钠"，它可促进肾脏远曲小管对水与钠离子的重吸收及钾离子的排泄。高醛固酮血症可使钠排出减少、钾排出增多。引起继发性高血压、低钾血症，并伴肾素-血管紧张素活性低下。它与继发性醛固酮增多症的区别是后者肾素-血管紧张素水平高于正常。本病的患病率约占高血压患者的 10% 左右。它是一种可能治愈的高血压病因。

2. 根据其病因，本病包括以下类型：

（1）肾上腺皮质醛固酮腺瘤（aldosterone-producing adenoma，APA），约占 60%~80%。

（2）特发性醛固酮增多症（idiopathic hyperaldosteronism，IHA），又称肾上腺皮质球状带增生。约占 20%~40%，多见于儿童。

（3）原发性肾上腺增生症，约占 1%。

（4）家族性醛固酮增多症（familial hyperaldosteronism）。分两型：

A. Ⅰ型为糖皮质激素可抑制性醛固酮增多症（glucocorticoid-remediable aldosteronism，GRA），又称 ACTH 依赖性醛固酮增多症。

B. Ⅱ型（familial hyperaldosteronism Ⅱ，FH-Ⅱ）又称 ACTH 非依赖性醛固酮增多症，其醛固酮分泌受血管紧张素Ⅱ和体位影响，但不受 ACTH 影响。

（5）此外，异位醛固酮增多症是由卵巢癌、睾丸肿瘤等异位组织分泌醛固酮引起者，其肾上腺皮质正常。它不属于本病范围。

3. 临床表现

（1）高血压：是本病最主要和最早出现的症状，一般为中等度血压升高，其特征为"低肾素型"高血压，这是因为高血容量可抑制肾素分泌，并使其对低钠血症不产生反应。高血压的原因除前述水钠潴留、血容量增加外，还与细胞外液钠浓度增高、钠向细胞内转移、血管壁细胞内钠浓度增高，使管壁对血中去甲肾上腺素等加压物质反应增加及动脉血管壁平滑肌细胞内高钠、血管壁肿胀、管腔狭窄、外周阻力增加等多因素有关。

（2）低钾血症及神经肌肉功能障碍：在大量醛固酮作用下，钾从尿中严重丢失。随着病情进展，血钾持续下降，并出现相应的症状：

A. 阵发性肌无力或麻痹：与血钾关系密切，血钾越低，肌病越重。主要影响躯干和四肢，严重者出现呼吸困难。

B. 低钙性阵发性手足搐搦及肌肉痉挛。约 1/3 的患者可能出现此症状。其原因与远曲小管在大量醛固酮作用下 Na^+-K^+ 交换增加、Na^+-H^+ 交换受抑制、血钾降低有关。此时细胞内 K^+ 外逸，细胞外液 Na^+、H^+ 进入细胞内，出现细胞内低 K^+ 与高 Na^+、H^+，细胞内酸中毒和细胞外液碱中毒。在细胞外碱中毒时，游离钙减少，神经肌肉兴奋性增加。患者常合并低镁血症，当出现上述症状补钾无效时，应考虑到缺镁。

（3）心电图：表现为低钾血症表现，T 波低平或倒置，ST 段下降，出现 U 波，QT 间期延长。严重者出现各种心律失常。

（4）失钾性肾病与肾盂肾炎：长期失钾，肾小管近端空泡样变性，肾浓缩功能减退。表现为多尿，尿比重低，并对抗利尿激素不敏感。患者常易并发尿路感染及肾盂肾炎。

（5）其他：由于细胞内低钾，胰岛 β 细胞释放胰岛素受抑制，可出现糖耐量异常及糖尿病。儿童患者可因长期缺钾等代谢紊乱而出现生长发育障碍。

（6）实验室检查：低钾血症、尿钾排出增多；血气分析示碱中毒；血浆醛固酮水平增加、肾素活性下降、皮质醇水平正常；必要性时可行钠负荷试验、卡托普利试验及螺内酯试验检查。

【麻醉管理】

1. 术前应进行详细的全身检查，了解受累器官及其程度。本病的死亡率主要与低钾血症和高血压有关，麻醉前检查重点是水电解质及酸碱平衡、高血压及其心、脑、肾等重要器官并发症等。此外，还应注意以下方面：

（1）排除继发性醛固酮增多症。继发性醛固酮增多症是多种原因导致循环血容量减少或肾血流灌注减少、在肾素-血管紧张素作用下醛固酮分泌增多所致的一种代偿反应。常见原因有：肾功能不全、肾动脉狭窄、动脉炎等。临床表现同原发性醛固酮增多症，但血肾素活性增加，同时有原发病的表现。病程进展快，常合并中至重度高血压及心、脑、肾等重要器官功能损害，麻醉管理较本病更为棘手。

（2）了解其病因。最常见病因是 APA 与 IPA，对前者目前多主张手术切除，但对后者手术切除效果不佳，现主张内科治疗。

（3）明确 APA 的位置，有助于麻醉方法的选择与手术体位的摆放。腺瘤多位于一侧，但约有 1% 的患者位于双侧。

（4）应注意是否合并其他内分泌疾病，它可能属于"多发性内分泌腺瘤病"的部分临床表现。

2. 术前准备重点是纠正水、电解质及酸碱平衡紊乱，使血钾恢复正常、控制高血压。可服用保钾利尿剂螺内酯等，以提高血钾、降低血压。同时根据血钾情况口服或静脉补钾，在补钾的同时应适当补镁。应监测血钾，避免血钾过高。服用螺内酯血压控制不满意者，可加用钙通道阻滞剂或血管紧张素转换酶抑制剂等降压药。除血管紧张素转换酶抑制剂在术前 24 小时停药外，上述药物应服用至手术前。

3. 本病患者应视为肾上腺皮质功能不全者，尤其是腺瘤大，病程长，腺瘤同侧及对侧皮质有萎缩者。围手术期应进行适当的糖皮质激素替代治疗，麻醉诱导前应给予应激剂量糖皮质激素，常用氢化可的松 100mg 静注，术中应根据患者情况适当追加用量。如果术中探查发现腺瘤侧皮质明显萎缩，且作大部分肾上腺切除的，术后 1~3 天应适量补充糖皮质激素。

4. 麻醉方法   诊断及定位明确、电解质紊乱已纠正、血压控制良好、心脑肾等处理器官功能无明显障碍的患者,其麻醉方法与一般手术麻醉基本相同。无论腔镜或开放手术目前均首选全身麻醉或全身麻醉复合硬膜外麻醉。

5. 麻醉期间应密切监测循环系统的变化,应常规行心电图、脉搏氧饱和度、呼吸末二氧化碳分压、麻醉深度、直接动脉压、中心静脉压、动脉血气及包括血钾在内的血电解质监测。尤其要注意在肾上腺部位操作时由于儿茶酚胺的分泌可能导致血压升高、心率增加等血流动力学波动。Latha 认为虽然其波动较嗜铬细胞瘤小,但管理不慎亦可能引起严重后果。Winship 报道了一例患者,术后第五天死于心肌梗死。Gockel 的一项回顾性研究表明,腔镜下手术时尽管在术前使用醛固酮拮抗剂治疗,但 40 例患者中有 17 例(44.7%)出现术中血压升高而需要抗高血压治疗,11 例患者(28.9%)收缩压峰值超过 200mmhg 并持续 1 分钟以上。手术径路亦是影响血压的原因,Gockel 的研究发现,腹膜后径路其血压明显高于腹腔径路,因此对高危患者主张经腹腔径路肾上腺瘤切除术。血容量增加是本病高血压的重要原因之一,Yamashita 采用 PiCCO 监测发现,本病腹腔镜肾上腺瘤切除术患者胸腔内血容量显著增加,尤其是麻醉诱导后及手术操作时,因此,要注意容量的管理,避免容量负荷过高而引起肺水肿。

6. 术后应严密监测血钾与血压。通常手术后血钾、血压可恢复正常。若血压下降不明显,可能因病程久、肾血管或周围血管发生了器质性病变,或同时伴有原发性高血压,术后仍需药物控制。

(姜　东)

参考文献

[1] FUNDER JW,CAREY RM,MANTERO F,et al. The management of primary aldosteronism:case detection,diagnosis,and treatment:an Endocrine Society clinical practice guideline[J]. J Clin Endocrinol Metab,2016,101: 889-916.

[2] PIADITIS G,MARKOU A,PAPANASTASIOU L,et al. Progress in primary aldosteronism:a review of the prevalence of primary aldosteronism in pre-hypertension and hypertension [J]. Eur J Endocrinol, 2015, 172: R191-203.

[3] LATHA YS,BHATIA N,ARORA S. Perioperative management of Conn's syndrome-a case report[J]. Anaesth Pain & Intensive Care,2014,18:204-206.

第二十五节　自身免疫性多内分泌腺综合征
(autoimmune polyglandular syndrome)

麻醉管理所面临的主要问题

多个内分泌腺功能减退

可能合并其他自身免疫性疾病

【病名】

自身免疫性多内分泌腺综合征(autoimmune polyglandular syndrome,APS,或 polyglandular autoimmune syndrome,PGA),又称多内分泌腺缺陷综合征(polyglandular deficiency syndrome)。

【病理与临床】

1. 本病是以 2 个或 2 个以上内分泌腺功能减退和腺体破坏为主要病理改变的自身免疫

性疾病。除内分泌腺病变外,本病还可合并非内分泌腺自身免疫性疾病,如类风湿关节炎、系统性红斑狼疮、干燥综合征、恶性贫血、重症肌无力、肾小球肾炎、慢性活动性肝炎、硬皮病等。临床表现为多内分泌腺功能减退(如甲状腺功能减退、性腺功能减退、肾上腺功能不全、1型糖尿病等),极少数为功能减退与功能亢进并存。其病因不明,可能与遗传因素及环境因素有关,多以常染色体隐性或显性方式遗传。

2. 根据内分泌腺功能缺陷的组合及相关基因,分为四型:

(1) APS-Ⅰ型:又称自身免疫性多内分泌腺病-念珠菌-外胚层营养不良(autoimmune polyendocrinopathy-candidiasis-ectodermal dystrophy,APECED)、肾上腺功能减退伴甲状旁腺功能减退与浅表念珠菌病(hypoadrenocorticism with hypoparathyroidism and superficial moniliasis)。它与 *AIRE* 基因(21q22.3)变异有关,*AIRE* 基因与免疫调节作用有关。本型较罕见,患病率存在地理差异,芬兰、伊朗犹太人及撒丁岛人多见。在美国,患病率约为每200万新生儿中1例。本型有三种主要病变:慢性皮肤黏膜念珠菌病(chronic mucocutaneous candidiasis,CMC)、甲状旁腺功能减低(hypoparathyroidism,HP)、肾上腺皮质功能减退(adrenocortical insufficiency,AI)。还可表现多系统异常,如:高促性腺激素性性腺功能低下、1型糖尿病、自身免疫性甲状腺疾病(原发性甲状腺功能减退或桥本甲状腺炎)、恶性贫血、吸收障碍和/或脂肪泻、慢性活动性肝炎、白癜风、脱发、角膜结膜炎、牙釉质营养障碍等。APS-Ⅰ型至少应包括前述三种主要病变中的两种。这些症状多在10岁之前出现。其中CMC是特征,多出现在婴儿中,如:口腔念珠菌病、尿布疹和/或指甲受累。外胚层营养不良表现为指甲及牙釉质发育不全、脱发、角膜病和白癜风。超过75%的患者在10岁之前出现甲状旁腺功能减退症状。

(2) APS-Ⅱ型:又称糖尿病-Addison病-黏液水肿综合征(diabetes mellitus,Addison's disease,myxedema syndrome)、Schmidt综合征。其遗传易感性与HLA单倍体 *DR3* 和 *DR4* 相关的多基因失调有关,主要表现为肾上腺皮质功能不全(Addison病)和甲状腺功能不全(桥本甲状腺炎),还合并1型糖尿病、甲状旁腺及性腺功能低下、重症肌无力、系统性红斑狼疮等。其患病率约为每百万人中14至20例,女性是男性的3至4倍。通常在三十至四十岁发病。

(3) APS-Ⅲ型:多表现为1型糖尿病。

(4) APS-Ⅳ型:较少见。多表现为肾上腺皮质功能不全合并其他自身免疫性疾病及性腺功能低下、秃头、恶性贫血等。

3. 治疗原则　综合分析、替代治疗、主次兼顾、随病情变化及时调整治疗方案。存在甲状旁腺功能减低的应维持钙磷水平稳定,甲状旁腺激素更为安全有效;肾上腺皮质功能不全确诊后应终身服用类固醇激素。对未经治疗的肾上腺皮质功能减退合并甲状腺功能减退者,应先用皮质激素或同时联用皮质激素和甲状腺素治疗,单独应用甲状腺激素治疗可能诱发肾上腺皮质功能减退危象。甲状腺功能低下者应补充激素。存在1型糖尿病患者,应遵循糖尿病围手术期治疗原则。

【麻醉管理】

1. 术前管理

(1) 重点是对每个内分泌腺受损的程度与功能进行准确的评估,同时还应注意是否合并其他自身免疫性疾病(同样,对有自身免疫性疾病的患者,要留意是否合并本病)。激素替代治疗者应持续服药至术前。正在用糖皮质激素、甲状腺素替代治疗者术前还应给予应激保护剂量。同时,应注意术前治疗用免疫抑制药的毒副作用及与麻醉药的相互作用(见"系统性红斑狼疮")。

（2）本病多个腺体功能减退并非完全同步，其症状表现有先有后，应特别注意是否潜在其他重要内分泌腺的功能减退。其中，尤其重要的是肾上腺皮质与甲状腺功能减退，因为在早期它们常无明显的自觉症状或仅有易疲劳、无力等非特异性症状，容易被忽视，但在围手术期可能发生肾上腺皮质功能危象或黏液水肿昏迷等险情。由于患者多潜在不同程度的肾上腺皮质功能不全，无论有无肾上腺皮质功能减退临床表现，围手术期均应给予应激保护剂量的糖皮质激素。

2. 麻醉管理 除依托咪酯因有明显的肾上腺皮质抑制作用而禁用于本病外，无特殊禁忌的麻醉药物。合并重症肌无力患者应慎用肌松药，肌病患者应禁用琥珀胆碱。甲状旁腺激素分泌减少可降低对心肌细胞的正性肌力作用，血钙降低不仅影响心肌细胞的电生理特性，还可使心肌细胞外的钙内流减少、兴奋收缩偶联障碍，并可引起心脑血管痉挛、非老年性动脉钙化及心肌钙化，严重者可发生心力衰竭。此类患者对麻醉药的循环抑制作用较为敏感，而且对儿茶酚胺类药物不敏感，应根据患者状况选择适当的麻醉药与用量。对甲状旁腺功能减退者，防止低钙引起喉痉挛。

3. 围手术期应加强监测及全身管理。除常规监测外，还应行有创动脉压监测、电解质、血糖及体温监测，保证充分麻醉效果，避免疼痛、缺氧及二氧化碳蓄积等应激因素。要注意此类患者即使充分的术前激素替代治疗，围手术期其血流动力学仍然可能不稳定。Kuriakose 报道了一例 41 岁的女性 Schmidt 综合征患者在全身麻醉复合硬膜外麻醉下行子宫手术，术前进行了充分激素替代治疗，但在术后早期仍出现血流动力学不稳定，通过增加糖皮质激素及液体成功复苏。

（许学兵）

参考文献

[1] HUSEBYE ES，ANDERSON MS，KÄMPE O. Autoimmune polyendocrine syndromes［J］. N Engl J Med，2018，378：1132-1141.
[2] KAHALY GJ，FROMMER L. Polyglandular autoimmune syndromes［J］. Italian Society of Endocrinology，2017，8：91-98.

第十章

血液系统疾病

第一节　Chédiak-Higashi 综合征
（Chédiak-Higashi syndrome）

> **麻醉管理所面临的主要问题**
>
> 全身多系统、多器官淋巴细胞浸润,病情重,预后差
>
> 全血细胞减少
>
> 免疫功能低下,易感染
>
> 止血与凝血功能障碍,易感染
>
> 神经系统病变

【病名】

Chédiak-Higashi 综合征（Chédiak-Higashi syndrome，CHS），又称 Beguez-Cesar-Steinbrinck-Chédiak-Higashi 综合征、Chédiak-Steinbrinck-Higashi 综合征、Begnez-Cesar 综合征、白细胞异常白化病（leukocytic anomaly albinism）、自然杀伤淋巴细胞缺陷（natural killer lymphocytes defect）、Chédiak-Higash Ⅰ 型眼皮肤白化病（oculocutaneous albinism，Chediak-Higashi type）等。

【病理与临床】

1. 本病是一种以全血细胞减少、易感染、出血倾向、眼皮肤白化病（oculocutaneous albinism，OCA）、进行性神经系统症状等为基本临床特征的常染色体隐性遗传性免疫缺陷综合征。1943 年 Beguez-Cesar 首次报道了三个以中性粒细胞减少和白细胞内颗粒异常为主要临床特征同胞兄弟姐妹,1952 年古巴血液学家 Chédiak 报道了另一个病例,1954 年日本儿科医师 Higashi 描述了一系列病例。其病因与溶酶体转运调节蛋白（lysosomal trafficking regulator，*LYST*）基因（1q42. 1-q42. 2）变异有关,*LYST* 基因编码溶酶体转运调节蛋白,因而它可能是一种溶酶体疾病。CHS 蛋白在多种组织细胞的细胞质中表达,它影响白细胞、成纤维细胞、血小板、黑色素细胞、星形胶质细胞、施万细胞、造血细胞等多种细胞内颗粒的合成、储存、分泌,并对白细胞微管等细胞结构有影响,在这些细胞中可观察到溶酶体严重肿大和无功能。组织学表现为肝、脾、淋巴结等多组织器官淋巴细胞浸润。本病极为罕见,目前仅有不足 500 例病例记录,85% 发展至加速期。无性别与种族区别。

2. 临床表现 白化病样表现,皮肤、眼睛和头发色素减少,金黄色或浅棕色/银色头发,眼球震颤及对光线异常敏感;止血及凝血功能障碍,出血时间延长,易出现瘀斑;免疫功能缺陷,全血细胞减少,反复发生感染及发热;神经系统病变,主要为多发性周围神经病变(轴突型和脱髓鞘型)及帕金森病、痴呆和共济失调。患儿通常因感染或出血而在10岁前早期死亡,部分患者生存期可超过20岁,但常合并淋巴结、脾脏和肝脏肿大,恶性淋巴瘤发生率增加,其神经学问题亦持续存在和/或程度增加。约有50%~85%的患者出现致命的加速期(accelerated phase),表现为噬血淋巴组织细胞增多症(hemophagocytic lymphohistiocytosis,HLH),HLH由免疫系统产生过量淋巴细胞引起,其特征为全血细胞减少、发热、噬血细胞增多、淋巴细胞明显浸润、肝脾淋巴结肿大、多器官功能障碍等。

3. 诊断根据白化病、易感染等临床表现及白细胞中存在特征性嗜酸性过氧化物酶阳性颗粒。本病主要为对症治疗、化疗及同种异体造血干细胞移植。

【麻醉管理】

1. 本病是以白化病为主要临床表现的综合征,其中本病最为严重,预后较差。即使成功接受同种异体造血干细胞移植(HSCT)的儿童,在成年早期亦可出现出现神经学表现。由于患者免疫功能低下、极易发生各种感染,血小板减少与功能障碍、易出现凝血与止血功能障碍,它们是患者最主要的死亡原因,应尽量避免各种手术治疗。尤其是加速期患者病情极为危重,除急救外,应禁止其他手术。麻醉前应加强全身管理,纠正贫血、血小板减少,预防及控制感染。此外,对术前长期服用糖皮质激素治疗者应做好替代治疗。

2. 目前有关本病麻醉管理的临床报道极少,Ulsoy报道了一例在全麻下行脾切除术的患者。麻醉管理首要要注意预防感染,手术开始前应常规应用抗生素及抗真菌药,在进行气道管理等时应严格遵守无菌操作原则,应尽量避免各种有创操作,尤其要注意防止经静脉通道感染。另一方面,应注意出血。本病患者术前常规实验室检查包括PT、APTT,甚至血小板计数可能正常,但出血时间延长,术前评估时注意其瘀斑,或出血不止的病史很重要。血小板功能障碍是最重要原因,补充血小板是本病最有效的治疗,亦有文献推荐用去氨加压素(desmopressin,DDAVP),DDAVP的作用是增加因子Ⅷ与von Willebrand因子从贮存池释放,它常用于轻度血友病的治疗或术中其他原因的止血,但它是否可促进贮存池血小板释放尚不清楚,而且它不能改善血小板的功能,因此用于本病其效果亦不能保证。围手术期应密切监测患者的止血与凝血功能,血栓弹力图操作简便,尽管它无法测定血小板功能障碍的性质,但对监测治疗的反应有一定的帮助。

3. 有关本病麻醉用药的安全性尚不清楚,由于周围神经病变,应避免用去极化肌松剂琥珀胆碱。同样道理,加上易出血,本病患者禁止进行椎管穿刺、深部区域神经阻滞及锁骨下静脉穿刺等。

(郑利民)

参考文献

[1] AJITKUMAR A,RAMPHUL K. Chediak Higashi syndrome[J]. Florida:StatPearls,2018.

[2] ULSOY H,ERCIYES N,OVALI E,et al. Anesthesia in Chédiak-Higashi syndrome-case report[J]. Middle East J Anaesthe,1995,13:101-105.

第二节　传染性单核细胞增多症
(infectious mononucleosis)

【病名】

传染性单核细胞增多症(infectious mononucleosis,IM),又称腺热(glandular fever)。

【病理与临床】

1. 1920 年病理学家 Sprunt 和 Evans 首次描述了 IM 的临床特征,1932 年 Paul 和 Bunnell 在 IM 患者的血清中发现了一种可使绵羊红细胞发生凝集的嗜异性抗体,1964 年 Epstein、Achong 和 Bar 从非洲 Burkitt 淋巴瘤患者培养的原始淋巴细胞中发现 DNA 病毒,后发现该病毒也可存在于其他疾病,故称为 EB 病毒(Epstein-Barr virus,EBV)。本病是由 EBV 引起的一种传染性疾病。主要通过经口的密切接触或通过飞沫传播,也可通过性传播,偶可经血液传播。多为散发,偶有小流行。主要病理改变为淋巴结与单核-吞噬细胞系统的增殖,异常淋巴细胞在体内大量增生,以脾及淋巴结中增生最明显,非淋巴组织中也有淋巴细胞浸润,其中以肝脏最常见,心、脑、肾、胰及肺均可累及。外周血异型淋巴细胞增多,于疾病第 4、5 天开始出现,第 7~10 天达高峰,大多超过 20%。血象改变至少持续 2 周,常为 1~2 个月。

2. 临床表现

(1) 典型表现见于青壮年,以发热、疲乏、咽峡炎、淋巴结肿大、肝脾肿大为常见症状。其中,咽峡炎最为常见,咽峡部、扁桃体、腭垂充血肿大,严重者可引起呼吸及吞咽困难。实验室检查:淋巴细胞增多,异型淋巴细胞>10%,嗜异凝聚试验阳性。

(2) 本病的潜伏期不定,大多经 9 天(5~15 天)发病,最长 33~49 天。症状可突然开始,大部分早期主诉疲乏不适(占 90%~100%)伴发热(占 40%~60%),但寒战、发冷少见。食欲缺乏早期常见(占 50%~80%),常与咽喉炎和咽下困难(占 80%~85%)合并发生。咽喉炎可持续至疾病的第 2~3 周。恶心常见,可以是最早的症状之一(占 50%~70%),但呕吐罕见。少数患者有软便,但无急性腹泻。30%~50%患者可有轻度咳嗽。少数患者有颈部和上背部肌肉痛和模糊的腹部痛。部分患者有头痛等神经系统症状及肺炎和血尿等。少数患者伴有肾脏损害表现。

(3) 淋巴结肿大是本病体征的主要表现之一,故又称"腺热病"。全身浅表淋巴结均可累及,颈部淋巴结肿大最常见,并在第 1 周就出现,第 3 周渐缩小。腋下及腹股沟淋巴结也可肿大。淋巴结一般均较小,分散无粘连,无压痛,不化脓。肠系膜淋巴结肿大时可引起相应症状如腹痛等。脾常肿大。在第 2 周,大约 50%~75%患者可触及脾,一般在肋下 2~3cm,可伴有脾区疼痛或触痛。少数可达髂骨,但有的患者不能触及。肝大占 15%~62%,大多在肋下 2cm

以内,肝大患者大多伴有一种以上肝功能异常。部分患者有黄疸。

3. 治疗 IM 至今无特殊治疗。有报道用甲硝唑治疗咽喉炎有效。抗生素治疗无价值,仅用于继发性细菌感染。有明显发热、淋巴结肿大及溶血和免疫性血小板减少等并发症,可考虑服用或静滴肾上腺皮质激素。抗病毒药物阿昔洛韦对病毒性咽喉炎、发热和扁桃体水肿有一定效果,但不能消除 B 淋巴细胞内及咽喉部上皮细胞内的 EBV。为避免腹部损伤引起脾破裂,发病 2~3 个月内避免体育活动,6 个月内避免剧烈的体育运动。

4. 预后与病程 本病的预后大多良好,病程一般 2~4 周。部分患者低热、淋巴结肿大和乏力,病后软弱可持续数周或数月。极个别者的病程迁延可达数年之久。本病的实际死亡率低于 0.3%,死因有脾破裂、脑膜炎和心肌炎等。有先天性免疫缺陷者感染本病后,病情迅速恶化而死亡。虽然 EBV 可见于淋巴瘤患者,但本病不会转化为淋巴瘤。

【麻醉管理】

1. 感染的急性期应避免进行各种择期手术。急诊手术者,其麻醉管理同其他急性感染性疾病。

(1)术前应重点对患者的呼吸、循环等重要器官功能进行评估,尤其要注意是否合并肺炎、心肌炎、脑炎、肾炎及血小板减少性出血。

(2)术前给予肾上腺皮质激素可减轻发热、淋巴结肿大等症状。

(3)术前避免用抗胆碱药。

(4)严格遵守无菌操作,避免继发细菌感染,围手术期可预防性应用抗生素。

2. 虽然目前尚无证据说明本病患者椎管内麻醉可引起或加重神经学损伤,但由于患者全身感染及常合并脑膜炎与周围神经炎,故最好避免椎管内麻醉。短小手术、无呼吸道梗阻及气管插管困难的患者可采用非气管插管、保留自主呼吸的全麻(所谓“面罩麻醉”)。但要注意的是,本病患者咽峡部淋巴组织增生、肿大可引起上呼吸道梗阻,术前要对上呼吸道进行认真的检查及评估,必要时可行气管切开。

3. 肝功能异常可引起药物代谢障碍,麻醉应选择对肝脏影响小的药物。术中应避免包括低血容量、低碳酸血症、正压通气等任何减少肝血流的因素。

4. 约三分之一的患者合并有不同程度的眼部症状(如:结膜炎、角膜炎等),术中应注意眼保护。

5. 防止交叉感染。除麻醉医师与手术室工作人员注意自身保护外,气道及呼吸回路所有用品,包括面罩、螺纹管、气管导管等均应采用一次性用品,麻醉机回路应按规定严格消毒。此外,文献报道,本病患者恢复期口腔分泌物携带 EB 病毒可达 18 个月之久,术前要注意询问病史,近期有本病病史者均应按本病消毒隔离处理。

(肖 军)

参考文献

[1] CANDY B, CHALDER T, CLEARE AJ, et al. Recovery from infectious mononucleosis: a case for more than symptomatic therapy? A systematic review[J]. Br J Gen Pract, 2002, 52:844-851.

[2] HJALGRIM H, SMEDBY KE, ROSTGAARD K, et al. Infectious mononucleosis, childhood social environment and risk of Hodgkin lymphoma[J]. Cancer Res, 2007, 67:2382-2388.

[3] KATZ BZ. SHIRAISHI Y, MEARS C, et al. Chronic fatigue syndrome after infectious mononucleosis in adolescents[J]. Pediatrics, 2009, 124:189-193.

[4] TAGA K,TAGA H,TOSATO G. Diagnosis of atypical cases of infectious mononucleosis[J]. Clin Infect Dis, 2001,33:83-88.

[5] WHITE PD,THOMAS JM,KANGRO HO,et al. Predictions and associations of fatigue syndromes and mood disorders that occur after infectious mononucleosis[J]. Lancet,2001,358:1946-1954.

第三节　多发性骨髓瘤
（multiple myeloma）

麻醉管理所面临的主要问题

> 恶性肿瘤
> 骨质破坏,易发生病理性骨折
> 高钙血症
> 感染,贫血,出血倾向
> 肾功能不全

【病名】

多发性骨髓瘤(multiple myeloma,MM),又称骨髓瘤(myeloma)、浆细胞骨髓瘤(plasma cell myeloma)、Kahler 病(Kahler disease)。

【病理与临床】

1. 本病是一种浆细胞不正常增生,致使侵犯骨髓的一种恶性肿瘤。患病率估计为 2~3/10 万,男女比例为 1.6:1,大多患者年龄>40 岁,黑人患者是白人的 2 倍。B 细胞是一种免疫细胞,在骨髓中成熟为浆细胞,具有分泌抗体、对抗外来的病毒和细菌的能力。当浆细胞发生癌病变时,其会复制产生许多恶性的浆细胞,被称为骨髓瘤细胞(myeloma cell),骨髓瘤细胞倾向聚集在骨髓内或在骨头外侧两端的坚硬部分,会侵犯多处骨骼,形成多个癌块,造成多发性肿瘤的问题,即称为“多发性骨髓瘤”。有时候只聚集在一处骨骼,形成单一肿块或肿瘤,被称为单一浆细胞瘤(solitary plasmacytoma)。恶性骨髓瘤产生时,会引发破骨细胞活化,伴随着骨骼外部的硬骨被破坏,引发骨骼疼痛的症状。本病病因尚不明确,可能的危险因素包括:电离辐射、职业及环境因素、慢性抗原刺激、遗传因素、病毒感染等。病理改变为骨髓瘤细胞在骨髓腔内大量增殖,基质细胞产生大量的细胞因子(如 IL-6、IL-1、TNF 等)激活破骨细胞,使破骨增强、成骨减少、骨质疏松及溶骨性破坏;异常单克隆球蛋白的升高和正常多克隆免球蛋白的减少,使患者呈现体液免缺陷,同时还存在中性粒细胞减少及细胞免缺陷,致使患者极易发生细菌与病毒感染;血中 M 蛋白增多,尤以 IgA 易聚合成多聚体,使血液黏滞度增高;由于 M 蛋白轻链或多糖的复合物沉淀于机体器官,产生淀粉样变性,舌、心脏、骨骼肌、胃肠道、皮肤、外周神经及其他内脏器官可引起相应的临床表现;游离轻链(本-周蛋白)和蛋白管型损伤肾小管;高钙血症、高尿酸血症等。

2. 分型与分期　依照增多的异常免疫球蛋白类型可分为以下八型:IgG 型、IgA 型、IgD 型、IgM 型、IgE 型、轻链型、双克隆型以及不分泌型,又根据轻链类型分为 κ、λ 型。分期与生存期相关,目前有 Durie-Salmon 分期以及国际分期 (ISS)二种体系,其中 ISS 分期较简便,兹列表如下(表 10-1)。

表 10-1 ISS 分期体系

分期	ISS 分期标准	中位生存期(月)
I	β2-MG<3.5mg/L 白蛋白≥35g/L	62
II	不符合 I 和 III 期的所有患者	45
III	β2-MG≥5.5mg/L	29

3. 临床表现 骨骼疼痛和破坏,骨痛为早期主要症状,骨质疏松、溶骨性破坏和病理性骨折。髓外浸润,肝、脾、淋巴结及肾脏等受累器官肿大,椎旁或皮肤肿物,神经浸润,浆细胞白血病;贫血,出血倾向,易感染等。高黏滞综合征,是由于血浆黏滞度增加、微循环障碍所致,表现为脑循环障碍、毛细血管功能障碍、出血、雷诺现象、严重者出现心衰。肾功能损害是本病主要死亡原因之一,主要表现为蛋白尿、管型尿及血肌酐、尿素氮升高。高钙血症与高尿酸血症,高钙血症是由于骨质破坏、肾排钙减少所致,高尿酸血症是肿瘤分解产生尿酸增多及肾排尿酸减少所致。淀粉样变性和雷诺现象等。

4. 治疗原则 并非所有多发性骨髓瘤患者诊断后都需要立即治疗,对病情稳定、进展缓慢及 I 期无症状患者不建议立即化疗,对进展期及 II 期及以上者,必须立即进行化疗,多种药物联合化疗仍是目前多发性骨髓瘤最基本的治疗方法。

【麻醉管理】

1. 术前评估 本病恶性程度较高,文献报道,未经治疗的进展型者,中位生存期仅为 6 个月,故多不主张行择期手术。对确需手术治疗者,应尽量安排在疾病的缓解期进行。但另一方面,对脊柱骨折而出现脊髓压迫症状的患者等,有时需要紧急手术。术前应明确疾病的分型及其治疗情况,不同的分型的多发性骨髓瘤的病理改变、临床表现和并发症不一样,如轻链型者易合并肾功能不全,IgM 型者易合并高黏滞综合征等。明确术前化疗药及其相关药物的副作用,如柔红霉素与多柔比星有心肌损害作用,而甲氨蝶呤、硫嘌呤等可引起肺纤维化,对于长期用地塞米松作为辅助用药患者,应按皮质功能减退者处理,围手术期给予保护剂量的肾上腺皮质激素。

2. 术前准备

(1) 全身支持疗法,纠正高钙血症,主要措施包括补充不含钙的液体、利尿和降钙药物,贫血患者术前纠正贫血维持 Hb 在 70~100g/L 左右,避免 Hb 过高加重高黏滞血症,血小板减少者,输注血小板,术前使血小板数达到 $50×10^9$/L 以上。

(2) 血浆交换疗法:适用于高黏滞综合征出现微循环障碍或雷诺综合征表现的患者,可降低单克隆免疫球蛋白,从而降低血液黏度,改善微循环和肾功能。

(3) 积极预防感染:患者免疫力低下,易发生各类感染尤其是肺部感染。

(4) 纠正水、电解质和酸碱失衡,肾功能不全术前可行透析治疗。

3. 麻醉方式的选择 出现凝血功能障碍和脊柱严重病变者,应禁止行椎管内麻醉。颈椎病变及有引起病理性骨折风险者,在气道管理等头颈部操作时应十分谨慎,防止颈椎损伤。

4. 麻醉药物的选择 肾功能不全者应避免影响肾功能的药物,主要经肾功能代谢的药物其作用时间可能显著延长,例如非去极化肌松药罗库溴铵;而高钙血症可拮抗琥珀胆碱及维库溴铵的肌松作用,使其效能降低;因此,此类患者术中采最好能采用肌松监测仪严密监测。

5. 术中管理   维持血流动力学平稳,术中充分输液,维持尿量,密切监测血流动力学和麻醉深度,注意重要脏器功能的保护。

（吴新海）

参考文献

[1] TURESSON I,VELEZ R,KRISTINSSON SY,et al. Patterns of multiple myeloma during the past 5 decades:stable incidence rates for all age groups in the population but rapidly changing age distribution in the clinic[J]. Mayo Clin Proc,2010,85:225.

[2] WAXMAN AJ,MINK PJ,DEVESA SS,et al. Racial disparities in incidence and outcome in multiple myeloma:a population-based study[J]. Blood,2010,116:5501.

[3] SHIRLEY MH,SAYEED S,BARNES I,et al. Incidence of haematological malignancies by ethnic group in England,2001-7[J]. Br J Haematol,2013,163:465.

[4] DABROWSKA DM,GORE C,GRIFFITHS S,et al. Anaesthetic management of a pregnant patient with multiple myeloma[J]. Int J Obstet Anesth,2010,19:336-339.

[5] Wake M,Matsushita M,Hirai Y. Anesthetic experiences in 3 patients with multiple myeloma[J]. Masui,1995,44:1282-1284.

第四节   地中海贫血
（thalassemia）

麻醉管理所面临的主要问题

严重贫血,发育不良
面部畸形,困难气道
肝脾肿大,腹部膨隆,限制性呼吸障碍
铁超载,继发性含铁血黄素沉积症
心肌病变,内分泌异常
长期输血合并症,肝炎
维持内环境稳定,预防急性溶血危象
产科麻醉的有关问题
脉搏氧饱和度监测的有关问题

【病名】

地中海贫血(thalassemia,mediterranean anemia),又称海洋性贫血、珠蛋白生成障碍性贫血(globin production aplastic anemia)等。

【病理与临床】

1. 本病是由于组成血红蛋白的成分——珠蛋白的肽链先天性合成障碍所导致的贫血。1925 年由儿科医师 Thomas Benton Cooley 首次描述。由于本病多见于地中海沿岸等沿海地区,故诺贝尔奖得主、病理学家 George Whipple 及 Rochester 大学儿科学教授 Wm Bradford 将其命名为"地中海贫血(thalassemia)"。其中,"thalassa"在希腊语中的意思是"海"(多指地中海 Mediterranean Sea)。本病在一些地区并不是少见病,它是临床上最常见的单基因遗传性疾病。

从地中海沿岸和非洲大部分地区到中东、印度次大陆、东南亚、印度尼西亚和太平洋地区,它在全球许多地区具有很高的发生率;它亦在我国长江以南各省区有较高的患病率,广东、广西、海南、江西、中国台湾和香港等地尤为突出。

2. 血红蛋白(hemoglobin,Hb)由珠蛋白和含铁血红素组成。其中,珠蛋白又由若干个肽链组成。正常人体有 6 种肽链:α、β、δ、γ、ε、ξ,它们通过不同的排列组合组成不同的珠蛋白与血红蛋白,在胚胎至出生后人体不同阶段出现:在胎儿早期,有 Hb Gower Ⅰ(ξ_4)、Hb Gower Ⅱ($\alpha_2\xi$)、Hb Portland($\gamma_2\delta_2$);胎儿后期及出生后早期有较多的 HbF($\alpha_2\gamma_2$)及一定量的 HbA($\alpha_2\beta_2$)与 HbA$_2$($\alpha_2\delta_2$);出生后 γ 链合成减少、β 链合成增多,成人 HbA 约占 95%,HbA$_2$ 与 HbF 分别占 2%。α、β、δ、γ、ε、ξ 肽链的合成受基因的调控,其中 α 肽链与 β 肽链最为重要,α 肽链基因有 4 个(位于 16p13.3),β 肽链基因有 2 个(位于 11p1.2)。相应基因缺失或点突变,可导致肽链与珠蛋白合成障碍,根据合成障碍的肽链不同,地中海贫血分为 α、β、δ、$\delta\beta$、$\gamma\delta\beta$ 等类型,但以 α 和 β 型最为常见。

3. 主要临床表现为慢性进行性溶血性贫血,它与基因型及分类有关,轻者无症状,重者危及生命,差异很大。

(1)β 型地中海贫血(beta-thalassemia 或 β-thalassemia):β 肽链合成障碍所致(完全缺失或合成减少)。根据 2 个 β 基因、170 多个位点突变的结果及 β 肽链合成障碍的程度,β 型地中海贫血主要分为四型:

A. 重型 β 型地中海贫血:又称 Cooley 贫血(Cooley's anemia)。β 肽链几乎完全不能合成,血红蛋白分析:HbA($\alpha_2\beta_2$)无或很少,主要为 HbF($\alpha_2\gamma_2$)与 HbA$_2$($\alpha_2\delta_2$)。过量 α 的肽链在成熟红细胞与幼红细胞内沉积形成 α 包涵体、红细胞脆性增加、寿命缩短,容易溶血、贫血,并继发性肝脾肿大、脾功能亢进,加重溶血与贫血。贫血及 HbF 氧释放障碍造成组织缺氧,可刺激骨髓造血、骨皮质变薄、骨板障增厚、红髓增多、幼小红细胞增多,血液进入骨髓使全身血容量较正常人增加一至二倍;上述骨骼变化致骨骼畸形并形成特殊面容;由于珠蛋白合成障碍,常造成小细胞低色素性贫血(microcytemia,beta type);患者还常合并高尿酸血症。另一方面,因铁质利用障碍、大量红细胞破坏、肠道吸收铁质增多,体内铁贮积增加并沉积于心、肝、胰、脑垂体等内脏器官及皮肤等处,引起心肌损害、肝功能损害及包括糖尿病、肾上腺皮质功能不全等在内的内分泌障碍等(继发性含铁血黄素沉积症)。出生时多无异常,数月后出现贫血、生长发育障碍、肝脾肿大、巨脾、腹部膨隆,特殊面容表现为:大头,头顶、枕及额部隆起、颧高、鼻梁塌陷、眼距宽、前上牙突出,眼睑水肿等。

B. 轻型 β 型地中海贫血:能合成部分 β 肽链。血红蛋白分析:特点是 HbA$_2$($\alpha_2\delta_2$)增高(达 40% 以上)和/或 HbF 升高。表现为轻度贫血或无症状。

C. 中间型 β 型地中海贫血(thalassemia intermedia):症状介于轻型与重型之间,常于幼年发病,可成活至成年。血红蛋白分析:HbF 升高(40%~80%)HbA$_2$ 正常或仅轻度增高。

D. 其他

a)HbE 复合 β 型地中海贫血:表现与重型及中间型相似。血红蛋白分析:HbE 占 45%~60%,HbF 占 35%~50%。

b)HbS 复合 β 型地中海贫血:表现与重型及中间型相似。血红蛋白分析:HbS>30%~50%,HbF>30%~50%。红细胞镰变试验阳性。

c)遗传性胎儿血红蛋白持续存在症(hereditary persistence fetal hemoglobin,HPFH):常染色体显性遗传性疾病。它是由于 β、δ 基因突变引起 β、δ 肽链合成障碍,从而导致胎儿血红蛋白(HbF)持续高水平存在。由于 HbF 氧亲和力高,常合并红细胞增多症。症状较轻。

(2) α 型地中海贫血(alpha-thalassemia 或 α-thalassemia):α 型肽链合成障碍所致,它包括 4 个 α 基因的缺失及一些位点的突变。α 基因缺失致 α 肽链合成减少,含 α 肽链的 HbA、HbF、HbA$_2$ 合成减少。α 肽链缺失时多余的 β、γ 肽链聚集成 β$_4$(HbH)、γ$_4$(Hb Bart),其中 HbH 最常见,它易在红细胞内沉积形成包涵体及 Heinz 小体,导致红细胞寿命缩短与溶血。本病又分为四型:

A. Hb Bart 胎儿水肿综合征:它是由于四个 α 基因缺失、完全不能合成 α 肽链所致。血红蛋白分析:无胎儿血红蛋白 HbF(α$_2$γ$_2$),主要为 γ$_4$(Hb Bart)常在妊娠晚期流产或出生后早期死亡,多无手术麻醉机会。

B. 血红蛋白 H 病:三个 α 基因缺失或突变、α 肽链合成减少(α、β 肽链合成比为 0.3 至 0.6)。β 肽链相对过多形成 β$_4$(HbH)。β$_4$ 不稳定,易形成单体并形成 H 包涵体,造成红细胞脆性增加、溶血。血红蛋白分析:出生时 Hb Bart(γ$_4$)多于 HbH,以后 Hb Bart's 消失、HbH 增多。出生时多无症状,一岁左右出现症状,轻至中度贫血、黄疸、肝脾肿大,可反复出现溶血,严重者可表现重型 β 型地中海贫血面容。

C. 轻型(标准型)α 型地中海贫血:两个 α 基因缺失或突变、α 肽链合成轻度减少(α、β 肽链合成比为 0.7 至 0.95),可无临床表现或轻度贫血,但在感染、应激等时症状加重。

D. 静止型:一个 α 基因缺失或突变、α 肽链合成轻度减少(α、β 肽链合成比为 1),多无临床表现。

4. 诊断   根据临床表现、骨髓及血象检查、血红蛋白分析、基因检测等。关于本病的基因诊断、各型的实验室特征等请参考相关专著。

5. 治疗   轻症及症状轻的中型患者常不需治疗,重型患者主要治疗方法为规范性终身输血与铁螯合剂排铁治疗。此外,还可行脾切除或脾动脉栓塞术,造血干细胞移植为根治方法。

【麻醉管理】

1. 麻醉前管理   本病并不是一个少见病,而且因其基因型变异种类繁多,临床表现呈明显的多样性,对轻型患者常易忽视,麻醉前详细询问家族史非常重要。麻醉前应根据其严重程度及重要器官受损情况制定相应的麻醉管理计划:

(1) 麻醉前应进行详细的全身检查与评估。尤其要注意慢性贫血、溶血及体内铁贮积增加并沉积于心、肝、胰、脑垂体等内脏器官及皮肤等处,引起心肌损害、肝功能损害及包括糖尿病、肾上腺皮质功能不全、甲状腺功能低下等在内的内分泌障碍等继发性含铁血黄素沉积症病变。其中心肌病变最为重要,它常常是本病的主要死亡原因。由于长期输血,可能合并肝炎等感染性疾病。

(2) 术前输血:输血治疗是中重型患者延长生命的重要手段,其目的是维持患者正常血红蛋白浓度接近正常水平,保证其携氧能力,抑制其自身有缺陷血红蛋白红细胞的产生。目前尚无对本病患者术前输血的相关指南,对轻型、无症状、平时不需要输血即可满足日常生理需要的短小手术者,术前可不输血,但考虑到手术应激等因素,应做好输血的准备。但对中重型患者及大型手术,手术前应输血,维持血红蛋白在 90~140g/L,术中还应根据患者的情况适当增加输血量,以增加其携氧能力。血液制品最好选择 ABO、Rh(D)及 C、E、Kell 相同的洗涤红细胞。

(3) 排铁治疗药物去铁胺、去铁酮、地拉罗司可持续应用至术前,但要注意它们可能引起过敏反应等副作用。去铁胺多经腹部皮下注射泵持续给药,术中可不撤除。

（4）感染可诱发急性溶血危象,麻醉前应控制感染。

2. 麻醉管理

（1）气道管理:中重型患者由于骨髓造血功能代偿性亢进而形成的大头、颧高、鼻梁塌陷、前上牙突出等"特殊面容",大部分文献报道均认为他们属困难气道者,麻醉前应仔细评估并采取相应对策。此外,Mak 还报道了一例颌面部整形的本病女性患者,因手术需要不能经口气管插管,但该患者鼻腔闭塞无法经鼻插管,而且出于美观的原因拒绝气管切开,作者成功地采取了经颏下切口插管。

（2）麻醉药的选择:尽管本病无特殊禁忌的麻醉药,但大多数文献均建议避免用有氧化作用的药物,以避免发生急性溶血。本病的药物选择与葡萄糖-6-磷酸脱氢酶缺乏症有相似之处(见"葡萄糖-6-磷酸脱氢酶缺乏症"),尤其应避免用抗疟药、磺胺类、解热镇痛类药物。围手术期应尽量少用药应是明智之举。此外,在药物选择时还应注意患者可能合并生长发育不良、营养障碍、肝肾功能受损及心功能障碍等。

（3）预防急性溶血危象是麻醉管理的重点,血浆或尿中出现游离血红蛋白的是溶血反应的证据。除常规监测外,围手术期应常规监测体温、尿色、尿量、血与尿游离血红蛋白浓度。急性溶血期应注意水电解质平衡、纠正酸中毒、碱化尿液、预防肾衰竭,严重者应输注洗涤红细胞,提高血红蛋白,改善组织缺氧。应加强无菌操作,避免继发感染。除感染外,酸中毒、缺氧、体温改变、严重的应激反应等均可诱发溶血。本病患者维持围手术期内环境的稳定极为重要,主要措施包括:维持良好的麻醉深度与镇痛效果、避免低体温及体温升高、避免缺氧及二氧化碳蓄积,维持水电解质酸碱平衡等。

（4）其他:巨脾及肝脏肿大可导致限制性肺通气障碍,应加强呼吸管理。本病常合并心肌病变,其原因与贫血及继发性含铁血黄素沉积症所致,患者可能合并心功能不全、心律失常、肺动脉高压、高血压等,应加强循环管理。

3. 产科麻醉的有关问题:文献报道,妊娠是诱发本病患者急性溶血危象的重要危险因素。另一方面,孕育有 Hb Bart 胎儿水肿综合征胎儿的妊娠妇女较其他妊娠妇女更多地合并妊娠期高血压疾病、早产和异常出血等严重的并发症。

4. 脉搏氧饱和度(SpO_2)监测的有关问题:SpO_2 监测的原理是利用氧合血红蛋白与还原血红蛋白吸光度不同(分别为940nm、660nm)及 Berr 定律,通过计算组织搏动部分(动脉)中二者的比值,间接反映动脉血氧饱和度(SaO_2)。但要注意 SpO_2 用于血红蛋白病患者的监测可能存在误差,如:Robertson 等报道了一例 Santa Ana 血红蛋白病(Santa Ana haemoglobinopathy)患者,其 SpO_2 显示为84%,但动脉血气(ABG)测 SaO_2 为100%。作者认为其误差可能是由于血红蛋白的结构不同造成的,在一些血红蛋白病中用脉搏氧监测可能会低估实际测量值,建议对血蛋白病者用 ABG 来校正其 SaO_2。另一方面,对 SpO_2 及 SaO_2 存在明显的差异、且没有其他原因者,应考虑血红蛋白病。

（郑利民）

参考文献

[1] TAHER AT,WEATHERALL DJ,CAPPELLINI MD. Thalassaemia[J]. Lancet,2018,391:155-167.

[2] VIPRAKASIT V,EKWATTANAKIT S. Clinical classification,screening and diagnosis for thalassemia[J]. Hematol Oncol Clin North Am,2018,32:193-211.

[3] VICHINSKY E. Non-transfusion-dependent thalassemia and thalassemia intermedia:epidemiology,complica-

tions,and management[J]. Curr Med Res Opin,2016,32:191-204.

[4] B JYOTHI,KS SUSHMA,SEHAM SYEDA,et al. Anaesthetic management of beta thalassemia major with hypersplenism for splenectomy in pediatric age group:report of four cases[J]. Anesth Essays Res,2015,9:266-269.

[5] MAK PH,OOI RG. Submental intubation in a patient with beta-thalassaemia major undergoing elective maxillary and mandibular osteotomies[J]. Br J Anaesth,2002,88:288-291.

第五节　Erdheim-Chester 病
（Erdheim-Chester disease）

麻醉管理所面临的主要问题

病变累及全身所有组织器官（骨骼、心血管、呼吸、中枢神经、内分泌、肾等）

预后差

【病名】

Erdheim-Chester 病（Erdheim-Chester disease,ECD），又称脂质肉芽肿病（lipid granulomatosis）、多骨硬化性组织细胞增生症（polyostotic sclerosing histiocytosis）等。

【病理与临床】

1. 本病是一种罕见的、生长缓慢的非朗格汉细胞组织细胞增生性疾病（non-Langenhans cell histiocytosis），累及骨骼与多个器官。1930 年由 Erdheim 与 Chester 首先报道。组织学特征是大量富含脂质的泡沫样组织细胞浸润骨骼及心脏血管、肺、肾、脑、下丘脑-垂体轴与内分泌系统、眶内组织、后腹膜组织、皮肤等组织器官并使之纤维化。本病的病因尚不清楚。约半数患者合并 *BRAF* 基因突变,*BRAF* 基因编码 RAS/MAPK 通路信号传递蛋白,调控细胞的生长、分裂、分化、凋亡,本病 *BRAF* 基因突变是体细胞性的,发生在组织细胞或未成熟的前体细胞中,并且只存在于特定的细胞中,导致 BRAF 蛋白异常活跃,扰乱细胞生长和分裂,失控的组织细胞过度生长并在组织器官中积累。还可能与其他 MAPK 通路相关基因突变有关（如：*MAP2K1*、*NRAS*、*KRAS*、*ARAF* 等）。目前认为本病是一种以 MAPK 通路激活为特征的克隆性血液系统炎性髓系肿瘤,ECD 者通常有着相似的炎性因子激活（如:干扰素 α、肿瘤坏死因子 α 及白介素 4、6、7 等）。本病极为罕见,其流行病资料尚不清楚,迄今全世界医学文献中报道了不到 1 000 例病例,其中男性约占 60%,原因不明。本病已被国家卫健委等 5 部门列入《第一批罕见病目录》。

2. 临床表现　本病可发生在任何年龄,但体征和症状通常出现在 40 岁至 60 岁。病情严重程度差别很大,一些患者可能无症状,但一些患者可能危及生命。其表现与病变的部位有关,无特异性,病变可发生在任何部位,但常累及多器官与系统。最易受影响的器官与系统是：骨骼、中枢神经、眼眶组织、下丘脑-垂体轴、肺、心血管系统、肾脏、腹膜后等。骨骼受累多见于四肢表现为骨痛和骨硬化,中枢神经表现为颅内高压、头痛、癫痫及认知、运动、感觉障碍。下丘脑-垂体轴及肾上腺受累,引起内分泌功能障碍,最常见为抗利尿激素分泌障碍致尿崩症;呼吸系统表现为肺间质病变、纤维化、呼吸困难、呼衰;心血管受累表现为心包增厚与积液、心肌受损、瓣膜功能障碍、心律失常,甚至心衰;血管病变可累及全身血管,血管周围包裹浸润可致动脉狭窄及器官缺血;肾脏受累可致肾性高血压、尿路梗阻、肾衰;其他:眼球突出、皮肤病变及其他各种组织器官受损表现。全身症状有发热、衰弱、体重下降和盗汗等。

3. 诊断　根据临床表现及骨骼病变的影像学特征(对称性长骨贯穿干骺端骨质硬化,骨扫描 99mTc 信号异常增强),组织病理学检查(聚集成团的脂质沉积泡沫非 Langenhans 细胞, CD68+/CD1a−/S100−)可确诊。

4. 治疗　包括干扰素、糖皮质激素、环孢素、化疗药物、BRAF 蛋白抑制剂 Vemurafenib、手术切除、放疗等。

【麻醉管理】

1. 麻醉前管理　本病累及全身所有组织器官、预后差,5 年死亡率为 30%~40%。术前对所有有可能受累器官系统的识别和评估是围手术期成功的关键,麻醉前应进行系统的全身检查,由于呼吸与心血管系统病变是最主要的死亡原因,应仔细评估。下丘脑-垂体轴受损可致肾上腺皮质功能减退等多种内分泌功能障碍,术前应尽量改善患者的全身状况,并进行恰当的激素替代治疗,用去氨加压素治疗中枢性尿崩症,纠正内分泌及水电解质平衡失调。同时要注意术前治疗用药的副作用。

2. 目前有关本病麻醉管理的临床报道较少。Hariharan 报道了一例在连续硬膜外麻醉下行踝关节骨折切开复位患者,认为 ECD 的多系统病变对麻醉医师来说是一个挑战,围手术期应特别注意细节管理,应针对患者的情况采取积极的预防措施,包括:仔细的术前评估;肺功能的保护与物理治疗、必要时做好呼吸机支持治疗的准备;评估肾功能障碍的程度及麻醉药物的选择、必要时做好围手术期透析的准备;严密监测心脏功能、传导阻滞、心脏压塞情况;严格监测体液出入量、早期发现与处理尿崩症;保护患者避免继发性损伤:压力点和骨突起部用填充物保护,脊柱畸形的评估(尤其在椎管阻滞),术前眼科评估并记录视力丧失和视神经受压的程度、避免眼压升高和眼睛受伤等。

(郑利民)

参考文献

[1] CAMPOCHIARO C,TOMELLERI A,CAVALLI G,et al. Erdheim-Chester disease[J]. Eur J Intern Med,2015, 26:223-229.

[2] HARIHARAN U,GOEL AV,SHARMA D. Erdheim-Chester disease:clinical pearls for the Anesthesiologist[J]. J Anaesthesiol Clin Pharmacol,2014,30:297-298.

第六节　Griscelli 综合征
(Griscelli syndrome)

麻醉管理所面临的主要问题

可能合并中枢神经病变

可能合并免疫功能缺陷,易感染、噬血淋巴细胞增生症

麻醉管理重点因病型而异

【病名】

Griscelli 综合征(Griscelli syndrome,GS),又称色素减少免疫缺陷病(hypopigmentation immunodeficiency disease)、部分白化病并免疫功能缺陷(partial albinism with immunodeficiency)等。

【病理与临床】

1. 本病是一种罕见的以部分白化病并免疫缺陷和/或严重的神经功能障碍为特征主要临床特征常染色体隐性遗传性疾病,1978 年由 Griscelli 与 Siccardi 首次描述。其部分白化病的临床表现是出生后色素与毛发色素减退、皮肤苍白和浅银灰色头发。本病与 Chediak-Higashi 综合征、Hermansky-Pudlak 综合征、Elejalde 病同属"银发综合征(silvery hair syndrome)"。

(1) 根据基因变异与临床表现 GS 分为三型:

A. GS 1 型:除了皮肤和发色减退外,还合并严重的脑神经病变,患者发育迟缓、智力障碍、癫痫、肌肉张力减退及听力与视力异常。此型与 Elejalde 病有许多相同的体征和症状,有人认为 GS 1 型与 Elejalde 病实际是同一种疾病。本型是由于 *MYO5A* 基因突变所致。

B. GS 2 型:除了皮肤和发色减退外,还合并有免疫功能缺陷,患者易反复发生感染。此外,患者还可能合并噬血淋巴细胞增生症(hemophagocytic lymphohistiocytosis,HLH),HLH 表现为 T 淋巴细胞和巨噬细胞不受控制的激活,这些活化免疫细胞可损害包括神经系统在内的全身组织器官,进而危及生命,是儿童期患者主要死亡原因。本型是由于 *RAB27A* 基因突变所致。

C. GS 3 型:只有皮肤和发色减退,而无神经系统或免疫系统异常。本型是由于 *MLPH* 基因突变所致。

(2) 本病与 15q21 上 *MYO5A*、*RAB27A* 或 *MLPH* 基因突变有关。这此基因蛋白质对维持黑素细胞内黑素体的功能起着重要作用,黑素体的作用是将黑素细胞内产生的黑色素运输到黑素细胞边缘,然后转移到皮肤、头发和眼睛等细胞,以提供正常的色素沉着。三种基因中的任何一种突变都会损害黑素细胞内黑素体的正常运输,将黑色素困在黑色素细胞中心附近,阻止皮肤和头发的正常色素沉着。显微镜下可见毛干上色素团块是其特征。此外,*MYO5A* 和 *RAB27A* 基因分别在神经细胞和免疫细胞功能调节中起着重要作用。

2. 本病流行病学资料尚不清楚。目前临床已有 100 余例报道,GS 2 型似乎最多见。

3. 诊断　根据临床表现和毛干镜检,光镜下可见毛干内大而不均匀的黑色素颗粒,多位于髓带附近,偏振光显微镜下可见明亮的毛干,呈单调的白色外观。必要时基因检测。

4. 治疗　合并危及生命的 HLH 等血液系统并发症时推荐骨髓或干细胞移植。

【麻醉管理】

1. 麻醉前管理　本书收集了 Chediak-Higashi 综合征、Hermansky-Pudlak 综合征、眼-皮肤白化病等多个以"白化病"为主要临床表现的先天性疾病,临床上对先天性毛发与皮肤色素少的患者要考虑它们可能合并有严重血液与免疫系统缺陷等。麻醉前应根据其分型与重要组织器官病变制订相应的管理方案。在 GS 三型中,尤以 GS 2 型最为严重、预后差,GS 1 型其次,而 GS 3 型预后良好。大多 GS 2 型患儿生存时间不超过十年,对疑似患儿,术前应进行免疫功能检查和外周血涂片检查,合并 HLH 的 GS 2 型患者应避免择期手术。麻醉前应控制感染,合并癫痫者抗癫痫药应持续服用至术前。

2. 目前尚未见本病麻醉管理的临床报道。其麻醉管理可参考 Chediak-Higashi 综合征、Hermansky-Pudlak 综合征。麻醉中应严格遵守无菌操作原则,预防继发感染。关于麻醉药的安全性问题,目前尚不清楚。前已述及,GS 1 型与肌球蛋白 5A(myosin 5A,*MYO5A*)基因突变有关,该基因编码神经细胞内细胞器马达蛋白肌球蛋白 Va(myosin Va,*MyoVa*),它与神经细胞内物质转运相关,还不清楚它是否影响骨骼肌功能,但由于 CS 1 型合并神经系统病变及肌张力低下等,应慎用肌松药,**建议避免用去极化肌松剂琥珀胆碱**。

（郑利民）

参考文献

[1] BATRANI M,THOLE A,KUBBA A,et al. Silvery hair with dyschromatosis:Griscelli syndrome type 3 or familial gigantic melanocytosis[J]. J Cutan Pathol,2018.

[2] MINOCHA P,CHOUDHARY R,AGRAWAL A,et al. Griscelli syndrome subtype 2 with hemophagocytic lympho-histiocytosis:a case report and review of literature[J]. Intractable Rare Dis Res,2017,6:76-79.

第七节　肥大细胞增多症
（mastocytosis）

麻醉管理所面临的主要问题

组胺释放,全身症状(低血压、哮喘等)

肝、脾、骨髓等多脏器损害

焦虑和抑郁

避免诱发因素

注意一些特殊类型(如:血液系统恶性肿瘤、Hennekam Beemer 综合征等)

骨质疏松,易骨折

【病名】

肥大细胞增多症(mastocytosis),又称肥大细胞病(mast cell disease)。

【病理与临床】

1. 本病是一组以肥大细胞在各种组织器官内(皮肤最常见)增殖和积聚为特点的罕见疾病。据 2016 修订版世界卫生组织(WHO)髓系肿瘤和急性白血病分类,本病分为三类:①皮肤肥大细胞增多症(cutaneous mastocytosis,CM);②系统性肥大细胞增多症(systemic mastocytosis,SM):惰性系统性肥大细胞增多症(indolent systemic mastocytosis,ISM)、冒烟性系统性肥大细胞增多症(systemic smoldering mastocytosis,SSM)、系统性肥大细胞增多症伴有相关的(克隆的)血液学非肥大细胞谱系疾病(mastocytosis with clonal hematologic non-mast cell lineage disease,SM-AHN)、侵袭性系统性肥大细胞增多症(aggressive systemic mastocytosis,ASM)、肥大细胞白血病(mast cell leukemia,MCL);③肥大细胞肉瘤(mast cell sarcoma,MCS)。其中,CM 病变仅限于皮肤,SM 累及全身一个或多个非皮肤器官(如:肝脏、脾脏、骨髓和小肠)、有或无皮肤的浸润。本病的病因尚不完全清楚,目前认为它与多种基因突变有关,其中典型的突变是体细胞 *KIT* 基因突变,通常不影响生殖细胞,故无家族遗传史。但生殖细胞 *KIT* 基因突变时,亦可能表现为家族性肥大细胞增多症(familial mastocytosis),它是常染色体显性遗传。本病可发生在任何年龄,患病率估计约为 1:10 000。其中,CM 最常见于儿童,而 SM 多见于成人,SM 患者确诊时一般在 40 岁左右。男性略多于女性患者,男女比例为 1.3:1。

2. 肥大细胞(mast cells,MCs)是组织固有的免疫细胞,可分泌介导过敏性炎症的介质,肥大细胞增多症患者的病理学改变是由于组织内大量的肥大细胞释放特异的物质所造成的。肥大细胞所产生的物质同样能够通过血液系统和淋巴系统波及病损的远端产生生物学效应。肥大细胞增多症患者中,组胺的生物学效应主要是由于活化细胞表面的 H_1 至 H_4 受体。H_1 受体参与了组胺诱导的支气管和胃肠道平滑肌收缩,可被抗组胺药(如:非索非那定)阻断;H_2 受体主要促进胃壁细胞分泌胃酸,可被法莫替丁、雷尼替丁等药物所阻断。组胺还可通过活化毛细血管后微静脉上的内皮细胞来增强血管通透性,类胰蛋白酶是肥大细胞分泌颗粒的主要组成部分,而在肥大细胞增多症患者血清中常能检测到组胺和类胰蛋白酶水平升高。此外,肥大细胞还能产生前列腺素 D_2、白三烯 C_4、肿瘤坏死因子-α(TNF-α)、白介素 3(IL-3)和白介素 16(IL-16),导致一系列症状:瘙痒、潮红、恶心、呕吐、腹泻等。

3. 临床表现　其症状和体征取决于病变累及的部位与性质,并可能在体温变化、某些药物、情绪压力或皮肤刺激等诱发因素后发生。皮肤症状表现为孤立性或弥漫性棕红色斑疹(上下肢与胸腹部多见)及 Darier 征(皮肤受抓挠等机械刺激后出现斑疹与瘙痒等病变)。严重 SM 者全身症状明显,表现为疲劳、皮肤潮红、恶心、呕吐、腹痛、腹泻、频繁头痛、哮喘及低血压、心动过速、晕厥,甚至休克等,症状可能呈发作性或慢性经过,可有或无皮损,可伴肝、脾、骨髓等内脏系统损害,肝脾肿大、贫血或骨质疏松。病程可是良性,也可能是肥大细胞白血病或肥大细胞肉瘤等恶性血液病。大部分患者合并焦虑和抑郁症状。

4. 诊断　通过皮肤活检或骨髓活检确诊,诊断标准请见相关专著。治疗:包括病因治疗及抗组胺药、肥大细胞稳定剂、糖皮质激素、补骨脂素口服与光化学联合治疗等。

【麻醉管理】

1. 麻醉前管理

(1) 麻醉前详细询问病史非常重要,尤其是对一些经常发作性皮肤潮红、皮疹、恶心、呕吐、腹痛、腹泻、头痛、哮喘及低血压、心动过速、晕厥,甚至休克、等的患者要考虑本病的可能。尤其要注意患者的"过敏反应"史,因为本病与过敏反应有着相似的临床症状。Miller 报道了70 例在围手术期有过敏反应病史、并经药物过敏门诊评估后再次麻醉的患者,结果:在 70 例患者中,67 例无异常反应,3 名患者再次出现过敏反应,其中两例是由于不完整的转诊信息导致致敏药物在测试中被遗漏造成,另一例患者为 SM,作者认为对此类患者,除术前注意其既往信息外,还应注意一些其他疾病、尤其是 SM。Ripoll 等报道了一例 69 岁的男性患者,在心脏手术后反复发生过敏反应与分布性休克(distributive shock),经过多方检查最终骨髓活检确诊SM。对于无法解释的反复发作性血容量分布性休克的患者,其鉴别诊断中要考虑 SM。

(2) 麻醉前评估重点是肥大细胞增生症的类型与性质、是否合并血液系统恶性病变及累及器官。此外,对 CM 者还应注意是否为 Hennekam Beemer 综合征,这是一种常染色体隐性遗传性疾病,以皮肤肥大细胞增多症、皮肤弥漫性色素沉着、听力丧失、小头畸形和严重智力迟钝为特征,其麻醉管理可参照本病,但还应注意困难气道与智力障碍的问题。长期用糖皮质激素者还应对肾上腺皮质功能评估并做好替代治疗。

(3) 术前应了解诱发因素和发作史。药物、机械刺激、温度、感染、情绪应激等多种因素可诱发本病的发作,在围手术期应极力避免之。文献报道的诱发因素有:①药物:包括一些阿片类、肌肉松弛剂、非甾体抗炎药(NSAIDs)、碘化造影剂、万古霉素等;②物理因素:体育锻炼、按摩或摩擦皮肤、极端环境温度、体温改变及进食辛辣食物;③手术操作或仪器使用(包括活检或内镜);④酒精摄入;⑤感染:包括病毒性、细菌性及寄生虫性;⑥毒性暴露:如海蜇蜇伤、蛇咬伤、昆虫蜇伤;⑦情绪应激等。

（4） 预防性抗介质治疗（prophylactic antimediator therapy,PAT）：术前一小时应给予足量的 H_1 受体拮抗剂（苯海拉明、氯雷他定、非索非那丁等）、H_2 受体拮抗剂（法莫替丁、雷尼替丁等）、白三烯受体拮抗剂（如:孟鲁司特）、糖皮质激素。镇静也是 PAT 的一部分,焦虑和抑郁在本病中有较高的发生率,尤其是 SM 者,目前还不清楚这是由于日常生活中出现这些症状所带来的压力,还是因为病变影响大脑中的化学物质所致;而焦虑和抑郁等情绪应激反应可能诱发本病的发作,在 Matito 的文章中各有一例是由于胃肠道操作与疼痛焦虑诱发。Hermans 认为,药物作为"过敏反应"诱导因子的作用可能被高估了,而物理刺激至少在诱导肥大细胞介质释放方面同样重要,适当的药物预防性治疗和避免某些物理刺激可以降低 10 倍的风险。术前应给予足量的苯二氮䓬类镇静剂,如:口服咪达唑仑。

（5） 术前必须准备好肾上腺素、支气管扩张剂和抗组胺药、糖皮质激素等急救复苏药物。

2. 目前有关本病麻醉管理有较多的报道,麻醉常被认为是本病的高风险因素,文献已有较多发生严重低血压、"过敏反应"、凝血功能障碍,甚至死亡的报道。其中,成人表现为突然低血压、而儿童病例则表现为支气管痉挛和全身红斑。麻醉如何介导肥大细胞释放炎性因子?目前尚不清楚。Matito 回顾性分析了 501 例肥大细胞增多症的麻醉患者（成人 459 例,儿童 42 例,分别进行了 676 次和 50 次麻醉）,麻醉方法包括全麻、镇静、硬膜外阻滞、局麻,结果:围手术期肥大细胞介质相关症状和过敏反应发生率明显高于一般人群。但作者认为肥大细胞增多症不应该是麻醉禁忌证,因为在麻醉前预防性抗介质治疗、使用最安全的药物进行适当的麻醉管理对预防和控制肥大细胞介质相关症状是有效的,甚至一些有症状的病例经过 PAT 治疗后耐受了相同的麻醉药物。

3. 麻醉方式和药物选择 应避免用有组胺释放及促进肥大细胞脱颗粒与介质释放的药物,但对此目前还不完全清楚,最为明智的是围手术期应尽量少用药。Fisher 认为,血清类胰蛋白酶（tryptase）是反映肥大细胞颗粒释放的特异性标志物,用于围手术期监测及术前药物的筛选有一定的价值。

（1） 局麻与椎管内麻醉:局麻与椎管内麻醉可避免过多用全麻药,对有适应证的患者是良好的选择。可用利多卡因、罗哌卡因等,但不建议用盐酸甲哌卡因（mepivacaine）。术中应充分镇静。

（2） 全身麻醉:Dewachter 等在综述中认为,临床常用的氟化醚类挥发性麻醉剂、苯二氮䓬类、丙泊酚、硫喷妥钠、右美托咪定用于这类患者是安全和可接受的。阿片类镇痛药吗啡有一定的组胺释放作用,应避免使用,如果必须使用,可采用少量的滴定给药;镇痛药盐酸奈福泮可诱发严重的组胺释放作用,应禁用;解热镇痛药对乙酰氨基酚用于这类患者镇痛被认为是安全的。肌松剂中,去极化肌松剂琥珀胆碱及苄异喹啉类肌松剂美维库铵、阿曲库铵、筒箭毒碱均有明显的组胺释放作用,应禁用。而苄异喹啉类肌松剂中的顺阿曲库铵及甾体类肌松剂（维库溴铵、罗库溴铵、泮库溴铵）无或仅有轻微的组胺释放作用,可小剂量谨慎地选用。

（3） 除麻醉药外,围手术期其他的一些药物包括万古霉素明胶等,有报道诱发可炎症介质释放和严重的过敏反应,应避免使用。

4. 肥大细胞位于初级传入神经元（即痛觉受器）的神经末梢附近,Levy 在动物实验中发现肥大细胞激活导致大量介质释放可激活这些痛觉感受器并促进疼痛,从而导致广泛性痛觉过敏。这一结果在临床麻醉中的作用尚不清楚,目前无文献提示本病患者需要更高的 MAC。无论何种麻醉方法,最为重要的是保证良好的麻醉效果及内环境稳定,维持合适的镇痛和镇静,避免过度的应激反应。围手术期应加强血流动力学监测,及时发现和处理低血压及其他并发症。

5. 要注意一些细节的管理。如:在气管管理时应尽量避免机械刺激诱发介质释放,建议对非困难气道者"深麻醉"下拔除气管导管,应尽量避免清醒气管插管及尽量避免插胃管与尿管等操作刺激。同时要注意保证手术室环境温度的舒适、避免用酒精或其他消毒剂强力擦拭消毒皮肤、注意保护皮肤、搬动及摆放体位时防止病理性骨折等。术中发生不明原因的出血增多或渗血时,要警惕肥大细胞释放肝素引起的继发性出血,应监测 ACT 值,ACT 延长时可用鱼精蛋白中和。

6. 术后几小时患者仍可能发生炎性介质反应,甚至出现低血压与休克(如:Ripoll 等的报道),应继续加强全身管理与监测;因此这类患者可能不适合门诊手术。

(吴新海　郑利民)

参考文献

[1] AHMAD N, EVANS P, LLOYD-THOMAS AR. Anesthesia in children with mastocytosis-a case based review [J]. Paediatr Anaesth. 2009;19:97-107.

[2] HERMANS MAW, ARENDS NJT, GERTH VAN WIJK R, et al. Management around invasive procedures in mastocytosis:an update[J]. Ann Allergy Asthma Immunol,2017,119:304-309.

[3] EGIDO V, FUENTES A, BUISÁN L. Systemic mastocytosis and anesthesia:a case report[J]. Rev Esp Anestesiol Reanim,2008,55:61-62.

[4] MILLER J, CLOUGH SB, POLLARD RC, et al. Outcome of repeat anaesthesia after investigation for perioperative anaphylaxis[J]. Br J Anaesth,2018,120:1195-1201.

[5] MATITO A, MORGADO JM, SÁNCHEZ-LÓPEZ P, et al. Management of anesthesia in adult and pediatric mastocytosis:a study of the spanish network on mastocytosis (REMA)based on 726 anesthetic procedures[J]. Int Arch Allergy Immunol,2015,167:47-56.

[6] FISHER MM, BALDO BA. Mast cell tryptase in anaesthetic anaphylactoid reactions[J]. Br J Anaesth,1998,80:26-29.

[7] RIPOLL JG, RITTER MJ, COMFERE TB, et al. Undiagnosed systemic mastocytosis presenting as postoperative distributive shock:a case report[J]. A A Pract,2019,13:392-395.

[8] DEWACHTER P, CASTELLS MC, HEPNER DL, et al. Perioperative management of patients with mastocytosis [J]. Anesthesiology,2014,120:753-759.

[9] LEVY D, KAINZ V, BURSTEIN R, et al. Mast cell degranulation distinctly activates trigemino-cervical and lumbosacral pain pathways and elicits widespread tactile pain hypersensitivity[J]. Brain Behav Immun,2012,26:311-317.

第八节　Hermansky-Pudlak 综合征
(Hermansky-Pudlak syndrome)

麻醉管理所面临的主要问题

特殊类型的白化病

血小板减少及功能障碍,出血倾向

肺纤维化

可能合并心脏、肾脏等其他器官病变

【病名】

Hermansky-Pudlak 综合征(Hermansky-Pudlak syndrome,HPS),又称白化病伴出血倾向与色素网状内皮细胞(albinism with hemorrhagic diathesis and pigmented reticuloendothelial cells)、Delta 贮存池病(Delta storage pool disease)等。

【病理与临床】

1. 本病是一种以眼白化病伴凝血功能障碍与肺纤维化为主要临床特征常染色体隐性遗传性疾病,1959 年由 Hermansky 与 Pudlak 首先报道。其病因与 HPS1、AP3B1、HPS3、HPS4、HPS5、HPS6、DTNBP1、BLOC1S3、PLDN、AP3D1 等 10 个基因中的任何一个突变有关,但部分患者无这些基因变异。基因突变致溶酶体内小泡形成,脂肪样蜡状脂褐素在骨髓、肺、结肠、心脏和肾脏等器官与细胞内沉积造成相应器官损伤。临床上根据其症状与体征及基因变异分为九型:其中,1 型和 4 型最为严重,1 型、2 型、4 型与肺纤维化有关,3 型、5 型、6 型症状最轻。目前对 7 型、8 型、9 型的相关信息知之甚少。本病在普通人群中极罕见,据估计其患病率约50 万到 100 万分之一。但本病在波多黎各西北部的人群中最常见,约每 1 800 人中一例,在波多黎各西北部地区约每 21 个人中有一例 HPS 1 型基因携带者。印度、日本、英国和西欧等地区亦有病例报道,无性别差异。HPS1 基因突变者占多数,在波多黎各约为 75%,其他人群约为 45%,其次是 HPS3 基因突变。

2. 临床表现 皮肤、头发、眼睛色素缺乏(白化病)伴视力障碍及出血时间延长。其出血倾向与储存池血小板缺乏(storage pool-deficient platelets)、血小板功能障碍有关。部分患者合并肺纤维化。此外,还有肉芽肿性结肠炎、肾功能与心脏功能障碍等。

【麻醉管理】

1. 本病是以白化病为主要临床表现的综合征,关于它们的麻醉管理请见本书"白化病"。麻醉前评估重点是凝血功能及肺功能,并注意是否合并其他系统病变。由于本病有多种基因型,其皮肤眼睛白化病的表现并非都十分典型,皮肤颜色从白色到橄榄色、头发的颜色从白色到棕色不等,虹膜颜色可以是蓝色,也可能是绿色或棕色,这可能给临床诊断带来困难。但无论如何,其皮毛与眼睛颜色等总是要比正常家庭成员浅。详细询问其家族史十分重要。Poddar 报道了一例临床表现不明显的本病晚期妊娠产妇,误进行了硬膜外分娩镇痛,在修复产伤时发现渗血严重,通过追问 HPS 阳性家族史才发现本病。该患者后来在血液科医师的建议下使用去氨加压素(desmopressin,DDAVP),并拔除硬外导管,幸而未发生硬膜外血肿。

2. 止血与凝血管理 前已述及,本病出血倾向与储存池血小板缺乏及血小板功能障碍有关,患者止血功能受损,同时还合并凝血功能障碍。术前常规实验室检查包括 PT、APTT 和血小板计数通常是正常的,但出血时间延长。瘀斑、牙龈出血、流鼻血及受伤后流血不止等病史有时比实验室检查更重要。补充血小板是本病最有效治疗,亦有文献推荐去氨加压素(DDAVP),DDAVP 可促进贮存池因子Ⅷ与 von Willebrand 因子的释放,常用于轻度血友病的治疗或术中其他原因的止血,但它是否可促进贮存池血小板释放尚不清楚,用于本病其效果亦不能保证。此外,由于 DDAVP 有宫缩作用,应避免用于产前患者。围手术期应密切监测患者的止血与凝血功能,血栓弹力图操作简便,尽管它无法测定血小板功能障碍的性质,但对监测治疗的反应有一定的帮助。本病患者禁止进行椎管内穿刺、深部区域神经阻滞及锁骨下静脉穿刺等。

3. 肺纤维化症状通常出现在 30 岁左右,一旦出现呼吸困难症状,其病情迅速恶化,通常活不过 10 年。Ideno 等报告了一例 53 岁女性患者,在胸腔镜下行肺大疱切除术,患者合并严重的肺纤维化及限制性肺通气障碍,在压力控制肺通气下,潮气量 250ml,最大吸气压力为 30cmH$_2$O;患者术后呼吸功能不全,经 4 天呼吸机支持治疗后脱机。围手术期应加强呼吸管理,术前应控制肺部感染、术中应维持较低气道压力,防止肺大疱破裂引起气胸,术后应充分镇痛并做好长时间呼吸支持治疗的准备。

(郑利民)

参考文献

[1] SEWARD SL JR,GAHL WA. Hermansky-Pudlak syndrome:health care throughout life[J]. Pediatrics,2013, 132:153-160.

[2] IDENO S,HATORI E,TAKEDA J,et al. Anesthetic management of a patient with Hermansky-Pudlak syndrome undergoing video-assisted bullectomy[J]. J Clin Anesth,2015,27:243-246.

第九节   Kasabach-Merritt 综合征
(Kasabach-Merritt syndrome)

麻醉管理所面临的主要问题

> 海绵状血管瘤可发生于全身任何部位,尤其应注意气道与椎管内血管瘤
> 血小板减少,凝血功能障碍,出血

【病名】

Kasabach-Merritt 综合征(Kasabach-Merritt syndrome,KMS),译名卡-梅综合征。又称海绵状血管瘤(cavernous hemangiomata)、血小板减少及血管瘤综合征、血管瘤伴发血小板减少、血小板病变性血管瘤、巨大海绵窦状血管瘤所致血小板减少等。

【病理与临床】

1. 本病是一种以海绵窦状血管瘤伴血小板减少为主要表现的临床综合征。1940 年 Kasabach 和 Merritt 共同报道了 1 例男性患儿在出生后不久出现左大腿皮肤红褐色斑疹,伴皮下血管瘤样软组织包块。病变发展迅速,很快累及整个左下肢,并向阴囊、腹部及胸部蔓延;患儿同时合并消耗性血小板减少症。本病在临床上较为罕见,血小板减少的机制主要是血小板阻留在血管瘤内,并被消耗所致。病变部位的活检可见由血小板组成的血栓,故血管瘤内可能存在凝血,使血小板消耗增多,引起血小板减少,血栓形成还可使纤维蛋白原及其他凝血因子消耗,继发性纤溶亢进,甚至慢性弥散性血管内凝血(DIC)。

2. 病理改变   ①Kaposi 血管内皮瘤样病变,血管密集成团,形成小结节。②结节周围常向周围脂肪组织呈浸润生长。③簇状血管瘤,由衰减的内皮细胞形成的毛细血管团,充满红细胞,并可见微血栓和含铁血黄素沉积。④淋巴管畸形样血管病变。

3. 临床表现   见于任何年龄,其中 3/4 见于一岁以下小儿,无性别差异。根据血管瘤的

部位,分为体表型与内脏型,小儿多为体表型,而成人多为内脏型。血管瘤随着年龄的增长而逐渐增大,体表和内脏血管瘤很少同时存在。发生部位主要为肢体、躯干、头、颈部,其次好发于内脏,如:肝、脾、回肠、肾等,约占10%,并伴有相应的症状和体征。出血症状主要表现于皮肤瘀点和瘀斑,鼻腔和口腔出血,随着疾病的发展,血管瘤可能破裂出血。肝脏巨大海绵窦状血管瘤除伴有肝功能障碍外,还可发生严重出血而致死。

4. 实验室检查 外周血中血小板数减少,出血时间延长,血块收缩不佳。凝血象可见纤维蛋白原减少,使凝血时间延长,优球蛋白溶解时间缩短,FDP阳性或血浆鱼精蛋白副凝固试验阳性。骨髓检查可见巨核细胞正常或增多。

5. 诊断 依据血管瘤样病变、血小板减少、明显的出血倾向。其他实验室检查可能还有:纤维蛋白原水平下降、纤维蛋白裂解产物及D-二聚体水平上升及凝血酶原时间与活化部分凝血活酶时间(APTT)延长等。

6. 治疗 目前无根治方法。患者需定期复查血常规及凝血机制,如出现血小板及凝血因子减少引起出血倾向,应补充血小板、新鲜冰冻血浆及冷沉淀等。①手术治疗:包括手术去除病灶和腔内治疗。②药物治疗:用于病变广泛、病程长或病变与重要脏器相毗邻等不适合手术治疗的病例。包括:皮质类固醇及干扰素α-2a、长春新碱、环磷酰胺和放线菌素D等。③肢体部位病变加压治疗。

【麻醉管理】

1. 本病皮肤与内脏巨大血管瘤可能需要手术治疗,术前管理重点是:

(1)明确血管瘤的部位,尤其是要注意是否合并呼吸道血管瘤,以免气管插管引起出血。麻醉诱导前应行纤维喉镜或支气管镜检查。

(2)纠正凝血功能障碍。血小板减少、有出血倾向者,术前应补充血小板。若合并慢性弥散性血管内凝血,应先用普通肝素、纤维蛋白原、抗纤溶药治疗。

(3)纠正贫血及低蛋白血症,对肝功能障碍患者,术前应加强营养和改善凝血功能。

2. 原则上本病均应采用全身麻醉。由于患者可能合并椎管内血管瘤及凝血障碍,故禁用椎管内麻醉。

3. 本病血管瘤由扩张的小静脉组成,术中血压变化较少引起血管瘤的破裂。但在术中处理血管瘤时可引起严重的出血,应及时输血及加强体液管理。此外,还应注意术中挤压血管瘤可引起血栓脱落,而造成栓塞。

4. 手术室搬动患者或固定手术体位时动作应轻柔,以免造成患者体表血管瘤的破裂。

(肖 军)

参考文献

[1] VACHHARAJANI A,PAES B. Orbital lymphangioma with non-contiguous cerebral arteriovenous malformation,manifesting with thrombocytopenia (Kasabach-Merritt syndrome)and intracerebral morrhage[J]. Acta Paediatr,2002,91:98-99.

[2] ABASS K,SAAD H,KHERALA M,et al. Suecessful treatment of Kasabaeh-Merritt syndrome with vincristine and surgery:a case report and review of literature[J]. Cases J,2008,1:9.

第十节　冷凝集素病
（cold agglutinin disease）

麻醉管理所面临的主要问题

体温管理,防止低体温

可能合并原发疾病

可能发生溶血性贫血

尽量避免输异体血

避免脱水与低血容量

低温手术的相关问题

【病名】

冷凝集素病（cold agglutinin disease, CAD）,又称冷凝集素综合征（cold agglutinin syndrome）、冷凝集素介导的自身免疫性溶血性贫血（cold agglutinin-mediated autoimmune hemolytic anemia）、冷抗体溶血性贫血（cold antibody hemolytic anemia）、冷抗体病（cold antibody disease）等。

【病理与临床】

1. CAD 是一种由冷抗体导致的自身免疫性溶血性贫血（autoimmune hemolytic anemias, AIHAs）。1903 年 Landsteiner 首次描述了血液低温凝集现象,1918 年 Clough 与 Richter 发现冷凝集与红细胞破裂间的病理联系, Horstmann 与 Tatlock 在肺炎患者血清中发现了冷凝集素,1966 年 Schubothe 提出了 CAD 的概念。在 AIHAs 中,根据其自身抗体作用于红细胞表面抗原所需的温度,分为热抗体、冷抗体或混合反应型抗体。在体外,冷抗体在 4℃ 左右最活跃,32℃ 以上时抗体与红细胞膜表面抗原的结合呈可逆性分离,在正常体温下（37℃）不发生作用。而热抗体在 37℃ 时最活跃。这些自身抗体的产生可能是特发性或原发性的,其原因不明;也可能为继发性的,它们与潜在的疾病有关（如:感染、恶性肿瘤、自身免疫性疾病、某些内分泌疾病等）。冷抗体 AIHAs 进一步被分为冷凝集素病（CAD）和阵发性冷性血红蛋白尿（paroxysmal cold hemoglobinuria）。90% 的 CAD 患者的冷型抗体为 IgM,少数为含 λ 轻链的单克隆 IgG、IgA 等（热型 AIHAs 抗体主要是 IgG）。IgM 是完全抗体,低温时在血液循环中可直接发生红细胞凝集反应。凝集的红细胞除能阻塞微循环而发生发绀及引起红细胞机械性损伤、溶血外,结合于红细胞上的 IgM 冷凝集素可激活全补体,发生血管内溶血。在这一过程中补体的作用近年来受到重视,如果 IgM 致敏红细胞的过程未被破坏,复温后冷抗体从红细胞表面脱落,补体可被血浆 C_3 灭活剂分解。因此,红细胞仅与 IgM 结合、而无补体激活不致发生溶血。CAD 极为罕见,据估计它约占 AIHAs 的 15%~25%,年患病率约为百万分之一。

2. 临床表现　本病多见于中老年人。临床表现较轻,多为寒冷环境下皮肤暴露或肢体末梢部位（如:指端、脚趾、鼻尖、耳廓）等颜色发绀,甚至发生冻疮,一经加温即恢复。部分患者可有溶血性贫血、黄疸、脾大及血红蛋白尿。实验室检查:冷凝集素试验阳性,效价常高达 1:100,甚至 1:16 000（正常值<1:64）,直接抗球蛋白试验 C_3 阳性而 IgG 阴性。

【麻醉管理】

1. 麻醉前管理

（1）本病多在寒冷状况下发作，在常规室温与体温管理的条件下，患者体温难以下降至32℃以下、达到诱发疾病发作的程度，故对大多数患者来讲本病麻醉管理相对安全。但本病对一些低温下手术或亚低温脑保护患者临床意义重大，目前已有数例在低温体外循环心脏直视手术患者中发现本病的报道（如：Patel 及 Kalra 等），表现为肝素化后红细胞凝集现象，如不及时发现可能酿成重大不良后果。因此，对低温体外循环手术患者术前应进行本病的筛查。在这一过程中，外科医师与麻醉医师都应重视。Ogawa 报道一例 74 岁男子因严重二尖瓣反流和冠状动脉狭窄拟在低温体外循环下行心脏手术，术前检查除生理盐水法示存在非特异性冷抗体外，所有术前常规检查结果均正常，抗球蛋白 G 阴性，但外科医师并未重视。术前麻醉医师检查评估后发现异常，推迟手术并进一步检查发现冷凝集素阳性（效价 1∶512）。一些细节表现也可能提示本病，如：易生冻疮者或抽静脉血后发现有红细胞自凝现象时要注意有无本病。

（2）长谷川等建议，对冷凝集素试验滴度高的患者，术前血浆置换治疗、降低其浓度，可增加麻醉管理的安全性。他报告了一例患者的麻醉管理经验，术前通过血浆置换治疗，IgM 从 988mg/dl 降至 246mg/dl。术前血浆置换用于低温手术可能有一定的临床价值，但对术中体温变动小的患者其必要性有争议。

（3）注意原发性疾病。本病常继发于各种肿瘤、感染、结缔组织疾病等，有时这些病变可能比本病对患者的生命影响更大。在心脏疾病中，风湿性心脏病较为多见，而它也是常见的心脏手术对象。

（4）注意术前治疗用药的副作用。部分患者术前可能用环磷酰胺等免疫抑制剂治疗、以降低患者血清中 IgM 抗体滴度，部分患者用肾上腺激素治疗本病或原发病。要注意它们的副作用与麻醉药的相互作用（见"系统性红斑狼疮"）。术前应根据患者情况，给予应激保护剂量的肾上腺皮质激素。

2. 保温是预防急性溶血与红细胞凝集的最根本、最可靠的防治方法。围手术期应加强体温管理与监测，由于四肢等末梢组织的局部温度下降亦可诱发本病，应均衡地维持全身各部位体温正常，监测多部位体温，维持核心体温不低于 35℃。Beebe 认为空气加温毯是有效方法，应常规用于本病患者。体外循环手术建议采取常温模式，Ogawa 采用常温体外循环加持续逆行灌注高钾血症心肌保护液。此外，围手术期应适当多补液，防止脱水与血液浓缩而加重微循环阻塞。所有输注的液体均应加温至 38℃ 使用。术中应加强血流动力学监测，常规监测尿量，及时发现溶血与血红蛋白尿。

3. 输血的有关问题　除非合并严重的贫血，本病患者不主张输血。这是因为其自身抗体对输入的红细胞有致敏作用，而且正常献血员的红细胞比自身红细胞更易受冷抗体的攻击而引起溶血。此外，如果本病红细胞仅被 IgM 致敏，而无补体激活，亦不可能发生溶血，输入补体后相反更易引起溶血。故需要输血时，应输去除补体的洗涤红细胞。为预防溶血或输同种血后出现新的抗体，Nagano 建议应用血液稀释、自体血液回输等技术。

4. 阵发性冷性血红蛋白尿（paroxysmal cold hemoglobinuria）　以全身或局部受寒后出现血红蛋白尿为特征。多见于梅毒感染者及其他感染性疾病，部分原因不明。它与 7SIgG 冷抗体有关，7SIgG 是一种有一定凝集作用的溶血素，温度低于 20℃ 时它与红细胞结合并激活补体引起溶血，浓度高于 37℃ 时与红细胞结合脱落。急性期临床表现为寒战、发热、腰痛、血红蛋白尿等。冷热溶血试验阳性。其麻醉管理同 CAD，血红蛋白尿的监测十分重要。

（郑利民）

参考文献

[1] SWIECICKI PL,HEGEROVA LT,GERTZ MA. Cold agglutinin disease[J]. Blood,2013,122:1114-1121.

[2] 長谷川公一,安田善一,柳本政浩,等. 寒冷凝集素症の麻酔経験[J]. 臨床麻酔. 1992,6:1047-1048.

[3] PATEL PA,GHADIMI K,COETZEE E. Incidental cold agglutinins in cardiac surgery:intraoperative surprises and team-based problem-solving strategies during cardiopulmonary bypass[J]. J Cardiothorac Vasc Anesth, 2017,31:1109-1118.

[4] OGAWA T. Cold agglutinins in a patient undergoing normothermic cardiac operation with warm cardioplegia [J]. BMJ Case Rep,2017,10,2017.

[5] KALRA A,SINGH K,SAHOO M,et al. Cold agglutinin disease detected during open heart surgery[J]. Indian J Hematol Blood Transfus,2014,30:62-63.

[6] BEEBE DS,BERGEN L,PALAHNIUK RJ. Anesthetic management of a patient with severe cold agglutinin hemolytic anemia utilizing forced air warming[J]. Anesth Analg. ,1993,76:1144-1146.

[7] NAGANO K,YAMANAKA I,TAJIRI O. Anesthetic management for a patient with autoimmune hemolytic anemia [J]. Masui,2000,49:417-419.

第十一节　镰刀型细胞贫血病
(sickle cell disease)

麻醉管理所面临的主要问题

易发生溶血性贫血与微循环障碍

脑、心、肺、肾等多器官损伤

避免感染、缺氧、低温、脱水、酸中毒等可能加重病变的因素

腹痛等"急腹症"的手术患者应警惕本病的血管闭塞危象

【病名】

镰刀型细胞贫血病(sickle cell disease,SCD),又称血红蛋白 S 病(hemoglobin S disease)、镰状细胞病、镰状细胞贫血(sickle cell anemia)。

【病理与临床】

1. SCD 是一种常染色体显性遗传性血红蛋白珠蛋白链分子结构异常性疾病,以红细胞呈镰刀状异常、反复急性发作溶血、多器官进行性损害等为特征。1910 由 James Herrick 首先报道,1949 年 Linus Pauling 发现其病因源于血红蛋白结构异常,并将其命名为分子病,它也是世界上第一个被发现的分子病。正常人血红蛋白是由二条 α 链、二条 β 链组成的四聚体,它们分别由 141 及 146 个氨基酸按顺序组成。本病 β 链基因突变,第 17 位核苷酸由腺嘌呤变为胸腺嘧啶,第 6 位氨基酸从谷氨酸变为缬氨酸,形成血红蛋白 S(HbS)。脱氧的 HbS 四聚体发生分子间相互作用,在红细胞内形成多聚分子液晶,使红细胞扭曲成为镰刀状畸形、破坏红细胞结构与变形能力,继而引起溶血与血管栓塞。但红细胞的这些变化是可逆的,当血红蛋白与氧重新结合时其形态迅速恢复正常。溶血除引起贫血、疲乏、胆石症,还与肺动脉高压及血栓有关。释放到血管外的血红蛋白产生的反应性氧基,是一氧化氮清除物,同时它还可减少一氧化氮的合成。另外,溶血还可促进血小板活化及增加血液促凝因子水平。微血管栓塞及继发血

流再灌注与炎症反应可引起组织器官损伤,如:急性肺综合征、肺动脉高压、脾功能减退、骨坏死、肾脏损伤等。急性血管栓塞还可引起严重疼痛。本病已列入国家卫健委等五部门《第一批罕见病目录》。

2. 分类　SCD有三种主要表现形式:①镰刀型细胞贫血:为纯合子状态,其红细胞中只有HbS,而无HbA,氧浓度在生理变化范围内红细胞即可发生镰变。一般文献上的SCD,即指镰刀型细胞贫血。②镰刀型细胞性状:为杂合子状态,红细胞中HbS占20%~40%,其他为HbA。症状轻,氧结合显著下降时红细胞才可发生镰变。③镰刀型细胞贫血的变异型:血红蛋白S与其他异常血红蛋白双杂合子状态,如:血红蛋白C病、血红蛋白D病等。本病的分类极其复杂,Rees等根据基因型与临床表现,将其分为重度、中度、轻度、极轻度五型,详细请参考相关专著。

3. 流行病学　有两个特点,通过疟疾生存优势选择出基因携带者并通过移民分布,主要见于中非及地中海国家黑人。本病是临床最常见的遗传性血液疾病,在非洲,每天大约有1 000名儿童出生时患有SCD,约有7万到10万美国人患有本病。我国亦有报道。

4. 临床表现　胎儿出生后半年内多为胎儿型血红蛋白浓度(HbF),而HbF不会发生镰变,故多于出生后半年后发病。发育差,易感染,全身状况差,慢性贫血及心肝、肾、肺、眼,甚至中枢神经系统等重要器官受损表现及下肢皮肤溃疡、脑血栓、脑出血等。血管闭塞危象(vasoocclusive crisis,VOC)发作表现为突然发作的剧烈疼痛,通常局限于四肢、胸部或背部,但很少客观发现。急性胸部综合征(acute chest syndrome,ACS),亦称急性肺综合征,它是出现肺部病变与下呼吸道症状(如:咳嗽和呼吸急促),至少有一个肺叶有急性肺泡浸润,常伴有发热。

5. 实验室检查　血红蛋白低,网织红细胞增多,外周血检查可能见镰状红细胞,红细胞镰变试验阳性,红细胞渗透脆性增加,血红蛋白电泳主要成分为HbS。

6. 治疗　羟基脲可增加胎儿型血红蛋白浓度(HbF),而HbF不会发生镰变,从而改善其预后,是重要治疗方法。其他,还有输血、血液置换与祛铁治疗、造血细胞移植等。

【麻醉管理】

1. 麻醉前管理　本病预后差,大多因反复发作及感染而在幼年期死亡。但近年来随着医学的进步,不少患者存活至成年,接受手术治疗的机会较多。麻醉前应对患者全身器官功能进行充分的检查与评估。部分患者可能因血管闭塞危象、腹痛而以"急腹症"手术治疗,术前应详细询问病史及家族史。择期手术应在症状缓解期施行。

(1) 麻醉前应根据患者情况适当输血或血液置换:术前管理目标是:血红蛋白(Hb)浓度100g/L,其中HbS浓度不超过30%。输血可纠正贫血、降低HbS浓度、抑制HbS合成并减少溶血。Koshy的回顾性研究表明,手术期间输血可降低SCD相关术后并发症发生率。对HbS浓度过高或全身状态差、发生危象者,尤其是需立即降低HbS比例而不希望增加其血细胞比容者(如:急性神经系统综合征),应行血液置换。可根据血红蛋白补充洗涤红细胞,有条件时应用自动采血机进行红细胞置换输注。由于本病与血液供体间存在较高同种异体免疫的风险,应进行包括ABO血型、Rh(Cc/D/Ee)血型、Kell血型在内的更为详细的交叉配血检测,如此可至少降低50%同种异体免疫风险。其输血指征见表(表10-2)。

表 10-2　镰刀型细胞贫血病的输血指征

	指　征	目　标
急性输血	术前准备、贫血急性恶化、急性胸部综合征、卒中或急性神经系统病变、多器官衰竭等	血红蛋白浓度 100g/L HbS 浓度不超过 30%
长期定期输血	原性与继发性卒中的预防、羟基脲治疗无反应的反复发生的急性胸部综合征、进行性器官衰竭、反复发作的脾滞留危象、合并妊娠等	

（2）羟基脲等应持续服用至术前，术后应尽量开始服用，或经胃管给药。尽管肾上腺皮质激素对本病溶血无预防及治疗作用，但常用于疼痛及其他并发症的治疗，长期应用者应对肾上腺皮质功能进行评估并进行恰当的替代治疗。

2. 目前有关本病麻醉管理的临床报道较少。目前无证据证明临床常用麻醉药可增加红细胞镰变，本病无特殊禁忌的麻醉药。麻醉管理应重点注意以下方面：

（1）麻醉方法：麻醉方法是否影响 SCD 并发症发生率？有争议。Koshy 回顾性分析了 1978 年到 1988 年 717 例患者、共计进行了 1 079 次手术麻醉。发现包括椎管麻醉在内的区域神经阻滞术后 SCD 相关并发症的发生率是全身麻醉的四倍（分别为 23.8%，6.6%）。但 Camous 回顾了 55 例剖宫产患者，发现与椎管内麻醉相比，全身麻醉是 SCD 发生急性胸部综合征的危险因素，而椎管内麻醉较为安全。Bakri 前瞻性观察了在蛛网膜下腔阻滞下行剖宫产术的 40 例患者，认为虽然蛛网膜下腔阻滞组在术中低血压和心动过缓发生率高于全麻组，但其出血量、术后镇痛药用量明显低于全麻组，1 分钟和 5 分钟新生儿 Apgar 评分亦好于全麻组，在全麻组有一例患者发生了急性胸部综合征，且出现血管闭塞危象的患者较多；其结论是对 SCD 剖宫产患者，蛛网膜下腔阻滞优于全麻。

（2）与麻醉方法相比，良好的麻醉管理更为重要。要避免各种可能加重红细胞镰变的因素及改善微循环，避免低氧血症、低体温、低血容量血症、酸中毒和低血压等。前已述及，缺氧是促进红细胞镰变的最主要因素，术中应加强呼吸管理，保证良好的氧供与氧合，必要时应吸入纯氧。酸中毒可致 HbS 脱氧而加重镰变；低体温可使微血管收缩、血流瘀滞；脱水使血浆量减少、血流黏滞性增加，还使红细胞内液减少、增加 HbS 浓度、促进镰变。

（3）改善微循环

A. 维持血流动力学平稳，尤其是应防止低血压及外周组织血流灌注障碍。Zennadi 的研究发现，肾上腺素可通过激活红细胞 LW-alphavbeta 3 信号通路、促进镰状红细胞黏附血管内皮等，而诱发血管闭塞危象。因此，本病患者应慎用可收缩血管的拟肾上腺素药物，但 Camous 等认为麻黄碱用于椎管内麻醉下剖宫产患者是安全的。同样道理，应避免各种导致交感神经兴奋的因素。

B. 围手术期可用小剂量低分子肝素，促进周围组织血液循环，防止外周静脉血瘀滞。有作者建议此类患者术中禁用止血带。加强体液管理，避免脱水而引起血黏度增加。

3. 预防 SCD 并发症　SCD 常见并发症包括：疼痛、感染、神经系统并发症、急性胸部综合征、心脏病变与肺动脉高压、肾脏病变等。

（1）疼痛：是由于反复发生的栓塞引起，多可自行缓解。阿片类药被推荐为首选止痛药，要注意其药物耐受与成瘾（见"药物滥用与麻醉"）。

（2）感染：感染是本病最主要死亡原因。SCD 患者免疫功能低下与脾功能损害、补体活化缺陷、营养不良及组织缺血有关。麻醉期间应特别注意遵守无菌操作原则,尽量避免一些不必要的有创操作。围手术期应常规用抗生素。

（3）神经系统并发症:本病是儿童卒中的主要原因,一项研究发现 20% 的儿童合并无症状脑血栓,它与颅内血管内皮损害等多因素有关。表现为脑血栓和/或脑出血。输血治疗可降低其发生率。术前应对脑血管病变进行评估,眼底血管病变与经颅超声多普勒测定颅内血管流速高者应注意。此外,既往有卒中史者其复发率高达 60%。除输血治疗外,麻醉中维持血流动力学稳定与正常的血气及内环境非常重要。

（4）呼吸管理:发生急性胸部综合征者（ACS）,择期手术应延期。患者还可能合并阻塞性睡眠呼吸暂停（OSA）,其中十分之一为重度。OSA 的原因与扁桃体肥大有关。Alotaibi 调查了 70 例 SCD 儿童,有 46% 的患者合并 OSA。此类患者可能需要注意困难气道的问题,围手术期应加强呼吸管理。

（5）循环管理与肾脏保护:肺动脉高压与心脏病变是 SCD 死亡的重要独立危险因素,而肾脏损害则被描述为不可避免发生的。关于 SCD 循环管理与肾脏保护原则与其他疾病相似,详细请见相关专著。但输血治疗与充分的氧合是麻醉管理的重点。此外,肾脏损害的患儿可能服用血管紧张素抑制剂治疗,应注意术中可能引起严重的低血压。

（郑利民）

参考文献

[1] PIEL FB,STEINBERG MH,REES DC. Sickle cell disease[J]. N Engl J Med,2017,377:305.

[2] YAWN BP,JOHN-SOWAH J. Management of sickle cell disease:recommendations from the 2014 expert panel report[J]. Am Fam Physician,2015,92:1069-1076.

[3] BALA I,SAHNI N,MITHARWAL SM1. Anaesthetic challenges in a child with sickle-cell disease and congenital heart block[J]. Indian J Anaesth,2016,60:294-295.

[4] BAKRI MH,ISMAIL EA,GHANEM G,et al. Spinal versus general anesthesia for Cesarean section in patients with sickle cell anemia[J]. Korean J Anesthesiol,2015,68:469-475.

[5] ALOTAIBI W,ELTAHIR S,RAYIS M,et al. Pediatric sickle cell disease and obstructive sleep apnea:a cross-sectional study in a tertiary pediatric center in Saudi Arabia[J]. J Family Community Med,2018,25:183-187.

第十二节　Osler-Rendu-Weber 病
（Osler-Rendu-Weber disease）

麻醉管理所面临的主要问题

全身毛细血管、小动脉及小静脉管壁脆弱,易出血

肺、脑等多器官可能合并动-静脉瘘及血管瘤

尽量避免有创操作,避免椎管内麻醉及深部区域神经阻滞

避免经鼻气管插管

避免血压升高及血压剧烈波动,防止血管瘤破裂

【病名】

Osler-Rendu-Weber 病（Osler-Rendu-Weber disease）,译名奥-朗-韦综合征。又称 Rendu-

Osler-Weber 病、遗传性出血性毛细血管扩张症（hereditary hemorrhagic telangiectasia）。

【病理与临床】

1. 本病于 1864 年由 Sutton 首次报道，1896 年 Rendu 首次将本病作为一个独立病种进行全面阐述。此后，Oser 和 Weber 相继进行了阐述，因此，本病也称为 Rendu-Osler-Weber 病。遗传性出血性毛细血管扩张症这一名词由 Hanes 于 1909 年首次提出，并沿用至今。本病的病理学特点是血管壁缺乏弹性组织和平滑肌的支持，导致外伤时血管不能收缩而发生局部出血。本病系常染色体显性遗传，目前发现有两个与本病发生相关的基因，包括 endoglin（*ENG*）和 *ACVRLI*（activin A receptor type I-like1，也称为 *ALK1*），两者的突变所致的临床表现不同，根据不同的基因缺陷，现将本病分为两型，前者所致为 I 型，后者所致为 II 型。近年来，在 5 号和 7 号染色体上又发现了两个与本病相关的基因。80% 以上的患者是由 *ENG* 或者 *ACVRL1* 基因突变所致。分布存在地区差异。群体患病率为 1/50 000。男女发病机会均等，欧美人患病率为 $1\sim2/10^5$，外显率随年龄增加而增加，至 40 岁时，外显率高达 97%。约 20% 的患者无明显家族史。若父母均患病，其子代的病情常很严重且范围广泛，并常于早年夭亡。

2. 病理改变 全身各部位，尤其是皮肤、黏膜和内脏的毛细血管、小动脉及小静脉管壁结构缺陷，变得异常菲薄，缺乏正常血管壁的弹力纤维及平滑肌成分。同时血管壁失去对交感神经和血管壁活性物质调节的反应能力，缺乏正常的舒缩功能，在血流冲击下，可发生结节状或瘤状扩张，严重时可形成动静脉瘘和动静脉瘤，多见于消化道、肺、肝、脑等脏器。病变血管脆弱易破，常可发生自发性或轻微外伤后出血不止的临床征象。

3. 临床表现

（1）毛细血管扩张：主要在皮肤、黏膜和内脏出现鲜红色和紫红色的毛细血管和小血管扩张，根据扩张的程度和形状分为三型：结节型、血管瘤型和蜘蛛痣型。皮肤病变主要在面部，其次在手部。黏膜病变主要见于唇、鼻腔、舌、颊部。内脏病变见于消化道、肝、肺、脑、脾、泌尿道等。

（2）出血：同一部位反复出血是本病的特征。如：鼻出血、外伤后病变部位容易出血、女性患者月经量持续增多、内脏出血。出血可为自发性，也可由某些因素促发，如外伤、手术、月经和分娩、腹内压突然增高等。

（3）其他：7% 的患者伴有肺内动静脉瘘，10% 伴有脑内动静脉瘘，可引起脑脓肿和脑栓塞。8% 的患者合并肝脾受损表现。此外，反复出血可引起贫血。

4. 实验室检查 30% 患者出血时间延长、约 70% 患者束臂试验阳性，血小板功能与凝血因子多正常，但部分患者可能异常。毛细血管镜或裂隙灯观察皮肤病变部位，可见皮下有扭曲扩张的血管团或扩张的血管襻。

5. 本病的诊断一般不难，某一个或几个部位反复出血，多部位皮肤黏膜毛细血管扩张和有家族史，而血小板功能和凝血机制基本正常即可确诊。但约 20% 的患者家族史不明显。国际遗传性出血性毛细血管扩张症基金会于 2000 年提出了如下诊断标准：

（1）鼻出血。自发、反复鼻出血。

（2）毛细血管扩张。多发且在特征性部位（嘴唇、口腔、手指、鼻）。

（3）内脏受累。如胃肠道毛细血管扩张、肺 AVM、肝 AVM、脑 AVM 或脊柱 AVM。

（4）家族史。一个一级亲属患有遗传性出血性毛细血管扩张症。

（5）符合其中三项或三项以上则可确诊遗传性出血性毛细血管扩张症。若仅有二项，则可能高度怀疑为遗传性出血性毛细血管扩张症。如果有家族史的儿童,虽然发病危险与年龄有关,但无其他表现亦不能诊断为遗传性出血性毛细血管扩张症。

【麻醉管理】

1. 术前治疗本病尚无特效治疗措施,只能对症和支持治疗。止血应尽可能用非创伤性手段,如局部压迫止血、电凝术等。反复发生鼻出血者在上述措施无效时可考虑鼻中隔成形术。此外,服用雌激素(雌二醇 0.25~1.0mg/d)或与黄体酮联用可能有益,男性患者可同时服用甲睾酮(2.5~5.0mg/d)以减轻雌激素的毒副作用。

2. 应注意防止扩张的毛细血管发生术中和术后出血。由于本病手术中有可能引起肺、脑及其他内脏器官大出血,且与其他出血性疾病不同的是,本病在术前无特殊有效的替代治疗方法,故面临手术选择时应慎重。对同一部位反复出血、皮肤或黏膜毛细血管扩张的患者,应注意有无本病,尤其是对消化道出血手术的患者要警惕是否合并本病。对确需手术治疗者,除应作好术中输血的准备外,还应注意以下几方面:

(1) 纠正贫血。

(2) 注意是否合并肺动静脉瘘与脑血管瘤。需注意的是,常规 X 线胸片检查不能除外肺动静脉瘘,对有肺动静脉瘘家族史及严重低氧血症的患者,术前应行肺血管造影。除低氧血症外,肺动静脉瘘者在围手术期还易并发脑栓塞与脑脓肿,麻醉管理十分棘手。对严重的肺动静脉瘘合并低氧血症者,应先行动静脉瘘封堵术,然后再行其他择期手术。同样,合并脑血管瘤者应先行动脉瘤切除或封堵术。

(3) 本病部分患者可能合并血小板功能异常及凝血因子异常,术前可用相应凝血因子纠正,或输新鲜全血。

3. 麻醉方法的选择 原则上均应选择全身麻醉。气管插管等操作应特别轻柔,应避免经鼻气管插管。椎管内穿刺易致出血,应禁行椎管内麻醉及深部区域神经阻滞。本病无特殊禁忌的麻醉药物,但某些术中用药可增加术中出血,应慎用(如:甘露醇、右旋糖酐、麦角碱、吩噻嗪类、肾上腺素 α 受体拮抗剂)。

4. 术中应维持适当的麻醉深度及血流动力学稳定,尤其是应避免高血压导致颅内出血与其他内脏器官出血。术中可行控制性降压。

5. 尽量避免各种有创操作,在进行各项必要操作时应轻柔、小心:

(1) 在气管插管时应注意勿损伤呼吸道黏膜。禁止经鼻插管和通过鼻腔吸痰。尽量避免上胃管、尿管。尽量减少呼吸道吸引的次数。

(2) 搬动患者时动作应轻柔,固定体位时用软棉垫保护患者四肢。

6. 术中加强血流动力学、呼吸及神经功能的监测,本病患者应常规采用直接动脉压测定。当术中呼吸循环、瞳孔等出现不明原因的改变时,应考虑内脏器官(脑、肺、胃肠道等)出血。出血的处理:

(1) 可压迫止血者,采用局部压迫和外科缝合止血,还可应用凝血酶、纤维蛋白原等促凝血制剂,各种止血海绵,如纤维蛋白海绵、吸收性明胶海绵、淀粉海绵及医用黏合剂等。

(2) 胃肠及肺出血:除用注射用血凝酶、维生素 K_1、抗纤溶制剂等止血药外,还可用垂体后叶素,它可使内脏血管收缩。使用方法:5~10U 加入 25% 葡萄糖注射液 20~40ml,缓慢静脉注射,若出血仍不止,可用 10~20U 加入 5% 或 10% 葡萄糖注射液 500ml 中静脉滴注。对肺出血者还应加强呼吸道吸引,防止窒息,必要时应行纤维支气管镜检查及止血。胃出血者,应防止气管拔管后反流误吸。

（3）休克、贫血或合并凝血因子减少时，可新鲜输血或血浆。

7. 术后镇痛时禁用阿司匹林类可抑制血小板功能的消炎镇痛药。

（肖　军）

参考文献

[1] BRAKENSIEK K,FRYE-BOUKHRISS H,MALZER M,et al. Detection of a significant association between mutations in the ACVRLI gene and hepatic involvementin German patients with hereditary haemorrhagic telangiectasia[J]. Clin Genet,2008,74:171-177.

[2] LESCA G,GENIN E,BLACHIER C,et al. Hereditary hemorrhagic telangiectasia:evidence for regional founder effects of ACVRLI mutations in French and Italian patients[J]. Eur J Human Genet,2008,16:742-749.

第十三节　POEMS 综合征
（POEMS syndrome）

麻醉管理所面临的主要问题

全身多器官、多系统病变

肺部病变，呼吸肌麻痹，胸腹水

心肌病变，血流动力学不稳

内分泌功能障碍（甲状腺与肾上腺皮质功能低下、糖耐量异常等）

多发性神经损害，肌无力

水、电解质紊乱，凝血功能障碍

免疫功能低下

化疗及糖皮质激素治疗

慎用肌松药

【病名】

POEMS 综合征（POEMS syndrome），又称 Crow-Fukase 综合征（Crow-Fukase syndrome）、克罗-深濑综合征、Takatsuki-Crow-Fukase 综合征、POEMS 综合征、PEP 综合征、浆细胞瘤并多发神经病等。

【病理与临床】

1. 本病是一种罕见的以单克隆浆细胞增殖合并多发性周围神经病变与多系统病变为主要临床特征的副肿瘤综合征。1956 年由 Crow 首先报道，1968 年 Fukase 确认它为一个独立的综合征，1980 年由 Bardwick 等命名。其 POEMS 综合征的病名源自于它五大主要临床表现的首位英文字母——多发性神经炎 P（polyneuropathy）、脏器肿大 O（organomegaly）、内分泌障碍 E（endocrinopathy）、单克隆浆细胞紊乱或者 M 蛋白 M（monoclonal plasma cell disorder 或 m-protein）和皮肤损害 S（skin changes）；它亦称为 PEP 综合征——浆细胞病变 P（plasma cell dyscrasia）、内分泌障碍 E（endocrinopathy）、多发性神经炎 P（polyneuropathy）等。其发病机制尚不完全清楚，可能与增殖的浆细胞分泌有害物质引起内脏与神经系统等损害有关。其中，血清中血管内皮生长因子（vascular endothelial growth factor，VEGF）水平升高被认为是 POEMS 综合征的主要致病机制。VEGF 能够增加血管通透性、促进血管内皮细胞增生和新生血管形成,造成神经内膜水肿、血管瘤形成、多发性神经病变。此外,促炎症因子过度分泌也可能参与 POEMS 综合征的病理生理进程。白介素-12(IL-12)、IL-1β、IL-6 以及肿瘤坏死因子 α(TNFα)等炎性细胞因子的增加导致机体炎症反应以及周围神经脱髓鞘病变,进一步使得机体出现皮肤与器官损害、神经性水肿。本病多见于日本及非洲地区,我国亦有报道。本病已列入国家卫健委等五部门公布的《第一批罕见病目录》。

2. 临床表现　POEMS 综合征的周围神经损害常表现为四肢远端对称性感觉障碍和肌无力,逐渐向近端发展;部分患者可出现进行性的四肢远端肌萎缩,腱反射减低或消失,脑神经和自主神经较少受累。EMG 提示运动和感觉传导速度减慢和动作电位波幅下降,多呈神经源性改变。神经病理检查多为慢性轴索变性和脱髓鞘,呈均一性改变,可伴有小血管病变。患者还常合并心、肺、神经、肝、肾、血液、骨骼、内分泌等多系统病变并出现相应症状;淋巴结肿大呈 Castleman 病,硬化性骨病,循环外水负荷增加,红细胞与血小板增多,肺动脉高压及脑梗死等。84%患者存在性腺功能低下、甲状腺功能异常、糖代谢异常及肾上腺皮质功能不全。

3. 诊断标准　满足以下 2 条强制性标准、1 条主要标准、2 条次要标准,可诊断。①强制性主要标准(2 条):多发性周围神经病变、单克隆浆细胞增殖性疾病;②主要标准(3 条):血清血管内皮生长因子升高、Gastleman 病、硬化性骨病;次要标准(6 条):内分泌改变、皮肤改变、肝脾及淋巴结肿大、视乳头水肿、肢体水肿或浆膜腔积液、红细胞与血小板增多。

4. 治疗与预后　POEMS 综合征患者目前暂无标准治疗。除对症支持治疗和改善患者的临床症状以外,抗浆细胞治疗包括:糖皮质激素、或联合免疫抑制剂、化疗药物、干细胞移植及自身细胞因子诱导的杀伤细胞等。但由于此病罕见,因此临床上暂时无大数据证明各种方案的有效性和安全性。POEMS 综合征首发症状的多样性使患者穿插多学科间就诊,易忽视多系统病变及病程进展,极易误诊漏诊。常在疾病后期,临床症状均表现出来或重要脏器受损时方能被发现,严重影响预后,甚至危及生命。

【麻醉管理】

1. 麻醉前管理　本病是一种病变涉及全身多器官系统的全身性疾病。文献报道患者可能合并肺动脉高压、限制性肺疾病、膈肌麻痹与呼吸困难、心肌病、肝肾病变、运动神经受累后肌无力症状、颅内压增高、视乳头水肿等。患者血小板增多、真性红细胞增多症、或高凝血状态或血管内皮受损,可能合并重要脏器梗死(如:脑梗、心肌梗死、视网膜中央动脉梗死)与深静脉血栓形成的风险等。多内分泌腺功能减退是较为常见的并发症,Caimari 报道了一组病例,54%的患者合并甲状腺功能减退、24%合并葡萄糖代谢异常、17%合并肾上腺皮质功能不全,因此麻醉前应对内分泌功能进行仔细评估,纠正与改善其代谢障碍,并做好恰当的替代治疗。此外,还应注意部分患者可能因关节炎症,头颈活动障碍而增加气道管理难度。由于患者可能因肝肾功能障碍、腹泻及恶性肿瘤导致患者电解质紊乱,甚至恶病质,术前应纠正。同时要注意术前治疗用药免疫抑制剂等的副作用及与麻醉药的相互作用。要注意由于病程不同,患者每次麻醉时其主要病变亦有可能不同,如:Mikawa 报道了 1 例患者共进行了三次手术麻醉,第一次麻醉时术前的主要问题是肝肾功能不全、胸腔积液,第二次麻醉时术前主要问题是肝功能障碍与颅内高压,9 年后第三次麻醉时,最主要问题是由于呼吸肌无力引起的肺功能障碍。应根据患者的具体情况制订相应的管理计划。

2. 麻醉管理

(1) 全麻、椎管内麻醉均有安全应用的报道。Millar 报道了 1 例患者,在全麻与椎管内麻醉下共计进行了六次腹股沟疝修补手术,其中有一次全身麻醉后苏醒延迟。作者建议无凝血功能障碍者应首选局部(椎管内)麻醉。本病多发性神经炎的特点是慢性进行性对称性感觉运动功能减退及麻痹,部分患者以运动神经障碍为主,肌松药作用时效延长,大部分作者建议尽可能避免应用非去极化肌松药、禁用去极化肌松药;Mikawa 报道 1 例患者采用不用肌松药的全身麻醉。本病肌无力主要是由于肌肉失神经支配所致,肌电图改变为神经源性损害,但Gremain 报道了 1 例患者合并自身免疫性肌坏死,这些病变在用去极化肌松剂氯琥珀胆碱后可能引起致命的血钾升高。用非去极化肌松药时应进行神经肌肉功能监测,可考虑采用罗库溴铵或维库溴铵诱导和维持肌松,术毕用 suggmadex 拮抗。术后应做好长时间呼吸机支持治疗的准备。

(2)术中应加强血流动力学监测。文献报道,本病患者血流动力学极不稳定,术中可出现剧烈的血压变化,其原因可能与肿瘤细胞释放肾素类活性物质及可能合并心肌病变有关。有一篇文献报道术中需要多巴胺和多巴酚丁胺持续输注以维持血流动力学稳定。此外,患者还容易出现发作性高血压,在血压升高后又可出现急剧的血压下降,术中治疗高血压时应使用短效、富有调节性的药物,如:硝酸甘油、硝普钠等,慎用长效药物,以免引起严重低血压。

(3)患者免疫功能低下、应激能力低下,围手术期可根据既往糖皮质激素治疗情况补充糖皮质激素,在进行各项麻醉操作时应遵守无菌原则,注意预防感染。

(许学兵)

参考文献

[1] SUICHI T,MISAWA S,SATO Y,et al. Proposal of new clinical diagnostic criteria for POEMS syndrome[J]. J Neurol Neurosurg Psychiatry,2019,90:133-137.

[2] MILLAR S. Anaesthetic management of Crow-Fukase syndrome[J]. BMJ Case Rep. 2010,2010.

[3] IFUKU Y,MINAMI K,SATA T,et al. Prolonged effects of vecuronium in a patient with Crow-Fukase syndrome [J]. Masui,1999,48:424-426.

[4] GREMAIN V,LITROWSKI N,BOULARD C,et al. Necrotizing autoimmune myopathy associated with POEMS syndrome report[J]. QJM,2018,111:49-50.

第十四节   葡萄糖-6-磷酸脱氢酶缺乏症
(glucose-6-phosphate dehydrogenase deficiency)

麻醉管理所面临的主要问题

血管内溶血、贫血、肾功能损伤
围手术期用药的安全性问题,防止急性溶血危象
保证内环境稳定、避免诱发溶血的因素

【病名】

葡萄糖-6-磷酸脱氢酶缺乏症[(glucose-6-phosphate dehydrogenase deficiency,G6PD deficiency,G6PDD)、G6PD deficiency、deficiency of glucose-6-phosphate dehydrogenase],又称蚕豆病(favism)。

【病理与临床】

1. G6PDD 是一种由于红细胞内葡萄糖-6-磷酸脱氢酶(G6PD)先天性缺陷所引起的一种溶血性疾病。为 X 连锁隐性遗传,主要见于男性。在一些地区本病并非一个少见病,据估计,全世界有 4 亿人缺乏葡萄糖-6-磷酸脱氢酶。该病地理分布广泛,种族间患病率差异很大,非洲、亚洲、地中海和中东的某些地区多见,我国的患病率在 4%~15%,华南、西南地区为高发区。在美国,每 10 个非裔美国男性中就有 1 个受此影响。

2. 发病机制　与 *G6PD* 基因变异、红细胞 G6PD 缺乏有关。G6PD 的主要功能是将烟酰胺腺嘌呤磷酸二核苷酸(NADP)还原为 NADPH。NADPH 是维持红细胞内还原型谷胱甘肽(GSH)浓度所必需的,GSH 是一种抗氧化剂,它是红细胞防止各种内源与外源性过氧化损伤的重要保护机制。由于红细胞缺乏线粒体,NADPH 的供应仅依赖于磷酸戊糖途径,该通路限速酶 G6PD 异常将导致 NADPH 产生受影响、GSH 浓度降低,从而导致在氧化应激条件下容易发生溶血。感染、某些药物或摄入蚕豆等因素会增加活性氧的水平。有趣的是,葡萄糖-6-磷酸脱氢酶缺乏最常见于疟疾流行的地区,G6PD 基因突变者可能在一定程度上免受疟疾的侵袭,功能性葡萄糖-6-磷酸脱氢酶减少似乎可阻止疟原虫侵入红细胞。但由于抗疟药物可引发溶血危象,疟疾流行地区患者的临床后果更为严重。

3. 临床表现　任何年龄均可发生,以婴幼儿多见,多为男性。女性基因携带者亦可能出现症状,但程度较轻。临床表现为多种诱因引起的溶血,其特点是有自限性,当溶血达到一定程度时,引起溶血的诱因虽未解除,溶血过程不再发展,这与残留酶活性多少有关。急性和慢性溶血均可见,急性溶血发作较多见,主要表现为血管内溶血,贫血、黄疸伴有酱油色血红蛋白尿,严重者可出现急性溶血危象(acute hemolytic crises),出现休克、肾衰竭。年轻患者无溶血发作时可仅表现为轻度脾脏肿大,而无明显贫血、黄疸。

4. 以 G6PD 缺乏作为遗传背景,根据不同的发病诱因,临床上主要有 5 种表现类型:

(1) 先天性非球形红细胞溶血性贫血(congenital non-spherocytic hemolytic anemia, CNSHA):表现为慢性溶血,但感染、药物等诱发因素可引起溶血危象。红细胞形态与渗透脆性正常。

(2) 蚕豆病(favism),又称胡豆黄。进食蚕豆或吸入蚕豆属植物的花粉后引起急性溶血。

(3) 新生儿高胆红素血症。

(4) 细菌和病毒性感染、应激状态等引起的溶血。

(5) 药物引起的溶血:伯氨喹等多种药物可促进 G6PD 缺乏个体发生溶血,这些药物的共同特征为,与血红蛋白和氧发生相互作用,从而导致细胞内形成 H_2O_2 和其他氧化自由基。随着这些氧化剂在谷胱甘肽水平较低的酶缺乏细胞中蓄积,血红蛋白和其他蛋白质被氧化,从而导致蛋白功能丧失及红细胞死亡。可能引起 G6PDD 患者溶血的药物可分为三类,这些药物主要是抗疟药、磺胺类、解热镇痛类及其他:

A. 第一类:肯定能引起溶血的药物:伯氨喹、扑疟喹啉、磺胺甲噁唑、磺胺吡啶、呋喃唑酮、硝咪唑、对氨基磺酰胺、酞磺醋胺、乙酰苯胺类、噻唑砜、呋喃妥因、萘啶酸、三硝基甲苯、呋喃西林、硝酸异山梨酯、硝普钠、苯乙肼、珍珠粉、萘(樟脑丸)、亚甲蓝、川连、甲苯胺蓝等。

B. 第二类:可能会引起溶血、非 CHSHA 患者用正常治疗剂量时不会溶血的药物:对乙酰氨基酚、阿司匹林、非那西丁、氨基比林、保泰松、氯霉素、链霉素、异烟肼、氯乙定、秋水仙碱、对氨基苯甲酸、亚硫酸氢钠、甲萘醌、氯苯那敏、苯妥英钠、苯海索、喹尼丁、左旋多巴、丙磺舒、维生素 C、安他唑林、普鲁卡因胺等。

C. 第三类：个别文献报道可引起溶血的药物：阿的平、磺胺异噁唑、柳氮磺吡啶、头孢噻吩、磺胺乙酰、吲哚美辛、甲芬那酸、硫福宋钠、乙酰苯肼、亚甲蓝、噻唑砜、氢氯噻嗪、赛庚啶、达普宋、缩宫素、二巯丙醇、硝酸盐、亚硝酸盐、新肿凡纳明、紫雪丹、四环素、七厘散、熊胆等。

5. 实验室检查　红细胞 G6PD 活性下降（在正常值的 30% 以下），必要时行基因分析。溶血时可有血红蛋白尿及外周血红细胞碎片等。

【麻醉管理】

1. 麻醉前管理

（1）由于本病的患病率较高，携带 G6PD 缺乏基因者约占世界人口的 7%，部分患者为不完全显性，且大多患者平常正常，仅在一定诱因下才出现溶血的临床表现。术前应仔细询问既往病史及家族史，对任何疑似 G6PD 缺陷的人应进行筛查。除术前已明确诊断本病的患者外，对有本病家族史的男性患者术前应检查 G6PD 的活性，手术前未进行此项检查的患者应按本病管理。

（2）药物所引起的溶血，多不会立即出现症状，其症状常出现在用药后 1~3 天左右。术前数天服药者可能在麻醉手术中出现症状，术前应了解患者近期用药史。

（3）感染是诱发 G6PDD 溶血的常见因素，红细胞易被巨噬细胞生成的氧化剂破坏，可能是感染诱发本病发生溶血的潜在机制。另一方面，G6PDD 者易发生感染，Zekavat 最近报道了一组因败血症入院的新生儿，发现其 G6PDD 发生率较高。术前合并感染患者，应控制感染后再行择期手术。同样，围手术期应加强无菌管理，预防继发感染。

（4）糖尿病及酮症酸中毒可诱发 G6PD 缺乏性溶血危象，术前应加强血糖管理，纠正酮酸中毒等代谢异常。

（5）G6PDD 者心血管疾病罹患率增加，麻醉前应仔细评估。

2. 麻醉管理　关于本病目前有较多的临床麻醉报道。围手术期除避免用已知或可能诱发本病溶血发作的各种药物外，良好的麻醉管理、保证内环境稳定、减少麻醉手术应激反应也是预防溶血发作的重要措施。

（1）麻醉用药的安全性问题：Altikat 体外实验发现氟烷、氯胺酮、普鲁卡因对 G6PD 活性无抑制作用，而异氟烷、七氟烷、地西泮、咪达唑仑对 G6PD 活性有一定的直接抑制作用，但需要较高的浓度（I_{50} 值为：异氟烷 0.72mM，七氟烷 1.82mM，地西泮 0.38mM，咪达唑仑 0.001 9mM）。目前尚无报道临床常用麻醉药可诱发本病溶血发作，因此临床常用剂量范围内的静脉麻醉药、吸入麻醉药、肌松药、麻醉性镇痛药、局麻药等是安全的。但亦有一些作者从药物的化学结构来推测其是否具有抗氧化、稳定红细胞胞膜的作用等，推荐首选利多卡因、芬太尼类、吸入麻醉药、阿曲库铵等，Goi 等特别推荐丙泊酚和瑞芬太尼，认为丙泊酚结构上有一个酚环，并显示出可与维生素 E 相媲美的强大抗氧化活性；而瑞芬太尼是一种氧化应激抑制剂，它直接增加超氧化物歧化酶的水平、通过抑制活性氧的产生来抑制细胞毒性；由于七氟烷等被证明可在体外抑制 G6PD 活性，建议仅尽量避免或在麻醉诱导时短时间、低浓度应用。此外，亦有作者认为氯胺酮的结构有较强的氧化性，不建议使用，以上可供参考。但我们认为与麻醉药物的选择相比，良好的麻醉管理似乎更为重要。此外,Goi 等还认为患者属于高铁血红蛋白血症高危者,从这个角度来看推荐利多卡因、甲哌卡因(mepivacaine)局麻,应避免用大剂量局麻药、尤其是丙胺卡因。G6PDD 合并高铁血红蛋白血症时其治疗也是临床难点问题,这是因为高铁血红蛋白血症常用亚甲蓝治疗,但在 G6PDD 中应避免使用亚甲蓝,因为亚甲蓝对高铁血红蛋白的还原依赖于 G6PD 产生的 NADPH,且它有氧化活性,有诱发本病溶血发作的潜在风险。亦可用维生素 C 治疗,常用中等剂量(300~1 000mg/d,分次口服),但要注意大剂量维生素 C 也可能导致 G6PDD 者氧化性溶血。Alzaki 报道了一例 G6PDD 合并糖尿病酮症酸中毒、高铁血红蛋白血症患者,单次口服维生素 C 1g 后高铁血红蛋白下降至安全水平。

（2）应特别注意一些术中常用的非麻醉药的风险,如:硝酸甘油、硝普钠、缩宫素、亚甲蓝、解热镇痛药(如:对乙酰氨基酚)等。对一些难以判断是否有潜在溶血可能性的药物,有作者推荐体外溶血试验进行个体筛查,但仍会出现假阳性或假阴性的问题。对此类患者最为明智的做法是围手术期尽量少用药。

（3）围手术期急性溶血的监测与治疗:全身麻醉通常会掩盖溶血的直接征兆,血浆或尿液中出现游离血红蛋白的是溶血反应的证据。除常规监测外,围手术期应监测体温、血与尿游离血红蛋白浓度、尿色、尿量。术前应常规准备新鲜全血,急性溶血时,输新鲜全血常能立即终止溶血,用量 3~6ml/kg。轻症患者急性溶血期予一般支持疗法和补液即可;溶血及贫血较重者注意水电解质平衡,纠正酸中毒,碱化尿液等预防肾衰竭;对严重贫血,或有心脑功能损害症状者应及时输浓缩红细胞,并监护至血红蛋白尿消失;可试用维生素 E、还原型谷胱甘肽等抗氧化剂,同时应积极查找并去除溶血的诱因。

（4）除感染外,酸中毒、缺氧、严重的应激反应等均可诱发溶血。术中应维持良好的麻醉深度与镇痛效果,避免缺氧、二氧化碳蓄积,维持水、电解质、酸碱平衡及内环境稳定。

3. 术后管理　前已述及,围手术期药物等风险因素触发的溶血症状通常在用药后 1 至 3 天出现,因此,术后同样应加强监护。如出现不明原因头痛,呼吸困难,疲劳,腰/胸骨后疼痛,黄疸,巩膜黄疸和黑尿等症状,必须高度警惕血管内溶血。

（洪俊鹏　郑利民）

参考文献

[1] ELYASSI AR, ROWSHAN HH. Perioperative management of the glucose-6-phosphate dehydrogenase deficient patient: a review of literature[J]. Anesth Prog, 2009, 56: 86-91.

[2] DEPTA AL, ERDÖS G, WERNER C. Anesthesia in patients with glucose-6-phosphate dehydrogenase deficiency. case report and perioperative anesthesiologic management[J]. Anaesthesist, 2006, 55: 550-554.

[3] VALIAVEEDAN S, MAHAJAN C, RATH GP, et al. Anaesthetic management in patients with glucose-6-phosphate dehydrogenase deficiency undergoing neurosurgical procedures[J]. Indian J Anaesth, 2011, 55: 68-70.

[4] GOI T, SHIONOYA Y, SUNADA K, et al. General anesthesia in a glucose-6-phosphate dehydrogenase deficiency child: a case report[J]. Anesth Prog, 2019, 66: 94-96.

[5] ZEKAVAT OR, MAKAREM A, BAHRAMI R, et al. Relationship of glucose-6-phosphate dehydrogenase deficiency and neonatal sepsis: a single-center investigation on the major cause of neonatal morbidity and mortality[J]. Pediatric Health Med Ther, 2019, 10: 33-37.

[6] ALZAKI AA, ALALAWI NH. Diabetic ketoacidosis revealing severe glucose-6-phosphate dehydrogenase deficiency (G6PD-D) deficiency with methemoglobinemia: a case report[J]. Am J Case Rep. 2019, 20: 726-729.

第十五节　桡骨发育不全-血小板减少综合征
（thrombocytopenia with absent radius syndrome）

麻醉管理所面临的主要问题

出血,慢性贫血

可能合并骨骼、心脏和肾脏等器官先天性畸形

可能合并困难气道

避免过度的应激反应等可能加重出血的因素

【病名】

桡骨发育不全-血小板减少综合征（thrombocytopenia with absent radius syndrome,TAR syndrome）,又称缺肢、先天性发育不全性血小板减少综合征、Gross-Groh-Weippl 综合征、非辐射引起的血小板减少综合征等。

【病理与临床】

1. 本病是一种少见的常染色体隐性遗传性疾病,患病率为每 50 万~100 万出生人口 1 例。临床特征为两侧桡骨缺失伴血小板减少。患儿出生后一星期左右由于血小板减少而出现皮肤紫癜、黑便、咯血、呕血或鼻出血,有失血性贫血表现。两侧桡骨均有缺失,拇指多数存在。也有伴短肢畸形,如:臂和腿缺失,手和足直接连接于躯干。由于髓外造血而有肝、脾脏肿大。患儿可能合并小颌症等口腔颌面部畸形及先天性心脏病、肾畸形、食管异常和髋关节脱位等。

2. 实验室检查　血白细胞数增多,血小板数量明显减少,寿命正常。骨髓检查见巨核细胞数量明显减少或缺乏,形态异常,骨髓其他成分无减少。

【麻醉管理】

1. 患者可能合并骨骼、心脏和肾脏等多器官先天畸形,麻醉前应仔细评估并制定相应管理计划。由于本病约 40%的患儿在出生后一年内因血小板减少出血而死亡,此后血小板可能逐渐增多,病情得到部分缓解,故原则上出生后一年内应禁止行各种择期手术。术前应进行全面的体检,了解是否合并其他重要器官先天性畸形,并采取相应措施。术前可输注血小板,增加血小板数量,减少术中或术后出血。慢性贫血的患儿应输注新鲜全血。此外,部分本病患儿用肾上腺皮质激素治疗可改善症状,对术前长期用激素治疗者应按肾上腺皮质功能不全处理。

2. 麻醉方式应选择全身麻醉。气管插管时应操作轻柔,防止呼吸道黏膜损伤引起出血、窒息。禁行经鼻插管。本病患者还可能合并颌面部异常,此时应注意气管插管困难。

3. 文献报道,氧化亚氮可抑制骨髓,应禁用于本病患者。此外,有文献报道,本病患者手术与麻醉时的应激刺激可导致血小板减少。术中应保证良好的麻醉效果及维持内环境稳定,术后应加强镇痛。

（肖　军）

参考文献

[1] AL KAISSI A,GIRSCH W,KENIS V,et al. Reconstruction of limb deformities in patients with thrombocytopenia-absent radius syndrome[J]. Orthop Surg,2015,7:50-60.

第十六节 Shwachman-Diamond 综合征
（Shwachman-Diamond syndrome）

> **麻醉管理所面临的主要问题**
>
> 胰腺外分泌功能不全,营养不良,生长发育差
>
> 易感染
>
> 贫血、血小板减少
>
> 骨骼发育不良,胸廓畸形
>
> 可能合并其他器官病变及困难气道

【病名】

Shwachman-Diamond 综合征（Shwachman-Diamond syndrome，SDS），又称 Shwachman-Bodian 病、先天性中性粒细胞减少伴胰腺功能不全综合征、先天性胰腺脂肪瘤病（congenital lipomatosis of pancreas）、胰腺功能不全及骨髓功能不全（pancreatic insufficiency and bone marrow dysfunction）、Shwachman 型干骺端软骨发育异常（metaphyseal chondrodysplasia，Shwachman type）、Shwachman-Bodian-Diamond 综合征、Shwachman-Bodian 综合征、Shwachman-Diamond-Oski 综合征、Shwachman 综合征等。

【病理与临床】

1. 本病是一种以胰腺外分泌功能不全、同时伴有骨骼异常及骨髓造血功能障碍为主要临床特征的先天性疾病。1964 年由 Shwachman、Diamond L、Osaki 等首先报道。有家族性发病倾向,可能属常染色体隐性遗传。其病因不明,可能与 7 号染色体上 *SBDS* 基因突变有关,而 SBDS 蛋白与 RNA 合成有关,但目前尚不清楚 *SBDS* 基因突变如何导致 SDS 的主要症状和体征的。本病流行病学资料亦不清楚,文献报道患病率从每 2 万名新生儿中 1 例到每 20 万名新生儿中 1 例。迄今已有超过 100 例临床报道。

2. 临床表现　发病年龄小于 10 岁,多在出生后 2~10 个月发病。典型表现为:骨髓异常、胰腺外分泌功能不全、骨骺端发育不良"三联症"。

（1）骨髓异常:白细胞、红细胞及血小板减少。其中,尤其白细胞（中性粒细胞）减少最为明显,容易发生各种感染（如:肺炎、中耳炎、皮肤感染等）。SDS 患者患骨髓增生异常综合征（MDS）和再生障碍性贫血及急性髓系白血病（AML）等血液病的几率高于平均水平。

（2）胰腺外分泌功能不全,淀粉酶、蛋白酶、脂肪酶减少或缺乏,出现食欲缺乏、恶心呕吐、腹泻及营养不良等。

（3）骨骺端发育不良,骨骼形成和生长障碍,骨密度低,最常见受累部位为髋关节和膝关节。身材矮小,颚裂、小头、并指以及膝、肩、腕、踝关节畸形。胸廓异常可出现呼吸问题。

（4）其他:可能合并肝脏肿大、心脏畸形及内分泌系统、眼睛、牙齿和皮肤、中枢神经系统等病变。

3. 治疗　预防和控制感染、胰酶替代治疗。造血干细胞移植可改善骨髓异常。因骨骼发育不良所致畸形者可行整形手术。

【麻醉管理】

1. 麻醉前管理　与先天性角化不全症相似,本病除三联症外,可能还合并心、肝、内分泌

系统等全身多器官与系统病变,颌面畸形者可能还有困难气道的可能,麻醉前应仔细检查与评估并制定相应的麻醉管理方案。麻醉前应尽量改善营养状况;术前应控制肺部感染,进行深呼吸锻炼及胸部理疗,改善肺通气功能;纠正贫血与血小板减少。

2. 麻醉管理 目前有关本病麻醉管理的临床报道较少。其麻醉方法的选择原则上除考虑手术方式外,还应重点考虑其血小板减少及凝血功能。对凝血功能障碍或严重血小板减少者应避免椎管内麻醉及深部区域神经阻滞。Tamhane 报道了一例 21 岁的女性患者(体重 40kg,身高 128cm)因扁桃体周围脓肿而在全麻下手术切开引流,由于口咽部病变,患者牙关紧闭,静脉注射咪达唑仑 3mg 后,在 4% 利多卡因局麻下经鼻纤维支气管镜引导下插管,麻醉维持用七氟烷与芬太尼,患者保留自主呼吸,经过顺利。本病无特殊禁忌的麻醉药,Klos 报道了一例患者用丙胺卡因(prilocaine)后发生高铁血红蛋白血症(methemoglobinemia),但这不应属于本病的特异性反应。本病虽然常合并脊柱畸形与骨骼病变,但现有文献均不提示其属于恶性高热高危者,前述 Tamhane 等的报道已将七氟烷等安全用于本病患者。

3. 呼吸管理 肋骨与胸廓病变可使患者呼吸功能严重受损,若合并呼吸道感染,则可使呼吸功能进一步受损。术后应加强呼吸管理并做好长时间呼吸支持治疗的准备。

4. 预防感染 中性粒细胞减少患者易发生各种感染,应尽量避免一些不必要的侵入性检查与监测,严格遵守无菌操作原则。围手术期应常规预防性应用抗生素。

(胥亮 孟利刚 郑利民)

参考文献

[1] TAMHANE P,NEWTON NI,WHITE S. Anaesthetic management of quinsy in a patient with Shwachman-Diamond syndrome[J]. Anesthesia,2003,58:821.

[2] KLOS CP,HAYS GL. Prilocaine-induced methemoglobinemia in a child with Shwachman syndrome. J Oral Maxillofac Surg,1985,43:621-623.

第十七节 von Willebrand 病
(von Willebrand disease)

麻醉管理所面临的主要问题

凝血功能障碍,出血
围手术期应进行恰当的替代治疗

【病名】

von Willebrand 病(von Willebrand disease,vWD),译名冯·威利布兰德病。又称遗传性血管性血友病(cvWD)、遗传性假血友病、血管性假血友病、von Willebrand-Jurgens 血小板病。

【病理与临床】

1. 1926 年由芬兰医师 Eric von Willebrand 首先报道,他发现一个家系多人有明显的皮肤黏膜出血,但深部组织出血少见,患者出血时间延长而血块收缩正常,与血友病不同。vWD 是由于患者体内 von Willebrand 因子(vWF 因子)基因分子缺陷而造成血浆中 vWF 数量减少或质量异常的一种较为常见的遗传性出血性疾病,大部分患者呈常染色体显性遗传,少数为常染色体隐性遗传。患病率约为万分之一,约占先天性出血病因的十分之一。

2. vWF 是由血管内皮细胞和巨核细胞合成的一种糖蛋白,存在于血浆、基底膜、内皮细胞和血小板 α 颗粒内。其生理功能是作为因子Ⅷ的载体,保护因子Ⅷ免于遭受各蛋白酶的作用而失活,同时它还在初期止血中作为黏附蛋白促进血小板的黏附和聚集。vWD 患者由于血浆中 vWF 质的异常与量的减少,血小板黏附功能降低,可使患者初期止血功能(血小板聚集)丧失,又由于因子Ⅷ凝血活性(因子Ⅷ:C)下降而出现二期止血(血液凝固)障碍。

3. 临床表现为异常出血。与血友病不同的是,多为皮肤、黏膜出血,特别是牙龈出血和鼻出血,而关节与肌肉出血少见。有些患者外伤后出血不止,或因拔牙、扁桃体切除或外科手术后出血不止才发现本病。部分患者随着年龄的增长,vWF 活性亦有所回升,出血症状自行改善。根据临床表现与实验室检查,vWD 分为三型(表 10-3)。

表 10-3　von Willebrand 病的分型

临床资料	1 型	2A 型	2B 型	2N 型	3 型
出血时间	延长或正常	延长	延长	正常	延长
因子Ⅷ	减低	低或正常	低或正常	明显减低	显著减低
vWF:Ag	低	低	低或正常	正常	缺如
vWF:Rco	低	减低	减低	正常	缺如
RIPA	低或正常	显著减低	增高	正常	无
vWF 多聚物	正常	缺乏大、中多聚物	缺乏大多聚物	正常	缺如
发病率(%)	70~80	10~12	3~5	3~5	1~3
治疗	DDAVP	vWF 浓缩液	vWF 浓缩液	vWF 浓缩液	vWF 浓缩液

【麻醉管理】

1. 在出血性疾病的筛选试验中,本病除出血时间延长外,血小板数、APTT 及 PT、纤维蛋白原均为正常(见"血友病"),在术前访视时对有出血家族史、术前检查时出血时间延长及既往手术中出血不止的患者,应考虑本病,并进行必要的实验室检查。根据临床表现、病史及vWF:Ag 定量测定、vWF:Ag 多聚物分析、利托菌素诱发血小板聚集反应(RIPA)等实验室检查即可确诊本病。由于病型不同,不仅疾病的严重程度不同,而且治疗亦不相同,术前还应明确患者的分型。此外,还应注意除先天性外,多发性骨髓瘤、红斑狼疮、甲状腺功能减退症等疾病亦可使 vWF 消耗量增加或产生减少,出现继发性 vWD,术前应排除有无原发性病变,并采取相应对策。

2. 术前应使出血时间恢复正常(Duke 法不超过 5 分钟),同时应维持因子Ⅷ活性(因子Ⅷ:C)在 40%~50%。

(1)1 型或轻型患者可用 DDAVP(1-脱氨基-8-右旋精氨酸加压素)。DDAVP 可促使血管内皮细胞释放Ⅷ/vWF,增加血浆因子Ⅷ及 vWF 浓度(可升高 2~5 倍)。可经静脉、鼻腔及皮下用药。常用量为 0.2~0.4μg/kg,分别于用药后 30 分钟、1 小时Ⅷ及 vWF 升高达高峰。但DDAVP 对重型(2 型及 3 型)无效。

(2)含Ⅷ/vWF 血液制剂替代治疗是目前治疗本病的主要方法,常用制剂有:新鲜全血、新鲜冷冻血浆(FFP)、冷沉淀(CPT)及因子Ⅷ:C 浓缩物。其中,FFP 含所有的 vWF 多聚物,但浓度低,需大量使用,而 CPT 主要含Ⅷ/vWF 与纤维蛋白原,其 vWF 较 FFP 高 5~10 倍。现临床上多用因子Ⅷ:C 浓缩物及 CPT,术前应准备充足的血液制品。应根据出血时间与Ⅷ:C 调节它们的用量,通常应在术前、术中及术后第一天给予因子Ⅷ:C 浓缩物 20~30U/(kg·d)或术前、术中输入 CPT 10U/kg。

3. 麻醉方法的选择及术前用药注意事项同血友病。椎管内麻醉有引起椎管内血肿的危险,应禁用。无论实施何种手术,原则上均应选择全身麻醉。术中应避免血压急剧升高引起颅内出血或其他脏器大量出血。

4. 本病无特殊禁忌的麻醉药,文献报道恩氟烷可使凝血功能障碍,但尚不足以引起严重的后果。相反,低体温、缺氧与二氧化碳蓄积、酸中毒等可使止血与凝血功能恶化,维持内环境稳定更为重要。

5. 术中应常规监测出血时间。围手术期禁用阿司匹林类可抑制血小板聚集的药物。

(肖　军)

参考文献

[1] 王兆钺. 血管性血友病诊治进展[J]. 中国实用内科杂志,2008,28:813-816.

[2] ABBOTT D,DI PAOLA J. vWD type 1:a calculated diagnosIs[J]. Blood,2008,111:3919-3920.

[3] TOSETTO A,CASTAMAN G,RODEGHIERO F,et al. Evidence-based diagnosis of type 1 von Willebrand disease:a Bayes theorem approach[J]. Blood,2008,111:3998-4003.

第十八节　先天性纯红细胞再生障碍性贫血
（congenital erythroid hypoplastic anemia）

麻醉管理所面临的主要问题

> 贫血
> 可能合并多种先天性畸形
> 颅面及颈部畸形,可能为困难气道者
> 注意长期输血合并症
> 注意术前治疗药糖皮质激素等的副作用

【病名】

先天性纯红细胞再生障碍性贫血(congenital erythroid hypoplastic anemia),又称 Diamond-Blackfan 贫血(Diamond-Blackfan anemia,DAB)、Blackfan-Diamond 综合征(BDS)、Blackfan Diamond 贫血(BDA)、Diamond-Blackfan 贫血、Aase-Smith 综合征Ⅱ型(Aase-Smith syndrome Ⅱ)、慢性先天性老年性贫血(chronic congenital agenerative anemia)、Blackfan 与 Diamond 型先天性纯红细胞再生障碍性贫血(congenital hypoplastic anemia of Blackfan and Diamond)、先天性纯红细胞性贫血(congenital pure red cell anemia)、先天性纯红细胞发育不良(congenital pure red cell aplasia)、红细胞生成障碍(erythrogenesis imperfecta)、再生不良性先天性贫血(hypoplastic congenital anemia)等。

【病理与临床】

1. 先天性纯红细胞再生障碍性贫血(DAB)是一种原发性骨髓发育不良性贫血。其病因尚不完全清楚,2005 年 DAB 首次被归类为核糖体病(ribosome disease)。目前发现它与许多基因突变有关,包括 *RPL5*、*RPL11*、*RPL35A*、*RPS10*、*RPS17*、*RPS19*、*RPS24* 和 *RPS26* 基因等。这些基因编码核糖体蛋白(ribosomal protein),其中 *RPL5*、*RPL11* 和 *RPL35A* 基因编码核糖体蛋白大亚基,*RPS10*、*RPS17*、*RPS19*、*RPS24* 和 *RPS26* 基因编码小亚基。约 25% 的 DAB 患者有 *RPS19* 基因突变,约 25% 到 35% 的患者 *RPL5*、*RPL11*、*RPL35A*、*RPS10*、*RPS17*、*RPS24* 或 *RPS26* 基因突变。核糖体蛋白具有广泛的生物学作用,如:参与核糖体的组装或维护其稳定性,处理细胞的遗传指令来制造蛋白质,或参与细胞内的化学信号通路、调节细胞分裂、控制细胞凋亡等,功能核糖体的缺乏可能会增加骨髓中造血细胞的自我破坏。有研究表明核糖体的合成受损还会影响肿瘤蛋白 p53(tumor protein p53,TP53)肿瘤抑制通路的稳定性和活性。

2. 据统计,DAB 患病率大概每一百万人口中 7 例。出现症状的中位年龄是 8 周,确诊的中位年龄是 12 周。男女患病率大约是 1∶1。本病与 Fanconi 贫血、Shwachman-Bodian-Diamond 综合征、先天性角化不良(dyskeratosis congenita)和软骨毛发发育不良(cartilage hair hypoplasia)同属于遗传性骨髓障碍综合征(inherited bone marrow failure syndromes,IBMF)。本病已纳入国家卫生健康委员会五部门《第一批罕见病目录》。

3. 临床表现

(1) 贫血:通常发生在婴儿期,以脸色苍白和嗜睡为主要症状。其贫血症状通常较轻,一些患者常在童年晚期或成年后开始出现轻度贫血。

(2) 可能合并多种先天畸形:DAB 患者中约 50% 出现颅面部畸形,约 38% 患者出现手臂和手的畸形(尤其是大拇指),39% 的患者出现泌尿生殖器的畸形以及 30% 出现心脏畸形。1991 年北美建立了 DAB 患者数据登记库,大约收录了 700 多名 DAB 患者的医疗信息,其中约一半以上的患者均有身体异常的表现,尤其身材矮小。研究发现身材矮小可能是 DAB 一个身体特征,也可能是由于 DAB 患者的慢性贫血、铁超载、激素的使用以及上述三种因素共同导致的结果。

(3) 肿瘤易感者:最常见的易感恶性肿瘤有骨髓增生异常综合征(MDS)、急性髓系白血病(AML)、结肠癌、骨肉瘤以及泌尿生殖系恶性肿瘤等。

(4) 血常规检查:婴儿期或幼儿期的进行性正色素性且通常为大细胞性贫血并伴有网织红细胞的减少,骨髓细胞学检查发现红系幼稚细胞明显减少或者缺失,白细胞以及血小板计数通常正常。

4. 诊断　根据出生 1 岁内婴幼儿即出现的临床表现(表现为贫血和网织红细胞减少,尤其是伴有先天畸形),应高度怀疑 DAB,并同时进行基因筛查,详细诊断标准可参考国际临床共识小组确立的 DBA 诊断标准。DAB 是一种由于红细胞生成减少引起的贫血,其鉴别诊断包括儿童期暂时性红细胞减少(TEC)和其他以骨髓衰竭为特征的疾病,如:再生障碍性贫血、范可尼贫血等。

5. 治疗　DAB 患者的治疗方法主要有两种:输血和糖皮质激素治疗。输血治疗要求维持患者血红蛋白水平与其正常活动匹配,一般要求血红蛋白>80g/L。糖皮质激素治疗者目标血红蛋白为 80~100g/L。研究发现,大约有 40% 的 DAB 患者为输血依赖型,40% 为糖皮质激素依赖型,也有大约 25% 的 DAB 患者可以自行缓解,而大部分缓解的病例都是稳定的。其他效果有限的治疗包括雄激素、IL-3 和免疫抑制剂等。

【麻醉管理】

1. 麻醉前管理　患者常合并多种先天性畸形,尤其要注意是否合并心血管畸形以及颅面与气道畸形,术前需进行充分的评估并制定相应的管理方案。本病麻醉前输血指征同其他疾病(见"再生障碍性贫血"),无心肺疾病的普通患者血红蛋白应高于 70g/L 或 80g/L。为避免红细胞致敏和输血反应,应进行完全红细胞分型并滤去除白细胞。要注意长期输血治疗的患者可能有体内铁储积而引起心、肝、肺等重要器官病变。对术前长期使用糖皮质激素治疗的患者,术前应对皮质功能进行评估,并给予应激保护量,同时要注意糖皮质激素的长期应用引起的感染、水电解质紊乱,高血糖、骨质疏松。对用雄激素治疗的患者,应注意其对肝功能的损害作用,包括肝大、胆汁淤积性肝炎和肝酶水平升高,雄激素还可增强口服抗凝药物(如华法林)的抗凝作用,也可增强胰岛素的作用。对于使用免疫抑制剂者需注意其相关的毒副作用及与麻醉药的相互作用(见"系统性红斑狼疮")。

2. 麻醉管理

(1) 麻醉方法的选择:目前 DAB 患者的麻醉管理报道非常少。经检索,只有土耳其 Katircioglu 医师的一篇报道,他报道了一例 11 岁的 DAB 患儿,因股骨骨折在全麻下安全实施了骨折内固定手术。由于 DAB 患者血小板计数、凝血功能多正常,通常椎管内麻醉可用于本病患者,但部分患者可能合并血小板减少或其他血液系统恶性肿瘤,在麻醉前应对患者血小板与凝血功能进行检查与评估,对不合作的患儿全身麻醉是首选麻醉方法。本病无特殊禁忌的麻醉药。

(2) 气道管理:由于 DAB 患者常常合并有颅面部畸形,以及生长迟缓,所以术前尤其应注重患者的气道评估。虽然 Katircioglu 报道的患儿没有气管插管困难,但他强调可能合并的困难气道对麻醉医师依然是很大的挑战性。

（陈泳花　郑利民）

参考文献

[1] VLACHOS A,ROSENBERG PS,ATSIDAFTOS E,et al. Increased risk of colon cancer and osteogenic sarcoma in Diamond-Blackfan anemia[J]. Blood,2018,132:2205-2208.

[2] DA COSTA L,NARLA A,MOHANDAS N. An update on the pathogenesis and diagnosis of Diamond-Blackfan anemia[J]. F1000Res,2018,29:7.

[3] VLACHOS A,ROSENBERG PS,ATSIDAFTOS E,et al. Incidence of neoplasia in Diamond Blackfan anemia:a report from the Diamond Blackfan anemia registry[J]. Blood,2012,119:3815-3819.

第十九节　先天性角化不全症
(dyskeratosis congenita)

麻醉管理所面临的主要问题

病变可累及全身多器官

骨髓衰竭,全血细胞减少(出血,贫血,易感染)

可能是困难气道

肺纤维化病变

【病名】

先天性角化不全症(dyskeratosis congenita,DKC),又称端粒维护失调(dysfunctional telomere maintenance)、短端粒病(short telomere disease)、Zinsser-Engman-Cole 综合征(Zinsser-Engman-Cole syndrome)等。

【病理与临床】

1. 本病是一种以指甲营养不良、皮肤色素沉着、口腔黏膜白斑为主要临床表现并伴多系统器官病变的先天性疾病。1906 年由 Zinsser 首先报道。其患病率约为百万分之一,男女发病比例 13:1,目前全球已有超过 200 例临床报道,50% 发生在近亲婚配的子女中,无种族差异。

2. 本病病因尚不完全清楚,约半数患者与 *TERT*、*TERC*、*DKC1* 或 *TINF2* 基因突变有关,这些基因蛋白对维持染色体端粒结构正常十分重要。端粒有助于防止染色体不正常粘连及分解退化。随着细胞分裂,端粒逐渐变短,经过一定数量的细胞分裂后,变短的端粒可触发细胞停止分裂或使之发生凋亡。端粒由端粒酶(telomerase)及端粒蛋白复合体(shelterin)构成,端粒酶的作用是在细胞分裂时通过在染色体末端加入少量重复的 DNA 片段以维持正常的端粒长度。端粒酶的主要成分 hTR 和 hTERT 分别由 *TERC* 和 *TERT* 基因调控产生;*DKC1* 基因编码 dyskerin 蛋白,它可与 hTR 结合,稳定端粒酶复合物,从而保护端粒免受细胞 DNA 修复过程的影响。而 *TINF2* 基因与端粒蛋白复合体有关。这些基因变异可导致端粒结构受损、端粒长度降低,从而引起各种临床问题,其中尤其是快速分裂的细胞特别容易受到影响,如:甲床、毛囊、皮肤、口腔黏膜及骨髓细胞。端粒异常还可导致染色体断裂与不稳定,患者容易罹患癌症。本病有 X 染色体隐性遗传、常染色体显性遗传或常染色体隐性遗传三种遗传模式。*DKC1* 基因位于 X 染色体上,当 DKC 与 *DKC1* 基因突变有关时,它以 X 染色体隐性模式遗传,当 DKC 由于其他基因突变引起时可以常染色体显性或隐性模式遗传。部分患者无上述基因突变。X 染色体隐性遗传又称 Zinsser-Cole-Engleman 综合征,临床最常见。

3. 临床表现 以 X 染色体隐性模式遗传者,女性基因携带者可能无症状或症状轻。

(1)皮肤:色素沉着,杂色斑纹状或网状色斑。其他:脱发症(头、眉、睫毛)、过早灰白发、多汗症、掌心皮肤角化过度,手指和脚趾指纹丧失。

(2)指(趾)甲:营养失调,隆起、纵向裂开、萎缩、变薄、翼状化、指甲变小或消失。

(3)黏膜:口腔黏膜白斑,牙周病。食管、尿道开口、龟头、泪管、结膜、阴道、肛门等亦可受累。黏膜病变可致组织结构收缩和狭窄,导致吞咽困难、排尿困难、包茎和泪溢。

(4)骨髓衰竭(bone marrow failure,BMF):约 90% 的患者有全血细胞减少,成以血小板减少最为明显,严重者与再生障碍性贫血表现相似。它是本病的主要死亡原因。

(5)肺部并发症:约 20% 患者合并肺部纤维化。

(6)增加恶性肿瘤的风险:患者较高的恶性肿瘤发生率,特别是鳞状上皮细胞癌。其他恶性肿瘤包括霍奇金淋巴瘤、胃肠道腺癌和支气管和喉头癌。通常在 30 岁左右开始出现恶性肿瘤。

(7)骨骼系统:可能有下颌骨发育不全、骨质疏松、脊柱侧弯。

(8)其他:部分患者可能有智力缺陷。80% 患者合并结膜炎、眼睑炎及泪管狭窄,后者可导致溢泪。胃肠系统异常包括食管曲张、肝脾肿大和肝硬化。生殖泌尿系统异常包括隐睾、尿道下裂和输尿管狭窄等。

4. Hoyeraal-Hreidarsson 综合征与 Revesz 综合征 它们曾被认为是一种单独的疾病,现被确认为 DKC 的重症变异型。

1）Hoyeraal-Hreidarsson 综合征：症状通常发生在生命的第一年，包括宫内生长迟缓、骨髓衰竭、免疫系统缺陷、小脑发育不全、共济失调、小头畸形及肠道吸收不良与严重炎症和溃疡等多器官严重损害，预后差。通常在出现典型的指甲和皮肤异常之前死亡。

2）Revesz 综合征：与 Hoyeraal-Hreidarsson 综合征相似，它还与眼部异常有关（双侧渗出性视网膜病变、Coats 视网膜病变等）。

5. 治疗和预后　主要对症治疗，目的是为减少骨髓衰竭的罹病率和防止并发症。可用皮质类固醇及促红细胞生成素等。长期治疗有骨髓移植或干细胞移植。预后不佳，平均存活年龄为 30 岁。大部分的死因与感染、出血和恶性肿瘤有关。

【麻醉管理】

1. 麻醉前管理　本病是一种罕见且复杂的先天性疾病，患者可能因各种畸形或合并的外科疾病而需多次手术治疗，要注意其病变不仅限于皮肤、指甲、黏膜，它是一个全身性疾病，可累及血液、肺、肝、肾、中枢神经、骨骼等多器官与系统，尤其要注意可能合并的骨髓衰竭及肺部病变。一些危及生命的少见病变亦可发生于本病患者，如：Singh 报道了一例本病患者合并肝硬化、终末期肝病而需进行肝移植。此外，患者易罹患各种恶性肿瘤，从而使其病情更加复杂化。麻醉前应对患者进行详细的检查与评估。麻醉前应纠正贫血与血小板减少；要注意术前治疗的副作用（如：骨髓造血干细胞移植被认为是治疗 BMF 的唯一选择，但增加了肺部并发症的风险）；对长期服用皮质类固醇者应对皮质功能进行评估并进行恰当的皮质激素替代治疗。

2. 麻醉管理　目前有关本病麻醉管理的报道较少，Mitre 等报道了一例紧急胃大部切除术的麻醉管理，Singh 报道了一例肝移植患者的管理。要注意以下几点：

（1）气道管理：本病可能属于困难气道，麻醉诱导时可能出现面罩通气困难及气管插管困难。其原因有：口腔黏膜病变、溃烂、肿胀及纤维机化狭窄，张口困难，下颌骨发育不全，牙周病变、牙齿异常，可能合并有上呼吸道肿瘤等。由于口腔内病变，在气管插管操作时可造成严重出血。术前应仔细评估，做好充分的准备，备好困难气道管理工具。必要时应在纤维支气管镜引导下经口清醒插管。

（2）骨髓衰竭致全血细胞减少、尤其是血小板减少是本病麻醉管理的重点与难点。术前应有针对性地进行成分输血，补充血小板。此外，Mitre 强调应加强围手术期液体管理，避免稀释性凝血功能障碍。麻醉中应严密监测凝血功能及血常规，血栓弹力图监测用于本病是一个良好的监测手段。

（3）对有骨质疏松患者，慎用肌松剂，在搬运患者或体位变动时应小心轻柔，避免缺少肌肉支撑保护而出现骨折等并发症。

（4）本病无特殊禁忌的麻醉药。Singh 等已安全地将丙泊酚、异氟烷、芬太尼及阿曲库铵等用于肝移植患者。其麻醉方法的选择主要取决于血小板减少的程度及是否合并凝血功能障碍，凝血功能障碍者应避免进行椎管内麻醉及深部区域神经阻滞及锁骨下静脉穿刺。

3. 呼吸管理　前已述及，约 20% 的患者合并肺部纤维化，如果合并肝脏病变或肺部感染等，则更加增加呼吸管理的难度。要加强呼吸管理，尽量避免长效阿片类药物的应用。术后应做好长时间呼吸机支持治疗的准备。

4. 预防感染　由于 BMF，患者容易感染，它是患者的重要死亡原因。要严格遵守无菌操作原则，围手术期应合理预防使用抗生素。

（孟利刚　胥亮　郑利民）

参考文献

[1] COHEN SB, GRAHAM ME, LOVRECZ GO, et al. Protein composition of catalytically active human telomerase from immortal cells[J]. Science, 2007, 315: 1850-1853.

[2] VULLIAMY TJ, WALNE A, BASKARADAS A, et al. Mutations in the reverse transcriptase component of telomerase (TERT) in patients with bone marrow failure[J]. Blood Cells Mol Dis, 2005, 34: 257-263.

[3] MITRE CI, CORDA DM, DUNCA F, et al. Anesthesia in a patient with dyskeratosis congenital presenting for urgent subtotal gastrectomy[J]. J Clin Anesth, 2015, 27: 612-615.

[4] SINGH A, PANDEY VK, TANDON M, et al. Dyskeratosis congenita induced cirrhosis for liver transplantation-perioperative management[J]. Indian J Anaesth. , 2015, 59: 312-314.

第二十节　纤溶酶原异常症
（abnormal plasminogen）

麻醉管理所面临的主要问题

> 高凝状态，易发生动、静脉血栓
> 加强围手术期抗凝治疗
> 要特别注意预防心、肺、脑等重要器官栓塞（梗塞）
> 附：ATⅢ缺乏症及其麻醉

【病名】

纤溶酶原异常症（abnormal plasminogen），又称遗传性异常纤溶酶原血症、先天性异常纤溶酶原血症（congenital dysplasminogenemia）等。

【病理与临床】

1. 概述　纤溶酶原（plasminogen）蛋白结构及纤溶酶原的活化及其调节：

（1）纤溶酶原的结构：天然形式的纤溶酶原为单链糖蛋白，由 791 个氨基酸组成。由于其 N 末端为谷氨酸，故称之为谷氨酸-纤溶酶原。纤溶酶可裂解谷氨酸-纤溶酶原 N 末端的几处肽键，分别生成分子略小的 N 末端为蛋氨酸、赖氨酸或缬氨酸的纤溶酶原。通常将这几种纤溶酶原统称为赖氨酸-纤溶酶原。由于裂解时发生构象改变，使赖氨酸-纤溶酶原更易为纤溶酶原活化物活化。纤溶酶原的 N 端部分含有赖氨酸结合部位，可与纤维蛋白、α_2-AP 和抗纤溶赖氨酸类似物如 6-氨基己酸、氨甲环酸等结合。C 端部分含丝氨酸蛋白酶活性，由组氨酸、天冬氨酸和丝氨酸三联体组成催化中心。

（2）纤溶酶原的活化及其调节

A. 纤溶酶原为纤溶酶的无活性前体。在生理情况下，纤溶酶原活化物（tPA、uPA 等）在精氨酸^{561}~缬氨酸^{562}处裂解单链的谷氨酸-纤溶酶原，使之分为仍有一条二硫键相连的双链分子。一条链为重链，含有 N 端的 5 个环状结构域，另一条为轻链，含催化三联体。双链分子发生构象改变，暴露出酶活性部位，即为谷氨酸-纤溶酶。后者在无抑制物情况下又可进一步转变成赖氨酸-纤溶酶。在凝血块中，纤溶酶可使与之邻近的谷氨酸-纤溶酶原转变为分子略小的赖氨酸-纤溶酶原。如前所述，赖氨酸-纤溶酶原比谷氨酸-纤溶酶原更易转变为纤溶酶。在血液循环中，由于纤溶酶迅速被 α_2-AP 中和，基本上不出现谷氨酸-纤溶酶原向赖氨酸纤溶酶原的转变。

B. 谷氨酸-纤溶酶原和赖氨酸-纤溶酶原均可与纤维蛋白结合。谷氨酸-纤溶酶原结合完整的天然纤维蛋白的能力较弱,但与经纤溶酶部分消化的纤维蛋白的亲和力较高,这是由于经纤溶酶部分消化后,纤维蛋白 C 端暴露出新的赖氨酸残基。谷氨酸-纤溶酶原在纤溶酶作用下转变为赖氨酸纤溶酶原后对纤维蛋白的亲和力可增加大约 10 倍,这不但是增强纤溶过程的一种有效的正反馈机制,而且也有利于将纤溶限制在纤维蛋白生成部位。

C. 除了与纤维蛋白结合外,纤溶酶原还可通过其赖氨酸结合部位与肝素、抗纤溶赖氨酸类似物结合。赖氨酸类似物 6-氨基己酸和氨甲环酸等可竞争性与纤溶酶原、tPA 的环状结构域结合,阻碍后两者与纤维蛋白的结合,因而具有抗纤溶作用。α_2-AP 也可通过与纤溶酶原的赖氨酸结合位点的结合,阻碍纤溶酶原与纤维蛋白的结合。

D. 许多细胞的表面具有纤溶酶原受体,通过其赖氨酸结合位点与纤溶酶原结合。纤溶酶原与受体结合后,tPA 将其活化为纤溶酶的速度可增加 10 倍。这可能是由于纤溶酶原与细胞上受体结合后分子构象发生了改变,转变为类似赖氨酸纤溶酶原的结构,故易被激活。血管内皮细胞具有通过调控纤溶酶原受体的表达来调节细胞周边纤维蛋白溶解的能力,也可以通过提高受体的结合来增强 tPA 对纤溶酶原的活化。

2. 本病是常染色体隐性遗传性疾病。由于纤溶酶原结构异常,纤溶酶原不能被激活为纤溶酶,或酶活性下降,引起的血栓栓塞性病变。

3. 临床表现　反复发作的静脉血栓形成。多见于下肢深静脉、肺动脉及肠系膜静脉、视网膜、脑矢状窦静脉,出现相应的表现。亦可出现心肌梗死。外伤、手术、麻醉、妊娠及分娩等各种应激状态可成为发作的诱因。出生后 1 个月即可发病,发病年龄在 11～68 岁,多见于 20～30 岁。本病的血栓形成可能还有其他因素参与,异常纤溶酶原血症与血栓形成之间并不一定存在平行关系。

4. 诊断　静脉或动脉血栓形成;常染色体显性遗传;实验室检查血浆纤溶酶原活性降低、含量正常或降低,在活化剂作用下纤溶酶原转变为纤溶酶的速度减慢。

5. 防治　主要为预防血栓形成,口服抗凝药华法林,或促进纤溶酶原合成(司坦唑醇、达那唑)。血栓形成后治疗可给予链激酶、尿激酶、组织型纤溶酶原激活剂,同时给予正常血浆或纤溶酶原制剂。

【麻醉管理】

1. 本病的术前管理重点是了解有无血栓形成及血栓的部位。尤其要注意下肢深静脉血栓在术中可能脱落而引起肺栓塞,对已发生血栓栓塞的患者,术前应采用溶栓疗法或腔静脉系统放置血栓过滤器。本病患者单独使用纤溶酶原激活剂(链激酶、尿激酶、组织型纤溶酶原激活剂)溶栓时,应同时输注正常血浆或纤溶酶原制剂,因为它们不能形成纤溶酶或形成的纤溶酶无活性。

2. 术中与术后麻醉管理重点是预防形成新的血栓。

(1) 术前 2 小时至术后 5 天内,静脉注射小剂量普通肝素,或皮下注射小剂量低分子肝素,或术前 6 周至术后 10 天口服苯乙双胍和乙基雌醇,或术前 1～2 天肌注司坦唑醇。

(2) 术中维持血流动力学稳定,避免血压过低及脱水与血液浓缩,可适当输入右旋糖酐。

(3) 术中应保证良好的麻醉效果,避免应激诱发新的血栓形成。

(4) 术后应适当镇痛,使患者早期下床活动。

3. 术中应加强监护,尤其是要注意肺栓塞和脑栓塞,它们是本病的重要致死原因。术中出现下述表现时应考虑肺栓塞:低血压和心动过速;有自主呼吸的患者,呼吸加快,低氧血症,肺泡-动脉血氧梯度增加,甚至在 FiO_2 为 100% 时仍出现发绀;呼气末 CO_2 浓度降低;肺动脉压升高,可发生右心衰竭;严重者心动过缓,心电机械分离或停跳。一旦出现上述情况,应维持呼吸道通畅,吸入纯氧。同时维持循环稳定:扩充血容量、并给予增强心肌收缩力药物及用硝酸甘油、硝普钠、PGE₁ 等扩张肺动脉,必要时可行紧急心肺转流或肺动脉血栓取除术。

4. 先天性抗凝血酶Ⅲ(ATⅢ)缺乏症(ATⅢ deficiency)是常染色体显性遗传性疾病,可能与 ATⅢ 基因突变有关。北欧患病率约为 5 000 人中 1 例,英国约为 0.2%~0.4%,在欧美等国,其患病率接近于血友病。首次发病年龄多为 10~25 岁。

(1) ATⅢ 是由 425 个氨基酸组成的糖蛋白,主要由于肝脏合成。其作用是与凝血酶形成复合物,使凝血酶失活,从而维持机体凝血过程的平衡。若其活性下降,则凝血亢进,易发生血栓。临床表现同纤溶酶原异常症,实验室检查示 ATⅢ 活性降低。

(2) 麻醉管理同纤溶酶原异常症。但要注意本病用肝素防治无效。术前管理重点是补充 ATⅢ,使其活性达 80%~120% 以上。首选 ATⅢ 浓缩制剂,用量 1U/kg,可使血浆 ATⅢ 活性升高 1%~1.5%。ATⅢ 的半衰期为 2.5 天,应每 24 小时注射一次。无 ATⅢ 浓缩制剂时,可大量输注新鲜血浆,用量 8~12ml/kg,每 12 小时一次。

(肖 军)

参考文献

[1] ANGLES-CANO E,DE LA PENA DIAZ A,LOYAU S. Inhibition of fibrinolysis by lipoprotein(a)[J]. Ann N Y Acad Sci,2001,936:261-275.

[2] HOFFMAN R,BENZ E,SHATTIL S,et al. Hematology:basic principles and practice[M]. 5th ed. Philadelphia: Churchill Livingstone Elsevier,2009.

第二十一节 纤维蛋白原缺乏症
(hypofibrinogenemia)

麻醉管理所面临的主要问题

> 凝血功能障碍,出血倾向
> 可能合并其他原发性疾病
> 围手术期应进行恰当的替代治疗
> 不规范的治疗可导致血栓形成

【病名】

纤维蛋白原缺乏症(hypofibrinogenemia),无别名。

【病理与临床】

1. 纤维蛋白原缺乏症是由于血纤维蛋白原浓度下降或功能异常所引起的一组出血性疾病,可分为无或低纤维蛋白血症和异常纤维蛋白原血症,根据发病机制的不同分为先天性(遗传性)与获得性。

2. 先天性纤维蛋白原缺乏症是由于肝细胞先天性纤维蛋白原合成与分泌不足所致,它又分为先天性无纤维蛋白原症、先天性低纤维蛋白原症、先天性异常纤维蛋白原症。

(1) 先天性无纤维蛋白原症(Congenital afibrinogenemia):由德国学者 Rabe 和 Solomen 等于 1920 年首先报道,迄今报道已逾 150 个家系。本病以纤维蛋白原缺乏或极低($<0.2g/L$)为特点。在欧美一些国家的患病率约 $1/10^6$。多为常染色体隐性遗传,是由于纤维蛋白原合成障碍引起。患者出生时即有出血倾向,表现为脐带出血不止,以后常有轻伤或手术出血过多,皮下血肿、鼻出血、牙龈出血等。伤口愈合不良、胃肠道及泌尿生殖道出血、自发性脾破裂也较为常见,颅内出血是主要死亡原因。进入成年期后,出血症状可随年龄增长而逐渐缓解。

(2) 先天性低纤维蛋白原症(congenital hypofibrinogenimia):由德国学者 Rsak 于 1935 年首先报道,系指纤维蛋白原低于正常水平。为常染色体显性或隐性遗传,是由于纤维蛋白原合成不足或分泌障碍引起。纤维蛋白原分子结构异常使其在肝细胞中的转运或分泌受阻,其他凝血因子及纤溶活性正常,血浆纤维蛋白原多在 $0.2 \sim 1.0g/L$ 之间。大多数无出血症状,少数患者外伤或手术后出血过多,但远不如无纤维蛋白原血症患者严重和频繁,患者均可生存至成年。

(3) 先天性异常纤维蛋白原症(congenital dysfibrino genemia):由 Dilmperato 和 Dettori 于 1956 年首次报道。多为常染色体显性或隐性遗传,是指纤维蛋白原结构基因突变导致纤维蛋白原分子结构与功能异常。按不同功能缺陷分为四类,即纤维蛋白肽释放异常、纤维蛋白单体聚合异常、纤维蛋白肽释放异常及单体聚合异常、交联异常。大多数患者无症状,仅有凝血试验结果异常(凝血酶原时间、凝血酶时间等大都延长),部分表现为出血、血栓、伤口愈合不良或延迟。

3. 获得性纤维蛋白原缺乏症往往由于有原发病而表现复杂和严重,常表现为出血、休克、栓塞和溶血。其产生的机制有以下几种:

(1) 纤维蛋白原生成不足。常见于严重肝病,血浆纤维蛋白原一般不低于 $1.0g/L$,出血倾向是由于伴有其他凝血因子缺乏所致。

(2) 纤维蛋白原消耗过多。见于弥散性血管内凝血及原发性纤溶亢进,可消耗大量纤维蛋白原和凝血因子。

(3) 纤维蛋白原破坏增多。见于恶性肿瘤晚期或癌肿转移,肿瘤细胞可释放蛋白水解酶,裂解纤维蛋白原使其减少。

4. 获得性异常纤维蛋白原症　多继发于恶性肿瘤,主要是肝癌、肝病、急性白血病和恶性淋巴瘤,无典型的出血、血栓和伤口愈合不良等表现。

【麻醉管理】

1. 术前应明确纤维蛋白原减少的原因,尤其应注意获得性异常纤维蛋白原症者,常伴有各种恶性肿瘤,长期接受放化疗,导致体质虚弱,营养不良和免疫功能降低,容易并发各种感染,对麻醉药的耐受性也差,此类患者麻醉药应减量。获得性纤维蛋白原缺乏症者,常继发于严重肝脏疾病,使用麻醉药时应注意对肝脏有无影响,其中,巴比妥类在肝内代谢,对肝细胞有不同程度的影响,应慎用。地西泮和哌替啶的代谢虽与肝脏有关,除非患者已有精神症状,作为麻醉前用药仍属安全。吗啡主要在肝内代谢,应避免应用。阿托品和东莨菪碱可常规应用。

异氟烷、七氟烷等对肝脏的影响较小,可单独使用,也可以复合静脉麻醉应用。术中应加强监测,充分供氧,防止二氧化碳蓄积,尽量维持血流动力学的稳定,避免低血压,防止肝功能的进一步恶化。

2. 术前准备重点是替代治疗,特别是当有活动性出血时。

(1) 妊娠及儿童时期长期预防性应用已有成功的报道,但尚需随机性研究加以证实。脾破裂单用纤维蛋白原替代治疗也有成功的报道。

(2) 有报道表明,达那唑可使先天性低纤维蛋白原症的纤维蛋白原增高。

(3) 无纤维蛋白原症患者因输注纤维蛋白原而产生抗纤维蛋白原抗体,导致严重的输注反应,并使输注的纤维蛋白原半衰期缩短已有报道。故术前不应作长期预防性治疗,因反复输注纤维蛋白原可诱发抗纤维蛋白原抗体产生,使纤维蛋白原进一步减少。对于获得性纤维蛋白原缺乏症患者最为有效的方法还是治疗其原发性疾病。

(4) 此外,部分患者可因输注纤维蛋白原而发生血栓,同时应用低分子量肝素可避免血栓的发生。由于有可能传播病毒,美国现已禁用未经病毒灭活的纤维蛋白原制剂,而改用冷沉淀,每单位冷沉淀含 200~250ml 纤维蛋白原,由于纤维蛋白原的半衰期为 96~144 小时,因此,替代治疗可每 3~4 天给 1 次。

3. 在进行替代治疗时要注意

(1) 纤维蛋白原可促进血小板聚集与血栓形成,应防止过量,一般根据出血的严重程度,使血浆纤维蛋白原达到 0.6~1.0g/L 便可维持正常止血功能。但有文献报道,血纤维蛋白原浓度低于正常者亦有可能发生血栓,术前替代治疗的患者可合用肝素,同时还应注意有无血栓形成。

(2) 氨基己酸可能在防止出血时有用,对于发生血栓者可予以肝素和口服抗凝剂,对于反复发生静脉血栓或肺栓塞者应长期使用抗凝剂。

4. 围手术期,补充纤维蛋白原,提高纤维蛋白原水平,防止手术中出血和伤口愈合不良。可给予新鲜全血、血浆、冷沉淀物或纤维蛋白原制剂。正常时,输入 200ml 全血或 100ml 血浆能提高纤维蛋白原浓度约 100mg/L。血浆纤维蛋白原浓度正常值为 2~4g/L,低于 0.6g/L 时可有出血倾向,术前应维持纤维蛋白原浓度在 1g/L 以上。

5. 本病患者原则上均应选择全身麻醉,在充分补充纤维蛋白原的基础上可慎用椎管内麻醉。血纤维蛋白原半衰期为 3~6 天,术前经替代治疗使凝血功能恢复正常的患者,若术中无大出血,则术中因纤维蛋白原下降引起出血的可能性小。术中应监测凝血功能与纤维蛋白原浓度,异常者可输注新鲜血浆或纤维蛋白原制剂。但要注意异常纤维蛋白原症者,其血浆纤维蛋白原浓度可正常。

(肖　军)

参考文献

[1] HILL M,DOLAN G. Diagnosis,clinical features and molecular assessment of the dysfibrinogenaemias[J]. Haemophilia,2008,14:889-897.

[2] ASSELTA R,SPENA S,DUGA S,et al. Molecular genetics of quantitative fibrinogen disorders[J]. Cardiovasc Hematol Agents Med Chem,2007,5:163-173.

第二十二节　血小板减少症

（thrombocytopenia）

【病名】

血小板减少症（thrombocytopenia），无别名。

【病理与临床】

1. 外周血血小板计数（PLT）正常值为 $100\sim300\times10^9/L$，当 PLT 低于 $100\times10^9/L$ 时，称血小板减少。当 PLT 高于 $400\times10^9/L$ 时，称血小板增多。血小板由骨髓巨核细胞所产生，其寿命为 9~11 天，它与血管、凝血系统相互作用，在初期止血过程与血栓形成过程中起作重要作用。当血小板减少时，患者止血障碍。

2. 引起血小板减少的原因很多，根据其发病机制分为四类（表 10-4）：血小板产生减少，血小板破坏过多、寿命缩短，血小板分布异常，血小板丧失过多。

表 10-4　血小板减少的原因

血小板减少的机制	常 见 原 因
血小板产生减少	白血病，再生不良性贫血，药物或放射性骨髓抑制，巨幼红细胞贫血，睡眠性阵发性血红蛋白尿。某些先天性疾病（如：TAR 综合征，Fanconi 综合征、遗传性血小板减少症等）
血小板寿命缩短	
免疫性因素	ITP，系统性红斑狼疮，恶性淋巴瘤，抗磷脂抗体综合征，小儿病毒感染，某些药物（如：青霉素、肝素、阿司匹林、奎宁等）
非免疫性因素	DIC，血栓性血小板减少性紫癜，人工心脏瓣膜，体外循环，动静脉畸形，血管瘤，溶血性尿毒症综合征（HUS）等
血小板分布异常（贮存于脾脏）	肝硬化，脾亢
血小板丧失过多	大出血

3. 实验室检查　除血小板计数减少外，出血时间延长、毛细血管脆性增加，而凝血时间、激活的部分凝血活酶时间（APTT）、凝血酶原时间（PT）等均正常。

【麻醉管理】

1. 血小板减少是临床最常见的病理改变之一。血小板减少症的手术麻醉主要包括以下三方面：合并外科疾病需要手术治疗者、特发性血小板减少性紫癜（ITP）者行脾切除术者、血小板减少致颅内出血及胃肠道出血需紧急手术治疗者。术前管理应注意以下几方面：

（1）首先应鉴别是否为假性血小板减少（pseudothrombocytopenia，PTP）。采用 EDTA 抗

凝剂时,血小板可发生凝聚,并黏附于白细胞上,引起假性血小板减少。文献报道,在日本,PTP约占全体血标本的0.8%。故对血小板减少的患者,除进行必要的凝血功能检查外,还应仔细询问病史,必要时可采用枸橼酸钠或肝素抗凝血测定。在败血症时亦可出现一过性PTP。

（2）明确血小板减少的原因非常重要,尤其要注意血小板减少有时仅是某些严重疾病的一种临床表现。应针对不同原因而制定详细的麻醉管理计划。此外,还应注意本病患者可能合并有其他凝血因子异常。

（3）围手术期输注血小板是防治血小板减少或功能障碍引起出血的重要措施。择期手术患者术前应使其出血时间与血小板数恢复正常。

①术前应输注血小板,至少应使其达到$(50\sim100)\times10^9/L$。

②目前可用于临床的血小板制剂包括富含血小板血浆(PRP)及血小板浓缩剂(PC)。因输入的血小板有$1/3\sim2/3$被留阻在脾脏内,故输入后2小时平均回收率为62%。输注血小板后,血中血小板升高数预计值可通过下式计算:血小板升高数$=[0.62\times$输注的血小板量$(\times10^9/L)]/[$体重$(kg)\times0.07L/kg]$。此外,还可根据下述方法估计:输入200ml全血制备的PRP或PC一袋,血小板分别上升$(3\sim6)\times10^9/L$、$(2\sim4)\times10^9/L$。

③判断输血小板效果可采用校正血小板数增幅(corrected count increment,CCI):CCI$=[$血小板计数增幅×体表面积$(m^2)]/$输入的血小板量$(\times10^{11})$。血小板计数增幅是输血小板后1小时血小板计数与输血小板前的差。CCI高于7 500,则效果满意。

④输入的血小板有效寿命仅$24\sim72$小时,故应在术前一天下午或手术当天输注,术中根据出血情况及血小板计数等增加用量。

⑤血小板寿命短,应输入新鲜血小板。文献报道,在血小板贮存过程中血小板易发生贮存损伤,贮存$1\sim2$天后血小板平均容积增加10%,贮存3天后GPIb可减少$30\%\sim50\%$。以采血后6小时内输入为宜,超过24小时血小板活性下降,不应采用。

2. 麻醉方法　原则上应选择全身麻醉。术前通过输注血小板,使血小板数达到$80\times10^9/L$以上,且止血与凝血功能正常的患者,可用细穿刺针行蛛网膜下腔阻滞。本病患者不推荐用硬膜外阻滞。全身麻醉时,气管插管应轻柔,以免引起口腔黏膜出血。禁用经鼻插管。术中出血时,可采取以下方法:应用局部止血剂,控制性降压,输注血小板、新鲜血浆、或全血等。

3. 麻醉用药及围手术期治疗用药对血小板功能的影响:

（1）文献报道,临床用量的氟烷、七氟烷及异丙酚可抑制血小板聚集,但除氟烷外,临床应用时均不会引起严重后果。异氟烷对血小板功能无影响。氧化亚氮一方面可使血小板聚集增加,另一方面还可抑制骨髓,引起血小板减少,应禁用。

（2）围手术期治疗用药亦可影响对血小板功能,应避免应用(表10-5)。

4. 特发性血小板减少性紫癜(idiopathic thrombocytopenic purpura,ITP)是一组与自体免疫有关的血小板减少性疾病。由于患者血清中存在免疫性抗体(血小板相关抗体,多为PAIgG,ITP患者血PAIgG可达正常的100倍),使血小板寿命缩短,血小板减少。血小板的主要在脾脏、肝脏和骨髓内破坏,其中,脾脏最为重要。

表 10-5   临床常用的可能影响血小板功能的药物

类　别	药　物
影响前列腺合成的药物	阿司匹林、皮质类固醇、吲哚美辛、保泰松、布洛芬及磺吡酮等
增加血小板 cAMP 浓度的药物	
（1）腺苷酸环化酶激活剂	PGI_2、PGE_1 及 PGD_2 等
（2）磷酸二酯酶抑制剂	双嘧达莫、咖啡因及氨茶碱等
抗凝剂	肝素
纤溶剂	链激酶、尿激酶及 t-PA 等
β-内酰胺类抗生素	青霉素类和头孢素类
血浆扩容剂	右旋糖酐、羟乙基淀粉
心血管药物	硝酸甘油、普萘洛尔、硝普钠、维拉帕米及硝苯地平
其他	局部麻醉药、抗组胺药、三环类抗抑制药、乙醇等

（1）本病分为急性与慢性。急性 ITP 多见于小儿,起病急,病程短。慢性者多发于成人,起病隐袭,症状多变。常在感染(细菌和病毒)后起病,血小板减少,反复发作者,可持续数星期或数月。表现为皮肤紫癜,以四肢远侧端多见。黏膜出血表现为鼻及牙龈出血和女性月经过多。关节和视网膜出血少见。血小板计数常为($30 \sim 80$)$\times 10^9$/L,抗血小板抗体增高。本病出血症状一般与血小板计数相关,当外周血小板计数 $<20 \times 10^9$/L 时,可并发严重的出血症状,患者可因颅内出血或重要脏器出血而死亡。

（2）脾切除是治疗本病血小板减少的有效方法。除非急诊手术,慢性 ITP 患者应选择发作间歇期手术,急性 ITP 患者应选择疾病自然缓解后手术。肾上腺皮质激素为治疗 ITP 的主要药物,但术前长期应用肾上腺皮质激素治疗者,应按皮质功能不全者处理。术前通过免疫抑制、丙种球蛋白、肾上腺皮质激素的应用等,使血小板数维持在 50×10^9/L 以上。

（3）妊娠合并本病患者的麻醉处理:主要问题是产妇分娩出血及抗血小板抗体通过胎盘,使胎儿血小板减少,在分娩时引起胎儿颅内出血。故此类胎儿要加强围生期的管理,对母体采用皮质激素与丙种球蛋白治疗后,血小板数仍低于 50×10^9/L 的患者,应在超声波引导下采取胎儿血测定其血小板数,若胎儿血小板与母体同样下降,则应采用剖宫产,避免经阴道分娩。要注意胎儿采血有可能引起胎儿宫内窘迫,在采血前应做好紧急剖宫产的准备。此类患者麻醉应选择全麻。但对血小板数大于 50×10^9/L、无出血倾向的患者,亦可用细的腰麻针(25G 以上)穿刺,在腰麻下行剖宫产或无痛分娩。用粗穿刺针行硬膜外穿刺,其出血的危险性远高于腰麻,应避免应用。但有文献报道对血小板数为($69 \sim 100$)$\times 10^9$/L 的患者,在硬膜外镇痛下行无痛分娩,无任何神经学并发症发生。

5. 血栓性血小板减少性紫癜(thrombotic thrombocytopenic purpura,TTP),又称 Moschcowrtz 综合征、血栓性微血管病。本病是一种非免疫性血小板消耗过多所致的血小板减少性疾病。其发病机制尚未阐明,目前认为与血管内皮细胞损伤及血小板聚集增强等有关。主要病理变化为毛细血管与小动脉内广泛玻璃样血栓,血管内皮细胞增生、肿胀,导致小血管阻塞。各器官因血栓形成而供血障碍,以上病变可累及全身,尤其是心脏、肾脏、胰腺、肾上腺受损最为严重。

（1）临床表现为五联症：微血管性溶血性贫血、血小板减少性紫癜、神经系统症状、发热和肾损害。实验室检查血小板数明显减少,常在(10~50)×10⁹/L,且生存时间缩短。红细胞和血红蛋白都有不同程度的下降,并出现大量破碎或畸形红细胞,这是由于红细胞受到纤维蛋白网或微血栓挤压所致。

（2）目前有关本病的麻醉报道较少。本病多进展迅速,呈暴发性,脑、心、肺、肾等多脏器功能受损,预后差,死亡率达70%以上,此类患者禁忌择期手术。必须手术者,术前应行血浆置换疗法、合用抗血小板聚集药物及肾上腺皮质激素,纠正贫血及血小板高聚集状态,同时还应仔细评估患者重要脏器功能状态是否能耐受麻醉和手术。

（3）麻醉方法应选全身麻醉,根据心、肾、脑等重要器官受损情况选择适当的麻醉药物。但此类患者对麻醉药的耐受性降低,应减少麻醉药用量。

（4）术中应极力维持呼吸循环及内环境的稳定,尤其是要注意维持血流动力学稳定：血压剧烈升高可引起颅内出血,血压下降或血容量不足可加重肾、心、脑等器官的功能损伤,均应避免之。术中可用右旋糖酐改善微循环。出血时,切不可单独输入血小板,因为输入的血小板很快被消耗,不但不能止血,反可使血栓形成加快,病情恶化。可在抗血小板聚集治疗的基础上补充血小板,文献报道,静脉输注血浆有助于病情的缓解。

（肖　军）

参考文献

[1] BUSSEL JB,KUTER DJ,PULLARKAT V,et al. Safety and efficacy of long-term treatment with romiplostim in thrombocytopenic patients with chronic ITP[J]. Blood,2009,113:2161-2171.

[2] BUSSEL JB. PROVAN D. SHAMSI T,et al. Effect of eltrombopag on platelet count and bleeding during treatment of chronic idiopathic thrombocytopenic purpura:a randomized,double-blind,placebo-controlled trial[J]. Lancet,2009,373:641-648.

第二十三节　血小板无力症
(thrombocytasthenia)

麻醉管理所面临的主要问题

血小板聚集功能下降,出血

【病名】

血小板无力症(thrombocytasthenia),又称 Glanzmann 血小板无力症(Glanzmann thrombasthenia)、遗传性出血性无力症、Glanzmann 病。

【病理与临床】

1. 本病为常染色体隐性遗传性血小板功能缺陷性疾病,主要为血小板聚集功能缺陷,在近亲婚配中较为常见。它是由于血小板膜糖蛋白Ⅱb/Ⅲa(GPⅡb/Ⅲa)基因缺陷,引起血小板对多种诱聚剂(如腺苷二磷酸、凝血酶、胶原等)无聚集或反应减低。本病的基本缺陷为血小板膜 GPⅡb/Ⅲa 复合物减少、缺乏或结构异常。GPⅡb/Ⅲa 是血小板表面最主要的抗原及功能蛋白,活化的血小板其构型发生改变或由于其周围微环境的改变,GPⅡb/Ⅲa 可结合纤维蛋白原、纤维蛋白、vWF 和层粘连蛋白等黏附分子,介导血小板聚集。本病血小板因缺乏这些受体功能出现聚集、黏附缺陷,导致血块回缩不良。血小板无力症虽是较少见的疾病,但并不罕见。

2. 临床表现为出血,主要为皮肤与黏膜出血,女性患者月经过多,新生儿紫癜、儿童期鼻出血、牙龈出血。而自发性出血、脑出血及关节出血少见。外伤、手术及分娩常引起严重出血。出血严重程度与频率与 GP Ⅱ b/Ⅲa 缺失的程度无明显关系。杂合子型患者血小板 GP Ⅱ b/Ⅲa 含量只有正常的一半,无出血表现,纯合子型患者出血明显。

3. 实验室检查 血小板计数和形态正常,血片中可见血小板散在不聚;出血时间延长;腺苷二磷酸、凝血酶、胶原及肾上腺素诱导的血小板聚集反应减低,利托菌素及 vWF 诱导的血小板聚集反应正常。大多数患者血块回缩异常,血小板伸展不良、GP Ⅱ b/Ⅲa 减少、缺失或结构异常。

【麻醉管理】

1. 本病为血小板计数及形态正常的血小板功能缺陷性疾病,术前检查时,若仅依靠血常规检查,而不详细询问易出血病史或不进行出、凝血功能检查,极易漏诊。本病患者出血时间明显延长,故对所有手术患者均应强调术前出、凝血功能检查。同样道理,本病围手术期管理不应以血小板计数为依据,而应监测出血时间。

2. 此类患者应尽量避免手术,特别是女性患者月经期间如果手术发生大出血的几率较大,对于必需接受外科手术及操作的患者术前应预防性输注血小板,术中输注血小板也是控制出血的重要措施。为预防长期反复输注同种血小板而产生抗血小板抗体,最好输注去除白细胞的 ABO 及 HLA 配型一致的单采血小板。对已发生同种免疫反应的患者,其麻醉管理非常棘手,术前可采用血浆交换疗法及大剂量丙种球蛋白治疗,在改善患免疫状况的基础上输注血小板。必须待出血时间恢复正常后才可实施择期手术。

3. 本病的麻醉管理同血小板减少症(见“血小板减少症”)。麻醉方式选择全身麻醉,禁用鼻腔插管。围手术期应避免使用影响血小板功能的药物。

4. Bernard-Soulier 综合征(Bernard-Soulier syndrome),又称巨大血小板病。它是一种常染色体隐性遗传性血小板功能障碍性疾病,主要为血小板黏附功能障碍。主要缺陷为血小板膜 GP Ⅰ b/Ⅸ 复合物缺乏及与 vWF 结合反应降低。临床表现同血小板无力症,皮肤瘀血斑、牙龈出血,月经过多,外伤后出血不止等。实验室检查:血小板计数正常,出血时间延长,血小板巨大,血小板黏附功能下降,血小板对 ADP、胶原等的聚集反应正常,血小板膜 GP Ⅰ b 降低。其麻醉管理同血小板无力症。

(肖　军)

参考文献

[1] FRANCHINI M,LIPPI G,GUIDI GC. The use of recom binant activated factor Ⅵ in platelet-associated bleeding [J]. Hematology,2008,13:41-45.

[2] HAYWARD CP. Diagnostic approach to platelet function disorders[J]. Transfus Apher Sci,2008,38:65-76.

[3] NURDEN P,NURDEN AT. Congenital disorders associated with platelet dysfunctions[J]. Thromb Haemost, 2008,99:253-263.

[4] ALI N,MOIZ B,SHAIKH U,et al. Diagnostic tool for Glanzmann s thrombasthenia clinicopathologic trum[J]. J Coll Physicians Surg Pak,2008,18:91-94.

第二十四节　血　友　病
（hemophilia）

【病名】

血友病（hemophilia），无别名。

【病理与临床】

1. 血友病是一种 X 连锁隐性遗传性出血性疾病。由位于 X 染色体上凝血因子Ⅷ或凝血因子Ⅸ变异、凝血因子Ⅷ或凝血因子Ⅸ缺乏所致。其中，血友病 A（hemophilia A），又称先天性或遗传性因子Ⅷ缺陷症，是由于凝血因子Ⅷ缺陷所致。血友病 B（hemophilia B），又称先天性或遗传性因子Ⅸ缺陷症，是由于凝血因子Ⅸ缺陷所致。FⅧ和 FⅨ都是正常情况下产生凝血酶所必需的关键因子。F X 激活的主要生理途径是组织因子途径，首先组织因子和 FⅦ共同激活 FⅨ形成 FⅨa、FⅧa、钙离子以及磷脂组成复合物激活 F X 产生 F Xa，最后 F Xa 作用于凝血酶原形成凝血酶。在这个过程中需要 FⅧ和 FⅪ的参与，因此，两者中缺乏任何一种因子都会严重影响凝血酶和纤维蛋白的产生。在正常情况下，受伤后首先出现血小板栓塞，然后纤维蛋白形成，这样形成血痂以达到止血的目的。凝血酶是血小板聚集、纤维蛋白形成，血痂收缩以及 FⅩⅢ激活的关键因素，由于血友病患者缺乏 FⅧ或 FⅨ，影响了凝血酶的形成，血痂形成延迟，微小的损伤可发生出血不止。关节腔和肌肉的深部出血是血友病的特征性出血症状。血友病患者形成的血痂非常易碎，在替代治疗不足的患者中反复出血是常见症状之一。本病多见于男性，男女之比约为 500：1。患病率：血友病 A 约为万分之一，血友病 B 约为三万分之一。本病已列入国家卫健委等五部门《第一批罕见病目录》。

2. 血友病 A 和 B 的临床表现非常相似，很难鉴别。其特点是延迟、持续而缓慢的渗血，出血频度与部位取决于患者体内的凝血因子水平。出血部位以皮肤、肌肉出血最为常见，关节腔出血次之。内脏出血少见，但病情常常较重。分为轻中重三型：

（1）关节出血：是本病典型症状之一，约见于 2/3 以上的患者，常发生在创伤、行走和运动后，其中以膝关节最为常见，其他常受累的关节依次为：肘、踝、肩、髋和腕等。主要见于中、重型患者，轻型患者少见。首次关节出血常见于初学走路的孩子，此时最常见于踝关节，其次是膝关节，随着年龄的增长，关节出血最常见于膝关节和肘关节。关节出血可为自发性的或创伤所致，可引起关节炎、变形性、关节强直。

（2）肌肉出血和血肿：约 75% 患者发生过肌肉出血和血肿，常在创伤或活动后发生，也可在创伤不明显情况下发生，可发生在任何部位，但用力肌肉群易发生。严重病例尤其是腹膜后出血可引起贫血和休克。血肿压迫重要器官，如：腹膜后出血可以引起麻痹性肠梗阻，血肿进入胸腔或颈部可造成呼吸道阻塞，下腹部血肿导致尿路阻塞可以影响肾功能，血肿压迫神经可致神经损伤，髂窝部位的出血常是致残的。

（3）皮肤和黏膜出血：并非本病特有，特点呈片状瘀斑，并常伴有皮下硬结，系真皮层以下部位出血形成的小血肿，常因轻微创伤引起。皮肤有较大伤口时常出血不止。黏膜出血常见，黏膜部位小伤口常引起持续地出血，不进行替代治疗不易停止。鼻出血常是局部损伤或感染引起，应积极治疗以避免呼吸道阻塞。齿龈、舌和其他口腔黏膜部位的小伤口常出血持续不止，若不进行替代治疗，可以导致严重失血。消化道出血不少见，出血常严重，可因食物损伤上消化道黏膜或消化性溃疡引起。成年血友病患者中消化性溃疡发生率为正常男性的 5 倍，可能与血友病患者常用抗炎止痛药治疗关节痛有关。

（4）假肿瘤：大腿、骨盆和髂腰肌、臀部、小腿、足、前臂和手局部创伤出血后，在骨膜下、肌腱筋膜下形成囊性血肿，若血肿内血液不吸收则血液破坏降解造成局部渗透压增高，囊内反复出血，常在数年内体积逐渐增大，从而压迫破坏和腐蚀周围组织，形成假肿瘤。

（5）还会出现泌尿道出血、中枢神经系统出血。

3. 实验室检查

（1）筛选试验：包括内源途径凝血试验、外源途径凝血试验（凝血酶原时间）、出血时间、血小板计数、血小板聚集试验，以及凝血酶时间（TT）和 FXIII 试验等。内源途径筛选试验中血友病患者激活的部分凝血活酶时间（APTT 或 KPIT）延长，但 APTT 不能鉴别血友病的类型，须进一步做凝血活酶生成试验和纠正试验，Biggs 凝血活酶生成试验（TGT）敏感并可鉴别血友病 A、血友病 B 或 FXI 缺乏。

（2）临床诊断试验：因子VIII活性（FVIII：C）测定辅以 FVIII：Ag 测定和因子IX活性（FIX：C）测定辅以 FIX：Ag 测定可以确诊血友病 A 和血友病 B，同时可对其分型。同时应行 vWF：Ag 测定（血友病患者正常）可与血管性血友病鉴别。有些患者可做抗体筛选试验和抗体滴度测定以诊断因子抑制物是否存在。

（3）基因诊断试验：主要用于携带者检测和产前诊断，目前用于基因分析的方法主要有 DNA 印迹法、寡核苷酸探针杂交法（DOH）、聚合酶链反应（PCR）、核苷酸序列分析法等。

4. 诊断治疗　结合出血病史、家族史以及实验室检查可以明确诊断。治疗主要是替代疗法，输注含有因子VIII或IX的制剂，使患者血浆中因子VIII或IX的含量提高到止血水平。

【麻醉管理】

1. 术前应详细询问病史及家族史，凡有自发性出血病史或家族中男性有类似病史者应高度怀疑本病，并作进一步检查。重点应注意以下情况：

（1）临床常用出血时间检查或毛细血管法凝血时间检查，不能反映本病。本病患者出血时间、血小板数、血小板功能及反映外源性凝血功能的凝血酶原时间（PT）正常，而反映内源性凝血功能的激活的部分凝血活酶时间（APTT）显著延长。测定因子VIII或IX活性（FVIII：C 或 FIX：C）及因子VIII或IX抗体（FVIII：Ag 或 FIX：Ag）不仅可确诊，而且还可了解疾病的严重程度。麻醉前应熟知各种出、凝血功能实验室检查的临床意义（表 10-6）。

表 10-6　出血性疾病的筛选试验

	出血时间	血小板数	APTT	PT	纤维蛋白原浓度
vWD、血小板功能异常	延长	正常	正常	正常	正常
血小板减少	延长	减少	正常	正常	正常
内源性凝血障碍	正常	正常	延长	正常	正常
外源性凝血障碍	正常	正常	正常或延长	延长	正常
DIC、肝损害	延长	减少	延长	延长	减少

（2）大量文献报道,血友病发生腹内出血时可引起诊断与治疗上的严重错误。如:髂腰肌出血常误诊为阑尾炎,腹膜后出血常误诊为阑尾周围脓肿。由于在一些医疗部位阑尾手术可能采用椎管内麻醉,此类患者麻醉前若不仔细询问病史或进行详细的检查,则可能引起椎管内出血等严重后果。

（3）从理论上来讲,本病基因携带者其因子Ⅷ或Ⅸ活性(FⅧ:C 或 FⅨ:C)约为 50%,但个别患者可严重下降而出现术后大出血。由于此类患者平时多无症状,隐蔽性较强,因而潜在的危险性更大。基因携带者的确定,除麻醉前仔细询问病史与家族史外,还应测定因子Ⅷ或Ⅸ活性,必要时应采用基因内、外限制性片段多态性(RFLP)进行基因诊断。对诊断有困难者,麻醉管理应按本病处理。

（4）此类患者术前多长期应用凝血因子行替代治疗,术前要注意替代治疗的副作用,如:病毒性肝炎、艾滋病、溶血、血栓症、DIC 等。文献报道,由于输注由血浆制备的凝血因子制剂或血浆,在采取病毒灭活措施之前约 90%患者感染过乙肝、丙肝,其中约 20%的患者有慢性肝功能障碍及肝硬化的表现。血友病患者感染艾滋病者亦不少见,在欧美等国,它是血友病群体的首要死亡原因。血栓栓塞性疾病多与输入凝血因子浓缩制剂有关,除下肢静脉栓塞外,严重者可出现肺栓塞及急性心肌梗死,术前应仔细检查并采取相应的措施。

（5）部分患者术前可能用肾上腺皮质激素治疗,此类患者应按肾上腺皮质功能不全处理(见"肾上腺皮质功能不全")。

2. 术前应行替代治疗。替代治疗制品有:

（1）血浆冷沉淀:包含因子Ⅷ、纤维蛋白原以及 vWF、纤维粘连蛋白、凝血因子Ⅻ等,所含FⅧ:C 是新鲜血浆的 5~10 倍,适用于轻型及中型血友病 A 患者。

（2）中纯度及高纯度 FⅧ制品:中纯度 FⅧ制品每毫升含 FⅧ 15~40U(0.5~0.9U/ml),适用于中型或重型患者或获得性血友病 A。高纯度 FⅧ制品通过对中纯度 FⅧ制品进行离子交换、亲和层析和凝胶过滤,可使 FⅧ制品的含量达 50~200/mg。

（3）凝血酶原复合物(PCC):PCC 内含凝血酶原(FⅡ)、FⅦ、FⅨ、FⅩ等,主要用于治疗血友病 B,首次剂量为 40~50U/kg,以后以每次 10~20U/kg,每 12~24 小时 1 次维持。

（4）其他还有:基因重组Ⅷ和Ⅸ制品、商品化的猪 FⅧ制品、新鲜血浆和新鲜冷冻血浆。

3. 血友病患者凡行外科手术,不论是择期手术还是急诊手术,都应做好充分的术前准备。术前必须明确诊断,检测是否存在因子抑制物,并准备充足的血源和因子制剂。在术中和术后要有适当的监测和康复措施。血友病患者手术前应给予足量的替代因子(FⅧ或 FⅨ)。对于大手术,术前 1 小时应确保因子水平在 50%~80%,然后因子水平维持在 30%~50% 10~14天。口腔手术前同样要求因子水平在 50%~80%。为防止发生出血,术后可联合抗纤溶药物治疗 7~10 天。若术后伤口发生感染,或手术范围广泛,损伤较大,则应延长替代治疗时间。轻型血友病 A 患者,术前可使用 DDAVP,最好与 FⅧ联合使用;而轻型的血友病 B 患者,只能用 FⅨ替代治疗。

（1）进行替代治疗前应鉴别血友病 A 与 B,以补充相应的凝血因子。

（2）新鲜血浆虽可补充凝血因子,但含量少、作用持续时间短,大手术或严重出血时难以奏效,为达到止血作用,常需大量输注,可增加心脏前负荷,现仅用于紧急情况下止血或不能明确诊断与分型的急诊患者,目前多主张用凝血因子Ⅷ或Ⅸ制剂。临床所用凝血因子制剂种类繁多,常用凝血因子Ⅷ制剂有:冷沉淀物、抗血友病 A 球蛋白(AHG)、中纯浓缩因子Ⅷ、高纯浓缩因子Ⅷ等。因子Ⅸ制剂有:冷沉淀、凝血酶原复合体浓缩物(PCC)、高纯度浓缩因子Ⅸ等,其中冷沉淀含凝血因子量有限,需大量输注,而PCC还含有其他多种非治疗血友病的凝血因子,有引起血栓的危险性,目前多主张用高纯度浓缩因子。

(3) 凝血因子用量确定常以1ml血浆内含有1单位凝血因子为凝血因子活性100%来计算。例如:凝血因子活性低于1%的成年患者(体重60kg,血浆量40ml/kg),必须注入2400单位方可使凝血因子活性达100%。但若考虑到血中回收率(因子Ⅷ制剂:70%~100%,因子Ⅸ制剂:50%~80%)及半衰期(因子Ⅷ制剂:8~12小时,因子Ⅸ制剂:12~18小时),则凝血因子活性升高值可通过下式计算:

血友病A:凝血因子活性升高值(%)=[因子Ⅷ用量(单位)/体重(kg)]×2.0

血友病B:凝血因子活性升高值(%)=[因子Ⅸ用量(单位)/体重(kg)]×1.5

A. 亦可根据出血情况及手术内容补充凝血因子。围手术期补充凝血因子要求前已述及,对关节、轻度肌肉出血凝血因子活性应达到20%左右,严重肌肉出血、消化道出血凝血因子活性应达到50%至80%,颅内出血应达80%以上至100%。

B. 因子抑制物的处理:凝血制剂长期反复应用可产生相应的同种抗体(凝血因子抑制物),尤其是血友病B者,发生率约为1%~50%。对此类患者的麻醉管理非常棘手,术前用凝血制剂无效者应考虑有抑制物的产生,应查血中抑制物滴度。对低滴度抑制物者可用大剂量纯化凝血因子,对高滴度者可采用凝血酶原复合制剂APCC(Activated prothrombin complex concentrates)行旁路治疗,但要注意其中一种制剂FEIBA(Factor eight inhibitor bypassing activity)含维生素K依赖因子(Ⅱ、Ⅶ、Ⅸ、Ⅹ)及多种活化的凝血因子(Ⅻa、Ⅸa、Ⅹa、Ⅶa、Ⅱa),长期应用可引起血栓与DIC。最近新的旁路制剂基因工程活化型Ⅶ因子(FⅦa)在国外已上市,可供选用。但FⅦa半衰期短,术中及术后二至三天应每2至3小时用药一次,以后根据凝血功能逐渐减量。此外,对产生抑制物者亦可采用免疫抑制或大剂量给予凝血因子诱导免疫耐受。

4. 避免加重组织损伤及出血。

(1) 术前用药尽量口服,必要时可皮下注射,或进入手术室后静脉给药。避免肌注用药。

(2) 最易出血的部位是关节(膝、足、肘关节等)与肌肉,反复出血可引起四肢关节挛缩。肌肉出血次之,体重负荷可引起腰肌、臀部及四肢肌肉出血。术中应注意体位的摆放,避免加重及引起损伤与出血。

(3) 尽量减少各种有创性操作。在气管插管时应轻柔小心,避免暴力。因鼻出血止血困难,原则上应避免行经鼻气管插管。

5. 麻醉方法的选择尚有不同的意见,原则上均应选择全身麻醉,应避免椎管内麻醉。但亦有作者认为在充分补充凝血因子后可行椎管内麻醉,临床上应根据手术部位、替代治疗的效果、凝血功能等,权衡利弊后选择麻醉方法。术中应维持血流动力学平稳,避免血压急剧升高引起出血。

6. 目前临床所用的全身麻醉药对凝血功能影响较小,本病无特殊禁忌的麻醉药。

7. 术中应监测凝血功能,但FⅧ:C或FⅨ:C测定耗时过长,不能及时反映术中情况。TEG(Thrombelastograph)可在床边及时动态地评估凝血功能,近年来已应用于临床。

8. 因子Ⅺ缺乏症(Factor Ⅺ deficiency),又称血友病C、遗传性血浆凝血激酶前质(PTA)缺乏症、Rosenthal综合征。

(1) 本病属常染色体不完全性隐性遗传性出血性疾病。因子Ⅺ在肝脏合成,不依赖维生素K,是由两条完全相同的亚单位组成的糖蛋白。

(2) 临床出血表现类似血友病,但患病率远低于血友病A和B。临床表现为出血往往轻微，仅 1/3~1/2 的患者有明显的出血倾向，在临床上多见于纯合子型患者，而杂合子型常无出血倾向。出血多发生于手术或外伤后，自发性出血少见。因子Ⅺ:C 水平与出血的严重程度没有紧密关系。

（3）实验室检查：APTT 延长，Bigg 凝血活酶时间（TGT）异常，其他凝血试验正常。FⅪ:C 和 FⅪ:Ag 的血浆水平降低（正常人血浆中的 FⅪ:C 960±240U/L，FⅪ:Ag 为 1 000±200U/L），本病纯合子型患者的 FⅪ:Ag 仅为 3~128U/L。

（4）本病麻醉管理同血友病。术前应使因子Ⅺ水平达 15%~25% 以上。因子Ⅺ制剂有：血浆、制备冷沉淀后的上清液及纯 FⅪ制剂。由于 FⅪ很少弥散至血管外，输入较少量的血浆即可明显提高 FⅪ浓度（输入 7~20ml/kg 的血浆可使 FⅪ的水平提高到 25%~50%）。手术前输注制备冷沉淀后的上清液，也可输注血浆 30ml/kg，术后每天或隔天 5~10ml/kg，直至伤口愈合。

（肖军　郑利民）

参考文献

[1] 张之南,郝玉书,赵永强,等. 血液病学[M].北京:人民卫生出版社,2011.
[2] KEMPTON CL,WHITE I GC. How we treat a hemophilia a patients with a factor Ⅷ inhibitor[J]. Blood,2009,113:11-17.

第二十五节　遗传性蛋白 C 缺陷症
（hereditary protein C deficiency）

麻醉管理所面临的主要问题

高凝状态,血栓形成
围手术期抗凝治疗
新生儿可能出现暴发性紫癜

【病名】

遗传性蛋白 C 缺陷症（hereditary protein C deficiency，HPCD），又称遗传性蛋白 C 缺乏致血栓形成倾向（hereditary thrombophilia due to protein C deficiency）。

【病理与临床】

1. 蛋白 C 是一种由肝脏合成的维生素 K 依赖性、具有抗凝作用的糖蛋白。蛋白 C 缺乏症（protein C deficiency，PROC deficiency）可以是先天性，也可能是后天性的。肝脏生产的蛋白 C 是非活性状态，它通过血管内皮上的凝血酶-血栓调节蛋白复合物结合而被激活为活性蛋白 C（APC），APC 借助蛋白 S、钙离子和磷脂使凝血因子 Va 失活变为因子 V，继而 APC 在 V 的帮助下使Ⅷa 失活，从而抑制血栓形成。蛋白 C 缺乏易产生深静脉血栓。

2. HPCD 是由于编码蛋白 C 的基因 *PROC* 突变所致，它分为两种不同的表型：常染色体显性遗传和常染色体隐性遗传，前者为杂合子型突变，蛋白 C 水平约为正常值的 50%，患者成年后反复出现静脉血栓。常染色体隐性遗传为纯合子或复杂杂合子型突变，其中杂合子无症状，纯合子又称同基因合子蛋白 C 缺乏症（homozygous protein C deficiency），其蛋白 C 完全缺乏,在新生儿期由于凝血抑制性调节机制缺失,出现弥散性血管内凝血(DIC)样改变,使血小板、纤维蛋白原、凝血酶原与其他凝血因子耗竭,出现类似暴发性紫癜(purpura fulminans)样病变,通常在数小时内死亡。但并非所有纯合子都会出现暴发性紫癜,一些蛋白 C 活性不完全缺乏的纯合子与杂合子患者可能会在较大年龄出现血栓,血栓可发生在任何部位如眼静脉、下肢与盆腔深静脉、肠系膜及腹腔血管等,引起相应的症状。杂合子型蛋白 C 缺乏者患病率为 1/500~1/200,而纯合子型患病率约每 400 万新生儿 1 例。

3. 实验室检查　暴发性紫癜检查结果与 DIC 相似,包括血小板减少、纤维蛋白原减少、纤维蛋白裂解产物增加、凝血酶原和部分凝血活酶时间延长。血浆蛋白 C 活性低下,甚至无法测出。HPCD 又分为二型,其中 I 型的特点是血浆中蛋白 C 抗原含量(PC:Ag)和蛋白 C 的活性(PC:A)均下降;II 型不太常见,特点 PC:Ag 正常,但 PC:A 水平降低。常染色体显性或隐性遗传两种表型 HPCD 缺乏可能是 I 型,也可能是 II 型。

4. 诊断　根据血栓或暴发性紫癜等临床表现、血 PC:Ag 与 PC:A 降低及基因检测。

5. 治疗　急性期输注新鲜冰冻血浆(FFP),或蛋白 C 浓缩制剂。长期治疗可用维生素 K 抑制剂华法林维持 PT 为对照值的 1.5~2 倍、INR 在 2.5~4.4 之间。对严重患者的治愈性方法为肝移植。

【麻醉管理】

1. 麻醉前管理　暴发性紫癜者应避免一切手术与麻醉,通过输注新鲜冰冻血浆(FFP)、蛋白 C 浓缩制剂(APC)及肝素治疗等,待病情稳定后再考虑麻醉手术问题。本病严重纯合子型较为少见,轻症的杂合子型患病率较高,虽然大多数轻度蛋白 C 缺乏的患者无临床症状,但一些因素可加重其病理改变,如:年龄的增长、手术、感染、妊娠等,应对这些轻症患者保持高度警惕。术前应对血栓、尤其是深静脉血栓进行检查与评估,围手术期应注意预防血栓形成。华法林治疗可持续至手术前一天,术前用维生素 K 逆转其抗凝作用,术中和术后用 APC 或 FFP 替代华法林,也可以使用肝素/低分子量肝素桥接方案。要注意术前长期输注 FFP 等致高蛋白血症、容量超负荷及感染风险等副作用。

2. 麻醉管理应尽量避免加重其组织创伤、降低组织压迫的风险以免皮下出血,注意术中体位和可能的压迫点(如:血压计袖带等)。应严密监测其凝血功能及可能发生的深静脉血栓脱落引起肺栓塞。术中应维持血流动力学及内环境稳定,避免脱水、低体温、高度应激状态等一切可能导致高凝的因素,可适当补充 APC 或 FFP。术中血栓弹力图监测可提供安全有效的凝血管理。

3. 术后应继续抗凝治疗。同时加强镇痛管理,促使患者早期下床活动。

(陈　敏)

参考文献

[1] WATANABE K,KATO M,ISHIMARU T,et al. Perioperative management of severe congenital protein C deficiency[J]. Blood Coagulation & Fibrinolysis,2017,28:646-649.

[2] KUMAGAI K,NISHIWAKI K,SATO K,et al. Perioperative management of a patient with purpura fulminans syndrome due to protein C deficiency[J]. Can J Anaesth,2001,48:1070-1074.

[3] KIZILOCAK H,OZDEMIR N,DIKME G,et al. Homozygous protein C deficiency presenting as neonatal purpura fulminans:management with fresh frozen plasma,low molecular weight heparin and protein C concentrate[J]. J Rhrombosis Thrombolysis,2018,45:315-318.

第二十六节　遗传性球形红细胞增多症
（hereditary spherocytosis）

红细胞膜脆性增加，易发生溶血性贫血

【病名】

遗传性球形红细胞增多症（hereditary spherocytosis，HS），无别名。

【病理与临床】

1. HS 是一种家族遗传性溶血性疾病，其临床特点为程度不一的溶血性贫血、间歇性黄疸、脾肿大，脾切除能显著改善症状。血液学特征为外周血中可见到许多小球形红细胞和红细胞渗透脆性显著提高。

2. 完整的红细胞膜是由双层脂质及多种膜蛋白和膜骨架蛋白组成。HS 的分子病变主要涉及垂直连接的异常，其共同特点是膜骨架与脂质双层膜中的结合减弱，导致脂质双层膜稳定性减退，最终使脂质双层从膜上脱落，从而使细胞膜表面积减少。HS 红细胞的基本特征是随着循环时间的延长，细胞膜脂质逐渐丢失，细胞表面积减少，最后形成球形。正常红细胞膜的内表面 60% 由膜骨架衬托，骨架蛋白与膜脂质双层的内层间的微弱结合，具有稳定膜脂双层的作用。HS 红细胞由于膜骨架蛋白和膜脂质双层之间的垂直连接存在缺陷，导致双层脂质不稳定，使未被膜骨架支持的脂质以出芽形式形成囊泡而丢失，膜脂质的丢失使红细胞表面积减少，表面积和体积比例降低，细胞遂变成球形。膜蛋白间的垂直连接障碍既可能主要是由于膜收缩蛋白和锚蛋白的缺乏，也可能主要是由区带 3 蛋白的缺乏。由于膜收缩蛋白是膜骨架的主要蛋白，若其缺乏（原发或继发于锚蛋白缺乏），则膜骨架致密程度减小，缺乏骨架支持的脂质易于形成囊泡从膜上丢失。区带 3 蛋白在膜上形成四聚体或高聚体，且穿膜数次。若区带 3 蛋白缺乏，则膜中出现缺乏区带 3 蛋白的区域，膜骨架失去与膜的结合点，膜脂质也就失去骨架的支持，同样以囊泡形式丢失，其结果都是形成球形红细胞。

3. 本症大部分为常染色体显性遗传，极少数为常染色体隐性型。男女均可发病。常染色体显性遗传型的临床特征包括贫血、黄疸及脾肿大，根据疾病严重度分为以下三种：①轻型多见于儿童，约占全部病例的 1/4，由于骨代偿功能好，可无或仅有轻度贫血及脾肿大；②中间型约占全部病例 2/3，多成年发病，有轻及中度贫血及脾肿大；③重型仅少数患者，贫血严重，常依赖输血，生长迟缓，面部骨结构改变类似海洋性贫血，偶尔或一年内数次出现溶血性或再生障碍性危象。常染色体隐性遗传型也多有显著贫血及巨脾、频发黄疸。

4. HS 主要的治疗方法是脾切除，它能减轻绝大多数 HS 的贫血，使网织红细胞接近正常（降至 1%~3%）。对于多数重型 HS，虽然不能完全缓解，但能显著改善症状。一般切脾后数日黄疸消退，血红蛋白增高；红细胞寿命延长，但不能完全恢复正常；外周血小球形红细胞形态和数量无变化，红细胞平均体积可降低，平均血红蛋白浓度仍然增高；白细胞和血小板增多。

【麻醉管理】

1. 麻醉前管理　非急诊手术应在病情稳定期或缓解期实施。麻醉前应进行详细的全身检查，着重了解是否有其他并发症，如：溶血性疾病、再障危象、脊髓脱髓鞘病、智力障碍和心脏病等,评估术前贫血的程度。重度贫血者术前应输血,其输血指征同其他疾病。感染可诱发围手术期溶血,术前应控制感染。

2. 麻醉管理

(1)应选择无骨髓抑制和不加重溶血的麻醉药。除氟烷外的大多数挥发性吸入麻醉药及大部分脂溶性麻醉药均有抗溶血作用,可防止低渗压引起的溶血;文献报道,大剂量芬太尼可引起溶血,可能与其溶媒为低渗有关,应慎用,可用舒芬太尼。氧化亚氮可干扰叶酸代谢、抑制骨髓造血,应禁用。

(2)由于红细胞脆性增加,围手术期应维持血浆渗透压正常,避免低钠血症;避免缺氧、二氧化碳蓄积、酸中毒及大量输入低渗液体等易诱发溶血的因素。围手术期不宜采用术前自体血储存和回输。

(3)除常规监测外,HS患者术中还应监测血与尿游离血红蛋白浓度、血细胞比容。发生溶血时,应积极查找原因,碱化尿液,防止游离血红蛋白堵塞肾小管而加重肾脏损害。术中可补充亲血色球蛋白,后者可与游离血红蛋白结合形成亲血色球蛋白-血红蛋白复合体,该复合体分子量高达15.5万KD,不通过肾小球过滤,有助于防止肾小管损伤。

(吴新海)

参考文献

[1] NARLA J,MOHANDAS N. Red cell membrane disorders[J]. Int J Lab Hematol,2017,39 Suppl 1:47.

[2] KHATRI V,HOLAK EJ,PAGEL PS. Perioperative implications of hereditary spherocytosis in coronary artery surgery. J Cardiothorac Vasc Anesth,2010,24:636-638.

[3] HARGRAVE JM,CAPDEVILLE MJ,DUNCAN AE,et al. Case 5-2016 complex congenital cardiac surgery in an adult patient with hereditary spherocytosis:avoidance of massive hemolysis associated with extracorporeal circulation in the presence of red blood cell fragility[J]. J Cardiothorac Vasc Anesth,2016,30:800-808.

第二十七节   遗传性血管性水肿
(hereditary angioneurotic edema)

麻醉管理所面临的主要问题

全身发作性水肿,咽喉部水肿、窒息,脱水
注意术前长期预防治疗用药(抗纤溶药、雄激素)的副作用
术前短期预防方案
发作时急救治疗

【病名】

遗传性血管性水肿(hereditary angioneurotic edema,HAE),又称先天性补体C1酯酶抑制物(C1-INH)缺陷病。

【病理与临床】

1. 本病是一种以反复发作性、自限性组织水肿为特征的常染色体显性遗传性疾病,1876年由Milton首次报道。HAE的发病机制与 *C1-INH*、*ANGPT1*、*PLG*、*HAE-FXII* 基因突变,补体C1酯酶抑制物(C1-INH)缺乏或功能异常有关。C1-INH是一种丝氨酸蛋白酶抑制物,外伤或应

激状态下活化的Ⅻ因子、激肽释放酶、纤溶酶等均可直接激活补体1（C1），而C1-INH是抑制C1活化的主要因子，若C1-INH缺乏，活化的C1持续存在引起C2和C4持续性、自发性激活，产生过量补体片段。现已证明，C2衍生的激肽或缓激肽是本病发生水肿最初的化学物质，它们作用于血管内皮细胞使其通透性增高并产生组织水肿。在这一过程中，由于C2与C4过度激活耗竭，血C2、C4水平降低。根据血C1酯酶抑制物（C1-INH）水平及其活性分为三型：Ⅰ型：约占85%，血浆C1 INH水平下降，活性低下。Ⅱ型：约占15%，血浆C1-INH水平正常甚至升高，但其活性低下。Ⅲ型：极少见，本型为雌激素依赖性，几乎仅见于女性，其机制不明，部分与第Ⅻ凝血因子异常有关。本病的患病率约为1/10 000～1/150 000，但文献报道通常为1/50 000。由于本病发作凶险，为引起民众的重视，每年5月16日定为"遗传性血管性水肿日"（HAE day）。本病已列入国家卫健委等五部门《第一批罕见病目录》。

2. 临床表现 全身软组织反复发作性水肿，可深达真皮、皮下组织和黏膜。其肿胀具有发作性、反复性及非凹陷性的特点，肿胀通常在24h左右达高峰，72h左右消退。可涉及四肢、胃肠道、面部、颈部、喉部。最为重要的是，咽喉部水肿阻塞、呼吸道时可引起窒息，约四分之一的患者因此而死亡。累及胃肠道时可出现腹痛、腹泻，甚至脱水。多在外伤、手术、精神刺激、妊娠等应激状态下发病。发病年龄可见于各年龄层，但多见于10～20岁者。

3. 诊断 根据临床表现、家族史及血浆C1-INH水平与活性，但约有25%的患者无家族史。Ⅲ型者可能合并第Ⅻ因子异常。HAE需与后天性血管性水肿（acquired angioedema，AAE）、药物性血管性水肿、过敏性血管性水肿相鉴别。其治疗包括预防发作及发作时处理（见后）。

【麻醉管理】

1. 麻醉前管理 由于本病发作时可引起严重的呼吸道阻塞、窒息，甚至死亡，作为麻醉医师首先要充分认识到本病的严重性。术前应详细询问病史与家族史，对疑似患者择期手术应延期，对不能延期者应按本病准备。麻醉前还要了解其既往发作的诱因、是否曾行气管切开并合并有气管狭窄。由于头颈面部肿胀一旦发生，进展迅速，有时面临困难气管插管的问题，麻醉前必须做好气管切开的准备。

2. 术前预防性用药 本病的预防包括长期预防（long-term prevention，LTP）及麻醉手术前的短期预防（short-term prevention，STP）。对长期预防，常用雄激素、抗纤溶药物等。其中，雄激素（如：丹那唑，danazol）可增加血浆C1-INH水平，而抗纤溶药（如：氨甲环酸，tranexamic acid）虽不能纠正补体异常，但可有效地控制水肿的发生与发展，二者在预防本病的发作与控制水肿症状方面最为常用。对术前长期服用抗纤溶药或雄激素的患者，要注意它们可增加血栓发生率（或肝损害）的副作用。对麻醉手术前的短期预防（STP），尚无统一的标准，既往主张在择期手术前至少用抗纤溶药一周或雄激素3天。现主张直接预防性应用C1-INH浓缩制剂。目前C1-INH浓缩制剂有两类，一类为血浆制品（pdC1-INH），另一类为基因工程合成制剂（rhC1-INH）。其中，有三种pdC1-INH制剂获欧洲药品管理局（EMA）批准，其商品名分别为Berinert、Cetor、Cinryze，而美国FDA只批准Berinert。1单位pdC1-INH相当于1ml健康人血浆C1-INH含量（270mg/L）。rhC1-INH制剂在欧洲与美国均有上市，其商品名分别为Ruconest与Rhucin。pdC1-INH与rhC1-INH剂量单位是一致的。C1-INH浓缩制剂的用量因手术大小及体重而异，一般体重50kg以下者术前1小时补充500单位、体重超过50kg者补充1 000～1 500单位，并做好多次用药的准备。无C1-INH浓缩制剂时可输入新鲜冷冻血浆（FFP），但要注意FFP内所含的C2可衍生为激肽或缓激肽而加重本病发作，故目前对FFP尚有争议。由于大部分医院并没有贮备 C1-INH 浓缩制剂，此时用 FFP 确实是一种无奈的选择，临床上应权衡利弊，在严密观察下使用。术前 STP 对一些患者可有效预防其发作，如：Teranishi 报道了一位女性患者在气管插管全身麻醉下行膀胱手术，整个围手术期经过顺利。Yazawa 给一位有家族史的外伤小孩麻醉前预防性应用 C1-INH 浓缩制剂，使之平安度过了围手术期。但这一预防措施并不是万无一失的，MacBeth 等回顾了梅奥诊所 2000—2014 年包括 13 例 HAE 在内的 24 例血管性水肿患者，特别指出 1 例 67 岁女性患者在麻醉前尽管接受了司坦唑醇（stanozolol）和新鲜冷冻血浆的预处理，但仍然术后出现气道水肿。此外，有个案报道缓激肽受体抑制剂艾替班特（icatibant）在术前预防方面有良好效果（Senaratne 等），甚至用于Ⅲ型患者（Iturri Clavero 等）。

3. 防止各种诱发因素　围手术期应激反应、口腔与气道手术、气管插管等是诱发本病的重要危险因素，麻醉管理的首要任务是镇静、镇痛，防止缺氧与二氧化碳蓄积，减少应激反应。在麻醉前要充分镇静，在麻醉中要保持适当的麻醉深度，气管插管与拔管时要防止应激反应，必要时可在"深麻醉"下拔管，术后要给予适当的镇痛等。为避免气道操作引起的应激反应，Oyaizu 及 Ferrero de Paz 等主张首选椎管内麻醉等神经阻滞麻醉。分娩也是本病发作的重要危险因素，González-Quevedo 回顾性分析了西班牙 5 家医院的 61 名 C1INH-HAE 患者，建议在剖宫产前使用 pdC1-INH 预防发作。

4. 急性发作时的治疗　由于本病不属过敏反应，水肿发作时用抗组胺药物、糖皮质激素、肾上腺素等无效。最有效的方法是输入 C1-INH 浓缩制剂，其用量是：体重低于 50kg 者静注 500 单位，体重 50kg 以上者静注 1 000~1 500 单位。无 C1-INH 浓缩制剂可考虑用 FFP，其用法为首次输注 2U，每 2~4 小时重复使用，直至症状缓解。但要注意前述 FFP 的风险。亦可合并使用激肽释放酶抑制剂艾卡拉肽（Ecallantide）与缓激肽受体拮抗剂艾替班特（Icatibant）。抗纤溶药较少用于急性发作的治疗，但亦有文献主张同时用用氨甲环酸（Tranexamic acid）15mg/kg，每 4 小时一次。咽喉部水肿是最为危险的情况，应严密观察，必要时应果断地行气管插管或气管切开，切莫犹豫不决，以免失去抢救良机。急性发作时的组织水肿与腹泻可引起脱水，应及时补充血容量，维持血流动力学稳定。值得注意的是，其急性发作并不一定在手术期间，它有可能发生于术后 1~2 天，因此术后应进行长时间的严密监测管理。

（郑利民）

参考文献

[1] LONGHURST H. Optimum use of acute treatments for hereditary angioedema：evidence-based expert consensus[J]. Front Med（Lausanne），2018，4：245.

[2] TERANISHI R，MAKINO Y，AMANO E，et al. Perioperative management of a patient with hereditary angioedema：a case report[J]. Masui，2015，64：441-443.

[3] YAZAWA T，O'HIGASHI T，DAIJO H，et al. Anesthesia management for emergency laparotomy in a pediatric patient with suspected hereditary angioedema[J]. J Anesth，2010，24：121-123.

[4] MACBETH LS，VOLCHECK GW，SPRUNG J，et al. Perioperative course in patients with hereditary or acquired angioedema[J]. J Clin Anesth，2016，34：385-391.

[5] SENARATNE KT，COTTRELL AM，PRENTICE RI，et al. Successful perioperative management of a patient with C1 esterase inhibitor deficiency with a novel bradykinin receptor B$_2$ antagonist[J]. Anaesth Intensive Care，2012，40：523-526.

[6] ITURRI CLAVERO F，GONZÁLEZ URIARTE A，TAMAYO MEDEL G，et al. Prophylactic use of icatibant be-

fore tracheal intubation of a patient with hereditary angioedema type Ⅲ.（A literature review of perioperative management of patients with hereditary angioedema type Ⅲ）[J]. Rev Esp Anestesiol Reanim, 2014, 61：375-381.

[7] OYAIZU T, KIKUCHI A, MINOSHIMA R, et al. Anesthesia for total hip arthroplasty in a patient with C1 inhibitor deficiency[J]. Masui, 2014, 63：820-822.

[8] FERRERO DE PAZ J, MARTÍN GARCÍA A, ECHEVARRÍA BLASCO N, et al. Neuraxial anesthesia for appendectomy in a patient with hereditary angioedema[J]. Rev Esp Anestesiol Reanim, 2014, 61：588-589.

[9] GONZÁLEZ-QUEVEDO T, LARCO JI, MARCOS C, et al. Management of pregnancy and delivery in patients with hereditary angioedema due to C1 inhibitor deficiency[J]. J Investig Allergol Clin Immunol, 2016, 26：161-167.

第二十八节　因子Ⅴ缺乏症
（factor Ⅴ deficiency）

麻醉管理所面临的主要问题

凝血功能障碍，出血

围手术期应进行恰当的替代治疗

警惕漏诊一些出血轻微的患者

可能合并其他先天畸形

【病名】

因子Ⅴ缺乏症（factor Ⅴ deficiency），又称副血友病（parahe-mophilia）。

【病理与临床】

1. Owem 于 1947 年首先在挪威报道此病。患者为女性，终生都有轻度到中度的出血。但是，在发现凝血因子Ⅴ缺乏之前，已经有学者猜测体内可能存在一种他们称之为"易变因子"或"前加速酶"的物质，使凝血酶原转化到凝血酶的速度加快。随后的研究证实这些推测。本病罕见，累积病例约有 150 例。估计患病率为 1/10 万。

2. 病因和发病机制　因子Ⅴ（FⅤ）是由肝脏和巨核细胞合成的单链糖蛋白，血浆浓度 $7\mu g/ml$，半衰期 12~15 小时。除存在于血浆外，巨核细胞和血小板 α 颗粒中也存在。血小板 FⅤ约占血液 FⅤ的 20%。成熟 FⅤ为 2 196 个氨基酸残基组成的单链糖蛋白，分子量 330 000。其结构与因子Ⅷ相似。在凝血过程中，FⅤa 和钙离子和磷脂一起作为辅助因子大大加速 FⅩa 对凝血酶原的酶作用，生成凝血酶。作为辅助因子 FⅤ需由凝血酶裂解成为以钙桥联结的双链分子 FⅤa。FⅤ抗原测定表明大多数纯合子缺乏 FⅤ，仅少数有功能异常的 FⅤ。一些突变引起 FⅤ缺乏。遗传性 APC 抵抗大部分与这种分子缺陷的杂合子有关。其双重杂合子尽管 FⅤ活性降低，但止血正常，由于为 APC 抵抗的表型，可能出现血栓形成。

3. 临床表现　本病为常染色体隐性遗传，但也有少数显性遗传的报道，男女患病机会均等。仅纯合子患者有出血症状，其 FⅤ:C 常小于 10%。表现为皮肤瘀斑，鼻出血，龈血，月经过多，创伤或拔牙后出血，手术后可出现严重出血，血尿和消化道出血也有发生。肌肉和关节出血少见，但也有发生，脑出血罕见。由于血小板 FⅤ缺乏，血小板黏附功能减弱。有些患者血浆 FⅤ很低，仅有轻微出血症状。出血症状与血小板 FⅤ的含量的相关性好于与血浆 FⅤ水平的相关性。

4. 实验室检查   纯合子患者 PT 和 APTT 均延长,均可用吸附血浆纠正。凝血酶时间正常。少数患者可有出血时间延长,可能与血小板 FV 缺乏有关。杂合子除 FV:C 定量测定减低外,其他试验均正常。诊断需测定其促凝活性(FV:C)。与其他遗传凝血因子疾病相似,FV缺乏症也存在异质性。

5. 根据出血临床表现和实验室检查可诊断本病,FV:C 测定具有诊断意义。

【麻醉管理】

1. 围手术期管理重点是及时、恰当地进行因子 V 的替代治疗。目前尚不明确血浆 FV 水平需多少才能维持正常止血机制。一般认为 FV 达到 25% 可进行手术。

(1) 手术止血所必须达到的血中因子 V 活性,文献报道略有不同,Alexander 报道为 10%~30%,Borchgrevink 报道为 5%~10%,而水品等报道因子 V 活性达 20%~38% 仍出现出血症状。一般认为血浆中因子 V 活性必须达到的止血水平是:轻度出血为 5%~15%,创伤或手术后重度出血为 25% 以上,但应结合临床。

(2) FV 在 4℃ 不稳定,应输注新鲜血浆或新鲜冰冻血浆,也可输注浓缩血小板,其 FV 约占总量的 20%。冷沉淀中 FV 不能浓缩,效果不如 FⅧ。一般输注新鲜血浆 15~25ml/kg,可提高 FV 水平 15%~30%,可根据 FV:C 测定水平和止血效果调整。FV 半衰期 12~15 小时,每日用药 1~2 次。输注浓缩血小板一般用于急性出血时,需注意血小板同样抗体的产生。鼻出血、龈血等轻微出血可用氨基己酸和局部止血,效果良好。存在 FV 抑制物的患者,有报道输注血小板止血成功的病例。有用免疫抑制药和血浆置换成功去除抑制物的病例,也有失败死亡的病例。患者预后与出血的严重性有关,严重病例与血友病相似。除进行手术外,预防治疗一般不需要。

(3) Wintrobe 主张首次输入血浆 20ml/kg,每 12 小时维持量 10ml/kg,维持 5~10 天。长时间的手术时,术中应监测因子 V 活性,但此项检查费时较长,术中可测定 PT、APTT,根据 PT、APTT 值及时补充血浆。

(4) 从理论上来讲,因子 V 活性达 10% 以上时,可以选择包括椎管内麻醉在内的所有麻醉方法。但为安全起见,此类患者应尽量避免椎管内麻醉。

2. 虽然本病确诊容易,但与血友病不同的是,其出血症状轻微,临床易于疏忽。田村等报道了一例本病患者,手术前仅表现为 PT 时间 23.4 秒(比对照值延长 10.5 秒),而未进行详细检查,术后伤口持续出血长达十天。故对术前出、凝血功能异常的患者,应进行详细的检查。由于本病常合并其他凝血因子、尤其是因子Ⅷ缺乏,故此类患者术前应测定其全部凝血因子活性。此外,还应注意本病患者可能合并先天性心脏病等先天性畸形。

(肖军　郑利民)

参考文献

[1] DUCKERS C,SIMIONI P,SPEZIA L,et al. Low plasma levels of tissue factor pathway inhibitor in patients with congenital factor V deficiency[J]. Blood,2008,11:3615-3623.

[2] DUCKERS C,SIMIONI P,ROSING J,et al. Advances in understanding the bleeding diathesis in factor V deficiency[J]. Br J Haematol,2009,6:17-26.

[3] DUCKERS C,SIMIONI P,SPEZIA L,et al. Residual platelet factor V ensures thrombin generation in patients with severe congenital factor V deficiency and mild bleeding symptoms[J]. Blood,2010,115:879-886.

[4] ASSELTA R,PEYVANDI F. Factor V deficiency[J]. Semin Thromb Hemost,2009,35:382-389.

第二十九节 因子ⅩⅢ缺乏症
(factor ⅩⅢ deficiency)

麻醉管理所面临的主要问题

> 凝血功能障碍,出血、尤其是延迟性出血
>
> 伤口愈合延迟
>
> 围手术期应进行恰当的替代治疗
>
> 可能还合并有其他先天性异常
>
> 注意获得性因子ⅩⅢ缺乏的原发病

【病名】

因子ⅩⅢ缺乏症(factor ⅩⅢ deficiency),无别名。

【病理与临床】

1. 1960 年瑞士 Dukert 首例报道,该病为常染色体隐性遗传性凝血因子缺乏病,其患病率约为 1/100 万~300 万人,约 1/3 病例发生在双亲有血缘关系的家庭。

2. 病因和发病机制 血浆ⅩⅢ因子是由 2 条 α 亚单位和 2 条 β 亚单位组成的四聚体糖蛋白,α-链蛋白质有活性位点半胱氨酸起转酰胺酶作用,β-链无酶作用而具有载体蛋白的功能。凝血酶裂解 α 链的精氨酸 37-甘氨酸 38 肽键,暴露活性点位半胱氨酸使ⅩⅢ因子激活。激活的ⅩⅢ因子(ⅩⅢa)是一种转酰胺酶,在钙离子参与下,催化纤维蛋白单体和多聚体之间的氢链连接,转变为以共价键酰胺键连接,即形成 γ-谷氨酰胺-ε 赖氨酸键。这种交联连接使纤维蛋白凝块的稳定性增加。ⅩⅢa 因子通过纤维蛋白的 Aa 链交联和抑制连接于交联纤维蛋白的纤溶酶原,对纤溶具有抵抗作用。第ⅩⅢ因子也将 $α_2$-抗纤溶酶交联于纤维蛋白,这也增加纤溶酶原抵抗。ⅩⅢ因子严重缺乏使纤维蛋白不稳固而容易溶解,并减弱了抑制纤溶酶原和交联 $α_2$ 抗纤溶酶的作用。使对血块溶解的抵抗减弱,从而引起出血。其特点是创伤后延迟性出血。

3. 替代治疗后血浆ⅩⅢ因子上升,出血症状停止,但仍不能产生完全正常的凝血块。其原因是一些患者细胞内缺乏ⅩⅢ因子,输注治疗只纠正血浆ⅩⅢ因子的缺乏。表明细胞内ⅩⅢ因子可能在生成正常凝血块中起作用。ⅩⅢ因子浓度低于 1% 才发生临床出血症状,2%~3% 的浓度就可以使出血停止。ⅩⅢ因子半衰期约 10 天。因而输注少量血浆即可达到治疗目的。β 链蛋白质缺乏引起ⅩⅢ因子缺乏的病例仅有 3 例报道。

4. 临床表现

(1) 仅纯合子患者有出血症状。出现出血的患者血浆ⅩⅢ因子的水平常低于正常人的 1%。出血严重程度可为中等、严重,甚至危及生命。

(2) 脐带出血最为常见,几乎所有报道病例均发生过。特点是重复出血,即脐带剪断后,凝血块形成,但 24~36 小时后,凝血块破裂导致重复出血。虽然局部处理暂时可以止血,但这种情况如果不进行输血治疗会继续下去。

(3) 挫伤出血和皮下血肿也不少见,常见创伤数小时后出血才明显。消化道出血、血尿、月经过多、自发性关节出血等较为少见。手术后出血不太多见,可能与术中或术前输血治疗有

关。伤口愈合不良的比例较小,约为 25%。中枢神经系统出血发生率高,表现为自发性出血或轻微外伤后出血。

（4）约 30% 以上的病例有中枢神经系统出血记录,死亡病例中约 50% 死于中枢神经系统出血。

（5）女性患者易发生自发性流产。

5. 实验室检查　所有常用凝血检查筛选试验均正常。XIII因子缺乏常用筛选检查是凝血块稳定性试验,测定XIII因子活性及浓度,可确诊并对其分型。

【麻醉管理】

1. 由于本病患病率低,且临床常规出、凝血功能检查多呈正常,术前检查时易于忽视。临床上对既往创伤后延迟性出血和伤口愈合时间延长的患者要注意本病,并进行相应的检查。此外,先天性因子XIII缺乏症者可能还合并有其他先天性异常,如:铃木隆雄等报道了一例本病合并 Ehlers-Danlos 综合征的麻醉。

2. 替代治疗　小的伤口出血,血因子XIII水平 2%~5%,即可达到止血目的,但手术时应使因子XIII水平达 50%。此外,还应注意在术后早期因子XIII常显著下降,从预防延迟性出血及伤口愈合的角度来讲,应维持血中因子XIII水平在 70% 以上。儿童病例应进行预防性治疗,因为儿童病例脑出血的可能性很大。

（1）输注血液或血液制品为主要治疗方法。一般输注新鲜冰冻血浆、冷沉淀、胎盘提取物制备的或从血浆制备的XIII因子浓缩物。血浆制品XIII因子浓缩物 1 单位相等于 1ml 血浆具有的第XIII因子活性,由于XIII因子半衰期约 10 天,有效止血仅需少量第XIII因子,故上述替代治疗可达到满意的疗效。手术患者可于手术前一天补充,术中与术后根据患者情况增加用量,以防术后的延迟性出血。人重组XIII因子临床试验治疗先天性第XIII因子缺乏症,获得良好的治疗效果。抗纤溶药物单独用于本病止血效果不佳,可作为替代治疗的补充。

（2）成人患者是否进行预防治疗尚有分歧。根据 α-链半衰期及第XIII因子低水平可达止血效果,预防性治疗可以 8~14 天输注 1 次,每次 300~600ml 新鲜冰冻血浆（相当于 300~600U）或 5~10ml/kg。它可使血浆XIII因子水平达到 5%~10%,但低到 2%~3% 也常使出血停止。

（3）任何头部外伤都要积极治疗,即使没有脑出血也要进行预防治疗,因为此病出血常呈迟缓性。女性妊娠期间应进行预防治疗。拔牙治疗期间也应进行预防治疗,以避免拔牙后严重出血。出血时治疗方案与预防治疗相同。

3. 本病的特点是早期止血功能多为正常,但手术后延迟性出血,虽然有时术中出血并不严重,但可能在术后 12~36 小时发生严重的出血。此类患者在术后数天内均应严密监测出血情况。同时注意维持血流动力学平稳,防止高血压使凝血块脱落而引起出血。

4. 本病麻醉方法的选择及注意事项可参考"因子 V 缺乏症"。本病不主张采用椎管内麻醉。目前尚无麻醉药影响因子XIII血中水平的报道。

5. 获得性XIII因子缺乏指XIII因子抑制物以外由其他疾病引起的。这些疾病常有临床型或亚临床型弥散性血管内凝血。已报道的疾病有 Crohn 病、白血病、溃疡性结肠炎以及腹部和颅内手术。过敏性紫癜、硬皮病、大手术后,用XIII因子浓缩物治疗有一定效果,可能与促进伤口愈合有关。

（肖　军）

参考文献

[1] ASAHINA T,KOBAYASHI T,TAKEUCHI K,et al. Congenital blood coagulation factor XIII deficiency and suc-

cessful deliveries: a review of the literature[J]. Obstet Gynecol Surv, 2007, 62:255-260.

[2] HOFFMAN R, BENZ EJ, SHATTIL SJ, et al. Hematology basic principles and practice[M]. 4th ed. Philadelphia: Elsevier Inc, 2005.

[3] LOVEJOY AE, REYNOLDS TC, VISICH JE, et al. Safety and pharmacokinetics of recombinant factor XIII-A$_2$ administration in patients with congenital factor XIII deficiency[J]. Blood, 2006, 108:57-62.

[4] SCHROEDER V, DURRER D, MEILI E, et al. Congenital factor XIII deficiency in Switzerland: from the world wide first case in 1960 to its molecular characteristion in 2005[J]. Swiss Med Wkly, 2007, 137:272-278.

[5] SCHROEDER V, MEILI E, CUNG T, et al. Characterisation of six novel a-subunit mutations leading to congenital factor XIII deficiency and molecular analysis of the first diagnosed patient with this rare bleeding disorder[J]. Thromb Haemost, 2006, 95:77-84.

第三十节　原发性血小板增多症
（primary thrombocythemia）

麻醉管理所面临的主要问题

血栓形成与出血并存

围手术期血小板功能与凝血功能的管理十分重要

【病名】

原发性血小板增多症（primary thrombocythemia, PT），又称出血性血小板增多症、真性血小板增多症。

【病理与临床】

1. 原发性血小板增多症是临床上一种较为少见的出血性疾病，为一种原因不明的骨髓增生性疾患，特征为骨髓巨核细胞异常增生伴有血小板持续、显著增多，同时伴有其他造血细胞轻度增生，常伴有出血或血栓形成，脾脏肿大。本病的病因不明。可能是多种因素（放射、化学、病毒和遗传因素）相互作用的结果。目前认为本病是一种多能干细胞的克隆性疾病。本病与慢性粒细胞性白血病、真性红细胞增多症、骨髓纤维化等关系密切，可互相转化，也可合并发生，故称为"骨髓增生性综合征"。用 G-6-PD 同工酶作为克隆的标志进行研究，本病患者的红细胞，中性粒细胞及血小板具有同一种同工酶，提示本病发生在多能干细胞水平。病理改变为骨髓中巨核细胞系增生，形态怪异，幼巨核细胞增多，产生血小板数量增加，常有形态和功能改变，伴幼稚型血小板和异常。血小板极度增多可引起血栓形成及栓塞，血栓可发生于下肢静脉、脾静脉、肠系膜静脉以及心、肾、肺、脑等不同部位。出血与血小板内在缺陷有关，此外，部分患者可能与凝血因子的减少有关。

2. 主要临床表现为出血和血栓形成。多见 50~70 岁，男女相等。

（1）轻者可无症状，出血可为自发性，或因外伤、手术引起异常出血。自发性出血以鼻、牙龈及消化道黏膜最为常见。皮肤出血表现为瘀斑。泌尿道和呼吸道也可发生出血。伴有血小板增多，脾大。

（2）血栓形成也是本病的症状之一，国内报道约 1/3 患者有静脉或动脉血栓形成，发病部位不一，以微血管栓塞较多见。肢体病变常见，表现为手足麻木、发绀、肿胀趾溃疡及坏疽。颈内或其他部位动脉也可发生血栓形成。静脉血栓形成有时发生在肝、脾、肠系膜，表现为腹痛、恶心、呕吐。肺、脑、肾也可存在静脉血栓,引起相应的栓塞症状。因脾栓塞发展为脾萎缩者并不少见。

(3) 其他:神经症状表现为头痛、感觉异常、视力模糊或癫痫样发作。一般肝脾都有轻至中度肿大,程度不一。脾肿大约占80%,肝大者较少见。

3. 实验室检查

(1) 血象可见血小板计数异常升高,多在(1 000~3 000)×10⁹/L,有的可达14 000×10⁹/L。血小板形态一般正常,但可有畸形,常自发聚集。骨髓象可见巨核细胞系增生活跃。凝血酶原时间、出血时间多正常。血小板功能异常时,出血时间延长、血小板聚集与黏附功能减低。

(2) 骨髓检查骨髓象呈现全骨髓增生活跃,巨核细胞显著增多,大多为成熟型,也可见小型巨核,部分为裸核型。原始及幼稚细胞均可增加,以幼稚巨核细胞为明显,此类细胞也可产生血小板。嗜酸及嗜碱性粒细胞也可增加。无白血病细胞浸润。

(3) 凝血功能检查:出血时间正常或稍延长,凝血时间正常。血块退缩时间缩短,但有时不良。凝血酶时间不正常,凝血酶原时间延长,凝血活酶生成可有障碍。毛细血管脆性试验阳性。

4. 诊断标准多采用 Ozer 标准 ①可有出血、脾脏肿大、血栓形成引起的症状和体征。②周围血小板计数持续超过800×10⁹/L,血红蛋白低于180g/L,白细胞计数小于50×10⁹/L。③骨髓增生活跃或以上,粒细胞系、红细胞系、巨核细胞系三系增生中以巨核细胞系最为突出,巨核细胞体大胞浆丰富,有巨核血小板形成。④骨髓内无白血病细胞浸润。⑤排除继发性血小板增多症等。

【麻醉管理】

1. 本病患者术前管理非常重要,这是因为由于血小板增多,可自发聚集而形成血栓,同时血小板过多可干扰止血及血小板功能障碍而引起出血。术前准备既不能影响患者的止血功能而加重出血,又不能使血小板聚集功能亢进而加重或引起血栓形成。为达到这一目的,术前必须维持出血时间、血小板聚集功能正常,血小板计数基本正常。此外,还应注意以下方面:

(1) 本病患者术前常口服阿司匹林或噻氯匹定防止血小板聚集及预防血栓形成。此类患者术前应根据血小板数、出血时间及凝血功能检查结果,决定是否停药。目前多主张术前三天停药,改为易于调节的肝素。

(2) 控制血小板数,以减少术中发生血栓和出血的危险性。择期手术者,目前多口服羟基脲系非烷化剂抗代谢药物,抑制骨髓巨核细胞增生,或用干扰素 α 皮下注射。1~2 个月内血小板数可降至正常。急诊手术时或当血小板数控制不佳而又必须手术时,术前可应用血细胞分离机迅速去除血小板来降低血小板数。但要注意贮存于肝脾内的血小板可释放至外周血中引起"反跳"现象,引起血小板的迅速升高。

2. 围手术期心、肺、肾、肾上腺或脑等重要器官发生血栓或出血是本病主要致死原因。应注意是否合并血栓,文献报道,一个月内发生过脑、肺血栓、或下肢深静脉血栓病史者,术后复发率高达40%,麻醉手术危险性极大。对合并下肢深静脉血栓的患者,术前应安放血栓过滤器。此外,文献报道,本病与其他骨髓增生性疾病(如:真性红细胞增多症、慢性粒细胞白血病、骨髓硬化症等)关系密切,术前检查时应注意是否合并上述病变并采取相应措施。为防止胃肠道出血,小谷等推荐术前给与 H₂ 受体阻滞剂。

3. 术中急性出血或可能发生血栓时,应立即静注氮芥或环磷酰胺,接着进行血小板分离术,若已形成血栓,可用肝素或双香豆素乙酯等。在血小板超过 1 000×10⁹/L 时,应防止血栓形成,可应用阿司匹林,双嘧达莫等对抗血小板自发性凝集作用。

4. 由于止、凝血障碍及抗血栓药的应用,本病患者禁忌椎管内麻醉。麻醉方式选择全身麻醉,禁忌经鼻气管插管。本病无特殊禁忌的麻醉药,但要注意全身麻醉下肺梗死的发生率约为局麻的5倍。术中应加强呼吸与循环监护,尤其要注意发生心肌梗死、肺梗死与脑梗死。

（肖　军）

参考文献

[1] FINAZZI G. Efficacy and safety of hydroxyurea in patients with essential thrombocythemia[J]. Patho Biol Paris, 2001,49:167.

第三十一节　再生障碍性贫血
（aplastic anemia）

麻醉管理所面临的主要问题

　　贫血、出血、易感染
　　注意术前治疗用药的副作用
　　可能合并重要器官病变

【病名】

再生障碍性贫血(aplastic anemia,AA),又称全血细胞减少症。

【病理和临床】

1. 再生障碍性贫血是一种罕见的造血干细胞疾病,可导致全血细胞减少和低细胞骨髓增生,由多种疾病引起,包括后天再生障碍性贫血和多种先天性骨髓衰竭综合征(bone marrow failure syndrome)。患病率约为0.67%~0.82%,亚洲国家的患病率是欧美国家的两到三倍。后天性居多,先天性较罕见(如:Fanconi贫血、Shwachmann-Diamond综合征等)。后天性又分为继发性与原发性,继发性有较明确的原因(如:药物、化学物质、电离辐射等)。而原发性病因不明,多与自身免疫、遗传等因素有关。

2. AA发病机制复杂,涉及造血微环境异常、造血干细胞缺失、免疫功能障碍等多方面。正常时红细胞、白细胞、血小板的平均寿命分别为120天、1天、6天,机体通过骨髓造血作用源源不断生产血细胞以满足机体需要。本病的主要病理改变为骨髓红髓呈向心性脂肪化,造血干细胞减少或造血微环境的改变,导致全血细胞减少。红细胞减少引起贫血,血小板减少与凝血因子异常引起出血,白细胞减少、体液与细胞免疫均下降,机体防御功能减退,患者易并发各种感染。

3. 临床表现　贫血、出血、感染。临床表现的轻重取决于血红蛋白、白细胞、血小板减少的程度,也与临床类型有关。临床上根据病情轻重及病程进展快慢,分为急性型与慢性型。贫血表现为皮肤黏膜苍白、易疲劳、呼吸急促及心脏受损症状(心律不齐、心脏杂音、心脏扩大,甚至心力衰竭等);出血表现为消化道、泌尿系、眼底、颅内、阴道、皮肤黏膜异常出血;感染以呼吸道、肠道、尿路感染较常见,严重者可发生败血症。贫血、出血、感染均可导致死亡,但感染常是临床上最主要的死亡原因。此外,患者可能还有一些与低血细胞计数无关的表现,如:恶心、皮疹等。

4. 诊断依据　全血细胞减少(包括网织红细胞)、淋巴细胞比例增高,至少符合下面三项中的二项:HGB 小于 100g/L,PLT 小于 $50×10^9$/L,中性粒细胞绝对值小于 $1.5×10^9$/L。多部位多平面骨髓穿刺及活检,骨髓增生减低,造血组织减少,非造血细胞(淋巴细胞、网状细胞、浆细胞等比例增高),骨髓组织由脂肪组织替代。诊断还须排除先天性及其他继发性原因,详见相关专著。本节主要介绍原发性获得性 AA,但由于此类疾病的麻醉管理原则基本相似,故不作严格的区分。

5. 治疗

(1) 支持治疗:成分血输注(红细胞悬液、血小板、粒细胞等),准备移植患者需使用辐照或过滤后的血制品。保护性隔离,抗生素与抗真菌药预防及控制感染、祛铁治疗等。应避免预防接种。

(2) 免疫抑制治疗:首选抗胸腺细胞球蛋白(ATG)/抗淋巴细胞球蛋白(ALG)联合环孢素(CsA)的 IST 治疗,为预防过敏反应,常联合使用肾上腺皮质激素治疗。此类药物还可能有肝肾功能损害、心脏损害、血压升高及糖耐量异常等副作用。

(3) 促造血治疗:雄激素(促进骨髓红系造血)、红细胞生成素 EPO、血小板受体激动剂艾曲波帕(Eltrombopag)、重组人血小板生成素(TPO)、白介素 11(IL-11)、粒细胞集落刺激因子(G-CSF)等。

(4) 造血干细胞移植:适用于年龄 35 岁以下,有 HLA 相合同胞供者的重型 AA 患者,以及在 ATG/ALG 联合 CsA 治疗失败后的患者,移植预处理和移植后 1 年均需使用免疫抑制剂,移植后需预防卡氏肺孢子菌感染。

【麻醉管理】

1. 麻醉前管理　本病麻醉管理比较棘手,围手术期应由一个包括血液科医师、输血科医师、麻醉科医师、放射介入科医师与外科医师组成的多学科团队协作进行,通过预防感染和充足的血库储备,可取得较好的疗效。

(1) 注意其可能的病因。尤其要注意一些重要器官病变导致的后天性 AA,如肝炎相关性 AA(hepatitis-associated aplastic anemia,HAAA),这是一种发生于病毒性肝炎患者的 AA,它是由于细胞因子的异常释放和细胞毒性 T 细胞扩增同时引起肝炎和骨髓功能障碍。一般而言,发生 AA 时其器官病变可能已相当严重,麻醉前应对脏器损伤的程度、麻醉手术的风险进行评估,并尽可能除去病因。

(2) 注意术前治疗用药的副作用。长期服用雄激素或其他同化类激素的患者,应注意它们对肝功能的损害作用,包括肝大、胆汁淤积性肝炎和肝酶水平升高,雄激素还可增加口服抗凝药物(华法林)的抗凝作用,也可增加胰岛素的作用。长时间用肾上腺皮质激素治疗者应按肾上腺皮质功能不全处理,术前给与应激保护量。用环孢素时应定期监测血压、肾功能和肝功能,在服用 ATG 时应注意液体潴留。与麻醉管理相关的 G-CSF 治疗的不良反应包括心包、胸腔积液和全身毛细血管渗漏综合征,可能导致间质性肺水肿和动脉低氧血症。由于 ATG/ALG 联合 CsA 的 IST 治疗期间可出现严重的过敏反应,故除急救手术外,应待一次疗程用药完成后再考虑择期手术。此外,还应注意其他免疫抑制剂(如:环磷酰胺)的毒副作用。

(3) 输血指征同普通患者。非手术患者红细胞输注指征为血红蛋白<60g/L,老年、合并心肺疾病、需氧量增加或氧供缺乏性病变者为<80g/L;血小板输注指征为一般患者 PLT<10×

10^9/L，但合并严重血小板消耗性因素时，指征应为 PLT<$20×10^9$/L。AA 手术患者输血指征应同普通患者，即：无并存病时血红蛋白<70g/L、合并心脏病等者为 100g/L，血小板输注指征为 PLT<$50×10^9$/L。因为血小板寿命短，可在麻醉前输注，同时还应注意血小板功能及可能合并凝血因子异常。应输注单采浓缩血小板，一些患者出血可能输血小板无效，要排除感染和药物的影响及血小板输注产生耐药性，应输注 HLA 配型相合血小板。严重感染用抗生素无效者亦可输注粒细胞，但粒细胞寿命仅 8 小时左右，应在麻醉前输注，但要注意其急性肺损伤、发热等不良反应。准备骨髓移植的患者需使用辐照或过滤后的血制品。

（4）控制及预防感染。重型患者应采取严格的隔离措施或住层流病房，术前应预防性使用抗生素和抗真菌药，亦可静脉给予免疫球蛋白。术前可用白细胞生成素（filgrastim）增加白细胞，Kawai 报道了一例 AA 合并主动脉病变、经导管主动脉瓣置入术（TAVI）者，术前二天使用 filgrastim（75μg/d）后，中性粒细胞计数从 1 400/μL 增加到 3 000/μL，术后恢复顺利，无感染。此类患者麻醉与手术操作必须严格遵守无菌原则。

2. 麻醉管理

（1）麻醉方法的选择：目前有关本病麻醉管理的文献报道较少。全身麻醉是唯一可行的技术，因止血与凝血功能障碍，即使通过输血已纠正血小板减少，多数文献均不主张行椎管内麻醉及深部神经阻滞。应尽量减少有创性监测与操作，气管内全麻时，应注意气管插管时黏膜损伤，它是引起血肿与口腔咽喉感染的重要原因，Kaur 建议使用喉罩，但操作不当同样可引起损伤。要特别注意避免经鼻气管插管，因为其黏膜出血率远高于经口气管插管，而且还容易发生菌血症。文献报道，经口气管插管者，菌血症发生率为零，而经鼻气管插管的 54 例患者中有 3 例发生菌血症。Dinner 认为，经鼻插管时发生菌血症与气管导管将鼻腔内常驻菌带入气管内有关，而与插管时黏膜损伤无关。

（2）围手术期应避免使用有可能加重骨髓抑制的药物。文献报道，吸入麻醉药对骨髓有不同程度的抑制作用，其中氧化亚氮与氟烷抑制作用较明显，应避免用于本病患者。但临床常用麻醉药对骨髓影响是短期、轻微的，不至引起严重临床问题，异氟烷、七氟烷、地氟烷等用于本病是安全的。临床常用的静脉麻醉药、阿片类药和肌松药，如：苯二氮䓬类、丙泊酚、氯胺酮、芬太尼等用于本病患者是安全的。麻醉辅助药中，较为重要的是氯丙嗪，它对骨髓有明显的抑制作用，应禁用。阿司匹林、抗组胺药和非甾体抗炎药，也有干扰血小板功能的风险。术中还应注意器官保护，避免使用有肝肾损害的药物。

（3）术中应加强监测，尤其是出入量的监测，及时补充血液制品。良好的麻醉管理对减少出血、防止感染等非常重要，应维持血流动力学稳定、防止低体温、防止缺氧与二氧化碳蓄积。

（4）充分的术后镇痛，是术后深呼吸锻炼，咳嗽排痰，清除呼吸道分泌物以避免肺部并发症，以及患者早期下床活动的保证，对降低全身氧耗也有益处，特别是对贫血的患者。

3. 几种相关特殊情况的麻醉管理

（1）范科尼贫血（Fanconi anemia）：又称先天性再生障碍性贫血，是最常见的遗传性再生障碍性贫血。它是一种常染色体或 X 连锁隐性遗传性疾病，多数于 5~10 岁起病，男比女为 1.3∶1。约 90% 骨髓功能衰竭与再生障碍性贫血，全血细胞减少。患者常合并其他多发性先天畸形，特别是骨骼系统，如：拇指短小或缺如、多指、桡骨缩短、体格矮小、小头、斜视、耳聋及颌面部与中枢神经系统、肾脏、心血管畸形、智力低下等。患者易患恶性肿瘤、尤其是白血病。其病因不明，可能与 DNA 损伤修复机制中的 FA 通路障碍有关，目前至少已发现有 19 个基因突变与它有关，包括：*BRCA2*、*BRIP1*、*FANCA*、*FANCB*、*FANCC*、*FANCD2*、*FANCE*、*FANCF* 等。仅有血象与骨髓异常，而无上述先天畸形者称为 Esttren-Dameshek 综合征。其麻醉管理同再生障碍性贫血，但要注意合并的先天性异常可增加麻醉管理的难度与危险性（如：困难气道与心血管畸形）。本病已列入国家卫健委等五部门《第一批罕见病目录》。

（2）再生障碍危象（aplastic crisis），又称急性造血功能停滞、网状红细胞减少症（reticulocytopenia）。它是由于多种原因所致的骨髓造血功能急性停滞。表现为血中红细胞与网织红细胞减少或全血细胞减少。主要见于多种溶血性贫血的患者（如：遗传性球形红细胞增多症、自身免疫性溶血性贫血等），亦可见于其他疾病。其发病机制不明，可能与病毒感染或有毒化学物质有关。对有溶血性贫血病史或病毒感染患者，突然出现苍白无力或严重感染要注意是否合并本病。多于 1 至 2 周后自然恢复，此期间禁止行任何择期手术。

（3）妊娠合并 AA：罕见。妊娠是否为 AA 的诱发因素尚不清楚，但会加重 AA 是明确的。妊娠时骨髓增生低下较常见，常在妊娠开始时出现全血细胞减少，而在分娩或妊娠终止后恢复，但是少数患者延续到产后。母亲生存率为 53%，婴儿为 75%。由于 69% 的患者妊娠过程顺利，故对坚持继续妊娠的母亲可采用间断输血治疗，输注血小板维持患者 PLT ≥ $20×10^9$/L，病情恶化时应终止妊娠。麻醉管理同 AA。

（陈琛　郑利民）

参考文献

[1] MARSH JCW, BALL SE, CAVENAGH J, et al. Guidelines for the diagnosis and management of aplastic anaemia [J]. Br J Haemat, 2009, 147:43-70.

[2] KAWAI Y, TOYODA Y, KIMURA H, et al. Transcatheter aortic valve implantation in a patient with aplastic anemia[J]. J Cardiology Cases, 2017, 16:213-215.

[3] KAUR M, GUPTA B, SHARMA A, et al. Child with aplastic anemia: anesthetic management[J]. Saudi J Anaesth, 2012, 6:298-300.

[4] AHMED A, MONEM A. Perioperative anaesthetic management of a patient with relapsed aplastic Anaemia[J]. J Pak Med Assoc, 2005, 55:257-259.

[5] EFRAIN RIVEROS-PEREZ, AMY C HERMESCH, LINDA A BARBOUR. Aplastic anemia during pregnancy: a review of obstetric and anesthetic considerations[J]. Int J Women's Health, 2018, 10:117-125.

[6] ZAFER DOGAN, HUSEYIN YILDIZ, ISMAIL COSKUNER. Anesthesia for a patient with Fanconi anemia for developmental dislocation of the hip: a case report[J]. Rev Bras Anestesiol, 2014, 64(3):201-204.

第三十二节　真性红细胞增多症
（polycythemia vera）

麻醉管理所面临的主要问题

高粘滞血症，组织缺氧与低灌注

血栓与出血倾向

高血压

【病名】

真性红细胞增多症（polycythemia vera, PV），无别名。

【病理与临床】

1. PV 是起源于造血干细胞的克隆性骨髓增殖性肿瘤,属骨髓增殖性疾病范畴;其年患病率为 0.4~2.8/10 万,PV 患者的中位生存期约 14 年,年龄<60 岁患者为 24 年。临床以红细胞数及容量显著增多为特点,出现多血质及高黏滞血症的表现,常伴脾大。PV 起病隐袭,进展缓慢,晚期可发生各种转化。其发病机制尚未阐明,但已知红细胞生成素(EPO)和发病无关,其血清 EPO 水平降低或低至无法检测。

2. 病理 PV 主要累及骨髓、肝和脾。通常为以下两个阶段:增殖期和增殖后期。骨髓增生极度活跃是增殖期骨髓改变的主要特征。红系、粒系和巨核系细胞均增殖十活跃,其中以大红系前体细胞和巨核细胞增生最为显著。骨髓纤维化和髓外造血是增殖后期最常见的特征,外周血涂片可以见到幼稚阶段粒、红细胞和泪滴样红细胞。骨髓中网状纤维和胶原纤维增生明显,骨髓增生程度不一,以增生低下常见。

3. 临床表现 因血容量增多,血液黏滞度增高,导致全身各脏器血流缓慢和组织缺血。早期可出现头痛、眩晕、疲乏、耳鸣、眼花、健忘等类似神经症症状。重者复视、视力模糊。当血流显著缓慢,尤其伴有血小板增多时,可有血栓形成和梗死。血栓形成最常见于四肢、肠系膜、脑及冠状血管。可有出血倾向,常见于皮肤瘀斑、牙龈出血,有时可见创伤或手术后出血不止。中晚期患者常合并高血压。

4. 诊断 WHO(2008)标准。主要标准:①男性 HGB>185g/L,女性 HGB>165g/L,或其他红细胞容积增高的证据;②有 JAK2 V617F 突变或其他功能相似的突变(如 JAK2 第 12 外显子突变)。次要标准:①骨髓活检:按患者年龄来说为高度增生,以红系、粒系和巨核细胞增生为主;②血清 EPO 水平低于正常参考值水平;③骨髓细胞体外培养有内源性红系集落形成。符合 2 条主要标准和 1 条次要标准或第 1 条主要标准加 2 条次要标准则可诊断。

5. 治疗原则 避免血栓和出血并发症的发生/复发、降低急性白血病和 PV 后骨髓纤维化发生的风险、控制全身症状。

【麻醉管理】

1. 术前准备 评估重要脏器功能,降低血液黏滞度,术前控制好红细胞和血小板数。低分子肝素可用至术前一天。

(1) 注意排除继发性红细胞增多症,尤其是心肺疾病引起缺氧时继发性红细胞增多或脱水时血液浓缩引起的血细胞比容升高。

(2) 术前血液稀释和低分子肝素抗凝可以减少血栓和栓塞的风险,术前推荐维持血细胞比容男性低于 45%,女性低于 42%,妊娠妇女低于 36%,血小板计数低于 $400×10^9$/L。术前可采用血液稀释采取适量自体血储存,不仅可降低血细胞比容和血液黏滞度,还可以用于术中自身输血。

2. 麻醉管理

(1) 有出血倾向者应避免椎管内麻醉。气管插管时动作轻柔,应强调保护口、咽喉和气管黏膜,以防黏膜出血阻塞支气管。

(2) 本病无特殊禁忌的麻醉药,良好的麻醉管理比药物选择更重要,麻醉管理重点是维持机体内环境平稳、避免低体温、脱水等可能增加血液黏度的各种因素,可适量输注晶体液稀释血液、使用氢化可的松改善毛细血管功能状态、持续输注普通肝素抗凝,有出血倾向时可用鱼精蛋白中和。术中可抗栓塞长袜、间歇性静脉压迫装置防止深静脉血栓。

(3) 维持血流动力学稳定。密切监测血氧饱和度和呼气末 CO_2,早期发现肺栓塞。

3. 术后管理　术后应保证良好的镇痛效果,使患者早期下床活动。

（吴新海）

参考文献

[1] SAINI KS,PATNAIK MM,TEFFERI A. Polycythemia vera-associated pruritus and its management[J]. Eur J Clin Invest,2010,40:828.

[2] SIEGEL FP,TAUSCHER J,PETRIDES PE. Aquagenic pruritus in polycythemia vera:characteristics and influence on quality of life in 441 patients[J]. Am J Hematol,2013,88:665.

[3] WEINGARTEN TN,HOFER RE,AHLE BJ,et al. Perioperative blood product administration and thromboembolic events in patients with treated polycythemia vera:a case-control study[J]. Transfusion,2015,55:1090-1097.

[4] 廖锦华,李雅兰,胡冬华. 几种血液病患者麻醉新进展[J]. 国际麻醉学与复苏杂志,2010,31:470-473.

第三十三节　阵发性睡眠性血红蛋白尿症
（paroxysmal nocturnal hemoglobinuria）

麻醉管理所面临的主要问题

血管内溶血

免疫功能下降,易发生感染

血栓栓塞

肾功能减退

避免诱发因素

肾上腺皮质激素治疗

【病名】

阵发性睡眠性血红蛋白尿症（paroxysmal nocturnal hemoglobinuria,PNH）,又称阵发性夜间血红蛋白尿症、Marchafava-Micheli 综合征。

【病理与临床】

1. PNH 是一种获得性造血干细胞良性克隆性疾病。由于红细胞膜有缺陷,红细胞对激活的补体异常敏感。临床上表现为与睡眠有关、间歇发作的慢性血管内溶血和血红蛋白尿,可伴有全血细胞减少或反复血栓形成。本病患病率约 0.5~2/100 万,男多于女,发病年龄多在 40 岁以下。

2. PNH 发病机制尚不完全清楚,目前普遍接受的是认为与体细胞基因突变相关。造血干细胞 A 类磷脂酰肌醇聚糖（PIG-A）基因突变,使部分或完全血细胞糖化肌醇磷脂（GPI）蛋白合成障碍,造成血细胞表面 GPI 锚连膜蛋白缺失,其中包括 CD55 和 CD59。这使得红细胞对激活的补体异常敏感,红细胞容易被补体攻击破坏而发生血管内溶血。对补体敏感的 PNH 细胞的数量决定了血红蛋白尿发作的频率。

3. PNH 可分为三种类型　典型 PNH、PNH 相关的再生障碍性贫血、亚临床 PNH。

（1）典型 PNH:临床主要表现为慢性贫血及发作性血红蛋白尿。由于感染、应激、手术、剧烈运动、饮酒或服用某些药物,如铁剂、阿司匹林等,引起补体的激活,诱发血红蛋白尿。由于补体作用最适宜的 pH 是 6.8~7.0,而睡眠时呼吸中枢敏感性降低、酸性代谢产物 CO_2 蓄积,所以血红蛋白尿常与睡眠相关,早晨较重,下午较轻。但多数情况下 PNH 患者的溶血是一个持续的过程,不只是在夜间发生,之所以称"阵发性睡眠性血红蛋白尿症",是因为在睡眠过程中尿液会在膀胱里集中,晨起后大量排出时红色的血红蛋白尿表现得更为明显而已。长期血红蛋白尿可引起肾功能损害。PNH 不仅累及红细胞,白细胞及血小板亦有类似改变。中性粒细胞减少、吞噬功能降低及溶血导致单核-吞噬细胞系统封闭,机体抵抗力低下,易引起上呼吸道或肺部或其他感染。反复感染是 PNH 的次要死因。血小板功能异常、血管内溶血及血浆凝血因子活性增高等可引起血栓栓塞。PNH 由于平滑肌肌张力障碍,还可引起疲劳、吞咽困难、腹痛、勃起功能障碍等。高血压、肺动脉高压、骨髓增生异常综合征(MDS)和粒细胞白血病等也可出现。

(2)PNH 相关的再生障碍性贫血:主要表现为贫血。

(3)亚临床 PNH:无明显像关的临床症状。

4. 实验室检查 全血细胞减少,大部分患者骨髓增生活跃,小部分患者骨髓增生减低,血与尿游离血红蛋白增高,补体溶血敏感试验阳性,流式细胞术(FCM)检测细胞膜上 CD55 和 CD59 表达下降。

【麻醉管理】

1. 术前管理

(1)注意术前药物治疗的副作用:长期用肾上腺皮质激素治疗者,应对皮质功能进行评估并按皮质功能不全处理,术前给予应激保护用量的糖皮质激素。伴有骨髓增生低下者可能使用雄激素或同化类激素,要注意它们可引起肝脏损害及加重血栓形成的副作用。使用 Eculizumab 的患者,用药期间应密切监测网织红细胞、胆红素、LDH 等指标,要注意其可引起上呼吸道感染、球菌属败血症等不良反应。Tsutsui 报告了一例正在接受 Eculizumab 治疗的 79 岁 PNH 患者,安全地在全身麻醉进行了三次整形外科手术。Eculizumab 可持续用至术前。

(2)输血的相关问题。患者长期反复的血管内溶血,常表现不同程度的慢性贫血。轻度贫血患者常可耐受,术前不主张预防性输血。输血指征是:Hb<60g/L(HCT<20%),或伴有明显缺氧症状;或 Hb>60g/L,但存在分娩、感染、外伤及手术等应急情况;或心功能不全等并发症时。应输注洗涤红细胞,避免输全血与血浆,以免补充补体及抗体成分而加重溶血。铁剂可加重红细胞膜的脂质过氧化反应,用量过大时可引起血红蛋白尿发作,术前应停用。

(3)预防血栓与栓塞。10% 的 PNH 患者都会出现血栓,血栓形成是本病的主要死亡原因。血栓可以发生在常见部位,引起肢体血管、脑血管、肠系膜等腹内脏器官血管及冠状动脉、肺动脉栓塞;也可发生在一些不常见的部位,如:肝静脉(Budd-Chiari 综合征)、门静脉、脾静脉、海绵窦、皮肤静脉等。术前应仔细检查下肢深静脉、肺动脉及其他血管等有无血栓形成。围手术期是否行抗凝治疗预防血栓形成,目前尚无定论。对于发生血栓者,应给予抗凝和肝素治疗,下肢深静脉血栓者要考虑安置过滤器的问题。同时注意是否有出血倾向。术前正服用华法林、阿司匹林等抗凝、抗血小板药物治疗者,应于 1 周前停药,改为肝素。除抗凝作用外,肝素还可抑制补体活化的旁路途径。此类患者术中应加强监护,防止术中心、脑、肺等重要器官发生栓塞。

(4)预防及控制感染。PNH 患者抵抗力下降,还可合并再生障碍性贫血或白血病,应积极治疗及预防感染。尽量避免使用肾毒性药物。

2. 应根据手术内容与患者的全身状态选择恰当的麻醉方法,但术前凝血功能障碍或服用抗凝药治疗者,应避免行椎管内麻醉。本病无特殊禁忌的麻醉药,尽可能选用对肾功能无影响或是影响小的药物。

3. 本病无特殊禁忌的麻醉药,Hano 等认为良好的麻醉管理比药物选择更为重要。麻醉管理重点是维持机体内环境平稳、避免可能诱发补体激活的因素,如:水电解质失衡、酸中毒及缺氧、二氧化碳蓄积、疼痛、精神紧张、低体温、发热等各种应激因素。也可适当应用补体激活抑制剂,临床常用的除肾上腺皮质激素、肝素等外,还可用右旋糖酐。现已证明中分子或低分子量右旋糖酐可抑制 C3 的激活、防止激活补休替代途径,同时它还可改善微循环、增加尿量、减轻血红蛋白尿对肾脏的损害,但在有出血倾向或过敏者慎用。

4. 术中应加强监测,除血压、心电图、脉搏氧、尿量、体温、血气等监测外,有肺栓塞危险的患者应行呼气末二氧化碳及肺动脉导管监测。同时还应常规监测血与尿游离血红蛋白浓度,血游离血红蛋白浓度升高或血红蛋白尿时,应充分补液、利尿、碱化尿液,维持尿量,防止急性肾衰。

5. 妊娠 PNH 患者的麻醉管理:妊娠 PNH 患者发生补体激活、溶血和血栓栓塞的风险更高,治疗主要以输注红细胞和血小板改善贫血和预防出血为主。必要时给予低分子肝素预防血栓。术前如有使用抗凝药物或血小板减少,避免椎管内麻醉。术中需要输血时采用洗涤红细胞输注;注意预防感染等。

（熊佳玲　郑利民）

参考文献

[1] DEVALET B,MULLIER F,CHATELAIN B,et al. Pathophysiology,diagnosis,and treatment of paroxysmal nocturnal hemoglobinuria:a review[J]. Eur J Haematol,2015,95:190-198.

[2] PARKER CJ. Update on the diagnosis and management of paroxysmal nocturnal hemoglobinuria[J]. Hematology Am Soc Hematol Educ Program,2016,2016:208-216.

[3] KELLY R,RICHARDS S,HILLMEN P,et al. The pathophysiology of paroxysmal nocturnal hemoglobinuria and treatment with eculizumab[J]. Ther Clin Risk Manag,2009,5:911-921.

[4] TSUTSUI M,GOTOH A,YASUDA H,et al. Successful management of orthopedic operations requiring general anesthesia in a PNH patient after introduction of eculizumab[J]. Rinsho Ketsueki,2015,56:423-427.

[5] 阵发性睡眠性血红蛋白尿症诊断与治疗中国专家共识[J]. 中华血液学杂志,2013,34:276-279.

[6] Griffin M,Munir T. Management of thrombosis in paroxysmal nocturnal hemoglobinuria:a clinician's guide[J]. Ther Adv Hematol,2017,8:119-126.

[7] HANO K. Anesthetic management of a patient with paroxysmal nocturnal hemoglobinuria. Masui,2012,61,761-764.

第三十四节　重症先天性中性粒细胞缺乏症
（severe congenital neutropenia deficiency）

麻醉管理所面临的主要问题

易发生感染

可能合并全身其他器官异常

易骨折

【病名】

重症先天性中性粒细胞缺乏症(severe congenital neutropenia,SCN)，又称 Kostmann 综合征(Kostmann syndrome)、Kostmann 病(Kostmann disease)、Kostmann 粒细胞缺乏症(Kostmann agranulocytosis)、婴儿遗传性粒细胞缺乏(infantile genetic agranulocytosis)、重症婴儿遗传性中性粒细胞减少症(severe infantile genetic neutropenia)等。

【病理与临床】

1. 本病是一种由于中性粒细胞缺乏导致反复感染为主要临床特征的先天性疾病，为常染色体显性或隐性遗传。其病因不明，可能是由于多种基因突变引起，其中约一半是由于 *ELANE* 基因突变引起的，另外 10% 是由于 *HAX1* 基因突变引起的。这些基因在中性粒细胞的成熟和发挥功能的过程中起着重要作用。基因突变可导致一些不稳定的异常蛋白在中性粒细胞中积累，导致细胞死亡或妨碍中性粒细胞的成熟，或阻止这些细胞对免疫信号作出适当反应、影响其功能的发挥。但约三分之一的患者原因不清楚。最近研究表明其发病可能与粒细胞集落刺激因子(G-CSF)结合后的信号转导功能异常有关。据估计，其患病率约为二十万分之一

2. 临床表现

(1) 反复发生各部位感染，其程度轻重不一。部分患者病程常短暂呈自限性，无明显临床症状或仅有头昏、乏力、低热、咽喉炎等非特异性表现。一些患者感染时的体征和症状不明显，如：严重肺炎在胸片上仅见轻微浸润，亦无脓痰。部分患者呈严重感染，进展为脓毒症，死亡率甚高。

(2) 约 40% 的患者骨密度降低、骨质减少、骨质疏松、容易骨折。约 20% 患者青少年时期可患上某些恶性血液病，尤其是骨髓增生异常综合征或白血病。部分患者可能合并其他异常，如：癫痫、发育迟缓或心脏和生殖器异常。

3. 诊断　白细胞计数是最主要的实验诊断依据，但其受多种因素影响，需多次重复检查。

4. 治疗　在抗生素问世前，死亡率高达 90%~95%，自应用抗生素后，已下降至 20%。但仍需早期诊断、早期治疗，患者一旦有感染迹象，应立即给予广谱抗生素治疗。碳酸锂可增加粒细胞的生成，但对慢性骨髓衰竭者无效。基因重组人粒系生长因子 GM-CSF 和 G-CSF 可诱导造血干细胞进入增殖周期，促进粒细胞增生、分化成熟、由骨髓释放至外周血液，并能增强其功能。

【麻醉管理】

1. 麻醉前管理　容易反复发生感染是本病的主要病理特点，麻醉手术可增加感染的风险，故应尽量避免一些非急诊手术、检查及麻醉。术前访视时应进行详细的病史询问和体格检查，术前应控制感染，尤其是要注意一些隐匿性的感染，并明确其感染灶。要注意反复多部位或器官感染，患者可能残留一些危及生命的重要病变或并发症，因为它们在麻醉时可能直接危及生命(如：气道病变或肺脓肿等)。Bando 报道了一例 6 岁女孩，表现为严重的咳嗽和喘息，内镜检查显示喉部狭窄合并肉芽肿。该患儿在全身麻醉下进行了气管切开术。此外，还应注意还可能合并其他重要器官异常与血液疾病。重组人类粒细胞集落刺激因子(rh—GCSV)可持续应用至术前，为避免气道过度干燥而增加呼吸道感染风险，不建议术前用抗胆碱药。

2. 麻醉管理　目前有关本病麻醉管理的临床报道较少，预防继发感染是麻醉管理的重点。本病无特殊禁忌的麻醉药，但应避免用长效阿片类药，因为它们可抑制咳嗽反射并有引起呼吸抑制的风险。临床常用的麻醉药可能对免疫调节功能有一定的影响，但对本病患者并无

临床意义。而良好的麻醉管理可能比药物的选择更为重要,包括:围手术期预防性应用抗生素、预防低体温、血糖控制与管理、维持血流动力学与内环境稳定、良好的术后镇痛、恰当的体液平衡管理等。应严格遵守无菌操作常规,尤其要注意气道吸引、动静脉通道等的无菌管理及麻醉医师的手卫生。应尽量避免一些不必要的侵入性检查与监测手段。不建议对本病患者实施区域神经阻滞及椎管内麻醉。

3. 由于骨质疏松,在搬运患者或体位变动时应谨防骨折。

4. 减少不必要有创操作,术毕尽早拔管,以减少呼吸道并发症。

(胥亮　孟利刚)

参考文献

[1] SKOKOWA J,DALE DC,TOUW IP. Severe congenital neutropenias[J]. Nat Rev Dis Primers,2017,3:17032.

[2] BANDO H,NAGAO H,NISHIO T,et al. Laryngeal stenosis in a patient with severe congenital neutropenia[J]. Laryngocope,2013,123:455-457.

第十一章

自身免疫、感染、早老及癌易感疾病

第一节 Behcet 病
（Behcet disease）

> **麻醉管理所面临的主要问题**
>
> 全身血管炎性病变,累及多器官(皮肤、关节、消化、心血管、呼吸、神经系统等)
> 口咽腔瘢痕,气管插管困难
> 神经系统病变
> 皮肤黏膜易受损
> 易感染

【病名】

Behcet 病(Behcet disease),译名白塞病或贝赫切特病。又称 Behcet 综合征(Behcet syndrome)、眼-口-生殖器综合征、黏膜-皮肤-眼综合征、Behcet 三联症、Adamentiades-Behcet 综合征、Gilbert-Behcet 综合征等。

【病理与临床】

1. 本病是一种以血管炎为基础病变的多系统慢性自身免疫性疾病,其特点是反复发作、缓解。1937 年由土耳其 Hulusi Behçet 医师报道。它多见于青壮年,20~30 岁患者占 74%,男女之比约为 2:1~5:1。在 20 岁左右发病者,男性临床表现更重。病例分布有一定的地域性,在丝绸之路沿线(从地中海到中国)多见,而美国少见。其发病原因不明,近年来研究认为它与感染(细菌、病毒)、免疫因素(包括自身免疫)及遗传因素密切相关。有研究认为它可能与口腔不洁,IL-12 等多种细胞因子介导的口腔链球菌的延迟性超敏反应有关。超过 60% 的患者与 *HLA-B5* 基因及其亚型 *HLA-B51* 有关。

2. **临床表现** 特点为口腔、生殖器溃疡,眼部病变,此外还合并有皮肤、关节、心血管、神经系统及呼吸系统等全身器官的病变。

(1) 口腔与生殖器溃疡:其中,阿弗他样疼痛性口腔溃疡最为常见,表现为单发或多发性,椭圆形,直径 2~10mm。从口唇至口腔、咽喉、声门、鼻腔、食管均可发生,持续 1~2 周。溃疡较深者痊愈后可留有瘢痕。同样,生殖器溃疡可见于阴囊、龟头、会阴、阴道。

(2) 眼部病变:25%~75% 患者病变可累及眼,包括虹膜睫状体炎、前房积脓、结膜炎、角膜炎及脉络膜炎、视神经乳头炎等,约 44% 患者 4~8 年内失明。

（3）皮肤症状：包括丘疹、水疱、脓疱、结节性红斑及多形性红斑样损害等。关节症状表现为多发性游走性关节炎，多为大关节受累，很少有关节强直。针刺实验（pathergy test）：用20~25G针刺皮肤24~48小时后出现直径超过2mm的丘疹、硬结为阳性。

（4）血管病变：血管炎是本病的最基础病变，20%~40%的患者合并有血管炎或血管周围炎。大小血管均可受累，其中静脉多于动脉，常表现为浅表静脉炎或血栓性深静脉炎，引起肢体水肿。颅内静脉及上下腔静脉受累时可引起相应的梗阻症状。动脉受累血管主要有：颈总动脉、锁骨下动脉及分支、主动脉、股动脉及分支，表现为无脉症、雷诺现象、动脉瘤、肢体坏死等。肺部血栓性脉管炎可引起大咯血。

（5）神经病变（神经型）：4%~42%的患者合并神经病变，男性是女性的2~5倍，多见于20~40岁。主要为中枢神经病变，分为脑实质性病变（占80%）与非实质性病变（血管病变、动脉瘤等，占20%）。脑实质性病变亦主要由血管炎造成，可引起脑膜炎症状群、脑干症状群及器质性精神错乱，死亡率高。

（6）其他：消化道炎症、溃疡与穿孔（肠管型），胰腺炎，间质性肺炎，心肌炎等。

3. 诊断　国际诊断标准如下：反复发生的口腔内溃疡（1年3次），加上以下四项中的二项：生殖器溃疡，典型的眼部病变，典型的皮肤损伤，针刺试验阳性。

4. 死亡原因　血管、脑神经及消化道病变。早期死亡的危险因素包括：男性、反复发作并病情恶化者、有血管并发症者（尤其是动脉并发症，如：血栓、动脉瘤及动脉夹层）。

5. 治疗　无有效治疗方法。轻症者主要对症治疗。对重症患者，包括使用环磷酰胺、苯丁酸氮芥、环孢素等免疫抑制剂及肾上腺皮质激素、TNF抑制剂等。

【麻醉管理】

1. 本病是一种全身性疾病，可累及全身重要器官，有时甚至危及患者生命，部分患者可因消化道穿孔或动脉瘤破裂而行急诊手术。术前应对神经、循环、呼吸、消化系统等的进行全面、仔细的评估，据此制订麻醉计划。除急救手术外，择期手术应选在疾病的缓解期。

2. 用肾上腺皮质激素及免疫抑制剂治疗者应注意其副作用，并在围手术期进行皮质激素替代治疗（见"混合性结缔组织病"）。

3. 保护皮肤黏膜。此类患者皮肤黏膜轻微损伤可引起严重皮肤反应，甚至溃疡，应尽量减少不必要的有创性操作，肌内注射可引起或加重皮肤损伤，术前用药应尽量口服或入手术室后静注（见"大疱性表皮松解症"）。神经阻滞时可采用超声引导，尽量减少穿刺损伤。

4. 气道管理　溃疡反复发作，在口腔、咽喉、声带、鼻腔形成的瘢痕可致气管插管困难。若同时合并上腔静脉梗阻、头面部肿胀，则更增加气管插管难度。术前应作详细的上呼吸道评估，疑有插管困难者，应采用清醒插管或纤维支气管镜引导下插管。Salihoglu等认为，喉罩可加重口咽黏膜损伤，不推荐用于此类患者。因为组织创伤可能导致进一步发展的口腔溃疡，喉镜检查和插管应轻柔，尽量避免重复尝试。由于瘢痕和炎性水肿可致声门下狭窄，气管导管的选择应稍细。要注意患者的声门下狭窄可能呈进行性的，如：Gupta报道的1例三次手术的患者，所用气管导管的直径逐渐减小（从7mm到6mm），建议对Behcet病患者术前应进行气道影像学（MRI等）检查。

5. 麻醉方法的选择　本病无特殊禁忌的麻醉药及方法。但神经型或有神经学症状者及血管型行抗凝治疗者禁用椎管内麻醉。琥珀胆碱可能导致高钾血症及心律失常,应避免用于有神经病变的患者。

6. 动脉受累可出现无脉症,血压测定困难,麻醉前应测定四肢血压,术中择血压高的一侧肢体监测。尽量减少袖带测压的次数,尽量不行有创血压监测。术中应尽量维持血流动力学稳定,防止血压剧烈变动致动脉瘤破裂。

7. 本病患者细胞免疫功能低下,易合并感染,应注意无菌操作。

(郑利民)

参考文献

[1] KANEKO F,TOGASHI A,SAITO S,et al. Behçet's disease (Adamantiades-Behçet's disease)[J]. Clin Dev Immunol,2011,2011:681956.

[2] GUPTA A,BANERJEE N,SHARMA J,et al. Repeated surgeries in a patient with Behçet's disease,what changes to expect? [J]. Anesth Essays Res,2013,7:279-281.

[3] BHARDWAJ M,SINGH K,TAXAK S. Oral scarring in Behçet's disease:an airway concern[J]. J Anesthe Clinic Res,2012,3:183.

[4] SHIBASAKI M,NAKAJIMA Y,ISHII S,et al. Prediction of pediatric endotracheal tube size by ultrasonography [J]. Anesthesiology,2010,113:819-824.

第二节　Bloom 综合征
(Bloom syndrome)

麻醉管理所面临的主要问题

日光(紫外线)敏感性疾病

可能合并困难气道

易感染

癌症易感综合征

【病名】

Bloom 综合征(Bloom syndrome),又称面部红斑侏儒综合征(facial telangiectasis of dwarfs syndrome)、Bloom-Torre-Machacek 综合征(Bloom-Torre-Machacek syndrome)、先天性毛细血管扩张性红斑(congenital telangiectatic erythema)、身材矮小-面部毛细血管扩张(short stature and facial telangiectasis)等。

【病理与临床】

1. 本病是一种罕见的常染色体隐性遗传性疾病。1954 年由美国皮肤科医师 David Bloom 首次报道。患病率:本病多见于德系犹太人,其基因携带率为 1∶120,据报道约有 48 000 人患病;在美国有 170 多例报道,日本亦有报道。男女比例为 1.3∶1。本病是典型的"染色体断裂综合征",其病因与 *BLM* 基因(15q26.1)突变有关,*BLM* 基因的作用是编码在 DNA 重组和修复中起着关键作用的 DNA 修复酶——RecQL3 解旋酶(RecQL3 helicase)。其突变可导致细胞 DNA 修复障碍和基因组不稳定,姐妹染色单体异常交换增加、染色体断裂、结构重组。基因结构不稳定,是本病易罹患癌症的重要机制。

2. 临床表现

(1) 身材矮小。明显的产前或产后生长迟缓,其特征是与小头成比例。脸长而窄,小下颚,鼻子和耳朵突出、声音高尖。

(2) 皮肤特征:婴儿期即有面部光敏性红斑,形似蝴蝶,与系统性红斑狼疮的皮疹相似。类似皮肤病变也可出现在其他暴露于阳光的部位,如前臂和手背。此外,出现特征性面部毛细血管扩张。与 Rothmund-Thomson 综合征及 Werner 综合征不同,无白内障及毛发与主要的骨骼异常。

(3) 本病患癌症的风险很高,是正常人的 100～300 倍以上,患者可能会患上五种独立的原发性恶性肿瘤,10% 的患者将会出现第二个恶性肿瘤。癌症诊断的平均年龄为 24 岁,其中 15% 是白血病。

(4) 常合并免疫缺陷,感染和癌症是本病主要死因。

3. 诊断为临床表现及基因检测。本病无特殊有效治疗,主要为防癌体检、避免日晒及对症治疗。

【麻醉管理】

1. 本病属于"癌症易感综合征"。除本病外,它们还包括 Rothmund-Thomson 综合征、Werner 综合征及 Li-Fraumeni 综合征等(请见本书相关内容),患者可能罹患多种恶性肿瘤,并接受多次手术治疗,大部分患者存活期不超过 50 岁,因此常合并严重的悲观心理障碍,术前应做好相应心理治疗。此外,部分患者可能合并 2 型糖尿病,应做好相应的治疗。

2. 目前有关本病麻醉管理的临床报道较少。患者生长发育迟缓,面长而窄,小下颚,提示可能气管插管及面罩通气困难。此外,要注意,在 BS 患者的肿瘤中有 18% 是头颈部恶性肿瘤。Aono 等报道了 1 例 37 岁男性患者(26 公斤,136cm),在全身麻醉气管插管时,喉镜下不能直接显露声门,在盲探下插管成功。Ertugrul 等报道了 1 例安全地在腰麻下行泌尿外科手术的患者,认为椎管内麻醉是本病的良好选择。

3. 本病与 Rothmund-Thomson 综合征、色素性干皮病、Cockayne 综合征、脑-眼-面-骨骼综合征(COFS)、毛发硫营养障碍 (TTD) 等同属"日光或紫外线敏感性"疾病。尤其对波长为 313nm 紫外线(UV)的光敏感度增加,皮肤紫外线 A 波与 B 波最低红斑剂量阈值显著降低。但 Zbinden 认为本病光敏感性为细胞光毒性,它造成细胞的直接损伤,而非光致癌性。尽管如此,围手术期应做好紫外线防护仍然十分重要(见"色素性干皮病")。

4. 部分患者合并免疫缺陷,表现免疫球蛋白缺乏和对抗原刺激反应降低,导致细胞和体液免疫反应受损。患者可能反复出现肺部感染及呕吐、腹泻。进行麻醉操作时应严格执行无菌管理制度,避免医源性感染。

（郑利民）

参考文献

[1] ARORA H,CHACON AH,CHOUDHARY S,et al. Bloom syndrome. Int J Dermatol,2014,53:798-802.

[2] AONO J,KATAOKA Y,UEDA W,et al. Anesthesia for a patient with Bloom's syndrome[J]. Masui,1992,41:255-257. [3]ERTUGRUL F,CETE N,KAYACAN N,et al. Spinal anaesthesia for a patient with Bloom's syndrome[J]. Int J Anesthe,2006,11:2.

第三节 棘球蚴病
(hydatidosis)

【病名】

棘球蚴病(hydatidosis,hydatid disease),又称包虫病。

【病理与临床】

1. 本病是由细粒棘球绦虫的幼虫感染人体所致,为人畜共患疾病,羊、牛是主要中间宿主,狗为终宿主,由误食被虫卵污染的食物或饮用被污染的水而感染。本病广布于世界各地,主要流行于畜牧区,虫卵被人吞食后,卵内的六钩蚴可在十二指肠孵出,并通过门静脉系统或胆道进入肝、肺等脏器,约经 5 个月发育成包虫(棘)球蚴。几乎全身所有器官都可累及,但最常见的是影响肝脏(55%~70%),其次是肺(18%~35%)。

2. 临床表现 病程缓慢,潜伏期可长达 1~30 年。患者常无明显的症状,在体检或因其他疾病手术时发现,部分患者为死后尸检时发现。随着囊肿的逐渐长大,寄生部位的压迫症状以及棘球蚴所致全身毒性症状逐渐明显,晚期可出现恶病质。临床上常根据棘球蚴寄生的脏器命名为相应的棘球蚴病。

(1)肝棘球蚴病:临床上最常见的一种棘球蚴病。感染多数从胆道侵入,也可因外伤或穿刺引起,常位于右叶近肝表面,向下生长可引起肝区疼痛,坠胀不适,上腹饱满及食欲减退,白细胞和中性粒细胞增多,酷似肝脓肿。巨大肝包虫囊肿可使横膈抬高,活动受限,甚至出现呼吸困难,压迫胆总管与门静脉可引起阻塞性黄疸,门脉高压,甚至出现腹水。包囊破入腹腔则可引起剧烈腹痛、腹肌痉挛、压痛等急腹症表现。由于棘球蚴内张力甚高,诊断性腹腔穿刺可引起囊液外溢,继而引起剧烈的过敏反应,甚至过敏性休克。

(2)肺棘球蚴病:患病率仅次于肝棘球蚴病,感染早期患者往往无明显症状,囊肿长大压迫肺组织与支气管时可出现胸痛、咳嗽、血痰、气急,甚至呼吸困难。肺部棘球蚴囊包破裂时,患者可突然咳出大量清水样液或粉皮样内囊碎片和子囊,临床表现为阵发性呛咳、咯血,可伴有过敏反应。

(3)脑棘球蚴病:患病率较低,主要见于儿童。好发于脑顶叶及额叶,小脑脑室及颅底部少见,亦可见于硬脑膜及颅骨间等处。临床表现与一般占位性病变相似,出现癫痫、颅内压增高的症状,常被误诊为肿瘤。

(4)骨棘球蚴病:较少见,棘球蚴开始位于骨髓腔内,生长缓慢患者可无明显症状,随着病情的发展,棘球蚴可沿骨松质与骨孔蔓延,导致骨质破坏,引起病理性骨折和关节脱位,甚至慢性化脓性骨髓炎出现疼痛、麻木、肢体肌肉萎缩。脊椎、骶骨等处的囊肿可压迫神经,产生神经压迫的症状和体征,甚至截瘫。

(5) 其他部位:很少见,可发生于眼眶、肾、膀胱、输尿管、前列腺、精索、卵巢、输卵管、子宫、阴道、心包、脾、肌肉、胰腺等,症状与相应部位良性肿瘤相似。

3. 诊断　根据流行地区的居住史或旅行史、临床症状及影像学检查等。

4. 治疗　棘球蚴病一旦诊断应及早手术,因囊肿破裂后,囊液外溢可引起过敏性休克、心脏压塞甚至肺栓塞,导致猝死。此外,对疑似棘球蚴病患者严禁穿刺检查,术后给予药物治疗可减少复发率。

【麻醉管理】

1. 术前准备　其病变可侵犯几乎所有的器官,并造成损害与功能障碍,其临床表现也是多种多样。Tekin 最近报道了 1 例患者心脏棘球蚴病患者,表现为急性冠脉综合征。多数患者病程长、脏器损害严重且合并严重营养不良等并发症。Bajwa 指出,如果这些囊肿位于或靠近重要器官附近,其手术和麻醉管理就变得非常具有挑战性。麻醉前应对囊肿的部位及其合并的器官损害进行充分的评估,并制定相应的麻醉管理计划。麻醉前应加强营养支持治疗、纠正贫血与低蛋白血症。

2. 麻醉管理　麻醉方法的选择应根据手术而异。四肢及体表可选择区域神经阻滞或椎管内麻醉或全身麻醉,肝、肺部手术者应选择全身麻醉或全身麻醉复合椎管内麻醉。麻醉管理要点是:维护重要器官功能、避免其进一步损伤,同时防止包囊破裂、包液外溢造成严重过敏反应甚至过敏性休克,囊内棘球蚴的播散还可造成种植性转移、支气管阻塞。

(1) 维持良好的麻醉效果及肌松状态,避免患者呛咳、躁动、挣扎致腹内压或胸内压增加而造成包囊意外破裂。

(2) 预防过敏性休克。包液是强烈的过敏原,破溃后可引起严重的过敏反应,甚至过敏休克等。迄今棘球蚴病手术期间发生过敏性休克已有较多的临床报道,无论是肝还是肺棘球蚴病均可能发生,如:El Koraichi 及 Marashi 的报道。Li 等回顾了 446 例手术治疗的病例,有 10 例发生过敏性休克,无死亡。但由棘球蚴病引起的过敏性休克与 Ⅰ 型超敏性休克不同,它可能是由超敏性休克和内毒素休克共同引起的。麻醉期间应严密监测患者的呼吸与循环功能,一旦出现血压下降,应立即给予有效的抗过敏、抗休克治疗,包括:糖皮质激素、静脉注射肾上腺素、补充血容量、纠正酸中毒、吸入纯氧控制呼吸等。亦有主张在手术开始前预防性应用糖皮质激素。Li 认为手术期间降低囊内压力是预防过敏性休克的最重要措施。

(3) 维护肝功能、避免其进一步损害。本病的肝脏损害有时十分严重,如:Sakçak 报道了 1 例 12 岁女孩因严重的肝功能损害而需要行肝移植手术。关于麻醉期间肝功能的保护及麻醉药的选择请见其他专著,目前临床常的麻醉用药,如:七氟烷、丙泊酚、瑞芬太尼、芬太尼及阿曲库铵等是安全的,大部分文献均指出,维持患者血流动力学在内的内环境稳定比药物的选择更为重要。手术操作时要防止包囊液外漏致腹腔内种植性转移,有时术者采用高渗盐水冲洗腹腔及切除面,此时要注意可能引起严重的高钠血症。Conde 报道 1 例成人患者用高渗盐水灌洗腹腔后出现高钠血症。高钠血症可致急性肺水肿、充血性心力衰竭和肌张力改变,并增加血栓形成的风险。

(4) 维护患者的肺功能、防止包囊破裂进入支气管树或胸膜腔。后者在清醒患者可引起咳嗽、胸痛或咯血。Bajwa 强调肺棘球蚴病术中必须采取双腔气管插管进行双侧肺隔离,避免手术操作导致包囊内容物进入对侧支气管而导致急性气道梗阻。如包囊过大或张力过高,在进行包囊切除前可先开小窗吸净包液减压。术中应严密监测血气与呼吸功能。

（刘民强　何仁亮　郑利民）

参考文献

［1］ BAJWA SJ,PANDA A,BAJWA SK,et al. Anesthetic challenges in the simultaneous management of pulmonary and hepatic hydatid cyst. Anesth Essays Res,2011,5:105-108.

［2］ MARASHI S,HOSSEINI VS,SALIMINIA A,et al. Anaphylactic shock during pulmonary hydatid cyst surgery［J］. Anesth Pain Med,2014,4:e16725.

［3］ EL KORAICHI A,TADILI J,EL KETTANI SE. Anaphylactic shock during surgery for a pulmonary hydatid cyst in a child［J］. Can J Anaesth,2011,58:666-667.

［4］ TEKIN AF,DURMAZ MS,DAĞLI M,et al. Left ventricular hydatid cyst mimicking acute coronary syndrome［J］. Radiol Case Rep,2018,13:697-701.

［5］ LI Y,ZHENG H,CAO X,et al. Demographic and clinical characteristics of patients with anaphylactic shock after surgery for cystic echinococcosis. Am J Trop Med Hyg,2011,85:452-455.

［6］ CONDE MP,RODRIGUEZ MÁ,LPOEZ JM,et al. Thrombosis secondary to acute hypernatraemia after liver hydatid cyst surgery［J］. Blood Coagul Fibrinolysis,2015,26:695-698.

［7］ SAKÇAK I,ERIŞ C,ÖLMEZ A. Replacement of the vena cava with aortic graft for living donor liver transplantation in Budd-Chiari syndrome associated with hydatid cyst surgery:a case report. Transplant Proc,2012,44:1757-1758.

第四节　Cockayne 综合征
（Cockayne syndrome）

麻醉管理所面临的主要问题

早老性疾病，全身器官老年性退行性病变

广泛的中枢及周围神经病变

智障、失明、失聪

可能合并肾脏病变及高血压、糖尿病等多系统病变

可能合并困难气道

容易发生喉痉挛

反流、误吸风险大

日光（紫外线）敏感性疾病

【病名】

Cockayne 综合征（Cockayne syndrome,CS），译名科凯恩综合征。又称 Weber-Cockayne 综合征、Neil-Dingwall 综合征、耳聋-侏儒-视网膜萎缩综合征（deafness-dwarfism-retinal atrophy syndrome）、小头-纹状体小脑钙化和白质营养不良综合征、侏儒合并肾萎缩及耳聋综合征（dwarfism with renal atrophy and deafness syndrome）、早衰性矮小症（progeroid nanism）等。

【病理与临床】

1. 本病是一种罕见的常染色体隐性遗传性日光（紫外线）敏感性疾病,1936 年由英国儿

科医师 Cockayne 率先报道。在欧洲国家,CS 患病率接近 1/200 000。本病属 DNA 核苷酸切除修复(nucleotide excision repair NER)障碍相关性疾病,目前发现其致病基因有两个:*ERCC8*(5q12.1)约占 25%(遗传互补型 CS A 型),*ERCC6*(10q11)约占 75%(遗传互补型 CS B 型),它们变异致机体不能修复被紫外线损伤的 DNA。此外,其发病机制还可能与其他异常蛋白质合成有关。

2. 临床分型:临床上将 CS 分为四型:

(1) CS Ⅰ 型(经典型):在胎儿期及出生后生长发育正常,但从 2 岁左右起开始发育障碍,身高、体重、头围低于正常儿。合并视力与听力障碍、共济失调、痉挛、肌阵挛和步态障碍。中枢与周围神经病变进行性发展,约 10~20 岁死亡。

(2) CS Ⅱ 型(重症型):又称脑-眼-面-骨骼综合征(cerebro-oculo-facio-skeletal syndrome,COFS)、Pena-Shokeir 综合征Ⅱ型。特点是从出生开始生长发育障碍,神经功能无发育,合并先天性白内障或眼结构异常、脊柱侧弯及关节挛缩。多在 7 岁前死亡。

(3) CSⅢ型(轻症型):生长发育障碍及神经功能病变程度较轻,认知功能障碍出现较晚。

(4) 色素性干皮病-Cockayne 综合征型(XP-CS 型):既有颜面雀斑样皮疹、青少年期皮肤癌等 XP 的特征,又有智能障碍、肌张力增加、生长迟缓等 CS 的特点。但无 CS 特异性的骨骼异常及特征颜貌,亦无中枢神经系统脱髓鞘与钙化表现。

3. 临床表现及诊断

(1) 主要表现(三项):出生后生长发育障碍(2 岁者身高体重低于同龄者 5 个百分位以上);早期出现神经精神进行性发育迟缓;头部 MRI 示脑白质萎缩及脑内钙化。

(2) 次要表现(七项):皮肤日光过敏、合并薄而干燥的皮肤与毛发;周围神经脱髓性病变;视网膜色素变性、白内障;感音性耳聋;龋齿;皮肤薄、头发稀疏、双眼凹陷等、前屈体态等"恶病质侏儒症"样特征性体征;颅骨肥厚、骨端硬化、脊柱畸形。

(3) 诊断根据临床表现及基因诊断。典型者临床诊断标准:年长儿,有两项主要表现及三项次要表现。婴幼儿,有两项主要表现,尤其是合并日光过敏者。

4. 无特殊有效治疗,主要为对症治疗及避光。

【麻醉管理】

1. 本病既属日光敏感性疾病,又属早老性疾病,可根据眼部异常和皮肤光敏性来与 Hutchinson-Gilford 综合征、Werner 综合征等其他早老性疾病相区别。其临床表现跨度相当之大,重症型者常在出生后早期夭折而极少有手术麻醉的机会,而经典型与轻症型甚至可成活至成年,他们常需多次手术治疗。术前管理要注意除"恶病质"样营养发育障碍、神经精神、骨骼病变外,部分患者还合并肾脏病变、高血压、糖尿病等全身多系统病变。由于患者多为弱智,且可能合并视力障碍及耳聋,麻醉前应做好精神安抚及适当的镇静。此外,Wooldridge 报道,由于表层静脉萎陷及肢体挛缩,建立静脉通路非常困难。

2. 气管插管　小下颌、张口受限、牙齿多而拥挤、颈椎活动受限等诸因素均提示本病属困难气道者。有关本病的麻醉管理目前已有数篇临床报道。1982 年 Cook 首先报道了 1 例患者的麻醉管理,这是一位 9 岁女孩,在全身麻醉下进行牙科治疗。患者在全麻诱导后出现气管插管困难,轻度的面罩通气困难,反复插管后出现喉痉挛。尽管临床上亦有无插管困难的报道(如:Shimizu 报道的 1 例 6 岁的女孩及 Hasegawa 报道的病例),但在麻醉前应对气道进行详细评估并按困难气道处理,做好相应的预案。由于患者多合并弱智、不能合作,在纤维支气管镜引导下清醒插管几乎是不可能的,因此对本病气道管理需要更高超的技巧。吸入麻醉诱导、保留自主呼吸下插管的优点是在保留自主呼吸的同时,可允许进行喉镜检查和评估插管困难,亦可尝试使用喉罩。Wooldridge 报道了三例患者,全部面临插管困难的问题,其中 1 例插管成功,两例反复插管失败后用喉罩辅助下盲探插管成功,但在饱胃状态下(后述)要注意其误吸的风险。由于患者喉头应激性增加,特别容易出现喉痉挛,尤其在保留自主呼吸下反复气管插管或进行上呼吸道操作时。此外,患者可能合并声门下狭窄,建议选用较小外径的气管导管。

3. 防止反流、误吸　患者胃排空障碍及神经肌肉病变致吞咽与咽喉反射障碍,容易出现反流误吸。患者常反复发生吸入性肺炎,个别病例甚至在麻醉下气管插管时于咽部可看见胃内容物,因此,本病应按饱胃处理。尤其是对计划采用吸入麻醉诱导或插入喉罩的患者,术前应严格禁食,给予制酸剂,可用超声对饱胃情况进行评估,必要时应采取物理方法(胃管)排空。"快速顺序诱导、按压环状软骨下插管"用于本病有两大风险:第一,患者可能是困难气道、在插管失败后相当的被动。第二,如果使用琥珀胆碱还可能因为合并神经肌肉病变而有高钾血症的风险;使用罗库溴铵可避免高钾血症,但肌松起效时间略慢,而作用时间可长达 35 分钟左右,这同样对困难气道患者不利,建议用于此类患者时应备好拮抗剂舒更葡糖(sugammadex)。

4. 本病无特殊禁忌的麻醉药,亦不属恶性高热易感者。从文献报道来看,从氟烷到七氟烷等氟化醚类挥发性全身麻醉药均已安全用于本病者,但中枢神经系统病变使其对全麻药敏感性增加。Tsukamoto 报道了 1 例二次牙科手术的患者,发现在 8% 七氟烷全身麻醉诱导时,其血流动力学参数与脑电双频谱指数并非平行变化,血流动力学稳定,而脑电双频谱指数呈明显抑制。指出在进行本病麻醉时,麻醉药用量应个体化,在血流动力学监测的同时,最好参考脑电监测。由于患者常合并有不同程度的中枢与周围神经病变,应尽量减少或不用非去极化肌松药,禁用去极化肌松药。由于神经病变与肢体挛缩、智障可致穿刺与术中管理困难,通常不主张采用椎管内麻醉及周围神经阻滞,但对无脊柱畸形、神经精神病变较轻的轻症患者,可在充分评估的基础上谨慎地实施椎管内麻醉。如:Rawlinson 报道了 1 例布比卡因重比重液腰麻下安全实施剖宫产的患者。但要注意此类患者自主神经功能受损,麻醉中可能出现严重的低血压。

5. 呼吸管理　此类患者可能反复发生误吸性肺炎、支气管哮喘,气道敏感性高。Hasegawa 报道了 1 例 11 岁女孩,在全麻插管后气道阻力显著增加。围手术期应加强呼吸管理,并做好术后呼吸支持治疗的准备。

6. 避免日光及紫外线照射(见"色素性干皮病")。

(郑利民)

参考文献

[1] WOOLDRIDGE WJ,DEARLOVE OR,KHAN AA. Anaesthesia for Cockayne syndrome. three case reports[J]. Anaesthesia,1996,51:478-481.

[2] KHAWAJA AA,TOBIAS JD. Perioperative care of a pediatric patient with Cockayne syndrome[J]. J Clin Anesth,2016,35:424-426.

[3] GADDAM D,THAKUR MS,KROTHAPALLI N,et al. Dental management of a 14-year-old with Cockayne syndrome under general anesthesia[J]. Case Rep Dent,2014,2014:925258.

[4] RAWLINSON SC,WEBSTER VJ. Spinal anaesthesia for caesarean section in a patient with Cockayne syndrome [J]. Int J Obstet Anesth,2003,12:297-299.

[5] TSUKAMOTO M,HITOSUGI T,YOKOYAMA T. Discrepancy between electroencephalography and hemodynamics in a patient with Cockayne syndrome during general anesthesia[J]. J Clin Anesth,2016,35:424-426.

第五节 Cowden 综合征
（Cowden syndrome）

【病名】

Cowden 综合征(Cowden syndrome),译名考登综合征。又称 Cowden 病(Cowden disease)、多发性错构瘤综合征(multiple hamartoma syndrome)。

【病理与临床】

1. 本病是一种以全身性多发性错构瘤与癌易感性为临床特征的常染色体显性遗传性疾病。Lloyd 与 Dennis 于 1963 年首先描述了 1 例名叫 Rachel Cowden 的患者,并以她的名字命名本病,该患者死于乳腺癌。1972 年 Weary 等报道了另外 5 例患者并命名为多发性错构瘤综合征(multiple hamartoma syndrome,MHS)。本病极为罕见,据估计其患病率约为 1/20 万,迄今为止全世界文献只有不到 500 例病例报道。但由于在一般人群中可能被忽视而诊断不足,实际患病率可能更高。本病无性别差异,但有作者认为 20~30 岁女性患病率高于男性,其比率为6∶4。其病因可能与 *PTEN*(phosphoinositide 3-kinase and phosphatase and tensin homolog)基因胚系突变有关,*PTEN* 基因(10q22-q23)是具有双重特异性磷酸酶功能的肿瘤抑制基因,其脂质磷酸酶活性降调 PKB/AKT 信号转导,诱导其凋亡。*PTEN* 基因突变与多种遗传性肿瘤综合征有关,造成多器官组织出现多发性错构瘤并增加甲状腺、乳腺、子宫内膜癌等恶性肿瘤的风险。本病与 Bannayan-Riley-Ruvalcab 综合征(BRRS)、Proteus 综合征及 Proteus 样综合征(Proteus-like syndrome),同属 PTEN 错构瘤样肿瘤综合征(PTEN hamartoma tumor syndrome,PHTS)。

2. 临床表现

(1) 发病年龄从出生到 46 岁不等,其外显率在 20 岁时达到 90%。错构瘤可累及全身组织器官,如:皮肤、黏膜(口腔、胃肠道、泌尿生殖道等)、骨骼、中枢神经、眼等。其中,90%~100%患者有皮肤病变,包括面部丘疹、毛根鞘瘤及掌跖角化等;66%患者有甲状腺瘤。其他表现有:口腔黏膜乳头状瘤;错构瘤性胃肠道息肉;阴茎色素斑;中枢神经系统受累表现为 Lhermitte-Duclos 病(Lhermitte-Duclos disease,LLD)。LLD 于 1920 年由 Lhermitte 和 Duclos 首先描述,又称小脑发育不良性神经节细胞瘤(dysplastic gangliocytoma of the cerebellum),这是一种良性肿瘤,出现脑积水、巨头畸形及神经精神障碍等相应症状。

(2) 40%的患者至少合并一个原发性恶性肿瘤,部分患者超过一种恶性肿瘤,它是影响患者预后的重要因素。恶性肿瘤的患病率因性别而异,男性更易患甲状腺癌,而女性更易患乳腺癌、子宫内膜癌。此外,还有结肠癌、肾细胞癌、黑色素瘤、肝癌等。

3. 诊断　根据临床表现及 *PTEN* 基因检测,详细请参考 NCCN(2015)的相关指南及专著。Bannayan-Riley-Ruvalcab 综合征(BRRS)可依据其临床特征(巨头、脂肪瘤、阴茎龟头色素斑及多发性肠息肉病等)而与本病鉴别(见"Bannayan-Riley-Ruvalcab 综合征")。

【麻醉管理】

1. 麻醉前管理要重点注意以下几方面:

(1) 病变可能累及全身器官、尤其是中枢神经系统,甚至个案报道可能合并脑血管畸形及脑出血。此外,甲状腺癌等各种甲状腺疾病是本病重要病理特点;据 Hall 的 meta 分析,约半数(53%)患者合并甲状腺疾病,其中约 1/3 进行了甲状腺全切术,术前应重点对甲状腺功能进行评估并采取相应对策。

(2) *PTEN* 基因在 B、T 细胞分化及发挥功能的过程中起着重要作用,其异常可致免疫功能异常。如:Browning 报道的两例患者合并明显免疫缺陷、频发呼吸道感染,在气道管理与麻醉操作时应严格遵守无菌操作原则。另外,*PTEN* 缺陷致 B 细胞分化模式发生改变,可致自身免疫性疾病,包括:药物过敏、支气管哮喘、自身免疫性溶血性贫血及扁桃体肥大等。

(3) 与癌易感综合征相同(见"Li-Fraumeni 综合征"),本病常因各种恶性肿瘤而进行多次手术、放疗及化疗,要注意这些肿瘤治疗过程中的并发症与副作用。由于罹患恶性肿瘤及多次手术治疗,患者可能合并焦虑、抑郁等心理障碍,术前应给予适当的精神安抚与镇静,术后应充分镇痛。

2. 目前有关本病麻醉管理的临床报道较少,迄今为止仅检索到三篇。首先要注意咽喉部乳头状瘤可引起上呼吸道梗阻及气管插管困难。Sharma 报道了一对患 BRRS 的父子,父亲因咽喉部乳头状瘤致呼吸困难行气管切开术超过 10 年,而儿子合并阻塞性睡眠呼吸暂停行扁桃体切除术后得以改善。Omote 报道了 1 例 55 岁女患者性在全身麻醉下行乳癌切除术,麻醉诱导后因口腔与咽喉部乳头状瘤导致气管插管困难,最后不得不进行紧急气管切开。除乳状瘤外,扁桃体肥大与牙齿病变也可能是增加插管难度的重要因素。Patini 报道了 1 例 14 岁男孩在全身麻醉下行牙科治疗,经过顺利,但其牙齿广泛的龋病与错位,口咽腔黏膜遍布坚硬的丘疹、上颚和舌背如鹅卵石般坚硬。他们均强调了术前对口咽腔与上呼吸道进行仔细检查与评估的重要性,而不能被体表外观所迷惑。必要时应行纤维喉镜检查,同时根据患者呼吸道情况制定术后呼吸管理计划。

3. Shiraishi 报道了 1 例 56 岁的男性患者在全身麻醉(氧化亚氮、恩氟烷、维库溴铵)下进行胃癌姑息手术,麻醉经过顺利;术后丁丙诺啡硬膜外镇痛(每天 2 次,每次丁丙诺啡 2mg);镇痛 2 天后发生谵妄,停止镇痛 3 天后谵妄消失。作者认为其谵妄症状可能是由丁丙诺啡造成,其原因可能与药物在肝脏代谢障碍有关。由于发生术后谵妄的原因很多,将其归于单一原因似乎有些牵强,围手术期良好的全身管理更为重要。

4. 目前尚无椎管内麻醉的报道,其安全性值得关注。Jenny 报道了 1 例诊断为 *PTEN* 错构瘤样肿瘤综合征的 17 岁女孩突然发生严重的痉挛性瘫痪,椎管磁共振显示多个平面椎体血管瘤,其中 $T_{5\sim6}$ 狭窄与压迫最为严重,遂进行了紧急 $T_{5\sim6}$ 椎板切除减压术。尽管作者没有具体指出是 BRRS,还是本病,但血管瘤是 PHTS 的共同临床表现之一,Pancaro 报道的 1 例 BRRS 患者脊柱 MRI 显示胸腰椎椎旁与神经孔静脉畸形。因此,在进行椎管穿刺前应作影像学检查。

5. 与其他癌易感综合征相同,围麻醉期应尽量避免各种致癌、致畸、致突变因素的影响

（见"Li-Fraumeni 综合征"）。目前尚无麻醉药对 *PTEN* 基因系统影响的报道，据推测目前临床所用的麻醉药应该是安全的。

（郑利民）

参考文献

［1］ BROWNING MJ,CHANDRA A,CARBONARO V,et al. Cowden's syndrome with immunodeficiency［J］. J Med Genet,2015,52:856-859.

［2］ HALL JE,ABDOLLAHIAN DJ,SINARD RJ. Thyroid disease associated with Cowden syndrome:a meta-analysis ［J］. Head Neck,2013,35:1189-1194.

［3］ SHARMA MR,PETTY EM,LESPERANCE MM. Airway obstruction caused by PTEN hamartoma（Bannayan-Riley-Ruvalcaba）syndrome［J］. Arch Otolaryngol Head Neck Surg,2007,133:1157-1160.

［4］ OMOTE K,KAWAMATA T,IMAIZUMI H,et al. Case of Cowden's disease that caused airway obstruction during induction of anesthesia［J］. Anesthesiology,1999,91:1537-1538.

［5］ PATINI R,STADERINI E,GALLENZI P. Multidisciplinary surgical management of Cowden syndrome:report of a case［J］. J Clin Exp Dent,2016,8:e472-e474.

［6］ JENNY B,RADOVANOVIC I,HAENGGELI CA,et al. Association of multiple vertebral hemangiomas and severe paraparesis in a patient with a PTEN hamartoma tumor syndrome［J］. Case report. J Neurosurg,2007,107:307-313.

［7］ PANCARO C,MILLER T,DINGEMAN RS. Anesthetic management of a child with annayan-Riley-Ruvalcaba syndrome［J］. Anesth Analg,2008,106:1928-1929.

第六节　多发性肌炎与皮肌炎
（polymyositis and dermatomyositis）

麻醉管理所面临的主要问题

弥漫性结缔组织病，病变累及肌肉及心、肺、肾、消化道等全身组织器官
肾上腺皮质激素、免疫抑制剂等治疗用药的副作用及其与麻醉药的相互作用
全身肌肉病变，肌松剂的应用
反流误吸
呼吸管理，呼吸肌无力、肺间质性病变、吸入性肺炎
心肌受损，心功能不全、传导阻滞、心律失常
血栓与栓塞
骨质疏松症
可能与肌萎缩侧索硬化症（ALS）相关

【病名】
多发性肌炎（polymyositis，PM）与皮肌炎（dermatomyositis，DM），无别名。

【病理与临床】
1. 特发性炎性肌病（idiopathic inflammatory myopathies，IIM）是一组以骨骼肌间质炎症性病变和肌纤维变性为特征的少见的全身性肌肉与结缔组织疾病，病变局限于肌肉时称为多发

性肌炎（PM），若病变同时累及皮肤和肌肉则称为皮肌炎（DM）。其病因尚不完全清楚，现认为它是一种自身免疫性疾病，与免疫功能紊乱或缺陷、感染（尤其是病毒感染）、药物、恶性肿瘤、其他结缔组织疾病、遗传等诸多因素有关。流行病学：在美国患病率为每百万人口 0.5 ~ 8.4 人，其中在美国黑人中较为常见，PM 和 DM 在黑人与白人中的患病率分别为 5∶1 和 3∶1。我国患病率不明。

2. 分型　目前仍沿用 Bohan 与 Witake 等的 IIM 分型（表 11-1）。自身免疫性坏死性肌病（necrotizing autoimmune myopathy，NAM）是新近被确认的一种 IIM，其特点是在肌肉活检中出现巨噬细胞，而几乎没有淋巴细胞，它与恶性肿瘤和他汀类药物有关。

表 11-1　Bohan 与 Witake 特发性炎性肌病的分型

Ⅰ型：特发性多发性肌炎
Ⅱ型：特发性皮肌炎
Ⅲ型：与恶性肿瘤有关的多发性肌炎或皮肌炎
Ⅳ型：儿童型多发性肌炎和皮肌炎
Ⅴ型：与其他结缔组织疾病相关的多发性肌炎或皮肌炎或重叠综合征
Ⅵ型：包涵体肌炎
Ⅶ型：其他（如：嗜酸性粒细胞性肌炎、骨化性肌炎、局灶性肌炎、巨细胞肌炎等）

3. 临床表现　PM/DM 三大临床特征是：对称性近端肌无力、骨骼肌酶水平升高、特征肌电图与肌肉活检特征性病理改变。PM/DM 以肌肉和/或皮肤病变为主，但二者并不平行，皮肤病变可能比肌肉病变显著或相反，常合并心、肺、肾等多器官损害。多呈亚急性起病，可合并发热、乏力等全身症状。

（1）皮肤病变：Gottron 征（指关节伸侧面紫红色斑），眶周皮疹（尤其是上眼睑向阳性紫红色斑），暴露部位皮疹，技工手，皮下钙化点等。

（2）肌肉病变：全身肌肉均可受累，呈对称性近端肌无力。最常累及的肌群是肩胛带肌、四肢近端肌、颈部肌群、咽喉部肌群、骨盆肌等，晚期可出现肌萎缩。

（3）肌肉与皮肤以外病变

A. 肺：肺间质性肺炎、胸膜炎，可发展为肺纤维化及肺动脉高压。因肺间质病变者血氨酰基合成酶抗体阳性率高，故它是抗合成酶综合征（Anti synthetase syndrome）的主要症状。

B. 心脏：心肌炎，出现 ST 段及 T 波改变及传导阻滞，严重者可出现心衰。

C. 其他：肾功能受损；30% 患者出现雷诺现象；部分患者并存恶性肿瘤或其他自身免疫性疾病。

（4）自身抗体：患者常出现以下多种自身抗体，其临床意义请见相关专著。

A. 肌炎特异性自身抗体（myositis-specific autoantibodies，MSAs）：

a）氨酰基 tRNA 合成酶（aminoacyl-tRNA synthetase，ARS）抗体：阳性者称为"抗合成酶综合征"。包括：组氨酸（Jo-1）、苏氨酸、丙氨酸、氨基乙酰等抗体。

b）抗信号识别颗粒（signal recognition particle，SRP）抗体及抗 Mi-2 抗体。

B. 肌炎相关抗体：抗核抗体（ANA）、类风湿因子（RF）、抗 Scl-70 抗体（多见于合并系统性硬化病 DM 者）、抗 SSA 抗体和抗 SSB 抗体（多合并系统性红斑狼疮）、抗 PM-Scl 抗体（多合并硬皮病）、抗 Ku 抗体等。

（5）其他辅助检查：在急性期肌酸磷酸激酶（CK）、天冬氨酸转氨酶（AST）、丙氨酸转氨酶（ALT）及乳酪脱氢酶（LDH）等血清肌酶谱增高，其中最为敏感的是 CK。肌电图示肌源性损害"三联症"（短时限小型多相运动电位、正弦波纤颤电位、插入性激惹及异常高频放电）。肌肉与皮肤组织病理学活检有特征性改变。

4. 诊断　请见相关专著及指南。治疗包括糖皮质激素、免疫抑制剂（甲氨蝶呤、硫唑嘌呤、环孢素、环磷酰胺等）、抗疟药及免疫球蛋白等。

【麻醉管理】

1. 术前管理

（1）本病与系统性红斑狼疮（SLE）、系统性硬化病（SSc）、类风湿关节炎（RA）等同属弥漫性结缔组织病，病变累及全身多个重要器官。麻醉前应以循环、呼吸、肾脏功能及肌肉病变程度与范围、血栓与栓塞等为重点进行检查与评估，充分了解各重要器官的功能状态，如：有无呼吸肌无力、肺损害及心肌损害的程度、是否合并其他自身免疫性疾病甚至恶性肿瘤。Bronner 报道多发性肌炎的五年生存率超过 80%，高龄、合并间质性肺病、心脏病变、吞咽困难及发声困难、恶性肿瘤等是其重要死亡预测因素。

（2）某些化验检查结果对术前评估亦有帮助，如：抗 Jo-1 抗体阳性常与严重肺部病变有关，抗 SRP 抗体阳性常合并严重肌肉疾病及心脏受累，而肌酸磷激酶（CK）是评估肌肉受损程度的良好指标。

（3）注意肾上腺皮质激素、免疫抑制剂、抗疟药等治疗药物的副作用及其与麻醉药的相互作用（见"系统性红斑狼疮"）。正在用皮质激素治疗者，麻醉前应适当增加用量、进行恰当的皮质激素替代治疗；未用皮质激素者，围手术期可预防性使用皮质激素。

（4）择期手术应尽量选在疾病的缓解期进行，重症患者（如：合并严重吞咽困难、心肌受累或进展性肺间质病变者）而需要紧急手术时，可采用大剂量皮质激素冲击治疗，静注甲泼尼龙（500~1000mg/d）。血浆置换疗法虽然对 PM/DM 整体病程无明显效果，但有"生化改善"作用，重症紧急手术患者围手术期可合并使用。

（5）术前用药避免肌注，可口服或进入手术室后静注给药。

2. PM/DM 患者容易出现呕吐、反流及误吸。其原因是：咽部及食管管上端横纹肌受累出现吞咽困难，食管与胃肠道平滑肌受累出现食管下段括约肌松弛及胃排空障碍。此类患者原则上应按"饱胃"处理，麻醉前可采用超声对饱胃情况进行评估，择期手术禁食时间应适当延长，适当应用胃动力药与制酸剂以促进胃的排空及提高胃液 pH，无气管插管困难者可采用快诱导加环状软骨压迫法插管或清醒插管，必要时应上胃管机械排空。但要注意上胃管对胃液的排空有效，但无法排空食物残渣，相反可能在快诱导插管时增加反流风险。

3. 目前有关本病的麻醉管理有较多的临床报道，在麻醉药中要特别注意肌松剂的应用，但对此尚有诸多不明之处。

（1）去极化肌松药：Eielsen 等在一名合并胆碱酯酶异常的女性患者中发现琥珀胆碱作用时间显著延长，他又调查了其他 4 例患者，其中 1 例为胆碱酯酶异常，它可能与糖皮质激素治疗有关。此外，Garg 认为琥珀胆碱可使受损的肌肉释放大量的钾离子、而引起高钾血症及有诱发恶性高热的危险，禁用于肌肉疾病患者。

（2）非去极化肌松药：肌肉疾病可使其作用时间显著延长、且难以预测。Ahn 报道了 1 例重症病例，仅使用正常人半量的罗库溴铵（0.26mg/kg）其 TOF 监测值降到 0 并有良好的插管条件。因此，对此类病肌松药剂量应个体化，并在肌松监测下应用。值得注意的是，部分患者还可能表现为肌松起效时间延长、气管插管时所需剂量显著大于正常人。Ahn认为其原因与肌肉内血管内皮增生、微血栓阻塞毛细血管、肌肉血流灌注减少有关。

（3）肌松药拮抗：Suzuki认为用sugammadex拮抗罗库溴铵肌松时其起效时间延长,其原因与肌肉血流灌注减少有关,这与肌松药起效时间延长相似。此外,Buzello报道肌肉疾病者用拟胆碱药拮抗残余肌松作用时反可致肌松作用时延长,但大部分临床报道没有发现这一现象,但要注意其与阿托品等合用时诱发心律失常作用。

（4）为避免肌松药的上述危险,有作者主张全身麻醉时不用肌松剂下插管或采用椎管麻醉及区域神经阻滞。但目前的大部分意见认为在肌松监测下应用小剂量中效非去极化肌松药（尤其是不经肝肾代谢的阿曲库铵）是安全的。

（5）临床应用肌松药时、尤其是去极化肌松药时,还应注意可能合并的某些"隐匿性"肌炎。如:一些药物亦可引起IIM,如:羟氯喹和秋水仙碱可引起中毒性或代谢性肌病;而D-青霉胺、肼屈嗪、普鲁卡因胺、苯妥英钠和血管紧张素转换酶（ACE）抑制剂等可诱导免疫介导的肌炎,其肌肉活检显示与PM相似的变化;他汀类药物偶可引起严重的肌肉炎症和横纹肌溶解症。

4. 椎管内麻醉　优点是可减少全身麻醉时肺部并发症及避免肌松剂的应用、有良好的术后镇痛作用等。目前有多篇安全用于临床的报道,如:Cases报道了1例腰部硬膜外麻醉下剖宫产患者,Fujita等报道了1例胸部硬膜外阻滞;而Ohta等报道的两名多发性肌炎患者的麻醉管理中,1例无肌松剂气管插管全麻,另1例行腰部硬膜外麻醉;Yen甚至报道了1例胸部硬膜外麻醉下行右上肺大疱手术。但我们认为它用于临床还存在一定的安全性问题:文献报道,PM与肌萎缩侧索硬化症（ALS）有相同的病理和免疫学特征;Tseng等在中国台湾对1 778名PM患者和8 124名对照组患者的一项大型队列研究发现,PM是ALS的独立危险因素,诊断为PM者日后诊断ALS的可能性增加（危险系数25.72,P=0.003）;而晚期PM/DM者肌电图常合并神经源性变化。ALS是一种原因不明的运动神经元疾病,其主要病理改变为脊髓前角细胞、脑桥、延髓运动神经元变性。椎管内麻醉有可能加重其神经学损伤,且不能排除术后神经学症状恶化与麻醉操作的关系,因此,大部分文献均不主张ALS采用椎管内麻醉,尤其是禁用蛛网膜下腔阻滞（见"肌萎缩侧索硬化症"）。鉴于PM/DM与ALS的可能联系,临床应权衡利弊,慎重决定。此外,要注意椎管内麻醉平面过高引起呼吸与循环抑制。

5. 呼吸管理与循环管理　PM/DM者呼吸管理十分重要,由于呼吸肌及咽喉部肌肉的病变、反复吸入性肺炎及肺间质性病变、肺纤维化及肺动脉高压,它是患者的重要死亡原因。此类患者围手术期易发生呼吸衰竭,麻醉方法与麻醉用药均应尽量选择苏醒快、不引起术后呼吸抑制者,同时注意气道的无菌操作,术后должно做好呼吸支持治疗的准备。同样,心肌炎、心肌病、心功能衰竭及心律失常是患者重要死亡原因,要加强循环管理。

6. 恶性高热　本病肌肉病变属自身免疫炎性病变,非恶性高热高危者。临床上已有多篇本病安全使用各种氟化醚类挥发性麻醉药及琥珀胆碱、而无体温改变的报道。但由于肌肉疾病非常复杂,有些肌病为恶性高热高危者,作为麻醉医师有时难以诊断与鉴别。Shikha建议对不能确诊的病例应按恶性高热高危者处理。

7. 预防血栓及栓塞　Carruthers等报道,PM/DM者静脉血栓栓塞（VTE）风险增加,VTE风险比为7.0,深静脉血栓形成风险比为6.16,肺栓塞风险比为7.23。关于血栓与栓塞的预防请参考相关专著及本书"象人综合征"、"系统性红斑狼疮"。

8. 肾功能保护　PM/DM者常合并肾功能受损,若肌肉大量损伤致血肌红蛋白升高时,可进一步加重肾功能损伤,血生化与尿量与颜色的监测十分重要。关于肾功能保护请参考相关专著及本书"系统性红斑狼疮"。

9. 骨质疏松症   它可能是长期使用糖皮质激素的并发症。但 Lee 等的研究发现 PM/DM 自身就是一个独立于糖皮质激素和免疫抑制剂治疗的危险因素,PM/DM 患者的骨质疏松症风险升高。在搬动患者或体位变动时要注意防止骨折。

10. 合并皮肤病变者应注意皮肤保护。

(郑利民)

参考文献

[1] 中华医学会风湿病学分会. 多发性肌炎和皮肌炎诊断及治疗指南[J]. 中华风湿病学杂志,2010,14:828-831.

[2] GARG R,BHALOTRA AR,BHADORIA P,et al. Muscle disorder-experience with two rare cases. J Anaesth Clin Pharmacol,2008,24:225-228.

[3] SUZUKI T,KITAJIMA O,UEDA K,et al. Reversibility of rocuronium-induced profound neuromuscular block with sugammadex in younger and older patients[J]. Br J Anaesth,2011,106:823-826.

[4] TSENG CC,CHANG SJ,TSAI WC,et al. Increased incidence of amyotrophic lateral sclerosis in polymyositis:a nationwide cohort study[J]. Arthritis Care Res (Hoboken),2016,184:498-499.

[5] AHN S,LEE JH,YANG EA,et al. Anesthesia for flap surgery in a patient with polymyositis[J]. Korean J Anesthesiol,2014,67:S79-S80.

[6] GUNUSEN I,KARAMAN S,NEMLI S,et al. Anesthetic management for cesarean delivery in a pregnant woman with polymyositis:a case report and review of literature[J]. Cases J,2009,2:9107.

[7] YEN CR,TSOU MY,LIN SM,et al. Thoracic epidural anesthesia for a polymyositis patient undergoing awake mini-thoracotomy and unroofing of a huge pulmonary bulla[J]. Acta Anaesthesiol Taiwan,2008,46:42-45.

[8] SHIKHA S,LAKSHMI J,NITIN S,et al. Anaesthetic management for laparoscopic cholecystectomy in two patients with biopsy proven polymyositis[J]. Indian J Anaesth,2007,51:43-46.

[9] CARRUTHERS EC,CHOI HK,SAYRE EC,et al. Risk of deep venous thrombosis and pulmonary embolism in individuals with polymyositis and dermatomyositis:a general population-based study[J]. Ann Rheum Dis,2016,75:110-116.

[10] LEE CW,MUO CH,LIANG JA,et al. Increased osteoporosis risk in dermatomyositis or polymyositis independent of the treatments:a population-based cohort study with propensity score[J]. Endocrine,2016,52,86-92.

第七节   Felty 综合征
(Felty syndrome)

麻醉管理所面临的主要问题

合并心血管、呼吸、神经等全身性病变

合并全血细胞减少(红细胞、白细胞、血小板减少)

注意治疗用药的副作用

可能是困难气道

气管插管时容易发生环杓关节半脱位

可能合并寰枢关节半脱位、颈椎不稳定

【病名】

Felty 综合征（Felty syndrome），又称脾脏肿大并类风湿关节炎（splenomegaly with rheuma-toid arthritis）。

【病理与临床】

1. 本病是一种以类风湿关节炎样病变、脾脏肿大和白细胞减少为临床特征的疾病。其病因尚不完全清楚，目前认为它一种自身免疫性疾病，但有常染色体显性遗传倾向。据估计，约1%～3%的类风湿关节炎患者表现为 Felty 综合征，女性比男性多三倍，多见于50～70岁者。

2. 临床表现　关节疼痛、僵硬和肿胀等类风湿关节炎症状，最常见部位是手、脚关节；脾脏异常肿大；嗜中性粒细胞减少，容易感染；本病可能在类风湿关节炎相关症状消退时出现，亦可先发于类风湿关节炎。可能合并发热、体重下降、疲劳、皮肤变色（尤其是腿部异常棕色色素沉着）、小腿溃疡、肝大。此外，还可出现贫血、血小板减少、血管炎、神经系统及眼部病变。

3. 诊断与治疗　根据类风湿关节炎、白细胞减少及脾肿大等临床表现可诊断。治疗包括：糖皮质激素、羟氯喹、非甾体抗炎药（NSAIDs）、免疫抑制剂、青霉胺及脾切除术等。

【麻醉管理】

1. 麻醉前管理　本病的病理改变与类风湿关节炎相似，其麻醉管理有相似之处。但本病的特点是合并较严重的全身性病变，尤其是心血管、神经病变及全血细胞减少（红细胞、白细胞、血小板减少）、胃排空障碍与胃食管反流等，因而其麻醉管理较单纯的类风湿关节炎更为复杂。麻醉前应仔细检查评估，根据患者的全身状况、凝血功能等制定相应的麻醉管理方案。全血细胞减少者除出现贫血外，其白细胞减少可导致严重的免疫功能下降，患者极易发生严重的感染与脓毒症，在气道管理、有创操作及药物注射等方面要加强无菌管理；对合并严重血小板减少者，应避免行椎管穿刺、深部区域神经阻滞及锁骨下静脉穿刺等。同时要注意术前治疗用药糖皮质激素、羟氯喹、非甾体抗炎药（NSAIDs）、免疫抑制剂、青霉胺等的副作用及与麻醉用药的相互作用（见"系统性红斑狼疮"）。择期手术应在疾病的缓解期实施。

2. 目前有关本病麻醉管理的临床报道较少。首先，要注意诸多因素可能导致本病患者气管插管与面罩通气困难，如：颞下颌关节与颈椎受累可能致张口及颈部活动困难、咽喉部感染致咽喉部肿胀、声门与环杓关节病变等。Rensberger 报道了1例有困难气管插管病史的患者，当时采用了包括视频喉镜在内的各种方法都无法插管，由于患者有喉痛与声嘶等病史，作者推测可能与环杓肌病变有关；本次麻醉时，采用静脉注射丙泊酚、确认面罩通气无困难后，注入琥珀胆碱与芬太尼，直接喉镜检查示患者咽喉结构 Mallampati 分级为Ⅱ级，用较细气管导管成功插管。文献报道，约26%～86%的病例可能合并环杓肌炎性病变，它不仅可引起困难插管，还可致环杓关节松弛，对有声嘶及喉部压痛病史的患者尤其要注意气管插管时容易出现环杓关节半脱位。此外，要特别注意颈椎病变，文献报道约40%～85%的患者显示寰枢关节半脱位并伴有齿状突消失，在进行头颈部操作时（如：气道管理、颈静脉穿刺、体位变换等）要避免颈髓损伤。

（郑利民）

参考文献

[1] RENSBERGER F. Anesthetic management of Felty's syndrome[J]. Int Stud NurseJ Anesth,2010,9:30-34.

[2] LISOWSKA B,RUTKOWSKA-SAK L,MALDYK P,et al. Anaesthesiological problems in patients with rheuma-

toid arthritis undergoing orthopaedic surgeries[J]. Clin Rheumatol,2008,27:553-569.

[3] FOMBON FN,THOMPSON JP. Anesthesia for the adult patient with rheumatoid arthritis. Continuing Education in Anaesthesia[J]. Critical Care & Pain,2006,6:235-239.

第八节　Gorlin 综合征
（Gorlin syndrome）

麻醉管理所面临的主要问题

困难气道

肿瘤(癌)易感综合征,避免各种致癌、致突变因素

可能合并脑神经及全身多器官病变

可能合并心脏肿瘤

麻醉中时可能出现严重血流动力学波动

【病名】

Gorlin 综合征(Gorlin syndrome),译名哥兰综合征。又称 Gorlin-Goltz 综合征、基底细胞痣综合征(basal cell nevus syndrome,BCNS)、痣样基底细胞癌综合征(nevoid basal cell carcinoma syndrome,NBCCS)。

【病理与临床】

1. 本病是一种罕见的肿瘤(癌)易感性常染色体显性遗传性神经皮肤综合征。患者同时合并有其他先天性畸形。1894 年 Jarish 和 White 第一次对它进行了描述,但直到 1960 年才被 Gorlin 和 Goltz 确定为一个独立疾病,故以此来命名。其病因尚不十分清楚,目前认为它与 *PTCH1* 基因突变(9q22.3)有关,*PTCH1* 基因是一种肿瘤抑制基因,其突变造成不能有效控制细胞生长和分裂,它具有完全穿透性和多变表现性的特点。流行病学:在美国估计患病率在 1/55 600,男女比例相等。日本 2009 年的一项全国性调查发现有超过 300 个病例,推测发患病率为 1/235 800,显著低于美国和欧洲,可能与种族和遗传背景有关。在美国,每年有超过 100 万例新诊断基底细胞癌的病例,但其中与 Gorlin 综合征有关者不到 1%。

2. 临床表现　涉及多个系统与器官,包括多种先天畸形及易患肿瘤,临床报道其病变约有 100 余种之多。主要表现为:皮肤多发性痣样基底细胞癌或良性肿瘤与囊肿、足与手掌角化不良性小窝、多发性下颌骨囊肿、心脏或卵巢纤维瘤、骨骼病变包括脊柱异常及肋骨畸形等,中枢神经系统病变包括大脑镰及脑膜钙化、髓母细胞瘤和脑膜瘤、胼胝体发育不良、先天性脑积水等。肿瘤通常出现在青春期。

3. 诊断标准　目前多采用 Kimonis 等的标准(1997 年)。有两项主要标准,或一项主要标准加两项次要标准可诊断。

(1) 主要标准:基底细胞癌(有 2 个以上或年龄在 20 岁以下);下颌骨牙源性角化囊肿;手足掌角化不良性小窝(3 个以上);大脑镰钙化;肋骨异常;一级近亲诊断为 Gorlin 综合征。

(2) 次要标准:大头;先天畸形(唇腭裂、前额突出、面容粗犷、眼距宽);其他骨骼异常(Sprengel 畸形、胸廓变形、并指);X 线检查异常(桥接鞍 bridged sella、椎体异常、手足火焰状透亮征);卵巢纤维瘤;髓母细胞瘤。

【麻醉管理】

1. 临床上以 Gorlin 及 Goltz 命名的先天性综合征两个：Goltz-Gorlin 综合征及本病——Gorlin-Goltz 综合征（Gorlin 综合征）。它们在临床上特别容易混淆，其临床特征与麻醉管理重点亦不相同。Goltz-Gorlin 综合征又称 Goltz 综合征或局限性皮肤发育不全症（Focal dermal hypolasia），本书对其麻醉管理作了详细的介绍。

2. 麻醉前管理要注意本病可能合并多器官病变或畸形，尤其要注意中枢神经病变及可能合并的心脏肿瘤。中枢神经病变包括脑肿瘤、脑积水或智力障碍及癫痫等神经精神障碍，抗癫痫药应服用至术前。而心脏肿瘤多为纤维瘤或横纹肌瘤，它们多无症状或引起心脏流出道梗阻、心律失常或心功能不全。

3. 目前关于本病的麻醉报道较少。小的皮肤表面肿瘤可在局麻下实施，如 Girard C 对一组儿童行光动力（MAL-PDT）治疗时采用局麻。由于患者大头、前额突出、颌骨巨大囊肿致面颌部变形与下唇突出等"粗犷"面容，及可能合并唇腭裂等口咽结构先天畸形，可能为困难气道者。加之这些病例可能需要频繁的手术与麻醉，前次手术致口腔黏膜纤维化或囊肿感染，气道管理可能会更加困难。因此，与 Goltz-Gorlin 综合征相似，在每次麻醉前都应对呼吸道进行充分评估，并作好充分的准备。Gosavi 报道了一例 18 岁患者，采用局麻下纤维支气管镜引导清醒经鼻插管，他们在麻醉后进行对患者进行了直接喉镜检查，发现口腔内突出的囊肿使直接喉镜下经鼻插管非常困难。

4. 本病无特殊禁忌的麻醉药。Southwick 回顾了从 1950 年～1978 年在 Roswell Park 纪念研究所的 36 例基底细胞痣综合征患者的并发症，其中有三名患者在全身麻醉诱导时出现严重的心动过缓和低血压，需要推迟预定的手术。尽管近半个世纪后的今天，无论是对本病的认识，还是麻醉用药及方法已大不相同，如：Gosavi 应用丙泊酚与异氟烷、祝和惠等用丙泊酚与七氟烷等麻醉后均无不良反应，但仍应慎用有促进组胺释放的静脉麻醉药（如：硫喷妥钠等）。Yoshizumi 报道了 1 例 Gorlin 综合征妊娠妇女，在全身麻醉下行恶性卵巢肿瘤切除术，术中血压显著增加，作者认为可能与卵巢手术操作、肾素-血管紧张素系统激活有关。由于本病麻醉期间可能出现较大的血流动力学改变，应加强监测。

5. 本病既属神经皮肤综合征，又属癌易感综合征。Gorlin 综合征者比一般人群患各种癌症和非癌性肿瘤的风险高，患者常合并严重的心理障碍及多次进行手术治疗。大量文献报道指出，年龄、紫外线、放射线照射可使组织的杂合性（Loss of heterozygosity，LOH）丢失，从而诱发皮肤基底细胞癌等多种恶性肿瘤。但麻醉药对本病癌症易感性有何影响？尚无文献报道。原则上应按癌易感综合征患者管理，避免各种致癌、致突变因素（包括麻醉药）（见"Li-Fraumeni 综合征"）。

（郑利民）

参考文献

[1] WITMANOWSKI H, SZYCHTA P, BŁOCHOWIAK K, et al. Basal cell nevus syndrome（Gorlin-Goltz syndrome）: genetic predisposition, clinical picture and treatment[J]. Postepy Dermatol Alergol, 2017, 34: 381-387.

[2] ŞEREFLICAN B, TUMAN B, ŞEREFLICAN M, et al. Gorlin-Goltz syndrome[J]. Turk Pediatri Ars, 2017, 52: 173-177.

[3] GIRARD C, DEBU A, BESSIS D, et al. Treatment of Gorlin syndrome（nevoid basal cell carcinoma syndrome）with methyl aminolevulinate photodynamic therapy in seven patients, including two children: interest of tumescent

anesthesia for pain control in children. J Eur Acad Dermatol Venereol,2013,27(2):e171-s57.

[4] 祝和惠,荒井賢一,志賀達哉,他. Gorlin 症候群综合征の麻酔経験[J]. 臨床麻酔,1997,21:1903-1904.

[5] GOSAVI KS,MUNDADA SD. Anaesthetic management in Gorlin-Goltz syndrome[J]. Indian J Anaesth,2012, 56:394-396.

第九节　干燥综合征
（sicca syndrome）

麻醉管理所面临的主要问题

可能合并全身重要器官病变

可能合并其他结缔组织病

可能气管插管困难

防止脱水

眼保护

口腔及气道黏膜保护

呼吸道干燥,肺部病变

产科麻醉注意可能合并新生儿狼疮综合征、胎儿先天性心脏传导阻滞

【病名】

干燥综合征(sicca syndrome),又称 Sjögren 综合征(译名斯耶格伦综合征)、Gougerot-Hou-wer-Sjögren 综合征、Gougerot-Mikulicz-Sjögren 综合征、口眼干燥和关节炎综合征、萎缩性泪腺-唾液腺病-分泌抑制综合征等。

【病理与临床】

1. 本病是 1933 年由瑞典的眼科医师 Sjögren 率先报道的一组以唾液腺与泪腺病变为主的全身性疾病。本病可见于各个年龄层,但多在 40~50 岁左右病变达高峰。患病率约为 0.1%,男女之比为 1:14。据日本厚生省统计,每年因本病来医院就诊人数约 1.5 万~2 万人。但实际患者人数远不止如此,美国约有 10 万~30 万患者。其致病原因尚不完全清楚,现已证实,它是一种全身性慢性自身免疫性疾病。可能与病毒感染等环境因素、免疫功能异常、女性性激素改变及遗传等多因素有关,约 2%患者有遗传因素。

2. 临床表现　本病常呈慢性发展,突出的表现为唾液腺与泪腺损害症状——口眼干燥。但亦可合并全身多器官、多系统病变。它分为两大类:

(1) 原发性:不合并其他结缔组织病。小部分患者病变仅限于唾液腺、泪腺及鼻、咽、气管、支气管、胃黏膜、汗腺等外分泌腺,大部分患者合并心、肺、肝、肾、淋巴结等全身性外分泌腺以外的病变。

(2) 继发性:合并其他结缔组织病。如:类风湿关节炎、皮肌炎、系统性红斑狼疮等。

3. 血清免疫学检查　抗 Ro/SSA 抗体最常见,约见于 70%患者;抗 La/SSB 抗体是本病标记抗体,约见于 45%患者;其他合并高滴度类风湿因子及高免疫球蛋白血症。

4. 诊断　据日本厚生省 1999 年诊断标准修订,下列四项符合两项即可诊断:口腔黏膜小唾液腺活检淋巴细胞浸润,口香糖试验或唾液腺造影等证实唾液分泌量减少,荧光色素试验等

证实泪液分泌减少,抗 Ro/SSA 抗体和抗 La/SSB 抗体阳性。

【麻醉管理】

1. 本病是一种全身性疾病,可累及全身重要器官与系统(包括心、肺、肝、肾、中枢及周围神经、肌肉骨骼、胃肠和血液系统等)。不同患者其合并的主要受损器官或系统可能不同,如:Demirel 报道了 1 例合并自身免疫性肝炎患者的麻醉经验,而 Hong 报道了 1 例合并间质性肺炎患者的麻醉经验。Bartoloni 进行的一项大型回顾性队列研究证实,与一般人群相比,本病患者心肌梗死和脑血管事件的发生率更高。但 Babazade 分析了 2010 年美国 7 个州、4 557 例住院手术的本病患者有关心血管并发症、血栓栓塞并发症、微循环并发症和死亡率,结论是本病的存在并不增加患者术后并发症或住院死亡率的风险。尽管如此,在临床实践中仍不可松懈。术前应对全身状况进行详细检查与评估,继发性者还应注意原发病,并采取相应对策。用肾上腺皮质激素治疗者应注意其副作用并进行替代治疗,Breur 报道,肾上腺皮质激素治疗者的妊娠妇女还应注意羊水过多和高血压等产科副作用。服用羟基氯喹(hydroxychloroquine)者应注意其视力情况及心脏副作用。择期手术应尽量选在疾病的缓解期。术前禁用阿托品等抗胆碱药。

2. 防止脱水。如无禁忌,围手术期应充分补充晶体液,体液平衡应偏"湿",避免脱水。除静脉输液外,麻醉前 2~3 小时可口服 200~300ml 清澄液体,术后早期经口补液。

3. 唾液腺与泪腺炎症与纤维化,可使面部肿胀变形,它不仅可使在麻醉诱导时用面罩控制呼吸困难,而还可致气管插管困难。若合并类风湿关节炎,则更增加了插管难度,必要时可在纤维支气管镜引导下插管。此外要注意,由于口腔没有正常的唾液分泌,容易出现牙齿问题,插管时要注意牙齿脱落或松动。由于鼻黏膜分泌减少,为避免损伤鼻黏膜,应尽量避免经鼻插管,确有必要经鼻插管时尽量选内径细的导管,要轻柔操作,并充分润滑鼻腔。无论经鼻还经口插管,其气管导管均应涂以水溶性凝胶润滑剂润滑之,禁止用凡士林或液体石蜡等非水溶性润滑剂。

4. 由于气管黏膜分泌减少,黏稠的分泌物形成痰栓可堵塞细支气管,引起感染与肺不张,几乎所有的患者都合并有肺纤维化或间质性病变。Takahashi 等建议,除术前避免使用阿托品等可引起气道干燥的药物外,气管插管全身麻醉时应注意无菌操作,尤其应防止呼吸道水分丢失,尽量采用循环紧闭式回路。面罩麻醉或用半开放回路时,吸入气体应充分加温加湿。Hong 等认为椎管内麻醉及区域神经阻滞可避免全麻插管对呼吸的影响及减少肺部并发症,对于合并肺部病变的患者是一种很好的麻醉选择。

5. 本病无特殊禁忌的麻醉药。合并神经肌肉病变者应禁用去极化肌松药,慎用非去极化肌松药。Demirel 建议采用 TOF 监测,以避免肌松药过量、而在拔管时需要用阿托品与新斯的明进行肌松药拮抗。

6. 眼干燥显著增加了角膜意外损伤的风险,要注意特别保护眼角膜,术中应定时(至少0.5~1h)点滴人工泪液或生理盐水,并用护眼敷贴保护。

7. 产科麻醉:Kim 等认为,由于患者多为育龄期女性,加上后述的胎儿和新生儿心脏等病变、胎儿生长发育迟缓等,常选择剖宫产,因此常面临着产科麻醉问题。而在产科麻醉时必须考虑疾病对妊娠和胎儿的影响。本病属于全身性自身免疫疾病,其致病机制是患者产生自身抗体及过度的免疫反应。Jayaprasad 报道,在全身性自身免疫性疾病的妊娠妇女中,母体循环内的自身抗体可通过胎盘屏障转移并损害胎儿心血管系统、皮肤和肝脏等,引起新生儿狼疮综合征(neonatal lupus syndrome)。这一转移过程被认为发生在妊娠 12 周。其中,先天性心脏传导阻滞(congenital heart block,CHB)是新生儿狼疮综合征最重要的临床表现,它是由于源自于母体的自身抗体与胎儿心脏传导系统的特定细胞成分结合、引起胎儿传导系统损伤造成。此外,它还可引起新生儿狼疮、血小板减少、肝酶升高或胆汁淤积等。与CHB相关的主要自身抗体是抗Ro/SSA和抗La/SSB抗体。De Carolis报道,在抗Ro/SSA抗体阳性的女性中,CHB的发生率为2%,抗La/SSB抗体阳性者的发生率为3%。再次妊娠者中,CHB的发生率约为16%~18%。CHB发生在胎儿妊娠期16~24周之间,通常为完全性传导阻滞,亦可表现为不完全性传导阻滞、窦性心动过缓、QTc延长等。Waltuck报道,与CHB相关的总死亡率为19%,其中27%在子宫内死亡,45%在分娩后前三个月内死亡。Eronen等的一组报道显示,CHB的总死亡率为15%,其中73%发生在分娩后的前12个月内。产科麻醉时,术前应对产妇和胎儿进行详细评估,常规行胎儿超声心动图检查,同时密切注意分娩过程,胎儿娩出后可用β受体激动剂提升心率,必要时新生儿可能需要紧急植入起搏器。Eronen报道,超过50%患儿在新生儿期需植入起搏器。

(郑利民)

参考文献

[1] HONG JM,KIM E,KIM HK,et al. Combined spinal-epidural anesthesia for radical hysterectomy in a patient with Sjögren syndrome with progressive interstitial lung disease[J]. Springerplus,2016,5:1737.

[2] DEMIREL I,OZER AB,BAYAR MK,et al. Anaesthesia management for acute appendicitis in cases with Sjögren's syndrome accompanying autoimmune hepatitis[J]. BMJ Case Rep,2013,2013.

[3] BARTOLONI E,BALDINI C,SCHILLACI G,et al. Cardiovascular disease risk burden in primary Sjögren's syndrome:results of a population-based multicentre cohort study[J]. J Intern Med,2015,278:185-192.

[4] BABAZADE R,SUN Z,HESLER BD,et al. The association between Sjögren syndrome and adverse postoperative outcomes:a historical cohort study using administrative health data[J]. Anesth Analg,2015,121:1222-1230.

[5] KIM NE,LEE JH,CHUNG IS,et al. Anesthetic management of patient with Sjögren's syndrome who underwent cesarean section:a case report[J]. Korean J Anesthesiol,2016,69:283-286.

[6] DE CAROLIS S,SALVI S,BOTTA A,et al. The impact of primary Sjögren's syndrome on pregnancy outcome:our series and review of the literature[J]. Autoimmun Rev,2014,13:103-107.

第十节 Hutchinson-Gilford 综合征
(Hutchinson-Gilford syndrome)

麻醉管理所面临的主要问题

早老性疾病,全身器官呈老年性、退行性改变
合并心脑血管硬化、糖尿病
困难气道
易发生声门水肿
骨质疏松

【病名】

Hutchinson-Gilford 综合征(Hutchinson-Gilford syndrome),译名哈-吉综合征。又称

Hutchinson-Gilford 早老综合征(Hutchinson-Gilford progeria syndrome,HGPS),儿童早老症(progeria)。

【病理与临床】

1. 本病是一种以儿童早期出现衰老为特征的先天性常染色体隐性遗传性疾病,是早老症中最严重的一种少见疾病。其病理学特征为进行性老年性退行性病变。其原因与位于第一号染色体上的 LMNA 基因变异有关。LMNA 基因是编码细胞核膜的重要构成成分——amin A 的基因,而核膜是细胞核和细胞间质之间物质转运、信号输送的重要结构。此外还可能与端粒的变化有关,但是详细机制目前不明。据推测其患病率约为 1/400 万~1/800 万,迄今临床已报道 150 多例,男多于女。

2. 临床表现同 Werner 综合征,但发病更早。患儿一岁以内生长发育正常,从 1~2 岁开始发生老化性改变,发育障碍,身材矮小,大头,秃发,颜面骨发育不全,下颌小,头皮静脉怒张,毛发少,眼球突出,似"脱毛的鸟";皮肤呈硬皮病样变化,皮肤变薄、皮下组织萎缩、脂肪减少;指甲短而萎缩,肌肉瘦削,锁骨狭窄,梨形胸,骨质疏松等。生长激素水平低,常合并高血脂、糖尿病。患儿从 5 岁起即出现全身动脉硬化,通常在 25 岁之前死于心功能不全、心肌梗死和脑血管病,平均死亡年龄为 13 岁。目前尚无有效治疗方法,主要对症治疗。

3. 其早衰症状需与 Werner 综合征(见"Werner 综合征")及 Cockayne 综合征(见"Cockayne 综合征")鉴别。Werner 综合征发病较晚,其特征为儿童后期或青年期发生过早衰老,有性腺发育不良,两性患病率相等,血脂基本正常,50%的患者有精神发育迟滞,45%的患者发生糖尿病,10%的患者发生肿瘤。Cockayne 综合征者,其早老发病时期相同,皮肤对光敏感性增加,暴露部位常发生水疱,常合并视网膜变性、视神经萎缩及传导性耳聋,脑组织及颅内血管有广泛钙化,精神发育迟滞,瞳孔对散瞳药反应不良,患者生长激素、血脂、胆固醇正常。

【麻醉管理】

1. 本病的麻醉管理同老年人麻醉及 Werner 综合征。抗高血压药及冠心病治疗药要持续服用至术前。麻醉中要极力维持血流动力学的稳定,老年性心血管变化使患儿易发生心肌缺血及血流动力学波动,低血压时对升压药敏感性下降。要注意围手术期可能发生各种不测危象,应做好各种急救准备。如:文献报道 1 例术前仅闻及 2 级收缩期杂音男性患儿,术中发生严重的结性心律失常及血压下降;龟田等报道了 1 例 10 岁男孩,双侧硬膜下血肿,在氧化亚氮-七氟烷麻醉下颅内血肿清除术,术后患者清醒后拔管,但在术后 35 分钟突然发生肺水肿、心搏骤停而死亡。

2. 由于小下颌及特殊容貌、脊柱侧弯、颈部皮肤硬化等,可能合并气管插管困难。Chapin 等认为此类患者还可能性合并声门狭窄及术后易发生声门水肿,应按困难气道处理。临床已有数例插管困难的报道,除 Chapin 的报道外,神移等报道了 1 例麻醉诱导时面罩通气及气管插管困难的患儿,而龟田报道的病例及寺嶋报道的 1 例 8 岁女孩在麻醉诱导时都经过了 5 次插管才成功。

3. 患儿胸廓畸形、梨形胸,呼吸贮备功能下降,易发生呼吸功能不全。围手术期应加强呼吸管理。

4. 其他 皮肤脆弱、皮下脂肪减少,体温管理困难。由于关节强直及骨质疏松,在改变体位时注意骨折。

(郑利民)

参考文献

[1] 神移佳、加畑千春、山田圭輔.換気困難および挿管困難であったハッチンソン・ギルフォード症候群の1症例[J].麻酔,2014,58:493-495.

[2] 亀田真弓,村上康郎,土屋雅彦,他.術後心停止をきたしたHutchinson-Gilford症候群综合征の麻酔経験[J].臨床麻酔,1996,19:585-586.

[3] HENNEKAM RC. Hutchinson-Gilford progeria syndrome:review of the phenotype[J]. Am J Med Genet,2006,140:2603-2624.

第十一节　混合性结缔组织病
(mixed connective tissue disease)

麻醉管理所面临的主要问题

多种结缔组织疾病混合存在,全身多器官损害

肺部病变与肺动脉高压

中枢神经病变,NSAIDs 药物可能诱发无菌性脑脊膜炎

药物治疗的副作用

【病名】

混合性结缔组织病(mixed connective tissue disease,MCTD),又称 Sharp 综合征(Sharp syndrome)。

【病理与临床】

1. MCTD 是 Sharp 于 1972 年最先提出的一种独立的自身免疫性结缔组织疾病。其定义是系统性红斑狼疮、系统性硬化症、多发性肌炎/皮肌炎三种结缔组织疾病中,混合出现两种以上的症状,血清学检查高滴度抗 U1-RNP 抗体及斑点型抗核抗体。女性多发,男女之比为 1:13,发病年龄在 35 岁左右。我国患病率不明,据日本厚生省 2009 年的调查,日本全国有 9 000 名患者,且每年约新增诊断患者 300~500 例,至 2013 年日本全国已有登记患者超过 10 500 名。本病病因不明,目前认为它是具有遗传易感性的患者由环境因素(包括病毒感染)所诱发的自身免疫性疾病。

2. 临床表现

(1) 共同症状:几乎所有患者均有雷诺现象,且多为初发症状。约 70%患者有手指肿胀。

(2) 混合症状:系统性红斑狼疮(多发性关节疼痛、面部红斑、发热、淋巴结肿大、胸膜炎、心包炎、肾损伤等),多发性肌炎/皮肌炎(手足近心端肌力下降等),系统性硬化病(皮肤硬化、食管受损吞咽困难、间质性肺炎、肺纤维化等)。

(3) 并发症:肺病变发生率高达 85%,多为胸膜炎与间质性肺炎,肺弥散功能下降。5%~10% 的 MCTD 合并肺动脉高压。神经并发症包括:三叉神经病变、无菌性脑脊膜炎、脑出血及脊髓炎、神经根炎等,其中三叉神经病变与 NSAIDs 诱发的无菌性脑脊膜炎是本病的常见并发症。本病 5 年生存率 96.9%,其首要死亡原因为肺动脉高压,其次为呼吸功能不全、心功能不全、感染等。

(4) 血清免疫学检查:抗 U1-RNP 抗体及斑点型抗核抗体阳性。

3. 诊断标准可参考日本厚生劳动省 2004 年标准(表 11-2)。治疗参考其混合的疾病。

表 11-2　MCTD 诊断标准(2004 年日本厚生劳动省)

第Ⅰ项(共同表现):雷诺现象、手指及手背肿胀、肺动脉高压

第Ⅱ项(免疫学检查):抗 U1-RNP 抗体阳性

第Ⅲ项(混合症状):

A. 系统性红斑狼疮:多发性关节疼痛、面部红斑、淋巴结肿大、胸膜炎或心包炎、白细胞减少或血小板减少

B. 系统性硬化病:局限于手指的皮肤硬化、肺纤维化限制性肺通气障碍(VC 低于 80%)或肺弥散功能下降(DLco 低于 70%)、食管蠕动减弱或扩张

C. 多发性肌炎/皮肌炎:手足近心端肌力下降等、肌酶(CK)升高、肌电图示肌源性异常

以下三个条件全部满足时可诊断:第Ⅰ项有 1 个以上阳性;第Ⅱ项阳性;第Ⅲ项 A、B、C 三条中,至少有两条、各有一个临床症状

【麻醉管理】

1. 本病麻醉管理基本原则同系统性红斑狼疮、系统性硬化症、多发性肌炎/皮肌炎及干燥综合征,关于它们的麻醉管理管理请见本书相关内容。首先,要明确它是一个可能累及全身各重要组织与器官的全身性疾病,术前应对各器官功能进行评估,并采取相应对策。除急救手术外,择期手术应选在疾病的缓解期。此类患者长期服用糖皮质激素、非甾体抗炎药(NSAIDs)及免疫抑制剂等治疗,应注意其副作用(请见"系统性红斑狼疮")。术前正在用糖皮质激素治疗者应持续用至术前,为预防围手术期应激、肾上腺皮质功能减退而引起肾上腺皮质功能危象,应进行恰当的糖皮质激素替代治疗。

2. 本病常合并中枢神经神经病变,与系统性红斑狼疮相似,除三叉神经病变外,其脑脊膜炎发生率很高。其中,要特别注意 NSAIDs 类药物诱发的无菌性脑脊膜炎。三森等报道了 152 例 MCTD 患者,其中合并中枢神经神经症状者 26 例。4 例脑脊膜炎中,1 例细菌性,3 例无菌性,其中 2 例为由布洛芬诱发药物性脑脊膜炎,表现为用布洛芬后出现急剧的意识功能障碍及多器官损害。目前已有多例本病或系统性红斑狼疮患者用对乙酰氨基酚、双氯芬酸、布洛酚等 NSAIDs 出现脑脊膜炎的临床报道,其原因不明。在系统性红斑狼疮患者中发现,出现药物性脑脊膜炎病例多合并有抗 RNP 抗体,故现认为其发病可能与该抗体有关。治疗为停药及小剂量糖皮质激素治疗。本病患者要禁用 NSAIDs 镇痛药,合并中枢神经神经病变的患者应慎行椎管内麻醉。

3. 肺部病变及肺动脉高压是本病的主要死亡原因,患者麻醉危险性极大,术前凡合并呼吸困难、心悸、晕厥等症状者要考虑合并肺动脉高压,并进行心脏超声波检查及评估。合并肺动脉高压者,择期手术者应做好充分的术前准备,术中应避免缺氧、疼痛等刺激引起的肺动脉痉挛,维持血流动力学平稳。Nawaaz 报道了 1 例合并严重的肺纤维化与肺动脉高压(平均肺动脉压 70~80mmHg)的 59 岁肥胖女性患者在腰部硬膜外麻醉下安全实施行了右半结肠切除术,强调了术前准备及优化治疗的重要性。

(郑利民)

参考文献

[1] 三森経世. 混合性結合組織病の髄膜炎[J]. 日本臨床免疫学会雑誌,2000,23:647-651.
[2] 川口鎮司. 混合性結合組織病[J]. 日内会誌,2014,103:2501-2506.

[3] 松下拓也,吉良潤一. 混合性結合組織病の神経筋障害[J]. 日内会誌,2010,99:1790-1794.

[4] NAWAAZ MSM,SALEM Y. Right hemicolectomy in a patient with severe pulmonary hypertension anesthesia approach[J]. Anesth Essays Res,2010,4:38-40.

第十二节 获得性免疫缺陷综合征
(acquired immunodeficiency syndrome)

麻醉管理所面临的主要问题

免疫功能紊乱、全身多处机会性感染、恶性肿瘤
中枢神经、心、肺、肝、肾、血液等全身多系统病变
可能有长期滥用麻醉或精神类药物史,或药物成瘾
注意治疗用药的毒副作用及与麻醉药的相互作用
防止交叉感染,注意医务人员的自身防护

【病名】

获得性免疫缺陷综合征(acquired immunodeficiency syndrome,AIDS),又称艾滋病(AIDS)、人类免疫缺陷病毒感染(HIV infection)。

【病理与临床】

1. 本病是由人类免疫缺陷病毒(HIV)引起的一种病死率极高的恶性传染病。1981 年首次在成人中被描述,1982 年定名,1983 年发现其病原体。本病是当前最棘手的医学难题之一。HIV 可通过性接触、血液及母婴传播侵入人体,选择性攻击带有 CD_4 分子的辅助 T 淋巴细胞系统、单核-吞噬细胞、树突状细胞等,导致感染者免疫系统逐渐丧失,最后并发多种机会性感染、肿瘤等死亡。目前还没有疫苗可以预防,也没有治愈这种疾病的有效药物或方法。

2. 本病以青壮年较多,发病年龄 80% 在 18~45 岁,即性生活较活跃的年龄段。HIV 感染后,最开始的数年至 10 余年可无任何临床表现。其潜伏期的长短个体差异极大,这可能与入侵 HIV 的类型、强度、数量、感染途径以及感染者自身的免疫功能、健康状态、营养情况、年龄、生活和医疗条件、心理因素等有关。大约 5%~15% 的人在 2~3 年内就进展为 AIDS,称为快速进展者,另外还有 5% 的患者其免疫功能可以维持正常达 12 年以上,称为长期不进展者。一旦发展为 AIDS,患者就可以出现各种临床表现。一般初期的症状如同普通感冒、流感样,可有全身疲劳无力、食欲减退、发热等,随着病情的加重,症状日见增多,如皮肤、黏膜出现白念球菌感染,出现单纯疱疹、带状疱疹、紫斑、血疱、瘀血斑等;以后渐渐侵犯内脏器官,出现原因不明的持续性发热,可长达 3~4 个月;侵犯肺部时出现呼吸困难、胸痛、咳嗽等;侵犯胃肠可引起持续性腹泻、腹痛、消瘦无力等;还可侵犯神经系统和心血管系统,晚期可并发恶性肿瘤、卡氏肺囊虫肺炎、弓形虫病、非典型性分枝杆菌与真菌感染等。临床症状复杂多变,但每个患者并非上述所有症状全都出现。

3. 诊断标准 根据临床表现、实验室检查 HIV 抗体阳性。其中,无症状期者仅有 HIV 抗体阳性但无症状,AIDS 期为 HIV 抗体阳性加上有上述临床症状。

【麻醉管理】

1. 术前管理 近十年来,人们对该病的认识和管理均取得了巨大进步,延长了感染者的

寿命,部分人群有机会接受各种类型的择期或急诊手术,据估计,20%~25%的 AIDS 会在生命的某一时刻接受各种手术治疗。术前评估时需充分认识到本病是一种复杂、可能累及多系统、多种组织器官的全身性疾病,部分 HIV 感染患者有长期滥用麻醉或精神类药物史或毒麻醉药品成瘾,麻醉前应全面、仔细检查与评估。重点注意以下方面:

(1) 充分了解病情:全身性病变及个别器官系统受累情况、是否合并非 HIV 感染相关性疾病(如:高血压、心脏病等)、患者感染 HIV 原因(尤其注意是否有长期滥用麻醉或精神类药物史,及其种类与依赖程度。文献报道,只有约 20% 的医师主动询问患者有无吸毒史)。

A. 呼吸系统:呼吸道感染或肿瘤(如:卡波西肉瘤、支气管炎、鼻窦炎、流感嗜血杆菌肺炎等),非典型分枝杆菌和真菌感染在这些患者中也很常见,尤其是 CD4 T 细胞计数较低的患者。口腔和上呼吸道卡波西肉瘤可能导致气管插管困难,由于组织脆性增加,特别容易出血,在气管插管时应注意。文献报道,ICU 入院最常见的原因是急性呼吸衰竭和卡氏肺囊虫肺炎(PCP),约占 25%~50%。由于抗反转录病毒疗法的进步,与 PCP 相关呼吸衰竭中,生存率从80 年代的 0~13% 提高到 90 年代的 30%~45% 左右。严重的 PCP 在胸片上表现为弥漫性的双肺颗粒状阴影并伴肺大疱,患者易发生气胸。术中机械通气应注意避免发生气胸,应严密监测呼吸功能与肺部情况,推荐压力限制性肺通气。此类患者术后应作长时间呼吸支持治疗的准备。

B. 心血管系统:表现为心肌炎、扩张型心肌病、心包炎等,它可能由于原发性 HIV 感染、继发性感染及抗反转录病毒治疗的副作用。此外,还可能合并自身免疫性血管炎(如:结节性动脉炎、川崎综合征等)及 HIV 感染相关肺动脉高压。术前应进行包括心电图和超声心动图检查及心功能评估。

C. 神经系统:90% 的 HIV 感染者可能出现神经异常。神经系统的几乎所有结构都可能受到影响,包括各种机会性感染、无菌性脑膜炎、亚急性脑炎、单纯疱疹脑炎、多灶性白质脑病、自主神经病变以及与 HIV 相关的认知障碍等。术前有局灶性神经缺损症状者是椎管内麻醉的相对禁忌证。

D. 消化系统:吞咽困难、腹泻、呕吐和食欲缺乏,体液和电解质失衡,术前应纠正。

E. 血液系统:贫血、血小板和白细胞减少、凝血功能障碍。感染、化疗及放疗、抗反转录病毒药物的毒性作用等可能加重其病变,围手术期可根据需要输血和血液制品输血。凝血功能障碍者应避免行椎管穿刺及深部区域神经阻滞。

F. 泌尿系统:抗反转录病毒药物的肾毒性作用,导致急性肾衰竭,或由于 HIV 感染的慢性影响,导致终末期肾病。

G. 内分泌系统与代谢:巨细胞病毒肾上腺炎和/或外源性皮质类固醇治疗周围神经病变可能导致肾上腺抑制而需要围手术期补充糖皮质激素。

(2) 抗反转录病毒药应持续服用至术前,以减少其耐药性。但应注意其毒副作用及与麻醉药的相互作用。

A. 毒副作用:包括线粒体功能障碍(乳酸酸中毒,肝毒性,胰腺炎,周围神经病变等)、代谢(脂肪营养不良,高血糖,身体习惯性改变,胰岛素抵抗,骨质疏松等)、骨髓抑制(全血细胞减少)、过敏反应等。

B. 药物相互作用:抗反转录病毒药通过诱导或抑制肝酶、特别是细胞色素 P450,影响麻醉药的药代学与药效学。如:利托那韦可抑制肝酶,增加芬太尼的作用;沙奎那韦可抑制咪达唑仑的代谢;由于酶的抑制,局麻时血浆中的利多卡因浓度可能增加,酶的抑制还可增加钙通道阻滞剂降压作用及肌松药的作用。由于它可引起乳酸酸中毒,应尽量避免长时间、大剂量输注丙泊酚。

(3) 由于本病死亡率高、无有效治愈手段及部分患者感染途径与性生活不检点有关等,患者在社会上饱受歧视、多合并有不同程度的心理障碍。关爱 AIDS 患者甚至被认为是社会文明的一个标志。HIV 感染患者的麻醉与手术总体风险尚不清楚,一般认为仅仅 HIV 阳性并不增加术后 30 天死亡或并发症的风险,因此不应仅基于 HIV 阳性而推迟或拒绝择期手术与麻醉。作为麻醉医师,在做好自身防护的同时应对患者充满关爱之心,麻醉前应给予适当的精神安抚,必要时麻醉前应充分镇静。此外,要注意晚期病变的患者或长期静脉注射毒品的患者可能周围静脉穿刺困难。

2. 麻醉方法的选择　取决于手术方式、HIV 感染的严重程度及是否合并共存性疾病。理想的麻醉方法是不抑制患者的细胞免疫功能,目前有关全麻对免疫功能的影响有数多的报道,但这些变化似乎是短暂的,并不会增加术后感染或免疫功能低下的可能性,因此全身麻醉不应限制应用。有作者认为,区域神经阻滞对免疫系统影响小,但仅从免疫学的角度来看,没有足够的证据提示对 HIV 感染者进行区域神经阻滞的优点,其麻醉方法的选择原则同其他患者。一般而言,只要患者本身能耐受相应的麻醉,多种麻醉方式均可选择,但应尽量选择对患者生理功能干扰较小的麻醉方法。包括椎管麻醉在内的区域神经阻滞可用于无周围神经灶症状与凝血异常的患者,尤其是产科患者。其中,有部分麻醉医师担心椎管穿刺时有可能将病毒带至中枢神经系统,但新近的研究表明 HIV 感染患者行椎管内麻醉并不会加速病毒向神经系统蔓延。全身麻醉除应考虑它们可能对免疫系统影响外,还有术前治疗药与麻醉药物的相互作用及气管插管失败等问题等。但依托咪酯、阿曲库铵、瑞芬太尼、七氟烷、地氟烷等的代谢并不依赖细胞色素 P450,可以安全使用。亦有文献报道发现 HIV 感染者与一般患者接受全麻下肝移植手术后并发症发生率无明显差异,康复时间相当。

3. 防止交叉感染　在临床麻醉中,HIV 交叉感染可能发生在患者与麻醉医师之间、患者与患者之间或麻醉医师与患者之间。

(1) 医务人员的防护:HIV 可通过利器损伤或黏膜表面传播给麻醉医师。大多数伤害发生在不安全的利器处理或重新套针。针刺损伤后 HIV 传播的平均风险为 0.3%,其危险因素是接种的血量和深刺;黏膜及破损的皮肤传播的平均风险为 0.03%;而麻醉医师职业累积风险可能高达 4.5%。麻醉医师应加强职业防护,养成良好的职业防护习惯。对明确诊断或疑似 HIV 感染患者麻醉手术时应穿防渗透隔离衣,戴防护眼罩及双层乳胶手套,使用注射器不许重新套针。在骨科及神经外科等手术时,由于经常使用电钻及敲打,易造成骨碎片、血液微粒飞溅,故戴防护眼罩尤为重要。戴手套可减少针刺受伤接种的风险。但研究表明,麻醉医师执行感染防控措施很差,特别是在儿科麻醉中常不戴手套。此外,要注意一些未发现的隐性感染者,尤其是急诊患者。

(2) 患者与患者之间的感染:与麻醉相关的是,麻醉设备的污染是患者之间传播的潜在途径。文献报道,喉镜片的污染不容忽视,应严格消毒或使用一次性视频器材。呼吸回路应使用过滤器或一次性耗材。要关注与输血相关的 HIV 感染,严格筛选献血者,尤其是要注意"窗口期"患者。

(3) 麻醉医师传染给患者的风险似乎很低。据估计,每百万次手术中约 240 例。麻醉医师遵守职业操守十分重要,目前没有相关法规禁止 HIV 感染者从事医疗相关职业。

4. 接触后预防(PEP)　应在接触或受伤后尽快开始,理想情况下应在 12h 内开始,必要时亦可考虑在受伤后的 12 周内开始。术中手套破裂使未破损的皮肤直接暴露在患者血液中感染的可能性较小,一旦皮肤黏膜接触患者血液或黏液,用肥皂水和清水冲洗可在一定程度上降低感染的危险性。对于未破损皮肤的暴露,用清水冲洗即可。如暴露皮肤出现破损,应立即从近心端向远心端挤压伤口,将血液挤出,并不断用水清洗,然后用碘酊和乙醇消毒,对于被暴露的黏膜,应用生理盐水或清水冲洗干净。所有被针扎伤的健康人及破损皮肤、黏膜暴露者都应立即行抗反转录病毒治疗,药物宜在暴露后的 1 小时内服用,该措施可减少 80% 的血清转化率。决定健康人暴露风险的因素包括:血液接种的量、针刺伤的深度、患者体内的病毒滴度。

5. 器械设备的消毒

(1) 术中使用的纱布、纱垫、棉球和一次性敷料、手套、注射器等分类装入黄色塑料袋,封口后经污物通道运出,由经专业培训的医疗垃圾处理公司进行焚烧处理。

(2) 手术器械的处理:术中所用器械用含氯消毒剂(2 000mg/L)浸泡 30 分钟后流水冲净,高压蒸汽灭菌后再行常规处理。

(3) 术中所用吸引瓶、污桶分别用 1 000mg/L 含氯消毒液浸泡 30 分钟后,流水洗净。

(4) 手术间处理:麻醉机、监护仪、手术床、推车、地面等用 500mg/L 含氯消毒液擦拭消毒后,继续采用紫外线进行空气消毒 30 分钟。

(刘民强　何仁亮)

参考文献

[1] CLEBONE A, BURIAN BK, WATKINS SC, et al. The development and implementation of cognitive aids for critical events in pediatric anesthesia: the Society for Pediatric Anesthesia Critical Events Checklists [J]. Anesth Analg, 2017, 124: 900-907.

[2] WATKINS SC, ANDERS S, CLEBONE A, et al. Mode of information delivery does not effect anesthesia trainee performance during simulated perioperative pediatric critical events: a trial of paper versus electronic cognitive aids [J]. Simul Healthc, 2016, 11: 385-393.

[3] BAJWA SJ, KULSHRESTHA A. The potential anesthetic threats, challenges and intensive care considerations in patients with HIV infection [J]. J Pharm Bioallied Sci, 2013, 5: 10-16.

第十三节　IPEX 综合征
(IPEX syndrome)

麻醉管理所面临的主要问题

多内分泌腺损害,糖尿病、肾上腺皮质及甲状腺功能不全等

自身免疫性疾病,肝、肾、血流系统等多系统功能障碍

腹泻,水电解质酸碱平衡紊乱

免疫功能低下,易感染

预后差

【病名】

IPEX 综合征(IPEX syndrome),又称 X 连锁免疫缺陷伴多内分泌腺病及肠病综合征(immunodeficiency, polyendocrinopathy, and enteropathy, X-linked syndrome)、X 连锁自身免疫-免疫缺陷

综合征(autoimmunity-immunodeficiency syndrome,X-linked)、先天性胰岛素依赖型糖尿病伴致命性分泌性腹泻(diabetes mellitus,congenital insulin-dependent,with fatal secretory diarrhea)、X 连锁腹泻-多内分泌腺病-致死性感染综合征(diarrhea,polyendocrinopathy,fatal infection syndrome,X-linked)、自身免疫性肠病并溶血性贫血与多内分泌腺病(enteropathy,autoimmune,with hemolytic anemia and polyendocrinopathy)、胰岛素依赖型糖尿病-分泌性腹泻综合征(insulin-dependent diabetes mellitus secretory diarrhea syndrome)、IDDM-分泌性腹泻综合征(IDDM-secretory diarrhea syndrome)、X 连锁多内分泌腺病伴免疫功能失调及腹泻(polyendocrinopathy,immune dysfunction,and diarrhea,X-linked)等。

【病理与临床】

1. IPEX 综合征是一种罕见性连锁隐性遗传性免疫缺陷病,其原因是由于 *FOXP3* 基因突变导致 T 细胞发育异常和功能障碍所致。由于免疫自稳功能被打破,发生多系统淋巴细胞浸润和过强免疫应答及自身免疫。常以新生儿期胰岛素依赖性糖尿病或顽固性水样腹泻起病。临床主要表现为早发性顽固性腹泻、胰岛素依赖性糖尿病、酮症酸中毒、感染、自身免疫性多内分泌腺病、甲状腺炎、溶血性贫血及皮肤湿疹样皮疹、脱屑、肾病、自身免疫性肝炎、关节炎及多系统损害等,血浆高 IgE、嗜酸性粒细胞升高、血小板减少、中性粒细胞减少。其患病率约有 1/160 万,多见于男性且病情危重,女性杂合子通常是健康的,但也有例外。

2. 诊断及治疗:基因分析为主,实验室检查及早发顽固性腹泻、1 型糖尿病及湿疹性皮炎临床"三联症"的婴儿应考虑该病可能。IPEX 治疗措施主要包括营养支持、替代治疗。骨髓移植(BMT)是治愈 IPEX 综合征的唯一可能的方法。应密切监测自身免疫性疾病指标与生长参数。如果已知家族特异性致病基因突变,则在出生后立即对有风险的男性进行 *FOXP3* 分子遗传学检测,以便在发生重大器官损害之前进行早期诊断和 BMT 治疗。

【麻醉管理】

1. 麻醉前管理 本病是一种几乎涉及全身所有系统与器官的全身性疾病,通常婴儿期开始发病,患者病情危重、全身状况差,多数受影响的男性患儿在出生后 1~2 年内死于代谢紊乱,少数表型较温和者可能活到二三十岁。应尽量避免实施择期手术,急诊手术前亦应积极进行支持与替代治疗,加强体液与营养管理,纠正电解质紊乱、控制糖尿病、纠正低血糖、控制感染。患者常合并甲状腺与肾上腺皮质功能低下,术前应积极进行激素替代治疗,围手术期应给予应激保护剂量的甲状腺素与肾上腺皮质激素。由于免疫抑制治疗是控制本病症状的重要治疗方法,T 细胞定向免疫抑制剂西罗莫司、环孢素、他克莫司等及粒细胞集落刺激因子(G-CSF)、利妥昔单持续可应用至术前,但要注意它们的毒副作用及与麻醉药的相互作用(见"系统性红斑狼疮")。

2. 目前尚无本病麻醉管理的病例报道。术中应极力维持血流动力学及内环境稳定,尽量避免有创性操作,防止继发感染。由于肺部病变,此类患者应做好术后长时间呼吸支持治疗的准备。此外,合并皮疹的患者应注意皮肤保护,防止粘贴心电图电极等致皮肤撕脱损伤。

(李国才)

参考文献

[1] LUO Y,CHEN J,FANG Y,et al. A case of metaplastic atrophic gastritis in immune dysregulation,polyendocrinopathy,enteropathy,X-linked (IPEX) syndrome[J]. BMC Pediatr,2018,18:191.

[2] BARZAGHI F,AMAYA HERNANDEZ LC,NEVEN B,et al. Long-term follow-up of IPEX syndrome patients af-

ter different therapeutic strategies：an international multicenter retrospective study［J］. J Allergy Clin Immunol，2018，141：1036-1049.

第十四节　抗磷脂抗体综合征
（anti-phospholipid antibody syndrome）

麻醉管理所面临的主要问题

可能合并其他自身免疫性疾病等原发性全身性疾病

高凝状态，动静脉血栓与栓塞

血小板减少，出血倾向

有时病情进展迅速（毁灭性抗磷脂抗体综合征）

产科麻醉的有关问题

【病名】

抗磷脂抗体综合征（anti-phospholipid antibody syndrome，APS），又称抗磷脂综合征（antiphospholipid syndromes）。

【病理与临床】

1. APS 是一种自身免疫性多系统性疾病，特点是在持续存在抗磷脂抗体（antiphospholipid antibody，aPL）的情况下，出现动脉、静脉血栓与栓塞。aPL 是一组针对带负电荷的磷脂结构作为靶抗原的异质性自身抗体。APS 分为原发性 APS 和继发性 APS，继发性 APS 多见于系统性红斑狼疮（SLE）或类风湿关节炎（RA）等自身免疫病。此外，还有一种少见的"毁灭性抗磷脂抗体综合征（catastrophic APS）"，表现为短期内进行性、广泛性血栓形成，造成多器官功能衰竭甚至死亡。APS 血栓形成机制尚未阐明，aPL 可能通过以下一种或几种机制诱发血栓形成：①干扰内源性抗凝机制（膜联蛋白 A5 裂解、蛋白 C 途径和凝血酶受抑）；②结合并激活血小板；③干扰内皮细胞并诱导黏附分子和 TF 表达；④激活补体反应。

2. 临床表现

（1）动、静脉血栓形成：其临床表现取决于受累血管的部位和大小，可以表现为单一或多个血管累及。APS 的静脉血栓形成比动脉血栓形成多见。静脉血栓以下肢深静脉血栓最常见，此外还可见于肾脏、肝脏和视网膜。下肢深静脉血栓脱落可引起肺栓塞。动脉血栓多见于脑部及上肢，还可累及肾脏、肠系膜及冠状动脉等部位。肢体静脉血栓形成可致局部水肿，肢体动脉血栓会引起缺血性坏疽，年轻人发生脑卒中或心肌梗死应排除原发性 APS 可能。

（2）血小板减少，出血倾向。

（3）APS 相关性肾病：主要表现为肾动脉血栓/狭窄、肾脏缺血坏死、肾性高血压、肾静脉的血栓、微血管的闭塞性肾病、终末期肾病等。

（4）其他：晚期出现心脏瓣膜病变，严重者需要瓣膜置换术。神经精神症状包括偏头痛、舞蹈病、癫痫、吉兰-巴雷综合征、一过性延髓麻痹、缺血性骨坏死等。

3. 诊断　原发性 APS 诊断主要依靠临床表现和实验室检查，疑似 APS 患者的抗体检测包括：aCL 和抗 β_2 GP Ⅰ 抗体（IgG 型和 IgM 型）。

【麻醉管理】

1. 由于围手术期血栓发生率很高，术前应重点排查患者是否合并血栓及其部位，下肢深静脉血栓者应考虑放置过滤器。术前应仔细询问病史,尤其要注意是否合并其他自身免疫性疾病等原发性全身性疾病,同时应尽量消除可能引起 APS 严重并发症的风险因素,如:戒烟、控制高血压、高脂血症等。感染是诱发毁灭性 APS 的重要危险因素,术前应控制感染并常规应用抗生素。择期手术应选在疾病的缓解期实施。糖皮质激素及免疫抑制治疗应持续用至术前,同时应注意其副作用(见"系统性红斑狼疮")。

2. 抗凝治疗　本病常需抗凝治疗,患者常口服小剂量阿司匹林,但其预防血栓的有效性尚未得到证实,氯吡格雷亦常用于本病患者。对抗磷脂抗体阳性、且已有血栓形成的患者或缺血性脑卒中的患者常需华法林治疗,尤其是动脉血栓的患者进一步血栓栓塞的风险很高、且有永久性残疾和死亡的风险,应长期华法林治疗,维持 INR 在 2.5 左右(范围 2~3)。但要注意的是,患者亦可能伴有血小板减少和其他增加出血风险的并发症,如何在避免血栓形成和避免增出血风险之间寻求平衡是围手术期管理的关键。麻醉前应多学科会诊,对凝血功能及停用上述药物后发生血栓与栓塞的风险进行评估。英国血液学会建议围手术期对未发生血栓的患者进行短期血栓预防,不推荐长期抗凝治疗。为避免增加术中出血的风险,通常建议术前七天停用氯吡格雷与华法林,改用低分子肝素或普通肝素"桥接"。对术前未进行抗凝治疗的患者,Erkan D 等建议在术前 2 小时用低分子肝素或低剂量普通肝素,并在手术完成后 12 小时继续使用。

3. 麻醉方法的选择　本病无特殊禁忌的麻醉药,应根据手术内容与患者的全身状态选择恰当的麻醉方法。文献报道,区域神经阻滞(包括椎管内麻醉)的患者深静脉血栓或肺栓塞的发生率低于全麻,对无出血风险、且有适应证的患者,是一种良好的选择。但关于椎管内麻醉与深部区域阻滞的安全性问题,应考虑其凝血功能(活化部分凝血活酶时间、血小板计数等)与围手术期抗凝治疗方案等综合判断。低分子肝素桥接治疗的患者椎管穿刺前 24 小时应停药。详见相关指南。

4. 心、肺、脑等重要器官发生血栓或出血是本病围手术期主要致死原因。术中应加强呼吸与循环监护,尤其要注意发生心肌梗死、肺梗死与脑梗死。术中应维持血流动力学与内环境的稳定,尤其要避免血压过大的波动及脱水、低体温、酸碱平衡失调。同时要注意体位变换等时发生血栓脱落。

5. 围手术期异常出血的处理　APS 患者出血比血栓少见,主要与血小板消耗与破坏增加、血小板减少所致,少数情况下与体内存在抗凝血酶原抗体、凝血酶原清除增加和低凝血酶原血症有关。应针对原因治疗,抗栓治疗引起的出血,需停用抗栓药物并给予解救药物(如:鱼精蛋白对肝素、维生素 K 对华法林)和输注相应血液成分(如:FFP 适于肝素或华法林,PCC 适于华法林);出血与血小板减少相关者,应输注血小板。严重出血、其他治疗无效时可考虑输注 FⅦa。少见情况下,同时合并出血和血栓形成者,要先要处理突出的或危及生命的并发症。患者有血栓形成高危时,即使血小板减少,也应抗凝治疗,同时改善血小板计数。

6. APS 患者体外循环(CPB)期间抗凝方案　文献推荐使用大于常规剂量的肝素,使 ACT 至少高于常规目标值的两倍(如:400 秒)。鱼精蛋白拮抗肝素应分步进行或低剂量连续静脉内给药(如:50mg/h),直至出血倾向减慢至可接受的量。

7. 产科麻醉　妊娠期和产后期血栓栓塞性疾病的风险增加,而 APS 患者在妊娠期此风险更高。文献报道,有 APS 病史的患者在妊娠期或产褥期血栓栓塞性疾病的风险是正常妊娠妇女的 15 倍,高达 5%~12%,而该风险在一般产科人群中为 0.025%~0.10%。胎盘血管血栓导致胎盘功能不全,可引起习惯性流产、胎儿宫内窘迫、宫内发育迟滞或死胎。APS 妊娠妇女还可发生严重的妊娠并发症,如:先兆子痫,溶血、肝酶升高及血小板减少(HELLP 综合征)等。产科患者围手术期风险更高、其麻醉管理更为棘手,应更加重视。关于其麻醉方法的选择前已述及,对无出血风险的患者,剖宫产可考虑椎管内麻醉。

8. 术后管理　术后疼痛、炎性反应、感染可促使其血栓形成,甚至触发毁灭性 APS。术后应如无出血风险,应及早继续用低分子肝素治疗。同时要重视疼痛管理,并鼓励其早期下床活动。

(洪俊鹏　郑利民)

参考文献

[1] CHO H,JEON Y,MAN HONG D,et al. Anesthetic management of antiphospholipid syndrome patients who underwent cardiac surgery-three cases reports[J]. Korean J Anesthesiol,2014,66:164-168.

[2] ATISHA-FREGOSO Y,ESPEJO-POOX E,CARRILLO-MARAVILLA E,et al. Perioperative management of patients with antiphospholipid syndrome:a single-center experience[J]. Rheumatol Int,2017,37:1159-1164.

第十五节　类风湿关节炎
(rheumatoid arthritis)

麻醉管理所面临的主要问题

病变累及多器官
注意治疗用药的副作用及其与麻醉药的相互作用
困难气道
环杓关节炎及声嘶
颈椎病变及可能合并寰枢关节半脱位

【病名】

类风湿关节炎(rheumatoid arthritis,RA),无别名。

【病理与临床】

1. 本病是一种以侵蚀性关节炎为主要表现的全身性自身免疫性疾病。其病变以手、腕、肘及足部小关节为主,呈对称性、持续性多关节炎。病变亦可累及心肺等多器官与系统,并伴发热等全身症状。RA 的主要病理改变为关节滑膜慢性炎症、血管翳形成、关节软骨及骨质破坏,进而发展为关节变形及功能丧失,严重者可导致残疾,有人形容它为"不死的癌症"。本病是最临床常见的慢性关节炎症性疾病,我国大陆地区患病率约为 0.2%~0.4%,其中女性患病率是男性的 2~3 倍。前已述及,本病是一种自身免疫性疾病,其病因尚不清楚,可能是遗传、环境和免疫系统之间复杂的相互作用所致。据 2017 年一项多中心、前瞻性研究结果,我国 RA 患者有以下三个特点:第一,病人群体庞大,疾病认知程度不够。中国约有 500 万类风湿关节炎患者,平均年龄为 52.9 岁,但"知晓率低、就诊率低、治疗率低";第二,致残率高,RA 患者 2 年致残率 50%、3 年致残率 70%,是造成我国人群丧失劳动力和致残的主要病因之一;第三,合并心血管病变和脆性骨折率高,影响患者的长期预后和存活率。

2. 临床表现

（1）关节病变：对称性多关节损害肿胀及疼痛，常伴晨僵。最常见部位依次为：手足近端指间关节、掌指关节及腕、肘、膝关节，颈椎、颞颌、胸锁、肩锁关节等亦可受累。晚期患者可出现手指畸形，在受力点等部位（尤其是肘部下方）可出现类风湿结节。

（2）全身表现：系因免疫复合物在组织中或中小型血管中沉积所致，其程度与关节病变的程度相关。

A. 心血管系统：心包炎、心肌炎、冠状动脉及主动脉炎，它可促进冠状动脉粥样硬化的发生与发展、促进心脏瓣膜纤维化并在心脏传导系统形成风湿结节。主动脉炎合并主动脉根部增粗可导致主动脉瓣反流。大约 1/3 的患者合并有心包增厚或心包积液。

B. 滑膜小血管炎：本病的早期表现，也可能发生泛发性血管炎，尤其是老年男性。患者可表现出神经病变（多发性神经炎）、皮肤溃疡和紫癜。据推测，神经病变是由神经滋养血管内免疫复合物沉积所致。患者也可出现内脏缺血的表现，如：肠穿孔、心肌梗死、脑梗死。

C. 肺部表现：胸膜炎及胸腔积液、肺间质性病变、肺实质或胸膜类风湿结节、渐进性肺纤维化。肋软骨受累会影响胸壁运动，并导致肺容积和肺活量减少等限制性肺通气障碍，出现通气-血流比失衡，降低动脉氧合。

D. 神经肌肉：关节周围肌肉肌力减退。此外，还可见神经压迫、腕管综合征、跗管综合征导致的周围神经病变。

E. 血液系统：常有慢性贫血。其严重程度通常与 RA 病变程度一致。Feity 综合征即为类风湿关节炎合并脾大及白细胞减少。其他：可能合并肝肾功能受损。约 10% 的类风湿关节炎患者可发生干燥性角膜结膜炎，其原因是由于泪腺功能受损导致的泪液生成不足；病变累及唾液腺可致口干症；这两者都是干燥综合征的表现。可能继发于淀粉样变、血管炎或药物治疗。颈椎受累致颈椎僵硬、活动度下降并伴疼痛和神经系统并发症。此外，患者可能合并寰枢关节半脱位及环杓关节炎（后述）。

3. 实验室检查　超过 90% 的患者血清中可检出类风湿因子（RF）、抗环瓜氨酸多肽（CCP）抗体等多种自身抗体，C 反应蛋白及血清 IgG、IgM、IgA 升高。要注意 RF 并不仅见于类风湿关节炎中，在病毒性肝炎、系统性红斑狼疮、细菌性心内膜炎、结节病及干燥综合征患者血清中也可检出。影像学检查（超声、X 线、MRI）有助于评估骨质与关节损伤。

4. 诊断　目前多根据 1987 年美国风湿病学会（ACR）标准（表 11-3）。此外，ACR 及欧洲抗风湿病联盟（EULAR）于 2009 年亦提出诊断与评分系统。ACR/EULAR 标准及道琼斯分类请见相关专著。本病与强直性脊柱炎的区别是后者多见于男性，关节受累为非对称性，以骶髂关节及脊柱受累为主，RF 阴性，HLA-B27 阳性。

表 11-3　1987 年美国风湿病学会类风湿关节炎诊断标准

标准	说　明
晨僵	至少持续 1 小时
受累关节数≥3 个	14 个关节区至少有 3 个或 3 个以上受累
手关节炎	掌指关节、近端指间关节或腕关节肿胀超过 6 周或 12 周
对称性关节炎	身体两侧相同关节同时或先后发病
类风湿结节	
影像学检查	手或腕关节软骨面呈糜烂样和/或关节周围骨质稀疏改变
RF 阳性	

注：具备 4 条或 4 条以上者可诊断为类风湿关节炎。其中，1~4 必须至少持续出现 6 周

5. 治疗　包括减轻疼痛、保持关节功能和强度、防止变形、减轻全身并发症。药物治疗包括：NSAIDs 类、糖皮质激素、改善病情抗风湿药（DMARDs，包括：甲氨蝶呤、柳氮磺吡啶、来氟米特、羟氯喹及氯喹、青霉胺、金诺芬、硫唑嘌呤、环孢素、环磷酰胺等）及肿瘤坏死因子-α 拮抗剂等生物制剂、雷公藤等植物制剂等。

【麻醉管理】

1. 麻醉前管理

（1）要充分认识到本病是一个可能累及全身各组织、各系统及所有重要器官的全身性疾病，Müller 形容对 RA 患者实施麻醉是一项挑战。术前应对全身重要器官损害情况及功能进行检查与评估，除关节病变外，重点要注意心血管、呼吸损害。

（2）要注意术前治疗用药的毒副作用。本病术前治疗用药有较大的毒副作用，如：NSAIDs 肝肾损害及增加心血管不良事件的风险等；DMARDs 肝肾毒性、骨髓抑制、心肌与肺损伤、骨髓抑制、胃肠道反应、血小板功能障碍等；抗疟药氯喹或羟氯喹心肌损伤及 QT 间期延长等；糖皮质激素高血糖、高胆固醇血症、骨质疏松症、高血压、肾上腺皮质功能不全等。要特别注意近年来新上市应用的一些新型免疫调节剂的毒副作用，如：Doğu 报道了 1 例 RA 患者在服用阿巴西普（abatacept）两周后发生急性呼吸衰竭，可能为急性嗜酸性粒细胞性肺炎，该患者在入院后第四周因脓毒症死亡。目前有两例文献报道 abatacept 引起急性呼吸衰竭。

（3）要注意术前治疗用药的与麻醉药的相互作用。如：硫唑嘌呤可能与肌肉松弛剂相互作用，Gramstad 在肾移植手术期间观察到输注硫唑嘌呤后维库溴铵、泮库溴铵 ED_{50} 所需用量分别比正常患者增加 20% 和 45%，提示可能对肌松药作用有轻度拮抗。而环磷酰胺作为一种假性胆碱酯酶抑制剂，可延长琥珀胆碱的作用时间。

（4）长期服用糖皮质激素者，应对皮质功能进行评估，在围手术期应进行适当的替代治疗。Aires 建议术前服用泼尼松或在一年内使用该药物的患者，在麻醉诱导时需要静脉注射100mg 氢化可的松。

2. 气道管理及呼吸管理　本病有三种基本病变使其可能属于困难气道者：寰枢椎半脱位、颞下颌关节炎、环杓关节炎。

（1）寰枢椎半脱位及齿突上移：本病脊柱病变主要累及颈椎，它可造成颈椎僵硬及屈曲性畸形，可致颈部伸展困难。同时患者可能存在寰枢关节半脱位及齿突上移，当寰椎与枢椎齿突分离严重时，齿突可能会突入枕骨大孔，压迫脊髓或影响椎动脉血流。颈椎其他小关节也可能发生半脱位。Paimela 前瞻性观察了症状短于 1 年的 100 名早期 RA 患者，其中 12% 的患者在疾病的前 5 年内出现寰枢椎半脱位。X 线片示齿突前缘与寰椎前弓后缘之间的距离超过3mm。MRI 可明确其颈椎受累程度。麻醉医师必须了解这种异常，因为它可造成患者颈椎稳定性下降，移位的齿突可压迫颈髓或延髓造成其损伤，或使椎动脉闭塞。在使用直接喉镜气管插管或颈部操作时必须尽量减少头部和颈部移动，尤其要避免后伸运动，以避免齿突移位而加重或造成脊髓损伤。视可尼视频喉镜或纤维支气管镜用于此类患者气道管理有一定的优势。Gu 等报道了 1 例患者，采用 GlideScope 视频喉镜辅助、纤维支气管镜引导插管成功。麻醉前评估时可让清醒的患者自己前屈、后伸颈部或转动头部了解其颈椎活动度及是否出现不适症状。

（2）颞下颌关节炎：致张口困难，术前应进行 Mallampati 评分及张口度检查。它与颈椎僵硬一起,使气管插管、面罩通气与气道管理更加困难。

（3）环杓关节炎及环杓关节功能障碍:约 80%的 RA 患者合并喉部病变,通常患者无症状,但部分患者可出现口咽异物感、吞咽困难、声音嘶哑、喘鸣、呼吸困难甚至气道窒息,可能伴随喉部压痛。直接喉镜显示杓状软骨发红肿胀、呼吸时环杓关节及声带功能障碍。环杓关节炎可能增加气管插管的难度并增加了环杓关节脱位的风险,气管插管时要轻柔并选稍细的气管导管。在麻醉前此类患者一定要进行喉部检查,气管插管或插入喉罩的患者一定要向患者告知术后可能发生声嘶的风险。Miyanohara 报道了 1 例 55 女性 RA 患者,在喉罩全身麻醉下进行手腕关节固定术,术后出现声音嘶哑,纤维咽喉镜检查环杓关节区炎症及声带不动;其原因可能与喉罩直接压迫环杓关节区所致。合并有环杓关节炎的患者拔出气管导管后可能会出现喉梗阻而出现窒息,在气管拔管后应严密观察,并做好气管切开的准备。

（4）常合并肺部病变:文献报道此类患者即使没有肺纤维化,其的肺活量也会下降,甲氨蝶呤等免疫抑制剂亦可对肺部带来损害。术前应检查肺功能及血气分析,重症患者应做好术后长时间呼吸支持治疗的准备。

3. 加强循环管理与监测　文献报道心血管病变是 RA 的主要死亡原因。Crowson 认为目前人们似乎低估了 RA 的心血管疾病风险,应对其给予更多的关注。对有症状或危险因素的患者,麻醉前应行超声心动图、冠脉 CT 等无创性检查进行评估。

4. 本病无特殊禁忌的麻醉药。合并肝肾功能损害者,应避免用加重其损害并主要经肝肾代谢与排泄的药物。合并神经肌肉病变者应慎用非去极化肌松药、禁用去极化肌松药琥珀胆碱。区域神经阻滞有良好的镇痛作用且对生理扰乱小,但由于关节病变致解剖结构发生了变化,增加了操作难度,必要时应在超声引导下穿刺。由于其病变很少累及腰骶部,老年下肢手术患者可实施腰部椎管内麻醉。亦可采用连续骶管神经阻滞,但要注意控制局麻药用量,避免局麻药中毒。

5. 其他　由于关节病变,术中安放体位时应注意避免加重其损伤。由于患者活动能力下降,应常规预防静脉血栓(如:使用弹性长袜、充分补水、预防性使用肝素等)。同样,要充分预计此类患者术后恢复时间比正常人长。

（许天华）

参考文献

[1] MÜLLER M, PIPPI-LUDWIG W. Perioperative management of patients with rheumatoid arthritis[J]. Anaesthesist, 2014, 63:883-894.

[2] DOĞU B, ATILLA N, ÇETIN GY, et al. A case of acute respiratory failure in a rheumatoid arthritis patient after the administration of abatacept[J]. Eur J Rheumatol, 2016, 3:134-135.

[3] GU J, XU K, NING J, et al. GlideScope-assisted fiberoptic bronchoscope intubation in a patient with severe rheumatoid arthritis[J]. Acta Anaesthesiol Taiwan, 2014, 52:85-87.

[4] AIRES RB, DE CARVALHO JF, DA MOTA LM. Pre-operative anesthetic assessment of patients with rheumatoid arthritis[J]. Rev Bras Reumatol, 2014, 54:213-219.

[5] CROWSON CS, MATTESON EL, ROGER VL, et al. Usefulness of risk scores to estimate the risk of cardiovascular disease in patients with rheumatoid arthritis[J]. Am J Cardiol, 2012, 110:420-425.

第十六节　Li-Fraumeni 综合征
（Li-Fraumeni syndrome）

> **麻醉管理所面临的主要问题**
>
> 癌症易感综合征
> 心理障碍
> 多次手术
> 避免各种致癌、致突变因素（包括麻醉药）

【病名】

Li-Fraumeni 综合征（Li-Fraumeni syndrome），译名李-弗劳梅尼综合征。又称 SBLA 综合征〔肉瘤-乳房-白血病-肾上腺综合征（sarcoma，bbreast，leukemia and adrenal gland syndrome）〕。

【病理与临床】

1. LFS 是一种与软组织肉瘤、骨肉瘤、绝经前乳腺癌、脑肿瘤、肾上腺皮质癌（ACC）、白血病等多种肿瘤相关的常染色体显性遗传性癌症易感性综合征。1969 年由美国国家癌症研究所的 Frederick Li 和 Joseph Fraumeni 报道。目前已经证实它与生殖细胞系 *TP53* 基因变异有关。*TP53* 位于 17 号染色体的短臂，它是一种与细胞蛋白质转录与复制有关的重要肿瘤抑制基因，基因组突变遗传变异的积累可导致基因组不稳定，细胞周期停止、细胞老化、DNA 修复障碍及细胞代谢改变等，最终肿瘤形成。此外，在一些有 LFS 的家族中发现 *CHEK2* 基因突变，但目前尚不清楚它在 LFS 中的作用。LFS 分为经典型 LFS 及类 LFS 型（Li-Fraumeni-like Syndrome，LFLS）。LFS 曾被认为是一种罕见疾病，迄今临床报道仅有不到 400 个家系。但近期有报道发现在人群中致病基因 *TP53* 异常携带者约为 1/5 000~1/20 000，因此实际患病率可能远不止如此。

2. 临床表现　患者特别容易发生各种恶性肿瘤。最常见的是：软组织肉瘤、骨肉瘤、绝经前乳腺癌、脑肿瘤、肾上腺皮质癌（ACC）、白血病等，它们被称为"LFS 肿瘤谱"。其他，黑素瘤、威尔姆斯瘤（Wilms' tumor）、胃癌、结肠癌、胰腺癌、食管癌、肺癌和生殖及性器官肿瘤风险增加。有家族史，近一半患者在 30 岁前患病。

3. 诊断　符合下面全部条件者要怀疑 LFS 或 LFL，*TP53* 基因检测可确诊。

（1）Li 等提出经典 LFS 的诊断标准：45 岁之前肉瘤；一个一级血亲（父母、兄弟姐妹或孩子）45 岁之前患任何癌症；一级血亲或二级血亲（祖父母、姑母、侄女/侄子或孙子）45 岁之前患癌或任何年龄患肉瘤。

（2）目前多采用 Chompret 标准

A. 经典 LFS 诊断标准：符合以下三个标准中的一个即可：46 岁以前患 LFS 肿瘤谱肿瘤和至少一个一级或二级血亲在 56 岁之前患肿瘤谱肿瘤（除乳腺癌）；多发性瘤患者，其中 LFS 肿瘤谱两个，第一个发生在 46 岁前；肾上腺皮质癌或脑肿瘤。

B. LFL 诊断标准：Birch 定义：45 岁之前被诊断 LFS 肿瘤谱者肿瘤者；有任何年龄的一级或二级血亲被诊断为典型的 LFS 肿瘤谱者；有 60 岁之前被诊断为癌症的一级或二级血亲者。Eeles 定义：有任何年龄两个一级或二级血亲被诊断为典型的 LFS 肿瘤谱癌症。

【麻醉管理】

1. 术前管理　与 Rothmund-Thomson 综合征、Werner 综合征等一样,本病作为一个非常典型的癌症易感综合征而受重视,在影视剧中常将其描述成悲剧式的人物。如:在香港电视广播公司制作的 20 集电视连续剧《最美丽的第七天》(王心慰导演)中,患有此病的女主人公凌加恩(周丽淇饰演)历经磨难,虽然最终收获了爱情,但七天时间太短,观众更为关心的是他们的爱情能否经得起时间的考验。在现实生活中也是如此。此类患者常合焦虑症、抑郁症、恐惧症等严重精神心理障碍,甚至产生自杀倾向。术前访视时应加强心理治疗与安抚,并给予适当的镇静。另一方面,由于本病不主张放射治疗,以避免辐射诱发第二种恶性肿瘤,Langan 认为手术是患者首选治疗方案。患者常因癌症而多次手术,术前评估还应要注意肿瘤及前次手术对器官功能的影响,如:肺癌手术后应对残余肺的功能进行评估,而口腔或上呼吸道手术后应重点对气道管理进行评估。化疗患者应注意化疗药的毒副作用及它们与麻醉药的相互作用。

2. 避免麻醉药及相关因素致癌、致畸、致突变作用(基因毒性作用)。Cohen 及 Evans 报道,$TP53$ 基因变异者对药物及环境中的致癌因素特别敏感,特别容易诱发癌症,甚至诱发第二种、第三种癌症。在致癌因素中,最重要的是放射线辐射,目前已有大量文献提示它可致 LFS 患者患第二种癌症,因此对 LFS 患者不主张放射治疗。确有必要检查与治疗时,应采取“最低限度”的曝光剂量。其他,还包括日光照射、吸烟、酗酒等已公认的致癌因素。Hwang 等报道,与不吸烟相比,吸烟的生殖细胞系 $TP53$ 基因变异者患肺癌风险显著升高。Schneider 特别指出,要注意这些致癌因素对 LFS 患者的影响是一个“累积”的过程,最后从量变到质变。前已述及,LFS 患者常多次手术或反复进行防癌体检,甚至预防性乳房切除术,他们常经历多次麻醉(包括在麻醉下进行肠镜或小儿 MRI 等检查)。O'Neill 报道,20 例小儿 LFS 患者在 5 年中共进行了 45 次 MRI 检查,其中 55% 需要全身麻醉。因此,必须考虑麻醉药及相关因素的致癌作用,但目前在这方面还存在争议。文献报道证实,在器官形成的胚胎早期妊娠大鼠长时间高浓度吸入氧化亚氮有直接致畸作用,应禁用于 LFS 患者。部分离体研究发现氟烷、安氟烷、异氟烷、七氟烷等挥发性氟化醚类吸入麻醉药对 DNA 的转录与复制有影响,但动物实验不能证实它们有致癌、致畸、致突变作用,大部分教科书亦认为挥发性氟化醚类吸入麻醉药在致癌性方面的安全的。但我们认为这一结论是基于正常人群得出的,而且没有考虑“累积”这一因素,用于 LFS 这种“癌易感者”的安全性目前尚无循证医学资料的支持,应十分慎重。必要时可短时间、低浓度使用或采用静脉麻醉。区域神经阻滞(包括椎管内神经阻滞与各种肌间隙阻滞等),单独或复合全身麻醉对全身的影响小、可减少麻醉药用量并有良好的镇痛作用,对此类患者是一种良好的选择。

(郑利民)

参考文献

[1] MALKIN D. Li-Fraumeni syndrome[J]. Genes Cancer,2011,2:475-484.

[2] LANGAN RC,LAGISETTY KH,ATAY S,et al. Surgery for Li Fraumeni syndrome:pushing the limits of surgical oncology[J]. Am J Clin Oncol,2015,38:98-102.

[3] KESIMCI E,ÇOŞKUN E,UĞUR G,et al. Can sevoflurane induce micronuclei formation in nasal epithelial cells of adult patients? [J]. Turk J Anaesthesiol Reanim,2017,45:264-269.

[4] BOZKURT G,MEMIS D,KARABOGAZ G,et al. Genotoxicity of waste anaesthetic gases[J]. Anaesth Intensive Care,2002,30:597-602.

第十七节　Rothmund Thomson 综合征
（Rothmund Thomson syndrome）

麻醉管理所面临的主要问题

全身性疾病
皮疹
骨骼病变，注意骨折
癌症易感性
牙齿畸形，可能插管困难

【病名】

Rothmund Thomson 综合征（Rothmund Thomson syndrome，RTS），又称皮肤异色-萎缩-白内障病（poikiloderma atrophicans and cataract disease）、先天性皮肤异色症。

【病理与临床】

1. RTS 是一种婴儿期以面部典型皮疹（poikiloderma）为特征的常染色体隐性遗传性疾病。1868 年德国眼科医师 Rothmund 首先描述，1936 年英国皮肤科医师 Thomson 报道了三名类似的患者，1957 年 Taylor 泰勒命名 Rothmund Thomson 综合征。其致病基因为与 DNA 复制修复有关的螺旋酶蛋白基因（*RECQL4*）。患病率尚不清楚，迄今已有大约 300 例病例报道，似乎无性别区别。但有作者认为患病率有被低估的可能，因为非典型/边缘性临床表现的患者可能被忽视。与常染色体隐性传播相一致，大多数患者都是孤立的病例，无家族史。

2. 临床表现　主要病变为外胚层相关组织器官，如：皮肤、毛发、指甲、牙齿及骨骼。约 1/3 患者皮肤早老化，合并掌跖角化病。

（1）皮肤：典型病变为面部红斑，在婴儿期出现，随后蔓延到全身。急性期皮疹为红斑、肿胀、疱疹，慢性期则皮肤异色病变，毛细血管扩张、色素沉积和斑点状萎缩、咖啡牛奶斑。全身（头发、睫毛、眉毛、胡须、阴毛、腋毛）少毛或无毛。指甲营养不良或发育不良。常合并牙齿畸形、无齿或牙齿发育不全。

（2）骨骼：过早衰老、身材矮小、骨骼细微结构异常只有 X 射线的骨骼检查才能发现的异常、骨质疏松症、成骨缺损等。

（3）眼部病变：双侧幼年白内障（出生后 2~3 个月）是典型标志，还可能合并青光眼、斜视等。

（4）癌症易感性：本病为癌症易感性疾病。易合并小儿骨肉瘤和成人皮肤细胞癌。

（5）其他：胃肠系统可能有食管或幽门狭窄等，婴儿期喂养困难，体重增长缓慢，儿童慢性呕吐和腹泻的胃肠道紊乱；通常智力正常，但可能合并智力障碍；部分患者可能合并气管扩张症，Porter 报道了一个 RTS 患者合并气管扩张症被诊断为急性白血病而死亡。

3. 诊断与治疗　临床表现及 *RECQL4* 基因分析可诊断。治疗包括激光治疗皮疹的毛细血管扩张成分、手术摘除白内障、癌症治疗等。

【麻醉管理】

1. 要认识到本病是皮肤、骨骼、眼及恶性肿瘤为基本病变的全身性疾病，在每次手术麻醉前均应对患者的全身状况及合并畸形或疾病进行仔细检查与充分的评估,据此制定相应的麻醉计划。

2. 由于牙齿畸形,患者可能插管困难。合并急性皮疹者要注意皮肤保护。此外,患者还常合并骨骼细微结构异常,而这种异常通常在只有 X 射线骨骼检查才能发现,部分患者还合并骨质疏松。Nicholas 报道了 1 例轻度外力创伤导致的多处长骨骨折的病例。要注意搬动患者或改变体位等时发生骨折。

3. 本病为癌症易感性疾病。文献报道,本病若不合并癌症,其预期寿命与正常人群相差不大。因此,如何降低癌发生的易感性、降低癌症患者发生率是目前本病的研究重点。目前有关本病的临床麻醉报道较少,Kyoko 等对 1 例小儿患者安全实施了全身麻醉。由于患者可能要经历多次手术麻醉,因此要注意麻醉用药对本病癌症易感性的影响。此外,要特别注意医源性环境污染对患者的影响。例如:Fan 等报道,RECQL4 在修复紫外线(UV)诱导 DNA 损伤起着重要作用,患者对紫外线特别敏感,我们建议此类患者可参照“色素性干皮病”管理,围手术期应注意紫外线的屏蔽及尽量避免用氟化醚类挥发性吸入麻醉药(见“色素性干皮病”)。同样,Cabral 报道,过氧化氢会诱导活性氧而导致的 DNA 氧化损伤,采用过氧化氢消毒机消毒麻醉呼吸回路后应充分排放、避免其残留。

(郑利民)

参考文献

[1] LARIZZA L,ROVERSI G,VOLPI L,et al. Rothmund-Thomson syndrome[J]. Orphanet J Rare Dis,2010,5:2.

[2] BECKMANN N. Multiple low energy long bone fractures in the setting of Rothmund-Thomson syndrome[J]. Case Rep Med,2015,2015:495164.

[3] CABRAL CR,QUEILLE S,BODEMER C,et al. Identification of new RECQL4 mutations in Caucasian Rothmund-Thomson patients and analysis of sensitivity to a wide range of genotoxic agents[J]. Mutat Res-Rev Mutat,2008,643:41-47.

第十八节 朊病毒病与 Creutzfeldt-Jakob 病
(prion diseases and Creutzfeldt-Jakob disease)

麻醉管理所面临的主要问题

中枢神经系统弥漫性病变
传染性,防止交叉感染
牛源性胶体溶液应用的问题

【病名】

朊病毒病(prion diseases),又称传染性海绵状脑病(transmissible spongiform encephalopathy,TSE)、遗传性人类传染性海绵状脑病(inherited human transmissible spongiform encephalopathies)、朊病毒相关异常(prion-associated disorders)、朊病毒导致异常(prion-induced disorders)、朊蛋白病(prion protein diseases)、传染性痴呆(transmissible dementias)等。Creutzfeldt-Jakob 病(中文译名克雅氏病)属于一种朊病毒病。

【病理与临床】

1. 本病是由朊病毒或朊蛋白引起的可感染人和动物的致死性神经退行性疾病。在 20 世纪 80 年代与 90 年代分别发现与牛海绵状脑病（bovine spongiform encephalopathy，BSE）及变异型 Creutzfeldt-Jakob 病（VCJD）有关，之后引起重视。朊病毒（prion）的结构与传统病毒的概念不同，其主要成分是蛋白质聚集体，检测不到足够量能编码遗传信息的核酸。该病毒感染必要条件是中枢神经细胞表达朊蛋白（prion protein），这是和朊病毒具有相同氨基酸序列但不同二级构象的蛋白质。朊病毒诱导朊蛋白发生构象变化，由 α 螺旋为主的朊蛋白转变为 β 折叠为主的朊病毒从而导致神经细胞的死亡。病理改变为脑组织弥漫性萎缩，在神经经元与星形细胞内有空泡形成，使病灶呈空泡化或海绵状。典型人朊病毒病包括克雅病（Creutzfeldt-Jakob disease，CJD）、库鲁病（Kuru）、新变异型克雅病（new variant Creutzfeldt-Jakob disease，vCJD）等，这些疾病在发病地区、年龄、潜伏期或病程上有一定区别。在所有的朊病毒病病例中，有 10%~15% 是由 *PRNP* 基因突变引起的，可在家族中传播，这些形式的朊病毒病被归类为家族性疾病。本章主要阐述 CJD。

2. CJD 是世界范围性疾病，早在 1920 年法国 Creutzfeldt 首先报道，1921 年 Jakob 又作了详细描述，故以二人姓氏命名为克雅氏病。该病分为 3 种类型：散发型，约占 CJD 的 90%，平均发病年龄为 65 岁；传染型又称医源型，因角膜、硬脑膜移植，注射人脑垂体提取的生长激素或性腺激素以及接触污染的医疗器械等引发的感染；遗传型，由朊蛋白（prion protein，PrP）基因异常引起的遗传性疾病，约占 10%~15%。库鲁病仅见于巴布亚新几内亚人部落，食人风俗被废止后，该病发生率急速下降。新变异型克雅氏病在欧洲流行，发病原因可能是食用了含朊病毒的牛肉。相较于散发型克雅氏病，新变异型克雅氏病的患者死亡年龄中位数明显下降，但是临床症状出现后患者平均存活 14 个月，远高于散发型克雅氏病的 4 个月。

3. 临床表现　　根据病程分为三期：第一期表现为精神症状、行走障碍、视力障碍、眩晕等；第二期表现为迅速出现痴呆及出现肌阵挛，脑电图出现特征性周期性同步性高幅尖慢波或棘波发放，头部 CT 提示全脑萎缩；第三期表现为去皮质及去皮层状态，患者常因全身衰竭、呼吸肌麻痹及肺部感染而死亡。

4. 诊断　　CJD 的诊断无金标准，主要借助神经病理学、磁共振成像、脑脊液检查、血液朊蛋白试验等确诊 PrP 的存在。由于目前尚未发现治疗本病的有效方法，此种疾病最终是致命的。

【麻醉管理】

1. 目前有关本病麻醉管理的报道较少，一般认为其麻醉管理注意事项同 Alzheimer 病（见"Alzheimer 病"）。由于部分患者可能合并自主神经损害，应注意术中容易出现较大幅度的血流动力学波动，而且对血管活性药物不敏感或引起异常反应，如：心动过缓时注射阿托品可不出现提升心率作用。

2. 目前已在本病患者脑、脊髓、淋巴结、角膜、肝、肺、肾及血液中检出传染性病原体 Prion。Prion 对环境的抵抗力很强，对一般化学消毒剂如乙醇、氯仿、丙酮、过氧化氢、甲醛、戊二醛等均不敏感；对煮沸、紫外线及辐射等物理因子也有抗力。WHO 推荐使用 1mol/L NaOH 或含有效氯 20 000ppm 次氯酸钠溶液浸泡污染物 1 小时，接着用 134℃ 高压蒸汽消毒 1 小时，最后转入常规消毒。

（1）拿取各种锐利器械要小心谨慎，防止麻醉穿刺操作时自身误伤及经手的创口感染。

（2）流行病学调查证明，本病虽难以经呼吸道与经口传染，但尚不能排除经唾液与粪便传染的可能性。尤其是防止感染性飞沫进入眼内或口鼻黏膜内，所有人员均应穿隔离衣、戴手套及防护眼镜。在接触患者的分泌物与血液后应充分洗手。

（3）使用一次性加装过滤器的呼吸回路、气管导管、喉镜等。喉镜柄可用塑料套保护后再按照 WHO 推荐的方案灭菌。

3. 有研究认为 vCJD 与 BSE 之间有一定的关系。为此，国家医药食品监督管理局已全面禁止从感染疫区进口牛源性药品与化妆品。其中与麻醉关系较为密切的是琥珀明胶类胶体液，该液体是从牛骨中提取，故此类产品在未经官方检测确认其安全性之前，应避免应用，近年来报道认为没有必要限制经严格检疫的琥珀明胶液的使用。

（刘民强　韩亚坤　何仁亮）

参考文献

[1] PORTER MC,LEEMANS M. Creutzfeldt-Jakob disease[J]. Continuing Education in Anaesthesia Critical Care & Pain,2013,13:119-124.

[2] BONDA DJ,MANJILA S,MEHNDIRATTA P,et al. Human prion diseases:surgical lessons learned from iatrogenic prion transmission[J]. Neurosurg Focus,2016,41:E10.

[3] DIACK AB,HEAD MW,MCCUTCHEON S,et al. Variant CJD. 18 years of research and surveillance[J]. Prion,2014,8:286-295.

[4] WILKES AR. Reducing the risk of prion transmission in anaesthesia[J]. Anaesthesia,2005,60:527-529.

第十九节　Vogt-Koyonagi-Harada 综合征
（Vogt-Koyonagi-Harada syndrome）

麻醉管理所面临的主要问题

全身性自身免疫性疾病，多器官系统受累

注意糖皮质激素、免疫抑制剂等的副作用及其与麻醉药的相互作用

急性期避免择期手术

避免椎管内麻醉

眼球保护

【病名】

Vogt-Koyonagi-Harada 综合征（Vogt-Koyonagi-Harada syndrome，VKH syndrome），又称葡萄膜大脑炎综合征（uveomeningitis syndrome）、葡萄膜脑膜脑炎、眼-脑-耳-皮综合征、原田病（Harada disease）、小柳-原田综合征（Koyonagi-Harada syndrome）等。

【病理与临床】

1. 本病是一种累及眼球葡萄膜、皮肤、内耳等有色素细胞组织及中枢神经系统的全身性自身免疫性疾病。关于本病的历史甚至可追朔至公元 1 世纪的一位阿拉伯医师 Ali ibn Isa。1906 年 Vogt、1926 年日本人原田（Harada）等描述了一种眼葡萄膜炎病例，它与脑脊液细胞增多有关；1929 年日本人小柳（Koyonagi）描述了六名患有双侧慢性葡萄膜炎的患者，皮肤上有斑片状脱色，毛发变白、脱落，尤其是睫毛。他将其称为"葡萄膜炎、白癜风、斑秃和听力减退"。Babel 在 1932 年、Bruno 与 McPherson 在 1945 年通过研究认为，Vogt、Harada 及 Koyonagi 报道的病例实际是同一个疾病的不同阶段，因此而得名。本病的病因尚不完全清楚，目前认为它是由于感染等因素诱发的敏感人群的自身免疫反应性疾病。自身免疫机制包括细胞免疫和体液

免疫,其中黑色素细胞表面抗原致敏非常重要,它是致敏淋巴细胞主要攻击靶细胞,此外在患者体内还可检出针对葡萄膜各种成分的抗体。遗传易感性因素对本病的影响亦很重要,因为它通常发生在兄弟姐妹及双胞胎中,它可通过一些因素(如:感染等)而诱发(表达)。现已发现,VKH 与人白细胞抗原 DR4(HLA-DR4)和 HLA-DRw53 有关,HLA-DRB1 ＊ 0405 单倍体具有最强的相关风险。本病较为罕见,它多见于亚洲人、西班牙裔和美洲印第安人,发病年龄通常为 30 或 40 岁左右,但在 4 岁的儿童中有报道,无性别差异。

2. 临床表现　本病影响身体多个系统,包括眼睛(葡萄膜,包括脉络膜、睫状体、虹膜及其视网膜)、耳、皮肤、毛发及脑脊膜等。早期以急性发作起病,症状为发热、头痛,眼损伤症状(眼痛,视力下降,甚至视力丧失等),脑膜刺激与颅内压升高症状(恶心、呕吐、颈项强直等),内耳损伤症状(耳鸣、耳聋及眩晕等)。病程常迁延反复,几周后进入慢性阶段,除视力与听力受损外,主要为眼睛与皮肤病变。表现为皮肤与毛发色素减少、白发与脱发(尤以睫毛明显)、皮肤光滑与进行性白斑(多分布于头部、眼睑和躯干)。眼睛变化包括眼球色素消失、视网膜滋养血管增生、视网膜黄色小结节,常合并继发性青光眼与白内障。慢性阶段可能持续数月至数年并反复发作。

3. 诊断　根据临床表现及眼底检查、眼底血管造影检查等眼科专科检查,详细请见相关专著。

4. 治疗　确诊后立即采取大剂量糖皮质激素冲击治疗,炎症控制后减量,静止后仍需服用维持量 3~6 个月。炎症严重、糖皮质激素效果不佳时加用免疫抑制药(如:环孢素或环磷酰胺等)。

【麻醉管理】

1. 麻醉前管理　要注意本病是一种累及眼睛、脑脊膜、胸膜及其他组织的全身性自身免疫性疾病,严重者可能合并癫痫、脊髓炎样病变及胸腔积液等。Mantopoulos 报道了 1 例患者甚至合并严重弥漫性喉部水肿与呼吸困难。此外,要注意糖皮质激素、免疫抑制剂等治疗药物的副作用及其与麻醉药的相互作用(见"系统性红斑狼疮")。由于患者需要长期服用糖皮质激素,可被视为皮质功能不全者,术前应对其皮质功能进行充分评估并进行恰当的皮质激素替代治疗。本病有反复发作的特点,约 10% 的 VKH 患者可能演变成慢性炎症,为防止手术应激等因素而导致其急性复发,对有本病病史的患者或慢性患者,我们建议在围手术期适当给予糖皮质激素。严重患者可能合并视力与听力双重障碍,麻醉前检查与评估应高度耐心。除急救手术外,在急性期或慢性期急性复发时应禁止进行任何择期手术。

2. 目前有关本病麻醉管理的报道较少。椎管内麻醉用于本病患者的安全性尚不清楚,由于无菌性脑脊膜炎是其重要的基本病变,严重者可出现脊髓炎样病变,因此我们建议无论是急性期还是缓解期,均应避免椎管内麻醉。有肌肉麻痹或神经灶症状的患者应禁用琥珀胆碱。

3. 注意保护其眼球,特别要注意由于病变的反复发作可造成青光眼,要注意避免增加眼压的各种因素。

(郑利民)

参考文献

[1] MANTOPOULOS D,DESILVA BW,CEBULLA CM. A case of Vogt-Koyanagi-Harada syndrome with persistent dyspnea secondary to laryngeal edema[J]. Case Rep Ophthalmol,2014,5:361-364.

[2] BALTMR A,LIGHTMAN S,TOMKINS-NETZER O. Vogt-Koyanagi-Harada syndrome-current perspectives[J]. Clin Ophthalmol,2016,10:2345-2361.

第二十节　Werner 综合征
（Werner syndrome）

麻醉管理所面临的主要问题

全身器官老年性、退行性改变
动脉硬化
糖尿病
骨质疏松

【病名】

Werner 综合征（Werner syndrome），译名沃纳综合征，又称成人早老症（progeria of the adult）。

【病理与临床】

1. 本病是一种罕见的常染色体隐性遗传性疾病，1904 年由德国 Otto Werner 医师首先报道。迄今临床已报道 2 000 多例，但约 60% 为日本人。患病率美国 1∶200 000、日本 1∶30 000。我国亦有报道，但患病率不明。无性别差异，但似乎女性临床报道病例较多，可能与女性对皮肤老化容颜更为在意有关。现已证实它与 WRN 基因变异、DNA 解旋酶（helicase）蛋白合成障碍有关。DNA 解旋酶是一种常见的马达蛋白，它利用 ATP 水解提供的能量以 DNA 核酸单链为轨道定向沿核酸链移动，打开互补的核酸双链，获得单链。它在 DNA 的转录、复制、修复、重组等过程起着重要作用的作用。但它在过早衰老方面的具体作用尚不十分清楚。体外皮肤成纤维细胞研究中证明，正常细胞增殖了大约 60 倍，而本病只增殖了 20 倍，这通常发生在正常的人类老化细胞中。故认为 WRN 实际是一个计数基因（counting gene），它调节细胞分裂及其繁殖的总次数，WRN 基因突变可能会导致 DNA 复制（合成）过早抑制和过早促进细胞老化（衰老）。本病现已成为研究人类衰老机制的一个重要模型。但有 10% 基因检测正常。

2. 临床表现　全身器官老年性、退行性改变。患者在 10 岁前多正常，在 10 岁以后发育停滞，早期症状通常在 20 岁左右出现。表现为身材矮小，躯干粗壮，腹部突出，四肢细小。早期白发，秃顶。老年面容，鼻细而尖呈钩状，口周皮肤成放射状皱纹，眼球突出，耳尖小而形成"鸟样面容"。声音老年化，因声带萎缩致声音细而高或声音嘶哑。皮肤老化，硬化性皮肤异色症（Scleropoikiderma）样变化，皮肤与皮下组织萎缩，鳞状角化，四肢皮肤溃疡。30 岁以后出现双眼白内障、全身动脉粥样硬化、2 型糖尿病、性腺功能低下、骨质疏松等。多在 50 岁前死亡，主要死亡原因为心血管病变（心肌梗死）及恶性肿瘤。

3. 诊断　Werner 综合征国际注册中心（Diagnostic Criteria from International Registry of Werner Syndrome）推荐标准如下：

（1）主要症状（10 岁以后发病）：双侧白内障；特征性皮肤病变；特征性鸟样容貌与体型；身材矮小；头发早白或秃顶；父母近亲结婚；24 小时尿液测试透明质酸排出增加。

（2）次要症状：2 型糖尿病；性腺功能低下；骨质疏松；四肢远端骨硬化；软组织钙化；早期动脉硬化或心肌梗死史；恶性肿瘤；声音异常；扁平足。

（3）诊断标准

A. 确诊：满足全部主要症状及任何两个次要症状。

B. 疑似：满足前面三个主要症状及任何两个症状。

C. 怀疑：满足白内障或皮肤变化及其他任何四个症状。

4. 治疗　无有效的特殊治疗，主要为对症治疗。

【麻醉管理】

1. 除早老外，本病亦属癌症易感综合征（包括 Rothmund-Thomson 综合征、Bloom 综合征、Li-Fraumeni 综合征等，其麻醉管理请见本书相关内容），患者常因合并恶性肿瘤或其他外科疾病而手术治疗，其麻醉管理重点同老年患者。但要注意在青春期发病者虽然其面容与躯体呈老人状，但其智力发育正常，患者常合并不同程度的心理障碍。术前应重点对循环、呼吸、神经、肝肾及内分泌等全身状况进行详细的检查与评估，并采取相应对策。合并糖尿病者术前应控制血糖，口服降糖药者应于术前改为胰岛素，术中应严密监测血糖。此类患者常合并不同程度肾上腺皮质功能不全，围手术期应进行适当的肾上腺皮质激素替代治疗。

2. 本病患者常合并心血管系统的退行性改变，全身血管硬化可引起高血压、冠心病、动脉瘤等。麻醉期间要注意维持血流动力学平稳及心肌氧供需平衡。

3. 本病患者多无气管插管困难，但要注意牙齿松动、脱落。由于发育障碍，应准备稍细的气管导管。

4. 由于骨质疏松，在搬动或摆放体位时要轻柔，以防引起骨折。脊柱畸形及钙化，椎管内阻滞时可能穿刺困难。

（郑利民）

参考文献

[1] 横手幸太郎,竹本 稔. 早老症 Werner 症候群の診療ガイドライン［J］. 日本老年医学会雑誌［J］. 2013,50:417-427.

[2] SHAMANNA RA,CROTEAU DL,LEE JH. Recent advances in understanding Werner syndrome［J］. F1000Res,2017,6:1779.

[3] 華岡由香里,松村千穂子,今井真. Wilson 病を合併したWerner 症候群综合征の麻醉経験［J］. 臨床麻醉,1991,15:1089-1090.

第二十一节　系统性红斑狼疮
（systemic lupus erythematosus）

麻醉管理所面临的主要问题

病变累及全身所有的组织及重要器官（心、肺、肾、神经等）

困难气道，声带麻痹

颈椎不稳定、半脱位

肾功能损伤与肾保护

肾上腺皮质激素、免疫抑制剂等治疗用药的副作用及其与麻醉药的相互作用

NSAIDs 类药物诱发无菌性脑脊膜炎

血栓与栓塞

产科麻醉相关问题

皮肤损害

【病名】

系统性红斑狼疮(systemic lupus erythematosus,SLE),无别名。

【病理与临床】

1. SLE 的字面意思是"全身狼咬噬样红斑"(lupus 是拉丁文"狼")。SLE 是一种弥漫性自身免疫性结缔组织疾病。除本病外,弥漫性自身免疫性结缔组织疾病还包括多发性肌炎/皮肌炎、系统性硬化病、类风湿关节炎及干燥综合征等。SLE 也是一个病谱性疾病,其疾病的严重程度范围很广,病谱的一端病变主要限于皮肤,另一端可累及全身多系统(组织器官)。患病率约为 7/10 万,多见于 15~40 岁女性,男女比为 1∶9~1∶10,男性病情常更严重,预后差。其发病机制尚不完全清楚,现已证明本病是一种自身免疫性疾病,抗原抗体形成的免疫复合沉积、在补体作用下引起组织损伤。可能与遗传因素、药物、病毒感染、女性性激素的变化等有关。目前已发现多个可能与本病有关的基因,如:*IRF5*、*ITGAM*、*KIAA1542*、*PXK*、*FCGR2A*、*PTPN22*、*STAT4*、*BLK0*、*TNFAIP3* 等。文献报道可引起 SLE 症状的相关药物有:肼屈嗪、普鲁卡因胺、左旋多巴、心得宁、利血平、苯妥英钠、青霉素、磺胺药、氯丙嗪等。

2. 临床表现　本病是一种全身性疾病,可累及全身各重要器官。

(1) 皮肤黏膜:特征性表现为面部蝶形斑。此外还有盘状红斑、环形红斑、光过敏性皮炎、皮肤网状或树枝状青斑、黏膜损害(牙龈、口腔、鼻咽部红肿、糜烂溃疡)、脱(毛)发、雷诺现象(见"系统性硬化症")、深部组织狼疮(皮下脂肪组织炎致脂肪组织坏死形成瘢痕及凹陷,多见于脸颊与臀部)。

(2) 关节炎与浆膜炎:多为非破坏性关节炎,不引起关节变形。浆膜炎可发生于胸膜、心外膜、腹膜等所有浆膜面,引起胸腹水及心包积液,其中 1/4 患者出现症状性心包炎,一半患者无症状,可出现心脏压塞。

(3) 心血管:除心包炎外,还有心肌炎、心内膜炎、瓣膜病变及心律失常、扩张型心肌病和心力衰竭。它还与动脉粥样硬化有关。

(4) 呼吸系统:除胸膜炎、胸膜积液外,还合并肺间质病变、弥漫性肺泡出血、急性狼疮性肺炎、纵隔淋巴结病。弥漫性肺泡出血是一种严重并发症,占 SLE 患者的 1%~5%,死亡率为 50%。0.5%~14% 患者合并肺动脉高压,血栓栓塞、肺血管炎、继发性肺间质纤维化可加重之。上呼吸道病变包括喉部炎症、会厌炎、喉部水肿和急性梗阻、右心房或膨大的肺动脉压迫喉返神经致声带麻痹、声门下狭窄等。

(5) 狼疮性肾病:发生率高达 50% 以上,即使无临床表现,其组织学活检亦有相应病变。表现为肾炎或肾病综合征,晚期出现尿毒症,常死于肾衰竭。

(6) 神经精神狼疮(neuropsychiatric SLE,NPSLE):37%~95% 患者合并中枢及外周神经系统(包括自主神经系统)并发症。出现精神障碍及癫痫样发作,脑神经损害可致失明,其他还可能合并舞蹈病、共济失调、偏瘫、脑膜炎、脊髓炎等。

(7) 血液系统:超过 50% 患者合并贫血。其他:白细胞与血小板减少、凝血功能障碍或血栓形成。

3. 血清免疫学检查　患者有抗核抗体谱(ANAs)中多种自身抗体,其诊断敏感性为 95%、特异性为 65%。其中,抗双链 DNA(dsDNA)抗体的特异性 95%,敏感性 70%;而抗 Sm 抗体特异性 95%,但敏感性较差,仅为 25%,它与疾病的活动性关系较小。其他还可能有抗磷脂抗体、类风湿因子等。

4. 诊断标准　目前主要根据 1982 年美国风湿病学会的诊断标准,1997 年进行了更新,沿用至今(表 11-4)。

表 11-4 美国风湿病学会诊断标准(1982 年制定,1997 年更新)

1. 面部蝶形斑

2. 盘状红斑

3. 光过敏性皮炎

4. 口腔及鼻咽无痛性溃疡

5. 关节炎:2 个以上末梢性非破坏性关节,伴肿痛及关节积液

6. 浆膜炎:胸膜炎、心包炎任一项

7. 肾脏损害:尿蛋白大于 0.5g/日或大于 3+、细胞性管型,任何一项

8. 神经损害:癫痫、精神症状

9. 血液学异常:溶血性贫血、白细胞减少($<4\,000/mm^3$)、淋巴细胞减少($<1\,500/mm^3$)、血小板减少($<100\,000/mm^3$)

10. 免疫学异常:抗双链 DNA 抗体、抗 Sm 抗体、抗磷脂抗体,任何一项阳性。

11. 抗核抗体阳性

以上 11 项,出现四项即可诊断(不一定要求同一时间出现)。

5. 治疗 包括非甾体抗炎药(NSAIDs)、抗疟药氯喹或羟基氯喹、肾上腺皮质激素及免疫抑制剂环磷酰胺(CTX)、硫唑嘌呤、甲氨蝶呤(MTX)、长春新碱、环孢素(CSA)等。

【麻醉管理】

1. 术前管理 近年来由于治疗的进步,SLE 患者的预后有了明显的改善、存活时间更长,有更多的患者接受各种手术治疗。关于本病的麻醉管理,Ben-Menachem 在 2010 年有一篇重要的综述。麻醉前管理要充分认识到本病是一个可能累及全身各组织、各系统及所有重要器官的全身性疾病,病情呈反复发作-缓解-加重的慢性经过,其病变几乎涉及了所有的内科知识,这对麻醉医师来说是一个重大的挑战。术前应对全身重要器官损害情况及功能进行检查与评估,重点评估心血管、呼吸、肾脏及神经系统。器官病变的术前准备与管理目标同其他手术。尤其注意要防止可能危及生命的"狼疮危象",如:急进性红斑狼疮、严重中枢神经损害、严重心肝肺损害及溶血性贫血与血小板减少性紫癜等。除急救手术外,择期手术应选在疾病的缓解期。

2. 药物应用 围手术期尽量避免用上述有可能诱发 SLE 的药物,同时注意治疗用药及其副作用。长期用肾上腺皮质激素治疗者要注意其高血糖、高胆固醇血症、骨质疏松症和高血压等副作用,应按皮质功能不全处理,给予替代治疗。术前未用肾上腺皮质激素治疗者,围手术期适量预防性应用可能对缓解患者病情、预防复发有利。应用抗疟药氯喹或羟基氯喹者,要注意其心肌损伤及 QT 间期延长等副作用。应用免疫抑制剂者不仅要注意其骨髓抑制、心肌与肺损伤等副作用,还应注意麻醉药与它们之间的相互作用。硫唑嘌呤可能与肌松药相互作用,如:Gramstad L 在肾移植手术期间观察到输注硫唑嘌呤后,维库溴铵、泮库溴铵 ED_{50} 所需用量分别比正常患者增加 20% 和 45%,提示可能对肌松药作用有轻度拮抗。而环磷酰胺作为一种假性胆碱酯酶抑制剂,可延长琥珀胆碱的作用时间。此外,部分患者可合并有卟啉病,麻醉前用药及麻醉诱导时应避免用巴比妥类等药物(见"卟啉病")。

3. 麻醉管理基本原则 由于它是一个病谱性疾病,其疾病的严重程度范围很广,从较轻的、不复杂的病变到合并重大的、威胁生命的病变(如:心包炎、心肌炎、肺动脉高压、肾功能损伤、神经病变、狼疮性肺炎等)。此外,还应注意一些患者还合并其他疾病(如:Khokhar 报道的

病例合并抗磷脂综合征)。应根据患者的具体病情制定相应的麻醉管理重点,抓住主要矛盾。麻醉管理重点是保护心、肾、肺脏功能,避免其进一步受损。其中,肾脏保护极为重要。Babazade(2017 年)对 SLE 患者术后转归的相关危险因素进行了迄今为止的最大的临床研究,他回顾性研究了 2009—2011 年美国 7 个州 28 269 名 SLE 患者与对照组 13 269 例手术患者,发现 SLE 住院死亡率与肾脏并发症显著相关,而与心脏并发症之间无明显的相关性,结论是在 SLE 患者中应采取更积极的措施来预防围手术期的肾损伤。关于围手术期肾功能的保护请参考其他专著,其中,最重要的是国际改善全球肾脏病预后组织(KDIGO)制定急性肾损伤(AKI)指南,作为麻醉医师应当熟悉。但围手术期肾功能保护的最重要措施是停止所有可能造成肾损害的原因,保证良好的麻醉效果,维持血流动力学与内环境的稳定,避免用可能损伤肾功能的药物,防止不恰当的应激反应、低血压、低血容量及缺氧、二氧化碳蓄积、高氯血症等。

4. 气道管理

(1) 气管插管困难:由于口腔、咽喉、会厌病变与水肿,可能出现气管插管困难。部分患者还合并声门下狭窄。此外,虽然似乎 SLE 病变常不累及食管下段括约肌,但胃肠道病变可使胃排空障碍,从而增加了反流误吸的风险。术前应对气道及胃排空情况进行仔细评估。

(2) 颈椎不稳定及半脱位:1977 年 Klemp 等首先报道了 SLE 可合并颈椎不稳定及颈椎(尤其是寰枢关节)半脱位。Babini 等观察了 59 名患者,其中 5 名患者(8.5%)存在颈椎半脱位。其原因可能与肌腱病变及合并骨质疏松有关,它能造成颈髓的意外损伤。经常在头颈部进行各项操作(如:气道管理与颈静脉穿刺及体位摆放等)的麻醉医师应特别关注颈椎问题,术前应常规对颈椎进行 CT 或 MRI 检查评估。

(3) 声带麻痹:Narsimulu 认为左侧声带麻痹可能与扩张的肺动脉压迫喉返神经有关,而右侧声带麻痹主要原因是继发性神经血管炎。声带麻痹加上前述上呼吸道的病变,患者可能出现急性上呼吸道梗阻。麻醉前评估时要特别注意,单侧声带麻痹后由于对侧声带的代偿作用,患者可能不会出现声嘶。但由于气管插管可能引起声带麻痹等并发症,为避免日后的医疗纠纷及双侧声带麻痹致急性上呼吸道梗阻,建议术前常规纤维喉镜检查。此类患者及合并肺部病变的患者术后可能需呼吸支持治疗。

5. 预防血栓及肺栓塞　SLE 患者血栓的风险较正常人群增加 10~60 倍。尤其是合并抗磷脂综合征或抗磷脂抗体(antiphospholipid antibodes,aPL)阳性(包括抗心磷脂抗体 aCL 阳性等)的患者(见"抗磷脂综合征")。最常见的是下肢深静脉,动脉血栓比较少见(其中,50%在脑动脉,25%在冠状动脉)。一旦发生肺或冠状动脉等重要器官栓塞,其死亡率可能高达 50%以上。诱发因素包括停止抗凝治疗、感染、手术及各种创伤应激等。目前主张对 SLE 合并 aPL 抗体阳性的患者进行无限期抗凝,常采用标准剂量的华法林,不推荐用低剂量阿司匹林。维持凝血酶原时间国际化标准比值(INR 2~3),极高危患者应采用高强度抗凝(INR 3~4)。SLE 患者麻醉前应对血栓、尤其是下肢深静脉血栓进行检查评估。围手术期华法林的应用同其他抗凝治疗患者,术前一周停用,改用肝素或低分子肝素。

6. SLE 常合并中枢神经神经病变,与混合性结缔组织病相似,其脑脊膜炎发生率较高。其中,要特别注意 NSAIDs 类药物诱发的无菌性脑脊膜炎。表现为用药后出现急剧的意识功能障碍及多器官损害。目前已有多例用对乙酰氨基酚、双氯芬酸、布洛芬等 NSAIDs 出现脑脊膜炎的临床报道,其原因不明。由于出现药物性脑脊膜炎病例多合并抗 RNP 抗体,故现认为其发病可能与该抗体有关。治疗为停药及小剂量糖皮质激素。本病患者要慎用 NSAIDs 镇痛药,合并中枢神经神经病变的患者应慎行椎管内麻醉。

7. 产科麻醉　由于 SLE 多见于育龄期女性,同样面临产科麻醉问题。大量文献报道均已证实,SLE 者妊娠妇女妊娠合并高血压等并发症及胎儿早产与先天异常发生率显著增加,尤其是合并抗 $\beta2$ IgM 阳性及抗磷脂综合征者,其先兆子痫及 HELLP 综合征发生率增加(见"HELLP 综合征")。常见于干燥综合征的抗 Ro/SSA 抗体亦可出现于本病中,这些自身抗体可通过胎盘屏障。Kroese 等近期报道了荷兰的两个医疗中心 96 名 SLE 患者、144 次妊娠结局,其中 42.7%在妊娠期间出现各种并发症。与干燥综合征同样,新生儿亦面临着新生儿狼疮及各种先天异常。Kroese 等的报道中,出生的婴儿中有 55.3%需转入中级护理或新生儿重症监护病房,2 例新生儿狼疮中,1 例合并先天性心脏传导阻滞。剖宫产麻醉的新生儿管理可参考见本书"干燥综合征"相关内容。其麻醉选择同其他剖宫产手术,关于剖宫产(CS)时区域麻醉(RA)和全身麻醉(GA)孰优孰劣? 目前尚有争议,Afolabi 等检索分析了 29 项研究结果(1 793 例产妇),结论是没有证据表明 RA 在孕产妇或新生儿结局方面优于 GA。但目前的主流意见多倾向于选择蛛网膜下腔阻滞或硬膜外麻醉。SLE 患者在进行椎管内麻醉时要注意可能合并凝血功能障碍及为预防血栓而进行的抗凝治疗。

8. 预防感染　由于免疫功能失调、功能性无无脾、补体系统受损及肾上腺皮质激素、免疫抑制剂等的应用,机体抵抗力下降,易合并感染,在进行各种麻醉操作时要注意无菌原则。

9. 谨防骨折　23%患者合并骨质疏松,可能与皮质类固醇的使用及慢性肾功能损害、甲状旁腺功能亢进有关,应注意骨折。

10. 皮肤保护。

(郑利民)

参考文献

[1] BEN-MENACHEM E. Review article:systemic lupus erythematosus:a review for Anesthesiologists[J]. Anesth Analg,2010,111:665-676.

[2] CUENCO J,TZENG G,WITTELS B. Anesthetic management of the parturient with systemic lupus erythematosus,pulmonary hypertension,and pulmonary edema[J]. Anesthesiology,1999,91:568-570.

[3] BABAZADE R,YILMAZ HO,LEUNG SM,et al. Systemic lupus erythematosus is associated with increased adverse postoperative renal outcomes and mortality:a historical cohort study using administrative health data[J]. Anesth Analg,2017,124:1118-1126.

[4] NARSIMULU G. Bilateral vocal cord palsy as a manifestation of systemic lupus eryhtematosus[J]. Lupus,2009,1:1-2.

[5] KHOKHAR RS,BAAJ J,AL-SAEED A,et al. Anesthetic management of patient with systemic lupus erythematosus and antiphospholipid antibodies syndrome for laparoscopic nephrectomy and cholecystectomy[J]. Saudi J Anaesth,2015,9:91-93.

[6] 川口鎮司. 混合性結合組織病[J]. 日内会誌,2014,103:2501-2506.

[7] KROESE SJ,ABHEIDEN CNH,BLOMJOUS BS,et al. Maternal and perinatal outcome in women with systemic lupus erythematosus:a retrospective bicenter cohort study[J]. J Immunol Res,2017,2017:8245879.

[8] DAVIES SR. Systemic lupus erythematosus and the obstetrical patient-implications for the anesthetist[J]. Can J Anaesth,1991,38:790-795.

[9] AFOLABI BB,LESI FE. Regional versus general anaesthesia for caesarean section[J]. Cochrane Database Syst Rev,2012,10:CD004350.

第二十二节　系统性硬化病
（systemic sclerosis）

麻醉管理所面临的主要问题
全身重要性器官（皮肤、消化道、肺病、心血管、肾、神经肌肉等）受累
肺间质病变、肺动脉高压、硬化病性肾衰竭、心肌病变
营养不良
治疗用药的副作用及与麻醉药的相互作用（糖皮质激素、免疫抑制剂及等）
困难气道
返流、误吸
全身血管病变，易出现低血压
防止硬化病性肾危象，慎用糖尿病皮质激素
Raynaud 现象、指（趾）坏死
血栓、栓塞
区域麻醉时局麻醉药作用时间延长
镇痛药作用减弱
体温管理
可能合并甲状腺功能减退
肌肉病变、肌松药的应用

【病名】

系统性硬化病（systemic sclerosis，SSc），又称系统性硬皮病（systemic scleroderma）等。

【病理与临床】

1. SSc 是一种以皮肤及诸内脏器官硬化为特点的弥漫性自身免疫性结缔组织疾病。它曾被称为"进行性系统性硬化症（progressive systemic sclerosis，Pss）"，现发现部分病例其病情并非"进行性"，故称之为系统性硬化病（systemic Sclerosis，SSc）或系统性硬皮病（systemic scleroderma），它们应与硬斑病（morphea）相区别。本病多见于女性，男女之比为 1∶3～1∶9，发病高峰在 50 岁左右。患病率在欧洲北部及日本＜150/1 000 000，在南欧、北美和澳大利亚276/1 000 000～443/1 000 000，我国不明。关于其发病机制尚不十分清楚，目前认为它是具有遗传易感性的患者由环境因素所诱发的。它有三大病理学改变：自身免疫失调、纤维化基质（胶原蛋白、弹性蛋白、纤连蛋白等）在组织内聚集致皮肤与内脏硬化、血管损伤及微血管病变（毛细血管减少、血管平滑肌增殖、血管壁增厚及管腔缩窄等）。组织学检查为组织中淋巴细胞浸润，胶原纤维增多，弹性纤维破坏，血管（尤其是小血管）管壁增厚，管腔狭小等。皮肤病理表现分为三期：水肿期、硬化期及萎缩期。

2. 临床表现　本病的病理基础是全身小动脉的病变及皮肤与组织器官的纤维化，其病变累及全身重要器官、且多呈进行性发展。

（1）皮肤：病变从手指开始，逐渐扩散至前臂、面部及躯干。皮肤肿胀、硬化，硬化的皮肤色素沉积。手指皮肤增厚，指端硬化、溃疡或凹陷性瘢痕，伴毛细血管扩张或甲床毛细血管异常。皮肤硬化使病变区域活动度下降,如:累及面部可致表情丧失、口裂变小、舌系带受累伸舌困难,胸部皮肤受累可影响呼吸,四肢关节受累屈曲挛缩。

(2) 雷诺(Raynaud)现象:在寒冷或情绪变化时手指或脚趾小动脉痉挛,出现苍白、发绀、缺血后充血三相皮肤颜色改变。血管痉挛是 SSc 的基本病理改变之一,它常合并进行性血管结构病变(包括血管壁纤维化及胶原沉积等)。除肢端小动脉外,全身血管均可发生痉挛,如:冠状动脉、肺动脉、肾动脉等。

(3) 全身表现

A. 消化道:食管受累,食管扩张及蠕动减弱,食管下段狭窄等。胃肠道纤维化可致胃肠蠕动减弱,除容易呕吐、反流外,还易引起营养吸收障碍。

B. 呼吸系统:肺功能受损表现为肺部弥漫性间质性纤维化、肺动脉高压,后者是由于肺间质纤维化与肺小动脉血管病变所致。

C. 循环系统:心肌纤维化致心脏扩大、心功能障碍、传导阻滞及心律失常,部分表现为心肌炎、心内膜炎、心包炎。

D. 肾脏:肾功能损害与肾小动脉血管病变、肾血流减少有关,严重者可出现硬化病肾危象(scleroderma renal crisis,SRC):突然出现血肾素活性升高、严重高血压及肾功能不全。SRC 发生率:在英国,弥漫性皮肤型(dcSSc)为 12%、局限性皮肤型(lcSSc)为 2%;日本约 5%。其危险因素包括糖皮质激素治疗、抗 RNA 聚合酶Ⅲ抗体阳性等。

E. 其他:周围神经与自主神经受累常见,出现血管舒缩障碍、感觉异常及神经痛(尤其是三叉神经病变)等;中枢神经受累,出现头痛、癫痫与精神症状,甚至脑血管意外等;全身关节均可受累,多见于四肢,而脊柱较少受累;骨质疏松与易骨折;肌肉亦有不同程度的受累,表现为肌肉硬化与萎缩、肌肉疼痛等。此外,还可能合并干燥综合征样症状或合并其他结缔组织疾病(重叠综合征),40%的患者合并甲状腺功能减退。

(4) 血清免疫学检查

A. 抗核抗体(ANA)阳性率达 90%以上(斑点型、核仁型及抗着丝点型),其中最重要的是抗着丝点抗体(ACA)相对特异。

B. 抗拓扑异构酶Ⅰ抗体(Scl-70)是特异抗体。

C. 抗 RNA 聚合酶Ⅰ/Ⅲ抗体。

D. 其他还可能有抗 u3RNP 抗体、抗纤维蛋白 Th/To 抗体阳性、类风湿因子等。出现以下抗体要注意重叠综合征,如抗 PM/Sel 抗体(多发性肌炎/皮肌炎)、抗 SSA 抗体或抗 SSB 抗体(干燥综合征)。

3. 分型 它分为局限性皮肤型(limited cutaneous SSc,lcSSc。皮肤增厚限于肘膝的远端及面部)及弥漫性皮肤型(diffuse cutaneous SSc,dcSSc。皮肤增厚还累及躯干)两型。lcSSc 与 dcSSc 的区别是皮肤病变的范围不同,lcSSc 病变并不仅限于手指,还可能合并内脏病变,相反 lcSSc 心肺病变发生率可能更高。中华风湿病学会 SSc 诊断及治疗指南(2011 年)将其分为 5 型:除局限性皮肤型、弥漫性皮肤型外,还有 CREST 综合征[(钙质沉着 Calcinosis,C)、(雷诺现象 Raynaud phenomenon,R)、(食管运动功能障碍 Esophageal dysmotility,E)、(指端硬化 Sclerodactyly,S)、(毛细血管扩张 Telangiectasis,T)]、无皮肤硬化型(无皮肤表现,但有雷诺现象、内脏与血清表现)、重叠综合征。

4. 诊断标准 请见 Allanore 的综述及相关专著。

5. 治疗 包括抗炎及免疫调节(糖皮质激素与免疫抑制剂等)、血管病变(血管扩张治疗、肺动脉高压的防治、肾保护等)、抗纤维化治疗(d-青霉胺,秋水仙碱等)。详见相关专著及指南。

【麻醉管理】

1. 术前管理   本病是一个麻醉管理十分棘手的异质性疾病,患者长期受疾病的折磨,可能反复经历多次外科手术。安全的麻醉在于熟知本病的病理改变及全面仔细的检查与评估。

(1) 在病情评估时要特别注意以下几点

A. 术前评估不应仅限于皮肤。病变累及全身各重要器官,应重点对呼吸、消化道、心血管、肾脏、神经系统、肌肉等病变与功能进行详细的评估,据此制订详细的麻醉管理方案。要注意"重叠综合征(overlap syndrome,OS)"。OS 是指同时合并二种独立的结缔组织疾病,如:SSc 合并系统性红斑狼疮或者干燥综合征等,其麻醉管理方案还应参考相应"重叠"的疾病。除急救手术外,择期手术应选在疾病的缓解期。90%的患者合并胃肠道受损,患者常合并营养不良及水电解质紊乱,部分患者可能合并严重贫血,术前应尽量纠正。

B. 本病多呈进行性发展,在早期症状可能较轻,如:心肺病变的早期可能只有轻度的运动耐量下降。必要时应借助肺部影像学检查及心脏超声检查等辅助检查。此外,了解血清抗体的变化有助于疾病活动度的判断及器官病变的预测和评估,如:弥漫性皮肤型 SSc 者伴抗拓扑异构酶I(Scl-70)阳性者常合并严重的肺部弥漫性间质性纤维化,抗 RNA 聚合酶Ⅲ抗体阳性者易发生肾危象,而 CREST 综合征者常合并严重的肺动脉高压。必要时应请专科医师进行评估。

C. 约 1/3 患者合并甲状腺功能减退,它与甲状腺纤维化及自身免疫有关。其麻醉风险与管理见"甲状腺功能减退"。

D. 本病重症患者病死率高,患者生活质量受到严重的影响。大部分患者存在心理问题,包括抑郁、焦虑、紧张等,术前应做好相应的心理治疗。

(2) 术前治疗用药

A. 注意糖皮质激素、免疫抑制剂等治疗药物的副作用及其与麻醉药的相互作用(见"系统性红斑狼疮")。正在用糖皮质激素治疗者,麻醉前应适当增加用量、进行恰当的糖皮质激素替代治疗。SSc 应用糖皮质激素治疗有争议,Herrick 最近综述了使用糖皮质激素的利弊,特别指出要注意糖皮质激素可增加硬皮病肾危象的风险及增加肺炎的风险,应尽量避免使用之。

B. 术前服用的肺动脉高压治疗药钙拮抗剂、内皮素-1 受体拮抗剂、5 型磷酸二酯酶抑制剂(西地那非等)可服用至术前。由于肾危象病死率高,一年生存率不足 15%,而血管紧张素转换酶抑制剂(ACEI)是控制肾危象患者高血压、改善患者预后的重要药物,建议服用至术前,但要注意有可能引起严重低血压。

C. 术前用药避免肌注,可口服或进入手术室后静注给药。

(3) 监测:由于皮肤增厚、肢体屈曲挛缩、小动脉病变及痉挛,可能致无创血压监测困难。直接动脉穿刺测压可诱发 Raynaud 现象及继发血栓形成,甚至肢体坏死,Thompson 主张应尽量避免。患者血流动力学的监测与管理非常困难,术中应结合脉搏氧饱和度、心率等指标综合判定。为避免长时间压迫造成指端坏死,在手术期间脉搏氧饱和度监测探头不可夹太紧,可在多个手指头间交替监测。合并严重心脏病变及肺动脉高压时监测应加强血流动力学监测,但要注意患者由于食管、主动脉病变及血管顺应性改变,可能影响心输出量监测的准确性。而且经食管超声监测有引起食管破裂的风险。由于患者常合并周围静脉穿刺困难,必要时可行中心静脉穿刺。

2. 气管插管　面部皮肤、咬肌及口腔内结缔组织硬化萎缩、下颌关节炎,可引起张口及伸舌困难、咽腔狭小,累及颈部皮肤时头部活动障碍,这些均可致面罩通气与气管插管困难。术前应对上呼吸道进行详细的检查与评估。部分患者常合并口鼻毛细血管扩张,及口眼干燥等干燥综合征的表现,容易发生损伤及出血,尤其是经鼻插管时要仔细操作并充分润滑导管及插管工具。

3. 预防反流、误吸　食管与胃受累而出现食管与胃扩张及蠕动减弱、食管下段狭窄而食物与分泌物可能堆积在食管上段,食管钡餐检查可见"萝卜征",易致反流误吸。这与贲门失弛缓症有部分相似,而且患者还可能合并有假性肠梗阻、胃内容物的郁积。Dempsey 认为,由于食管纤维化,采取"快速顺序诱导、Sellick 压迫食管气管插管"不仅不能防止反流,而且在插管困难时非常被动。在特别困难时可能需要在局麻下行气管切开术。除保证充分的禁食时间外,有作者主张在麻醉前上胃管排空食管上段及胃内郁积的内容物,但要注意食管及胃部病变脆弱而易穿孔。

4. 维护心、肺、肾等重要器官的功能。

(1) 呼吸管理:肺部弥漫性间质性肺炎及肺动脉高压是患者的最重要死亡原因之一。

A. 肺部弥漫性间质性肺炎及纤维化:可致肺功能严重受损,表现为肺活量下降及弥散障碍,反复吸入性肺炎及气道干燥可加重其病变。要加强呼吸道管理,尤其注意无菌操作,防止继发呼吸道感染。重症患者术后应做好呼吸支持治疗的准备。

B. 肺动脉高压:其原因除肺间质纤维化与肺小动脉血管病变所致外,血栓及肺动脉痉挛亦是重要原因。严重的肺动脉高压可致右心肥厚及右心功能不全,麻醉管理的重点是防止肺动脉痉挛。其主要措施包括:吸高浓度氧及适当应用血管扩张药(如:NO 吸入及静注前列环素、硝酸甘油等),但在麻醉中防治肺动脉痉挛、降低肺动脉压最重要的措施是保证良好的麻醉效果、维持血流动力学及内环境稳定,避免疼痛、缺氧及二氧化碳蓄积等。

(2) 循环管理:由于周围血管病变、失去了代偿与调节功能,加上心脏受损、自主神经功能障碍,麻醉期间可出现严重的低血压。而少量的 α 受体激动剂等血管收缩药(如去氧肾上腺素、去甲肾上腺素等)不仅可引起血压急剧升高,还可加重 Raynaud 现象的血管痉挛、造成指(趾)的坏死,应在严密监测下慎用。此外,还应注意血栓及栓塞。

(3) 肾脏保护:进行性肾功能损害,部分手术患者可能合并肾功能不全。麻醉中应监测尿量及血生化指标,关于本病的肾脏保护请见"系统性红斑狼疮"。但在麻醉中肾保护最重要的措施依然与肺动脉痉挛防治相似:保证良好的麻醉效果、维持血流动力学及内环境稳定,避免疼痛、缺氧及二氧化碳蓄积等。术前服用血管紧张素转换酶抑制剂者要注意可能引起严重的低血压。

5. 体温管理　十分重要。由于自主神经受损及皮肤病变,患者体温调节功能减弱,应常规监测体温。术中应注意保温,低体温不仅可诱发 Raynaud 现象及全身血管痉挛、恶化血流动力学,合并甲状腺功能减退者还可诱发甲减性昏迷。Smoak 认为既要防止低体温,又要防止体温升高,而体温升高可能是恶性高血压的表现之一。本病非恶性高热易感人群,目前尚未见恶性高热的报道。

6. 体位及眼保护　由于屈曲挛缩,应将患者摆放于清醒时最舒适的体位,最好是术前由患者自己配合完成体位定位。应特别注意压力区的保护。患者常合并角膜结膜炎和干眼症,眼睑瘢痕可导致睑裂扩大和闭合不全,应注意眼睛保护,保持眼睛润滑,避免角膜损伤。

7. 麻醉方法的选择

（1）区域神经阻滞：Dempsey 认为区域神经阻滞可改善阻滞区域血流灌注、促进伤口愈合，是一种安全有效的麻醉方法。1971 年 Eisele 发现利多卡因腋窝神经阻滞后出现感觉神经阻滞效果长达 24 小时、局麻醉药作用时间显著延长，以后有不少报道验证了这一结果。其原因尚不清楚，Eisele 认为可能与血管收缩致组织灌注不良有关，而 Lewis 认为可能与组织 pH 值减少有关。但亦有人（Sweeney 等）认为可能与组织广泛纤维化病变、神经纤维周围膜的弹性下降，注入的局麻药液直接压迫神经有关。局麻药的这一效果有利有弊，Neill 等建议利用感觉阻滞延长来帮助控制术后疼痛。尽管目前尚无残留神经损伤的报道，但由于 SSc 患者常合并广泛的周围神经病变，长时间阻滞可能造成临床恐慌，且有遗漏早期发现神经损伤之虞，临床应酌情选用。由于周围神经病变，用神经刺激仪定位困难，建议在超声引导下实施，要特别注意避免神经内注射。

（2）椎管内麻醉：由于患者可能合并中枢神经与周围神经病变，临床应用有所顾忌，尤其是进行蛛网膜下腔阻滞时。椎管内麻醉除有良好的镇痛作用外，尤其对严重肺部疾病患者有好处。Harald 等报道，严重肺部疾病患者胸部高位区域麻醉后，尽管 FEV_1 和肺活量可能略有下降，但能耐受。关于硬膜外麻醉，据 Dempsey 的综述介绍，除一篇报道使用氯普鲁卡因者出现作用时间延长外，其他六篇报道并无时间延长，日本人平林报道一例患者两次在硬膜外麻醉下手术均无异常。关于蛛网膜下腔阻滞的临床报道较少，Shaluey、Lee、Bailey 分别报道了 1 例在蛛网膜下腔阻滞下（布比卡因高比重液）安全实施妇科或剖宫产手术的病例；Erk 报道了 1 例肺功能严重受损的老年患者在腰-硬联合麻醉下安全实施全髋关节置换术。临床可根据手术需要、慎重评估神经病变的程度及可能造成的后果后决定是否采用椎管内麻醉。由于前述的心血管病变及自主神经受损，在椎管内麻醉时要注意有可能引起严重的低血压，而用血管收缩药可使非阻滞区（如手指）血管收缩而坏死，尤其是 Raynaud 现象重的患者要尽量避免缩血管药物的应用。

（3）全身麻醉：Ye 等认为，全麻的优点是可避免区域神经阻滞时局麻药作用时间延长，避免区域麻醉阻滞不全更改全麻而患者又合并困难气道的被动局面。由于系统性病变，麻醉药的药理学及患者对麻醉药的敏感性均发生改变，麻醉用药量应个体化。Neill 等报道了 1 例多次手术的患者，每次手术后都需要大量的全身止痛剂来控制疼痛，他认为其原因可能与周围血管病变有关。因本病常累及肌肉，肌松药的应用应慎重，必要时在严密监测下用小剂量非去极化肌松药。

（郑利民）

参考文献

［1］中华医学会风湿病学分会. 系统性硬化病诊断及治疗指南［J］. 中华风湿病学杂志，2011，15：256-259.

［2］浅野善英，神人正寿，川口镇司，他（全身性強皮症診断基準・重症度分類・診療ガイドライン委員会）. 全身性強皮症診断基準・重症度分類・診療ガイドライン［J］. 日皮会誌，2016，126：1831-1896.

［3］ALLANORE Y，SIMMS R，DISTLER O，et al. Systemic sclerosis［J］. Nat Rev Dis Primers，2015，1：15002.

［4］ARIANE L，HERRICK. Controversies on the use of steroids in systemic sclerosis［J］. J Scleroderma Relat Disord，2017，2：84-91.

［5］DEMPSEY ZS，ROWELL S，MCROBERT R. The role of regional and neuroaxial anesthesia in patients with systemic sclerosis［J］. Local Reg Anesth，2011，4：47-56.

［6］ROBERTS JG，SABAR RJ，GIANOLI JA，et al. Progressive systemic sclerosis：clinical manifestations and anesthetic considerations[J]. J Clin Anesthe, 2002, 14: 474-477.

[7] SHALU PS, GHODKI PS. A rare case of systemic sclerosis and its anaesthetic implications[J]. J Anaesth Criti Care Case Reports, 2015, 1: 12-15.

[8] LEE GY, CHO S. Spinal anesthesia for cesarean section in a patient with systemic sclerosis associated interstitial lung disease: a case report[J]. Korean J Anesthesiol, 2016, 69: 406-408.

[9] ERK G, VILDAN TAŞPINAR, DÖNMEZ F, et al. Neuroaxial anesthesia in a patient with progressive systemic sclerosis: case presentation and review of the literature on systemic sclerosis[J]. BMC Anesthesiology, 2006, 6: 11.

[10] YE F, KONG G, HUANG J. Anesthetic management of a patient with localised scleroderma[J]. Springerplus, 2016, 5: 1507.

第二十三节　严重急性呼吸综合征
(severe acute respiratory syndrome)

麻醉管理所面临的主要问题

严重的呼吸道传染性疾病,大范围流行

呼吸衰竭、多器官功能衰竭、脓毒症,甚至死亡

医护人员发病率与死亡率高

幸存者可能合并 SARS 后遗症

急性呼吸系统传染病的麻醉防护

【病名】

严重急性呼吸综合征(severe acute respiratory syndrome, SARS),曾称传染性非典型肺炎(infectious atypical pneumonia),简称"非典"。

【病理与临床】

1. 本病是由 SARS 冠状病毒(SARS coronavirus, SARS-CoV)引起的急性呼吸系统传染病,2002 年 12 月首先发生于我国广东省,并扩散至全国、东南亚乃至多国,2003 年中期基本消失,至 2004 年后彻底"消失"。本病传染性强,主要经飞沫及接触传播。主要死亡原因有:急性呼吸窘迫综合征(ARDS)、多器官功能衰竭、脓毒症等。

2. 临床表现　起病急,潜伏期 1~15 天(通常 3~5 天)。症状轻重不等,从轻度的感染症状到暴发性肺炎与死亡。约三分之一患者在治疗后发热和肺炎症状消失,少数患者甚至未接受特殊治疗而自愈。首发症状为发热,伴畏寒、头痛、咳嗽、流涕、咽喉痛、四肢酸痛、疲劳、腹泻等,病情于 10~14 天达到高峰,出现呼吸困难、低氧血症、呼吸衰竭,后期出现脓毒症、多器官功能衰竭,甚至死亡。多数患者发病后 2~3 周进入恢复期,但肺部炎症病变恢复较慢,多在体温正常后 2 周左右恢复,部分患者残留肺纤维化、肺功能永久性低下。实验室检查:白细胞计数正常或下降,淋巴细胞减少,T 细胞亚群 CD3、CD4 及 CD8T 细胞减少。胸部 X 线及肺部 CT 等影像学检查,在早期即可见双肺片状阴影,它呈进行性快速发展。严重者血气分析示低氧血症。

3. 诊断　在疫情暴发期,根据流行病学史、临床表现、实验室检查及胸部影像学检查可初诊为疑似病例。呼吸道分泌物等检出 SARS 冠状病毒 RNA 及患病后数周血清中检出 SARS 病

毒特异性抗体(IgG)可确诊。

4. 治疗   主要为对症治疗、氧疗与呼吸支持治疗、全身支持治疗与重要器官保护、预防及治疗继发感染与脓毒症等。部分严重患者可能需大剂量糖皮质激素治疗。小儿患者应避免用阿司匹林,以免引起雷氏综合征(Reye syndrome)。雷氏综合征又称脂肪肝伴脑病(fatty liver with encephalopathy),它是一种可影响大脑和肝脏的罕见而严重的疾病,多见于病毒感染恢复期的 4~14 岁儿童。其病因尚不清楚,但较为肯定的是它与病毒性疾病期间中使用阿司匹林或阿司匹林类制剂有关,严重者可导致死亡。

【麻醉管理】

1. 疫情暴发期间

(1) 确诊及疑似患者应避免各种择期手术;对无感染症状的普通患者,择期手术亦应尽量延期,以避免遗漏带病毒者或潜伏期患者、防止传染性呼吸疾病的交叉感染。

(2) 无论实施何种手术麻醉,在麻醉前应详细检查、确认患者有无流行病学史及相关症状,要特别注意一些患者仅表现为食欲缺乏、腹泻、呕吐、头痛、疲劳、肌肉酸痛、心悸、胸闷、结膜炎等"不典型"症状,甚至无任何症状,它们对手术室工作人员及其他患者潜伏着巨大的威胁。

(3) 疑似感染或确诊患者急诊手术的麻醉管理原则,同其他全身性感染性疾病。麻醉方法多采用全麻或监护麻醉,对有适应证的患者亦可考虑行区域神经阻滞,它们可避免全麻气管插管与拔管增加手术室内感染的风险。与其他全身感染性疾病一样,椎管内麻醉有促使感染向中枢神经系统扩散的风险,应慎用,尤其要避免蛛网膜下腔麻醉。穿刺时应严防针刺损伤而致医务人员暴露。麻醉管理除严格隔离与加强医务人员感染防护外(后述),重点是维持呼吸与重要器官功能。

2. 非疫情暴发期间   SARS 给中国社会带来了深远的影响,即使在 SARS 神秘消地失了十余年的今天,幸存者仍然可能遗留"SARS 后遗症(sequelae of SARS)",包括:心理障碍、肺纤维化及大剂量糖皮质激素治疗后引起的股骨头坏死等,它们给患者的身心带来了极大的痛苦。围手术期应进行适当心理治疗与安抚,同时对肺功能及肾上腺皮质功能进行充分的评估、制定相应的管理方案。

3. 虽然 SARS 已经"消失"了十余年,但不能确定它已经"消亡"。本书之所以收录本病,其目的正可谓"以铜为鉴,可以正衣冠"。事实上,近年来不断有新发的急性呼吸系统传染病流行,有些还酿成了严重的公共卫生事件。如:2009 年 H1N1 流感、中东呼吸综合征、禽流感、新型冠状病毒肺炎等,人类与这些传染性疾病的斗争将是长期的。因此,即使在"非疫情期",麻醉医师作为一线医务工作者,对一些群集性呼吸系统感染性疾病要始终保持高度的警觉,除自觉采取防护措施外,还应按规定及时上报。这些急性呼吸系统传染病的早期症状同普通流感,包括发热、畏寒、头痛、咳呛、流涕、咽喉痛、四肢酸痛、疲劳,后期可能出现呼吸困难、呼吸衰竭、多器官衰竭,甚至死亡。它们的麻醉管理原则与防护同 SARS。

(1) 2009 年 H1N1 流感(2009 H1N1 influenza、2009 H1N1 flu):又称猪流感(swine flu),它是由"2009 年 H1N1 病毒"引起,这种病毒是由来自于猪、鸟和人类流感病毒的基因"重组"而成;它于 2009 年起源于北美墨西哥与美国,并扩散至全球。

(2) 中东呼吸综合征(middle east respiratory syndrome,MERS):由中东呼吸综合征冠状病毒(MERS-CoV)引起;于 2012 年 9 月首次在沙特阿拉伯报道,但回顾性调查确认第一批 MERS 病例应该是 2012 年 4 月发生在约旦。所有病例都与阿拉伯半岛有关,阿拉伯半岛以外最大疫情发生在 2015 年的韩国,与一名从阿拉伯半岛返回的旅行者有关。

(3) 禽流感(avian influenza):由禽流感病毒(avian influenza virus,AIV)引起,AIV 自然宿主为禽类(野鸟与家禽),属正黏病毒科甲型流感病毒属,有囊膜,基因组为单股 RNA。根据其外膜血凝素蛋白(H)与神经氨酸酶蛋白(N)抗原性不同,分为 16 种 H 亚型(H1-H16)与 9 种 N 亚型(N1-N9)。AIV 除感染禽类外,还可感染人、马、猪、水貂等。可感染人的 AIV 有:H5N1、H9N2、H7N7、H7N2、H7N3、H7N9。历史上已发生了多次人感染禽流感疫情,患者多有禽类密切接触史,亦有人传人的报道。

(4) 新型冠状病毒肺炎(novel coronavirus pneumonia,NCP):简称"新冠肺炎",曾称 2019-nCoV 急性呼吸疾病(2019-nCoV acute respiratory disease)。本病是由 2019 新型冠状病毒(2019-nCoV)引起,于 2019 年 12 月湖北省武汉市首先报道。2020 年 2 月 WHO 将本病命名为"2019 冠状病毒病(coronavirus disease,COVID-19)",国际病毒分类委员会(ICTV)将相关病毒命名为严重急性呼吸综合征冠状病毒 2 号(severe acute respiratory syndrome coronavirus 2,SARS-CoV-2)。

4. 感染防护 包括防止医务人员感染及防止感染扩散至非感染的手术患者两个方面。在疫情暴发期,医务人员是所有职业人群中感染风险最高者。WHO 在 SARS 疫情结束时共接到 1 706 例医务人员感染的报道,意味着约有 20% 的 SARS 病例为医务人员。2009 年 H1N1 流感在普通人群中的总感染率为 13%,但急诊室工作人员感染率为 65%,手术室工作人员感染率为 35%;中东呼吸综合征亦有多名医务人员感染,约旦至少有 4 起医务人员感染的报道;新型冠状病毒肺炎的疫情正在进行之中,有多名医务人员感染的报道。增加医务人员感染的风险因素有:呼吸道相关操作、对疾病的风险预判不足、缺乏足够的培训及防护不当、个人防护用品不足、麻痹大意、疲劳等。麻醉医师不仅担负着手术的麻醉,而且在气管插管等气道管理、急救复苏中发挥重要作用,由于麻醉医师与患者气道密切接触,其风险不可忽视。本节主要介绍 SARS 疫情期间的麻醉防护,这些内容同样适用前述的其他呼吸系统传染性疾病。

(1) 规范化的防护与消毒隔离措施可减少医务人员及手术患者感染率。SARS 期间,加拿大多伦多地区在 2003 年 7 月前有 375 例患者感染,在首批(2003 年 2 月 23 日至 4 月 21 日)144 例感染患者中包括有 73 例医务人员,其中 3 例为麻醉医师,他们都是在缺乏足够防护情况下为"不明原因"的呼吸衰竭患者气管插管所致。但第二批患者中(2003 年 4 月 22 日至 7 月 1 日)再无医务人员感染,其原因是加强了防护措施。在制定防护指南时要特别重视一线医务人员的经验。埃博拉病毒感染流行期间,Nanji 建议根据 SARS 期间医务人员的经验建立并完善感染防护架构,以备在未来传染病暴发期间使用。但遗憾的是,目前我国尚无权威性呼吸道传染性疾病麻醉管理与防护指南。

(2) 在疫情暴发期,所有的患者均应视为感染源,对"非感染患者"术前应在病房与入手术室前分别进行筛查(二次筛查),入手术室前筛查内容包括:再次询问流行病学史、检查有无呼吸道症状与体温升高等。由于一些感染性疾病(如:新冠肺炎)在早期可能无任何症状,因此对即使二次筛查均正常的患者亦不能松懈。除急救手术外,确诊及疑似感染者择期手术应延期。

(3) 手术室与麻醉科应联合制定"传染性疾病疫情暴发期间应急管理制度"。

A. 设立普通手术间、确诊及疑似感染患者手术间,并有明显标志。所有患者入手术室后均应直接转运至指定手术间。疑似与确诊患者应安排在负压手术间或感染手术间。感染手术间应按规范设置,出入口应有专门通道,与手术室其他区域隔离;有独立的空气净化、麻醉废气排放与处理系统。要尽量减少手术间内的物品、设备与人员,要尽量使用一次性物品。人员与物品只能"从洁到污"单向流动,不可逆行。

B. 合理配备人员:工作人员应相对固定,并有明确的分工,避免各手术间人员相互流动,无关人员不得进入。应保持手术间整洁、安静、有序。

C. 麻醉复苏室的管理:在疫情暴发期间应暂停使用麻醉复苏室,所有的患者均在原手术间内复苏,达到出麻醉复苏室标准后直接送回病房。避免术后患者集中复苏而造成交叉感染。

D. 污物的转运与处理:要有明确的转运路径与处理流程,只能"从洁到污"单向流动。同时应及时处理手术间内的污染物,如:用过的气道管理工具与各种穿刺包、用过的个人防护用品的处理及锐器的管理等。及时处理喷溅在手术台外的血液与体液等污染物。

E. 手术结束后按规范消毒手术室及麻醉设备、器械等。

(4)飞沫直接传播、气溶胶吸入传播、接触传播是呼吸道传染性疾病的三种主要传播方式。麻醉期间的防护重点是减少飞沫与气溶胶的产生,避免接触传播。要特别注意细节的管理。

A. 避免产生飞沫与气溶胶:文献报道,促使 SRAS 传播给医务人员的高风险操作包括:气管插管与拔管、无创正压通气、面罩通气、支气管镜检查及气道吸引、心肺复苏等。这些高风险操作可使医务人员感染的风险增加 3 倍,应尽量避免。

a)患者佩戴口罩:除已气管插管的患者外,所有进入手术室的患者必须全程(包括局麻时)佩戴外科口罩,疑似及确诊患者必须全程佩戴 N95 口罩。

b)气管插管与拔管:重点要避免气管插管与拔管时咳呛产生飞沫。①气管插管:麻醉诱导前取下患者的口罩、立即用麻醉面罩罩住患者口鼻使其自主吸氧。气管插管前及拔管后应尽量避免面罩正压通气。气管插管尽量使用视频工具,因为它有良好的视野并且操作者离患者的头部较远。必须在完全肌松后插管,罗库溴铵起效快、且有特异性拮抗剂舒更葡糖,可作为首选。琥珀胆碱起效较罗库溴铵更快,用于饱胃、需快速顺序诱导的患者有优势。麻醉诱导过程中应避免可能引起患者咳呛的因素(如:快速静注阿片类药物、口咽腔分泌物气道内误吸、喉头刺激与压迫、环甲膜穿刺或咽喉部表面麻醉等),在诱导前嘱患者吞咽下口咽腔内的分泌物,应在肌松后用阿片类药物。②气管导管的选择与喉罩的应用:应使用带气囊气管导管,插管成功后立即气囊充气,避免导管周围漏气而产生飞沫,不可在气囊充气前行正压通气。喉罩用于本病的主要优点是可减少插管与拔管时咳呛,而且操作简便,在一些指南中被推荐;但如果密封不严、漏气时亦可产生飞沫,故我们不建议用于手术麻醉患者。③气管拔管:与插管相比,拔管需要更高的技巧。为避免咳呛,应确定最佳拔管时机,可考虑在"深麻醉"下拔管。拔管操作可在类似"氧帐"样的特制透明头罩中实施。也可在拔管前静注小剂量利多卡因,但效果存疑。在拔管前不行"脱机试验",因为它可导致患者呼吸道与室内空气直接相通及回路内污染气体直接向室内排放。为防止拔管后吸收性肺不张,可逐渐降低吸入气氧浓度、增加吸入气空气的浓度。在拔管前如果患者有剧烈咳呛迹象,可用适量的麻醉药抑制之,再徐图缓慢苏醒。拔管后立即接麻醉机,用麻醉面罩密封口鼻吸氧,直至自主呼吸恢复平稳后佩戴相应的口罩。④气道吸引及纤维支气管镜检查:应在深肌松下进行。

c)麻醉机呼吸回路的管理:应确保麻醉机废气排放系统开启及功能正常。麻醉机使用一次性回路,呼气端与吸气端应安放高效病毒过滤器,亦可将吸气端过滤器安放在气管导管与呼吸回路的连接处。呼吸气体监测采样管一次性使用。应保持较低的气道内压,防止呼吸回路泄漏。尽量采用循环紧闭式麻醉或低流量麻醉,使患者呼吸气体限制在麻醉机的呼吸回路中。呼吸回路松脱或取下面罩前应先切断新鲜气流。同样,吸氧或辅助呼吸时应先扣面罩再开新鲜气流。

d) 尽量避免各种侵入性操作与监护(如:动静脉穿刺、经食管超声监测等),以防止针刺损伤及血液与分泌物污染,尽量使用无针系统。必须行中心静脉穿刺时应由熟练的操作者在超声引导下实施。中心静脉穿刺置管应避免股静脉,因为其感染发生率较高且不易护理。应妥善处理血管穿刺时的废弃液(血)。

e) 不要过近地靠近手术野。警惕手术中血液与体液飞溅及其形成的气溶胶。血管穿刺等时,向污物桶内高速排空被血液污染的注射器亦可产生飞溅与气溶胶,应禁止。建议注射器一次性使用或缓慢排液。有作者认为外科高频电刀切割产生的烟雾气溶胶中可能含有埃博拉病毒,用电刀时应同时开启吸引装置。

B. 严防接触传播:SARS 冠状病毒、中东呼吸综合征冠状病毒、2019 新型冠状病毒等可在物品表面及粪便与分泌物中存活数小时至十余天之久,它们亦可经口、鼻及眼黏膜等直接接触传播。要养成良好的卫生习惯,除注意个人防护及注意手卫生外(戴手套、规范性的勤洗手、勤手消毒、不乱摸),Peng 等的经验值得借鉴,要特别注意保持手术室内麻醉工作环境"洁、污"分离。"洁、污"区域亦可由各医疗机构自行划分并严格遵守,"洁净"区域通常包括麻醉药品车、常用麻醉器具与耗材柜、麻醉工作台及各种记录用纸等;"污染"区域包括麻醉机、监护仪及其导线、注射泵等。工作电脑由于需要频繁地使用,亦可归于"污染"区域。盛放注射器的药品治疗盘属"污染"物品,应放在同属"污染"区域的麻醉机台面。要经常用消毒用纸巾分别擦拭洁、污区域。每次用手触摸过"污染"区域后,必须用高效消毒剂(75% 酒精或含氯消毒剂等至少擦拭 2 至 3 分钟)进行手消毒(或消毒佩戴的手套),不允许未经消毒处理过的手触摸"洁净"区域。

(5) 疫情暴发期麻醉医师的防护:

A. 非 SARS 患者手术的麻醉防护:麻醉医师应穿一次性防水手术长袍、戴外科口罩、戴手术帽、着专用鞋、戴医用乳胶手套。由于传染性疾病有一定的潜伏期、而且在此期间患者可能无任何症状,在进行气道操作时应采取二级防护,穿一次性防水手术长袍或隔离衣、戴 N95 口罩、戴护目镜或防护面屏。气管插管与拔管时同样应防止咳呛产生的飞沫。

B. 确诊及疑似 SARS 患者手术的麻醉防护:麻醉医师按三级防护穿戴(内穿洗手衣裤、着专用鞋、戴手术帽、戴 N95 口罩、戴一次性全脸面屏或护目镜)、穿带兜帽的一次性防水防护服、一次性防水长款鞋套、二层医用乳胶手套)。尤其是在处理埃博拉病毒感染等烈性传染病时应戴二副高质量的医用乳胶手套及防水围裙,其中内层手套最好为深色,以便及时发现手套的破损。必要时可考虑使用电动空气净化呼吸器(powered air purifying respirators, PAPR)。

C. 确诊及疑似 SARS 患者气管插管时防护:同上述"确诊及疑似 SARS 患者手术的麻醉防护"。气管插管应尽量在择期或半择期情况下实施,以最大限度地减少紧急气管插管时医务人员来不及正确穿戴个人防护装备造成的风险。

D. 脱个人防护装备:不按规范脱个人防护装备导致感染的风险极大,埃博拉病毒疫情期间已有惨痛的教训。应在指定的区域脱个人防护装备,按规范操作。

E. 麻醉医师自身应保持良好、健康的生活方式,提高机体免疫力。

(6) 暴露后处理:对确诊及疑似 SARS 患者实施手术麻醉或气管插管后,应按 SRAS 暴露者进行医学观察 14 天。非 SARS 患者实施手术麻醉后亦应密切监测,对术后出现疑似感染症状的患者,在未确诊或排除感染之前,所有参加手术及治疗的医务人员均应按感染暴露者处理。

(郑利民)

参考文献

[1] NANJI KC,ORSER BA. Managing Ebola:Lessons learned from the SARS epidemic[J]. Anesth Analg,2015,121:834-835.

[2] FUNK DJ,KUMAR A. Ebola virus disease:an update for Anesthesiologists and Intensivists[J]. Can J Anaesth,2015,62:80-91.

[3] 熊利泽.抗击新型冠状病毒感染疫情:给麻醉科医护工作者的几点建议[J].中华麻醉学杂志,2020,40:129.

第二十四节　寨卡病毒病
(Zika virus disease)

麻醉管理所面临的主要问题

可能诱发 Guillain-Barré 综合征

感染期尽量避免椎管内麻醉与手术

感染防护与器械处理

ZIKA 先天性综合征患儿的麻醉管理

【病名】

Zika 病毒病(Zika virus disease,译名寨卡病毒病),无别名。

【病理与临床】

1. 本病是由寨卡病毒(Zika virus,ZIKV)感染引起的传染病。ZIKV 是一种单股正链 RNA 病毒,属黄病毒属、黄病毒科。ZIKV 最早于 1947 年在乌干达寨卡丛林的恒河猴中发现,随后于 1952 年在乌干达和坦桑尼亚人群中发现,分为亚洲型和非洲型。ZIKV 病毒通过埃及伊蚊主要在野生灵长类动物中进行传播,但近年来人类感染 Zika 病毒已成为一种正席卷南美洲、中美洲和加勒比地区的流行病,预计在加勒比和拉丁美洲 ZIKV 感染者已接近 500 万人,截止 2016 年 12 月美国本土及其海外属地(如:波多黎各、美属维尔京群岛)已报道了 3 万例,我国亦有病例报道。感染途径包括:疫区旅行相关的感染(通过被携带病毒埃及伊蚊叮咬)、性接触、产道、母婴传播及血液传播,目前还没有通过母乳、尿液或唾液传播的报道。ZIKV 感染致病机制尚不明确,包括自我复制,感染神经前体细胞,影响细胞的生长凋亡,与免疫蛋白结合,导致自身免疫等。

2. 临床表现　人类感染后的潜伏期尚不清楚,一般为数天,只有约 20% 患者出现轻微症状,包括发热、皮疹、结膜炎、关节痛等,症状通常较温和,具有自限性,一般持续不到一周。但 ZIKV 病可能会造成两大后果:其一是可能会引起神经系统自身免疫系统并发症,且越来越多证据证实了 ZIKV 感染和吉兰-巴雷综合征(Guillain-Barré syndrome,GBS)或急性炎性脱髓鞘多神经根神经病(acute inflammatory demyelinating polyradiculoneuropathy)有一定的关联,ZIKV 感染后 1~4 周可能出现 GBS 症状,ZIKV 引起 GBS 的原因尚不清楚,可能与免疫功能失调、自身免疫有关。其二是妊娠期母亲 ZIKV 感染可致胎儿畸形或异常,新生儿出生后可能有多种缺陷,如小头症、面部比例失调、角膜炎、肌张力亢进、易激惹等,影像检查异常包括皮质下皮层过渡区和基底神经节的粗糙、钙化、脑室扩大、无脑回畸形等,此外胎儿生殖系统、心脏和消化系统也可能受到影响,称为先天性 ZIKA 综合征(congenital Zika syndrome,CZS)。其中,以小头症最为常见,2015 年巴西暴发 ZIKV 疫情中发现 ZIKA 感染妊娠妇女中新生儿小头畸形的发生率较正常人高 20 倍。但并没有证据表明妊娠妇女比其他人更容易感染 ZIKV,或病情更严重。

3. 诊断标准　ZIKV 感染以症状和流行病史为诊断基础(如:疫区蚊子叮咬、或到 ZIKV 疫区旅行),并通过 ZIKV IgM 抗体捕获酶联免疫吸附试验(antibody capture enzyme-linked immunosorbent assay,MAC-ELISA),即抗 ZIKV 免疫球蛋白的定性筛选。起病 7 天内,如果外周血清中检测到 ZIKA RNA 阳性即可诊断,由于 ZIKV 与登革热、西尼罗河病毒和黄热病等其他黄病毒会发生交叉反应,故有时较难单纯通过血清学方法做出诊断。进一步采取反转录聚合酶链反应(reverse transcription polymerase chain reaction,RT-PCR)和血中病毒分离培养可以确诊,并可量化 ZIKA 特异性中和抗体的血清水平。但由于 RT-PCR 阳性窗较短(3~7 天),因此阳性窗之外阴性结果也不能除外感染。

4. 预防与治疗　该疾病目前尚无特异性治疗方法,临床上主要采取对症治疗,有研究认为 α-干扰素(IFN-α)对 ZIKV 具有强的抗病毒活性。切断传播途径、防蚊虫叮咬、洁净性生活、减少输血等可降低该疾病的发生率。

【麻醉管理】

1. 麻醉前管理　ZIKV 感染患者或疑似感染者应尽量避免择期手术。前已述及,本病可能诱发吉兰-巴雷综合征(GBS),而手术也是诱发 GBS 的重要因素。Gensicke 回顾性分析了 2005 年 1 月~2010 年 12 月在瑞士 Basel 大学医院和 Basel 儿童医院住院的 63 例 GBS 患者,结果 63 例 GBS 患者中有 6 例(9.5%)在 GBS 发生前 6 周内进行过手术,手术患者术后 6 周内发生 GBS 的相对风险是正常人群的 13.1 倍[95% 置信区间:5.68,30.3;(P ≤ 0.000 1)],每 10 万次手术可归因危险度为 4.1 例。此外,手术相关 GBS 的发生率显著高于接种流感疫苗相关 GBS 发生率。GBS 发生似乎与手术应激程度有关,Hekmat 报道了 1 例冠脉搭桥术后发生 GBSr 病例并复习了另外 5 例心脏手术后 GBS 的病例,大多在术后几周发病,Hekmat 的病例在术后 12 个月后发病。目前尚不清楚 ZIKV 感染是否可增加手术诱发 GBS 患病率及其安全期限,但我们认为尽量推迟手术时间可能对患者是有益的。

2. 术中管理

(1) ZIKV 感染者的麻醉

A. 麻醉方法的选择:椎管内麻醉的安全性有争议,其原因有二:一为 ZIKV 感染者本身易产生神经系统并发症,椎管穿刺可能损伤血-脑屏障,引起中枢神经系统感染;其二是椎管内麻醉亦是诱发 GBS 的重要原因,目前有较多的文献报道在硬膜外阻滞后发生 GBS。但亦有不少报道椎管内麻醉安全用于感染期患者、尤其是剖宫产患者。对此,目前并无相关指南。我们建议尽量避免椎管内麻醉,或至少避免蛛网膜下腔阻滞。关于全身麻醉,目前尚无文献报道 ZIKV 与全身麻醉药之间存在相互作用,可根据患者情况适当选择。但合并 GBS 或神经症状者应避免用琥珀胆碱,因为它可能引起严重高钾血症。

B. ZIKV 感染者的产科麻醉管理:前已述及,妊娠感染 ZIKV 者发生胎盘功能不全、胎儿畸形及胎儿死亡率较高,实施剖宫产手术时应有新生儿科医师在场协助抢救。妊娠妇女麻醉选择原则同上,Tutiven 的综述认为术前无脊髓神经功能异常者采取连续硬膜外麻醉或腰硬联合麻醉是安全的,但合并 GBS 或其他躯体感觉运动功能障碍时宜选择气管插管全麻。

（2）围手术期感染的防护:围手术期医务人员接触 ZIKV 感染患者时有职业暴露的危险,应严格坚持以下要求原则:严格执行手卫生制度、戴双层手套、正确处理锐器、戴防护眼罩及面屏、穿不透气隔离服、穿长筒胶靴。一旦发生职业暴露,应注射 IFN-α,提高抵抗力。

（3）手术设备、器械消毒:ZIKV 对常规消毒剂的抵抗力不强,采用 60℃ 以上温度、70%乙醇、1%次氯酸钠、脂溶剂、过氧醋酸等消毒剂及紫外线照射均可有效灭活 ZIKV,因此,ZIKV 感染者术后器械消毒可按一般感染如肝炎患者术后消毒处理。

3. 先天性 ZIKA 综合征(CZS)患儿的麻醉管理　CZS 患儿长期成活、可能面临手术麻醉的问题,此类患者的麻醉管理重点是:注意其可能合并中枢神经系统及全身多器官畸形,小头畸形可能面临困难气道等问题,而且这些问题可能随着年龄的增长而日益突出。麻醉前应仔细评估并制订相应的管理方案。

（刘民强　何仁亮　郑利民）

参考文献

［1］ TUTIVEN JL,PRUDEN BT,BANKS JS,et al. Zika virus:obstetric and pediatric anesthesia considerations［J］. Anesth Analg,2017,124:1918-1929.

［2］ HELLER BJ,WEINER MM,HELLER JA. Impact of the Zika virus for anesthesiologists:a review of current literature and practices［J］. J Cardiothorac Vasc Anesth,2017,31:2245-2250.

［3］ GENSICKE H,DATTA AN,DILL P,et al. Increased incidence of Guillain-Barré syndrome after surgery［J］. Eur J Neurol,2012,19:1239-1244.

［4］ DÍAZ-MENÉNDEZ M,DE LA CALLE-PRIETO F,ARSUAGA M,et al. Hotline for Zika virus:experience of a tropical and travel medicine unit［J］. Gac Sanit,2017,31:531-534.

［5］ DE NORONHA L,ZANLUCA C,BURGER M,et al. Zika virus infection at different pregnancy stages:anatomopathological findings, target cells and viral persistence in placental tissues［J］. Front Microbiol, 2018, 25:2266.

［6］ HEKMAT M,GHADERI H,FOROUGHI M,et al. Guillain-Barré syndrome after coronary artery bypass graft surgery:a case report［J］. Acta Med Iran,2016,54:76-78.

第十二章

相 关 问 题

第一节 麻醉方法的选择

麻醉医师在选择麻醉方法之前,应掌握患者的现病史、既往史、实验室检查、重点体格检查、禁食情况等,进行充分的麻醉前评估。无论在任何场所,由其他专业人员完成的麻醉前评估都必须由实施麻醉的医师对其完整性进行最终评估。对于大多数患者而言,麻醉方法的选择并不困难。但一些少见疾病(尤其是综合征)常表现为多系统或多器官的病变,其麻醉方法的选择有时十分棘手,需要更加全面、综合的考量。

一、麻醉方法选择的基本原则

麻醉方法主要分为全身麻醉和局部麻醉。但由于椎管内麻醉对生理功能的影响有其特殊性,通常将其单独列为一类麻醉方法(表 12-1)。

表 12-1 麻醉方法的分类

麻醉方法分类	麻醉药的用药方式	作用的神经部位
全身麻醉(general anesthesia)		
吸入麻醉(inhalation anesthesia)	经呼吸道吸入	中枢神经系统
静脉麻醉(intravenous anesthesia)	静脉	中枢神经系统
肌肉麻醉(intramuscular anesthesia)	肌内注射(现已少用)	中枢神经系统
直肠麻醉(per rectum anesthesia)	经直肠灌注(现已少用)	中枢神经系统
椎管内麻醉		
蛛网膜下腔阻滞(subarachnoid block)	局麻药注入蛛网膜下腔	蛛网膜下腔脊髓神经
硬膜外腔阻滞(epidural block)	局麻药注入硬膜外腔	硬膜外腔脊神经
局部麻醉		
表面麻醉(topical anesthesia)	局麻药涂、喷	黏膜、皮肤神经末梢
局部浸润麻醉(local infiltration)	局麻药浸润注射	神经末梢
区域神经阻滞(regional block)	局麻药注射	神经干、丛
静脉局部麻醉(intravenous regional anesthesia)	止血带以下静脉注射	神经末梢

临床上常将两种或两种以上的麻醉药复合应用称为复合麻醉或平衡麻醉(balanced anesthesia);或将不同的麻醉方法联合应用称为联合麻醉(combined anesthesia)。其目的均是发挥

各自的优点,取长补短,使麻醉易于控制,效果完善且副作用减少。有时这些名词的应用并无绝对的区分,多采用习惯的用法,如应用全身麻醉药使患者入睡但麻醉程度尚不足以实施手术或有创操作,称为基础麻醉(basal narcosis),如通过气管导管或支气管导管施行吸入麻醉称为气管内麻醉(endotracheal anesthesia)或支气管内麻醉(endobronchial anesthesia)。局部麻醉时常复合镇静和镇痛药,并加以生命体征监测,通过维持适当的镇静深度,减轻或缓解患者的紧张焦虑心理,平稳地渡过手术,此种方法过去称之为"强化麻醉"、"局麻监测"或"清醒镇静",现强调安全性和专业性更强的镇静概念称为麻醉性监护(monitored anesthesia care,MAC),国内翻译有几种不同的表达,如"监控麻醉"、"麻醉监控管理"、"监测下麻醉管理",MAC 的关键要素包括:①麻醉专业技术人员负责实施并始终在场。②执行临床麻醉的监护标准。③实施非临床麻醉的镇静及安全管理,需连续评估和管理患者的医疗问题和生理扰乱,并在必要时可转变为全身麻醉,以区分在手术室外由护士给有创操作的患者提供的镇静(procedural seda-tion)。MAC 已较多地用于诸多治疗领域,取得了良好镇静、镇痛和遗忘的效果,有利于稳定患者生理功能和心理保护。

麻醉选择取决于病情特点、手术性质和要求恰当的麻醉方法,应遵循安全、有效、简便、经济的原则。其中,安全是指该麻醉方法应给患者带来的实际与潜在的生理扰乱最小,有效是指该麻醉方法必须为手术创造良好的条件。为达到上述目的,在选择麻醉方法时应综合考虑以下因素:

(一) 患者因素

1. 患者原发疾病的病理生理改变及合并的外科疾病对机体的影响,尤其是要注意那些平时对患者健康无影响,但对麻醉管理有潜在危险的病理改变,如小下颌的患者可能存在潜在的严重的上呼吸道管理困难。

2. 神经系统、心血管系统、呼吸系统、消化系统、泌尿系统、血液系统、内分泌系统等重要器官的功能状态。

3. 术前服用的药物及术前准备情况。如正在服用抗凝药的患者,应根据情况决定是否选择椎管内麻醉或神经阻滞。术前准备情况对选择麻醉方法有参考作用,如休克未纠正的患者禁用椎管内麻醉。

4. 既往麻醉史对选择麻醉方法有参考作用。如既往椎管内麻醉穿刺困难或出现严重的神经并发症者,最好避免椎管内麻醉。

5. 精神状况。如极度精神紧张或智力低下、不能配合的患者应采用全身麻醉。

6. 患者意愿。多种麻醉方式都可以选择的情况下,应尊重患者的意见。

(二) 手术要求

1. 根据手术部位选择麻醉,手术部位不同,麻醉方法亦不同。如胸腔内手术采用气管或支气管插管全身麻醉,颅脑手术选用局部麻醉或全身麻醉,上肢手术选用臂丛神经阻滞麻醉;腹部手术选用椎管内麻醉或全身麻醉,下肢手术选用椎管内麻醉或神经阻滞麻醉。

2. 根据手术创伤或刺激性大小、出血多少选择麻醉。胸腹腔手术,或手术区域邻近神经干或大血管时,手术创伤对机体的影响较大,无论采用何种麻醉方法,均宜考虑复合相应部位的神经或神经丛阻滞,减少生理扰乱。

3. 手术方式对麻醉方法的选择也十分重要,如下腹部的开腹手术可选椎管内麻醉,但若腹腔镜手术应首选全身麻醉。

4. 根据手术体位选择麻醉方法。体位可影响呼吸和循环生理功能,需要选择适当的麻醉方法予以弥补,如坐位、沙滩椅位或俯卧位手术时因呼吸道管理困难,除短时间的手术外,原则上应选用气管内插管全身麻醉。

5. 手术中可能出现的意外情况。如肾脏手术术者预计可能损伤胸膜而引起气胸,应优先选择全身麻醉。

6. 手术时间长短。长时间的手术,采用椎管内麻醉或神经阻滞时应充分镇静,或直接选用全身麻醉,以避免患者情绪紧张或不适。

7. 外科医师实施手术的能力也是影响麻醉选择的重要参考因素。

(三) 其他因素

1. 麻醉科医师对麻醉方式的熟练程度。

2. 医疗条件。

3. 选择合适的麻醉方法,应考虑到患者的预后。如行全髋置换的患者,若患者合并肺部感染,为减少术后肺部并发症的出现,在无椎管内麻醉或神经阻滞禁忌的情况下,应选择椎管内麻醉或神经阻滞完成手术。

4. 术中术后的监护要求也会影响麻醉方法的选择,如当需要进行快速神经学评估时,可以选择短效药物进行全身麻醉或者选择区域阻滞麻醉;当需要进行术中食管超声检查时,则最好选择气管内插管全身麻醉。

(四) 全身麻醉时是否进行气管插管的选择

全身麻醉时,根据通气工具不同分为:气管插管、声门上通气工具以及面罩通气。其适应证与注意事项如下:

1. 气管插管 气管内插管是最基本以及最重要的气道管理途径,为全身麻醉的基本和急救气道管理方法,广泛用于现代麻醉学。主要适用于需要控制呼吸的手术、手术时间长、有误吸危险、特殊体位和呼吸道的手术。特殊的气管导管用于一些特殊情况,如要求肺隔离的胸科手术、使用显微喉镜或激光治疗的喉部手术、以及张口受限,口腔内和部分颌面手术可能需要经鼻气管插管。

2. 声门上通气工具 声门上通气工具除了常用的喉罩外,还有很多种其他的声门上通气工具,如喉管、食管气管联合导管、插管型喉罩等。麻醉科医师应掌握除喉罩以外的至少一到两种声门上通气工具。随着喉罩的升级换代,喉罩应用范围也确实越来越广泛但仍然不能完全替代气管插管。

3. 面罩通气 适用于呼吸道梗阻危险性小、不需要肌松药、手术时间短且无并发症的四肢或体表手术的全身麻醉。面罩通气麻醉很多都可以被声门上通气工具代替,声门上通气工具可以提供更加安全、可靠的气道管理,如喉罩代替面罩通气用于宫腔镜手术。但是在临床上面罩通气仍因操作简单和方便占有一席之地。

总之,在大多数情况下很难说某种麻醉方法比另一种麻醉方法更安全或更有效,理想的麻醉方法应具有最高的安全性同时提供最佳的患者满意度,为手术提供最优的操作条件,并且快速苏醒,以及避免术后的不良反应。此外还应费用低廉、能使患者尽快从麻醉恢复室转出或直接出院,提供理想的术后镇痛,最大限度地提高手术室使用效率,缩短周转时间。麻醉科医师应负责评估每位患者的术前状况及特殊需求,选择合适的麻醉方法并向患者做出建议,签署麻醉知情同意书时需要充分的知情说明。

二、各种麻醉方法的优缺点及对预后的影响

（一）全身麻醉与广义局部麻醉的优缺点

来源于手术部位伤害性刺激的传导途径是神经末梢→脊髓→中枢神经。由于局部麻醉与全身麻醉的作用部位及作用机制不同,其生理扰乱的程度不同。

全身麻醉的作用部位是上述伤害性刺激传导的终末端——中枢神经系统（包括脊髓）。全身麻醉抑制中枢神经系统,患者意识消失,若伤害性刺激未被抑制或者突然增强,其会不断地向中枢神经系统传导,可引起明显的全身改变,如呼吸与心率增快,血压升高,血儿茶酚胺浓度升高,代谢亢进等。全身麻醉的优点是:操作简便、起效快、麻醉效果确切、麻醉深度与麻醉持续时间富有调节性,可使患者意识消失,若行气道控制,则有利于呼吸与循环管理。

局部麻醉对中枢神经系统无作用,通过阻断神经传导而达到无痛。由于其作用部位低,在伤害性刺激传导途径中可被阻断,因此术中生理干扰小,易于维持代谢与生命体征的平稳。与全身麻醉相比,局部麻醉可阻断伤害性刺激向中枢神经系统传导,对术中呼吸循环影响小,可抑制术中内分泌与代谢亢进及抑制术后蛋白质分解。可保留意识,取得患者配合并有利于神经功能的评估,但未给予镇静的患者容易出现精神紧张与不安。局部麻醉操作耗时长,有局麻药中毒的风险,麻醉效果有时不确切,而且常需要配合使用镇静药物。

（二）麻醉方法与预后

不同麻醉方法对不同手术患者预后的影响备受关注。有研究表明区域阻滞有利于术后胃肠功能恢复,降低因高凝形成深静脉血栓的发生率,且术后并发症发生率降低。随着可视化技术的发展,可以更准确地进行定位,提高阻滞成功率。全身麻醉可控性强,肌松效果好,使患者易于管理,有研究显示可能会造成老年患者术后认知功能障碍的发生率增高,但也有研究显示两种麻醉方式对术后认知功能没有显著差异或术后三个月即可恢复。

不同麻醉方法对肿瘤手术患者预后的影响也是近年研究的热点,手术应激创伤、麻醉和镇痛技术可影响全身炎症反应过程和免疫调节机制,影响肿瘤的复发和转移。有研究提示,区域阻滞（硬膜外或椎旁阻滞）可改善肿瘤尤其是大肠癌手术患者生存率,但不降低癌症的复发。硬膜外联合全身麻醉不改善胃癌手术患者生存率,而另一研究表明,围手术期硬膜外镇痛可降低胃食管癌手术患者复发。有一项回顾性研究表明硬膜外联合全身麻醉患者总体生存率明显高于全身麻醉组,因此该研究提示,围手术期硬膜外镇痛可能改善胃癌手术患者 3 年和 5 年生存率。也有研究表明乳腺癌手术中,椎旁阻滞联合全身麻醉对降低乳腺癌手术患者复发和转移有潜在的益处,提示对乳腺癌手术患者,椎旁阻滞联合全身麻醉比全身麻醉有优势。原因可能在于减少应激反应,降低了全身麻醉药物用量,减轻免疫系统的抑制作用,同时减轻疼痛,抑制肿瘤转移等不良预后。

虽然关于不同麻醉方式对患者预后影响的研究有很多,但目前尚没有统一的结论。制定麻醉方案时应结合具体情况,参照循证医学的研究结果,进行综合考虑以改善患者预后。

三、几种特殊患者的麻醉选择

（一）老年人髋部骨折

髋部骨折包括股骨颈骨折和股骨转子间骨折。大多数髋部骨折的患者都是老年人,而且 30% 以上的患者超过 85 岁。因骨质疏松,轻微的外力作用或者摔倒都可能引起髋部骨折。全世界每年髋部骨折发生人数约为 250 万,预计 2050 年每年髋部骨折人数将达到 626 万。老年

人因年龄增加,常合并多器官多系统性疾病。常见的包括心血管疾病,呼吸系统疾病,脑血管疾病,糖尿病,恶性肿瘤和肾脏疾病。由于全身基础疾病多,预后差,术后一年死亡率为20%~40%。早期手术和早期活动是影响患者恢复到骨折前功能水平的重要因素,因此大部分老年人髋部骨折需要手术治疗,手术治疗的方式有骨折内固定(闭合和开放内固定)和髋关节置换(全髋或半髋置换)。该骨折的手术时机选择原则是:全身情况相对稳定时应尽早手术;伤后24~48小时内手术,并发症及死亡率较少;伤后3~7天内出现肺部并发症预后较差,手术风险明显增高。此类高龄患者,合并全身疾病、术前准备时间少,麻醉相当棘手。术前应制定详尽的麻醉方案和进行充分的准备,保证患者围手术期的安全。

髋部骨折可选择的麻醉方式有区域阻滞和全身麻醉,其中区域阻滞包括椎管内麻醉和外周神经阻滞。外周神经阻滞主要是后路腰丛神经阻滞(腰大肌间隙阻滞),联合或不联合其他神经阻滞如骶丛神经阻滞、髂筋膜阻滞。腰丛由 T_{12} 神经前支的一部分,$L_{1~3}$ 神经前支和 L_4 神经前支的一部分组成。L_4 神经前支余下部分和 L_5 神经前支合成腰骶干向下加入骶丛。腰丛的分支有髂腹下神经、髂腹股沟神经、股外侧皮神经、股神经、闭孔神经、生殖股神经,分布于髂腰肌,腰方肌,腹壁下缘与大腿内侧的肌肉和皮肤,小腿与足内侧及大腿外侧的皮肤,以及生殖器等。骶丛由腰骶干(L_4 部分前支和 L_5 前支)以及全部骶神经和尾神经的前支组成。骶丛直接发出许多小的肌支支配梨状肌、闭孔内肌、股方肌等外,主要分支有臀上神经、臀下神经、股后皮神经、阴部神经和坐骨神经。分布于盆壁、臀部、会阴、股后部、小腿以及足肌和皮肤。髂筋膜覆盖于髂腰肌表面,由腰大肌、髂肌会合而成,止于股骨小转子。股神经、闭孔神经和股外侧皮神经在其起始部位均紧贴髂筋膜后方走行,因此髂筋膜间隙阻滞可以阻滞三根神经。髋部支配神经繁多,常阻滞不全,如果采用外周神经阻滞欲达到可以手术的效果,需熟练掌握多种神经阻滞技术,阻滞 T_{12}-S_2 脊神经发出的神经,并且常常需要辅助镇静药物。腰骶丛联合阻滞局麻药物使用剂量较大,局麻药中毒风险增高,因此实施神经阻滞时和之后均需警惕局麻药中毒的症状及体征,目前超声和神经刺激仪的联合应用也可增加神经阻滞成功率,并降低穿刺损伤的风险。术前或术后实施髂筋膜或股神经阻滞等再联合全身麻醉用于老年人髋部骨折手术,可以减少术中及术后阿片类镇痛药物的用量,降低阿片类药物引起的呼吸抑制发生率,尽快下床活动,加速康复。联合全身麻醉的神经阻滞可单次给药或实施连续神经阻滞,达到减轻术后急性疼痛的目的。

一些研究表明区域阻滞麻醉优于全身麻醉,实施区域阻滞麻醉患者住院死亡率和肺部并发症风险更低。一项关于髋关节和膝关节置换的大样本研究显示,实施蛛网膜下腔阻滞的患者术后30天死亡率低于全身麻醉,并且住院时间少于全身麻醉。另一篇系统综述指出实施外周神经阻滞可降低术后肺部感染的风险,尽早活动并减少住院费用。但 JAMA 上发表的一篇回顾性队列研究指出区域阻滞的住院时间比全身麻醉的住院时间短,但并不降低术后30天死亡率。另一 Meta 分析发现椎管内麻醉(蛛网膜下腔阻滞或硬膜外阻滞)与全身麻醉相比,住院死亡率低且住院时间短,但椎管内麻醉并不降低术后30天死亡率。Guay 等提出没有足够的证据支持区域阻滞在降低术后死亡率、肺部感染、心肌损伤、脑血管意外、谵妄方面优于全身麻醉,但在缺乏预防性治疗条件下,深静脉血栓的发生率低于全身麻醉。区域阻滞和全身麻醉对于老年人髋部骨折手术的影响存在争论,还需要大样本的随机对照试验进行进一步研究。

虽然目前的循证医学证据表明区域阻滞在术后并发症和死亡率上并不一定优于全身麻醉,但可减少住院时间,降低治疗费用,促进早期活动康复。因此在无禁忌时推荐首选椎管内麻醉,可选择连续硬膜外镇痛或外周神经阻滞镇痛。存在椎管内麻醉禁忌或者穿刺困难时,可选择外周神经阻滞技术,常用的有腰骶丛阻滞、髂筋膜阻滞等。因有阻滞不全的可能,术中常辅助镇静镇痛药物。部分患者因全身基础疾病或髋部骨折后为预防深静脉血栓(DVT),常使用抗凝药物或抗血小板聚集药物,此时实施椎管内麻醉或深部神经阻滞如腰骶丛阻滞成为禁忌,麻醉方式应选择全身麻醉。可联合外周神经阻滞如单次或连续髂筋膜阻滞等进行镇痛,减少术中全身麻醉药物和术后阿片类镇痛药物的使用剂量。全身麻醉期间维持血流动力学稳定,采用肺保护通气策略,加强监护,尽量避免使用大剂量的肌松药,对于术前全身情况较差的患者,应做好送 ICU 进一步治疗的准备。在考虑每个患者的麻醉方案时,要根据患者自身情况和麻醉科医师的理论及经验和术者要求,选择个体化麻醉方案。

(二) 气管插管困难

术前已预料到的气管插管困难患者,术前必须进行充分的评估,经过充分评估后,参考本书《困难气道处理》章节,制定合适和安全的麻醉方案。首选非全身麻醉方法,如椎管内麻醉,神经阻滞,局部浸润等。若麻醉方式只能选择全身麻醉,在无喉罩使用禁忌及允许的情况下,可使用声门上通气工具;或清醒镇静表面麻醉下实施气管插管;必要时可考虑建立外科气道。

(三) 慢性阻塞性肺疾病(COPD)

慢性阻塞性肺疾病(COPD)是常见的呼吸系统疾病,是全世界范围内发病率和死亡率最高的疾病之一。它是一种以持续性气流受限为特征的可以预防和治疗的疾病,气流受限进行性发展,与气道和肺脏对有毒颗粒或气体的慢性炎性反应增强有关,急性加重和并发症影响着疾病的严重程度和对个体的预后。合并 COPD 的手术患者围手术期并发症的发生率增加。以往的研究表明重度 COPD 是术后肺部并发症(PPCs)的高危因素。发生 PPCs 会增加术后死亡率,延长住院时间并增大转运至 ICU 继续治疗的概率。PPCS 目前囊括的疾病尚不统一,较为统一的主要有肺部感染,肺水肿,肺栓塞和 COPD 急性加重等。COPD 患者发生 PPCs 患者可能需要再次气管插管,术后肺部感染发病率也增加,并延长了住院时间,甚至危及生命。并且 COPD 患者的慢性炎症反应不仅影响肺部,也会产生全身影响。COPD 患者易发生代谢综合征、慢性贫血、心血管疾病的风险增加等。这些并发症会影响此类患者围手术期及预后,因此 COPD 患者术后不仅要预防 PPCs 的出现,还要术前充分评估其他器官系统的并发症,做好术前准备。

不同麻醉方式对 COPD 患者围手术期影响不同。有研究表明 COPD 患者采用全身麻醉比区域阻滞(蛛网膜下腔阻滞、硬膜外阻滞和外周神经阻滞)术后肺部并发症的发生率增高,且全身麻醉延长了术后机械通气的时间,增加术后再次插管和肺外器官并发症的发生率;而术后 30 天死亡率无统计学差异。因此对于 COPD 患者,条件允许的情况下应尽量选择区域阻滞。

对于需采用全身麻醉完成手术的 COPD 患者,可联合椎管内麻醉或者外周神经阻滞,优势在于减少术中全身麻醉药物的用量,苏醒迅速,并且术后镇痛效果好,可减少阿片类药物的用量,降低术后阿片类药物对呼吸系统的抑制。有研究表明在全身麻醉下行腹部大手术的 COPD 患者联合硬膜外镇痛与单纯全身麻醉比较,术后肺功能更好,肺部感染减少,并降低了术后 30 天死亡率。必须实施全身麻醉者,术前应做好充分评估和相应准备,如吸烟患者应尽早戒烟,加强营养支持,进行心肺康复训练和 COPD 药物治疗和氧疗等。术中可采用压力控制通气模式,肺保护通气策略(小潮气量,PEEP,吸入氧浓度不超过 50%),也可调整呼吸比至 1:4~1:3 以延长呼吸时间,保证气体充分呼出。除了常规脉搏氧饱和度和呼末二氧化碳监测,术中应进行血气分析,有条件的情况下监测压力容积环以指导呼吸参数的调整。

COPD 按照气流受限严重程度,在 $FEV_1/FVC<70\%$ 条件下,根据肺功能中 FEV_1 的数值分为轻度($FEV_1 \geqslant 80\%$ 预计值)、中度($50\% \leqslant FEV_1 < 80\%$ 预计值)、重度($30\% \leqslant FEV_1 < 50\%$ 预计值)和极重度($FEV_1 < 30\%$ 预计值)。有研究表明有症状的 COPD 患者(呼吸困难、慢性咳嗽咳痰)、重度和极重度 COPD 患者,术后 PPCs 和死亡率增加。但是无症状的 COPD 患者和轻至中度患者占 COPD 患者的大部分。一项关于全身麻醉下行腹部手术的回顾性研究指出轻至中度 COPD 不是术后 PPCs 发生的主要危险因素,而近年因呼吸系统疾病住院病史、急诊手术、输注红细胞总量却是腹部手术 PPCs 的主要危险因素。因此,需在全身麻醉下行手术治疗的 COPD 患者术前可进行肺功能检查,评估严重程度,评估术后出现 PPCs 的风险,提前做好相应准备。

(四) 肥胖患者

肥胖是由环境、遗传及内分泌等因素引起身体生理功能障碍,人体长期摄入的食物热量多余消耗热量时,多余的热量以脂肪的形式储存于身体中,超过正常需要量,可发生肥胖。常以体重指数(BMI)来评估患者的体重状态。我国以 $BMI \geqslant 28$ 为肥胖。肥胖可引起全身多个重要脏器系统的改变,出现胰岛素抵抗、功能残气量下降、肺顺应性降低甚至 OSAHS 的出现;也是高血压、冠心病、心衰的危险因素;也可导致胃排空延迟和反流,甚至引起血栓形成等。

肥胖患者无论选择何种麻醉方式,麻醉操作和管理的难度增加。推荐首选区域阻滞,但肥胖患者因脂肪组织多而导致区域阻滞失败率增加。一项关于肥胖妊娠妇女行急诊剖宫产的研究表明肥胖患者椎管内麻醉失败率增高。若区域阻滞困难,可结合使用超声以提高阻滞的成功率,也可以使用更长的腰麻针和硬膜外针提高穿刺成功率。若区域阻滞需镇静,应严密监测镇静深度,控制镇静药物剂量。

实施椎管内麻醉时,对肥胖患者可以选择坐位实施麻醉,可把手术床向麻醉科医师倾斜,让患者处于自然前倾体位。为减少硬膜外导管移动,推荐硬膜外导管至少有 5cm 留在硬膜外腔。麻醉科医师应意识到肥胖患者实施椎管内麻醉后低血压发生率更高,因为他们不能耐受平卧和头低脚高位。

对于必须实施全身麻醉的肥胖患者,术前必须制定严密的麻醉计划,肥胖患者耐受缺氧的能力差,血氧饱和度下降快,气道也较难控制,因此术前应制定详细的麻醉计划,出现危机立即处理。麻醉诱导和苏醒时,可采用斜坡位或坐位进行诱导,有助于保持呼吸道通畅。给予的全身麻醉药物剂量应根据理想体重计算,而不是实际体重,使用滴定法能使循环更加稳定。选择全身麻醉药物时,谨慎选择长效的阿片类药物和镇静药物,使用肌松药时应进行肌松监测,最好也使用麻醉深度监测,尤其是采用 TIVA 时。术后肥胖患者尤其应尽早下床活动,避免深静脉血栓的发生。

(五) 清醒开颅

清醒开颅(Awake craniotomy,AC)是指在颅内进行手术操作期间至少有一部分时间患者是清醒的,主要适用于脑功能区(语言、运动和感觉功能区)附近肿瘤和癫痫灶的切除。清醒开颅可以尽量减少在切除癫痫灶时麻醉药物对皮层脑电图的干扰,并且也可用于立体定向脑活检、脑室造瘘和小脑病损切除术。清醒开颅可降低幕上开颅术的术后康复时间,减少在 ICU 的停留时间和节约医疗资源。

根据手术进程将清醒开颅可分为三个阶段。第一阶段包括麻醉,上头架,摆体位,开颅,打开硬脑膜,这段时间可考虑全身麻醉或者患者清醒。第二阶段需要患者清醒并参与,通过诱发电位和皮层电刺激来定位,能尽可能地切除紧邻功能区的癫痫灶和肿瘤而不损伤功能区。第三阶段是在描记和定位好区域后,进行病灶切除和关颅,可以选择全身麻醉或清醒。根据每个阶段患者处于的状态不同,常见的方式包括全身麻醉-清醒-全身麻醉、清醒-清醒-清醒和全身麻醉-清醒-清醒。

清醒开颅中全身麻醉(GA)定义为患者被置入喉罩(LMA)或进行了气管插管(ETT)或者患者被深度镇静而没有置入喉罩或气管导管,其他时候是轻至中度镇静(MAC)。选择此三种的何种麻醉方式。需要结合患者情况、手术情况以及麻醉医师的技术以及熟悉程度。如果患者能够接受开颅的过程以及能够耐受手术及体位等带来的不适,可考虑全程清醒,在唤醒前后给予轻至中度镇静。若患者紧张或不能接受开颅,可考虑全身麻醉。若切除病灶小,手术时间不长,可考虑唤醒后给予MAC,反之可考虑全身麻醉。

参考文献

[1] 许幸,吴新民.麻醉方式与手术患者预后:选择全麻还是区域麻醉[J].中华医学杂志,2008,88:865-866.

[2] VAN WAESBERGHE J,STEVANOVIC A,ROSSAINT R,et al. General vs. neuraxial anaesthesia in hip fracture patients:a systematic review and meta-analysis[J]. BMC Anesthesiol,2017,17:87.

[3] GUAY J,PARKER MJ,GRIFFITHS R,et al. Peripheral nerve blocks for hip fractures[J]. The Cochrane Database of Systematic Reviews,2017,5:CD001159.

[4] PERLAS A,CHAN VW,BEATTIE S. Anesthesia technique and mortality after total hip or knee arthroplasty:a retrospective,propensity score-matched cohort study[J]. Anesthesiology,2016,125:724-731.

[5] JOHNSON RL,KOPPSL,BURKLE CM,et al. Neuraxial vs general anaesthesia for total hip and total knee arthroplasty:a systematic review of comparative-effectiveness research[J]. Br J Anaesth,2016,116:163-176.

[6] GUAY J,PARKER MJ,GAJENDRAGADKAR PR,et al. Anaesthesia for hip fracture surgery in adults[J]. The Cochrane Database of Systematic Reviews,2016,2:CD000521.

[7] NEUMAN MD,ROSENBAUM PR,LUDWIG JM,et al. Anesthesia technique,mortality,and length of stay after hip fracture surgery[J]. JAMA,2014,311:2508-2517.

[8] KIM TH,LEE JS,LEE SW,et al. Pulmonary complications after abdominal surgery in patients with mild-to-moderate chronic obstructive pulmonary disease[J]. Int J Chron Obstruct Pulmon Dis,2016,11:2785-2796.

[9] HAUSMAN MS,JR,JEWELL ES,ENGOREN M. Regional versus general anesthesia in surgical patients with chronic obstructive pulmonary disease:does avoiding general anesthesia reduce the risk of postoperative complications? [J]. Anesth Analg,2015,120:1405-1412.

[10] EDRICH T,SADOVNIKOFF N. Anesthesia for patients with severe chronic obstructive pulmonary disease[J]. Curr Opin Anaesthesiol,2010,23:18-24.

（黄绍农　熊莉）

第二节　困难气道的处理

少见病患者的麻醉管理已经具有挑战性,而少见病合并困难气道将增加其管理难度,甚至造成危急情况发生,并且少见病患者并存困难气道在临床麻醉中更经常遇到,若处理不当可能会出现窒息、缺氧,甚至心搏骤停等严重后果。因此麻醉医师应对少见病患者并存或潜在的困难气道引起足够的重视。本节主要讲述困难气道的相关问题。

一、困难气道的定义与分类

常用的三种维持气道通畅和气体交换的方式包括:面罩通气、声门上通气、气管插管。困难气道通常指经过专业训练的有五年以上临床麻醉经验的麻醉医师发生面罩通气困难或插管困难,或两者兼具的临床情况。

（一）面罩通气困难

有经验的麻醉医师在无他人帮助下,经过多次或超过一分钟的努力,仍不能获得有效的面罩通气。根据通气的难易程度将面罩通气分为四级,1~2级可获得良好通气,3~4级为困难面罩通气(表12-2)。

表 12-2　面罩通气困难的分级

分级	定义	描　述
1 级	通气顺畅	仰卧嗅物位,单手扣面罩即可获得良好通气
2 级	轻微受阻	置入口咽和(或)鼻咽通气道单手扣面罩,或单人双手托下颌紧扣面罩同时打开机械通气,即可获得良好通气
3 级	显著受阻	以上方法无法获得良好通气,需要双人加压辅助通气,能够维持 $SpO_2 \geq 90\%$
4 级	通气失败	双人加压辅助通气下不能维持 $SpO_2 \geq 90\%$

（二）喉镜显露困难

喉镜显露困难是指直接喉镜经过三次医师努力仍不能看到声带的任何部分。Cormack 和 Lehane 把喉镜显露的难易程度分为四级。Ⅰ级可见大部分声门,Ⅱ级可见声门的后缘,Ⅲ级只能显露会厌,Ⅳ级不能显露会厌。

（三）困难气管插管

无论存在或不存在气道病理改变,有经验的麻醉医师气管插管需要三次以上的努力。

（四）声门上通气工具(SAD)置入和通气困难

SAD 包括喉罩/插管喉罩/喉管等,无论是否存在气道病理改变,有经验的麻醉医师需三次以上努力置入;或置入后不能通气。

（五）有创建立气道困难

有创建立气道困难方法包括环甲膜穿刺喷射通气、经环甲膜穿刺通气、经环甲膜切开通气、气管切开技术等,建立有创气道困难包括定位困难或颈前建立有创气道困难。

（六）非紧急气道和紧急气道

1. 非紧急气道　仅有困难气管插管而无面罩通气困难。患者能维持满意的通气和氧合,能够允许有充分的时间考虑其他建立气道的方法。

2. 紧急气道　只要存在困难面罩通气,无论是否合并困难气管插管,均属紧急气道。患者极易陷入缺氧状态,必须紧急建立气道。其中少数患者"既不能插管也不能氧合"。

二、困难气道的评估与预测

（一）概述

气道评估与预测是麻醉医师应掌握的基本技能以及不可忽视的关键步骤。无论实施何种麻醉方式,麻醉前均应对呼吸道情况进行充分评估,提前发现能引起面罩通气困难(表12-3)、喉镜显露困难(表12-4)、声门上通气工具(SAD)置入困难(表12-5)、可视喉镜及辅助工具使用困难(表12-6),以及有创建立气道困难(表12-7)的因素等。大部分困难气道可通过评估来预测。

表 12-3　面罩通气困难的危险因素

BMI>26kg/m² 或肥胖	Mallampati 分级为Ⅲ~Ⅳ级
年龄>55 岁	络腮胡
男性	牙齿缺失
下颌前伸受限,不能使下切牙伸至上切牙之前	打鼾史和阻塞性睡眠呼吸暂停
甲颏距离小于 3 横指	颈部放疗史

表 12-4　直接喉镜显露困难的危险因素

张口度受限小于 3cm	下颌间隙顺应性降低:僵硬,弹性小或有肿物占位
下颌前伸受限,不能使下切牙伸至上切牙之前	颏胸距离≤13.5cm
自然状态下闭口时上切牙在下切牙之前(龅牙)	头颈活动度受限:下颌不能接触胸壁,或不能颈伸
甲颏距离小于 3 横指	颈围粗
Mallampati 分级为Ⅲ~Ⅳ级	

表 12-5　声门上通气工具(SAD)置入和通气困难的危险因素

张口度受限小于 3cm	男性
声门上解剖异常,如颈部放疗史,扁桃体肿大	BMI 较大
声门和声门下解剖异常	牙齿不整齐
颈椎活动受限	术中移动手术台
压迫环状软骨	

表 12-6　可视喉镜和光棒使用困难的危险因素

可视喉镜使用困难:	4. 颏胸距离≤13.5cm
1. 直接喉镜显露分级为 3~4 级	光棒使用困难:
2. 颈部解剖异常,包括放疗史,颈部瘢痕,病变以及颈粗短	1. 颈粗短
	2. 颈部活动度受限
3. 下颌前伸受限	3. 舌体肥大或会厌肥厚

表 12-7　建立有创气道困难的危险因素

环甲膜定位困难:	5. 环甲膜表面覆盖组织的变异,如炎症,硬化,放疗后改变以及肿瘤占位
1. 女性	经颈前触及气管困难:
2. 年龄<8 岁	1. 颈粗短,颈前解剖变异
3. 颈粗短	2. 颈椎活动受限
4. 气管移位	

气道评估主要来源于病史、体格检查以及影像学这三方面。询问气道相关病史时,除问及与气道相关的先天性畸形和疾病外,还需了解是否存在头面颈部外伤及手术病史。也可以通过询问患者既往手术史,围麻醉期有无困难气道发生而获得有用信息。询问打鼾的严重程度、评估是否存在睡眠呼吸暂停综合征也可以帮助预测。气道相关的体格检查须在麻醉前完成,通过体格检查可以发现每个患者的气道特点,从而预测是否存在困难气道,值得一提的是要结合体格检查的多个结果来综合评估才具有可靠性。病史以及体格检查作为预测困难气道的手段简单易行,若有影像学支持,能更加准确的预测并且为处理困难气道提供帮助。

（二）常用解剖学指标

1. 张口度 反映下颌关节的活动度。测量患者最大张口时上下门齿间的距离：正常成人为3.5～5.6cm，若小于3cm，提示气管插管困难，若小于1.5cm，常无法使用直接喉镜显露声门。

2. Mallampatis舌咽结构分级 反映舌及舌下组织与口腔及咽部容积之比。方法是：患者坐位，尽量张口并伸舌，观察咽部结构及舌体遮住咽部的程度。分四级：Ⅰ级：可见软腭、咽峡弓、腭垂。Ⅱ级：可见软腭、咽峡弓，腭垂部分被舌根遮盖。Ⅲ级：仅见软腭。Ⅳ级：不能见软腭。

3. 下颌间隙（mandibular space） 反映下颌弓区域舌头及其他软组织量的多少，是影响声门显露的重要因素。指标有：

（1）甲骸间距：患者端坐，颈部充分后仰，测量下骸突至甲状软骨突的距离。正常者大于6.5cm。大于6.5cm，一般插管无困难；6～6.5cm者，可能插管困难；小于6.0cm者，插管难度大。

（2）下颌骨水平长度：它是下颌角至骸尖正中的距离。大于9cm者，插管多无困难；小于9cm者，插管困难发生率增高。

4. 颈部活动度

正常成人颈椎可后屈47度，其中颅骨与第一颈椎寰枕关节活动度最大，可达17.1度。颈部后仰受限，则气管插管困难。评估颈部活动度的指标有：

（1）头颈后仰度：坐位，头部尽量后仰，测量枕突至寰枕关节连线与身体纵轴线间的夹角，夹角大于30°者为正常，小于30°者提示颈部后仰受限，可能插管困难。

（2）寰枕关节伸展度：眼平视，上门齿咬合面与地面平行，然后头尽量后仰，测量上齿咬合面与地面平行线之间所形成的角度。正常值为35°。1级为寰枕关节伸展度正常，2级降低1/3，3级降低2/3，4级为完全不能伸展。

5. Cormark和Lehane直接喉镜声门显露分级 Ⅰ级能显露会厌和声门，Ⅱ级能显露会厌和部分声门，Ⅲ级仅能见会厌下缘，Ⅳ级不能见会厌。Ⅰ级者气管插管无困难，Ⅱ级者插管可能遇到困难，但尚能成功，Ⅲ～Ⅳ级，插管会遇到很大的困难。

6. 综合评估 没有一种方法能完全有效的预测困难气道，单独用某一项指标预测困难气道的准确性较低。术前多因素综合评估，可提高其预测准确性。

（1）Willson将影响气管插管的5个因素（体重、下颌活动度、头颈部活动度、下颌退缩及上门齿增长的程度），根据其程度分别评定为0、1、2分，对气管插管难度进行综合评估（表12-8）。总分大于5分者，75%的患者预计有插管困难。

表 12-8 Willson 气管插管难度综合评估

	0分	1分	2分
体重（kg）	小于90	90～110	大于110
头颈屈伸最大活动	大于90°	90°	小于90°
下颌活动度	IG 大于或等于5cm Slu 大于0cm	IG 小于5cm Slu 等于0cm	IG 小于5cm Slu 小于0cm
下颌退缩	正常	中度	严重
上门齿增长程度	正常	中度	严重　　　　　总分：10分

IG：最大张口时上下门齿间距。Slu：下门齿超越上门齿的最大向前移动距离

（2）Frerk 将 Mallampati 舌咽结构分级与甲骸间距结合进行评估，Mallampati 舌咽结构分级Ⅲ、Ⅳ及甲骸间距小于 6cm 者气管插管困难发生率高。

（3）Lewis 等根据 Mallampati 舌咽结构分级及甲骸间距，提出了难度指数的慨念：

$$难度指数 = Mallampati 舌咽结构分级 \times 2.5 - 甲骸间距(cm)$$

难度指数 0 与 2 时，气管插管困难率分别为 3.5% 与 24%。难度指数越高，气管插管难度越大。

综上，以上各种预测困难气道的方法需综合应用，单独用一个指标预测气管插管的困难程度是不合理的。多数困难气道是可以预测的，但并不是完全可靠，要特别注意术前预测无困难气道的患者不排除有困难气道的可能。有以下一种异常者，可出现困难气道：先天性或后天性气道异常、张口度<3.0cm、Mallampatis 分级Ⅲ~Ⅳ级、甲骸间距<6.0cm、头后仰度<30°、喉镜喉显露Ⅲ~Ⅳ级、Willson 综合评分 5 分以上。因此麻醉诱导前正确地评估气道，可以帮助麻醉医师识别困难气道并制订合理的气道管理方案。此外，反流误吸的评估也是气道管理方案的重要组成部分。术前通过禁食和药物预防等措施可降低胃内容物的容量和升高胃液 pH。对于严重的胃排空延迟或肠梗阻，可放置鼻胃管引流胃内容物进行胃肠减压。

三、困难气道的分类及处理

根据麻醉前病史、体格检查以及辅助检查等充分评估后，可将困难气道分为可预计和不可预计的困难气道。对于可预计的困难气道，术前应充分准备，制定详细的气道管理方案，维持患者的氧合，保持呼吸道通畅，避免变成紧急气道。而对于不可预计的困难气道，术前评估未能发现困难气道的危险因素，导致极少数在全身麻醉诱导后发生困难气道的可能，此时应立即请求帮助，请专业人员到场协助，立即制定紧急气道管理方案。

（一）可预计的困难气道

在制定可预计的困难气道的处理方案时，重点在于保证充分的氧合和通气，而不仅仅是实施气管插管。

预计困难气管插管时，首先可考虑采用其他麻醉方式或全身麻醉非气管内插管。广义的局部麻醉包括椎管内麻醉、外周神经阻滞以及局部浸润等。若手术能在区域阻滞和局部浸润下完成，也要做好全身麻醉控制气道的预案，在出现区域阻滞并发症或术中需临时改变麻醉方式时备用。已经预测有困难气管插管的可能，但是手术不需要建立绝对稳定气道，而无置入 SAD 或面罩通气困难的危险因素，可考虑放置 SAD 以保证通气和氧合。若缺乏解决困难气道的设备或无专业人员帮助，可考虑推迟择期手术，在做足准备的条件下进行麻醉和手术。

对于必须要进行全身麻醉气管内插管的困难气道，可进行清醒表面麻醉下实施气管插管或者全身麻醉诱导后气管插管。选择何种状态下进行气管插管，需解决两个主要问题。一是在全身麻醉诱导后，是否能用现有的设备成功完成气管插管。二是如果气管插管失败，通过面罩通气或者置入 SAD 是否能维持氧合。问题一可以通过评估困难气管插管的危险因素来解决。大部分研究主要依据表 12-4（直接喉镜显露困难的危险因素）进行判断，小部分研究用表 12-6（可视喉镜和光棒使用困难的危险因素）进行预测分析。麻醉医师可根据这两个表进行评估，结合自身经验判断，能否最多尝试 3 次可插管成功。若在麻醉状态下，麻醉医师认为尝试 3 次不能插管成功，则最好清醒表麻下进行气管插管。预测有困难插管的患者，术前评估能否进行面罩通气或 SAD 通气、保证氧合尤为重要。面罩通气困难预测及 SAD 通气困难预测可分别参考表 12-3 及表 12-5。若存在困难插管和面罩通气困难或 SAD 通气困难，建议清醒表麻下进行气管插管,尤其是择期手术并且可以配合的患者。

除了解决以上两个问题,还有一些其他情况可能会影响在清醒状态下或麻醉诱导后实施气管插管。如果困难插管的危险因素和以下任何一个同时存在,清醒表麻下气管插管可能较为稳妥。①预测耐受缺氧的时间 呼吸暂停后,一些术前 FRC 下降、氧耗增加和本身氧饱和度低的患者容易出现血氧饱和度迅速下降,缩短了气管插管的时间。合并呼吸性和代谢性酸中毒的患者耐受缺氧的能力也较差。②误吸风险高存在反流误吸高风险的患者合并困难插管,可考虑清醒表麻下进行气管插管。③存在气道梗阻 对于存在气道梗阻表现的患者考虑清醒表麻下气管插管。④没有专业人员帮助情况下,可考虑清醒插管。当然清醒插管本应该也有专业人员帮助。⑤麻醉医师对困难气道掌握不熟练或者设备不足情况下不要盲目麻醉诱导后进行气管插管。

在尝试清醒或麻醉诱导后进行气管插管失败并不能保证氧合,出现 CICO:既不能插管又不能氧合(CICO)的情况时,可紧急实施环甲膜穿刺、切开或气切等有创操作以维持通气。值得一提的是,本章节中提到的清醒表麻下气管插管是否给予镇静药物应结合患者情况具体分析,并不是完全不予镇静。

(二) 未能预计的困难气道

术前评估无困难气道的危险,但麻醉诱导后出现困难气道,称为不可预计的困难气道。此类患者占极少数,突发状况若术前无准备,容易将患者置于危险当中。

英国困难气道协会(Difficult Airway Society,DAS)发布了《2015 版成人不可预计困难插管管理指南》,该指南针对不同状态制定了 4 个计划,较详尽地叙述了如何处理不可预计困难插管。

1. A 计划 主要是在麻醉诱导前进行。通过干预措施增加一次插管成功率和降低插管失败后反复置入喉镜造成的气道损伤。其中包括以下措施:

(1) 优化体位:可将普通患者置于"鼻嗅物位"。对于肥胖患者,可将其置于"斜坡体位",确保外耳道和胸骨上切迹在同一水平面,改善直接喉镜显露的视野、气道通畅程度和提高诱导后呼吸暂停时耐受缺氧的能力。

(2) 麻醉诱导前预充氧。诱导后尽快开始面罩正压通气以增加氧储备。

(3) 保证足够的麻醉深度和肌松。

(4) 喉镜的选择:喉镜影响气管插管成功的概率。可视喉镜比传统喉镜在气管插管时提供了更好的视野,尤其在困难插管时。麻醉医师应该熟练掌握可视喉镜、纤支镜以及其他的光学设备。遇到困难插管时,第一次和第二次使用的喉镜应根据麻醉医师的经验和熟悉程度进行选择。

(5) 喉外压手法:插管时麻醉医师可将右手压在甲状软骨上,并向患者背部、向上、向喉镜检查者的右侧按压,以增加喉镜显露的视野,此手法被称为 BURP 手法。

(6) 使用探条、光棒或可视管芯 可增加气管插管的成功率。

气管插管最多能尝试 3 次,但可以让更有经验的麻醉医师再尝试一次插管。如果失败,则宣告气管插管失败,立即启动 B 计划。

2. B 计划 强调的重点是成功置入 SAD 以保证氧合。SAD 通气成功后,开始考虑是否等待患者苏醒暂停手术还是再次尝试插管或者在 SAD 保证呼吸道通畅的情况下继续麻醉和手术,或极少的情况下,考虑建立有创气道。如果使用喉罩,建议选择二代喉罩(胃食管引流型双管喉罩),而且置入喉罩的次数不得超过 3 次。

置入 SAD 成功后,最安全的做法是等待患者苏醒终止手术。下次清醒插管或改变麻醉方式后开始手术。如果终止手术不适宜,比如一些重症患者或急诊危急生命的手术应该考虑其他气道管理办法。通过 SAD 经纤支镜引导下插管适用于临床情况稳定,可通过 SAD 给氧并且麻醉医师熟练此项技术的情况,且插管次数也需要限制。如果手术方式和患者条件合适,而无反流误吸、气道水肿等危险时,可以考虑继续 SAD 通气完成手术。极少数情况下,即使可以通过 SAD 通气,为了保证呼吸道通畅,可能得考虑建立有创气道比如气切或环甲膜切开。

3. 如果三次置入 SAD 都不能有效通气,应立即启动 C 计划。该计划重点是最后再次尝试面罩通气是否成功。若能保证充足的氧合,可继续面罩通气直至患者苏醒。

4. 若面罩通气失败,变成紧急气道,则启动 D 计划,即建立有创气道。

四、困难气道处理流程

中国麻醉医师协会发布了 2017 版《困难气道管理流程》,该流程清晰地描述了如何处理可预料和未预料到的困难气道(图 12-1)。临床实践时可结合 DAS《2015 版成人不可预计困难插管管理指南》,具体问题具体分析,选择麻醉医师最熟悉的工具和方法,将危险降到最低。在尝试通气不成功,或置入气管导管或喉罩 3 次以内失败的情况下,尽快请求上级医师的帮助。

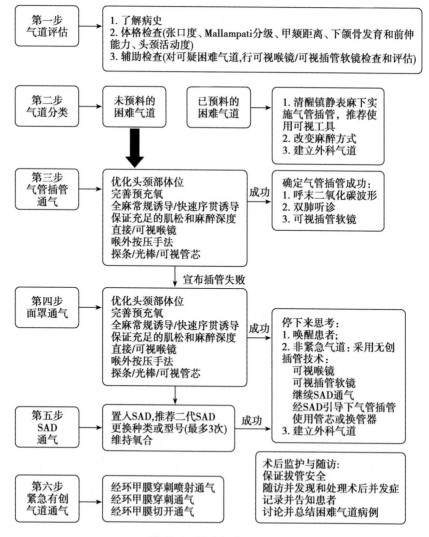

图 12-1　困难气道处理流程

五、插管困难患者的拔管

很多报道指出困难气道在拔管不当和失去气道控制后出现了危机。这些事件大部分是呼吸系统相关并发症并且有时是灾难性的。困难气道插管引起的呼吸道并发症呈下降趋势,但拔管不当引起的呼吸道并发症并未减少。如果拔管前制定了详细严密的拔管计划并意识到可能存在的风险,可降低因拔管不当造成的不良后果。苏醒期的患者可能因麻醉药物作用仍处于呼吸抑制、肌力和保护性反射未完全恢复状态。一些危重患者因本身疾病在苏醒期除了气道问题,还面临其他器官系统的风险。

与气管插管相比,拔管前有时间制定详细的拔管计划。首先应鉴别患者是否存在拔管失败的风险,以及患者是否存在解剖异常导致拔管后再次插管非常困难。比如 FRC 减低,呼吸费力,分钟通气量下降,无效腔量增加,气道水肿或术前是困难气道的患者。

拔管前应纯氧通气保证充分的氧合和分钟通气量,确保保护性反射如咳嗽、吞咽完全恢复且排除有引起气道梗阻的因素。患者处于血流动力学稳定而且体温正常。术中用肌松监测仪,拔管前确保肌松恢复,若存在肌松残余,应进行拮抗。若拔管时机选择不当,过早拔管,可能出现屏气、误吸、喉痉挛和缺氧等并发症。

如果气管插管困难,为预防再次插管困难,可考虑拔管前放置交换导管。为保证拔管后气道通畅,不能过早地拔除交换导管。若交换导管放置合适,患者可以耐受小号(如 11 或 14F)的交换导管,不影响正常通气、咳嗽和说话。通常情况下,放置交换导管后仍需通过面罩或鼻导管给氧。虽然可经交换导管给氧或高频通气,但有可能造成严重气压伤。

何时拔除交换导管一直存在争议,可根据患者呼吸储备情况、再次插管的可能性以及后续治疗方案来决定拔除时机。

留置交换导管期间若需要再次插管,可用喉镜压住舌头提高插管成功率,也可以用可视喉镜辅助。

六、超声技术在困难气道处理中的应用

超声作为临床医师的"第三只眼睛",现广泛用于临床上。为麻醉医师创造了可视的环境,使得麻醉操作和管理变得相对容易。近年来关于超声用于气道管理的研究很多,超声可快速评估气道解剖,因此在气道管理的应用也越来越广泛。

掌握气道超声可以帮助麻醉医师精确地选择气管导管的大小,并确定气管导管是否进入气道内以及气管导管的插管深度。与纤支镜相比,能更准确地确定喉罩位置是否良好。不仅如此,超声测量的指标可评估置入喉镜是否困难。更为重要的是对于 CICO(不能插管不能氧合)的患者,将超声用在有创气道的建立,比如经皮环甲膜切开术和经皮气管造口术,可提高成功率,减少对气道的损伤。

气道超声对于困难气道有一定的帮助,但仍需要进一步的研究。应用于困难气道,需要非常熟悉气道超声才能快速完成判断及操作。因此除了掌握超声的基础知识,麻醉医师还必须熟知气道解剖和气道在超声下的成像。

(黄绍农　熊莉)

参考文献

［1］ FRERK C，MITCHELL VS，MCNARRY AF，et al. Difficult Airway Society 2015 guidelines for management of unanticipated difficult intubation in adults［J］. Br J Anaesth，2015，115：827-848.

［2］ LAW JA. The difficult airway with recommendations for management--part 2--the anticipated difficult airway［J］. Can J Anesth，2013，60：1119-1138.

［3］ APFALBAUM JL. Practice guidelines for management of the difficult airway，an updated report by the American Society of Anesthesiologists Task Force on Management of the Difficult Airway［J］. Anesthesiology，2013，118：251-270.

［4］ DIFFICULT AIRWAY SOCIETY EXTUBATION GUIDELINES GROUP，POPAT M，MITCHELL V，et al. Difficult Airway Society Guidelines for the management of tracheal extubation［J］. Anaesthesia，2012，67：318-340.

［5］ OSMAN A，SUM KM. Role of upper airway ultrasound in airway management［J］. J Intensive Care，2016，4：52.

［6］ MALLIN M，CURTIS K，DAWSON M，et al. Accuracy of ultrasound-guided marking of the cricothyroid membrane before simulated failed intubation［J］. Am J Emerg Med，2014，32：61-63.

［7］ NØRSKOV AK，ROSENSTOCK CV，WETTERSLEV J，et al. Diagnostic accuracy of anaesthesiologists' prediction of difficult airway management in daily clinical practice：a cohort study of 188064 patients registered in the Danish Anaesthesia Database［J］. Anaesthesia，2015，70：272-281.

第三节　饱胃患者的麻醉处理

饱胃（full stomach）患者广义上是指胃内有食物残留而需要立即进行麻醉手术的患者。饱胃患者的麻醉风险在于胃内容物反流或呕吐，导致误吸。而误吸可引起急性呼吸道梗阻、肺不张和继发性肺炎，酸性胃液刺激引起支气管痉挛、肺间质水肿及肺透明膜变，出现呼吸困难和发绀，临床上称为 Mendelson 综合征。误吸发生率虽然不高（儿童 2.28/10 000，成人 1.15/10 000），却是目前最严重的麻醉并发症之一，是麻醉导致死亡的重要原因之一。

一、误吸的病理生理

（一）食管括约肌和保护性气道反射

食管上、下两端存在功能性括约肌，正常情况下，食管下段括约肌（lower esophageal sphincter，LES）、食管上段括约肌（upper esophageal sphincter，UES）和保护性气道反射能有效地防止误吸的发生。

1. 食管下段括约肌是指食管与胃交界线上 3~5cm 范围内的高压区，解剖上无括约肌的结构，但具有括约肌的功能。正常 LES 静息压为 25mmHg 左右，胃内压（intragastric pressure，GP）5~10mmHg。正常情况下，LES 压与 GP 之差（即所谓的屏障压）保持在 5~10mmHg，可有效阻止胃内容物逆流入食管。但在胃排空出现障碍时（幽门狭窄，肠梗阻等），如同时存在 LES 功能不全，就会出现反流。而呕吐是由于神经反射引起腹壁收缩而导致胃内压异常升高（可能高于 100mmHg），通常伴随 LES 的主动开放；当然，当胃内容物容量足够大，以致胃内压明显增加，也会出现呕吐。麻醉药及麻醉技术可影响 LES 压，止吐药、拟胆碱类药、琥珀胆碱及抗酸剂增加 LES 压，而抗胆碱药、硫喷妥钠、阿片类及吸入麻醉药则降低 LES 压，阿曲库铵、维库溴铵、雷尼替丁和甲氢咪胍对 LES 没有明显的影响（表 12-9）。

表 12-9 麻醉用药对食管下段括约肌张力的影响

增加	减少	无变化
甲氧氯普胺	阿托品	阿曲库铵
多潘立酮	格隆溴铵	雷尼替丁
新止吐嗪	多巴胺	西咪替丁
依酚氯铵	硝普钠	维库溴铵
新斯的明	神经节阻滞药	
组胺	硫喷妥钠	
琥珀胆碱	β-兴奋剂	
潘库溴铵	抗抑郁药	
美多心安	氟烷	
α-肾上腺素能激动剂	恩氟烷	
抗酸剂	阿片类	
	丙泊酚	

2. 食管上段括约肌 与 LES 一样,解剖上无括约肌的结构,但具有括约肌的功能。咽部肌肉的作用如同功能性的食管上段括约肌。主要由迷走神经、喉返神经和发自吞咽中枢的神经支配,清醒患者,USE 与下咽部关闭而有助于防止误吸;有证据表明,麻醉及正常睡眠时可影响 USE 的功能。除氯胺酮外,大多数麻醉药均可使 USE 张力明显降低,增加食管向咽下部反流的可能性。

3. 保护性气道反射 在正常情况下,会厌在受到有害刺激时可引起声门关闭,从而防止异物进入气道,全身麻醉及意识障碍的患者气道保护性反射均受到抑制。麻醉引起的气道保护性反射抑制可持续至麻醉恢复期,一般在气管拔管后 2 小时,甚至可长达 8 小时。

(二)误吸危险因素

1. 患者因素 禁食时间短,意识障碍,急诊手术,重症患者,肥胖,妊娠妇女等,均是导致误吸的高危因素。既往食管手术,胃肠道梗阻或功能不全,食管裂孔疝,反流性食管炎,创伤,疼痛,焦虑等因素,均导致胃排空延迟,易产生反流误吸。

2. 麻醉因素 诸多麻醉药物会降低 LES 压(如:丙泊酚、阿片类、吸入麻醉药等),α-受体拮抗剂、β-受体激动剂及钙通道阻滞剂也使 LES 压下降;麻醉镇静药抑制气道保护性反射,使误吸发生率增加。面罩加压通气可能造成胃膨胀引起反流,环状软骨按压、喉镜操作可能引发呕吐。

(三)误吸的后果

误吸的定义是被动反流或主动呕吐的胃内容物逆流进入了气道。根据误吸物的成分及后果,误吸性肺炎可分为三种不同的并发症:①与酸相关的并发症(acid-associated complication);②与颗粒相关的并发症(particle-associated complication);③与细菌相关的并发症(bacteria-associated complication)。临床上这些并发症常常是相互重叠、协同作用的,彼此并没有严格的界线。发生误吸后的临床表现差异甚大,从轻微的无症状,到支气管痉挛、呼吸急促、咯血、严重的肺炎及急性呼吸窘迫综合征,甚至呼吸心搏骤停和死亡。

1. 与酸相关的并发症 典型的酸相关吸入性肺炎,称为 Mendelson 综合征,是由 Mendelson 在 1946 年首次描述的。表现为急性吸入性肺水肿,呈现急性哮喘样发作,明显发绀,心动过速和呼吸困难。其病理改变分为两个阶段：①即刻发生的酸性物质对气道的直接损害。②2~3小时后发生的，以中性粒细胞的迁移和活化为主导的急性炎症反应，炎性细胞因子（如IL-1β，TNF-α，单核细胞趋化蛋白-1，巨噬细胞炎性蛋白-1β 等）在肺损伤中扮演了重要的介导角色。致肺泡毛细血管屏障受损，肺间质水肿，肺顺应性下降，通气血流比失调。

2. 与颗粒有关的并发症　误吸的颗粒物导致气道的急性梗阻甚至窒息，突发的低氧血症，及阻塞部位远端的肺不张和继发感染。

3. 与细菌相关的并发症　胃内容物不是无菌的，误吸后肺部感染通常由厌氧菌所引起。临床上吸入性肺炎常表现为咳嗽，呼吸急促，及发热、寒战等典型的肺部感染症状。

二、饱胃患者的识别及处理

（一）麻醉前禁食时间

为了避免麻醉期间胃内容物反流及误吸，需通过保证足够的禁食时间来避免饱胃。最新的 ASA 术前禁食指南推荐如下：

1. 对于需要麻醉或镇静的择期手术操作，患者可以在术前 2 小时之前饮用清流质。能够在不晚于术前 2 小时进食的清流质包括水、没有果肉的果汁、不含奶的咖啡或茶，以及碳水化合物饮料，但不包括酒精。

2. 对于需要麻醉或镇静的择期手术操作，可以允许患者在术前 3 小时以前饮用含少量蛋白质的液体，前提是医师判断患者的受益大于潜在风险。

3. 在需要麻醉或镇静的择期手术操作开始前 6 小时起，患者不应该进食固体食物（或饮用奶）；大量进食或进食脂肪膳食后禁食时长应该延长到至少 8 小时。

4. 患者在手术当日早晨应用水或清流质来送服常规药物，最好在预定手术的几小时前服药。可在术前 2 小时以内服用的药物包括：因疏忽而遗漏的重要药物（如 β 受体阻滞剂、阿司匹林）、应严格按时服用的药物（如抗癫痫药物）、或作为麻醉方案一部分的药物（如对乙酰氨基酚、加巴喷丁）；这些药物应用一小口水送服。

5. 患者如果没有气管插管或气切套管，那么在需要麻醉或镇静的择期手术操作前 8 小时应停止经胃管管饲。

6. 肥胖患者或未临产妊娠患者在择期手术前应该使用标准的术前禁示指南，因为这些患者的胃排空并没有延迟。

7. 糖尿病病史长的患者胃轻瘫的发生率高，可能需要根据个体情况确定的更长时间禁食。

（二）饱胃的判断

饱胃患者包括：①接受急诊手术的患者；②存在持续创伤无论距离最后一次经口进食多久的患者；③未根据术前禁食指南禁食的患者。传统的误吸危险性的标准为胃内残留量>0.4ml/kg，胃液 pH 值≤2.5。这一标准来源于 1974 年 Roberts 和 Shirley 的猕猴实验，按照这个标准，30%~60% 的手术患者将被定义为"存在误吸风险"。目前的文献已就此形成了共识，认为这个标准缺乏临床证据基础，不应再作为误吸的风险提示指标。胃液的容量及 pH 是由胃液的分泌速度（成人 50ml/h）、唾液的吞入 [1ml/（kg·h）]、固体或液体食物的摄入以及胃排空的速度所决定的。胃排空清液的速度很快（半衰期为 12 分钟，1 小时后排空 95%），固体食物只有在液化后才能从胃内排空，排空速度存在极大的个体差异；对于某些合并特殊疾病的择期手术患者，即使按照禁示指南严格禁食，也仍然有明显的残存胃内容物；在急诊手术，受应激、疼痛、焦虑等多种因素影响,预测胃内容物情况更加困难。

近年来,床边超声逐渐成为客观、有效地评估胃内容物性质及容量的手段。已有大量研究证实,床边超声可以有效地辨别胃内容的性质(空腹、清液体、牛奶或固体);并可通过右侧卧位下测量胃窦区的面积计算出胃内的容量。这种定量方法适用于 BMI<40kg/cm² 的患者,500ml 以内胃内容量的预测,且可重复性强,特异性和敏感性极高,误差仅为±6ml,被认为是无创评估胃内容物的金标准。如果 B 超显示空腹,则提示误吸低风险;如显示胃内容物为黏稠液体或固体,不论容量多少,均提示误吸高风险;如显示为清液体,则需要进一步定量以确定风险。关于误吸的胃内容量阈值,目前尚无明确标准,1.5ml/kg 的容量在严格禁食的成人是普遍的,且被认为是安全的。

(三) 预防误吸的措施

对于饱胃患者,目前尚没有能完全避免误吸发生的方法,因为这些方法本身就可能存在风险,我们在临床实践中需慎重评估其风险-收益比,做出明智的决定。有一些新的做法很有应用前景,但还缺乏大样本的随机对照研究以证实其有效性。

1. 放置鼻胃管　对于饱胃患者,诱导前是否需要放置鼻胃管是有争议的。放置鼻胃管最主要的目的是通过它引流气体及液体,以降低胃内压力。如已留置有胃管,应尽量吸出胃内容物,但须注意此法对固体食物吸出有限,不可能完全排空胃。在某些患者,放置鼻胃管还可能导致呕吐甚至误吸。目前没有证据支持术前常规放置鼻胃管(即使是急诊患者),除非患者疑似存在消化道梗阻。一种带有套囊的新型鼻胃管已在临床试用,它可封闭贲门,避免胃内容物反流,可有效防止误吸。

2. 促进胃排空及增加 pH 值的药物　研究证实,目前临床常用的胃动力药、H_2 受体阻滞剂、质子泵抑制剂、抗酸剂、抗胆碱药和止吐药等,可有效减少胃内容物容量和/或增加胃液 pH 值,但目前并没有资料表明,这些药物能够降低误吸的风险或改善预后。最新的 ASA 指南指出,对于没有明显误吸高风险的患者,不推荐将这些药物作为术前的常规预防用药;而对于有高误吸风险的患者,可考虑术前应用胃动力药、H_2 受体阻滞剂、质子泵抑制剂及非颗粒性制酸剂,对于术后恶心呕吐高风险的患者,可术前应用止吐药。常规使用的抗酸药物有以下几类:①使用澄清的非颗粒口服抗酸药,例如在麻醉诱导前即刻口服 30ml 枸橼酸钠/枸橼酸,可升高胃内容物 pH 值;②H_2 受体阻滞剂能减少胃容量并升高胃内容物 pH 值,如:麻醉诱导 40~60分钟前静脉给予雷尼替丁或法莫替丁。

3. 体位选择　目前对最安全的体位尚无定论。①上半身抬高 30~45°,可以极大地降低反流概率,但一旦出现呕吐,误吸几乎不可避免,且这种体位给气管插管带来一定难度,不建议选择。②头低位,增加了反流风险,但可防止误吸,至少降低了大量误吸的风险,有建议用于饱胃患者。关于头低位的程度,Takenaka 等在人体模型和志愿者开展了进一步细致的研究。他们研究了在中立位、头充分后仰位、嗅位及 Sellick 位(单纯降低头板以使嘴角与气管隆嵴处于同一水平线)四种不同的头-颈位情况下,什么程度的头低位才能有效地防止反流。结果推荐Sellick 位结合头低位。但需注意的是,Sellick 位只适用于颈椎活动度正常的患者,且这种体位并不是气管插管的最佳体位。因此当选择麻醉诱导的体位时,需仔细权衡误吸风险与气道困难程度之间的利弊,做出个性化的决定。③其他:头转向一侧,或肩下垫枕头,或侧卧位,均可降低误吸的风险,但侧卧位下置喉镜和插管,即使对经验丰富的麻醉医师来说也是很大的挑战。

4. 麻醉选择　饱胃患者应尽量避免全身麻醉,选择局部麻醉、神经阻滞或椎管内麻醉,以保证患者神志清醒,保留气道保护性反射。必须选用全身麻醉时,如果时间允许,患者合作,可考虑纤支镜引导下,经口或经鼻清醒气管插管,尤其对合并困难气道、活动性口咽或胃肠道出血、面部创伤患者,宜选择此法。但这种方法的安全性亦存在争议:①局麻会不同程度地抑制气道保护性反射,增加误吸的风险;②局麻效果欠佳时,可能需要增加辅助镇痛镇静药,甚至改全身麻醉,而插管等咽喉部的操作刺激亦可能引发呕吐及误吸。目前临床上广泛采用的是快速顺序诱导(rapid sequence induction,RSI)结合环状软骨加压的快速气管插管技术(详见后述)。如已留置带套囊的鼻胃管,可有效封堵贲门,则可采用传统的诱导方式插管。手术结束后,应在患者完全清醒后方能拔除气管导管;拔管前备好吸引装置,以应对患者可能出现的呕吐。

毋庸置疑,气管插管是防止麻醉患者误吸的"金标准",但插管操作本身可能引发呕吐及误吸。已有研究证实,在 ProSeal 喉罩的食管腔开放时,向食管注入的液体并不会反流至气道。目前已有多种新型喉罩问世,可通过其置入鼻胃管吸引胃内容物以减压,也可通过它插入气管导管,喉罩可望成为饱胃患者麻醉处理中一个新的选择。

三、快速顺序诱导实施方案

全身麻醉快速顺序诱导插管(rapid sequence induction and intubation,RSII)是一种用于误吸风险较高的患者中以最小化发生肺误吸机会的技术。通常使用的全身麻醉非快速顺序诱导插管包括以下步骤:给予诱导药物、证实能够用面罩通气、使用神经肌肉阻断药(neuromuscular blocking agent,NMBA),一旦肌松后即行气管内插管(通常大约为诱导之后 3 分钟)。由于麻醉诱导会使得气道失去保护性的反射,故而在患者失去意识与气管内导管套囊充气的这段时间中,患者有肺误吸的风险。

RSII 实施要点:①连接吸引装置并开启备用,预吸氧;②诱导前不给任何麻醉药;③充分去氮给氧:面罩高流量(6~10L/min)吸 100% 纯氧,持续 5 分钟以上;④快速给予迅速起效的麻醉药及琥珀胆碱;建议带导芯行气管插管;⑤同时辅以 Sellick 手法;⑥避免在插入气管导管之前使用面罩正压通气,除非出现低氧血症而不得不通气。

1. **预吸氧**　对于所有要进行全身麻醉的患者,都应采用 100% 的氧气预吸氧,以增加氧储备并提供额外的时间来确保气道。由于 RSII 技术在麻醉诱导和气管插管之间通常不会进行面罩通气,预吸氧尤其重要。给予预吸氧的方式是:正常潮气量呼吸、持续 3 分钟,1 分钟深呼吸 8 次,或者持续吸氧,直到呼出氧浓度>90%。对于在诱导和插管之间的呼吸暂停期发生快速去氧合风险较高的患者,以及困难插管风险较高的患者,建议在面罩给氧之外,通过鼻导管给予 10L/min 的氧气。

2. **环状软骨按压(Sellick 手法)**　在清醒患者实施环状软骨按压,可能引发呕吐导致食管破裂,这间接证实了按压的有效性。环状软骨按压虽然缺乏充分的证据基础,但在临床上运用广泛,大量的临床观察和动物及尸体的实验数据表明,它是易于实施且能有效防止反流误吸的方法,应该用于 RSI。按压时间应从麻醉诱导静注阿片类药物及镇静药开始,压力为 10~15N (牛顿,1N=0.102 千克力),过大的压力会给清醒患者带来疼痛并可能引发呕吐,待患者意识完全消失后,压力立即增至 35~40N,一直持续至气管内插管成功、气囊充气后。这种方法最大的缺点是可能导致上气道的解剖变形,使气道处理更加困难,因此需注意,当此操作影响到气道安全时,要适当降低按压压力。此外,当患者出现主动呕吐时,应立即松开按压,并将患者体位置于头高位。

3. **诱导药物的选择**　通常会在给予 NMBA 前逐渐调整麻醉诱导药物的剂量至患者意识

消失。目前,尚没有研究数据就逐渐调整剂量技术行 RSII 的误吸风险、患者意识或血流动力学后果与快速给药技术进行比较。对于血流动力学稳定的患者,首选丙泊酚。对于血流动力学不稳定的患者,替代选择是氯胺酮和依托咪酯。对于大多数病例,在进行 RSII 时,建议使用琥珀胆碱(1~1.5mg/kg)而不是非去极化 NMBA。如果给予了去除肌束颤动剂量的非去极化 NMBA,则必须将琥珀胆碱的静脉给药剂量增加至 1.5~2mg/kg,以克服非去极化 NMBA 和去极化 NMBA 之间的拮抗作用。如果禁用琥珀胆碱,则罗库溴铵可提供快速麻痹。

4. 面罩通气　在进行 RSII 时,传统上在插管前不会通过面罩进行通气,以避免胃胀气从而增加反流的可能性。在不施加环状软骨压迫的情况下,充气压力超过 20cmH_2O 的气囊面罩通气可导致胃胀气,并可能会导致胃膨胀。然而,大量的研究已发现,在无气道梗阻的儿童和成人中,以及气道压力不高于 60cmH_2O 的成人中,面罩通气期间施加环状软骨压迫可防止胃胀气。在 RSII 期间,如果患者无氧储备减少或是无氧消耗增加,则即使不进行面罩通气,患者也不会发生去氧饱和。对于那些预期会随着呼吸暂停而快速发生去氧饱和的患者,例如肥胖或腹内压增加导致功能残气量减少的患者,或是有脓毒症或发热的患者,可在压迫环状软骨同时进行轻柔的低压力面罩通气。

四、误吸的治疗

(一) 误吸后的紧急处理

1. 误吸的征象　成功处理的首要问题是即刻发现误吸。误吸的征象是在口咽部或气道内发现胃内容物,同时可能出现呼吸功能障碍,如:气管内插管及正确通气的情况下仍呈现低氧血症、机械通气时吸气气道压升高、自主呼吸时出现呼吸困难/窒息/过度换气、喉痉挛/气道梗阻、支气管痉挛/哮喘等。

2. 紧急处理　①立刻置患者于头低侧卧位,吸净口咽部及气道内反流物。②立即快速顺序诱导下气管插管。③气管插管后立即先尽量吸净气管及主支气管内的反流物,然后再行机械通气。以 100% 纯氧控制呼吸,PEEP ≥5cmH_2O。如果出现了急性肺损伤,则需采用保护性压力控制模式通气(潮气量 6ml/kg,平台压 ≤30cmH_2O,其他呼吸参数根据气道压及动脉血气分析的结果来调整),此通气方式已被证实能成功地降低死亡率。

(二) 误吸后进一步治疗

对于饱胃患者,最重要的是正确识别和充分的准备措施以预防误吸,一旦已经发生了误吸,其治疗措施都只是对症和辅助性的,主要目标是维持机体足够的氧和。

1. 支气管灌洗　酸性液体对气道的直接损伤在最初的 20~40 秒内已经发生,目前的文献已不再支持用生理盐水行支气管灌洗以"稀释"误吸液的做法。行支气管灌洗会导致误吸物分布得更深,波及更多的外周肺段。如误吸了固体物质,则需行支气管镜检,仔细清除所有固体物质,并将样本送测 pH 值,同时送检样本检测病原菌种属,以指导后续的抗生素使用。

2. 抗生素的使用　Marik 的研究显示,绝大部分误吸病例都是酸相关的肺炎,只有 10% 左右的患者会发展成细菌性肺部感染。目前已就此形成共识,急性期不要预防性地使用抗生素,因其对患者的临床转归及疾病的远期预后并没有明显的积极影响,而且会增加呼吸机相关性肺炎的发生率。应在痰培养或气管吸出物培养明确肺部病原菌,或确定有继发肺部感染后再使用抗生素。如果是梗阻性或麻痹性肠梗阻患者,误吸了肠内容物,则需要使用抗生素。

3. 类固醇激素的应用　目前的实践表明,在误吸的急性期使用大剂量的激素并不能减轻或抑制炎症反应,而且可能会使患者,尤其是重症患者的结局更糟。类固醇激素在急性期不应该使用,也不建议常规应用。

4. 支气管扩张剂　如出现支气管痉挛,建议全身或局部应用支气管扩张剂,改善通气/血流比,减少呼吸肌氧耗。但需注意,对酸相关的误吸,禁止使用吸入麻醉药扩张支气管,有研究表明,吸入麻醉剂会加重急性炎症反应。

5. 其他　充足的补液是一项必要的辅助治疗措施,因为随着肺水肿的发展,可能出现液体的转移及血流动力学的改变。动脉血气和胸片可用来评估误吸的严重度以及肺功能损害的程度。如果胸片正常,氧合足够,则可以拔管。应该谨记,酸相关性肺损伤,其炎性损害期的峰值在误吸后 2~3 小时,因此误吸患者至少应观察 2 小时。情况稳定者(成人 $SpO_2 \geqslant 95\%$,$FiO_2 < 50\%$,心率<100 次/min,呼吸频率<20/min),可以转运至普通病房,并继以术后随访;误吸后症状或体征持续超过 2h 的患者,应转入 ICU 接受进一步的观察和治疗,难治性低氧血症可试用体外膜肺(ECMO)进行治疗。

(张　燕)

参考文献

[1] FELDHEISER A,AZIZ O,BALDINI G,et al. Enhanced recovery after surgery (ERAS) for gastrointestinal surgery,part 2:consensus statement for anaesthesia practice[J]. Acta Anaesthesiol Scand,2016,60:289-334.

[2] SONG IK,KIM HJ,LEE JH,et al. Ultrasound assessment of gastric volume in children after drinking carbohydrate-containing fluids[J]. Br J Anaesth,2016,116:513-517.

[3] BISINOTTO FM,PANSANI PL,SILVEIRA LA,et al. Qualitative and quantitative ultrasound assessment of gastric content[J]. Rev Assoc Med Bras(1992),2017,63:134-141.

[4] ZIELESKIEWICZ L,BOGHOSSIAN MC,DELMAS AC,et al. Ultrasonographic measurement of antral area for estimating gastric fluid volume in parturients[J]. Br J Anaesth,2016,117:198-205.

[5] KRUISSELBRINK R,ARZOLA X,ENDERSBY R,et al. Intra-and interrater reliability of ultrasound assessment of gastric volume[J]. Anesthesiology,2014,121:46-51.

[6] PERLAS AM,NICHOLAS M,LUI L,et al. Validation of a mathematical model of ultrasound-determined gastric volume by gastroscopic examination[J]. Anesth Analg,2013,116:357-363.

[7] TAKENAKA I,AOYAMA K,IWAGAKI T. Combining head-neck position and head-down tilt to prevent pulmonary aspiration of gastric contents during induction of anaesthesia:a volunteer and manikin study[J]. European journal of anaesthesiology,2012,29:380-385.

[8] BUTLER J,SEN A. Towards evidence-based emergency medicine:best BETs from the Manchester royal infirmary. BET 1:Cricoid pressure in emergency rapid sequence induction[J]. Emergency medicine journal:EMJ,2013,30:163-165.

[9] RAGHAVENDRAN K,NEMZEK J,NAPOLITANO LM,et al. Aspiration-induced lung injury[J]. Crit Care Med,2011,39:818-826.

[10] NASON KS. Acute intraoperative pulmonary aspiration[J]. Thorac Surg Clin,2015,25:301-307.

[11] BECK-SCHIMMER B,BONVINI JM. Bronchoaspiration:incidence,consequences and management[J]. Eur J Anaesthesiol,2011,28:78-84.

第四节　恶性高热

恶性高热(malignant hyperthermia,MH)是一种较为罕见的常染色体显性遗传疾病。自 20 世纪 60 年代 Denborough 等首次以恶性高热报道此病以来,这一综合征逐渐被人们所认识。

经典恶性高热表现为麻醉诱导及手术期间,在使用氟烷等氟化醚类挥发性麻醉药物或去极化肌松剂后,患者出现肌强直、体温急剧升高、心动过速、严重缺氧、酸中毒及肌红蛋白尿等代谢亢进危象。在一般人群中,预计 MH 的发生率为 1/100 000;因为遗传性状的外显率不同,导致发生的反应未被发现、较轻微或不典型,该发生率可能低于实际的发生情况。在发生了急性 MH 的患者中,大约有一半的患者发生过 1 次或 2 次暴露于诱发药物后并无事件发生。MH 可发生于世界各地的所有民族中,男女发生比率为 2:1,19 岁以下的儿童占报道事件的45%~52%。

一、发 病 机 制

(一) 病理生理机制

目前公认,MH 属于肌肉系统的代谢性疾病,主要机制是在特异性药物触发下,骨骼肌细胞质中 Ca^{2+} 浓度失控性升高,触发肌纤维持续强直性收缩,有氧代谢的水平加快可在一定时间内满足肌肉供给,但会产生二氧化碳和细胞酸中毒,并耗竭氧和三磷腺苷,这将引起 MH 的早期体征:高碳酸血症和混合性的呼吸性/代谢性酸中毒。细胞转为无氧代谢后,产生的乳酸会加重酸中毒。一旦贮备的能量耗竭,就会发生横纹肌溶解,并导致高钾血症和肌红蛋白尿。在肌肉发达的患者中,横纹肌溶解引起的高钾血症可能会早期发生。随着时间的推移,肌肉持续收缩产生的热量就会超出机体所能散发的热量。在初始症状发作的数分钟至数小时后,就会发生显著的高热。在某些病例中,核心体温可能会每隔几分钟就上升 1℃。严重的高热(高达 45℃)会导致二氧化碳的产生显著增加,而氧消耗的增加可造成广泛的重要器官功能障碍。严重的高热与弥散性血管内凝血(DIC)的发生相关,而 DIC 则是预后不良的预测因素,并且常常是终点事件。

(二) 基因机制

目前比较肯定的与 MH 发作有关的基因主要包括 RYR1 和 CACNA1S 基因。RYR1 基因:RYR1 基因位于 19q13.1-13.2,由 160 000 个碱基对编码 160 个外显子。自 1992 年首次发现 RYR1 基因突变与 MH 发作之间的关系以来,目前已有约 50 个突变位点获得证实与 MH 发作有关。多数突变位点位于 MH/CCD1、2、3 区(即所谓恶性高热/中央轴空病热点区域)。CAC-NA1S 基因:CACNA1S 基因位于 1q32,由 93 500 个碱基对编码 44 个外显子,决定二氢吡啶类 Ca2+通道的 α1 亚单位氨基酸序列。与 MH 发作有关的基因突变位点为 3 333A>G,导致 α1 亚单位上第 1 086 位氨基酸残基由精氨酸改变为组氨酸。

二、临 床 表 现

MH 典型的临床表现为"一紧两高",即肌肉紧张强直、体温升高和呼气末二氧化碳($P_{ET}CO_2$)升高。肌肉紧张可表现为咬肌或全身肌肉紧张,可呈现典型的"铁板样"骨骼肌痉挛。体温可在短时间内快速上升至 42℃ 以上,$P_{ET}CO_2$ 可达 100mmHg 以上。循环系统早期可表现为心率增快、心律失常、血压升高、发绀等,晚期可表现为循环崩溃和心搏骤停。辅助检查可发现高血 K^+、酸中毒、肌红蛋白、肌酸激酶、心肌酶谱等明显改变,早期即可出现 DIC 倾向。但是,MH 患者在临床表现上并无统一规律可循,在药物诱发因素、典型症状和实验室结果等方面均存在相当大的变异。研究显示,恶性高热易感并不一定在每次麻醉时都有恶性高热发生,可在第 2、第 3,甚至第 12 次手术麻醉时发生,这可能与所用麻醉药物剂量及突变的基因位点不同有关。

（一）其临床表现可能出现以下几种模式

1. 麻醉诱导后立即出现,表现为咬肌强直(masseter muscle rigidity,MMR)(存在琥珀胆碱和/或挥发性药物的情况下)。

2. 在手术当中、麻醉的任何阶段出现,表现为逐渐加重的高碳酸血症、心动过速、代谢性酸中毒,有时还表现为全身肌肉强直。

3. 在停止给予麻醉剂后出现,但一般在数分钟之内。

4. 术后出现,表现为其他方面无症状的患者出现孤立性的横纹肌溶解。这些患者没有经典的 MH 临床体征,并且尚不清楚这些发作是否代表了真正的 MH 危象。

5. 在成功治疗之后,高达 25% 的患者会复发,并且肌肉更为发达的患者复发的可能性更高。

目前普遍存在的一种误解是,急性 MH 会以高热为首发体征。高热一般是 MH 的后期体征,并且最初怀疑 MH 的诊断时通常不存在高热;在一组包含 255 例患者的大规模病例系列中,仅 8.2% 的 MH 危象中快速升高的体温或不恰当升高的体温是最初的体征之一,并且仅在 3.9% 的 MH 危象中是仅有的初始体征。

（二）临床特点

1. 早期表现

（1）高碳酸血症:高碳酸血症是 MH 最可靠的初始临床表现,其特点是增加患者的每分钟静息通气量也不能纠正的高碳酸血症。麻醉状态下,当自主通气的患者发生了 MH 时,可作代偿性呼吸过速来应对 $P_{ET}CO_2$ 和二氧化碳分压($PaCO_2$)升高。而用呼吸机固定通气量通气的患者则 $P_{ET}CO_2$ 和 $PaCO_2$ 升高,CO_2 吸收剂会迅速改变颜色,并且产热反应也会引起呼吸机的吸收剂罐摸上去变热。

（2）窦性心动过速。

（3）咬肌强直:咬肌强直是指给予诱发药物后不能打开患者的口腔,既往认为 MMR 是 MH 的早期体征。给予琥珀胆碱后轻微的 MMR 是很常见的,只要 MMR 在大约 1 分钟内结束并且未伴有全身肌肉强直,就不需要特殊关注,只有严重的 MMR 才被认为是提示了 MH 的发生。

（4）全身肌肉强直:当存在其他确诊性的代谢亢进体征时,应用神经肌肉阻滞仍存在全身肌肉强直(即持续挛缩)就被认为是 MH 所特有的体征。在一项包含了 255 例患者的大规模病例系列研究中,40.8% 的患者发生了全身肌肉强直,并且全身肌肉强直几乎都是最初的少数体征之一。

2. 后期体征

（1）高热:高热往往是 MH 的后期体征;即使高热是 MH 的常见临床体征,但在最初怀疑 MH 诊断时患者可能并无高热。一项研究对 1987—2006 年上报于北美恶性高热登记处(North American Malignant Hyperthermia Registry,NAMHR)的 MH 事件进行了分析,发现升高或快速升高的体温仅在 8.2% 的患者中是初始体征之一,并且仅在 3.9% 的患者中是仅有的初始体征。但在超过 50% 的 MH 事件中发生了体温升高或体温快速升高。最高体温越高,发生 MH 事件所有并发症的可能性就越大。并且研究还发现,当同时监测皮肤体温和核心体温时,皮肤体温并不能很好地反映核心体温。对 2007—2012 年 NAMHR 报告的更新分析发现,未接受体温监测的患者发生 MH 事件时死亡的风险是接受核心体温监测患者的 2 倍。准确地监测体温可让临床医师更早地做出 MH 的诊断,并更早地给予治疗。美国恶性高热协会(malignant hyper-thermia association of the united states,MHAUS)推荐,对于持续时间超过 30 分钟的全身麻醉应监测患者的核心体温。

（2）高钾血症相关的心电图改变:肌肉破坏引起的钾水平升高可快速发生,尤其是在肌肉发达的患者中。

（3）心律失常,室性心动过速/心室颤动。

（4）肌红蛋白尿:棕色、可乐色或茶色的尿提示存在肌红蛋白尿,这种现象大约在急性 MH 发作的 14 小时后达到高峰。多项报告已描述了看似正常的患者在术后发生了横纹肌溶解和肌红蛋白尿,但却没有任何 MH 的其他经典体征。在这些患者中,MH 挛缩测试可能会为阳性;然而,目前尚不清楚这是由真正的 MH 易感性引起,还是由亚临床性的肌肉疾病引起的假阳性结果。

（5）血肌酸磷酸激酶显著升高:血浆肌酸激酶(creatine kinase,CK)会在 MH 急性发作的大约 14 小时后达到峰值。CK 的峰值水平取决于患者的肌肉量和肌肉破坏的严重程度;在肌肉发达的患者,CK 峰值水平可能会超过 100 000U/L。

（6）出血过多。

（7）儿科患者的临床表现:不同年龄的急性 MH 儿科患者的临床表现稍有不同。一项回顾性研究使用了来自 NAMHR 的数据,对年龄在 18 岁以下的患者进行了分析;分析发现,在所有儿童中最常观察到体格检查发现是窦性心动过速(73.1%)、高碳酸血症(68.6%)和体温迅速升高(48.5%)。最年幼的儿童(0~24 个月)发生肌肉强直的可能性为较年长儿童的一半,但其皮肤斑点比年长的儿童更多见;此外,最年幼的儿童还会有较高的乳酸峰值水平和较低的 CK 峰值水平。与最年幼组和最年长组的患儿相比,25 个月至 12 岁儿童的最大 $P_{ET}CO_2$ 及血气 $PaCO_2$ 较低,但发生咬肌痉挛的可能性却是其他年龄组的 3 倍以上。12~18 岁的儿童有更高的最高体温和血钾水平峰值,更可能会出汗,且需要更长的时间才能达到最大 $P_{ET}CO_2$。

三、诊　　断

（一）临床诊断标准

除典型的临床表现外,还可通过氟烷收缩实验、咖啡因收缩实验和基因检测来对 MH 进行诊断。在急性事件期间,MH 的诊断为推定性诊断,根据存在 1 种或多种与 MH 相关的典型临床表现,对所有接受了诱发药物的患者都必须考虑该诊断。因为在发生了 MH 急性发作的患者中,超过 90% 的患者没有 MH 的家族史,超过一半的患者既往都曾接受了全身麻醉并且无事件发生,所以只要临床医师认为 MH 的诊断是合理的,就必须紧急开始治疗;紧急治疗常常在鉴别诊断中的其他诊断被确定排除之前就已开始。

目前,最常用的临床诊断标准为北美和欧洲采用的恶性高热临床评分量表(表 12-10)。它将 MH 临床表现分为七大类,分别计分,每一大类仅计一个最高分。总计分在 50 分以上,临床可基本确诊为 MH,35~50 分为 MH 可疑。

表 12-10　恶性高热临床评分量表

项目	评分
肌强直	
全身肌肉强直	15
咬肌痉挛	15
肌肉破坏	
肌酸激酶大于 20 000U/L(使用琥珀胆碱)	15
肌酸激酶大于 20 000U/L(吸入麻醉药)	15
咖啡色尿	10
尿肌红蛋白大于 60μg/L	5
血清肌红蛋白大于 170μg/L	5
血 K^+>6mmol/L(除外肾衰)	3
呼吸性酸中毒	
$P_{ET}CO_2$>55mmHg(控制呼吸)	15
$PaCO_2$>60mmHg(控制呼吸)	15
$P_{ET}CO_2$>60mmHg(自主呼吸)	15
$PaCO_2$>65mmHg(自主呼吸)	15
高碳酸血症	15
呼吸急促	10
体温升高	
体温快速升高	15
围手术期体温高于 38.8°C	10
心律失常	
窦性心动过速	3
室性心动过速或室颤	3
家族史	
略(有家族史者采用)	
其他	
动脉 BE<-8mmol/L	10
pH<7.25	10
使用丹曲林后症状控制	5
有家族史	10
静息时血清 CK 升高	10

　　根据性质将临床表现分为七大类,分别计分,每一大类仅计一个最高分。总计分在 50 分以上,临床可基本确诊为 MH,35~50 分,MH 可能。

（二）鉴别诊断

　　患者在围手术期可能会存在多种临床表现(如高碳酸血症、心动过速、肌肉强直、横纹肌溶解、高热和心律失常)与急性 MH 相似的疾病。虽然可能已经启动了对 MH 的治疗,但此时必须继续考虑其他的病因,以避免遗漏其他的诊断。

　　1. 麻醉/手术相关问题

　　(1) 麻醉/镇痛不充分:麻醉/镇痛不足的患者可出现心动过速、高血压和引起低碳酸血症的呼吸过速(在自主呼吸的患者中),但不会出现肌肉体征(全身肌肉强直、咬肌痉挛、横纹肌溶解和高钾血症)和高碳酸血症。

(2) 通气/新鲜气流不足:通气/新鲜气流不足的患者常常会有高碳酸血症和呼吸性酸中毒,并可能会出现心动过速和高血压,但不会有代谢性酸中毒和肌肉体征(全身肌肉强直、咬肌痉挛、横纹肌溶解和高钾血症)。

(3) 麻醉机故障:麻醉机的呼气阀故障会导致患者重吸入呼出的 CO_2,其表现与通气不足类似;体温探头故障则可能会提示并不存在的高热。

(4) 过热:在仅有发热的情况下,无论体温有多高,发热都不是 MH 的有效指示因素。单独存在的发热可能是感染病变或医源性产热的结果,应结合临床情况进行分析。术后发热相对常见;在缺乏 MH 的其他症状和体征的情况下,应探寻其他的诊断。

(5) 腹腔镜手术期间 CO_2 吸收增加:在腹腔镜手术期间,增加每分钟静息通气量无法纠正的高碳酸血症可能是由 CO_2 持续吸收引起,例如患者存在皮下气肿,或已知 CO_2 被充入了患者组织中。此外,在腹腔镜手术可引起患者心动过速和高血压,但并不会存在肌肉体征(全身肌肉强直、咬肌痉挛、横纹肌溶解和高钾血症)和代谢性酸中毒。

2. 药物相关问题

(1) 全身性过敏反应:全身性过敏反应和 MH 均可出现血压降低。全身性过敏反应常伴有支气管痉挛、喘鸣和气道压力增加,导致每分钟静息通气量降低,继而出现 $P_{ET}CO_2$ 升高,90%的全身性过敏反应发作会伴有皮肤症状和体征,但不会存在肌肉体征(全身肌肉强直、咬肌痉挛、横纹肌溶解和高钾血症)。

(2) 输血反应:输血反应和 MH 共有的体征包括发热、棕色尿、低血压和高钾血症的体征。如果患者同时输注了血液制品,临床医师就应怀疑输血反应的可能性。

(3) 滥用药物:多种药物滥用都可能会导致与 MH 重叠的体征:①可卡因可引起心动过速、心律失常、高血压及横纹肌溶解。②亚甲二氧甲基苯丙胺(methylene dioxymetham-phet-amine,MDMA)又称为摇头丸,可引起心动过速、心律失常、高血压、高热和横纹肌溶解,MDMA 还会引起 5-羟色胺综合征。③甲基苯丙胺可引起心动过速、高血压、急性心衰和呼吸过速。

(4) 酒精戒断:震颤谵妄一般会在最后一次饮酒后的 48~96 小时出现,可能会伴有心动过速、高血压和发热。

(5) 神经阻滞剂恶性综合征:神经阻滞剂恶性综合征(neuroleptic malignant syndrome,NMS) 和 MH 均会伴有发热、肌强直和自主神经不稳,但 NMS 一般不会在给予患者全身麻醉期间发生;而且 NMS 起病缓慢(精神状态在 1~3 日呈进行性改变预示这种综合征),此特点一般可将其与 MH 相区分。

(6) 5-羟色胺综合征:多种药物可增加 5-羟色胺的活性,过量摄入这些药物或不慎发生了这些药物相互作用就会导致 5-羟色胺综合征。5-羟色胺综合征与 MH 有许多共同的体征(心动过速、血压波动、高热和肌肉强直),并且均存在 CK 水平升高和代谢性酸中毒,但 5-羟色胺综合征可出现 MH 没有的体征如震颤、阵挛、反射亢进、静坐不能和瞳孔放大等。

(7) 抗精神病药物的锥体外系副作用:抗精神病药物可引起肌肉痉挛,但其快速发作的特点和特征性的定位(通常是颈部、舌或颌部)可将其与 MH 相鉴别。

(8) 致热原污染物:静脉溶液被致热源性污染物污染可导致发热。

3. 共存的躯体疾病

(1) 感染/败血症:脓毒症可能会伴有发热、代谢性酸中毒和 CK 水平升高,这就使得脓毒症难以与 MH 鉴别,但脓毒症不会伴有全身肌肉强直。

（2）嗜铬细胞瘤:在手术期间,尚未被诊断的嗜铬细胞瘤可能会表现为阵发性的严重高血压和心动过速。

（3）甲状腺危象:未经治疗的甲状腺功能亢进患者可能会发生甲状腺危象,由手术或创伤所诱发。甲状腺危象与 MH 重叠的症状包括心动过速、心律失常、高热（高达 40～41℃）。甲状腺危象患者还可能会发生低血压和心血管衰竭,但甲状腺危象患者不会存在肌肉体征（全身强直、咬肌痉挛、横纹肌溶解和高钾血症）。

（4）脑病变:缺氧性脑病、颅内出血、创伤性脑损伤或脑膜炎也可导致发热。

（5）神经肌肉疾病:多种肌肉疾病的如假肥大型肌营养不良和 Becker 肌营养不良患者在暴露于挥发性麻醉剂或琥珀胆碱时,可能会发生横纹肌溶解或高钾血症,需与 MH 相鉴别。

（三）咖啡因-氟烷收缩试验（caffeine-halothane conctracture test,CHCT）

CHCT 是目前公认诊断 MH 的金标准,一般于局麻下取股外侧肌或股四头肌,暴露于系列浓度的咖啡因（0.5、1.0、2.0、4.0、8.0、32.0mmol/L）4 分钟,或 2% 氟烷中 10 分钟,肌肉对 2.0mmol/L 咖啡因或 3% 氟烷的张力改变大于 0.3、0.7g 为阳性,诊断为 MHS（malignant hyperthermia susceptible）,两者均为阴性诊断为 MHN（malignant hyperthermia non-susceptible）,两者之一阳性分别诊断为 MHSc（MHS-Caffeine）或 MHSh（MHS-Halothane）。

（四）基因诊断

20 世纪 90 年代,基因诊断即开始应用于 MH 的临床研究,其优势在于避免了有创的手术操作和风险,可提供术前预警信息,应用少量血液或组织标本就可完成检测。但是,如前所述,MH 发病的关键基因 RYR1 存在众多突变位点,且有 50%～70% 的临床相关性,传统基于 PCR 技术的低通量基因诊断,用于寻找已知突变位点尚有困难,更不用说发现新的突变位点了。近年来,随着高通量、自动化基因测序技术的逐渐推广,对 *RYR1* 进行全基因测序从技术上讲已具有可行性,但其费用昂贵,且全基因测序用于临床存在一些伦理难题,测序中发现的无关突变基因可能涉及隐私问题。此外,由于 MH 存在明显的遗传异质性,即异常基因携带者在接触触发药物后并非必定发作 MH,出现 MH 发作患者也并非必定能检测出异常基因,因此,即便基因诊断有所发现,临床上仍必须经 CHCT 来予以确定,基因诊断作为 MH 诊断的临床价值尚有待于进一步开发。

四、疑似 MH 危象的处理对策

如果麻醉医师通过代偿性地增加每分钟静息通气量不能降低升高的 $P_{ET}CO_2$,就应高度怀疑患者发生了急性 MH。肌肉强直（全身肌肉强直或长期 MMR）或其他原因无法解释的代谢性酸中毒可进一步支持 MH 的诊断。当患者出现了这些临床体征,并且没有具有说服力的替代诊断时,就必须开始对推定的 MH 进行治疗。应召集额外的麻醉工作人员来帮助准备丹曲林,并启动 MH 处理方案。根据 MHAUS 的推荐,手术室中应恰当地备有随时都能使用的 MH 治疗推车。

（一）高碳酸血症的评估和处理

意料之外的 $P_{ET}CO_2$ 水平升高往往是 MH 最早的体征;因此,及早排除导致 CO_2 生成增加或清除降低从而引起高碳酸血症的技术因素或来源,将有助于缩小鉴别诊断的范围。

1. 增加每分钟静息通气量:如果增加通气能让二氧化碳水平恢复至正常,则此时的高碳酸血症不太可能是由 MH 引起。在镇静或全身麻醉期间,高碳酸血症通常是由通气不足引起

（CO_2 排出减少）；通过 $P_{ET}CO_2$ 的升高可识别高碳酸血症，并通过辅助自主通气或增加呼吸机的潮气量或呼吸频率来进行处理。

2. 解除气道的阻塞：通气或 CO_2 清除不足所引起的技术问题将导致 $P_{ET}CO_2$ 的水平升高，纠正此问题的合理方法是按如下顺序进行检查：

（1）检查患者：寻找是否有支气管梗阻、气胸或气管内导管插入了主支气管。

（2）检查呼吸回路：寻找是否有漏气、连接断开、呼气阀功能故障。

（3）检查麻醉机/呼吸机：寻找是否存在 CO_2 吸收剂耗竭、新鲜气流量低、潮气量过低。在增加通气时，CO_2 监测仪故障可能会显示为升高的 $P_{ET}CO_2$ 降低但并未恢复正常；此时，让临床医师对着监测 CO_2 的管道呼气可排除此问题。

3. 寻找 CO_2 增加的来源：在腹腔镜手术中，充入的 CO_2 被吸收可能会导致 $P_{ET}CO_2$ 增高，暂时地释放气腹应当能让 CO_2 的水平在合理的时间框内恢复正常；但已经被组织吸收（如皮下气肿）的 CO_2 清除可能会比较缓慢。

长时间使用血管夹（如主动脉横夹）或止血带会导致代谢产物潴留（即二氧化碳和乳酸），在撤除血管夹或止血带时，这些代谢产物进入循环所引起的代谢性酸中毒通常为暂时性，不太可能会与急性 MH 的混合性酸中毒相混淆。

（二）检查患者是否有支持 MH 的体征

一旦考虑诊断为 MH，就应检查患者是否有 MH 的其他表现，如：$P_{ET}CO_2$ 增加、全身强直、室性心律失常（或高钾血症的表现）、临床不能的解释心动过速、动脉压不稳定（过高或过低）、咬肌痉挛、不明原因的代谢性酸中毒等。如果患者存在这些体征中的 1 种或多种，并且没有可替代的合理诊断，就应推定患者有 MH 并开始治疗。

（三）启动 MH 救治方案

应寻求额外人员的帮助，因为 MH 患者的治疗需要极高的劳动强度，MH 治疗车应放置在随时能获取的区域。

1. 优化氧合和通气：将吸入氧浓度增加到 100%。增加通气频率和/或潮气量，以最大化通气并降低 $P_{ET}CO_2$。如果患者尚未插管，则应对其进行气管内插管；若需麻醉患者，则使用非去极化的肌肉松弛药。

2. 停止使用诱发药物：立即停止使用挥发性麻醉剂，并将诊断告知术者。术者应尽快终止手术；如果手术不能中断，则应在使用非诱发药物（最常为丙泊酚）进行的静脉麻醉下完成手术。呼吸回路的吸气端和呼气端应连有药用炭过滤器。没有必要更换麻醉机。

3. 给予丹曲林：丹曲林是唯一已知的 MH 解救药。丹曲林的给药方法为：先静脉内单次快速给予负荷剂量 2.5mg/kg，随后再静脉内单次快速给予 1mg/kg，并重复该剂量直到急性 MH 的体征消退。如有条件，应通过大口径的静脉通路迅速给药。随着丹曲林起效，ETCO$_2$ 一般会恢复正常；在大多数情况下，丹曲林可在数分钟内逆转急性的代谢亢进过程。临床上需要使用更大剂量丹曲林的情况并不常见，如果临床医师未见到患者对丹曲林的快速反应，就应怀疑 MH 的诊断是否正确。然而，某些患者（尤其是肌肉发达的男性）可能需要给予接近 10mg/kg 的初始丹曲林剂量。

在美国，有两种类型的丹曲林制剂可供使用。旧的丹曲林制剂为低压冻干散剂，每瓶 20mg，含有 3g 甘露醇和氢氧化钠以保持 pH 为 9~10；每瓶 20mg 的冻干散剂都需要溶于 60mL 的无菌水。对于一名体重为 70kg 的患者，最初的快速给药需要将 9 瓶丹曲林混匀并给予，而此时还需要对患者进行多种其他干预，故召唤额外的工作人员来辅助药物准备和给予是很重要的。

一种可快速溶解的新丹曲林配方(Ryanodex)已于2014年投入临床使用。每瓶Ryanodex含250mg丹曲林,仅需5mL无菌水溶解,并且不需要加温。由于Ryanodex高度浓缩,故与旧的剂型相比,接受Ryanodex的急性MH患者将会更快达到血药浓度,并且无菌水容量负荷也会更低。目前尚没有该制剂在临床用于急救的报道,但临床前动物研究和Ⅰ期志愿者研究已证实其具有有利的临床效果和副作用谱,并且其临床效果和副作用与旧的丹曲林制剂并无差异。

所有实施全身麻醉的都应制定MH的治疗方案,并在麻醉现场备有专用的MH治疗车,以及急救处理MH发作所需的丹曲林其他必需药物和设备。

由于恶性高热发病率低,而丹曲林价格十分昂贵、且在我国尚未上市,建议在各地医疗中心适当贮备,供各地紧急调配使用。

（四）监测和治疗高钾血症

根据存在的异常心电图波形(如T波高尖)来治疗高钾血症,以防止发生危及生命的心律失常或心搏骤停。在急性MH危象期间,禁用钙通道阻滞剂,因为这类药物可能会加重高钾血症和低血压。

（五）实验室检查

检测电解质、血气分析、CK水平、血清肌红蛋白、凝血参数和纤维蛋白裂解产物。在初始时就应收集动脉或静脉血进行血气分析,之后根据情况进行血气分析,直到pH和血钾水平趋向于正常值。

（六）启动全身支持治疗

全身支持治疗包括:①监测和治疗酸中毒,考虑碳酸氢盐;②按照高级心脏生命支持处理心律失常;③持续监测核心温度(如食管、鼓室、直肠体温),皮肤液晶温度计不能准确地反映核心温度。对于核心温度大于39℃的患者,应予以降温(静脉输注冷生理盐水、灌洗开放体腔、体表冰敷等),直到患者体温降至38.5℃以下;④留置导尿管,监测尿液颜色和尿量。尿量应保持在每小时1mL/kg之上,直到尿液颜色恢复正常并且CK水平开始下降。CK值通常会在MH发病大约14小时后达到峰值,应每日检测2次,直到CK水平下降;⑤监测各肌肉筋膜室以预防急性筋膜室综合征。横纹肌溶解可导致筋膜室综合征,尤其是在已发生了DIC的患者中,可能需行肌肉筋膜室松解术;⑥开始采取措施来防止肌红蛋白尿引起的肾衰竭(即补液、利尿剂、碳酸氢盐);预防及监控DIC等。

（七）持续治疗

手术完成后,应将患者转入重症监护病房按需接受通气支持,并进行至少24小时的血流动力学监测。如能满足下列所有标准,就可停用丹曲林,或将丹曲林给药的间隔时间增加至8~12个小时:①代谢稳定,持续24小时;②核心体温低于38℃;③CK降低;无肌红蛋白尿的证据;肌肉不再强直。

多达25%的患者在初始治疗后会出现复发,平均出现在初始反应后13小时。丹曲林的维持剂量(1mg/kg,静脉给予,每4~6小时1次)应从最后观察到的急性MH体征出现时间持续使用24~48小时。如果在持续治疗的情况下仍出现了复发的体征,则可能需要额外地多次快速给予丹曲林。

丹曲林对心肌或平滑肌无影响,该药最常见的局部不良反应是静脉刺激或注射部位血栓形成,其他副作用包括恶心、不适、头晕目眩,以及轻度至中度的肌无力。大剂量丹曲林可能会引起呼吸肌无力,尤其是虚弱的患者。

（八）急性 MH 后的咨询

从急性 MH 事件中恢复之后，应告知患者。在完成 MHS 的确定性检测之前，患者应当注意以下事项：①不再接受可能诱发 MH 的药物进行麻醉；②避免在过热或过湿的环境中运动，因为这可能会诱发 MH 事件；③因为 MHS 是一种遗传性的疾病，需告知家庭成员也可能会发生 MH 发作，应鼓励 MHS 患者尽可能多地了解他们所患疾病的性质和接受评估，并引导他们获得相应的教育资源。

（罗　涛）

参考文献

[1] LITMAN RS，GRIGGS SM，DOWLING JJ，et al. Malignant Hyperthermia Susceptibility and Related Diseases [J]. Anesthesiology，2018，128：159-167.

[2] KRAEVA N，SAPA A，DOWLING JJ，et al. Malignant hyperthermia susceptibility in patients with exertional rhabdomyolysis：a retrospective cohort study and updated systematic review[J]. Can J Anaesth，2017，64：736-743.

[3] GRAY RM. Anesthesia-induced rhabdomyolysis or malignant hyperthermia：is defining the crisis important？ [J]. Paediatr Anaesth，2017，27：490-493.

[4] ISAAK RS，STIEGLER MP. Review of crisis resource management（CRM）principles in the setting of intraoperative malignant hyperthermia[J]. J Anesth，2016，30：298-306.

[5] ROSENBERG H，POLLOCK N，SCHIEMANN A，et al. Malignant hyperthermia：a review[J]. Orphanet J Rare Dis，2015，10：93.

[6] HOPKINS PM，RÜFFERT H，SNOECK MM，et al. European Malignant Hyperthermia Group guidelines for investigation of malignant hyperthermia susceptibility[J]. Br J Anaesth，2015，115：531-539.

[7] LARACH MG，DIRKSEN SJ，BELANI KG，et al. Creation of a guide for the transfer of care of the malignant hyperthermia patient from ambulatory surgery centers to receiving hospital facilities. Anesth Analg，2012，114：94-100.

[8] KIM TW，NEMERGUT ME. Preparation of modern anesthesia workstations for malignant hyperthermia-susceptible patients：a review of past and present practice[J]. Anesthesiology，2011，114：205-212.

[9] GLAHN KP，ELLIS FR，HALSALL PJ，et al. Recognizing and managing a malignant hyperthermia crisis：guidelines from the European Malignant Hyperthermia Group[J]. Br J Anaesth，2010，105：417-420.

第五节　麻醉期间过敏反应的处理

全身性过敏反应是可能致死的急性多系统综合征，由肥大细胞和嗜碱性粒细胞源性介质突然释放入血所致。2001 年欧洲过敏与临床免疫学会将过敏反应分为变态反应性过敏反应（allergic anaphylaxis）和非变态反应性过敏反应（non-allergic anaphylaxis），变态反应性过敏反应又分为 IgE 介导和非 IgE 介导两类。麻醉期间常规定义的过敏反应是发生严重、全身性，甚至危及生命的不同类型过敏反应的总称。文献报道麻醉期间的过敏反应发生率介于 1：1 250 至 1：10 000 之间，而死亡率则介于 3%～9% 之间。有时麻醉手术患者发生过敏反应，其病情更加复杂而难以识别，如：静脉给予或吸入性麻醉剂造成的低血压、脊麻/硬膜外麻醉引起的交感神经阻滞、麻醉患者不能表达其早期症状（如瘙痒等），以及手术铺巾覆盖患者可能使医师遗漏皮肤征象等。麻醉期间的过敏反应主要表现有循环衰竭、气道痉挛，部分伴有皮肤表现。过敏反应往往发展迅速，是一种可危及生命的紧急情况，需要及时识别其症状和体征，早期应用足量肾上腺素治疗和积极扩容治疗,症状控制后短期内防止复发;后期处理应进行过敏原的排查,以避免过敏事件的再次发生。

一、相关机制

被致敏的机体再次接触相同的变应原,因免疫应答过强而导致损伤的过程统称为超敏反应。1963年Coombs和Cell根据反应的发生速度、发病机制和临床特征将超敏反应分为Ⅰ、Ⅱ、Ⅲ和Ⅳ型。我们临床麻醉过程中出现的主要是Ⅰ型超敏反应,又称过敏反应,是指机体再次接触抗原后迅速发生导致组织损伤的免疫反应。它在四种超敏反应中发生速度最快,几秒钟至几十分钟出现症状,具有明显个体差异和遗传背景。其发生反应的过程为:外源性或内源性变应原刺激机体单核吞噬系统(淋巴结、肝、脾等)而引起浆细胞反应,产生特异性反应素IgE,IgE附着于肥大细胞或嗜碱性粒细胞的IgE受体,由此可使机体处于致敏状态;当机体再次接触同种变应原时,附着于肥大细胞或嗜碱性粒细胞的IgE与特异性变应原桥联,激发相关细胞释放过敏介质,从而触发整个变态反应。在过敏反应中,致敏和激发是两个不可缺少的阶段。肥大细胞和嗜碱性粒细胞受激发后释放的介质有组胺、缓激肽、慢反应物质、嗜酸性粒细胞趋化因子,其病理改变以毛细血管扩张、血管通透性增加、平滑肌收缩和嗜酸性粒细胞浸润为主要特点。

非IgE介导的过敏反应系药物直接刺激肥大细胞和嗜碱性粒细胞而释放大量组胺,由此产生过敏反应样症状。可诱发类过敏反应症状的药物包括阿片类药、肌松药、硫喷妥钠、丙泊酚等。其主要介导物质是组胺,症状表现与血组胺浓度有关:组胺浓度小于或等于1ng/ml时无症状,1~2ng/ml时仅有皮肤反应,大于3ng/ml时出现全身反应,大于100ng/ml时出现严重全身反应,主要表现为心血管及呼吸系统症状。

非变态反应性过敏反应是指未能发现有明确致敏因素,或未能检测到属于Ⅰ、Ⅱ、Ⅲ和Ⅳ型变态反应的病理生理过程的过敏反应。非甾体抗炎药引起的过敏大多属于此类。

二、致敏因素

围手术期全身性过敏反应的原因可分为2大类,即较为常见的原因和不太常见的原因。最常见的明确病因包括神经肌肉阻断药(NMBA)、抗菌药物、乳胶、镇静催眠药(主要为巴比妥类)、阿片类物质及胶体;在相当多的病例中无法确定特定的过敏原。

(一) 较常见的原因

1. 抗菌药物　据法国的一项研究报道,抗菌药物占围手术期全身性过敏反应原因的12%~15%。在一项美国的研究中,抗菌药物占IgE介导过敏反应的50%。其中,β-内酰胺类抗菌药物(特别是青霉素类和头孢菌素类)可引起IgE介导的全身性过敏反应,而万古霉素通常引起肥大细胞直接释放组胺而导致过敏反应,这二类药物是临床最常用的抗菌药物。喹诺酮类很少引起过敏反应,但临床应用日益增加。

2. 神经肌肉阻断药　50%~70%的麻醉相关全身性过敏反应由神经肌肉阻断药引起,是最常见的明确诱因。它既可通过IgE介导、也可通过非免疫性肥大细胞直接激活而引起。常涉及的药物包括阿曲库铵、泮库溴铵、罗库溴铵、琥珀胆碱、筒箭毒碱和维库溴铵。女性中NMBA引起的变态反应比男性中的更常见,可能是IgE致敏由交叉反应性叔铵基团或季铵基团引起,这些基团存在于神经肌肉阻断药和多种外用化妆品及个人护理产品中,以及某些非处方止咳药中。这些铵基团是有较高免疫活性的多价表位,可诱导产生特异性IgE抗体。暴露于非药物性过敏原的致敏,可解释为什么神经肌肉阻断药偶尔会在初次暴露时引起变态反应。由 IgE 介导的变态反应引起的神经肌肉阻断药过敏反应不太常见,但是通常比直接激活肥大细胞引起的过敏反应更严重。某些神经肌肉阻断药引起的组胺释放可能更明显,如筒箭毒碱、米库氯铵、阿曲库铵及瑞库溴铵。

3. 乳胶 历史上天然胶乳约占围手术期全身性过敏反应病例的 20%。乳胶引起的全身性过敏反应是 IgE 介导的,由机体产生对抗天然橡胶乳液蛋白的特异性 IgE 导致。手术及操作过程中,有多种潜在的乳胶来源。围手术期最常见的明显乳胶暴露来源是有弹性的物品,其中的乳胶变应原容易洗脱且与皮肤或黏膜表面的接触时间较长,例如:手套、引流管、导尿管等。乳胶引起的过敏反应往往发生在手术操作后期(如,干预开始 30 分钟或更长时间后发生)。乳胶过敏更可能发生于既往手术或职业中反复暴露于乳胶手套或导管的个体,尤其是脊柱裂儿童和医护人员。乳胶致敏也可通过接触非医疗来源的乳胶引起(如避孕套、气球、家用手套),并且过敏反应不局限于高风险患者。

4. 氯己定 氯己定是一种外用抗菌剂和手术擦洗剂,越来越多地涉及围手术期全身性过敏反应。已报道的可引起围手术期全身性过敏反应的产品包括应用于手术区域(特别是黏膜表面)的抗菌溶液和尿道润滑剂。一些中心静脉导管尖端浸有氯己定。该化合物也存在于牙膏、抗菌漱口水、沐浴液和硬糖这些非医疗用品中;患者可通过暴露于这些产品而致敏。

(二) 不太常见的原因

不太常见的原因包括:镇静催眠及静脉麻醉药、阿片类物质、胶体和血容量扩充剂、非甾体抗炎药等其他物质。

(三) 危险因素

发生围手术期全身性过敏反应的危险因素包括女性(对于某些药物)、肥大细胞病、有全身性过敏反应的既往史、药物变态反应、其他过敏性疾病(如哮喘、湿疹或枯草热),以及接受过多次手术或操作(特别是对于乳胶和环氧乙烷)。然而,即使对于风险增加的患者,围手术期全身性过敏反应仍是不常见的事件。

三、临床表现

围手术期过敏反应症状常在注药后 1~5 分钟内出现,表现为急性反应,80% 以上来势凶猛,有的来不及抢救即已死亡。主要表现集中在心血管、呼吸系统和皮肤,清醒的患者可能有神经系统(头晕、头痛)和消化系统(如腹痛、恶心呕吐、腹泻)的症状(表 12-11)。

表 12-11 麻醉期间即刻过敏反应的症状及其发生率

症状	发生率
心血管	74.7%
皮肤	71.9%
循环衰竭(休克)	50.8%
支气管痉挛	39.8%
低血压	17.3%
血管性水肿	12.3%
心搏骤停	5.9%
心动过缓	1.3%

（一）心血管系统

患者首先面色苍白、四肢厥冷、烦躁不安、冷汗、心悸。接着胸闷、心律失常、脉率细速,血压迅速下降甚至神志不清,深度休克。这是由于组胺促使毛细血管通透性增加,血管内液体大量外渗所致。

（二）皮肤系统

患者可出现皮肤潮红、瘙痒、风团样皮疹或一过性血管性水肿。

（三）呼吸系统

患者开始感觉咽喉部发痒,出现咳嗽,喷嚏,声音嘶哑,检查时可见咽喉部水肿,迅速出现喘息、喉梗阻、顽固性支气管痉挛、呼吸急促、严重发绀,甚至进展为肺水肿。

根据循环系统的临床表现,国际过敏组织(World Allergy Organization)将过敏反应临床症状分为5级(表12-12):Ⅰ级:仅仅出现皮肤症状;Ⅱ级:出现明显的但尚无生命危险的症状,包括皮肤反应,低血压(血压下降30%伴其他不可解释的心动过速);Ⅲ级:出现威胁生命的症状,包括心动过速或心动过缓,心律失常及严重的气道痉挛;Ⅳ级:循环衰竭、心肺骤停。Ⅴ级:死亡。当用此标准来比较临床症状的严重程度时,IgE介导的过敏反应临床表现大大重于非IgE介导的过敏反应。大多数IgE介导的过敏反应临床表现属于Ⅱ,Ⅲ级,多表现为心血管系统受损和支气管痉挛;而非IgE介导的过敏反应多属于Ⅰ级,主要表现为皮肤症状。同样是过敏反应,由肌松剂和抗生素所引起的临床症状的过敏反应严重程度往往超过了由乳胶所引起的症状。

表 12-12　麻醉期间即刻过敏反应严重程度分级

分级	症　状
Ⅰ	皮肤表现:广泛皮疹、红斑、血管性水肿
Ⅱ	可测量而非危及生命的症状:皮肤症状、低血压、心率增快、咳嗽、呼吸困难、胃肠道功能障碍恶心
Ⅲ	危及生命的症状:循环衰竭(休克)、心率过速、心动过缓、心律失常、支气管痉挛
Ⅳ	心搏骤停或严重呼吸抑制
Ⅴ	死亡

四、麻醉期间过敏反应的早期发现

手术期间由于手术铺巾等的影响,可能很难发现过敏患者的皮肤表现。麻醉期间的多种药物同时间段应用也可能影响对临床症状和体征的判断。手术期间严重过敏反应的即刻诊断主要依靠以下几点:①过敏病史;②可能致敏药物或物品的应用史;③出现循环、呼吸系统以及皮肤的症状和体征,而且其他药理作用或病理生理情况无法完全解释。清醒患者可能主诉胸闷、心慌、呼吸困难、恶心、皮肤瘙痒等,也可能会有呕吐表现和意识突然消失。全身麻醉患者常见的客观表现包括脉搏突然消失、氧饱和度突然下降、心率突然改变、通气困难,气道顺应性、气道压力或呼气末二氧化碳数值或波形的突然明显改变也是值得警惕的过敏反应信号。

围手术期严重过敏反应可发生在任何时间,给药时间与症状出现的时间间隔关联是非常重要的病因诊断线索。最常见的时点是全身麻醉诱导之后,静脉注射麻醉药数秒钟或数分钟后出现。天然乳胶或通过其他途径给予的药物如亚甲蓝、氯己定所致的严重过敏反应通常表现迟滞(15~30分钟之后),可在手术开始较长时间后出现,但也可出现即刻超敏反应。如果过敏症状出现在手术接近结束或恢复期,常见的过敏因素为乳胶、直肠NSAID用药或静脉应用阿片类药物。

对于清醒患者,过敏反应很容易和迷走反射相混淆。在药物注射或某项操作后,迷走反射的患者可能出现面色苍白,主诉头晕、恶心;但不会有瘙痒和发绀表现;患者很少有呼吸困难,而且症状一般在平卧后立即缓解。迷走反射常与大量出汗和心动过缓同时出现,而不会出现面部发红、皮疹、血管性水肿、瘙痒及气道喘鸣等症状。过敏反应常需与引起心血管系统虚脱的其他疾患相鉴别,如严重心律失常、心肌梗死、肺栓塞、误吸、癫痫、哮喘、低血糖和脑卒中等。患者存在喉部水肿,如果同时伴有腹痛,有可能是遗传性血管性水肿。快速排查和及时诊断是急性严重过敏反应急救的重要成功保障。

五、紧急处理

因为急性过敏反应起病急、症状重,死亡率高,属于手术室内危机事件。建议科内设置过敏反应急救药盒,药盒内有必备的过敏反应紧急救治药品和物品。加强平时教学和培训演练,一旦高度怀疑,立即启动紧急应对流程。

(一) 即刻处理

即刻处理包括:①停止应用可能致敏的药物或物品;②呼叫帮助;③维持气道通畅,非插管患者考虑气管插管,并给予 100% 氧;④放平患者,将下肢抬高;⑤给予肾上腺素。给药方法可采用静脉注射,成人每次给予稀释后的肾上腺素 $50 \sim 100 \mu g$,根据血压重复给予或持续静脉输注维持。文献也有推荐采用 $0.5 \sim 1mg$ 肌注;⑥快速给予大量晶体或胶体扩容,成人可能需要 $2 \sim 4L$。

文献报道罗库溴铵的特异性拮抗剂 Suggamadex 拮抗罗库溴铵肌松效应的原理属于物理包裹,也可以用于罗库溴铵过敏的紧急救治,而且已经有罗库溴铵严重过敏反应成功救治的病例报道。

(二) 后续治疗

后续治疗包括:①给予抗组胺药物(如缓慢静脉注射氯苯那敏 $10 \sim 20mg$,异丙嗪 $1mg/kg$);②静脉注射快速起效的糖皮质激素(如氢化可的松 $100 \sim 500mg$ 缓慢静脉注射,甲泼尼龙 $80mg$);③可能需要支气管扩张剂(如:β_2 受体激动剂、氨茶碱)以缓解支气管痉挛;④应用肾上腺素、去甲肾上腺素、多巴胺等维持循环功能稳定;⑤必要时给予碳酸氢钠纠正酸中毒。

急性症状控制之后,患者可能需要循环呼吸持续支持,必要时在重症监护室继续观察。全身麻醉患者拔管前需要评估气道水肿的情况。

六、过敏反应的确诊

过敏反应的诊断主要依靠临床病史、临床表现(包括症状出现特征)和/或 IgE 测试结果,以及 $4 \sim 6$ 周后的皮肤试验。确诊还需依赖实验室检查,包括皮肤过敏试验、嗜碱性粒细胞释放组胺实验,针对乳胶和肌松剂的特异性的放射免疫吸附试验,以及致敏物的测定试验,而非变态反应性过敏反应和非 IgE 介导引起过敏反应的诊断还主要依赖于排除法。

(一) 即刻检查

血浆类胰蛋白酶、组胺以及特异性 IgE 检查。类胰蛋白酶、组胺水平升高强烈暗示免疫机制参与的过敏反应,但类胰蛋白酶、组胺水平正常也不能完全排除过敏反应。人类肥大细胞中类胰蛋白酶含量是嗜碱性粒细胞的 $300 \sim 700$ 倍,文献认为血浆中类胰蛋白酶浓度的显著增加,可以作为肥大细胞被广泛激活的标志。因此,尽管胰蛋白酶在某些情况下也会增高,但当其浓度大于 $25ug/L$ 时,可以作为麻醉期间发生过敏反应的一个高敏感性指标。

如怀疑季铵盐类肌松药、硫喷妥钠、乳胶、氯己定和 β-内酰胺类抗生素过敏,可针对性进行特异性 IgE 检测。特异性 IgE 检测可在过敏反应即刻,也可以在以后的皮内试验时进行。如果患者结局可能死亡,应在放弃 CPR 之前从股静脉或动脉抽血进行类胰蛋白酶、组胺和特异性 IgE 检测。

（二）后续检查

麻醉手术期间任何怀疑严重过敏反应的患者应该进行后续检查,进一步明确反应性质和致敏因素,以避免过敏反应以及交叉过敏反应的再次发生。皮肤试验是诊断由 IgE 介导的皮肤肥大细胞对可疑变应原反应的筛查标准。严重过敏反应后肥大细胞耗尽,为了避免出现假阴性结果,应于出现严重过敏反应后一周进行。

皮肤试验:采用稀释的可疑药物或可能存在交叉过敏反应的药物进行针刺试验(Skin prick-tests,SPT),对针刺实验阴性或结果判定不准确者进行皮内注射试验(intradermal tests,IDT)。药物稀释浓度请见表 12-13。用生理盐水和可待因(或吗啡)作为阴性或阳性对照。皮肤针刺或皮内注射后 15~20 分钟检查皮肤表现,如针刺注射部位皮肤反应风团直径在 3mm 以上,或至少等于阳性对照风团的一半则为阳性结果。皮内注射(0.02~0.03ml)后如风团直径大于原注射隆起的两倍以上考虑为阳性。若 SPT 试验阴性,首次 IDT 试验的浓度为 1/1 000。如初次 IDT 试验阴性,则间隔 15~20 分钟后提高注射浓度 10 倍,但不得超过最高浓度。相反,若 SPT 试验强阳性,则需要进行 IDT 试验的起始浓度为 1/100 000。

表 12-13　皮肤试验时药物(试剂)稀释浓度

药物/试剂	针刺试验		皮内试验		
	原始浓度 mg·ml^{-1}	稀释倍数	原始浓度 mg·ml^{-1}	稀释倍数	浓度 μg·ml^{-1}
阿曲库铵	10	1/10	1	1/1 000	10
顺阿曲库铵	2	不稀释	2	1/100	20
米库溴铵	2	1/10	0,2	1/1 000	2
泮库溴铵	2	不稀释	2	1/10	200
罗库溴铵	10	不稀释	10	1/200	50
琥珀胆碱	50	1/5	10	1/500	100
维库溴铵	4	不稀释	4	1/10	400
依托咪酯	2	不稀释	2	1/10	200
咪达唑仑	5	不稀释	5	1/10	500
丙泊酚	10	不稀释	10	1/10	1 000
硫喷妥钠	25	不稀释	25	1/100	250
氯胺酮	10	1/10	10	1/10	1 000
阿芬太尼	0.5	不稀释	0.5	1/10	50
芬太尼	0.05	不稀释	0.05	1/10	5
吗啡	10	1/10	1	1/1 000	10
瑞芬太尼	0.05	不稀释	0.05	1/10	5
舒芬太尼	0.005	不稀释	0.005	1/10	0.5
布比卡因	2.5	不稀释	2.5	1/10	250
利多卡因	10	不稀释	10	1/10	1 000
甲哌卡因	10	不稀释	10	1/10	1 000
罗哌卡因	2	不稀释	2	1/10	200

欧洲药物过敏网公布的最高皮内试验浓度,阿莫西林、氨苄西林为 20~25mg/ml,大多数头孢菌素为 1~2mg/ml。万古霉素的皮内试验浓度应低于 10μg/ml。Beta 内酰胺类药物皮内试验的特异性为 97%~99%,而敏感度为 50%。喹诺酮类药物因可引起组胺释放,其皮内试验结果不可靠。肌松药皮内试验敏感度为 95% 以上,且可重复性强,肌松药之间的交叉反应关联性为 65%。

进行皮内试验之前,也需要告知患者可能存在的风险、签署知情同意书,并备好必要的监测和抢救设备。如试验结果阳性,应告知患者,并给予患者药品过敏警示信件,最大可能避免相同药物过敏反应再次发生。

七、预　　防

手术麻醉期间过敏反应后果严重,麻醉医师必须提高警惕,注重预防,减少潜在的危险。平时注重演练,做好抢救准备;急救设备与药物应处于随时可用状态。

术前访视时,应详细询问患者的病史,包括花粉、食物以及各种药物过敏史,是否存在未控制的哮喘。对于疑似过敏病例,尽量避免可能诱发过敏反应的药物,必要时应对高危人群进行系统筛查。严格掌握用药适应证,不用容易导致过敏的药物,对必须使用已知致敏药物时,应先脱敏,并在用药前使用预防性药物。注意不同药物之间存在交叉过敏的存在。医疗工作者、先天性脊柱裂和长期留置导尿的患者在进行手术时,应警惕乳胶过敏;术中可能接触乳胶环境(包括呼吸气囊、呼吸机回路、面罩、乳胶手套、止血带、针筒内芯、静脉补液通路等)都应避免。

高危患者可应用预防性药物包括 H_1 受体拮抗剂(仙特敏、苯海拉明),H_2 受体拮抗剂(西咪替丁,雷尼替丁)和皮质类固醇。

总之,麻醉期间过敏反应长期以来一直是围手术期患者严重并发症和死亡原因之一。麻醉医师应该熟练掌握过敏反应的致敏因素、临床表现、抢救治疗以及后续处理流程,并做好预防和应急措施。

(许学兵)

参考文献

[1] DONG SW,MERTES PM,PETITPAIN N,et al. Hypersensitivity reactions during anesthesia. results from the ninth French survey(2005-2007)[J]. Minerva Anestesiol,2012,78:868-878.

[2] MERTES PM,TAJIMA K,REGNIER-KIMMOUN MA,et al. Perioperative anaphylaxis[J]. Med Clin North Am,2010,94:761-789.

[3] GALVAO VR,GIAVINA-BIANCHI P,CASTELLS M. Perioperative anaphylaxis[J]. Curr Allergy Asthma Rep,2014,14:452.

[4] PERONI DG,SANSOTTA N,BERNARDINI R,et al. Perioperative allergy:clinical manifestations[J]. Int J Immunopathol Pharmacol,2011,24:S69-74.

[5] EWAN PW,DUGUÉ P,MIRAKIAN R,et al. BSACI guidelines for the investigation of suspected anaphylaxis during general anaesthesia[J]. Clin Exp Allergy,2010,40:15-31.

[6] TAKAZAWA T,MITSUHATA H,MERTES PM. Sugammadex and rocuronium-induced anaphylaxis[J]. J Anesth,2016,30:290-297.

[7] KANNAN JA,BERNSTEIN JA. Perioperative anaphylaxis:diagnosis,evaluation,and management[J]. Immunol Allergy Clin North Am,2015,35:321-334.

[8] BEVANDA DG,ČAČIĆ M,MIHALJEVIĆ S,et al. Allergic reactions and anesthesia[J]. Psychiatr Danub,2017,29:778-786.

第六节　药物滥用与麻醉

药物滥用是指违背公认的医疗用途和社会规范而使用任何一种药物、使用者对该药不能自拔并有强迫性的用药行为，对个人身心健康、家庭以及社会都造成巨大危害，已成为全球性的公共卫生问题和社会问题。主要包括：麻醉药品、精神药品、中枢抑制剂、中枢兴奋剂以及致幻剂等。滥用麻醉药品或精神药品称为吸毒。目前高居不下的毒品主要包括：①阿片类，如：阿片、吗啡、乙酰吗啡（俗称海洛因）、哌替啶、美沙酮、芬太尼及其衍生物等；②可卡因类，如：可卡因、古柯叶、古柯糊等；③大麻类；④苯丙胺类兴奋剂，如：麻黄碱、甲基苯丙胺（俗称冰毒）；⑤致幻剂，如：氯胺酮（俗称 K 粉）、麦角酰二乙胺等；⑥镇静剂，如：苯二氮䓬类等。层出不穷的各种新型毒品、居高不下的毒品吸食量及患者面临着手术麻醉问题，给临床麻醉工作提出了挑战。在对这类人群制定麻醉计划时，麻醉医师必须了解常见的违禁药物使用情况、病理生理和临床表现、这些药物对机体各脏器功能的影响及与麻醉药物之间的相互作用，预测患者对麻醉的反应，识别滥用药物的戒断症状和中毒症状，权衡利弊选择合适的麻醉方案，确保医疗安全和患者受益最大化。同时，麻醉医师在面对吸毒患者时需要秉持医者父母心的原则，以客观、中立的眼光看待患者，不得歧视。

一、药物滥用的临床表现

药物滥用者的临床表现因毒品种类、吸毒途径、吸毒时间、所处阶段等而临床表现不一。具体如下：

（一）阿片类

患者常表现为精神萎靡、恶心呕吐、体位性低血压、躁动等，针尖样瞳孔是阿片类成瘾患者的特征。急性中毒症状表现为昏迷、针尖样瞳孔、呼吸抑制典型"三联症"。研究发现阿片受体是由 G 蛋白介导，通过第二信使 CAMP 耦联而产生效应，长期接受阿片类药物后 G 蛋白-CAMP 系统产生适应并逐渐上调至稳态，当突然停药后系统失去阿片类药的抑制而表现出戒断症状：渴求感、恶心呕吐、肌肉疼痛、骨关节痛、腹痛、食欲差、疲乏、发冷、发热等，同时刻有流泪流涕、哈欠喷嚏、瞳孔扩大、出汗、鸡皮征、血压升高、脉搏呼吸加快、体温升高、震颤、腹泻、失眠、自发性性兴奋如射精等表现。在停药 48~72 小时后戒断症状尤为显著，易激惹、具有攻击性。阿片受体拮抗剂——纳洛酮可以诱发戒断症状，且比自发的戒断症状更为严重。另有文献报道，阿片受体激动—拮抗剂——布托菲诺亦可能诱发戒断症状，临床上应避免使用上述药物。另一方面，慢性滥用者可产生对阿片类药物耐受和/或对其他麻醉药物形成交叉耐受及痛觉超敏（痛阈降低），主诉疼痛剧烈、疼痛评分高且下降慢，需要加大常规镇痛剂量数倍才能起效，临床上应注意用药剂量个体化，不断调整以适应镇痛需要。

（二）可卡因类

是由原产于南美的古柯树叶制成的一种局部麻醉剂，在细胞膜上可逆地阻断钠通道。可卡因滥用者通常以鼻吸为主或摩擦至牙龈中，可以刺激大脑皮层，兴奋中枢神经，主要表现出情绪高涨、好动、健谈、判断力下降、震颤、血压升高、心律失常、高热、痉挛等症状。高热是可卡因中毒的重要指征，心肝肾功能不全、休克、DIC、呼吸骤停是中毒导致死亡的常见原因。戒断反应主要表现为抑郁、易激惹、焦虑、寒战、恶心呕吐、鼻涕横流等非特异性症状。可卡因抑制儿茶酚胺类神经递质的突触前摄取和 NO 合成，收缩冠脉血管，导致心肌缺血，术中血压的高低取决于循环中儿茶酚胺的水平。急性中毒患者术中循环波动较大,常表现为高热、高血压,使用 β 受体阻滞剂可导致不受控制的 a 受体激活,导致血压进一步升高,需用硝酸甘油、硝普钠降压;循环中儿茶酚胺耗竭者则表现为低血压,麻黄碱升压常常效果不佳,去氧肾上腺素可能有效。长期吸食可卡因者肺部并发症包括:肺间质纤维化、气压伤、肺动脉高压、肺泡出血可导致通气和氧合障碍。此外慢性吸食者出现鼻中隔损伤、软腭坏死,在进行经口鼻气管插管或下胃管等操作时要格外小心。

(三) 大麻类

大麻吸食后产生欣快感,可出现幻觉和妄想,长期吸食会引起精神障碍、思维迟钝、共济失调、失语、厌食等。长期吸食大麻可致慢性咳嗽和轻度气流阻塞。低剂量会导致交感神经刺激伴有心动过速和轻微的高血压。大剂量可以抑制交感神经活动导致心动过缓和体位性低血压。中毒时表现为焦虑、抑郁、意识不清等。戒断症状可表现为躁动、震颤、体温低等症状。

(四) 苯丙胺类

在中毒和戒断时临床表现以精神症状为主,类似偏执型精神分裂,表现为幻觉、多疑、妄想等感知和思维障碍,并可产生冲动和攻击行为。

(五) 致幻剂

多表现为错觉和幻觉。中毒时表现为濒死感、极度紧张、攻击或自杀行为。戒断症状有恐惧、震颤等。

二、药物滥用对机体的影响

毒品种类繁多,无论长期吸食何种毒品的患者,最后其心、肝、肾等重要脏器功能均有明显损害,损害程度与吸食时间和剂量呈正相关。吸毒者在给社会带来政治、经济等问题的同时也增加了自己接受医疗诊治的风险和难度。各类毒品中阿片类毒品依赖性强,对人体各系统及器官的影响较大。

(一) 中枢神经系统

有研究发现阿片类吸食者各脑室形态均有不同程度的改变,其脑动脉血管弹性减退影响脑部血液循环,临床上可见阿片依赖者经常性头痛、失眠、记忆力下降、疲劳、反应迟钝、智力减退等症状,这可能与脑血流动力学改变、脑血管功能障碍有关。

(二) 呼吸系统

海洛因可直接或通过血液循环作用于呼吸系统,使其黏膜充血、水肿,上皮细胞受损,纤毛运动减弱,气道阻力增加。同时毒品对呼吸中枢的抑制作用削弱了咳嗽反射,导致肺的自净功能下降,这将使手术麻醉期间呼吸道的控制管理困难重重。有研究统计吸食海洛因的患者胸片检查阳性率明显高于普通人群,且滥用时间越长,剂量越大,胸片异常率越高;静注或肌注较烫吸对呼吸系统的危害更大。

(三) 循环系统

阿片类毒品可引起全身血流动力学改变,全血比黏度增加、血细胞比容降低,日久将可能导致一系列高黏血症发展过程中的病理生理改变;同时可导致重要脏器的微循环障碍,以致其功能受损。海洛因滥用引发的心血管并发症急性发作(急性感染性心内膜炎最常见)已是临床猝死的重要原因之一。注射毒品还将引起许多周围血管疾患,如血栓性静脉炎等,这也扩大了手术麻醉中穿刺等操作的难度。

（四）其他

毒品本身及其中掺杂的廉价化学物品对肝脏均有严重的损伤作用,这也是吸毒者中毒死亡的主要原因之一。长期静脉滥用海洛因人群肾小球肾炎发病率较高,其发病机制可能与滥用个体血清免疫球蛋白异常直接相关。自由基在细胞防御、机体抗肿瘤以及细胞解毒等方面都有着积极的作用,而阿片类毒品对人体自由基、内分泌激素及细胞免疫的影响已有报道,它对人体自由基含量有严重的影响作用,导致人体的免疫力降低,各种疾病便接踵而至。

总的来说,吸毒时间越长,对患者心、肝、肾等重要脏器的损伤越大,出现病态心理状态的可能性也越大。吸毒者总体表现为记忆力下降、疲劳、反应迟钝、智力下降等,抑郁、躁狂等精神异常,机体免疫力下降,气管炎、肺炎等呼吸系统疾病发病率增加。胃排空延迟,反流误吸的风险增加。血液黏滞度增加,微循环障碍,静脉注射者常表现为静脉炎等周围血管疾患。静脉注射为主的吸食者,由于反复注射毒品导致吸毒者成为肝炎、梅毒、尖锐湿疣、HIV、支原体感染等传染病的高危人群,医务人员应从各环节做好防护工作。吸毒患者对阿片药物耐受及痛觉超敏,所需镇痛药物剂量难以预测。围手术期两大风险:一是滥用药物过量,除阿片类中毒可用拮抗剂纳洛酮解毒外,可卡因类、大麻类、苯丙胺类、致幻剂类无特效解毒药,以对症支持治疗为主;二是戒断综合征,以预防为主,一旦发生要尽早处理。

三、麻 醉 管 理

（一）术前管理

吸毒者通常不会主动诉说吸毒史,术前访视时详细询问病史极为重要。对于可疑患者如:精神恍惚、情绪异常、精神障碍、手臂注射痕迹者等,需详细询问病史,阐明利害关系,必要时可配合尿液分析、血液分析甚至戒断试验加以鉴别。对于已知吸毒史的患者,需详细了解毒品种类、吸食方式、吸食时间、吸食剂量、是否戒毒(戒毒次数)是否复吸以及复吸次数、是否有过戒断症状以及具体表现等。同时,还需了解是否有 HIV、肝炎、梅毒等传染性疾病。对于围手术期仍处于未戒毒状态的患者,需详细制定麻醉方案,尽量避免术中戒断症状的发生。对于已经处于戒毒状态的患者,需在维持麻醉深度、足够镇痛的同时尽量避免患者复吸。此外,长期吸毒患者大多存在呼吸、循环系统以及肝肾功能等异常,手术死亡率较一般人群高数倍,麻醉医师需充分评估患者对于手术和麻醉的耐受力和风险。择期手术前纠正贫血、低蛋白血症,水、电解质、酸碱失衡等内环境紊乱,改善心、肝、肾等重要脏器功能,与患者就麻醉方式、术后疼痛管理等进行有效地沟通并取得同意,获得患者的信任和配合。

（二）麻醉管理

1. 麻醉前管理　适当给予咪达唑仑、右美托咪定镇静,氯胺酮、美沙酮、非甾体抗炎药(NSAIDS)预防性镇痛,抗胆碱药东莨菪碱、长托宁有利于麻醉实施和管理,提高患者配合度。东莨菪碱具有抑制腺体分泌、镇静、拮抗迷走神经效应等作用,可作为吸毒患者的术前用药的良好选择。盐酸戊乙奎醚(长托宁)作为胆碱能受体(M1、M3)阻滞剂可以抑制腺体分泌的同时不增加心脏交感神经兴奋作用,与氯胺酮联合使用具有较好效果。长期静脉注射毒品的患者,存在外周静脉条件差,静脉炎、感染,以及血管收缩低血容量等问题,可行颈内静脉穿刺置管便于术中液体管理。

2. 麻醉方式的选择　需充分考虑手术部位、方式以及患者配合程度和可控性,在此基础上建议首选全身麻醉或全身麻醉联合神经阻滞/硬膜外麻醉。全身麻醉具有镇静、镇痛、遗忘、便于呼吸道管理等优点,有助于预防戒断症状,且更加便于控制戒断症状,肌松剂也可抑制肌肉震颤。由于吸毒人群长期滥用毒麻药,对阿片类药物耐受性极强,手术麻醉需用高剂量的药物才能获得理想的镇痛效果,镇痛药物的使用需要滴定、个体化。吸毒者对中枢类药物具有交叉耐受性,对全身麻醉药物的需要量也比较大,容易出现术中知晓,因此在常规心电监护的基础上 BIS、听觉诱发电位等麻醉深度监测手段可以帮助麻醉医师更好的判断麻醉深度、调整阿片类镇痛药使用量,防止术中知晓的发生。对拟行椎管内麻醉的患者需详细了解是否有脊椎压痛史、感染等禁忌证。行椎管内麻醉、神经阻滞麻醉的患者,需格外注意无菌操作,因此类患者大多免疫力低下,继发椎管内感染的风险增加。另外,硬膜外麻醉时体内 β-内啡肽浓度显著升高,易诱发戒断症状,需静脉复合阿片类镇痛药。

3. 麻醉药物的选择 氯胺酮作为 N-甲基-D 天冬氨酸(NMDA)受体非竞争性拮抗剂,具有镇痛、遗忘、保护脑细胞以及抗炎作用,能够与阿片受体、胆碱能受体、单胺受体等结合,减少阿片类镇痛药使用量,是吸毒患者麻醉辅助用药的良好选择。氯胺酮的镇静、镇痛、选择性网状结构的上行传导阻滞作用亦有利于戒断症状治疗。高选择性中枢神经系统 α_2 肾上腺受体激动药右美托咪定有镇静、镇痛、抗交感而无呼吸抑制的特点,与七氟烷、异氟烷、丙泊酚、咪达唑仑和阿芬太尼联用时均有协同作用,能够有效减少镇静药、镇痛药和肌松药的用量,辅助全身麻醉用药时能降低术后寒战、恶心、呕吐的发生率,并能够减少术后止吐药的用量及应用频率。手术结束前应用右美托咪定可减少拔管期间多种刺激引起的高血压反应,使患者平稳地渡过拔管期。吸毒患者应用右美托咪定有利于维持全身麻醉下循环功能的稳定,有利于苏醒期预防躁动的发生,提高拔管舒适度,降低戒断症状的发生率。非甾体抗炎药如帕瑞昔布钠等的合理使用可以减少麻醉中大约30%的阿片类使用量,与阿片类镇痛药复合使用可以提供更好的镇痛效果,降低复吸发生风险。在术后镇痛上,联合局部浸润、神经阻滞、静脉镇痛、非甾体抗炎药的多模式镇痛通常可取得良好的止痛效果。曲马多用于吸毒患者的术后镇痛尚存争议。

4. 容量管理 吸毒患者血管收缩、血容量不足,且对麻黄碱及阿托品反应差,因此扩容的同时应加强血流动力学监测。合并心、肾功能不全者,应避免容量负荷过大。

5. 戒断症状的处理 术中出现不明原因的心律失常、呼吸急促、烦躁不安、流涎、肌肉强直等时应排除戒断症状可能性。此时可尝试给予芬太尼,芬太尼成瘾性较低,欣快感也较弱,与海洛因、哌替啶有交叉依赖性,能抑制阿片类药物的戒断症状,但需注意一旦出现呼吸抑制,不能使用纳洛酮拮抗以免诱发更强烈的戒断症状,可尝试应用非特异性呼吸兴奋剂多沙普仑拮抗。文献报道氯胺酮镇静、镇痛、选择性网状结构的上行传导阻滞等作用有利于戒断症状的控制与治疗,使用后患者大都能安静接受手术或配合其他治疗。但氯胺酮可使部分患者产生精神症状,可合用强效神经镇静药(如:咪达唑仑、丙泊酚等)。

(三) 麻醉复苏与术后护理

1. 复苏过程尽量避免刺激性操作,吸痰、拔管动作轻柔,四肢制动,防止戒断症状发生时因患者躁动造成意外伤害。

2. 苏醒延迟可能与肝肾功能不全,麻醉药物代谢延迟、低体温、水电解质酸碱失衡内环境紊乱有关,避免使用纳洛酮,以免诱发戒断症状,若患者存在呼吸缓慢或呼吸抑制,可予非特异性的呼吸兴奋剂多沙普仑拮抗。

3. 由于阿片耐受和痛觉超敏,术后疼痛难以预测,而完善的镇痛能增强患者康复和戒毒的信心,预防戒断症状及术后复吸。因此术后镇痛方案应个体化,要经常对镇痛效果进行评估和调整镇痛方案,推荐多模式镇痛,以阿片类药物为主,辅助对乙酰氨基酚、NSAIDS、加巴喷丁、普瑞巴林、美沙酮、丁苯诺菲、氯胺酮等镇痛药物,联合使用椎管内阻滞、外周神经阻滞或切口局麻浸润等镇痛方法。

4. 术后仍有可能出现血流动力学不稳定,要加强循环监测。此外,吸毒患者血液呈高凝状态,加之长期使用不洁注射器,四肢多伴有注射瘢痕及静脉炎,有血栓形成及脱落的风险,术后应鼓励患者尽早下床活动。

5. 其他　患者多有人格异常性改变,可能有自残与自杀倾向,术后应加强生命体征监测、亲属陪护及病房巡视,防止意外发生。此外,患者可能合并肝炎、梅毒、尖锐湿疣、HIV、支原体等传染性疾病,除术中应做好医护人员自身防护外,术后应做好麻醉器械及相关物品的消毒工作。

（万帆　王珂）

参考文献

[1] KAUR G,JINDAL S,KAUR G. De-addiction:A new risk for anesthesia[J]. Journal of Anesthesiology,Clinical Pharmacology,2017,33:123-124.

[2] 柳培雨,田毅. 常见吸毒患者的临床麻醉处理[J]. 医学与哲学:临床决策论坛版,2011,32:43-44.

[3] 邵怡,金孝岠,郭建荣. 阿片类患者围手术期麻醉处理现状[J]. 中国临床药理学与治疗学,2013,18:592-594.

[4] LEEMAN RF,POTENZA MN. A targeted review of the neurobiology and genetics of behavioural addictions:an emerging area of research[J]. Can J Psychiatry,2013,58:260-273.

[5] KOLODNY A,COURTWRIGHT DT,HWANG CS,et al. The prescription opioid and heroin crisis:a public health approach to an epidemic of addiction[J]. Annu Rev Public Health,2015,36:559-574.

[6] BARNETT V,TWYCROSS R,MIHALYO M,et al. Opioid antagonists[J]. J Pain Symptom Manage,2014,47:341-352.

[7] KAMPMAN K,JARVIS M. American Society of Addiction Medicine(ASAM)national practice guideline for the use of medications in the treatment of addiction involving opioid use[J]. J Addict Med,2015,9:358-367.

[8] BEAULIEU P,BOULANGER A,DESROCHES J,et al. Medical cannabis:considerations for the anesthesiologist and pain physician[J]. Can J Anesth,2016,63:608-624.

[9] KUCZKOWSKI KM. Anesthetic implications of drug abuse in pregnancy[J]. J Clin Anesth,2003,15:382-394.

[10] RUDRA A,BHATTACHARYA A,CHATTERJEE S,et al. anesthetic implications of substance abuse in adolescent[J]. Indian J Anaesth,2008,52:132-139.

[11] SORENSEN AG,BARNUNG S,RASMUSSEN LS. Ketamine is used again by both physicians and addicts[J]. Ugeskrift for laeger,2011,173:2123-2126.

[12] BALA N,KAUR G,ATTRI JP,et al. Psychiatric and anesthetic implications of substance abuse:present scenario[J]. Anesthesia,essays and researches,2015,9:304-309.

[13] VAZQUEZ MOYANO M,UNA OREJON R. Anesthesia in drug addiction[J]. Revista espanola de anesthesiology reanimacion,2011,58:97-109.

[14] MORAN S,ISA J,STEINEMANN S. Perioperative management in the patient with substance abuse[J]. The Surgical clinics of North America,2015,95:417-428.

[15] ETHAN O,BRYSON. The perioperative management of patients maintained on medications used to manage opioid addiction[J]. Curr Opin Anaesthesiol,2014,27:359-364.

[16] COLUZZI F,BIFULCO F,CUOMO A,et al. The challenge of perioperative pain managementin opioid-tolerant patients[J]. Therapeutics and Clinical Risk Management,2017,13:1163-1173.

[17] MORAN S,ISA J,STEINEMANN S. Perioperative Management in the patient with substance abuse[J]. Surg Clin N Am,2015,95:417-428.

[18] VADIVELU N,MITRA S,KAYE AD,et al. Perioperative analgesia and challenges in the drug-addicted and drug-dependent patient[J]. Best Practice & Research Clinical Anaesthesiology,2014,28:91-101.

第七节　心脏病患者非心脏手术的麻醉

据国外资料统计,41~50 岁、51~60 岁、61~70 岁和 71~80 岁手术患者合并不同程度心脏病变的概率分别是 6%、23%、45% 和 100%。此类患者接受非心脏手术围手术期并发症及死亡率显著高于无心脏病者。风险存在于术中,也存在于术后恢复期;风险存在于已诊断明确患有心脏或心脑血管病者,更存在有潜在心血管疾患的无症状患者。心脏患者行非心脏手术麻醉的风险既取决于心脏病变的性质、程度和心功能状态,也取决于患者年龄、其他重要脏器功能状态、手术种类、创伤大小,以及麻醉和手术者的技术水平,术中、术后监测条件以及围手术期综合管理能力。心脏患者行非心脏手术的麻醉围手术期综合管理包括术前风险评估与手术麻醉条件优化、精细化麻醉管理和生命体征调控。

一、麻醉前风险评估

麻醉前风险评估是在对患者常规检查评估的基础上深入了解心血管系统病变的严重程度,明确其功能状态,结合手术种类、大小评估患者承受麻醉与手术打击的能力,并提出相应的处理方案。

(一) 患者及手术危险因素

术前评估必须包括患者和手术风险的综合评估。麻醉医师的评估建立在详细询问病史、有重点的体格检查、心脏诊断性检查和其他术前检查相关信息等的基础上。

1. 心血管危险因素　影响风险的主要心血管病症包括心肌缺血、心室功能障碍伴心力衰竭,以及严重的颈动脉或近端主动脉动脉粥样硬化性疾病。心血管危险分级及危险因素判断的目的是进一步权衡手术收益和手术麻醉面临的风险,以指导围手术期管理决策。常用的心血管危险分级方法如下:

(1) Goldman 多因素心脏危险指数(表 12-14):Goldman 等提出的多因素心脏危险指数(cardiacrisk index,CRI),共计 9 项,总分 53 分。根据评分,临床上分为四级:1 级:评分 0~5 分,危险性一般。2 级:评分 6~12 分,有一定的危险性。3 级:评分 13~25 分,危险性较大。4 级:评分>26 分,危险性极大。但表中第 3、5、6、7 项共计 28 分可通过充分的术前准备或暂缓手术降低其评分,因此恰当的术前管理可降低麻醉和手术危险性。

表 12-14　Goldman 多因素心脏危险指数

项目	内　　容	计分
病史	心肌梗死<6 个月	10
	年龄>70 岁	5
体检	第三心音、颈静脉怒张等心力衰竭表现	11
	主动脉瓣狭窄	3
心电图	非窦性节律术前有房性期前收缩	7
	持续室性期前收缩>5 次/min	7
一般内科情况差	PaO_2 <60mmHg, $PaCO_2$ >50mmHg, K^+ <3mmol/L,BUN>18mmol/L,Cr>260mmol/L,SGOT 升高,慢性肝病征及非心脏原因卧床	3
腹内、胸外或主动脉手术		3
急诊手术		4
总计		53

另一方面,心脏功能与患者预后有很大关系,心功能Ⅲ级时,手术危险性较大,须充分进行术前准备,改善心功能和全身情况、提高麻醉和手术的安全性。而Ⅳ级患者约占术中和术后死亡病例的半数以上。表 12-15 显示了 NYHA 心功能分级及 Goldman 多因素心脏危险指数评分与围手术期心源性死亡和危及生命并发症(非致命心肌梗死、充血性心力衰竭和室速等)的发生率间的关系,两者结合起来评估可能有更大的预示价值。

表 12-15   心功能及 Goldman 评分与围手术期心脏并发症及心源性死亡的关系

心功能分级	多因素总分数	心源性死亡(%)	危及生命的并发症*(%)
Ⅰ	0~5	0.2	0.7
Ⅱ	6~12	2.0	5.0
Ⅲ	13~25	2.0	11.0
Ⅳ	≥26	56.0	22.0

*非致命心肌梗死、充血性心力衰竭和室速。

(2)改良心脏风险指数:上述 Goldman 多因素心脏危险指数评分略显复杂、难记。1999年 Lee 等对其进行了改良,使之更为简便易记,最新 ACC/AHA 指南对此进行了推荐。以下 6个危险因素各为 1 分(总分为 6 分):①高危手术(腹腔内、胸腔内和腹股沟以上的血管手术);②缺血性心脏病(心肌梗死病史或目前存在心绞痛、需使用硝酸酯类药物、运动试验阳性、ECG有 Q 波、或既往 PTCA/CABG 史且伴有活动性胸痛);③慢性心力衰竭病史;④脑血管病史;⑤需胰岛素治疗的糖尿病;⑥术前肌酐>2.0mg/dl。Lee 改良心脏风险指数与非心脏手术围手术期期心肌梗死、心搏骤停或术后 30 天死亡率有一定的相关性(表 12-16)。

表 12-16   Lee 改良心脏风险指数与非心脏手术围手术期心肌梗死、
心搏骤停或术后 30 天死亡率的关系

风险因素项	风险估计(%)	风险估计的 95%置信区间
0	3.9	2.8%~5.4%
1	6.0	4.9%~7.4%
2	10.1	8.1%~12.6%
≥3	15.0	11.1%~20.0%

2. 非心脏危险因素   不能纠正的非心脏风险因素包括女性和高龄,可纠正的非心脏危险因素包括既存的肾功能不全和贫血。肾功能不全与死亡有较强的关联,肌酐清除率(CrCl)较血清肌酐(Cr)值更有利于评估肾脏风险;对合并肾功能不全的患者,术前管理的重点是纠正一切可以纠正的危险因素、避免肾毒性药物暴露、优化容量状况、迅速处理任何心输出量减少和/或低血压因素。尽管贫血未纳入大多数风险预测模型,但并存心脏疾病的手术患者要根据手术的紧急程度以及贫血病因和严重程度进行个体化纠正。

3. 手术风险因素   对于择期手术,复杂的手术过程将带来额外的风险。常用的手术风险评估方法有:

(1)美国外科学院国家外科质量改进计划(ACS-NSQIP)手术风险分级:包括 ASA 分级、手术种类等 22 个问题在网页上进行选择,最后网络自动计算手术风险指数总分,最新 ACC/AHA 指南对此进行了推荐。但加拿大心血管协会 2017 年最新指南认为此风险评级没有考虑血浆 B 型脑利钠肽(BNP)或氨基末端 B 型脑利钠肽原(NT-proBNP),可能会低估总体风险。NSQIP 数据也可以用于估计患者心肌梗死或心搏骤停的风险。

(2) 手术风险分级:高风险手术(心血管并发症发生率>5%)。包括:急诊手术、主动脉手术、外周血管手术、液体转换及血液丢失量大的长时间手术。

中等风险手术(心血管并发症发生率 1%~5%)。包括:骨科手术、不复杂的腹腔手术、泌尿外科手术、胸科手术、头颈外科手术。

低风险手术(心血管并发症发生率<1%)。包括:内镜手术、皮肤体表手术、乳腺手术、白内障手术。

（二）体格检查

心脏病非心脏手术患者的体格检查应包括下列内容:①建立外周静脉通路和中心静脉置管的难易程度。②评估外周动脉搏动以确定有创动脉压监测的最佳位置。③评估口腔和牙齿的异常。应注意潜在细菌感染来源的严重牙周病或其他口咽异常,这对需植入人工材料(如:人工心脏瓣膜)等手术,防止感染性心内膜炎十分重要。④评估气管插管的难度,应特别慎重地制定困难气道管理计划,避免心动过速和高血压等有害应激反应,这些尤其对缺血性心脏病或某些心脏瓣膜病变患者不利。⑤评估是否存在食管病变或运动异常,特别是既往食管手术史、吞咽困难或食管裂孔疝,这对需要术中 TEE 监测者尤为重要。

（三）术前检查

1. 心脏诊断性检查　大多数心脏疾病患者都有已确定的诊断,包括心导管冠状动脉造影检查,右心导管检查、超声心动图等。麻醉医师应查阅这些信息以清楚地了解手术的指征、手术计划和个体患者风险,以便制订个体化的、适当的麻醉计划。

2. 心电图　心电图可检查心律失常、传导异常或心肌缺血证据。

3. 超声心动图　可观察心脏瓣膜、先天畸形的种类和缺损程度、局部室壁运动、是否存在主动脉壁瘤,并可测定血流量、射血分数等。全身麻醉后用 TEE 实时动态观察,可纠正经胸检查时误诊及漏诊的病情,进一步了解前负荷、心功能及心室壁和瓣膜活动等。超声检测有助于评估心功能,左室射血分数正常值为 50%~70%,低于 40% 为 NYHA 分级 Ⅱ 级,低于 35% 为 NYHA Ⅲ 级,低于 25% 为 NYHA Ⅳ 级。但部分心衰患者射血分数检测可能正常,要结合其他检测综合分析。

4. 冠脉 CT(CTA)检查　CTA 可用于判断冠脉狭窄程度及斑块情况、大动脉炎,动脉硬化闭塞症,主动脉瘤及夹层等病征。但患者心率超过 70bpm,心律不齐或心功能衰竭时图像不清楚;清晰和准确程度不如冠脉造影,冠脉细小分支显示不充分;对冠脉血流的动态观察不如冠脉造影;对冠脉支架内再狭窄的评估受限等。

5. 冠状动脉造影　是判断冠状动脉病变的金标准,可观察到冠状动脉精确的解剖结构及冠状动脉粥样硬化的部位与程度;同样可进行左心室造影,了解左室收缩功能、射血分数和左心室舒张末充盈压。

6. 其他　包括全血细胞计数、凝血功能检测、电解质、葡萄糖、肌酐、血尿素氮、BNP 或 NT-proBNP 等

二、基于风险评估的决策流程

心脏病患者的非心脏手术决策流程,在不同国家或地区、不同机构有所差异,但原则基本一致,主要基于手术种类、紧急程度以及患者的风险综合决策。

（一）美国 ACC/AHA（2014 年）制定了心脏病患者非心脏手术决策指南流程,共七个步骤:

第 1 步:若拟手术患者已确诊有冠脉疾病或有冠心病危险因素,应首先确定手术的急迫性。若需紧急手术,应尽快确定可能影响围手术期处理的临床危险因素,并根据患者的病情快速制定相应的监测与治疗方案。

第 2 步:若需尽快手术或择期手术,确定患者是否存在急性冠状动脉综合征。若是,首先应根据现行指南原则予以最佳药物治疗,待病情稳定后再行手术风险评估;

第 3 步:若患者存在冠心病的危险因素,需评估其发生主要不良心血管事件的危险性。评估工具可采用 NSQIP 风险计算器,必要时辅以 RCRI 评估。若患者进行低危手术(如:眼科手术),即便其存在多种心血管危险因素,术中发生严重不良事件的风险也很低;若患者进行大血管手术,即便其并存的心血管危险因素非常少,术中发生严重不良事件的风险仍较高;

第 4 步:若评估结果显示患者发生严重不良心血管事件的风险很低(<1%),不需要对患者进行更多评估性检查,可直接考虑手术;

第 5 步:若患者发生严重不良心血管事件的风险增高,需要进行活动耐量评估。若患者代谢当量(METs)≥ 4,则不需要更多检查,可直接考虑手术;

第 6 步:若患者功能耐量较差(<4METs)或无法评估 METs,医师应与患者和围手术期团队协商,确定进一步的评估性检查是否会影响患者的决策。若是,首先考虑进行药物负荷试验。若不清楚患者的功能耐量,可考虑进行运动负荷试验。若运动试验无异常,可在最佳药物治疗基础上实施手术;若运动试验有异常,则考虑行冠状动脉造影,必要时行血运重建。

第 7 步:若进一步的评估性检查不会影响患者的决策,则在临床指南指导下进行药物治疗的基础上实施手术;或采取替代疗法(如:肿瘤放疗等非侵袭性治疗)及姑息性治疗。

（二）加拿大心血管协会 2017 年制定心脏病患者非心脏手术指南与美国 ACC/AHA 指南有所差异,该指南更注重 BNP 或 NT-pro BNP 检查,并将术后患者的的进一步监测护理纳入流程之中。

三、术　前　优　化

术前尽可能改善患者的心脏功能和全身状况,治疗和控制并发症予以减轻患者的焦虑、恐惧和紧张情绪。

（一）调整心血管治疗用药

心脏病患者一般需用药物治疗,术前应根据患者的病情对所使用的药物进行适当调整。

1. β 受体阻滞药　不主张术前停药,必要时可适当调整剂量。但不建议术前一天开始用 β 受体阻滞药,术前一天开始应用可能引起的低血压,脑卒中和死亡的风险大于减少心肌缺血的收益。文献报道,长期服用 β 受体阻滞药者术中低血压与脑血管意外发生率增加,要注意防止术中低血压。

2. 洋地黄类药物　用于充血性心力衰竭、房颤或房扑等以改善心功能、控制心室率。目前多采用口服地高辛。在术前 1 天或手术当天停止服用地高辛,术中或术后视情况改经静脉用药。

3. 抗高血压药　术前应将高血压患者的血压控制在适当水平。理想的血压控制在 140/90mmHg。一般不主张术前停用抗高血压药物。但也有研究认为术前继续应用 ACEI 和 ARB 类降压药可能增加术中低血压的发生率;建议长期使用 ACEI 及 ARB 类药物的患者在术前 24

小时停用此类药物。

4. 他汀类　有研究显示术前长期应用他汀类可能减低术后患者死亡率,虽然没有最终定论,但大多数专家观点认为如患者一开始服用他汀类药物,术前应继续应用;接受血管外科手术的患者可考虑使用降脂药物,最好术前两周开始用药。

5. 利尿药　常用来治疗心功能不全、充血性心力衰竭。但长时间使用利尿药可引起血容量不足或低钾,应在术前调整血容量和补充氯化钾。

6. 抗血小板或抗凝药物　在充分权衡出血和血栓的风险基础上,围手术期抗血小板或抗凝治疗应由外科医师、麻醉医师、心血管医师和患者共同决定。

(1) 一般情况下,对球囊扩张患者,择期非心脏手术应延迟 14 天。对于围手术期需要停止双联抗血小板的患者,裸金属支架植入 30 天内、药物洗脱支架植入 12 个月之内不推荐择期非心脏手术。对植入药物洗脱支架(DES)的患者,择期非心脏手术最好延迟 365 天。如果 DES 植入后手术延迟的风险大于预期缺血或支架内血栓形成的风险,择期非心脏手术可考虑延迟 180 天。对于植入冠脉支架但必须停止 P2Y12 血小板受体阻滞剂才可以手术的患者,在可能的情况下推荐继续使用阿司匹林,术后应尽快开始 P2Y12 血小板受体阻滞剂治疗。氯吡格雷或替格瑞洛应在术前停用 5 天,普拉格雷应在术前停用 7 天。目前尚无证据表明长期服用抗血小板药物患者围手术期需用肝素桥接治疗。有研究提出围手术期可使用短效 GP Ⅱb/Ⅲa 抑制剂(如:替罗非班、依替巴肽)进行桥接,术前 4 小时停止输注,但证据尚不充分。

(2) 对于植入药物洗脱支架或裸金属支架后初始 4~6 周、但需要行紧急非心脏手术的患者,应继续双联抗血小板治疗,除非出血的相对风险超过预防支架内血栓形成的获益。对于未植入冠脉支架的患者,择期非心脏手术前开始或继续服用阿司匹林没有获益,除非缺血事件的风险超过外科出血的风险。

(3) 瓣膜置换术后、服用华法林的患者手术前应停药 5~7 天。术前检查如 INR>2,可口服维生素 K 拮抗。如患者手术风险不大,可继续服用阿司匹林;但对出血风险大的手术如眼内、前列腺、颅内、脊髓手术等,应停用阿司匹林 1 周。由于半衰期短,直接口服抗凝药(达比加群、利伐沙班、阿哌沙班和依度沙班)不需要考虑肝素桥接。对存在血栓高风险患者,INR<1.5 时应采用普通肝素或低分子肝素桥接直到手术前。一般普通肝素手术前 4~6 小时停药,低分子肝素手术前 12 小时停药。术后根据手术出血风险决定开始应用肝素抗凝的时间,如手术出血风险小,INR<2 即可尽早开始肝素抗凝。注意在中重度肾功能不全患者需调整剂量;如手术出血风险大,应在充分止血的基础上,延后至术后 48~72 小时或更长时间才开始肝素治疗。

术后重新启动抗血小板或抗凝药物时机应根据出血风险、血栓或栓塞风险以及药物起效特点进行合理安排。

(二) 麻醉前用药

为防止或解除患者对手术的焦虑、紧张与恐惧情绪,一些患者需要麻醉前用药。需在麻醉医师的观察下静脉或口服较小剂量的短效苯二氮䓬类药(如:咪达唑仑)和/或阿片类药物(如:芬太尼)。但对严重主动脉狭窄、严重心功能不全、高龄患者要特别谨慎,避免引起循环呼吸抑制。合理的方法是谨慎地使用更小初始剂量,根据患者情况逐渐增加。

(三) 术前准备和监测

应根据患者的病变状况以及心功能、手术种类、创伤大小及时间、急诊或择期手术、技术与监测条件等选择不同的监测项目。心功能良好、中低危择期手术患者,常规监测即可。而较重患者或施行大手术时,应连续监测动脉压和中心静脉压。心脏病变严重或心功能不全者,有条件时应行肺动脉压、肺毛细血管楔压和心排出量的监测,从而对血流动力学的评判提供较全面的依据,有利于调整麻醉和指导临床治疗用药。所有患者均应随时按需做血气、pH、血液生化和电解质测定备好各种抢救药品及设备,建立良好的静脉通路。有条件时可利用经食管超声心动图(TEE)监测心室大小改变、收缩功能、瓣膜活动和血容量状况。

四、麻醉管理原则

围手术期综合管理包括术前风险评估与手术麻醉条件优化、精细化麻醉管理和生命体征调控。无论先天性或后天性心脏病,麻醉应尽可能保障循环状态稳定,通气适度,维持心肌供氧和需氧之间的平衡。

依据手术部位、类型、手术大小以及对血流动力学影响、心脏病患者的具体情况(病情、全身情况、精神状态)、麻醉医师的能力和条件进行麻醉选择。椎管内麻醉药注意麻醉平面的控制,全身麻醉应留意药物的选择与配伍。麻醉实施时应特别注意以下问题:①预防和积极处理心动过速,全身麻醉诱导中应尽量减轻气管插管所致的心血管反应,可适当增加阿片类药如芬太尼用量等;②输血、输液适当,血管活性药物要注意适应证与用法,保持适当的前负荷,避免血压明显波动;③维持呼吸道通畅,根据患者情况合理通气,避免缺氧或二氧化碳蓄积或 $PaCO_2$ 长时间低于 30mmHg;④及时纠正电解质和酸碱平衡紊乱;⑤加强监测,及时发现与处理循环功能不全的先兆和各种并发症。心律失常时除进行对症处理外,还应处理发生的原因;⑥尽可能缩短手术时间并减轻手术创伤。

五、几种心脏病患者非心脏手术麻醉管理

心脏病患者由于病变种类和性质不同,其病理生理和血流动力学改变也各不相同,应根据其心血管病变的类型制订个体化的麻醉管理方案。本节介绍几种常见心血管疾病的麻醉管理原则,详见相关专著。

(一) 先天性心脏病

掌握心肺功能受损而有较大危险性的临界指标,并对麻醉方式以及药物对先天性心脏病患者心肺功能的影响进行评估。

1. 心肺受损有较大危险性的临界指标包括:①慢性缺氧($SaO_2<75\%$);②肺循环/体循环血流比>2.0;③左或右心室流出道压力差$>50mmHg$;④重度肺动脉高压;⑤红细胞增多,HCT$>60\%$。

2. 临床症状较轻的先天性心脏病患者,手术与麻醉的耐受较好,但应重视:①肺动脉高压;②严重的主动脉瓣或瓣下狭窄及未根治的法洛四联症;③近期有过充血性心力衰竭、心律失常、晕厥和运动量减少等。

3. 通常发绀型比非发绀型患者麻醉和手术风险性大。左向右分流性疾病(动脉导管、室间隔或房间隔缺损)心功能良好,无严重肺动脉高压,麻醉处理和正常人相似。右向左分流的患者如法洛四联症、Eisenmenger 等,肺血管阻力增加或外周血管阻力降低均可加重右向左的分流而使发绀加重。大部分患者的血流动力学管理目标是降低肺血管阻力增加和/或增加外周血管阻力。气管内麻醉时气道压力不宜持续过高,椎管内麻醉要预防血压下降,全身麻醉药物可选用氯胺酮。如血压过度下降可选用血管活性药物或加快输液提升血压。患者失血耐受程度下降,应留意及时补充红细胞。左心室流出道梗阻的患者,麻醉期间应注意维持冠状动脉灌注压和心肌正性肌力的平衡,保持氧供和氧需平衡,维持外周血管阻力以保持足够的冠状动

脉灌注压,较浅的静脉复合麻醉有益于此类患者。

4. 有心内分流的患者避免空气栓塞,应仔细排出所有静脉导管内的气泡、所有输注导管都应使用空气过滤器,以及避免给予静脉药物时引入新的气泡。

5. 全身麻醉剂和麻醉方法的选择取决于各种麻醉剂对血流动力学的影响、特定病变的血流动力学管理目标,以及是否存在心室功能不全。

6. 椎管内麻醉可安全地用于特定的先天性心脏病患者,但需非常缓慢调整硬膜外阻滞剂量或低剂量脊麻-硬膜外联合阻滞,连续监测动脉血压,补液维持最理想的血容量,并用血管活性药物及时治疗低血压,避免麻醉平面阻滞过广。

7. 机械通气期间,使用低潮气量通气(6~8mL/kg)、短吸气时间和5~8mmHg的低呼气末正压通气来维持低胸内压、低平均气道压和低肺血管阻力。

8. 在麻醉苏醒期和术后确保足够的通气和氧合避免低氧血症和高碳酸血症,治疗术后疼痛和焦虑尽量降低交感神经刺激,以此避免肺血管阻力增加。

(二) 心脏瓣膜病

心脏瓣膜病患者麻醉和手术的风险性取决于充血性心力衰竭、肺动脉高压、瓣膜病变性质与程度,以及有无心律失常和风湿病活动的存在。

1. 重度二尖瓣狭窄患者心功能较差、并多伴有房颤,在未做二尖瓣扩张或瓣膜置换术前不宜施行一般择期手术。二尖瓣狭窄患者麻醉管理的目标是控制心率,尽量维持窦性心律,保证足够的血容量,避免体循环血管阻力下降。对于肺动脉高压的患者,高碳酸血症和低温可使已经增高的肺循环阻力更趋恶化,应予避免。无明显症状和肺动脉高压表现的二尖瓣狭窄患者手术麻醉风险与正常患者差别不大。

2. 主动脉瓣狭窄患者为了保持正常的室壁张力产生代偿性的向心性肥厚,导致氧需增加、氧供减少、舒张功能和顺应性减退,狭窄严重者(小于$1cm^2$)有心绞痛、充血性心力衰竭、晕厥和猝死等症状,且心搏骤停时胸外脏按压时难以得到有效的体循环灌注。麻醉管理的主要目标在于维持窦性心律,避免心动过缓,以保证冠脉血流灌注;同时避免心动过速,否则增加心肌氧需而形成氧债。补充足够的血容量和维持适当的体循环阻力。血压下降时,可用血管收缩药维持安全的血压水平;除非血压严重下降,避免应用正性肌力药。除了常规药物治疗,还有另外两项措施可以考虑,一项是术前放置主动脉球囊反搏来改善冠脉灌注。对于不准备行主动脉瓣置换术的患者,另一项选择为非心脏手术前的主动脉瓣球囊扩张术以降低狭窄的程度。

3. 心脏瓣膜病患者行非心脏手术麻醉前,须注意患者应用利尿药与强心药的应用情况,并给予相应的调整与处理。

4. 心脏瓣膜病非心脏手术时血流动力学管理要点见表12-17。联合瓣膜病者则根据病变性质、主次、程度综合考虑。

表 12-17　心脏瓣膜病的血流动力学管理要点

病变	心率 (bpm)	节律	前负荷	外周血 管阻力	心肌收缩力	避免
主动脉瓣狭窄	70~85	窦性	增加	不变或增加	不变或减弱	心动过速、低血压
主动脉瓣关闭不全	85~100	窦性	不变或增加	不变或降低	不变	心动过缓
二尖瓣狭窄	65~80	稳定	不变或增加	不变或增加	不变	心动过速、肺血管收缩
二尖瓣关闭不全	85~95	稳定	不变	降低	不变或减弱	心肌抑制

（三）缺血性心脏病

心脏病患者非心脏手术中，以缺血性心脏病患者行非心脏手术最为常见。术前应根据患者心脏的情况以及心肺功能的代偿情况预测手术与麻醉的危险性，并决定手术与麻醉的方式。

1. 下列情况围手术期心脏病并发症与病死率显著增加：①多次发生心肌梗死；②有心力衰竭的症状与体征；③左心室舒张末压>18mmHg；④心脏指数<2.2L/（min·m²）；⑤左心室射血分数<40%；⑥左心室造影显示多部位心室运动障碍；⑦全身情况差。

2. 心肌梗死后普通外科择期手术应延迟至梗死后 6 个月；病情危及生命的急诊手术，必须全面监测血流动力学，尽可能维持循环稳定、调整应激反应、并且保持心肌氧供需平衡；估计可切除的恶性肿瘤，如患者属低危，一般在心肌梗死后 4~6 周可考虑手术，仅在高危患者须在心导管、超声心动图或心脏核素检查后决定是否预先行经皮冠脉成形术，或同时做冠状动脉旁路移植术。

3. 如果患者长期使用 β 受体阻滞剂、他汀类药物、可乐定、钙通道阻滞剂或地高辛，则围手术期继续使用。ACEI 和 ARB 通常在手术当日早晨停药，术前是否用阿司匹林则取决于具体的患者因素和手术因素。

4. 麻醉的主要目标是优化心肌氧供和最小化心肌氧需求。包括：维持较低或正常的心率（如 50~80 次/分）；维持正常或较高的血压，血压波动控制在基线水平 20% 内（通常平均动脉压 75~95mmHg 和/或平均舒张压 65~95mmHg）；维持正常的左心室舒张末期容积，避免液体过载；维持正常或较高的血红蛋白氧饱和度，维持正常体温，治疗严重贫血（血红蛋白<8g/dL）。

5. 监测包括 所有患者持续监测 ECG，最好是采用计算机 ST 段分析；如果血压可能会时刻改变和/或需要指导血管活性药物应用，则行动脉置管；如果出现严重失血、大量液体转移或需应用血管活性药物，可能需中心静脉置管；必要时围手术期行 TEE 来判断心脏和循环功能。

6. 疑似心肌缺血按如下方式进行处理 如果因疼痛或麻醉过浅而出现心动过速和/或高血压，可给予阿片类药物、加深全身麻醉，或通过硬膜外导管追加局麻药；可能需要用静脉 β 受体阻滞剂（如艾司洛尔、美托洛尔或拉贝洛尔）使心率和/或血压恢复至基线水平，或用扩血管药（如尼卡地平或硝酸甘油）来控制血压；静脉输注硝酸甘油可以治疗高血压相关的持续性心肌缺血，输注速度为 10~400μg/min 或 0.1~4μg/kg/min；如果出现低血压（即平均动脉压<75mmHg 或平均舒张压<65mmHg），可通过下述方法进行治疗：减浅过深的麻醉，静脉补液，以及推注血管加压药（如去氧肾上腺素 40~100μg 和/或麻黄碱 5~10mg）；持续低血压的治疗为持续输注去氧肾上腺素，视情况调整剂量[10~200μg/min 或 0.1~2.0μg/（kg·min）]，若怀疑左室或右室功能不全，也可使用正性肌力药；纠正低氧血症（血红蛋白氧饱和度<95%）和严重贫血（血红蛋白<8g/dL）。

7. 麻醉苏醒期预防或控制心动过速和高血压的方法是苏醒前优化镇痛，如静脉用阿片类或通过留置的硬膜外导管追加局麻药；必要时静脉给予 β 受体阻滞剂（如：艾司洛尔、拉贝洛尔或美托洛尔）或扩血管药（如：尼卡地平或硝酸甘油）。

（四）慢性缩窄性心包炎

慢性缩窄性心包炎患者麻醉前必须做好充分准备。首先控制心力衰竭，纠正酸碱失衡，纠正贫血，预防低钾血症，低蛋白血症，以提高手术耐受力。此类患者的循环时间普遍延长、外周静脉给药起效时间延长，麻醉深度与血流动力学效应出现较晚，麻醉诱导用药尽量选用对心脏抑制轻微的药物。缩窄性心包炎患者由于肺内淤血、腹水、循环缓慢等因素，肺的顺应性差，通气换气功能均受影响,宜采用低频率、低通气量控制呼吸,降低平均气道压,以促进静脉回流。术中中心静脉压及有创动脉血压等的监测,对指导围手术期用药及防止急性心衰有重要意义。对于病情严重的缩窄性心包炎患者应先解除缩窄的心包才能进行择期手术。

（五）其他

肥厚性阻塞性心肌病、心脏传导阻滞、预激综合征等,请见本书相关章节。

（许学兵）

参考文献

［1］BILIMORIA KY,LIU Y,PARUCH JL,et al. Development and evaluation of the universal ACS NSQIP surgical risk calculator:a decision aid and informed consent tool for patients and surgeons［J］. J Am Coll Surg,2013, 217:833-842.

［2］FLEISHER LA,FLEISCHMANN KE,AUERBACH AD,et al. 2014 ACC/AHA guideline on perioperative cardiovascular evaluation and management of patients undergoing noncardiac surgery:a report of the American College of Cardiology/American Heart Association Task Force on practice guidelines［J］. Circulation, 2014, 130: e278-e333.

［3］DUCEPPE E,PARLOW J,MACDONALD P,et al. Canadian Cardiovascular Society guidelines on perioperative cardiac risk assessment and management for patients who undergo noncardiac surgery［J］. Can J Cardiol,2017, 33:17-32.

［4］中华医学会外科学分会. 中国普通外科围手术期血栓预防与管理指南［J］. 中国实用外科杂志,2016,36: 469-474.

［5］COHN SL. Preoperative evaluation for noncardiac surgery［J］. Ann Intern Med,2016,165:ITC81-ITC96.

［6］MALHOTRA AK,RAMAKRISHNA H. N-terminal pro B type natriuretic peptide in high cardiovascular-risk patients for noncardiac surgery:What is the current prognostic evidence? ［J］. Ann Card Anaesth, 2016, 19: 314-320.

［7］FLEISHER LA. Preoperative assessment of the patient with cardiac disease undergoing noncardiac surgery［J］. Anesthesiol Clin,2016,34:59-70.

［8］DEVEREAUX PJ,SESSLER DI. Cardiac complications in patients undergoing major noncardiac surgery［J］. N Engl J Med,2015,373:2258-2269.

［9］PATEL AY,EAGLE KA,VAISHNAVA P. Cardiac risk of noncardiac surgery［J］. J Am Coll Cardiol,2015,66: 2140-2148.

第八节　安装心脏植入式电子设备患者的围手术期管理

自从 1958 年世界上第一台心脏起搏器植入人体以来,全世界有越来越多的患者使用心脏植入式电子设备(implantable electronic devices,CIEDs),其中包括永久性心脏起搏器(permanent pacemakers,PPM)、植入型心律转复除颤器(implantable cardioverter defibrillators,ICDs)、心脏再同步化治疗(cardiac resynchronization therapy,CRT)和植入式心电监测仪(implantable loop recorder,ILR)。目前在美国,有超过 300 万患者安装有常规起搏器,超过 30 万患者使用附带起搏功能的埋藏式心律转复除颤器。我国截止到 2016 年,全国单年起搏器植入例数已达 73 000 例(不包括中国台湾、中国香港和中国澳门),ICD/CRT 的临床植入已接近 7 000 例。随着人口老龄化、医学和科技的进步,我国接受心脏植入式电子设备治疗的患者持续增长,CIEDs 的设计和功能也日趋复杂,这类患者接受外科手术和其他介入治疗的频率不断增加,因此对围手术期的麻醉管理提出了相应的挑战。但目前国际上尚缺少高质量的临床研究来指导CIEDs 患者的围手术期管理,大部分的文献参考来源于病例报告、病例分析、专家共识和厂家声明,也没有随机对照研究来比较不同管理策略之间的优劣,因此麻醉手术医师和心脏电生理专家之间可能存在不同的观点,本文将着重阐述安装 CIEDs 患者的术前、术中和术后的管理。

一、CIEDs 的种类和特点

(一) 永久性心脏起搏器(PPM)

心脏起搏器可有效治疗多种缓慢性心律失常。过慢的心率会损害循环和血流动力学,心脏起搏器通过提供合适的心率和心率反映重建有效循环和正常的血流动力学。有症状的房室传导阻滞和窦房结功能障碍是安装 PPM 常见的适应证。

1. 心脏起搏器的原理和构造　心脏起搏器包括两部分:一个脉冲发生器(包括电池和电路)和一个或多个电极(通常指"导线")。脉冲发生器由一个硅片和具有电子感应和输出功能的电路组成,可以分析心脏的节律并按照设定的程序发放脉冲起搏心脏。起搏模式可以设置为单腔起搏或者多腔起搏。单极导线只有一个电极位于导线的尖端,该电极作为阴极;PPM盒子作为阳极。临床更多见的是双极导线,阳极同样位于导线上靠近导线尖端的阴极,这种双极导线的设置可以降低起搏器对电磁干扰的敏感性。

起搏器通过脉冲发生器发放电脉冲,通过导线电极的传导,刺激电极所接触的心肌,产生一个去极化波,从而成功起搏。依据电极的数量和起搏器的程序设置,起搏器感受单腔或多腔的内源性电活动,从而作出反应,抑制或激发一个或多个心腔的起搏。

2. 起搏器命名　美国心脏协会和美国心脏病学会联合工作组于 1974 年首次提出用于描述各种起搏系统基本功能的 3 位字母编码。随后,北美起搏与电生理学会(North American Society of pacing and electrophysiology,NASPE)和英国起搏与电生理工作组(British pacing and electrophysiology group,BPEG)组建的委员会对其进行了更新。这种用于命名起搏模式的 5 位字符编码被称为 NBG 编码。NBG 为起搏器通用编码,并不描述各起搏器特定或独有的功能特征。

NBG 编码的位置 1~3 分别代表起搏的心腔、感知的心腔和心脏对感知的反应。例如,VVI 表示起搏和感知的心腔是心室,心脏对感知的反应是抑制。位置 4 代表频率调节,表示起搏器根据运动或感知的生理条件改变程序设定的起搏心率的能力。位置 5 代表多位点起搏的位置或无多位点起搏(表 12-18)。

表 12-18　NASPE/BPEG 关于起搏器命名法的 NBG 通用编码

起搏心腔	感知心腔	对感知的反应	频率调节	多位点起搏
A=心房	A=心房	I=抑制	R=频率调节	A=心房
V=心室	V=心室	T=触发	O=无频率调节	V=心室
D=双腔(A&V)	D=双腔(A&V)	D=双重应答(I and/or T)		D=双腔(A&V)
	O=无感知	O=无应答		O=无多位点起搏

注:NASPE,北美起搏与电生理学会;BPEG,英国起搏与电生理工作组

(二) 植入型心律转复除颤器(ICDs)

心室颤动(VF)是心源性猝死(SCD)的常见病因,且发作之前常出现单形性或多形性室性

心动过速(VT)。尽管心肺复苏(包括胸外按压和辅助通气)可为心搏骤停的患者提供暂时的循环支持,但终止 VF 的唯一有效方法是电除颤。20 世纪 60 年代中期,体外除颤的成功导致埋藏式除颤器的诞生。但直到 1980 年,第一台自动体内除颤器才被植入人体。自此之后,埋藏式心律转复除颤器的应用急剧增加,用以监测 VT/VF 及提供及时的治疗。

1. ICD 的结构　ICD 系统由 3 部分组成:起搏/感应电极、除颤电极和脉冲发生器。现代起搏器和除颤器通常在心室导线上设置两个电极(即双极导线),远端电极位于导线尖端,另一环形电极距尖端数毫米。这样设计的双极导线振幅高且电图波宽较窄,可提供更准确的感应。一些 ICD 导线整合了双极感应,其双极由一个尖端电极和一个远端电击线圈电极组成。双极导线不仅提高了感应能力,还降低了外界干扰导致除颤器不恰当工作(如:因感应到肌肉活动而给予不恰当的电击)的风险。

除颤电极的表面积较大,且定位于电流可最大化流经心室的位置。现代 ICD 系统通常采用一种沿着心室导线延伸的"线圈"作为主要除颤电极,因此,单根经静脉导线就可以完成所有起搏、感应和除颤功能。额外的除颤电极可提高除颤效果,并降低除颤阈值(defibrillation threshold,DFT)。大多数现代 ICD 系统有 2 个或 3 个除颤电极。除了在右室的经静脉导线上设置一个远端线圈,一些 ICD 导线还在右室线圈的近端设置一个除颤线圈。此外,ICD 脉冲发生器的金属外壳也可作为一个电击电极使用。

脉冲发生器包含有感应电路以及高压电容器和电池。小体积脉冲发生器(如厚度 ≤ 15mm)的研发使得几乎所有患者都可以在胸肌区植入脉冲发生器。在大多数患者中,一个脉冲发生器可持续使用 5 年或更长时间。

2. ICD 的程控功能　随着 ICD 技术的发展,可用的程控、治疗选择的数量和种类都已急剧增加。现代 ICD 具有多种灵活可变的程控和治疗选择:①心律失常的辨别。鉴别需行 ICD 治疗的心律失常与其他心律的能力;②ICD 能够通过抗心动过速起搏和/或电击,来治疗室性心律失常;③多心率区间治疗。可程控 ICD,对多至 3 个心率区间的快速性心律失常提供不同的治疗;④序贯治疗。在每个治疗区间中,可施行多达 5 种或 6 种治疗措施(抗心动过速快速起搏、心脏复律或除颤)的序贯治疗。每一步治疗后,除颤器会重新评估心律,且如果持续存在快速性心律失常,则实施下一步治疗。⑤除颤。非同步电击(即,在心动周期随机释放的电击)被称为除颤。临床医师可程控 ICD 释放非同步电击,以治疗非常快速的室性心律失常,VF 或心率超过 200 次/分 VT。除颤的能量可在一定范围内选择。初始电击常被设定为较低的能量,以缩短电容器充电时间而加快治疗。随后的电击往往选择更高的能量,且常为 ICD 的最大输出能量(如,30~35J),以发挥最佳效力。

3. 最佳的 ICD 程控　数十年来,人们认为 ICD 的最佳程控为抗心动过速的治疗延迟最短,同时可以处理治疗前已存在和持续的任何室性心律失常。由于心室率、基础心脏病和其他并发症不同,心律失常引起的血流动力学反应存在很大差异。对潜在的自限性室性快速性心律失常和室上性心动过速(包括窦性心动过速),进行早期治疗对患者预后(包括死亡率)的影响尚不清楚。而且,发放频繁的或不恰当的 ICD 电击以及抗心动过速起搏(antitachycardia pacing,ATP)治疗,可对患者的生存质量造成负面影响。

（三）心脏再同步化治疗(CRT)

CRT 利用双室起搏可有效治疗某些左室(LV)同步异常患者的症状性心力衰竭。CRT 的基本原理是:心室收缩不同步可进一步损害衰竭心室的泵功能,而再同步化可能改善泵功能并逆转有害的心室重构过程。目前 CRT 被推荐用于治疗具有晚期心力衰竭(通常为 NYHA Ⅲ 级或Ⅳ级)、重度心脏收缩功能障碍(LVEF≤35%)和室内传导延迟(QRS>120ms)的患者。LV起搏最常见的做法是经静脉将电极通过冠状窦插入心静脉。对于经静脉导线置入失败的患者,或者因其他原因而进行心脏手术的患者,可通过外科手术置入一个心外膜电极。通过使用只有起搏功能的装置可实现 CRT,也可通过将 ICD 整合入一个复合装置实现 CRT。

(四) 植入式心电监测仪(Implantable Loop Recorder,ILR)

无导线的植入式心电监测仪只具有心电监测和诊断功能。用于不明原因的晕厥、晕厥先兆、发作性头晕、不明原因反复发作的心悸、癫痫和惊厥患者,通过使用植入式心电监测仪进行长期的心电图监护与记录。植入式心电监护仪对不明原因晕厥患者病因的诊断率最高,尤其是有显著症状心律失常事件的诊断率明显提高。

植入式心电监护仪有筛选心电图的功能,对正常心电图只进行监测而不存储,一旦发生心律失常(心率过快、过慢或不规律),就会立即自动将心律失常发作前、后的心电图存储在记录器内。如果患者感觉到心悸或头晕,也可以按触发器进行手动存储心电图。医师通过程控仪将记录器中的心电图调出并分析后,便可进行相应的治疗。这种记录、存储的工作方式使植入式心电监测仪可以连续工作 36 个月。

二、CIEDs 植入术

CIEDs 植入手术在心导管室进行,通常采用局部麻醉。起搏器的脉冲发生器埋置于皮下;起搏器的电极导线通常经左锁骨下静脉、左颈内静脉或者腋静脉穿刺置入预定的心腔,并寻找合适的电极安放部位。找到合适的起搏位置后,固定电极导线,测定需要的电生理参数,然后将电极导线与脉冲发生器连接在一起埋在已经制作好的囊袋中。

心房电极通常放置于右心耳,心室电极通常放置于右心室尖端。双心室起搏系统需要一个额外的电极刺激左室壁,该导线通常经右房插入冠状静脉窦实现。植入型心律转复除颤器的放置跟起搏器基本相同。一项回顾性研究报告起搏器植入手术的并发症发生率为 7.5%,最多见的并发症是导线电极位置异常(4.8%),其次是气胸(3.7%)和感染(1.5%)。

三、电磁干扰与电磁源和其他机械干扰对 CIEDs 的影响

电磁干扰(electromagnetic interference,EMI)是指电子装置位于外源性电磁场附近时,其功能受到干扰而发生异常。在手术麻醉过程中,CIEDs 的功能可能受到 EMI 影响,最常见的电磁源是电外科设备(Electro Surgery Unit,ESU)。与双极传感的 CIEDs 相比,单极传感的 CIEDs 更容易受 EMI 影响。

(一) 电磁干扰的危险

1. 电磁干扰的主要不良后果包括:①EMI 引起心室感知过度而抑制起搏。所有 CIEDs 感知通过电极传递的心内信号(R 和/或 P 波)工作。当装置感知到应该被忽略的信号(如肌电位、T 波、单极 ESU 的干扰波)时发生过度感知导致起搏抑制。这对于依赖 PM 的患者可能导致严重的心动过缓或心搏停止。②将 EMI 错误解读为快速性心律失常,导致 ICD 发生不恰当的电击或抗心动过速起搏。③直接损伤 CIEDs,使其治疗室性心动过速或起搏的能力异常。

2. EMI 其他不良后果较少见,但也可能导致患者损伤。包括:①将 EMI 错误解读为心房信号,导致双腔 PM 以最大心室起搏频率进行心室起搏,造成不良的心动过速。②刺激频率适应性起搏的传感器,导致起搏器以传感器上限频率起搏和不良的心动过速。传感器可为机械传感器(如加速计)或生理传感器(如每分通气量传感器,当呼吸频率增加时其可增加心率),

或两者相结合。生理传感器比机械传感器更容易受到 EMI 的影响。③激活"电源开启重置"模式,导致装置恢复至出厂设定的参数。在 ICD 中,这些参数包括初始治疗室性心律失常的较低心率和最高能量电击,以及频率为 60~72.5 次/分的单腔(仅心室;VVI 型)起搏。出厂设置的参数对于很多患者不是最佳的,对某些患者可能有危险。获益于房室同步或心脏再同步治疗的患者,突然发生参数设置变化,可能导致急性心力衰竭。④装置完全失灵,可发生于某些陈旧装置。当使用陈旧起搏器且依赖于起搏的患者可能接触 EMI 时,应使用替代起搏方式(如经静脉、经皮或经食管)或将其作为备用随时可用,在这些备用选择中,经静脉起搏最可靠。

3. 植入式心电监护仪(ILR)是监测心律并记录暂停、心动过缓、房性和室性心律失常的电子装置。由于 ILR 不递送治疗,EMI 不太可能引起患者伤害。然而,需要术前询问装置,因为暴露于单极 ESU 或其他强 EMI 时,所有记录的数据都可能丢失。

(二)电磁源

在手术期间,电外科设备是 EMI 最常见的来源。单极电外科比双极电外科引起 EMI 的可能性要高得多。电凝模式(高压)比非混合切割模式(低压)引起更强的 EMI。当 ESU 靠近 PM 或 ICD 的脉冲发生器或导线时风险最大。这通常发生于脐以上的手术。ESU 离 CIEDs 越远,EMI 风险越小。其他可能在围手术期产生 EMI 的设备包括,用于神经阻滞或外周神经刺激的神经刺激器、经皮神经电刺激(transcutaneous electrical nerve stimulation,TENS)设备、用于探查留滞手术器械的射频扫描仪、体外冲击波碎石术或射频消融装置。

(三)其他机械干扰

中心静脉置管使用的导丝为主要的机械干扰。中心静脉置管期间,在 CIEDs 感知电极附近移动导丝可能对设备造成机械干扰,导致心室感知过度,ICD 递送不恰当的电击,或抑制必需的起搏功能。此外,双腔起搏模式下可发生心房过度感知,从而引起过度起搏。据报道,导丝和右心室心率传感器之间的实际物理接触会引起短路,对 CIEDs 发生器造成不可逆的损害。骨锯产生的振动也可以造成机械干扰。外科手术操作如劈胸骨或心脏手术,可能造成导线的损伤或移位,从而影响 CIEDs 的功能。围手术期菌血症造成的装置或导线感染,也可能使 CIEDs 功能异常。

四、安装 CIEDs 患者的围手术期管理

随着科技的进步和飞速发展,心脏植入式电子设备由最初的大块头、短寿命,更新换代发展到今天小巧精密、功能强大、使用寿命越来越长。在这一进程中,不同时期的患者使用的 CIEDs 的型号、版本和厂家存在很大差异,因此安全有效的围手术期管理对于提高安装 CIEDs 患者的安全性和预后至关重要。

(一)安装 CIEDs 患者术前评估

术前评估包括对患者病情的充分评估和 CIEDs 功能的准确评估。

1. 患者的评估 患者安装 CIEDs 提示其合并有严重的心脏疾病,通过详细了解病史明确患者合并的原发心脏病情况。通过问诊了解患者是否发生因 CIEDs 功能异常引起眩晕、晕厥或者心功能恶化的情况。是否有服用抗心律失常药物,如果有应该在围手术期继续服用。体格检查评估脉搏是否规则和装置发生器的位置(装置的切口瘢痕和触诊)。电解质异常(包括低镁血症)、酸碱失衡或者血气指标异常,可能影响 CIEDs 的刺激和/或除颤阈值,因此都应该在术前进行纠正。

通过近期的心电图检查可确认起搏器的功能。单纯的心房起搏在 ECG 上可以看到一个单个刺激波后紧跟着一个 P 波然后是患者自己的 QRS 波;心室起搏产生的刺激波后跟着一个宽大的 QRS 波;双腔起搏的 ECG 具有心房和心室起搏的共同特征。刺激波在所有的 P 波、QRS 波之前或者都在两者之前,提示可能存在起搏器依赖。如果已证实恰当的 CIEDs 功能,则不需要其他特殊的实验室检测。

X 线胸片可以获得 CIEDs 特有的识别码,并可以明确电极导线的数量和结构,同时评估患者是否有心衰。ICD 与起搏器在胸片上的区别为位于右心室导线上的一个或两个厚的、线形的、不透射线的电击线圈。胸片也可以评估 CIED 的功能,如果发现导线断裂或者移位,提示CIEDs 功能异常。

2. CIEDs 功能的评估　通过麻醉前会诊和与 CIEDs 治疗团队充分沟通,应明确装置的类型、功能是否正常、当前设置、使用编程器或磁体重新编程的具体推荐和预期反应的临床意义。患者通常携带有制造商标志卡,可以确定 CIEDs 的类型、生产厂家、型号、当前设置和装置运行情况。在大多数患者中,可通过对近期 CIEDs 的询问结果完成功能评估。专家推荐,对于 ICD,询问 6 个月内的数据;对于常规 PM,询问 12 个月内的数据;对于任何 CRT 装置,询问 3~6 个月内的数据。这一步骤非常关键,因为有故障的装置在后续的术中管理可能无效。

CIEDs 治疗团队在术前评估期间应明确的关键管理问题包括:①患者是否依赖起搏? 无论 PM 还是 ICD 的患者都可能依赖起搏。EMI 诱导的起搏抑制可能导致这类患者发生重度心动过缓或心搏停止。因此,如果可能有 EMI 并且患者依赖起搏,应通过编程器(或者通过放置磁体)将 PM 或 ICD 重新编程为非同步起搏模式。②患者是否有 ICD? 当在 ICD 附近使用可产生 EMI 的装置时,必须暂停抗心动过速治疗,可以通过重新编程或放置磁体完成。③如果需要重新编程,磁体可被用于该目的吗? 采用编程器还是利用磁体来对 CIEDs 重新编程取决于 CIEDs 的类型及其编程方式、患者的基础心律、发生 EMI 的可能性、CIEDs 与手术野的距离,以及术中计划采用的患者体位。如果计划应用磁体,应了解装置对磁体的反应。对于大多数PM,应用磁体会启动固定频率的非同步起搏以及固定的房室延迟。对于大多数 ICD,磁体将暂停对快速性心律失常的探测和治疗,但不会改变起搏模式(即起搏抑制仍可能发生)。

(二) 围手术期 CIEDs 的管理

1. 当 EMI 可能出现时,①应关闭 ICD 的抗快速性心律失常功能,以避免不恰当电击或抗心动过速起搏。②对于依赖起搏的患者,ICD 或 PM 应编程为非同步起搏模式,以避免感知过度和起搏抑制。

2. 无论是否有 EMI 风险:①如果 ICD 电击引起的患者移动可能对患者(如眼内手术)或术者(如使用手术刀)产生危害,应关闭 ICD 的抗快速性心律失常功能。②如果 CIEDs 带有频率适应性起搏的传感器[如机械传感器(加速计)或生理传感器(每分钟通气传感器)],手术期间应关闭这一功能,以防止不利的心动过速。

3. 采用编程器或磁体重新编程　临床上采用编程器或磁体对 ICD 重新编程来暂停抗快速性心律失常治疗(即递送电击或抗心动过速起搏)。编程器和磁体各有优缺点和适应情况,具体根据 CIEDs 的型号、厂家、功能和心脏电生理专家的建议选择。无论采用那种方法,建议围手术期由经培训的专业人员或心脏电生理专家对 CIEDs 进行管理。需注意,当关闭了抗快速性心律失常功能时,应放置经皮起搏/除颤电极,并且准备床旁随时可用的具备抗心动过缓功能的体外除颤器。

（三）安装 CIEDs 患者的术中管理

麻醉方案应该根据患者的心功能状态、并存的疾病和预计的手术方案个体化制定。积极纠正和避免低氧、高碳酸、酸中毒和电解质异常（特别是钾离子、镁离子），这些因素会诱发心律失常和/或干扰起搏器的工作。如果 CIEDs 需要重新编程，应该在手术室内麻醉诱导前由专业的心脏电生理专家完成。如果确实需要非同步模式，必须确认在维持血流动力学稳定的条件下装置能准确的识别心电信号。

1. 术中心律失常的管理　围手术期可能会发生心律失常，特别是安装有 ICD 的患者其除颤功能关闭后。对于这类患者，体外除颤和/或起搏设备必须随时备用。安装有 CIEDs 的患者术前应预先放置好体外除颤/起搏电极，特别是在胸壁放置电极有困难的时候。体外除颤/起搏电极应该距离 CIEDs 的边缘 10~15cm 以上，以避免对 CIEDs 造成损伤的可能，或者避免理论上过高电流对心肌造成损伤的风险。心律失常的治疗应该根据标准的高级生命支持流程进行，体外除颤采用国际推荐的能量水平。如果需要体外起搏，体外电极通常在电流 50~100mA 的范围识别心肌电信号开始起搏。

2. 术中监测　除了 ASA 规定的标准监测，心电图的连续监测至关重要。心电图电极位置需放置合适并重新配置高频过滤以保证清晰的显示起搏脉冲。需注意，起搏干扰波可能被心电图监测仪两次读取而导致心率计算加倍，或者起搏干扰波被错误解读为 QRS 波群。脉搏血氧测定和有创动脉压波形可显示患者的真实灌注心率，此外，有创动脉压监测还可以获取有关患者心功能的重要信息。当确定需要经上肢进行中心静脉穿刺时，穿刺的位置应该避开 CIEDs 导线植入的位置。置入中心静脉导丝要特别注意，避免刺激心脏引发心律失常或者引起预先放置的 CIEDs 导线移位。外周神经监测通常是安全的，但也要确认远离 CIEDs，而且刺激电流跟起搏电流不能在一个平面。

3. 麻醉用药和液体管理　麻醉药对 CIEDs 的功能无明显影响。对于心动过缓的患者，避免使用加重心动过缓的高剂量麻醉药物（如右美托咪定或芬太尼），因有诱导 PM 依赖的理论风险。对于长 QT 综合征患者，避免使用延长 QT 间期的药物（如氟哌啶醇、美沙酮或高剂量强效挥发性吸入麻醉药），因为多形性室性心动过速的理论风险增加。氯琥珀胆碱应慎用，因其引起的肌震颤会使 CIEDs 感知过度从而导致起搏器起搏抑制，但基本不会发生不恰当的电击，因为 ICD 具有精密的感应测算。根据外科手术的类型预防性使用抗生素，CIEDs 的感染以葡萄球菌多见，并且诊断和治疗困难，一旦感染葡萄球菌死亡率高达 35% 以上。

安装有 CIEDs 的患者通常心功能已经遭受了一定程度的损害，并且易于发展成恶性心律失常。围手术期的监测和麻醉技术要能准确满足患者的需求，从而确保患者心脏功能最优化。同时避免使用负性肌力药物，正性肌力药物应用于易感患者（儿茶酚胺敏感）可能诱发快速型心律失常，使用要谨慎。

此外要重视液体平衡，因为这些患者通常心室率固定，发生低血容量时不能通过增加心率提高心输出量，这将进一步损害终末器官的灌注和氧供。对于潜在危害心功能的外科手术推荐进行心输出量监测。

4. 术中减少 EMI 影响的措施　如果 CIEDs 近期检查合格并且远离外科手术部位，则 CIEDs 功能异常的风险很小。移动电话通常是安全的，但也不能将其直接放置在 CIEDs 上，因为移动电话毕竟也是 EMI 源可能激活 CIEDs 的磁体模式。具有无线功能的医疗设备，例如输注泵、监测设备和超声探头等，应该远离 CIEDs，因这些设备可能成为 EMI 源。电刀应该尽量避免使用，双极电刀要比单极电刀安全。如果要使用单极电刀，应该每次持续 1~2 秒，停顿 10

秒,尽量使用电切功能而非电凝功能。电刀电极板的电流路径不能穿过 CIEDs 的发生器或导线,电刀的线缆应该远离 CIEDs 的部位。

5. 特殊手术操作中的 EMI EMI 风险的大小应该根据手术部位、手术方案以及是否使用电刀具体分析评估。总体上来讲,使用电刀并且电刀的回路位于脐以下水平,不可能发生 EMI 的过度感应。

(1) 射频消融手术:射频消融术持续应用(几分钟)经由发射电极发出的射频能量,使手术部位局部发热和组织凝结达到治疗作用,射频消融术在很多外科中都有应用。长时间的电流暴露导致产生 EMI 的风险,最大的危害是使 ICD 功能失灵。避免消融导管和任何 CIEDs 的直接接触,射频电流的路径应该尽量远离 CIEDs 发生器和导线。

(2) 乳腺手术中组织扩张器植入:乳腺组织扩张手术应避免采用磁铁定位探针的位置。磁铁靠近 CIEDs,可能激活 CIEDs 的转化开关导致非同步起搏,或者使 ICD 功能失灵不能检测到快速性心律失常。

(3) 电休克:电休克治疗采用 1～2 秒短促的电刺激可能会引起起搏功能抑制。而随后的癫痫发作,还可能引起起搏器长时间的过度感应。在电休克治疗前,将部分患者的 CIEDs 重新编程为非同步模式可能是合适的,但如果内源性电活动存在同样有心律失常的风险。ICD 的除颤功能应该关闭,因癫痫发作可能会击发不恰当的电击。此外,如果电休克治疗后发生反应性的心动过速超过 ICD 心动过速的阈值,也同样会击发 ICD 放电治疗。电休克经常在一个独立的房间进行,这也增加了 CIEDs 管理的复杂性。

(4) 经皮神经电刺激:经皮电脉冲可能引起起搏器不恰当的感应和随后的起搏功能抑制或者 ICD 发放不恰当的电击治疗,因此,对于 CIEDs 患者,经皮神经电刺激治疗是相对禁忌的。

(5) 诊断性的射线检查:一般情况诊断性成像对 CIEDs 的功能并无明显影响。然而,有个案报道,使用新一代的多层电子计算机断层扫描时高剂量的射线引发了起搏器发生不恰当的感应和电子复位。磁共振成像(magnetic resonance imaging,MRI)对于使用 CIEDs 的患者通常是禁忌的。MRI 条件允许型 PPM 和 ICD 仅可以在制造厂家限定的条件内谨慎使用。限定条件包括特殊的 MRI 系统、同时使用的发生器和导线都与 MRI 兼容、起搏系统已经正常使用 6 个星期以上、MRI 安全区域之外备有专有的程控装置。程序可以由心脏电生理专家根据 CIEDs 的设备特点和患者对 CIEDs 的依赖程度,设置为非同步模式或不起搏模式。这些装置设计的改进包括减少磁性成分的含量、感应部分设计为抗磁区域和电流环路绝缘性良好。

(6) 放射线治疗:使用 CIEDs 的患者进行放射治疗通常是安全的。但需注意,避免 CIEDs 直接暴露在射线下,如果装置恰巧位于放射治疗的区域内,应该将 CIEDs 移置安全区域。时刻检查确认 CIEDs 的功能,以防止射线诱导发生 CIEDs 功能复位为初始的安全模式(通常是 VVI,而不是厂家设定的)。

(7) 体外冲击波碎石术:冲击波发生(液电)的基本原理是通过高电压、大电流、瞬间放电,在放电通道上形成一个高能量密度的高温、高压等离子区,将电能迅速转换为热能、光能、力能和声能,放电过程中放电通道急剧膨胀,在水介质中形成压力脉冲,也就是冲击波,从而粉碎结石。一般来讲,体外冲击波碎石过程中 CIEDs 功能异常的风险很低,但也要确保 CIEDs 的功能在最近一个月中是正常的。有个案报道发生起搏抑制和功能复位为初始模式的情况。碎石机应该距离 CIEDs 15cm 以上,并且不能聚焦在 CIEDs 附近。碎石机的脉冲应该与心电图同步,并且应该关闭其频率调节功能。

（四）术后管理

安装有 CIEDs 的患者术后理论上应该送入重症监护病房继续监测,并且心肺复苏的设备随时可用。术中已经被关闭的 ICD 的除颤功能和任何频率调节的起搏功能,术后应该由心脏电生理专家立即重新启动。如果术中使用磁铁关闭 CIEDs 的功能,应该尽快对 CIEDs 进行全面的检查。术中发生任何关于 CIEDs 的不良事件都应该由心脏电生理专家尽快处理。

总之,越来越多的使用 CIEDs 的患者接受外科手术,而且 CIEDs 的设计和功能越来越复杂,因此对围手术期的麻醉管理提出了相应的挑战。围手术期充分了解和评估 CIEDs 的类型和功能、患者对起搏器的依赖程度、EMI 发生的可能性、充分的术前和术中准备,都有助于减少 CIEDs 相关并发症的发生率,提高该类患者围手术期的安全性。

（张　英）

参考文献

［1］POKORNEY SD,MILLER AL,CHEN AY,et al. Implantable cardioverter-defibrillator use among medicare patients with low ejection fraction after acute myocardial infarction［J］. JAMA,2015,313:2433-2440.

［2］华伟,张澍. 砥砺前行,共鉴辉煌——中国心脏起搏事业 10 年回顾［J］. 中华心律失常学杂志,2018,22:8-10.

［3］MADHAVAN M,FRIEDMAN PA. Optimal programming of implantable cardiac-defibrillators［J］. Circulation,2013,128:659-672.

［4］BOND R,AUGUSTINE D,DAYER M. Pacemaker complications in a district general hospital［J］. Br J Cardiol,2012,19:90-94.

［5］ROBINSON TN,VAROSY PD,GUILLAUME G,et al. Effect of radiofrequency energy emitted from monopolar "Bovie" instruments on cardiac implantable electronic devices［J］. J Am Coll Surg,2014,219:399-406.

［6］PLAKKE MJ,MAISONAVE Y,DALEY SM. Radiofrequency scanning for retained surgical items can cause electromagnetic interference and pacing inhibition if an asynchronous pacing mode is not applied［J］. A A Case Rep,2016,6:143-5.

［7］SCHULMAN PM,ROZNER MA. Case report:use caution when applying magnets to pacemakers or defibrillators for surgery［J］. Anesth Analg,2013,117:422-427.

［8］ROOKE GA,LOMBAARD SA,VAN NORMAN GA,et al. Initial experience of an anesthesiology-based service for perioperative management of pacemakers and implantable cardioverter defibrillators［J］. Anesthesiology,2015,123:1024-1032.

［9］FERREIRA AM,COSTA F,TRALHÃO A,et al. MRI-conditional pacemakers:current perspectives［J］. Med Devices（Auckl）,2014,7:115-124.

第九节　癫痫患者的麻醉

癫痫是一种由多种病因引起的、以脑神经元过度放电导致中枢神经系统功能失常为特征的慢性脑部疾病,具有反复性、发作性和短暂性的特点。癫痫是神经内科最常见的疾病之一,在任何年龄、地区和种族的人群中都有发病,以儿童和青少年发病率较高。近年来随着人口老龄化,脑血管病、痴呆和神经系统退行性疾病的发病率增加,老年人群中癫痫发病率呈上升趋势。

一、癫痫的病因及发病机制

（一）癫痫的病因

癫痫的病因大致分为:遗传性、结构性、代谢性、免疫性、感染性及病因不明 6 大类。病因与年龄的关系较为密切,新生儿与婴儿期病因多为先天及围生期因素(缺氧、窒息、头颅产伤)、遗传性疾病及皮质发育畸形等;儿童与青少年期病因分别为特发性(与遗传因素有关)、先天及围生期因素(缺氧、窒息、头颅产伤)、中枢神经系统感染及脑发育异常等;成年期病因常为海马硬化、头颅外伤、脑肿瘤及中枢神经系统感染性疾病等;老年期病因则以脑血管病、脑肿瘤、代谢性疾病及变性等为主。

根据病因的不同,癫痫可分为原发性和继发性两大类。原发性癫痫又称特发性癫痫,是指目前的诊断技术尚不能找到明确病因的癫痫。继发性癫痫指有明确病因的癫痫,又称症状性癫痫或获得性癫痫。脑部的炎症、肿瘤、外伤、血管病、脑寄生虫等中枢神经系统各类疾病及全身中毒性疾病、代谢内分泌疾病、妊娠中毒症、高热、缺氧、低血糖、低钙血症、低镁血症等均可引起或诱发癫痫发作。

（二）癫痫的发病机制

癫痫的发病机制尚不明确,可能与胶质细胞功能障碍、中枢神经递质异常、电生理异常以及免疫学机制等因素有关。

二、癫痫发作的临床表现与治疗

（一）临床表现

1. 癫痫发作的临床表现多种多样,如:感觉、运动、自主神经、意识、情感、记忆、认知及行为等障碍。其分类见表 12-19。

表 12-19　国际抗癫痫联盟的痫性发作分类方案（1981 年）

一、部分性发作

（一）单纯部分性发作

（1）有运动症状者:包括局限性运动发作、Jackson 癫痫、旋转性发作、姿势性发作、发声性发作等。

（2）有体觉或特殊感觉症状者:包括体觉性发作、视觉性发作、听觉性发作、嗅觉性发作、味觉性发作、眩晕性发作等。

（3）有自主神经症状者

（4）有精神症状者:包括言语障碍性发作、记忆障碍性发作、认识障碍性发作、情感性发作、错觉性发作、复合幻觉性发作

（二）复杂部分性发作（精神运动性发作）

（1）先有部分性发作,继有意识障碍

（2）开始即有意识障碍

（三）部分性发作发展成全面性发作

二、全面性发作

（一）失神性发作

（1）典型失神性发作（小发作）

（2）不典型失神性发作

（二）肌阵挛发作

（三）强直性发作

（四）强直-阵挛发作（大发作）,若在短期内频繁发作、持续昏迷者为癫痫持续状态

（五）阵挛性发作

（六）无张力性发作

三、未分类发作

2. 具有突发突止、短暂一过性、自限性的特点,通常可以根据行为表现或脑电图改变来判断癫痫发作的起始和终止。癫痫持续状态是一种表现持续或反复发作的特殊情况。

3. 脑电图提示脑部异常过度同步化放电。

4. 常见的癫痫发作的临床表现

(1) 全身性强直-阵挛发作:为临床最常见的类型,是"大发作"的主要形式。发作时意识突然丧失,全身痉挛性抽搐,多持续数分钟。发作过程可以分为先兆、惊厥和惊厥后状态三个阶段。先兆后数秒即可发生惊厥,分为强直和阵挛两期,典型的过程为:尖叫,骨骼肌持续收缩,四肢伸直,颈和躯干反张,双眼上翻,牙关紧闭,可咬破舌尖,呼吸道梗阻,呼吸暂停,面色青紫或淤血,强直期持续 10~30 秒,随后呼吸深大,口吐白色或血色泡沫,大汗淋漓。惊厥后全身肌肉松弛,昏睡数小时或立即清醒,有的患者发作后出现头痛、全身肌肉酸痛、无力数小时,个别患者出现精神异常,也可发生一过性偏瘫。

(2) 失张力发作:突然肌张力低下,头下垂,下颌松弛而张口,上肢下垂,甚至倒地,可伴有短暂意识障碍;也可以为一侧肢体或单一肢体的局限性肌张力低下。

(3) 部分运动性发作持续状态:持续性局限性或一侧肌肉抽搐,意识可清楚或障碍,多见于急性脑栓塞、脑损伤、颅内炎症或肿瘤等。

(二) 癫痫的治疗

癫痫的治疗包括:药物治疗、外科治疗和生酮饮食。

1. 药物治疗　抗癫痫药物(AEDs)治疗是癫痫的首选治疗,也是最重要和最基本的治疗,用于控制癫痫发作。目前临床使用的 AEDs 分为传统 AEDs 和新型 AEDs。传统的 AEDs 包括:卡马西平、氯硝西泮、乙琥胺、苯巴比妥、苯妥英钠、扑米酮和丙戊酸。新型的 AEDs 以加巴喷丁、普瑞巴林、左乙拉西坦等为代表。强调 AEDs 治疗时血药浓度监测的重要性,尤其是由于苯妥英钠具有饱和性药代动力学特点(药物剂量与血药浓度不成正比例关系);而且治疗窗很窄,安全范围小,易发生血药浓度过高引起毒性反应,因此患者服用苯妥英钠达到维持剂量后以及每次剂量调整后,都应当测定血药浓度。临床常用抗癫痫药的选择见表 12-20。

表 12-20　癫痫发作的类型与抗癫痫药的选择

发作类型	第一线药物	第二线药物
部分性发作	卡马西平、苯妥英钠、苯巴比妥/扑米酮	氯硝西泮、丙戊酸、乙酰醋胺
全面性发作		
失神发作	乙琥胺、丙戊酸	乙酰醋胺、氯硝西泮
强直-阵挛发作	卡马西平、苯妥英钠、苯巴比妥/扑米酮、丙戊酸	氯硝西泮、乙酰醋胺
无张力性发作	氯硝西泮、丙戊酸	乙酰醋胺、卡马西平、苯妥英钠、苯巴比妥/扑米酮
肌阵挛发作	丙戊酸、氯硝西泮、乙琥胺	乙酰醋胺、氯硝西泮、苯妥英钠
强直性发作	卡马西平、苯巴比妥、苯妥英钠	氯硝西泮、丙戊酸

2. 外科治疗　70%的癫痫患者通过常规的一线抗癫痫药物治疗可获得满意疗效;约 30%为难治性癫痫,需要通过外科手术进行干预治疗。癫痫外科治疗的方法主要包括:

(1) 切除性手术:病灶切除术、致痫灶切除术、(多)脑叶切除性、大脑半球切除术、选择性

海马-杏仁核切除术;

（2）离断性手术:单脑叶或多脑叶离断术、大脑半球离断术;

（3）姑息性手术:胼胝体切开术、多处软膜下横切术、脑皮层电凝热灼术;

（4）立体定向放射治疗术:致痫灶放射治疗、传导通路放射治疗;

（5）立体定向射频毁损术;

（6）神经调控手术:利用植入性和非植入性技术手段,依靠调节电活动或化学递质的手段,来达到控制或减少癫痫发作的目的。目前癫痫常用的神经调控手术有:迷走神经刺激术（vagus nerve stimulation, VNS）、脑深部电刺激术（deep brain stimulation, DBS）、反应式神经电刺激术、微量泵的植入技术及经颅磁刺激等。儿童难治性癫痫,如 HHE 偏侧痉挛-偏瘫伴顽固性癫痫综合征、婴儿痉挛症（West 综合征）、Lennox-Gastaut 综合征等,发作多表现为次数频繁,程度严重。这些患者多属于药物难治性,而且可早期预测。目前在临床上,只要身体条件可耐受手术者,主张手术无最小年龄限制。早期手术不仅有利于控制癫痫发作,还可改善患者大脑功能发育及有助于神经心理功能的恢复;但手术风险应在术前仔细评估。此外,儿童脑电图复杂多变,脑结构也伴随年龄的增长而变化,因此对于儿童癫痫外科,具有全方位、优秀的术前评估团队尤为重要。由于先天性皮质发育障碍、半球病变等多发生在儿童患者中,儿童癫痫外科最常用术式为切除性手术,此类手术的比例要明显高于成人。此外,儿童大脑皮质的可塑性远大于成人,手术后神经功能障碍恢复的时间与程度都将优于成人。外科手术后仍需要一段时间的抗癫痫药物维持与巩固治疗,包括:①手术后抗癫痫药物的早期治疗多指术后 1 周内,由于手术本身对大脑皮质的刺激以及手术导致的血液中抗癫痫药物浓度的波动,可能会出现癫痫发作,甚至癫痫持续状态,应该给予抗癫痫药物治疗。可以继续使用术前的抗癫痫药物,也可以根据手术后可能出现的发作类型使用相对应的抗癫痫药物。②手术后抗癫痫药物的长期治疗在于控制手术后可能残余的致痫区,防治有发作潜能的皮质（如刺激区）发展为新的致痫区。手术后即使发作得到彻底控制,亦应坚持使用抗癫痫药物至少 2 年。

3. 生酮饮食（ketogenicdiet, KD）　生酮饮食是将身体主要代谢能源从利用葡萄糖转为利用脂肪的一种特殊的饮食方式,简而言之就是高脂低碳水低蛋白饮食。对于使用两种以上抗癫痫药物疗效不佳的难治性癫痫患者,可以考虑生酮饮食治疗,以达到控制癫痫发作的目的。由于儿童患者疗效较好,故通常接受生酮饮食治疗的最佳年龄是 1 到 10 岁。当体内脂肪含量很高,而碳水化合物很少时,大脑就将脂肪燃烧产生的酮体作为它的主要能量来源,酮体具有镇静的作用,但具体是通过哪种机制达到治疗癫痫的目的,至今尚不清楚。

三、癫痫持续状态及其治疗

一次癫痫发作（包括各种类型癫痫发作）持续时间大大超过了该型癫痫发作大多数患者发作的时间,或反复发作,在发作间期患者的意识状态不能恢复到基线状态称为癫痫持续状态（SE）。全面性惊厥性癫痫持续状态（GCSE）是指每次全身性强直-阵挛发作持续 5 分钟以上,或 2 次以上发作,发作间期意识未能完全恢复。GCSE 治疗分 3 个阶段,第一阶段:全身性强直阵挛发作超过 5 分钟启动初始治疗,肌注咪达唑仑、静注劳拉西泮、地西泮或苯巴比妥均能有效终止发作。院前急救和无静脉通路时,优先选择肌注咪达唑仑。当发作持续时间大于 10 分钟时,静注劳拉西泮优于苯妥英钠。但目前国内尚不生产劳拉西泮注射剂,苯妥英钠注射剂也获取困难,建议首选地西泮静注或肌注咪达唑仑。最迟至发作后 20 分钟评估治疗有无明显反应;第二阶段:发作后 20~40 分钟,初始苯二氮䓬类药物治疗失败后开始二线治疗,可选择静脉丙戊酸、苯巴比妥、苯妥英钠、左乙拉西坦。第三阶段：发作后大于40分钟仍未控制属难治性癫痫持续状态（refractory SE，RSE），转入重症监护病房进行三线治疗，咪达唑仑或丙泊酚持续静脉泵注。当麻醉药物治疗 SE 超过 24 小时，临床发作或脑电图痫样放电仍无法终止或复发时定义为超级难治性癫痫持续状态（super-RSE）。对于 super-RSE 的治疗，尚处于临床探索阶段，多为小规模回顾性观察研究，可尝试使用氯胺酮、吸入麻醉药、电击治疗及生酮饮食等。

四、癫痫患者的麻醉处理

（一）术前评估

1. 术前访视

（1）注意是否合并原发性疾病。在一些罕少见病中癫痫是重要的临床表现之一（如：结节性硬化症、多发性神经纤维瘤、内分泌腺瘤病、猝死综合征等），要注意这些原发疾病的病理生理改变对手术麻醉管理带来的困难。重点关注是否合并神经、心血管系统及代谢性疾病等其他原发疾病。其中，要特别注意一些猝死性心脏病引起的晕厥可能被误诊为癫痫，如果患者被误诊为癫痫，而抗癫痫药物治疗可以改变 QT 间期，导致误诊为长 QT 间期综合征（LQTS），因此，对一些疑似癫痫或经常发生晕厥的患者要保持高度的警觉。

（2）癫痫患者多合并有智能障碍与精神异常，术前访视时应加强精神安慰与沟通。

（3）了解癫痫发作方式与临床表现有助于判断并及时处理麻醉期间异常表现。

2. 熟知抗癫痫药物的毒、副作用及有效血药浓度（表 12-21）。要注意注意长期服用抗癫痫药治疗对机体的影响，如：长期服用抗癫痫药物可导致肝功能受损及可能抑制骨髓造血系统，而长期服用苯妥英钠可引起齿龈增生，有可能导致插管困难。West 综合征及 Lennox 综合征等全身性癫痫综合征者常用 ACTH 及肾上腺皮质激素治疗，应注意它们的副作用并给予应激保护剂量皮质激素。

表 12-21　常用抗癫痫药的用量、血药浓度及毒副作用

药物	用量 （mg/kg）	有效血药浓度 （μg/ml）	毒、副作用
苯巴比妥	2~5	10~30	嗜睡、剥脱性皮炎、肝酶诱导使氟化烷类吸入麻醉药分解增多引起肝肾损害
苯妥英钠	4~8	10~20	低钙血症、皮炎、系统性红斑狼疮、粒细胞减少
卡马西平	10~20	10~30	皮炎、消化道症状、骨髓抑制
乙琥胺	15~30	40~100	皮炎、消化道症状、骨髓抑制
扑米酮	10~20	5~12	同苯巴比妥
丙戊酸	15~40	45~100	肝脏损害、骨髓抑制、嗜睡、共济失调、皮炎
氯硝西泮	0.1~0.2	0.02~0.07	嗜睡、共济失调

3. 注意抗癫痫药物与麻醉药物的相互作用

（1）抗癫痫药物多数是肝代谢酶促进剂（酶促），长时间使用后肝药酶的活性增加，药物在肝内的代谢增多，使以原形发挥作用的药物的药效减弱、持续时间缩短，而使以代谢产物发挥作用的药物药效增强、副作用增加。由于酶促作用使阿片类和去极化肌松药代谢增加，麻醉

时要适当增加给药剂量、缩短给药间隔时间。

（2）抗癫痫药物多为中枢抑制药，与麻醉性镇痛药和镇静药有协同作用，麻醉期间应根据个体差异调整给药剂量。

4. 术前用药

（1）非癫痫手术：原则上术前不停用抗癫痫药物，术前可以正常服用至术前一日晚或手术当天早晨，术前可辅助短效的苯二氮䓬类药物镇静，以保证充分休息和睡眠，避免紧张焦虑等诱因。为了防止围手术期癫痫大发作，麻醉前用药的镇静药剂量宜适当增加，但要避免过量中毒。对于心率较慢或呼吸道分泌物较多者，可加用阿托品或东莨菪碱，以利于术中、术后保持气道通畅，预防反射性低血压或心律失常，减少恶心、呕吐、呼吸道分泌等不良反应。对手术当天麻醉前有癫痫发作的患者应延期手术。

（2）癫痫外科手术、且术中需要进行脑部电生理监测的患者：除个别癫痫发作十分频繁者，至少在术前48小时停用任何有抗癫痫作用的镇静药物。

5. 术前严格禁饮禁食，以免麻醉过程中以及癫痫发作时呕吐误吸。全面了解患者抗癫痫治疗的药物和疗效，做好大发作的防治预案。

（二）麻醉药物对脑电活动的影响

1. 吸入麻醉药　大部分吸入麻醉药呈剂量依赖性抑制脑电活动，异氟烷不诱发惊厥样棘波活动，是癫痫灶切除患者常用的麻醉维持用药。在低浓度异氟烷麻醉时可出现广泛的 β 波，1.5MAC 时产生突发性脑电活动抑制，超过 2MAC 时出现等电位脑电图（EEG）。高浓度的七氟烷平时常用于成年人和小儿麻醉诱导，由于可导致癫痫样 EEG 改变，所以不建议用于癫痫患者的麻醉诱导。恩氟烷深度麻醉时出现惊厥性棘波，较高浓度（3%～3.5%）的恩氟烷甚至可导致阵挛性抽搐，癫痫患者麻醉时也应慎用。

2. 静脉麻醉药　丙泊酚具有起效快、作用时间短、解痉镇静的抗癫痫效应。丙泊酚麻醉诱导对 EEG 的影响存在剂量相关性，低浓度时 β 波增多，随后可出现高频率的 β 波和突发性抑制。在癫痫患者中，抑制 EEG 棘慢波出现所需的丙泊酚血浆浓度为 6.3μg/ml，此时可出现 EEG 的暴发性抑制。此外，丙泊酚可有效用于对地西泮治疗无效的癫痫持续状态。依托咪酯是一种超短效的咪唑酯类镇静药物，诱导过程中 60%～87% 的患者可出现神经兴奋症状，并可出现癫痫棘波或症状，在癫痫患者可诱发癫痫样 EEG 改变和症状，可用于癫痫切除术中癫痫灶的定位。对于有癫痫病史的患者，使用依托咪酯则要谨慎，只有在大剂量时依托咪酯才有抗癫痫作用。苯二氮䓬类药物是用于治疗癫痫的主要药物之一，特别是地西泮类，它是通过抑制癫痫灶放电向皮质扩散发挥作用，但不能消除癫痫灶的放电。右美托咪定可引出类似自然睡眠 Ⅱ 期的 EEG 模型，但不会显著改变癫痫患者的 EEG 特性，在癫痫外科手术术中清醒镇静和癫痫病灶评估方面有独特的优势。此外，大剂量阿片类药物可导致癫痫发作或 EEG 出现棘波。在应用阿片类药物进行麻醉诱导的患者中 60% 出现癫痫样脑电活动，其中 40% 有明显的 EEG 异常，深部脑电在给药后 2 分钟时最容易发生改变。由于氯胺酮可使中枢神经系统兴奋，甚至可发生肢体阵发性强直性痉挛或全身惊厥，所以禁忌单独用于癫痫患者麻醉诱导，必要时可复合咪达唑仑、异丙酚等镇静药物。但正是因为它可激发癫痫波，也因此可用于手术中癫痫灶的定位。

3. 局部麻醉药　局部麻醉药对 EEG 具有双向影响，血浆浓度低时利多卡因具有抗癫痫作用，但在高浓度时则有兴奋作用，局麻药中毒可诱发癫痫发作。

4. 肌肉松弛药　一般认为神经肌肉组织对癫痫活动无明显影响，手术中不需要体感、运动诱发电位监测的患者可持续应用肌肉松弛药,但癫痫外科手术中需要诱发电位监测的患者在癫痫灶切除或通路切断前后保证需要保证患者拇内收肌肌力可迅速恢复到正常的90%。

（三）癫痫患者行非癫痫手术的麻醉管理

癫痫本身非麻醉禁忌,当患者因其他疾患需手术时,可根据自身情况选择适合的麻醉方式。因为患者无法自行控制癫痫发作,所以首选全身麻醉,尤其是癫痫发作较频繁者。麻醉诱导宜采用静脉诱导,如前所述丙泊酚和依托咪酯小剂量时可引起脑电棘波,若用于诱导,宜加大用量。麻醉维持可采用全凭静脉或静吸复合麻醉。临床上,1.0~1.3MAC的异氟烷、0.7~1.3MAC的七氟烷可安全用于癫痫患者的麻醉维持。氯胺酮易致惊厥禁忌单独使用,建议复合咪达唑仑、异丙酚等镇静药物。肌松药首选去极化肌松药,由于抗癫痫药物的酶促作用,明显缩短肌松药神经肌肉阻滞作用的时效,而且服用抗癫痫药物时间越长,对非去极化肌松药影响就越大。所以对围手术期服用抗癫痫药物的患者,手术中肌松药剂量宜加大、用药间隔时间缩短,最好在肌松监测指导下用药。麻醉期间要避免缺氧、二氧化碳蓄积、体温升高、过度应激等易诱发癫痫发作的病理因素。在麻醉苏醒期,要积极防治恶心呕吐、镇痛不全、低体温寒战等不适,密切关注癫痫发作的征兆,必要时预防性给予抗癫痫药。局限在下腹部、四肢等部位的中小手术也可选择椎管内麻醉、神经丛（干）阻滞或局部浸润麻醉。严格遵守麻醉前禁饮禁食,为防止术中癫痫突然发作,辅助镇静要充分。术中备好抗癫痫药物以及气管插管等急救设备。局部麻醉药过量或误入血管可诱发癫痫大发作,应严格遵守麻醉操作常规,避免局麻药中毒。术后患者恢复进食后要及早恢复规律的抗癫痫治疗。

（四）癫痫患者行癫痫外科手术的麻醉管理

1. 癫痫外科手术是治疗难治性癫痫的重要手段,通过切除致痫灶达到术后患者癫痫发作减少或停止的目的,同时最大限度地保护功能脑区不受损伤。癫痫外科主要手术方式如前所述。麻醉方法选择上全身麻醉仍是主流,其优点是患者舒适不动,循环呼吸易于管理,颅内压可控制;另外,全身麻醉也是小儿癫痫手术的最佳选择。近年来,为最大限度地保护感觉、运动和语言功能,切除位于功能区的肿瘤或致痫灶时术中唤醒已成为趋势。对于颅内电极植入术、立体定向手术、迷走神经刺激术、脑深部电刺激术等微创手术可选择监护麻醉管理（monitoredanesthesia care,MAC）联合头部神经阻滞或局部麻醉。术后快速恢复神经功能及加强疼痛管理,尽早恢复抗癫痫治疗。

2. 术中神经功能监测,如:术中皮质脑电监测（electrocorticography,ECoG）和功能区定位对麻醉配合提出更高要求。术中依据脑电监测的病理性棘波的频率和波幅变化来确定癫痫病灶、指导切除范围、评估手术效果。如前所述麻醉药物有抑制皮质放电的作用,可干扰ECoG的监测效果,甚至记录不到任何形式的痫样放电而使手术无法进行。因此,对于应用术中皮质脑电监测的手术,术中既要防止癫痫发作,又要保证癫痫灶的活性,既不消除也不激活癫痫灶,不影响术中神经功能监测。由于抗癫痫药可抑制癫痫波、影响术中对病灶的判断,术前至少48小时停用抗癫痫药物。麻醉管理应满足术中神经功能监测的要求,尽量避免麻醉药物对脑电监测、诱发电位监测的影响,同时要兼顾不同手术的特殊要求。ECoG监测期间推荐BIS指导下异丙酚或低浓度异氟烷维持麻醉,监测过程中将异氟烷麻醉浓度维持于0.7~1.0MAC较为合适,最好在手术切除病灶前后保持同一麻醉浓度,以排除异氟烷对棘波的影响,保证癫痫源灶定位及手术切除范围的准确。

3. 颞叶外病灶切除术多需要术中神经功能监测。多叶病灶切除术手术时间长、术中出血多,易出现低体温、低血压、凝血功能障碍等并发症,术后有一半以上的患者需要机械通气、延迟拔管。

4. 低龄儿童大脑半球切除术手术时间长、创伤大、出血量大;常用的麻醉前用药苯二氮䓬类药物可抑制皮层活动,不可用于术中需要 ECoG 监测的患儿;高浓度(8%)七氟烷诱导可诱发癫痫发作,也不能用于癫痫患儿的麻醉诱导;低龄儿童术中出现的低体温、低血容量、凝血功能障碍等棘手的问题都给麻醉医师提出了不小的挑战。对于此类患儿,保温尤为重要,低体温可导致机体氧耗增加、心脏做功增加、凝血功能异常、药物代谢延迟、抑制免疫功能等,麻醉医师需联合两种以上的保温措施,如:覆盖保温材料、提高手术室温度、输血输液加温等以确保患儿核心体温维持在 36℃ 以上。与此同时还应积极采取目标导向液体治疗(GDFT)进行容量管理。另有研究表明,目标导向凝血管理可显著减少术中出血量、输血率,使患儿从中获益。

5. 清醒开颅麻醉被认为是切除损害或威胁功能区的病灶的标准麻醉方法。其适应证为能配合并有此意愿的患者,手术前患者需有良好的心理准备,手术医师、麻醉医师和手术室护士均与患者进行良好的沟通。焦虑紧张、精神异常及沟通障碍者不适合接受清醒开颅手术。禁忌证包括:困难气道;俯卧位手术;关节炎、强直性脊柱炎等不能耐受长时间固定体位者;饱胃、反流误吸高风险患者;肥胖合并低通气量综合征、长期吸烟、慢性咳嗽、睡眠呼吸暂停综合征的患者等。手术体位为侧卧或半侧卧位。麻醉方法有两种:监护麻醉管理(MAC)联合头部神经阻滞或局部麻醉技术和全身麻醉术中唤醒麻醉。前者手术开始前进行头皮神经阻滞,手术切皮部位常规局部浸润阻滞,切忌局麻药过量或误入血管而诱发惊厥。患者术中全程保持清醒,联合输注右美托咪定、丙泊酚、瑞芬太尼,剂量根据术中镇静深度并配合神经监测随时调整。术中唤醒麻醉又称"睡眠-清醒-睡眠"技术(asleep-awake-asleep,AAA),适用于不能耐受清醒镇静下开颅手术的患者,是深度镇静甚至接近于全身麻醉的一种临床麻醉技术,其基本要求为:在颅骨切开和关闭期间提供足够的麻醉深度;神经电生理监测期间患者完全清醒;睡眠和清醒之间需要平稳的过渡;清醒期间患者能够配合手术。具体实施步骤包括:

(1) 在开颅和关颅期间采用全身麻醉,控制或不控制通气,一般不用肌松药,保留患者自主呼吸。

(2) 气道管理直接关乎患者的安全,是该麻醉技术的关键部分,采用喉罩、口咽鼻咽通气道或气管插管控制气道。

(3) 切除癫痫灶后,重新开始全身麻醉,再次置入气管导管或喉罩等通气装置。

(4) BIS、Narcotrend 等麻醉深度监测对唤醒麻醉有指导意义,通常 BIS 值 70 以上可唤醒。

(5) 麻醉期间最常见并发症是气道梗阻及由此导致的低氧血症、高碳酸血症,故需术中加强监测,及时应对。

(6) 唤醒期间避免躁动,需要术前积极沟通,术中消除不良刺激,完善镇痛,避免使用药物拮抗剂。

(7) 其他并发症包括:恶心呕吐、寒战、高血压、脑水肿、静脉气栓、惊厥发作等,需要积极预防,去除诱因,对症治疗等。

6. 迷走神经刺激器放置术(VNS)的麻醉管理   一般推荐将刺激器放置在左侧,尽管是微创手术仍建议采用全身麻醉,由于手术部位邻近颈内动脉和颈静脉,需建立粗大的静脉通路,手术操作有可能诱发心律失常,特别是心动过缓、心跳停搏,因此要严密监测 ECG、准备好复苏药物。术后并发症包括:气管旁血肿、声带麻痹、误吸等,要及早识别和处理。

7. 脑深部电极植入术(DBS)麻醉管理   各医疗中心根据自身习惯选择全身麻醉、清醒镇静及单纯局部麻醉等方法。无论采用何种麻醉方式,在检测 DBS 效果即目标核团电刺激反应时,必须保持患者清醒。因此,临床上多采用监护麻醉管理(MAC)联合头部神经阻滞或全身麻醉术中唤醒"睡眠—清醒—睡眠"(AAA)模式。DBS手术多在MRI室或杂交手术室进行,室外麻醉对麻醉医师在不熟悉环境下的应变能力提出挑战。由于机器和手术操作的影响,麻醉医师通常位于患者的脚侧,不利于观察病情变化。神经测试期间患者处于半坐位,应确保患者头架固定于床头时气道通畅,避免术中发生低血压、静脉气栓以及张力性气颅的风险。麻醉药物可干扰微电极信号(MER)记录和神经学测试,因此推荐右美托咪定持续输注用于清醒开颅或者以丙泊酚—瑞芬太尼为组合的AAA模式,在神经测试前20分钟减低右美托咪定或瑞芬太尼的使用剂量和停用丙泊酚,维持术中神经功能监测时BIS值大于80,神经测试结束后恢复或加深麻醉。高血压是此类介入治疗过程中的常见问题,微电极插入脑深部核团过程中出血是严重的并发症,北京功能神经外科研究所建议是血压是维持目标为平均动脉压(MAP)不超过95mmHg,其他医学中心以收缩压低于140mmHg作为血压控制目标,可应用乌拉地尔、艾司洛尔实施降压,但应注意与右美托咪定的协同作用,避免低血压的发生。

8. 生酮饮食(KD)患者的麻醉管理 目前有关此类患者麻醉管理的文献报道很少,波士顿儿童医院Valencia的一项研究表明,对正在进行KD治疗的患儿实施全身麻醉有较高的安全性。其麻醉管理要注意以下几方面:

(1) 术前是否停止KD治疗存在争议。既有术前一周或术前一天停止KD者,亦有继续KD者。Valencia主张术前可不停止KD,尤其是对术前KD饮食有良好反应的患儿,不要轻易减少或突然停止KD。

(2) 维持与术前相同的血浆酮体浓度水平。氨基酸和葡萄糖输液可减少血酮体的产生、从而降低KD效果及癫痫发生阈值,围手术期应避免输入氨基酸和葡萄糖液。患儿亦应避免摄入含有糖浆的镇静剂。

(3) 酮体可能导致代谢性酸中毒,应对酸碱平衡进行仔细的监测和治疗。因为醋酸在肝脏中代谢会消耗氢离子并有利于碳酸氢盐缓冲对的生成,它对酸中毒有一定的缓冲作用,Ichikawa主张在此类患者术中输注醋酸盐溶液;而Valencia建议如果出现严重酸中毒应无保留地静脉注射碳酸氢钠。

(4) 血糖管理:处于酮症状态下的儿童其葡萄糖代谢调节方式与正常不同,动物研究亦发现KD的酮症状态可防止胰岛素引起的低血糖;Valencia的回顾性研究表明,术中患儿均保持了血葡萄糖水平稳定。但KD期间低血糖是常见并发症,术中血糖管理与监测也很重要。

(万 帆)

参考文献

[1] ZHAO X,WANG X. Anesthesia-induced epilepsy:causes and treatment[J]. Expert Reviews Neurother,2014,14:1099-1113.

[2] 赵国光,薛继秀,单永治,等.癫痫术中脑电双频谱指数监测麻醉下的皮层脑电图分析的前瞻性研究[J].中华神经外科杂志,2009,3:248-251.

[3] 李京生,田肇隆,王天龙.小儿癫痫与麻醉[J].北京医学,2010,8:655-659.

[4] PERKS A,CHEEMA S,MOHANRAJ R. Anaesthesia and epilepsy[J]. Br J Anaesth,2012,108:562-571.

[5] BLOOR M,NANDI R,THOMAS M. Antiepileptic drugs and anesthesia[J]. Paediatr Anaesth,2017,27:248-250.

[6] WANG X,WANG T,TIAN Z,et al. Asleep-awake-asleep regimen for epilepsy surgery:a prospective study of target-controlled infusion versus manually controlled infusion technique[J]. J Clin Anesth,2016,32:92-100.

[7] GRANT R,GRUENBAUM SE,GERRARD J. Anaesthesia for deep brain stimulation:a review[J]. Curr Opin Anaesthesiol,2015,28:505-510.

[8] SOYSAL E,GRIES H,WRAY C. Pediatric patients on ketogenic diet undergoing general anesthesia-a medical record review[J]. J Clin Anesth,2016,35:170-175.

第十节　恶性肿瘤患者的麻醉

中国肿瘤患者约占世界的 22%,发病人数居全球第一,外科手术是肿瘤治疗中的重要方案之一。随着肿瘤治疗药物和技术日趋多样,对患者预后的影响深入而广泛,也给麻醉医师提出了新的挑战。肿瘤患者的麻醉既有与一般非肿瘤手术患者相同的特点,又有一些独特的情况。对肿瘤患者的麻醉前准备和麻醉操作必须考虑到严重影响患者围手术期安全的并发疾病以及其他术前治疗方案所产生的影响。本文主要介绍恶性肿瘤患者的麻醉管理及相关问题。

一、恶性肿瘤患者手术麻醉的关注点

恶性肿瘤(癌症)患者的围手术期管理可能比较复杂。虽然癌症患者与非癌症患者在许多方面都是相似的,但癌症的直接或者间接(全身性)作用,以及癌症治疗的副作用都会影响癌症患者的麻醉手术耐受性;另一方面,麻醉方法、药物及围手术期管理可能会影响到癌症患者的中远期预后。癌症患者的围手术期麻醉管理除了与普通患者相同的一般医疗问题外,还需关注以下要点:

1. 营养　癌症患者会因为多种原因而变得显著营养不良。疼痛、恶心、口炎、累及口咽或胃肠道的肿瘤可能会影响患者的饮食,此外,身体的代谢异常可能会引起厌食及体重减轻。

2. 疼痛　由于癌症患者中疼痛的高患病率及其可能导致严重不良后果,所有活动性恶性肿瘤的患者都应该常规接受疼痛筛查,询问关于疼痛和基础恶性肿瘤的全面病史以及治疗史。由于疼痛可能影响患者的生活质量,所以确定疼痛对躯体、心理和精神状况的不良影响也非常重要。

3. 心血管功能状态　有多种因素会增加癌症治疗相关心脏毒性的可能性,主要包括患者年龄(如高龄或低龄)、左侧胸部放疗、此前应用过心脏毒性相关药物、联合应用蒽环类及曲妥珠单抗等;传统的心脏危险因素如高血压、血脂异常、吸烟、糖尿病等,都被认为是化疗相关心脏毒性的预测因素。术前肌钙蛋白 I(TnI)及 BNP 联合超声心动图用于化疗患者心脏毒性筛查,可以用于心脏事件的早期检出。

4. 癌症患者可能合并内分泌紊乱及水电解质失衡,如低钠血症、高钙血症、肾上腺功能不全、甲状腺功能减退等。

5. 血液学状态　许多癌症患者存在高凝状态,可表现为无血栓形成症状的凝血检查异常,或大块血栓栓塞。恶性肿瘤高凝状态的发病机制,涉及多个因素的相互作用。卧床、感染、手术和药物等共病因素也对高凝状态具有促进作用;此外,癌症患者也可能会出现中性粒细胞减少及淋巴细胞减少、血小板减少等血液系统异常。

6. 放化疗的影响　接受颈部放疗的患者有困难气道和脑卒中风险;接受化疗患者发生心血管并发症的风险增加;以及化疗药可引起肝毒性、肾毒性、影响伤口愈合等。

7. 围手术期麻醉方法、麻醉药物及麻醉管理对肿瘤患者预后可能产生的一定影响。

二、化学治疗和放射治疗对肿瘤患者麻醉的影响

既往对恶性肿瘤的任何治疗,无论是化学治疗还是放射治疗,均可影响患者对麻醉和手术的反应。许多癌症患者在治疗期间接受了化学治疗、放射治疗或两者,但几乎没有明确的原则可用以指导对这些患者进行术前评估、麻醉选择和麻醉管理。但是,某些类型的化学疗法或放射疗法会引起某种生理紊乱,需引起重视。

（一）化学治疗

1. 蒽环类抗生素　蒽环类化疗药物包括柔红霉素（Cerubidine）、多柔比星（多柔比星）和表柔比星（Ellence）。这些药物可用于乳腺癌、肉瘤、白血病或淋巴瘤的治疗,对患者会产生心脏毒性作用,表现为心脏功能受损。对于化疗性心肌病患者（心力衰竭病史,无法攀登两层楼梯,或在活动时发生不明原因的呼吸困难）,一定要进行心脏病学评估。这些患者的情况在使用 β 受体阻滞剂、血管紧张素转换酶抑制剂、利尿剂等治疗或人工心脏起搏后可能会有所改善。

2. 紫杉醇和多西他赛（Taxotere）　被用于治疗乳腺癌、肺癌和卵巢癌。这两个药物均可引起心肌病、周围神经病变、癫痫、肾病和肺毒性。多西他赛可引起泪管狭窄,可能会增加患者在麻醉中发生眼睛损伤的风险。紫杉醇（但不是多西他赛）可引起心动过缓。目前,还没有公认的能减少这些药物毒性的治疗方案。

3. 博来霉素（Blenoxane）　用于治疗睾丸和睾丸生殖细胞癌、淋巴瘤（霍奇金氏和非霍奇金氏）、鳞状细胞癌（如头颈部、阴茎、子宫颈和外阴）和恶性胸腔积液。它的使用应该很慎重,主要因为其肺毒性作用,包括引起间质性肺炎和肺纤维化。有研究主张围手术期限制吸入氧浓度以减少术后肺部并发症发病率。

4. 氟尿嘧啶（5-FU）　被用于治疗各种癌症,有诱发心肌缺血的风险,偶有心肌梗死的发生。当氟尿嘧啶与顺铂合用时,心肌缺血事件发生率更高。这些事件被认为与冠状动脉痉挛有关,冠状动脉解剖结构正常的患者在 5-FU 治疗期间亦可观察到心电图变化和胸痛。在术前会诊时,建议任何应用 5-FU 期间有胸痛史的患者到心脏内科会诊,因为这些患者当中有很多合并隐匿性冠状动脉疾病。卡培他滨（希罗达）是 5-FU 的一种口服前药制剂,毒性低于 5-FU。但是,卡培他滨也有引起心肌缺血和心肌梗死的病例报道。

5. 顺铂（Platinol）和卡铂（Paraplatin）　是可单独或联合其他化疗药物用于治疗大量恶性肿瘤的烷基化剂,顺铂诱发的肾毒性具有剂量相关性和累积性。顺铂治疗患者的术前评估和准备包括电解质测定（包括镁水平,顺铂治疗的患者会发生镁消耗和低镁血症）,以确定肾脏损伤的程度。有报道发现顺铂输注后引起 Q-T 间期延长以及快速房颤。

6. 沙利度胺　用于治疗星形细胞瘤、胶质瘤、转移性肾细胞癌、多发性骨髓瘤、淋巴瘤、子宫内膜癌、前列腺癌、肝细胞癌以及一些头颈部癌症。少数患者应用沙利度胺可能会出现窦性心动过缓,一些患者在沙利度胺治疗后需要接受永久心脏起搏器植入。沙利度胺其他常见不良反应包括嗜睡、疲劳、周围神经病变和血栓栓塞。

7. 甲磺酸伊马替尼　是一种治疗慢性粒细胞白血病、胃肠道疾病和基质细胞肿瘤的新药。有报道称,甲磺酸伊马替尼用于慢性粒细胞白血病治疗会让某些易感患者发生充血性心力衰竭。

（二）放射治疗

放射治疗是癌症治疗重要方法,通常与化疗和手术治疗联合使用。许多患者在根治性手

术前4~6周接受阶段性放化疗。术前评估有两个与放疗有关的具体问题值得关注。第一个问题是,头颈部区域放疗可引起张口受限和头后仰受限,麻醉诱导时可能存在气管插管困难。因此,对这些患者应该做好气管插管困难的应急备选方案,其中许多患者可选择光导纤维支气管镜引导气管插管或通过Fastrach喉罩插管。第二个问题是,胸部放疗可引起的心肌或冠状动脉损伤以及放疗性肺炎;纵隔放疗的潜在不良反应有很多,包括冠状动脉疾病、心包炎、心肌病、瓣膜病和传导异常等。有报道称,霍奇金病和乳腺癌患者采用胸部放疗后发生缺血性心脏病死亡风险显著增加。在放疗诱发的冠状动脉疾病患者,影响冠状动脉灌注受损程度的因素包括左心室被照射的百分比、并行的激素治疗和高胆固醇血症史。放射治疗中同时使用任何蒽环类化疗药物或米托蒽醌类化疗药物会产生协同心肌毒性作用。

三、麻醉药物和方法对肿瘤患者预后的影响

手术在切除原发肿瘤的同时可释放一些肿瘤细胞进入淋巴和血管系统,是引起术后复发和转移重要原因之一。围手术期多种因素包括手术创伤、肿瘤组织病理分期、低体温、输血、麻醉等,均可以直接或间接影响肿瘤细胞的侵袭、增殖能力,干预机体免疫功能,因此可能促进肿瘤的复发和转移,影响患者预后。早在20世纪80年代,Shapiro等人通过肺癌模型证实了特定的麻醉药物与肿瘤预后之间的相关性,人们便认识到围手术期使用不同麻醉药物可能会影响肿瘤患者的生存,但随后这一概念被人们遗忘。近年来,随着肿瘤学和麻醉学的研究进展,人们又重新开始关注围手术期麻醉药物的选择对肿瘤患者预后的重要影响。

如何根据肿瘤手术患者的个体特征选择合适的麻醉方法和麻醉药,做到既可以降低药物本身对机体的免疫抑制,又可缓解由于手术和疼痛应激引起的免疫抑制,以最小的不良反应代价获得最大效果,尽可能预防肿瘤复发和转移,改善术后患者预后,施行理想的肿瘤手术麻醉镇痛的管理和治疗,这是我们努力探索的课题和目标。尽管实现这些目标尚需时日,还要进一步探索和寻求科学依据,但是基于目前的研究证据,认为:①区域麻醉可能降低肿瘤大手术后全因死亡率,但区域麻醉并不益于所有肿瘤患者,主要适用于开放的肿瘤大手术如开胸术、胰腺及肝脏肿瘤、结直肠癌和卵巢癌等手术;②建议实施多模式镇痛,阿片类药物依然是围手术期镇痛的重要组成部分,也有初步证据表明可安全应用非甾体抗炎药、COX-2抑制剂;③麻醉药物选择优劣尚无确定证据,有研究提示丙泊酚是应用于恶性肿瘤手术患者较为理想的麻醉药物;④患者血液管理、维持体温和术前优化(营养)等策略是肿瘤手术围手术期管理的重要部分;⑤虽然有大量临床证据提示静脉麻醉或吸入麻醉、全身麻醉或区域麻醉对不同肿瘤患者术后复发、转移及长期生存率可产生不同影响,但是目前尚不能得出明确的结论或者将其制定成为指南。

四、肿瘤患者围手术期疼痛管理

肿瘤患者常合并慢性疼痛,这些患者在遭遇急性疼痛时可能会体验到更难以缓解的强化疼痛感受。对慢性疼痛患者的麻醉前评估应从评估吗啡当量日剂量(MEDD)开始,MEDD是长期服药患者每日服用的阿片类药物,标准化为每日口服吗啡的等效剂量。计算MEDD,能指导临床医师安全地实施术中和术后镇痛,了解MEDD能避免患者经受镇痛不足的痛苦。区域阻滞麻醉对于长期服用大剂量止痛药物的慢性疼痛患者来讲有明显的围手术期优势。在任何可行的情况下,尤其是涉及下肢、躯干和胸部的手术,应尽量选择硬膜外镇痛。

慢性疼痛患者的术中管理需要注意阿片类药物的用量和手术时间。长期应用阿片类药物

的患者在术中使用镇痛药物剂量不足可能导致严重的术中疼痛和痛苦。阿片类药物应用:将患者 MEDD 换算成肠外吗啡(或其他适合静脉注射的镇痛药物)每小时当量。整个围手术期继续使用阿片类药物,由于患者通常存在对阿片类药物的耐受性,术中应根据情况适度增加用量,以满意的阿片类药物剂量代替常规用量;术后急性疼痛期至少需要额外增加 30%(或更多)用量。

　　术后,要让慢性疼痛患者获得满意的镇痛、快速术后恢复、稳定的血流动力学指标。详细了解患者的病史,尤其是用药史,对于保证平稳顺利拔管期很重要,否则处于戒断症状中的患者很难得到满意的术后恢复过程。因为术后疼痛主要是急性和伤害性疼痛,因此鉴别术后出现急性或慢性疼痛很重要。急性术后疼痛治疗的目标是尽可能完全消除伤害性感受并使患者恢复到术前功能水平。使用阿片类药物治疗疼痛时,只要药物对急性疼痛效果满意,就可以继续用药;如果急性疼痛缓解后,该药物不适合伴发的慢性疼痛,就应该避免延长疗程。术后疼痛治疗的指导原则:维持患者的基础阿片类药物需求量,不管有无疼痛主诉,确保患者无条件地获得基础阿片类药物替代治疗;尽可能地控制偶发疼痛;尽量选择非阿片类药物的基础镇痛方法(例如区域性阻滞麻醉,NSAID);预期患者自测疼痛评分较高,不要仅依靠疼痛评分指导治疗;要明确,戒毒通常不是围手术期的治疗目标,如果选择了区域阻滞技术,如硬膜外置入导管,阿片类药物的总用量可在第一天减少 50%,此后每天逐渐减 20%,以避免发生戒断症状;即使患者感觉区域阻滞技术镇痛效果满意,基础剂量阿片类药物和其他辅助药物也应维持并逐渐减量。

　　阿片类药物是治疗慢性疼痛患者术后疼痛的药理学基石,术后镇痛治疗的直接目标是尽可能快地恢复或维持术前治疗方案,合理的 MEDD 剂量应该是比基础 MEDD 高 20%~30%的剂量。先将 MEDD 总剂量的 70%作为长效基础药物,其余药量根据需要作为随机突发性用药。虽然这种治疗方案的长效基础用药剂量仅占总剂量的 70%,患者可能会有轻微的用药剂量不足的情况,但是这种方案照顾到了不同阿片类药物之间交叉耐受的情况,安全地降低了用药过量的风险。临床医师应该给患者提供足够剂量的突发性用药,允许其自我治疗,以达到理想的镇痛效果。老年患者基础用药剂量应该从总剂量的 50%开始,其余的药量作为突发性用药,以防止过度镇静和药物过量风险。

五、常见肿瘤患者的麻醉

(一) 头颈部肿瘤患者

　　头颈部肿瘤本身或既往手术治疗和放疗很可能明显改变患者的气道解剖结构并影响其通畅性。除常规的气道检查和 Mallampati 分级外,麻醉医师术前应获取患者的间接喉镜或经鼻腔纤维镜检查结果,CT 和 MRI 检查可提供关于颈部骨骼和软组织一些有价值的信息,现代三维重建技术可为麻醉医师提供气管插管可行性的关键信息。将体格检查与影像学检查结果相结合,对于制定有效、安全、舒适的气道管理策略至关重要。

　　在临床实践中,对于因肿瘤而引起气道扭曲畸形的患者,通常首选插管方法是借助纤维支气管镜(FOB)引导清醒气管插管,另一种有用的工具是喉罩通气道(LMA)。全身麻醉诱导后常规喉镜插管困难或者面罩通气困难的患者,LMA 可以提供非常有效的通气和氧合。对于患有头颈肿瘤和声门上病变的患者,选择使用 LMA 是有争议的,甚至可能是禁忌。然而,即使对声门上病变的困难气道患者,LMA 也可以成为紧急情况下的有力工具。对于气道解剖有严重变形的上呼吸道-消化道肿瘤患者,如果预测插管困难,术前经常需要先在局部麻醉下行临时或永久性气管切开术。

在头颈部手术中经常需要监测咽喉部功能神经的完整性,手术开始前需选择特殊的气管导管。肌松药会明显影响神经功能监测的准确性,因此,麻醉医师必须调整肌松药的剂量,以便为术中功能性神经监测提供最佳条件。

（二）胸部肿瘤患者

胸部肿瘤手术患者术前器官功能评估的重点应集中在呼吸系统与循环系统。呼吸功能评估包括呼吸系统症状、影像学检查、静态肺功能检查以及肺换气功能检查;还需评价手术后是否需要呼吸支持,特别是 FEV1%、MVV、RV/TLC、血气分析等指标。患者术前须根据病情增加营养及纠正贫血,及水电解质紊乱,对晚期食管癌及转移性肺癌压迫食管而影响进食的患者,应进行静脉营养或行胃造瘘术以补充热量、蛋白质、水、电解质及维生素。严重贫血者术前应考虑小量多次输血或成分输血。停止吸烟,可大大减少呼吸道分泌物并改善支气管上皮纤毛排痰功能而有利于降低术后肺部并发症。增加体力活动,尤其长期卧床的患者,术前数天应争取起床作适当活动,以改善心肺储备功能,增加对手术的耐受能力。

全身麻醉(吸入或全静脉麻醉)方法通常与硬膜外麻醉或椎旁神经阻滞相联合。胸段硬膜外间隙或椎旁间隙注射局部麻醉剂可减少术中阿片类药物或吸入麻醉药的用量。如果患者心输出量和血压能维持在满意的水平,通常 OLV 时氧合不受影响。这种"区域阻滞-全身麻醉"联合方法的优点包括显著降低术后疼痛评分、降低术后恶心呕吐的发生率、改善术后通气、缩短住院时间。区域神经阻滞具有良好的疼痛控制效果,能够满意抑制围手术期激素、代谢和生理应激反应。

小潮气量单肺通气策略已被证明可以降低患有急性呼吸窘迫综合征的危重症患者的死亡率。实时分析并调整通气模式(适应性肺通气)可能会减少气压伤的风险。

低氧血症的初步治疗方法包括吸痰、使用支气管扩张剂、再次确认 DLT 位置以及恢复双肺通气。对通气侧肺施加呼气末正压(PEEP $5\sim10cmH_2O$)可以使萎陷的肺泡重新膨胀并发挥交换作用。非通气侧肺持续气道正压(CPAP)($5\sim10cmH_2O$)喷射 100% 氧气能维持肺泡通畅和氧合分流血。在视频辅助胸腔镜手术(VATS)中不宜使用 CPAP,因为肺的轻微膨胀都可能会影响术野暴露。

开胸术后肺水肿有许多原因,包括心力衰竭、误吸和液体过量。虽然液体正平衡尚未被证实为肺水肿的原因,但是在肺切除术中控制液体入量是常规措施,在纠正低血压时通常优先选择血管加压药物,而不是静脉输液。

（三）肝脏肿瘤患者

肝切除患者一般常规连续监测动脉压和中心静脉压(CVP)。虽然目前肝切除手术发生大出血的风险不高,但是在手术前还是应该准备充分的静脉通路,以防大量失血。此外,肝切除术术中应保持低中心静脉压(CVP $0\sim5mmHg$),以利于减少术中失血量。控制性低中心静脉压主要通过限制液体入量实现,极少数情况下,仅通过限制液体入量不能满意降低 CVP,可通过静脉注射硝酸甘油或其他血管活性药。如果在液体入量限制的患者发生大量失血,有足够的静脉通路和可以实现快速、大量输血输液的设备是十分重要的。

肝切除术中液体管理十分重要,可分两个阶段。第一阶段从诱导前置入静脉导管开始,至完成肝实质肿瘤切除和止血为止。第二阶段从切除肿瘤和完成止血开始。在第一阶段,限制液体入量,降低 CVP,从而减少失血。在处理肝门静脉时可能发生出血,在肝肿瘤切除时损伤肝静脉或在其与下腔静脉交界处损伤肝静脉是出血的最常见原因。血管损伤失血与血管壁内外压力梯度和损伤半径的四次方成正比。降低 CVP 不仅能降低血管壁内外压力梯度,而且能通过减轻血管扩张、减小损伤半径。维持较低 CVP 能减轻腔静脉扩张,增加肝脏的活动度。另外,低 CVP 还有利于肝脏和肝后主要静脉的解剖和分离。更重要的是,低 CVP 可以最大限度地减少肝肿瘤切除期间的失血量,有助于控制意外的静脉损伤。虽然限制液体入量保持低 CVP 可能看似简单,但是操作中仍需具有丰富的经验。主要困难因素包括:手术患者因术前肠道准备处于相对脱水的状态;维持满意的麻醉深度和有效的灌注压可能很具有挑战性;另外,患者在肝切除期间可能被置于反向 Trendelenberg 位置(头高脚低位)也会降低灌注压。因为液体限制对肝脏切除术至关重要,用血管收缩剂,如麻黄碱或低剂量去氧肾上腺素,实施短时间的血压支持是有必要的。肝切除期间患者的尿量通常很少,在肾功能正常的患者,尿量 $0.5ml/(kg \cdot h)$ 被认为是可接受的。不可否认,这种程度的入量限制并不是适合所有患者,对一些伴有严重心脏、肾脏或其他并发症患者,这种短时间的入量限制也难以耐受。

第二阶段的治疗目标是恢复患者正常血容量和血流动力学稳定。这个目标可以通过补充晶体液和/或胶体溶液在短时间内实现。如果术中有明显的失血,可输入红细胞,将血红蛋白浓度提高到 $8 \sim 10g/dL$。

(孙海涛　孙莉)

参考文献

[1] SHI QY,ZHANG SJ,LIU L,et al. Sevoflurane promotes the expansion of glioma stem cells through activation of hypoxia-inducible factors in vitro[J]. Br J Anaesth,2015,114:825-830.

[2] REN J,ZHANG GH,SUN XX,et al. Isoflurane enhances malignancy of head and neck squamouscell carcinoma cell lines:a preliminary study in vitro[J]. Oral Oncology,2011,47:329-333.

[3] LIM JA,OH CS,YOON TG,et al. The effect of propofol and sevoflurane on cancer cell,natural killer cell,and cytotoxic T lymphocyte function in patients undergoing breast cancer surgery:an in vitro analysis. BMC Cancer,2018,18:159.

第十一节　器官移植术后患者非移植手术的麻醉

器官移植是目前终末期器官(如肝脏、肾脏、心脏、肺等)功能衰竭的一种有效治疗手段,我国已成为全球器官移植大国。近年来随着外科技术、免疫抑制药物、器官和细胞分离保存技术的进步等,患者生存时间延长。器官移植术后患者行非移植手术亦越来越常见,给麻醉带来新的挑战。

一、器官移植后主要病理生理变化

(一)移植器官去神经支配

1. 心脏移植后,由于心脏缺乏神经支配,交感与副交感神经及压力感受器反射消失。当发生低血容量等循环障碍时,不能立即依靠心率增加提高心输出量,通常依赖于静脉回心血量增加和肾上腺髓质分泌儿茶酚胺。心脏移植术后患者常表现心电图低电压和心律失常,由于去神经支配,心肌缺血往往无症状,心律失常的危险显著增大。移植心脏对阿托品等调节交感和副交感神经药物几乎无反应性,但保留对儿茶酚胺的敏感性。

2. 双肺移植和心肺联合移植术后,支配隆突嵴的神经被切断,咳嗽反射消失,患者易发生呼吸道分泌物潴留、误吸及呼吸道感染。气道上皮细胞纤毛清除功能的损害会进一步增加发生肺炎的危险。肝移植术后,无神经支配对肝血流动力学影响不大,如果心排正常且无肝动脉血栓形成,移植肝血供正常,二周后移植肝合成功能基本恢复。

（二）心脏移植物血管病变(cardiac allograft vasculopathy,CAV)

心脏移植物血管病变是心脏移植术后死亡的主要原因之一,在移植的前10年内患病率接近50%。冠脉造影表现为部分或弥漫性冠状动脉狭窄,其发病机制尚不清楚。中心性内膜增厚、纤维化、炎症反应可能是移植心脏冠脉病变的重要原因,可能是慢性排斥反应的表现;危险因素包括:人类白细胞抗原不匹配,免疫抑制的类型,抗体介导性排斥反应,高血压,高脂血症,肥胖,吸烟,糖尿病,感染等。由于移植心脏无自主神经支配,这类患者典型的心绞痛症状极少出现,至病变终末期才以严重的充血性心力衰竭或心律失常为首发症状。所以不论何种原因接受的心脏移植,移植后特别是长期生存者,应当按照冠心病处理原则进行围手术期处理。

（三）心血管疾病

心血管疾病是器官移植术后常见并发症和死亡的主要原因,主要与免疫抑制剂、精神心理因素及代谢性疾病等因素有关,严重影响患者的远期存活率及生活质量。器官移植术后患者高血压的发生率高达70%~90%,高脂血症患病率可达40%~80%,是冠心病和脑卒中的重要致病因素。

（四）感染

感染是器官移植术后主要致死原因之一。免疫抑制剂导致机体抵抗能力下降,移植后80%的患者至少发生一种感染,常见巨细胞病毒、念珠菌属、黄曲霉、分枝杆菌及缓慢生长的真菌感染等。因此,围手术期所有的有创操作应该严格遵循无菌操作的原则。

（五）骨质疏松

移植后骨质疏松及其所致的脆弱性骨折是器官移植常见的并发症。心脏移植后骨质疏松症的特点是第一年骨质流丢失速度最快,第一年腰椎骨密度下降3%~10%,股骨颈的骨密度下降约6%~11%,在第二年变化不明显,第三年可能会增加。肝移植术后的骨钙丢失主要发生在移植后的前3~6个月。骨折的发生率也是在移植后的6~12个月最高,发生率24%~65%,以肋骨和腰椎骨最常见。肺移植后第一年腰椎和股骨颈的骨量丢失率为2%~5%。

（六）神经系统并发症

器官移植后神经系统并发症主要为脑梗死、脑出血、癫痫和周围神经病变等。器官移植后神经系统并发症的发病率约超过20%,各种器官移植造成的神经系统并发症各不相同。肝移植的神经系统并发症为20%~35%,心脏为23%~30%,肺移植为45%~68%。

（七）免疫抑制剂与麻醉

免疫抑制剂是器官移植受体术后管理的基础。常见的免疫抑制剂有环孢素、类固醇、Aza-thioprine、OKT$_3$、FK506等。其副作用表现肾毒性、继发高血压、高血糖、感染、肾上腺皮质功能障碍等,麻醉医师应引起足够重视。

1. 移植术后代谢并发症　大量的研究均表明,代谢并发症是器官移植术后常见并发症之一,并且严重影响患者的长期生存率及生活质量。其中糖尿病、高脂血症、高血压和肥胖症是最常见的几种代谢并发症。长期的血糖过高会导致微血管及大血管的病变;高脂血症是动脉粥样硬化发生的高危因素;高血压增加脑血管意外的发生率;肥胖症会促进导致心血管疾病发生的危险因素的产生,这些均严重威胁移植术后患者的生命。这几种并发症的发生均与术后长期服用免疫抑制剂有关,以他克莫司和环孢素最常见。因此,在对器官移植术后的患者进行手术治疗前,应该认真考虑这些代谢并发症对围手术期风险的影响。

2. 药物的相互作用 由于环孢素和他克莫司均由肝细胞色素 P450 代谢,而很多药物也经此途径解毒,故这些药物可改变这两药的血药浓度和作用时间。器官移植后去神经支配以及脏器功能失常都影响临床药理作用。使用环孢素的患者再次手术时对去极化肌松药敏感,恢复时间延长,应减少其用量;环孢素还可使绊库溴铵及维库溴铵肌松作用增强。儿童使用环孢素后,在麻醉中使用氯胺酮可引起惊厥,应予重视。异氟烷可降低小鼠胃排空和肠蠕动速度,使环孢素作用延迟,但环孢素达到稳态治疗水平后,3 小时异氟烷动物麻醉不改变其药动学作用。

一些药物如西咪替丁和红霉素等虽无直接的肾毒性,但通过抑制免疫抑制药物代谢使其血药浓度增加而增强其肾毒性;常见与环孢素和 FK506 合用会产生潜在肾毒性的药物有:西咪替丁、雷尼替丁、复方磺胺甲噁唑、TMP(三甲氧苄二氨嘧啶)、氨基糖苷类、万古霉素、两性霉素、酮康唑、螺内酯、红霉素。应用钙通道拮抗药时要减少环孢素剂量,因为钙通道拮抗药增加环孢素的血药浓度,特别是地尔硫䓬。

二、器官移植术后麻醉管理

(一) 麻醉前评估

器官移植术后患者麻醉有其特殊性,麻醉前评估时注意以下特点:①排斥反应和感染;②需要外科治疗的器官与移植器官的关系及功能评估;③免疫抑制剂的副作用;④免疫抑制剂和麻醉药的相互作用;⑤基础疾病及其遗留的病变;⑥其他系统功能的评估。

(二) 不同器官移植术后麻醉管理特点

1. 心脏移植

(1) 术前评估:心脏移植患者术后可能存在排斥反应、心功能不全、冠状动脉粥样硬化、心律失常等病理状态,依赖免疫抑制剂、强心剂等药物,甚至起搏器来维持心脏功能。对于这类患者所有术前药物应继续应用,确认心脏起搏器正常工作。与药物治疗相关并发症应积极对症处理,例如环孢素引起的高血压可通过钙通道阻滞药或血管紧张素转化酶抑制药进行治疗。移植心脏由于去神经支配,低血容量或低血压不能立即通过加增快心率使心排出量增加,而是依赖前负荷,所以术前适当扩容很重要。

(2) 麻醉管理:心脏移植患者术后恢复良好,进行非心脏手术所需的麻醉和监护要求与其他患者相似,可按常规给药。因移植心脏去神经支配和前负荷依赖性,椎管内麻醉对低血压的反应削弱,通常选择全身麻醉。围手术期管理要求避免过度血管扩张和前负荷急性下降。肝肾功能正常时,很多麻醉药物都可以应用于全身麻醉诱导和维持。但氯胺酮对心肌直接抑制,其交感神经兴奋作用不能加快心率,反而引起外周血管的收缩,不建议使用。移植心脏对儿茶酚胺的反应性是不同的。由于肾上腺素受体的密度在移植心脏中无明显改变,对直接拟交感神经药物的反应是完整的,如肾上腺素、异丙肾上腺素和多巴胺;间接类拟交感神经药物(如:麻黄碱)对移植心脏的效果就会减弱;迷走神经阻滞药物(如:阿托品)和抗胆碱酯酶药物(如:新斯的明)不会引起心率变化。由于免疫抑制剂的使用,这类患者易发生感染,进行有创监测时必须严格无菌操作。

2. 肺移植

(1) 术前评估:由于移植肺去神经支配引起咳嗽反射消失和气道上皮细胞纤毛清除功能

的损害,易发生呼吸道分泌物潴留和误吸,进一步增加发生肺炎的风险。建议术前使用抗酸药、H_2 受体拮抗剂或质子泵抑制剂等药物预防误吸。对于患者术前存在肺部感染,应积极抗感染治疗,鼓励患者做体位排痰和引流及胸部理疗,如发现痰量较多,可通过纤支镜吸痰。

(2)麻醉管理:肺移植患者术后肺功能显著改善,麻醉药物没有明显的禁忌证。肺移植术后患者,因发生气胸、膈神经麻痹风险高,不建议使用肋间神经阻滞、锁骨上或肌间沟臂丛神经阻滞。由于咳嗽反射消失和高碳酸血症低反应性,麻醉药的应用可增加术后呼吸抑制的风险,建议在患者完全清醒合作并能主动咳嗽的情况下拔除气管导管。术中应用血管活性药物可引起肺动脉压升高,导致通气血流比例失调,这类患者接受大手术时建议早期给予 PEEP,以改善移植肺通气和氧合功能。在气管插管操作或各项有创操作过程中,必须采取严格的无菌技术,吸入气体应该过滤。肺移植患者发生肺水肿的阈值降低,术中液体管理也是一个难题。

3. 肝移植

(1)术前评估:应全面仔细查体,除评估移植肝功能、感染、免疫抑制剂和排斥反应的情况外,特别要注意心、肺、肾等器官功能。移植前如果存在心肌功能损害和肝硬化性心肌病,在肝移植后进行非器官移植手术时仍应仔细评估其心功能,在围手术期应警惕突然心肺衰竭的发生。肝移植术后并发肺部感染发生率高,术前应评估感染情况。由于长期使用免疫抑制剂的影响,部分患者可出现血清肌酐增加、少尿和蛋白尿等肾功能损害的表现。同时,肾功能损害患者适应血容量改变的能力下降,更易发生液体超负荷、脱水和高钾血症;应避免用保钾利尿剂或其他增强 FK506 和环孢素肾毒性的药物。高达 40% 的受者在移植后发生中枢神经系统并发症,免疫抑制剂治疗易产生神经系统症状的不良反应,术前应排除中枢神经系统的病变。此外患者还可能出现紧张性抑郁障碍(catatonia),表现为发呆、静止或缄默,通常发生在术后数天,可持续几周至几月,其原因不明,可能与神经钙调蛋白抑制剂(calcineurin inhibitor)的神经毒性、心理脆弱性及 γ 氨基丁酸信号相对缺乏等所致,静脉注射劳拉西泮有效。

(2)麻醉管理:应根据术后不同时期侧重点不同:①麻醉方法的选择应根据肝功能与凝血功能的恢复情况及拟行的手术特点进行综合考虑。②麻醉药物应选择无肝脏毒性或经肝代谢少的药物。吸入麻醉药的选择一般不用氟烷、恩氟烷;而七氟烷的使用有争议,主要原因是它在低流量麻醉时可能产生 C 物质,后者对肝功能有损害作用,但高流量或循环半紧闭麻醉时是安全的;实验证明异氟烷较好,应首选,其次为地氟烷。在静脉麻醉药物中,丙泊酚麻醉诱导与维持满意,对心血管异常或血流动力学不稳者可用依托咪酯。不建议用氯胺酮,尤其是肾功能不良者慎用。肌松药首选不经肝肾代谢的阿曲库铵或顺阿曲库铵。阿片类镇痛药物中,应首选瑞芬太尼,它半衰期短、代谢迅速,长时间使用不影响术后苏醒;但其他的阿片类药物也可以选用。③其他:依据手术大小及患者具体情况,确定是否需要建立有创监测及其他特殊监测,尽量避免不必要的有创性操作,同时考虑有创监测的性价比。要特别注意无菌管理原则,必需进行的各种有创监测要严格无菌操作。同时要加强围手术期器官功能保护,调控凝血功能及维持内环境稳定。

4. 肾移植

(1)术前评估:这类患者常常合并多种疾病,如:高血压、糖尿病、贫血、血小板减少等,必须充分评估器官功能,了解排斥反应、环孢素和类固醇激素的应用、移植肾血管狭窄及感染等情况。术后恢复良好,无明显器官功能障碍,可按常规给药。

(2)麻醉管理:应根据手术部位、术式及患者状况选择合适的麻醉方式,无凝血功能障碍者可选择椎管内麻醉或全身麻醉复合连续硬膜外麻醉,以减少全身麻醉药物的用量、减轻肝肾负担、有利于患者术后苏醒。但应注意它对循环系统的影响及术中知晓的问题。麻醉药物应选择无肾毒性或不通过肾脏排泄的药物,吸入麻醉药的选择同肝移植术后,不用氟烷、恩氟烷,肾功能不全者慎用氯胺酮。吗啡重复给药可使活性代谢产物 6-葡糖醛酸-吗啡产生蓄积,致呼吸抑制时间延长。盐酸哌替啶在肾衰竭的患者也应慎用,因其代谢产物去甲哌替啶蓄积时易引起惊厥。应维持血流动力学稳定,应用利尿剂前必须对血容量进行充分评估,降低由血容量减少或其他原因导致的肾血流量下降。同时应严格无菌操作。

5. 小肠及胰腺移植

小肠移植术后,由于脂肪吸收异常和克罗恩病导致腹泻和脱水是常见的,术前评估应重点关注患者内环境、水电解质及酸碱平衡情况。胰腺移植术后,术前评估除腹腔感染、移植物血栓等外科相关并发症之外,还需调控血糖在合适范围。排斥反应是这两类患者移植术后常见并发症。小肠或胰腺移植后需根据择期手术术式和患者的机体状况选择合适麻醉方法与药物。

(池信锦)

参考文献

[1] CHRISTIE J,EDWARDS L,KUCHERYAVAYA A,et al. The Registry of the International Society for heart and lung transplantation:twenty-eighth adult lung and heart-lung transplant report. J Heart Lung Transplant,2011,30:1104-22.

[2] LABARRERE C,JAEGER B,KASSAB G. Cardiac allograft vasculopathy:Microvascular arteriolar capillaries ("capioles") and survival[J]. Front Biosci (EliteEd),2017,9:110-128.

[3] ROCCARO G,GOLDBERG D,HWANG W,et al. Sustained posttransplantation diabetes is associated with long-term major cardiovascular events following liver transplantation[J]. Am J Transplant,2018,18:207-215.

[4] HERNANDEZ VOTH AR,BENAVIDES MANAS PD,DE PABLO GAFAS A,et al. Sleep-related breathing disorders and lung transplantation. Transplantation,2015,99:e127-e131.

[5] WEIR MR,BURGESS ED,COOPER JE,et al. Assessment and management of hypertension in transplant patients[J]. J Am Soc Nephrology,2015,26:1248-1260.

[6] ZBROCH E,MALYSZKO J,MYSLIWIEC M,et al. Hypertension in solid organ transplant recipients[J]. Ann Transplantation,2012,17:100-7.

[7] FUSSNER LA,HEIMBACH JK,FAN C,et al. Cardiovascular disease after liver transplantation:When,What,and Who Is at Risk[J]. Liver Transplantation,2015,21:889-96.

[8] MANGRAY M,VELLA JP. Hypertension after kidney transplant. the official journal of the National Kidney Foundation[J]. Am J Kidney Diseases,2011,57:331-41.

[9] HUSAIN-SYED F,MCCULLOUGH PA,BIRK HW,et al. Cardio-pulmonary-renal interactions:a multidisciplinary approach[J]. J Am College Cardiolog,2015,65:2433-48.

[10] 中国医师协会器官移植医师分会. 中国器官移植受者血脂管理指南(2016 版)[J]. 器官移植,2016,7:243-254.

[11] ZIVKOVIC SA,ABDEL-HAMID H. Neurologic manifestations of transplant complications[J]. Neurologic Clinics,2010,28:235-251.

[12] TATREAU JR,LAUGHON SL,KOZLOWSKI T. Catatonia after liver transplantation[J]. Ann Transplant,2018,23:608-614.

第十二节 胎儿手术的麻醉

一、胎儿手术概况

产前诊断医学的发展进步使我们能在妊娠期更早地发现胎儿的异常。以前大多数出生前诊断胎儿异常都是在出生后接受手术或其他医疗干预,近年来随着影像学、外科学及麻醉学的进步,对胎儿早期外科治疗成为可能,部分疾病可在产前宫内或产时手术,这不仅可挽救胎儿的生命,而且可防止永久性器官损伤,更有利于胎儿正常发育,显著提高了胎儿存活的概率与生存质量。

但所有的胎儿治疗都是侵袭性的,对母体和胎儿都有很大的风险。母体的安全是最重要的,必须权衡母体并发症内在的风险及对胎儿的潜在益处,严格选择适应证。

胎儿宫内手术可通过经皮途径或剖宫途径进行。经皮胎儿干预和治疗通常是在超声或内镜引导下的微创操作,剖宫途径手术包括:开放式胎儿手术和宫外产时治疗(ex utero intrapartum treatment,EXIT)。

(一)经皮胎儿干预和治疗

包括:①宫内输血;②分流手术(包括下尿路梗阻引起的阻塞性尿路病变、先天性囊性腺瘤样畸形、特发性胸腔积液等),将异常聚集的液体从封闭空间(如膀胱、胸腔)分流到羊膜腔,从而阻止或逆转这种体液异常梗阻引起的病理生理变化;③胎儿心脏介入治疗(包括主动脉和肺动脉瓣成形术、对于限制的或完全关闭的房间隔的球囊房间隔造口术等),早期的宫内干预有利于早期恢复心脏正常血流,促进心脏发育,最大限度地避免二次损害;④其他经皮手术(如:胎儿镜、双胎输血综合征的治疗及先天性膈疝的气管闭塞治疗等)。

经皮胎儿干预和治疗对母体影响小,对子宫松弛度要求不高,从手术角度来说,胎儿在操作过程中的制动尤为关键,特别是在胎儿心脏介入手术。

(二)开放式胎儿手术

一般在孕中期进行,术后胎儿在母体内继续妊娠直至分娩。常见手术包括:①胎儿骶尾部畸胎瘤;②脊髓脊膜膨出;③先天性肺囊性腺瘤样畸形伴胎儿水肿等。

开放式胎儿手术需经腹并切开子宫,手术中要求完全的子宫松弛并维持良好的子宫胎盘灌注。同时需注意,较大的胎盘边缘可能覆盖剖宫切口,虽有特殊手术钳用于子宫切口,仍应警惕产妇大出血的发生,术日应做好为妊娠妇女输血的准备。

经皮胎儿干预和治疗及开放式胎儿手术通常都在孕中期进行,孕中期的手术适用于需要胎肺发育成熟前进行手术治疗或干预的胎儿疾病,如不治疗可能导致胎儿死亡、严重功能丧失或不可逆的损害。必须在充分知情同意的前提下,满足以下条件方能进行:①诊断明确;②准确评估了疾病的严重性;③排除了不宜手术的其他疾病;④母体的风险在可接受范围内;⑤新生儿在宫内手术的预后优于出生后宫外手术的预后。

(三)宫外产时治疗(EXIT)

也称为"胎盘支持产时处理",通过提供控制下的分娩及产时评估策略,对产前诊断有危及生命的气道或肺异常的胎儿,在剖宫产胎儿娩出前对胎儿进行手术或干预治疗。在继续维持子宫胎盘血液循环的情况下,部分娩出胎儿,为施行手术处理挽救患儿的生命,提供了宝贵的时间。术中通过附着的胎盘进行氧合,术后胎儿娩出,脱离母体独立生活。这些手术处理包括:直接喉镜检查、支气管镜检查、气管插管、气管造口、肿物切除解除气管压迫、在断脐前建立 ECMO 支持治疗等。这种方法可为患儿提供连续的氧合,从而提高了其总存活数。

宫外产时治疗过程中,手术要求的重点在于保温、适当的胎儿麻醉、断脐前充分的子宫松弛、断脐后迅速逆转子宫松弛状态以防止产后大出血的发生。

二、胎儿麻醉与镇痛的必要性

胎儿手术时是否需要麻醉已无争议。虽然胎儿无记忆及心理障碍,但胎儿手术时可出现与成人相似的生理反应。胎儿在孕 24~26 周时伤害感受神经反射通路已建立并发挥作用,孕 10 周时胎儿可出现自主活动,甚至在孕 14 至 16 周时即对羊膜穿刺针所致的疼痛有逃避反应。而胎动又可刺激子宫收缩引起早产。早产儿在缺氧或手术疼痛刺激时,其心血管、交感神经系统、垂体-肾上腺轴有典型的应激反应表现,胎儿亦可出现相同反应。伤害性刺激可能对神经系统的发育有长期影响,适当的麻醉可阻断胎儿应激反应、改善胎儿预后。

三、胎儿麻醉相关药理学

子宫胎盘屏障不仅给胎儿提供了生存的养料,而且为胎儿免受外来化学物质的侵犯提供了庇护所。在行胎儿麻醉时应注意药物通过子宫胎盘屏障的情况,在大多数情况下,药物选择与产科麻醉相反。胎儿麻醉有三种给药方式:①易通过子宫胎盘屏障者(如:吸入麻醉药、芬太尼、瑞芬太尼等阿片类)可母体用药、通过子宫胎盘循环作用于胎儿,在影响母体的同时影响胎儿,它对母体影响大。②不易通过子宫胎盘屏障者(如:肌松药)可直接胎儿肌注或脐静脉注射,因它难以通过胎盘屏障,故胎儿直接用药对母体的影响小。③羊膜腔内给药,其效果相当于口服,血药浓度稳定且作用时间长,但起效慢、可控性差,常用胎儿内科治疗,较少用于胎儿麻醉。

药物的胎盘通透性遵循 Fick 法则,被动扩散,扩散系数越高的药物越容易通过胎盘,促进药物扩散的因素有:低分子量(<600 道尔顿)、高脂溶性、低离解度、低蛋白结合率。多数镇静、镇痛药和麻醉药都是低分子量、高脂溶性、低离解度和低蛋白结合力,因此可快速通过胎盘。肌松药多呈水溶性、离子化、高分子量,因此不易通过胎盘。局麻药极性强,受蛋白结合率的影响,若胎儿酸中毒,可促使胎儿血中局麻药浓度升高。此外,还应注意高血压、糖尿病、妊娠期高血压疾病等均可损伤胎盘毛细血管屏障,从而导致药物无选择性通过胎盘,此类母体给与少量麻醉药即可引起胎儿较深的麻醉。目前临床所用的麻醉药(吸入、静脉)、麻醉性镇痛药、苯二氮䓬类均可通过子宫胎盘屏障,可通过母体作为载体给药。

(一) 麻醉药

1. 吸入麻醉药　脂溶性高,无离子化,分子量不大,故可迅速通过子宫胎盘屏障。如:0.5%~4%七氟烷吸入 16 分钟后母体静脉血与脐静脉血浓度比为 0.97。氧化亚氮几乎不影响子宫收缩。但氟烷、恩氟烷、异氟烷、七氟烷、地氟烷等均有强力的子宫肌肉松弛作用,高浓度吸入时它们甚至还可抑制缩宫素的子宫收缩作用。但低浓度(小于 0.5MAC)时对子宫收缩几乎无影响。它们均无明显的子宫血管扩张与收缩作用,子宫血流量受血压及其他影响子宫动脉血管阻力因素的影响,若血压下降,则子宫血流量相应减少。吸入麻醉药易通过子宫胎盘及抑制子宫收缩的特点,使之成为胎儿麻醉的首选,但它可增加出血。

2. 静脉麻醉药　丙泊酚与硫喷妥钠用量过大不仅可使母体血压下降,还可使子宫血流量下降,对胎儿有抑制作用。氯胺酮是唯一有镇痛作用的静脉全身麻醉药,与其他静脉全身麻醉药有抑制子宫收缩作用不同的是,氯胺酮可引起子宫收缩。它对子宫收缩及子宫血流量的影响与其用量及有无宫缩而异。氯胺酮用量低于 1mg/kg 时它对子宫收缩、子宫血流量及胎儿影响小，但用量超过 2mg/kg 时可引起子宫收缩并对胎儿有抑制作用。地西泮不影响子宫收缩，用量为 0.5mg/kg 时对子宫血流量无影响。但大剂量可引起血压下降及伴之而来的子宫胎盘血流量减少，胎儿血中浓度可超过母体浓度。

3. 麻醉性镇痛药 虽然芬太尼蛋白结合率高达 70%，但脂溶性高（约为吗啡的 1 000 倍），母体静注后一分钟内出现于胎儿血中，故适用于胎儿麻醉。

4. 肌松药 不影响子宫肌肉的收缩与松弛，它对子宫血流量的影响是通过影响血压造成，对子宫血管无直接作用。它们极性强，均难以通过子宫胎盘屏障。母体用维库溴铵与泮库溴铵后，母体静血与胎儿静脉血浓度比分别为 0.11、0.19。故应直接给予胎儿用药。

5. 局麻药 胎儿麻醉本身极少采用局麻。但母体有时采用局麻。局麻药可使子宫收缩频率与收缩力下降、子宫张力增加，血中浓度高时可引起子宫强直收缩。此外，局麻药还有子宫血管收缩作用，它使子宫血流量下降的程度与血药浓度有关。文献报道，使子宫血流量下降60%时局麻药血中浓度分别为：利多卡因 200μg/ml，普鲁卡因 40μg/ml，布吡卡因 5μg/ml。故若从硬膜外阻滞所用之浓度来看，利多卡因的安全性是相当高的。

（二）其他药

1. 抗胆碱药 阿托品、东莨菪碱均可迅速通过子宫胎盘屏障，使胎儿心率增快。东莨菪碱可通过血-脑屏障，向胎儿脑组织移行、有中枢神经抑制作用。故胎儿麻醉时推荐用东莨菪碱。手术时常用阿托品预防心率减慢，但通过母体给药可引起母体心率过快，通常直接经肌注给药。

2. 血管活性药物 去甲肾上腺素、肾上腺素（大剂量）、多巴胺、甲氧明可使子宫肌收缩，尤其后者可引起子宫肌强直收缩，禁用于胎儿麻醉。而异丙肾上腺素、肾上腺素（小剂量）可使子宫肌松弛，多巴酚丁胺对子宫肌几乎无影响。理想的升压药应在升高母体血压的同时又不减少子宫胎盘血流，即药物应主要是 α 作用，β 作用很小。目前尚无可增加子宫血流量的升压药。使子宫血流量减少的有：去甲肾上腺素、肾上腺素、异丙肾上腺素、甲氧明。麻黄碱既有α 作用也有 β 作用，在升高母体血压的同时不减少子宫胎盘血流，但它可引起胎儿酸中毒。小剂量纯 α 受体激动剂去氧肾上腺素在治疗低血压同时不引起胎儿酸中毒，应作为母体低血压时的首选药。

四、麻醉管理

（一）胎儿手术麻醉管理的基本原则

与妊娠中晚期非产科手术相似。胎儿手术涉及母儿两个个体，由于胎儿一切营养与代谢需求都通过脐带由母体供给，母体的安全至关重要，须权衡母体风险与胎儿获益相比是否低到可以接受的范围。麻醉医师首先必须确保母体呼吸、循环与内环境的稳定、保证良好的麻醉与镇痛效果、保证良好的子宫胎盘循环，控制子宫的张力，防止子宫收缩而引起早产，尤其是对于开放性手术子宫必需完全松弛。同时保证胎儿镇痛与制动。

子宫胎盘血流量受母体血压与子宫动脉阻力的影响（子宫胎盘血流量=平均动脉压÷子宫动脉阻力），它们受诸多因素的影响，如：交感神经兴奋、子宫动脉收缩，子宫肌张力增加及血压下降可使之下降。保证胎儿的氧供的首要条件是维持母体循环、呼吸及内环境的平稳。

根据手术种类，母体麻醉或镇痛可选择局部浸润麻醉、椎管麻醉及全身麻醉。胎儿麻醉或镇痛可通过母体给药、经子宫胎盘循环麻醉，或肌肉与脐静脉注射。

（二）经皮胎儿干预和治疗的麻醉管理

1. 胎儿的麻醉　胎儿活动可能会增加胎儿宫内操作的难度和医源性损伤的风险，如：意外刺伤或穿刺点撕裂引起出血，而胎儿活动对为胎儿放置分流装置、放置球囊或心脏介入手术都是非常困难的。因此，胎儿制动和镇痛是胎儿经皮途径宫内手术麻醉的关键。胎儿制动和镇痛通常可以通过以下两种方式：①超声引导下直接肌内注射非去极化肌松剂和阿片类药物。非去极化肌松剂可选择泮库溴铵、维库溴铵，二者剂量相同（肌内注射时 $0.2 \sim 0.3mg/kg$，脐静脉注射 $0.1 \sim 0.25mg/kg$），起效时间在 $2 \sim 5$ 分钟，维持约 $1 \sim 2$ 小时，均可安全地抑制胎儿体动。阿片类药物如芬太尼（$10 \sim 20\mu g/kg$）和抗胆碱能药物如阿托品（$20\mu g/kg$）、格隆溴铵也可以与非去极化肌松剂联合使用。②通过母体给药、经胎盘转运以达到胎儿麻醉的效果。这是目前的一种主要的给药途径。吸入麻醉药可以在任何情况下提供完全的子宫松弛，并不需要额外的宫缩抑制剂。母体使用吸入麻醉剂，经胎盘转运至胎儿通常已可以满足手术要求。地氟烷由于其起效与苏醒迅速的药理学优点，越来越多地应用于胎儿手术的麻醉。静脉麻醉剂常选用阿片类、苯二氮䓬类药物或小剂量的丙泊酚持续输注，在提供母体足够的镇静、镇痛的同时，又可以通过胎盘给予胎儿足够的镇痛和制动。与地西泮相比，瑞芬太尼持续输注 $[0.1\mu g/(kg \cdot min)]$ 更有利于胎儿的制动和母体的镇静。手术过程中，胎心率的监测是必需的，对于胎儿心脏介入手术，可行连续胎儿心脏超声监测。

2. 母体的麻醉　胎儿手术的主体虽然是胎儿，但母体的安全、舒适和配合却是麻醉医师首先应考虑和保障的关键。对于大多数胎儿经皮微创手术，母体均可在局麻、清醒镇静或椎管内麻醉下完成，此时必须考虑胎儿制动和镇痛的需要，可采用前述胎儿直接给药或母体给药达到麻醉胎儿的目的。需要注意的是，如果母体选用局麻、清醒镇静或椎管内麻醉，必须考虑到中转全身麻醉的可能性，并提前做好相应的准备。

母体围手术期可采用常规生命体征监测，对于时间较长手术，建议进行有创动脉穿刺测压，以便更灵敏地掌握母体血压的波动和变化。术中为保障母体与胎儿的安全，充分供氧、维持母体血流动力学稳定至关重要。可采取的措施包括：术中、术后持续吸氧，以晶体液或胶体液维持母体足够的血管内容量，必要时可使用血管活性药物调整血管内容量和血管张力，子宫左侧卧位等，保证母体重要脏器及胎盘的氧供。同时需注意，术中输液量一般控制在 $750ml$ 以内，避免术后肺水肿的发生。

（三）开放式胎儿手术的麻醉管理

开放式胎儿手术一般均采用气管内插管全身麻醉，术前预先在腰部置入硬膜外导管用于术后镇痛。常需使用高浓度吸入麻醉药来提供母体和胎儿的麻醉及保持子宫松弛，地氟烷、七氟烷最为常用。维持母体和胎儿血流动力学稳定、良好的子宫胎盘灌注、完全的子宫松弛、适当的胎儿镇痛与制动、适当抑制胎儿应激反应是麻醉维持阶段的主要目标。

1. 胎儿的麻醉　术前需进行超声、MRI、核型分析等检查进一步确定手术的可行性、评估胎儿心脏功能外，胎儿体重的预估对麻醉术中用药十分重要。另外，胎儿复苏用药如阿托品（$20\mu g/kg$）、麻黄碱（$1\mu g/kg$）、肾上腺素（$1\mu g/kg$）、葡萄糖酸钙（$30mg/kg$）的准备必不可少。必要时，需准备好供胎儿输注的 O 型阴性血。

母体使用吸入麻醉药时，与母体比较，胎儿麻醉仅需一个较低的最低肺泡有效浓度，远小于松弛子宫所需的剂量，因此足够深的母体麻醉应该可以提供足够的胎儿麻醉。而胎儿肌内注射镇痛药和肌松剂，可以比胎儿通过母体循环获得的麻醉效果更加持久。术中显露胎儿后应立即肌注药物防止胎儿应激反应和迷走神经反应，并加强胎儿镇痛和制动。常用药物：芬太尼 5~20μg/kg，阿托品 20μg/kg，维库溴铵或泮库溴铵 0.1~0.2mg/kg。

术中胎儿监测包括胎儿脉搏血氧监测、B 超胎心率监测、直接胎儿心电图监测、连续胎儿超声心动图监测和胎儿体温监测。

2. 母体的麻醉　术前需评估胎盘位置及大小，备血，使用防止误吸的药物（如：非颗粒制酸剂枸橼酸钠、甲氧氯普胺等），直肠给予吲哚美辛抑制宫缩。此外为了预防早产，母体在术后的孕期必须全程强制卧床休息，对此必须要有全面认同和准备。

保持子宫左倾卧位，快速序贯诱导麻醉、气管插管。切开子宫前吸入麻醉药的浓度需追加到 2~3 个 MAC，母体血压用肾上腺素、麻黄碱、去氧肾上腺素等血管活性药物维持，平均动脉压（MAP）维持在 65mmHg 以上或维持于清醒状态时的平均值。与单纯高浓度吸入麻醉药维持麻醉相比，切开子宫前静吸复合麻醉更有利于减少母体低血压的发生，更有利于胎盘灌注和供氧。低碳酸血症引起子宫血管收缩，不利于胎儿供氧，机械通气过程中注意保持呼气末二氧化碳分压（$P_{ET}CO_2$）在正常范围。术中母体静脉输液量严格控制于 500ml 以内，宫腔灌流液的总量也需严格控制，避免术后肺水肿的发生。胎儿手术完成、开始缝合子宫时，母体麻醉由高浓度吸入麻醉逐渐过渡到静脉或硬膜外麻醉直至手术结束，同时静脉给予硫酸镁负荷量 4~6g，维持量 2~4g/小时抑制宫缩。

术中母体的监测除常规项目外，需行有创动脉测压，建议上尿管，监测尿量。

术后处理的重点是预防早产，术后前 2~3 天要密切监测子宫收缩情况和胎心率，需行周期性超声检查以评估胎儿情况。满意的术后镇痛和预防性使用宫缩抑制剂如硫酸镁、特布他林、钙通道阻滞剂等是预防胎儿早产的有力措施。

（四）宫外产时治疗（EXIT）的麻醉管理

EXIT 适用于有已知的气道阻塞和其他危及生命的气道畸形等的胎儿，以及那些患有可能需要体外膜式肺氧合（ECMO）支持的疾病（例如先天性心脏病、重度先天性膈疝）的胎儿。

母体、胎儿的麻醉评估、术中监测和断脐前的麻醉管理同开放性胎儿手术：全身麻醉，加硬膜外置管术后镇痛，加高浓度吸入麻醉药使子宫松弛，加血管活性药物维持血压。不同之处在于：①因母体肺水肿发生风险大大降低，低血压时可输注液体补充血容量。②子宫松弛通常靠高浓度吸入麻醉药获得，若有用吸入麻醉药的禁忌或松弛不满意，可使用静脉硝酸甘油（0.5~1.5μg/kg），但要避免使用长效松弛子宫药物如硫酸镁等。③羊水过多时，可能需要术前穿刺放羊水以确定胎盘边缘。④麻醉诱导前可以鞘内注射吗啡以便术后镇痛。脐带以温水保暖，要注意维持胎儿-胎盘循环。

一旦断脐，母体的麻醉方法要立即改变，迅速逆转子宫松弛状态，避免产后大出血的发生：①减少或停止吸入麻醉药的摄入，增加通气量，促进吸入麻醉药的排出；②过渡为静脉或硬膜外麻醉，加用阿片类药物；③常规给予缩宫素促进子宫收缩，并备好其他收缩子宫药物如甲麦角新碱、卡前列素氨丁三醇等。

断脐后胎儿脱离母体独立生活，应当注意：①保温；②提前建立静脉通道以便用药和补液、输血；③保障胎儿气道的通畅，据情况可行气管插管、气管造口术等。

总之，胎儿手术必须权衡母体的风险与对胎儿的潜在益处，严格选择适应证。成功的胎儿麻醉与包括儿外科、产科、新生儿科以及影像科医师等在内的专业团队间的持续沟通、紧密合作密不可分。胎儿麻醉管理的重点在于正常子宫胎盘循环的维持、子宫肌松弛的调节、优化手术条件、胎儿血流动力学的严密监测并将母儿风险降到最低。

（文亚杰　李元涛）

参考文献

［1］　HOAGLAND MA,CHATTERJEE D. Anesthesia for fetal surgery［J］. Paediatr Anaesth,2017,27:346-357.

［2］　VAN DE VELDE M,DE BUCK F. Fetal and maternal analgesia/anesthesia for fetal procedures. Fetal Diagn Ther,2012,31:201-209.

［3］　MILLER RD,COHEN NH,Eriksson LI,et al. Miller's Anesthesia［J］. Canada,Elsevier Saunders Inc,2015.

中英文名词对照索引

2 型肺细胞多发性微结节增生 multifocal micronodular type 2 pneumocyte hyperplasia, MMPH 14

Cantu 综合征 Cantu syndrome 24

Carvajal 综合征 Carvajal syndrome 23, 24

Cole 病 Cole disease 24

Curth-Macklin 豪猪样鱼鳞癣病 ichthyosis hystrix of Curth-Macklin 24

Darier 病 Darier disease 24

Ehlers-Danlos 综合征 Ehlers-Danlos syndrome, EDS 5

Goltz-Gorlin 综合征 Goltz-Gorlin syndrome, GS 11

Kasabach-Merritt 综合征 Kasabach-Merritt Syndrome 19

Lambert-Eaton 肌无力综合征 Lambert-Eaton myasthenic syndrome, LEMS 285

Naxos 病 Naxos disease 23

Schopf-Schulz-Passarge 综合征 Schopf-Schulz-Passarge syndrome 24

Sjögren-Larsson 综合征 Sjögren-Larsson syndrome, SLS 29

A

艾迪生病 Addison disease 640

B

白化病 albinism 1

半侧颜面短小 hemifacial microsomia, HFM 233

半乳糖表异构酶缺乏症 galactose epimerase deficiency 505

半乳糖唾液酸沉积症 galactosialidosis 616, 617

半乳糖血症 galactosemia 504

伴多发性血管瘤的软骨发育不良 multiple angiomas and endochondromas 288

豹综合征 LEOPARD syndrome 2

贲门痉挛 cardiospasm 457

贲门失弛缓症 achalasia 457

苯丙酮尿症 phenylketonuria, PKU 539

变形性肌张力障碍 dystoniamusculorumdeformans 151

变异性红斑角化病 erythrokeratoderma variabilis 24

表异构酶缺乏半乳糖血症 epimerase deficiency galactosemia 505

丙泊酚输注综合征 propofol infusion syndrome, PRIS 600

丙酸尿症 propionic aciduria 506

丙酸血症 propionic acidemia, PA 506

丙酮酸脱氢酶复合体缺乏症 pyruvate dehydrogenase complexdeficiency, PDCD 508

病态窦房结综合征 sick sinus syndrome, SSS 317

播散性纤维性骨炎 osteitis fibrosa disseminata 256

卟啉病 porphyria 587

不安腿综合征 restless legs syndrome, RLS 60

不明原因猝死综合征 sudden unexplained death syndrome, SUDS 307

不明原因夜间猝死综合征 sudden unexpected nocturnal death syndrome, SUNDS 307

部分白化病并免疫功能缺陷 partial albinism with immunodeficiency 716

部分颅肌张力障碍 segmental cranial dystonia 137

C

层板状鱼鳞病 lamellar ichthyosis 24

肠系膜上动脉综合征 superior mesenteric artery syndrome, SMAS 459

常染色体显性遗传性小脑共济失调 autosomal dominant cerebellar ataxias, ADCA 216

常染色体隐性遗传性小脑共济失调 autosomal recessive cerebellar ataxias,ARCA 216

常染色体隐性婴儿帕金森症 autosomal recessive infantile parkinsonism 130

成骨不全症 osteogenesis imperfecta,OI 221

成人早老症 progeria of the adult 826

齿状核红核苍白球纹状体萎缩症 dentatorubral-pallidoluysian atrophy,DRPLA 216

充血性心肌病 congestive cardiomyopathy 370

重叠综合征 overlap syndrome,OS 834

重复唇综合征 double lip syndrome 644

抽动秽语综合征 multiple tics-coprolalia syndrome 67

臭鱼味综合征 fish-odour syndrome 516

出血性家族性肾炎 hemorrhagic familial nephritis 449

川崎病 Kawasaki disease,KS 324

传染性痴呆 transmissible dementias 822

传染性单核细胞增多症 infectious mononucleosis, IM 706

传染性海绵状脑病 transmissible spongiform encephalopathy,TSE 822

吹哨样面容综合征 whistling face syndrome 127

刺激诱发性摔倒发作 stimulus-induced drop episodes,SIDEs 70

脆骨病 brittle bone disease 221

痤疮相关性脊柱关节病 acne spondyloarthritis 261

D

大动脉炎综合征 aortitis syndrome 326

大田原综合征 Ohtahara syndrome 90

单纯性小脑共济失调 pure cerebellar ataxia 216

单室心 univentricular heart 330

单心室 single ventricle 330

胆汁淤积并末梢性肺动脉狭窄症 cholestasis with peripheral pulmonary stenosis 448

低促性腺素性功能减退症 hypogonadotropic hypogonadism 473

低磷酸酯酶症 hypophosphatasia,HPP 227

低磷性佝偻病 hypophosphatemic rickets 229

地方性变形性关节病 osteoarthrosis deformans endemica 250

第一鳃弓综合征 first arch syndrome 233

淀粉样变性症 amyloidosis 517

淀粉样蛋白病 amyloid disease 517

豆状核性肌张力障碍 dystonialenticu-laris 151

窦房结功能障碍 sinus node dysfunction,SND 317

端粒维护失调 dysfunctional telomere maintenance 744

短肠综合征 short bowel syndrome,SBS 462

短端粒病 short telomere disease 745

短舌缺指综合征 hypoglossia-hypodactylia syndrome 108

短小肠综合征 short small bowel syndrome 462

多巴脱羧酶缺乏症 dopa decarboxylase deficiency 528

多发性错构瘤综合征 multiple hamartoma syndrome 792

多发性对称性脂肪组织增生症 multiple symmetric lipomatosis,MSL 568

多发性骨髓瘤 multiple myeloma,MM 708

多发性肌炎 polymyositis,PM 794

多发性内分泌腺瘤病 multiple endocrine neoplaeia, MEN 651

多发性神经纤维瘤 multiple neurofibromas 262

多发性翼状胬肉综合征 multiple pterygium syndrom 231

多发性硬化症 multiple sclerosis,MS 91

多骨硬化性组织细胞增生症 polyostotic sclerosing histiocytosis 714

多腔口外胚叶糜烂症 ectodemosis erosive pluriorificialis 4

多系统萎缩症 multiple system atrophy,MSA 94

多形渗出性红斑 erythema multiforme exudativum 4

多形性红斑 erythema multiforme 4

多种酰基辅酶 A 脱氢酶缺乏症 multiple acyl-CoA dehydrogenase deficiency,MADD 523

E

恶病质间脑综合征 diencephalic syndrome of emaciation 118

恶性高热易感性疾病 malignant hyperthermia susceptibility 283

腭部黏膜下纤维化 submucous fibrosis of the palate 17

腭心面综合征 velocardiofacial syndrome,VCF 335

鳄鱼泪综合征 crocodile tears syndrome 99

儿茶酚胺分泌瘤　catecholamine-secreting tumors　689

儿茶酚胺敏感性多形性室速　catecholaminergic polymorphic ventricular tachycardia,CPVT　342

儿茶酚胺诱导的双向心动过速　bidirectional tachycardia induced by catecholamines　342

儿童期崩解症　childhood disintegrative disorder　218

F

法洛四联症　tetralogy of Fallot,TOF　346

泛酸盐激酶相关神经变性　pantothenate kinase associated neurodegeneration,PKAN　100

范科尼贫血　Fanconi anemia　775

非创伤性寰枢关节半脱位　nontraumatic atlantoaxial subluxation　236

非典型黄色瘤　atypical xanthoma　607

非对称性室间隔肥厚　asymmetric septal hypertrophy,ASH　350

肥大细胞病　mast cell disease　717

肥大细胞增多症　mastocytosis　717

肥厚型心肌病　hypertrophic cardiomyopathy,HCM　349

肥颈综合征　fatly neck syndrome　568

腓骨肌萎缩症　peronial myoatrophy　224

肺动脉吊带　pulmonary artery sling,PAS　353

肺发育不全综合征　hypogenetic lung syndrome　396

肺隔离症　pulmonary sequestration,PS　439

肺静脉畸形引流　anomalous return of pulmonary veins　354

肺静脉异位连接　anomalous pulmonary venous connection,APVC　354

肺静脉异位引流　anomalous pulmonary venous drainage　354

肺泡蛋白沉积症　pulmonary alveolar proteinosis,PAP　421

肺泡低通气综合征　alveolar hypoventilation syndrome　436

肺泡微石症　pulmonary alveolar microlithiasis,PAM　419

肺泡脂蛋白沉积症　pulmonary alveolar lipoproteinosis　422

肺叶静脉综合征　pulmonary venolobar syndrome　396

肺中叶综合征　middle lobe syndrome,MLS　420

枫糖尿症　maple syrup urine disease,MSUD　531

复极延迟综合征　delay repolarization syndrome　320

副神经节瘤　paraganglioma,PGL　689

副血友病　parahe-mophilia　767

副肿瘤综合征　paraneoplastic syndrome　676

腹肌缺损综合征　abdominal muscle deficiency syndrome　478

G

干燥综合征　sicca syndrome　802

肝胆管缺乏综合征　syndromic bile duct paucity　448

肝豆状核变性　hepatolenticular degeneration　537

肝肾性酪氨酸血症　hepatorenal tyrosinemia　565

橄榄体脑桥小脑萎缩症　olivopontocerebellar atrophy,OPCA　94

高安综合征　Takayasu arteritis　327

高苯内氨酸血症　hyperphenylalaninemia,HPA　539

高甘氨酸血症并酮症酸中毒与白细胞减少症　hyperglycinemia with ketoacidosis and leukopenia　506

高精氨酸血症　hyperargininemia　559

高尿酸血症　hyperuricemia　614

高乳酸和高丙酮酸血症并间歇性共济失调和虚弱　lactic and pyruvate acidemia with episodic ataxia and weakness　508

高乳酸和高丙酮酸血症并碳水化合物敏感　lactic and pyruvate acidemia with carbohydrate sensitivity　508

高双碱基氨基酸尿症　hyperdibasic aminoaciduria　561

高雪脾肿大　Gaucher splenomegaly　534

歌舞伎面谱综合征　kabuki make-up syndrome　104

歌舞伎综合征　kabuki syndrome　104

膈肌膨升症　diaphragmatic eventration,DE　426

膈肌松弛症　diazoma relax　426

骨关节炎相关毛囊闭锁三联症　arthro-osteitis associated with a follicular occlusive triad　261

骨化性气管支气管病　tracheobronchopathia osteochondroplastica　428

骨饥饿综合征　hungry bone syndrome　660

骨盆角综合征　pelvic horn syndrome　267

骨髓瘤　myeloma　708

骨质沉着性气管病　tracheopathia osteoplastica　427

过度角化-色素沉着综合征　hyperkeratosis-hyperpigmentation syndrome 24

H

含类脂组织细胞增多症 lipid histiocytosis 570

豪猪样鱼鳞癣-耳聋综合征 hystrix like ichthyosis-deafness syndrome 24

核糖体病 ribosome disease 743

亨廷顿病 Huntington disease,HD 109

红细胞生成障碍 erythrogenesis imperfecta 742

坏死性血管炎 necrotizing vasculitis 358

回归热综合征 recurrent fever syndrome 136

混合性结缔组织病 mixed connective tissue disease, MCTD 806

获得性骨肥大综合征 acquired hyperostosis syndrome 261

获得性免疫缺陷综合征 acquired immunodeficiency syndrome,AIDS 808

J

肌萎缩侧索硬化症 amyotrophic lateral sclerosis,ALS 241

肌小管肌病 myotubular myopathy,MTM 271

肌阵挛型癫痫并破碎红色纤维 myoclonic epilepsy with ragged red fibers,MERRF 216

肌阵挛性癫痫伴碎红纤维病 myoclonus epilepsy with ragged red fibers,MERRF 292

基底细胞痣综合征 basal cell nevus syndrome,BCNS 800

急性发热性皮肤黏膜淋巴结综合征 acute febrile mucocutaneous lymph node syndrome 324

急性发作性共济失调 rapid-onset ataxia 216

急性间歇性卟啉病 acute intermittent porphyria, AIP 589

急性溶血危象 acute hemolytic crises 735

急性胸部综合征 acute chest syndrome,ACS 727

棘球蚴病 hydatidosis,hydatid disease 787

脊膜膨出 meningocele 131

脊髓小脑变性症 spinocerebellar degeneration 216

脊髓小脑性共济失调 spinocerebellar ataxias,SCA 216

脊髓延髓肌萎缩症 spinal and bulbar muscular atrophy,SBMA 252

脊髓纵裂 diastematomyelia,DM 245

脊髓纵裂畸形 split cord malformation,SCM 245

加强型帕金森综合征 Parkinson plus syndrome 94

家族性淀粉样多发性神经病变 familial amyloidotic polyneuropathy,FAP 247

家族性多形性室速 familial polymorphic ventricular tachycardia,FPVT 342

家族性高钾血症与高血压 hyperpotassemia and hypertension familial 669

家族性毛发红糠疹 familial pityriasis rubra pilaris 24

家族性血红蛋白沉着病 familial hemochromatosis 628

甲基丙二酸尿症 methylmalonic aciduria 557

甲基丙二酸血症 methylmalonic academia,MMA 557

甲状旁腺功能减退症 hypoparathyroidism 654

甲状旁腺功能亢进症 hyperparaythyroidism,HPT 656

甲状旁腺功能亢进症危象 parathyroid crisis 659

甲状腺功能减退症 hypothyroidism 661

假性软骨发育不全性脊椎骨骺发育不良综合征 pseudoachondroplastic spondyloepiphyseal dysplasia syndrome 249

尖端扭转型室性心动过速 torsade de pointes, TdP 321

间断性共济失调 episodic ataxias,EA 216

间脑综合征 diencephalic syndrome,DS 118

间歇性共济失调并丙酮酸脱氢酶缺乏 intermittent ataxia with pyruvate dehydrogenase deficiency 508

渐进性脑脊髓炎并僵硬与肌痉挛 progressive encephalomyelitis with rigidity and myoclonus,PERM 272

浆细胞骨髓瘤 plasma cell myeloma 708

僵汉综合征 stiff-man syndrome,SMS 272

僵人综合征 stiff person syndrome,SPS 272

僵体综合征 stiff trunk syndrome 272

僵硬皮肤综合征 stiff skin syndrome,SSS 13

僵肢综合征 stiff limb syndrome 272

结节性动脉周围炎 periarteritis nodosa 358

结节性多动脉炎 polyarteritis nodosa,PAN 358

结节性发热性非化脓性脂膜炎 nodular febrile non-suppurative panniculitis 35

结节性硬化症 tuberous sclerosis complex,TSC 14

进行性对称性红斑角化病 progressive symmetric erythrokeratoderma 24

进行性骨化性肌炎 progressive myositis ossificans

276

进行性骨化性纤维蜂窝纤维炎　fibrocell-alitisossi-fieans progressiva　277

进行性核上性麻痹　progressive supranuclear palsy,PSP　119

进行性肌营养不良　progressive muscular dystrophy　278

经典型高胱氨酸尿症　classical homocystinuria　544

经典型瓜氨酸血症　classic citrullinemia　542

精氨酸酶缺乏症　arginase deficiency　559

精氨酸血症　argininemia　559

精神分裂症　schizophrenia　115

颈动脉窦过敏综合征　carotid hypersensitivity　360

颈动脉窦综合征　carotid sinus syndrome　360

颈动脉过长综合征　dolichocarotid syndrome　361

颈动脉体瘤　carotid body tumor,CBT　363

颈椎融合综合征　cervical fusion syndrome　254

痉挛性共济失调　spastic ataxias,SPAX　216

痉挛性麻痹 2 型　spastic paraplegia 2,SPG2　162

痉挛性斜颈　spasmodic torticollis,ST　122

静脉内平滑肌瘤病　intravenous leiomyomatosis,IVL　469

镜像肺综合征　mirror-image lung syndrome　396

局限性皮肤发育不全症　focal dermal hypolasia　11

局限性硬皮病　localized scleroderma,LS　161

沮丧面容综合征　gloomy face syndrome　51

巨食管　megaesophagus　457

K

卡尔曼综合征　Kallmann syndrome　471

抗精神病药恶性综合征　neuroleptic malignant syndrome,NMS　117

抗磷脂抗体综合征　anti-phospholipid antibody syndrome,APS　813

抗磷脂综合征　antiphospholipid syndromes　813

克汀病　critinism　661

肯尼迪病　Kennedy disease,KD　252

口腔面肌张力障碍　oral facial dystonia　137

快乐木偶综合征　happy puppet syndrome　201

扩张型心肌病　dilated cardiomyopathy　370

L

莱伦综合征　Laron syndrome　672

赖氨酸尿蛋白不耐受症　lysinuric protein intoler-ance,LPI　561

蓝色病　the blue malady　346

老年淀粉样变性　senile amyloidosis　518

酪氨酸氨基转移酶缺乏症　tyrosine aminotransferase deficiency　566

类癌危象　carcinoid crisis　678

类癌综合征　carcinoid syndrome,CS　676

类风湿关节炎　rheumatoid arthritis,RA　815

类脂蛋白沉积症　lipoid proteinosis　20

镰刀型细胞贫血病　sickle cell disease,SCD　726

镰状细胞贫血　sickle cell anemia　726

良性或轻型高苯丙氨酸血症　benign or mild hyper-phenylalaninemia　540

磷脂质病　phospholipidosis　422

颅缝早闭综合征　syndromic craniosynostosis　55

颅裂　cranium bifidum　131

颅面骨发育不全　craniofacial dysostosis　79

M

马方综合征　Marfan syndrome　377

慢性进行性舞蹈病　chronic progressive chorea　109

慢性先天性老年性贫血　chronic congenital agenera-tive anemia　742

猫叫综合征　cri du chat syndrome,CdCS　143

毛发硫营养障碍　trichothiodystrophy,TTD　35

毛囊角化病　keratosis follicularis　21

梅干腹综合征　prune-belly syndrome　478

弥漫性黄色斑瘤　diffuse xanthelasma　607

弥漫性体血管角质瘤　angiokeratoma corporis diffu-sum universale　526

弥漫性血管角质瘤　angiokeratoma diffuse　526

迷走左肺动脉　aberrant left pulmonary artery　353

面部红斑侏儒综合征　facial telangiectasis of dwarfs syndrome　785

面部偏侧萎缩症　hemiatrophia facialis　160

面骨发育不全综合征　acrofacial dysostosis,AFDs　145,204

面肩肱型肌营养不良　facioscapulohumeral muscular dystrophy,FSHD　279

N

脑白质营养不良　leukodystrophy,LD　147

脑胆固醇沉积症　cerebral cholesterosis　572

脑底异常血管网综合征　abnormal cerebrovascular

netwook syndrome 213

脑苷脂组织细胞增多病 kerasin histiocytosis 534

脑腱黄瘤病 cerebrotendinous xanthomatosis, CTX 216

脑三叉神经血管瘤病 encephalo trigeminal angiomatosis 193

脑性耗盐综合征 cerebral salt wasting syndrome, CSWS 679

脑性巨人症 cerebral gigantism 191

脑中部与后部白齿样畸形 molar tooth midbrain-hindbrain malformation 112

黏多糖贮积症 mucopolysaccharidosis, MPS 580

黏液水肿 mywedema 661

黏液性水肿昏迷 myxedema coma 664

黏脂质病 mucolipidosis 552

鸟氨酸氨甲酰基转移酶缺乏致高氨血症 hyperammonemia due to ornithine transcarbamylase deficiency 574

尿崩症 diabetes insipidus 680

尿黑酸尿 homogentisic aciduria 578

尿黑酸氧化酶缺乏 homogentisic acid oxidase deficiency 578

扭转痉挛 torsion spasm 150

扭转性肌张力障碍 torsiondystonia 151

P

帕金森病 Parkinson disease, PD 157

帕金森高热综合征 parkinsonism-hyperpyrexia syndrome 159

旁正中间脑综合征 paramedian diencephalic syndrome 118

皮肤夸张的生理性斑 exaggerated physiologic speckled mottling of the skin 316

皮肤黏膜玻璃样变 hyalinosis cutis et mucosae 20

皮肤黏膜淋巴结综合征 mucocutaneous lymph node syndrome, MCLS 324

皮肤松弛综合征 cutis laxa syndrome 26

皮肤松解症 dermatolysis 26

皮肌炎 dermatomyositis, DM 794

皮质醇增多症 hypercortisolism 649

脾脏肿大并类风湿关节炎 splenomegaly with rheumatoid arthritis 799

葡糖苷酰鞘氨醇酶缺乏 glucosylceramidase deficiency 534

葡糖神经酰胺脂沉积症 glucosylceramide lipidosisn

535

葡萄膜大脑炎综合征 uveomeningitis syndrome 824

葡萄糖脑苷脂酶缺乏症 glucocerebrosidase deficiency 534

Q

气管分叉部右肺动脉综合征 epibronchial right pulmonary artery syndrome 396

气管套筒样软骨 tracheal cartilaginous sleeve, TCS 57

前脑无裂畸形 holoprosencephaly 172

前脑中线动静脉瘘 median prosencephalic arteriovenous fistulas 102

腔静脉支气管血管综合征 venacava bronchovascular syndrome 396

鞘磷脂贮积病 sphingomyelin lipidosis 570

青少年高尿酸血症综合征 juvenile hyperuricemia syndrome 563

青铜色肝硬化 bronzed cirrhosis 628

青铜色糖尿病 bronze diabetes 628

全身型重症肌无力 generalized myasthenia gravis 297

全身性结节性脂膜炎 systemic nodular panniculitis 35

全身性皮肤松弛症 generalized dermatochalasis 26

醛固酮增多伴肾上腺皮质增生症 aldosteronism with hyperplasia of the adrenal cortex 452

R

热纳综合征 Jeune syndrome 446

溶酶体储积病 lysosomal storage disorders, LSDs 197

溶酶体酸性脂肪酶缺乏症 lysosomal acid lipase deficiency, LALD 634

溶酶体贮积病 lysosomal storage disease 580

肉碱转运缺陷症 carnitine transporter deficiency 632

肉芽肿性多血管炎 granulomatosis with polyangiitis, GPA 380

肉芽肿性炎性 granulomatous inflammation 327

软骨发育不良并血管瘤 chondrodysplasia with hemangioma 288

软骨发育不全 achondroplasia, ACH 259

软脑膜血管瘤病　leptomeningeal angiomatosis　193
软手综合征　soft hands syndrome　69
朊病毒病　prion diseases　822
朊病毒导致异常　prion-induced disorders　822
朊病毒相关异常　prion-associated disorders　822
朊蛋白病　prion protein diseases　822

S

三甲基胺尿症　trimethylaminuria　516
三尖瓣下移畸形　tricuspid valve abnormality　338
三角头畸形综合征　trigonocephaly syndrome　154
色素减少免疫缺陷病　hypopigmentation immunodeficiency disease　715
色素失禁症　incontinentia pigmenti　24,30
色素性干皮病　xeroderma pigmentosum, XP　32
色素性肝硬化　pigmentary cirrhosis　629
舌咽神经痛　glossopharyngeal neuralgia　195
神经病病变-共济失调和色素性视网膜炎　neuropathy, ataxia, and retinitis pigmentosa NARP　216
神经节神经母细胞瘤　ganglioneuroblastoma　686
神经节细胞瘤　ganglioneuroma　686
神经母细胞瘤　neuroblastoma　686
神经系统副肿瘤综合征　paraneoplastic neurologic syndrome, PNS　274
神经纤维瘤病　neurofibromatosis　262
神经性肌强直　neuromyotonia, NMT　289
神经元胆固醇沉积症　neuronal cholesterol lipidosis　570
神经元蜡样脂褐质储积症　neuronal ceroid lipofuscinosis, NCLs　197
神经元脂质沉积症　neuronal lipidosis　570
肾上腺皮质功能减退症　adrenal insufficiency, AI　640
肾小球旁细胞增生并继发性醛固酮增多症　juxtaglomerular hyperplasia with secondary aldosteronism　452
肾脏肉碱转运缺陷症　renal carnitine transport defect　632
生长抑素瘤　somatostatinoma　687
生理性缺血斑　physiologic anemic　316
生酮饮食　ketogenicdiet, KD　210
生物素酶缺乏症　biotinidase deficiency　595
生殖器肾耳综合征　genital renal ear syndrome, GRES　475

声带外展性麻痹　vocal cord abductor paralysis, VCAP　97
十二指肠血管压迫综合征　vascular compression of the duodenum syndrome　460
石膏综合征　cast syndrome　459
食管无蠕动　esophageal aperistalsis　457
食管协同运动失调综合征　dyssynergia esophagus syndrome　457
视网膜小脑血管瘤病　retinocerebellar angiomatosis　206
嗜铬细胞瘤　pheochromocytoma, PCC　689
嗜铬细胞瘤与副神经节瘤　pheochromocytoma and paraganglioma, PPGL　689
嗜睡症　hypersomnolence　61
噬血淋巴组织细胞增多症　hemophagocytic lymphohistiocytosis, HLH　705
手足徐动症　athetosis　200
输精管发育不良　seminiferous tubule dysgenesis　473
双侧听神经瘤病　bilateral acoustic, BAN　263
四肢畸形并小下颌　peromelia with micrognathia　108
酸性胆固醇酯水解酶缺乏症　acid cholesteryl ester hydrolase deficiency　634
酸性鞘磷脂酶缺乏病　acid sphingomyelinase deficiency　570
酸性脂肪酶缺乏症　acid lipase deficiency　634
髓鞘形成不足性脑白质病　hypomyelinating leukoencephalopathy　216
锁骨下动脉窃血综合征　subclavian steal syndrome, SSS　385

T

胎儿面综合征　fetal face syndrome　182
弹力纤维性假黄瘤　pseudoxanthoma elasticum, PXE　607
糖皮质激素抵抗型肾病综合征　steroid-resistant nephrotic syndrome, SRNS　461
糖原累积病　glycogen storage diseases, GSD　609
特发性肺动脉高压　idiopathic pulmonary arterial hypertension, IPAH　387
特发性肺含铁血黄素沉积症　idiopathic pulmonary hemosiderosis, IPH　436
特发性血小板减少性紫癜　idiopathic thrombocytope-

nic purpura,ITP 753

特发性炎性肌病 idiopathic inflammatory myopathies, IIM 794

特发性主动脉炎 idiopathic aortitis 327

天使综合征 Angelman syndrome,AS 201

铁沉积性中枢神经系统变性性疾病 eurodegeneration with brain iron accumulation,NBIA 100

铁贮积紊乱病 iron storage disorder 629

铁转运蛋白病 ferroportin disease 629

童年期间脑综合征 diencephalic syndrome of childhood 118

酮症性甘氨酸血症 ketotic glycinemia 506

酮症性高甘氨酸血症 ketotic hyperglycinemia 506

痛风 gout 614

透析相关淀粉样变性 dialysis-related amyloidosis 518

退行性舞蹈病 degenerative chorea 109

唾液酸沉积症 sialidosis 615

唾液酸酶缺乏症 sialidase deficiency 616

W

外胚层发育不良及皮肤脆弱 ectodermal dysplasia with skin fragility 24

弯刀综合征 scimitar syndrome 396

微血管性心绞痛 microvascular angina 398

味觉泪反射 gustolacrimal reflex 99

胃泌素瘤 gastrinoma 489

萎缩性弹力纤维病 elastosis atrophicans 607

无汗性外胚叶发育不良症 anhidrotic ectodermal dysplasia,AHED 37

无脉症 pulseless disease 327

无舌缺指畸形 aglossia-adactylia 108

无特指的广泛性发育障碍 pervasive developmental disorder not otherwise specified,PDD-NOS 218

X

系统性红斑狼疮 systemic lupus erythematosus,SLE 827

系统性原发性肉碱缺乏症 systemic primary carnitine deficiency,CDSP 632

狭颅症 craniostenosis 55

先天性纯红细胞再生障碍性贫血 congenital erythroid hypoplastic anemia 742

先天性大疱性鱼鳞病样红皮病 bullous congential ichthyosiform erythroderma 24

先天性大疱性鱼鳞病样红皮病 congenital nonbullous ichthyosiform erythroderma 24

先天性大叶性肺气肿 congenital lobar emphysema, CLE 439

先天性单侧下唇麻痹 congenital unilateral lower lip palsy,CULLP 211

先天性短颈发育不良 congenital dystrophia brevicollis 254

先天性多发性关节挛缩症 arthrogryposis multiplex congenita,AMC 265

先天性非对称性哭泣面容综合征 congenital asymmetric crying facies syndrome,CACFS 211

先天性非球形红细胞溶血性贫血 congenital nonspherocytic hemolytic anemia,CNSHA 735

先天性肺囊性疾病 congenital cystic disease of lung 439

先天性肺囊肿 congenital cyst of lung 439

先天性肺气道畸形 congenital pulmonary air way malformation,CPAM 439

先天性喉软骨发育不良 congenital laryngeal cartilage dysplasia 444

先天性喉软化症 congenital laryngomalacia 444

先天性肌营养不良 congenital muscular dystrophy, CMD 279

先天性家族性小脑视网膜血管瘤病 familial cerebello-retinal angiomatosis 205

先天性角化不全症 dyskeratosis congenita,DKC 744

先天性颈椎骨骨性连接 congenital cervical synostosis 254

先天性巨结肠并智力障碍综合征 hirschsprung disease-mental retardation syndrome 142

先天性赖氨酸尿症 congenital lysinuria 561

先天性毛细血管扩张性红斑 congenital telangiectatic erythema 785

先天性囊性腺瘤样畸形 congenital cystic adenomatoid malformation,CCAM 439

先天性囊性支气管扩张 congenital cystic bronchiectasis 440

先天性脑神经张力障碍 congenital cranial dysinnervation disorder,CCDD 89

先天性气管食管瘘 congenital tracheoesophageal fistula,TEF 492

先天性全身性脂肪营养不良症　congenital general-ized lipodystrophy,CGL　623

先天性肾上腺发育不良　adrenal hypoplasia congeni-tal,AHC　641

先天性食管闭锁　congenital esophageal atresia,CEA　492

先天性双侧面瘫综合征　congenital facial diplegia syndrome　139

先天性痛觉减退症　congenital indifference to pain,CIP　39

先天性无腹肌　congenitalabsence of the abdominal muscles　478

先天性无痛无汗症　congenital insensitivity to pain with anhydrosis,CIPA　38

先天性无阴道无子宫　congenital absence of the ute-rus and vagina,CAUV　475

先天性下丘脑错构瘤综合征　congenital hypothalam-ic hamartoblastoma syndrome　155

先天性心脏传导阻滞　congenital heart block,CHB　803

先天性掌跖角化病　palmoplantar keratosis,PPK　24

先天性支气管囊肿　congenitalbronchialcyst　440

先天性脂肪营养不良性糖尿病　congenital lipoatro-phic diabetes　623

先天性嘴角降肌发育不良综合征　congenital dyspla-sia of depressor anguli oris muscle syndrome　211

先天支气管源性肺囊肿　congenital bronchogenic cyst,CBC　439

纤溶酶原异常症　abnormal plasminogen　747

纤维蛋白原缺乏症　hypofibrinogenemia　749

纤维软疣　molluscum fibrosum　49

线粒体 DNA 缺失综合征　mitochondrial DNA deple-tion syndrome,MDSs　625

线粒体肌病　mitochondrial myopathy　292

线粒体脑肌病　mitochondrial encephalomyopathy　292

腺热　glandular fever　706

象人综合征　elephant man syndrome　42

小儿胸廓营养不良　infantile thoracic dystrophy　446

小脑发育不良性神经节细胞瘤　dysplastic gangliocy-toma of the cerebellum　792

小脑橄榄萎缩症　cerebello-olivary atrophy　216

小脑视网膜血管网状细胞瘤病　cerebelloretinal he-mangioblastomatosis　206

小脑性萎缩伴癫痫性脑病　cerebellar atrophy with epileptic encephalopathy　216

心房手指综合征　atrio-digital syndrome　357

心面综合征　cardiofacial syndrome　211,212

心内平滑肌瘤病　intracardiac leiomyomatosis,ICLM　469

心脏肿瘤　cardiac tumor　400

新生儿狼疮综合征　neonatal lupus syndrome　803

新型冠状病毒肺炎　novel coronavirus pneumonia,NCP　839

胸廓发育不良综合征　thoracic insufficiency syn-drome,TIS　446

胸廓窒息性营养不良　thoracic asphyxiant dystrophy　446

胸肋锁骨肥厚症　sterno-costo-clavicular hyperoste-osis,SCCH　261

嗅觉缺失性腺功能减退症　anosmic hypogonadism　471

嗅觉生殖腺发育不良　olfactogenital dysplasia　471

血管闭塞危象　vasoocclusive crisis,VOC　727

血管痉挛斑　macules,angiospastic macules　316

血管平滑肌脂肪瘤　angiomyolipomas,AML　431

血管网状细胞瘤　hemangioblastomatosis　206

血尿-肾病耳聋　hematuria-nephropathy deafness　450

血色病　haemochromatosis　629

血栓性血小板减少性紫癜　thrombotic thrombocyto-penic purpura,TTP　754

血小板减少症　thrombocytopenia　752

血小板无力症　thrombocytasthenia　755

血友病　hemophilia　757

寻常型鱼鳞癣病　ichthyosis vulgaris　24

Y

亚急性和慢性对称性骨髓炎　subacute and chronic symmetric osteomyelitis　261

烟雾病综合征　moyamoya syndrome,MMS　214

严重急性呼吸综合征　severe acute respiratory syn-drome,SARS　837

炎症性寰枢关节旋转半脱位　inflammatory atlantoax-ial rotatory subluxation　236

眼白化病　ocular albinism,OA　1

眼颌骨发育不全并毛发稀少综合征 oculomandibulodyscephaly with hypotrichosis 106

眼睑皮肤松弛与重复唇 blepharochalasis and double lip 644

眼皮肤白化病 oculocutaneous albinism,OCA 1

眼皮肤型酪氨酸血症 oculocutaneous tyrosinemia 566

眼外肌纤维化综合征 extraocular fibrosis syndromes 89

眼下颌颅面综合征 oculomandibulofacial syndrome 106

眼阵挛脑病 opsoclonic encephalopathy 124

羊毛样卷发-掌跖角化-心脏病变 wooly hair,palmoplantar keratoderma,and cardiac abnormalities 23

羊皮纸皮肤 parchment skin 32

阳离子氨基酸尿症 cationic aminoaciduria 561

一过性高苯丙氨酸血症 transient hyperphenylalaninemia 540

遗传性大疱性表皮松解症 hereditary epidermolysis bullosa,EB 45

遗传性耳聋并肾病 hereditary deafness and nephropathy 450

遗传性感觉神经病 hereditary sensory neuropathy,HSN 39

遗传性橄榄体脑桥小脑萎缩症 inherited olivopontocerebellar atrophy 216

遗传性高胆红素血症 hereditary hyperbilirubinemias 496

遗传性共济失调 hereditary ataxia 215

遗传性骨髓障碍综合征 inherited bone marrow failure syndromes,IBMF 743

遗传性类脂质沉积症 hereditary dystopic lipidosis 526

遗传性脑白质病 hereditary white matter disorders,inherited leukoencephalopathies 147

遗传性球形红细胞增多症 hereditary spherocytosis,HS 763

遗传性肾炎 hereditary nephritis 450

遗传性肾炎并感音性耳聋 hereditary nephritis with sensory deafness 450

遗传性舞蹈病 hereditary chorea 109

遗传性血管性水肿 hereditary angioneurotic edema,HAE 764

遗传性血红蛋白沉着病 hereditary hemochromatosis,HH 628

遗传性运动感觉神经病 hereditary motor and sensory neuropathy,HMSN 224

异常肺静脉引流 354

翼状胬肉综合征 pterygium syndrome 231

因子Ⅻ缺乏症 factor Ⅻ deficiency 769

银发综合征 silvery hair syndrome 1

婴儿肺气肿 infantile lobar emphysema 440

婴儿高钙血症综合征 infantile hypercalcemia syndrome 393

婴儿痉挛症 infantile spasms 209

婴儿遗传性粒细胞缺乏 infantile genetic agranulocytosis 781

婴幼儿全身性透明样变性症 infantile systemic hyalinosis,ISH 49

樱红斑肌阵挛综合征 cherry red spot and myoclonus syndrome 616

营养不良性弹力纤维病 elastosis dystrophica 607

硬化病肾危象 scleroderma renal crisis,SRC 833

永存动脉干 persistent truncus arteriosus,PTA 402

疣状表皮发育不良 epidermodysplasia verruciformis 24

有汗性外胚叶发育不良症 hidrotic ectodermal dysplasia 37

右心室发育不良 right ventricular dysplasia 408

右心室双出口 double outlet right ventricle,DORV 404

右心室心肌病 right ventricular cardiomyopathy 408

幼儿神经轴索性营养不良 infantile neuroaxonal dystrophy 100

幼年性透明性纤维瘤病 juvenile hyaline fibromatosis 49

原发性弹力纤维病 primary elastosis 26

原发性高尿酸血症综合征 primary hyperuricemia syndrome 563

原发性老年性退行性痴呆 primary senile degenerative dementia 52

原发性慢性肾上腺皮质功能减退症 primary chronic adrenal insufficiency 640

原发性轻链型淀粉样变 primary light chain amyloidosis,AL 518

原发性醛固酮增多症 primary aldosteronism 699

原发性肉碱缺乏症 primary carnitine deficiency,PCD

632

原发性纤毛运动障碍　primary ciliary dyskinesia, PCD　429

原发性血红蛋白沉着病　primary hemochromatosis　629

原发性血小板增多症　primary thrombocythemia, PT　771

原纤毛病　ciliopathies　112

Z

再生不良性先天性贫血　hypoplastic congenital anemia　742

再生障碍危象　aplastic crisis　776

再生障碍性贫血　aplastic anemia, AA　773

暂时性抽搐障碍　provisional tic disorder　67

早发性痴呆　dementia praecox　115

早衰性矮小症　progeroid nanism　789

增殖性毛囊角化病　keratosis follicularis vegetans　22

增殖性毛囊角化不良病　dyskeratosis follicularis vegetans　22

掌跖角化-致心律失常性心肌病　keratosis palmoplantaris with arrythmogenic cardiomyopathy　23

阵发性冷性血红蛋白尿　paroxysmal cold hemoglobinuria　724

阵发性流泪　paroxysmal lacrimation　99

阵发性睡眠性血红蛋白尿症　paroxysmal nocturnal hemoglobinuria, PNH　778

真性红细胞增多症　polycythemia vera, PV　776

震颤麻痹　paralysis agitans　157

支链酮酸尿症　branched-chain ketoaciduria　531

支气管肺隔离症　bronchopulmonary sequestration, BPS　440

肢带型肌营养不良　Limb-girdle muscular dystrophy, LGMD　279

肢端发育障碍伴面部及生殖器畸形　acral dysostosis with facial and genital abnormalities　182

脂肪肝伴脑病　fatty liver with encephalopathy　838

脂肪颈　fetthals　568

脂质沉积性肌病　lipid storage myopathy　524,600

脂质肉芽肿病　lipid granulomatosis　714

直立不耐受　orthostatic intolerance, OI　8

直立性心动过速综合征　postural orthostatic tachycardia syndrome, POTS　8

致心律失常性右心室发育不良　arrhythmogenic right ventricular dysplasia, ARVD　408

致心律失常性右心室心肌病　arrhythmogenic right ventricular cardiomyopathy, ARVC　408

窒息性胸廓软骨发育不良　asphyxiating thoracic chondrodystrophy　446

窒息性胸腔失养症　asphyxiating thoracic dystrophy, ATD　446

智障与骨软骨畸形　mental retardation with osteocartilaginous abnormalities　69

痣样基底细胞癌综合征　nevoid basal cell carcinoma syndrome, NBCCS　800

中毒性表皮坏死症　toxic epidermal necrolysis　4

中段矮小并小生殖器综合征　mesomelic dwarfism-small genitalia syndrome　182

中央核肌病　centronuclear myopathy　271

中央轴空病　central core disease, CCD　295

中央轴空肌病　central core myopathy　295

重症肌无力　myasthenia gravis, MG　297

重症先天性中性粒细胞缺乏症　severe congenital neutropenia, SCN　781

重症婴儿遗传性中性粒细胞减少症　severe infantile genetic neutropenia　781

周期性瘫痪　periodic paralysis, PP　301

周围型神经纤维瘤病　peripheral neurofibromatosis　263

轴后性肢端面骨发育不全综合征　postaxial acrofacial dysostosis　146

主动脉瓣上狭窄综合征　supravalvar aortic stenosis syndrome　393

主动脉瓣下肌性狭窄　muscular subaortic stenosis, MSS　349

主动脉弓离断　interruption of the aortic arch, IAA　412

主动脉弓综合征　aortic arch syndrome　327

锥体外系斜颈　extrapyramidal system torticollis　122

紫外线高敏综合征　UV-sensitive syndrome　35

自闭症　autistic　218

自闭症谱系障碍　autism spectrum disorder, ASD　218

自闭症障碍　autistic disorder　218

自发性脑底动脉环闭塞　spontaneous occlusion of the circle of Willis　213

自发性周期性低体温综合征　pontaneous periodic

hypothermia syndrome　185

自毁容貌综合征　self-mutilation syndrome　563

自身免疫（AA）相关淀粉样变性　autoimmune amyloidosis, AA　518

自身免疫性多内分泌腺综合征　autoimmune poly-

glandular syndrome, APS　701

自主神经危象　autonomic crises　181

左肺舌段综合征　lingula syndrome　420

左心发育不良综合征　hypoplastic left heart syndrome, HLHS　414